CAMPBELL-WALSH UROLOGY

坎贝尔-沃尔什泌尿外科学

第11版
Eleventh Edition

第2卷　泌尿肿瘤与感染外科学

原 著 者　Alan J. Wein
　　　　　Louis R. Kavoussi
　　　　　Alan W. Partin
　　　　　Craig A. Peters
总 主 编 译　夏术阶　纪志刚
总 主 审　郭应禄
分卷主编译　王林辉　邢念增　郑军华　叶定伟
分卷主审　黄　健　孔垂泽　张　旭

河南科学技术出版社
·郑州·

内容提要

　　《坎贝尔-沃尔什泌尿外科学》是国际公认的泌尿外科学"圣经""金标准"，是泌尿外科学界最权威的"必备"经典著作。本书内容极其丰富，从基础到临床，从宏观概念到具体操作细节，均做了详细叙述，并全面反映本学科领域的最新研究进展及相关信息，是青年医师成才和从事本领域基础与临床研究人员的必读书，更是临床医师解决疑难病诊治的指导教材，也是本学科教师进一步了解学科最新发展、编写教材的重要参考书。本书第11版中文版的面世必将为泌尿外科医师培训，以及进一步提高我国泌尿外科水平起到积极的推动作用。

　　本卷为第2卷，泌尿肿瘤与感染外科学，分5篇25章，内容包括泌尿肿瘤分子生物学和细胞生物学、上尿路肿瘤、肾上腺外科、良性和恶性膀胱疾病、感染及炎症等。

图书在版编目（CIP）数据

　　坎贝尔-沃尔什泌尿外科学. 第2卷，泌尿肿瘤与感染外科学/（美）艾伦·J. 维恩（Alan J. Wein）等主编；夏术阶等主编译. —11版. —郑州：河南科学技术出版社，2020.6（2023.9重印）
　　ISBN 978 - 7 - 5349 - 9686 - 3

　　Ⅰ.①坎… Ⅱ.①艾… ②夏… Ⅲ.①泌尿外科学 ②外科-感染 Ⅳ.①R69

中国版本图书馆 CIP 数据核字（2019）第 202258 号

出版发行：河南科学技术出版社
　　　　　北京名医世纪文化传媒有限公司
　　　　　地址：北京市丰台区万丰路 316 号万开基地 B 座 115 室　　邮编：100161
　　　　　电话：010-63863186　010-63863168
策划编辑：曲秋莲　孟凡辉
文字编辑：郭春喜　杨永岐
责任审读：周晓洲
责任校对：龚利霞
封面设计：吴朝洪
版式设计：崔刚工作室
责任印制：程晋荣
印　　刷：河南瑞之光印刷有限公司
经　　销：全国新华书店、医学书店、网店
开　　本：889 mm×1194 mm　1/16　　　**印张：**55.25　　　**字数：**1552 千字
版　　次：2020 年 6 月第 1 版　　2023 年 9 月第 2 次印刷
定　　价：640.00 元

如发现印、装质量问题，影响阅读，请与出版社联系并调换

Elsevier(Singapore) Pte Ltd.
3 Killiney Road,
♯08-01 Winsland House I,
Singapore 239519
Tel:(65) 6349-0200; Fax:(65) 6733-1817

ELSEVIER

Volume 2 of the translation of CAMPBELL-WALSH UROLOGY, ELEVENTH EDITION by ALAN J. WEIN, LOUIS R. KAVOUSSI, ALAN W. PARTIN and CRAIG A. PETERS was undertaken by Henan Science & Technology Press and is published by arrangement with Elsevier(Singapore)Pte Ltd.
CAMPBELL-WALSH UROLOGY, ELEVENTH EDITION by ALAN J. WEIN, LOUIS R. KAVOUSSI, ALAN W. PARTIN and CRAIG A. PETERS 由河南科学技术出版社进行翻译,并根据河南科学技术出版社与爱思唯尔(新加坡)私人有限公司的协议约定出版。

《坎贝尔-沃尔什泌尿外科学》(第 11 版)(夏术阶 纪志刚 译)
ISBN:978-7-5349-9686-3

Printed in China by Henan Science & Technology Press under special arrangement with Elsevier(Singapore) Pte Ltd. This edition is authorized for sale in the People's Republic of China only, excluding Hong Kong SAR, Macau SAR and Taiwan. Unauthorized export of this edition is a violation of the contract.
著作权合同登记号:豫著许可备字-2019-A-0028

出版说明

每隔 4 年左右,就会有这样一群充满热情的精英汇聚一堂,共同开展这项艰巨的任务——更新不久前编写的泌尿外科学"金标准教科书"。1 周或稍久,一个计划便应运而生,每个章节的作者都是公认的整个泌尿外科领域的权威专家。同样,这群精英和他们修订的这个版本也不例外。

我们四人对于能参与这项自 1954 年第 1 版《坎贝尔-沃尔什泌尿外科学》(当时简称《泌尿外科学》,由 51 人共同完成,共有 3 卷、2356 页、1148 幅插图)出版开始延续至今的传统事业感到非常荣幸。感谢我们的同仁和朋友,他们承担了重新编写我们这个版本的共 156 章的艰巨任务,感谢他们对自己专业知识及时间和精力的无私贡献。

在对各个章节的作者表示感谢之余,我们想把这一版本献给我们一直钦佩、学习的泌尿外科导师,他们在教育和临床等领域的成就是我们追求的楷模,希望他们能为参与编写第 11 版"金标准教科书"的工作感到自豪。最后,最应该感谢的是我们的家人,特别是我们的妻子和孩子们,他们在本版本的准备过程中始终处于"最前线"。他们应该得到的不仅是奖章或本书的复制本。因此,感谢 Noele,Nolan,Julianne,Nick,Rebecca,Dree,Vicky,Topper,David,Dane,Michael,Kathy,Jessica,Lauren 和 Ryan 的耐心、理解和一直以来的支持。好消息是,直到编写下一版本前,你们可以有几年时间不用处在"最前线"状态。

代表全体主编

Alan J. Wein

Louis R. Kavoussi

Alan W. Partin

Craig A. Peters

审译者名单

总　主　审　郭应禄
总主编译　夏术阶　纪志刚
分卷主审　黄　健　孔垂泽　张　旭
分卷主编译　王林辉　邢念增　郑军华　叶定伟
分卷副主编译　章小平　王　翔　张玉石　牛亦农　林天歆
　　　　　　　周芳坚　姚旭东　郭剑明　徐丹枫

编译者名单

北京大学第一医院
郭应禄
上海交通大学附属第一人民医院
夏术阶　郑军华　王　翔　邵佳亮　张　宁
赵宇阳　伍　科　陶　乐　陈　磊
北京协和医院
纪志刚　张玉石　王　站　郭　浩
中山大学孙逸仙纪念医院
黄　健　林天歆　于　浩　吴少旭
中国医科大学附属第一医院
孔垂泽
解放军总医院
张　旭
海军军医大学长征医院
王林辉　时佳子　吴震杰　陈　明
中国医学科学院肿瘤医院
邢念增　关有彦　韩苏军
复旦大学附属肿瘤医院
叶定伟　邵　宁
华中科技大学同济医学院附属协和医院
章小平　曹　琪　汪科杉
首都医科大学附属北京朝阳医院
牛亦农　瓦斯里江·瓦哈甫
中山大学肿瘤防治中心
周芳坚　刘泽赋　危文素　邓敏华　吴泽深

上海市第十人民医院

姚旭东　张俊峰

复旦大学附属中山医院

郭剑明　姜　帅

上海交通大学医学院附属瑞金医院

徐丹枫　祝　宇　孙福康　王晓晶　何　威

清华大学附属北京清华长庚医院

靳　松

山东省潍坊市中医院

王永传　周海军

原著者名单

Paul Abrams, MD, FRCS
Professor of Urology
Bristol Urological Institute
Southmead Hospital
Bristol, United Kingdom

Mark C. Adams, MD, FAAP
Professor of Urologic Surgery
Department of Urology
Division of Pediatric Urology
Monroe Carell Jr. Children's Hospital at
  Vanderbilt
Nashville, Tennessee

**Hashim U. Ahmed, PhD, FRCS (Urol),
BM, BCh, BA (Hons)**
MRC Clinician Scientist and Reader in
  Urology
Division of Surgery and Interventional
  Science
University College London;
Honorary Consultant Urological Surgeon
University College London Hospitals NHS
  Foundation Trust
London, United Kingdom

Mohamad E. Allaf, MD
Buerger Family Scholar
Associate Professor of Urology, Oncology,
  and Biomedical Engineering
Director of Minimally Invasive and
  Robotic Surgery
Department of Urology
James Buchanan Brady Urological Institute
Johns Hopkins University School of
  Medicine
Baltimore, Maryland

Karl-Erik Andersson, MD, PhD
Professor
Aarhus Institute for Advanced Studies
Aarhus University
Aarhus, Jutland, Denmark;
Professor
Wake Forest Institute for Regenerative
  Medicine
Wake Forest University School of Medicine
Winston-Salem, North Carolina

**Sero Andonian, MD, MSc, FRCS(C),
FACS**
Associate Professor
Division of Urology
Department of Surgery
McGill University
Montreal, Quebec, Canada

Jennifer Tash Anger, MD, MPH
Associate Professor
Department of Surgery
Cedars-Sinai Medical Center;
Adjunct Assistant Professor
Urology
University of California, Los Angeles
Los Angeles, California

Kenneth W. Angermeier, MD
Associate Professor
Glickman Urological and Kidney Institute
Cleveland Clinic
Cleveland, Ohio

Emmanuel S. Antonarakis, MD
Associate Professor of Oncology
Sidney Kimmel Comprehensive Cancer
  Center
Johns Hopkins University
Baltimore, Maryland

Jodi A. Antonelli, MD
Assistant Professor
Department of Urology
University of Texas Southwestern Medical
  Center
Dallas, Texas

Anthony Atala, MD
Director, Wake Forest Institute for
  Regenerative Medicine
William H. Boyce Professor and Chair
Department of Urology
Wake Forest School of Medicine
Winston-Salem, North Carolina

Paul F. Austin, MD
Professor
Division of Urologic Surgery
Washington University School of Medicine
  in St. Louis
St. Louis, Missouri

Gopal H. Badlani, MD, FACS
Professor and Vice Chair
Department of Urology
Wake Forest University Baptist Medical
  Center
Winston-Salem, North Carolina

**Darius J. Bägli, MDCM, FRCSC, FAAP,
FACS**
Professor of Surgery and Physiology
Division of Urology, Departments of
  Surgery and Physiology
University of Toronto;
Senior Attending Urologist, Associate
  Surgeon-in-Chief, Senior Associate
  Scientist
Division of Urology, Department of
  Surgery, Division of Developmental and
  Stem Cell Biology
Sick Kids Hospital and Research Institute
Toronto, Ontario, Canada

Daniel A. Barocas, MD, MPH, FACS
Assistant Professor
Department of Urologic Surgery
Vanderbilt University Medical Center
Nashville, Tennessee

Julia Spencer Barthold, MD
Associate Chief
Surgery/Urology
Nemours/Alfred I. duPont Hospital for
  Children
Wilmington, Delaware;
Professor
Departments of Urology and Pediatrics
Sidney Kimmel Medical College of
  Thomas Jefferson University
Philadelphia, Pennsylvania

Stuart B. Bauer, MD
Professor of Surgery (Urology)
Harvard Medical School;
Senior Associate in Urology
Department of Urology
Boston Children's Hospital
Boston, Massachusetts

Mitchell C. Benson, MD
Department of Urology
New York-Presbyterian Hospital/Columbia
  University Medical Center
New York, New York;

Brian M. Benway, MD
Director, Comprehensive Kidney Stone
  Program
Urology Academic Practice
Cedars-Sinai Medical Center
Los Angeles, California

Jonathan Bergman, MD, MPH
Assistant Professor
Departments of Urology and Family
  Medicine
David Geffen School of Medicine at UCLA;
Veterans Health Affairs, Greater Los
  Angeles
Los Angeles, California

Sara L. Best, MD
Assistant Professor
Department of Urology
University of Wisconsin School of
  Medicine and Public Health
Madison, Wisconsin

Sam B. Bhayani, MD, MS
Professor of Surgery, Urology
Department of Surgery
Washington University School of Medicine
  in St. Louis;
Vice President, Chief Medical Officer
Barnes West Hospital
St. Louis, Missouri

Lori A. Birder, PhD
Professor of Medicine and Pharmacology
Medicine-Renal Electrolyte Division
University of Pittsburgh School of
  Medicine
Pittsburgh, Pennsylvania

Jay T. Bishoff, MD, FACS
Director, Intermountain Urological
  Institute
Intermountain Health Care
Salt Lake City, Utah

Brian G. Blackburn, MD
Clinical Associate Professor
Department of Internal Medicine/
  Infectious Diseases and Geographic
  Medicine
Stanford University School of Medicine
Stanford, California

Jeremy Matthew Blumberg, MD
Chief of Urology
Harbor-UCLA Medical Center;
Assistant Professor of Urology
David Geffen School of Medicine at UCLA
Los Angeles, California

Michael L. Blute, Sr., MD
Chief, Department of Urology
Walter S. Kerr, Jr., Professor of Urology
Massachusetts General Hospital/Harvard
  Medical School
Boston, Massachusetts

Timothy B. Boone, MD, PhD
Professor and Chair
Department of Urology
Houston Methodist Hospital and Research
  Institute
Houston, Texas;
Professor
Department of Urology
Weill Medical College of Cornell
  University
New York, New York

Stephen A. Boorjian, MD
Professor of Urology
Department of Urology
Mayo Clinic
Rochester, Minnesota

Joseph G. Borer, MD
Associate Professor of Surgery (Urology)
Harvard Medical School;
Reconstructive Urologic Surgery Chair
Director, Neurourology and Urodynamics
Director, Bladder Exstrophy Program
Department of Urology
Boston Children's Hospital
Boston, Massachusetts

Charles B. Brendler, MD
Co-Director, John and Carol Walter Center
  for Urological Health
Department of Surgery
Division of Urology
NorthShore University HealthSystem
Evanston, Illinois;
Senior Clinician Educator
Department of Surgery
Division of Urology
University of Chicago Pritzker School of
  Medicine
Chicago, Illinois

Gregory A. Broderick, MD
Professor of Urology
Mayo Clinic College of Medicine
Program Director, Urology Residency
  Program
Mayo Clinic
Jacksonville, Florida

James D. Brooks, MD
Keith and Jan Hurlbut Professor
Chief of Urologic Oncology
Department of Urology
Stanford University
Stanford, California

Benjamin M. Brucker, MD
Assistant Professor
Urology and Obstetrics & Gynecology
NYU Langone Medical Center
New York, New York

Kathryn L. Burgio, PhD
Professor of Medicine
Department of Medicine
Division of Gerontology, Geriatrics, and
  Palliative Care
University of Alabama at Birmingham;
Associate Director for Research
Birmingham/Atlanta Geriatric Research,
  Education, and Clinical Center
Birmingham VA Medical Center
Birmingham, Alabama

Arthur L. Burnett II, MD, MBA, FACS
Patrick C. Walsh Distinguished Professor
  of Urology
Department of Urology
Johns Hopkins University School of
  Medicine
Baltimore, Maryland

Nicol Corbin Bush, MD, MSCS
Co-Director, PARC Urology
Dallas, Texas

Jeffrey A. Cadeddu, MD
Professor of Urology and Radiology
Department of Urology
University of Texas Southwestern Medical
  Center
Dallas, Texas

Anthony A. Caldamone, MD, MMS, FAAP,
FACS
Professor of Surgery (Urology)
Division of Urology
Section of Pediatric Urology
Warren Alpert Medical School of Brown
  University;
Chief of Pediatric Urology
Division of Pediatric Urology
Hasbro Children's Hospital
Providence, Rhode Island

Steven C. Campbell, MD, PhD
Professor of Surgery
Department of Urology
Glickman Urological and Kidney Institute
Cleveland Clinic
Cleveland, Ohio

Douglas A. Canning, MD
Professor of Urology (Surgery)
Perelman School of Medicine
University of Pennsylvania;
Chief, Division of Urology
The Children's Hospital of Philadelphia
Philadelphia, Pennsylvania

Michael A. Carducci, MD
AEGON Professor in Prostate Cancer
  Research
Sidney Kimmel Comprehensive Cancer
  Center
Johns Hopkins University
Baltimore, Maryland

Peter R. Carroll, MD, MPH
Professor and Chair
Ken and Donna Derr–Chevron
  Distinguished Professor
Department of Urology
University of California, San Francisco
San Francisco, California

Herbert Ballentine Carter, MD
Professor of Urology and Oncology
Department of Urology
James Buchanan Brady Urological Institute
Johns Hopkins School of Medicine
Baltimore, Maryland

Clint K. Cary, MD, MPH
Assistant Professor
Department of Urology
Indiana University
Indianapolis, Indiana

Pasquale Casale, MD
Professor
Department of Urology
Columbia University Medical Center;
Chief, Pediatric Urology
Morgan Stanley Children's Hospital of
New York-Presbyterian
New York, New York

William J. Catalona, MD
Professor
Department of Urology
Northwestern University Feinberg School
of Medicine
Chicago, Illinois

Frank A. Celigoj, MD
Male Infertility/Andrology Fellow
Department of Urology
University of Virginia
Charlottesville, Virginia

Toby C. Chai, MD
Vice Chair of Research
Department of Urology
Yale School of Medicine;
Co-Director of Female Pelvic Medicine and
Reconstructive Surgery Program
Department of Urology
Yale New Haven Hospital
New Haven, Connecticut

Alicia H. Chang, MD, MS
Instructor
Department of Internal Medicine/
Infectious Diseases and Geographic
Medicine
Stanford University School of Medicine
Stanford, California;
Medical Consultant
Los Angeles County Tuberculosis Control
Program
Los Angeles County Department of Public
Health
Los Angeles, California

Christopher R. Chapple, MD, FRCS
(Urol)
Professor and Consultant Urologist
Department of Urology
The Royal Hallamshire Hospital
Sheffield Teaching Hospitals
Sheffield, South Yorkshire, United
Kingdom

Mang L. Chen, MD
Assistant Professor
Department of Urology
University of Pittsburgh
Pittsburgh, Pennsylvania

Ronald C. Chen, MD, MPH
Associate Professor
Department of Radiation Oncology
University of North Carolina at Chapel
Hill
Chapel Hill, North Carolina

Benjamin I. Chung, MD
Assistant Professor
Department of Urology
Stanford University School of Medicine
Stanford, California

Michael J. Conlin, MD, MCR
Associate Professor of Urology
Portland VA Medical Center
Portland, Oregon

Christopher S. Cooper, MD, FAAP, FACS
Professor
Department of Urology
University of Iowa;
Associate Dean, Student Affairs and
Curriculum
University of Iowa Carver College of
Medicine
Iowa City, Iowa

Raymond A. Costabile, MD
Jay Y. Gillenwater Professor of Urology
Department of Urology
University of Virginia
Charlottesville, Virginia

Paul L. Crispen, MD
Assistant Professor
Department of Urology
University of Florida
Gainesville, Florida

Juanita M. Crook, MD, FRCPC
Professor
Division of Radiation Oncology
University of British Columbia, Okanagan;
Radiation Oncologist
Center for the Southern Interior
British Columbia Cancer Agency
Kelowna, British Columbia, Canada

Douglas M. Dahl, MD, FACS
Associate Professor of Surgery
Harvard Medical School;
Chief, Division of Urologic Oncology
Department of Urology
Massachusetts General Hospital
Boston, Massachusetts

Marc Arnaldo Dall'Era, MD
Associate Professor
Department of Urology
University of California, Davis
Sacramento, California

Anthony V. D'Amico, MD, PhD
Eleanor Theresa Walters Distinguished
Professor and Chief of Genitourinary
Radiation Oncology
Department of Radiation Oncology
Brigham and Women's Hospital and
Dana-Farber Cancer Institute
Boston, Massachusetts

Siamak Daneshmand, MD
Professor of Urology (Clinical Scholar)
Institute of Urology
University of Southern California
Los Angeles, California

Shubha De, MD, FRCPC
Assistant Professor
University of Alberta
Edmonton, Alberta, Canada

Jean J. M. C. H. de la Rosette, MD, PhD
Professor and Chairman
Department of Urology
AMC University Hospital
Amsterdam, Netherlands

Dirk J. M. K. De Ridder, MD, PhD
Professor
Department of Urology
University Hospitals KU Leuven
Leuven, Belgium

G. Joel DeCastro, MD, MPH
Assistant Professor of Urology
Department of Urology
New York-Presbyterian Hospital/Columbia
University Medical Center
New York, New York

Michael C. Degen, MD, MA
Clinical Assistant
Department of Urology
Hackensack University Medical Center
Hackensack, New Jersey

Sevag Demirjian, MD
Assistant Professor
Cleveland Clinic Lerner College of
Medicine
Department of Nephrology and
Hypertension
Cleveland Clinic
Cleveland, Ohio

Francisco Tibor Dénes, MD, PhD
Associate Professor
Division of Urology
Chief, Pediatric Urology
University of São Paulo Medical School
Hospital das Clínicas
São Paulo, Brazil

John D. Denstedt, MD, FRCSC, FACS
Professor of Urology
Chairman of the Department of Surgery
Western University
London, Ontario, Canada

Theodore L. DeWeese, MD, MPH
Professor and Chair
Radiation Oncology and Molecular
Radiation Sciences
Johns Hopkins University School of
Medicine
Baltimore, Maryland

David Andrew Diamond, MD
Urologist-in-Chief
Department of Urology
Boston Children's Hospital;
Professor of Surgery (Urology)
Department of Surgery
Harvard Medical School
Boston, Massachusetts

Colin P. N. Dinney, MD
Chairman and Professor
Department of Urology
The University of Texas MD Anderson
    Cancer Center
Houston, Texas

Roger R. Dmochowski, MD, MMHC,
FACS
Professor of Urology and Gynecology
Vanderbilt University Medical School
Nashville, Tennessee

Charles G. Drake, MD, PhD
Associate Professor of Oncology,
    Immunology, and Urology
James Buchanan Brady Urological Institute
Johns Hopkins University;
Attending Physician
Department of Oncology
Johns Hopkins Kimmel Cancer Center
Baltimore, Maryland

Marcus John Drake, DM, MA, FRCS
(Urol)
Senior Lecturer in Urology
School of Clinical Sciences
University of Bristol;
Consultant Urologist
Bristol Urological Institute
Southmead Hospital
Bristol, United Kingdom

Brian D. Duty, MD
Assistant Professor of Urology
Oregon Health & Science University
Portland, Oregon

James A. Eastham, MD
Chief, Urology Service
Surgery
Memorial Sloan Kettering Cancer Center;
Professor
Department of Urology
Weill Cornell Medical Center
New York, New York

Louis Eichel, MD
Chief, Division of Urology
Rochester General Hospital;
Director, Minimally Invasive Surgery
Center for Urology
Rochester, New York

J. Francois Eid, MD
Attending Physician
Department of Urology
Lenox Hill Hospital
North Shore-LIJ Health System
New York, New York

Mario A. Eisenberger, MD
R. Dale Hughes Professor of Oncology and
    Urology
Sidney Kimmel Comprehensive Cancer
    Center;
Johns Hopkins University
Baltimore, Maryland

Mohamed Aly Elkoushy, MD, MSc, PhD
Associate Professor
Department of Urology
Faculty of Medicine
Suez Canal University
Ismailia, Egypt

Mark Emberton, MD, MBBS,
FRCS (Urol), BSc
Dean, Faculty of Medical Sciences
University College London
Honorary Consultant Urological Surgeon
University College London Hospitals NHS
    Foundation Trust
London, United Kingdom

Jonathan I. Epstein, MD
Professor of Pathology, Urology, and
    Oncology
Reinhard Professor of Urological Pathology
Director of Surgical Pathology
Johns Hopkins Medical Institutions
Baltimore, Maryland

Carlos R. Estrada, Jr., MD
Associate Professor of Surgery
Harvard Medical School;
Director, Center for Spina Bifida and
    Spinal Cord Conditions
Co-Director, Urodynamics and
    Neuro-Urology
Boston Children's Hospital
Boston, Massachusetts

Michael N. Ferrandino, MD
Assistant Professor
Division of Urologic Surgery
Duke University Medical Center
Durham, North Carolina

Lynne R. Ferrari, MD
Associate Professor of Anesthesiology
Department of Anaesthesia
Harvard Medical School;
Medical Director, Perioperative Services
    and Operating Rooms
Chief, Division of Perioperative Anesthesia
Robert M. Smith Chair in Pediatric
    Anesthesia
Department of Anesthesiology,
    Perioperative and Pain Medicine
Boston Children's Hospital
Boston, Massachusetts

Fernando A. Ferrer, MD
Peter J. Deckers, MD, Endowed Chair of
    Pediatric Surgery
Surgeon-in-Chief
Director, Division of Urology
Connecticut Children's Medical Center
Hartford, Connecticut;
Vice Chair
Department of Surgery
Professor of Surgery, Pediatrics, and Cell
    Biology
University of Connecticut School of
    Medicine
Farmington, Connecticut

Richard S. Foster, MD
Professor
Department of Urology
Indiana University
Indianapolis, Indiana

Dominic Frimberger, MD
Professor of Urology
Department of Urology
University of Oklahoma
Oklahoma City, Oklahoma

Pat F. Fulgham, MD
Director of Surgical Oncology
Texas Health Presbyterian Dallas
Dallas, Texas

John P. Gearhart, MD
Professor of Pediatric Urology
Department of Urology
Johns Hopkins University School of
    Medicine
Baltimore, Maryland

Glenn S. Gerber, MD
Professor
Department of Surgery
University of Chicago Pritzker School of
    Medicine
Chicago, Illinois

Bruce R. Gilbert, MD, PhD
Professor of Urology
Hofstra North Shore-LIJ School of
    Medicine
New Hyde Park, New York

Scott M. Gilbert, MD
Associate Member
Department of Genitourinary Oncology
H. Lee Moffitt Cancer Center and Research
    Institute
Tampa, Florida

Timothy D. Gilligan, MD, MS
Associate Professor of Medicine
Department of Solid Tumor Oncology
Cleveland Clinic Lerner College of
    Medicine;
Co-Director, Center for Excellence in
    Healthcare Communication
Program Director, Hematology/Oncology
    Fellowship
Medical Director, Inpatient Solid Tumor
    Oncology
Taussig Cancer Institute
Cleveland Clinic
Cleveland, Ohio

David A. Goldfarb, MD
Professor of Surgery
Cleveland Clinic Lerner College of
    Medicine;
Surgical Director, Renal Transplant
    Program
Glickman Urological and Kidney Institute
Cleveland Clinic
Cleveland, Ohio

Irwin Goldstein, MD
Director of Sexual Medicine
Alvarado Hospital;
Clinical Professor of Surgery
University of California, San Diego;
Director, San Diego Sexual Medicine
San Diego, California

Marc Goldstein, MD, DSc (Hon), FACS
Matthew P. Hardy Distinguished Professor
  of Urology and Male Reproductive
  Medicine
Department of Urology and Institute for
  Reproductive Medicine
Weill Medical College of Cornell
  University;
Surgeon-in-Chief, Male Reproductive
  Medicine and Surgery
New York-Presbyterian Hospital/Weill
  Cornell Medical Center;
Adjunct Senior Scientist
Population Council
Center for Biomedical Research at
  Rockefeller University
New York, New York

Leonard G. Gomella, MD, FACS
Bernard Godwin Professor of Prostate
  Cancer and Chair
Department of Urology
Associate Director, Sidney Kimmel Cancer
  Center
Thomas Jefferson University
Philadelphia, Pennsylvania

Mark L. Gonzalgo, MD, PhD
Professor of Urology
University of Miami Miller School of
  Medicine
Miami, Florida

Tomas L. Griebling, MD, MPH
John P. Wolf 33-Degree Masonic
  Distinguished Professor of Urology
Department of Urology and the Landon
  Center on Aging
The University of Kansas
Kansas City, Kansas

Hans Albin Gritsch, MD
Surgical Director, Kidney Transplant
Department of Urology
University of California, Los Angeles
Los Angeles, California

Frederick A. Gulmi, MD
Chairman and Residency Program Director
Chief, Division of Minimally Invasive and
  Robotic Surgery
Department of Urology
Brookdale University Hospital and Medical
  Center
Brooklyn, New York;
Clinical Associate Professor of Urology
New York Medical College
Valhalla, New York

Khurshid A. Guru, MD
Robert P. Huben Endowed Professor of
  Urologic Oncology
Director, Robotic Surgery
Department of Urology
Roswell Park Cancer Institute
Buffalo, New York

Thomas J. Guzzo, MD, MPH
Associate Professor of Urology
Penn Medicine, Perelman School of
  Medicine
Division of Urology
Hospital of the University of Pennsylvania
University of Pennsylvania Health System
Philadelphia, Pennsylvania

Jennifer A. Hagerty, DO
Attending Physician
Surgery/Urology
Nemours/Alfred I. duPont Hospital for
  Children
Wilmington, Delaware;
Assistant Professor
Departments of Urology and Pediatrics
Sidney Kimmel Medical College of
  Thomas Jefferson University
Philadelphia, Pennsylvania

Ethan J. Halpern, MD, MSCE
Professor of Radiology and Urology
Department of Radiology
Thomas Jefferson University
Philadelphia, Pennsylvania

Misop Han, MD, MS
David Hall McConnell Associate Professor
  in Urology and Oncology
Johns Hopkins Medicine
Baltimore, Maryland

Philip M. Hanno, MD, MPH
Professor of Urology
Department of Surgery
University of Pennsylvania
Philadelphia, Pennsylvania

Hashim Hashim, MBBS, MRCS (Eng),
MD, FEBU, FRCS (Urol)
Consultant Urological Surgeon and
  Director of the Urodynamics Unit
Continence and Urodynamics Unit
Bristol Urological Institute
Bristol, United Kingdom

Sender Herschorn, MD, FRCSC
Professor
Division of Urology
University of Toronto;
Urologist
Division of Urology
Sunnybrook Health Sciences Centre
Toronto, Ontario, Canada

Piet Hoebeke, MD, PhD
Full Professor
Ghent University;
Chief of Department of Urology and
  Pediatric Urology
Ghent University Hospital
Ghent, Belgium

David M. Hoenig, MD
Professor and Chief
LIJ Medical Center
The Arthur Smith Institute for Urology
North Shore-LIJ-Hofstra University
Lake Success, New York

Michael H. Hsieh, MD, PhD
Associate Professor
Departments of Urology (primary),
  Pediatrics (secondary), and
  Microbiology, Immunology, and
  Tropical Medicine (secondary)
George Washington University;
Attending Physician
Division of Urology
Children's National Health System
Washington, DC;
Stirewalt Endowed Director
Biomedical Research Institute
Rockville, Maryland

Tung-Chin Hsieh, MD
Assistant Professor of Surgery
Department of Urology
University of California, San Diego
La Jolla, California

Douglas A. Husmann, MD
Professor
Department of Urology
Mayo Clinic
Rochester, Minnesota

Thomas W. Jarrett, MD
Professor and Chairman
Department of Urology
George Washington University
Washington, DC

J. Stephen Jones, MD, MBA, FACS
President, Regional Hospitals and Family
  Health Centers
Cleveland Clinic
Cleveland, Ohio

Gerald H. Jordan, MD, FACS,
FAAP (Hon), FRCS (Hon)
Professor
Department of Urology
Eastern Virginia Medical School
Norfolk, Virginia

David B. Joseph, MD, FACS, FAAP
Chief of Pediatric Urology
Children's Hospital at Alabama;
Professor of Urology
Department of Urology
University of Alabama at Birmingham
Birmingham, Alabama

Martin Kaefer, MD
Professor
Department of Urology
Indiana University School of Medicine
Indianapolis, Indiana

Jose A. Karam, MD
Assistant Professor
Department of Urology
The University of Texas MD Anderson
    Cancer Center
Houston, Texas

Louis R. Kavoussi, MD, MBA
Waldbaum-Gardner Distinguished
    Professor of Urology
Department of Urology
Hofstra North Shore-LIJ School of
    Medicine
Hampstead, New York;
Chairman of Urology
The Arthur Smith Institute for Urology
Lake Success, New York

Parviz K. Kavoussi, MD, FACS
Reproductive Urologist
Austin Fertility & Reproductive Medicine;
Adjunct Assistant Professor
Neuroendocrinology and Motivation
    Laboratory
Department of Psychology
The University of Texas at Austin
Austin, Texas

Antoine E. Khoury, MD, FRCSC, FAAP
Walter R. Schmid Professor of Urology
University of California, Irvine;
Head of Pediatric Urology
CHOC Children's Urology Center
Children's Hospital of Orange County
Orange, California

Roger S. Kirby, MD, FRCS
Medical Director
The Prostate Center
London, United Kingdom

Eric A. Klein, MD
Chairman
Glickman Urological and Kidney Institute
Cleveland Clinic;
Professor of Surgery
Cleveland Clinic Lerner College of
    Medicine
Cleveland, Ohio

David James Klumpp, PhD
Associate Professor
Department of Urology
Northwestern University Feinberg School
    of Medicine
Chicago, Illinois

Bodo E. Knudsen, MD, FRCSC
Associate Professor and Interim Chair,
    Clinical Operations
Department of Urology
Wexner Medical Center
The Ohio State University
Columbus, Ohio

Kathleen C. Kobashi, MD, FACS
Section Head
Urology and Renal Transplantation
Virginia Mason Medical Center
Seattle, Washington

Thomas F. Kolon, MD, MS
Associate Professor of Urology (Surgery)
Perelman School of Medicine
University of Pennsylvania;
Director, Pediatric Urology Fellowship
    Program
The Children's Hospital of Philadelphia
Philadelphia, Pennsylvania

Bridget F. Koontz, MD
Butler-Harris Assistant Professor
Department of Radiation Oncology
Duke University Medical Center
Durham, North Carolina

Martin Allan Koyle, MD, FAAP, FACS,
FRCSC, FRCS (Eng)
Division Head, Pediatric Urology
Women's Auxiliary Chair in Urology and
    Regenerative Medicine
Hospital for Sick Children;
Professor
Department of Surgery
Division of Urology
Institute of Health Policy, Management
    and Evaluation
University of Toronto
Toronto, Ontario, Canada

Amy E. Krambeck, MD
Associate Professor
Department of Urology
Mayo Clinic
Rochester, Minnesota

Ryan M. Krlin, MD
Assistant Professor of Urology
Department of Urology
Louisiana State University Health Science
    Center
New Orleans, Louisiana

Bradley P. Kropp, MD, FAAP, FACS
Professor of Pediatric Urology
Department of Urology
University of Oklahoma Health Sciences
    Center
Oklahoma City, Oklahoma

Alexander Kutikov, MD, FACS
Associate Professor of Urologic Oncology
Department of Surgery
Fox Chase Cancer Center
Philadelphia, Pennsylvania

Jaime Landman, MD
Professor of Urology and Radiology
Chairman, Department of Urology
University of California, Irvine
Orange, California

Brian R. Lane, MD, PhD
Betz Family Endowed Chair for Cancer
    Research
Spectrum Health Regional Cancer Center;
Chief of Urology
Spectrum Health Medical Group;
Associate Professor of Surgery
Michigan State University;
Grand Rapids, Michigan

Stephen Larsen, MD
Chief Resident
Department of Urology
Rush University Medical Center
Chicago, Illinois

David A. Leavitt, MD
Assistant Professor
Vattikuti Urology Institute
Henry Ford Health System
Detroit, Michigan

Eugene Kang Lee, MD
Assistant Professor
Department of Urology
University of Kansas Medical Center
Kansas City, Kansas

Richard S. Lee, MD
Assistant Professor of Surgery (Urology)
Harvard Medical School;
Department of Urology
Boston Children's Hospital
Boston, Massachusetts

W. Robert Lee, MD, MEd, MS
Professor
Department of Radiation Oncology
Duke University School of Medicine
Durham, North Carolina

Dan Leibovici, MD
Chairman of Urology
Kaplan Hospital
Rehovot, Israel

Gary E. Lemack, MD
Professor of Urology and Neurology
Department of Urology
University of Texas Southwestern Medical
    Center
Dallas, Texas

Herbert Lepor, MD
Professor and Martin Spatz Chairman
Department of Urology
NYU Langone Medical Center
New York, New York

Laurence A. Levine, MD, FACS
Professor
Department of Urology
Rush University Medical Center
Chicago, Illinois

Sey Kiat Lim, MBBS, MRCS (Edinburgh),
MMed (Surgery), FAMS (Urology)
Consultant
Department of Urology
Changi General Hospital
Singapore

W. Marston Linehan, MD
Chief, Urologic Oncology Branch
Physician-in-Chief, Urologic Surgery
National Cancer Institute
National Institutes of Health Clinical
  Center
Bethesda, Maryland

James E. Lingeman, MD
Professor
Department of Urology
Indiana University School of Medicine
Indianapolis, Indiana

Richard Edward Link, MD, PhD
Associate Professor of Urology
Director, Division of Endourology and
  Minimally Invasive Surgery
Scott Department of Urology
Baylor College of Medicine
Houston, Texas

Michael E. Lipkin, MD
Associate Professor
Division of Urologic Surgery
Duke University Medical Center
Durham, North Carolina

Mark S. Litwin, MD, MPH
The Fran and Ray Stark Foundation Chair
  in Urology
Professor of Urology and Health Policy &
  Management
David Geffen School of Medicine at UCLA
UCLA Fielding School of Public Health
Los Angeles, California

Stacy Loeb, MD, MSc
Assistant Professor
Urology, Population Health, and Laura
  and Isaac Perlmutter Cancer Center
New York University and Manhattan
  Veterans Affairs
New York, New York

Armando J. Lorenzo, MD, MSc, FRCSC,
FAAP, FACS
Staff Paediatric Urologist
Hospital for Sick Children
Associate Scientist
Research Institute, Child Health Evaluative
  Sciences;
Associate Professor
Department of Surgery
Division of Urology
University of Toronto
Toronto, Ontario, Canada

Yair Lotan, MD
Professor
Department of Urology
University of Texas Southwestern Medical
  Center
Dallas, Texas

Tom F. Lue, MD, ScD (Hon), FACS
Professor
Department of Urology
University of California, San Francisco
San Francisco, California

Dawn Lee MacLellan, MD, FRCSC
Associate Professor
Departments of Urology and Pathology
Dalhousie University
Halifax, Nova Scotia, Canada

Vitaly Margulis, MD
Associate Professor
Department of Urology
University of Texas Southwestern Medical
  Center
Dallas, Texas

Stephen David Marshall, MD
Chief Resident
Department of Urology
SUNY Downstate College of Medicine
Brooklyn, New York

Aaron D. Martin, MD, MPH
Assistant Professor
Department of Urology
Louisiana State University Health Sciences
  Center;
Pediatric Urology
Children's Hospital New Orleans
New Orleans, Louisiana

Darryl T. Martin, PhD
Associate Research Scientist
Department of Urology
Yale University School of Medicine
New Haven, Connecticut

Neil Martin, MD, MPH
Assistant Professor
Department of Radiation Oncology
Brigham and Women's Hospital and
  Dana-Farber Cancer Institute
Boston, Massachusetts

Timothy A. Masterson, MD
Associate Professor
Department of Urology
Indiana University Medical Center
Indianapolis, Indiana

Ranjiv Mathews, MD
Professor of Urology and Pediatrics
Director of Pediatric Urology
Southern Illinois University School of
  Medicine
Springfield, Illinois

Surena F. Matin, MD
Professor
Department of Urology;
Medical Director
Minimally Invasive New Technology in
  Oncologic Surgery (MINTOS)
The University of Texas MD Anderson
  Cancer Center
Houston, Texas

Brian R. Matlaga, MD, MPH
Professor
James Buchanan Brady Urological Institute
Johns Hopkins Medical Institutions
Baltimore, Maryland

Richard S. Matulewicz, MS, MD
Department of Urology
Northwestern University Feinberg School
  of Medicine
Chicago, Illinois

Kurt A. McCammon, MD, FACS
Devine Chair in Genitourinary
  Reconstructive Surgery
Chairman and Program Director
Professor
Department of Urology
Eastern Virginia Medical School;
Sentara Norfolk General Hospital
Urology
Norfolk, Virginia;
Devine-Jordan Center for Reconstructive
  Surgery and Pelvic Health
Urology of Virginia, PLLC
Virginia Beach, Virginia

James M. McKiernan, MD
Chairman
Department of Urology
New York-Presbyterian Hospital/Columbia
  University Medical Center
New York, New York

Alan W. McMahon, MD
Associate Professor
Department of Medicine
University of Alberta
Edmonton, Alberta, Canada

Chris G. McMahon, MBBS, FAChSHM
Director, Australian Centre for Sexual
  Health
Sydney, New South Wales, Australia

Thomas A. McNicholas, MB, BS, FRCS,
FEBU
Consultant Urologist and Visiting
  Professor
Department of Urology
Lister Hospital and University of
  Hertfordshire
Stevenage, United Kingdom

Kevin T. McVary, MD, FACS
Professor and Chairman, Division of
  Urology
Department of Surgery
Southern Illinois University School of
  Medicine
Springfield, Illinois

Alan K. Meeker, PhD
Assistant Professor of Pathology
Assistant Professor of Urology
Assistant Professor of Oncology
Johns Hopkins University School of
  Medicine
Baltimore, Maryland

Kirstan K. Meldrum, MD
Chief, Division of Pediatric Urology
Professor of Surgery
Michigan State University
Helen DeVos Children's Hospital
Grand Rapids, Michigan

Cathy Mendelsohn, PhD
Professor
Departments of Urology, Pathology, and
  Genetics & Development
Columbia University College of Physicians
  and Surgeons
New York, New York

Maxwell V. Meng, MD
Professor
Chief, Urologic Oncology
Department of Urology
University of California, San Francisco
San Francisco, California

Jayadev Reddy Mettu, MD, MBBS
Department of Urology
Wake Forest School of Medicine
Winston-Salem, North Carolina

Alireza Moinzadeh, MD
Director of Robotic Surgery
Institute of Urology
Lahey Hospital & Medical Center
Burlington, Massachusetts;
Assistant Professor
Department of Urology
Tufts University School of Medicine
Boston, Massachusetts

Manoj Monga, MD, FACS
Director, Stevan B. Streem Center for
  Endourology and Stone Disease
Glickman Urological and Kidney Institute
Cleveland Clinic
Cleveland, Ohio

Allen F. Morey, MD, FACS
Professor
Department of Urology
University of Texas Southwestern Medical
  Center
Dallas, Texas

Todd M. Morgan, MD
Assistant Professor
Department of Urology
University of Michigan
Ann Arbor, Michigan

Ravi Munver, MD, FACS
Vice Chairman
Chief of Minimally Invasive and Robotic
  Urologic Surgery
Department of Urology
Hackensack University Medical Center
Hackensack, New Jersey;
Associate Professor of Surgery (Urology)
Department of Surgery
Division of Urology
Rutgers New Jersey Medical School
Newark, New Jersey

Stephen Y. Nakada, MD, FACS
Professor and Chairman
The David T. Uehling Chair of Urology
Department of Urology
University of Wisconsin School of
  Medicine and Public Health;
Chief of Service
Department of Urology
University of Wisconsin Hospital and
  Clinics
Madison, Wisconsin

Leah Yukie Nakamura, MD
Associate in Urology
Orange County Urology Associates
Laguna Hills, California

Neema Navai, MD
Assistant Professor
Department of Urology
The University of Texas MD Anderson
  Cancer Center
Houston, Texas

Joel B. Nelson, MD
Frederic N. Schwentker Professor and
  Chairman
Department of Urology
University of Pittsburgh School of
  Medicine
Pittsburgh, Pennsylvania

Diane K. Newman, DNP, ANP-BC, FAAN
Adjunct Associate Professor of Urology in
  Surgery
Division of Urology
Research Investigator Senior
Perelman School of Medicine
University of Pennsylvania;
Co-Director, Penn Center for Continence
  and Pelvic Health
Division of Urology
Penn Medicine
Philadelphia, Pennsylvania

Paul L. Nguyen, MD
Associate Professor
Department of Radiation Oncology
Harvard Medical School;
Director of Prostate Brachytherapy
Department of Radiation Oncology
Brigham and Women's Hospital and
  Dana-Farber Cancer Institute
Boston, Massachusetts

J. Curtis Nickel, MD, FRCSC
Professor and Canada Research Chair
Department of Urology
Queen's University
Kingston, Ontario, Canada

Craig Stuart Niederberger, MD, FACS
Clarence C. Saelhof Professor and Head
Department of Urology
University of Illinois at Chicago College of
  Medicine
Professor of Bioengineering
University of Illinois at Chicago College of
  Engineering
Chicago, Illinois

Victor W. Nitti, MD
Professor
Urology and Obstetrics & Gynecology
NYU Langone Medical Center
New York, New York

Victoria F. Norwood, MD
Robert J. Roberts Professor of Pediatrics
Chief of Pediatric Nephrology
Department of Pediatrics
University of Virginia
Charlottesville, Virginia

L. Henning Olsen, MD, DMSc, FEAPU,
FEBU
Professor
Department of Urology & Institute of
  Clinical Medicine
Section of Pediatric Urology
Aarhus University Hospital & Aarhus
  University
Aarhus, Denmark

Aria F. Olumi, MD
Associate Professor of Surgery/Urology
Department of Urology
Massachusetts General Hospital/Harvard
  Medical School
Boston, Massachusetts

Michael Ordon, MD, MSc, FRCSC
Assistant Professor
Division of Urology
University of Toronto
Toronto, Ontario, Canada

David James Osborn, MD
Assistant Professor
Division of Urology
Walter Reed National Military Medical
  Center
Uniformed Services University
Bethesda, Maryland

Nadir I. Osman, PhD, MRCS
Department of Urology
The Royal Hallmashire Hospital Sheffield
  Teaching Hospitals
Sheffield, South Yorkshire, United
  Kingdom

Michael C. Ost, MD
Associate Professor and Vice Chairman
Department of Urology
University of Pittsburgh Medical Center;
Chief, Division of Pediatric Urology
Children's Hospital of Pittsburgh at the
  University of Pittsburgh Medical Center
Pittsburgh, Pennsylvania

Lance C. Pagliaro, MD
Professor
Department of Genitourinary Medical
  Oncology
The University of Texas MD Anderson
  Cancer Center
Houston, Texas

Ganesh S. Palapattu, MD
Chief of Urologic Oncology
Associate Professor
Department of Urology
University of Michigan
Ann Arbor, Michigan

Drew A. Palmer, MD
Institute of Urology
Lahey Hospital & Medical Center
Burlington, Massachusetts;
Clinical Associate
Tufts University School of Medicine
Boston, Massachusetts

Jeffrey S. Palmer, MD, FACS, FAAP
Director
Pediatric and Adolescent Urology Institute
Cleveland, Ohio

Lane S. Palmer, MD, FACS, FAAP
Professor and Chief
Pediatric Urology
Cohen Children's Medical Center of New
York/Hofstra North Shore-LIJ School of
Medicine
Long Island, New York

John M. Park, MD
Cheng Yang Chang Professor of Pediatric
Urology
Department of Urology
University of Michigan Medical School
Ann Arbor, Michigan

J. Kellogg Parsons, MD, MHS, FACS
Associate Professor
Department of Urology
Moores Comprehensive Cancer Center
University of California, San Diego
La Jolla, California

Alan W. Partin, MD, PhD
Professor and Director of Urology
Department of Urology
Johns Hopkins School of Medicine
Baltimore, Maryland

Margaret S. Pearle, MD, PhD
Professor
Departments of Urology and Internal
Medicine
University of Texas Southwestern Medical
Center
Dallas, Texas

Craig A. Peters, MD
Professor of Urology
University of Texas Southwestern Medical
Center;
Chief, Section of Pediatric Urology
Children's Health System
Dallas, Texas

Andrew Peterson, MD, FACS
Associate Professor
Urology Residency Program Director
Surgery
Duke University
Durham, North Carolina

Curtis A. Pettaway, MD
Professor
Department of Urology
The University of Texas MD Anderson
Cancer Center
Houston, Texas

Louis L. Pisters, MD
Professor
Department of Urology
The University of Texas MD Anderson
Cancer Center
Houston, Texas

Emilio D. Poggio, MD
Associate Professor of Medicine
Cleveland Clinic Learner College of
Medicine;
Medical Director, Kidney and Pancreas
Transplant Program
Department of Nephrology and
Hypertension
Cleveland Clinic
Cleveland, Ohio

Hans G. Pohl, MD, FAAP
Associate Professor of Urology and
Pediatrics
Children's National Medical Center
Washington, DC

Michel Arthur Pontari, MD
Professor
Department of Urology
Temple University School of Medicine
Philadelphia, Pennsylvania

John C. Pope IV, MD
Professor
Departments of Urologic Surgery and
Pediatrics
Vanderbilt University Medical Center
Nashville, Tennessee

Glenn M. Preminger, MD
Professor and Chief
Division of Urology
Duke University Medical Center
Durham, North Carolina

Mark A. Preston, MD, MPH
Instructor in Surgery
Division of Urology
Brigham and Women's Hospital/Harvard
Medical School
Boston, Massachusetts

Raymond R. Rackley, MD
Professor of Surgery
Glickman Urological and Kidney Institute
Cleveland Clinic
Cleveland, Ohio

Soroush Rais-Bahrami, MD
Assistant Professor of Urology and
Radiology
Department of Urology
University of Alabama at Birmingham
Birmingham, Alabama

Jay D. Raman, MD
Associate Professor
Surgery (Urology)
Penn State Milton S. Hershey Medical
Center
Hershey, Pennsylvania

Art R. Rastinehad, DO
Director of Interventional Urologic
Oncology
Assistant Professor of Radiology and
Urology
The Arthur Smith Institute for Urology and
Interventional Radiology
Hofstra North Shore-LIJ School of
Medicine
New York, New York

Yazan F. H. Rawashdeh, MD, PhD, FEAPU
Consultant Pediatric Urologist
Department of Urology
Section of Pediatric Urology
Aarhus University Hospital
Aarhus, Denmark

Shlomo Raz, MD
Professor of Urology
Department of Urology
Division of Pelvic Medicine and
Reconstructive Surgery
UCLA School of Medicine
Los Angeles, California

Ira W. Reiser, MD
Clinical Associate Professor of Medicine
State University of New York Health
Science Center at Brooklyn;
Attending Physician and Chairman
Emeritus
Department of Medicine
Division of Nephrology and Hypertension
Brookdale University Hospital and Medical
Center
Brooklyn, New York

W. Stuart Reynolds, MD, MPH
Assistant Professor
Department of Urologic Surgery
Vanderbilt University
Nashville, Tennessee

Koon Ho Rha, MD, PhD, FACS
Professor
Department of Urology
Urological Science Institute
Yonsei University College of Medicine
Seoul, South Korea

Kevin R. Rice, MD
Urologic Oncologist
Urology Service, Department of Surgery
Walter Reed National Military Medical
Center
Bethesda, Maryland

Lee Richstone, MD
System Vice Chairman
Department of Urology
Associate Professor
Hofstra North Shore-LIJ School of
   Medicine
Lake Success, New York;
Chief
Urology
The North Shore University Hospital
Manhasset, New York

Richard C. Rink, MD, FAAP, FACS
Robert A. Garret Professor
Pediatric Urology
Riley Hospital for Children
Indiana University School of Medicine;
Faculty
Pediatric Urology
Peyton Manning Children's Hospital at St.
   Vincent
Indianapolis, Indiana

Michael L. Ritchey, MD
Professor
Department of Urology
Mayo Clinic College of Medicine
Phoenix, Arizona

Larissa V. Rodriguez, MD
Professor
Vice Chair, Academics
Director, Female Pelvic Medicine and
   Reconstructive Surgery (FPMRS)
Director, FPMRS Fellowship
University of Southern California Institute
   of Urology
Beverly Hills, California

Ronald Rodriguez, MD, PhD
Professor and Chairman
Department of Urology
University of Texas Health Science Center
   at San Antonio
San Antonio, Texas;
Adjunct Professor
Department of Urology
Johns Hopkins University School of
   Medicine
Baltimore, Maryland

Claus G. Roehrborn, MD
Professor and Chairman
Department of Urology
University of Texas Southwestern Medical
   Center
Dallas, Texas

Lisa Rogo-Gupta, MD
Assistant Professor
Urogynecology and Pelvic Reconstructive
   Surgery
Urology
Stanford University
Palo Alto, California

Theodore Rosen, MD
Professor of Dermatology
Baylor College of Medicine;
Chief of Dermatology
Department of Medicine
Michael E. DeBakey VA Medical Center
Houston, Texas

Ashley Evan Ross, MD, PhD
Assistant Professor of Urology, Oncology,
   and Pathology
James Buchanan Brady Urological Institute
Johns Hopkins Medicine
Baltimore, Maryland

Eric S. Rovner, MD
Professor of Urology
Department of Urology
Medical University of South Carolina
Charleston, South Carolina

Richard A. Santucci, MD, FACS
Specialist-in-Chief
Department of Urology
Detroit Medical Center;
Clinical Professor
Department of Osteopathic Surgical
   Specialties
Michigan State College of Osteopathic
   Medicine
Detroit, Michigan

Anthony J. Schaeffer, MD
Herman L. Kretschmer Professor of
   Urology
Department of Urology
Northwestern University Feinberg School
   of Medicine
Chicago, Illinois

Edward M. Schaeffer, MD, PhD
Associate Professor of Urology and
   Oncology
Johns Hopkins Medicine
Baltimore, Maryland

Douglas S. Scherr, MD
Associate Professor of Urology
Clinical Director of Urologic Oncology
Department of Urology
Weill Medical College of Cornell
   University
New York, New York

Francis X. Schneck, MD
Associate Professor of Urology
Division of Pediatric Urology
Children's Hospital of Pittsburgh at the
   University of Pittsburgh Medical Center
Pittsburgh, Pennsylvania

Michael J. Schwartz, MD, FACS
Assistant Professor of Urology
Hofstra North Shore-LIJ School of
   Medicine
New Hyde Park, New York

Karen S. Sfanos, PhD
Assistant Professor of Pathology
Assistant Professor of Oncology
Johns Hopkins University School of
   Medicine
Baltimore, Maryland

Robert C. Shamberger, MD
Chief of Surgery
Department of Surgery
Boston Children's Hospital;
Robert E. Gross Professor of Surgery
Department of Surgery
Harvard Medical School
Boston, Massachusetts

Ellen Shapiro, MD
Professor of Urology
Director, Pediatric Urology
Department of Urology
New York University School of Medicine
New York, New York

David S. Sharp, MD
Assistant Professor
Department of Urology
Ohio State University Wexner Medical
   Center
Columbus, Ohio

Alan W. Shindel, MD, MAS
Associate Professor
Department of Urology
University of California, Davis
Sacramento, California

Daniel A. Shoskes, MD, MSc, FRCSC
Professor of Surgery (Urology)
Glickman Urological and Kidney Institute
Department of Urology
Cleveland Clinic
Cleveland, Ohio

Aseem Ravindra Shukla, MD
Director of Minimally Invasive Surgery
Pediatric Urology
The Children's Hospital of Philadelphia
Philadelphia, Pennsylvania

Eila C. Skinner, MD
Professor and Chair
Department of Urology
Stanford University
Stanford, California

Ariana L. Smith, MD
Associate Professor of Urology
Penn Medicine, Perelman School of
   Medicine
Division of Urology
Hospital of the University of Pennsylvania
University of Pennsylvania Health System
Philadelphia, Pennsylvania

Armine K. Smith, MD
Assistant Professor of Urology and
  Director of Urologic Oncology at Sibley
  Hospital
James Buchanan Brady Urological Institute
Johns Hopkins University;
Assistant Professor of Urology
Department of Urology
George Washington University
Washington, DC

Joseph A. Smith, Jr., MD
William L. Bray Professor of Urology
Department of Urologic Surgery
Vanderbilt University School of Medicine
Nashville, Tennessee

Warren T. Snodgrass, MD
Co-Director, PARC Urology
Dallas, Texas

Graham Sommer, MD
Professor of Radiology
Division of Diagnostic Radiology
Stanford University School of Medicine
Stanford, California

Rene Sotelo, MD
Chairman, Department of Urology
Minimally Invasive and Robotic Surgery
  Center
Instituto Médico La Floresta
Caracas, Miranda, Venezuela

Mark J. Speakman, MBBS, MS, FRCS
Consultant Urological Surgeon
Department of Urology
Musgrove Park Hospital;
Consultant Urologist
Nuffield Hospital
Taunton, Somerset, United Kingdom

Philippe E. Spiess, MD, MS, FRCS(C)
Associate Member
Department of Genitourinary Oncology
Moffitt Cancer Center;
Associate Professor
Department of Urology
University of South Florida
Tampa, Florida

Samuel Spitalewitz, MD
Associate Professor of Clinical Medicine
State University of New York Health
  Science Center at Brooklyn;
Attending Physician
Division of Nephrology and Hypertension
Supervising Physician of Nephrology and
  Hypertension, Outpatient Services
Brookdale University Hospital and Medical
  Center
Brooklyn, New York

Ramaprasad Srinivasan, MD, PhD
Head, Molecular Cancer Section
Urologic Oncology Branch
Center for Cancer Research
National Cancer Institute
National Institutes of Health
Bethesda, Maryland

Joph Steckel, MD, FACS
Department of Urology
North Shore-LIJ Health System
New Hyde Park, New York;
Vice Chairman, Department of Urology
North Shore University Hospital
Manhasset, New York

Andrew J. Stephenson, MD, MBA, FACS,
FRCS(C)
Associate Professor of Surgery
Department of Urology
Cleveland Clinic Lerner College of
  Medicine
Case Western Reserve University;
Director, Urologic Oncology
Glickman Urological and Kidney Institute
Cleveland Clinic
Cleveland, Ohio

Julie N. Stewart, MD
Assistant Professor
Department of Urology
Houston Methodist Hospital
Houston, Texas

Douglas W. Storm, MD, FAAP
Assistant Professor
Department of Urology
University of Iowa Hospitals and Clinics
Iowa City, Iowa

Li-Ming Su, MD
David A. Cofrin Professor of Urology
Chief, Division of Robotic and Minimally
  Invasive Urologic Surgery
Department of Urology
University of Florida College of Medicine
Gainesville, Florida

Thomas Tailly, MD, MSc
Fellow in Endourology
Department of Surgery
Division of Urology
Schulich School of Medicine and Dentistry
Western University
London, Ontario, Canada

Shpetim Telegrafi, MD
Associate Professor (Research) of Urology
Senior Research Scientist
Director, Diagnostic Ultrasound
Department of Urology
New York University School of Medicine
New York, New York

John C. Thomas, MD, FAAP, FACS
Associate Professor of Urologic Surgery
Department of Urology
Division of Pediatric Urology
Monroe Carell Jr. Children's Hospital at
  Vanderbilt
Nashville, Tennessee

J. Brantley Thrasher, MD
Professor and William L. Valk Chair of
  Urology
Department of Urology
University of Kansas Medical Center
Kansas City, Kansas

Edouard J. Trabulsi, MD, FACS
Associate Professor
Department of Urology
Kimmel Cancer Center
Thomas Jefferson University
Philadelphia, Pennsylvania

Chad R. Tracy, MD
Assistant Professor
Department of Urology
University of Iowa
Iowa City, Iowa

Paul J. Turek, MD, FACS, FRSM
Director, the Turek Clinic
Beverly Hills and San Francisco, California

Robert G. Uzzo, MD, FACS
Chairman
G. Willing "Wing" Pepper Professor of
  Cancer Research
Department of Surgery
Deputy Chief Clinical Officer
Fox Chase Cancer Center
Philadelphia, Pennsylvania

Sandip P. Vasavada, MD
Professor of Surgery (Urology)
Glickman Urological and Kidney Institute
Cleveland Clinic
Cleveland, Ohio

David J. Vaughn, MD
Professor of Medicine
Division of Hematology/Oncology
Department of Medicine
Abramson Cancer Center at the University
  of Pennsylvania
Philadelphia, Pennsylvania

Manish A. Vira, MD
Assistant Professor of Urology
Vice Chair for Urologic Research
The Arthur Smith Institute for Urology
Hofstra North Shore-LIJ School of
  Medicine
Lake Success, New York

Gino J. Vricella, MD
Assistant Professor of Urologic Surgery
Urology Division
Washington University School of Medicine
  in St. Louis
St. Louis, Missouri

John T. Wei, MD, MS
Professor
Department of Urology
University of Michigan
Ann Arbor, Michigan

Alan J. Wein, MD, PhD (Hon), FACS
Founders Professor of Urology
Division of Urology
Penn Medicine, Perelman School of
  Medicine;
Chief of Urology
Division of Urology
Penn Medicine, Hospital of the University
  of Pennsylvania;
Program Director, Residency in Urology
Division of Urology
Penn Medicine, University of Pennsylvania
  Health System
Philadelphia, Pennsylvania

Jeffrey Paul Weiss, MD
Professor and Chair
Department of Urology
SUNY Downstate College of Medicine
Brooklyn, New York

Robert M. Weiss, MD
Donald Guthrie Professor of Surgery/
  Urology
Department of Urology
Yale University School of Medicine
New Haven, Connecticut

Charles Welliver, MD
Assistant Professor of Surgery
Division of Urology
Albany Medical College
Albany, New York

Hunter Wessells, MD, FACS
Professor and Nelson Chair
Department of Urology
University of Washington
Seattle, Washington

J. Christian Winters, MD, FACS
Professor and Chairman
Department of Urology
Louisiana State University Health Sciences
  Center
New Orleans, Louisiana

J. Stuart Wolf, Jr., MD, FACS
David A. Bloom Professor of Urology
Associate Chair for Urologic Surgical
  Services
Department of Urology
University of Michigan
Ann Arbor, Michigan

Christopher G. Wood, MD
Professor and Deputy Chairman
Douglas E. Johnson, M.D. Endowed
  Professorship in Urology
Department of Urology
The University of Texas MD Anderson
  Cancer Center
Houston, Texas

David P. Wood, Jr., MD
Chief Medical Officer
Beaumont Health;
Professor of Urology
Department of Urology
Oakland University William Beaumont
  School of Medicine
Royal Oak, Michigan

Christopher R. J. Woodhouse, MB, FRCS,
FEBU
Emeritus Professor
Adolescent Urology
University College
London, United Kingdom

Stephen Shei-Dei Yang, MD, PhD
Professor
Department of Urology
Buddhist Tzu Chi University
Hualien, Taiwan;
Chief of Surgery
Taipei Tzu Chi Hospital
New Taipei, Taiwan

Jennifer K. Yates, MD
Assistant Professor
Department of Urology
University of Massachusetts Medical
  School
Worcester, Massachusetts

Chung Kwong Yeung, MBBS, MD, PhD,
FRCS, FRACS, FACS
Honorary Clinical Professor in Pediatric
  Surgery and Pediatric Urology
Department of Surgery
University of Hong Kong;
Chief of Pediatric Surgery and Pediatric
  Urology
Union Hospital
Hong Kong, China

Richard Nithiphaisal Yu, MD, PhD
Instructor in Surgery
Harvard Medical School;
Associate in Urology
Department of Urology
Boston Children's Hospital
Boston, Massachusetts

Lee C. Zhao, MD, MS
Assistant Professor
Department of Urology
New York University
New York, New York

Jack M. Zuckerman, MD
Fellow in Reconstructive Surgery
Department of Urology
Eastern Virginia Medical School
Norfolk, Virginia

中文版序

《坎贝尔-沃尔什泌尿外科学》自 1954 年问世以来，一直是世界公认的泌尿外科最权威的经典著作。该书全面反映了本学科领域的最新进展及相关信息，是从事泌尿外科工作者的主要参考书。

2009 年，我们有幸主持翻译了该书的第 9 版，参加翻译工作的学者多达 200 余人，包括全国各地的泌尿外科专家。第 9 版译著出版后得到国内外泌尿外科同仁的一致欢迎和好评，获得了非常好的社会效益和经济效益。时隔十年之后的今天，我们非常欣喜地看到第 11 版译著即将面世。第 11 版的主编译由上海交通大学附属第一人民医院副院长夏术阶教授和北京协和医院泌尿外科主任纪志刚教授担任，他们的专业水平和组织能力被广泛认可，且在译者团队的构建和出版形式的优化方面有独到的见解。审译团队包括了全国各地三甲医院的泌尿外科及男科专家、中华医学会泌尿外科学分会委员、中国医师协会男科与性医学医师分会委员，其中有很多第 9 版译者，以促进本书的传承和提高，推动全国泌尿外科学和男科学的发展。

创新思维来自于临床实践，出版要适合实际需求，要反映本学科领域的最新研究进展和最高技术水平，这样才有助于整个学科的发展。《坎贝尔-沃尔什泌尿外科学》第 11 版中文版的出版是我国泌尿外科学事业的大事，通过编译，加入反映我国本学科领域最新研究进展和最高技术水平的内容，对于编译者来说是一个学习和成长的过程，也是向全国泌尿外科同行传播新知识的窗口。该书的出版，对推动我国泌尿外科进一步发展，提高本领域的理论和技术水平具有重大意义。

郭应禄

2019.9.2

　　《坎贝尔-沃尔什泌尿外科学》是国际公认的泌尿外科学界最权威的经典著作。第1版于1954年出版即确立了其扛鼎地位，此后历经多位主编不断丰富再版，学术地位不断增强。本版（第11版）由Alan J. Wein教授领衔主编，数百位国际顶尖专家编写，共分4卷，比上一版增加了22章，涵盖了当今最新的观念、数据及存在的争论，特别是在机器人手术、影像引导诊断与治疗等热点方面增加了大量篇幅，对国内学科建设与精进有重要意义。

　　本书内容极其丰富，从基础到临床，从宏观概念到具体操作细节，均做了详细叙述，并全面反映本学科领域的最新研究进展及相关信息，是青年医师成才和从事本领域基础与临床研究人员的必读书，更是临床医师解决疑难病诊治的指导教材，也是本学科教师进一步了解学科最新发展、编写教材的重要参考书。本书中文版的面世必将为泌尿外科医师培训，以及进一步提高我国泌尿外科水平起到积极的推动作用。

　　为了保证本书的翻译质量，我们组织了200多名代表国内泌尿外科专业领域影响力及水平的专家和骨干组成审译团队，并请第9版主译郭应禄院士担任总主审。为适应国内泌尿外科领域的实际需要，第11版译著采取了编译的形式，依据亚学科对原著进行优化整合，译著相对原著有一定程度的调整，包括篇、章次序和位置的变化，并加入国内本领域创新成果。译后全书分为7卷：第1卷，泌尿外科基础与临床决策；第2卷，泌尿肿瘤与感染外科学；第3卷，泌尿结石与肾病外科学；第4卷，前列腺外科学；第5卷，尿控与盆底外科学；第6卷，男科学与性医学；第7卷，小儿泌尿外科学。各卷既可作为独立专著，也可合成套装出版发行，便于不同亚学科专业的医师和学者阅读。

　　本书出版的最大意义在于传播知识、发现人才和培养人才，推动我国泌尿外科事业的发展，促进人才梯队建设，践行十九大精神和《"健康中国2030"规划纲要》。在本书翻译过程中，为了做到"信、达、雅"地保留和传递原著的精髓，众多专家和学者付出了巨大的努力，谨向他们表示衷心的感谢！由于我们水平有限，书中可能会有错误和遗漏之处，恳请广大读者不吝指正。

---

* 因版权限制，本书中个别图表未翻译成中文

原著前言

自 1954 年首次出版以来，《坎贝尔-沃尔什泌尿外科学》（最初书名为《泌尿外科学》）一直是我们专业综合评估的金标准。令人自豪与高兴的是，这本书作为第 11 版，是对它之前的 10 个版本的良好传承。这 4 卷实质上是关于泌尿外科每个主要科目的一系列全面的迷你教科书。这个版本在排版、内容和作者上都有重大变化，这些变化反映了我们这个领域不断发展的本质，并且许多科目编写的接力棒已经从上一代传递到了下一代。本版本共增加了 22 个全新的章节，并新纳入了61 位第一作者。所有其他原有章节也都经过修订，添加了新修订的指南，并保留了广泛使用粗体字、要点框和算法公式等广为接受的格式。

本版本在内容上的变化主要包括以下方面：重组了成人泌尿外科放射成像基本原则的章节；添加了小儿泌尿外科成像的新章节；将男性生殖系统、腹膜后、肾、输尿管、肾上腺、男性及女性骨盆的手术、放射学和内镜解剖学单独分为新章节；关于雄激素不足的章节也已经扩展到了包括心血管风险和代谢综合征在内的综合性男性健康的范畴；增加了关于泌尿外科手术的基本能量方式、尿路出血管理、上尿路结石的医疗管理策略、腹股沟淋巴结清扫术、男性尿失禁的评估和管理概述、逼尿肌功能不全、有关使用网状物治疗尿失禁和脱垂及其修复和微创尿流改道的并发症的全新章节。此外，在儿科领域，增加了关于腹腔镜和机器人手术、下尿路功能紊乱、排便障碍的管理，以及青少年和泌尿外科学原则的全新章节；为性传播感染疾病、结核病和其他机会性感染疾病、男性不育基础理论、男性高潮及射精障碍、勃起功能障碍手术、佩罗尼病（Peyronie disease）、女性性功能及性功能障碍、肾血管性高血压、缺血性神经病变、肾移植和上尿路结石的非医疗管理等原有章节提供了全新的内容；在关于尿液输送、储存和排空的部分中，关于膀胱和尿道的生理学与药理学、尿失禁和盆腔脱垂的流行病学和病理生理学、夜尿症、尿失禁的保守治疗、尿瘘、老年人下尿路功能障碍和尿失禁，以及尿液储存和排空障碍的其他治疗方法这些章节都更新了内容；对关于良性前列腺增生的微创和内镜治疗的章节进行了全面的更新，以反映该领域的最新进展；在肿瘤领域，对许多章节也进行了重新编写以反映当代数据和理念，如泌尿外科肿瘤免疫学和免疫治疗的基本原则、睾丸肿瘤、腹膜后肿瘤、肾的开放式手术、肾肿瘤的非手术局部治疗、肾上腺手术、转移性和侵袭性膀胱癌的治疗、膀胱癌经尿道和开放手术治疗、前列腺活检的技术和成像（包括融合技术）、前列腺癌的诊断和分期、前列腺癌的主动监测、前列腺癌的局部治疗、前列腺癌的放射治疗、前列腺癌和尿道肿瘤根治性治疗后复发的管理等章节。在儿科方面，一些原有的章节也进行了重新编写，如儿童肾功能发育障碍、小儿泌尿生殖道感染和炎症、儿童输尿管手术、后尿道瓣膜等章节，并将男孩和女孩外生殖器异常的管理单独置于一个章节。

我们对 Elsevier 的支持表示感谢，并特别感谢我们出色的编辑和支持人员：Charlotta Kryhl和 Stefanie Jewel-Thomas（高级内容策略师），Dee Simpson（高级内容开发专家），以及 Kristine Feeherty（图书制作专家）。没有他们的专业知识、耐心和得体的催促，这个版本就难以按时完成。

我们希望您在阅读第 11 版泌尿外科金标准教科书时的体验，就如我们看着它逐渐成书时那般愉悦！

Alan J. Wein，MD，PhD（Hon），FACS
代表全体主编
Louis R. Kavoussi，MD，MBA.
Alan W. Partin，MD，PhD，and Craig A. Peters，MD

目 录

第三篇　肾 上 腺

第四篇　良性和恶性膀胱疾病

第五篇　感染及炎症

第一篇

分子生物学和细胞生物学

第 1 章　泌尿肿瘤免疫学和免疫治疗基本原则

Charles G. Drake, MD, PhD

基础免疫学

慢性炎症与针对泌尿生殖系肿瘤的内源性
免疫反应

泌尿生殖系肿瘤免疫治疗

肿瘤疫苗

泌尿生殖系肿瘤的免疫检查点阻滞治疗

结论

免疫治疗正成为多种肿瘤治疗的一个重要治疗手段,包括在恶性黑色素瘤、肺癌和肾癌的治疗中(Drake et al, 2014b)。随着免疫治疗的进展,在膀胱癌治疗中发挥了长远而重要作用的免疫治疗反而被时常遗忘了(Brandau and Suttmann, 2007)。事实上,使用 BCG 治疗膀胱癌为免疫治疗泌尿生殖系肿瘤提供了一个理想模型,尽管免疫治疗的作用机制尚无法解释。除 BCG 这种非特异性免疫制药之外,通过肿瘤疫苗来诱导特异性抗肿瘤免疫反应的理念也用于泌尿生殖系肿瘤的免疫治疗。肿瘤疫苗在前列腺癌和肾癌中的作用,以及更详细的临床信息将在后面治疗章节中讨论。最近的临床和实验室数据支持一种新的免疫治疗方法:在许多患者中针对肿瘤的抗原特异性免疫反应似乎受制于一些在 CD4 和 CD8 肿瘤浸润淋巴细胞(TILs)上表达的特异分子(Pardoll, 2012),这些"免疫检查点"分子在抑制抗肿瘤免疫反应中非常重要,所以用阻断特异免疫检查点分子(如 CTLA-4 和 PD-1)的单克隆抗体治疗可使将近 30% 的肾癌患者获得客观缓解。本文将介绍这类"免疫检查点"分子和一些早期的临床数据。

一、基础免疫学

(一)固有免疫系统

为便于理解,通常将免疫系统分为固有(又称先天性或非特异性)免疫和适应性(又称获得性或特异性)免疫两个部分。从进化上看,固有免疫起源较早,存在于所有脊椎动物。从功能上看,固有免疫通过病原体反复刺激而获得识别目标的能力,这类病原体相关的分子(PAMPs)被一系列与果蝇中 Toll 分子相关地称之为 TLRs 受体所识别(Medzhitov and Janeway, 2000)。PAMPs 与 TLRs 结合是免疫系统识别"危险"的基本免疫机制,泌尿科医师用 BCG 膀胱灌注治疗膀胱肿瘤正是利用了这一机制。BCG 细胞壁上的肽聚糖是一种典型的 PAMPs,与膀胱壁中免疫细胞上的 TLR2 结合,激活并引发一系列的免疫反应(Brandau and Suttmann, 2007)。

最初对入侵的病原体做出反应的免疫细胞是存在于组织中的巨噬细胞。这类细胞的名字起源于希腊语"makros(巨大)"和"phagos(吞噬)";巨噬细胞是进化后能吞噬和破坏病原体的大细胞。组织内的巨噬细胞识别 PAMPs 后被激活,分泌细胞因子和趋化因子,这些因子募集并激活对控制局部感染有重要作用的其他免疫细胞(表 1-1)。BCG 治疗膀胱癌就是一个很好的范例,通过巨噬细胞的识别和细菌黏附至膀胱尿路上皮细胞,引发分泌一系列细胞因子和趋化因子(图 1-1)。一些细胞因子招募在固有免疫中具有重要作用的另一类细胞即中性粒细胞(PMN),PMNs 是外周血中最丰富的免疫细胞,约占白细胞的 60%。PMNs

在外周血中的半衰期仅为数小时,但在感染或炎症反应的组织中可存活数日。某种程度上来说,PMNs是脓液中的主要细胞成分,且是急性炎症的标志。中性粒细胞的一个显著生物学特性是他们具有从循环系统迁入组织中的能力,它们依据细胞因子浓度梯度,通过变形从血管上皮细胞间穿出到达组织中感染区域。这一过程有赖于中性粒细胞核的多分叶结构使其具有的变形能力。与巨噬细胞类似,中性粒细胞能合成和分泌多种颗粒,识别 PAMP 和促使侵入病原体的溶解。

表 1-1　在泌尿生殖系肿瘤中起免疫作用的部分细胞类型

细胞类型	参与免疫反应的角色
表皮或尿路上皮细胞	作为对应激、炎症、病毒感染或由 PAMPs 介导的危险信号的反应,分泌 I 型干扰素和细胞因子
巨噬细胞	固有免疫细胞,吞噬病原体或死亡细胞,分泌细胞因子和趋化因子,增强或诱发免疫反应
中性粒细胞[多形核中性粒细胞(PMN)]	是周围血中数量最多的固有免疫细胞,对控制细菌感染极为重要。中性粒细胞聚集(脓液)是急性炎症的特征
树突状细胞(DC)	DC 将来自于死亡细胞或细胞碎片的抗原递呈给淋巴结中的 T 细胞,将固有免疫系统和适应性免疫系统链接起来。与巨噬细胞类似,DCs 通过 PAMPs 传递的危险信号或微环境中细胞因子而被激活
CD4 T 细胞	一种"辅助"T 细胞;辅助 CD8 T 细胞的杀伤作用,或辅助 B 细胞分泌抗体
CD8 T 细胞	一种"杀伤"细胞,一旦激活,会持续攻击特异目标
调节性 T 细胞(Treg)	CD4 T 细胞的亚群,特征表达 FoxP3。主要作用是抑制正在进行的免疫反应。在有肿瘤的情况下,这种作用通常是有害的

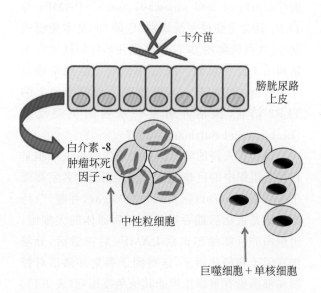

图 1-1　**卡介苗激活固有免疫系统**(Modified from Brandau S,Suttmann H. Thirty years of BCG immunotherapy for non-muscle invasive bladder cancer: a success story with room for improvement. Biomed Pharmacother 2007;61:299-305.)

细胞因子和趋化因子

细胞因子和趋化因子是小分子化学信使,负责上皮细胞与免疫系统中关键细胞的信息沟通,并在免疫细胞之间传递信息。

这类小分子数量庞大,命名也复杂。在急性和慢性炎症,在针对癌症的固有免疫反应和适应性免疫反应中,它们的作用至关重要。在这点上,"细胞因子"是一个总称,是指由细胞分泌的与免疫相关的所有小分子。因为许多(并不是全部)细胞因子参与了细胞迁移,它们的名字来源于 cyto(细胞)和 kinesis(运动)。主要的细胞因子包括了 I 型干扰素(IFN-α 和 IFN-β),由感染病毒的或受其他因素刺激的上皮细胞分泌。在免疫上,I 型干扰素通过增强适应性免疫系统中细胞的识别能力,以及通过一系列机制直接促进上皮细胞死亡,使上皮细胞对于免疫攻击更敏感。在后面将对膀胱内灌注 IFN-α 治疗膀胱癌的一系列临床研究进行评价,结果令人鼓舞,但不一致(Askeland et al, 2012)。

"趋化因子"指的是一类其主要功能是促使免

疫细胞依据其浓度梯度进行迁移的细胞因子。CXCL8 就是其中一个典型，多种类型的上皮细胞包括膀胱尿路上皮在受到炎症信号刺激后分泌CXCL8。CXCL8 是中性粒细胞的强有力的趋化剂，并且在膀胱癌患者的卡介苗免疫反应中极为重要。最后值得强调的细胞因子是白细胞介素（白介素），最初它们被描述为增强白细胞之间联系的一类细胞因子。白介素根据发现的顺序依次命名，这也导致白介素的命名通常与其功能和细胞来源不一致的复杂情况。例如，白介素-1（IL-1）是一种固有的细胞因子，而非白介素。IL-1 由应激的上皮细胞分泌，吸引多种免疫细胞，是感染

后血液循环中引起体温升高的主要因子。另一方面，有两类完全不同的细胞因子参与 T 细胞介导的完全不同的适应性免疫反应。它们被称之为Th1 和 Th2 细胞因子家族（见表 1-1，表 1-2，图 1-2）。这些由 CD4（辅助）T 细胞针对多种刺激发生反应后分泌的细胞因子对于免疫系统中细胞分化至关重要（Weaver et al，2006）。在膀胱癌的治疗中，反应类型极其重要，因为 Th1 与 BCG 治疗成功相关，而 Th2 与 BCG 治疗失败相关（de Reijke et al，1996；Thalmann et al，2000；Saint et al，2001，2002）。从机制上看，这些分化发生于 CD4辅助 T 细胞激活的时候（见图1-2）。在富含IL-12

表 1-2　与泌尿生殖系肿瘤免疫反应有关的部分细胞因子、趋化因子和白介素

细胞因子	细胞来源	作用
Ⅰ型干扰素		
IFN-α	尿路上皮细胞 上皮细胞 巨噬细胞	主要由感染病毒的细胞或经 TLR 参与感受到危险的细胞分泌。上调 MHC Ⅰ类分子、抗原提呈，使细胞对免疫攻击更敏感
IFN-β	尿路上皮细胞 上皮细胞 巨噬细胞	与 IFN-α 的作用类似，另外一类Ⅰ型干扰素
趋化因子		
CXCL8	尿路上皮细胞 上皮细胞	一种细胞因子，中性粒细胞的强效趋化剂
IL-1	上皮细胞 巨噬细胞	与 IL-8 类似，可从循环中募集其他免疫细胞，如单核细胞
SLC	淋巴结中的基质细胞	又称为 CXCL21，SLC 可将致敏的树突状细胞和 T 细胞募集至淋巴结中。可被受体 CCR-7 识别
白介素 Th1 和 Th2 细胞的极化		
IL-12	树突状细胞	一种诱导 Th1 细胞分化的细胞因子，当未致敏的 CD4 T 细胞在IL-12 环境中被激活，它们将分化成 Th1 细胞
IL-4	树突状细胞 自然杀伤性 T 细胞	一种诱导 Th2 细胞分化的细胞因子，当未致敏的 CD4 T 细胞在IL-4 环境中被激活，它们将分化成 Th2 细胞
IL-2，TNF-α，IFN-γ	Th1 细胞（CD4 T 细胞）	Th1 细胞分泌的经典细胞因子，与膀胱癌 BCG 治疗的疗效正相关，这些细胞因子同样也与诱导 CD8（杀伤）T 细胞的功能相关
IL-4，IL-5，IL-10，IL-13	Th2 细胞（CD4 T 细胞）	Th2 细胞分泌的经典细胞因子，与膀胱癌 BCG 治疗的疗效负相关，这些细胞因子同样与诱导抗体的产生相关

　　BCG. 卡介苗；IFN. 干扰素；IL. 白细胞介素；MHC. 主要组织相容性复合体；SLC. 次要淋巴组织趋化因子；TNF. 肿瘤坏死因子

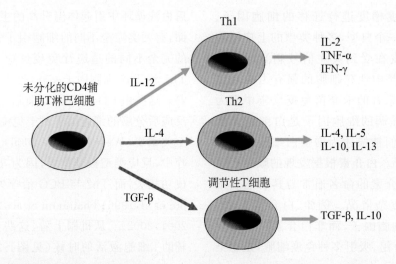

图 1-2　CD4 T 细胞的极化和细胞因子 Th1 和 Th2 家族。IL. 白细胞介素；TGF. 转化生长因子；TNF. 肿瘤坏死因子（Modified from Weaver CT，Harrington LE，Mangan PR，et al. Th17：an effector CD4 T cell lineage with regulatory T-cell ties. Immunity 2006；24：677-88.）

的环境中，它们分化成 Th1CD4T 细胞并分泌 IL-12、肿瘤坏死因子 α（TNF-α）和肿瘤坏死因子-γ（IFN-γ）。这些 Th1 细胞因子有助于激活 CD8（杀伤性）T 细胞，在抗肿瘤免疫中起重要作用。相反，当未被致敏的 CD4 T 细胞在富含 IL-4 的环境下识别靶标时，它们将分化成与慢性炎症和抗体产生有关的表型，并分泌 IL-4，IL-5，IL-10 和 IL-13。值得注意的是，在膀胱癌经卡介苗治疗后血液循环中检测到这些细胞因子，治疗后 IL-12 上升与 BCG 治疗后良好预后相关。这些重要数据说明了卡介苗的免疫作用不仅限于局部，说明局部器官的免疫系统的激活可以检测到对整个机体的影响。

（二）适应性免疫系统

适应性免疫系统由 CD4（辅助）T 细胞、CD8（杀伤）T 细胞和 B 细胞组成。固有免疫系统激活时，这些细胞被招募至免疫应答中。免疫应答的两个重要方面：特异性对遇到过的抗原的记忆，与再次遇到该抗原时做出强大反应的能力。在进一步了解免疫应答的特性之前，理解信息在固有免疫与适应性免疫系统之间如何传递极为重要。这种信息传递有赖于一种称为 DC（树突状细胞）的独特细胞。DCs 在固有免疫和适应性免疫系统之间搭建起信息传递的桥梁。DCs 的名字来源于其长且细的细胞质突起，显微镜下与神经细胞相似。功能上来说，DCs 广泛分布于外周组织中，如皮肤中的朗格汉斯（Langerhans）细胞。它们大部分时

间处于静止状态，不断地通过胞饮的方式从它的周围环境中摄入液体或蛋白质抗原。如果没有激活或"危险"信号，DCs 以一种静止方式留在原处。危险信号可以是由固有免疫细胞，如巨噬细胞分泌的细胞因子、TNF-α 或通过 DCs 细胞表面的 TLRs 受体与细菌产物直接接触。DCs 一旦被激活，会发生一系列改变。首先，停止摄取抗原，因为需要将已摄取的抗原递呈给 T 细胞或 B 细胞，它们收缩树突样突起，整个细胞转化为更紧凑的形态。其次，上调细胞表面对将抗原提呈给 T 细胞有重要作用的分子。这些分子包括 MHCs，它们通过分子上的沟槽结合长度为 9～12 个氨基酸的肽链抗原，与 T 细胞上的特异受体（TCRs），以及一些刺激 T 细胞的共刺激分子相互作用，共刺激分子包括了 B7-1，B7-2 等。最后，DCs 必须解决空间问题：静止的淋巴细胞（T 细胞和 B 细胞）存在于次级淋巴结构（即淋巴结）中，而静止的 DCs 存在于组织中。因此，DCs 必须迁移进入淋巴系统，经输入淋巴管进入淋巴结。这个过程可通过 DCs 的趋化作用来实现，激活的 DCs 利用 CCR7 受体跟随次级淋巴趋化因子（secondary lymphoid chemokine，SLC）浓度梯度进入淋巴结。一旦进入淋巴结，DCs 即与特异性 CD3、CD8 和 B 淋巴细胞相互作用（和激活），进而促进固有免疫系统和适应性免疫系统之间的信息传递。

因此，当有 MHC-Ⅱ类分子存在的情况下抗原

递呈 DCs 表达特异性多肽抗原(通常为 11 个氨基酸的长度)时,CD4 T 细胞被激活。这些 CD4 T 细胞是辅助性细胞,帮助 CD8 T 细胞完全激活并发挥溶解细胞的功能,或帮助 B 细胞产生抗体。如前所述,CD4 T 细胞应答分为几个基本类型,包括 Th1 应答和 Th2 应答,前者使 CD8 T(杀伤)细胞完全激活,后者使 B 淋巴细胞成熟为分泌抗体的浆细胞。此外,很有意义的 CD4 T 细胞亚群是调节性 T 细胞(Treg),它抑制适应性免疫反应,在阻止适应性 Th1 或 CD8 介导的抗肿瘤免疫反应中发挥作用(Cariel,2008)。Treg 细胞的来源复杂,一群"自然"的 Treg 细胞来源于胸腺中 T 细胞分化,另一群 Treg 细胞是未成熟的 CD4 T 细胞在低促炎症因子和高 TGF-β 的微环境中识别抗原时被诱导出来。这两类 Treg 细胞对泌尿生殖系肿瘤进展的相对作用尚不清楚,但近期的实验室数据指出胸腺来源的 Treg 细胞具有重要作用(Savage et al, 2013)。

或许,最受关注的适应性免疫细胞是 CD8 T 细胞。在有 MHC-Ⅰ类分子的情况下,CD8 T 细胞识别有 9 个氨基酸的特异性同源抗原。几乎所有细胞都表达 MHC-Ⅰ类分子,在有炎症的情况下或在有病毒感染的细胞上 MHC-Ⅰ类分子表达上调。一旦特异性 CD8 T 细胞识别出它的目标细胞,即分泌一系列分子将目标细胞破坏。这种杀伤过程是高度特异性的,如在自身免疫性疾病 1 型糖尿病中,CD8 T 细胞溶解胰岛中 B 细胞,而邻近的 A 细胞却毫发无损。这种杀伤机制也是剧烈的,CD8 T 细胞利用多种分子机制诱导目标细胞"自杀",也就是说诱导细胞程序性死亡或凋亡。总的来说,CD8 T 细胞是连环杀手,能按顺序地溶解多种特异靶细胞。在随后的讨论中,肿瘤疫苗的主要目标就是激活抗原特异性 CD8 T 细胞,借此消除进展的肿瘤。

(三)免疫编辑假说

在讨论如何调控免疫系统治疗泌尿生殖系肿瘤之前,需思考在促进和抑制肿瘤中免疫系统的作用。除了在有免疫缺陷的患者中某些病毒引起的肿瘤,大部分肿瘤发生在免疫正常的个体。从低级别或局限病变到远处转移的肿瘤进展过程中,机体免疫系统与肿瘤相互作用。许多动物模型详细描述了此过程,并分为三个不同阶段(Dunn et al, 2004)(图 1-3)。

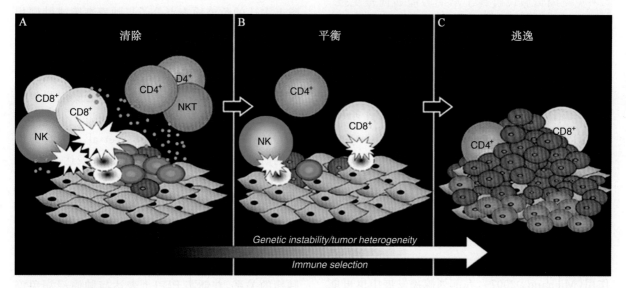

图 1-3 **免疫编辑假说**。NK. 自然杀伤细胞;NKT. 自然杀伤 T 细胞(From Dunn GP, Old LJ, Schreiber RD. The immunobiology of cancer immunosurveillance and immunoediting. Immunity 2004;21:137-48.)

在第一阶段,早期肿瘤或临床上发现不了的小肿瘤被免疫系统主动识别和高效清除。肿瘤清除是由固有免疫系统(巨噬细胞和 DCs)与适应性免疫系统相互协调下完成的。随着肿瘤的进展,它们获得了基因和表观遗传的改变,使得抗肿瘤免疫反应失效。因此,在肿瘤与免疫系统相互作用的下一阶段,肿瘤处于宿主免疫反应与肿瘤生长变慢的一种平衡状态,但此时肿瘤已不能被完全清除。这种平衡状态可持续很长时间,部分肿瘤在机体中始终保持这种状态。但很多肿瘤终将挣脱机体的免疫控制,发展成有临床意义的肿瘤。许多分子机制参与了免疫逃逸,包括引起机体免疫反应的肿瘤抗原下调(Drake et al,2006)、MHC 分子下调和能够主动抑制免疫反应的 Treg 细胞的扩增。肿瘤与宿主相互作用的三个阶段(清除、平衡和逃逸)构成了免疫编辑假说,成为理解抗肿瘤免疫反应有价值的基本框架。事实上,机体抗肿瘤免疫反应的瓦解被认为是癌症的一个重要标志(Hanahan and Weinberg,2011)。

要点:基础免疫学

- 免疫反应始于固有免疫反应,它迅速但无特异性,一旦适应性免疫系统加入免疫反应,即具特异性和记忆功能。
- 抗肿瘤免疫反应需要由 IFN-γ、IL-2 和 TNF-α 主导的 Th1 反应。
- CD4$^+$ 调节性 T(Treg)细胞抑制适应性免疫反应。
- 免疫编辑假说解释了早期肿瘤如何被免疫系统识别并清除,然而有临床意义的肿瘤必须挣脱免疫识别才能发展。

二、慢性炎症与针对泌尿生殖系肿瘤的内源性免疫反应

虽然免疫编辑假说给人的印象是,抗肿瘤免疫反应一般来说是有利的,但必须考虑到还有大量资料表明炎症可以促进肿瘤进展(Balkwill et al,2005;de Visser et al,2006)。在人体和动物的研究表明,炎症在膀胱癌的发生发展中有明显作用(Michaud,2007),在前列腺癌发展中也可能有同样作用(De Marzo et al,2007)。

(一)慢性炎症和针对膀胱癌的免疫反应

在各种泌尿生殖系恶性肿瘤中,慢性炎症与癌症发生存在关联的最有力的证据来自膀胱癌(Michaud,2007)。血吸虫感染与膀胱癌之间的关联特别明显,埃及裂体血吸虫已被国际癌症研究机构认定为致癌物质。在流行病学上,在高流行国家的膀胱癌发病率高,且感染程度与鳞状细胞表型相关(Mostafa et al,1999)。与致癌有关的其他原因的膀胱炎症包括慢性尿路感染(Kantor et al,1984)、长期留置导尿管(Groah et al,2002)和使用环磷酰胺治疗所致的膀胱炎(Talar-Williams et al,1996)。慢性膀胱感染引起膀胱癌的细胞和分子机制还没有完全阐明,但很可能与在其他肿瘤中所描述的类似(Mantovani et al,2008):巨噬细胞功能障碍(M2)(分泌免疫抑制的细胞因子),抑制主动免疫反应的髓源性细胞[myeloid suppressor cells(MSCs)](Ostrand-Rosenberg and Sinha,2009),还有适应性免疫反应向 Th2 和 Treg 表型转化。

一旦膀胱肿瘤发生,根据免疫编辑假说(见图1-3),早期肿瘤将被免疫系统识别并清除。CD8T 细胞浸润与肌层浸润性膀胱癌患者预后相关的数据支持该假说(Sharma et al,2007)。诚然,CD8 介导的抗肿瘤免疫反应不会发生在所有患者中,最近的资料描述了膀胱肿瘤逃离免疫识别的重要机制(Sharpe et al,2007;Zou and Chen 2008;Pardoll,2012)。免疫逃逸通过肿瘤特异性 T 细胞上表达的免疫检查点分子与肿瘤细胞或肿瘤相关巨噬细胞表达的这些分子的配体相互作用而发生(图1-4)。此相互作用对 T 细胞具有强大的抑制作用:T 细胞增殖能力和效应功能均减退。基于此,一些组织学研究发现膀胱癌上皮细胞表达免疫检查点的配体 PD-L1(Inman et al,2007;Nakanishi et al,2007;Xylinas et al,2014)。最初的研究报道中 15%～35% 的患者表达 PD-L1,且 PD-L1 表达与肿瘤高分级相关(Nakanishi et al,2007)。值得注意的是,在这些患者中 PD-L1 与预后的相关性比 WHO 肿瘤分级的更好,表明 PD-L1/PD-1 相互作用在膀胱癌进展中的功用。第二篇相关的研究证实了 PD-L1 表达与高级别肿瘤的关系,并证实 PD-L1 表达与肿瘤浸润免疫细胞相关(Inman et al,2007)。该文作者还报道了 BCG 治疗进展的患者中 BCG 引起的肉芽肿 PD-L1 高表达,提示这可能为逃逸抑制。从机制上来说,这些数据支持被称之为"适应性免疫抵抗"的模型(图1-5),说明 PD-L1 表达是肿瘤赖以逃离免疫反应的关键机制(Topalian et al,2012a)。在此模型中,随肿瘤进展而出现的突变

可引起适应性免疫反应,以出现 CD8 T 细胞为特征。CD8 T 细胞向肿瘤中迁移,在它们发挥作用时分泌细胞因子 IFN-γ,IFN-γ 强力诱导肿瘤细胞和上皮细胞表达 PD-L1,就是这肿瘤细胞上表达的 PD-L1 分子,与浸润 CD8T 细胞上的 PD-1

相互作用,抗肿瘤功效被抑制。这些资料提示,应用单克隆抗体阻断 PD-1 或 PD-L1 可在膀胱癌患者中出现客观的抗肿瘤反应,这一假说将被正在进行的 1 期和 2 期临床研究检验。

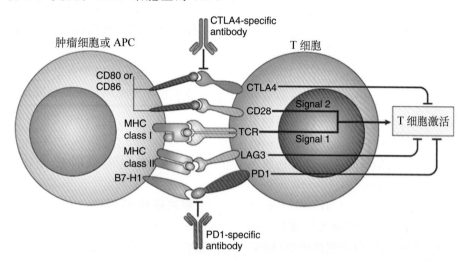

图 1-4　免疫检查点分子。APC. 抗原递呈细胞;MHC. 主要组织相容性复合体(From Drake CG. Prostate cancer as a model for tumour immunotherapy. Nat Rev Immunol 2010;10:580-93.)

(二)肾癌中的免疫微环境

与膀胱癌和前列腺癌不同,肾癌与慢性炎症的关系更不清楚,与促炎危险因子如吸烟或肥胖的关联也很弱(Chow et al,2010)。至于肾癌的适应性免疫反应,CD4 T 细胞浸润是预后的积极因素还是消极因素,研究结果尚不一致。一个早期的研究报道(IFN-α 治疗时代),CD4 T 细胞浸润与预后良好相关(Igarashi et al,2002)。但最近的研究报道了相反的结果(Hotta et al,2011)。两个研究都没有检查 CD4TILs 是否为调节性表型,也没有测定 CD4Treg 数量或功能的差异,可解释这两个研究的矛盾结果。与其他肿瘤一样,肾癌也有 Tregs 浸润(Attig et al,2009),发现

Tregs 浸润与透明细胞肾癌患者远处转移和总生存率相关(Kang et al,2013)。同样,肾肿瘤有 CD8T 细胞浸润,提示出现了抗肿瘤反应,且克隆特征提示为抗原特异性反应(Sittig et al,2013)。与膀胱癌一样(Sharma et al,2007),肾癌中浸润性 CD8 T 细胞增殖提示预后良好(Nakano et al,2001)。此外,适应性免疫抵抗在肾癌免疫逃逸中也可能有重要作用,因 PD-L1 表达与预后较差相关(Thompson et al,2007)。意料之中的是,肾癌浸润 CD8 T 细胞表达 PD-1,提示阻断 PD-1/PD-L1 治疗可使肾癌患者临床获益。最近的临床支持这一观点,后面还会进一步讨论。

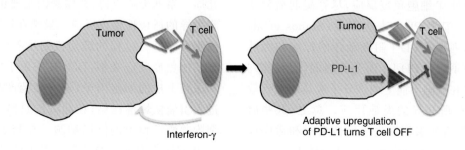

图 1-5　适应性免疫抵抗

(三)慢性炎症和针对前列腺癌的免疫反应

在表现出临床症状之前,前列腺的微环境中通常已有多种炎症细胞浸润,包括内在的巨噬细胞和适应性细胞如 T 细胞和 B 细胞。这种基础性炎症反应可能有促肿瘤作用,多个研究小组积累的资料支持慢性前列腺炎症促进恶性肿瘤发生这一模型(De Marzo et al,2007)。多方面证据支持该假说。首先,前列腺慢性炎症通常位于外周带,前列腺癌90%以上也发生在该区域(McNeal et al,1988)。其次,流行病学研究显示,西方国家慢性前列腺炎常见,前列腺癌发病率高,而亚洲人群慢性前列腺炎少见,前列腺癌发病率也低(Sfanos and De Marzo,2012)。最后,可能最令人信服的证据是前列腺癌病变周围的前列腺炎性萎缩区域(prostatic inflam-matory atrophy,PIA)(De Marzo et al,1999),该区域的上皮细胞变扁平并增殖和伴随炎性细胞。形态学研究表明,PIA 邻近高级别上皮内瘤变(PIN)区域(Putzi and De Marzo,2000),提示 PIA 与前列腺癌形成可能存在因果关系。

前列腺癌中适应性 T 细胞环境受 Tregs 主导,在前列腺腺体(Miller et al,2006)和其外周区(Yokokawa et al,2008)均是如此。Treg 细胞的作用甚至可延伸至转移病灶中,近期 Zhao 的研究组发现前列腺癌患者骨髓中功能性 Treg 明显增加(Zhao et al,2012)。如要与我们注意到的前列腺癌免疫抑制保持一致,来自人体(Kiniwa et al,2007)和动物研究(Shafer-Weaver et al,2009)的令人惊奇的证据都提示,前列腺癌中 CD8 T 细胞是调节性表型。也许最令人信服的是,McNeel 的小组证实外周血中调节性 CD8 T 细胞能够抑制由疫苗诱导的抗原特异性 T 细胞反应(Olson et al,2012)。最后许多证据表明,与其他泌尿生殖系肿瘤一样,PD-1/PD-L1 轴可抑制针对前列腺癌的适应性 T 细胞免疫反应,尽管浸润前列腺癌的 CD8 T 细胞 PD-1 表达阳性(Sfanos et al,2009),但前列腺癌 PD-1 阻断治疗的疗效却因肿瘤细胞自身不表达 PD-L1 而受到削弱,表明前列腺癌细胞内在缺陷不能上调该分子或是缺少有效因子(IFN-γ)所介导的炎症反应。总之,这些研究资料表明,前列腺癌发生于慢性炎症和适应性 CD4 和 CD8 T 细胞反应无效的微环境中(Bronte et al,2005;Gannon et al,2009)。

要点:慢性炎症和针对泌尿生殖系肿瘤的内源性免疫反应

- 由感染或其他刺激因子诱导的慢性炎症可促进膀胱癌的发生发展。
- 有明确证据表明,肾癌中出现了适应性 T 细胞介导的免疫反应,但通常是无效的。
- 前列腺癌可由慢性炎症诱发。
- TILs 表达的免疫检查点分子可减弱针对泌尿生殖系肿瘤的适应性免疫反应。

三、泌尿生殖系肿瘤免疫治疗

膀胱癌 BCG 治疗

BCG 作用机制提供了一个理解诱导免疫反应过程的良好模式,对于理解后面介绍的其他免疫治疗模式也非常重要(Brandau and Suttmann,2007)(图 1-6)。这个免疫过程始于膀胱内灌注 $5×10^8$ 个活分枝杆菌。大部分杆菌在灌注后被排泄,但部分将通过纤维连接蛋白附着于膀胱尿路上皮(Kavoussi et al,1990)。很可能通过 Toll 样受体 TLR-2 和 TLR-4,细菌上的重复模式(PAMPs)刺激尿路上皮分泌细胞因子。BCG 也可直接激活巨噬细胞和 DCs,但机制尚未清楚。受 BCG 刺激的尿路上皮通过分泌细胞因子 IL-8(在众多其他因子中)引发一系列免疫反应,IL-8 是中性粒细胞高效趋化因子,还分泌 TNF-α,该 Th1 家族细胞因子招募并激活巨噬细胞。BCG 灌注几小时后,一波中性粒细胞迁移至膀胱壁。这批中性粒细胞代表急性炎症,它们分泌细胞因子并激活 DC,最终增强适应性免疫系统。此外,还通过分泌细胞毒颗粒清除残余的杆菌。在随后几周一系列炎症反应,在膀胱内主要由 CD4 T 细胞主导的适应性免疫反应。虽然在膀胱癌 CD4 T 细胞参与这一过程的确切机制还不清楚,很可能与其他免疫反应类似:DCs 被来源于中性粒细胞和尿路上皮的细胞因子(还有细菌产物)激活,并进入引流区域淋巴结,在此将抗原提呈给 CD4 T 细胞并激活特定的淋巴细胞。在膀胱癌 BCG 治疗中,CD4 T 细胞的抗原靶点尚不清楚,但很可能包括细菌抗原、组织特异性和肿瘤特异性抗原。

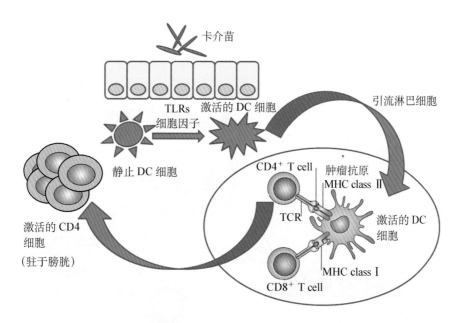

图 1-6　Bacille Calmette-Guérin(BCG) 和适应性免疫反应。DC. 树突状细胞;MHC. 主要组织相容性复合体;TCR. T 细胞受体;TLRs. Toll 样受体 (Modified from Brandau S,Suttmann H. Thirty years of BCG immunotherapy for non-muscle invasive bladder cancer:a success story with room for improvement. Biomed Pharmacother 2007;61:299-305;and Drake CG. Prostate cancer as a model for tumour immunotherapy. Nat Rev Immunol 2010;10:580-93.)

在动物研究中证实,有效的膀胱癌 BCG 治疗需要适应性免疫反应 (Ratliff et al,1987),在 BCG 治疗患者中出现富含 CD4 T 细胞的肉芽肿表明人体也是如此(Prescott et al,1992)。如之前所提及的,适应性免疫反应可产生长期记忆 T 细胞,有如接种疫苗可维持终身。BCG 治疗后产生记忆性 CD4 T 细胞并未在患者中得到很好研究,但部分(将近 50%)非肌层浸润性膀胱癌患者在 BCG 治疗后多年仍能得到控制,强烈提示诱导出了记忆 CD4 T 细胞。总之,成功的膀胱癌免疫治疗代表了典型的免疫反应,最初的特征是固有免疫系统(中性粒细胞和巨噬细胞)被激活和参与,然后 CD4 T 细胞极化,分泌 Th1 细胞因子(IL-2、TNF-α 和 IFN-γ)而转入适应性免疫反应,最终形成永久记忆性 T 细胞而得到巩固。

四、肿瘤疫苗

像 BCG 一样,肿瘤疫苗也是旨在提高对抗肿瘤的 T 细胞反应(图 1-7)。疫苗注射后,疫苗中

病原体相关分子模式的成分激活静止的 DCs,并使其迁移至局部淋巴结(Medzhitov and Janeway,2000)。通常一种疫苗包含了多种能激活 DCs 的成分,但不同疫苗所采用的主要成分不一样。激活成分的另一种术语叫作佐剂(*adjuvant*),因为它们增加了疫苗中蛋白和肽段的免疫原性。疫苗中另一个重要成分是目标蛋白或在肿瘤组织高表达而在正常组织低表达的蛋白。如同选择佐剂一样,疫苗抗原的选择也是经验性的,选择方法多样。静止 DCs 一旦载荷上抗原,就被激活并迁移至淋巴结,然后以小肽段的方式表达抗原片段。如前所述,细胞识别这些小肽段(抗原)很复杂,因这些肽段不是单独递呈,而是与 MHC 中基因编码的一系列宿主分子一同递呈。CD4 和 CD8 T 细胞上的特异受体可识别由 MHC 分子和特异肽段构成的复合体。识别过程不足以让 T 细胞完全激活,为增加特异性,T 细胞必须获得来自成熟 DCs 的共刺激信号才能增殖和获得功效。以 CD8 T 细胞为例,希望获得的主要功效是溶解那些表达与刺激它们相同的 MHC-肽段复合

物(即靶抗原)的靶细胞。对于 CD4 T 细胞来说，Th1 反应是必需的。一旦被完全激活，CD8T 细胞就离开淋巴结在体内寻找靶抗原。肿瘤疫苗治疗之主要目的是要显著减少肿瘤负荷。

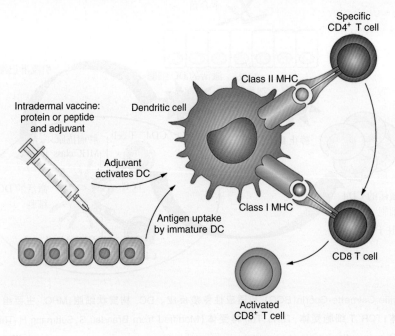

图 1-7 **肿瘤疫苗。**DC. 树突状细胞；MHC. 主要组织相容性复合体(From Drake CG, Lipson EJ, Brahmer JR. Breathing new life into immunotherapy:review of melanoma, lung and kidney cancer. Nat Rev Clin Oncol 2014b;11:24-37.)

（一）肾癌疫苗

尽管深入讨论泌尿生殖系肿瘤中所有疫苗超出了本章范围，有些疫苗仍值得强调。所选择的例子是要说明免疫学原则与发展免疫治疗的临床挑战。在这方面，治疗肾癌的疫苗需关注多个挑选的靶抗原和相当简单的佐剂。为选择相关抗原，从许多患者分离出表达 MHC-Ⅰ类分子的 HLA-A2 等位基因的肾癌，提取包含于 MHC-Ⅰ类分子中的细胞表面肽段并用质谱法分析(Walter et al, 2012)，确定了 9 种肿瘤相关的肽段，设计出以粒巨噬细胞刺激因子(GM-CSF)为佐剂的疫苗。GM-CSF 是 DC 迁移的强效诱导剂，但诱导 DC 激活的能力不如 TLR 激动剂。在一期临床研究(IM901)入组了 28 例肾癌患者，因疫苗中肽段只由 MHC-Ⅰ等位基因 HLA-A2 递呈，因此患者须 HLA-A2 阳性，接种了 8 个多种肽段的疫苗，接种前接受佐剂 GM-CSF 治疗。该疫苗耐受性良好，无 3/4 级不良反应。

在 3 个月随访时，1 例患者部分缓解，16 例患者疾病进展，11 例患者疾病稳定。在接受治疗的一些患者中发现有对于目标肽段的免疫反应(Walter et al, 2012)。为提高肾癌疫苗的临床活性，研究者应用数据库的资料，发现低剂量烷化剂环磷酰胺具有潜在的增强疫苗免疫功效的作用(North, 1982)，这些作用部分是通过耗竭了负向调控免疫反应的 Treg 细胞来实现的(Machiels et al, 2001; Wada et al, 2009)。因此，在Ⅱ期临床研究中，68 例 HLA-A2 阳性肾癌患者随机分配至接受疫苗与接受疫苗前静脉用一次免疫调节剂量环磷酰胺(300mg/m²)两组。与其他肿瘤疫苗临床试验类似，肿瘤缩小罕见，64 例患者中只有 1 例部分缓解。随后的免疫学分析发现，针对目标肽段的 T 细胞反应增强，低剂量环磷酰胺确实耗竭机体的 Treg 细胞。疫苗联合低剂量环磷酰胺有使总体生存获益的趋势[hazard ratio(HR) 0.57, $P=0.090$]，虽然未达统计学意义。尽管Ⅱ期临床研究结果不太理想，一项针对转移期肾癌的 IMA901 联合一线酪氨酸激酶抑制药的Ⅲ期临床试验已启动。该研究招募 330 名患者已于 2012 年完成。第二种疫苗类型是自体疫苗，抗原为患者自体肿瘤细胞的裂解物或整个细胞。这种疫苗已在肾癌和肺癌进行试验中（Simons et al，1997；Eager and Nemunaitis，2005），但制备自体疫苗需要从患者提取抗原物质，因抗原物质的多样性和复杂性，自体疫苗很复杂。为了克服此挑战，发明了一种新方法来制备疫苗，即从患者肿瘤物质提取 RNA 来制备疫苗，而不用肿瘤裂解物和肿瘤细胞（AGS-003，Argos Therapeutics，Durham，NC）。用这种方法，用小量肿瘤组织即可生产大量疫苗（Gabrilovich et al，1997）。AGS-003 疫苗是利用自体未成熟单核细胞在体外经细胞因子 IL-4 和 GM-CSF 培养成熟为 DCs 来制备的（Palucka et al，2005），不再用患者自身 DCs（自身 DCs 通常有缺陷或功能障碍）。为产生 AGS-003，需分离患者白细胞再培养出 DCs，将肿瘤细胞 RNA 转染这些 DCs，制成细胞疫苗冻存，以后多次用于淋巴结内注射。在一项 AGS-003 疫苗的 II 期临床研究中，与舒尼替尼（肾癌的标准治疗）联合应用，结果产生了促免疫原性的特征（Figlin et al，2012）。目前进行的 AGS-003 III 期临床研究中，600 例转移性肾癌患者随机分两组，一组接受标准治疗即酪氨酸激酶抑制药舒尼替尼治疗，另一组接受一周期（6 周）舒尼替尼后再加用 AGS-003（NCT01582672）。主要研究终点是无进展生存（PFS），入组尚未完成。总之，这两种肾癌细胞疫苗的方法阐明了肿瘤疫苗基本原理，同时也强调了单独使用肿瘤疫苗在大多数接受治疗的患者中临床上难以获得客观缓解。

（二）前列腺癌疫苗

正如之前所强调的，适应性免疫反应有赖于 DCs。肿瘤疫苗与其他类型的疫苗类似，有赖于体内数量和功能均足够的 DCs。前面提到，这在肿瘤患者中是不常见的，因肿瘤患者 DCs 有功能障碍（Gabrilovich，2004）。一种克服 DCs 功能障碍的方法是，在没有免疫耐受的体外环境中生产新 DCs。前列腺癌 Sipuleucel-T 疫苗是应用这种方法的典型，也是美国食品药品管理局批准治疗实体瘤患者的首个肿瘤疫苗（Kantoff et al，2010a）。Sipuleucel-T 疫苗是个体化生产的，包含多个步骤。简单来说，分离患者白细胞和提取外周血单核细胞（PBMCs），用 PAP2024 孵育 PB-MCs。PAP2024 是一种融合蛋白，将前列腺酸性磷酸酶（PAP）抗原与 GM-CSF 链接在一起。经 36h 孵化后，细胞经洗涤和重悬后再回输给患者。GM-CSF 作为佐剂辅助激活 DCs。每两周重复一次，共 3 次（Sonpavde et al，2012）。有意思的是，最终的 Sipuleucel-T 疫苗是异质性产物，包含成熟的抗原递呈细胞（APCs）和其他细胞如 T 细胞、B 细胞和自然杀伤细胞（Sonpavde et al，2012）。一经注射后，这些在体外已激活的自体 APCs 便以类似于经典疫苗介导的免疫方式激活 PAP 特异性 CD4$^+$ 和 CD8$^+$ T 细胞，即第一次注射激活免疫系统，再次注射提高免疫反应（Drake，2010）。最近对几项 III 期临床研究（D9901，D9902A 和 IMPACT）（Sheikh et al，2013）免疫学的数据综合分析发现，首剂注射后 APC 被激活，随后的注射使 APC 的活性不断增强。并且在第 2 和第 4 周（而不是刚开始的）培养前的细胞中发现了抗原特异性 T 细胞活性（增殖）。最后，在注射 Sipuleucel-T 疫苗第 2 或第 3 剂后发现了 T 细胞激活相关的细胞因子，提示首次注射后，荷载了抗原的 APC 细胞激活了患者体内 T 细胞。这些结果也表明，第 2 或第 3 次注射 Sipuleucel-T 疫苗在生物学上不同于第 1 次注射，每次注射后活性 APCs 增多，抗原特异性 T 细胞比例也增加，能识别并杀伤前列腺癌细胞。最后，这些研究者证实 APCs 激活的总数和抗原特异性免疫反应与患者总生存率正相关。总之，这些结果表明 Sipuleucel-T 疫苗引起抗原特异性免疫反应，患者生存获益与抗原特异性免疫反应有关。

ProstVac-VF 是第二个进入临床开发最后阶段的前列腺癌疫苗（Bavarian Nordic，Washington，DC）（Madan et al，2009）。该疫苗与之前讨论过的肽段或细胞疫苗完全不同，它将靶抗原与病毒整合来特异地刺激免疫系统（图 1-8）。所用抗原是前列腺特异性抗原（PSA），病毒载体来源于痘病毒，该病毒与全世界成功消除天花的疫苗相关。这种技术已发展了几十年，在一项 III 期研究中做了多处重大改进，以增进免疫原性。首先，疫苗包含了不同的启动促进方案，启动疫苗基于改良的安卡拉牛痘病毒（vaccinia Ankara，MVA）骨架，促进疫苗来源于禽痘病毒骨架。因对 MVA 的免疫反应非常剧烈，机体对病毒细胞骨架产生的免疫抗体将限制同一疫苗的免疫刺激作用。为进一步增强免疫原性，该疫苗整合了三种共刺激分子来产生 DCs 和提高 T 细胞激活能力（Hodge et al，1999）。最终，与肾癌 IMA901 疫苗在接种部位使用 GM-CSF 以辅助招募局部 DCs 和提高抗原递呈能力。上皮细胞容易感染痘病毒载体并因此死亡。包含抗原的细胞碎片被邻近未成熟 DCs 摄取，DCs 因此被激活，在促炎环境中将抗原递呈给 CD4⁺ 和 CD8⁺ T 细胞（Drake，2010）。

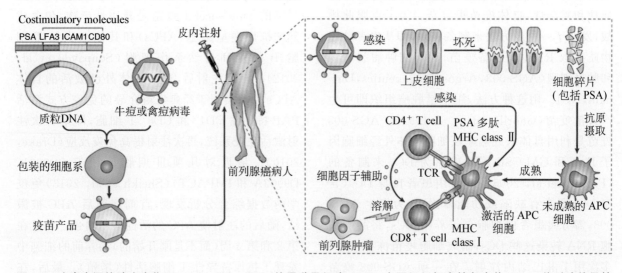

图 1-8　病毒来源的肿瘤疫苗（ProstVac VF）。APC. 抗原递呈细胞；MHC. 主要组织相容性复合体；PSA. 前列腺特异性抗原；TCR. T 细胞受体（From Drake CG. Prostate cancer as a model for tumour immunotherapy. Nat Rev Immunol 2010；10：580-93.）

直接感染 DCs 特别是皮肤内的朗格汉斯细胞是痘病毒激活免疫反应另一机制（Drake，2010）。早期相关研究证实，ProstVac 治疗的最终结果是 PSA 特异性 CD8 和 CD4 T 细胞的激活和扩增。与 Sipuleucel-T 疫苗（Sheikh et al，2013）不同，ProstVac-VF 并不怎么诱发抗体反应；用该疫苗后确实没发现 PSA 特异性抗体。基于一项 Ⅱ 期临床研究可能生存获益的结果（Kantoff et al，2010b），ProstVac-VF 全球 Ⅲ 期临床研究已启动（NCT01322490）。入组 1200 例患者，随机分配至安慰剂组、ProstVac-VF 联合皮下注射 GM-CSF 组和单独使用 ProstVac-VF 组。主要研究终点是总生存率，招募人群为未接受过化疗的无症状或症状较轻的转移性去势抵抗前列腺癌患者。

（三）泌尿生殖系肿瘤疫苗

前列腺 GVAX 是一款细胞免疫治疗，用的是经辐射处理后能分泌 GM-CSF 的异基因肿瘤细胞系（Dranoff et al，1993）。生产该疫苗用到两种前列腺癌细胞系：雄激素敏感细胞系 LNCaP 和去势抵抗细胞系 PC3（Simons and Sacks，2006）。

此种全细胞疫苗的免疫学概念是，这些细胞能提供多种肿瘤特异性抗原和组织特异性抗原，其中至少部分抗原与患者肿瘤表达的抗原一致。与治疗肾癌的 IMA901 类似，GVAX 是一款多价疫苗。但不同的是，接受 GVAX 治疗时被识别的特异抗原并不清楚。多价疫苗如 GVAX（或肾癌的 AGS-003）在理论上的优势是，因众多抗原存在，可防止因任何一个肿瘤相关抗原的下调而发生肿瘤免疫逃逸。全细胞疫苗主要的缺陷是，免疫学监测相对困难，因就具体患者而言其关键的靶抗原并不清楚。从机制上来说，前列腺 GVAX 疫苗与 ProstVac-VF 疫苗类似；经过辐射的细胞皮内注射后坏死并被经 GM-CSF 诱导过来的 DCs 摄取。细胞碎片被摄取和加工后，在 APCs 有宿主 MHC 分子的条件下，抗原被递呈给淋巴结内的 CD4 和 CD8 T 细胞。临床上已证实了这种交叉呈递的过程（Thomas et al，2004）。尽管 Ⅱ 期临床试验未表现出显著的临床获益，二项 Ⅲ 期临床试验已经启动。第一个是计划入组 626 例无症状 mCRPC 患者的临床试验，患者按 1∶1 随机分配至前列腺 GVAX 组或 3 周标准剂量的多西他赛化疗组(Higano et al,2009),主要研究终点是总生存。但该研究经计划外低效的无效分析后被提前终止。因此,尚不清楚前列腺 GVAX 治疗早期 mCRPC 患者是否有生存获益。第二个研究是前列腺 GVAX 联合多西他赛对比多西他赛单药治疗的,但招募工作已终止,原因是期中分析发现,GVAX 联合多西他赛组有 67 个死亡事件,而多西他赛单药组只有 47 个死亡事件。基于以上死亡情况该研究已被永久关闭,尽管最后分析时两组死亡的差异没有达到统计学意义:联合组发生了 85 个死亡事件,化疗单药组发生了 76 例死亡事件。总之,这两项 GVAX 临床研究支持前列腺癌患者使用这种细胞疫苗的安全性,遗憾的是不能得出疫苗有效性的结论,因为两项研究均在入组患者完成前提前终止了。有意思的是,两项研究均选择化疗作为对照组;在此之前和之后并没有泌尿生殖系肿瘤免疫治疗的大型临床试验是以化疗作为对照组的,尽管数据不够完善,仍提示将肿瘤疫苗与化疗作对比研究存在挑战。

五、泌尿生殖系肿瘤的免疫检查点阻滞治疗

如之前所讨论的,大多数肿瘤将演化获得到逃离免疫破坏的多重机制(Drake et al,2006),这些机制中最重要的一点涉及 T 细胞表达一个或多个有效抑制 T 细胞增殖和杀伤功能的分子(Chen 2004;Keir et al,2008;Pardoll,2012)。这些分子被统称为免疫检查点,其中最熟知的是 CTLA-4(Hoos et al,2010)。应用可移植鼠结肠癌和纤维肉瘤细胞系的极为重要的临床前研究结果显示,用单克隆抗体阻断 CTLA-4 可使抗肿瘤 T 细胞获得效应功能(Leach et al,1996)。近期在黑色素瘤患者中一项Ⅲ期临床试验结果证实以上发现。在 2 个有 1178 例患者的Ⅲ期随机临床研究中,使用 ipilimumab(Bristol-Myers Squibb,Princeton,NJ)单克隆抗体阻断 CTLA-4 获得了显著的生存获益。其中第一个临床研究包含了已接受过治疗的患者,ipilimumab 单药组和肽段疫苗对照组的中位生存时间分别为 10.1 个月和 6.4 个月(Hodi et al,2010)。第二个研究入组的患者未经任何治疗,随机分配至 ipilimumab 联合

达卡巴嗪化疗或单用达卡巴嗪,中位生存时间分别为 11.2 个月和 9.1 个月。第一个临床试验的长期随访结果显示,约有 15% 接受治疗的患者存活了 5 年。CTLA-4 阻断药已用到肺癌和其他类型的肿瘤(Drake et al,2014b)。因为免疫检查点分子 CTLA-4 很可能具有保护自身组织免于自身免疫攻击的作用,这就不奇怪抗 CTLA-4 治疗的临床试验(包括重要的Ⅲ期临床研究)中有将近 20% 患者发生 3~4 级免疫相关的不良反应事件(IRAEs),其中包括了结肠炎和皮炎(Attia et al,2005;Blansfield et al,2005;Weber 2009;Lipson and Drake 2011)。如之前所介绍的,阻断第二个免疫检查点 PD-1 在黑色素瘤、肾癌,甚至肺癌中同样也获得了客观缓解(Brahmer et al,2010;Topalian et al,2013)。这两个药物的不良反应难以比较,因 PD-1 抑制药近期才进入Ⅲ期研发。但 3 或 4 级不良反应 PD-1 抑制药似乎比 CTLA-4 抑制药的少(Topalian et al,2012b,2013),可能是 PD-1/PD-L1 通路是外周循环中起作用,CTL1-4/B7-1 通路更多是在淋巴结中发挥作用(Ribas,2012)。与肿瘤疫苗相反,PD-1 或 CTLA-4 治疗后偶尔可观察到肿瘤消退和长期缓解(Lipson et al,2013)。肿瘤疫苗治疗后观察不到肿瘤缩小的客观反应,虽然机制不清楚,但越来越多的临床资料显示,当前的肿瘤疫苗不能有效地在有多重免疫抑制机制的肿瘤微环境中发挥作用(Drake et al,2006)。

(一)膀胱癌

膀胱癌表达 PD-L1 常见,阻断 PD-1 或 PD-L1 治疗膀胱癌似乎是合理的方法。目前 PD-1 抗体 pembrolizumab(Merck,Whitehouse Station,NJ)和 PD-L1 抗体 MPDL-3280A(Genentech,South San Francisco,CA)均已进入早期的临床试验中,但尚无客观反应率的最终数据的报道。

(二)肾癌

除在黑色素瘤有多个临床试验之外,CTLA-4 阻断药已在转移期性肾癌患者进行试验。一项主要在美国国家癌症研究所(NCI)进行的Ⅱ期临床研究用 ipilimumab 3mg/kg 每 3 周 1 次,或在 ipilimumab 3mg/kg 单剂量后用 ipilimumab 1mg/kg 每 3 周 1 次的方案治疗了 61 例患者。该研究只对患者进行评估,没有设置对照组(Yang et al，2007）。在 40 例接受高剂量治疗的患者中有 5 例出现客观缓解。如预料的一样，33％的患者出现了 3～4 级不良反应，比黑色素瘤患者的高，可能是每 3 周持续给药方案的缘故吧。有意思的是，该研究中免疫治疗的疗效与免疫相关的毒性之间有明显的相关性。当时没有 CTLA-4 阻断药单药治疗肾癌的研究，很可能是因为肾癌已有很多 FDA 批准和正在临床试验的大量靶向药物的缘故吧。

肾癌通常被认为是免疫敏感的肿瘤类型，应用 PD-1 抑制药单药治疗的Ⅰ期临床研究中观察到的客观反应是在预料之中。在第一个剂量爬升临床试验中，1 例晚期肾癌患者出现部分缓解已稳定超过 4 年了（Brahmer et al，2010）。更值得注意的是，持续的部分缓解最终达到完全缓解，因这个患者在最后随访时已停止治疗 5 年多了（Lipson et al，2013）。PD-1 阻滞药治疗肾癌有临床效果的想法获得了该Ⅰb 期临床研究数据的支持（Drake et al，2013），客观缓解率达为 30％～35％，还有 10％的患者疾病稳定。基于这项研究，启动了 PD-1 阻滞药 nivolumab 治疗肾癌的Ⅰ期和Ⅱ期临床研究。另一有意思的临床试验是关于剂量的研究（NCT01354431），该研究总共纳入了 150 名患者，随机分配至 0.3mg/kg，2mg/kg 和 10mg/kg 组，每 3 周 1 个疗程（与之前每 2 周方案的Ⅰb 期临床研究不同）。该研究入组已完成，但最终结果还未报道。第二个临床研究（NCT01358721）设计一样，但治疗前后须取活检，以发现对 PD-1 阻滞药治疗肾癌有预测作用的生物学标志。因为酪氨酸激酶抑制药舒尼替尼似乎具有抗肿瘤免疫调节作用（Finke et al，2008），一项 PD-1 阻断药联合酪氨酸激酶抑制药帕唑帕尼或舒尼替尼的Ⅰ期临床研究已启动（NCT01472081）。最值得临床关注的是另一项Ⅲ期临床研究，该研究入组已完成，820 例接受过治疗的肾癌患者按 1∶1 随机分配至 nivolumab 3mg/kg 每 2 周 1 次，或标准的二线治疗 mTOR 抑制药依维莫司 10mg/（kg·d）。主要研究终点是总生存。总的来说，免疫检查点抑制药治疗肾癌的临床经验至今是很好的，有可评价的客观反应率和可耐受的毒性和不良作用。但尚无Ⅲ期临床研究结果发布，这种治疗药物的临床效果仍不能完全确定。

（三）前列腺癌

如同肾癌一样，使用检查点抑制药 CTLA-4 抗体（ipilimumab）治疗前列腺癌在一系列早期研究中已得到评估。Slovin 和其同事最近对这些数据进行了总结，发现 ipilimumab 治疗后 PSA 反应率为 15％～20％，但很少出现客观（影像学）反应（Slovin et al，2013）。在这些研究中有几个测试了低剂量放疗是否有"释放抗原"和增强免疫反应的作用。然而基于目前收集的小样本资料，没有证据显示低剂量放疗具有这种作用。例如，接受 ipilimumab 10mg/kg 治疗加同期放疗后 PSA 反应率为 12％，而未接受同期放疗患者的 PSA 反应率为 25％。尽管 PSA 反应率低和缺乏证据支持低剂量放射用于孤立病灶能改善 ipilimumab 治疗转移前列腺癌患者的 PSA 反应率，一项针对多西他赛化疗后进展的 mCRPC 患者放疗联合 ipilimumab 的Ⅲ期临床研究已经开始。这项研究招募了将近 800 例患者，并随机分配至单独使用低剂量放疗组和低剂量放疗联合 ipilimumab 10mg/kg（3 周为 1 个疗程，4 个疗程后对没有进展大的患者做每 3 个月一次的维持治疗）组。主要研究终点为总生存时间（OS）。结果（Drake et al，2014a）放疗联合 ipilimumab 组和单纯放疗组中位 OS 分别为 11.2 个月和 10.0 个月，未能达到该研究的预期目标。次要终点（PFS）放疗联合 ipilimumab 组和单纯放疗组分别为 4.0 个月和 3.1 个月，差异有统计学意义（HR＝0.070，P＜0.001）。这些数据提供了 ipilimumab 在前列腺癌治疗中可能临床获益的证据，但显然不足以获批准临床应用。对此Ⅲ期临床研究的数据进行回顾性分析显示，预后良好的患者（无内脏转移，碱性磷酸酶和血红蛋白正常）可能有潜在的临床获益，但这个事后分析的结论需要前瞻性临床研究来证实。在这个事后分析中一个有意义的发现是，有内脏转移的患者不能从 ipilimumab 治疗获益，但仅有骨转移则提示能从 ipilimumab 治疗中获益。出现这种矛盾结果的机制尚不清楚，可能反映了前列腺癌骨转移灶和软组织转移灶的微环境不同。与此有关的第二个针对化疗前的Ⅲ期临床研究已完成了入组，该研究排除了有软组织转移的患者，预示该研究可能成功。总之这些数据提示,ipilimumab 可能对 mCRPC 患者有效,期待第二个Ⅲ期临床研究的结果能给出明确答案。

PD-1 阻滞药在小样本的 mCRPC 患者中评估过,这些患者大多已接受过多种治疗(Brahmer et al,2010;Topalian et al,2012b),总的来说结果令人失望,在将近 20 例患者中没有观察到客观反应。从生物学角度来看,前列腺癌细胞不表达 PD-L1 可解释对 PD-1 阻滞治疗缺乏反应,尽管前列腺中浸润 CD8T 细胞大多表达 PD-1(Sfanos et al,2009)。总之,免疫检查点阻滞药在肾癌治疗中发挥了重要作用,在膀胱癌也可能有作用,但对晚期前列腺癌患者来说,想获得客观反应的话还需联合其他治疗手段。

要点:泌尿生殖系肿瘤的免疫治疗

- 膀胱癌 BCG 治疗刺激固有免疫和适应性免疫系统,是癌症免疫治疗成功的典范。
- 癌症疫苗已在肾癌和前列腺癌中得到评估,获 FDA 批准的唯一疫苗(Sipuleucel-T)是治疗转移性前列腺癌的。
- 肿瘤疫苗一般耐受良好,但很少有客观临床反应。
- 在肾癌和膀胱癌中,用单克隆抗体阻滞免疫检查点显示出明显临床获益,但不清楚为何在前列腺癌中效果不明显。

六、结论

肿瘤免疫治疗无论是在基础还是临床研究中都是一个快速发展的领域,在泌尿生殖系肿瘤中的进展尤其明显。对基础免疫学和抗肿瘤免疫的深入理解促成了近年的进展和大批正在开展的临床研究。不应忽视的事实是,膀胱癌 BCG 免疫治疗是唯一进入日常临床应用的肿瘤免疫治疗。如其他章节所讨论的,免疫治疗的未来在于与其他方法联合,即以免疫检查点阻滞为主,联合放疗、传统化疗及能激活免疫的肿瘤疫苗治疗。

参考文献

完整的参考文献列表通过 www.expertconsult.com 在线获取。

推荐阅读

Balkwill F,Charles KA,Mantovani A. Smoldering and polarized inflammation in the initiation and promotion of malignant disease. Cancer Cell 2005;7:211-7.

Brandau S,Suttmann H. Thirty years of BCG immunotherapy for nonmuscle invasive bladder cancer:a success story with room for improvement. Biomed Pharmacother 2007;61:299-305.

De Marzo AM,Platz EA,Sutcliffe S,et al. Inflammation in prostate carcinogenesis. Nat Rev Cancer 2007;7:256-69.

Drake CG. Prostate cancer as a model for tumour immunotherapy. Nat Rev Immunol 2010;10:580-93.

Drake CG,Jaffee E,Pardoll DM. Mechanisms of immune evasion by tumors. Adv Immunol 2006;90:51-81.

Dunn GP,Old LJ,Schreiber RD. The immunobiology of cancer immunosurveillance and immunoediting. Immunity 2004;21:137-48.

Gabrilovich D. Mechanisms and functional signifi cance of tumour-induced dendritic-cell defects. Nat Rev Immunol 2004;4:941-52.

Gannon PO,Poisson AO,Delvoye N,et al. Characterization of the intraprostatic immune cell infiltration in androgen-deprived prostate cancer patients. J Immunol Methods 2009;348:9-17.

Hanahan D,Weinberg RA. Hallmarks of cancer:the next generation. Cell 2011;144:646-74.

Hodi FS,O' Day SJ,McDermott DF,et al. Improved survival with ipilimumab in patients with metastatic melanoma. N Engl J Med 2010;363:711-23.

Kantoff PW,Higano CS,Shore ND,et al. Sipuleucel-T immunotherapy for castration-resistant prostate cancer. N Engl J Med 2010a;363:411-22.

Kantoff PW,Schuetz TJ,Blumenstein BA,et al. Overall survival analysis of a phase Ⅱ randomized controlled trial of a poxviral-based PSA-targeted immunotherapy in metastatic castration-resistant prostate cancer. J Clin Oncol 2010b;28:1099-105.

Madan RA,Arlen PM,Mohebtash M,et al. Prostvac-VF:a vector-based vaccine targeting PSA in prostate cancer. Expert Opin Investig Drugs 2009;18:1001-11.

Medzhitov R,Janeway C Jr. Innate immune recognition:mechanisms and pathways. Immunol Rev 2000;173:89-97.

Michaud DS. Chronic inflammation and bladder cancer. Urol Oncol2007;25:260-8.

Ostrand-Rosenberg S, Sinha P. Myeloid-derived suppressor cells: linking inflammation and cancer. J Immunol 2009;182:4499-506.

Palucka AK, Laupeze B, Aspord C, et al. Immunotherapy via dendritic cells. Adv Exp Med Biol 2005;560: 105-14.

Pardoll DM. The blockade of immune checkpoints in cancer immunotherapy. Nat Rev Cancer 2012;12:252-64.

Ribas A. Tumor immunotherapy directed at PD-1. N Engl J Med 2012;366:2517-9.

Savage PA, Malchow S, Leventhal DS. Basic principles of tumor-associated regulatory T cell biology. Trends Immunol 2013;34:33-40.

Slovin SF, Higano CS, Hamid O, et al. Ipilimumab alone or in combination with radiotherapy in metastatic castration-resistant prostate cancer: results from an open-label, multicenter phase I / II study. Ann Oncol 2013; 24(7):1813-21.

Topalian SL, Hodi FS, Brahmer JR, et al. Safety, activity, and immune correlates of anti-PD-1 antibody in cancer. N Engl J Med 2012b;366:2443-54.

（刘泽赋　吴泽深　**编译**　周芳坚　**审校**）

第2章 分子遗传学和肿瘤生物学

Mark L. Gonzalgo,MD,PhD,Karen S. Sfanos,PhD,
and Alan K. Meeker,PhD

尽管历经数十年大量分子生物医学研究,癌症仍是全球发病和死亡的重要原因。究其原因,部分源于该病内在复杂性,即其根本就不是单一疾病,而是 100 多不同的亚型都归于一个术语"癌症"。

仅在美国,每年就有 50 多万人患癌,癌症是第 2 大死因;照此趋势,不久的将来癌症将成为致死的主要原因。根据 2013 年报道的统计数据,在美国泌尿生殖系统(GU)恶性肿瘤占所有癌症发病人数的 29%($n = 480\ 240$)(非黑色素瘤皮肤癌除外)和所有癌症致死病例的 15%($n = 88\ 270$)(Siegel et al,2013)。但 GU 肿瘤的诊断和治疗已取得重大进展。例如,现在睾丸癌治愈率已接近 100%(Einhorn,2002;Horwich et al,2006)。睾丸癌是疗效良好的极少数肿瘤之一。但泌尿系常见肿瘤,如第 1 位的前列腺癌、第 6 位的膀胱癌和第 8 位的肾癌,疗效远不如睾丸癌(Siegel et al,2013)。所幸的是,过去十年来这些常见肿瘤死亡率呈缓慢而稳定的下降,且此下降趋势将持续,甚至加速。

当今对于肿瘤的认识大部分源自由 Watson 和 Crick 于 1953 年阐明 DNA 分子结构后发生的分子生物学革命。随后几年,随着相关学科(如生物化学和细胞生物学)的发展,分子遗传学领域得到不断完善和扩展,在分子水平上对癌细胞的异常提出了重要见解。近年来,涌现了大量用于研究人类癌症遗传基础的方法,如全基因组和"外显子组"测序已经变得相对负担得起和常规化。现在已清楚很多分子信号通路,提供正/负向调节信号,在正常细胞中缜密调控细胞增殖,使得损失的细胞获得精确的补充,维持组织器官的稳态;但癌细胞中这些稳态被打破。异常增殖的细胞群对生物体的生存构成严重威胁,对于像人类这样的大型长寿物种的生存威胁尤甚。对此,已经研究出了多种措施来阻止此类情况的发生。**恶性肿瘤的形成需要癌细胞克服许多障碍,经历多达数十年转变过程。正常细胞转变为癌细胞至少需经过 8 个关键步骤:①遗传不稳定性和突变;②不受调控的自主生长;③对内/外抑制增殖信号不应答;④抗凋亡或其他形式的细胞自杀;⑤无限分裂增殖潜能;⑥诱导新生血管的能力;⑦局部侵袭性,可用于区分良、恶性肿瘤;⑧免疫逃逸能力。**此外,癌细胞需要能处理其自身病理生理副产物等细胞应激和增加能量代谢促进其生长和无限增殖。同时,肿瘤相关性炎症可促使癌前病变转变为癌症并进展。最终,许多癌症获得另外一种致命的特性,即离开原发灶至远处组织和器官中克隆生长形成转移灶(Hanahan and Weinberg,

2000；Solimini et al，2007；Luo et al，2009；Hana-han and Weinberg，2011）。

本章概述了与人类癌症直接相关的分子遗传学基本概念，尤其是与 GU 恶性肿瘤相关的内容。在新技术（如高通量测序）推动下，肿瘤分子遗传学的知识快速扩展，为诊断、预后及治疗提供新的思路。

一、抑癌基因和促癌基因

有关分子遗传学（DNA，RNA 转录、蛋白质合成、染色体及基因结构）的详细介绍，请见 Expert Consult 网站。

（一）抑癌基因

抑癌基因负向调控细胞生长，在正常细胞周期过程中起关键作用，对 DNA 修复和细胞信号传导也至关重要。抑癌基因的功能缺失可致正常生长失控和发生恶变。**抑癌基因的等位基因功能缺失是恶变的必要条件。**这种功能性缺失可通过以下几个途径产生：①纯合子缺失；②一个等位基因缺失，另一个等位基因突变失活；③两个等位基因均突变；④一个等位基因丢失，另一个等位基因表观遗传失活，常涉及抑制基因表达的 DNA 甲基化。本章节讨论经典抑癌基因视网膜母细胞瘤基因（RB1）和 TP53 基因（参见细胞周期失调）。

"双击"假说首次在视网膜母细胞瘤中提出，需两个等位基因突变才发生该疾病（Knudson，1971）。因一个等位基因失活，另一个等位基因可产生足够的正常蛋白质以维持正常状态（图 2-1）。但某些基因中的特定类型的突变可能不遵循这种双击规则，当其发生突变，会对来自正常等位基因表达的蛋白产生作用，主要起负性调节作用。TP53 便是如此，两个或多个相同蛋白分子一起共同发挥作用（如二聚体）（Baker et al，1990）。再者，单个等位基因缺失或突变可致蛋白产生不足（单倍体不足），增加对致癌物的易感性，如 CDKN1B 基因（p27Kip1）（Fero et al，1998）。

（二）癌基因

癌基因促进细胞增殖，是正常基因（原癌基因）的突变形式。在多种肿瘤中发现 MYC 和 MET 基因过表达（Wong et al，1986；Bottaro et al，1991）。MYC 原癌基因编码一个负责调控细

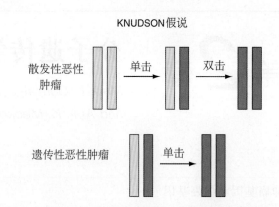

KNUDSON假说

图 2-1　Knudson 的假说：同一基因的失活是散发性及遗传性恶性肿瘤的重要原因。散发性恶性肿瘤患者具有两个正常基因拷贝，因而需要该基因的两个拷贝同时失活——"双击"假说。遗传性恶性肿瘤综合征的患者出生时仅具有目的基因的一个功能性拷贝，因此仅需灭活一个拷贝——"单击"假说

胞增殖的转录因子（一种早期反应的基因产物）。MYC 扩增是前列腺癌中的常见事件，人类前列腺上皮细胞中 MYC 表达与细胞永生化有关（Gil et al，2005）。

肝细胞生长因子通过由原癌基因 MET 编码的受体发生作用（Bottaro et al，1991）。肾细胞癌（RCC）过表达 MET，且高级别肿瘤中过表达更常见（Pisters et al，1997）。原癌基因 MET 的错义突变也可导致与遗传性 RCC 相关肿瘤的 MET 蛋白持续活化（Schmidt et al，1997）。

原癌基因转化为活性癌基因的机制有①原癌基因突变，引起基因产物活化；②基因扩增；③染色体重排。在基因的蛋白编码序列中发生的突变可致蛋白突变而发出持续增殖的信号。例如，编码表皮生长因子受体（EGFR）的原癌基因 ERBB 突变后引起一种有持续活性的受体的表达（Downward et al，1984）。染色体复制过程中发生错误，可致基因扩增或异倍体。基因拷贝数增加常致 mRNA 转录数量增加和相应蛋白产生过量。例如，在某些类型的膀胱癌中，MYC 过表达便是通过该机制实现的（Christoph et al，1999）。膀胱癌标本免疫组化（IHC）染色发现，半数以上的乳头状和浸润性肿瘤中 MYC 蛋白过表达（Schmitz-Drager et al，1997）。最后，染色体结构重排（如染色体易位），可致癌基因形成。例如，在大部分前列

腺癌中染色体重排导致一部分 *TMPRSS2* 基因与 *ERG* 癌基因融合(Tomlins et al,2005)。

要点:抑癌基因和促癌基因

- DNA 突变可致蛋白功能或表达的改变,从而增加肿瘤发生、进展或转移的风险。
- 抑癌基因负性调节和控制细胞生长;癌基因促进细胞生长。
- 抑癌基因功能的丧失主要通过:①纯合子缺失;②一个等位基因缺失,另一个等位基因突变失活;③两个等位基因均突变;④一个等位基因丢失,另一个等位基因表观遗传失活。
- 某些抑癌基因不遵循"双击"假说,可能是通过显性失活突变或单倍体不足而失活。
- 原癌基因可通过以下方式转化为活性癌基因:①原癌基因突变,引起基因活化;②基因扩增;③染色体重排。

二、细胞周期失调

除生长发育之外,细胞分裂受到严格调控,使新生细胞可以精确补充损耗的细胞,从而维持组织和器官动态平衡。与单核生物相比,人体单个细胞不能对其增殖与否做出自主决定。相反,需整合一系列复杂的外部生长抑制和生长刺激信号后,细胞是分裂还是静止。在肿瘤中癌基因活化及抑癌基因失活致使这些信号失衡,使细胞持续增殖。

静态细胞被认为处于细胞周期之外,属于称为"G₀"的可逆状态,这是大多数细胞的默认状态。当有增殖信号,**细胞周期有序启动,引起一系列单向事件,DNA 合成期细胞基因组复制(S 期),随后每个基因组分离到两个子代细胞中,此过程称为有丝分裂(M 期)**。这两个关键过程由两个所谓的"间隙"(G₁ 和 G₂)分开。整个细胞周期约需 24h 完成,每个步骤取决于上一个步骤的完成情况,层层递进(Hartwell et al,1974)。此外,**检查点机制密切监测 DNA 的完整性和某些关键的细胞周期事件。如果检测到了错误(如 DNA 损伤)**,则暂停细胞周期进行修复(Hartwell and Weinert,1989)。如果修复失败,正常细胞便通过一个称之为凋亡的主动程序而自杀。许多癌基因和肿瘤抑制因子通过干扰细胞周期检查点和凋亡通路发挥其作用,导致肿瘤细胞的持续增殖生长。丧失对 DNA 损伤的反应能力尤其危险,因为它会导致遗传不稳定,这是癌细胞的关键属性。DNA 损伤检查点控制的丧失导致突变率增加,加速癌症相关基因的突变并促进癌变及肿瘤进展(Bartek et al,1999)。

真核细胞周期的其他细节(*细胞周期依赖性激酶和细胞周期蛋白,细胞周期进入,视网膜母细胞瘤蛋白和限制点,S 期,有丝分裂和细胞周期检查点*)可参见 *Expert Consult* 网站。

(一)视网膜母细胞瘤蛋白和泌尿生殖系恶性肿瘤

视网膜母细胞瘤易感蛋白 RB1(以前称为 pRb),在控制 R 点(G₁ 后期决策点)中发挥核心作用,超过该决策点便会产生不可逆转的细胞分裂。癌细胞持续增殖主要是由于对 R 点的失控,通常是 RB1 功能性失活的结果(Pardee,1989)。在膀胱癌中,大约 1/3 的患者发生 *RB1* 基因突变。膀胱癌细胞系中过表达 *RB1* 可抑制肿瘤细胞生长和肿瘤形成(Takahashi et al,1991)。约 1/3 的膀胱癌中 *RB1* 蛋白异常表达,与高分期和预后差相关(Cordon-Cardo et al,1992)。

虽然 10%～30% 的前列腺癌标本中有 *RB1* 突变,但未发现前列腺癌与 *RB1* 有强的相关性(Bookstein et al,1990;Kubota et al,1995),在高危患者或复发疾病中并未发现 *RB1* 总是低表达(Kibel and Isaacs,2000)。其他研究亦未发现 *RB1* 表达与肿瘤分级分期之间的相关性(Ittmann and Wieczorek,1996),但是 Theodorescu 和同事(1997)报道,经单因素和多因素分析后,RB1 蛋白低表达与疾病特异性生存差相关。

肾癌与 *RB1* 之间的联系不明确。*RB1* 在肾癌细胞系或肿瘤中很少发生失活(Ishikawa et al,1991)。临床标本分析未能发现 RB1 表达与预后有关(Lipponen et al,1995)。

(二)细胞周期蛋白依赖性激酶抑制药

周期依赖性激酶(CDKS)是一组高度保守的蛋白激酶,整个细胞周期中发生的事件都受其调控（Meyerson et al，1992）。CDKIs 对细胞周期中特异蛋白底物磷酸化。CDKIs 酶活性依赖周期蛋白，之所以称为周期蛋白，是因其丰度与细胞周期中特定阶段密切相关，它与 CDKIs 结合并激活 CDKS 酶的活性（图 2-2）（De Bondt et al，1993；Jeffrey et al，1995）。另一组蛋白称为周期依赖性激酶抑制药（CDKIs），可与 CDK 结合和直接抑制其活性或其磷酸化活化功能（Peter and Herskowitz，1994；Sherr and Roberts，1995）。尽管细胞周期蛋白对 CDK 功能起到主要调节作用，但 CDK 还受另外的调控，通常在癌细胞这些调控发生了改变。CDKIs 由两个不同家族组成，即 Cip/Kip 家族[包括蛋白质 CDKN1A（p21）、CDKN1B（p27）和 CDKN1C（p57）]和 INK4（CDK4 抑制药）家族[包括 INK4B（p15），INK4A（p16），INK4C（p18），INK4D（p19）]。Cip/Kip 家族蛋白功能多样，在整个细胞周期中可抑制多种细胞周期蛋白 CDK 复合物（Clurman and Porter，1998）。

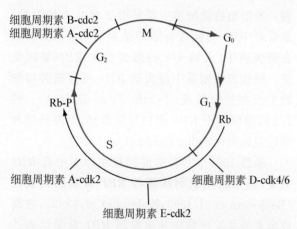

图 2-2 细胞周期示意图。细胞周期蛋白-CDK 复合物的依次激活对于细胞增殖的有序进行至关重要

INK4 家族蛋白的功能局限得多，抑制含有 CDK4 和 CDK6 的复合物；通过阻断 RB1 的磷酸化，在 R 点和 G_1/S 转化中起关键调节作用（图 2-3）。**受到各种应激刺激，细胞通过增加 CDKI 表达和积累来终止细胞周期。**例如，DNA 损伤时 p21 表达增加（el-Deiry et al，1993）。无应激情况下 CDKI 也发挥功能。例如，静止细胞中 p27 表达量很高。另外，Cip/Kip 家族蛋白在分化完成的细胞维持 G_0 状态也起一定作用（Halevy et al，

1995；Matsuoka et al，1995；Parker et al，1995）。

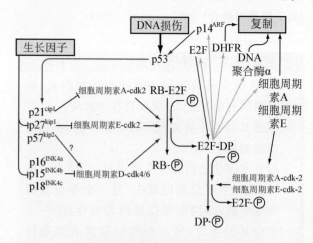

图 2-3 G_1/S 节点刺激和抑制信号示意图。多个负反馈和正反馈通路精细调节细胞周期节点

INK4 家族中 p15 和 p16 失活突变和异常基因启动子甲基化通常与癌症相关（Kamb et al，1994；Hirama and Koeffler，1995），在泌尿生殖系恶性肿瘤中尤其如此（Cairns et al，1995；Herman et al，1995）。INK4 蛋白中研究最为深入的是 p16。P16 蛋白通过与 CDKS 4 和 6 结合，抑制其与周期蛋白 D1 结合，从而抑制 RB1 磷酸化，致细胞周期阻滞在 G_1 期（Serrano et al，1993）。编码 p16 的 *INK4A* 基因在多种肿瘤中有突变和缺失，其中包括膀胱癌和肾癌（Kamb et al，1994）。进一步研究表明，**INK4A 失活通常是由于其启动子 DNA 过度甲基化所致**（另一种基因失活的表观遗传方式）（Merlo et al，1995）。

在膀胱癌中 *INK4A* 基因常因基因缺失而失活（Cairns et al，1995；Williamson et al，1995）。尽管位置接近，但 *INK4B* 不是该位点的主要抑癌基因，因它不在删除区间内。Orlow 及其同事（1999）的研究发现，编码 p16 的基因缺失和甲基化常见于浅表性膀胱癌，但只有同一位点编码 p16 和 p14 的基因缺失时，才与患者无疾病生存时间短相关。与膀胱癌相反，前列腺癌中 INK4 家族突变失活很罕见。但 INK4A 启动子区域过甲基化失活被认为与前列腺癌相关。Herman 及其同事（1995，1996）发现，60% 的前列腺癌细胞系中 INK4A 有高度甲基化，但 INK4B 极少发生失活。因 *INK4A* 基因启动子甲基化后失活常见于体外构建的细胞

系,以上结果受到质疑。

　　尽管 Cip/Kip 家族在阻断细胞周期于 G_1/S 期中起重要作用,但在多种恶性肿瘤(包括泌尿系肿瘤)中很少发生突变,启动子过度甲基化的报道也很少(Shiohara et al,1994;Kawamata et al,1995)。但 CDKIs 家族表达的蛋白在肿瘤(Catzavelos et al,1997;Loda et al,1997;Yatabe et al,1998),尤其是泌尿系肿瘤中发挥着极其重要的作用。Stein 及其同事(1988)发现,64% 的膀胱肿瘤中 *CDKN1A*(p21)表达增加,并与肿瘤复发负相关,与患者生存正相关。*CDKN1B*(p27)表达下调与膀胱癌高分级、病理高分期和预后差相关(Del Pizzo et al,1999)。

　　前列腺癌中 *CDKN1A* 表达与疾病进展和预后差无明确相关性(Kibel and Isaacs,2000)。然而,*CDKN1A* 和 *CDKN1B* 中特异遗传多态性与疾病进展相关(Kibel et al,2003),多项研究发现,*CDKN1B* 表达改变与肿瘤恶性程度相关。Cordon-Cardo 及其同事对前列腺癌根治术标本进行 IHC 染色后发现,*CDKN1B* 不表达或低表达,经多因素分析后,是前列腺癌 DFS 的独立危险因子。Cote 及其同事(1998)发现细胞核中 *CDKN1B* 低表达不仅与前列腺癌根治术后患者 DFS 相关,与 OS 也有关;但 Freedland 及其同事(2003)发现在前列腺癌穿刺标本中有 *CDKN1B* 阳性细胞的患者生化复发(PSA 复发)风险高 2.5 倍。

　　前列腺癌小鼠模型的研究也证实 *CDKN1B* 与前列腺癌有关。例如,*CDKN1B* 基因缺陷老鼠发生前列腺增生,证实该基因在前列腺组织稳态中的重要功能(Cordon-Cardo et al,1998)。另外有研究表明,*CDKN1B* 和 *PTEN* 同时缺陷的老鼠前列腺癌发生率显著增高(DiCristofano et al,2001)。

(三)TP53 抑癌基因

　　面对 DNA 损伤,通过使细胞周期停滞和损伤修复,TP53 蛋白在细胞周期检查点发挥极重要作用(图2-4)。如果 DNA 损伤无法修复,TP53 就启动细胞死亡(凋亡)。*TP53* 是癌症中最常发生突变的基因,在泌尿系恶性肿瘤中起重要作用。后面章节还将详细讨论泌尿系肿瘤中 *TP53* 改变。

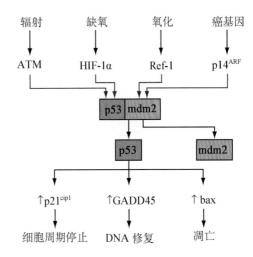

图 2-4　TP53 在细胞应对外界刺激的过程中起关键作用。辐射、缺氧、氧化还原反应及癌基因都可通过不同的机制增加 TP53 的活性。作为回应,细胞最初停止分裂,然后尝试修复 DNA 损伤。如果对 DNA 修复失败,就启动细胞凋亡(细胞程序性死亡过程)。这些功能是通过各种基因的转录激活介导的,如图为一些相关的例子

要点:细胞周期失调

- 细胞周期由单向有序的一系列事件组成,主要目标是复制细胞基因组并将两个拷贝分配至两个子细胞中。
- 细胞周期可分为 4 期:G_1、S、G_2 和 M 期。G_1 向 S 期转换主要依赖于 RB1 蛋白磷酸化。泌尿系恶性肿瘤中 RB1 突变很常见。
- CDKS 通过对底物蛋白时相特异性磷酸化,协调整个细胞周期。
- CDKS 活性取决于它们与特定细胞周期蛋白的结合。细胞周期蛋白积聚,然后以时相特异性方式迅速降解,以确保整个细胞周期中关键事件的正确和不可逆顺序。
- 细胞周期中重要的控制点是 G_1/S 和 G_2/M 检查点。为对不同信号如 DNA 损伤、细胞-细胞接触,细胞因子释放和缺氧做出反应,检查点利用 CDKIs 暂停细胞周期。
- TP53 蛋白是细胞周期检查点的关键参与者,通过发出信号阻滞细胞周期和修复 DNA 损伤来应对 DNA 损伤。如 DNA 损伤无法修复,TP53 启动细胞死亡(凋亡)。
- *TP53* 是癌症中最常突变的基因,在泌尿系恶性肿瘤中起重要作用。
- 细胞周期检查点缺陷可致细胞增殖失调和基因遗传不稳定。

三、DNA 甲基化

在胞嘧啶 C-5 位置甲基共价修饰是由 DNA 甲基转移酶介导的,可生成 5-甲基胞嘧啶,这种发生在脊椎动物的 DNA 表观遗传修饰对胚胎正常发育至关重要(Jones,1986;Bird,1992)。DNA 中胞嘧啶甲基化主要发生在 CpG 回文结构。在脊椎动物进化过程中在 CpG 二核苷酸若存在 5-甲基胞嘧啶可致基因组中该序列耗尽(Schorderet and Gartler,1992)。5-甲基胞嘧啶自发脱氨基变成胸腺嘧啶,可致基因组中 CpG 二核苷酸频率降低(Rideout et al,1990;Sved and Bird,1990)。基因组的某些区域不显示 CpG 二核苷酸的缺失,且该序列有预期频率。这些区域称为 CpG 岛;尽管 CpG 岛只占脊椎动物基因组的 1% 左右,但它们占 DNA 中 CpG 二核苷酸总数的 15%(Bird,1986;Gardiner-Garden and Frommer,1987)。CpG 岛通常位于许多无处不在的管家基因与组织特异性基因的上游。CpG 岛甲基化影响基因转录水平(Cedar,1988)。CpG 岛高甲基化通常会导致转录下调,低甲基化可增加基因表达。

位于肿瘤抑制基因启动子区域的 CpG 岛通常是非甲基化的。该区域异常甲基化可致基因表达逐步减少,最终改变正常细胞生长的控制而促进增殖。CpG 岛甲基化可通过染色质结构改变、抑制转录因子结合或排除甲基化的启动子 DNA 转录机制等来减少基因表达(Bird and Wolffe,1999)。甲基化表观遗传特性可影响基因活性,但不改变 DNA 序列,为基因突变或缺失之外的另一种基因失活方式。

全基因组水平和区域 DNA 甲基化改变是已知发生在人类癌症中最早和最频繁的事件之一(Jones and Baylin,2002)。DNA 甲基化的改变对突变和表观遗传有直接影响,有助于肿瘤转化。DNA 甲基化导致人类癌症遗传失调的三个主要的可能途径包括:①5-甲基胞嘧啶的固有突变效应;②启动子甲基化对基因转录的表观遗传效应;③DNA 低甲基化使基因激活和诱导染色体不稳定(Gonzalgo and Jones,1997;Jones and Gonzalgo,1997)。

(一)DNA 甲基化与前列腺癌

谷胱甘肽-S-转移酶属于一个超家族酶类,负责对多种化合物的解毒。这些酶催化还原谷胱甘肽的亲核攻击,从而破坏潜在的亲电化合物。**CpG 岛在谷胱甘肽-S-转移酶 pi(*GSTP1*)位点的异常甲基化是前列腺癌中最常见的体细胞基因组改变**(Lee et al,1994;Jerónimo et al,2001)。在 90% 以上的前列腺癌和大约 70% 的前列腺上皮内瘤变(PIN)中检测到 *GSTP1* 甲基化,但正常前列腺组织或良性前列腺增生中检测不到(Lee et al,1994)。在正常前列腺组织中,*GSTP1* 表达仅限于基底细胞,但在氧化应激下的柱状上皮细胞中上调。DNA 甲基化水平增加与前列腺癌患者预后不良相关(Maruyama et al,2002)。

RAS 家族蛋白 1 亚型 A(*RASSF1A*)基因位于 3p21 染色体上。*RASSF1A* 是一种肿瘤抑制基因,在多种人类癌症中经常发生改变。前列腺癌中 *RASSF1A* 异常甲基化发生率为 60%～70%(Kuzmin et al,2002)。在肿瘤发生过程中,3p21 区域杂合性(LOH)缺失与 *RASSF1A* 等位基因甲基化和沉默有关。*RASSF1A* 甲基化在高级别前列腺癌中比在低侵袭性肿瘤中更常见(Liu et al,2002)。

最近对前列腺癌进行全基因组甲基化分析发现,在基因相关和保守的基因间区,甲基化模式(高甲基化和低甲基化)发生了广泛变化。虽然在前列腺癌患者中发现了 DNA 甲基化模式的个体间异质性,但在转移性前列腺癌患者中,DNA 甲基化改变在所有转移病变中高度保守,这表明 DNA 甲基化改变经历了克隆选择(Yegnasubramanian et al,2011;Aryee et al,2013)。

(二)DNA 甲基化在膀胱癌中的作用

TP53 基因突变存在于半数以上的人类恶性肿瘤中。*TP53* 基因中发现的许多突变热点发生在正常甲基化的 CpG 二核苷酸上,这意味着 5-甲基胞嘧啶是基因组中的内源性诱变剂(Rideout et al,1990;Greenblatt et al,1994;Tornaletti and Pfeifer,1995)。*TP53* 突变失活是尿路上皮异常增生、原位癌和浸润性膀胱癌的常见事件(Spruck et al,1994)。

DNA 甲基化对这些突变事件的作用取决于膀胱癌的类型,并被认为是导致肿瘤形成的病因

（Jones et al,1998）。西方国家和日本的尿路上皮癌在 CpG 位点的突变相对较少,这表明 DNA 甲基化在诱导这些变化中未起主要作用。相比之下,在有接触过非那西丁或砷的鳞状细胞癌和尿上皮癌患者中,CpG 二核苷酸突变的频率更高,与 5-甲基胞嘧啶脱氨作用相一致（Jones et al,1998）。这些观察强调了 DNA 甲基化对基因组的潜在诱变作用,以及在膀胱癌发生过程中甲基化对 *TP53* 失活的影响。

（三）膀胱癌中 *INK4A*（p16）甲基化

INK4A 基因失活有多种机制,包括缺失、突变和启动子甲基化（Spruck et al,1994；Gonzalez-Zulueta et al,1995；Herman et al,1995）。一个 INK4A 等位基因的突变或缺失和另外一个等位基因同时甲基化导致功能完全丧失。据报道,原发性尿路上皮癌中 27%～60% 有 *INK4A* 甲基化（Chan et al,2002；Chang et al,2003）。这种表观遗传变化是最早与转化相关的分子事件之一,并可能先于细胞结构的形态学改变。

首次详细研究 *INK4A* 启动子甲基化对转录活性的影响是在膀胱癌细胞中进行的,*INK4A* 表达减少与上游启动子区域高水平甲基化有关。*INK4A* 启动子中特定 CpG 位点的甲基化会导致基因转录活性的显著下调（Gonzalgo et al,1998）。应用脱甲基药物 5-aza-2'-脱氧胞苷（5-AzaCdR）能够重新激活 *INK4A*,在含有该基因的甲基化等位基因的膀胱癌细胞中的表达。*INK4A* 基因外显子 2 的甲基化也常见于多种癌症中,也是一个极好的转化标志物,但在 *INK4A* 基因该区域的甲基化并不影响膀胱癌细胞中 *INK4A* 转录（Gonzalgo et al,1998）。

（四）膀胱癌其他基因的甲基化

E-cadherin（*CDH1*）基因编码一种跨膜糖蛋白,可调节上皮组织中钙依赖的细胞间黏附。*CDH1* 启动子中 CpG 岛的甲基化导致该基因表达降低与高级别尿路上皮癌（包括 CIS）有关（Graff et al,1995；Horikawa et al,2003）。正常尿路上皮中也有 *CDH1* 甲基化的报道。然而,许多病例年龄在 70 岁以上,提示甲基化与衰老的潜在关联（Ahuja and Issa,2000；Bornman et al,2001）。*CDH1* 低表达可能会增加 β-catenin/T 细胞因子/淋巴细胞增强因子信号通路的活性,促

进尿路上皮细胞癌增殖（Maruyama et al,2002；Thievessen et al,2003）。

据报道,97% 的原发性膀胱肿瘤中有 *RASSF1A* 的甲基化,提示该基因的表观遗传失活在膀胱癌发生中发挥重要作用（Lee et al,2001）。膀胱癌中 *RASSF1A* 启动子甲基化与肿瘤高级别、非乳头状生长模式和浸润性有关（Maruyama et al,2001）。

（五）膀胱癌的低甲基化

基因组 DNA 低甲基化也是肿瘤形成中常见的事件（Jones and Baylin,2002）。低甲基化可通过染色质结构改变、重复元件之间的遗传重组增加或去抑制反转座子而导致基因组不稳定（Baylin et al,2001）。CpG 位点的甲基化通常由 DNA 甲基转移酶 1（*DNMT1*）的酶活性维持,而 CpG 位点的重新甲基化由 DNA 甲基转移酶 3A 和 3B（*DNMT3A*,*DNMT3B*）介导（Jones and Baylin,2002）。**甲基化的一个重要作用是基因组印记,它让单个等位基因表达而不改变遗传序列。印记缺失是正常甲基化等位基因的甲基化减少,导致正常沉默的促生长基因的激活**（Feinberg and Tycko,2004）。在多种癌症中发现人胰岛素样生长因子-2（*IGF2*）基因有这种现象（Woodson et al,2004；Sakatani et al,2005）。

> **要点：DNA 甲基化**
>
> - 甲基化特异性发生于基因组中的 CpG 二核苷酸上。DNA 中 5-甲基胞嘧啶会自发去氨基变成胸腺嘧啶,从而形成 C→T 转换突变。
> - DNA 甲基化可通过后续的突变事件或表观遗传机制影响基因功能。与基因启动子区域相关的 CpG 岛的甲基化可抑制基因表达。
> - 正常甲基化基因的启动子若发生甲基化缺失会导致基因表达失调（如癌基因表达）。

与正常膀胱黏膜相比,膀胱癌细胞系和原发肿瘤中长穿插核元素（L1 LINE）序列的甲基化是降低的（Jurgens et al,1996）。然而,DNA 甲基转移酶的表达与细胞系的甲基化状态不相关,静止

细胞中甲基转移酶活性降低,提示 *DNMT1* 的异常表达不能解释尿路上皮癌甲基化模式的改变(Jurgens et al,1996)。有报道发现,在膀胱癌中 *DNMT1* 表达降低可诱导 *DNMT3A* 和 *DN-MT3B* 表达(Kimura et al,2003)。这些数据表明,*DNMT1* 表达下调至少在一定程度上导致膀胱癌中重复原件的低甲基化。

四、DNA 损伤和修复

癌症在本质上是遗传性疾病。大量基因的改变为恶性细胞提供了激活癌症相关通路和灭活肿瘤抑制屏障的手段,使获得与癌症表型相关的关键属性概率增加。DNA 聚合酶固有的准确性,加上相关的错误校正机制,使 DNA 复制过程中的错误率保持在每个细胞分裂约有 3 个碱基不正确这样令人惊讶的低水平,要知道一个基因组中有 30 多亿个碱基!然而这些过程并不完善,致癌基因和抑癌基因不仅发生表观遗传异常,还出现表观遗传、突变和拷贝数改变(CNAs)。这些遗传变化被认为是由各种内源性(如线粒体呼吸副产物)和外源性(如化学物质、辐射)DNA 损伤剂不断攻击基因组造成的(Ames and Gold,1991,1998)。为应对这些威胁细胞利用防御机制来消除各种致癌物质的毒性,这些防御机制包括自由基清除剂,如 α-生育酚、维生素 C、类胡萝卜素、胆红素和尿酸盐;保护性酶,如超氧化物歧化酶、谷胱甘肽氧化酵素和谷胱甘肽转移酶(Mates and Sanchez Jimenez,1999;Finkel and Holbrook,2000)。在大多数前列腺癌患者中,*GSTP1* 基因编码的谷胱甘肽-S-转移酶 pi 酶因启动子高甲基化而丧失表达(Lee et al,1994;Lin et al,2001)。近期研究发现,谷胱甘肽-S-转移酶的遗传多态性与前列腺癌患者生化复发风险有关(Nock et al,2009)。对前列腺癌风险的流行病学和回顾性研究发现,硒具有保护作用,硒是谷胱甘肽过氧化物酶的辅助因子(Lowe and Frazee,2006;Colli and Amling,2009),这燃起了饮食干预可预防前列腺癌的希望。然而,一项大型临床试验发现膳食补硒对前列腺癌预防无益(Hatfield and Gladyshev,2009)。由此认为,观察到的硒的保护作用可能仅限于基线硒水平较低的男性。其他预防前列腺癌的临床试验结果也同

样令人失望(Gaziano et al,2009)。

除了预防 DNA 损伤,细胞还有一系列 DNA 修复系统。处理 DNA 损伤识别和修复的一系列途径被称为 DNA 损伤反应(DDR),这其中涉及大量基因。DDR 包括复制机制本身(及相关校对能力)和 DNA 特异修复系统的许多组成部分,如碱基切除修复、核苷酸切除修复、双链断裂修复和错配修复(Loeb,1998;Schmutte and Fishel,1999)。

如前所述,细胞周期和 DDR 是紧密结合的。为了应对 DNA 损伤,第一步是阻止细胞周期,让DNA 得以修复。DNA 修复启动子和细胞周期阻滞之间存在大量重叠(Kastan and Bartek,2004)。例如,DNA 损伤时 ATM 和 ATR 激酶都被激活,两者再激活 TP53、CHK1 和其他对细胞周期阻滞至关重要的蛋白质(Bartek and Lukas,2003)。

预测癌变所需的基因改变数量及在癌细胞中实际观察到的大量基因改变,而正常人体细胞自发变异率非常低,Loeb 认为自发突变率是不足以解释在大多数人类癌症中观察到的突变数量。Loeb 假说在肿瘤发生早期,肿瘤前细胞可能会在一个或多个负责 DNA 复制保真基因中产生缺陷(Loeb et al,1974;Loeb,1991;Cheng and Loeb,1993)。这种缺陷会导致突变率增加,产生所谓突变表型。这一假说得到进一步支持的事实是,增生组织中的大多数细胞,如多数人类癌症来源的上皮组织,是相对"短命"的,通过细胞脱落或凋亡被清除。有癌变危险的细胞数目远少于体内细胞总数,但癌症还是常见。此外,具有"高突变"表型的细胞通常难治疗,因为治疗选择压力很快使肿瘤细胞产生耐药突变(Tlsty et al,1989)。

突变表型最初用于指 DNA 复制和修复蛋白中的缺陷,导致 DNA 序列小范围错误,如单个碱基替换、缺失和重复。尽管(或者可能是由于)突变基因有许多潜在的靶点,但这样的基因很少在人类常见癌症中持续发生突变,一个值得注意的例外是错配修复途径。错配修复缺陷是遗传性非息肉性结直肠癌的根本原因(Aaltonen et al,1993),在 15% 的散发性结肠癌中也有报道(Liu et al,1995)。

虽然现已明确在散发恶性肿瘤包括泌尿系肿瘤中 DNA 修复基因存在缺陷。如前所述,Loeb 的突变表型概念尚待评价,至少目前看来在人类

常见散发癌症的形成中它可能不是一个主要因素。然而,如果将突变概念扩大到包括涉及染色体稳定性的系统,它仍有广泛的适用性。无论如何,目前的共识是癌症发展需要某种类型的遗传不稳定性。

更多关于 DNA 修复机制的信息(核苷酸切除修复、碱基切除修复、错配修复、DNA 双链断裂修复、非同源连接)可以见 Expert Consult 网站。

要点:DNA 损伤和修复

- DNA 损伤通常不会导致恶性肿瘤,因为细胞具有多种修复机制。
- DNA 修复中缺陷有助于积累对肿瘤形成和进展至关重要的突变。
- NER 是对抗紫外线辐射和化学暴露造成的 DNA 损伤的主要防御手段。
- BER 可修复由碱基自发脱氨、辐射、氧化应激、烷基化剂和复制错误引起的 DNA 损伤。
- MMR 能去除 DNA 聚合酶错配的核苷酸。
- 双链断裂修复是针对电离辐射、自由基和化学物质造成 DNA 损伤的主要防御机制。
- 许多涉及 DNA 修复遗传缺陷的综合征的癌症易感性明显增加,强烈提示基因组不稳定性与癌症有关联。

五、基因组改变

虽然癌症中遗传不稳定性的最根本来源尚不清楚,但许多不同研究小组对几种不同类型肿瘤的研究都论证了遗传不稳定性是肿瘤发生的重要决定因素(Loeb,1991;Hartwell,1992)。如前所述,在某些特定情况下,如遗传性癌症易感性综合征,DNA 复制、稳定和修复的缺陷发挥了重要直接作用,但在大多数散发性癌症的形成过程中并非如此。近期,对人类癌症的研究发现,每种癌症的基因组在基因编码序列中都存在大量的突变(在实体肿瘤中平均有 33~66 个体细胞突变),预计会显著改变相应的蛋白质产物(Vogelstein et al,2013)。全面测序加上预测单个突变影响的统计方法揭示,大约 140 个基因突变才可以"驱动"

肿瘤发生(即"驱动"基因)。大多数肿瘤只包含 2~8 个这样的驱动突变,而在任一特定癌症患者中其他突变被认为是"乘客",不具选择性生长优势(Sjoblom et al,2006;Wood et al,2007;Vogelstein et al,2013)。

除了原突变表型概念所预测的序列改变外,染色体不稳定性导致染色体数目和结构改变或两者兼而有之。这种染色体改变的范围和严重程度可因肿瘤类型不同而异。例如,**血液恶性肿瘤通常表现为单纯二倍体或近二倍体核型,仅能检测到一个或很少的染色体重排。**但作为一个类别,这些癌症只占人类癌症的 10% 左右。而占人类恶性肿瘤绝大多数的实体肿瘤**与此形成鲜明的对比,大多数人类实体肿瘤具有这些特征:变化很大的染色体数目、结构复杂的重排和瘤内这些畸变的差异。重要的例外是那些缺乏 MMR 的肿瘤。在前列腺癌和大多数肿瘤类型和移植瘤模型中,染色体异常的程度与疾病严重程度和侵袭性相关,**表明这些变化在癌症进展过程中的作用——从癌前病变到局限性肿瘤再到转移性疾病(Brothman et al,1990;Lundgren et al,1992;Sandberg,1992;Isaacs et al,1995;Bostwick et al,1996)。例如,在一项基于位于邻近染色体区域的基因表达数据的计算方法推断基因非整倍性的研究中,发现非整倍性水平越高,患者生存越差(Carter et al,2006)。同样,一项关于前列腺癌的研究对 218 个肿瘤样本进行了拷贝数改变分级聚类(CNAs),结果显示,聚集在全基因组拷贝数最多的肿瘤患者出现生化复发的时间明显变快(Taylor et al,2010)。

实体肿瘤中染色体变化可分为两大类:总染色体数目的变化和染色体结构的变化。染色体数目的改变可细分为:特定的单个染色体数目的变化,如染色体异倍体(如单染色体和三染色体)和整个二倍体染色体组拷贝数的变化即成倍性的变化(如四倍体和八倍体)。造成这些改变的可能机制:染色体不分离、重复复制(染色体突然加倍而无细胞分裂)、细胞分裂缺陷和细胞融合事件。同样结构变化也可分为几个不同类型的染色体畸变,如框图 2-1 所示。基因重排的另一种机制,被称为染色体松解症(字面意思是"染色体粉碎"),最初从癌细胞基因组测序研究中推断出来的(Stephens et al,2011)。其特征是在染色体的一些特定区域中出现一个染色体区域无序的粉碎和再连接,形成大量(可能是数百)染色体重排。

框图 2-1　癌症中经常可观察到的染色体异常

染色体数目异常
　非整倍性
　全染色体数目异常(如三倍体、四倍体)
　单染色体的丢失或获得(如单染色体、三染色体)
染色体结构突变
　基因重排
　反转
　易位(平衡或不平衡)
　染色体乱序
　染色体融合
　染色体端端融合＝双心染色体
　染色体内融合＝环状染色体
　缺失(从小片段到整个染色体臂)
　复制、扩增
　双复制体(通常包含扩增序列)
　同源染色体(一条染色体臂缺失由另一条染色体复制替代)
　复杂(上述异常的各种组合)

如前所述,20 世纪 Boveri 发现了癌症相关的染色体改变,他提出这种异常可能是癌症的起因。后来,Klein(1981)提出染色体重排影响癌症相关基因的表达。这一假设在几年后得到了验证,在很大程度上是由于在血液恶性肿瘤与软组织肉瘤中观察到的染色体改变是一致的,相关基因最终得到分离和克隆(Nowell,1994)。多年来,对特定肿瘤类型或亚型中反复出现的染色体区域改变进行艰苦探索了数以百计的癌症相关基因。通常是,那些经常丢失的基因位点包含抑癌基因,而拷贝数增加(如基因扩增)的基因位点则为癌基因(Snijders et al,2005)。在癌症中频繁扩增的基因包括 *MYC*、*RAS*、*EGFR* 和 *FGF* 基因家族成员及细胞周期调控基因如 *CCND1*(cyclin D)、*CDK4* 和 *HDM2*。癌症中的基因扩增通常被看作是多个小的染色体外复制体,称为双复制体,或者是染色体内的扩增区域,称为同源染色区域(Cowell,1982)。

(一)泌尿生殖系统恶性肿瘤中特异性染色体重排

1. 前列腺癌基因重排

虽然在成人常见实体肿瘤中很少见,但染色体重复易位确实存在,且经常发生在无数染色体异常的背景下(Sandberg,1985)。**近期前列腺癌研究中最令人兴奋的发现之一,是在大多数前列腺癌病例中发现了周期性结构重排,主要涉及致癌 ETS 转录因子家族成员。** Tomlins 和同事在 2005 年使用新的生物信息学方法,发现雄激素调节基因 *TMPRSS2* 上游调节区域与 *ERG*(为 ETS 家族成员,最早见于 Ewing 肉瘤和多种白血病)反复融合。这两个基因都位于 21 号染色体(*TMPRSS2*,21q22.3;*ERG*,21q22.2),相距 3Mb。详细的分子分析表明,在大多数重排病例中(约 2/3),基因融合是通过删除中间序列发生的,其他融合是由更复杂的转位重排引起的(Tomlins et al,2005;Perner et al,2007)。无论哪种情况,最终结果都是将已知的致癌转录因子置于一个雄性激素调节启动子的控制之下,致雄性激素驱动的融合转录本的表达(Wang et al,2008a)。正如所预期的一样,*ERG* 转录和 ERG 蛋白表达增加与基因融合呈正相关。除了各种剪接变异外,基因组重排还有多种形式,最常见的是 *TMPRSS2* 外显子 1 与 *ERG* 外显子 4 的融合。**这些基因重排很容易被检测到,通过反转录聚合酶链反应(PCR)检测融合转录本的存在,或者通过多探针、多色荧光原位杂交(FISH)直接检测重排。目前正在评估这些方法在无创诊断应用(如尿或血)中的潜在用途。最近,免疫染色发现 ERG 蛋白表达可作为 ERG 基因染色体重排的出色标志物,为发现 *ERG* 基因染色体重排提供了更简单方法**(Park et al,2010;Chaux et al,2011;Falzarano et al,2011)。

自从 Tomlins 与其同事发表之后,几个大型的回顾性研究在 PSA 筛查人群中检测了局限性前列腺癌这些基因融合。证实了最初的发现,前列腺癌中 *TMPRSS2-ERG* 融合率为 40%～60%,成为前列腺癌中一个最常见的体细胞遗传改变(Mehra et al,2007;Nam et al,2007;Perner et al,2007;Tu et al,2007;Wang et al,2008a;Gopalan et al,2009b;Mosquera et al,2009),但发生于移行带的前列腺癌例外，完全没有 *TMPRSS2-ERG* 基因重排（Guo et al，2009a）。

FISH 检测组织切片未能在良性前列腺上皮或基质细胞中没有观察到 *TMPRSS2-ERG* 融合，但在高级别前列腺上皮内瘤变（PIN，认为是前列腺腺癌癌前病变）中 *TMPRSS2-ERG* 融合检出率为 15％～20％，约为局限性前列腺癌中检出率的一半（Cerveira et al，2006；Perner et al，2007；Mosquera et al，2008；Han et al，2009）。这表明至少在一部分病例中，重排可能是前列腺癌发生的早期事件。**除移行区前列腺癌和高级别 PIN 之外，*TMPRSS2-ERG* 融合基因在前列腺癌中高敏感性和特异性，有望成为前列腺癌诊断和疾病监测的有用的生物标志物，可与现有的标志物如血清 PSA（PSA 特异性有限）联合应用。** 在只有高级别 PIN 的前列腺活检标本中如检测到 *TMPRSS2-ERG* 融合驱动的 ERG 过表达，可预测在随后的活检中诊断出前列腺癌（Park et al，2014）。多项研究表明，在尿或血液中检测到 *TMPRSS2-ERG*，可单独或联合非蛋白编码 RNA 前列腺癌抗原 3（PCA3）增加前列腺癌诊断的敏感性（Hessels et al，2007；Tomlins et al，2011；Leyten et al，2014）。

TMPRSS2-ERG 除作为诊断前列腺癌有潜力的标志物之外，目前尚不清楚检测 *TMPRSS2-ERG* 基因融合状态能否提供更多的临床信息。**融合状态对前列腺癌预后的意义尚不明确。** 虽然有几项研究报道了 *TMPRSS2-ERG* 重排与疾病侵袭性的多种指标（包括高分期、转移和疾病特异性死亡）有关（Demichelis et al，2007；Mehra et al，2007；Nam et al，2007；Perner et al，2007；Rajput et al，2007；Attard et al，2008a；Cheville et al，2008；Barwick et al，2010；Leyten et al，2014），但其他研究未能观察到（Yoshimoto et al，2006；Lapointe et al，2007；Tu et al，2007；Dai et al，2008；Rouzier et al，2008；Albadine et al，2009；Darnel et al，2009；Gopalan et al，2009b；Lotan et al，2009；Fine et al，2010）。一项纳入 1180 例接受前列腺根治术患者的前瞻性研究发现，存在 *TMPRSS2-ERG* 重排与肿瘤分期有关，**但不能预测复发或死亡**（Pettersson et al，2012）。有研究检测了 *TMPRSS2-ERG* 阳性在预测雄激素剥夺治疗（Leinonen et al，2010）、阿比特龙

治疗（Danila et al，2011）或放疗（Dal Pra et al，2013）疗效方面的作用，结果无用。但有一项研究报道，基因融合与良好预后相关（Saramaki et al，2008）。Petrovics 及其同事（2005）报道，ERG mRNA 高表达似乎与无疾病生存呈正相关。另一项研究报道，没有基因融合的 ERG 基因拷贝数增加是前列腺根治术后复发的预测因子（Toubaji et al，2011）。造成这些矛盾结果的确切原因尚不明确。

这些研究中存在许多差异，包括研究队列的特征、样本量、肿瘤的检测方法、获取组织的方法、基因融合时的瘤内异质性（Minner et al，2013）、检测基因融合的方法（如 PCR 或 FISH）、患者随访时间、临床研究终点等。为解决这些问题有必要进一步研究。

TMPRSS2-ERG 基因重排报道后，进一步研究发现前列腺癌还有其他基因融合。例如，*TMPRSS2* 基因能与 ETS 家族成员其他基因融合，包括 *ETV1*、*ETV4* 和 *ETV5*（Tomlins et al，2005，2006；Helgeson et al，2008）。这些基因易位比 TMPRSS2-ERG 重排更罕见。据估计，*TMPRSS2-ERG* 基因重排占前列腺癌中涉及 ETS 基因融合的 90％以上（Kumar-Sinha et al，2008）。除 *TMPRSS2* 之外，还发现涉及上游基因融合伙伴的融合，包括 *SLC45A3-ETV5*、*SLC45A3-ERG*、*HNRPA2B1-ETV5* 和 *SLC45A3-ELK4* 的融合，但这些融合相当罕见（Tomlins et al，2007；Attard et al，2008a，2008b；Hermans et al，2008；Maher et al，2009；Rickman et al，2009）。

在前列腺癌中基因融合主要由基因重排驱动，但后来发现 *SLC45A3-ELK4*（位于 1 号染色体 q32 上相邻的两个基因）融合是因这两个基因之间发生了 RNA 顺式剪切，而无 DNA 序列改变（Zhang et al，2012）。迄今还发现，前列腺癌中不涉及 ETS 家族成员的低频基因融合，包括 *CDKN1A*、*CD9*、*IKBKB*、癌基因 *PIGU*、肿瘤抑制因子 *RSRC2* 和 RAF 通路成员（*BRAF*，*RAF1*）（Palanisamy et al，2010；Pflueger et al，2011；Ren et al，2012）。应用下一代 RNA 测序技术（RNA-seq 或全转录组鸟枪法测序）对样本中所有 RNA 片段进行无偏测序，并对"注释"序列之外的序列也进行分析，加速了研究发展。RNA-seq 研究结果表明，前列腺癌中某些基因融合事件可能是"个

体事件"(如只发生于一个患者),提示在前列腺癌中发生基因融合的频率和范围远超目前所了解的(Pflueger et al,2011)。

2. 肾癌中基因重排

MiTF/TFE 家族易位癌是肾细胞癌的新亚型,其特征是涉及小眼畸形转录因子(MiTF)家族两个成员之一的染色体易位(Hemesath et al,1994;Argani and Ladanyi,2005)。首先是位于染色体 Xp11.2 上的 *TFE3* 基因异位至下列伙伴基因中的一个:*PRCC*(1q21)、*ASPL*(17q25)、*PSF*(1p34)、*NonO*(Xq12;通过倒位重排)和易位于 3q23 上的未知基因(Sidhar et al,1996;Weterman et al,1996;Argani et al,2001a,2001b;Argani and Lada-nyi,2005;Argani et al,2005;Martignoni et al,2009)。这些易位使 *TFE3* 基因置于强效启动子的控制之下,驱使 *TFE3*(或含有 *TFE3* 的融合蛋白)非正常表达。在这些肿瘤中,用 *TFE3* 抗体 IHC 染色很容易检测到细胞核中的 TFE3 蛋白,有助于诊断。TFE3 肾细胞癌多见于儿童和青少年,占儿童肾癌的绝大部分(Argani and Ladanyi,2005)。在这些肿瘤中 MET 原癌基因的激活可能与 *TFE3* 一起发挥作用(Tsuda et al,2007),因为这些肿瘤表现出乳头状结构,而 *MET* 基因突变是遗传性乳头状肾癌的原因(Jeffers et al,1997)。

第二类 MiTF/TFE 家族易位癌是位于 6p21 上的 *TFEB* 基因与位于 11q12 上的 *ALPHA* 基因特异性易位(Argani et al,2005)。与 Xp11 易位肾癌相似,该肿瘤也多发于儿童和青少年,且与 *TFE3* 易位肾癌有许多相同的其他特征。除对 TFE3 和 TFEB 蛋白可行 IHC 染色之外,对组织蛋白酶 K(这些转录因子共有的转录靶基因)染色来标记这些肿瘤(Martignoni et al,2009)。用这些标记或 PCR 检测这些特异基因在临床上很重要,因这些肿瘤可能有与常见肾癌不同的转录调控机制,用于治疗这些肿瘤的治疗靶点可能对易位肾癌无效。

3. 睾丸癌基因重排

除了罕见的睾丸精母细胞性精原细胞瘤亚型以外,睾丸生殖细胞肿瘤中(TGCTs)普遍多一个 12 号染色体短臂(Atkin and Baker,1982;Ro-driguez et al,1993;Rosenberg et al,1998;Ver-dorfer et al,2004),在大多数患者(约 80%)是结

构重排所致,即有 2 个 p 臂而没有 q 臂的一个等臂 12 号染色体。在其他患者中 12p 由更复杂的染色体重排产生(Rosenberg et al,2000;Ottesen et al,2003;Looijenga et al,2007)。进一步研究显示,在 12p 特殊区域(包括 12p11-12p13)有扩增。在 12p11.2-12p12.1 上一个常见扩增区域包含了 22 个潜在基因,包括 *KRAS* 基因(一个在 TGCTs 中经历活化突变的有希望的候选基因)(Moul et al,1992;Olie et al,1995;Rodriguez et al,2003;Zafarana,2003;Goddard et al,2007)。另一有意义的区域位于 12p13.31,所谓的干细胞集簇就位于其中。这个区域内包含一些与干细胞相关的基因:*CD9*、*EDR1*、*GDF3*、*SC-NN1A*、*NANOG* 和 *STELLAR*,它们一致性过表达(Clark et al,2004;Korkola et al,2006)。

(二)泌尿生殖系恶性肿瘤其他基因组改变

除了染色体易位(主要是基因组空间结构的特殊改变)外,染色体组成的紊乱在人类肿瘤中很普遍,尤其是起源于上皮和大多数成人泌尿生殖系恶性肿瘤中。这些异常的范围很广,多尺度影响基因组,包括整个染色体或染色体臂的缺失和获得,以及染色体大、小区域的缺失和扩增。这种变异统称为 CNAs。除了突变、结构重排和表观遗传改变之外,CNAs 还反映了肿瘤细胞中基因组的不稳定性,导致向恶性肿瘤转变所需的大量基因改变。基因组不稳定性在很大程度上造成了遗传异质性。例如,在核型分析中检测肿瘤细胞中期染色体时,通常会观察到大量的染色体畸变,但癌细胞中没有两种完全相同的核型。然而在这种看似随机的变化中,不同细胞和肿瘤样本中的改变,提示处于反复变异区域中的单个或多个基因参与肿瘤的发病机制。几十年来,随着更成熟和更高分辨率的分子方法的使用,对众多变化进行了分类,并鉴定了候选癌基因。目前用到两种方法:第一种方法是在患病与未患病的家庭成员中进行遗传连锁分析,以发现按孟德尔遗传方式患病的遗传位点,寻找导致遗传性癌症易感综合征的基因(种系)缺陷。现已有几种家族性癌症易感综合征被详细了解,其中有些是泌尿生殖系统恶性肿瘤的特点,另一些则不是(表 2-1,表 2-2)。第二种方法,应用各种技术在缺乏家族遗传性的散发肿瘤中寻找的疾病相关基因(由体细胞而非

种系遗传改变引起），如在特定基因（或包含该基因的区域）中发现 CNAs，另一个等位基因又有突变，则该基因就是相关疾病的癌基因（伴有激活突变）或抑癌基因（有失活突变或启动子甲基化的特征）。遗传性癌症易感综合征中发现有癌相关基因的话，人们希望在家族谱系中发现的基因突变也与更常见的散发性肿瘤相关。这种情况已在多种肿瘤中被证实，如某些家族性肾癌相关的基因异常与散发性肾癌也有关。在接下来的章节，我们将描述在家族性和散发性泌尿生殖系恶性肿瘤中反复出现的一些遗传变化。

表 2-1　与泌尿生殖系统恶性肿瘤相关的肿瘤综合征

综合征	肿瘤	染色体	基因	功能
Wilms 瘤	Wilms 瘤	11p13	*WT1*	抑制转录
Beckwith-Wiedemann 综合征	Wilms 瘤	11p15	CDKN1C	细胞周期调节子
VHL 综合征	肾透明细胞癌，嗜铬细胞瘤	3p25	VHL	延长转录和泛素化
遗传性乳头状肾癌	乳头状肾癌	7q31	MET	酪氨酸激酶受体
BHD 综合征	乳头状肾癌，嗜酸细胞瘤	17p11.2	FLCN	功能暂不明确
2 型多发性内分泌肿瘤	嗜铬细胞瘤	10q11	RET	酪氨酸激酶受体
遗传性非息肉病性结直肠癌	上尿路移行细胞癌	*2p22*，*3p21.3*，*2p18*，*2q31-q33*，*7p22*，*14q24.3*	MSH2，MLH1，MSH6，PMS1，PMS2，MLH3	DNA 错配修复
遗传性前列腺癌	前列腺癌	1q24-25，1p36，1q42-43，8p22-23，17p11，20q13，Xq27-28	RNASEL，ELAC2　　MSR1	核糖核酸内切酶，巨噬细胞特异性受体，细胞周期调节子

表 2-2　与泌尿生殖系统恶性肿瘤无明显相关的肿瘤综合征

综合征	原发肿瘤	染色体	基因	功能
家族性视网膜母细胞瘤	视网膜母细胞瘤	13q14	RB	转录调控
Li-Fraumeni 综合征	肉瘤、乳腺癌	*17p13*，*22q12*	TP53，hCHK2	转录激酶，丝氨酸激酶
家族性腺瘤性息肉病	结直肠癌	5q21	APC	调节 β 连环蛋白活性
家族性乳腺癌	乳腺癌	17q21，13q12	BRCA1，BRCA2	DNA 双链断裂修复
Cowden 病	乳腺癌	10q23	PTEN	磷酸化酶，磷脂酰肌醇-3′-激酶拮抗药
1 型多发性内分泌肿瘤	胰岛细胞癌	11q13	MEN1	转录因子

（三）遗传性前列腺癌

家族史是前列腺癌发病最重要的危险因素之一（Steinberg et al，1990），判断该疾病为遗传性的标准已确立（Carter et al，1993）。双胞胎研究估计前列腺癌遗传风险约为 50%（Page et al，1997；Lichtenstein et al，2000）。传统的连锁分析非常适合用于识别高外显率的遗传变异（图 2-5）。从遗传性前列腺癌（HPC）连锁研究中基因低表达和不可重复性得出的结论是，HPC 并非由少数高效能基因引起的，相反可能是由多个中等效能的基因突变所导致（Easton et al，2003；Schaid，2004）。

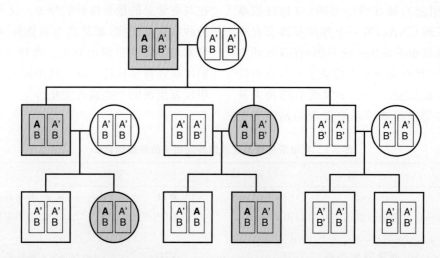

图 2-5　家族性肿瘤综合征代代相传。基因分型表明多态性表型 A(粗体标记)也与表型疾病一同代代相传。据推测,导致家族性肿瘤综合征的基因位于表型 A 附近。连锁分析因不完全外显率(并非所有带有等位基因的家庭成员都得疾病)、现象拷贝(患有散发性疾病的家庭成员)、无法从所有成员获得 DNA 及大量标记进行同时分析而变得复杂

　　HPC 家族全基因组研究在 1q、4q、5p、7p、13q 和 Xq 染色体上发现了易感基因座的证据(Smith et al,1996)。第一个明显的候选基因座 HPC1 位于 1q24.25 区域(Gronberg et al,1997),后来在该基因座发现了 RNASEL 基因(Carpten et al,2002;Rokman et al,2002)。虽然这些联系在一些研究中被重复,但在其他研究中却并未被证实(Cooney et al,1997;McIndoe et al,1997;Eeles et al,1998;Bergthorsson et al,2000)。同时,一直未能确认连锁的存在也使得确认其他候选 HPC 基因座和基因也陷入了困境。由于前列腺癌是相对常见疾病,因此 HPC 容易与散发性前列腺癌("表型")混淆。显然,家族性前列腺癌可能缺乏与乳腺癌、卵巢癌遗传相关的高危易感基因(如 BRCA1 或 BRCA2)(Simard et al,2003)。另外,基因研究难以实施的原因是缺乏 HPC 患者大样本。一个包含 175 个家族的大型 HPC 研究在 BCRA1 附近的染色体 17q21-22 中发现了与前列腺癌易感性相关的区域(Lange et al,2003)。随后这个区域成为 HPC 易感性基因组中研究最深入的区域之一。近期,一项研究对 17q21—22 区域连锁的前列腺癌家族中非前列腺癌患者种系 DNA 上的染色体 17q22—22 区域的 202 个外显子基因进行靶向下一代测序,结果发现 HOXB13 基因中的一个突变体(HOXB13

G84E)显著增加 HPC 风险(Ewing et al,2012)。非前列腺癌患者携带 G84E 等位基因的频率约为 0.1％,在前列腺癌患者为 1.4％。早发性家族性前列腺癌患者(3.1％)携带该等位基因的频率高于晚发的非家族性前列腺癌患者(0.6％)(Ewing et al,2012)。尽管 G84E 等位基因携带率很低,但考虑到该基因与前列腺癌的关系,对变异进行基因测序仍有必要,就像当前在遗传性乳腺癌和卵巢癌中检测 BRCA1 或 BRCA2 一样。其他候选 HPC 易感基因包括 ELA2(HPC 2)、巨噬细胞清除受体-1(MSR-1)和 PODXL(Tavtigian et al,2001;Xu et al,2002a;Nupponen et al,2004;Casey et al,2006)。因为目前炎症被认为是前列腺癌发病可能因素,两种 HPC 候选基因 RNASEL 和 MSR-1 是否与免疫反应相关令人感兴趣(De Marzo et al,2007;Sfanos and De Marzo,2012)。

(四)散发性前列腺癌

　　对散发性前列腺癌最初的研究发现,在 6q、7q、8p、10q、13q、16q、17p、17q 和 18q 上反复出现遗传物质丢失的现象,但累及的具体基因并不清楚(Karan et al,2003)。8 号染色体 p 臂丢失、q 臂获得,或这些臂一部分扩增是最常见的变异。一般情况下,在 8p 上至少有 2～3 个独立区域的缺失,这意味着这个部位有多个抑癌基因。8p22 区域缺失的概率在原发性肿瘤中为 32％～65％,

在转移瘤中为 65％～100％。*MSR-1* 位于该区域内，目前已证明 *MSR-1* 突变则患病风险增加，但在散发性前列腺癌中未见 *MSR-1* 突变的报道（Xu et al，2002a；Nupponen et al，2004；Wiklund et al，2009）。8p 上另一个有希望的候选抑癌基因是位于 8p21 上的前列腺限制性同框基因 *NKX3.1*（He et al，1997）。敲除 *NKX3.1* 单个等位基因的小鼠会发生前列腺增生和 PIN，这是丧失单个等位基因产生表型效应改变的典型例子（Bhatia-Gaur et al，1999；Abdulkadir et al，2002）。

晚期前列腺癌（如激素抵抗有淋巴结转移）中最常见的染色体异常是 8q 增加，常涉及整个染色臂而形成 8q 等臂染色体，与疾病进展和对激素剥夺或阻断治疗抵抗有关（Alers et al，2000；Isaacs，2002；van Dekken et al，2003）。8q24 上的原癌基因 *MYC* 很可能是位于 8q 上的候选基因，但观察到的扩增很大，仍需更多研究去证实。发现该区域另一基因 *EIF3S3* 在癌组织中表达增高（与良性前列腺增生相比）（Savinainen et al，2004）。小鼠模型支持 *MYC* 与前列腺癌有关，荷有人类 *MYC* 基因的转基因小鼠会发生 PIN 和侵袭性腺癌（Ellwood-Yen et al，2003）。在前列腺癌中 *MYC* 基因座扩增与预后不良有关（Jenkins et al，1997；Sato et al，1999）。

在前列腺癌中也经常观察大到 7 号染色体异常。在 PIN 和癌症中观察到整个染色体的非整倍体（7 号三倍体）与晚期和预后不良有关（Arps et al，1993；Macoska et al，1993；Alcaraz et al，1994；Zitzelsberger et al，1994；Qian et al，1995）。除了整个染色体扩增外，还发现有 7q31.1 缺失，提示该区域存在肿瘤抑制因子（Zenklusen et al，1994；Takahashi et al，1995）。该区域可能的肿瘤抑制因子是 caveolin（*CAV1*），在肿瘤组织中低表达（Bender et al，2000；Wiechen et al，2001）。但 IHC 染色 caveolin 阳性与疾病预后差有关，所以它在前列腺癌中的作用仍不明确（Yang et al，1999；Tahir et al，2001）。该区域另一有吸引力的候选基因是 *EZH2*，编码组蛋白甲基转移酶，后者参与基因沉默。微阵列分析发现在转移性前列腺癌中 *EZH2* 过表达，在原发癌灶的表达与疾病（PSA）复发有关（Varambally et al，2002；Rhodes et al，2003；Lapointe et al，2004）。

前列腺癌中 10 号染色体也有改变，在 10p11.2 和 10q23-24 观察到基因缺失（Ittmann，1996；Trybus et al，1996）。许多研究中抑癌基因 *PTEN*（一种磷脂酰肌醇-3 激酶拮抗药）映射于上述第二个区域，与人类前列腺癌有关（Li et al，1997a；Ayala et al，2004）。*PTEN* 经纯合子（两个拷贝）缺失、LOH 和启动子高甲基化，在前列腺癌中发生突变。总之与原发肿瘤相比，在晚期前列腺癌中 *PTEN* 突变更常见（60％～100％）（Cairns et al，1997；Pesche et al，1998；Whang et al，1998；Han et al，2009；Sarker et al，2009）。*PTEN* 发生 LOH 的频率远超 *PTEN* 突变，提示还有单个或多个其他的基因与 10 号染色体该区域缺失有关。*MXI1* 基因可能是其中之一，其蛋白产物与 *MYC* 结合并产生拮抗。在小鼠模型中，*PTEN* 基因缺乏，与其他前列腺癌小鼠模型表现出协同作用（Di Cristofano et al，2001；Kim et al，2002；Chen et al，2006；Carver et al，2009；King et al，2009）。

据报道，在检查的前列腺患者发现超过 50％有 13qLOH。目前已确定了三个不同的区域缺失，包括潜在的癌基因 *BRCA2*、*RB1*、*EDNRB* 和 *KLF5*（Cooney et al，1996b；Hyytinen et al，1999；Chen et al，2003）。晚期前列腺癌中 *RB1* 缺失高达 80％（Cher et al，1996），但 *RB1* 突变率相对较低，且 *RB1* 表达与基因剂量或疾病状态的关系不大（Bookstein et al，1990；Kubota et al，1995；Ittmann and Wieczorek，1996；Kibel and Isaacs，2000）。Theodorescu 及其同事（1997）在单变量及多变量分析中发现，RB1 蛋白低表达与疾病特异生存时间短有关。前列腺癌病例中发生 16q 缺失的概率为 30％～56％，在晚期前列腺癌中更多见，且与预后不良有关（Carter et al，1990；Bergerheim et al，1991；Suzuki et al，1996；Elo et al，1997；Li et al，1999）。在 16q22-q24 上常见的缺失区域包含两个可能的候选基因，即 16q22.1 处的 *CDH1* 基因（该基因编码钙依赖细胞-细胞黏附蛋白质 E-钙黏蛋白）和 16q22 处的 *ATBF1* 基因（该基因编码 AT 序列结合转录因子）。*CDH1* 基因缺失与转移性前列腺癌相关，但 IHC 染色研究的结果不一致，缺乏 E-钙黏蛋白突变或

LOH 的报道,*CDH1* 可能不是 16q 缺失的主要靶基因。*ATBF1* 基因约在 40％ 的前列腺癌中发生突变(Sun et al,2005)。

6q 上发生 LOH 的概率为 30％～50％,在 6q14-q22 有一个极小的缺失区域。该区域中未发现强的候选基因(Cooney et al,1996a;Hyytinen et al,2002)。

发现 17p 一个区域等位基因(包括 *TP53* 基因)缺失,与晚期前列腺癌相比,在早期前列腺癌少见(Brooks et al,1996)。这与突变分析的结果相吻合:*TP53* 突变在肿瘤早期少见,在晚期约见于 40％ 的病例(Visakorpi et al,1992;Bookstein et al,1993;Navone et al,1993)。17q 上经常发生基因缺失的区域位于 17q21 的 *BRCA1* 基因附近,但这个经常发生基因缺失的区域并不包含这个重要的抑瘤基因(Brothmen et al,1995;Williams et al,1996)。

18q 的丢失主要出现在进展期前列腺癌中。其中普遍的丢失区域包括已知的肿瘤相关基因 *DCC*、*SMAD2* 和 *SMAD4*(Ueda et al,1997;Yin et al,2001)。

据报道,约有 20％ 的前列腺癌有位于 9p21 上的细胞周期调控基因 *CDKN2A*(编码 CDKIp16)的丢失,这一比例在疾病晚期会翻倍(Cairns et al,1995;Jarrard et al,1997)。如前所述,该基因座包含 p14 基因和 p15 基因,因此难以精确定位该区域中丢失的基因靶点。在前列腺癌中也发现有 *CDKN1B*(位于 12p13.1-p12 上的另一 *CDKI* 基因,编码 p27 蛋白)低表达和 LOH,且与更晚期的前列腺癌相关(Guo et al,1997;Kibel et al,1998;Yang et al,1998)。

另一与前列腺癌特别相关的位点是 Xq12 上的雄激素受体(*AR*)基因。约 30％ 的经激素剥夺治疗失败的进展期前列腺癌有 Xq11-q13d(包含 *AR*)区域的扩增,相反在未经治疗的患者中无 *AR* 扩增(Visakorpi et al,1995a;Chen et al,2004;Linja and Visakorpi,2004;Mellado et al,2009)。*AR* 突变可增强受体的配体的特异性或增强功能,在晚期和早期病例中都有,但在未经雄激素剥夺治疗的前列腺癌中少见(Newmark et al,1992;Taplin et al,1995;Tilley et al,1996;Culig et al,2001;Hara et al,2003;Gottlieb et al,

2004)。前列腺癌中即使没有基因扩增也可出现 AR 蛋白水平增加(Latil et al,2001;Linja et al,2001),进一步强调了前列腺癌中 AR 过度活动的重要性。除突变外,在前列腺癌细胞中还发现了另一种缺乏雄激素配体结合域的 *AR* 基因剪切变异体(Dehm et al,2008;Guo et al,2009b;Hu et al,2009)。这种 *AR* 剪切变异体在缺乏结合配体的情况下也具活性,可能促使前列腺癌产生对雄激素剥夺治疗的抵抗。

随后应用比较基因组杂交(CGH)技术进行研究,用不同标记肿瘤来源的基因组 DNA 与正常来源的基因组 DNA 之间的竞争反应凸显肿瘤样本中缺失或获得的区域,在很大程度上证实并扩展了之前用 LOH 分析方法发现的基因组变化。这些 CGH 研究表明,在进展期疾病中基因改变数目多,在早期疾病中基因丢失较常见,而在晚期激素抵抗性前列腺癌中基因获得和扩增则较常见(Visakorpi et al,1995b;Cher et al,1996;Nupponen and Visakorpi,2000)。Sun 等回顾性分析了所有前列腺癌 CGH 研究,发现至少 10％ 的前列腺癌会发生 13 个区域的改变,其中 8 个区域为基因缺失,5 个区域有拷贝数增多。此外,10％ 以上的晚期肿瘤中有另外 6 个区域发生突变(其中 3 个区域为基因获得,3 个区域为基因缺失)。与早期的研究一致,8p 是最常见的基因组丢失区域(峰值为 8p21.3),见于约 1/3 的全部病例和半数的进展期病例中。而 8q 获得也是最常见的突变(8q22 和 8q24.13 双峰),见于约 1/4 的所有病例和 1/2 的进展期病例中(Sun et al,2007)。其他经常发生基因丢失的区域(按频率递减顺序排列)有 13q21.q31、6q14.1-q21、16q13-q24.3 和 18q12.1-q23;表现出基因获得的区域有 7q11.21-q32.3,Xq11.1-q23,17q24.1-q25.3 和 3q26.23-q33。侵袭性越高的晚期肿瘤一般比低分级和低分期的肿瘤有更多的遗传异常,进展期前列腺癌表现出 2～3 倍的 CNAs,这与一般观察结果一致。

应用现代高分辨率方法[如寡核苷酸微阵列分析和单核苷酸多态性(SNP)作图阵列]极大地提高了检测 CNA 的能力,尤其是超出 CGH 分辨率的小突变,也有助于识别常驻癌基因和抑癌基因(Lucito et al,2003;Sebat et al,2004;Slater et al,2005;Zhao et al,2005;Liu et al,2006)。

高密度 SNP 微阵列已用于全基因组的关联研究(GWAS),常见的 DNA 序列突变(SNPs)与前列腺癌风险之间的高分辨关联研究。与传统的连锁分析相比,新技术更适合大样体,并能检测出对疾病风险影响不大的基因突变(Risch and Merikangas,1996;Jorgenson and Witte,2007;Manolio,2010)。迄今几个前列腺癌 GWAS 报道,已确定了 70 多个与患前列腺癌风险相关的种系变异体(SNPs)(Amundadottir et al,2006;Duggan et al,2007;Gudmundsson et al,2007;Haiman et al,2007;Witte,2007;Eeles et al,2008;Gudmundsson et al,2008;Thomas et al,2008;Breyer et al,2009;Eeles et al,2009;Yeager et al,2009;Nakagawa et al,2012;Eeles et al,2013)。随着在全球范围内更大的荟萃分析,预计前列腺癌 SNPs 数量在不久的将来会超过 100(Nakagawa,2013)。大多数 SNPs 并不位于或不靠近那些以前发现与前列腺癌发病有关的基因。发现在 8q24 上有三个独立的基因座,全部位于 1-Mb 的 DNA 片段中,但目前尚未发现可以解释这些危险等位基因的基因(Cheng et al,2008)。对 GWAS 发现的前列腺癌易感基因位点的复制研究进行系统评估发现,8q24 仍是前列腺癌风险和不同人种之间关联最密切的区域(Ishak and Giri,2011)。尽管 MYC 基因就在附近,但距离最近的 SNP 仍有 200kb,且仍不确定它们之间是否具有相关性。与之前连锁研究中鉴定的 HPC 家族中的基因座不同,这些 GWAS 鉴定的风险等位基因已获证实。如前所预测的那样,每个基因座的风险都并不大,但是为大样本研究,每个基因座的相关风险都具显著统计学意义,而且每个基因座赋予的风险不依赖其他基因座。**这些等位基因可协同发挥作用**(Kote-Jarai et al,2008;Sun et al,2008;Zheng et al,2008;Witte,2009)。将 SNP "面板"用于前列腺癌风险评估的临床应用研究正在进行(Nam et al,2009;Zheng et al,2009;Chatterjee et al,2013)。尽管,携带风险等位基因数量最多的男性比携带风险等位基因数量最少的男性患前列腺癌的风险高 2~4 倍,但携带如此多风险等位基因的男性很少,因此这些 SNPs 不可能用于人群筛查。这些研究重要的另一面是,迄今为止,大多数前列腺癌风险等位基因与疾病的侵袭性风险不相关(Kader et al,2009;Wiklund et al,2009)。目前该领域中需解决的关键不足是缺乏强有力的预后标志。当前大多数 GWAS 采用病例对照设计。探索与疾病侵袭性相关的新 SNPs 需要开展比较侵袭性和非侵袭性疾病的病例-病例研究。认为最近发现的 SNPs 更可能与前列腺癌发生有关,而不是与进展有关。在侵袭性与非侵袭性前列腺癌患者中比较 SNP 频率的对比研究发现,17p12(SNP 的 TT 基因型 RS4054823)区域在侵袭性前列腺癌患者中一直较高(Xu et al,2010)。17p12 中的 SNP 所处区域没有任何已知基因,目前它与侵袭性疾病相关的分子机制尚不清楚。另一在其他肿瘤已取得初步成功的方法是,应用和基因表达阵列数据开发可预测疾病侵袭性的"基因签名"(Cheville et al,2008;Mucci et al,2008;Setlur et al,2008)。

随着新一代测序技术的快速发展,一次能对多个肿瘤样本进行全基因组测序和全外显子测序,能综合分析人类前列腺癌中基因组改变(如 SNPs、CNAs、染色体重排)的全貌。一项对来自 7 例前列腺癌患者(Gleason 评分≥7)的肿瘤和匹配基因组 DNA 进行大规模平行测序,发现了中位数为 3866(范围 3192~5865)个体细胞碱基突变,其涵盖了每个肿瘤中约 80% 的基因组,其中 CpG 二核苷酸的突变率比其他基因组位置高 10 倍。在确定的体细胞突变中,每个肿瘤平均有 20 个突变发生在蛋白质编码基因中,进而导致氨基酸序列发生变化。在多种肿瘤中发现的特定突变基因包括支架蛋白 spta 1、转录调节因子 DAXX 的调节剂(称为 SPOP)、染色质调节剂 CHD1、CHD5 和 HDAC9,以及热休克蛋白(HSP1)应激反应复合物 HSPA2、HSPA5 和 HSP90AB1。除体细胞突变外,还发现每个肿瘤基因组中有中位数为 90(范围 43~213)的染色体重排,出现平衡易位,产生"嵌合"染色体,**但无基因组丢失。发现突变或重排的特异性基因为**肿瘤抑制基因 PTEN 和 PTEN 相互作用蛋白 MAGI2。在 112 对前列腺肿瘤与正常组织配对的全外显子组测序的研究中,再次发现 SPOP 突变,且为突变最频繁的基因(Barbieri et al,2012)。Barbieri 等发现,SPOP 突变见于缺乏 ETS 家族基因重排的肿瘤,这可能确定了前列腺癌一种新的分子亚型。此外,在叉头框家族转录因子基因 *FOXA1* 和 *MED12*(一种参与转录起始的蛋白质)中也发现了重复突变。随着外显子测序的普及,人们开始关注对患者标本进行快速高通量测序,以便为新诊断的晚期前列腺癌患者治疗决策提供有用信息的可能性(Roy-chowdhury et al,2011)。

除了用 RNA-seq 分析鉴定新基因融合之外,在前列腺癌样本中也发现了许多新的非编码 RNA(ncRNA)。目前,对前列腺癌中 ncRNA 的大部分都集中在 microRNA(miRNA)上,这种小分子(约 22 个核苷酸)在基因沉默中发挥作用,可能与前列腺癌的侵袭性和促进去势抵抗发生有关,也可能作为前列腺癌干细胞的标记(Bolton et al,2014)。此外,还发现了多种可能在前列腺癌发生中起作用的长链非编码 RNA(lncRNA)转录产物,与小 ncRNA(如 miRNA,小干扰 RNA 和小核仁 RNA)的区别在于,它们的长度一般超过 200 个核苷酸。虽然它们不编码功能性肽,但在基因调控和其他细胞过程中发挥作用(Ulitsky and Bartel,2013)。现在临床上最新的前列腺癌生物标志物之一 *PCA3*(也称为 *DD3*)就是 lncRNA(Bussemakers et al,1999)。在 102 个前列腺组织和细胞系中用 RNA-seq 鉴定出 106 个未注释的基因间 RNAs,这些 RNAs 在前列腺癌和良性前列腺增生样本中表达不同(Prensner et al,2011)。一个高度上调转录本,称为 *PCAT-1* 的 lncRNA,在转移性前列腺癌表达显著上调,并发现它是多梳抑制复合物(PRC2)的靶标。*PCAT-1* 位于染色体 8q24(先前讨论的前列腺癌易感位点)上,在癌基因 *c-MYC* 上游约 725kb 处。该研究中发现的另一种 lncRNA 为 *SChLAP1*,在随访研究中发现它拮抗染色质重塑复合物活性,是前列腺癌预后不良的预测指标(Prensner et al,2013)。

(五)肾癌(RCC)

RCC 包含很多亚型,至少可分为五个不同的亚型:肾透明细胞癌(ccRCC),占成人病例的大多数(70%~80%);乳头状 RCC,占成人 ccRCC 以外肾癌病例的大多数(10%~20%);嫌色细胞 RCC;集合管 RCC 和前面描述的 MiTF/TFE 家族易位癌。此外,还有四种以上遗传性 RCC。发现那些导致遗传性肾癌的种系突变基因在散发性肾细胞癌中也发挥了重要作用(Coleman,2008)。

von Hippel-Lindau 综合征(VHL 综合征)患者易患多种类型的肿瘤,尤其是 ccRCC(Coleman,2008)。该综合征中恒有 3p 丢失,使得后来在染色体 3p25-p26 上发现 *VHL* 基因,该基因种系突变导致 VHL 综合征(Zbar et al,1987;Tory et al,1989;Latif et al,1993;Stolle et al,1998)。自发现 *VHL* 基因以来,在散发性肾癌中对该基因也进行了评价,发现半数以上的散发性 ccRCC 有该基因突变。迄今为止,已编目了 300 多种不同突变类型的 *VHL* 基因,在半数以上散发性肾细胞癌病例中 *VHL* 基因发生了突变(Gnarra et al,1994;Shuin et al,1994),而不携带 *VHL* 突变的 ccRCC 病例一般会发生 LOH(缺失)或出现启动子高甲基化所致基因沉默。总而言之,大多数的 ccRCC 有 *VHL* 基因受损。VHL 蛋白通常作为 elonginB、elonginC、Cul-2(cullin-2)和 Rbx1 多蛋白复合物中的一部分发挥作用,表现出 E3 泛素连接酶活性和作用于低氧诱导因子-1(HIF-1)转录因子亚单位,促进泛素化和随后的蛋白酶体破坏(Kibel et al,1995;Iliopoulos et al,1996;Pause et al,1997;Kamura et al,1999;Kaelin,2002)。HIF-1 是细胞应对低氧水平的主调节器。正常情况下,两个 HIF-1 亚基(HIF-1α 和 HIF-1β)中特定脯氨酸氨基酸残基被氧依赖性脯氨酸羟化酶 EGLN1-3 羟基化。这种氧依赖的修饰信号使 HIF-1 泛素化,随后 HIF-1 被迅速消除(Maxwell et al,1999;Bruick and McKnight,2001;Ivan et al,2001;Jaakkola et al,2001)。在缺氧条件下,脯氨酰羟化酶不能发挥作用,HIF-1 过剩并累积,转移至细胞核中激活许多靶基因,包括葡萄糖转运体 *GLUT-1*、促血管生长因子 *PDDF* 和 *VEGF*、趋化因子 *CXCL-1* 及其受体 *CXCL4*、转化生长因子-α 和肝细胞生长因子受体(Wykoff et al,2001;Igarashi et al,2002;Hu et al,2003;Staller et al,2003;Linehan et al,2007)。ccRCC 富血管的特点及 HIF-1 靶基因高表达的事实支持 ccRCC 中 HIF-1 通路被激活。ccRCC 中 VHL 功能丧失会导致"假缺氧"状态,细胞做出缺氧一样的反应。由 HIF-1 激活的几种基因已被挑选出来用作为治疗靶点,临床试验呈阳性结果，促使美国 FDA 批准一些这样的药物（Linehan，2002；Hansel and Rini，2008）。例如，抗血管内皮生长因子单克隆抗体贝伐单抗、小分子激酶抑制药舒尼替尼和索拉非尼（抑制血管内皮生长因子和血小板源性生长因子）在临床试验中改善了转移性 RCC 无进展生存，FDA 批准临床使用（Hansel and Rini，2008）。

VHL/散发性 ccRCC 体现了癌症分子遗传学转化应用潜力。该类研究始于对家族性肿瘤的研究，随后转化至散发性肾癌，最终针对分子靶点设计治疗药物，在临床上产生了积极影响。第二种家族 RCC 亚型是遗传性乳头状肾癌，起因于原癌基因酪氨酸激酶 c-Met（肝细胞生长因子的细胞表面受体）激活（Jeffers et al，1997）。MET 基因位于 7q31-q34，由于大多数散发性乳头状肾癌表现 7 号染色体三倍体，而备受关注（Kovacs，1993）。此外，在散发性病例中还发现了激活突变，影响酪氨酸激酶结构域和形成在结构上有活性的受体（Schmidt et al，1997）。

第三种具有遗传倾向的肾癌是 Birt-Hogg-Dube（BHD）综合征。BHD 综合征患者易患嫌色细胞 RCC，但也观察到其他形式的 RCC，如 ccRCC、乳头状 RCC 和良性嗜酸细胞瘤（Pavlovich et al，2002，2005）。BHD 基因位于 17p11.12，编码卵泡素蛋白（Schmidt et al，2001）。一系列破坏性突变和基因缺失支持卵胞素抑瘤基因功能（Khoo et al，2002；Nickerson et al，2002；Schmidt et al，2005；Vocke et al，2005）。尽管有证据表明，该蛋白可影响 ERK 和 Akt/mTOR 信号通路，但其确切功能尚未阐明（Baba et al，2008）。

第四种罕见的家族性肾细胞癌亚型是遗传性平滑肌瘤病肾细胞癌（HLRCC），特征是侵袭性乳头状肾细胞癌（Kiuru and Launonen，2004；Merino et al，2007；Sudarshan et al，2007）。发生 HLRCC 的原因可追溯到位于 1q42.3-q43 上的延胡索酸水化酶基因，**其蛋白产物在 Krebs 循环中将延胡索酸转化为苹果酸。重提 HIF-1 通路与 RCC 成因有关，因为累积的延胡索酸作为脯氨酰羟化酶 EGLIN1-3 的竞争性抑制药**，阻止 HIF-1 亚单位被修饰并延长其半衰期，造成假缺氧状态，**就像 VHL 突变一样**。发现 HLRCC 肿瘤中 VEGF 表达增加和高微血管密度支持这种致病机制

（Isaacs et al，2005；Pollard et al，2005）。

2011 年，在小眼畸形相关转录因子（MITF，另一 MiTF 家族成员，在前面 MITF/TFE 家族易位癌中讨论过）中发现的种系错义替代，使患 RCC 和黑色素瘤或这两种癌症的风险增加了五倍以上（Bertolotto et al，2011）。发生在密码子 318（E318k）中的种系替代损害 MITF 蛋白修饰，致缺氧通路（HIF1a，CCR 7，Hmox 1）中基因转录激活，它在 RCC 中的重要性之前已讨论过。

（六）膀胱癌

尽管膀胱癌患者一级亲属患该病风险增加，但高风险家族很罕见，也缺乏清晰的孟德尔遗传模式，因而不能做经典的连锁分析。膀胱癌不考虑为家族性疾病。但很可能存在许多易感基因，对患病有小到中等度的影响（Aben et al，2006；Kiemeney，2008）。最近关注 GWAS 的应用，它更适合发现低外显率的易感基因座。第一个相关研究已发表，报道了 8q24.21（靠近 MYC 原癌基因）、3q28（associated with the TP53 relative TP63，与 TP53 相对的 TP63 有关）和 5p15.33（靠近 HTERT 基因，HTERT 基因编码与癌症相关的端粒维持酶端粒酶）易感位点（Kiemeney et al，2008，2009；Rafnar et al，2009；Wang et al，2009a）。此前发现 5p15.33 增加与膀胱癌进展有关（Yamamoto et al，2007），TP63 表达减少或缺失与疾病进展和预后不良相关（Urist et al，2002；Koga et al，2003）。Wu 等（2009b）的 GWAS 研究发现，前列腺干细胞抗原（PSCA）基因的错义变异与白人膀胱癌风险有关，后来 Wang 等（2010）的 GWAS 研究发现它也与中国人群膀胱癌风险相关。PSCA 的 rs2294008 变异体也与日本和中国的胃癌有显著关联（Sakamoto et al，2008；Matsuo et al，2009；Wu et al，2009a）。推测该突变致 PSCA 蛋白前九个氨基酸被截断。较早的研究报道，与正常尿路上皮相比膀胱癌中 PSCA mRNA 和蛋白水平增加，mRNA 表达可作为浅表型膀胱癌复发的独立预测因子（Amara et al，2001；Elsamman et al，2006；Wang et al，2010）。近年来，欧洲和美国大规模 GWAS 研究发现，目前至少有 11 个广泛复制的膀胱癌易感位点：1p13.3（GSTM1）、2q37.1（UGT1A 簇）、3q28（TP63）、4p16.3（TMM129 和 TACC3-FGFR3）、

5p15.33（*HTERT-CLPTM1L*）、8p22（*NAT2*）、8q24.21（*MYC*）、8q24.3（*PSCA*）、18q12.3（*SLC14A1*）、19q12（*CCNE1*）和 22q13.1（*CBX6*，*APOBEC3A*）（García-Closas et al，2005；Kiemeney et al，2008；Rafnar et al，2009；Wu et al，2009b；Kiemeney et al，2010；Rothman et al，2010；García-Closas et al，2011；Moore et al，2011；Rafnar et al，2011；Tang et al，2012）。最近，在 3q26.2 和 11p15.5 区域，以及 20p12.2 和 6q22.3 两个区域发现了另外的位点（Figueroa et al，2014）。5 个利用 GWAS 技术的欧洲膀胱癌通路研究发现，与膀胱癌相关的遗传变异属于三个基本细胞过程：代谢解毒、有丝分裂和网格蛋白介导的囊泡（Menashe et al，2012）。

临床上大多数（75%～85%）膀胱癌与癌有关的病变是浅表型的（pTa，pTis，pT1）。膀胱癌复发频繁，治疗后需尿细胞学和膀胱镜检进行积极监测，反复手术切除病变。此外，疾病进展风险也很高。如何准确预测复发和进展为肌层浸润性疾病的风险至关重要，目前基于组织病理学特征的预测方案不是很理想，期待分子层面的信息有助于改善当前风险分层的方法。

已做了很多工作来确定膀胱癌的遗传改变。总体而言，观察到的变化分为两组：与临床亚型无关的变化（如 9 号染色体的改变和 *RAS* 基因突变）；与疾病特定分级或分期有关的变化（如浅表性病变 Ta 中 *FGFR3* 基因突变，肌层浸润性病变中 *TP53* 和 *RB1* 基因突变）（Knowles，2008）。

所有级别的尿路上皮细胞癌中一半以上发生 9 号染色体突变，通常是整个染色体或染色体臂的缺失。此外，还观察到受限制区域的 LOH，现普遍认为染色体两个臂上有多个抑瘤基因（Tsai et al，1990；Cairns et al；1993；Linnenbach et al，1993）。在其他近二倍体肿瘤中，完全丢失一个拷贝（9 号单染色体）是仅有的核型异常（Gibas et al，1984；Fadl-Elmula et al，2000）。9p21 上包含 CDKI 蛋白 INK4B（p15）和 INK4A（p16，它抑制 RB1 通路）基因和 TP53 稳定基因 p14ARF 的区域是膀胱癌中强有力的候选抑瘤基因座。这些区域在低级别和低分期膀胱癌中多发生 LOH 或纯合子缺失（Devlin et al，1994；Orlow et al，1995；Williamson et al，1995；Berggren et al，2003），而

突变与高级别肿瘤和肿瘤进展有关（Orlow et al，1999）。

目前认为，在 9q 上至少有 3 个区域的缺失，提出膀胱癌候选抑瘤基因包括位于 9q22 上的修补基因 *PTCH*（该基因在 40% 的癌症有突变和 LOH）（McGarvey et al，1998；Aboulkassim et al，2003），9q32-q33 上被称为 DBC1 的区域（在约 50% 病例中表现为缺失和沉默）（Habuchi et al，1998；Nishiyama et al，1999），9q34 表现出 LOH，并包含 *TSC1* 基因（结节性硬化症基因 1），因发现 *TSC1* 突变与 LOH，可能是膀胱癌强力候选抑瘤基因（Hornigold et al，1999；Adachi et al，2003；Knowles et al，2003）。*TSC1* 基因编码错构瘤蛋白，该蛋白是 AKT 磷酸化靶点，对西罗莫司机械靶点（mTOR）起负性调节作用，mTOR 是 PI3 激酶通路的下游靶点，在膀胱癌中可通过 PI3 激酶拮抗药 *PTEN* 的失活及 PI3 激酶的 p110 催化亚单位（*PIK3CA*）突变激活而失调（Cairns et al，1998；Aveyard et al，1999；Wang et al，2000）。

非浸润性（表浅性，pTa）乳头状尿路上皮癌是膀胱癌诊断时的主要亚型。除 9 号染色体的改变外，这些肿瘤在染色体结构变化方面相对稳定，不到 20% 的患者在染色体大约 12 个不同的位置有缺失和获得改变（Koed et al，2005；Knowles，2008）。癌基因和抑瘤基因的细微遗传变异也以不同频率发生。Knowles（2008）审查发现，大约 15% 的患者有原癌基因 *RAS* 家族（H-RAS、K-RAS 和 N-RAS）激活突变，约 16% 的患者发生 *PIK3CA* 突变，10%～20% 的患者发生 *CCND1* 和 *HDM2* 扩增，约 30% 的患者发生 *CCND1* 和 *HDM2* 过表达。

在浅表型乳头状尿路上皮癌中，除癌基因激活外，有多种抑瘤基因通过丢失或启动子甲基化而失活。这些抑瘤基因包括位于 9 号染色体上的 *CDKN2A*（p16，30%～60% 的病例中受影响）、*PTCH*（DBC1 位点）和 *TSC1*（60% 的病例中受影响）（Knowles，2008）。

在浅表性 Ta 膀胱癌中最常发生突变的抑瘤基因是成纤维细胞生长因子受体 3（*FGFR3*），在 90% 的患者有突变（Cappellen et al，1999；Billerey et al，2001；Sibley et al，2001；Tomlinson et al，2007）。*FGFR3* 最常见的突变是在第 249 号氨基

酸处由丝氨酸变为半胱氨酸的突变。这种突变后，通过 Cys-Cys 分子间二硫键诱导受体二聚化，引起组成型配体非依赖性受体活化（Li et al，2006）。在高级别浸润性膀胱癌中 FGFR3 突变的概率要低得多，膀胱原位癌（有易复发和进展为肌层浸润性病变的倾向）中缺乏 FGFR3 突变。此外，在 Ta 期膀胱癌中，FGFR3 突变与肿瘤分级呈负相关（Billerey et al，2001）。Ta 期膀胱癌中 FGFR3 突变概率高提示低危膀胱癌（Tomlinson et al，2007）。值得注意的是，FGFR3 突变也与皮肤良性肿瘤（脂溢性角化病）有关（Logie et al，2005；Hafner et al，2006）。在一项前瞻性研究中，Hernandez 等（2006）发现 FGFR3 突变与具有良好预后的肿瘤亚型相关。而 Burger 等（2008）报道，FGFR3 状态可用于高级别非肌层浸润性膀胱癌患者的危险分层。有研究提示，FGFR3 突变与 RAS 家族突变是相互排斥的（Jebar et al，2005；Logie et al，2005；Hafner et al，2006）。这些发现可能是合理的，因 FGFR3 本身可激活 RAS/RAF/MEK/ERK 通路（Choi et al，2001）。同样也有报道，FGFR3 和 TP53 突变相斥的现象（Bakkar et al，2003；Zieger et al，2005），TP53 与高级别的肿瘤有关，仅在 5% 的 pTa 期膀胱癌中发生突变。与在 pTa 膀胱癌相反，在 pT1 期膀胱癌中 FGFR3 突变频率低，TP53 突变频率高，此时这些突变不一定是相互排斥的（Bakkar et al，2003；van Rhijn et al，2004；Tomlinson et al，2007）。尽管在所有级别和所有分期的膀胱癌中 9 号染色体改变和 RAS 家族突变的频率有可比性，但与低分期肿瘤相比，肌层浸润性尿路上皮癌（大于等于 pT2 期）表现出更多的遗传改变（无论是质量还是数量），这与一般观察一致：侵袭性高的肿瘤相对于侵袭性低的肿瘤有更大的遗传不稳定性。浸润性膀胱癌几乎每条染色体上都表现出广泛的 CAN，尽管是这些突变的基因靶点目前还不清楚（Koed et al，2005）。使用阵列 CGH 数据聚类分析，Blaveri 等（2005）成功地将不同分期和分级的膀胱肿瘤分开。此外，在肌层浸润性膀胱癌中基因组改变率与患者生存时间成反比（Blaveri et al，2005）。染色体倍性是基因组不稳定的另一种反映，可能与非肌层浸润性膀胱癌进展为肌层浸润性病变有关（Holmang et

al，2001）。超过 40% 的浸润性肿瘤中（pT2）观察到 TP53 突变失活（该现象与 pTa 期疾病中观察到 TP53 低突变率形成鲜明对比），且 TP53 突变与疾病进展风险相关（Fujimoto et al，1992；Spruck et al，1994；Uchida et al，1995；George et al，2007）。在 pTa 期肿瘤中因 LOH 或者 INK4A 失活使 RB1 失活的现象很少见，但在浸润性膀胱癌中却十分常见（Cairns et al，1991；Benedict et al，1999；Chatterjee et al，2004；Shariat et al，2004）。肌层浸润性膀胱癌中 10q 区域缺失（该区域携带 PTEN 肿瘤抑制基因）也比在低分期（pTa）肿瘤中常见（Cappellen et al，1997；Kagan et al，1998；Aveyard et al，1999）。

（七）膀胱肿瘤癌前病变的遗传改变

目前关于扁平/乳头状的尿路上皮增生被认为是低级别膀胱癌的癌前病变，尽管还存在争论（Chow et al，2000），但 Hartmann 等支持该观点，他们发现在同一患者中，在乳头状肿瘤和增生组织中都有遗传基因变异（在 9q21、9q22 和 17p13 处测定）。对增生的遗传学研究发现 9 号染色体有中到高频的变异，而与侵袭性膀胱癌相关的其他遗传变异则少见（Chow et al，2000）。发育异常的尿路上皮病变中 9 号染色体变异频繁，非整倍体性改变常见，约一半是 TP53 突变（Hartmann et al，2002；Mallofre et al，2003）。低级别上皮内瘤变的突变率低于高级别（CIS）病变中所观察到的（Hartmann et al，2002）。CIS 病变（pTis）是具有侵袭性的高级别病变的前驱，复发和进展为浸润性疾病的概率高。与浅表乳头状病变相反，CIS 出现高频（50%～70%）的 4q、8p、11p、13q 和 14q 遗传改变（LOH），还有几种其他染色体变异（频率较低，但仍然很显著）（Rosin et al，1995）。CIS 病变可细分为原发性病变（独立存在，不伴有癌）和癌症相关的继发性病变。据报道，原发性病变中 9 号染色体变异不常见，而大多数继发性病变中有 9 号染色体缺失（Spruck et al，1994；Billerey et al，2001；Hartmann et al，2002；Hopman et al，2002）。

正如预期的那样，考虑到侵袭性特性，CIS 发生 FGFR3 突变的频率较低，但 TP53 通路突变频繁。一半以上的 CIS 病变中发生 TP53 突变，与细胞核 TP53 强 IHC 染色一致（Hartmann et al,2002；Hopman et al,2002)。在移行细胞癌中，细胞核 TP53 表达与高复发和高死亡风险有关，而与肿瘤分期、分级和淋巴结转移状态无关（Lipponen,1993；Sarkis et al,1993；Esrig et al,1994）。

（八）正常和良性病变膀胱尿路上皮的遗传改变

基于膀胱癌复发倾向和多病灶的事实，推测在尿路上皮广泛区域中有遗传变异。该假设与"区域癌变"的概念（也称"区域影响"）相符合。该概念由 Slaughter 等于 1953 年首次提出，用于解释口腔癌的多灶性、局部高复发率和癌旁组织中上皮异常。这些研究者指出，在致癌性损后异常上皮细胞区域内出现多个癌灶，将这一过程称为"区域癌变"。在从癌症患者获得的手术标本中，组织学正常的尿路上皮标本中也检测到了遗传变化。例如，Muto 等（2000）在同一患者的外观正常的区域和肿瘤区域中都发现有 LOH 和 INK4A 基因启动子高度甲基化。Stoehr 等（2005）用激光捕获显微切割技术来分离外观正常的上皮细胞，对大量病例进行了 LOH 分析，发现外观正常的尿路上皮中有癌症相关的基因改变，与同一患者中多个肿瘤中发现的改变一致（Stoehr et al,2005）。但评估这些结果时要注意，获取标本时正常区域受到微小多癌灶病变或 Pagetoid 病样肿瘤细胞扩散的污染之可能性（Junker et al,2003）。Obermann 等（2004）在组织切片中使用细胞间期 FISH 技术进行的一项研究发现，外观正常的细胞中有 9 号染色体丢失，从技术角度来看，应能有效排除与癌细胞微小病灶可能发生的混淆。

膀胱内翻性乳头状瘤被认为是良性病变，在癌症相关的染色体位点 LOH 少见，FGFR3 突变也少见（<10%)（Sung et al,2006；Eiber et al,2007）。与之相反，低恶性潜能的乳头状尿路上皮瘤则表现出高比例（85%）FGFR3 突变（一种遗传变异，已前述，与低期和低级膀胱肿瘤密切相关）。然而 Cheng 等（2004）的研究发现 LOH 频繁，且 LOH 出现在进展期膀胱癌（大于等于 pT2）中几个常出现 LOH 的位点。

（九）膀胱癌诊断和监测的分子遗传学检测

大量关于膀胱癌常见基因改变的数据已被用来帮助发现膀胱癌。一个广泛使用的检查 UroVysion（Abbott Molecular/Vysis, Abbott Laboratories, Abbott Park, IL）是一种多重多色 FISH 检测，用四个杂交探针组成的混合物检测四条染色体的状态（Bubendorf et al,2001；Halling,2003)。针对 3 号、7 号和 17 号染色体着丝粒的特异性探针提供这些染色体上与肿瘤有关的染色体改变信息；第四种探针针对 9p21 区域，该区域内含有在膀胱癌中经常缺失的 p14 和 p16 基因。2005 年，FDA 批准该检测方法与标准尿细胞学检查联合用于诊断膀胱癌疑似病例、既往已诊断和接受治疗后对局部复发的监测（Halling et al,2000；Hajdinjak,2008)。此外，该检测方法可能有助于监测卡介苗灌注治疗的浅表性膀胱癌患者的疗效（Kipp et al,2005)，并可用于区分内翻性乳头状瘤与内翻性生长的尿路上皮癌（Jones et al,2007)。

目前，FDA 总共批准了 6 项基于基因或免疫化学靶点的尿基分子检测方法用于检测膀胱癌，而且许多其他潜在的肿瘤标志物也在研究中（van Rhijn et al,2005；Herman et al,2008；Zwarthoff,2008；Sullivan et al,2009)。尽管这些检测方法在标准尿细胞学检查基础上有所改进，但它们并不能取而代之。Wang 等（2009b）报道了一种预测非肌层浸润性膀胱癌疾病进展的定量 PCR 基因签名。

（十）睾丸癌

TGCTs 有许多独有的特征（Oosterhuis and Looijenga,2005)。这类肿瘤似乎起源于全能干细胞，有据证强烈支持 TGCT 在宫内起始，异常的原始生殖细胞（PGCs）或生殖细胞的分化受阻，使得该类细胞直到青春期以前一直处于休眠状态。TGCT 中标志物表达与 PGCs 密切相关支持这一理论，这些标志物包括胎盘碱性磷酸酶（PLAP）、干细胞因子酪氨酸激酶受体（c-KIT）、转录因子 pou5f1（oct3/4）和 NANOG（参与维持细胞的多能性或"干细胞性"）。假定常见的 TGCT 前体是未分类的小管内生殖细胞瘤（ITGCNU），它与 PGs 非常相似，共享许多相同的标志物，如 PLAP、KIT 和 POU5F1（Skakkebaek et al,1987)。ITGCNU 传统上也被称为 CIS，虽然该命名在技术上不准确，如有足够时间，估计 100% 会发展成侵袭性疾病（Linke et al,2005)。

TGCTs 主要分为精原细胞瘤和非精原细胞瘤两大类型。第三种类型即所谓的精母细胞性精原细胞瘤,非常少见,在此不作讨论(Ulbright,1993)。**与 TGCT 前体 ITGCNU 类似,精原细胞瘤在形态学和分子标志物(PLAP、KIT、POU5F1、NANOG、STELLAR、SOX17 表达阳性)表达上都与 PGCs/生殖母细胞非常相似**(Sperger et al,2003;de Jong et al,2008)。**非精原细胞瘤的 TGCTs 类似于发生了不同程度的分化的胚胎和胚胎外组织。非精原细胞瘤包含四种亚型。胚胎癌在很多方面都与胚胎干细胞或原始外胚层相似,表达 POU5F1、NANOG、STELLAR 及 SOX2**(Gopalan et al,2009a)。胚胎外层组织分化在卵黄囊瘤和绒毛膜癌中很明显,体细胞组织分化则见于畸胎瘤。

除发病机制独特之外,TGCTs 对引起 DNA 损伤(如电离辐射和联合顺铂化疗)的治疗的反应性也很特别。目前大多数患者是可治愈的,包括晚期广泛转移的患者(Einhorn,2002)。这种对 DNA 损伤的极度敏感性被认为与 TGCTs 的起源有关,其对应的正常干细胞通过细胞凋亡来应对 DNA 损伤,而大部分 TGCTs 保留了野生型 TP53 和完整的 DDR(Kersemaekers et al,2002;Gorgoulis et al,2005;Bartkova et al,2007)。TGCT 对治疗的反应与其他大部分肿瘤相反——即分化越高敏感性越低,以至于 ITGCNU 可被小剂量放疗消灭,但畸胎瘤则对放疗和化疗抵抗。

家族史是 TGCT 发病重要的危险因素,与其他大多数肿瘤相比是更重要的危险因素(Forman et al,1992;Westergaard et al,1996;Czene et al,2002;Mai et al,2010)。尽管如此,最初有关 Yq 染色体上特异丢失与患病风险之间相关性的报道后来也未得到证实(Krausz and Looijenga,2008)。对编码雄激素受体中多聚谷氨酰胺重复片段的 CAG 全长的基因多态性检测后发现,它与患病风险无关(Rajpert-De Meyts et al,2002;Giwercman et al,2004;Garolla et al,2005)。**连锁分析和最近的 GWAS 技术都未发现重要的 TGCT 相关基因位点,意味着只有作用不大的基因位点存在**(Lutke Holzik et al,2005;Crockford et al,2006;Rapley,2007)。**然而两个 GWAS 研究**(Kanetsky,2009;Rapley et al,2009)**报道,在靠近 sprouty 4(SPRY4,一种有丝分裂原激活蛋白激酶信号通路抑制药)的 5q31.3 区域和在 12q22 上**的 *KITLG* 基因区域(c-KIT 配体,亦称为干细胞因子或青灰因子)的常见遗传变异,与 TGCT(包括精原细胞瘤和非精原细胞瘤)患病风险显著相关。Rapley 及其同事(2009)还于 6 号染色体 BAK1 内含子发现一个能促进细胞凋亡的易感位点。

TGCTs 中自发性(而不是遗传性)基因改变已被编目。除异倍体外,TGCTs 中遗传改变或基因突变相当少见,整体上呈现一种相对低水平的基因不稳定性,这可能主要是因为在这些肿瘤中存在前述的完整 DDR 和大量野生型 TP53(Bignell et al,2006;Greenman et al,2007)。TGCTs(不包括罕见的精母细胞性精原细胞瘤)中最普遍的基因改变是之前描述过的 12p 染色体增加,这可能涉及 KRAS 基因或定位于 12p13.31 中干细胞集群区域的多个基因,如 NANOG 和 STELLAR 等基因。其他关于 KRAS 基因参与 TGCTs 形成的证据还包括 40% 病例中存在激活突变,以及表达增加与基因拷贝数量增加相一致等。TGCTs 中也发现有 BRAF 基因突变,但与 K-Ras 过度表达相斥(McIntyre et al,2005b;Sommerer et al,2005)。

在散发性 TGCTs 中存在其他改变,包括 1、5、7 号和 X 染色体上的物质增加及在 ITGCNU 和浸润性癌中 18 号染色体上的缺失。另外,4 号和 13 号染色体的丢失和 2p 染色体的增加仅局限于浸润性癌(Summersgill et al,2001)。

在精原细胞瘤中,报道有 4q12、16p13 和 Xq22 重复增加及 3q29、11q12.1 和 14q13.2 缺失(Goddard et al,2007)。KIT 基因位于 4q12,其蛋白质产物是一种受体酪氨酸激酶,也称为 CD117。报道 24% 的精原细胞瘤中存在 KIT 扩增,17% 存在基因特异性扩增,但这些改变并不存在于非精原细胞瘤和 ITGCNU 中(McIntyre et al,2005a)。另外,c-kit 基因突变是精原细胞瘤(25% 的病例)中最常见的体细胞突变,而在非精原细胞瘤中极少见(Forbes et al,2006;Coffey et al,2008)。尽管在 ITGCNU 中缺乏 c-kit 基因扩增,但 KIT 基因有激活突变;与精原细胞瘤一样,IHC 染色呈阳性,但在非精原细胞瘤和精母细胞性精原细胞瘤中未见阳性染色(Tian et al,1999;Przygodzki et al,2002;Looijenga et al,2003;Kemmer et al,2004;Goddard et al,2007)。

报道在 TGCTs 中有 17q11.2-q21 增加,该区域包含了 *ERBB2* 受体酪氨酸激酶基因和 *GRB7* 衔接蛋白基因。*ERBB2* 与 RAS 通路相关,*GRB7* 结合至 KIT、ERBB2 和 RAS 并调控这些基因,在 TGCTs 和 ITGCNU 前期病变中过表达(Kraggerud et al,2002;Skotheim et al,2003)。

上述结果在 TGCT 中构建了一幅生长刺激蛋白激酶信号通路混乱的新画面,包括在大多数精原细胞瘤和非精原细胞瘤中 RAS 和 KIT 通路激活(Kemmer et al,2004;Sommerer et al,2005)。RAS 和 KIT 激活 PI3 激酶/AKT 通路,与此对应的是 Akt 也被激活(Kemmer et al,2004)。另外据报道,PI3 激酶拮抗药 PTEN 在精原细胞瘤和非精原细胞瘤中常因为基因突变或缺失而灭活,进一步证明激活 PI3 激酶/AKT 通路在 TGCTs 中的重要作用(Di Vizio et al,2005;Teng et al,1997)。

要点:基因组改变

- 染色体数目变异和复杂的结构重排,以及这些变异在瘤内的差异,是大多数人类实体肿瘤的特征。
- 染色体异常的程度通常与疾病的严重程度和侵袭性相关。
- 结构重排发生于前列腺癌(*ETS* 基因融合)、肾癌(MiTF/TFE 家族易位癌)和睾丸癌(等臂染色体 12p)。
- 特定基因 CNAs 与另一个等位基因中的变异一同给出癌基因和抑癌基因证据。
- 家族遗传性癌中的种系突变基因也可见于散发性肿瘤中(如 ccRCC 中的 *VHL*)。
- 高密度的 SNP 基因芯片已用于 GWAS,识别与肿瘤风险相关的 DNA 序列变异。

正常 PGCs 有序地消除 DNA CpG 甲基化标记和丢失印记。使用抗 5-甲基胞嘧啶抗体的 IHC 研究,原位测定总体甲基化状态,证实和扩展了之前关于特定基因位点的报道。新的研究发现,在大多数 ITGCNU 和精原细胞瘤中 5-甲基胞嘧啶含量非常低,甚至不存在,但非精原细胞瘤中检测到大量 5-甲基胞嘧啶(Peltomaki,1991;Smiraglia et al,2002;Zhang et al,2005;Netto et al,2008)。这些结果均支持一种关于 TGCT 发病模型,即 ITGCNU 来自于异常 PGCs,即已有 5-甲基胞嘧啶缺失,但经 DNA 再甲基化重建表观基因标记尚未完成。所观察到的总体甲基化的改变,并不能排除存在特定基因启动子超甲基化。例如,特定基因(如抑癌基因 *RASSF1A*)的表观遗传沉默在精原细胞瘤中即有报道(Koul et al,2002;Honorio et al,2003)。

六、端粒和端粒酶

众所周知,肿瘤细胞在遗传学、形态学和行为学上表现出明显的异质性,反映了其遗传的复杂性和不稳定性。另外,大多数肿瘤与年龄增长有明显相关性。正如前面讨论的,产生恶性转变所需的足够突变要在基线极低突变率的基础大量增加(Loeb,1991)。

肿瘤基因组表现出明显的遗传不稳定性,但 DNA 维持和基因修复缺陷并不是大多数散发肿瘤形成的主要因素。大多数肿瘤的遗传不稳定性来源仍未清楚;染色体不稳定性也是如此,染色体不稳定性在癌症中几乎普遍存在。虽然中心体缺陷或有丝分裂纺锤体检测点缺陷可致染色体数目改变,但有关染色体结构异常如何形成的信息很少(Pihan et al,2003;Roh et al,2003)。癌症中染色体不稳定很可能来自端粒功能障碍。端粒可能在遗传不稳定、细胞增殖和衰老之间提供一种普遍的联系(Shay,1997;DePinho,2000)。

(一)端粒和染色体不稳定

端粒是由特定重复 DNA 与端粒特殊结合蛋白结合而成,位于每条人类染色体的末端,其功能是稳定和保护染色体末端(Blackburn,1991)。端粒 DNA 是非编码的,由 6 个碱基对序列 TTAGGG 串联重复排列组成(Moyzis et al,1988;Meyne et al,1989)。在正常人类细胞中,每条染色体中端粒的长度通常在 6～12kb。太短的端粒会出现功能障碍("脱帽"),致染色体不稳定(Karlseder,2003;Saldanha et al,2003)。

端粒是动态变化的,每次细胞分裂就缩短大约 100 个碱基对,因 DNA 聚合酶无法完全复制端粒的 DNA 序列(Harley et al,1990;Lindsey et al,1991)。端粒的长度与细胞分裂次数呈负相关

（Hastie et al,1990；Levy et al,1992）。端粒缩短可见于端粒 DNA 氧化损伤导致未修复的单链断裂引起的（Kruk et al,1995；von Zglinicki et al,2000）。相反,端粒可通过端粒合成酶（端粒酶）的作用来延长,少见情况下,可通过端粒酶非依赖的基因重组机制称为端粒替代延长（ALT）来延长（Greider and Blackburn, 1985；Reddel et al, 2001；Heaphy et al,2011）。

端粒短且功能障碍的染色体容易融合,在有丝分裂后期出现分离错误或破坏,形成含双着丝点的染色体。新形成的染色体破裂有促融合作用,促染色体融合与破坏相循环（McClintock,1941；Lo et al,2002）。这样,非常短的端粒会导致染色体不稳定（Artandi and DePinho,2000；Feldser et al,2003；Vukovic et al,2007）。**大量研究都支持在人类肿瘤中端粒功能障碍与染色体不稳定性相关。**例如,在头颈部肿瘤中,极短端粒的染色体与染色体融合、重排、有丝分裂后期桥体、多级有丝分裂有关（Gisselsson et al,2000）。

（二）正常细胞中端粒缩短是一种抑瘤机制

正常细胞严密监测其端粒长度。适度的端粒缩短既可作为进入不可逆细胞周期停止（称为复制性衰老）的信号,又可启动程序性细胞死亡,这被认为是抑制肿瘤的屏障,以抵抗异常克隆扩增和端粒过度缩短所致细胞的持续分裂（Wright and Shay,2001）。**渐进的端粒缩短可以充当“有丝分裂计时器”,为细胞分裂倒计时,当一个或多个端粒达到一个阈值长度时可发出退出细胞周期的信号。**在即将衰老的细胞中,端粒酶的强制表达可以阻止端粒的缩短,防止复制性衰老,使细胞无限分裂或“永生”（Bodnar et al,1998；Vaziri and Benchimol,1998）。在正常人类体细胞中,端粒酶活性被强烈抑制,在增殖的细胞中端粒长度会缩短,并可作为终止进一步扩增的信号。尽管端粒缩短触发细胞衰老和凋亡的精密机制仍在研究中,**有证据提示抑癌基因 *TP53* 和 *RB1* 参与缩短端粒的反应**（Vaziri and Benchimol,1999）。去除端粒长度监测点可以使细胞持续分裂,由于端粒酶的缺乏,严重缩短的端粒超出允许的最小长度而失去正常功能,导致端粒脱帽和染色体不稳定性（Counter et al,1992）。

端粒的缩短对早期肿瘤细胞有两道重要的屏障的作用。第一,适当的缩短促使衰老细胞退出细胞周期或促使凋亡。第二,极度的端粒缩短导致染色体不稳定,尽管增加了突变率,也常常因为基因异常而导致细胞死亡（图 2-6）。

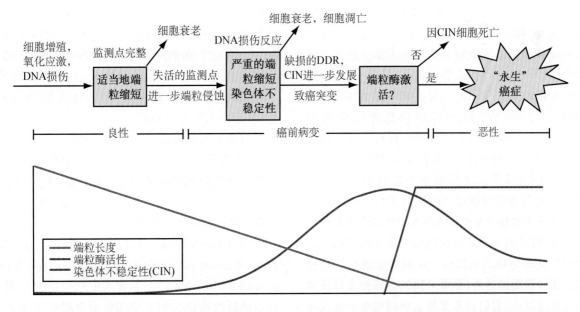

图 2-6　端粒缺失和端粒酶活化在肿瘤形成中的作用。躲过正常端粒长度敏感性细胞衰老监测点使端粒严重缺失,导致染色体不稳定（CIN）。DNA 损伤反应（DDR）缺陷允许 CIN 持续存在,产生致癌突变和难以忍受的基因组损害。转变了的细胞通过激活端粒酶来突破这第二道屏障,即稳定端粒和提供无限增殖潜能（“永生”）

（三）癌和癌前病变带有异常缩短的端粒

目前发现,大部分癌组织和癌前病变细胞均含有异常缩短的端粒(Hastie et al,1990;Mehle et al,1996;Takagi et al,1999;Furugori et al,2000;Remes et al,2000)。例如,应用 DNA 杂交技术对前列腺癌根治术标本进行端粒长度的测定中,Sommerfeld 及其同事(1996)、Koeneman 及其同事(1998)发现,与癌旁正常组织和良性增生(良性前列腺增生)区域相比,前列腺癌原发灶组织内端粒缩短很明显。同样,应用端粒特异 FISH 技术直接测定库存组织样本的端粒长度发现,与同标本中正常上皮细胞相比,前列腺癌细胞的端粒明显缩短(Meeker et al,2002a)。

使用高分辨端粒特异 FISH 技术检测,癌前病变、膀胱病变和前列腺癌,都含有异常缩短的端粒(van Heek et al,2002;Meeker and Argani,2004;Meeker et al,2004;Hansel et al,2006;Kawai et al,2007)。这一发现表明,端粒的丢失发生在病变早期,强烈提示端粒缩短致染色体不稳定在致癌中的作用(O' Shaughnessy et al,2002)。通过 FISH 技术发现,在前列腺癌前病变高级别 PIN 中大部分(93%)带有异常缩短端粒(Bostwick and Cheng,2012;Meeker et al,2002b)。在该研究中,高级别 PIN 中端粒缩短仅限于管腔分泌上皮细胞中,而下面的基底上皮细胞和周围基质细胞中的端粒长度正常。在另一项研究中,Vukovic 和同事(2003)报道了高级别 PIN 中端粒缩短了 63%,而在同一组织标本中,癌周边(2mm 内)组织的端粒则缩短率更高(80%)。在一项经前列腺穿刺活检诊断仅为高级别 PIN 的男性群体研究中,Joshua 和同事(2007)报道了 PIN 或周围基质细胞中端粒缩短与最终确诊为前列腺癌和确诊的时间有关。

由于大多数 PIN 被认为是会发展成侵袭性癌症的病变,完整的基于端粒复制性衰老或细胞凋亡监测点可能成为抑制大部分 PIN 病变发展的关键瓶颈。正如后面描述的,尽管早期的癌细胞会设法消除这些监测点,它们仍需要激活端粒酶来避免过高水平的基因不稳定性,并提供一种永生表型。

（四）端粒酶活性重新稳定染色体,并允许细胞无限复制

尽管功能障碍的端粒可能有助于肿瘤的形成,但如果任其发展,在癌前病变和肿瘤中持续存在的端粒缩短会导致遗传不稳定性水平持续升高,最终对肿瘤是致死性的。癌细胞首先通过激活端粒酶重新稳定端粒来解决这个问题,端粒酶是一种在染色体末端添加端粒 DNA 重复序列的特殊反转录酶(Greider and Blackburn,1987)。端粒酶为肿瘤细胞至少提供了两种重要功能——抑制染色体不稳定性和提供无限复制("永生")能力(Shay and Wright,1996;Greider,1998)。研究表明,维持端粒长度似乎是人类细胞恶变的必要步骤,证实了长期以来认为细胞永生是癌细胞一个关键属性的说法(Hahn et al,1999;Elenbaas et al,2001)。尽管端粒酶活性似乎是癌细胞稳定端粒的优选方法,但 10%~15% 的癌症病例中检测不到端粒酶活性。至少这部分肿瘤,特别是某些中枢神经系统肿瘤和部分间叶细胞来源的癌症,可通过一种不依赖端粒酶的基因重排方法即 ALT 来维护端粒(Reddel,2003;Heaphy et al,2011)。除了非精原细胞瘤 TGCTs(15%)、嫌色细胞 RCC(9%)和膀胱小细胞癌(23%)之外,常见的 GU 恶性肿瘤中几乎不存在 ALT(Heaphy et al,2011)。但目前几乎所有能检测到 ALT 的组织标本均来自于原发性肿瘤。尽管 1000 多例前列腺癌原发灶中没检测到 ALT,但在 1 例致命性前列腺癌患者所有的远处转移灶中均能检测到 ALT。在这个病例中,详细的基因组分析发现,病变从局部到扩散生长的转化过渡中获得了 ALT,提升了 ALT 在晚期疾病中起作用的可能性(Haffner et al,2013)。

有几项研究报道了在临床前列腺标本中端粒酶活性,阳性率 47%~100%,在没有肿瘤的正常或良性增生的前列腺组织中,端粒酶活性则为阴性(Kim et al,1994;Sommerfeld et al,1996;Engelhardt et al,1997;Kallakury et al,1997;Lin et al,1997;Koeneman et al,1998;Zhang et al,1998;Wullich et al,1999;Caldarera et al,2000;Kamradt et al,2003)。尽管其中两项研究发现,端粒酶活性的检出和水平与肿瘤分级呈正相关,但另外四项研究发现,与肿瘤分级、分期、术或前 PSA 水平无关。但很多这些研究中的病例数少。

（五）端粒酶活性是一种潜在的诊断标志物

与正常组织相比,前列腺癌中端粒酶普遍存

在和活性增强,加上标准化的端粒酶活性检测敏感度高,使端粒酶活性检测成为诊断前列腺癌的潜在标志物。但是,用于协助诊断癌症受限的首要原因是端粒酶活性检测的假阴性和假阳性结果。假阴性结果出现,可能是分离期间不稳定的酶失活,而假阳性结果可能是样本中有炎症细胞存在(Meeker and Coffey,1997)。此外,其他癌症分子生物标志物往往比端粒酶更好用。例如,通过反转录酶 PCR 检测尿液中的端粒酶方法使膀胱癌特别是低级别膀胱癌中的尿细胞学检测的敏感性和特异性进一步提高(Eissa et al,2007)。然而,一篇关于尿液中膀胱癌分子标志物检测的文献综述认为,其他标志物(如微随体、FISH 和细胞角蛋白20)比端粒酶更好用(van Rhijn et al,2005)。

Wu 和同事(2003)发现,通过端粒特殊定量 PCR 检测到外周血白细胞(PBL)中端粒缩短,与包括膀胱癌和肾癌在内的很多癌症的患病风险相关。当与口腔细胞和 PBLs 端粒长度相比较时,端粒缩短与膀胱癌风险也有类似相关性(Broberg et al,2005;McGrath et al,2007)。而在 Mirabello 及其同事的研究中,则未发现 PBL 端粒长度与前列腺癌风险的相关性。这些研究中多种 PBL 端粒长度的变异的原因之一是出生后发生变异而修饰的端粒长度的遗传性个体间的差异,也可能是由饮食和生活方式等因素所致。

(六)前列腺癌中端粒长度的潜在预测价值

端粒缩短已被发现是多种癌症预后差的预测指标,包括肺癌、子宫内膜癌、乳腺癌和神经母细胞瘤(Smith and Yeh,1992;Hiyama et al,1995a;Hiyama et al,1995b;Griffith et al,1999;Bisoffi et al,2006)。Donaldson 及其同事(1999)首次报道了端粒长度和前列腺癌预后之间的联系。在这个回顾性的病例对照研究中,生化复发和总生存都与肿瘤的端粒内容物(一种端粒长度的替代物)有重要的关联。特别是 7 例接受了前列腺切除术且肿瘤端粒 DNA 含量低于对照标本(胎盘 DNA)的患者,在术后 10 年内均出现了生化复发(PSA 升高)(Donaldson et al,1999)。在该研究中,肿瘤端粒缩短的 9 例患者中有 7 例在 10 年内死亡,而肿瘤端粒长度正常的患者 10 年存活率为100%。另外,肿瘤端粒长度正常的患者均未出现

生化复发的证据。这项研究的潜在缺陷在于样本量较小(总共 18 例患者;9 名具有短端粒的男性中只有 7 名接受了手术治疗)及患者的死因是否归咎于前列腺癌并不明确。近期在一项包含 77 例前列腺切除标本并使用一种更敏感的化学发光杂交实验的回顾性研究中(Fordyce et al,2002),报道了前列腺癌原发灶中低于正常水平的端粒含量与肿瘤复发相关,而与患者年龄、分级(Gleason 总分)和区域淋巴结状态无关(Fordyce et al,2005)。端粒含量低肿瘤复发的相对危险性范围(相对危险性=5.02)与 Gleason 分级、淋巴结状态相同。在同一前列腺标本中,肿瘤的端粒含量与周围正常前列腺组织的端粒含量呈正相关关系。这些正常前列腺组织的端粒含量也与 72 个月无复发存活相关。作者推测形态正常的组织中端粒丢失表明该区域存在遗传不稳定的高风险;这让人联想起在癌症相关文献中经常讨论的所谓"区域效应"(Crissman et al,1993;Bostwick et al,1998;Foster et al,2000;Yu et al,2004)。Fordyce 及其同事(2005)进一步提出这些区域发生的肿瘤具有更明显的遗传和表型异质性和更强的侵袭性,因为短端粒导致更高水平的染色体不稳定性。最后,近期一项基于人群的前瞻性研究中,使用了端粒特殊 FISH 技术,肿瘤相关基质细胞中短端粒和癌细胞中端粒长度的高变异与前列腺癌特异死亡高风险相关(Heaphy et al,2013)。发现这些关联与其他传统不良预后指标相互独立,而风险相关性基本上是相加的,如基质细胞端粒最短和癌细胞间端粒变异最大的男性其死于癌症的风险是具有最长基质细胞端粒和最小癌细胞间端粒变异者的 14 倍(Heaphy et al,2013)。

(七)端粒酶为基础的治疗机会

鉴于大部分人类肿瘤依赖端粒酶来实现永生和基因组稳定,这种酶成为一种具有吸引力的抗癌治疗靶点。在肿瘤中有两套关于端粒酶治疗靶点的整体治疗方案。第一套涉及利用肿瘤依赖端粒酶活性生存的特性。这套方案包括直接抑制端粒酶活性和阻碍其表达等方法。第二套方案试图利用端粒酶基因(*HTERT*)启动子在癌细胞中具有选择性活性的特点,如使用端粒酶启动子驱动溶瘤病毒或基因治疗载体来限制它们在肿瘤细胞中的复制或表达,或运用免疫治疗方法来抵抗细

胞表达 hTERT 蛋白。

这些方法中很多已在前列腺癌细胞株和异种移植瘤中进行临床前试验,而有些目前已开始早期临床试验。抗端粒酶治疗中需关注的一点是,如何选择性对抗肿瘤细胞而避免端粒酶阳性的正常细胞(如造血干细胞和组织中更新频繁的细胞)。这对于主要将端粒酶阳性的细胞作为破坏靶标的治疗方式尤为重要,包括免疫治疗、基因治疗和溶瘤病毒治疗。目前为止,在治疗人类肿瘤移植瘤的小鼠中暂未见对正常组织产生大的毒性。

要点:端粒和端粒酶

- 端粒包含染色体末端延长、非编码、重复的 DNA,使每个染色体末端加帽并稳定染色体。
- 端粒 DNA 重复序列随细胞分裂逐渐丢失,端粒 DNA 氧化损伤的结果也是如此。
- 正常细胞监视其端粒长度,通过永久退出细胞周期(细胞衰老)或自杀(凋亡)对端粒缩短产生抑瘤反应。这些端粒长度检查点包括 TP53 和 RB1。
- 端粒长度检查点丢失引起严重端粒缩短,引起致癌染色体不稳定。
- 大部分恶性肿瘤和癌前病变都具有异常缩短的端粒。
- 大部分恶性肿瘤表达端粒酶,以重新稳定端粒并使细胞具有无限分裂潜能(永生),这使端粒酶成为具有吸引力的治疗靶点。

七、细胞凋亡

细胞凋亡,又称程序性细胞死亡,是多细胞生物清除不需要的细胞的一种受到严格监控的过程。细胞凋亡用于发育过程中组织重建和免疫系统清除效应 T 细胞(Kerr et al,1972;Ashkenazi and Dixit,1998)。**凋亡与坏死截然不同,坏死是一种非程序性细胞死亡,当细胞严重损伤(如物理创伤)、水肿和破裂时突然释放内容物,以此作为炎症反应的强力诱导剂。细胞凋亡是一种有序的**耗能过程,濒死的细胞将内容物分解并整体打包成所谓的凋亡小体,被周围的细胞或巨噬细胞吞噬,这个过程并不会引发强烈的炎症反应(Fadok et al,1992)。

(一)细胞凋亡与肿瘤

与单细胞生物相比,肿瘤对多细胞生物体构成危险。各种潜在的致癌变异可诱导细胞通过细胞凋亡来消灭自身潜在的威胁。例如,如果一个细胞存在 DNA 损害(潜在变异)且修复失败,它会被清除和被机体中未受损细胞所取代。细胞凋亡变异是有害的,有分裂能力的细胞不能启动细胞凋亡则有利于形成肿瘤(Ashkenazi and Dixit,1998)。

细胞凋亡机制异常使得恶性肿瘤具有远超正常细胞应对诸如 DNA 损伤等生理应激的能力。首先,**凋亡级联反应对于免疫系统利用细胞凋亡消灭癌细胞的功能至关重要**(Nagata,1997);这对于体内恶性肿瘤免疫监视和肿瘤对外源免疫治疗的反应均有明确意义。其次,细胞毒性癌症治疗很大程度上也依赖于诱导细胞凋亡,**细胞凋亡级联反应的缺陷会明显影响肿瘤对化疗和放疗的反应**(Walton et al,1993;Minn et al,1995;Thornberry and Lazebnik,1998)。

(二)细胞凋亡是一种进化的保守过程

细胞凋亡是通过进化上保守的阳性和阴性信号系统来严格调控的,这些信号的平衡决定了细胞是否凋亡。这些信号基本集中于一种名为凋亡蛋白酶的重要蛋白酶家族("具有天冬氨酸特异性的半胱氨酸蛋白酶"),是细胞凋亡机制的重要部分(Thornberry,1998)。至少存在 13 种凋亡蛋白酶,大致分为启动凋亡蛋白酶(如 caspase-8、caspase-9 和 caspase-10)或效应凋亡蛋白酶(如 caspase-3、caspase-6 和 caspase-7)。凋亡蛋白酶被合成为大而非活化的形式称为酶原,需经特异蛋白水解才能成为有活性的蛋白酶。通常酶原需要另外一个凋亡蛋白酶来激活,启动一种连续的、放大的、蛋白水解级联反应。**启动凋亡蛋白酶引发级联反应,最终将导致下游的效应凋亡蛋白酶被激活。效应凋亡蛋白酶一旦被激活,会攻击细胞内的蛋白质靶点。效应凋亡蛋白酶裂解(如 Bcl-2 和 Bcl-X$_L$ 等)抗凋亡蛋白,不仅破坏其抗凋亡功能,还释放促细胞凋亡的羧基末端碎片,进一**

步促进细胞死亡（Wolf and Green，1999）。效应凋亡蛋白酶的靶蛋白对细胞生存至关重要。DNA 修复和复制蛋白（如 DNA-PKcs 和复制因子 C）的裂解，致细胞核调节功能异常。细胞核结构蛋白（如核层蛋白 NuMa 和 SAF-A）被裂解，诱发细胞核溶解和细胞核固缩，这是细胞发生凋亡的标志。角蛋白和肌动蛋白等细胞骨架蛋白的水解会导致细胞内在结构完整性的破坏。最后，对细胞间相互作用至关重要的蛋白质（如 β-连环蛋白和黏着斑激酶）裂解，诱发与细胞凋亡相关的特定且不可逆的表型改变（Orth et al，1996；Wen et al，1997；Wolf and Green，1999）。**最终的结果是细胞质收缩、细胞膜破裂、核染色质固缩的整个细胞死亡。整个细胞凋亡过程 60min 内可完成**（Thornberry and Lazebnik，1998）。

关于细胞凋亡的内源性和外源性通路的更多细节见 *Expert Consult* 网站。

（三）TP53 在细胞凋亡中的作用

TP53 除了在细胞周期停止和 DNA 损伤修复中起关键作用外，还能诱导细胞凋亡（May and May，1999）。TP53 诱导的细胞凋亡是由 Bcl-2 家族通过内源性通路介导的，此凋亡通路的失调与癌症起因有直接关联。TP53 诱导的细胞凋亡是通过转录激活启动细胞凋亡级联反应的基因和抑制阻止这种级联反应的基因来介导的（Miyashita et al，1994；Miyashita and Reed，1995；Oda et al，2000）。TP53 诱导的细胞凋亡依赖 Apaf-1/caspase-9 激活通路（Soengas et al，1999）。尽管 Bcl-2 家族成员 Bax 被认为是 TP53 诱导的级联反应的重要因子，但并不是 TP53 依赖性细胞凋亡所必需的（Knudson et al，1995）。可能是 Bcl-2 受到抑制（Miyashita et al，1994）或促细胞凋亡的 Bcl-2 家族成员 noxa 上调，让细胞在缺乏 Bax 情况下仍可进行 TP53 依赖的细胞凋亡（Oda et al，2000）。鉴于 TP53 在多个肿瘤抑制通路中的作用（DNA 损伤反应、细胞衰老和细胞凋亡），它在肿瘤中频繁突变就不足为奇了。

（四）细胞凋亡和泌尿生殖系恶性肿瘤

肿瘤细胞无法进行细胞凋亡是恶性肿瘤的重要特征，许多研究团队尝试描述泌尿生殖系恶性肿瘤的细胞凋亡反应。因为细胞经历细胞凋亡表现为特定死亡，可对细胞凋亡的整体进行分析，设计检查方法来检测凋亡过程中的关键标志物（如特殊的 DNA 碎片），以及通过设计实验检测细胞凋亡特殊蛋白的畸变。

1. 细胞凋亡中的整体缺陷

与正常前列腺上皮细胞相比，高级别 PIN 和前列腺癌的细胞凋亡水平高，但与其他恶性肿瘤相比较，细胞凋亡活动水平低，相反增殖水平高。雄激素去除可诱导很多前列腺癌细胞凋亡，这代表着晚期癌症的前沿治疗（Kyprianou et al，1990；Isaacs，1994；Denmeade and Isaacs，1996；Tu et al，1996），但并不是所有癌细胞都会死亡，因而不可避免地会复发。随着肿瘤进展为雄激素非依赖性，目前尚不清楚雄激素抵抗前列腺癌的细胞凋亡是增加还是减少，因为在激素抵抗性肿瘤的研究中这两种情况都有（Berges et al，1995；Koivisto et al，1997）。这种互相矛盾的数据可以反映出肿瘤的动力学和治疗效果。晚期癌细胞的一种明显的生存优势是能保护自身不受细胞凋亡影响。然而，**快速生长的浸润性晚期肿瘤，如果超出自身血液供应能力及自身 DNA 发生突变，即使肿瘤细胞已获得保护机制，也可快速凋亡。**

膀胱癌研究中发现，细胞凋亡与侵袭性高级别晚期肿瘤相关，但与无病生存降低无关。外照射放疗可中度改善有高细胞凋亡肿瘤患者的生存。这种生存改善可能反映了一个事实，即外照射放疗需要一个完整的细胞凋亡机制才能起作用（Rodel et al，2000）。

如前所述，大部分 TGCTs 保持完整的 DDR 和野生型 TP53，以及对诱导 DNA 损害的治疗表现出高治愈率（Einhorn，2002；Kersemaekers et al，2002；Gorgoulis et al，2005；Bartkova et al，2007）。

细胞凋亡机制的独立组件都已被反复研究。因无法同时测定细胞凋亡机制的所有组件和整体评估肿瘤的程序性细胞死亡的能力，所有研究均受到限制。

在癌症中 TP53 突变和表达异常最常见，在前列腺癌、膀胱癌和肾癌中都有发现（Hollstein et al，1991；Sidransky et al，1991；Reiter et al，1993）。**TP53 畸变导致细胞凋亡，还使细胞周期和 DNA 修复机制失调，这在细胞周期失调中表现得更详细。**

Bcl-2 家族成员在 GU 恶性肿瘤中已被研究。大部分激素抵抗的前列腺肿瘤中水平 Bcl-2 升高,反映晚期肿瘤对细胞凋亡相对抵抗(McDonnell et al,1992;Colombel et al,1993)。高水平和低水平的 Bcl-2 在局限性前列腺肿瘤中均被发现,有些研究还发现与分级、分期和进展情况相关(Byrne et al, 1997; Lipponen and Vesalainen, 1997;Theodorescu et al,1997)。Bcl-2 基因家族中的其他抗细胞凋亡成员(Bcl-XL 和 Mcl1),可能也与前列腺癌有关(Krajewska et al,1996)。分析膀胱癌也有类似结果。侵袭性越强的膀胱癌 Bcl-2 水平越高,但 Bcl-2 表达对治疗效果没有影响(King et al,1996;Rodel et al,2000)。正如前面提到的,被 Akt 磷酸化的 Bad 也能使细胞倾向于生存,尤其是与 Bcl-2 水平提高保持一致时。Akt 激活在泌尿系恶性肿瘤中很常见,可由抑癌基因 PTEN 缺失、PI3 激酶突变和结构性激活,或酪氨酸激酶受体如 HER2/NEU、EGFR 和类胰岛素生长因子受体激活所致。

其他 Bcl-2 家族成员尚未研究透彻。Bax 表达缺失在前列腺癌发病机制中显然不常见(Krajewska et al,1996;Johnson and Hamdy,1998),但在局限性膀胱癌进展中起作用(Ye et al,1998)。

信号传导通路缺陷所致细胞凋亡在恶性肿瘤发生和发展中起作用。细胞凋亡机制表达分析能否比传统的组织化学分析提供更多的预后信息目前尚不明确。但放化疗有效在很大程度上依赖于细胞凋亡这一点是明确的。另外,未来可利用与死亡受体结合的新配体来调控细胞凋亡机制,并促进 TP53 非依赖的癌细胞死亡。

2. 泌尿生殖系恶性肿瘤中细胞凋亡的替代调控因子

细胞凋亡除了经典调控因子外,泌尿系肿瘤中还发现了许多其他起关键作用的细胞存活和死亡通路。其中一些通路正在积极探索作为癌症治疗靶点。温哥华团队描述了一套关于新辅助雄激素剥夺治疗前列腺癌患者去势后通过新辅助激素治疗来识别细胞死亡与存活的关键调控因子的详细基因计划。存活的癌细胞中除了 Bcl-2 上调外,他们还报道了凝聚素和 Hsp27。**凝聚素,或睾酮抑制性前列腺信号-2(TRPM2),在激素治疗后**患者标本和激素敏感性肿瘤的 Shionogi 和 CWR-22 异种移植瘤模型中均上调。尽管其确切功能尚未知,大量证据表明,凝聚素由应激所诱导,起稳定应激期中细胞的作用(Miyake et al,2000)。在这个模型中,凝聚素被认为与热休克蛋白一样,作为蛋白质伴侣起稳定受体蛋白的作用。凝聚素被 HSP1 激活。关于凝聚素起作用的证据来自于凝聚素过度表达、反转录敲除的研究。在第一种情况中,凝聚素的表达促进激素抵抗细胞的生长,并防止雄激素剥夺治疗诱导的细胞凋亡。在第二种情况中,用抗转录的凝聚素治疗激素抵抗性细胞能促进细胞凋亡(July et al,2002;Miyake et al,2004;Gleave and Miyake,2005)。同一研究团队还报道,在激素抵抗性前列腺癌中常有热休克蛋白 HSP27 过度表达。运用过度表达和抗转录方法进行类似实验,提示 HSP27 可能会影响激素抵抗性肿瘤的病程,特别是与细胞毒化疗结合时(Rocchi et al,2004)。

鞘脂类是在细胞存活和细胞凋亡调节中发挥作用的细胞信号传导分子另一大家族。鞘脂类与磷脂类和胆固醇一样,是构成细胞膜的三大主要成分之一。鞘脂类的产生受大量酶调控,尤其是鞘磷脂酶、神经酰胺合成酶和神经酰胺酶。神经酰胺可由鞘磷脂酶水解鞘磷脂产生或神经酰胺合酶催化二氢鞘氨醇产生。神经酰胺酶降解神经酰胺生成鞘氨醇和 1-磷酸鞘氨醇。神经酰胺是强效促细胞凋亡分子,通过经典的胱门蛋白酶的线粒体激活促进凋亡或通过非经典的胱门蛋白酶非依赖促进细胞凋亡(Kolesnick and Fuks,2003)。1-磷酸鞘氨醇则相反,是强效抗细胞凋亡分子,能像变阻器一样调节细胞凋亡的程度(Maceyka et al,2002)。

神经酰胺对泌尿生殖系肿瘤的重要性在于它是辐射所致组织损伤和细胞凋亡的重要调节器。与凝聚素和其他热休克蛋白相似,神经酰胺是细胞中参与应激反应的重要介质,在这种情况下促进细胞凋亡而不是细胞存活。支持神经酰胺在放射诱导细胞凋亡中作用的研究很多,包括用外源性神经酰胺处理细胞诱导细胞直接死亡信号的研究、基因敲除小鼠模型对放疗反应的研究,以及在鞘磷脂代谢抑制药存在和缺乏的情况下对放疗反应的研究等。希望开发增加神经酰胺生成和促进细胞凋亡的治疗方法。1-磷酸鞘氨醇的作用也来自于这些研究,有研究者认为,此分子有望成为肿瘤治疗的靶点(Gulbins and Kolesnick,2003;Kester and Kolesnick,2003;Perry and Kolesnick,2003)。

要点:凋亡

- 细胞凋亡是多细胞生物用来清除不需要的细胞的一种快速、程序化的细胞死亡形式。
- 细胞凋亡被认为在抑制肿瘤中起着重要的作用,因为许多诱导细胞凋亡的信号都是潜在致癌细胞应激中产生,如 DNA 损伤。
- 癌症的特征即中断正常的细胞凋亡过程,致细胞存活异常。
- 细胞凋亡过程由保守的凋亡蛋白酶家族所介导。起始凋亡蛋白酶开启凋亡蛋白酶蛋白水解作用的级联反应,导致以几种细胞蛋白为靶点的效应蛋白酶被激活。
- 目前发现两种主要细胞凋亡通路。在内源性通路中,Bcl-2 家族成员调节从线粒体中释放的参与激活启动凋亡蛋白酶的细胞色素 C。外源性通路则通过激活凋亡蛋白酶以应答细胞外"死亡受体"的信号。
- TP53 除了具有细胞周期阻滞和 DNA 修复等功能外,还在细胞凋亡中发挥关键作用。
- Bcl-2 是一种经典的细胞凋亡线粒体通路抑制药,并在一些 GU 恶性肿瘤中过度表达。
- 癌细胞的治疗反应通常依赖于细胞凋亡通路的完整性。大部分 TGCTs 保存了完整的 DDR、野生型 TP53 和细胞凋亡反应,使得致 DNA 损伤的药物具有很高的治愈率。
- 新的细胞凋亡激动药和拮抗药,如神经酰胺和凝聚素,如能成功控制则可用来对抗肿瘤。

八、干细胞与癌症

干细胞发现于多细胞生物中,具有通过细胞有丝分裂实现自我更新和分化成不同特定细胞类型的特点。**干细胞的共同特点包括自我更新能力、细胞传代、存在于特定环境,以及在器官内部能生成所有细胞类型的能力**。例如,人类前列腺干细胞如果定植于基底层上皮内,能形成一层可分化成分泌细胞或神经内分泌细胞的祖细胞(Burger et al,2005;Xin et al,2005)。

研究表明,癌细胞能模仿正常组织发育,且可能源自并依赖于一小群干细胞。**肿瘤干细胞假说认为,癌细胞由具有多向分化能力的干细胞或祖细胞转化而来**。肿瘤干细胞可能只占肿瘤中一小部分,但这小部分细胞对肿瘤的生存至关重要。最易接受的肿瘤干细胞实验,是将带有一个或多个假定的肿瘤干细胞标志物的肿瘤细胞群移植到免疫缺陷小鼠体内或三维培养系统,重现异种原发肿瘤。用这个实验方法,已在白血病、乳腺癌和神经系统恶性肿瘤中找到支持肿瘤干细胞假说的初步证据。例如,原发性乳腺肿瘤中 $CD44^+$/$CD24^{low/-}$ 细胞群种植到裸鼠体内能形成新肿瘤(Al-Hajj et al,2003;Dontu et al,2003)。在胶质母细胞瘤的类似报道中也认为 $CD133^+$ 细胞群就是假定的干细胞(Singh et al,2003;Dirks,2005)。肿瘤干细胞研究的一大挑战就是缺少一种在肿瘤干细胞中唯一表达的标志物。对于给定的任何肿瘤类型,有很多不同标志物能用来识别肿瘤干细胞表型,但缺乏标志物并不意味着该细胞就不是肿瘤干细胞。例如在胶质母细胞瘤中,$CD133^+$ 和 $CD133^-$ 细胞群已被证明都具有肿瘤干细胞类似特性(Beier et al,2007)。

在人类膀胱癌中已发现了肿瘤起始细胞(T-IC)亚群。这类细胞群与正常的膀胱基底细胞一样能表达 $CD44^+$/$CK5^+$/$CK20^-$ 标志物。膀胱 T-IC 亚群也能在活体内形成以原始肿瘤为特征的异种移植瘤。CD47 在这类细胞中高表达,在体外阻止 CD47 表达可导致巨噬细胞吞噬膀胱肿瘤干细胞。这一发现表明了在膀胱癌中 CD47 治疗靶点和 T-IC 亚群的潜在作用(Chan et al,2009)。迄今为止,在膀胱癌中发现了很多其他假定的肿瘤干细胞群,包括 $CK17^+$/$67LR^+$/$CAECAM^-$ 细胞、胚胎干细胞标志物 $POU5F1^+$ 细胞和高活性乙醛脱氢酶($ALDH^{hi}$)细胞(van der Horst et al,2012)。

要点：干细胞和癌症

- 干细胞可定义为具有多向分化和永生能力的细胞。
- 癌症被认为是一种干细胞疾病，由一小群肿瘤干细胞维持着大肿瘤。
- 只有通过针对肿瘤干细胞的治疗，癌症才可最终被根除。

参考文献

完整的参考文献列表通过 www. expertconsult. com 在线获取。

推荐阅读

Ames BN，Gold LS. The causes and prevention of cancer：the role of environment. Biotherapy 1998；11；205-20.

Blackburn EH. Telomeres. Trends Biochem Sci 1991；16；378-81.

DePinho RA. The age of cancer. Nature 2000；408；248-54.

Fearon ER. Human cancer syndromes：clues to the origin and nature of cancer. Science 1997；278；1043-50.

Feinberg AP. The epigenetics of cancer etiology. Semin Cancer Biol 2004；14；427-32.

Greider CW. Telomerase activity，cell proliferation，and cancer. Proc Natl Acad Sci USA 1998；95；90-2.

Guttmacher AE，Collins FS. Genomic medicine-a primer. N Engl J Med 2002；347；1512-20.

Hahn WC，Counter CM，Lundberg AS，et al. Creation of human tumour cells with defined genetic elements. Nature 1999；400；464-8.

Hanahan D，Weinberg RA. The hallmarks of cancer. Cell 2000；100；57-70.

Hanahan D，Weinberg RA. Hallmarks of cancer：the next generation. Cell 2011；144；646-74.

Hartwell L，Weinert T，Kadyk L，et al. Cell cycle checkpoints，genomic integrity，and cancer. Cold Spring Harb Symp Quant Biol 1994；59；259-63.

Jones PA，Baylin SB. The fundamental role of epigenetic events in cancer. Nat Rev Genet 2004；3；415-28.

Jones PA，Baylin SB. The epigenomics of cancer. Cell 2007；128；683-92.

Kaelin WG Jr. Molecular basis of the VHL hereditary cancer syndrome. Nat Rev Cancer 2002；2；673-82.

Kastan MB，Bartek J. Cell-cycle checkpoints and cancer. Nature2004；432；316-23.

Massague J. G1 cell-cycle control and cancer. Nature 2004；432；298-306.

Rebbeck TR，Spitz M，Wu X. Assessing the function of genetic variants in candidate gene association studies. Nat Rev Genet 2004；5；589-97.

Reya T，Morrison SJ，Clarke MF，et al. Stem cells，cancer，and cancer stem cells. Nature 2001；414；105-11.

Sancar A，Lindsey-Boltz LA，Unsal-Kacmaz K，et al. Molecular mechanisms of mammalian DNA repair and the DNA damage checkpoints. Annu Rev Biochem 2004；73；39-85.

Sjoblom T，Jones S，Wood LD，et al. The consensus coding sequences of human breast and colorectal cancers. Science 2006；314；268-74.

Vogelstein B，Papadopoulos N，Velculescu VE，et al. Cancer genome landscapes. Science 2013；339；1546-58.

Watson J，Crick F. Molecular structure of nucleic acids：a structure for deoxyribose nucleic acid. Nature 1953；171；737-8.

（危文素　邓敏华　**编译**　周芳坚　**审校**）

第二篇

上尿路肿瘤

第3章 肾良性肿瘤

Vitaly Margulis, MD, Jose A. Karam, MD, Surena F. Matin, MD, and Christopher G. Wood, MD

肾良性肿瘤是一类发生于肾的占位性病变，种类繁多且组织性质各异。主要包括单纯性肾囊肿、复杂性肾囊肿、皮质腺瘤、后肾腺瘤、髓样脂肪瘤、嗜酸细胞瘤、囊性肾瘤、上皮间质混合瘤、平滑肌瘤及其他未知类型的肿瘤。针对肾良性肿瘤的治疗方法也具有多样性，如单纯肾囊肿可予以观察随诊，负荷较大的髓样脂肪瘤可进行选择性栓塞，而对于与肾细胞癌难以区分的实性肿瘤可进行手术切除。腹部断层成像技术已广泛应用于肾病的诊断，有助于鉴别肾良性肿瘤与恶性肿瘤（Patard，2009）。此外，随着影像学技术和精准化肾肿块活检技术的广泛应用，无论是肾良性肿瘤还是恶性肿瘤，以治疗适应证和治疗手段为主的传统诊疗模式可能正发生着深刻变化（Laneet et al，2008a；Campbell et al，2009）。如今，借助先进三维成像技术、微创技术、保留肾单位手术、经皮射频消融技术及主动监测等手段，肾病灶（包括良性病灶）的诊疗模式正在不断的演变（Raj et al，2007；Benway and Bhayani，2009；Murphy et al，2009）。

然而目前，泌尿科医师要做的是在做出治疗决策之前怎样通过影像学，如超声、计算机断层扫描（CT）或磁共振成像（MRI）来评估肾病灶的良、恶性。虽然某些具有明确影像学特征的肾良性病灶已经实现了上述目的，如大部分肾血管平滑肌脂肪瘤在影像学上具有脂肪信号，肾囊肿（单纯或复杂）在影像学上具有光滑的囊壁且无强化信号，但是大多数肾良性病灶仍然需要经过外科手术之后才能明确诊断。尽管一些临床特征有助于判断病灶是良性还是恶性，如病灶大小、性别、年龄等，但是仅仅依靠这些来判定病灶为良性而放弃手术治疗是不切实际的（Kutikov et al，2006；Snyder et al，2006；Glassman et al，2007；Lane et al，2007；Beisland et al，2009；Murphy et al，2009）。

在这一章中，我们将针对最常见的良性肾肿瘤，重点探讨其病因学、自然病程、临床表现、组织学、分子生物学、影像学特征和治疗方案。

一、肾囊肿

正如通过对 VHL 综合征患者家族成员基因特征分析研究肾癌的分子生物学方法，通过对常染色体显性遗传性多囊肾（ADPKD）和常染色体隐性遗传性多囊肾（ARPKD）等家族性肾囊性疾病的基因学分析，肾囊肿形成的分子基础已经得到进一步阐明。**研究人员通过这些研究发现，ADPKD 患者缺失特异性基因 *PKD1*（编码多囊蛋白-1）和 *PKD2*（编码多囊蛋白-2）可导致囊肿形成。在肾组织中，由多囊蛋白-1 和多囊蛋白-2 构成一种重要的离子通道，其表达缺失将影响肾组织细胞间钙离子的正常转运，从而可导致囊肿的形成**（Pei，2003；Weimbs，2007；Ibraghimov-Beskrovnaya and Bukanov，2008）。近期所发现的一种存在于肾小管上皮细胞表面的非运动细胞器"纤毛"可能与肾囊性疾病密切相关，大量的研究也正在关注并阐明这种关联（Lina and Satlinb，2004）。类似的研究还发现，PKHD1（多囊肾肝病基因 1，编码纤维囊/聚合物蛋白，与多囊蛋白-2 产生相互作用）突变将会导致 ARPKD（Onuchic et al，2002）。虽然目前尚不确定这些基因的变异是否也会导致非家族性的偶发良性肾囊肿形成，但是在家族性肾囊性综合征患者人群中所发现的这些基因的表型和基因型所发生的变异对研究偶发性肾囊肿的病因同样具有意义（Qian et al，1996；Pei，2001）。

Terada 等学者在 2008 年所完成的研究向我们很好地揭示了偶发性肾囊肿的自然病程。在这项研究中，纳入了 61 例单纯性肾囊肿患者，并对其进行了平均长达 10 年的追踪随访。研究人员发现，随着病程的延长，囊肿的体积和数量均会增加，且肾囊肿的直径平均每年增大 1.9mm。然而随着年龄的增长，囊肿体积增加的速度随之下降。值得注意的是，在研究过程中，2 例患者的囊肿最终发展为肾肿瘤，但研究者并没有发现这 2 例患者的囊肿与其他 59 例患者之间有什么不同之处。

研究显示，某些高危因素可能与肾囊肿的形成有关，如年龄增加、男性、高血压及肾功能不全都与偶发肾囊肿的发展有关（Terada et al，2004）。肾囊肿仍然是最常见的肾良性占位性病变，比例在 70% 以上。囊肿可以是单发或多发，单侧发病或双侧发病（Terada et al，2002）。

除外偶发性肾囊肿患者和家族性肾囊性综合征患者，如 ADPKD 和 ARPKD，囊肿也可发生于因终末期肾衰竭而接受透析的患者中（Bisceglia et al，2006）。而且，似乎随着获得性肾囊性病的发展，肾癌的发病率也随之上升。这种现象更多见于 VHL 综合征患者和结节性硬化者，而这类肾囊性病灶的发病机制与单纯性囊肿或复杂性囊肿可能存在很大的区别（Truong et al，2003）。

肾囊性病灶可以被各种影像学检查所发现，包括超声、CT 和 MRI。在超声检查中，单纯性囊肿通常表现为具有光滑的囊壁、液性无回声区和后壁高信号。如果超声检查中发现囊内回声、囊壁钙化或结节样信号及囊内分隔等，那么就可以诊断为复杂性囊肿，并需要接受进一步的增强 CT 或 MRI 检查（Quaia et al，2008；Eknoyan，2009）。

肾囊性病变 Bosniak 分型是描述肾囊性病变的最有效和最常用的方法（表 3-1），同时评估了囊肿发生癌性恶变的风险（Bosniak，1986；Israel and Bosniak，2005；Warren and McFarlane，2005）。一般来说，Bosniak Ⅰ、Ⅱ 和 ⅡF 型囊肿基本为良性病变，因此不需要治疗，仅对其进行规律随访即可。这些治疗上的推荐是基于大量已公开发表的研究成果而得出，包括影像学和病理学随访研究（Israel and Bosniak，2003；Warren and McFarlane，2005；Gabr et al，2009；O'Malley et al，2009）。

表 3-1 肾囊肿 Bosniak 分型

Bosniak 分型	影像学特征	恶变率	治疗
Ⅰ	单纯性肾囊肿，其囊壁薄且光滑，囊内不含隔膜、钙化或实性成分。在 CT 扫描下囊液呈水样密度，增强 CT 扫描后无强化信号	1.7%	无须治疗及随访
Ⅱ	此类囊肿囊内可能包含一些细薄的隔膜和钙化成分，或者在囊壁或隔膜中可能有一小部分轻微增厚的钙化。均匀高衰减病变<3cm（即所谓的高密度囊肿），边缘光整，并且增强 CT 扫描后无强化信号	18.5%	无须治疗及随访

（续　表）

Bosniak 分型	影像学特征	恶变率	治疗
ⅡF	此类囊肿囊内可能包含多个细薄的隔膜，囊壁或隔膜光滑、轻微增厚。囊壁或隔膜中可能有增厚或结节状的钙化，但增强 CT 扫描后无强化信号。这些病变通常边缘光整。完全肾内非强化高衰减病变≥3cm 也属于这一类。	18.5%	定期行影像学随访，评估囊肿大小及特征变化
Ⅲ	难以定性的囊性占位，囊壁和囊内隔膜增厚，光滑或不规则，增强 CT 扫描后有强化信号	33%	手术切除或消融治疗
Ⅳ	明确的恶性囊肿，包括Ⅲ类的所有标准，且含有增强的软组织成分	92.5%	手术切除或消融治疗

由于 CT 分型中Ⅲ型和Ⅳ型肾囊性病灶具有较高的恶变风险，因此建议对其进行外科治疗（图 3-1，图 3-2）。尽管有研究报道（Raman et al，2009）（见第 2 卷第 4 章）冷冻消融或射频消融可用于肾囊性占位的治疗，但手术切除依然是比较确切的治疗方法。

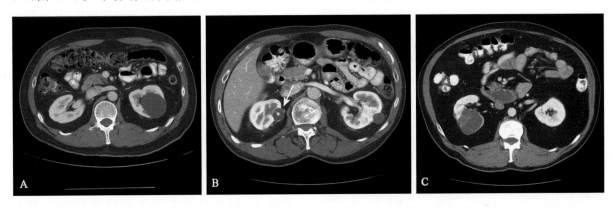

图 3-1　A. Bosniak Ⅰ型肾囊肿 CT 扫描。B. Bosniak Ⅱ型肾囊肿 CT 扫描，注意囊内钙化灶。C. Bosniak ⅡF 型肾囊肿 CT 扫描，囊内出现少量不规则分隔（Copyright 2009，C. G. Wood. ）

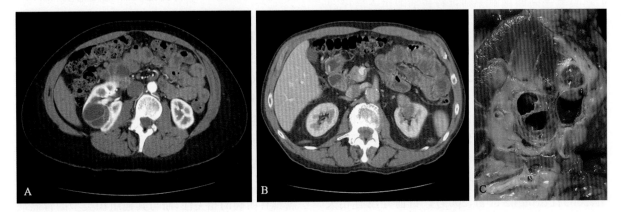

图 3-2　A. Bosniak Ⅲ型肾囊肿 CT 扫描，囊内可见增厚且不规则的分隔。B. Bosniak Ⅳ型肾囊肿 CT 扫描，可见增强的实性团块。C. Bosniak Ⅳ型肾囊肿所含实性成分，术后被证实为肾癌（Copyright 2009，C. G. Wood. ）

Bosniak 分型系统是采用 CT 扫描结果对囊肿进行分型,同样也可以采用 MRI 检查来代替。由于 MRI 相比 CT,更有可能发现与囊肿有关的异常,因而采用 MRI 检查来对囊肿进行分型应更加谨慎(Bosniak,2012)。例如,MRI 检查空间分辨率较低,而组织分辨率较强,这就使得在 MRI 成像中囊肿壁或囊内分隔将显现得更加明显。因此,有时会将 Bosniak Ⅱ 型囊肿看作ⅡF 型或是将ⅡF 型看作Ⅲ型囊肿,尤其是当囊肿直径< 2.5cm 时,这一现象将更常见。然而,对于出血性病灶和增强 CT 检查发现强化的病灶组织,MRI 检查则更具有优势(Bosniak,2012)。

绝大多数单纯性囊肿或较小的复杂性囊肿,只要诊断明确则无须进行长期随访或治疗(Eknoyan,2009)。肾良性囊肿很少会发展到可以引起疼痛或是出现高血压等症状的大体积囊肿(Porpiglia et al,2009;Zerem et al,2009)。有些症状也可能是由囊内出血、自发性或外伤性囊肿破裂所引起(Hughes et al,1995;Rainio et al,2006;Ishikawa et al,2008;Vaid-yanathan et al,2008)。

要点:肾囊肿

- 肾囊肿是最常见的肾良性疾病,占无症状性肾占位性病变的 70% 以上。
- 绝大多数单纯性囊肿或较小的复杂性囊肿,只要诊断明确则无须进行长期随访或治疗。
- 肾囊性病变 Bosniak 分型是描述肾囊性病灶的方法,同时评估了囊肿发生恶变的风险。

对有症状的肾良性囊性病灶,治疗方式包括:囊肿穿刺、手术切除、囊肿去顶和采用不同药剂的硬化疗法(Cho et al,2008;Ham et al,2008;Baysal and Soylu,2009;Canguven et al,2009;Choi et al,2009;Porpiglia et al,2009)。目前并没有相关的文献报道,上述肾囊肿治疗方法中哪一项是最好的,但囊肿穿刺和硬化剂疗法均有较高的复发率。因此,渴望通过某种令人满意的方法以彻底清除囊肿目前还难以实现,可能需要多种方法的综合运用。由于肾盂旁囊肿靠近肾集合系统、肾蒂动静脉等肾的重要部位,其治疗应格外谨慎。腹腔镜直视下手术相比经皮肾囊肿穿刺法可能更加安全且有效(Okumura et al,2003;Camargo et al,2005)。

二、肾乳头状腺瘤

肾乳头状腺瘤的命名和治疗方式目前仍然存在争议。这些病灶通常被认为是良性的,起源于肾皮质,体积较小且质地坚实(Renshaw,2002)。组织学上,肾乳头状腺瘤界限较清楚,通常无包膜,直径<5mm;瘤细胞核卵圆或立方状,细胞均质嗜酸或嗜碱,核级别较低,细胞无异型形,几乎没有核分裂;具有典型的乳头状或腺管乳头状结构;这些组织学特征与集合管肾细胞癌、肾嫌色细胞癌及肾透明细胞癌明显不同(Grignon and Eble,1998)。肾乳头状腺瘤多见于女性,发病率与年龄呈正相关(尸检发现 40% 的患者年龄超过 70 岁),同时该病还与获得性肾囊性疾病相关,最终可导致终末期肾衰竭(Xipell,1971;Hughson et al,1986;Reis et al,1988;Leroy et al,2001;Denton et al,2002;Snyder et al,2006;Ferda et al,2007)。尽管在生前肾乳头状腺瘤的病理诊断并不常见,但在尸检中乳头状腺瘤的发生率为 7%～23%。其部分原因可能是病理医师认为:没有可靠的组织病理学、超微结构或免疫组织化学标准来区分这一肾病变是良性还是恶性(Licht,1995)。但实际上,最近通过免疫组化方法进一步揭示了肾乳头状腺瘤的组织学特征,且该研究显示肾乳头状腺瘤可能是与肾乳头状腺癌相关的癌前病变(Wang et al,2007)。在这一研究中,研究者在 8 年多的时间内共获得 542 例肾切除术标本,并对其进行了仔细检查,有证据显示 7% 的样本可见肾乳头状腺瘤,而在这其中,有 47% 的样本合并肾乳头状腺癌,其余 53% 则合并其他组织形态的肾肿瘤。多数乳头状腺瘤(61%)与乳头状肾细胞癌具有明确的相关性,而与其他组织类型的肾癌缺乏相关性。在文献报道中,82% 的乳头状腺瘤与乳头状肾细胞癌之间具有相似的免疫组化特征,AM-ACR 染色阳性。其他的研究同样证实,乳头状腺瘤具有与乳头状肾细胞癌相似的细胞遗传学特点,如它们均缺失 Y 染色体及染色体 7 和 17 均呈三体

型。这些研究结果均提示，两者之间存在密切的生物学关联，可以认为乳头状腺瘤是乳头状肾细胞癌的前驱病变(Kovacs et al,1991;Kovacs,1993;Presti et al,1998;Brunelli et al,2003a)。

绝大多数的乳头状腺瘤无临床症状，同时由于瘤体负荷小(<1cm)，难以被影像学检查所发现，因此并不需要进一步治疗。肿瘤的大小曾经被用来区分肾腺瘤和肾恶性肿瘤。Thoenes 及其同事在 1986 年提出了重新评估肾肿瘤的组织学分类法，并将肾腺瘤定义为核等级 I 级的肿瘤，直径至少为 1cm。多年来，在泌尿学文献中普遍采纳"3cm 标准"，这可以追溯到 Bell(1938)的早年尸检研究中。他指出，在直径<3cm 的 38 个肾皮质肿瘤中只有 1 例出现转移，而直径>3cm 的 106 个肿瘤中有 7 例出现了病灶转移。

乳头状腺瘤的诊断仍然存在争议;许多人认为所有肾上皮起源的实性肿瘤都有潜在的恶性，因此应该接受治疗(Renshaw,2002)。

要点:肾乳头状腺瘤

- 乳头状腺瘤的诊断仍然存在争议;许多人认为所有肾上皮起源的实性肿瘤都有潜在的恶性，因此应该接受治疗。
- 肾乳头状腺瘤与乳头状肾细胞癌两者之间存在密切的生物学关联，可以认为乳头状腺瘤是乳头状肾细胞癌的前驱病变。
- 乳头状腺瘤的发病率与年龄呈正相关，且女性更多见;与血液透析相关的获得性肾囊性疾病有关。

三、后肾腺瘤

1995 年，Davis 及其同事报道了 50 例不同寻常的新型肾病变，具有独特的组织学特征和良性的临床病程，尽管肿瘤负荷较大，但患者却少有临床症状。在这组病例中，肿瘤的平均直径达 5.5cm(最大为 15cm)，有将近一半的患者出现腰痛、肉眼血尿或是明显的肿块。此外，有 6 例患者被报道出现了与这类肿瘤相关的红细胞增多症和高钙血症，而这类肾肿瘤被定义为后肾腺瘤(Da-vis et al,1995;Mahoney et al,1997;Kuroda et al,2003b)。根据 Heidelberg 分型共识，后肾腺瘤被正式认可为原发性良性肾肿瘤(Kovacs et al,1997)。**许多研究发现,女性是后肾腺瘤的高发人群(男女比 1:2)**(Davis et al,1995;Jones et al,1995;Snyder et al,2006;Bastide et al,2009)。高发年龄段在 50 岁左右，且往往是偶然被发现(Renshaw,2002)。有 10% 的患者合并红细胞增多，这可能是由肿瘤产生的红细胞生成素和其他细胞因子引起的(Yoshioka et al,2007;Bastide et al,2009)。影像学检查可以发现这些肿瘤存在外周或中心的钙化，但这也可能是增强 CT 或超声造影检查所显示的轻度强化的血管成分(Bastide et al,2009)。这些肿瘤往往是孤立的，低密度的或等密度的，边缘显示不清晰，在增强 CT 扫描的各个时相肿瘤的强化程度均低于正常的肾皮质和髓质(Zhu et al,2014)。

显微镜下，肿瘤组织由间质细胞构成。里面含有非常小的且高度嗜碱性的上皮细胞，并聚集形成小的腺泡，有时呈管状或乳头状结构(图 3-3)。Davis 及其同事认为(Renshaw,2002)，后肾腺瘤在组织学上可能与上皮细胞性的肾母细胞瘤有关，因为他们相信这种疾病组织学上跟肾母细胞瘤相似。有趣的是，这种病变往往都表现出瘢痕化和钙化形式的退化现象。此外，Muir 及其同事(2001)通过对肾母细胞瘤 WT-1 进行正染色和免疫组化染色，发现后肾腺瘤和肾母细胞瘤存在组织学相关性。Brown 及其同事(1997)提出了后肾腺瘤起源的另一个理论，他们发现 11 例这种病变中有 8 例的 7 号和 17 号染色体可通过荧光原位杂交得到。这些发现表明，后肾腺瘤是和乳头状肾细胞癌同源的肿瘤性疾病，但是也有人认为这些组织可能是被乳头状肾细胞癌的组织所污染，而这两种组织又难以区分(Brunelli et al,2003b)。Szponar 及其同事(2010)对 6 例患者进行了类似于基因组杂交的高分辨率阵列分析，但没有观察到任何 DNA 拷贝数的变化。Pan 和 Epstein(2010)对 9 例患者进行了同样的分析，然而结果显示仅有 4 例患者具有正常的染色体拷贝数。通过荧光原位杂交(FISH)明确，有 5 例患者获得了 19 号染色体。Arroyo 及其同事提出(2001)，后肾腺瘤是此类相关肿瘤谱系的一部分，如桥接性后肾间质瘤、后肾腺纤维瘤和肾母细胞瘤。Argani(2005)同样报道了这一潜在的关联性。Pesti及其同事(2001)描述了染色体2p13上的一种被公认的肿瘤抑制基因与后肾腺瘤有关。多种免疫组织化学染色被认为可以帮助区分来自其他肾肿瘤的代谢产物。在后肾腺瘤组织中经常可以看到肾母细胞瘤标记物WT-1的表达(Muir et al,2001;Bosco et al,2007)。α-甲基化解螺旋酶(AMACR)在后肾腺瘤组织中很少表达,但在乳头状肾细胞癌中高表达(Olgac et al,2006)。在后肾腺瘤中S-100蛋白高表达,而在肾母细胞瘤呈低表达,乳头状肾细胞癌中则无表达(Azab-daftari et al,2008)。Skinnider及其同事证实(2005),这些嵌入染色体7、8、18、19和波形蛋白的基因表达芯片潜在地有助于鉴别乳头状肾细胞癌和后肾腺瘤。使用这些不同的标记似乎提高了经皮穿刺活检和细针穿刺活检的诊断率(Bosco et al,2007;Patel et al,2009),但也仅有内在高度怀疑的情况下才考虑进行穿刺活检。最近,Choueiri和他的同事(2012)评估了29名患有后肾腺瘤的患者的 BRAF V600E基因,并指出有90%的人有 BRAF V600E基因突变。在对小的肾肿块进行经皮活组织检查时,可能会有助于对这种突变的进一步研究。

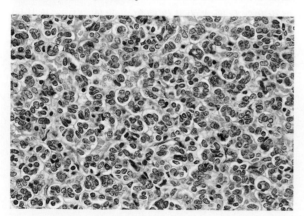

图3-3　典型的后肾腺瘤,嗜碱性的小细胞排列,呈腺泡状结构

只有1例与后肾腺瘤转移灶相关的报道,发生在局部淋巴结,与其相关的死亡病例还没有被报道(Drut et al,2001)。然而,Picken及其同事(2001)报道指出,恶性间质瘤与后肾腺瘤有关,一位21岁的

女性死于这种肿瘤,他们认为后肾腺瘤可能存在一种高度恶性的罕见亚型。在儿童患者中,典型的和多样的组织学特征均被报道(Jain et al,2007;Kohashi et al,2009)。鉴于这种肿瘤的罕见性和缺乏临床或影像学诊断标准,后肾腺瘤的诊断仍然主要依赖病理。如果放射学检查的特异性得以提高,那么经皮穿刺活检和细针穿刺活检可能有助于明确诊断,从而可以采取针对性的保肾治疗或随访观察,但大多数患者由于担心肿瘤恶变而需要手术切除(图3-4)。

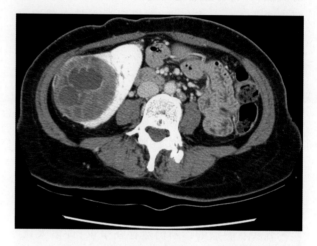

图3-4　中年女性后肾腺瘤患者的 CT 扫描(Copyright 2009,S. F. Matin.)

要点:后肾腺瘤

• 后肾腺瘤是一种新近被报道且罕见的肾良性肿瘤,在影像学特征上与肾细胞癌难以区分。

• 后肾腺瘤通常是偶然发现的,女性多发,其高发年龄在50岁左右。

• 后肾腺瘤的诊断最终仍依赖于术后的病理诊断;细胞角蛋白、WT-1、S-100、AMACR等免疫组化标志物及 BRAF V600E基因突变检测可能有助于诊断。

四、嗜酸细胞瘤

肾嗜酸细胞瘤是最常见的良性肿瘤,CT上一般表现为增强的肾肿块,在手术切除之前通常

被误认为肾细胞癌,其与肾细胞癌的影像学鉴别
也是泌尿科医师术前的诊断挑战之一。该肿瘤占
全部肾肿瘤的 3%～7%(Morra and Das,1993),
最初由 Zippel 在 1942 年描述(Zippel,1942),
1976 年由 Klein 和 Valensi(Klein and Valensi,
1976)等再次报道了 13 例同类病例,随后作为一
种独特的病理类型被泌尿外科医师逐步认可。后
续的若干报道,包括最近的基因分型研究,将其确
定为具有独特细胞起源和基因异常的一种良性组
织学类型(Lieber et al,1987;Davis et al,1991;
Licht et al,1993;Amin et al,1997;Perez-Ordon-
ez et al,1997;Dechet et al,1999;Chao et al,
2002;Kuroda et al,2003a)。已经有报道提示,该
病出现转移的情况,虽然这种情况极为罕见,但是
提示肿瘤本身存在恶变的可能性。也有部分研究
报道了假转移的病例(Paner et al,2005;Oxley et
al,2007)。

　　近来的临床研究表明,嗜酸细胞瘤的发病率
因年龄和性别而异。Cao 及其同事(2005)和
Skolarus 及其同事(2008)的研究显示,老年患者
嗜酸细胞瘤的发病率增加,主要表现为体检偶发
的肾肿块;年轻女性患者发生肾良性肿瘤的概率
几乎是男性的 2 倍,包括嗜酸细胞瘤和血管平滑
肌脂肪瘤;在女性尤以血管平滑肌脂肪瘤的发病
率较高(Cao et al,2005;Snyder et al,2006)。

　　嗜酸细胞瘤的大体观表现为深红褐色或棕褐
色,均质,并且在一些患者中具有假包膜和中央星
状瘢痕(图 3-5)。在显微镜下,细胞是圆形或多边
形的,并以嵌套的生长模式排列。由于线粒体丰
富,细胞大而均匀,高度嗜酸性(Renshaw,2002)。
在多达 1/3 的患者中,可能会出现出血、肾周围脂
肪扩张、血管侵犯、细胞异型性、突出的核仁和多
形性,但均在良性病理学变化的范畴内(Davis et
al,1991;Amin et al,1997;Perez-Ordonez et al,
1997)。最常见的遗传异常是 1 号和(或)14 号染
色体杂合性缺失(Presti et al,1996;Herbers et
al,1998;Lindgren et al,2004;Paner et al,2007)。
其他常见的细胞遗传学发现包括 Y 染色体和染
色体 14q 的缺失和 11q13 的重排(Schwerdtle et
al,1997;Herbers et al,1998;Chao et al,2002;
Polascik et al,2002;Lindgren et al,2004)。通常
在 RCC 中看到的染色体异常在肾嗜酸细胞瘤中

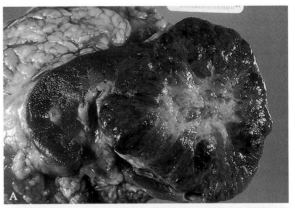
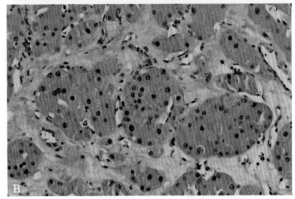

图 3-5　A. 肾嗜酸细胞瘤剖面显示中央有星状瘢痕。B.
瘤内有大的嗜酸性粒细胞排列,呈典型的巢状

未见,进一步强化了这些肿瘤在基因型上与 RCC
不同的概念(Herbers et al,1998;Minor et al,
2003)。组织学诊断的最大难点,在于将伴有嗜酸
粒细胞浸润的肾细胞癌(包括嫌色细胞和透明细
胞肾细胞癌)同良性的嗜酸细胞瘤鉴别开来。
Hale 胶体铁染色是嗜酸细胞瘤的典型分化标记,
但它可能具有非特异性染色并且难以解释(Leroy
et al,2000)。细胞角蛋白特化有助于区分这些组
织学发现(Skinnider et al,2005;Adley et al,
2006)。在 66% 的嫌色细胞 RCC 和仅 5% 的嗜酸
细胞瘤中观察到细胞角蛋白-7 的表达,而小白蛋
白(parvalbumin)在 100% 的嫌色细胞 RCC 和
47% 的嗜酸细胞瘤中表达(Leroy et al,2000;Ad-
ley et al,2006)。最近已经描述了各种其他标志
物以区分嗜酸性粒细胞瘤和 RCC,特别是嗜酸
细胞瘤与嫌色细胞 RCC 的鉴别,但其临床价值
依旧存在争议。这些标志物包括:Pax-2(在后肾
组织中表达,对肾小管发育至关重要)、claudin-7
和 claudin-8 的表达模式(Osunkoya et al,

2009);紧密连接蛋白在远端肾单位上皮中表达;波形蛋白表达模式(Hes et al,2007);c-KIT表达;S-100(Pan et al,2004;Lin et al,2006;Hes et al,2007;Li et al,2007;Rocca et al,2007;Lechpammer et al,2008;Gupta et al,2009;Osunkoya et al,2009);NPM(nucleophos-min/B23)(Sari et al,2012);LMP2(Zheng et al,2013);以及上述这些标志物的各种组合(Kim et al,2009)。最近,Ehsani 及其同事(2013)使用免疫组织化学研究了 BCA2(一种 RING E3 连接酶)在肾肿瘤患者中的表达,并指出 100%(114/114)的 RCC 患者 BCA2 表达阴性,100%(38/38)的嗜酸细胞瘤患者 BCA2 表达阳性。Liu 及其同事在 2007 年推荐了用于区分嫌色细胞和透明细胞 RCC 与嗜酸细胞瘤的"最佳标志物组",其由三种标记物组成(波形蛋白,谷胱甘肽-S-转移酶-α 和上皮细胞黏附分子)。这些研究者对嫌色细胞癌、嗜酸细胞瘤和透明细胞癌的鉴别诊断达到了 100%的灵敏度和 100%的特异性(Liu et al,2007)。目前的研究正在评估分子特征和基因表达的鉴别诊断价值(Schuetz et al,2005;Yang et al,2006)。

　　如前所述,嗜酸细胞瘤与嫌色细胞肾细胞癌有几种格外突出的相似性,这可能是因为它们从起源上均来自远端肾小管。嫌色细胞肾细胞癌,尤其是嫌色细胞 RCC 的嗜酸性粒细胞亚型和嗜酸细胞瘤在组织学上非常相似,它们的区别通常需要额外的病理学检测(Weiss et al,1995;Renshaw,2002)。这两种肿瘤的共性在 Birt-Hogg-Dubé 综合征患者中得到进一步证实,除了皮肤纤维脂肪瘤和自发性气胸外,嗜酸性粒细胞瘤和嫌色细胞 RCC 在 Birt-Hogg-Dubé 综合征中均有发病(Pavlovich et al,2005;Toro et al,2008)。还有病理学家描述了部分肾肿瘤,其病理学表现介于这两种肿瘤之间的组织学类型,这促使部分学者推测:嫌色细胞 RCC 和嗜酸细胞瘤实际上代表了一种连续分布的肿瘤(病理形态)谱中的两个特定的点(Chao et al,2002;Linehan,2003;Pavlovich et al,2005;Toro et al,2008)。

　　目前,在放射影像学检查中准确鉴别嗜酸细胞瘤和 RCC 依旧是一个临床难点。两者都具有相似的发病年龄,在 70 岁具有高峰发病率,具有 2:1 的男性与女性优势比,并且在发病时具有相似的大小。尽管传统上嗜酸细胞瘤在发病时更可能是无症状的,但大多数 RCC 也可被偶然诊断(Davis et al,1991;Licht et al,1993;Lieber,1993;Amin et al,1997;Perez-Ordonez et al,1997;Dechet et al,1999)。在血管造影上观察到的轮辐模式或横断面成像上的星状瘢痕一般认为是嗜酸细胞瘤的一种典型放射学表现,但这些结果本身预测价值并不理想(Davidson et al,1993;Licht et al,1993;Licht,1995;Hilton,2000;Choudhary et al,2009)。在 CT 增强扫描中,嗜酸细胞瘤似乎具有所谓的"峰值亨氏单位(HU)衰减"(类似于 RCC);不过研究发现其强化峰在肾实质期更常见(而在 RCC 中,它更常发生在皮质髓质期)(Pier-orazio et al,2013)。相反,其他研究小组发现,CT 扫描的"节段性强化反转"也非嗜酸细胞瘤的可靠影像学指标(McGahan et al,2011;O'Malley et al,2012)。在 MRI 上,嗜酸细胞瘤可能具有明显的 T1 和 T2 信号模式,这些模式可能具有一定的提示意义(Harmon et al,1996)。MRI 上的 T2 加权图像也不能区分 RCC 和嗜酸细胞瘤(Dann et al,2006;Rosenkrantz et al,2010)。Cornelis 及其同事(2013)研究了嗜酸细胞瘤和 RCC 患者的 MRI,并指出,与 RCC 相比,嗜酸细胞瘤中肿瘤中心区呈完全晚期强化的比例更高(分别为 74%和 12%);此外,如 MRI 上无 T2 加权像的信号强度翻转,或在化学位移成像中存在信号丢失,则可基本除外嗜酸细胞瘤的诊断。RCC 和嗜酸细胞瘤的生长速率相似,因此生长速度上的特征也无助于区分这些肿瘤(Chawla et al,2006;Crispen and Uzzo,2007;Siu et al,2007;Kawaguchi et al,2011)。在 4%～13%的患者中,肿瘤是多中心的、双侧的,或具有异时原发的表现(Lieber et al,1987;Davis et al,1991;Licht et al,1993;Amin et al,1997;Perez-Ordonez et al,1997;Dechet et al,1999;Tickoo et al,1999;Minor et al,2003)。嗜酸细胞增多症(oncocyto-sis),以前也被称为肾嗜酸性细胞增多性肉芽肿(renal oncocytomatosis),首先由 Warfel 和 Eble(1982)报道,该患者在其双侧肾中有超过 200 个嗜酸细胞瘤。家族性肾嗜酸细胞瘤最初在五个家系中被描述(Weirich et al,1998),其在幼年时呈现为多中心、双侧、复发性嗜酸细胞瘤。也可能出现类似嗜酸细胞瘤病的非家族性双侧多灶性嗜酸细胞瘤(图 3-6)。

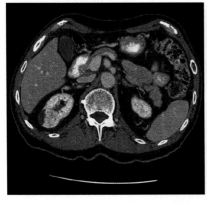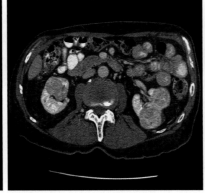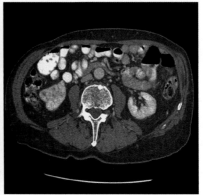

图 3-6　双侧多发嗜酸细胞瘤患者的 CT 扫描成像(Copyright 2009,S. F. Matin.)

　　细针穿刺/中心穿刺活检因假阴性率偏高,穿刺标本缺乏足够的诊断价值,因此该方法用于区分嗜酸细胞瘤与 RCC 的某些嗜酸性细胞亚型的鉴别作用有限(Weiss et al,1995;Campbell et al,1997)。不过近年来,随着免疫染色等技术的联合应用,经皮细针穿刺活检的准确性已有显著提高(Liu and Fanning,2001;Barocas et al,2006;Lebret et al,2007;Volpe et al,2007;Kummerlin et al,2008;Schmidbauer et al,2008),促使一些研究者重新审视经皮穿刺活检在偶发肾肿瘤患者中的诊断作用(Shah et al,2005;Lebret et al,2007;Volpe et al,2007)。当存在多个肿瘤时,必须考虑 RCC 与嗜酸细胞瘤共存的可能性,部分研究提示这一比例高达 32%(Davis et al,1991;Licht et al,1993;Licht,1995;Gudbjartsson et al,2005)。因此,多发肿瘤患者如需行经皮细针穿刺活检,必须尽量穿刺获取每一个肿瘤的组织样本,以避免病理学漏诊。

　　嗜酸细胞瘤的治疗选项包括:观察等待、热消融、腹腔镜或开放性肾部分切除术,以及根治性肾切除术等。决策取决于患者临床情况,同时还需考虑到影像学诊断的不确定性(Licht,1995;Romis et al,2004;Gudbjartsson et al,2005;Crispen and Uzzo,2007)。如果高度怀疑嗜酸细胞瘤并且需要进行手术,考虑到这些病变的良性特征和非常低的复发概率,优先选择保留肾单位的手术的治疗方法(Licht,1995;Romis et al,2004;Gudbj-artsson et al,2005)。术中冰冻病理通常不足以区分嗜酸性粒细胞 RCC 与嗜酸细胞瘤,因此不应以此为依据指导手术策略。热消融虽然也是一个治疗选项,不过手术的成功率较低,且需要对患者进行长期随访;而如果行手术切除,则无须进行长期、频繁的放射学随访。对高龄、一般情况较差的患者,大多数情况下可选择观察等待,而手术选项更适合于年轻患者。

要点:嗜酸细胞瘤

- 肾嗜酸细胞瘤是一种常见的良性肾肿瘤,临床和放射学上与 RCC 很难区分。
- 与年轻患者相比,嗜酸细胞瘤更好发于老年患者,且肿块体积一般较小。
- 嗜酸性粒细胞来源于远端肾小管,类似于嫌色细胞 RCC,可能代表了一种连续分布的肿瘤病理形态学特征谱,这在 Birt-Hogg-Dubé综合征中已被证实。然而,没有证据表明嗜酸细胞瘤在散发病例中发生恶变。
- 如术前怀疑嗜酸细胞瘤,可在经皮细针穿刺外的基础上行中心活检,同时结合免疫组织化学检查,一般可获得可靠的诊断。
- 近年免疫组化标志物的最新进展,极大地提高了切片病理/穿刺病理诊断的准确性。
- 术中冰冻无法可靠地区分嗜酸细胞瘤和RCC,因此不应用于指导手术策略。

五、肾血管平滑肌脂肪瘤

肾血管平滑肌脂肪瘤最初由 Grawitz（Grawitz，1900）在 1900 年描述。血管平滑肌脂肪瘤占肾肿瘤的不到 10%，尸检和超声筛查提示在一般人群中的发病率分别为 0.3% 和 0.13%（Eble，1998）。它是一种良性肿瘤，典型的肿瘤由厚壁且组织不良的血管成分、平滑肌和不同水平的成熟脂肪组织组成（Tamboli et al，2000；Nelson and Sanda，2002；Bissler and Kingswood，2004）。它最初被认为是"错构瘤"的一种形式，但最近的证据表明肿瘤起源为单克隆而非多克隆（Green et al，1996；Sepp et al，1996；Kattar et al，1999）。血管平滑肌脂肪瘤现在被认为起源于血管周围上皮样细胞，这类肿瘤被归为所谓的"血管周围上皮样细胞肿瘤"一类（Bissler and Kingswood，2004）。肿瘤高表达雌激素受体 ERβ，孕激素受体 PR 和雄激素受体 AR，女性好发，且在青春期前罕见，这些特点均表明了血管平滑肌脂肪瘤发病潜在的激素影响（Henske et al，1998；L'Hostis et al，1999；Boorjian et al，2008）。

对结节性硬化症（TSC）患者的遗传学研究发现了两个与血管平滑肌脂肪瘤相关的基因：位于 9q 的 TSC1（编码 hamartin 蛋白）和位于 16p 的 TSC2（编码 tuberin 蛋白）（European Chromosome 16 Tuberous Sclerosis Consortium，1993；Henske et al，1995；van Slegtenhorst et al，1997）。在散发的 TSC 患者中，10% 具有 TSC1 突变，68% 具有 TSC2 突变，22% 未检测到突变（Jones et al，1999；Dabora et al，2001）。

典型的散发病例表现为单侧发病的中年女性，多数无症状。散发性血管平滑肌脂肪瘤似乎生长缓慢，通常为体检偶然发现（Seyam et al，2008）。在所有肾肿瘤中，血管平滑肌脂肪瘤最易发生自发性出血，其次是肾细胞瘤（Zhang et al，2002）。Skolarus 等（2008）的研究表明，随着年龄的增长，散发的血管平滑肌脂肪瘤的发病率可能会下降。如前所述，血管平滑肌脂肪瘤通常是散发的，但也可能与常染色体显性遗传的 TSC 有关。据统计，20%～30% 的血管平滑肌脂肪瘤患者合并 TSC，约 50% 的 TSC 患者会合并有血管

平滑肌脂肪瘤（Eble，1998；Neumann et al，1998；Tamboli et al，2000；Lendvay and Marshall，2003；Minor et al，2003）。TSC 相关的血管平滑肌脂肪瘤通常具有如下特点：年龄相对较轻（平均年龄 30 岁），多发，双侧性和症状性肿瘤，男女发病比例约为 1∶2，女性的比例明显低于散发病例（Eble，1998；Neumann et al，1998；Lendvay and Marshall，2003）。由于 TSC 突变的可变外显率，因此典型的 TSC 三联征——癫痫、皮脂腺瘤和精神发育迟滞可能仅在少数患者中可见（Steiner et al，1993）。TSC 患者也会出现肾囊肿，且发生 RCC 的风险更高。淋巴管平滑肌瘤病也与 TSC 肾脏受累有显著相关性（Rakowski et al，2006）。

与 RCC 相似，大多数血管平滑肌脂肪瘤为体检时偶然出现（Lemaitre et al，1997；Seyam et al，2008）。也有文献关注肿瘤大小与症状之间的相关性，这部分文献的年代相对较早（Oesterling et al，1986；Steiner et al，1993；Eble，1998），患者起病时多有一定的主诉。Wunderlich 综合征或大量腹膜后出血是肾血管平滑肌脂肪瘤最重要的并发症，据报道发生率高达 10%，如果不及时治疗，可能有很高的致残致死率。妊娠状态似乎会增加血管平滑肌脂肪瘤出血的风险，这一因素可能左右医师的临床决策（Eble，1998）。

血管平滑肌脂肪瘤是唯一可在 CT 等横断面成像中被准确诊断的良性肾肿瘤（图 3-7）。在肾病变内存在脂肪成分（在非增强的薄层 CT 上表现为－20HU 或更低密度）被认为是血管平滑肌脂肪瘤的可靠诊断标志（Jinzaki et al，1997；Lemaitre et al，1997；Bosniak et al，1998；Simpfendorfer et al，2009）。最近，使用－10HU 的截断值的研究显示，血管平滑肌瘤的 CT 诊断曲线下面积为 0.83（Davenport et al，2011）。如存在超过 20 个像素的 CT 值＜－20HU，且超过 5 个像素的 CT 值＜－30HU，则阳性预测值可达 100%（Simpfendorfer et al，2009）。超声表现为边界清楚的高回声病变，可伴声影（Siegel et al，1996；Lemaitre et al，1997）。在血管造影（或 CT 血管造影）中，有 50% 的血管平滑肌脂肪瘤中发现了动脉瘤扩张（Lemaitre et al，1997），且动脉瘤的大小与破裂的风险直接相关（Yamakado et al，2002）。MRI 可用于鉴别 CT 诊断有困难的病例，

尤其在病变缺乏脂肪成分时,MRI 可代替 CT 检查。血管平滑肌脂肪瘤在压脂 T1 序列中为低信号。通常来讲,血管平滑肌脂肪瘤由于其富含脂肪成分而在 T1 和 T2 序列上显示为高信号(Kim et al,2006;Halpenny et al,2010)。

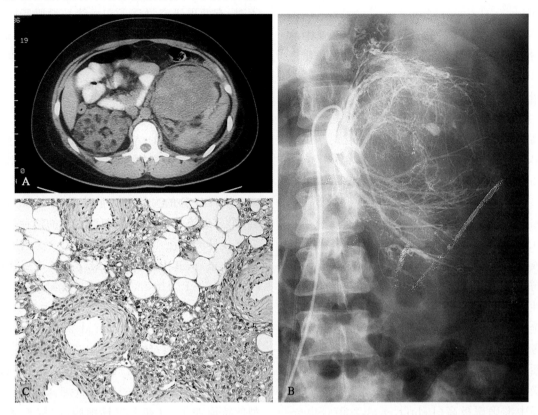

图 3-7　A. 结节性硬化患者的肾 CT 扫描,可见大的双侧肾血管平滑肌脂肪瘤;B. 肾血管造影可见双肾血管分布增多,动脉瘤样扩张,均为血管平滑肌脂肪瘤的典型表现;C. 血管平滑肌脂肪瘤典型的镜下观,混合了成熟脂肪组织、平滑肌组织和厚壁血管等多种成分

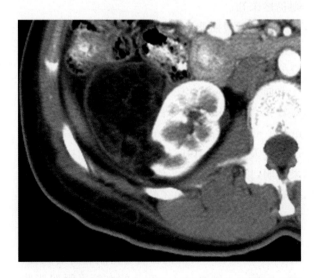

图 3-8　血管平滑肌脂肪瘤的 CT 增强影像,表现为压痕征(Copyright 2009,S. F. Matin.)

在以下三种情况下,血管平滑肌脂肪瘤的诊断相对较为困难:与脂肪肉瘤的鉴别,与含脂肪成分的 RCC 的鉴别,以及乏脂肪成分的血管平滑肌脂肪瘤与 RCC 的鉴别。较大的血管平滑肌脂肪瘤有时可与腹膜后脂肪肉瘤这一罕见的病理类型混淆。此时,高质量、高分辨率的 CT 有助于清楚地显示血管平滑肌脂肪瘤的几个特征,包括肾实质上的压痕,这种压痕征即便肿瘤体积较大、包裹肾时也依然存在(图 3-8);相反,脂肪肉瘤通常仅在肾外推挤、压缩肾实质(Clark and Novick,2001;Wang et al,2002)。虽然有学者报道了含有脂肪成分的 RCC,但这些极为罕见的病例一般也会包含钙化,极少例外(Hayn et al,2009);不过钙化这一恶性特征几乎从未出现于血管平滑肌脂肪瘤(Henderson et al,1997;Lemaitre et al,

1997；Roy et al，1998）。乏脂肪的血管平滑肌脂肪瘤约占全部血管平滑肌脂肪瘤的14%，这类血管平滑肌脂肪瘤的诊断最为困难（Lemaitre et al，1997；Kim et al，2004；Milner et al，2006）。Lane及其同事（2008a）的研究表明，乏脂肪血管平滑肌脂肪瘤多数单发、体积较小，且更多见于老年患者。目前有多种办法尝试术前CT鉴别乏脂肪血管平滑肌脂肪瘤与RCC，并取得了一定的成功。在CT影像上，血管平滑肌脂肪瘤在平扫期的密度偏高，强化期的增强模式更均匀，强化时相更长（Jinzaki et al，1997；Kim et al，2004；Hafron et al，2005；Milner et al，2006；Silverman et al，2007）。详细的像素分布分析（pixel distribution analysis）不能区分乏脂肪的血管平滑肌脂肪瘤和RCC（Catalano et al，2008）。超声检查显示为高回声或等回声病变，则提示为乏脂肪的血管平滑肌脂肪瘤（Jinzaki et al，1997）。然而，这些发现的特异性均不足，因此多数此类患者仍旧不能在术前完全排除RCC的诊断推测。细心的泌尿科医师可考虑进行经皮穿刺活组织检查进一步明确鉴别诊断。经皮穿刺活检在这类患者的诊断具有重要意义，因为中心穿刺活检在血管平滑肌脂肪瘤的诊断中准确率极高（Lebret et al，2007；Silverman et al，2007），尤其是结合HMB-45蛋白的免疫组织化学染色分析时（Pea et al，1991）。在典型的血管平滑肌脂肪瘤中，上皮标志物应为阴性（L'Hostis et al，1999）。

尽管血管平滑肌脂肪瘤公认为良性肿瘤，但也偶见肾外发病，包括肾门淋巴结、后腹腔和肝等，有时病变甚至直接延伸到静脉系统内（Eble，1998；TürkerKöksal et al，2000；Göğüş et al，2001；Nelson and Sanda，2002；Lin et al，2003；Bissler and Kingswood，2004；Akcali et al，2006；Haritharan et al，2006；Blick et al，2008；Schade et al，2008）。不过即便如此，其临床经过也是呈良性病程的，从而提示了疾病的多中心起源，而非恶性肿瘤的转移。许多血管平滑肌脂肪瘤在组织学上具有细胞异型性区域，病理学上需要同多种肉瘤进行鉴别，包括纤维肉瘤、平滑肌肉瘤和脂肪肉瘤等，鉴别主要依据脂肪、血管及平滑肌组织的相对含量（Wang et al，2002）。HMB-45（human melanoma black 45）是一种黑色素瘤相关的抗原，其单克隆抗体免疫组化染色阳性是血管平滑肌脂肪瘤的特征，可用于与肉瘤等其他肿瘤的鉴别（Eble，1998），甚至在活组织检查中也是如此。不过，有两项研究报道了在血管平滑肌脂肪瘤中发生高级别，甚至致死性的平滑肌肉瘤的病例。Christiano及其同事（1999）描述了一例高度多形性的血管平滑肌脂肪瘤，伴多发肺结节，且HMB-45染色均为阳性（Ferry et al，1991）。他们认为，该病例代表了血管平滑肌脂肪瘤的恶性转化，这是一种非常罕见的情况。这种情况也见于Mai及其同事（1996）描述的一类上皮样血管平滑肌脂肪瘤中。1997年，Eble及其同事报道5例具有典型上皮样成分的血管平滑肌脂肪瘤（Eble et al，1997）。近年来，血管平滑肌脂肪瘤的这种恶性上皮样变异类型在TSC和非TSC患者中均有越来越多的报道，其中许多患者最终死于该疾病（Pea et al，1998；L'Hostis et al，1999；Martignoni et al，2000；Cibas et al，2001；Menè et al，2001；Nelson and Sanda，2002；Saito et al，2002；Bissler and Kingswood，2004；Huang et al，2007；Limaiem et al，2008；Matsuyama et al，2008；Moudouni et al，2008；Zanelli et al，2008；Kato et al，2009）。该表型的特征如下：存在上皮样细胞，细胞角蛋白阴性，而HMB-45阳性。至于这一极为罕见的恶性表型，究竟起源于血管平滑肌脂肪瘤的恶性转化，还是一种没有良性前驱病变的、全新的病理类型，则仍然未知。

血管平滑肌脂肪瘤的治疗须个体化以得到最佳治疗效果。应考虑肿瘤的大小、症状和患者本身的因素。评估期间尤其需要权衡出血的风险。一般而言，大多数有症状的血管平滑肌脂肪瘤相对较大，文献报道最大径一般在4cm以上（Steiner et al，1993；Nelson and Sanda，2002）。Oesterling及其同事（1986）检索综述了既往文献，结果表明，以4cm为截断值时，直径＞4cm的患者中有82%伴有症状，9%的患者以肿瘤破裂出血导致的失血性休克起病；而肿瘤＜4cm的患者仅23%合并有症状。Dickinson及其同事（1998）报道了18例直径＜4cm的血管平滑肌脂肪瘤患者，均无症状；13例直径4~8cm的血管平滑肌脂肪瘤患者中有7例需要外科干预，6例直径＞8cm的患者中有5例需要外科干预（主要与疼痛或出血相关)。其他研究者的报道也证实了上述结果(Blute et al,1988;Steiner et al,1993;Lemaitre et al,1995;De Luca et al,1999;Seyam et al,2008)。Steiner 及其同事(1993)对 24 例患者的 28 处肿瘤进行回顾性研究,平均随访时间 4 年,结果显示:>4cm 的血管平滑肌脂肪瘤患者 13 例,6 例出现了肿瘤体积增长,52%有症状,30%需要手术干预;<4cm 的 15 例,4 例出现了肿瘤体积增长,76%无症状,且均无须外科干预。Kennelly 及其同事(1994)观察了 17 例肿瘤<4cm 的血管平滑肌脂肪瘤,平均随访 3.8 年,研究结果也支持小肿瘤的生长速度较慢且出血风险较低。类似地,De Luca 及其同事(1999)研究了 32 例偶发且直径<5cm 的血管平滑肌脂肪瘤,发现 92%无症状且大小不变。也有文献报道了较大的血管平滑肌脂肪瘤,随访长达 18 年仍可保持无症状(Kennelly et al,1994;Hadley et al,2006;Danforth et al,2007)。这表明:肿瘤大小只是出血等风险的一个重要因素,但非绝对;这也再次强调了血管平滑肌脂肪瘤的治疗方案需要个体化制定。多灶性血管平滑肌脂肪瘤和结节性硬化症患者合并血管平滑肌脂肪瘤代表了该病的一个特殊群体,其生长速率年均约为 20%,而单个、散发的血管平滑肌脂肪瘤的平均生长率约为每年 5%(Steiner et al,1993;Nelson and Sanda,2002;Harabayashi et al,2004;Seyam et al,2008)。

虽然尚无有关远期疗效的大型前瞻性研究,已有的观察研究结果依旧能够给出血管平滑肌脂肪瘤诊治的一般原则。对于无症状且体积较小的肿瘤(通常是直径<4cm 的肿瘤),可观察随访,每 6~12 个月重复影像学检查确定生长速率。如随访期间肿瘤体积稳定,可以适当延长影像学随访的间隔至每年随访或每两年随访一次(Oesterling et al,1986;De Luca et al,1999;Matin et al,2008)。对于较大的、合并临床症状的肿瘤可考虑外科干预,但需结合患者的年龄、合并基础疾病的情况及其他相关因素。对于育龄妇女、随访受限的患者和急重症患者,可以考虑一定的主动干预措施(Nelson and Sanda,2002)。如需治疗,保留肾单位的手术(选择性栓塞术、开放肾部分切除术、腹腔镜下肾部分切除术、机器人辅助的肾部分切除术等)要明显优于根治性肾切除术。对正常

肾组织尽可能地保留,无论在 TSC 患者还是非 TSC 的多发血管平滑肌脂肪瘤患者中都是重要的治疗原则和目标,尤其对于有潜在肾功能不全的患者更应如此。以楔形切除或肿瘤剜除的方式进行肾部分切除术的可行性和效果在血管平滑肌脂肪瘤患者中已得到很好的证实。即使在孤立肾病变较大的患者中也能保持相对良好的肾功能(Fazeli-Matin and Novick,1998;Boorjian et al,2007;Minervini et al,2007)。部分学者以选择性栓塞为首选方式,在 6 个研究系列共计 76 名患者中的数据表明,选择性栓塞术的远期效果相当理想(Nelson and Sanda,2002;Harabayashi et al,2004)。然而也有部分患者的症状持续存在或复发,或再次出现出血表现,此时则多数需要再次治疗,包括手术和介入栓塞术(Hamlin et al,1997;Han et al,1997;Kehagias et al,1998;Mourikis et al,1999;Nelson and Sanda,2002;Lenton et al,2008)。栓塞在这些研究系列中总的并发症发生率为 10%,类似于部分肾切除术并发症的发生率(Boorjian et al,2007),这些并发症包括出血、脓肿形成,需要经皮引流或外科手术干预的肿瘤无菌液化等。以上数据表明,与肾部分切除术相比,选择性栓塞术后更需要长期的随访(Nelson and Sanda,2002)。当肿瘤发生急性破裂出血甚至危及生命的大出血时,选择性栓塞术应作为一线治疗方案,需要手术探查时多数已不得不行肾切除(Pappas et al,2006;Chang et al,2007)。肿瘤的消融治疗,如射频消融(Prevoo et al,2008)和冷冻消融术(Bachmann et al,2005;Byrd et al,2006;Littrup et al,2007;Caviezel et al,2008)等,也已用于治疗血管平滑肌脂肪瘤,但由于相关研究的随访时间较短,因此其临床意义仍待明确;且在这部分患者的术后随访方案亦未形成共识,因此患者不得不反复施行 CT 等有放射性暴露风险的影像学检查。对于老年患者,一般情况不允许行开放手术或选择性栓塞术的患者,或 TSC 合并多发肾血管平滑肌脂肪瘤的患者,消融治疗可能是最适宜的选择。

对 TSC 伴肾血管平滑肌脂肪瘤患者的分子机制研究表明,TSC2 突变导致 TSC2 蛋白丢失与 mTOR 通路激活之间存在联系(实验证实血管平滑肌脂肪瘤组织中存在 S6K 和磷酸化-S6K)(El-

Hashemite et al,2003)。随后西罗莫司被应用于16名 TSC 伴血管平滑肌脂肪瘤患者的 II 期临床试验,使用 RECIST 标准评估其反应率高达 50%(Davies et al,2011)。另一项研究将西罗莫司以新辅助治疗的方式用于 3 例 TSC 伴血管平滑肌脂肪瘤且无法外科切除的患者,西罗莫司治疗后,肿瘤体积缩小 38%～95%,3 位患者随后均成功地施行了肾部分切除术(Staehler et al,2012)。最近,依维莫司也在 TSC 合并血管平滑肌脂肪瘤患者中进行了 III 期临床试验,显示其在血管平滑肌脂肪瘤中有 44% 的反应率(研究起始时测量患者肿瘤直径均＞3cm)(Bissler et al,2013)。目前仍有大量 mTOR 抑制药治疗 TSC 合并血管平滑肌脂肪瘤的临床试验正在进行中。

要点:肾血管平滑肌脂肪瘤

- 血管平滑肌脂肪瘤由于其内脂肪成分的存在,因此是唯一可被非增强薄层 CT 明确诊断的良性肾肿瘤。乏脂肪的血管平滑肌脂肪瘤仍可能与 RCC 相混淆,如术前不能排除 RCC 可考虑行经皮穿刺活检。血管平滑肌脂肪瘤通常可见 HMB-45 阳性。
- 血管平滑肌脂肪瘤是最常见的与自发性破裂出血相关的肾肿瘤,其次是 RCC。
- 治疗必须根据临床表现、妊娠状态、肿瘤大小和肾功能进行个体化。
- 急性破裂出血患者首选选择性肾血管栓塞术治疗。
- 对于较大的血管平滑肌脂肪瘤,治疗方案包括选择性肾血管栓塞,以及开放或微创肾部分切除术。不过栓塞的二次手术概率相对较高。

六、混合间充质细胞和上皮肿瘤

依据 2004 年 WHO 的肾肿瘤分类标准,囊性肾瘤和上皮间质混合瘤(MEST)作为罕见的良性肾肿瘤,虽然各自被划分为单独的组织学类型,但却具有重叠的临床、形态学和免疫组化特征(Lopez-Beltran et al,2006;Turbiner et al,2007;

Montironi et al,2008)。最近的研究对囊性肾瘤和 MEST 分别进行了全基因表达谱分析,发现两者之间具有明显的相似性,这提示人们:囊性肾瘤和 MEST 的肿瘤发生极有可能是同一分子生物学过程的不同阶段(Zhou et al,2009)。该类型肿瘤好发于女性,男性患者则往往有雄激素褫夺治疗史,同时发现肿瘤高表达雌激素和孕激素受体,推测性激素可能在这些罕见病变的发病机制中发挥作用(Turbiner et al,2007;Montironi et al,2008;Stamatiou et al,2008)。

七、囊性肾瘤

囊性肾瘤的发病年龄具有两个高峰分布(2—3 岁,男童多见;40—50 岁,女性多发,男女比例约 1:8),总体表现为良性的临床病程(Tamboli et al,2000;Madewell et al,1983;Upadhyay and Neely,1989;Castillo et al,1991;Kuzgunbay et al,2009;Stamatiou et al,2008)。与其他肾病变一样,症状体征可包括腹部肿块、疼痛和血尿,但大多数囊性肾瘤是偶然发现(Madewell et al,1983;Kuzgunbay et al,2009)。文献报道了几例家族性病例,并且有关于囊性肾瘤合并肉瘤和透明细胞癌的报道(Bal et al,2005;Omar et al,2006;Raj et al,2006;Ashley and Reinberg,2007)。

在影像学上,大多数囊性肾瘤是中心、单发、大小不固定(平均大小为 9cm),并且通常表现出钙化、瘤体疝入集合系统及肿瘤中隔强化等特征(图 3-9A 和 B)(Madewell et al,1983;Turbiner et al,2007)。因此,囊性肾瘤和成人囊性肾癌及儿童肾母细胞瘤之间很难做出可靠放射学鉴别诊断(Vujanic et al,2000)。

在组织学上,囊性肾瘤由厚的纤维假包膜包裹,囊肿上皮由扁平、立方形或钩状排列的细胞构成(图 3-9C)。基质成分可以是缺乏细胞成分的致密胶原,也可以是梭形细胞构成的细胞束,与卵巢基质非常类似(Tamboli et al,2000)。免疫组化染色分析表明上皮成分对细胞角蛋白具有亲和力,而基质成分则多为 CD10、钙视网膜蛋白(calretinin)、抑制素(inhibin)及雌激素、孕激素受体染色呈阳性(Turbiner et al,2007;Montironi et al,2008)。

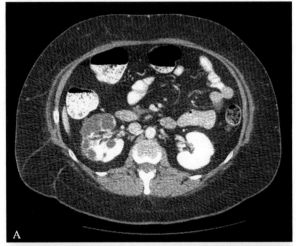

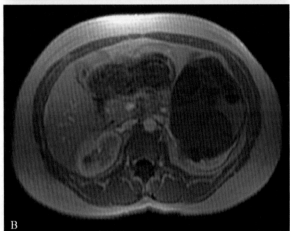

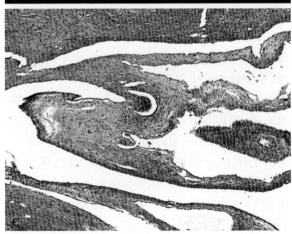

图 3-9　囊性肾瘤。CT(A)和 MRI(B)并不能完全区分囊性肾瘤与囊性肾癌或者囊性 Wilms 瘤。C. 大小不一的囊腔由扁平上皮细胞排列形成(低倍镜视野)(Copyright 2009,V. Margulis.)

由于无法排除囊性肾母细胞瘤的诊断可能性,多数囊性肾瘤患儿选择行根治性肾切除术治疗。成人囊性肾瘤患者则应尽可能施行保留肾单位的肾部分切除术。

八、上皮间质混合瘤(mixed epithelial and stromal tumors,MEST)

MEST 是一种由上皮和间质成分组成的少见成人良性肾肿瘤(Pawade et al,1993;Adsay et al,2000)。以往 MEST 也被称为先天性中胚层肾瘤、平滑肌瘤性肾错构瘤、囊实双相肿瘤、囊性错构瘤、孤立性多房肾囊肿、成人后肾间质瘤(Adsay et al,2000;Pierson et al,2001;Mai et al,2007)。类似于囊性肾瘤,MEST 多发于女性,发病高峰年龄在 40—50 岁(平均 46 岁)。大部分女性患者曾接受过雌激素替代治疗,最大样本量的 MEST 研究中仅报道 1 例男性患者因前列腺癌曾接受过去势治疗(Adsay et al,2000)。MEST 的临床症状、体征与囊性肾瘤相似,绝大部分患者由体检偶然发现(Adsay et al,2000;Turbiner et al,2007;Montironi et al,2008)。

影像学上,MEST 不同于囊性肾癌,多为复杂的囊性肾肿物表现,Bosniak 分级Ⅲ至Ⅳ级(图 3-10A)(Adsay et al,2000)。临床上,MEST 多为良性病程,但也有文献报道 MEST 可出现肉瘤样变或局部复发等恶性肿瘤特征(Adsay et al,2000;Nakagawa et al,2004)。

大体上,MEST 具有假包膜,肿瘤最大径在 2~24cm(平均 6cm),常累及肾门,并压迫集合系统,但很少浸润至肾实质。间质成分含有特征性的梭形细胞,这类梭形细胞常发生了不同程度的平滑肌、纤维或肌纤维细胞分化,并伴有散在的胶原蛋白素。上皮成分由立方或扁平上皮细胞排列而成,可伴有囊性扩张,形成常见的小管或复杂的小管乳头状结构,这些上皮细胞可发生透明样"鞋钉样"改变(图 3-10C)(Adsay et al,2000;Antic et al,2006;Turbiner et al,2007;Montironi et al,2008)。囊性肾瘤上皮成分中,细胞角化蛋白呈阳性,而绝大部分 MEST 间质成分中,雌激素、孕激素受体呈阳性(Adsay et al,2000)。

MEST 多发于停经期女性,因影像学上并不能完全与肾癌区分,往往采用保留肾单位手术治疗。

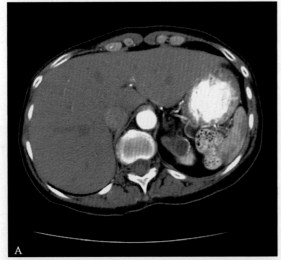

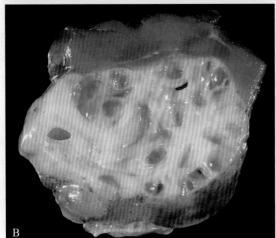

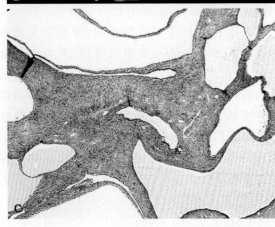

图 3-10 上皮间质混合瘤。A. CT 表现与肾癌并无明显差异；B. 肾部分切除术标本大体照片可见一局限性肿块，由不同大小的囊泡组成，各个囊泡由一定厚度的白色隔膜分开；C. 中等放大倍数可见囊泡由鞋钉样细胞、梭形细胞排列形成（Copyright 2009，V. Margulis. ）

要点：囊性肾瘤和 MEST

- 这类肿瘤具有不同的生物学特性，但往往表现出类似的临床、形态学和免疫组织化学特征。
- 女性多发，若为男性患者多接受过去势治疗。
- 肿瘤组织中雌激素、孕激素受体多呈阳性表达。
- 临床上，往往难以与肾癌、囊性 Wilms 瘤鉴别。
- 可行的情况下，多推荐采用保留肾单位的肾部分切除术进行治疗。

九、平滑肌瘤（leiomyoma）

肾平滑肌瘤是一种少见的良性肿瘤，起源于泌尿生殖道平滑肌细胞（Tamboli et al，2000），多源于肾包膜，也有少数见于肾盂和肾静脉（Wells et al，1981；Steiner et al，1990；O'Brien et al，1992；Rao et al，2001）。临床上，仅有一部分肾平滑肌瘤被发现，占手术切除肾良性肿瘤的 1.5%，而尸体解剖提示肾平滑肌瘤的发病率占 4.2%～5.2%。类似于其他肾肿瘤，伴随着腹部 CT 等影像技术的普及，绝大部分平滑肌瘤是体检偶然发现（Romero et al，2005；Derchi et al，2008）。

典型的肾平滑肌瘤起源于肾包膜，呈外生型，可有强化，但与肾癌并无特征性的影像学差异（图 3-11A）（Steiner et al，1990；Derchi et al，2008）。

大体上，平滑肌瘤是带有包膜的实性肿物，质硬。组织学检查可见平滑肌交叉束，而无细胞过度增生、异型性、有丝分裂或坏死（图 3-11B）（Steiner et al，1990；Tamboli et al，2000）。免疫组化可见肌间线蛋白、钙调结合蛋白等呈弥散性阳性表达，进一步证实其平滑肌特性。部分平滑肌瘤 HMB-45 染色阳性，提示可能与肾血管平滑肌脂肪瘤和其他血管周上皮样细胞分化特点的肿瘤（PEComas）相关（Bonsib，1996）。大体积肿瘤多采用根治性肾切除，而外生型小肿瘤多推荐肾部分切除术。

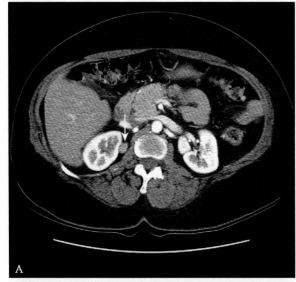

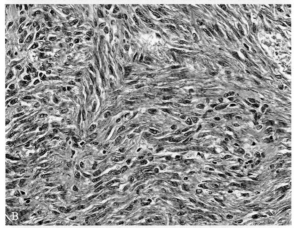

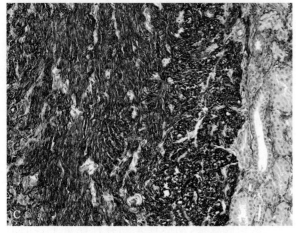

图 3-11 肾平滑肌瘤。A. CT 上典型的肾平滑肌瘤起源于肾包膜;B. 中等放大倍数可见规则的梭形细胞,带有"雪茄样"细胞核,无异型性;C. 免疫组化提示肾平滑肌瘤中肌动蛋白呈阳性,而正常肾小管中为阴性(Copyright 2009,V. Margulis.)

> **要点:平滑肌瘤**
> - 典型表现是起源于肾包膜的小肿瘤。
> - 影像学上难以与 RCC 鉴别。
> - 技术可行的情况下推荐肾部分切除术。

十、其他肾良性肿瘤

起源于不同的肾间质成分,形成大量不同病理类型的罕见肾良性肿瘤,如血管瘤、淋巴管瘤、球旁细胞瘤、肾髓间质细胞瘤、肾内神经鞘瘤、孤立性纤维瘤(Ligato et al,1999;Tamboli et al,2000)。目前的影像学方法并不能明确鉴别这些肾良、恶性肿瘤,常常需要手术切除肿瘤病理确认。

血管瘤是一种良性血管肿瘤,好发于年轻人,无性别差异。典型的肾血管瘤是单发的,紧贴肾锥体和肾盏。血管瘤无包膜,肉眼呈海绵状红色,由单个内皮细胞层排列形成不规则的血管腔(Tamboli et al,2000)。肾血管瘤也可与 Klippel-Trenaunay 综合征、Sturge-Weber 综合征、系统性血管瘤病相伴发。

淋巴管瘤是一种起源肾包膜的罕见良性肿瘤,可生长为肾窦肿物或肾盂旁肿物。一些患者具有遗传学异常(如染色体 7 三倍体、X 染色体单倍体、VHL 异常)(Debiec-Rychter et al,1990;Caduff et al,1997)。淋巴管瘤具有假包膜,由扁平内皮细胞排列形成的纤维隔膜形成弥散性囊腔,可相互交通。

球旁细胞瘤(也称为肾素瘤)是一种肾球旁细胞器良性肿瘤(Robertson et al,1967;Wong et al,2008)。文献报道不足 100 例,其中女性高发年龄在 30—40 岁(Martin et al,2001;Rubenstein et al,2002;Wong et al,2008)。主要临床表现为肾素的高分泌状态,包括高血压、低血钾及多饮、多尿、肌痛、头痛等伴发症状(Schonfeld et al,1991;Rubenstein et al,2002)。实验室检查可见血浆肾素水平增高、继发的醛固酮增多、低血钾、孤立的肾肿物等。影像学上可见 <3cm 的缺血供肿物。手术切除肿瘤、保留正常肾实质可以迅速降低肾素水平、血压恢复正常、缓解其他相关症状

（Dunnick et al，1983；Schonfeld et al，1991；Tan-abe et al，2001）。组织学上可见大片多形或梭形细胞，细胞边界模糊，细胞质呈嗜酸性，较少异型性（Martin et al，2001）。Ⅷ因子及相关抗原的高表达证实其来源于血管内皮细胞（Sanfilippo et al，1982）。细胞中也可见肾素、CD34、波形蛋白、肌动蛋白的阳性表达（Martin et al，2001）。尽管绝大部分是良性病程，也有文献报道了恶性肾素瘤的发生（Duan et al，2004）。

肾髓间质细胞瘤无临床症状，对血压无影响，<5mm，一般由尸检发现。肿瘤细胞呈多形或星形，细胞质嗜碱性，含有少量胶原蛋白。

肾内神经鞘瘤极为少见，目前报道的不足20例。其临床症状和体征并无特异性，肿瘤多有假包膜，由梭形细胞"栅栏式"排列形成（Singer and Anders，1996；Alvarado-Cabrero et al，2000）。

孤立性纤维瘤较少见，目前文献报道不足50例，但其体积较大，容易出现肉眼血尿，易误诊为RCC或肉瘤，在临床上需要重视（Khater et al，2013）。肿瘤起源于肾实质，局限性生长，由纺锤形细胞及胶原蛋白带组成。通常，CD34、CD99、BCL-2阳性表达能够确诊孤立性纤维瘤（Wang et al，2001；Magro et al，2002）。

要点：其他肾良性肿瘤

- 不同肾间质成分来源可形成多种少见的肾良性肿瘤。
- 影像学检查通常难以鉴别肾良、恶性肿瘤。
- 肾素瘤是一种起源于球旁细胞器的良性肿瘤，虽然较少见，但应引起临床重视，因为可以引起继发性高血压和低血钾。

十一、创新

肾良性肿瘤占肾肿瘤的10%～20%。伴随着组织学、分子生物学技术和理论的进步，除了肾血管平滑肌脂肪瘤、嗜酸细胞腺瘤等常见良性肿瘤，越来越多的罕见良性肿瘤病理亚型被区分发现，包括肾细胞来源的乳头状腺瘤，间质来源的平滑肌瘤、血管瘤、淋巴管瘤、肾素瘤、纤维瘤、神经

纤维瘤，上皮与间质混合来源的多房囊性肾瘤、混合性上皮及间质肿瘤，后肾来源的后肾腺瘤和后肾腺纤维瘤等。病理分型的细化有助于实现肾良性肿瘤的精准治疗，但也提高了临床医师术前定性诊断的难度。此外，小肾癌检出率的不断提高，更是增加了其与肾良性肿瘤的误诊率。因此，如何提高诊断的准确性，实现肾良性肿瘤的精准治疗，是目前研究的热点。主要体现在以下几个方面。

1. 影像学手段的多样化有助于提高肾良性肿瘤诊断准确性

临床医师对于肾肿瘤的定性诊断主要依赖于影像学检查。传统的B超、CT等虽然能够鉴别大部分肾肿瘤，但对于不典型、罕见的肾良性肿瘤，其误诊为肾癌的发生率仍高达22%，为后续治疗带来难题。一些新型影像技术的创新应用有助于提高肾肿瘤定性诊断的准确性。MRI/CT灌注成像能够通过显示肿瘤血管生长特征，判断肿瘤的生物学特性；高分辨率MRI波谱能够定量分析肿瘤组织代谢、生化改变；扩散张量成像能够从水分子扩散这一特征鉴别肿瘤性质；超声造影能够清晰显示肿瘤血供、假包膜等。尽管这些影像技术仍处于探索阶段，仍为肾肿瘤的精确诊断带来了良好前景。

2. 术前穿刺活检、术中冰冻病理仍存在争议

对于是否应用术前穿刺活检、术中冰冻病理仍存在一定的争议。但笔者认为，对于无症状的肾肿瘤，确实因影像学上无法明确诊断而影响治疗方案制定的病例，术前穿刺活检仍有应用的价值。对于术前定性诊断不明确、有手术条件行保留肾单位手术的患者，术中可考虑结合冰冻切片病理结果，调整手术方式，制定术后辅助治疗方案。

3. 治疗手段层出不穷为肾良性肿瘤的个性化治疗带来可能

从积极观察、动脉栓塞到各种能量平台的消融手术（冷冻消融、激光消融、微波消融等），从肾部分切除术到根治性肾切除术，各种治疗手段层出不穷。根据肿瘤特性（位置、大小、病理类型等），患者条件（年龄、基础疾病等），可以选择针对性的治疗方式，以实现患者获益的最大化。需要指出的是，鉴于绝大部分肿瘤的良性进程，需要在

控制肿瘤的同时,最大限度地保护肾功能,应避免过度治疗。

参考文献

完整的参考文献列表通过 www. expertconsult. com 在线获取。

推荐阅读

Antic T, Perry KT, Harrison K, et al. Mixed epithelial and stromal tumor of the kidney and cystic nephroma share overlapping features: reappraisal of 15 lesions. Arch Pathol Lab Med 2006;130(1):80-5.

Barocas DA, Rohan SM, Kao J, et al. Diagnosis of renal tumors on needle biopsy specimens by histological and molecular analysis. J Urol 2006;176(5):1957-62.

Boorjian SA, Frank I, Inman B, et al. The role of partial nephrectomy for the management of sporadic renal angiomyolipoma. Urol 2007;70(6):1064-8.

Castillo OA, Boyle ET Jr, Kramer SA. Multilocular cysts of kidney: a study of 29 patients and review of literature. Urol 1991;37(2):156-62.

Davis CJ Jr, Barton JH, Sesterhenn IA, et al. Metanephric adenoma. Clinicopathological study of fifty patients. Am J Surg Pathol 1995;10(10):1101-14.

Dechet CB, Bostwick DG, Blute ML, et al. Renal oncocytoma: multifocality, bilateralism, metachronous tumor development and coexistent renal cell carcinoma. J Urol 1999;162(1): 40-2.

Eble J, Amin MB, Young RH. Epithelioid angiomyolipoma of the kidney: a report of five cases with a prominent and diagnostically confusing epithelioid smooth muscle component. Am J Surg Pathol 1997;21(10): 1123-30.

Eknoyan G. A clinical view of simple and complex renal cysts. J Am Soc Nephrol 2009;20(9): 1874-6.

Hafron J, Fogarty JD, Hoenig DM, et al. Imaging characteristics of minimal fat renal angiomyolipoma with histologic correlations. Urol 2005;66(6):1155-9.

Harabayashi T, Shinohara N, Katano H, et al. Management of renal angiomyolipomas associated with tuberous sclerosis complex. J Urol 2004;171(1): 102-5.

Ibraghimov-Beskrovnaya O, Bukanov N. Polycystic kidney diseases: from molecular discoveries to targeted therapeutic strategies. Cell Mol Life Sci 2008;65(4): 605-19.

Israel GM, Bosniak MA. An update of the Bosniak renal cyst classification system. Urol 2005;66(3): 484-8.

Lane BR, Aydin H, Danforth TL, et al. Clinical correlates of renal angiomyolipoma subtypes in 209 patients: classic, fat poor, tuberous sclerosis associated and epithelioid. J Urol 2008;180(3): 836-43.

Lopez-Beltran A, Scarpelli M, Montironi R, et al. 2004 WHO classification of the renal tumors of the adults. Eur Urol 2006;49(5): 798-805.

Qian F, Watnick TJ, Onuchic LF, et al. The molecular basis of focal cyst formation in human autosomal dominant polycystic kidney disease type I. Cell 1996;87(6): 979-87.

Seyam RM, Bissada NK, Kattan SA, et al. Changing trends in presentation, diagnosis and management of renal angiomyolipoma: comparison of sporadic and tuberous sclerosis complex-associated forms. Urol 2008;72 (5): 1077-82.

Siu W, Hafez KS, Johnston WK 3rd, et al. Growth rates of renal cell carcinoma and oncocytoma under surveillance are similar. Urol Oncol 2007;25(2): 115-9.

Terada N, Arai Y, Kinukawa N, et al. The 10-year natural history of simple renal cysts. Urol 2008;71(1): 7-11, discussion 11-2.

Warren KS, McFarlane J. The Bosniak classification of renal cystic masses. BJU Int 2005;95(7): 939-42.

Zhou M, Kort E, Hoekstra P, et al. Adult cystic nephroma and mixed epithelial and stromal tumor of the kidney are the same disease entity: molecular and histologic evidence. Am J Surg Pathol 2009;33(1):72-80.

（时佳子　编译　王林辉　审校）

第4章 肾恶性肿瘤

Steven C. Campbell, MD, PhD, and Brian R. Lane, MD, PhD

一、历史回顾

肾切除术及其他肾病手术所提供的临床及组织病理学信息,是形成现代肾肿瘤相关理念的基础。**首次记载的肾切除术由 Wolcott 于 1861 年完成,当时误诊为肝癌而进行手术。**1867 年,Spiegelberg 在切除棘球囊的时候偶然切除了肾。第一次有计划的肾切除手术是 Simon 在 1869 年为治疗持续性输尿管瘘时完成的,术后输尿管瘘得以治愈。1870 年,美国第一例肾切除由 Gilmore 在亚拉巴马州成功完成,当时是为了治疗肾盂肾炎萎缩肾和持续的泌尿系统感染(Herr,2008)。1882 年,Harris 报道了 100 例肾切除手术,病例数量足以对肾病进行临床、手术及病例特征进行研究分析。

外科手术为病理学家进行组织学研究提供了资料,然而遗憾的是这些研究结论并不总是准确的,甚至经常出现严重的专业方面的分歧。据 Carson(1928)记载,是 Konig 在 1826 年第一次从整体上准确描述肾肿瘤。1855 年,Robin 检查了肾实体瘤并得出肾癌起源于肾小管上皮细胞的结论。这个结论在 1867 年被 Waldeyer 所证实。但是,关于肾癌的理论和实践的认识被 Grawitz(1883)混淆了,他认为典型的肾癌起源于肾内部的肾上腺组织,透明细胞癌来源于肾内的肾上腺残留组织,并命名为"肾内迷走性脂样瘤"。他的结论基于以下几点:肿瘤内脂肪组织类似于肾上腺的脂肪组织,肾被膜下的肿瘤位置,邻近肾上腺,不像肾小管细胞的组织学类型,肿瘤内部的淀粉样变性类似于肾上腺肿瘤的淀粉样变。

在肾肿瘤起源于肾上腺的观点盛行的时代,这个组织学的概念被当时的研究者和病理学家所接受。1894 年,Lubarch 认为肾肿瘤起源于副肾,当时其名称是"肾上腺样瘤"。Birch-Hirschfeld(Birch-Hirschfeld and Doederlein,1894)也支持这个观点。这种语义和概念上的错误导致"肾上腺样瘤"这个术语的使用,当时在学术界也主要用"肾上腺样瘤"来描述肾实质肿瘤。Albarran 和 Imbert(1903)的工作对一些肾肿瘤组织病理学的阐明有重要意义,同时 Wolff 在 1883—1928 年间编写的四卷著作,对于今天认识肾肿瘤有着深远的意义(Herr,2008)。

现在我们已经能认识到肾细胞癌(renal cellcarcinoma,RCC)包括许多不同的亚型,不同的亚型起源于肾单位的不同部分,并且都具有自身不同的遗传基础和生物学基础(Rini et al,2009;Linehan and Ricketts,2013)。过去几十年的主要进步还有根治性肾切除术的应用和随后根治性手术应用的减少,保留肾单位手术及更多的微创方法的应用(Robson,1963;Novick,2007;Volpe et al,2011)。**目前,一个共同的观点是肾细胞癌仍**

然主要通过手术治疗,尽管免疫治疗及分子靶向治疗可以持续应答,但没有完整手术切除的肾肿瘤治愈率极低(Rini et al,2009;Kroeger et al,2014)。遗憾的是,肾细胞癌的发病率正逐渐上升,虽然提倡早期检测,但死亡率依然很高。

炎性(框图 4-1)或者根据影像学表现分为单纯性囊肿、复杂性囊肿及实性肿瘤(框图 4-2)。基于对不同亚型肾细胞癌及其他各种良、恶性肾肿瘤的最新认识,更新了分类方法(Eble et al,2004;Al-gaba et al,2011)。恶性肿瘤包括肾细胞癌、尿路上皮癌、肉瘤、胚胎或者小儿肿瘤、淋巴瘤及转移瘤。良性肾肿瘤多种多样,诊断难度较大(见第 2卷第 3 章)。在鉴别诊断过程也必须考虑到炎性及血管性的病变。

二、分类

Barbaric(1994)将肾肿瘤分为良性、恶性及

框图 4-1　肾肿瘤分类(根据病理特征)

恶性	肾母细胞瘤(Wilms 瘤)	混合上皮间质肿瘤
肾细胞癌	原发神经外胚层肿瘤	肾素瘤(肾球旁细胞瘤)
尿路上皮相关恶性肿瘤	类癌	平滑肌瘤
尿路上皮癌	淋巴瘤	纤维瘤
鳞状细胞癌	转移瘤	血管瘤
腺癌	邻近肿瘤侵犯	血管病变
肉瘤	良性	肾动脉瘤
平滑肌肉瘤	囊性病变	动静脉畸形
脂肪肉瘤	单纯性囊肿	假性肿瘤
血管肉瘤	出血性囊肿	炎症
血管外皮细胞瘤	实质性肿瘤	脓肿
恶性纤维组织细胞瘤	血管平滑肌脂肪瘤	局灶肾盂肾炎
滑膜肉瘤	嗜酸细胞瘤	黄色肉芽肿性肾盂肾炎
成骨肉瘤	肾腺瘤	感染性肾囊肿
透明细胞肉瘤	后肾腺瘤	结核
横纹肌肉瘤	囊性肾瘤	风湿性肉芽肿

框图 4-2　肾肿瘤的影像学和病理学分类

单纯性囊肿	肾动脉瘤	肉瘤
良性囊肿	明显强化的实质性肿瘤	急性细菌性肾炎
肾盂旁囊肿	透明细胞癌	梗死
肾积水	血管平滑肌脂肪瘤	多病灶/双侧肿瘤
肾盏憩室	嗜酸细胞瘤(偶尔)	遗传性肾癌
复杂性囊肿	乳头状细胞癌(偶尔)	转移瘤
囊性肾癌	嫌色细胞癌(偶尔)	散发、多病灶肾癌
出血性囊肿	中等强化的实质性肿瘤	血管平滑肌脂肪瘤(结节性硬化)
高密度囊肿	乳头状细胞癌	淋巴瘤
良性复杂性囊肿	嫌色细胞癌	囊性肾瘤(常染色体显性多囊肾)
囊性肾瘤	嗜酸细胞瘤	浸润性肿瘤
混合上皮间质肿瘤	其他良性肿瘤	淋巴瘤
囊性肾母细胞瘤	乏脂血管平滑肌脂肪瘤	高级别尿路上皮癌
感染性囊肿/脓肿	腺瘤	肉瘤样分化
肾盏积水	后肾腺瘤	集合管癌
动静脉畸形	单病灶淋巴瘤	肾髓样癌

（续）

黄色肉芽肿性肾盂肾炎	良性肾囊肿	含脂肿瘤
转移瘤（偶尔）	黄色肉芽肿性肾盂肾炎	血管平滑肌脂肪瘤
钙化性肿瘤	肾动脉瘤	脂肪肉瘤
肾细胞癌	伴随肾结石	脂肪瘤
尿路上皮癌		

Modified from Simmons MN，Herts BR，Campbell SC. Image based approaches to the diagnosis of renal masses(lesson 39). AUA Update Series 2007；26；382-91.

三、肾肿瘤的影像学评估

目前，几种影像学检查方法均可用于发现和评估肾肿瘤，并各有其优缺点（Kang and Chandarana，2012）。有必要用一种系统的方法对肾肿瘤进行完整的评估，对良性和恶性肾病变进行准确的鉴别诊断（图 4-1 和框图 4-2）（Simmons et al，2007）。过去，静脉肾盂造影是许多肾肿瘤患者首选的检查方法，但现在它已不是首选（Kang

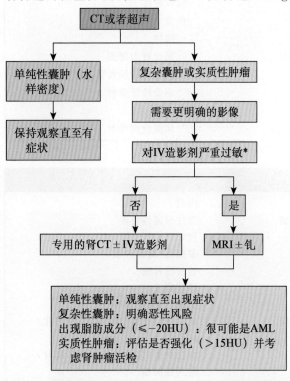

图 4-1　肾肿瘤的影像学评估流程。AML. 血管平滑肌脂肪瘤；CT. 计算机断层扫描；HU. Hounsfield 单位；IV. 静脉注射；MRI. 核磁共振成像。* 在慢性肾病患者中，造影剂肾病的风险必须与钆相关肾系统性纤维化风险进行权衡

and Chandarana，2012）。静脉肾盂造影被证实对肾实质肿瘤的检测缺乏敏感性和特异性，尤其会漏诊不扭曲肾集合系统或者不改变肾形态的较小病变。用静脉肾盂造影对肾肿瘤进行鉴别时要注意以下恶性病变的特点：肿瘤内部钙化、组织密度增加、边缘不规则及集合系统变形（Zagoria，2000）。

超声具有无创、准确和相对便宜的优点，超声能够可靠地鉴别实性和液性病变，在该类病变的鉴别中一直具有重要作用。单纯性肾囊肿的超声诊断标准已明确，包括光滑的囊壁、内部圆形或椭圆形的无回声区及伴有强声影的透声特征。对于符合这些标准的无症状患者，观察等待就已足够。在诊断复杂的肾囊肿时，重要的超声特征包括囊壁的厚度和形态、分隔的厚度和数量、是否存在钙化、囊液的密度及是否存在实性或结节状成分。超声回声增强的特征对于鉴别 AML 的脂肪是有帮助的（Nelson and Sanda，2002）。对于按照严格的超声诊断标准不能明确是单纯性囊肿的肾肿物，应该通过 CT 进一步诊断。

精细的（薄层）肾 CT 扫描仍然是描述肾肿物特征最重要的影像学检查。平扫和增强 CT 扫描都是必要的，以充分利用肾实质肿瘤丰富血供对比强化的特征进行充分的评估（Kang and Chandarana，2012）。一般来说，任何肾肿瘤，如果静脉注射造影剂后进行扫描，其强化超过 15HU 则应该考虑 RCC，除非有证据可以否定（图 4-2）。CT 呈负值（＜－20HU）的实性病变提示含有脂肪成分，可以诊断为 AML（Nelson and Snda，2002）。将近10%～20%的肾实性肿瘤通过 CT 检查是无法确诊的，需要通过其他检查、穿刺活检或者手术来确诊。有时 CT 扫描显示的强化的肾肿物和肾其他部分是等密度的，提示肾的假性肿瘤。这种

情况下,需要考虑穿刺活检。

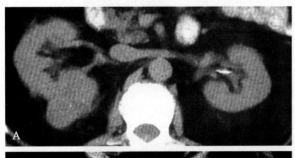

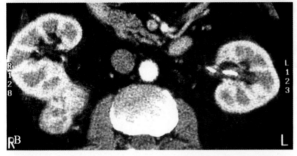

图 4-2　A. 平扫 CT 显示右侧肾后方的实性肿物。B. 增强扫描后,CT 显示强化超过 20HU,高度提示 RCC。肿瘤切除后病理提示肾透明细胞癌(Courtesy Dr. Terrence Demos,Maywood,IL.)

　　磁共振成像(MRI)是鉴别肾肿瘤的另一种标准影像手段(Kang and Chandarana,2012;Donat et al,2013)。**静脉注射钆标记二乙烯三胺五乙酸的 MRI 也能评估肿瘤良、恶性,即使仅是定性而不是定量**(图 4-3)。对于因严重过敏而不能使用碘剂的患者,这种方法是非常有用的。**使用钆造影剂可能引起肾系统性纤维化,这是一种受关注的罕见的严重并发症,在慢性肾病患者中相对常见**(Bach and Zhang,2008)。目前,推荐在该类人群中尽量避免使用钆作为 MRI 造影剂,尤其在需要做数个检查时,如果有终末期肾病,则需要在检查结束后进行透析治疗。对于有肾肿瘤的慢性肾病患者可以进行 MRI 平扫,但一些放射科医师更倾向于使用增强 CT 并且注意进行水化。无论何种情况都需要制定个体化方案。使用微泡造影剂的超声造影在评估肾肿瘤上也体现出了一定前景,将来在慢性肾病患者中可能起到重要作用(Simmons et al,2007)。

　　肾动脉造影对肾肿瘤的诊断有局限性,主要局限于同时伴随肾动脉疾病的患者。在疑似病例中,新生血管的有无可能对 RCC 的诊断是有帮助

的。虽然大部分的肿瘤确实有血供而且 CT 增强扫描在 10～25HU,但是 20%～25% 的 RCC 血管造影是模棱两可的。

　　对于影像学检测到的实体肾肿瘤,鉴别诊断广泛,包括 RCC、嗜酸细胞瘤、AML、尿路上皮癌、转移瘤、脓肿、梗死、血管畸形和肾假性肿瘤(见框图 4-2)。这些病灶的诊断可以根据临床表现和影像学特征来确定,有时还可以结合腔内检查或肾肿瘤活检(Dyer et al,2008;Kang and Chandarana,2012)。**然而,基于目前的诊断技术,经常难以可靠地将 RCC 与良性肾肿瘤区分开来,包括嗜酸细胞瘤、乏脂 AML。10%～20% CT 强化的具有 RCC 特征的小体积肾实质性肿瘤术后被证实是良性肿瘤**(Corcoran et al,2013)。即使嗜酸细胞瘤是一种良性肿瘤(见第 2 卷第 3 章),但它也可以是多病灶的,有时候也与同侧或者对侧肾的 RCC 相关(Licht et al,1993;Dechet et al,1999;Adamy et al,2011;Boris et al,2011;Childs et al,2011)。

　　肾肿瘤穿刺活检在鉴别肿瘤良、恶性中的作用现在被重新重视(Lane et al,2008;Samplaski et al,2011;Volpe et al,2012)。以前认为,肾肿瘤穿刺活检的假阴性率可达 18%,因为过高所以不适合常规应用。然而,这里的"假阴性"多数是因为肿瘤无法准确定位或材料获取不充足导致病理学家无法做出明确结论。有文献显示,虽然大约 15% 肾肿瘤活检标本不足以诊断,但真正的假阴性率现在已经 <1%(Lane et al,2008)。总的准确率 >80%。当显微镜下特征难以诊断的时候,选择性地使用免疫组织化学染色有助于组织亚型分类,但穿刺标本核分级不总是与肾切除标本核分级相关,其中一部分原因是肿瘤的异质性(Ficarra et al,2011;Abel et al,2012)。肾周出血和气胸的风险都较低(<1%),除了浸润性肾肿瘤,当肿瘤在中心位置时肿瘤针道播散的概率极低。低分化的尿路上皮癌针道播散的概率显著高于 RCC。考虑到强化的临床 T1 期肾肿瘤的肿瘤生物学特性具有显著异质性,**尤其对那些从观察到手术切除等多种治疗选择的潜在候选者,肾肿瘤活检现在被越来越多地考虑。**那些较年轻、健康的患者不愿意接受与肾肿瘤活检相关的不确定性的,仍然主要是基于影像学和临床特征做决策。

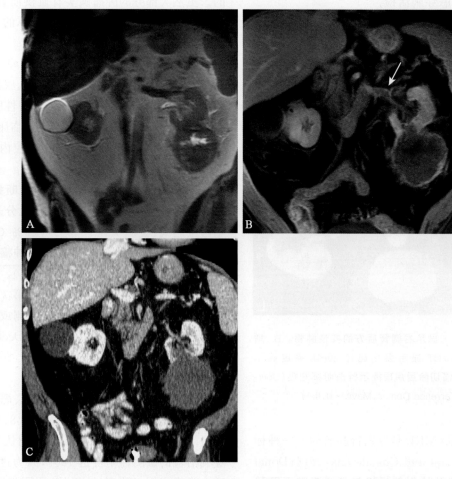

图 4-3　RCC 在平扫及增强磁共振及增强 CT 中的表现。A. 强化前,T2 加权 MRI 显示一个位
于右肾的单纯性囊肿和一个 8.5cm 的不规则肿瘤位于左肾下极。B. 强化后,T1 压脂
序列显示更多左肾肿瘤的组织信息,包括未及下腔静脉的肾静脉癌栓(箭头)。C. 同
一患者的增强 CT(薄层)同样显示左肾肿瘤。该患者做 MRI 检查是因为在最初的 CT
检查中深静脉癌栓显示不清,然而在平扫及强化 MRI 中都清晰可见 (Courtesy
Dr. Leena Mammen,Grand Rapids,MI.)

更传统的肾肿瘤活检指征包括怀疑肾脓肿或
RCC 必须与转移性恶性疾病或肾淋巴瘤区分时
(Somani et al,2007;Volpe et al,2012)。

肾囊性病灶的评估

通过肾影像学检查区分良性肾囊肿和囊性肾
癌仍然比较困难(Bosniak,2012)。鉴别复杂性囊
肿良、恶性的基础是病变的囊壁,包括囊壁的厚度
和形态,分隔的数目、形态及厚度,钙化的数目特
征和位置,病变囊液的密度,病变的边缘及是否存
在实性成分。Bosniak 基于 CT 影像标准建立了
一种实用的分型,这种分型将肾囊性病变分为四
类,可以根据恶性可能性将病变加以区分(Israel

and Bosniak,2005)。

Ⅰ型囊肿为简单的,单纯性肾良性病变,这些
病变可以通过超声、CT、MRI 直接诊断,是最普
通的肾囊性病变,没有临床症状,也不需要治疗。

Ⅱ型为轻度复杂性囊肿,通常为良性病变,但
是有一些值得注意的影像学表现(图 4-4)。这类
病变包括有分隔的囊肿、囊壁或分隔有钙化的囊
肿、感染性囊肿、高密度囊肿(Israel and Bosniak,
2005)。高密度囊肿是良性病变,含有陈旧、变质
或者凝固的血液,所以其内容物的 CT 值增高(>
20HU)。典型的高密度肾囊肿较小(<3cm)且呈
圆形,边界清晰,而且使用造影剂后不增强(图 4-

4）。这一类病变现在被细分出来鉴别Ⅱ型病变，区别于需要监测的ⅡF型病变。这一分类中的细微差别在表 4-1 中有详细描述。需要高质量的影像、优质的 CT 和丰富的影像学专业知识来鉴别复杂肾囊性病变。ⅡF 型病变影像学进展的概率大概为 15％，所以这些病变需要定期进行肾影像学检查。即使在手术治疗的ⅡF 型病变中报道了更高比例的恶性病变，这种类型肾囊肿为恶性的总风险在 3％～10％（O'Malley et al，2009a；Smith et al，2012；Graumann et al，2013；El-Mokadem et al，2014）。

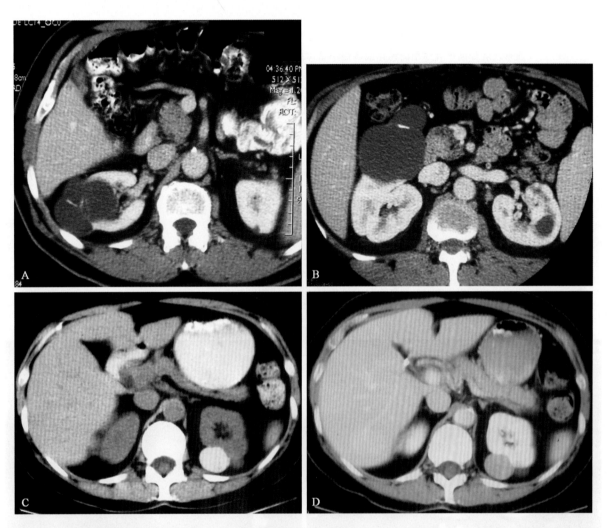

图 4-4　Bosniak Ⅱ型肾囊肿。A. CT 扫描显示右侧肾囊肿有细小分隔。B. 另一例患者的 CT 扫描显示右侧肾囊肿壁分隔有细小钙化。C. CT 平扫显示左侧肾有一囊壁光滑的高密度小囊肿。D. CT 增强扫描显示肾囊肿无强化。这是非常典型的高密度肾囊肿表现（Courtesy Dr. Terrence Demos，Maywood，IL.）

　　Ⅲ型为比较复杂的肾囊肿，它难以准确地与恶性肿瘤相区分（Israel and Bosniak，2005；Smith et al，2012；Goenka et al，2013）。其影像学表现包括囊肿边缘不规则增厚、分隔或囊壁中可见明显强化（图 4-5）。如果没有其他影响因素，如肾损伤或者感染，对于手术风险小的健康患者通常应行手术探查。大约 50％的这类病变是恶性的，其余的病变为多个囊腔出血或者钙化较多的囊肿（见框图 4-2）。由于标本取样误差和肿瘤细胞外漏的原因，囊肿细针抽吸活检很少使用。

表 4-1　复杂性肾囊肿鉴别要点

Bosniak 分型	影像特征	恶性率	处理
I	水样密度	无	不需要随访观察
	均质、薄壁		
	无分隔		
	无钙化		
	不增强		
II	少量小分隔，可能似乎有强化	小	不需要随访观察
	囊壁或者分隔中有细小的钙化或者短小增厚的钙化		
	没有明显强化		
	高密度病变：≤3cm，边缘光整，没有明显强化	小	定期复查
IIF	多个细小分隔	3%～5%	定期复查
	小的光整的囊壁增厚		
	囊壁或分隔中似乎可见强化		
	厚的钙化或者结节状钙化，但必须没有强化		
	总体边界清楚		
	没有明显强化		
	高密度病变：>3cm 或者总体在肾内，没有强化	5%～10%	定期复查
III	不确定的不规则增厚或者囊壁或分隔中可见强化	50%	手术切除
IV	明确的恶性病灶会有 III 型所有特点并且包括增强的软组织成分	75%～90%	手术切除

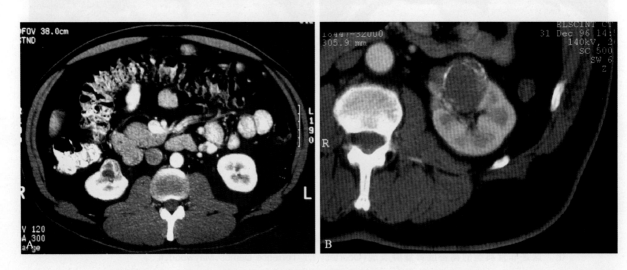

图 4-5　Bosniak III型肾囊肿。A. CT 扫描显示右肾复杂性囊肿具有不规则的厚分隔，并且不均一。B. CT 扫描显示稍微厚壁的复杂性囊肿，并且同时有不规则钙化和中度异质性（Courtesy Dr. Terrence Demos，Maywood，IL. ）

　　IV 型囊肿含有大量囊性成分，有不规则粗糙的边缘，最重要的是有一些实性强化部分存在，它对恶性病变诊断有决定性意义（图 4-6）（Israel and Bosniak，2005）。IV 型病变通常都是囊性肾细胞癌，如果是局限性的病变，需要进行手术治疗。

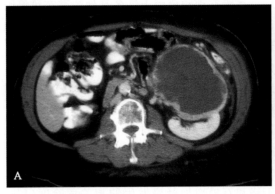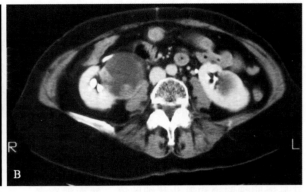

图 4-6　Bosniak Ⅳ型肾囊肿。A. CT 扫描显示左肾强化的厚壁复杂性囊肿。B. CT 扫描显示右肾复杂性囊肿,具有强化的结节状改变和不均一性。两个病损都被证实是肾细胞癌

四、肾细胞癌

(一)发生率

肾细胞癌占所有成人恶性肿瘤的 2%～3%,在常见的泌尿系统肿瘤中是最致命的。研究显示,2002—2008 年肾癌患者的 5 年相对存活率为71%,膀胱癌(不包括原位癌)的 5 年相对存活率为78%,前列腺癌的 5 年相对存活率为 99%(Siegel et al,2013)。美国每年新诊断的肾细胞癌人数将近 65 000 人,而 13 000 人死于该疾病(Siegel et al,2013)。总的来说,美国肾癌的发病率接近于 12/10 万,男女比例为 3∶2(Siegel et al,2013)。老年人易患肾细胞癌,高发年龄为 50－70 岁(Pantuck et al,2001b;Wallen et al,2007;Siegel et al,2013)。但是新诊断的肾癌中,40 岁以下的患者较其他年龄组快速增加(Nepple et al,2012)。尽管原因不详,非裔美国人肾癌的发生率较其他人种增高 10%～20%,而其 5 年存活率较其他人种降低 5%(Lipworth et al,2006;Stafford et al,2008;Chow et al,2013;Siegel et al,2013)。绝大多数肾癌病例为散发性的,只有2%～3%为家族性的(Lipworth et al,2006)。

自 20 世纪 70 年代开始肾癌的发生率平均每年增加 3%～4%,主要因为患者腹部不适时 B 超和 CT 的广泛使用检查发现(Decastro and McKiernan,2008;Kümmerlin et al,2008)。肾癌发病率提高与偶发性、局限性肾癌的增加密切相关,也伴随着此分期患者的 5 年生存期提高(Pantuck et al,2001b;Parsons et al,2001;Kane et al,2008)。但是一定还存在其他因素影响了肾癌的发病率,因为自从 20 世纪 80 年代不同种族、性别单位人口的肾癌死亡率持续增高(Chow et al,1999;Siegel et al,2013)。事实上进展期肾癌的死亡率已经降低,所以肾癌死亡率的增高使我们更加困惑(Wallen et al,2007;Decastro and McKiernan,2008;Siegel et al,2013)。这提示肾癌的生物学行为倾向于向恶性变化,可能是由于吸烟、肥胖或者暴露于其他致癌源(Pantuck et al,2001b;Parsons et al,2001;Hock et al,2002;Kane et al,2008)。

儿童肾细胞癌罕见,占儿童肾恶性肿瘤的2.3%～6.6%(Broecker,2000)。其平均发病年龄 8－9 岁,男女发病比例相似。尽管肾母细胞瘤经常发病于更年轻的孩子,但是肾细胞癌常发生于 10 岁以上的孩子。儿童及年轻成人的肾细胞癌多存在临床症状,肿瘤局部进展,高级别,或者组织类型预后不佳(Sánchez-Ortiz et al,2004b;Estrada et al,2005;Cook et al,2006)。由于 X 染色体与 1 号染色体上 ASPL-TFE3、PRCC-TFE3 基因易位造成 TFE3 过表达,经常发生于儿童及年轻成人,也是此类人群的特征之一。尽管初始的研究数据提示这些肿瘤对于不同的化疗药物反应不一,但是 TFE3 蛋白的过表达的临床意义尚未被完全阐明。TFE3 过表达的患者被报道展示出来一个独特的病理类型,这种肿瘤表现出肾透明细胞癌和乳头状细胞癌的双重特征(Algaba et al,2011)。大多数研究表明,儿童及年轻成人男

性肾细胞癌患者外科手术后反应良好,许多患者肾癌根治术及淋巴结转移的病例淋巴清扫术后可以长期存活(Abou El Fettouh et al,2002;Sánchez-Ortiz et al,2004b;Geller et al,2008)。当儿童或者年轻成人怀疑肾细胞癌时,推荐在行肾癌根治术时同时行标准的淋巴结清扫术(Selle et al,2006;Bosquet et al,2008)。

(二)病因学

传统上认为,肾细胞癌主要起源于近曲小管,尤其是透明细胞癌和乳头状细胞癌。然而现在多认为其他组织类型,如嫌色细胞癌和集合管癌主要起源于远端集合小管(Pantuck et al,2001a)。最受认可的环境致癌危险因素是烟草暴露,尽管相对危险度比较小,但是与不吸烟的相比相对危险度为1.4~2.5。任何形式的烟草摄入都增加肾癌的发病风险,并且这种风险随着吸烟量的累积或者每年吸烟的盒数而逐渐增加。肾癌发病的相对危险性直接与吸烟的持续时间有关,随着吸烟的停止而下降,这进一步支持吸烟与肾癌的因果关系(Parker et al,2003b;Hunt et al,2005;Ljungberg et al,2011)。肾癌中20%~30%的男性吸烟,10%~20%的女性吸烟。

现在肥胖被认为是另外一个主要的肾癌发病危险因素,BMI(体重指数)每增加1,肾癌的相对危险度增加1.07(Renehan et al,2008)。西方国家肥胖的发生率的逐渐增高可能导致了肾细胞癌发病率的增高,据估计美国超过40%的肾癌可能由肥胖导致(Calle and Kaaks,2004)。肥胖导致肾癌潜在的致病机制可能与胰岛素样生长因子1、循环雌激素水平、肾小球动脉的纤维化、局部炎症的增高有关(Calle and Kaaks,2004;Ljungberg et al,2011)。

高血压可能是肾癌第三大主要致病因素。利尿药及其他抗高血压药物可能也与肾癌有关。但是流行病学证据表明,是高血压这种基础疾病而不是药物治疗本身增加了肾癌的发病风险(Lipworth et al,2006;Ljungberg et al,2011)。这可能与高血压诱导肾损伤和炎症反应或者肾小管的代谢或者功能的改变增加了的致癌的易感性(Lipworth et al,2006;Ljungberg et al,2011)。

尽管在动物模型上许多其他的潜在致癌因素已经被证明可导致肾癌,包括病毒、铅化合物和超过100多种化合物,如芳香类、糖类,但是上述无任何一种可以确定性导致人患肾癌。三氯乙烯的致癌作用曾被广泛研究,一些研究认为它可使肾癌的相对危险性增加2~6倍,但是也有研究显示这些研究结果可能与偏倚有关(Kelsh et al,2010)。尽管尚未完全令人信服,但是一些研究认为,从事金属、化工、橡胶、印刷行业的工人和暴露于铬和石棉增加肾癌发生的相关危险度(Ljungberg et al,2011)。

尽管尚无确定性的因果关系,病例对照研究显示肾细胞癌易发生于社会经济地位差和城市的人群。经典的西方饮食(高脂肪、高蛋白),饮食摄入过多,茶叶或者咖啡与肾癌发病有关,但是肾癌发病的相对危险性较低,并且多数报道数据不一(Ljungberg et al,2011)。肾癌的家族史也是一个致癌因素,研究显示一级或者二级亲属患肾癌的个人患肾癌的相对危险性为2.9(Ljungberg et al,2011)。

其他医源性因素包括非甾体抗炎药的使用,导致肾癌的相对危险性为1.51,但是阿司匹林和对乙酰氨基酚未增加肾癌的发病风险(Cho et al,2011)。腹膜后放疗,特别是Wilms瘤或者睾丸肿瘤放疗,是肾细胞癌的一个危险因素。另外,终末期肾病和某些家族综合征(如结节性脑硬化)也会增加肾细胞癌的发病率,这将会在后面的篇幅里介绍(Linehan and Riketts,2013)。

(三)家族性肾癌和分子遗传学

自从20世纪90年代,肾癌的分子遗传学研究取得重要进展。肾癌家族综合征被发现,肿瘤抑癌基因和原癌基因改变导致了散发性和家族性肾癌的发生(表4-2)(Linehan and Ricketts,2013)。这种遗传信息的影响力不应被低估,因为这彻底改变了对肾癌的认识。**现在比以往任何时候认识到不同肾细胞癌亚型的独特特征,同时分子遗传学的进展导致了肾细胞癌病理分型的改变**(Zhou,2009;Linehan and Ricketts,2013),这已经给患者治疗带来了直接、有利的影响,分子靶向药物的治疗已经可以延长进展期患者的存活率(Linehan,2012)。

表 4-2　家族性肾细胞癌亚型

亚型	基因(染色体)	主要临床表现
von Hippel-Lindau 病	*VHL* 基因(3p25-26)	透明细胞癌
		视网膜血管瘤
		中枢神经系统血管网状细胞瘤
		嗜铬细胞瘤
		其他肿瘤
遗传性乳头状肾细胞癌	*c-MET* 原癌基因突变(7q31)	多发性,1-型乳头状肾细胞癌
遗传性平滑肌瘤病和肾细胞癌	延胡索酸酯酶(1q42-43)	2-型乳头状肾细胞癌
		集合管癌
		子宫或者皮肤的平滑肌瘤
		子宫平滑肌肉瘤
Birt-Hogg-Dubé 综合征	卵巢滤泡激素(17p11)	多发的嫌色细胞癌合并嗜酸性腺瘤
		肾透明细胞癌(偶发)
		肾乳头状细胞癌(偶发)
		面部的纤维毛囊瘤
		肺囊肿
		自发性气胸
琥珀酸脱氢酶肾细胞癌	琥珀酸脱氢酶亚单位:SDHB (1p36.1-35)or *SDHD* (11q23)	嫌色细胞肾细胞癌、透明细胞癌、2-型乳头状肾细胞癌、嗜酸性腺瘤
		嗜铬细胞瘤(良性或者恶性)
		乳头状甲状腺癌
结节性硬化症	*TSC1*(9q34) or *TSC2*(16p13)	多发性肾错构瘤
		肾透明细胞癌(偶发)
		肾囊肿/多囊肾
		皮肤血管纤维瘤
		肺淋巴管肌瘤病
PTEN 错构瘤综合征(Cowden 综合征)	*PTEN*(10q23)	乳腺肿瘤(良性或者恶性)
		上皮性甲状腺癌
		乳头状肾细胞癌或者其他病史

Modified from Linehan WM. Molecular targeting of the *VHL* gene pathway in clear cell kidney cancer. J Urol 2003; 170:593-4;and Linehan WM,Ricketts CJ. The metabolic basis of kidney cancer. Semin Cancer Biol 2013;23:46-55.

　　Knudson 和 Strong 认为,家族性肿瘤患者肿瘤内部存在着重要的调节元素,如抑癌基因(Knudson,1971;Knudson and Strong,1972)。**他们观察到,家族性儿童视网膜母细胞瘤倾向于多发或者早发,提出了肿瘤发生的二次打击学说。他们假设抑癌基因的产物可以抑制肿瘤的发生,抑癌基因的同一基因座上的两个基因。必须同时发生了改变或者失活才能促进肿瘤的形成。**进而,Knudson 提出患者家族性肿瘤的患者生来就携带一个突变的基因,该器官或者组织内的所有细胞都存在癌变的风险,这也可以解释这种疾病发病早、病变多发。相反,散发性肿瘤发生是因为一个细胞同一个基因座的 2 个基因同时突变。因为每次基因改变的事件发生率比较低,所以多数肿瘤多发生在晚年,且发生时间不一致(Knudson,1971;Knudson and Strong,1972)。Knudson 的学说已经在视网膜母细胞瘤和其他肿瘤得到了验证,包括肾癌(Linehan and Ricketts,2013)。发现家族性肾癌非常重要,因为可以通过家族成员进行连锁分析。

1. von Hippel-Lindau 病，*VHL* 基因和透明细胞癌的基因学

透明细胞肾细胞癌的家族形式是 von Hippel-Lindau 病。von Hippel-Lindau 病是一种相对罕见的常染色体遗传病，其发病率为 1/36 000。其主要的临床表现形式为肾癌，嗜铬细胞瘤，视网膜血管瘤，脑干、小脑、脊髓的血管母细胞瘤的发病。（表 4-3）（Kim et al，2010；Linehan and Ricketts，2013）。所有这些肿瘤都是富血管化的，会带来严重的疾病状况，但是通过及时的识别及专业化的处理多数都能得到很好的诊治。如果不能及时发现和合适的处理，中枢神经系统病变可能导致患者瘫痪、死亡，视网膜病变导致失明。von Hippel-Lindau 病的其他主要表现形式还有肾、胰腺的囊肿，内耳肿瘤，附睾的乳头状囊腺瘤（Neumann and Zbar，1997）。报道显示，von Hippel-Lindau 患者的胰腺神经内分泌肿瘤的发病率不断升高（Zbar et al，1999）。并不是所有的 von Hippel-Lindau 病都表现出所有上述肿瘤形式，一些肿瘤（如嗜铬细胞瘤）倾向于一些家族聚集现象（表 4-4）（Neumann and Zbar，1997）。

表 4-3　von Hippel-Lindau 疾病的临床表现

器官	病变	发生率（%）
眼	视网膜血管瘤	49～59
中枢神经系统	血管网状细胞瘤	42～72
肾	透明细胞癌	24～70
	肾囊肿	22～59
肾上腺	嗜铬细胞瘤	18
胰腺	神经内分泌肿瘤（良性或者恶性）	12（良性），2（恶性）
	胰腺囊肿	21～72
附睾	囊腺瘤	10～26
耳	内淋巴囊肿瘤	10

Modified from Neumann HP, Zbar B. Renal cysts, renal cancer and von Hippel-Lindau disease. Kidney Int 1997;51:16-26;Zbar B, Kaelin W, Maher E, et al. Third International Meeting on von Hippel-Lindau disease. Cancer Res 1999;59:2251-3;and Linehan WM, Ricketts CJ. The metabolic basis of kidney cancer. Semin Cancer Biol 2013;23:46-55.

表 4-4　不同基因变异类型的 von Hippel-Lindau 病的主要疾病表现形式

疾病分型	血管网状细胞瘤	肾细胞癌	嗜铬细胞瘤	基因变异类型
1	高	高	低	整个基因删除、部分基因删除、无义突变、连接受体的变异
2A	高	低	高	错义突变（表面变异导致基因部分功能丧失）
2B	高	高	高	部分基因删除、错义突变、无义突变（基因延长的 C 端结合区域）
2C	无	无	高	特异区域的错义突变

Modified from Linehan WM, Ricketts CJ. The metabolic basis of kidney cancer. Semin Cancer Biol 2013;23:46-55.

von Hippel-Lindau 病肾透明细胞癌的发病率为 50%，而且表现出发病年龄早（30 岁、40 岁、50 岁）、双肾发病和肿块多发的特点（Kim et al，2010；Linehan and Ricketts，2013）。随着中枢神经系统病变处理水平的不断提高，肾细胞癌成为 von Hippel-Lindau 病主要的死亡原因。本篇稍后将讨论 von Hippel-Lindau 病的筛查及其中肾细胞癌处理的重要策略。

肾细胞癌发生发展的遗传学研究首先起源于细胞遗传学。这些研究显示，肾癌的一个共同特点：3 号染色体的丢失，特别是肾透明细胞癌，这吸引人们花费大量精力期待找到该区域的抑癌基因（Zbar et al，1987；Seizinger et al，1988）。Kovacs 及其同事（1989a）、Cohen 及其同事（1979）关于肾癌 3 号染色体基因转位的研究进一步解释了这条染色体的重要调节作用。针对 von Hippel-Lindau 病复杂的分子遗传连锁研究最终发现了 *VHL* 抑癌基因（Latif et al，1993）。目前已经确认

3p25-26 基因为遗传性肾癌及散发性肾癌的抑癌基因(Linehan and Ricketts,2013)。*VHL* 基因包含 3 个外显子,编码 213 个氨基酸。该基因的共同变异或者变异热点区域已经被发现,表型与基因型的直接相关性已经在一些病例中证实(McNeill et al,2009)。例如,一些家族中 VHL 病嗜铬细胞瘤中经常发现*VHL* 基因的错义突变(2 型变异),这种变异导致一些全长的但是无功能的蛋白产生。而基因删除变异造成蛋白的缩短(1 型变异)经常在一些非嗜铬细胞瘤家庭中发现(表 4-4)(McNeill et al,2009)。这种肿瘤抑癌基因的发现代表着一个巨大的进步,要求临床泌尿外科专家与分子遗传学专家能够更紧密的合作。Linehan、Zbar 和其同事对这种重要问题的解决进行了综述(Linehan and Ricketts,2013)。

接下来的重要工作是研究 VHL 蛋白的功能和作用机制。目前已知 VHL 蛋白结合到延长子 B、C、CUL-2、RBX1 形成 E3 泛素连接复合体,进而介导重要调节蛋白的降解(Linehan and Rick-etts,2013;Shen and Kaelin,2013)。VHL 蛋白复合体一个重要的功能是靶向于低氧诱导因子 1α 和 2α(HIF1α 和 2α)参与泛素介导的蛋白降解,来保持正常状态下低水平的低氧诱导因子。低氧诱导因子为细胞内的蛋白,调节细胞对于低氧、饥饿和其他压力因素的反应。*VHL* 基因的失活或者变异导致低氧诱导因子尤其是 HIF2α 的累积(Shen and Kaelin,2013)。这将导致血管内皮生长因子(VEGF)表达的数倍上调,血管内皮生长因子的肾细胞癌最主要的血管生成因子,导致了肾透明细胞癌的肿瘤血管生成。HIF2α 同时也促进转录生长因子 α、血小板源性生长因子、葡萄糖转运体 1、碳酸酐酶Ⅸ表达增高,这也促进了肿瘤的生成。通过这些或者其他的机制,VHL 蛋白影响了细胞周期、细胞分化、肿瘤侵袭性、重要基质分子的胞内处理和免疫调节状态(Shen and Kaelin,2013)。VHL 也上调 HIF-1α,这在某种程度上平衡 HIF-2α 的肿瘤发生的影响(图 4-7),这仍然是一个重要的研究领域(Shen and Kaelin,2013)。

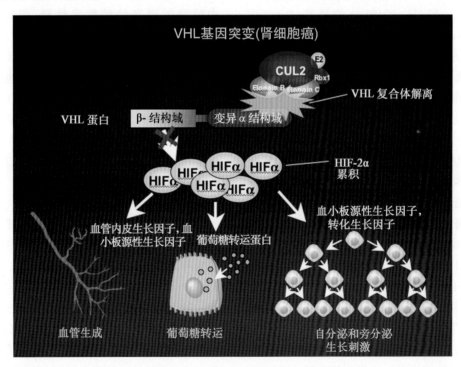

图 4-7　von Hippel-Lindau(VHL) 蛋白的生物学功能。野生型 VHL 蛋白靶向于 HIF-2α 蛋白,促进其降解。*VHL* 基因的变异造成 HIF-2α 的累积,进而造成 VEGF、PDGF、Glut1、TGF-α 蛋白的过表达。这些过表达的蛋白反过来对于血管生成、代谢调节、自分泌及旁分泌的刺激产生明显影响。RCC,肾细胞癌(From Linehan WM, Walther MM, Zbar B. The genetic basis of cancer of the kidney. J Urol 2003;170:2163-72.)

另外三种最常见的参与了散发性透明细胞RCC 的发生的突变基因,也位于 3 号染色体的短臂上;这些基因影响了 90% 以上的透明细胞肾细胞癌病例中(Cancer Genome Atlas Research Network,2013)。与 *VHL* 不同,这些包括 *PBRM1*、*BAP1* 和 *SETD2* 的基因都参与了染色质重塑和组蛋白甲基化(Dalgliesh et al,2010;Varela et al,2011;Cancer Genome Atlas Research Network,2013;Farley et al,2013)。例如,SETD2 基因突变已经被证明会导致基因组多个位点甲基化状态的改变(Varela et al,2011)。

2. 家族性乳头状肾细胞癌与乳头状肾细胞癌的遗传学

一些研究发现了非透明细胞肾细胞癌中独特的细胞遗传学表现;3 号染色体和 *VHL* 基因异常在这些病理类型中并不常见(Linehan and Ricketts,2013)。这些研究揭示了非透明细胞 RCC 的独特的遗传特征。乳头状 RCC 是 RCC 第二常见的组织学亚型,其特征为染色体 7 和 17 的三体,以及染色体 1、12、16、20 和 Y 的异常(Linehan and Ricketts,2013)。1995 年,Zbar 和他在国家癌症研究所的同事报道了第二个家族性肾癌综合征,遗传性乳头状癌(HPRCC)。在此之前,一些孤立的病例报道表明某些家族中存在乳头状癌。Zbar 和同事(1995)报道的病例系列中,包含 10 个家庭 41 个肾乳头状癌患者(29 个男性和 12 个女性)。上述病例报道的平均年龄为 45 岁,多数患者为多灶性和双侧乳头状癌。1 型乳头状肾细胞癌中通常出现在这一家族性肾癌综合征中,而 2 型乳头状肾细胞癌在遗传性平滑肌瘤病和 RCC 综合征中很常见。与 von Hippel-Lindau 疾病不同,大多数 HPRCC 患者其他器官系统中不被肿瘤累及(Linehan and Ricketts,2013)。在 Zbar 和同事的研究中,尽管死于肾癌的人数不详,但是患者的平均生存年龄仅为 52 岁。恶性肿瘤替代肾实质和各种干预措施而导致的功能肾单位丧失的共同作用可能与该综合征的发病率和死亡率有关(Ornstein et al,2000)。CT 是 HPRCC 患者首选的影像学方式,因为该肿块通常较小,血供缺乏,CT 对其敏感性最高。

对 HPRCC 家族的研究显示,这是一种常染色体显性遗传病,类似于所有家族性 RCC 综合征,并为了解 HPRCC 和散发性乳头状肾细胞癌的分子遗传学提供了重要信息(Linehan and Ricketts,2013)。同样,家族性肿瘤患者的分子连锁分析在发现该基因中起了关键作用,该基因定位于 7q31。然而,HPRCC 的发生是始发于原癌基因的激活,而不是肿瘤抑制基因的失活。7q31 上 *c-MET* 原癌基因的错义突变被发现与该疾病分离,暗示它是相关的遗传位点。该基因的蛋白产物为肝细胞生长因子受体酪氨酸激酶,也称分散因子,其激活可导致细胞增殖和其他潜在的致瘤作用(Vira et al,2007)。HPRCC 的大部分突变发生在 *c-MET* 的酪氨酸激酶域,并明显导致蛋白的组成性激活(Schmidt et al,1997;Sudarshan and Linehan,2006)。HPRCC 患者的相对早期发病和肿块的多发的特点是由于变异 *c-MET* 基因的遗传所致,该区域所有的肾细胞在出生时就面临风险,但不完全的外显率和不同的临床发病过程表明额外的基因位点或表观遗传现象可能调整表型(Linehan and Ricketts,2013)。尽管 HPRCC 中肿瘤的侵袭性较散发性弱,但很明显,一些 HPRCC 肿瘤可以转移并具有致死性。Schmidt 和他的同事报道 13% 的散发性乳头状癌患者存在 *c-MET* 突变,这表明这种分子缺陷也参与了散发性肿瘤的形成。*c-MET* 受体的小分子抑制药目前正在开发中,可能对 HPRCC 和携带这种突变的散发性 RCC 患者的亚群治疗有帮助(Bellon et al,2008;Pfaffenroth and Linehan,2008;Linehan and Ricketts,2013)。

3. 遗传性平滑肌瘤和肾细胞癌

2001 年,Launonen 和他的同事描述了一种新的家族性肾癌综合征,患者通常会发展成皮肤和子宫平滑肌瘤和 2 型乳头状 RCC(Linehan and Ricketts,2013)。该疾病患者平均年龄在 40 岁出头。这种综合征的肾肿瘤在家族性 RCC 中是不常见的,因为它们通常是单发和单侧的,而且它们比其他类型的家族性 RCC 更有侵袭性。集合管癌是 RCC 的另一种高度恶性的病理变体,在这个综合征中也被观察到,它被称为遗传性平滑肌瘤病和肾细胞癌(HLRCC)综合征。

HLRCC 基因定位于 1q42-44,这后来被证明是富马酸盐水合酶基因的位点(Tomlinson et al,2002;Toro et al,2003;Alam et al,2005;Pavlovich et al,2005)。再次,这种疾病呈现出常染色体显性遗传方式,这似乎是一个肿瘤抑制基因而不是原癌基因。富马酸水合酶是克雷布斯循环氧化代谢的重要酶。导致恶性肿瘤的确切机制仍在研究中,尽管有关这一机制的假设可以追溯到 20 世纪 20 年代,并提出了 Warburg 效应。一种可能的解释是,线粒体氧化代谢的失活阻止了细胞从葡萄糖中有效地生成 ATP,使细胞感觉自己处于厌氧或缺氧的环境中。这进而可能导致生长因子的表达增加,从而促进肿瘤发生。

RCC 在 HLRCC 中的外显率低于皮肤和子宫的表现,只有少数(20%)患者发生 RCC。与此相反,几乎所有患有此病的人都会出现皮肤平滑肌瘤和子宫肌瘤(如果是女性),通常出现在 20—35 岁。在正式诊断为 HLRCC 之前,有很大比例的女性进行过子宫切除术(Coleman,2008)。报道显示,在 HLRCC 可发生子宫平滑肌肉瘤,尽管它们看起来并不常见(Sudarshan and Linehan,2006;Pfaffenroth and Linehan,2008)。**鉴于这种综合征中肾肿瘤具有侵袭性,建议及时的切除肾肿瘤(Grubb et al,2007;Coleman,2008)。这与 RCC 的其他家族综合征形成了鲜明的对比,后者的治疗更趋于保守。**

4. 琥珀酸脱氢酶肾细胞癌

新近描述的家族性 RCC 综合征与 HLRCC 的许多特征相同,这就是琥珀酸脱氢酶肾细胞癌(SDH-RCC)(Ricketts et al,2012)。存在编码克雷布斯循环酶琥珀酸脱氢酶(包括 SDHB、SDHC 和 SDHD)亚单位的多个基因的生殖细胞突变的个体患 RCC 的风险增加,这种个体的肿瘤也具有临床进展性(Vanharanta et al,2004;Ricketts et al,2008,2012)。Warburg 效应在癌症中的另一个例子是,SDH-RCC 患者通常具有早期发病和侵袭性,这使得 Linehan 和他的同事建议在怀疑该疾病时对这些肿瘤进行广泛的外科切除(Ricketts et al,2012)。

5. Birt-Hogg-Dubé 综合征

Birt-Hogg-Dubé 综合征,患者出现皮肤纤维滤泡瘤、肺囊肿、自发性气胸和一种主要来源于远端肾小管的肾肿瘤,以三名加拿大医师的名字命名,他们在 1977 年首次描述了该皮肤病变(Pavlovich et al,2005;Adley et al,2006)。肾肿瘤通常包括嫌色性 RCC、嗜酸性细胞瘤和具有这两种实体特征的混合性或过渡性肿瘤(Boris et al,2011)。然而,其他形式的 RCC,包括大量的透明细胞 RCC,已经在这个综合征中被观察到(Adley et al,2006)。**肾肿瘤的整体外显率为 20%~40%,但发生时往往是双侧和多灶性(Pavlovich et al,2005;Toro et al,2008)。**肾肿瘤诊断的平均年龄约为 50 岁。Birt-Hogg-Dubé 综合征的大多数肾肿瘤具有有限的生物侵袭性,尽管有肿瘤转移行为和致命性的报道(Pavlovich et al,2005)。

该综合征的 BHD 基因已经被定位到 17p12q11.2,现在已经完全测序(Khoo et al,2001)。最近的研究表明,该基因产物是肿瘤抑制因子滤泡素(Adley et al,2006;Toro et al,2008)。滤泡素形成了一种复杂的蛋白,似乎与哺乳动物西罗莫司(rapamycin,mTOR)通路的靶蛋白结合,在 88% 的家族中发现了该基因的生殖突变(Toro et al,2008)。当滤泡素基因失活时,mTOR 信号复合物 1 和 2(mTORC1 和 mTORC2)都被激活,导致 TFE3 的转录活性和核转位增加(Hasumi et al,2009;Hong et al,2010)。与所有其他特征性的家族性 RCC 综合征一样,这种疾病呈常染色体显性遗传模式,现在可以进行基因检测(表 4-2)。

6. 多发性错构瘤综合征(Cowden 综合征)

多发性错构瘤综合征是由 PTEN(phosphatase and tensin homolog)抑癌基因在胚胎期或更早时期发生突变所导致的一系列综合征之一,统称为 PTEN 错构瘤综合征。Cowden 综合征患者的一生中,罹患女性乳腺癌的风险达 50%、肾细胞癌的风险达 34%,甲状腺癌的风险达 10%(Starink et al,1986;Mester et al,2012)。但是有些患者虽然表现出相似的临床表现却并不存在 PTEN 基因突变。研究发现,在这类人群中存在 KILLIN 基因(一种相邻的抑癌基因,与肾细胞癌发生率升高有关)的突变(Bennett et al,2010)。Cowden 综合征患者及存在类似临床表现的患者患肾细胞癌的风险高达普通人群的 31 倍,因此对这些患者应该通过 CT 或 MRI 筛查以提高肾细胞癌的早期发现水平。Cowden 综合征患者罹患肾细胞癌最常见的组织学类型是乳头状癌,也有少量研究报道为嫌色细胞癌和透明细胞癌

(Mester et al,2012；Shuch et al,2013b)。

(四)肿瘤生物学及临床意义

1. 细胞毒性药物的耐药性

肾细胞癌是一种典型的耐化疗药物的肿瘤，其对传统的化疗药物的治疗反应非常有限(Motzer and Russo,2000；Rini et al,2009)。肿瘤生物学方面的研究阐明了肾细胞癌抗药性的本质。并且,通过对血管内皮生长因子(VEGF)和哺乳动物西罗莫司靶蛋白(mTOR)的通路的研究证实了此类靶向药物对进展期肿瘤具有一定的疗

效(表 4-5)(Rini et al,2009)。多药耐药性蛋白是一种能量依赖性外排泵,其主要作用是将大量疏水化合物排出细胞外,它的表达与进展期肾细胞癌的耐药性明确相关。但是,肾细胞癌对顺铂和其他一些化疗药物的耐药并不是因为多药耐药性蛋白的作用,这表明肾细胞癌的耐药机制中还存在其他因素。肾细胞癌的难治性推动了免疫调节药和分子靶向药物的临床研究,这显著地改变了对于进展期肾癌患者的治疗方案(见第 2 卷第 10 章)。

表 4-5　肿瘤生物学及临床意义

生物学特性	临床意义
多药耐药蛋白的表达	导致了 RCC 的耐药性
免疫原性	干扰素或 IL-2 有 10%～20% 的缓解率
	大剂量 IL-2 有 3%～5% 的完全缓解率
	PD-1 和其他共刺激分子的调节作用正处于积极研究中
血管生成	血管侵犯能导致肿瘤静脉血栓形成
	针对 VEGF 的靶向药物(贝伐单抗)或针对 VEGF 受体的靶向药物(舒尼替尼,索拉非尼,帕唑帕尼,阿西替尼等)有 20%～40% 的缓解率
	长期无复发生存率和总生存率与一些抗血管生成药物有关
对 mTOR 通路的依赖	针对 mTOR 的靶向药物(西罗莫司)延长了高危 RCC 患者的生存期,并在那些分子靶向治疗(依维莫司)失败的患者身上也显示出了效果

IL-2. 白介素-2；mTOR. 哺乳动物雷帕霉素靶蛋白；PD-1. 程序性死亡蛋白-1；RCC. 肾细胞癌；VEGF. 血管内皮生长因子

2. 免疫生物学和免疫耐受

有证据表明,肾细胞癌具有免疫原性,因此许多专家致力于通过免疫系统来改善进展期肿瘤患者的预后研究(McDermott and Atkins,2013)。肿瘤浸润的淋巴细胞可以很容易地从肾细胞癌中分离出来,包括对肿瘤细胞抗原有特异性的细胞毒性 T 细胞、树突状细胞和辅助性 T 细胞。这些细胞能表达白介素(IL)-1 和 IL-2,并且起到抗原提呈细胞的作用。宿主免疫系统与肿瘤相互作用的分子机制研究为肾细胞癌提供了新的思路和治疗方案(McDermott and Atkins,2013)。激活或抑制 T 细胞的下调、使树突状细胞应对肿瘤抗原,或者抑制肿瘤诱导的免疫抑制相关的新药已经进入临床试验(Brahmer et al,2012)。

在肾细胞癌肿瘤相关性抗原中,碳酸酐酶Ⅸ(CA-Ⅸ或 MN-9)被证明是最具特异性的(Shuch

et al,2008)。这种抗原由 G250 单克隆抗体所识别,几乎在所有透明细胞性肾细胞癌中表达,但在其他类型的肾细胞癌中几乎不表达。经免疫组化分析,CA-Ⅸ 的表达被认为是透明细胞性肾细胞癌诊断和预后的标志物(Bui et al,2003；Divgi et al,2007,2013；Leibovich et al,2007)。在正常组织中,CA-Ⅸ 仅限于在胃黏膜、大的胆管和胰腺上表达,而在正常的肾上皮细胞中,野生型 VHL 蛋白会抑制其表达。用放射性物质标记 G250,并利用放射性核素扫描(Brouwers et al,2003)及近年来更为广泛使用的正电子发射断层扫描(PET)(Divgi et al,2007,2013)来检测转移性肾细胞癌的技术显示出了应用潜力。这些技术均具有一定的临床应用前景,但目前仍处在实验阶段。

第二种调节肾细胞癌免疫治疗反应的因素,是那些能够下调效应 T 细胞的因子(McDermott

and Atkins,2013)。细胞毒 T 淋巴细胞相关抗原-4(CTLA-4)在活化的 T 细胞表面的表达,阻止了对肿瘤的免疫应答。CTLA-4 的阻断(如 CTLA-4 抗体,伊匹单抗)对大部分的肿瘤有反应,但对人体也有显著的潜在毒性。同样地,程序性死亡蛋白-1(PD-1)及其配体(PD-L1)的通路能导致效应 T 细胞的活性降低。PD-L1(或 B7-H1)是在各种免疫和非免疫细胞上表达的细胞表面糖蛋白家族的成员之一(Thompson et al,2007b)。PD-L1 是一种 T 细胞相关的调节分子,通常由巨噬细胞系的细胞所表达,它可以被活化的 T 淋巴细胞诱导,也可在肾细胞癌上异常表达(Thompson et al,2007b)。肿瘤相关的 PD-L1 会损害抗原特异性 T 细胞的功能,而阻断该通路已在动物模型中证实可以增强抗肿瘤的反应(Thompson et al,2004)。Thompson 和他的同事(2006)已经证明,经过多变量调整之后,透明细胞性肾细胞癌上的 PD-L1 表达与侵袭性的病理特征相关,并且增加了疾病进展的风险。PD-1 的阻断在 Ⅰ 期和 Ⅱ 期试验中有明显的临床反应,而 Ⅲ 期临床试验目前正在进行中(McDermott and Atkins,2013)。

临床观察发现,如对免疫治疗确认有效,使肿瘤稳定期延长及偶尔的肿瘤自发性消退,也支持肾细胞癌具有免疫原性。肾细胞癌对免疫调节药(如白介素-2、干扰素-α、肿瘤浸润的淋巴细胞)的反应也使这个观点得到认同:免疫系统在肾细胞癌的肿瘤生物学中起到了重要的作用(Coppin,2008)。确实,高剂量的 IL-2 治疗对一定比例(3%～5%)的转移性肾细胞癌患者能够起到持久、彻底的肿瘤消退作用,这将是一种具有潜力的治疗方法(Coppin,2008;Amin and White,2013)。肾细胞癌的自发性消退发生率预计在 0.3%～1%(Oliver et al,1989)。大多数肾细胞癌的自发性消退发现于那些在发生肺转移后行减瘤性肾切除术的患者中,但是也有关于原发性肾细胞癌在没有经过任何形式的治疗下而消退的报道(Vogelzang et al,1992)。这种消退可以是持久性的。这种现象虽然很罕见,但被认为是真实存在的。有假说认为这是免疫监视所致的,当然,其他可能性也不能被排除(Coppin,2008)。

但是,尽管有各种创造性的治疗策略,但肾细胞癌的免疫治疗反应率一直令人失望,通常仅在

15%～20%,这表明了肿瘤具有免疫耐受性(Amin and White,2013)。许多观察结果支持免疫监视在肾细胞癌中被破坏的观点,并提出了各种影响几乎所有免疫系统调节水平的作用机制。在肾细胞癌中,通过核转录调节因子-κB 转录调控的缺陷存在于 60% 的肿瘤浸润淋巴细胞和树突细胞中(Finke et al,2001;Thornton et al,2004)。有缺陷的核转录调节因子-κB 信号损害淋巴细胞的功能,诱发淋巴细胞的凋亡,导致树突状细胞缺乏补充和活化。提高对肾细胞癌免疫耐受机制的理解,有望为提高进展期患者的预后提出新的、合理的策略。例如,舒尼替尼除了具有抗 VEGF 活性外,似乎还可以通过反转骨髓来源的抑制基因,通过细胞介导的免疫抑制来刺激抗肿瘤免疫(Ko et al,2009)。

3. 血管生成和靶向途径

长期以来,肾细胞癌一直被认为是最具血管性的癌症之一,在肾血管造影和专用的肾 CT 上都能观察到明显的新生血管。透明细胞性肾细胞癌的主要血管生成诱导因子是 VEGF。在正常情况下,它被野生型 VHL 蛋白所抑制,而在肿瘤进展过程中则显著上调(Gnarra et al,1996;Iliopoulos et al,1996)。研究表明,肾细胞癌患者血清和尿液中的 VEGF 水平升高,这证明了 VEGF 的功能相关性。与乏血供肿瘤相比,富血供肿瘤中 VEGF 的表达也是增加的(Takahashi et al,1994)。

VEGF 实际上是由几个亚型组成的配体家族,其中大部分由缺氧诱导因子(HIFs)和 VHL 调控,并与相应的 VEGF 受体(VEGFR)家族成员中的一个或多个相结合(Lane et al,2007c)。VEGFR-1(Flt-1)和 VEGFR-2(KDR/Flk-1)都是酪氨酸激酶受体,是几种具有抗肾细胞癌活性的多酪氨酸激酶抑制药的靶点(Carmeliet,2005;Hicklin and Ellis,2005)。VEGFR 结合配体(VEGF)后,沿细胞内部分的关键酪氨酸残基被磷酸化,导致特定的细胞内因子的结合,并激活相应的信号转导通路。目前已知的被 VEGFRs 磷酸化激活的途径包括 Raf-MEK-Erk 和磷脂酰肌醇 3-激酶/Akt/mTOR 途径,这些途径可以促进内皮细胞的存活和增殖(Carmeliet,2005;Hicklin and Ellis,2005)。各种配体、受体和下游效应因

子之间相互作用的交叉性导致了各种各样的影响。然而,由于缺乏对肿瘤或内皮细胞的完整微环境的研究分析,这些影响可能难以预测。具有类似作用机制的治疗药物(即所谓的 VEGF 受体酪氨酸激酶抑制药)不知为何具有不同的临床效果或脱靶效应,这种多因子间的交叉反应可能是其主要原因。相比之下,贝伐单抗作为一种单克隆抗体,与 VEGF 结合并隔离配体,使其不能与 VEGFR 相互作用;因此,它的临床效能几乎肯定与此直接相关。

考虑到肾细胞癌对血管生成的依赖性,以及之前缺乏普遍有效的全身治疗方案,因此用抗 VEGF 的方法来治疗肾细胞癌是值得尝试的。最初的临床试验应用了一些抗血管生成化合物,如 TNP-470、罗喹美克和沙利度胺,但它们在进展期肾细胞癌患者体内的活性有限(de Wit et al,1997;Stadler et al,1999)。随后,更有希望的结果被报道出来:贝伐单抗,一种人源化的抗 VEGF 抗体。与安慰剂相比,它能显著延缓转移性肾细胞癌患者疾病进展的时间(Yang et al,2003)。尽管在最初的实验中,肿瘤部分缓解并不常见,并且不存在肿瘤的完全缓解。但是,因为符合肿瘤的生长机制,而与抗肿瘤的作用机制不同,贝伐单抗的治疗通常能减轻总的肿瘤负荷。随后,多个针对 VEGF 通路的其他激酶抑制药也进入了临床试验,试验发现这些激酶抑制药在进展期肾细胞癌患者体内的活性很高。最终,从 2005 年 12 月开始到现在,美国食品和药物管理局(FDA)批准好几个这样的药物(详情见第 2 卷第 10 章)(Motzer et al,2006,2013,2013b;Haddad and Rini,2012)。

最近,癌症基因组图谱研究网络(2013)提供了透明细胞性肾细胞癌全面的分子生物学特征,这将为今后在这一领域的研究提供坚实的基础。在这项具有里程碑意义的研究中进行的分析包括:用新一代测序技术来评估 22 个肿瘤的全基因组,外加 417 个肿瘤的全外显子组测序。在这些 400 多个肿瘤中,分析了 DNA 拷贝数和基因型、鸟嘌呤二核苷酸(CpG DNA)甲基化、信使 RNA 表达、微小 RNA 表达和蛋白质表达,这提供了大量关于透明细胞性肾细胞癌分子特征的信息。主要的发现包括:对控制细胞氧感受的基因(如 VHL)变化的识别,以及染色质(如 PBRM1、BAP1 和 SETD2)状态的维持。共鉴定了 19 个具有显著突变的基因,不仅包括上述基因,还涉及 PI3K/AKT 通路的基因(Dalgliesh et al,2010)。H3K36 甲基转移酶 SETD2 的突变值得注意,因为它与广泛的 DNA 低甲基化有关,而复杂的综合分析表明,涉及 SWI/SNF 染色质重塑复合物(PBRM1,ARID1A,SMARCA4)的突变可能对其他信号通路有着广泛的影响。总的来说,这些分析为侵袭性癌症的代谢变化提供了强有力的证据,包括三羧酸(TCA)循环有关基因的下调,戊糖磷酸的上调和谷氨酰胺转运体基因的上调,磷酸腺苷活化蛋白激酶(AMPK)和 PTEN 蛋白水平的降低,以及乙酰辅酶羧化酶蛋白的增加。透明细胞性肾细胞癌中反复出现代谢重构指明了未来疾病治疗的多个新的方向。

4. 其他信号转导和细胞周期调控途径

肾细胞癌中,辅助信号转导通路的异常激活也可能导致细胞周期动力学的改变,而这些通路是治疗干预极好的靶点。肾细胞癌中的一种调控途径是 mTOR 途径,它可以与 Akt(蛋白激酶 B)和 PTEN 抑癌基因相结合(Hudes,2009;Barthélémy et al,2013)。mTOR 的表达受到多种生长因子和 PTEN 的突变或缺失的影响。通过涉及多种中介体的复合途径,mTOR 通路可以导致 HIF-1 及其他促生长和潜在致瘤转归的表达增加。用替西罗莫司(驮瑞塞尔)抑制 mTOR 可以延长高危、转移性肾细胞癌患者的生存时间。而对于使用酪氨酸激酶抑制药无效的患者,依维莫司(Afinitor)具有一定疗效。这证实了 mTOR 通路的临床相关性(Hudes et al,2007;Motzer et al,2008)。这两种 mTOR 抑制药现在也得到了 FDA 的批准。其他与肾细胞癌发病相关的潜在因素,包括 c-MET 原癌基因、胰岛素生长因子轴、端粒酶、细胞凋亡因子和细胞外基质蛋白,会在框图 4-3 中进行评述。

框图 4-3　肿瘤生物学:其他信号转导和细胞周期调节途径

已显示多种细胞因子在 RCC 患者的血清,尿液和(或)肿瘤中失调。然而,这些关联中没有一个被充分验证可用于常规临床实践。例如,在 56%～93% 的 RCC 中发现的端粒酶活性增加可能通过维持端粒长度而影响细胞周期(Mehle et al,1994;Yoshida et al,1998)。每当正常细胞分裂时,就会不断发生端粒丢失,并最终导致细胞生长抑制和衰老(Mekhail et al,2003)。在 RCC 中也报道了与细胞凋亡或程序性细胞死亡有关的因子的失调,可能导致肿瘤持续存活和治疗失效(Gobé et al,2002;Rajandram et al,2012;Sejima et al,2012)。胰岛素样生长因子受体表达也与 RCC 患者的存活率降低相关(Parker et al,2003a)

由增殖细胞核抗原或 Ki-67 染色定义的增殖指数与 RCC 的病理参数和临床结果相关,提示细胞周期的调节在 RCC 的肿瘤生物学中起重要作用(Bui et al,2004;Tollefson et al,2007)。在 RCC 中已经报道了转化生长因子-α 及其受体酪氨酸激酶(表皮生长因子受体,EGFR)的表达增加,并且可以通过促进细胞增殖或通过自分泌机制转化来促进肿瘤发生。EGFR 在 RCC 发展中的功能相关性也已经通过临床前研究提出,该研究测试 C225 单克隆抗体的作用,其抵消了 EGFR 作用并阻断肿瘤生长和转移。不幸的是,使用靶向 EGFR 的药物的 II 期临床试验,包括厄洛替尼(Tarceva)、吉非替尼(Iressa)、帕尼单抗(Vectibix)和拉帕替尼(Tykerb),表明晚期 RCC 患者缺乏药物反应(Rini,2010)。基于这些令人失望的结果使得通过干预 EGFR 途径的药物的研发逐渐减少,但是在过度表达 EGFR 的患者中,这类药物的选择性治疗可能仍是一个方向

肝细胞生长因子及其受体 c-MET 原癌基因也可能作用于 RCC 的发病机制(Giubellino et al,2009;Gibney et al,2013;Harshman and Choueiri,2013)。激活 c-MET 原癌基因突变在遗传性乳头状 RCC 病因学中的作用已有讨论,但数据表明该配体的上调表达可能发生在 RCC 的大多数组织学亚型中(Giubellino et al,2009;Harshman and Choueiri,2013)。肝细胞生长因子由正常肾中的近端肾小管细胞表达,其涉及发育肾的分支管生成和肾损伤后的再生。在体外,肝细胞生长因子对肾上皮细胞具有促有丝分裂和成形作用。大多数 RCC 患者也报告血清肝细胞生长因子水平升高,与组织学亚型无关,并且两个位点磷酸化激活受体与癌症进展相关,使 c-Met 成为 RCC 的潜在治疗靶点(Gibney et al,2013)。总之,这些数据表明肝细胞生长因子及其受体可能在 RCC 的肿瘤生物学中起重要作用,尽管受体的组成型激活(可能是最有效的机制)似乎主要限于家族性乳头状 RCC。蛋白质、黏附分子和细胞外基质癌细胞,相邻细胞和周围基质之间的相互作用可以强烈影响它们的致病潜力(Jonasch et al,2012)。在 RCC 中发现改变的纤连蛋白和其他基质蛋白的细胞内加工和分泌,是 VHL 基因突变的一个结果(Ohh et al,1998)。鉴于基质在调节细胞分化和肿瘤侵袭性和转移中的重要作用,这种基本缺陷最有可能对肿瘤生物学产生重要影响。蛋白酶(如纤溶酶和基质金属蛋白酶)的表达增加与 RCC 的存活率降低相关,并且还可能促成 RCC 的攻击行为(Jonasch et al,2012)。调节癌细胞间黏附的 E-钙黏蛋白和钙黏蛋白-6 的下调在 RCC 中有广泛记录,并且与大多数研究中的不良结果相关(Russell and Ohh,2007)。在 RCC 中也观察到联蛋白家族的异常调节,即结合钙黏蛋白并介导其对细胞骨架的影响的细胞质蛋白质,并与存活减少有关(Banumathy and Cairns,2010)

其他研究已经确定了促进 RCC 中肿瘤细胞和内皮细胞之间相互作用的黏附分子(Banumathy and Cairns,2010)。Sialyl-Lewisx/内皮白细胞黏附分子-1 和极晚期抗原-4/血管细胞黏附分子-1 相互作用调节这一过程,这可能影响肿瘤细胞在转移过程中进出血管系统的能力(Steinbach et al,1996;Ohba et al,2005)

(五)病理

大多数肾细胞癌是圆形到卵圆形,并被压缩软组织和纤维组织的假囊包裹而不是真正的组织囊。与上尿路尿路上皮癌不同,大多数 RCC 不发生严重浸润,除了集合管癌和肉瘤样变异。大多数肿瘤大小平均在 4～8cm,但少数也可以有几毫米至足以填满整个腹部大小。<3cm 的肿瘤以前被分类为良性腺瘤,但是一些小肿瘤与转移相关(Nguyen and Gill,2009),大多数病理学家都认为,除了嗜酸细胞瘤和一些小的肿瘤(<5mm)低级别乳头状腺瘤,没有可靠的组织学或超微结构标准来区分良性和恶性肾上皮肿瘤(见第 2 卷第 3 章)。当它们成双壳状时,RCC 由黄色、棕褐色或棕色肿瘤组成,与纤维组织,坏死或出血区域相互作用,很少有统一的外观。与完全实性 RCC 相比,在 10%～25% 的 RCC 中发现囊性变性,并且

似乎与更好的预后相关（Webster et al,2007；Jhaveri et al,2013）。钙化可以是斑点状或斑块状，在 10%～20% 的 RCC 中发现。

核特征可以高度变异。分级主要基于核大小和形状及是否存在明显的核仁。Fuhrman 系统（表 4-6）是 RCC 的独立预后因素，尤其是透明细胞 RCC（Fuhrman et al,1982）。最近的证据表明，Fuhrman 分级也是乳头状 RCC 结果的重要预测因子（Klatte et al,2010a；Sukov et al,2012），但核特征以外的特征可能构成嫌色细胞 RCC 首选方案的基础（Delahunt et al,2007；Finley et al,2011；Cheville et al,2012）。

表 4-6　肾细胞癌 Fuhrman 核分级系统

分级	核大小	核形状	核仁
1	10μm	圆,均匀	消失或不明显
2	15μm	不规则	小(放大 400 倍可见)
3	20μm	不规则	明显
4	≥20μm	异常,多叶	明显,染色质呈团状

局部的侵袭性表现并不少见于 RCC，可以通过各种方式发生，约 20% 的病例发现直接侵入肾包膜，肾窦或集合系统穿孔，尽管这些结构的替换更为常见。Gerota 筋膜通常会阻止相邻器官或腹壁的进一步扩散，虽然一些高级别 RCC 能够克服这种天然屏障。RCC 的一个独特特征是其对静脉系统的转移偏好，其在 10% 的 RCC 中发现，比任何其他肿瘤类型更常见（Skinner et al,1972；Schefft et al,1978）。这种表现在可以延伸到下腔静脉（IVC）和右心房一样高的连续性肿瘤血栓的病例中得到证明。许多这样的肿瘤血栓通过动脉血流高度血管化（Novick et al,1990），并且一些直接侵入肾静脉或腔静脉壁，这与较差的预后相关（Skinner et al,1972；Schefft et al,1978；Zini et al,2008）。

大多数散发的 RCC 是单边和单灶的。双侧受累可以是同步的或非同步的，并且在 2%～4% 的散发性 RCC 中发现，而且在患有家族性 RCC 的患者中更常见，如 von Hippel-Lindau 病。多灶性，在 10%～20% 的病例中发现，与乳头状和家族性 RCC 相关更常见（Mukamel et al,1988；

Cheng et al,1991；Krambeck et al,2008）。卫星灶通常很小，难以通过术前影像学检查，术中超声检查或视力检查来确定；它们似乎是部分肾切除术后局部复发的主要因素（Mukamel et al,1988）。微卫星灶分析提示同一肾脏内大部分多灶性肾癌的起源（Junker et al,2002），但如果对侧肾肿瘤同步发生则可能是独立的肿瘤，或者如果不是同时发生，则可能是转移灶的发生（Kito et al,2002）。分子分析，如基因表达谱，可能有助于确定异步肿瘤是第二原发性肿瘤还是转移瘤（Lane et al,2009a）。最近，对同一患者的原发性和转移性肿瘤获得的多个活检标本进行全面测序，发现肿瘤内异质性显著（Gerlinger et al,2012）。这些研究表明，对单个活检标本的分析可能低估了这种内在的异质性，并防止从"乘客"突变中识别"驱动"突变，这对个体化医疗和生物标志物的开发提出了重大挑战。

根据定义，所有肾细胞癌都来源于肾小管上皮细胞的腺癌（Zhou,2009）（表 4-7）。大多数肾细胞癌与正常近端肾小管细胞共享超微结构特征，如表面微绒毛和复杂的细胞内连接，并被认为来源肾单位（Kim and Kim,2002；Axelson and Johansson,2013）。RCC 的两种侵袭性亚型，肾髓质癌和集合管癌似乎源自肾单位的更远端结构（Störkel et al,1997；Zambrano et al,1999；Abern et al,2012）。

自 20 世纪 90 年代初以来，RCC 的组织学分类经历了几个主要的修订（见表 4-7）（Zambrano et al,1999；Zhou,2009；Algaba et al,2011）。传统上，RCC 分为四种组织学亚型：透明细胞、颗粒细胞、管状-乳头状和肉瘤样。基于 RCC 分子遗传学的进展及对组织学和超微结构特征的更具辨别力的定义，Kovacs（1993）提出了一种新的分类方案。该分类系统得到了临床医师和研究人员的国际研讨会的认可（Weiss et al,1995；Störkel et al,1997；Zambrano et al,1999）。在这个系统中，颗粒状细胞肿瘤根据不同的组织病理学特征重新分为其他类别，嫌色细胞癌被认为是一种新的 RCC 亚型，肉瘤样特征被归类为其他自身亚型的变异而不是独特的肿瘤类型。目前的所做的是确定原发性组织学亚型并评估肉瘤样分化的存在和程度，而不是将这些肿瘤分为不同类别，尽管预后影响并未改变(Cheville et al,2004;Algaba et al,2011)。根据良好的组织学和超微结构标准,颗粒状细胞肿瘤被重新分类为乳头状 RCC 或嫌色细胞 RCC 的嗜酸性变体或与透明细胞 RCC 相结合。另一个重要的发展是肾髓质癌的鉴定,这在患有镰状细胞病的年轻非洲裔美国人中很常见(Davis et al,1995;Abern et al,2012)。随着辅助

病理学研究(包括电子显微镜、免疫组织化学、分子遗传学和细胞遗传学)的进一步发展,自 1993 年分类系统实施以来,已经确定了几种其他独特的 RCC 独特亚型。基于这些发现,世界卫生组织于 2004 年提出了肾恶性上皮性肿瘤的最新分类,并沿用至今(表 4-7)(Eble et al,2004)。

表 4-7　肾细胞癌的病理亚型

组织学[*]	家族病及遗传因素	大体特征	镜下特征	其他特征
透明细胞 RCC	VHL 病 VHL 基因(3p25-26)突变或甲基化 染色体 3p 缺失 染色体 8p,9p,14q 的缺失,染色体 5q 的获取	界限清楚,肿块,金黄色肿瘤 常见坏死出血 常见静脉受累 囊性变	高度血管化 有细微血管网络的透明细胞巢或带 IHC[†]: LMWCKs,[‡]vimentin,EMA,CA-IX	起源于近端小管 更常见的侵袭性活动 靶向分子治疗常使肿瘤收缩 免疫治疗有效
多囊性透明细胞 RCC(不常见)	与透明细胞 RCC 相同	界限清楚 小肿块,大囊肿	由分级 1 的单层透明细胞包裹 没有扩张性的肿瘤结节	大多数为良性的临床表现
乳头状 RCC (10%～15%)	Ⅰ型:HPRCC 综合征 c-MET 癌基因(7q31-34)的激活突变 在 HPRCC 中常见,但罕见于(约 10%)散发病例 7 和 17 号染色体三倍体;损失 Y Ⅱ型 HLRCC 综合征 延胡索酸盐水合酶基因(1q42-43)突变	带有纤维假包膜的肉质肿瘤 常见坏死和出血	低度血管化肿瘤 乳头状结构的维管结构周围有单层细胞 Ⅰ型:有低级核的嗜碱性细胞 Ⅱ型:有高级核的嗜酸性细胞 IHC:LMWCKs,CK7(type 1 ＞ type 2),AMACR	起源于近端小管 ARCD 中通常为多灶 Ⅰ型:预后良好 Ⅱ型:预后较差
嫌色性 RCC (3%～5%)	Birt-Hogg-Dubé 综合征 卵泡蛋白基因突变(17p11) 多染色体的丢失(1,2,6,10,13,17,21,Y)	边界清楚,均匀的棕褐色或浅棕色切面	具有苍白细胞质,核周清除或"晕圈",核"葡萄干"和突出的细胞边界的"植物细胞" Hale 胶体铁染色阳性 IHC:弥散 CK7	起源于收集导管的闰细胞 一般预后良好,虽然肉瘤样变异与预后不良有关
集合管 RCC (<1%)	未知 多个染色体缺失	位于中心位置,位于肿瘤边缘的肿瘤 浅灰色至棕褐色	复杂的,高度浸润的细胞内纤维化(结缔组织)基质,高级细胞核,有丝分裂	起源于集合管 预后不良 可能对化疗有反应

（续　表）

组织学	家族病及遗传因素	大体特征	镜下特征	其他特征
肾髓质癌（罕见）	与镰状细胞特征相关	渗透性，灰白色 广泛出血坏死	分化差的细胞，有蕾 丝状外观 过度炎症	起源于集合管道 预后差
未分类 RCC （1%～3%）	未知	多变	多变	不确定起源 预后多较差
与 Xp11.2 易位/ TFE3 基因融 合相关的 RCC （罕见）	多变的突变 包括导致 TFE3 基因融 合的染色体 Xp11.2	边界清晰 棕黄色	多变，常为有乳头状 结构的透明细胞 IHC：核 TEF3	发生在儿童和年轻人身 上；40% 的小儿 RCC t （X；17）呈晚期，惰性病 程 t（X；1）可伴有晚期 淋巴结转移
后神经母细胞瘤 RCC（罕见）	未知	界限清楚	具有固体和乳头状结 构的嗜酸细胞或透 明细胞	仅存在于先前神经母细 胞瘤的儿童中
黏液性管状和梭形 细胞癌（罕见）	未知	界限清楚 以髓质为中心的棕 白色粉红色肿瘤	小管和梭形上皮细胞 的混合物；黏蛋白 背景	有利的预后

*已经描述了所有这些亚型的肉瘤样变异体，并且与预后不良相关。†使用这些标记的免疫组织化学可以帮助区分RCC 亚型。‡细胞角蛋白（CK）；低分子量细胞角蛋白（LMWCKs）。AMACR. α-甲基酰基-辅酶 A 消旋酶；ARCD. 获得性肾囊性疾病；CA-Ⅸ. 碳酸酐酶Ⅸ；CK7. 细胞角蛋白 7；EMA. 上皮膜抗原；HLRCC. 遗传性平滑肌瘤病和 RCC；HPRCC. 遗传性乳头状 RCC；IHC. 免疫组化；RCC. 肾细胞癌

Modified from Eble JN, Sauter G, Epstein JI, et al. Pathology and genetics of tumours of the urinary system and male genital organs. 3rd ed. WHO classification of tumours, vol. 7. Lyon(France)：IARC Press；2004；and Srigley JR, Delahunt B, Eble JN, et al. ISUP Renal Tumor Panel. The International Society of Urological Pathology(ISUP) Vancouver Classification of Renal Neoplasia. Am J Surg Pathol 2013；37：1469-89.

　　世界卫生组织的分类反映了目前对 RCC 的理解不是单一的恶性肿瘤，而是由几种不同的肿瘤亚型组成的群体，每一种都有独特的遗传基础和独特的临床特征。一系列重要的变化还包括有独特的病理和临床特征的 RCC 亚型，这些临床特征以前归属于"传统"和"未分类"的 RCC 中。例如，与 XP 11.2 的转位/TFE3 基因融合相关的 RCC，它具有透明细胞和乳头状 RCC 的微观特征，主要好发于儿童和青少年（Argani et al，2001；Camparo et al，2008；Geller et al，2008）。另一种是肾黏液小管和梭状细胞癌，几乎不具有病发特征（Hes et al，2002；Ferlicot et al，2005；Fine et al，2006）。复杂的基因表达谱分析图和蛋白质组分析图显示了这些亚型肿瘤的个体特征，并有利于以后区分其他亚型（Yang et al，2006；Jonasch et al，2012）。这是由基础科学的大发展和临床医学的敏锐观察所激发的衍变。

　　1. 透明细胞肾细胞癌

　　透明细胞 RCC 占所有 RCC 的 70%～80%，代表 RCC 的常见类型，以前称为"传统"RCC（Störkel et al，1997；Deng and Melamed，2012）。**这些肿瘤在双壳鞘时通常是黄色的，并且由大量血管包围，含有微妙的血管窦状隙网络，散布在肿瘤细胞的片层或腺泡之间（图 4-8）。在显微镜检查中，透明细胞 RCC 分为透明细胞型、颗粒细胞型或混合细胞型。透明细胞通常是圆形或多边形**的，含有丰富的细胞质，糖原、胆固醇、胆固醇酯和磷脂，所有细胞质都很容易通过常规组织学制剂中使用的溶剂提取，便可获得肿瘤细胞的清晰外观。而颗粒细胞以嗜酸性细胞质和大量线粒体为主（Farrow，1997）。3%～5% 的透明细胞 RCC 显示出肉瘤样特征，并且透明细胞 RCC 比任何其

他 RCC 亚型更可能表现出血行转移（Rabbani et al,2004）。一般而言,即使在阶段和分级分层后,透明细胞 RCC 的患者比乳头状或嫌色细胞肾细胞癌的预断效果更差（Cheville et al,2003;Deng and Melamed,2012）。90％以上的透明细胞 RCC 里染色体 3 会发生变化,导致 VHL,PBRM1,

SETD2 或 BAP1 基因的突变或失活,这些基因全部存在于基因组的这一部分上（Cancer Genome Atlas Research Network,2013;Linehan and Ricketts,2013）。已有报道综述了家族性的透明细胞 RCC,即 VHL 抑癌基因失活的 von Hippel-Lindau 综合征。

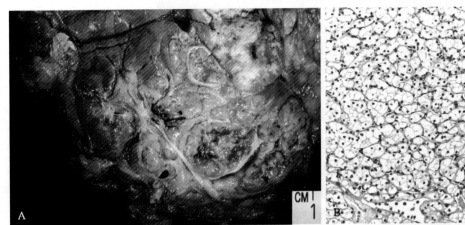
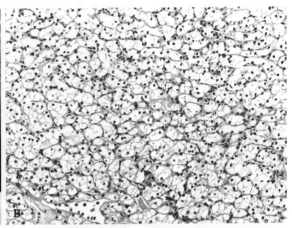

图 4-8　A. 透明细胞肾细胞癌（RCC）,具有典型的金黄色。B. 典型的低等级透明细胞 RCC 的显微外观的低功率视图,表现出精细血管网散布在具有清晰细胞质的均质巢中（Courtesy Dr,Ming Zhou,Cleveland,OH. ）

2. 乳头状肾细胞癌

乳头状肾细胞癌在先前的分类方案中也被称为嗜色性 RCC,是第二常见的组织学亚型（Sukov et al,2012）。它占所有 RCC 的 10％～15％,具有不同于透明细胞 RCC 的几个特征。在显微镜检查中,该类别中的大多数肿瘤由以乳头状或管状构型排列的嗜碱性或嗜酸性细胞组成（图 4-9）。乳头状 RCC 的总体特征是白色,球状表面,出血频繁,其可能在影像学上表现为类似囊性成分。**乳头状肾细胞癌的一个独特特征是其多中心倾向,在许多系列中接近 40％并且更常见于终末期肾衰竭和获得性肾囊性疾病的患者**（Deng and Melamed,2012）。已经通过特征性细胞遗传学,免疫染色谱和基因表达谱描述了两种不同的乳头状 RCC 变体（图 4-9B 和 C）（Störkel et al,1997;Eble et al,2004;Yang et al,2005）。**1 型乳头状 RCC 更常见,由细胞质稀少的嗜碱性细胞组成;2 型乳头状 RCC 进展更快,含有嗜酸性细胞和丰富颗粒细胞质**（Pignot et al,2007）。**乳头状 RCC 的两个亚型对应于两种家族性 RCC 综合征:HPRCC 综合征（1 型）和 HLRCC 综合征（2 型）**。虽然越来

越多的分子和遗传证据表明,这两种亚型似乎代表了不同的实体,但目前在泌尿生殖系统病理学家群体中并不常规将乳头状 RCC 亚分类为 1 型和 2 型,并且分级可能具有更大的预测意义（Yang et al,2005;Klatte,2010a,2010b）。**与常见的 1 型乳头状 RCC 相关的细胞遗传学异常特征包括染色体 7 和 17 的三体性及 Y 染色体的缺失**（Kovacs et al,1989b）。其他常见的发现包括染色体 12,16 和 20 的获得及 14 号染色体上的杂合性缺失（Deng and Melamed,2012）。VHL 突变在乳头状 RCC 中很少见,证实了肿瘤发生具有不同的遗传途径（Kenck et al,1996）。乳头状肾细胞癌血管不那么丰富是由于缺乏调节血管内皮生长因子的 VHL 突变,因为血管生成因子是 RCC 中的主要促血管生成分子（Blath et al,1976）。如前所述,位于 7 号染色体上的 c-MET 原癌基因的激活突变似乎在遗传性乳头状 RCC 中很常见且具有致病性（Schmidt et al,1997）。实际上,针对这种遗传缺陷现在可运用小分子抑制药的新型治疗方法来治疗（Jonasch et al,2012;Harshman and Choueiri,2013）。

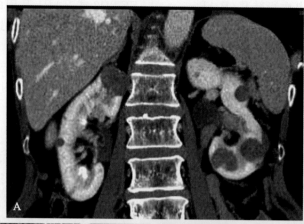

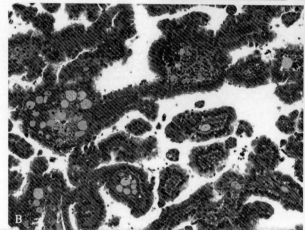
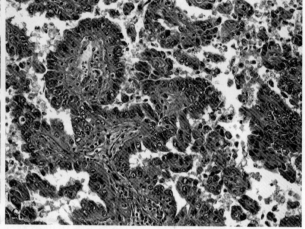

图 4-9 A. 乳头状肾细胞癌(RCC)经常呈现多个小的,轻度增强的肾肿瘤,如在该计算机扫描摄影图像上显示的。B. 1 型乳头状 RCC 的显微外观,显示具有少量细胞质和低级细胞核的嗜碱性细胞。C. 相反,2 型乳头状 RCC 由嗜酸性细胞组成,具有丰富的颗粒状细胞质和高级细胞核(Courtesy Dr. Ming Zhou, Cleveland, OH.)

有关乳头状 RCC 的预后仍然存在争议。乳头状 RCC 患者的 5 年癌症特异性存活率目前比例为 86%~92%,部分原因是乳头状肾细胞癌通常表现为低分期和分级(Mancilla-Jimenez et al, 1976;Deng and Melamed, 2012)。然而,最近利用免疫组织化学和细胞遗传学定义乳头组织学的研究包含了高级别和晚期肿瘤的比例增加,虽然这类肿瘤仍属少数,但却具有致命性。部分原因是因为目前针对乳头状 RCC 的全身治疗方案无效(Lager et al, 1995;Renshaw, 2002;Margulis et al, 2008;Amin and White, 2013)。**目前,大多数作者认为乳头状肾细胞癌,尤其是 1 型乳头状肾细胞癌,在分级和分期相当的情况下,比透明细胞 RCC 具有更好的预后**(Deng and Melamed, 2012)。

乳头状腺瘤是小的(≤5mm)肿瘤,在显微镜下类似于乳头状 RCC,通常包封良好且等级低,并且通常在尸检时发现(Algaba et al, 2011)。这些病变在较大的乳头状 RCC 中具有许多相同的遗传变异,是良性肿瘤(见第 2 卷第 3 章)。

3. 嫌色细胞肾细胞癌

Thoenes 及其同事于 1985 年首次描述的嫌色细胞 RCC 是 RCC 的一种独特的组织学亚型,占所有 RCC 的 5%,似乎来源于集合管的皮质部分(Algaba et al, 2011)。肿瘤细胞通常表现出相对透明的细胞质,具有细网状图案,其被描述为"植物细胞"外观(图 4-10)。大多数嫌色细胞 RCC 对典型苏木精和伊红染色期间使用的色素具有抗性,但嗜酸性粒细胞变异占据约 30% 的病例(Thoenes et al, 1988;Nagashima,2000)。在任何一种情况下,通常都会发现核周清除或"晕圈",并且电子显微镜检查结果由许多 150～300nm 的微泡组成,这些微泡是嫌色细胞癌的最独特和最明显的特征。这些微囊泡特征性地染色为 Hale 胶体铁阳性,表明存在嫌色细胞 RCC 特有的黏多糖(图 4-10)。免疫组织化学通常显示泛细胞角蛋白,上皮膜抗原和小白蛋白的阳性染色,波形蛋白

和 CD10 阴性(Algaba et al,2011)。遗传分析通常揭示大量染色体损失,最常见的是整个染色体 1,2,6,10,13,17,21 和 Y,并且流式细胞术分析在大多数情况下已证明亚二倍体 DNA 含量(Bugert et al,1997)。Chromophobe RCC 常见于 Birt-Hogg-Dubé 综合征,但大多数病例是散发的(Linehan and Ricketts,2013)。

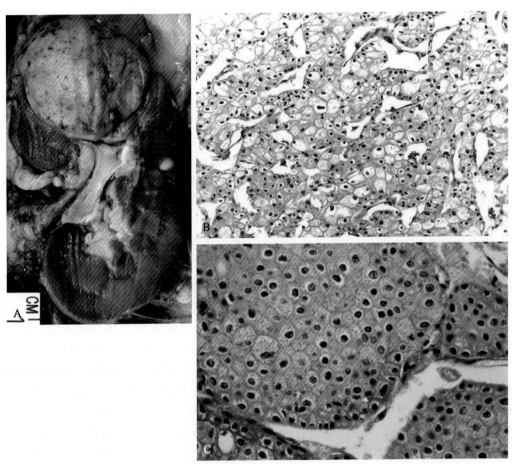

图 4-10　A. 嫌色细胞肾细胞癌(RCC)通常表现为界限分明、均匀的棕褐色肿瘤。B. 嫌色细胞 RCC 与经典(嫌色的)和嗜酸性细胞的混合物,呈现不同的细胞质边界,核周"晕"和核"葡萄干"。经典变体以其"植物细胞"外观而著称。C. 嫌色细胞 RCC 染色为 Hale 胶体铁阳性,并通过电子显微镜分析显示多个微泡(Courtesy Dr. Ming Zhou,Cleveland,OH.)

　　大多数关于嫌色细胞 RCC 临床表现的研究表明,局部嫌色细胞 RCC 的预后好于透明细胞 RCC,但是具有肉瘤样特征或转移性疾病患者的预后较差(Renshaw et al,1996;Klatte et al,2008)。大多数早期报道表明,尽管增长幅度很大,但病灶较局限且多数分期较低(Thoenes et

al,1988)。随后的报道证实,嫌色细胞 RCC 通常为早期阶段,超过 90% 的患者在治疗后 5 年或更长时间内无癌症(Klatte et al,2008;Deng and Melamed,2012)。关于转移性嫌色细胞 RCC 的治疗数据有限,大多数证据表明该群体中酪氨酸激酶抑制药和 mTOR 抑制药的活性有限(Tannir et al,2012;Kroeger et al,2013)。显然,需要进一步的临床评估来确定转移性非透明细胞 RCC 患者最有效的治疗药物。

4. 集合管癌

贝利尼集合管癌是一种相对罕见的 RCC 亚型,不到所有 RCC 癌症的 1%(Algaba et al,2011)。集合管癌通常发病早,而分期晚(Tokuda et al,2006;Karakiewicz et al,2007c;Wright et al,2009)。小收集管癌可以在髓质中出现,但大多数是大的浸润性肿块并且延伸到皮质中是常见的(Pickhardt et al,2001;Deng and Melamed,2012)。在显微镜检查中,这些肿瘤由扩张的小管和乳头状结构的混合物组成,呈单层立方细胞排列,通常形成鹅卵石外观。虽然报道了染色体 1q 上的缺失和染色体 6,8,11,18,21 和 Y 的单体性,但迄今为止分析的肿瘤数量有限(Fuzesi et al,1992;Steiner et al,1996;Polascik et al,2002)。这些肿瘤的特征性免疫表型是低分子量和高分子量细胞角蛋白和 Ulex europaeus 凝集素-1 反应性的共表达(Rumpelt et al,1991)。E-钙黏蛋白和 c-KIT 的阳性有助于将该实体与侵袭性乳头状 RCC 区分开,但这种染色特征也可存在于尿路上皮癌中,并且鉴别诊断通常需要仔细检查多个切片(Kobayashi et al,2008)。大多数报道的集合管癌的病例是高等级、晚期,并且对常规疗法无反应(Tokuda et al,2006;Karakiewicz et al,2007c;Wright et al,2009)。集合管癌可能与尿路上皮癌有共同特征,一些晚期集合管癌患者对顺铂或基于吉西他滨的化疗有反应(Milowsky et al,2002;Peyromaure et al,2003;Oudard et al,2007;;Kobayashi et al,2008;Dason et al,2013)。其他中心已将舒尼替尼和其他 VEGF 抑制药用于这种侵袭性癌症,但效果甚微(Ansari et al,2009;Tannir et al,2012)。

5. 肾髓质癌

肾髓质癌是 RCC 的一种亚型,几乎只发生在镰状细胞性状的患者中。通常,年轻的非裔美国人在他们 30 岁时检测出晚期肾髓质癌,并已发生转移(Davis et al,1995;Swartz et al,2002)。大多数患者的治疗并未收到满意效果,且在几个月内相继死亡。Davis 及其同事在内的 34 名患者

(1995)的平均生存期仅为 15 周。该肿瘤与集合管癌具有许多相似的组织学特征,一些人还认为它是集合管癌的亚型或与之有密切关系的肿瘤(Swartz et al,2002;Algaba et al,2011)。肾髓质癌被认为是由肾乳头附近的肾盏上皮引起的,但通常具有高度浸润性。起源部位(肾乳头)和与镰状细胞性状的关联表明相对缺氧的环境可能造成肿瘤产生。

6. 肉瘤样变

在 1%~5% 的 RCC 中发现了肉瘤样变,最常见的是与透明细胞 RCC 或嫌色细胞 RCC 相关,但大多数其他亚型 RCC 的变体已被描述(Ro et al,1987;Shuch et al,2012a)。大多数作者现在认为,肉瘤样病变代表 RCC 其他组织学亚型的低分化区域,而不是独立衍生的肿瘤(DeLong et al,1993;Eble et al,2004)。检查整个上皮没有发现衍生的恶性肾肉瘤。因此,该实体不再被认为是 RCC 的独特组织学亚型(Eble et al,2004)。肉瘤样变的特征是梭形细胞组织学,波形蛋白阳性染色,浸润性生长模式,局部进展和转移以及预后不良(图 4-11)。浸润周围正常器官的现象很常见,而且中位生存时间不到 1 年(Ro et al,1987;Molina et al,2011)如果患者的身体状况允许,可考虑多模式治疗方法,手术后可接受化疗或靶向分子治疗,因为只接受手术治疗或 IL-2 的免疫疗法的患者预后极差(Shuch et al,2012b)。

7. 未分类的肾细胞癌

未分类的 RCC 代表假定 RCC 的少数病例(1%~5%),即使经过仔细分析,其特征仍然不确定(Crispen et al,2010)。大多数分化差,并且与进展快的生物学行为和特别差的预后相关(Amin et al,2002;Karakiewicz et al,2007b)。这个"包罗万象"类别中包括具有广泛的肉瘤样变和没有可辨别的上皮成分的 RCC。分子诊断学的进展,如基因表达谱分析,可以进一步分类先前已经属于该类别的异常肿瘤,并鉴定靶向分子治疗的候选途径(Yang et al,2006;Jonasch et al,2012)。低级别肿瘤,如混合型癌细胞肿瘤,在嫌色细胞 RCC 和癌细胞瘤之间不确定,不应该被置于这一类别,这表明预后不良。

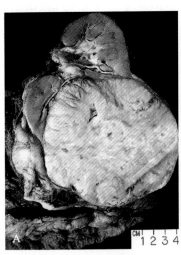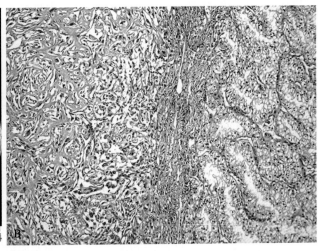

图 4-11 A. 透明细胞肾细胞癌(RCC),伴有肉瘤样变浸润到肾周围脂肪中。B. 左侧典型的梭形
细胞外观的高级别 RCC,显示出肉瘤样变(Courtesy Dr. Ming Zhou, Cleveland, OH.)

(六)临床表现

由于肾位于腹膜后,许多肾肿块无法观测,且并未表现出症状。随着越来越多的非侵入性影像学应用于各种非特异性症状复合体的评估,超过60%的 RCCs 是偶然检测到的(Silverman et al, 2008)。一些研究表明,这种肿瘤更可能局限于肾,而且对生存有积极影响的报道也有(Tsui et al, 2000; Decastro and McKiernan)。

与 RCC 相关的症状可能是由于局部肿瘤生长,出血,副肿瘤综合征或转移性疾病(框图 4-4)。侧腹疼痛通常是由于出血和凝块阻塞引起的,尽管它也可能伴随于局部晚期或侵袭性疾病。**现在很少发现经典的侧腹疼痛,肉眼血尿和可触及的腹部肿块三大病症。**这无疑很幸运,因为这个发现意味着晚期癌症,有些人将其称为"晚期三大症状"。在超声检查和 CT 出现之前,大多数患有 RCC 的患者出现一种或多种这些体征或症状,并且许多患者无法治愈。晚期疾病的其他指标包括体重减轻,发热和盗汗,以及可触及的颈部淋巴结病,无法缓解的精索静脉曲张和由静脉受累引起的双侧下肢水肿。少数患者出现与转移性疾病直接相关的症状,如骨痛或持续性咳嗽。RCC 很少有,但有致命性的表现是自发性肾周围出血,潜在的肿块可能无法看清。Zhang 及其同事(2002)表明,超过 50% 的不明原因的肾周血肿患者有隐匿性肾肿瘤,最常见的是 AML 或 RCC。只有等到几个月后再做 CT 会有明确的诊断。

在 10%～20% 的 RCC 患者中发现副肿瘤综合征,并且很少有肿瘤与这些综合征的多样性相关(表 4-8)。事实上,RCC 以前被称为内科的肿瘤,因为系统而非局部表现。现在,考虑到偶然检测的频率,更适合于称为放射科的肿瘤(Parsons et al, 2001; Decastro and McKiernan, 2008)。然而,评估副肿瘤现象仍然很重要,因为它们可能是主要发病率的来源并且可能影响临床决策。在正常情况下,肾产生 1,25-二羟胆钙化醇、肾素、促红细胞生成素和各种前列腺素,所有这些都受到严格调节以维持体内平衡。RCC 可以以病理量产生这些物质,并且它还可以制备各种其他生理学上重要的因子,如甲状旁腺激素样肽,类型抗凝血剂,人绒毛膜促性腺激素,胰岛素和各种细胞因子和炎症递质。这些物质被认为是造成体重减轻,贫血和副肿瘤综合征的原因。

据报道,高达 13% 的 RCC 患者出现高钙血症,可能是由于副肿瘤现象或骨转移溶骨所致(Klatte et al, 2007c; Schwarzberg and Michaelson, 2009)。甲状旁腺激素样肽是最常见的副肿瘤综合征的病因,尽管肿瘤衍生的 1,25-二羟胆钙化醇和前列腺素可能在少数病例中起作用(Klatte et al, 2007c; Pepper et al, 2007)。甲状旁腺激素样肽的作用被野生型 VHL 蛋白抑制,并且这些肽可以作为 RCC 的有效生长因子（Mass-felder et al，2004）。**高钙血症的症状和体征通常是非特异性的，包括恶心、厌食、疲劳和减少的深腱反射。**医疗处理主要包括加强水化，然后用呋塞米利尿和选择性使用双膦酸盐、皮质类固醇或降钙素。双膦酸盐疗法现已成为一种护理标准（Schwarzberg and Michaelson，2009）。吲哚美辛也被证明在少数病例中有用（Gold et al，1996）。更明确的管理包括肾切除术和偶尔的转移性切除术，具体取决于临床情况。与广泛的溶骨性转移相关的高钙血症更难以缓解，因为它不适合手术方法，但许多此类患者可能对双膦酸盐治疗有反应（Lipton et al，2003；Young and Coleman，2013）。如果可以确定有限的受累部位，一些与溶骨性转移相关的高钙血症患者也可以从大规模的放疗中受益。

框图 4-4　肾细胞癌的临床表现

补充说明
局部疾病的症状
　血尿
　腰腹痛
　腹部肿块
　肾周血肿
下腔静脉阻塞
　双侧下肢水肿
　非复原或右侧精索静脉曲张
全身性疾病的症状
　持续咳嗽
　骨痛
　颈淋巴结肿大
　构成症状
　体重下降/发热/不适
　副肿瘤综合征

高血压和红细胞增多症是 RCC 患者常见的其他重要的副肿瘤综合征（Moein and Dehghani，2000）。与 RCC 相关的高血压可能继发于肿瘤直接增加的肾素的产生、压迫或包裹肾动脉或其分支，从而导致肾动脉变窄；或肿瘤内动静脉瘘。其他原因包括红细胞增多症，高钙血症，输尿管梗阻和与脑转移相关的颅内压增高。与 RCC 相关的红细胞增多症可能是由

于促红细胞生成素的产生增加，因为肿瘤或相邻的薄壁组织对肿瘤生长诱导的缺氧做出反应（Wiesener et al，2007）。

表 4-8　肾细胞癌相关全身综合征的发生率

症状	%
红细胞沉降率加快	55.6
高血压	37.5
贫血	36.3
恶病质，体重下降	34.5
发热	17.2
肝功能异常	14.4
高钙血症	4.9
红细胞增多症	3.5
神经肌病	3.2
淀粉变异	2.0

Modified from Gold PJ，Fefer A，Thompson JA. Paraneoplastic manifestations of renal cell carcinoma. Semin Urol Oncol 1996；14：216-22.

与 RCC 相关性更高的副肿瘤综合征之一是非转移性肝功能障碍或 Stauffer 综合征，已在 3%～20% 的病例中有报道（Giannakos et al，2005；Kranidiotis et al，2009）。几乎所有 Stauffer 综合征患者血清碱性磷酸酶水平升高，67% 凝血酶原时间升高或低蛋白血症，20%～30% 血清胆红素或转氨酶水平升高。其他常见的发现包括血小板减少症和中性粒细胞减少症，典型症状包括发热和体重减轻，这并不奇怪，因为发现许多患者存在部分肝坏死区域，必须排除肝转移。活组织检查通常表现出与突出的淋巴细胞浸润相关的非特异性肝炎。已经在患有 Stauffer 综合征的患者中发现升高的血清 IL-6 水平，并且据信这种和其他细胞因子有很强的致病性。在 60%～70% 的病例中，肝功能在肾切除术后可恢复正常水平。肝功能障碍的持续性复发表明部分肿瘤并未完全消灭，表示预后不良。

与 RCC 相关的各种其他不太常见但不同的副肿瘤综合征包括库欣综合征、高血糖症、溢乳、神经肌病、凝血障碍和小脑性共济失调（Sufrin et al，1989）。**一般而言，与 RCC 相关的副肿瘤综合**

征的治疗需要手术切除或全身治疗,除高钙血症外,医学治疗尚未证明这一有效性。

（七）筛查及临床相关性

有许多因素让筛查肾癌更具吸引力(Carrizosa and Godley,2009)。最重要的是,肾癌一直是一个外科疾病,需要早期诊断才能对治愈肿瘤提供获最佳时机。不幸的是,我们救治晚期 RCC 患者的能力还十分有限。一些研究已经证实,通过筛查早期诊断 RCC 具有明显的优势(Lee et al,2002;Leslie et al,2003)。

限制 RCC 筛查广泛应用的重要因素就是肾癌在人群中的年发病率相对低(12/10 万人)(Jemal et al,2011)。为避免假阳性,筛查应力求达到 100% 特异性,因为假阳性会带来昂贵的、有潜在危害的检查及治疗措施。此外,即使筛查具有 100% 的敏感性和特异性,也会因为筛查的病例太少而不得不考虑投入-产出比问题(Cohn and Campbell,2000;Carrizosa and Godley,2009)。即使一些人具有肾癌的高危因素,如男性、高龄、嗜烟,也因为这些危险因素仅增加 2～3 倍发生肾癌的风险,从而使常规的筛查很难合理化(Cohn and Campbell,2000;Carrizosa and Godley,2009)。有关无临床意义的肾肿瘤也成为影响筛查的因素,如肾腺瘤,据统计在尸检中有 10%～20% 存在肾腺瘤及其他良性肾肿瘤或生长缓慢的肿瘤(Cohn and Campbell,2000;Pantuck et al,2000;Parsons et al,2001)。如果这些没有临床意义的肿瘤被筛查出来,则又会带来不必要的检查与治疗(Pantuck et al,2000;Parsons et al,2001)。上述所有这些因素均不利于 RCC 常规筛查的推广。

有综述文献提示,尿液分析、超声或 CT 检查可用于筛查 RCC(Herts and Baker,1995;Cohn and Campbell,2000;Carrizosa and Godley,2009)。其中尿液分析是一种简便且廉价的检查,但对 RCC 筛查率极低。因为 RCC 是一种实质性肿瘤而非尿路上皮癌,因此小体积的肾癌很少引起血尿(肉眼或镜下)。超声或 CT 筛查出肾癌的比例是 23/10 万～300/10 万,这一结果可能有明显的优势,因为应用筛查方法检查出的器官局限性肾癌发生率比历史对照要高(Turney et al,2006;Carrizosa and Godley,2009)。然而,虽然筛查效果比预期高一些,但实际仍然很低,还不足以平衡投入-产出问题。总之,筛查比过去的检出率提高,但仍不如 PSA 对前列腺癌筛查的有效性高。研究人员正在讨论能否找到一种筛查项目能够达到像前列腺癌这样高的筛查率(Carter et al,2013)。但就目前的条件而言,常规的 RCC 筛查是很难实现的。

近年来,发现一些新型分子测定法用于监测尿或血清中 RCC 相关生物标记,拓宽了 RCC 的筛查前景。这些方法可以检测到 DNA 中微卫星改变、VHL 基因突变或超甲基化、血管生成因子(如 VEGF)表达上调、RCC 特异蛋白(如 CA-9 和 aquaporin-1)异常表达(Jonasch et al,2012)。

目前,明确界定需要筛查的目标人群包括罹患晚期肾衰竭和获得性肾囊性疾病的患者、有 TS 和家族性 RCC 的人群(框图 4-5)。80% 的终末期肾衰竭患者最终发展成获得性肾囊性疾病,其中 1%～2% 的人发展成 RCC(Ishikawa et al,2010)。总体而言,终末期肾衰竭患者发生 RCC 风险比一般人群高 5～20 倍(Farivar-Mohseni et al,2006)。此类 RCC 患者在就诊时有 15% 的人已经发生远处转移,而且此类患者大部分死于肿瘤进展(Ishikawa et al,2010;Hurst et al,2011)。因此,对这类人群需要进行筛查,事实上这类患者仅在美国就有三十多万人。但对此类人群的筛查还存在着许多的问题,如预期寿命短、腺瘤发生率高(20%～40%,一般人群为 10%～20%)、获得性肾囊性疾病的结构使影像复杂化,以及不可避免的费用增加等。一个合理的折中方案是对无其他重大合并疾病的肾衰竭患者,在行透析治疗的第三年进行筛查,同时还要考虑性别及肾脏替代治疗类型,但对后者的研究数据显然还存在争议(Carrizosa and Godley,2009)。值得注意的是,肾移植受体的原肾在移植术后发生 RCC 的风险仍然很高(3 年内原肾 RCC 的检出率为 1.4%～2.3%),因此建议在肾移植术后仍需要定期行影像学复查(Ianhez et al,2007;Hurst et al,2010)。

结节性硬化(tuberous sclerosis,TS)患者的 RCC 发生率也较高。TS 是一种常染色体显性遗传病,患者常伴有皮脂腺瘤(一种特征性皮肤损害)、癫痫、智力迟钝、肾囊肿和血管平滑肌脂肪瘤(AML)(Choyke et al,2003;Lendvay and Marshall,2003；Narayanan,2003；Cohen and Zhou,2005；Rakowski et al,2006）。许多 TS 患者的肾癌以早发、多发为特征，提示其有遗传倾向性（Lendvay and Marshall,2003）。此外，Eker 鼠是同系鼠 *TSC2* 基因突变后形成的，这种基因在人体是 TS 发生的原因，Eker 鼠与 *TSC2* 基因敲除的鼠一样易患 RCC（McDorman and Wolf,2002；Lendvay and Marshall,2003）。生物学与临床研究认为，这种有遗传缺陷的综合征患者发生 RCC 风险增加，而且绝大多数有关人口学研究数据也符合这一结论（Linehan and Ricketts,2013）。因此，合理的对策是对 TS 患者定期行影像学检查，这同样有利于监测该人群中 AML 的发生和进展。

框图 4-5　肾癌筛查：目标人群

终末期肾衰竭患者

仅筛查预期生存时间长和无较重并发症的患者

从透析第三年开始定期超声检查或 CT 检查

已知患有 VHL 综合征的患者

从15—20 岁开始一年两次应用腹部 CT 扫描或超声检查

定期临床和影像学筛查非肾脏表现

VHL 综合征患者的亲属

获得基因分析

　　如果阳性，参照 VHL 综合征患者推荐的筛查方法

　　如果阴性，降低随访严格程度

其他家族遗传性肾癌患者亲属

定期超声或 CT 检查并考虑基因分析

结节性硬化症患者

定期超声检查或 CT 扫描

常染色体显性遗传性多囊肾患者

不推荐常规筛查

对常染色体显性多囊肾疾病（ADPKD）的患者行常规肾癌筛查尚存争议。这类患者的肾内结构失常使影像学检查结果很难判断，并且近来的研究表明 ADPKD 患者中 RCC 发生率并没有增加（Gregoire et al,1987；Mosetti et al,2003；Hajj et al,2009；Jilg et al,2013）。同时，ADPKD 患者中肾腺瘤和其他良性占位病变的发生率增加也不能使其从肾癌筛查中获益。总之，这些因素都不支持对 ADPKD 患者进行常规肾癌筛查。

在 VHL 综合征患者中进行肾癌筛查的价值应给予特殊考虑。对任何发病年龄轻或多发病灶肾癌及合并下列情况的患者都应当考虑 VHL 综合征的可能性：视觉症状或神经系统症状、失明家族史、中枢神经系统肿瘤、肾囊肿或同时伴有胰腺囊肿、附睾肿瘤、内耳肿瘤等（Kim et al,2010；Linehan and Ricketts,2013）。对于高度可疑或其亲戚患有该病的病例，应强烈建议其进行遗传学评价。如果确定患者发生种系突变且临床、影像学筛查已确定患者处于 VHL 综合征无症状期，那么及时诊断治疗可降低肾癌的高死亡率（Linehan and Ricketts,2013）。美国国立卫生研究所的研究人员对该类患者有以下建议：①从幼儿期开始就每年进行体格检查及眼科方面的检查；②从 2 岁后每 1～2 年进行尿儿茶酚胺的检查；③从 11 岁开始每半年进行一次中枢神经系统的 MRI；④从 11 岁开始每年进行腹部及盆腔的超声检查，如果有囊肿或肿瘤发生，则每半年进行 CT 复查；⑤定期行听力检查（Linehan and Ricketts,2013）。提倡尽量选择非侵入性的检查方法，但是应当涵盖所有可能受累器官（Fraser et al,2007）。具有两条野生型 *VHL* 等位基因的患者也会因此受益，他们将不必进行费用昂贵的检查，并且可避免大量检查引起的焦虑。

已经有对怀疑有遗传性乳头状 RCC 及家族性 RCC 患者进行的分子筛查方法，对需要的家族成员也要考虑进行筛查（Linehan and Ricketts,2013）。此外，对于高危病例，如被确定为 *c-MET* 原癌基因发生突变或其他有关基因改变，则应对临床及家族史进行评价，同时应定期行腹部超声检查或 CT 检查。并根据综合征的具体表现，可行进一步的检查。

（八）分期

20 世纪 90 年代，最常用的 RCC 分期系统仍是由 Flocks 及 Kadesky 系统改良来的 Robson 分期系统，这一模式在许多老一辈泌尿外科医师的思想中还是根深蒂固（图 4-12）（Robson,1963；Robson et al,1969）。在回顾性分析研究中，这一分期系统存在明显的局限性。最主要的问题是在Ⅲ期，将肿瘤的淋巴结转移与静脉受累归为一类，淋巴结转移患者的预后很差，但许多静脉受累的患者仍可通过积极的外科手术达到治愈目的

（Gettman and Blute，2002；Leibovich et al，2003b；Nguyen and Campbell，2006）。此外，静脉受累的程度、原发肿瘤大小在 Robson 分期系统中没有做出说明，使不同分期的预后差别得不到体现。TNM 分期系统由国际抗癌联盟提出，其相较于以往的分期系统的最大改进在于，TNM 分期使病变解剖学范围的界定变得更加精确（Leung and Ghavamian，2002；Nguyen and Campbell，2006；Decastro and McKiernan，2008）。

肾癌分期

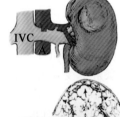

Ⅰ期
肿瘤局限在肾包膜内

Ⅱ期
肿瘤侵犯肾周脂肪
（局限在Gerota筋膜内）

Ⅲ期
肿瘤累及区域淋巴结和
（或）肾静脉、下腔静脉

Ⅳ期
肿瘤侵犯邻近器官
或发生远处转移

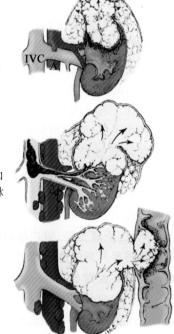

图 4-12　由 Holland 提出的肾细胞癌分期与 Robson、Murphy、Flocks 和 Kadesky 发展起来的分期系统相一致（From Holland JM. Cancer of the kidney：Natural history and staging. Cancer 1973；32：1030. Copyright© 1973 American Cancer Society.）

2009 年，美国抗癌联合委员会提出了肾癌 TNM 分期系统的修订版，是目前推荐使用的肾癌分期系统（表 4-9）。肾癌的 TNM 分期系统在过去三十年内经历了数次修改，以期能够使之更准

确地反映出肿瘤生物学特性及预后，因此在比较不同时期的研究结果时应该注意这些变化（Nguyen and Campbell，2006）。在 2002 版的分期系统中，T1 期肾癌划分为两个亚组（T1a/T1b），因为多个研究证实对于较小的（≤4cm），单侧，局限性肾癌不论行肾部分切除术或是根治性肾切除术都能获得较好的疗效（Igarashi et al，2001；Nguyen and Campbell，2006）。而在最近的修订版本中，将局限于肾内的 T2 期肿瘤进行了进一步划分（T2a/T2b，表 4-9），因为近期的研究显示＞10cm 的原发肿瘤患者预后明显较差（Frank et al，2005；Klatte et al，2007b）。

在 2009 版分期系统中另一重要的修正体现在对肾上腺侵犯、静脉癌栓、淋巴结受累等方面做出了重新分级。患侧肾癌侵犯同侧肾上腺现在被定义为 T4，侵犯任意一侧肾上腺均视为 M1，这一变化可能更恰当地反映了肾癌的播散模式。因为肾上腺受累的患者预后较差这一结论已被广泛地论证，这一重要的改变也体现在了 2009 版分期系统中（Thompson et al，2005b；Nguyen and Campbell，2006；Kirkali et al，2007；von Knobloch et al，2009）。2009 版分期将孤立性肾静脉癌栓从 T3b 下调至 T3a，以体现其相对较好的预后情况（Moinzadeh and Libertino，2004；Leibovich et al，2005a；Shvarts et al，2005a；Margulis et al，2007b）。最后，新的分期系统对淋巴结累及情况进行了简化整合，不再由原先根据受累淋巴结数量进行分类，因为相关研究没有发现不同个数的淋巴结转移同预后之间的相关性（Edge et al，2010）。近期的研究证实了侵犯肾窦脂肪与集合系统是两个独立的预后判断因子。这一结果提示我们，对 TNM 分期进行持续性的重新评估与证实是必要的，并且能使该分期系统在未来进一步优化其价值（Jeon et al，2009；Verhoest et al，2009；Anderson et al，2011；Brookman-May et al，2011）。尤其是对于 T3 期肿瘤的界定，目前依然存在不少争议（Bertini et al，2009；Moch et al，2009）。

TNM 分期通常都由最能体现肿瘤进展性指标来定义，然而一部分重要的预后判断指标可能在这一过程中被遗漏。许多肾癌会表现出多个特性，如高级别癌栓合并侵犯同侧肾上腺。理想状

态下，TNM 分期应当对所有与解剖性分期相关的信息都加以体现，至少应予以说明。[如 pT4（同侧肾上腺累及，合并膈上腔静脉癌栓）]。将来的分期系统应当涵盖所有的解剖性分期信息，因为一系列研究发现当同一肿瘤上表现出多个影响预后的因子时其预后往往更差（Leibovich et al，2005a；Shvarts et al，2005a；Terrone et al，2006；Ficarra et al，2007；Klatte et al，2009a）。

表 4-9　肾癌 TNM 分期

T:原发灶
TX:原发肿瘤无法评估
T0:没有原发肿瘤证据
T1a:肿瘤≤4.0cm 且局限于肾
T1b:肿瘤大于 4.0cm 且≤7.0cm 且局限于肾
T2a:肿瘤＞7.0cm 且≤10.0cm 且局限于肾
T2b:肿瘤＞10.0cm 且局限于肾
T3a:肿瘤侵犯肾静脉或其分支,或肿瘤侵犯肾窦和（或）肾周脂肪但局限于 Gerota 筋膜内
T3b:肿瘤侵犯膈下水平下腔静脉
T3c:肿瘤侵犯膈上水平下腔静脉或腔静脉壁
T4:肿瘤侵犯至 Gerota 筋膜外或累及同侧肾上腺
N:淋巴结
NX:区域淋巴结无法评估
N0:未见区域淋巴结转移
N1:单个或多个区域淋巴结转移
M:远处转移
MX:远处转移无法评估
M0:未见远处转移
M1:存在远处转移

分期			
Ⅰ期:	T1	N0	M0
Ⅱ期:	T2	N0	M0
Ⅲ期:	T1 或 T2	N1	M0
	T3	任何 N	M0
Ⅳ期:	T4	任何 N	M0
	任何 T	任何 N	M1

Modified from Edge SB, Byrd DR, Compton CC. AJCC cancer staging manual. 7th ed. New York: Springer-Verlag;2010.

对肾癌的临床分期应该通过详细的病史询问、体格检查、合理的实验室检查加以明确（Nguyen and Campbell，2006；Decastro and McKiernan，

2008）。全身性症状，如体重明显减轻（减轻总体重超过 10％）、骨痛、身体状况差、体格检查发现肿块或淋巴结肿大均提示进展期肾癌。继发性精索静脉曲张、双下肢水肿提示可能存在静脉受累；严重贫血、高血钙、肝功能指标异常、高血清碱性磷酸酶、高乳酸脱氢酶均提示可能为进展期疾病（Nguyen and Campbell，2006；Lane and Kattan，2008）。

对于绝大多数患者通过高质量的腹部 CT 及常规胸片检查就可以对肾癌做出影像学临床分期，对于选择性病例或者有其他指征时还可以进行 MRI 检查（Choyke et al，2001；Ng et al，2008；Herts，2009）。MRI 检查主要适用于局部进展期肾癌，怀疑静脉受累及对血管造影剂过敏的患者（Choyke et al，2001；Ng et al，2008；Herts，2009）。CT 检查可以提示肾周脂肪受累范围（图 4-13），但缺乏特异性。肾周间隙内出现软组织密度的情况并不常见却是具有诊断意义的影像学表现（Bechtold and Zagoria，1997；Herts，2009）。总体而言，CT 或 MRI 对肾周脂肪受累情况的判断准确性均不高，这说明肿瘤向肾周脂肪囊外的侵犯经常是通过显微镜检才能发现的（Choyke et al，2001；Kamel et al，2004；Zhang et al，2007）。肿瘤累及同侧肾上腺的情况可以通过术前 CT 结合术中探查来准确评估。对于 CT 提示肾上腺增大，肿瘤位于肾上极，肾广泛恶性占位或术中触及肾上腺明显异常的患者都有同侧肾上腺受累的危险，并且应当做出相应处理（Paul et al，2001；Sawai et al，2002；Zhang et al，2007；Kobayashi et al，2008；Ng et al，2008；Lane et al，2009c）。

CT 显示肾蒂或腹膜后淋巴结直径≥2cm 的情况通常提示为转移性病灶，应通过手术探查或经皮穿刺活检（不耐受手术者）。而许多体积较小的淋巴结则被证明是炎性而非肿瘤转移性淋巴结，可能无须外科手术介入（Choyke et al，2001；Israel and Bosniak，2003；Ng et al，2008；Herts，2009）。MRI 可以通过区分血管和淋巴管的结构来增加腹膜后淋巴结检查的特异性（Bassignani，2006）。MRI 对于判定肿瘤是否侵犯邻近组织器官和确定复杂病例的手术方式可作为首选方法（Pretorius et al，2000；Choyke et al，2001；Herts，2009）。在肿瘤和邻近器官如肝之间的脂肪平面

经 CT 检查可能会导致误判,此时应进一步行 MRI 检查。实际上,对于这类情况通常需要经手术探查加以鉴别。

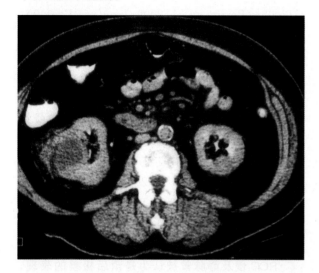

图 4-13　注射造影剂后的增强 CT 扫描显示右侧肾肿瘤伴有肾周条带样改变,提示肾周脂肪受累

CT 对于检测肾静脉和下腔静脉癌栓的敏感性分别为 78% 和 96%(Ng et al,2008;Herts,2009)。肿瘤累及血管的 CT 表现包括血管管径扩大,管腔直径突然变化,血管内密度降低或充盈缺损。如果有侧支血管形成则能够进一步支持诊断。大多数假阴性病例发生在右肾肿瘤患者,因为右肾静脉较短且由于肿瘤团块影响而难以发现癌栓(Herts,2009)。幸运的是,这些病例很容易在手术中加以辨认并进行处理。MRI 被认为是下腔静脉癌栓诊断和分期的首选方法,虽然最新的研究表明,多排螺旋 CT 也可以达到相同的效果(Pretorius et al,2000;Aslam Sohaib et al,2002;Zhang et al,2007;Ng et al,2008)。目前,腔静脉造影是对于 MRI 或 CT 诊断不明、不能耐受 MRI 或 CT 检查、存在其他禁忌证患者的最佳替代方法。经食管超声心动图可以准确地测定癌栓的近端,但这种方法是侵入性的,并且在术前准备上也没有显示出比 MRI 或 CT 具有更突出的优势(Glazer and Novick,1997)。

对所有需要进行肿瘤转移评估的病例应该进行常规胸片、系统性腹部体格检查、盆腔 MRI 或 CT 及肝功能检查(Griffin et al,2007;Ng et al,

2008;Herts,2009)。对于存在血清碱性磷酸酶升高、有骨痛症状、活动状态较差的患者可以考虑行骨扫描检查(Shvarts et al,2004)。对于存在肺部症状或胸片提示异常的患者应行胸部 CT 检查(Choyke et al,2001)。对于局部进展期肿瘤,腹膜后淋巴结肿大或有明显相似病灶的患者需要行更加彻底的影像学检查来除外肿瘤转移并为下一步治疗方案提供帮助(Choyke et al,2001;Griffin et al,2007)。正电子发射断层扫描(PET)也被用于高危或转移性肾癌患者的研究。大多数研究显示,其具有良好的特异性但敏感性欠佳。目前对于常规影像检查无法明确诊断的患者,PET 是最好的选择。在这种情况下,PET 扫描可以提示肿瘤转移性疾病,并在很大程度上帮助指导进一步的检查和治疗(Griffin et al,2007;Powles et al,2007;Bouchelouche and Oehr,2008)。针对原发灶或转移灶的穿刺活检也可选择性地作为肾癌分期方式的手段之一。

(九)预后

RCC 重要的预后因素包括特异的临床体征或症状、肿瘤相关因素和各种实验室检查指标(框图 4-6)(Lane and Kattan,2008;Meskawi et al,2012)。总体而言,肿瘤相关因素如病理分期、肿瘤大小、细胞核分级和组织学亚型都具有独立预后指导作用。然而,通过多元分析将多种有独立预后价值的因素整合起来,会表现出最大作用(Meskawi et al,2012)。患者相关因素如年龄、慢性肾病、其他并发症等对患者总体生存率均有较大影响,因此在拟定局限性 RCC 治疗策略时应作为首要考量因素(Hollingsworth et al,2006;Kutikov et al,2010)。

提示预后不良的临床表现包括全身性症状、体重下降超过 10% 和活动状态差(Lane and Kattan,2008)。另外贫血、血小板增多症、高钙血症、蛋白尿、血清碱性磷酸酶升高、C 反应蛋白升高、乳酸脱氢酶升高、血沉加快及其他副瘤综合征和症状也都与肾癌的预后不良相关(Lane and Kattan,2008;Magera et al,2008b)。尽管上述这些指标异常更多见于进展期 RCC,但是部分指标例如高钙血症、贫血及血沉加快等是局限性 ccRCC 相关肿瘤特异性生存率的独立预测因子(Magera et al,2008b)。

框图 4-6 影响肾癌预后的相关因素

临床因素
身体状态
系统性症状
有症状 vs. 偶发
贫血
高钙血症
高乳酸脱氢酶血症
血沉升高
C 反应蛋白升高
血栓
碱性磷酸酶升高
解剖因素
肿瘤大小
静脉系统受累
侵及周围器官
肾上腺受累
淋巴结转移
远处转移
肿瘤转移负荷及相关疾病
组织学因素
核分级
组织学亚型
存在肉瘤样变
存在组织学意义的坏死
脉管侵犯
侵犯肾窦或肾周脂肪
集合系统受累
手术切缘状态

Modified from Lane BR, Kattan MW. Prognostic models and algorithms in renal cell carcinoma. Urol Clin North Am 2008;35:613-25.

病理学分期已被证实是最重要的独立预后因素（Leibovich et al, 2005b；Lane and Kattan, 2008；Kanao et al, 2009）。肾癌 TNM 分期系统将不同肿瘤特异性预后的患者加以明确的区分（表 4-10），这说明对局灶性和全身性疾病范围的诊断是判断肾癌预后的首要决定因素（Lane and Kattan, 2008）。数个研究表明，器官局限性 RCC 患者的 5 年生存率在 70%～90%，而对于那些肾周脂肪受累的患者其 5 年生存率还将进一步下降 15%～20%（Lane and Kattan, 2008）。累及肾窦

与侵犯肾周脂肪一并归类为 T3a，多个研究提示，这类患者可能具有更高的转移风险因为其更容易侵犯静脉系统（Bonsib et al, 2000；Thompson et al, 2005a；Bertini et al, 2009；Jeon et al, 2009）。侵犯集合系统亦被认为相较于其他器官局限性 RCC 具有更差的预后（Uzzo et al, 2002；Klatte et al, 2007a；Verhoest et al, 2009；Anderson et al, 2011）。还有研究发现，1%～2% 的肾癌患者存在同侧肾上腺受累或转移，他们中的绝大多数最终死于全身性疾病进展。提示了肾癌播散途径的异质性，以及高侵袭性表型（Sagalowsky et al, 1994；von Knobloch et al, 2009）。最近的 TNM 分期已将此类肿瘤划分为 T4 或者 M1 来反映其较差的预后（Thompson et al, 2005b；Edge et al, 2010）。

RCC 侵及静脉曾被认为是预后极差的表现，但有报道指出许多具有癌栓的患者可以通过积极的外科手术干预达到治愈。这些研究表明，只要肿瘤局限于肾内，合并癌栓的患者 5 年生存率可达 45%～69%（Martinez-Salamanca et al, 2011）。静脉癌栓合并淋巴结或全身转移的患者生存率会显著下降，而肿瘤侵犯到肾周脂肪的患者生存率会发生中等程度下降（Martinez-Salamanca et al, 2011）。最近的 TNM 分期系统主张，对所有上述不利的预后因素加以收集。近期的研究结果提示，即便患者存在微血管侵犯其预后也会差于不存在上述情况的肾癌患者，表明即使是显微镜下的静脉或淋巴系统受累依然提示预后不良（Feifer et al, 2011；Kroeger et al, 2012）。

癌栓近端延伸的范围对于预后的影响作用仍存在争议，而且由于患者及相关指标上的选择偏倚较难进行多个研究间的比较（Leibovich et al, 2005a；Wotkowicz et al, 2008）。有些研究指出，局部进展性或转移性肿瘤的发生率会随癌栓近端的范围增大而升高，而且生存率会随癌栓侵及肝静脉及以上水平而下降（Wotkowicz et al, 2008）。另一些研究则认为，只要肿瘤是局限在肾内的，癌栓近端范围对预后的影响并不明显（Libertino et al, 1987；Blute et al, 2007）。癌栓直接侵犯血管壁是比癌栓近端范围更重要的预后因素，目前的分期系统将癌栓侵犯静脉壁定义为 pT3，不论其近端处于何水平（Hatcher et al, 1991；Zini et al, 2008）。

表 4-10　肾癌 TNM 分期相关 5 年存活率

表现	Robson 分期	TNM(2002)	TNM(2009)	5 年生存率(%)
器官局限（总体）	I	T1－2 N0 M0	T1－2 N0 M0	70～90
≤4.0cm	I	T1a N0 M0	T1a N0 M0	90～100
>4.0～7.0cm	I	T1b N0 M0	T1b N0 M0	80～90
>7.0～10.0cm	I	T2 N0 M0	T2a N0 M0	65～80
>10.0cm	I	T2 N0 M0	T2b N0 M0	50～70
侵犯肾周脂肪	II	T3a N0 M0	T3a N0 M0	50～70
侵犯肾上腺	IIIA	T3b N0 M0	T3a N0 M0	40～60
累及静脉	IIIA	T3b-c N0 M0	T3b N0 M0	30～50
局部进展	IVA	T4 N0 M0	T4 N0 M0	0～20
淋巴结受累	IIIB	任何 T N1-2 M0	Any TN1M0	0～20
全身转移	IVB	任何 T,任何 NM1	(Any)T(Any)NM1	0～10

Data from Hafez et al, 1999; Leibovich et al, 2005a; Thompson et al, 2005a; Lane and Kattan, 2008; Campbell et al, 2009; Martinez-Salamanca et al, 2011; and Haddad and Rini, 2012.

预后差的患者主要表现为肿瘤侵犯超过 Gerota 筋膜,侵及相邻脏器(T4 期)或有淋巴结及全身转移,他们的 5 年生存率极低(Thompson et al,2005b;Margulis et al,2007a)。淋巴结转移已被认为是预后不良的直接征象,因为与之相关的 5 年和 10 年生存率分别为 5%～30% 和 0～5%(Phillips and Taneja,2004;Crispen et al,2011)。全身转移亦是肾癌预后较差的表现,其 1 年生存率不到 50%,5 年生存率为 5%～30%,10 年生存率为 0～5%,尽管这些生存率在能够运用靶向治疗的地区会有一定程度提高(Haddad and Rini,2012)。对于同步发生转移的患者其预后更差,绝大部分患者会在 1～2 年死于疾病的全身进展(Leibovich et al,2005a;Mekhail et al,2005;Haddad and Rini,2012;Heng et al,2013)。而非同步发生转移的患者,其发生转移的间隔时间被证明是有价值的预后因素,因为它可以反映疾病进展的节奏(Maldazys and deKernion,1986;Motzer et al,2004;Mekhail et al,2005)。其他对于全身转移患者重要预后因素,包括行为状态、转移灶的数目和部位、贫血、高钙血症、血清碱性磷酸酶和乳酸脱氢酶升高及组织学存在肉瘤样改变(Lane and Kattan,2008)。存在骨、脑、肝脏转移及全身多个转移灶的患者往往预后更差(Mekhail et al,2005;Escudier et al,2007;McKay et al,

2014)。上述这些影响因子有效地将 RCC 患者的转移风险划分为低、中、高三组并且与不同的中位生存期相关(Motzer et al,2004;Heng et al,2013)。上述风险分组为期望接受减瘤性肾切除术或转移灶切除术的患者可能取得的收益提供了重要的参考信息。

对 RCC 预后有重要意义的另一个因素是原发肿瘤大小。肿瘤的大小已经被证实不论对于器官局限性 RCC 或侵袭性 RCC 都是一个独立的预后判断因素(Kattan et al,2001;Kontak and Campbell,2003;Lane and Kattan,2008)。这在很大程度上是因为肿瘤大小与病理性肿瘤分期存在较强的正相关性,但是数个研究结果表明肿瘤大小可以单独作为一个独立预后因素(Kattan et al,2001;Sorbellini et al,2005;Crispen et al,2008a;Nguyen and Gill,2009)。较大的肿瘤更可能体现为透明细胞癌同时伴随更高的核分级,这两个因素都与较差的预后相关(Frank et al,2003;Lane et al,2007a;Thompson et al,2009)。一项回顾性分析了 1771 例局限性肾癌患者的研究表明,pT1a、pT1b、pT2 肾癌的 10 年肿瘤特异性生存率分别为 90%～95%、80%～85%、75%(Patard et al,2004a)。其他研究也显示,发现率不断增高的单侧 pT1a 肿瘤有良好的预后。在克利夫兰医学中心和梅奥医学中心的队列研究中,这类肿瘤无论接受保留肾单位手术或根治性肾切除术其 5 年肿瘤特异性生存率均在 95％以上（Butler et al，1995；Cheville et al，2001；Lane et al，2013b）。

RCC 其他重要的预后因素包括细胞核分级和组织学亚型。许多 RCC 的分级系统都以细胞核的大小、形态和核仁的存在与否作为基础。可惜的是，在核分级的主观判断中普遍存在差异性，尚没有一个分级系统能够克服这种主观性缺陷。然而，几乎所有的分级系统都可以提供有关肾癌预后的信息，而且核分级在经过多元分析后仍然在许多病例中作为一个独立预后因素（Zisman et al，2001；Lohse et al，2002，2005；True，2002；Lang et al，2005；Lane and Kattan，2008；Ficarra et al，2009）。

Fuhrman 分级系统是目前应用最为广泛的 RCC 分级系统。细胞核分级为一级到四级患者的 5 年生存率分别为 64％、34％、31％和 10％，而且核分级已被证实对于器官局限性肾癌是最有意义的一个预后因素（Fuhrman et al，1982）。后续的研究发现，Fuhrman 核分级与肿瘤分期、肿瘤大小、静脉癌栓、淋巴结侵犯及远处转移之间具有相关性（Ficarra et al，2009）。尽管核分级在透明细胞 RCC 和非透明细胞 RCC 患者中存在巨大差异的情况已有报道，但是 Fuhrman 分级系统用于评估非透明细胞 RCC 的相关性目前并不完全知晓（详见病理学专著）。目前的证据表明，Fuhrman 分级在乳头状 RCC 中具有预后判断意义，而

Fuhrman 分级中有关细胞核以外的特征性描述能够更好地预测嫌色细胞 RCC 与其他嗜酸细胞肿瘤的侵袭性（Klatte et al，2010a；Finley et al，2011；Delahunt et al，2013；Meskawi et al，2013）。

组织学亚型也对预后具有显著意义，同样主要对于肿瘤分期位于两端的患者。当存在肉瘤样分化、集合管癌、髓样细胞癌和未分化癌等组织学亚型时常提示预后不良（Zhou，2009；Deng and Melamed，2012）。目前许多研究表明，尽管在 RCC 各个组织学亚型中都存在致死性低分化肿瘤，但总体而言，透明细胞 RCC 患者预后差于乳头状和嫌色细胞 RCC 患者（Teloken et al，2009；Leibovich et al，2010；Deng and Melamed，2012）。最后，另外一部分组织学亚型包括多房囊性肾癌、黏液性管状肾癌和梭形细胞癌被认为是相对惰性的 RCC。

根据现有的观察发现，大量分子标志物与 RCC 的预后存在相关性，其价值可能在将来得到证实（Jonasch et al，2012；Keefe et al，2013）。包括缺氧诱导因子、细胞氧传感控制基因、染色质状态维持基因、共刺激分子、细胞周期调节因子、黏附分子及许多其他分子（框图 4-7）（Jonasch et al，2012）。目前已经证实，在侵袭性癌症中，三羧酸循环相关基因表达下调伴磷酸戊糖途径相关基因表达上调（Cancer Genome Atlas Research Network，2013）。总之，上述这些因素都没有通过临床实际验证，对其意义和价值的探索仍然是研究性质的。

框图 4-7   RCC 的分子预后因素

许多基因通过高通量测序技术已证实，对 RCC 患者具有一定提示预后与治疗作用（Takahashi et al，2006；Zhao et al，2006；Brannon et al，2010；Keefe et al，2013）。基因表达文库（cDNA 芯片）能够一次性在单个肿瘤组织标本上定量检测上千个候选 mRNA 转录水平。基因表达产物的差异可以通过免疫组织化学染色的方法在组织标本上加以定量与定位（Kim et al，2004a；Parker et al，2009）。构建组织芯片后可以实施对数百种肿瘤的高通量检测，但是该检测结果可能会受到肿瘤异质性与提取标本量的干扰。并且，当我们评价一个新标

志物的潜在价值时，必须要考虑其在已知预测因子基础上额外的贡献（George and Bukowski，2007；Tunuguntia and Jorda，2008）

数个分子标志物已证明是 RCC 相关的独立预测因子，并使更进一步了解肾癌的肿瘤生物学特性（见肿瘤生物学与临床适应证）（Bui et al，2001；Han et al，2003；Crispen et al，2008a；Nogueira and Kim，2008；Parker et al，2009）。例如 CA-Ⅸ，这一有 VHL 基因调控的分子在大多数 RCC 组织中发现表达上调（Bui et al，2003，2004；Leibovich et al，2007）。尽管最初的研究指出，

（续）

CA-Ⅸ低表达是提示转移性 RCC 患者预后较差的独立危险因子（Bui et al，2003；Kim et al，2005），而在局限性 RCC 中并不存在此相关性（Kim et al，2005；Leibovich et al，2007）。针对部分进展期 RCC 肿瘤行 CA-Ⅸ免疫组化染色，其亦能作为评估 RCC 系统性治疗反应的标志物（Bui et al，2004；Atkins et al，2005；Cho et al，2007）。T 细胞共调节分子 B7-H1 提示 RCC 疾病进展的独立预测因子（Thompson et al，2006；Parker et al，2009）。这种关联在评估了其他已知分子与临床-病理因子后依然成立（Krambeck et al，2007；Parker et al，2009）。细胞增殖相关指标如 Ki-67 表达上调被发现与 RCC 低生存率相关（Bui et al，2004；Klatte et al，

2009b；Parker et al，2009）。尽管早期研究认为，Ki-67 表达是组织坏死的替代产物，现在的数据证实 Ki-67 是独立的预测因子，并将其纳入到预测 RCC 预后的体系中（Tollefson et al，2007；Klatte et al，2009b；Parker et al，2009）。其他对 RCC 存在价值的分子包括细胞周期调控子，如肿瘤抑制因子 TP53（Kim et al，2004a；Shvarts et al，2005b；Klatte et al，2009b）；各类生长因子及其受体，如 VEGF 超家族成员（Jacobsen et al，2000；Phyoc et al，2008；Rivet et al，2008；Klatte et al，2009b）；黏附分子及其他因子，如 survivin（Parker et al，2006，2009；Byun et al，2007；Krambeck et al，2007）

目前，许多研究者把各种临床预后因素和病理预后因素整合成 RCC 预后预测工具，极大地提高了医师对 RCC 患者的预测能力。将预测效能最强的几个预后因素制作成列线图模型能够协助临床医师为 RCC 患者提供个体化的风险评估咨询（表 4-11）。Kattan 及其同事在 2001 年最早开

发出了这种列线图模型，后续又有多个模型被应用到 RCC 中。其中一个列线图模型选取了肿瘤分期、大小、核分级、临床症状四个参数用于预测肿瘤特异性生存率，已经被多中心的局限性 RCC 患者随访数据所验证并且优于其他现有的预测工具（图 4-14）（Karakiewicz et al，2007a）。

表 4-11　肾癌的综合预后因素

研究	设定，亚组	患者数量，来源	预后因素	观察终点	准确率(%)，形式
术前					
Lane et al(2007a)	适合肾部分切除的局限性肾癌	862；单中心	肿瘤大小，症状，性别，年龄，吸烟史	组织学	56%～64%（内部），列线图
Kutikov et al(2011)	局限性肾癌	1750；单中心	肿瘤解剖（RENAL 评分），性别，年龄	组织学	73%～76%（外部），列线图
Yaycioglu et al(2002)	局限性肾癌	296；单中心	肿瘤大小，症状	复发	65%～66%（外部），危险分组
Cindolo et al(2003)	局限性肾癌	660；多中心	肿瘤大小，症状	复发	67%～75%（外部），危险分组
Raj et al(2008)	局限性肾癌	2517；多中心	肿瘤大小，症状，性别，淋巴结肿大，影像检查提示坏死	复发	80%（内部），列线图
Kanao et al(2009)	局限性和转移性肾癌	545；单中心	TNM 分期	生存	81%（内部）；69%～82%（外部）
Kutikov et al(2010)	局限性肾癌	30 801；基于人口调查	肿瘤大小，种族，性别，年龄	生存	70%～73%（外部），列线图

（续　表）

研究	设定，亚组	患者数量，来源	预后因素	观察终点	准确率（%），形式
术后					
Kattan et al(2001)	局限性肾癌	601；单中心	TNM 分期，肿瘤大小，组织学类型，症状	复发	61%～84%（内部）74%（外部）列线图
Leibovich et al(2003a)	局限性肾透明细胞癌	1671；单中心	TNM 分期肿瘤大小，核分级，组织学坏死	复发	70%～80%（外部）84%（内部）危险分组
Sorbellini et al(2005)	局限性肾透明细胞癌	701；单中心	TNM 分期，肿瘤大小，核分级，组织学坏死，微血管侵犯，症状	复发	78%～79%（外部）82%（内部）列线图
Zisman et al(2001)	局限性肾癌	661；单中心	TNM 分期，核分级，行为状态	生存	64%～86%（外部）算法，决策框
Zisman et al(2002)	局限性和转移性肾癌	814；多中心	TNM 分期，核分级，行为状态，转移（UISS）	生存	64%～86%（外部）；算法，决策框
Frank et al(2002)	各期肾透明细胞癌	1801；单中心	TNM 分期，肿瘤大小，核分级，组织学坏死（SSIGN）	生存	75%～88%（外部）；84%（内部）；危险分组
Kim et al(2004b)	局限性和转移性肾癌	318；单中心	TNM 分期，行为状态，转移，转移性肾癌表达 TP53、vimentin 和 CA-Ⅸ	生存	79%（内部）；列线图
Karakiewicz et al (2007a)	各期肾透明细胞癌	313；多中心	TNM 分期，肿瘤大小，核分级，组织学亚型，局部症状，年龄，性别	生存	84%～88%（内部）列线图
Parker et al(2009)	局限性肾透明细胞癌	634；单中心	表达 B7-H1、survivin 和 Ki-67（BioScore）	生存	75%（内部）；算法，危险分组
Klatte et al(2009a)	局限性肾透明细胞癌	282；单中心	表达 Ki-67、TP53、内皮 VEGFR-1、表皮 VEGFR-1 和表皮 VEGF-D	生存	89%（内部），列线图
Limura et al(2009)	局限性肾透明细胞癌	249；多中心	TNM 分期，肿瘤坏死，血清 CRP	生存	82%（内部）；算法，危险分组

　　CA-Ⅸ. 碳酸酐酶-Ⅸ；RENAL 评分. Radius，Endophytic vs. exophytic，Nearness to collecting system，Anterior/posterior，and Location relative to polar lines；SSIGN 评分. Mayo Clinic Stage，Size，Grade and Necrosis Score；TNM 分期. tumor，node，metastasis；UISS. UCLA Integrated Staging System；VEGF. 血管内皮生长因子；VEGFR. 血管内皮生长因子受体。Modified from Meskawi M，Sun M，Trinh QD，et al. A review of integrated staging systems for renal cell carcinoma. Eur Urol 2012；62：303-14.

　　UCLA 集成分期系统（UISS）和 Mayo Clinic 分期，大小，分级、坏死评分（SSIGN）是另外两个尚处于临床试验阶段用于 RCC 患者风险分层的集成分期系统。基于多变量分析提示的三个 RCC 独立预后因素：TNM 分期、活动状态、肿瘤分级是 UISS 模型研发制作的基础（Zisman et al，

2001)。修订后的 UISS 模型能针对局限性 RCC 和转移性 RCC 分别给出高、中、低三种不同的疾病进展风险,并已经过内部数据和外部数据的验证(Zisman et al,2002;Patard et al,2004b;Cindolo et al,2005,2008;Parker et al,2009)。分子标志物(如 TP53,Ki-67,VEGF 家族成员和 CA-9)现在也被整合进基于 UISS 模型的算法,用于预测局限性或转移性 RCC 患者的预后(Kim et al,2005;Klatte et al,2009a)。

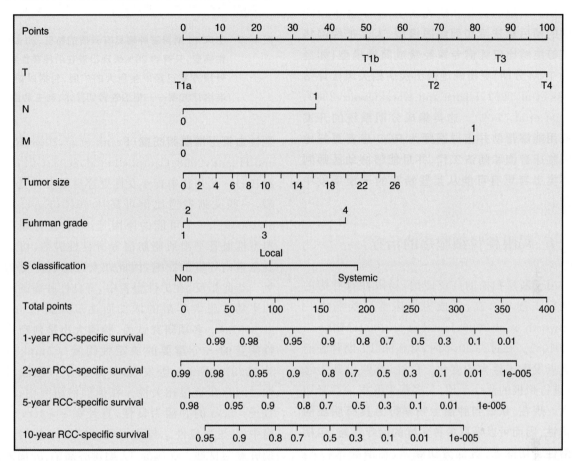

图 4-14 Postoperative nomogram predicting renal cell carcinoma(RCC)-specific survival at 1, 2, 5, and 10years after nephrectomy. To use, locate the tumor stage on the T axis. Draw a line upward to the Points axis to determine how many points toward survival the patient receives for this parameter. Repeat this process for the other axes-N, M, Tumor size, Fuhrman grade, and S classification(nonsymptomatic, local symptoms, systemic symptoms)-each time drawing straight upward to the Points axis. Sum the points achieved for each predictor and locate the sum on the Total points axis. Draw a straight line down to find the probability that the patient will remain free of death from RCC for 1, 2, 5, or 10years, assuming the patient does not die of another cause first. (From Karakiewicz PI, Briganti A, Chun FK, et al. Multiinstitutional validation of a new renal cancer-specific survival nomogram. J Clin Oncol 2007;25:1316-22.)

SSIGN 评分基于 TNM 分期、肿瘤大小、核分级和肿瘤坏死情况来预测肿瘤特异性生存率(Frank et al,2002)。SSIGN 评分亦经过多中心数据验证,但是因其将肿瘤的组织学坏死作为独立预测因素,故限制了 SSIGN 的临床应用(Ficarra et al,2006,2009;Fujii et al,2008;Zigeuner et al,2010)。据此,梅奥医学中心相关团队进一步研发了动态预后模型为 RCC 患者预测肿瘤特异性生存率,该预测值会随着手术后无瘤生存期的延长而增加。该团队还将分子标志物和 SSIGN

评分进行整合形成了新的 BioScore 评分系统（Thompson et al,2007c；Parker et al,2009）。

TNM 分期系统与各种预后算法具有不同的临床意义。前者旨在为医师与患者间的沟通提供一种通用语言，并且其完全基于肿瘤播散的解剖学范围。**大量的文献和研究表明，基于多个预测参数的预后算法诸如列线图模型、人工神经网络模型等能够比仅凭借专家经验或简易模型（如经典的 TNM 分期）更精确地做出疾病相关风险评估**（Ross et al,2002；Isbarn and Karakiewicz,2009；Shariat et al,2009）。**这类集成分期系统的开发和应用能够帮助并指导医师为 RCC 患者更好地开展临床咨询和随访工作，并且能够协助医师判断哪类患者更有可能从某些特定的干预手段中获益。**

五、局限性肾细胞癌的治疗

由于断层扫描的广泛使用，局限性肾肿瘤的发病率正逐年升高，已成为临床常见疾病之一（Lipworth et al,2006；Jemal et al,2009；Miller et al,2010a）。在过去 20 年内，对临床 T1 期肾肿瘤的观点发生了巨大的变化。以往，都假设其为恶性，进行积极的治疗干预，大多数采取根治性肾切除术。**现在，认识到肿瘤生物学行为具有明显的多样性，因而可以采取多种多样的治疗策略，包括根治性肾切除术、肾部分切除术、热消融术（TA）和主动监视（AS）等**（Kunkle et al,2008；Campbell et al,2009；Aron et al,2010；Van Poppel et al,2011a；Volpe et al,2011；Kim and Thompson,2012）（图 4-15）。曾经有争议的一些观念，如选择性肾部分切除术，现在已成为治疗的标准手段之一（Kunkle et al,2008；Campbell et al,2009）。随着对肿瘤生物学行为的深入了解，以及对根治性肾切除术后肾功能损害认识的加深，促使对此进行重新评估（Russo and Huang,2008；Campbell et al,2009）。对于肾部分切除术、根治性肾切除术和其他治疗策略相对价值持续的争论促使了过去几年内大量相关文献的发表。

总的来说，大约 20％表现为实性、强化的临床 T1 期肾肿瘤是良性的，虽然肾良性肿瘤的病理类型多种多样，但大多数为嗜酸性细胞瘤或非典

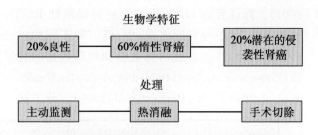

图 4-15　临床 T1 期肾脏肿瘤具有异质的特征，20％是良性病变，只有约 20％表现出潜在的侵袭性特征。处理方案已经发生巨大的扩展，包括以前的标准治疗方案——根治性肾切除术，到主动监测

型性血管平滑肌脂肪瘤（Frank et al,2003；Russo and Huang,2008；Campbell et al,2009；Gill et al,2010a）。尤其是中青年女性更容易罹患肾良性肿瘤，一些文献报道比例可高达 40％（Eggener et al,2004）。一个可能的原因是：如囊性肾瘤和非典型性血管平滑肌脂肪瘤等肾良性肿瘤，可能受到激素内环境的影响，因此在女性患者中更为常见。与此相反，在男性患者中，肾良性肿瘤的比例似乎随着患者年龄的增加而逐步升高（Lane et al,2007a）。**多项研究认为，肿瘤大小是判断肾良性病变的一个重要的决定性因素**（Campbell et al,2009）。Frank 等发现，肿瘤大小与恶性可能性之间存在直接相关性。在他们的研究中，30％直径＜2cm 的肿瘤为良性，直径在 2～4cm 的肿瘤中 21％为良性。与此相反，仅有 9.5％的 T1b 期肿瘤为良性。**在临床 T1 期肾肿瘤中，肿瘤大小同时与肿瘤生物学侵袭性相关，表现为肿瘤分级高、局部进展表型或高度恶性的组织学亚型。**在 Frank 等的研究中，这些不佳的表型通常不会出现在直径＜4cm 的肿瘤中。在这一亚组中，只有 1.7％表现为肾周脂肪侵犯，0.7％表现为静脉受累，0.6％表现为淋巴结转移，且高级别肿瘤仅占 15％。多项研究结果显示，这些不良特征在 T1b 期肿瘤中相对更为常见。在其他一些研究中，认为肿瘤直径 3cm 是一个临界值，＞3cm 的肿瘤更有可能表现出具有潜在侵袭性的组织病理特征（Remzi et al,2006；Pahernik et al,2007）。许多小肾癌具有相对缓慢的生长速度和相对较低的转移风险，这一结论在监视研究中已得到确认（Bosniak et al,1995；Kunkle et al,2007,2008；Abouassaly et al,2008；Crispen et al,2009）。

研究发现,其他一些临床因素,如患者年龄、性别、临床表现和吸烟史等,对于判断肿瘤的侵袭性并不能提供确切的预测价值(Lane et al,2007a)。**目前的算法主要依靠临床表现和影像学结果来预测肿瘤侵袭性,但是准确率不足 60%**(Lane et al,2007a;Kutikov et al,2011)。传统的肾活检病理检查能明显提高准确率,一些接受其他治疗策略的患者可以考虑先行肾活检(Lane et al,2008;Schmid bauer et al,2008;Leveridge et al,2011;Samplaski et al,2011;Volpe et al,2012)。一些中心已常规开展肾肿瘤活检,用于评估局限性肾肿瘤的性质,并在临床应用中取得了良好的结果(Halverson et al,2013)。**然而,对于一些不愿意接受肾肿瘤活检相关不确定风险的年轻健康患者,或是那些不论活检结果只能保守治疗的老年体弱患者,不推荐进行肾活检。**近年来,结合放射性标记的抗 CA-Ⅸ 单抗注入的 PET 扫描,据报道能代替肾肿瘤活检。其对肾透明细胞癌和 2 型乳头状肾细胞癌的特异性较高,可作为局限性肾肿瘤患者的无创危险分层手段(Divgi et al,2013)。

(一)局限性肾肿瘤患者术后肾功能

虽然我们对肾细胞癌基因改变和生物学行为的认识在进步,但是手术仍然是目前治愈这一疾病的主要手段。手术治疗的目标是切除全部肿瘤。单纯肾切除开展了数十年,直到 1969 年被 Robson 等提出的根治性肾切除所取代,并成为治疗局限性肾细胞癌的金标准。根治性肾切除仍然是许多局限性肾细胞癌患者的首选,如肾肿瘤瘤体较大(大部分 T2 期的肿瘤),或者部分不适合行保留肾单位手术的 T1 期患者(Nguyen et al,2008a)。**考虑到术后肾功能的情况,根治性肾切除术正逐渐失去其在小肾癌治疗中的地位,只局限于部分不能接受保留肾单位手术的患者**(Nakada,2005;Nguyen et al,2008a;Russo and Huang,2008;Campbell et al,2009)。

对于根治性肾切除术最主要的关切是术后易出现慢性肾功能不全,可进一步导致并发心血管事件,增加患者死亡率。多项研究表明,根治性肾切除术后长期随访发现患者罹患慢性肾功能不全的概率明显增加,其中一项来自 MSKCC 的标志性研究纳入了 662 例适合行肾部分切除术且对侧肾功能正常的小肾癌患者,所有患者术前血肌酐水平正常(Huang et al,2006;Russo and Huang,2008)。该研究的主要发现为:大约 26% 的患者既往就患有 3 级慢性肾功能不全[估计肾小球滤过率(eGFR)<60ml/(min·1.73m^2)],显示了这部分患者与肾移植供体人群存在显著的差异。在现实中,肾移植供体人群与这部分患者不具有可比性,因为供肾摘除术前需要仔细筛查用以排除慢性肾功能不全和相关并发症。其次,根治性肾切除术后出现 3 级慢性肾功能不全的概率明显高于肾部分切除术(65% vs. 20%,$P<0.001$)。相比于肾部分切除术,根治性肾切除术后出现更严重的慢性肾功能不全[(eGFR)<45ml/(min·1.73m^2)]的概率也明显升高(36% vs. 5%,$P<0.001$)。

多项研究显示,慢性肾功能不全具有多种不利的影响,包括一项纳入超过 100 万患者随访时间为 2.8 年的研究结果证实:即使在控制了高血压、糖尿病和其他潜在基础疾病的前提下,慢性肾功能不全患者发生心血管事件和死亡的概率仍明显升高(Go et al,2004)。在 eGFR 分别为 45~60,30~45,15~30 或<15ml/(min·1.73m^2)时,发生心血管事件的相对危险度分别为 1.4,2.0,2.8 和 3.4,相对死亡率分别为 1.2,1.8,3.2 和 5.9。**这些数据显示,最大限度保护肾功能的潜在需求,突出保留肾单位手术作为治疗 T1 期肾肿瘤主要方式的必要性**(Miller et al,2008;Russo and Huang,2008;Thompson et al,2008;Campbell et al,2009;Huang et al,2009;Lane et al,2009b)。

过去 5 年内的多项回顾性研究显示,对比肾部分切除术与根治性肾切除术在治疗 T1 期肾肿瘤中的作用,绝大多数研究结论提倡采用肾部分切除术(Kim et al,2012b;MacLennan et al,2012)。近期的一项荟萃分析统计了超过 30 项此类研究,发现以下有利于肾部分切除术的结果均具有统计学意义:①出现严重 CKD 的概率下降了 61%,②总死亡率下降了 19%,③肿瘤特异性死亡率下降了 29%。由于这些研究均为回顾性研究,可能存在一定的选择性偏倚,列出的第三项也证实了偏倚的存在。**显然,肾部分切除在肿瘤控制方面并不优于根治性肾切除术。因此,能合理解释肾部分切除术存在这一优势的唯一解释就是**

选择偏倚。人们不禁想知道,选择性偏倚是否也导致肾部分切除术后患者的总生存率更高(Campbell et al,2013;Shuch et al,2013a)。

　　一项对比根治性肾切除与肾部分切除的前瞻性研究于 2011 年发表,并引起了很大的争议。该研究(EORTC 30904)纳入了超过 500 例对侧肾功能正常的单一小肾癌(<5cm)的患者,将他们随机分至根治性肾切除组和肾部分切除组,结果显示根治性肾切除组围术期发病率较低,而肾部分切除组术后肾功能结果更好(Van Poppel et al,2011b)。和预期的一样,两组肿瘤相关事件发生率相似,均不常见。根据普遍的范例,我们预计 PN 组的总体生存率会更高,主要是心血管疾病发病率降低所致。然而,现实情况是 RN 组 10 年总生存率比 PN 更好(81% vs. 76%,$P<0.05$),而且 RN 组心血管死亡率较低。这个试验存在一些缺陷,并且包括作者在内的该领域的大多数人都不愿意单纯从字面上理解它。然而,EORTC 30904 这一研究,通过提示 PN 在对侧肾脏功能正常时的优势可能不如先前认为的那样有益,激发了进一步的研究。

　　进一步的研究表明,由于医疗原因导致的 CKD(CKD-M)和手术导致的 CKD(CKD-S)之间可能存在差异。由高血压或糖尿病引起的 CKD 患者将继续患有这些并发症,并可能经历肾功能的逐渐下降,最终影响生存。如上所述,医学文献证实了这一点(Go et al,2004)。然而,由手术切除肾单位导致 CKD 的患者通常不需要进一步手术处理,并且可能会维持稳定(Campbell et al,2013)。最近,这一假设在一项纳入超过 4000 名接受 PN 或 RN 治疗的局限性肾癌患者的研究中进行了验证,其中包括 1182 名术前即为 CKD 的患者(CKD-M)和 927 名术后出现 CKD 的患者(CKD-S)(Lane et al,2013a)。CKD-M 组患者的肾功能年平均下降率为 4.7%,而 CKD-S 组仅为0.7%。此外,CKD-S 组患者的生存率与无 CKD 患者的生存率非常相似,并且明显好于 CKD-M 组的患者。虽然仍需要进一步的研究,但是这些研究表明,至少在对侧肾功能正常的情况下,手术导致的 CKD 的影响可能不像以前所想象的那么大。

　　上面讨论的这些争议已经给初次接触这个领域的人造成了一些混乱,但是正如要点框中所示,某些基本原则可以得到确认。

要点:肾部分切除术与肾根治性切除术的对比

- 在任何可行的情况下,对于小的肾肿块(T1a,<4.0cm)优先选择肾部分切除,因为肾根治性切除对于大多数此类具有有限生物学恶性潜能的病变存在过度治疗。
- 当保留残肾功能对于患者非常重要时,也强烈推荐肾部分切除术,如患有 CKD 的患者,对侧肾功能异常的患者,或具有多灶性或家族性 RCC 的患者。
- 如肾肿瘤较大时(临床分期为 T1b 和 T2),肿瘤恶性程度相对较高,并且通常已经侵蚀了大部分肾实质,肾部分切除术后残留肾实质较少。在对侧肾正常的情况下,肾部分切除与肾根治性切除的相对优缺点在该人群中仍存在争议。
- 需要通过精心设计的随机、前瞻性试验来提供更高质量的数据,从而更合理地处理局限性肾肿瘤患者。

(二)根治性肾切除

　　经典的根治性肾切除概念包括早期结扎肾动脉和肾静脉这一基本原理,以及在 Gerota 筋膜外切除肾,切除同侧肾上腺,从膈肌脚到主动脉分叉处的扩大淋巴结清扫(O'Malley et al,2009b)。是否需将这些操作作为常规例行步骤的必要性引发了争议(Lam et al,2004)。由于大约 25% 的 T1b 和 T2 期肾癌伴有肾周脂肪累及,因此在行根治性肾切除时沿 Gerota 筋膜外切除肾无疑是预防术后局部肿瘤复发的重要因素(Lam et al,2007;Thompson et al,2007a)。早期肾动脉结扎仍然是一种公认的做法;然而,在处理有丰富侧支血管供应的大肿瘤中,并不总是可以实现早期动脉血供的控制(O'Malley et al,2009b)。已经有明确的证据表明,除非肿瘤广泛累及肾或已局部进展,否则没有必要切除同侧影像学表现正常的肾上腺(Lane et al,2009c;Bratslavsky and Linehan,2011;Weight et al,2011)。肾上极肿瘤的位置如紧邻肾上腺,这是一并切除同侧肾上腺的另一个相对适应证(Siemer et al,2004;Lane et al,2009c)。

在所有接受 RN 治疗的患者中常规进行扩大淋巴结清扫术的必要性也存在争议。一项评估在肾手术时是否需行淋巴结清扫的随机研究未能显示明显优势(Phillips and Taneja,2004;Patard et al,2005;Leibovich and Blute,2008;Blom et al,2009)。考虑到一些可能的因素,认为没必要常规行淋巴结清扫术(Leibovich and Blute,2008;O'Malley et al,2009b)。在许多患者中,肾癌多通过血行转移,而不依赖淋巴系统。而且肾的淋巴引流途径存在高度变异。即使是广泛的腹膜后分离也不能全部去除所有可能的转移灶。许多人认为,只有占很小比例的微转移患者(2%～3%)可能受益于常规淋巴结清扫术(Giuliani et al,1990;Leibovich and Blute,2008;O'Malley et al,2009b)。许多患者受侵犯的淋巴结常伴行于肾蒂或紧邻腹主动脉或腔静脉,多数情况下在行常规 RN 时被一并切除。目前,在所有 RN 病例中常规行扩大淋巴结清扫术的必要性尚未明确,大多数泌尿外科医师根据患者年龄、并发症和肿瘤特征选择性地进行扩大淋巴结清扫(详见局部进展性肾细胞癌的治疗章节)(Blute et al,2004a;Daneshmand et al,2005;Leibovich and Blute,2008;Crispen et al,2011)。

第 2 卷第 7 章详细描述了 RN 的开放手术技术。RN 的手术方法取决于肿瘤的大小和位置及患者的身体状态(Diblasio et al,2006)。该手术通常通过经腹途径进行,以允许探查腹腔排查有无腹腔转移和早期控制肾血管。对于开放 RN 而言,虽然取腹正中切口是一种合理的选择,但作者更偏爱扩大的肋缘下切口,而胸腹联合入路更适合于处理累及肾上极的巨大浸润性肾肿瘤。经腹膜外的腰部切口可能更适宜于老年患者或手术风险较低的患者,但手术视野显露存在一定限制,特别是在处理大肿瘤或肾蒂解剖复杂的患者(Diblasio et al,2006;Russo,2006)。在当代,大多数此类患者均采用腹腔镜手术进行治疗。

在处理中低负荷肿瘤(直径<10～12cm)、无周围侵犯的局限性 RCC、无或有限静脉受累,以及局部淋巴结转移仍可切除的肾肿瘤时,腹腔镜 RN 现已成为替代开放手术的主要手段。目前的微创技术能遵从 RN 的重要原则,从多个临床中

心报道的肿瘤学和其他数据也印证了这一点(Wille et al,2004;Permpongkosol et al,2005;Berger et al,2009a)。各种各样的微创手术方法已经开始普及,如经腹腹腔镜、经腹膜后腹腔镜和手助腹腔镜下的 RN 等,于本书其他地方将进行详细描述(详见第 2 卷第 8 章)(Nadler et al,2006;Chung et al,2007;Kawauchi et al,2007;Miyake et al,2007)。尽管必须审慎而明智地筛选患者,同时考虑到术者的专长和经验,目前的数据表明,老年和病态肥胖患者,既往有腹部手术史的患者及肿瘤大的患者也可考虑进行微创手术治疗(Viterbo et al,2005;Feder et al,2008;Gabr et al,2008;Tan et al,2011)。一个令人担忧的问题是,腹腔镜 RN 对患者和医师都特别有吸引力,这可能是过去几年中过度采用 RN 治疗小肾癌的主要驱动因素(图 4-16)。

数项关于局限性 RCC 行 RN 后结局的研究发现,术后肿瘤复发的风险与肿瘤分期相关,随访观察的结果也印证了这一点(Stephenson et al,2004;Skolarikos et al,2007)。最近美国泌尿学协会(AUA)指南专家组审阅了这些文献,并提出了局限性肾癌患者术后进行随访复查的建议(Donat et al,2013)。表 4-12 概述了适用于所有局限性肾癌患者术后的常规随访复查项目,包括实验室的血、尿检验,肾功能的纵向评估对比,以及行中枢神经系统检查或骨显像的适应证。表 4-13 为各个分期肿瘤行肾切除术后患者需要随访复查的项目,特别是行腹部和胸部影像学检查。

(三)部分切除术

Czerny 于 1890 年首次报道了保留肾单位手术治疗肾肿瘤(Herr,2005)。然而,由于手术并发症发生率高,限制了该手术的应用。1950 年 Vermooten 提出,可以局部切除有包膜的肾肿瘤,只要在肿瘤周围保留正常肾实质切缘。随着肾影像学的发展,肾血管手术经验的积累,肾缺血性损伤保护方法的改良,越来越多的低分期偶发性肾癌被发现,慢性肾病的不利影响越来越被重视,并且接受这种手术方法的患者能够长期生存,更激发了人们采用保留肾单位手术治疗肾癌的兴趣(Uzzo and Novick,2001)。保留肾单位手术要求必须完整地切除局部肿瘤组织,并且最大限度地保留有功能的肾实质(图 4-17)。

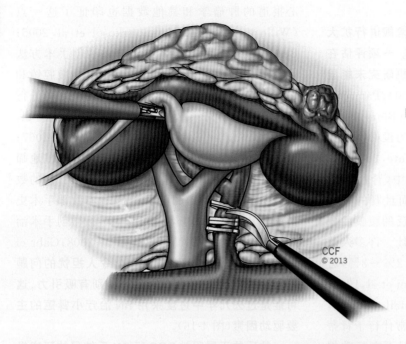

图 4-16　腹腔镜下根治性肾切除术(如图显示腹膜后途径)有很好的肿瘤根治效果以及恢复快,但是容易使患者进展为慢性肾脏疾病、潜在心血管危险及死亡率增加。只要条件允许,可考虑肾单位保留手术。(Reprinted with permission, Cleveland Clinic Center for Medical Art and Photography,© 2013. All Rights Reserved.)

表 4-12　局限性肾肿瘤的监测

随访措施	推荐
体格检查和病史	目的是寻找转移或局部侵犯的症状和体征
实验室检查	所有患者需行基本实验室检测,包括尿素氮/肌酐,尿分析,肾小球滤过率评估
	进展期肾功能不全必须安排肾脏病学专家会诊
	内科医师评估全血细胞计数,乳酸脱氢酶,肝功能检测,碱性磷酸酶和血清钙
中枢神经系统影像学	急性神经系统症状必须行头颅或脊柱的神经系统断层扫描
骨扫描	碱性磷酸酶升高,有临床症状如骨痛,和(或)放射性检查结果提示骨肿瘤可能必须行骨扫描
	如果没有上述体征或症状,没必要行骨扫描

Modified from Donat SM, Diaz M, Bishoff JT, et al. Follow-up for clinically localized renal neoplasms: AUA guideline. J Urol 2013;190:407-16.

表 4-13　Surveillance after Radical or Partial Nephrectomy*

FOLLOW-UP MEASURE	RECOMMENDATION
LOW-RISK PATIENTS(pT1N0MX)	
Abdominal imaging	Partial Nephrectomy: Obtain a baseline abdominal scan(CT or MRI)within 3-12 months following surgery.
	If the initial postoperative scan is negative,abdominal imaging(US, CT, or MRI) may be performed yearly for 3 years based on individual risk factors.
	Radical Nephrectomy: Patients should undergo abdominal imaging(US, CT, or MRI) within 3-12 months following surgery.
	If the initial postoperative imaging is negative,abdominal imaging beyond 12 months may be performed at the discretion of the clinician.
Chest imaging	Partial and Radical Nephrectomy: Obtain a yearly CXR for 3 years and only as clinically indicated beyond that time period.

（续　表）

FOLLOW-UP MEASURE	RECOMMENDATION
MODERATE-TO HIGH-RISK PATIENTS(pT2-4N0MX OR pT[ANY]N1MX): PARTIAL OR RADICAL NEPHRECTOMY	
Abdominal imaging	A baseline abdominal scan(CT or MRI) within 3-6months following surgery with continued imaging(US, CT, or MRI) every 6months for at least 3 years and annually thereafter to year 5.
	Imaging beyond 5years may be performed at the discretion of the clinician.
	Perform site-specifi c imaging as symptoms warrant.
Chest imaging	Obtain a baseline chest scan(CT) within 3-6 months following surgery with continued imaging(CXR or CT) every 6months for at least 3 years and annually thereafter to year 5.
	Imaging beyond 5years is optional and should be based on individual patient characteristics and tumor risk factors.

* 请参考表 4-12。Modified from Donat SM，Diaz M，Bishoff JT，et al. Follow-up for clinically localized renal neoplasms：AUA guideline. J Urol 2013;190:407-16.

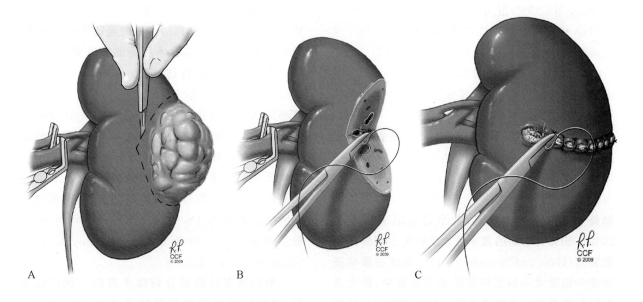

图 4-17　开放肾部分切除术的基本步骤。A. 临时阻断肾蒂血管及沿肿瘤边缘的正常肾实质完整切除肿瘤;B. 关闭集合系统及缝扎血管断端;C. 肾包膜重建(Reprinted with permission，Cleveland Clinic Center for Medical Art and Photography,© 2007-9. All Rights Reserved.)

　　已被广泛认可的保留肾单位手术适应证通常包括:如果患者接受了根治性肾切除术,患者则成为无肾或极有可能需透析治疗(Licht et al,1994;Russo et al,2008;Campbell et al,2009)。这其中包括双侧肾癌或者肾癌位于孤立肾患者有功能的一侧肾。孤立肾可能由于一侧肾缺如、先前已切除对侧肾或由于良性病变致对侧肾功能不可逆损伤而造成。保留肾单位手术的另一个相对适应证是一侧肾癌而对侧肾存在有可能影响将来肾功能的病变,如肾动脉狭窄(Campbell et al,1993;Hafez et al,2000)、肾积水、慢性肾盂肾炎、输尿管反流、尿石症或全身性疾病,如糖尿病和肾硬化(Uzzo and Novick,2001;Campbell et al,2009;Novick,2009)。

对于双侧肾癌患者,一般的观点倾向于尽可能多地保留有功能的肾单位。这就要求术者在行双侧肾部分切除术时制定可行的或者分阶段的手术计划,特别是当肿瘤相对较大时。当一侧肾癌较大不能行保留肾单位手术时,此侧可行根治性肾切除术,对侧则需行肾部分切除术(Booth et al,2008;Nguyen et al,2008a;Rothman et al,2008)。只要保证最终的切缘阴性,切缘上正常肾实质的厚度并不重要。当肿瘤位于肾门附近,保留肾功能成为主要目标时,这一点显得尤为重要(Li et al,2008;Yossepowitch et al,2008;Campbell et al,2009;Bensalah et al,2010;Bernhard et al,2010;Sundaram et al,2011;Marszalek et al,2012)。

一定要告知功能上或解剖上的孤立肾肾癌患者,手术后需要一过性或者永久性透析的可能性。Fergany 等(2006)报道,孤立肾肾癌患者行肾部分切除术后需要一过性透析的比例为 3.5%,术后最终进展为末期肾衰竭的患者比例为 4.5%(18/400),平均进展期为 3.6 年。这些患者很多术前已有慢性肾病,或者部分患者因肿瘤较大或解剖因素只能保留较少比例的肾组织。同样的,Ghavamian 等(2002)报道,孤立肾肾癌患者肾部分切除术后急性肾衰竭的发生率为 12.7%,蛋白尿的发生率为 15.9%,12.7%的患者长期随访中出现严重的慢性肾功能不全。假设保留的肾实质都处于良好的功能状态,单个肾必须保留至少20%～30%有功能的肾单位才能避免出现终末期肾衰竭(Uzzo and Novick,2001)。即使在那些有肾部分切除术绝对适应证的手术患者中,绝大多数保留肾单位手术患者术后一般都能维持良好的肾功能(Nguyen et al,2008a)。有绝对适应证的保留肾单位手术患者术后局部复发率为 3%～5%,这是因为许多病例中的肿瘤位于肾门处,需要尽可能少地切除肾组织,肿瘤多灶性及其他因素(Uzzo and Novick,2001;Nguyen et al,2008a)。

在一些有绝对适应证的病例中,可能无法施行保留肾单位手术,需要考虑接受根治性肾切除术并联合术后透析治疗。对于一些根治性术后无瘤生存期较长的患者可考虑接受肾移植。另外一种选择是先接受酪氨酸激酶抑制药治疗,以期缩小肿瘤,达到保留肾单位手术的标准(Thomas et al,2009a;Gorin et al,2012a;Kroon et al,2013)。由于透明细胞癌亚型对该治疗方法敏感性最高,所以治疗前需要行肾穿刺活检(Rini et al,2012)。手术操作时需小心谨慎,因为酪氨酸激酶抑制药会影响组织的愈合,因此术前或术后的数个药物半衰期内暂停使用酪氨酸激酶抑制药(Thomas et al,2009b;Hellenthal et al,2010;Chapin et al,2011)。

当肿瘤单发较小(临床 T1a 期)并且对侧肾正常时,肾部分切除术是目前标准的治疗方法,假定肿瘤符合肾部分切除术的指征(Huang et al,2009;Lane et al,2009b)。重要文献阐明,适当特定的患者接受肾部分切除术和肾根治切除术有相同的肿瘤根治的疗效,且肾部分切除术在肾功能保护方面有一定的优势(Russo and Huang,2008;Thompson et al,2008;Huang et al,2009;Van Poppel et al,2011a)。**先前经验表明,T1a 期肾癌选择性肾部分切除术后局部复发率为 1%～2%,无瘤生存率超过 90%**(Campbell et al,2009)。近年来,经验和水平的提高根本上减少了肾部分切除术的并发症(Thompson et al,2005c;Joudi et al,2007;Patard et al,2007)。**肾部分切除术后大多数局部复发表现为未被检测出来的镜下残肾中多灶性肾癌,多数远离原发灶。长期监测提示选择性肾部分切除的局部复发,对侧肾继发肿瘤的概率为 1%～2%**,而在同样病例中,肾根治切除术会使患者为孤立肾(Nguyen et al,2008a;Russo et al,2008)。

肾癌患者行肾部分切除术前的评估应该包括:术前检查以除外局部进展性肿瘤或者已有肿瘤转移的患者。此外,还必须行专业的肾影像学检查以明确肿瘤和肾内血管及集合系统的关系。对泌尿外科医师来说,三维立体 CT(或MRI)已成为熟知的能够精确反映肾实质和血管解剖的无创性影像学检查(Uzzo et al,2000;Simmons et al,2007;Novick,2009)。这项研究综合了来自动脉造影、静脉造影、排泄性尿路造影和传统的二维 CT 扫描的重要信息,并且避免了进一步的侵袭性肾影像学检查。肾癌患者行肾单位保留手术外科技术详见第 2 卷第 7 章和第 2 卷第 8 章。

报道肾单位保留术最多的是克利夫兰临床医院，他们回顾性分析了肾部分切除术治疗的485 例局限性、散发性肾癌患者（Hafez et al，1999）。术后平均随访 4 年，组中总体和肿瘤特异性 5 年生存率分别为 81% 和 92%。术后复发 44 例（9%），其中 16 例（3.2%）为残余肾局部复发，28 例（5.8%）为远处转移。来自克利夫兰临床医院的另一项研究回顾性分析了 107 例在 1988 年前经肾部分切除术治疗的局限性肾癌患者的长期随访结果，至少随访 10 年或直到患者死亡（Fergany et al，2000）。结果显示，肿瘤特异性 5 年生存率为 88.2%，10 年生存率为 73%。肾功能得到长期维持者有 100 例（93%）。Herr（1999）也进行了一项 10 年随访报道，97% 的患者在对侧肾正常的情况下经肾部分切除术后能够无瘤存活。这些数据证实保留肾单位手术为局限性肾癌患者提供了有效的治疗手段，并且绝大多数患者能够保留肾功能（Nguyen et al，2008a；Ching et al，2013）。

现今的趋势是用微创方法开展肾部分切除术，多项研究已有令人鼓舞的结果（Gill et al，2002，2003，2006，2007，2010b；Permpongkosol et al，2006a；Gill，2012；Lane et al，2013c）。无论是传统腹腔镜还是机器人辅助腹腔镜（见第 2 卷第 8 章），现在基本上能够重复开放手术的手术技巧，包括阻断肾血管、切除肿瘤并保证切缘阴性、腔内缝合关闭肾集合系统并修复缺损的肾包膜（Desai et al，2003）。如果患者选择合适，有经验的外科医师通过腹腔镜或机器人辅助腹腔镜行肾部分切除能达到与开放手术一样的切缘阳性率和肿瘤控制效果（Lane and Gill，2007）。RENAL 评分系统（瘤体直径，内生型还是外生型，与集合系统距离，腹侧/背侧，与极线位置）和其他肾肿瘤评分系统可以综合评估肿瘤的复杂情况，便于肾部分切除术前评估（Kutikov and Uzzo，2009；Simmons et al，2010，2012）。虽然选择患者体质较好且瘤体较简单，但是早期腹腔镜下肾部分切除术有较高的泌尿系并发症，如术后出血、需要再次手术等（Gill et al，2007）。然而，随着经验的积累、机器人辅助腹腔镜的普及，并发症明显减少，通过微创途径可以来完成肾部分切除术。肾肿瘤评分系统、术者经验也使得微创肾部分切除术能

很好地开展（Turna et al，2009；Gill et al，2010b；Dulabon et al，2011；Kaouk et al，2011，2012；Mullins et al，2012；Lane et al，2013c）。

关于肾部分切除术后肾功能问题，一直有着争论，这与外科技术水平有重要的关系。肾部分切除术后主要目标之一是尽可能保留更多肾功能，影响最终肾功能的因素包括术前肾实质的功能，术后所保留的有血管供应的肾实质体积，热缺血的潜在损害等（图 4-18）。如果没有行任何有创操作，肾实质质量是恒定的，必须评估肾功能基线。多数研究认为，术后保留的有价值的肾单位数目比肾缺血损伤更有意义（Song et al，2009；Lane et al，2011；Simmons et al，2011；Weight and Thompson，2012）。只要热缺血时间少于25min 或者肾低温保护，大多数肾单位能恢复原来功能（Campbell，2012；Thompson et al，2012；Mir et al，2013）。精准化切除肿瘤可以减少血管阻断所带来的负面因素。如果患者术前为孤立肾或慢性肾病，术中应该选择肾降温方式。然而，其他技术方法，如肾动脉阻断夹（Gill et al，2011，2012；Shao et al，2011），需要今后进一步研究和改进（详见第 2 卷第 8 章）。

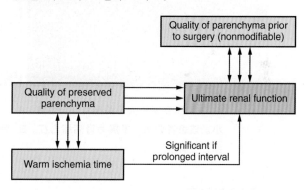

图 4-18　肾部分切除术后最终肾功能的影响因素。保留肾实质的数量及质量是肾部分切除术后肾功能的主要因素，其次是缺血损伤，包括热缺血时间缩短及低温保护应用。然而，热缺血时间延长可导致不可逆的肾功能丢失

与肾根治切除术一样，肾部分切除术后患者的监测方案可根据肿瘤病理分期来制定，详见表 4-12 和表 4-13。这样既可发现临床复发，也可减少费用、射线暴露及患者的不适（Donat et al，2013）。

肾癌患者经肾部分切除术后残留的肾实质相对较少,而且由于超滤过损伤肾,远期有发展到肾功能不全的风险(Modlin and Novick,2001;Abdi et al,2003;Lane et al,2009b;Novick,2009)。在对 14 例孤立肾患者行肾部分切除术后长达 17 年的随访发现,当切除部分大于原有肾 50% 时发生蛋白尿、局灶节段性肾小球硬化和进行性肾衰竭的风险增加(Novick et al,1990)。蛋白尿的发生与随访时间的长短呈正相关,而与剩余肾单位的数目呈负相关。对几例重度蛋白尿患者行肾活检

显示有局灶节段性肾小球硬化症(图 4-19)。这些发现在肾部分消融术后的动物模型上同样存在(Brenner,1983)。因为蛋白尿是这种疾病的最初表现,所以孤立肾患者肾部分切除术后应每年进行一次 24h 尿蛋白测定来筛查超滤过肾病。为了防止和改善超滤过引起的肾损伤,目前人们已把目光放在饮食调节和药物干预上,限制蛋白摄入和使用血管紧张素转换酶抑制药能够减轻这种病变(Goldfarb,1995;Novick and Schreiber,1995)。

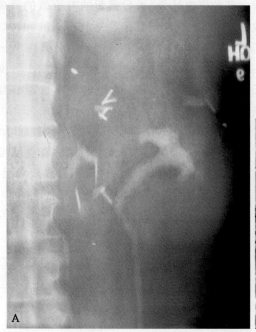
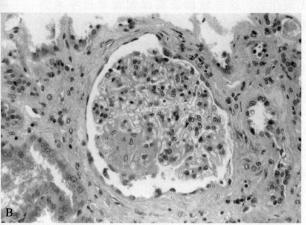

图 4-19 A. 左侧孤立肾巨大肾肿瘤肾部分切除 10 年后的患者,其静脉肾盂造影显示有功能的残留肾体积较小。该患者此时已发展为肾病综合征。B. 肾活检标本显示局灶性节段性肾小球硬化症,提示伴有超滤过性肾病

(四)消融治疗

消融治疗包括肾冷冻治疗和射频消融治疗,已发展成为局限性肾肿瘤保留肾单位手术的替代治疗方法(Murphy and Gill,2001;Sterrett et al,2008)。这两种方法都能通过经皮途径或腹腔镜途径来实施,能够降低潜在并发症的发生率,并使患者恢复得更快(Johnson et al,2004; Sterrett et al,2008)。消融治疗由于对肾功能影响较小,对一些特定的孤立肾患者可作为可选的治疗手段,尽管肾单位保留手术是这些患者的首选治疗方法(Weisbrod et al,2010;Altunrende et al,

2011)。一般而言,消融治疗的长期疗效不如外科手术切除。当前的研究表明,其局部复发率比传统的外科手术要高一些(Kunkle et al,2008;Campbell et al,2009)。另一个值得关注的问题是,这些治疗方法无法获得精确的组织学和病理学分期,因为治疗是在肿瘤的原发部位进行的。

消融治疗的理想适应证包括:高龄或有明显并发症,不适合行传统外科手术治疗的患者,保留肾单位手术后局部复发的患者,肿瘤多发且不适合行肾部分切除术的遗传性肾癌患者(Kunkle et al,2008)。治疗时注意一定要考虑患者的意愿,

一些患者虽不符合上述标准,但同样可以选择消融治疗。给患者提出建议时,必须阐明可选的治疗方法的优缺点(Matin and Ahrar,2009;Faddegon and Cadeddu,2012)。肿瘤的大小也是选择患者的重要因素,因为现有的技术对直径＞4.0cm 肿瘤的疗效还不十分可靠,直径在 2.5～3.0cm 肿瘤消融治疗疗效最好(del Cura et al,2010;Tracy et al,2010;Tanagho et al,2012;Atwell et al,2013)。

肾冷冻手术的治疗经验要早于射频消融术,并且具有广阔的应用前景(Sterrett et al,2008)。冷冻手术成功的前提包括快速冷冻和缓慢解冻,并且要重复这一冻融周期。冷冻治疗破坏组织的基本原理是通过直接的细胞损伤和延迟的微循环衰竭来破坏肿瘤细胞(Stein and Kaouk,2007)。细胞内冰晶能够不可逆地破坏细胞器和细胞膜,从而产生致死性损伤。延迟的微循环衰竭发生于冻融周期中的缓慢融化阶段,导致循环停止和细胞缺氧。在最初的低温中存活的细胞还可被其后的缺血损伤所破坏,反复的快速冷冻-缓慢解冻能损伤肿瘤细胞(Hinshaw and Lee,2004)。

之后进一步的工作确定了冷冻治疗的参数,并将其引入临床领域。Chosy 及其同事(1996)证明,只有当温度持续在 -19.4℃或更低时,组织才能完全坏死。Campbell 及其同事(1998)证实,在致死温度 -20℃时球状冷冻区边缘的作用范围为 3.1mm,这可利用实时超声成像来直观监测。因此,为了确保能够完全杀死细胞,冷冻区必须延伸至超过可见的肿瘤边缘。在临床实践中,我们常规将球状冷冻区延伸至超过肿瘤边缘大约 1cm,并且经实时超声影像确定其位置(Gill et al,1998)。先进可靠的超声应用和较细冷冻探针的采用使得在放置探针时更精确且损伤更小,这些也引发了我们对脏器冷冻手术更浓厚的兴趣(Sterrett et al,2008)。

虽然许多术后随访工作不完整和局限性,但肾冷冻治疗的临床经验及随访结果表示大约 90% 患者肿瘤术后未复发(Gill et al,2005;Stein and Kaouk,2007;Campbell and Palese,2011;Klatte et al,2011;Guillotreau et al,2012)。肾消融治疗后由于瘤床的纤维化,很难将正常组织与残余癌区别,因此诊断肿瘤的局部复发存在困难。

通常,在随访中瘤床部位如果影像学检查有增强则应考虑有肿瘤局部复发,临床经验也支持这一观点(Bolte et al,2006;Weight et al,2008)。然而,只有少数研究把术后病理活检列入常规检查,以提供组织学证据(Gill et al,2000;Weight et al,2008)。其他现象提示局部复发,如消融后的肿瘤体积逐渐增大,消融区中心或周围结节样增生,卫星样病变(Donat et al,2013)。如果发现上述病变,可考虑活检或再次消融治疗。AUA 关于消融治疗术后监测指南见表 4-12 和表 4-14。

在一些研究中报道的肿瘤局部复发率可能比实际的要低,因为约 20% 的肾小肿瘤是良性而不是 RCC。尽管强烈推荐治疗前需行活检,但在很多研究中消融治疗前未行常规的活检(Heilbrun et al,2007;Sterrett et al,2008)。一般而言,关于消融治疗的文献报道有明显各种不足,如大多数研究随访工作数量和质量不足(Campbell and Palese,2011;Kang et al,2012)。如今较多的高质量数据出现在几篇研究中,提示消融治疗对于较小肿瘤,特别是直径＜3.0cm 有令人鼓舞的疗效。但是越来越多的经验表明,冷冻治疗在局部疗效方面仍然不如手术切除(Kunkle et al,2008;Guillotreau et al,2012)。例如,Aron 及其同事(2010)研究表明,5 年局部复发率为 9%,Lusch 及其同事(2013)报道为约 8%。而同样的肾小肿瘤手术切除后 5 年复发率为 1%～2%(Campbell et al,2009)。

再讨论下冷冻治疗和其他消融治疗后局部复发的外科补救及潜在并发症。多数局部复发可以行再次消融治疗,尽管一些进展期患者最终需要手术治疗,Nguyen 及其同事(2008b)表示因为消融治疗会形成广泛纤维化反应,所以这些患者不能行保留肾单位手术等微创治疗。冷冻治疗后发生纤维化反应比射频消融常见,但是具体原因目前尚不清楚(Kowalczyk et al,2009)。冷冻治疗并发症包括肾破裂、出血、邻近脏器损伤、肠梗阻和切口感染,但多数并发症并不常见(Sidana et al,2010;Tsivian et al,2010)。消融治疗失败及并发症发生率与肿瘤大小和具体情况相关,与 RENAL 评分系统所估计相符(Schmit et al,2013)。

射频消融治疗的经验各不相同,这与术者的经验、可选择的操作平台不同,以及不能像冷冻治疗那样严密监测治疗过程相关（Sterrett et al，2008）。在射频消融治疗中应用的高频电流发生器可以诱导离子的激发，形成摩擦力并产生热能，它们依次能够引起细胞内蛋白质变性、细胞膜裂解等致死性损伤。这些效应在组织温度高于41℃时能够被观察到，而且将随着温度的升高和治疗时间的延长而显著增强（Sterrett et al，2008）。探针的尖端达到高于100℃温度，尖端附近的热敏元件用来监测治疗进程。热能从探针尖端发出，并分布于更大的范围，通常需要多个探针来使目标区域达到足够的消融范围（Murphy and Gill，2001）。射频消融的一个缺点是很难进行实时监测治疗过程，并且没有真正的类似"球状冷冻区"形成（Zelkovic and Resnick，2003）。这种治疗是基于以前探针定位的经验，允许我们在绝大多数病例中有一个预测的靶区，一般最大可达到4.0cm。由于治疗区必须超过肿瘤的边缘，所以能被可靠治疗的肿瘤最大体积必须<4cm。

由于各种原因，射频消融术后局部防治仍是难题。如果使用局部防治严格标准的话，估计复发率将会达到 80%～90%（Kunkle et al，2008；Campbell et al，2009）。尽管曾有争议，但是一般认为，病变横断面影像增强的缺失提示治疗成功。Weight 及其同事（2008）报道了 6 例患者射频消融术后 6 个月时，肿瘤病灶活检发现有活力的癌细胞，病灶行 MRI 未见增强表现。消融治疗术后影像学潜在的假阴性和假阳性结果问题一直受到关注，尽管这些情况似乎相对不常见（Matin，2010）。AUA 指南最近提出消融治疗术后局部防治更严格的标准，详见表 4-14（Donat et al，2013）。

表 4-14 肾消融术后监测[*]

随访措施	推荐
诊断性活检	患者术前必须接受诊断性活检
腹部扫描	如无禁忌，消融术后 3～6 个月横断面扫描（CT 或 MRI），5 年内每年扫描一次，超过 5 年根据个人危险因素可选择性扫描
胸部扫描	活检证实低风险肾细胞癌[†]，如嗜酸细胞腺瘤（一种有嗜酸细胞特征的肿瘤）或者活检诊断不明或者术前未行活检的患者必须 5 年内每年行胸部 X 线检查
	5 年以上患者可根据个人危险因素及治疗成功与否可选择性行胸部 X 线或 CT 检查
	病理证实良性肿瘤以及术后影像学检查提示治疗成功且无相关并发症的患者不推荐行影像学检查
重复活检	影像学提示新的造影剂增强病灶，消融后肿瘤体积渐增大（有或无造影剂增强），瘤内或周围有结节，治疗后病灶不缩小，周围有卫星灶必须行重复活检
	当有复发时，必须考虑等待观察、再次治疗或手术切除

[*] 请参考表 4-12，与监测相关的一般情况。[†] 根据指南上相关定义，消融治疗最初仅适用于低风险患者。在更多的病例中，消融术后的肾细胞癌患者必须连续 5 年接受每年一次胸部 X 线检查。Modified from Donat SM, Diaz M, Bishoff JT, et al. Follow-up for clinically localized renal neoplasms: AUA guideline. J Urol 2013;190:407-16.

射频消融治疗技术不断提高，多数当代研究报道局部复发率较低，但是一些患者为达到局部防治效果，需要再次治疗。重复治疗在冷冻治疗术后不常见，在局部 RCC 传统外科治疗更少见（Sterrett et al，2008）。Tracy 及同事（2010）报道，179 例活检证实 RCC 患者射频消融术后在平均 27 个月随访周期内，有 7 例治疗失败，9 例局部复发。使用严格标准，该研究中 91% 的患者获得局部控制。但是，许多局部复发的患者可以通过再次消融或外科切除来挽救，所以总的肿瘤特异生存率仍然很高。关于 RFA 更全面评价结果，需要更长期的随访研究。一些射频消融治疗研究有更令人惊喜的结果，尤其是肿瘤直径<3cm（Atwell et al，2013）。然而，另些研究报道 5 年局部复发率高达 39%（Samarasekera et al，2013）。

射频消融治疗的并发症不常见，包括急性肾衰竭、肾盂输尿管连接部狭窄、坏死性胰腺炎和腰部神经根病,所以必须慎重地选择病例(Sterrett et al,2008)。直接把射频消融术与冷冻治疗做比较有失公平,因为射频消融还处于发展的初期,而且最近的研究也显示出其有很好的应用前景(Sterrett et al,2008;Atwell et al,2013)。

其他新技术包括:高能聚焦超声(HIFU)和无框架图像引导下的放射手术治疗(CyberKnife)等,这些技术都在研究发展中,相信在不久的将来能够用于体外治疗肾脏小肿瘤(Ponsky et al,2007;Haber et al,2010;Kroeze et al,2012)。然而,目前这些治疗方法并不完全可靠,需要进一步完善及发展(Castle et al,2011)。

(五)主动监测

曾几何时,对于肾癌生长速率知之甚少,因为基于先前的治疗范式,几乎所有肾肿瘤在查出后不久就被立即被切除(Jewett and Zuniga,2008;Graversen et al,2011;Lane et al,2012)。许多在无症状的老年患者或手术风险较高的患者中偶然发现的小肾癌,使得以在这些无法或不愿接受手术的患者身上观察这些肿瘤的生长速度(Abouassaly et al,2008;Chen and Uzzo,2009)。Bosniak 及其同事(1995)发表了第一个主动监测(AS)系列报道,也是规模最大的 AS 系列报道之一。其中包括 68 例患者中的 72 个小肾肿瘤(<3.5cm),这些患者接受了连续成像研究观察,间隔时间为 2~10 年(平均 3.3 年)。在CT 上这些是边缘清晰、同质性好、实体、增强型肿瘤,与 RCC 特征一致。在观察期间,这些肿瘤以可变的速率缓慢生长,最高可达每年 1.1cm,中位生长速度为每年 0.36cm。其中有 32 例肿瘤直径>3cm 的患者接受了手术切除,所有切除的肿瘤均被证实为 pT1a 期肾细胞癌,并且大多数是 1 级肿瘤。值得注意的是,在监测期间没有患者发生转移。

来自几家机构的后续系列研究证实了,许多小的肾肿块将相对缓慢地生长(中位生长速度为每年 0.12~0.34cm)并且转移率相对较低(在 2—4 年的随访期间为 1.2%~2.0%)。这一结果体现了治疗方案的合理性,在挑选不适合接受传统手术或热消融方法的患者时十分严谨(Campbell et al,2009;Graversen et al,2011;Jewett et al,2011;Smaldone et al,2012)。然而,还需要对这些文献进行严格审查才能认识到这些研究的潜在局限性(Campbell et al,2009)。首先,大多数AS 系列研究仅纳入了相对较小的、边缘清晰且同质性好的肾肿块,反映了强烈的选择偏倚。有相当比例(20% 或更多)肿瘤可能是良性的,但该研究中仅仅只有一小部分患者接受了活检。此外,大多数随访时间只有 2~3 年;并且在某些案例下,肿瘤生长速度是通过获取以前的影像学资料后通过计算所得,所想获取的肿瘤数据已经丢失或被提出,因此可能会引入确定偏见(Jewett and Zuniga,2008;Crispen et al,2012)。最后,在这些系列报道中,大多都存在着具有快速生长的肿瘤的患者亚群,其似乎具有更具侵略性的特征。例如,在 Volpe 及其同事(2004)的系列报道中,25% 的肿块体积在 12 个月内翻了一番,22%达到 4cm 的直径,不得不进行外科干预治疗。同样,Sowery 和 Siemens(2004)报道了 9 个平均每年生长速度为 1.43cm 的肿瘤,在他们所报道的患者中占相当的比例。这部分患者如若发生转移则无法挽回,并且另一些患者可能因此失去了进行肾部分切除术的机会而不得不接受肾肿瘤根治术。

然而,这些研究表明,那些具有小的、质韧、对比明显、边缘清晰且均质的肾病变的,年长或者手术风险高的患者,可以通过半年或一年一次的观察和连续肾成像进行安全管理(Jewett and Zuniga,2008;Campbell et al,2009;Chen and Uzzo,2009;Kutikov et al,2012)。在这一人群中,非癌症死亡原因和干预的风险通常会超过肾癌进展所带来的风险(Jewett and Zuniga,2008;Campbell et al,2009;Chen and Uzzo,2009;Kutikov et al,2012)。事实上,最近的数据表明,对老年患者(>75 岁)的肾小肿块进行积极治疗可能不会给主动监测带来生存益处,进一步支持了应对这些患者采取保守治疗方法(Lane et al,2010)。现在可以获得随访时间更长的前瞻性数据和研究,并且进一步支持了在适当选择的患者中进行 AS(Haramis et al,2011;Jewett et al,2011)。AUA 指南为患者的主动监测随访提供了建议,如表 4-12 和表 4-15 所述,包括考虑肾肿块活检以确定肿瘤风险分级。

表 4-15 **主动监测：影像学检查推荐**

随访检查方法推荐	
经皮穿刺活检	可以在开始主动监测之前先进行经皮穿刺检查
腹部成像	在主动监测开始后 6 个月内进行横断面扫描（CT 或 MRI）以确定生长速率，此后至少每年一次持续成像（超声、CT 或 MRI）
胸部成像	经活检确诊的肾癌患者或者有着明显肿瘤学特征的患者应在接受主动监测时接受胸部 X 线平片的检查

为更好地理解监测相关内容，请结合表 4-12 阅读

Modified from Donat SM, Diaz M, Bishoff JT, et al. Follow-up for clinically localized renal neoplasms：AUA guideline. J Urol 2013;190:407-16.

一般而言，主动监测不适合具有较大（＞4cm）、边缘较差或不均匀的实性肾病变的患者，或活检显示潜在侵袭性 RCC 的患者，除了预期寿命有限的患者（Remzi et al，2006；Kunkle et al，2007）。对于年轻的、健康的、小实体肿瘤的患者（影像学特征符合肾癌）也不建议使用主动监测（Campbell et al，2009；Lane et al，2012）。即使这些病变＜3cm，目前的数据表明大多数病变会增长并最终达到可能转移的大小。不幸的是，观察的生长率不允许良性与恶性组织学的可靠区分（Siu et al，2007；Crispen et al，2008b；Kawaguchi et al，2011）。因此，在这种情况下，考虑通过手术切除或 TA 来治疗肿瘤更为合适，因为它很小，明显局限，并且仍然可以采用保留肾单位的方法（Van Poppel and Joniau，2007；Campbell et al，2009；Chen and Uzzo，2009）。

（六）临床 T1 肾肿块：管理算法

不得不承认的是，目前在处理肾小肿块方面存在重大争议，目前的一些做法与文献所支持的不一致，AUA 实践指南委员会组织了一个小组来审查这一主题（Campbell et al，2009）。这个过程包括对文献的系统性荟萃分析，最后的文件通过广泛的同行评审过程进行审查。正如所料，开放手术技术的数据库是最重要和最成熟的（表 4-16），相比之下，许多术式的随访数据相当有限。对数据的回顾证明了强烈的选择偏差，肾部分切除术用于治疗较大的肿瘤，主动监测和肿瘤消融治疗主要适用于老年患者群体。文末文档详细介绍了数据的其他制约之处，如几乎没有比较研究、绝大多数研究是回顾性和观察性的。该分析揭示了少数统计上有显著差异的结果比较，并且混淆因素不太可能解释为什么存在着差异。

表 4-16 **患者人口统计学及信息**

	主动监测	射频消融	冷冻消融	腹腔镜下肾部分切除术	开放肾部分切除术	腹腔镜下根治性肾切除术	开放性根治性肾切除术
患者平均年龄（岁）	68	70	66	60	60	61	63
（研究数量；患者数量*）	(12;390)	(19;745)	(15;644)	(26;2245)	(28;6418)	(17;1581)	(16;6235)
平均肿瘤直径（cm）	2.2	2.7	2.6	2.6	3.0	5.1	5.4
（研究数量；患者数量*）	(12;390)	(19;745)	(15;644)	(26;2245)	(25;5596)	(15;1391)	(14;584)
中位随访时间（月）	29	19	17	15	47	18	58
（研究数量；患者数量*）	(12;390)	(10;528)	(10;463)	(17;1639)	(22;5057)	(8;795)	(13;5294)

* 各变量下纳入的研究数量、患者数量不尽相同，因为各研究中报道的信息不完全相同。Modified from Campbell SC, Novick AC, Belldegrun A, et al. Guideline for management of the clinical T1 renal mass. J Urol 2009;182:1271-9.

其中一个研究发现到了涉及泌尿系统并发症，如术后出血或尿漏，肾部分切除术（腹腔镜和开放）所占比例最高，可能反映了与这些术式相关的实质性技术挑战（表 4-17）。这被认为是有意义的发现，因为肾部分切除术倾向于应用在较年轻的患者和较小的肿瘤患者身上，患者本身不太可能患有此类并发症，主要是因为手术本身所造成的。第二个有显著意义的结果与局部复发相关，后者被定义为初始治疗后，治疗的肾或同侧肾窝中存在的任何持续性或复发性疾病。该定义采用

了由图像引导肿瘤消融国际工作组开发的标准化术语（Goldberg et al，2005；Campbell et al，2009）。与所有其他治疗方式相比，肿瘤消融手术的局部复发率明显较高（表4-18）。这也被认为是有意义的发现，因为这些方式被用于治疗相对较小的肿瘤并且具有较短的随访持续时间。实际上，据估计当诸如随访时间长短等混淆因素时考虑在内，冷冻消融和射频消融的局部复发率将远高于手术切除（Kunkle et al，2008）。许多这样的复发可以通过重复消融来挽救，但是当消融也不可行的时候，挽救性手术也具有相当的挑战性（Kunkle et al，2008；Nguyen et al，2008b；Kowalczyk et al，2009）。之前对于肿瘤消融也有着种种持续性的担忧。对其他生存终点的分析，如无转移、癌症特异性和总体生存率，表明无论哪种治疗方式，所有生存率都相对较高，反映了大多数临床T1期肾肿瘤的生物侵袭性有限。鉴于有着明显的选择偏倚，并且各种治疗方法的随访数据差异极大，与这些结果相关的比较并不能提供信息（Campbell et al，2009）。

表 4-17　主要泌尿系统并发症

研究类型	研究数量	并发症发生率*（95%置信区间†）	患者平均年龄（岁）	肿瘤平均直径（cm）
射频消融	20	6.0(4.4～8.2)	70	2.7
冷冻消融	15	4.9(3.3～7.4)	67	2.6
腹腔镜辅助下肾部分切除	22	9.0(7.7～10.6)	60	2.6
开放下肾部分切除	15	6.3(4.5～8.7)	59	3.0
腹腔镜辅助下肾全切	13	3.4(2.0～5.5)	61	5.1
开放下肾全切	6	1.3(0.6～2.8)	62	5.2

　＊统计学上显著差异（$P<0.05$）：开放肾全切除术的并发症发生率显著低于所有其他干预措施；腹腔镜辅助下肾部分切除术并发症发生率显著高于冷冻消融、射频消融、腹腔镜辅助下肾全切和开放下肾全切的并发症发生率；开放下肾部分切除术并发症发生率明显高于腹腔镜辅助下肾全切和开放下肾全切并发症发生率；冷冻消融、射频消融和腹腔镜辅助下肾全切的并发症发生率显著高于开放下肾全切；腹腔镜辅助下肾部分切除和开放下肾部分切除的并发症发生率在统计上无法区分；开放下肾部分切除、冷冻消融和射频消融的并发症发生率在统计上无法区分；冷冻消融和射频消融和腹腔镜辅助下肾全切的并发症发生率在统计上无法区分

　†使用随机效应模型计算

　Modified from Campbell SC，Novick AC，Belldegrun A，et al. Guideline for management of the clinical T1 renal mass. J Urol 2009；182：1271-9.

表 4-18　局部无复发生存率

研究类型	研究数量	生存率*（95%置信区间†）	患者平均年龄（岁）	平均肿瘤直径（cm）	中位随访时间（月）
射频消融	10	87.0(83.2～90.0)	70	2.7	19
冷冻消融	10	90.6(83.8～94.7)	67	2.6	18
腹腔镜辅助下肾部分切	17	98.4(97.1～99.1)	61	2.6	15
开放下肾部分切	21	98.0(97.4～98.5)	60	3.1	47
腹腔镜辅助下肾全切	8	99.2(98.2～99.7)	61	4.6	18
开放下肾全切	10	98.1(97.3～98.6)	63	4.8	58

　＊统计学上显著差异（$P<0.05$）：腹腔镜辅助下肾部分切除术、开放下肾部分切除术、腹腔镜辅助下肾全切除术局部无复发生存率无显著区别，但都显著高于冷冻消融和射频消融的局部无复发生存率。冷冻消融和射频消融的局部无复发生存率无统计学差异

　†使用随机效应模型计算

　Modified from Campbell SC，Novick AC，Belldegrun A，et al. Guideline for management of the clinical T1 renal mass. J Urol 2009；182：1271-9.

　　根据肿瘤大小(T1a与T1b)和一般健康状况(图4-20),定义的4例索引患者所分别采取的治疗方式构成了最终患者治疗建议。索引患者1是具有临床T1a期肾肿物的健康患者,是最常遇到的情况。肾部分切除术是治疗该患者的标准方法,根治性肾切除是替代方式,仅在肾部分切不可行时才应用。本指南文件强调的主要概念之一,即肾部分切除术作为肾脏小肿物的主要处理方式的前提是能够有效地控制肿瘤(Campbell et al, 2009)。肿瘤消融术和主动监测都是索引患者1

的可接受的选择,尽管对于这样的患者中采用这些方法存在着种种隐患。鉴于该采取哪种治疗方法存在着各种各样的分歧,且十分复杂,专家组强烈建议泌尿学家必须参与这一决策过程。对于肾存在着较大肿物且对侧肾健康的患者,到底应该采取什么样的治疗还存在着相当的争议,还需更高质量的数据及前瞻性随机试验来验证。该小组还强烈主张研究优先进行肾肿物活检,并使用分子计划来改善对肿瘤侵袭性的评估,最终促成该领域更合理的患者选择标准(图4-21)。

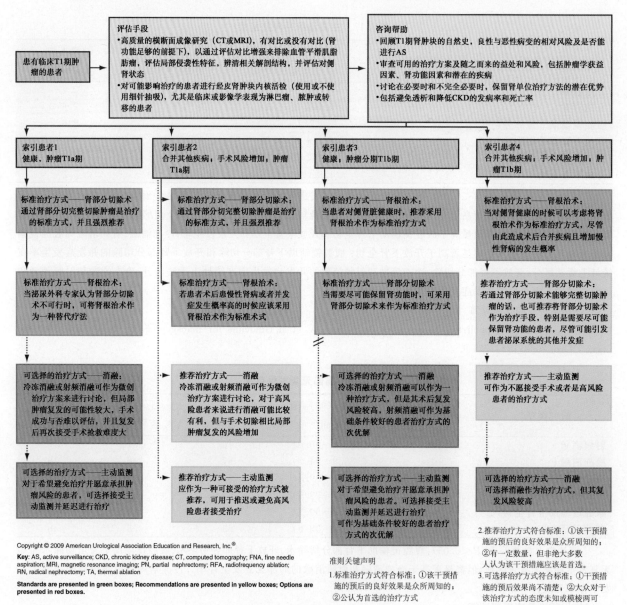

图 4-20　对于 T1 期肾肿块患者的评估、咨询及治疗方式的最优治疗方法[From American Urological Association Education and Research, Inc. Algorithm for management,＜https://www.auanet.org/common/pdf/education/clinical-guidance/Renal-Mass-Algorithm.pdf＞;2009(accessed 29.06.15).]

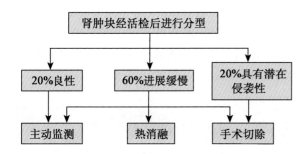

图 4-21　美国泌尿协会制定临床 T1 分期肾肿瘤治疗指南小组,强烈建议通过分子分型对肾肿块活检进行研究,以促进对该患者群体的更合理的治疗管理

(七)von Hippel-Lindau 病中的肾单位保留手术和其他形式的家族性肾细胞癌

von Hippel-Lindau 病所引起的肾癌与散发性肾癌不同之处在于前者在年轻时就可诊断出,并且通常存在双侧多个肾肿瘤(Kim et al,2010;Linehan and Ricketts,2013)。尽管这些肿瘤通常分期较低,但它们能够发展为转移癌,这也是 von Hippel-Lindau 病患者的常见死亡原因。这些患者的肾癌在组织病理学上既有实体肿瘤也有肾囊肿的特征,其包含明显的癌细胞或代表早期癌细胞的增生透明细胞内核(图 4-22)。

双侧肾癌和 von Hippel-Lindau 病患者的手术选择是双侧肾切除术、肾替代治疗或肾单位保留手术,如肾部分切除术或肿瘤消融术以避免终末期肾病。一般的理念是尽可能地采用保留肾单位的策略,就算肿瘤可能是多灶的或是生长在肾中央部(Grubb et al,2005;Shuch et al,2012b;Linehan and Ricketts,2013)。对于肾部分切除术,通常优先选择去核手术而不是大范围切除手术。尽管肾部分切除术的早期结果相当不错,但随后的研究表明肾脏剩余部分的术后肿瘤复发率很高(Novick and Streem,1992;Grubb et al,2005)。根据表现推测,这些局部复发中的大多数可能是隐匿性,只有在显微镜下才能观察到肾癌所引发的,这些肾癌组织在第一次手术时并未被移除。

一项多中心研究描述了 65 例 von Hippel-Lindau 病伴有局限性肾癌患者接受手术治疗后的长期预后(Steinbach et al,1995)。肾癌分别在 54 名患者的双侧肾、11 名患者的单侧肾中被诊断出。16 例患者接受了根治性肾切除术,49 例患者接受了部分肾切除术。平均术后随访时长为 68 个月,所有患者的 5 年和 10 年癌症特异性存活率分别为 95% 和 77%。经受肾部分切除术治疗的患者的相应比率分别为 100% 和 81%。肾部分切除术后局部复发的存活率在 5 年时为 71%,但在 10 年时仅为 15%。其他研究证实,von Hippel-Lindau 病患者局部复发的风险比散发性肾癌患者高得多。

国家癌症研究所的 Duffey 及其同事(2004)为 von Hippel-Lindau 病患者的干预定义了 3cm 的阈值。在他们的报道中,共观察到 108 名患有 von Hippel-Lindau 病的患者同时他们的实体肾肿瘤<3cm,并且在 58 个月的平均随访期间没有发生转移性疾病。相比之下,肿瘤>3cm 的 73 例患者中有 20 例(27.4%)发生转移,转移频率随着肿瘤大小的增加而增加。因此,提出了 3cm 分界点,以减少外科手术干预的次数、优化肾功能,并最小化转移性疾病的风险。该建议也适用于 HPRCC 和 Birt-Hogg-Dubé 综合征患者(Shuch et al,2012b)。然而,HLRCC 和 SDH-RCC 的例外情况是,这些综合征中的肿瘤通常更具侵袭性,即使<3cm 也应相应地进行治疗(Shuch et al,2012b)。

总之,这些研究表明,肾部分切除术可以为患有肾癌和 von Hippel-Lindau 病的患者提供有效的初始治疗,但是应该在肿瘤大小达到或超过 3cm 后再进行手术。近年来,肿瘤消融术作为替代肾单位保留方法在该患者群体中的使用频率更高(Matin et al,2008;Park and Kim,2010;Joly et al,2011)。在初次治疗后,必须密切观察患有 von Hippel-Lindau 病的患者,因为大多数患者最终会发生局部复发性肾癌,同时需要重复肾干预治疗(Grubb et al,2005;Ploussard et al,2007)。在这种情况下,由于术后纤维化重复进行肾部分切除术可能具有相当难度,而肿瘤消融术可能优选用于局部控制肿瘤进展(Liu et al,2010;Agochuk-wu et al,2012;Shuch et al,2012b)。目前,正在研究靶向药物以努力减缓患有该综合征患者的疾病进展(Grubb et al,2005;Shuch et al,2012b)。当由于肿瘤学原因需要切除所有肾组织时,肾移植可以为终末期肾病患者提供令人满意的替代疗法,并且比较安全(Goldfarb et al,1997)。

对疑似患有家族性肾癌的患者进行全面治疗管理还应包括遗传咨询和筛查疾病过程的其他表现如前述关于家族性肾癌和分子遗传学的部分所

述)(Shuch et al,2012b)。对于患有 von Hippel-Lindau 病的患者,在肾癌手术干预之前鉴别清楚是嗜铬细胞瘤或是中枢神经系统血管网状细胞瘤尤为重要(Linehan and Ricketts,2013)。

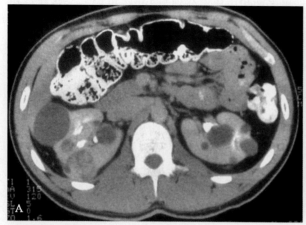
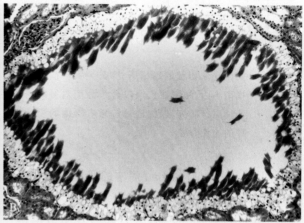

图 4-22　A. 肾增强 CT 显示 von Hippel-Lindau 病患者,双肾多发囊性与实性肿块;B. 肾囊肿的组织病理切片显示出透明细胞提示早期肾癌

六、局部进展性肾细胞癌的治疗

(一)下腔静脉受累

肾细胞癌极易形成肾静脉癌栓。癌栓有可能侵犯下腔静脉,并向头侧延伸至右心房,甚至更远,很多已有腔静脉癌栓的患者可能尚未发生远处转移(Gettman and Blute,2002;Wotkowicz et al,2008)。45%~70%的肾细胞癌合并下腔静脉癌栓患者可通过根治性肾切除术和腔静脉癌栓取出术等积极的外科手术策略获得临床治愈(见本章要点总结)。

总体来说,4%~10%的 RCC 患者会出现静脉系统受累。如肾癌患者出现下肢水肿,孤立的右侧静脉曲张,且平卧休息不能缓解;腹壁的浅静脉怒张,蛋白尿,肺动脉栓塞,右心房内肿块,以及受累肾无功能等临床表现时,需高度怀疑腔静脉内癌栓形成的可能性。腔静脉内癌栓的分级如下:Ⅰ级癌栓-邻近肾门;Ⅱ级癌栓-向上不超过肝下缘水平;Ⅲ级癌栓-累及 IVC 的肝内部分,但低于膈水平;Ⅳ级癌栓-向上超过膈水平;IVC 癌栓水平的预后意义一直存在争议。大多数研究表明,Ⅲ-Ⅳ期 IVC 血栓患者局部或全身进展的发

生率较高(Sosa et al,1984;Quek et al,2001;Zisman et al,2003;Kim et al,2004c;Leibovich et al,2005a)。另外一些研究则表明,所有的腔静脉受累,无论癌栓水平如何,预后均差于单纯的肾静脉受累,不过这些研究尚不能排除患者的淋巴结受累、肿瘤分级等其他影响预后的因素(Blute et al,2004b;Terakawa et al,2007)。不过,即便是Ⅳ级癌栓,只要患者没有远处转移等其他提示预后不良的临床征象,均可以通过外科手术获得临床治愈(Libertino et al,1987;Glazer and Novick,1996;Ciancio et al,2007;Granberg et al,2008)。根据肾癌的第七版 TNM 分期,膈上腔静脉癌栓被归为 T3c 期,膈下腔静脉癌栓归为 T3b 期,如癌栓局限于肾静脉内,则归为 T3a 期(Edge et al,2010)。

MRI 作为一种非侵入性检查方式,对于显示肾癌腔静脉癌栓受累情况具有重要的诊断价值,在过去数十年里作为首选的影像学检查手段(Goldfarb et al,1990;Pouliot et al,2010)。MRI 上使用钆造影剂增强还可以鉴别癌栓与单纯血栓,因为单纯血栓一般不会被增强。最近的研究表明,使用多层 CT 扫描也可获得与磁共振检查类似的结果(图 4-23)(Ng et al,2008;Guzzo et al,

2009)。不过,不宜高估术前影像学评估对手术的指导作用,同时需注意术前影像学检查的时间应尽量靠近计划手术的日期,因为癌栓可能在短时间内出现进展和变化,进而影响外科手术的策略(Blute et al,2004b;Wotkowicz et al,2008)。

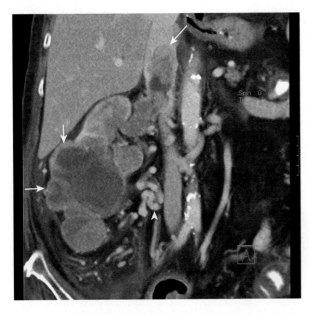

图 4-23　CT 扫描显示右肾下极肾细胞癌(短箭),伴有Ⅲ级下腔静脉癌栓。长箭所示为癌栓向上延伸至下腔静脉的肝内段。箭头所示为由于下腔静脉回流受阻,导致腹膜后的引流静脉血管被动纡曲扩张

对于 MRI 和 CT 均无法提供明确诊断线索或 MRI 和 CT 禁忌的患者,可选用有创的影像学增强检查。下腔静脉造影虽准确性较高,但近年来已趋于淘汰;肾动脉造影也可用作术前辅助检查;下腔静脉癌栓内血管形成见于 35%～40% 的患者(图 4-24)(Novick et al,1990;Wotkowicz et al,2008)。如术前检查观察到癌栓内血管生成的征象,可考虑行术前肾动脉栓塞以减小栓子体积、协助手术操作。在合并广泛的膈上腔静脉癌栓的患者中,如计划行深低温停循环/心肺旁路,还应在术前行冠状动脉造影(Novick et al,1990),如发现明显的冠状动脉狭窄梗阻,可以在体外循环期间同时处理这些病变。经食管超声心动图可在术中观察癌栓扩展范围监测栓子形成、识别切除过程中和切除后瘤体的残留,同时还能够评估 IVC 阻断后的心脏前负荷及心功能情况(Glazer and Novick,1997;Wotkowicz et al,2008;Cywinski and O'Hara,

2009;Shuch et al,2009)。

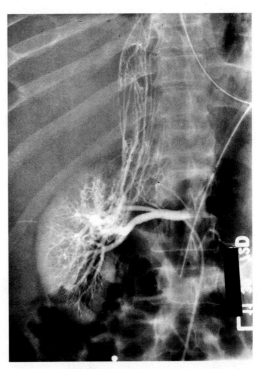

图 4-24　右肾动脉造影,提示膈上下腔静脉内癌栓血管形成

手术入路的设计以能够充分显露 IVC 内癌栓为宜,但均需小心固定患肾,早期阻断动脉血流(Blute et al,2004b;Shuch et al,2009;Gorin et al,2012b)。总的来说,Ⅰ级癌栓可通过 Satinsky 钳夹分离,因此易于处理(图 4-25A)。Ⅱ级癌栓需要依次夹闭 IVC 尾侧、对侧肾血管和 IVC 头侧,然后游离受累的 IVC 全段,结扎此段 IVC 上的全部腰静脉,最后打开肾门,在无血条件下取出癌栓(图 4-25B)。如癌栓侵犯腔静脉壁,则需切除受累的腔静脉壁并确保切缘阴性,以尽可能降低复发风险(Blute et al,2007;Wotkowicz et al,2008)。这种情况下部分患者需行 IVC 移植或重建,但对于术前 IVC 已被癌栓完全阻塞的患者,由于侧支循环的建立,在这部分患者不需要进行这种治疗(Sarkar et al,1998;Blute et al,2007;Hyams et al,2011)。IVC 内或髂血管内的远端单纯血栓可留在原位暂不予处理,不过需行血栓头侧血管的夹闭以避免肺栓塞。

Ⅲ级和Ⅳ级 IVC 癌栓处理需要更充分地解剖游离和静脉旁路的建立,有时还需体外循环

和低温停循环。对于Ⅲ级血栓,需游离肝,显露肝内下腔静脉,从而在肝静脉尾侧显露癌栓,随后像处理Ⅱ级癌栓那样游离静脉血管后切开取栓(图 4-25C)(Gallucci et al,2004)。如果无法做到这一点,应在肝上方夹闭 IVC,同时行 Pringle 动作暂时阻断肝门血管(Ciancio et al,2007,2011)。如术前患者没有有效充分的侧支循环形成,术中通常还需建立静脉旁路。传统上,Ⅳ级 IVC 癌栓的处理需在低温停循环/心肺旁路

的条件下进行,迄今也依旧是复杂癌栓处理的首选方式(Blute et al,2007;Wotkowicz et al,2008)。不过,目前部分中心正尝试在非低温停循环条件下进行手术,以避免脱泵后继发的低凝状态和随之而来的心脑血管意外风险(Ciancio et al,2011;Navia et al,2012)。如癌栓能在心房水平下游离,则有望在不打开心脏的情况下依次处理相应血管(Ciancio et al,2010)。更多细节可参考本书第 2 卷第 7 章。

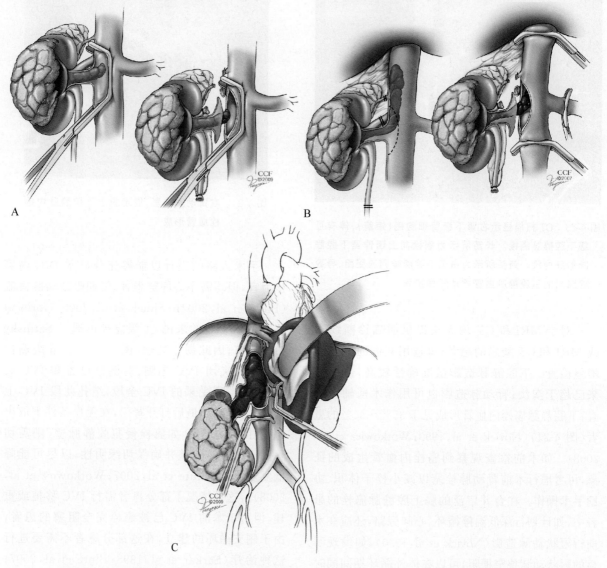

图 4-25   腔静脉癌栓外科处理技术示意图。A. Ⅰ级癌栓使用 Satinsky 钳夹闭从而游离受累血管;B. Ⅱ级癌栓需依次夹闭 IVC 下端、对侧肾血管和 IVC 头端,游离受累 IVC 整段并结扎腰静脉后再行切开取栓;C. Ⅲ级癌栓的处理需游离肝,充分显露肝内下腔静脉,牵开癌栓,在上方放置 IVC 阻断钳,使之位于恰好低于肝静脉的水平;此入路游离受累血管的方式与 B 类似,如头侧 IVC 阻断钳的水平高于肝静脉,术中需行 Pringle 操作临时阻断肝脏血流(Reprinted with permission,Cleveland Clinic Center for Medical Art and Photography,© 2007-9. All Rights Reserved.)

对于癌栓高于膈水平的患者,根据术前患者合并基础疾病的情况及肿瘤本身的特征,其行根治性肾切除术和癌栓取出术相关死亡率可高达5%～10%,其他手术并发症发生率也明显升高(Blute et al,2004b;Ciancio et al,2010;Navia et al,2012)。因此,患者选择和手术计划至关重要(Ciancio et al,2010;Pouliot et al,2010)。虽然对于一些转移性肾癌患者,因顽固性水肿、腹水、心功能不全或伴有局部症状(如腹痛和血尿)等存在,手术治疗可能对上述临床表现具有一定的缓解作用,但是大多数此类患者由于围术期并发症等风险而无法从手术当中获益。同时,手术带来的预期寿命增加也有限(Slaton et al,1997;Culp et al,2010)。

要点:局部进展肾细胞癌的治疗

- 45%～70%的 RCC 静脉癌栓患者,可以通过根治性肾切除和癌栓切除术治愈。
- 癌栓累及肝下下腔静脉时,可在孤立、游离受累血管后直接处理癌栓。
- 如癌栓在 IVC 内延伸至肝静脉以上水平,则需要更广泛的术中解剖分离和静脉旁路的建立,甚至需要在心肺旁路和停循环条件下进行。
- 对于放射学怀疑邻近结构受累(cT4)的巨大肿瘤,只有完整切除肿瘤,并同时整块切除受累的邻近组织脏器,方有机会获得临床治愈。
- 局灶淋巴结肿大和转移性疾病一样往往提示预后不良,但在仔细评估疾病负担和患者年龄/并发症等因素后,也可考虑手术切除。
- 高质量的术前影像学检查(CT 或 MRI)应在尽可能临近手术日期时进行,以协助规划手术方案。
- 尽管局部进展期 RCC 仍主要是外科疾病,但应鼓励进行辅助性全身治疗,并且在某些患者中,可考虑使用新辅助治疗。

(二)局部浸润性肾细胞癌

由于肾细胞癌发病时位置孤立,因此有时会出现巨大原发肿瘤侵犯邻近结构的情况。T4 期

RCC 占全部接受外科手术的病例的不足 2%,不过如将肾上腺受累归入 T4,这一比例将显著提升(Thompson et al,2005a;Karellas et al,2009)。局部浸润 RCC 患者时常有疼痛主诉,一般是由于肿瘤侵犯后腹壁、神经根、椎旁肌肉等导致的。较大的肿瘤还可压迫邻近的肝脏实质,但极少发生直接的肝侵犯,肝内的远处转移反而更加常见(Yezhelyev et al,2009)。Margulis 及其同事(2007a)报道,术前影像学检查怀疑邻近器官侵犯的患者,只有 40%被术后病理学确认。十二指肠和胰腺侵犯极为少见,且提示预后不良。RCC 倾向于侵入邻近血管,因此容易发生结肠及肠系膜转移。对于巨大外上象限腹部包块的患者,评估时需考虑多种可能的鉴别诊断,包括肾上腺皮质癌、尿路上皮癌、肉瘤、淋巴瘤及局部浸润性肾细胞癌。

由于外科手术是 RCC 唯一的治愈手段,因此一般需要完整切除肿瘤及受累的邻近脏器。完整切除肿瘤,包括受侵犯的肠管、脾、腹壁肌肉是治疗的目的。不过尽管采用积极的手术策略,这类患者的预后依然不良。Margulis 及其同事(2007a)报道的一个病例系列中,12 例 T4 期肿瘤患者中的 10 例出现了术后复发,中位复发时间 2个月。类似地,在另外一个病例系列中,尽管63%的患者(38 例)术后切缘阴性,但其中的 34例最终依旧因疾病复发死亡,术后中位生存时间为 12 个月(Karellas et al,2009)。由于这些原因,对于无法切除的 RCC 患者可以考虑先行新辅助治疗。除了部分对新辅助治疗无反应的快速进展疾病,新辅助治疗可使部分患者获得手术机会。

对局部进展期肾细胞癌的围术期处理要点还有如下几点:完全的术前知情同意,包括手术相关并发症的发生风险和邻近脏器切除的可能性,彻底的肠道准备,术前肾动脉栓塞的可能性等。术前肾动脉栓塞对于肾门解剖复杂、肿瘤和淋巴结包绕肾门血管的病例具有显著减少术中出血的意义。如术中可能切除脾,术前建议接种肺炎链球菌、流感嗜血杆菌和脑膜炎奈瑟菌疫苗(Shatz,2005;Habermalz et al,2008);如未接种,脾切除术后的患者应当接种上述疫苗,以免发生败血症(Shatz,2005;Habermalz et al,2008)。

对原发肿瘤的不完全切除,即所谓的"减瘤手

术"非常少用,因为这种术式的 1 年生存率仅为 10%～20%(Dekernion et al,1978;Karellas et al,2009)。放疗在局部进展期肾细胞癌中的作用仍有争议,早年的几项研究提示,术前放疗或可使患者生存获益(Cox et al,1970)。而 van der Werf-Messing 等 1973 年的另一项研究表明,对比了术前放疗组和对照组的数据,发现随访 5 年后生存无差异。常规术后放疗不仅无助于总生存,还有导致放射性小肠损伤的风险。

(三)肾细胞癌淋巴结切除

根治性肾切除术后行广泛的淋巴结清扫术的必要性仍然存在争议,因为有关的随机试验未能显示出明显的优势(Leibovich and Blute,2008;Blom et al,2009;Crispen et al,2011)。该试验的主要局限是纳入了大量淋巴结转移风险很低的患者(81% 为 1 级或 2 级,72% 为器官局限性疾病);在接受根治性淋巴结清扫术的患者中仅有 4% 发生了淋巴结转移(Blom et al,2009)。基于该试验的结果不支持在临床局限性 RCC 患者中行淋巴结清扫。Blute 及其同事(2004a)的研究阐明了与淋巴结转移风险增加相关的病理特征,结果详见表 4-19。基于这项研究以及随后对该方法的前瞻性评估,如患者具有两种或更多上述危险因素,则建议行广泛的淋巴结清扫,包括同侧大血管旁及主动脉与腔静脉之间、上起自膈角、下达髂总血管之间的区域。这部分患者中有 45% 存在肾门淋巴结以外的淋巴结转移(图 4-26)(Crispen et al,2011)。

表 4-19   基于病理学危险因素的肾细胞癌淋巴结转移风险

危险因素个数 [*]	患者比例	回顾性研究中淋巴结阳性率 [†]	前瞻性研究中淋巴结阳性率 [‡]
0	44%(729/1652)	0.4%(3/729)	—
1	18%(302/1652)	1.0%(3/302)	—
2	17%(276/1652)	4.4%(12/276)	20%(7/35)
3	13%(209/1652)	12%(26/209)	37%(26/71)
4	7.3%(121/1652)	13%(16/121)	49%(26/53)
5	0.9%(15/1652)	53%(8/15)	50%(5/10)

[*] 危险因素包括:肿瘤分级 3 或 4 级,肉瘤样成分,肿瘤直径＞10cm,TNM 分期 T3 或 pT4,以及组织学上的肿瘤坏死。[†] 数据来源:Blute et al,2004a;总计 1652 例患者,58% 行淋巴结清扫。[‡] 数据来源:Crispen et al,2011;总计 415 例患者,有两个以上危险因素,41% 行淋巴结清扫

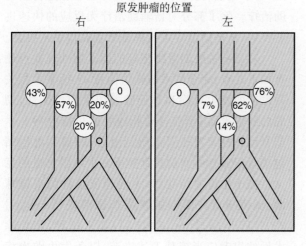

图 4-26   肾细胞癌扩大淋巴结清扫阳性患者的阳性淋巴结分布频率(From Crispen PL,Breau RH,Allmer C,et al. Lymph node dissection at the time of radical nephrectomy for high-risk clear cell renal cell carcinoma:indications and recommendations for surgical templates. Eur Urol 2011;59:18-23.)

(四)根治性肾切除术或保留肾单位手术术后局部复发

根治性肾切除术后 RCC 的局部复发,包括原肾脏所处的后腹腔,同侧肾上腺或同侧腹膜后淋巴结复发,其发生率较低,仅为 2%～4%(Margulis et al,2009)。危险因素包括局部晚期或淋巴结阳性和不良的组织病理学特征(Esrig et al,1992;Sandock et al,1995;Levy et al,1998)。肾癌根治术后局部复发在器官局限性 RCC 患者中也很少见。只有约 40% 的局部复发是孤立的;大多数局部复发的患者也伴有全身性疾病,此时应该进行彻底的远处转移情况评估(Schrodter et al,2002;Eggener et al,2008)。

对根治性肾切除术后局部复发的病灶可考虑手术切除,二次手术可使 30%～40% 的患者获得长期的无癌症状态(Master et al,2005;Bandi et al,2008;Margulis et al,2009)。完全切除腹部的复发病灶通常是一项艰巨的任务,因为原来的解剖学标志和组织屏障不复存在,并且复发肿瘤时常侵犯邻近器官。通常需要对受累的邻近器官进行整块切除,并且手术相关并发症的发生风险可能很高(Gogus et al,2003;Eggener et al,2008;Margulis et al,2009)。Margulis 及其同事(2009)报道了 54 例肾切除术后局部复发的患者行再次手术,其中 69% 也接受了辅助全身治疗。切除后与癌症特异性死亡相关的危险因素包括:复发肿瘤大小,复发肿瘤病理学上存在肉瘤样特征,阳性手术切缘,血清碱性磷酸酶水平异常和乳酸脱氢酶水平升高。具有 0 个、1 个和 1 个以上高危因素的患者癌症特异性生存时间分别为 111 个月、40 个月和 8 个月。尚未发现术中放疗具有肿瘤学上的益处(Master et al,2005),但放疗可缓解无法接受手术的患者局部复发导致的临床症状。

RCC 行肾部分切除术后残肾的局部复发率为 1.4%～10%,主要危险因素为较高的 T 分期(Campbell and Novick,1994;Lane and Gill,2007;Krambeck et al,2008)。这些复发多数距离瘤床较远,因此可能是较小的异时原发灶,而非治疗后复发(Campbell and Novick,1994;Lane and Novick,2007;Krambeck et al,2008)。最近的研究也证实,即便切缘阳性,PN 术后复发也非常少见(Permpongkosol et al,2006b;Kwon et al,

2007;Kutikov et al,2008;Yossepowitch et al,2008)。PN 术后孤立的局部复发可考虑再次行 PN、根治性肾切除术、热消融治疗(TA)或动态随访(AS)(Bratslavsky et al,2008;Johnson et al,2008;Magera et al,2008a;Berger et al,2009b)。由于术区纤维化导致再次手术难度增加,因此 TA 在 PN 局部复发后的应用近年来日益增加。不过,如果解剖条件和患者病情允许,仍应当尽可能再次行常规 PN(Gittes and Blute,1982;Moll et al,1993;Campbell and Novick,1994;Frank et al,2005;Bratslavsky and Linehan,2011)。不过无论如何,在患者咨询期间都应考虑肿瘤特征,年龄和并发症,无疾病间隔和肾功能状态,有时复发肿瘤的活检也有一定作用。

TA 后的局部复发通常代表治疗失败,许多复发病灶起源自之前瘤床的位置(McDougal et al,2005;Matin et al,2006;Levinson et al,2008;Nguyen et al,2008b;Berger et al,2009b)。文献报道的复发概率在冷冻消融在 3%～10%,射频消融则在 5%～20%(Kunkle and Uzzo,2008;Kunkle et al,2008;Levinson et al,2008;Weight et al,2008;Berger et al,2009b)。不过需要重视的是,在这部分人群的真实复发概率始终未能准确计算,因为能够预测复发影像学特征受到挑战,尤其是接受射频消融术的患者;大多数研究没有在随访期间对瘤床进行例行活检,部分研究的随访期限也太短(Stein and Kaouk,2007;Weight et al,2007)。多数这类复发予以再次消融治疗,不过并不总是具有可行性。除此之外,治疗选项和 PN 术后复发患者类似,只是需要格外注意:由于 TA 能够诱导局部组织产生致密的炎症反应,补救性手术通常极具挑战性(Nguyen et al,2008b;Kowalczyk et al,2009)。

(五)肾细胞癌的辅助治疗

部分肾癌患者在手术切除后被认为处于无病状态,但仍旧有相当一部分患者出现肿瘤复发,复发的原因主要是由于隐匿性的微转移疾病。尽管在低级别、器官局限的肾癌患者,发生术后转移并不常见,但局部进展期肾细胞癌和伴有其他不良的组织病理学类型的肾细胞癌出现复发的可能性大大增加。有多种预测工具可以帮助评估个体患者的复发风险(Kim et al，2012a）。总体而言，远处转移发生率为20％～35％，局部复发率为2％～5％（Lane and Kattan，2008）。以上结果为在高风险患者中进行全身辅助治疗提供了有力的证据。不过迄今在该领域的研究都没有令人信服的阳性结果，如果患者不考虑辅助治疗试验，标准的治疗方案依然是观察随访（参见要点总结）。

大多数辅助治疗临床试验使用无复发生存期作为主要终点。理想的试验设计需要结合安慰剂对照，盲法的原则，以及独立的影像学评估，以确认所有入组患者在研究起始时确实处于无疾病状态，最后还需准确获取并计算所有复发事件的时间。意向性治疗分析是该领域研究的另一热点（Kenney and Wood，2012）。直到最近，许多针对RCC患者的辅助治疗临床试验都未能检测到存活率的微小差异，并且鉴于研究设计中的缺陷，难以评估与肿瘤复发相关的主要终点。目前的研究评估了多种辅助治疗措施，包括内分泌调控、放疗、免疫治疗、疫苗，以及分子靶向治疗等。早些的辅助治疗临床试验评估了术后应用醋酸甲羟孕酮（Pizzocaro et al，1987）或围术期放疗（van der Werf-Messing，1973）等，结果均为阴性。

尽管在部分转移性肾肿瘤患者表现出抗肿瘤活性，但IL-2和干扰素α在辅助治疗中并未证明是有益的。有四项随机对照研究，其中三项使用了干扰素α，一项使用了IL-2（Pizzocaro et al，2001；Clark et al，2003；Messing et al，2003）。应用干扰素的几项研究中，干扰素的剂量、制备方式（L-干扰素，干扰素α-2a，干扰素α-2b），疗程均不一致，但无一显示出与对照组存在差别。Clark及其同事（2003）选取了69例接受了根治性切除术的高风险患者，随机分为观察组和大剂量IL-2组，在中期研究分析时就因大剂量IL-2组明显的毒性反应而终止了试验；亚组分析的结果也未表明大剂量IL-2能够让目标患者群体临床获益。

也有不少基于自体肿瘤疫苗的辅助治疗方法试图动员患者在接受外科手术后针对肾细胞癌的免疫反应，结果均为阴性（Galligioni et al，1996；Jocham et al，2004；Wood et al，2008）。最近的ARISER辅助治疗试验结果已发表，该试验研究

了吉瑞昔单抗（Girentuximab），一种抗肾细胞癌表面抗原G250的嵌合单克隆抗体，2012年的中期研究分析结果表明，吉瑞昔单抗对受试者中位无疾病生存期并无显著改善，因此试验终止。

某些分子靶向药物在转移性RCC患者中已被证实具有确切的疗效，因此对于部分根治术后高复发风险的患者，应用上述靶向药物进行临床试验，以观察其是否对预防疾病复发也有益（表4-20）（Jonasch and Tannir，2008；Kenney and Wood，2012）。由于上述药物均为口服给药，因此尽管在药物种类的选择、给药剂量和疗程上还存在不确定性，分子靶向药物依旧在辅助治疗中具有很大的吸引力。此外，由于预防性用药的患者多数不愿接受过高的药物治疗相关毒性反应，因此这也限制了靶向药物在这部分患者中发挥最理想的疗效。部分临床试验已经完成，最终结果在2015年前后面世。有关靶向治疗在进展期RCC中的应用证据和详细讨论，请参考本书第2卷第10章。

要点：肾细胞癌局部复发的治疗和辅助治疗

- 根治性肾切除术后孤立的局部复发率在2％～4％，在考虑二次手术切除之前应首先进行彻底的全身转移评估。
- 肾部分切除术后的局部复发在远离肿瘤床的部位更加常见，此时可予再次肾部分切除术、根治性肾切除术、热消融治疗或动态随访。
- 热消融治疗后的局部复发一般表明肿瘤在治疗过程中未能完全清除，此时可再次予消融治疗、动态随访或补救性手术。
- 尽管在某些具有特定不良预后特征的患者，RCC复发的可能性很大，但迄今没有确切的证据表明辅助治疗有助于降低复发概率，此时的标准治疗方案依旧是观察随访。
- 目前进行的辅助治疗临床试验研究了靶向治疗药物和其他新的系统性治疗措施，这类临床试验应当鼓励，以寻找一种确切有效的辅助治疗措施。

表 4-20　正在进行中的 RCC 辅助治疗临床试验

临床试验	研究分组	疗程	纳入标准
索拉非尼或舒尼替尼辅助治疗用于预后不良的肾细胞癌（ASSURE）	舒尼替尼 vs. 索拉非尼 vs. 安慰剂	1 年	透明细胞或非透明细胞肾细胞癌均可纳入；T2-4 期或 T1b 期 G3-4 级肿瘤，和已行根治性切除的 N1 期肿瘤患者
索拉非尼用于原发肿瘤已切除的 RCC（SORCE）	索拉非尼（1 年或 3 年）vs. 安慰剂	3 年	透明或非透明细胞肾细胞癌；梅奥诊所进展评分 3~11 分
舒尼替尼用于高复发风险的肾细胞癌治疗（S-TRAC）	舒尼替尼 vs. 安慰剂	1 年	主要纳入透明细胞肾细胞癌；依据 UISS* 标准，判定为高复发风险的肾细胞癌
依维莫司用于外科治疗后的肾细胞癌（EVEREST）	依维莫司 vs. 安慰剂	1 年	透明细胞与非透明细胞肾细胞癌均可纳入；T2-4 期或 T1b 期 G3-4 级肿瘤，和已行根治性切除的 N1 期肿瘤患者
肾细胞癌的阿昔替尼辅助治疗（ATLAS）	阿昔替尼 vs. 安慰剂	3 年	纳入透明细胞成分为主（>50%）的肾细胞癌；pT2 期且 G3-4 级的肿瘤，或 pT3a 期且肿瘤直径 >4cm，或 pT3b/pT3c/pT4 期肿瘤，或 N1 期肿瘤患者
培唑帕尼在局部进展期肾癌中的辅助治疗（PROTECT）	培唑帕尼 vs. 安慰剂	1 年	纳入透明细胞成分为主（>50%）的肾细胞癌；pT2 期且 G3-4 级的肿瘤，或 pT3 期肿瘤，或 pT4 期肿瘤，或 N1 期肿瘤患者

* UISS. UCLA Integrated Staging System，UCLA 综合分级系统（Zisman et al，2002）

七、其他肾恶性肿瘤

(一)肾肉瘤

在所有成人肾恶性肿瘤中，肉瘤占 1%~2%，50 岁为发病高峰年龄（Vogelzang et al，1993；Miller et al，2010b）。尽管肾肉瘤不常见，但较前列腺、膀胱、睾丸等其他泌尿生殖系统的肉瘤死亡率高（Russo et al，1992）。肾肉瘤和肉瘤样肾癌从临床表现、影像学表现，甚至某些病例在病理分析上都很难区分。鉴别各种肾癌亚型都要排除原发性肾肉瘤的诊断。成人肾肉瘤常见症状和体征包括：可触及的肿块、腹部或者胁腰部疼痛及血尿等，与许多快速生长的巨大肾癌类似（Economou et al，1987）。肾肉瘤具有一些区别于 RCC 的特殊表现，包括肿瘤起源于肾包膜或者肾窦区域，肿瘤体积巨大但没有淋巴结转移，含有脂肪成分或骨成分时提示为脂肪肉瘤或者骨肉瘤，血管造影显示为少血供肿瘤，但血管外皮细胞瘤是个例外，其具有丰富的血供（Shirkhoda and Lewis，1987）。出现上述任何一种情况以及发现肾脏巨大肿物或者肿物快速生长时都应怀疑肾肉瘤可能（表 4-21）。

表 4-21　其他恶性肾肿瘤的特征

肿瘤类型	特征	处理
肉瘤	平滑肌肉瘤最常见 通常少血供 通常快速生长，偶尔似乎来源于肾包膜	广泛的局部切除确保切缘阴性
肾淋巴瘤和白血病	多种影像学表现 通常少血供 巨大的腹膜后淋巴结或身体其他非典型部位出现巨大淋巴结应怀疑	考虑组织活检 避免根治性手术 通常采用化疗和(或)放疗

（续 表）

肿瘤类型	特征	处理
转移性肿瘤	常见的来源包括肺癌、乳腺癌和胃肠道癌、恶性黑色素瘤和恶性血液肿瘤 通常少血供和多发小结节	强烈推荐组织活检 通常采用系统治理或姑息治疗
类癌	通常少血供 可表现为类癌综合征 来自神经内分泌细胞	手术切除
肾小细胞癌	神经内分泌来源 通常少血供 大多数局部进展期或转移	外科手术和铂类药物为基础化疗的综合治疗方案
原始神经外胚层瘤	起源于原始神经嵴细胞 通常少血供 预后不良	综合治疗
Wilms 瘤	CT 显示异质性肾肿块	儿童 Wilms 瘤相似的多种方法综合治疗方案

肾肉瘤和其他部位肉瘤一样，同样表现出独特的肿瘤生物学特征，就治疗而言，这种肿瘤生物学特征具有重要的意义（Russo et al，1992）。这些肿瘤来源于间质细胞，因此可以自由地通过限制其他类型肿瘤的天然屏障进行扩散。这些肉瘤通常都有典型的假包膜结构，常常被癌细胞浸润，肿瘤细胞可浸润至周围一定范围的组织中。很多情况下，不能靠肉眼辨别肉瘤，因此肉瘤常表现为局部复发，甚至在广泛切除术后复发也很常见。高级别肉瘤常常会发生转移，肺是肉瘤转移的第一好发器官，一旦发生预后比较差；很多患者在数月后即死于肿瘤进展。低分级肉瘤病程倾向于缓慢进展，但由于局部复发常常需要反复进行手术切除，以延长生存期和减少死亡率。

一般来说，肉瘤最重要的预后因素是切缘情况和肿瘤分级。初次手术切除很关键，因为这是获得长期治愈的最佳机会。肾肉瘤常要求行连同毗邻器官全部完全切除的根治性肾切除术（Brescia et al，2008；Wang et al，2011）。制定手术计划时利用 MRI 来确定组织平面和周围的重要结构。肉瘤是一种主要依赖手术切除的疾病，因此术中需要进行广泛切除保证切缘阴性。包括多西环素和环磷酰胺在内的化疗药物对于转移性肉瘤有积极的作用，但在最佳条件下的有效率仍不尽如人意（Antman et al，1993；Miller et al，2010b）。放

疗联合化疗证明对四肢的肉瘤有效，但对肾或者腹膜后肉瘤无太大作用（Russo et al，1992）。目前，对于肾肉瘤辅助治疗方案的作用仍未明确，但考虑到预后不佳，对于身体条件允许的患者，通常仍会采用多种方法联合使用。

在肾肉瘤一系列单中心研究中病例数最大的肾肉瘤单中心研究也只有 15～41 例患者，治疗经验也相对有限（Shirkhoda and Lewis，1987；Wang et al，2011）。肾肉瘤中平滑肌肉瘤是最常见的组织学亚型，脂肪肉瘤次之。对于腹膜后肉瘤来说顺序正好相反，脂肪肉瘤是最常见的组织学亚型（Karakousis et al，1995）。所以这些研究都提示预后不佳，Memorial Sloan Kettering 肿瘤中心的 Srinivas 及其同事（1984）报道的经验比较有代表性。该研究中有 16 例肾肉瘤患者，其中 15 例接受了肾切除术，术中将毗邻器官一并整块切除；5 例接受了辅助性放化疗但无明显效果；13 例在术后半年内死亡。Saitoh 及其同事（1982）明确了肾肉瘤转移的最常见部位；首先是肺转移，其次为淋巴结和肝。

平滑肌肉瘤是肾肉瘤最常见的组织学亚型，占肾肉瘤的 50%～60%（图 4-27）。肿瘤起源于肾包膜或肾周其他组织的平滑肌（Moudouni et al，2001；Deyrup et al，2004；Wang et al，2011）。Niceta 和同事（1974）总结了文献报道的 66 例肾

平滑肌肉瘤,发现女性占多数,发病年龄多为40—60 岁。与其他肾肉瘤类似,肾平滑肌肉瘤多表现为挤压肾实质,而不是侵入其中。肾平滑肌肉瘤的特征是生长迅速,转移率、局部及全身复发率高(Deyrup et al,2004)。在 Niceta 总结

的病例中(1974),大多数患者主要接受根治性肾切除术治疗,多数在 2 年内死亡。Mayo Clinic 的研究中,15 例肾平滑肌肉瘤患者中 14 例在术后 4 个月到 5.5 年死于肿瘤进展(Frank et al,2000)。

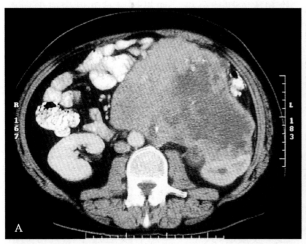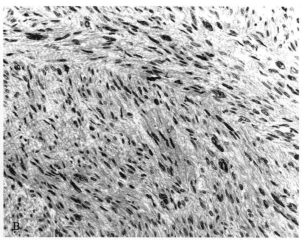

图 4-27　A. CT 扫描显示左肾巨大的平滑肌肉瘤。B. 显微镜下平滑肌肉瘤表现为梭形细胞,钝圆的细胞核和嗜酸性的胞质(Courtesy Dr. Michael McGuire,Evanston,IL and Dr. Ming Zhou,Cleveland,OH.)

除平滑肌肉瘤外,在肾上可以找到几乎所有可能的肉瘤类型,因此其大部分肉瘤组织亚型都有报道。由于存在脂肪组织,脂肪肉瘤很容易区别于肾癌,但常常与 AML 或巨大的良性肾脂肪瘤相混淆(Frank et al,2000)。典型的肾脂肪肉瘤好发于 50—60 岁,肿瘤体积常常巨大。Belldegrun 和 deKernion(1987)报道,放疗和顺铂为基础的化疗对脂肪肉瘤有效,对于高度恶性或者切缘阳性患者应考虑接受上述治疗。骨肉瘤少见,是肾肉瘤的特殊类型,因其含有像岩石一样坚硬的钙质(Micolonghi et al,1984;Leventis et al,1997)。对于出现广泛钙化的低血供大肿瘤应该提示这一诊断。肾骨肉瘤在平片上可以类似鹿角状结石样,但在出现明显的肿瘤占位效应时应该考虑黄色肉芽肿性疾病或者更少见的骨肉瘤诊断。同样,肾骨肉瘤预后不佳,绝大部分患者在诊断后数年内死于肿瘤进展。更少见的组织亚型包括横纹肌肉瘤、纤维肉瘤、癌肉瘤、恶性的纤维组织细胞瘤、滑膜肉瘤、神经鞘瘤、血管肉瘤及恶性血管外皮细胞瘤(Srigley et al,2013)。恶性血管外皮细胞瘤的特征性表型是极其丰富的血管供应(Chaudhary et al,2007;Brescia et al,2008)。术

前行血管栓塞可降低手术切除的难度(Smullens et al,1982)。

(二)肾淋巴瘤和白血病

血液系统恶性肿瘤累及肾较常见,包括各种淋巴瘤和白血病,在死于恶性淋巴瘤和白血病患者尸解时有大概 34% 的发生率。但临床实践中很少被发现,原因是这种情况通常症状隐匿,而且多数是系统疾病的晚期表现(Pollack et al,1987;McVary,1991)。泌尿科医师在评估肾恶性淋巴瘤或白血病时具有极其重要的作用,可以鉴别其他肾恶性肿瘤、及时提供病理诊断,提供保护肾实质及肾功能的方法(McVary,1991)。肾的非霍奇金淋巴瘤比霍奇金淋巴瘤更多见,与多数淋巴结外发生的非霍奇金淋巴瘤一样,肾的非霍奇金淋巴瘤多见的组织学类型弥漫型比结节型多见(Pollack et al,1987;O'Riordan et al,2001)。原发性肾淋巴瘤罕见,文献中只有少数记录完整的病例报道(Pollack et al,1987;O'Riordan et al,2001)。因为正常肾实质中淋巴组织相对缺乏,所以原发性肾淋巴瘤发生率低并不令人感到意外。淋巴瘤从血液播散到肾脏最常见的,目前认为90% 的病例是这种情况;其余为腹膜后淋巴结直

接蔓延。Hartman 及其同事(1982)将病例及影像学表现联系起来,提出了肾受累的最常见表现模式,即肾淋巴瘤最容易在各个肾单位间形成多个肾小结节。最终,这些小结节融合形成了影像学上可观察到的团块。在极端的情况下,它们能取代整个肾实质,从而导致肾衰竭。

CT 扫描是诊断肾淋巴瘤和监测治疗效果的影像学方法(Pollack et al,1987;Urban and Fishman,2000)。Heiken 及其同事(1991)已确定了常见肾淋巴瘤相关的影像学图像特征,其他许多研究也证实了这一结果(表 4-22)。肾淋巴瘤可表现为多发的肾肿块,还可表现为很难与肾癌区别的单发性肿块,也可表现为肾的弥漫型浸润,或表现为肿大的腹膜后淋巴结直接侵犯肾(Sheth et al,2006)。肾淋巴瘤血管造影的典型表现为低血供(Pollack et al,1987)。当患者出现巨大的腹膜后淋巴结、脾大、身体其他部位或者后腹腔非典型位置出现肿大淋巴结时,应怀疑肾淋巴瘤的可能。按照这一思路,应记住肾癌的主要淋巴结转移区域;右肾癌在主动脉和腔静脉之间的区域,而左肾癌在主动脉旁区域,肿大淋巴结的中心区在这些区域之外的患者应怀疑淋巴瘤可能。任何既往有淋巴瘤病史并且出现肾肿块的患者应该考虑为肾淋巴瘤复发可能,而不是肾癌。一般来说,淋巴瘤更常见于医源性免疫抑制、AIDS、自身免疫性疾病、移植物抗宿主反应性疾病和有放疗史的人群中(McVary,1991)。这些临床相关因素也能增加全身性淋巴瘤的诊断依据。

表 4-22　淋巴瘤相关的影像学表现

表现	发生率(%)
肾多发肿瘤	45
肾单发肿瘤	15
腹膜后肿大淋巴结侵犯肾	25
肾内弥漫性生长	10
主要侵犯肾周围组织	5

Data from Pollack et al,1987,and Heiken et al,1991.

在儿童患者中,白血病累及肾更常见,这与白血病在人群中的流行病学调查结果相一致,而且淋巴细胞白血病比髓系白血病常见(Pollack et al,1987)。白血病累及肾的典型表现为弥漫型浸润,而且常在系统性疾病的晚期出现。

如果怀疑是淋巴瘤或者白血病累及肾,应考虑经皮穿刺活检或者针吸活检获得病理诊断(Herts,2012);如需手术探查,术中应该优先行活检和冰冻切片分析。如果怀疑是淋巴瘤或者白血病应尽量避免肾切除手术,因为这些肿瘤的治疗通常需要全身化疗及联合/不联合放疗(McVary,1991)。非霍奇金淋巴瘤的经典化疗方法是CHOP 方案,包括环磷酰胺、多柔比星、长春新碱和泼尼松(Colevas et al,2000)。除非患者出现如无法控制的出血等严重症状外,否则很少进行肾切除术。对于一些非常少见的极端原发性肾淋巴瘤患者,肾切除联合全身化疗对他们来说是最佳疗法(Garcia et al,2007;Hart et al,2012)。14 例肾局部黏膜相关淋巴组织的边缘区 b 细胞淋巴瘤已经被报道,其中一些患者仅通过手术就得到治愈(Garcia et al,2007)。

肾淋巴瘤和白血病通常症状隐匿,但可能发生血尿、腰痛或进行性肾衰竭。发热、体重减轻和疲劳这些所谓的淋巴瘤 B 症候群则很常见(Zomas et al,2004)。肾衰竭可能由于功能性肾实质被广泛取代或由腹膜后巨大淋巴结导致的双侧输尿管梗阻引起(McVary,1991)。实际上,这些患者的肾衰竭还常与内科因素相关,如高钙血症或者尿酸性肾病,这些因素在晚期肿瘤的全身治疗期间会进展。

(三)转移性肿瘤

转移性肿瘤是肾恶性肿瘤中最常见的,比原发性肾肿瘤数量要多很多。尸检研究发现,12%的死于肿瘤病人存在肾转移,因此肾是最常发生转移的部位之一(Pollack et al,1987)。肾丰富的血供为癌细胞的沉积和生长提供了肥沃的土壤。几乎所有的肾转移癌灶都是通过血液途径转移形成的。只有少部分是由于周围毗邻器官(如胰腺、结肠和肾上腺)的原发肿瘤直接侵犯引起。常见的肾转移肿瘤来源包括肺癌、乳腺癌和胃肠道癌、恶性黑色素瘤和恶性血液肿瘤(Choyke et al,1987;Pollack et al,1987;Aron et al,2004;Stage et al,2005)。在实体恶性肿瘤中,肺癌是最常见的与肾转移相关的肿瘤。Olsson 及其同事(1971)发现死于肺癌的患者 20% 有肾转移,其中的 60% 为双侧肾转移。Klinger(1951)总结了 5000 例尸解结果,发现 17 例肾转移癌来自肺癌,11 例来自胃癌,9 例来自乳腺癌,7 例来自胰腺癌,4 例来自食管癌,6 例来自其他胃肠道原发肿瘤,1 例来自恶性黑色素瘤。大多数肾转移肿瘤是多发病灶,几乎都与原发肿瘤的广泛转移相关(Pollack et al,1987;Choyke et al,2003)。Choyke 及其同事(1987)报道,肾转移癌来自肺、乳腺和结肠癌的肿瘤需要特别关注,因为它们有时巨大且单发,使其很难与原发肾癌相区别。

典型的肾转移性肿瘤由临床上症状的多发小结节组成,在少数情况下它们也会导致血尿或胁腹痛(Pollack et al,1987)。CT 是肾转移性肿瘤的主要诊断手段,其典型表现是等密度肿块,注射造影剂后只有中等程度增强(5~30HU)(Pollack et al,1987)。

对于有多发性肾病变和广泛全身肿瘤转移或非肾脏原发肿瘤病史者都应该怀疑肾转移性肿瘤。如果诊断不确定,CT 或者超声引导下经皮肾穿刺活检通常能提供病理学诊断(Sánchez-Ortiz et al,2004a)。大多数转移性肾肿瘤患者都要根据临床情况行全身治疗或者姑息性治疗。除非在一些不得已的情况下,如无法控制的肾出血,才考虑行肾切除术。如果患者存在单发,增强显著的肾病变,即使既往有局限于肾外器官的恶性肿瘤病史,也要考虑为肾癌可能,特别是两种诊断的间隔时间很长。即使在这种情况下,也要考虑进行肾活检,因为这样可以确定是否需要手术干预。一项连续的研究中,100 名肾肿瘤和非肾恶性肿瘤病史的患者,其中的 54 名患者没有证据表明疾病进展过程中有肾转移(Rybicki et al,2003;Sánchez-Ortiz et al,2004a)。

(四)其他肾恶性肿瘤

其他肾恶性肿瘤还包括成人 Wilms 瘤及神经内分泌瘤(如类癌、小细胞癌)和原始神经外胚层瘤(PNET)。这些肿瘤均相对少见,但均有特异性的肿瘤生物学特征。

类癌起源于神经内分泌细胞,这些细胞不存在于正常肾(Romero et al,2006)。因此这是一种罕见的恶性肿瘤,以往的英文文献仅有不足 60 例报道(Hansel et al,2007;Lane et al,2007b;Canacci and MacLennan,2008)。类癌与马蹄肾有相关性,以往研究表明与正常肾相比马蹄肾患者发生类癌的相对危险度增加 82 倍(Begin et al,1998;Romero et al,2006)。类癌对神经内分泌组织标记如神经元特异性烯醇酶和嗜铬粒蛋白染色呈阳性(Lane et al,2007b)。检测夜尿或者血压中的 5-羟色胺或其代谢产物可用于诊断(Kulke and Mayer,1999)。只有少数患者表现为类癌综合征——阵发性潮红、哮喘和腹泻(Jensen and Doherty,2001;Romero et al,2006;Lane et al,2007b)。类癌诊断的中位年龄为 49 岁(Romero et al,2006)。CT 表现为非特异性,多数类癌体积较小而且呈非侵袭性表现。然而,一项关于肾类癌的回顾分析发现,46% 的肾类癌患者诊断时已经发生转移(Romero et al,2006)。手术切除是肾类癌的主要治疗方法(Kawajiri et al,2004)。如果术前诊断可疑,推荐行保留肾单位手术。本病预后良好,尤其是合并马蹄肾的患者(Begin et al,1998;Lowrance et al,2006)。预后不良的主要因素包括年龄>40 岁,肿瘤>4cm,高有丝分裂率,纯固体形态,诊断初始已转移,肿瘤突破肾包膜(Romero et al,2006)。

其他神经内分泌肿瘤,包括小细胞癌和大细胞神经内分泌癌,可以发生在肾中,但比肾类癌更少见(Gonzalez-Lois et al,2001;Majhail et al,2003;Lane et al,2007b)。目前总共有大约 30 例发生于肾但未明确其发生原始部位的小细胞癌病例报道(Gonzalez Lois et al,2001;Kilicarsalan Akkaya et al,2003;Mirza and Shahab,2007)。在病理学检查中,小细胞癌具有神经内分泌和上皮性肿瘤的特征,但必须与 Wilms 肿瘤、PNET、淋巴瘤和肺小细胞转移癌相鉴别。神经特异性烯醇酶、嗜铬粒蛋白和突触素染色阳性是其特征性表现(Kilicarsalan Akkaya et al,2003)。虽然低血供表现具有提示意义,但是术前与肾癌的鉴别仍很困难。许多肾小细胞癌患者在就诊时就已经为局部进展期或发生转移,腰痛或血尿症状多见。采用肾切除术或减瘤术联合铂类药物为基础化疗的综合治疗方案是肺外小细胞癌的推荐治疗,可能对肾小细胞癌也有作用(Majhail et al,2003;Mirza and Shahab,2007)。有长期存活的病例报道,但更好的治疗方案还需进一步研究。原始神经外胚层瘤(PNET)与 Ewing 肉瘤家族肿瘤有关,在儿童中常见,典型发病在四肢、骨骼和软组织、躯干、头颈部,只有少数发生在肾等脏器(Jimenez et al,2002;Maly et al,2004;Bartholow and Parwani,2012)。然而,任何年龄都可能受累,有一些发生在成人的病例报道(Karnes et al,2000;Doerfler et al,2001;Pomara et al,2004;Thyavihally et al,2008)。这类肿瘤起源于原始的神经嵴细胞,CD99、弹性蛋白、细胞角蛋白和神经元特异性烯醇酶染色阳性支持这一诊断(Gonlusen et al,2001;Ginsberg et al,2002;Maly et al,2004;Ellinger et al,2006)。显微镜检查肾PNET典型表现为小而圆的细胞,可以形成特征性的 HomerWright 结构(Pomara et al,2004;Thyavihally et al,2008)。特有的 t(11;22)(q24;q12)易位是 PNET 高度特异性改变,可以帮助区别神经母细胞瘤或者成人 Wilms 瘤(Parham et al,2001;Jimenez et al,2002)。本病临床症状不具特征性,CT 常显示为伴有坏死区域、异质性及边界不清的团块,注射造影剂后轻度增强是其典型表现(Doerfler et al,2001)。发生于肾的PNET 较其他部位 PNET 更具有侵袭性,表现出强烈的局部复发特征和早期淋巴结、肺、肝和骨转移(Gonlusen et al,2001;Parham et al,2001;Thyavihally et al,2008)。结合减瘤手术、化疗及放疗等多种方法综合治疗方案针对圆形细胞或尤文氏肿瘤家族,但是预后差,总体 5 年无瘤生存率为 45%~55%(Casella et al,2001;Ellinger et al,2006;Thyavihally et al,2008)。

Wilms 瘤是儿童当中最常见的腹部恶性肿瘤,只有 3% 的 Wilms 瘤见于成人。成人 Wilms瘤中有 20% 为 15—20 岁患者,其余 80% 分布在 30—70 岁(Winter et al,1996)。成人和儿童Wilms 瘤组织结构上相似,含有特征性的三种成分,包括不同比例的后肾胚基、上皮组织和间质成分(Orditura et al,1997)。成人和儿童 Wilms 瘤病理学分期系统是相同的。成人 Wilms 瘤典型表现为 CT 显示异质性肾内肿块,相对低血供。在许多病例中与肾癌区分困难(Winter et al,1996;Reinhard et al,2004)。成人 Wilms 瘤的临床表现也与肾癌相似,因此大多数病例需要靠病理诊断才能最后确诊。与儿童 Wilms 瘤相同,成人 Wilms 瘤也采取多种方法联合的治疗方案

(Neville and Ritchey,2000;Firoozi and Kogan,2003;Terenziani et al,2004)。成人 Wilms 瘤预后比儿童 Wilms 瘤差,因为成人更有可能表现为进展期肿瘤,而且行为状态可能会突然降低(Winter et al,1996)。

参考文献

完整的参考文献列表通过 www. expertconsult. com 在线获取。

推荐阅读

Algaba F, Akaza H, Lopez-Beltran A, et al. Current pathology keys of renal cell carcinoma. Eur Urol 2011;60:634-43.

Barthélémy P, Hoch B, Chevreau C, et al. mTOR inhibitors in advanced renal cell carcinomas:from biology to clinical practice. Crit Rev Oncol Hematol 2013;88:42-56.

Bosniak MA. The Bosniak renal cyst classification:25years later. Radiology 2012;262:781-5.

Campbell SC. A nonischemic approach to partial nephrectomy is optimal. No. J Urol 2012;187:388-90.

Campbell SC, Novick AC, Belldegrun A, et al. Guideline for management of the clinical T1 renal mass. J Urol 2009;182:1271-9.

Cancer Genome Atlas Research Network. Comprehensive molecular characterization of clear cell renal cell carcinoma. Nature 2013;499:43-9.

Chawla SN, Crispen PL, Hanlon AL, et al. The natural history of observed enhancing renal masses:meta-analysis and review of the world literature. J Urol 2006;175:425-31.

Ciancio G, Gonzalez J, Shirodkar SP, et al. Liver transplantation techniques for the surgical management of renal cell carcinoma with tumor thrombus in the inferior vena cava: step-by-step description. Eur Urol 2011;59:401-6.

Crispen PL, Breau RH, Allmer C, et al. Lymph node dissection at the time of radical nephrectomy for high-risk clear cell renal cell carcinoma:indications and recommendations for surgical templates. Eur Urol 2011;59:18-23.

Deng FM, Melamed J. Histologic variants of renal cell carcinoma:does tumor type influence outcome? Urol Clin North Am 2012;39:119-32.

Donat SM, Diaz M, Bishoff JT, et al. Follow-up for clinically localized renal neoplasms:AUA guideline. J Urol

2013;190:407-16.

Edge SB, Byrd DR, Compton CC, editors. AJCC cancer staging manual. 7th ed. New York: Springer; 2010. p. 479-89.

Faddegon S, Cadeddu JA. Does renal mass ablation provide adequate longterm oncologic control? Urol Clin North Am 2012;39:181-90.

Jonasch E, Futreal PA, Davis IJ, et al. State of the science: an update on renal cell carcinoma. Mol Cancer Res 2012;10:859-80.

Kang SK, Chandarana H. Contemporary imaging of the renal mass. Urol Clin North Am 2012;39:161-70.

Keefe SM, Nathanson KL, Rathmell WK. The molecular biology of renal cell carcinoma. Semin Oncol 2013;40: 421-8.

Kenney PA, Wood CG. Integration of surgery and systemic therapy for renal cell carcinoma. Urol Clin North Am 2012;39:211-31.

Kim SP, Murad MH, Thompson RH, et al. Comparative effectiveness for survival and renal function of partial and radical nephrectomy for localized renal tumors: a systematic review and meta-analysis. J Urol 2012;188: 51-7.

Kutikov A, Uzzo RG. The R. E. N. A. L. nephrometry score: a comprehensive standardized system for quantitating renal tumor size, location and depth. J Urol 2009;182:844-53.

Lane BR, Campbell SC, Gill IS. Ten-year oncologic outcomes after laparoscopic and open partial nephrectomy. J Urol 2013;190:44-9.

Linehan WM, Ricketts CJ. The metabolic basis of kidney cancer. Semin Cancer Biol 2013;23:46-55.

Ljungberg B, Campbell SC, Choi HY, et al. The epidemiology of renal cell carcinoma. Eur Urol 2011;60:615-21.

Meskawi M, Sun M, Trinh QD, et al. A review of integrated staging systems for renal cell carcinoma. Eur Urol 2012;62:303-14.

Rini BI, Campbell SC, Escudier B. Renal cell carcinoma. Lancet 2009;373:1119-32.

Shuch B, Singer EA, Bratslavsky G. The surgical approach to multifocal renal cancers: hereditary syndromes, ipsilateral multifocality, and bilateral tumors. Urol Clin North Am 2012;39:133-48.

Siegel R, Naishadham D, Jemal A. Cancer statistics, 2013. CA Cancer J Clin 2013;63:11-30.

Smaldone MC, Kutikov A, Egleston BL, et al. Small renal masses progressing to metastases under active surveillance: a systematic review and pooled analysis. Cancer 2012;118:997-1006.

Van Poppel H, Da Pozzo L, Albrecht W, et al. A prospective, randomised EORTC intergroup phase 3 study comparing the oncologic outcome of elective nephron-sparing surgery and radical nephrectomy for low-stage renal cell carcinoma. Eur Urol 2011b;59:543-52.

Volpe A, Cadeddu JA, Cestari A, et al. Contemporary management of small renal masses. Eur Urol 2011;60: 501-15.

Volpe A, Finelli A, Gill IS, et al. Rationale for percutaneous biopsy and histologic characterisation of renal tumours. Eur Urol 2012;62:491-504.

（吴震杰　陈　明　编译　王林辉　审校）

第 5 章　上尿路上皮肿瘤

Armine K. Smith, MD, Surena F. Matin, MD, and Thomas W. Jarrett, MD

一、基础和临床生物学

上尿路肿瘤指的是从肾盏到远端输尿管的任何尿路上皮肿瘤生长。虽然这些肿瘤的生物学行为和生长与膀胱肿瘤有相似之处，但许多特征又与后者不同。当患者咨询他们的疾病和治疗决策的时候，需考虑这两种肿瘤形成过程间的先天差异。在本章中将进一步探讨解剖和分子上的差异。

二、流行病学

(一)发病率和死亡率

上尿路上皮肿瘤是一种相对罕见的疾病，所有上皮肿瘤的 5%～10%(Siegel et al,2013)，在巴尔干半岛国家发病率最高，在这些地方尿路上皮癌占所有的肾肿瘤的 40%(Grollman,2013)。上尿路上皮肿瘤好发于 70-80 岁，并且这种疾病在西方国家每年发病率 2/10 000(Roupret et al,2011)。大多数发生在单侧，同时性发生双侧上尿路上皮肿瘤是非常罕见的(大约 1.6%)(Holmäng and Johansson,2004)。确诊膀胱肿瘤的上尿路上皮肿瘤约占 80% 和确诊对侧肾上尿路上皮肿瘤占 2%～6%(Novara et al,2009;Li et al,2010)。大多数的这些肿瘤好发于肾盂，其次是输尿管。上尿路上皮肿瘤的发生率在不断增加(McCarron et al,1982;Richie,1988;Williams,1991;Herr,1998;Munoz and Ellison,2000;David et al,2009)。1973-2005 年利用国家癌症研究所的 SEER 数据库数据显示，每年发病率为每10 000 人 1.88～2.06 例(Raman et al,2010)。这种改变主要源于输尿管肿瘤(0.69～0.91);在研究期间肾盂肿瘤的发病率略有下降(1.19～1.15)。对肿瘤早期诊断进行跟踪观察,发现早期肿瘤的比例从 1973-1984 期间的 7.2% 到1994-2005 期间的 31%,这一增长趋势也得到了美国国家癌症数据库自 1993-2005 年数据证实。虽然学者报道了肾盂和输尿管高级别肿瘤有显著增加,但是这些部位的早期肿瘤的百分比也增加了。较差生存率与年龄老龄化、男性社会性别、非西班牙裔黑人种族、进展肿瘤阶段有关。

另一个系列分析 1973-1996 年 SEER 数据显示,原位癌、局限性癌、区域淋巴结转移和远处转移的 5 年总体生存率分别是 75%,95%,88.9%,62.5% 和 16.5%。

(二)性别、种族和年龄因素

不像膀胱肿瘤的男女比例 4∶1,上尿路上皮肿瘤的男女比例是 2：1（Greenlee et al，2000；Lughezzani et al，2010b）。另外，白种人群的上尿路上皮肿瘤是美国黑种人群的 2 倍（Greenlee et al，2000）。即使每年死于这种疾病的黑种人群多于白种人群（7.4% vs. 4.9%），女性高于男性（6.1% vs. 4.4%）（Munoz and Ellison 2000）。两组最新的多中心研究（Fernández et al，2009；Shariat et al，2011）发现，病例特征和基于性别的生存之间缺乏关联性。另一组研究揭示了当控制临床病理特征时，根治性肾输尿管切除术后的死亡率与性别无关[风险比（HR）1.07，$P=0.4$]。在这份研究中有趣而值得注意的是，女性和肿瘤晚期是有关联的（pT3）[优势比（OR）1.15，$P=0.03$]（Lughezzani et al，2010b）。总而言之，上尿路肿瘤的患者年龄高于膀胱肿瘤患者（Melamed and Reuter，1993）。年龄<60 岁的上尿路肿瘤患者应该警惕遗传性上尿路上皮肿瘤林奇综合征的一部分的恶性肿瘤可能（Audenet et al，2012）。正如稍后在预后因素中讨论的那样，高龄可能预示着预后不良。

三、病因学

（一）遗传

遗传性上尿路上皮肿瘤和遗传性非息肉性结肠癌（HNPCC）或者林奇综合征相关（Lynch et al，1990），患有这种综合征的患者有 DNA 错配修复基因 *MLH1*，*MSH2*，*MSH6* 和 *PMS2*，并且发展成结肠、尿路上皮、胃、胰腺、子宫、皮脂腺和卵巢癌。移行细胞相关性癌好发于上尿路，现在仍不清楚这些发生基因突变的上尿路上皮肿瘤患者是否也有发生膀胱恶性肿瘤的高风险（van der Post et al，2010；Skeldon et al，2013）；是否发生上尿路向膀胱播种的可能。与其他非遗传性的肿瘤不同，这些患者年龄通常较为年轻（平均 55 岁），女性更易发生（Lynch et al，1990）。而且出现年龄小、个人史或者两位一级亲属患有 HNPCC 相关的肿瘤（特别是结肠和子宫内膜）时应该高度怀疑有遗传性疾病，并且这些患者如果不能获取正常和肿瘤组织，应该建议对这些患者微卫星不稳性进行组织评估或进行正规的基因检测（Roupret et al，2008；Acher et al，2010；Audenet et al，

2012）。

（二）外部风险因素

1. 马兜铃酸肾病

多个研究已经表明，存在于广防己和铁线莲状马兜铃植物中的马兜铃酸会导致结肠 p53 基因的密码子 139 的基因突变。这种突变主要发生于巴尔干地方性肾病（BEN）和中草药肾病患者身上。发生在巴尔干岛的这些植物具有地域性和像麦田杂草般生长，这些地域性的肾病具有退化性间质性肾病特征。它具有家族性而不有遗传性，并且在过去的 20 年里，发病率也有所下降（Stefanovic et al，2008）。那些早年离家外出生活的家庭成员并不受累，而在巴尔干地区患者，饮食中长期接触马兜铃酸（Radovanovic et al，1985）。受马兜铃酸影响的家庭表现出 UTUC 的高发，但膀胱癌并不高发。这些肿瘤（UTUC）通常低级别，与其他因素引起的上尿路移行细胞癌 UTUCs 相比，多发肿瘤和双侧肿瘤的发生率更高。女性常表现为预后不良（HR 2.2），且肿瘤>3cm，T3、T4 期（HR 3.1）（Dragicevic et al，2007）。因比利时 100 多名患者使用了含有广防己产品后发展成终末期肾衰竭后，从而出现术语"中国的草药性肾病"，并且大约由一般患者会发展成组织学特征和遗传特征与巴尔干地方性肾病（BEN）一样的 UTUC（Cosyns et al，1999；Nortier et al，2000）。在中国台湾和中国 UTUC 的盛行很大程度上被怀疑是各种各样马兜铃属性草本药物使用的后果。

2. 吸烟

对于上尿路癌而言，吸烟是最重要的可调控的风险因素，并且与一种可以代谢成具有致癌性的 N-羟胺芳香胺类的物质有关。个人对吸烟影响的敏感性可能与这种物质的基因多态性酶有关联（Hung et al，2004）。这种风险和吸烟剂量有关系，吸烟史少于 20 年的优势比是 2.0，对比于吸烟史长达 60 年以上的优势比是 6.2。观察发现，戒烟后有降低此风险的好处（前者对比后者的优势比是 2.3：4.4）。另外，吸烟所致的危险性似乎更常导致输尿管肿瘤，而不是肾盂肿瘤（McLaughlin et al，1992）。

3. 咖啡

许多报道称，饮用咖啡会增加尿路上皮癌的

发病率(Ross et al,1989);然而,即习惯性饮用咖啡也吸烟的人群常会混淆这种关联性。最近,一份平均随访了 9.3 年的 233 236 例关于癌症和营养关联性的欧洲前瞻性调查研究显示,发生尿路上皮癌的风险和水的摄入、咖啡、茶和奶制品无确定性关联(Ros et al,2011)。

4. 镇痛药

滥用镇痛药已经被证实是发生上尿路癌症的相关危险因素(Johansson et al,1974;Morrison,1984;McCredie et al,1986)。在一份研究中,22%的肾盂肿瘤患者和 11%输尿管肿瘤患者报道在近两年内有镇痛药滥用史(Steffens and Nagel,1988)。尽管非那西丁在镇痛药物性肾病综合征中是最常见的主要致病药物,但报道称大多数患者混合服用了咖啡因、可待因、对乙酰氨基酚、阿司匹林或其他水杨酸盐类药物(De Broe and Elseviers,1998)。与镇痛药滥用相关的组织学改变包括基底膜增厚(病变为特异性)和肾乳头状瘢痕。有 15%的 UTUC 患者被证实有基底膜增厚,这一表现给内科医师提醒有镇痛药滥用的存在,并需要对另一侧受累的危险进行评价(Palvio et al,1987)。虽然肾乳头瘢痕与鳞状上皮化或者和鳞癌的发展无关,但是和肿瘤分级是密切相关的。实验证据表明:非那西丁在肾衰竭和癌变中引起肾乳头坏死的辅助因子(Stewart et al,1999)。随着非那西丁逐渐地被无毒性扑热息痛的代谢物(对乙酰氨基酚)所取代,而且镇痛药使用和 UTUC 的出现需要 20 年之久的潜伏期,因此这种病例数量一直在下降。

5. 砷

在世界的某些地区深井中的饮用水含有过量无机砷是一种主要的健康危害物,也是和除其他疾病外引发 UTUC 的高风险因素(Yang et al,2002;Tan et al,2008)。在中国台湾西南地区的长期砷暴露与一种称为黑脚病的外周血管性疾病有关,这种疾病主要引起四肢干性坏疽。并且这个地区的移行细胞癌中的 UTUC 不成比例的升高。除此事实外,这些患者的输尿管肿瘤的发生率是普通常见的肾盂肿瘤 2 倍,其表现形式和其他相同分级、分期的上尿路肿瘤一样。对比世界其他地区的上尿路肿瘤的发生率男性多于女性,而中国台湾地区上尿路肿瘤的发生率男女比例是

1:2,这可能是女性在煮饭期间暴露在蒸汽挥发中的砷烟雾的结果。如果以上结论正确,那么它暗示着存在着吸入性风险和高砷饮用水的消化性风险。

6. 职业

据报道,长期暴露在那些被用于化工、石油、塑料行业中的芳香胺类物质的环境下的人群,患上尿路肿瘤的风险明显增加(相对风险度为 4);暴露在煤或焦炭的患者相对风险度为 4;暴露在沥青或柏油患者相对风险度为 5.5(Jensen et al,1988)。芳香胺是 β-萘胺和联苯胺两者具有致癌性的原因,这两者在大多数国家已经被禁止。另外,那些被用在冶金术和印刷术上的氯代烃一直被认为是 UTUC 的危险因素(优势比 1.8)。对于这些职业因素的危害,接触或吸入的类型与暴露在病原体的时间都是重要的,长期接触后(有20 年或更长接触史)可能发生肿瘤(Colin et al,2009)。

7. 慢性炎症,感染,或者医源病

研究表明,鳞状细胞癌(和少数情况下的腺癌)的发生与输尿管结石和梗阻相关的慢性细菌性感染有关(Godec and Murrah,1985;Spires et al,1993)。此外,烷基化化疗,如环磷酰胺和异环磷酰胺,可通过产生丙烯醛代谢物带来的高风险(相对风险度 3.2)(McDougal et al,1981;Brenner and Schellhammer,1987)。每天习惯性使用地蒽酚和化学性泻药超过一年发生 UTUC 的风险增加 9 倍,但是致癌机制尚不清楚(Pommer et al,1999)。

四、自然病程

(一)复发的起源和模式

UTUCs 常和预后不良有关。据报道,多达19%患 UTUC 的患者首发症状是转移性疾病表现(Akaza et al,1970)。然而,最新的多中心研究表明,尽管 UTUCs 对比膀胱癌常表现侵袭性和低分化,在病理队列研究分析中,上尿路移行细胞癌和下尿路移行细胞癌发生的可能性一样(Catto et al,2007;Moussa et al,2010)。在进行根治性膀胱切除术的膀胱癌患者或肾癌根治术的UTUC 患者的队列研究中,对病理分期 T1 期或

T4 的患者进行直接对比分析,肿瘤的位置预示着生存期(Rink et al,2012a)。未达 pT1 期患者的进行队列分析,差异在于非肌层浸润性膀胱癌的攻击性特征,提示进行根治性膀胱切除术和上尿路取样的技术受限,因此有必要早期的患者早期行肾输尿管切除术;并且在 pT4 的队列研究中,可能有许多膀胱癌前列腺基质侵犯患者,仍考虑根治性膀胱前列腺切除术完整切除肿瘤(Green et al,2013)。

(二)肿瘤的位置和分布

下段输尿管肿瘤通常较上段更易发生。总体而言,大约 70% 的输尿管肿瘤发生于远端输尿管,25% 发生于中段输尿管,5% 发生于近端输尿管(Anderstrom et al,1989;Messing and Catalona,1998)。这种现象可能是因为肿瘤向输尿管下游种植。目前该领域内已经达成的一个共识,就是当上端输尿管肿瘤进行肾输尿管切除术的时候,必须将输尿管完全切除。散发性上尿路移行细胞癌累及双侧(同时发生或先后发生)发生率为 1.6%~6.0%(Babaian and Johnson,1980;Murphy et al,1981;Kang et al,2003)。UTUC 的原发部位是否会影响特异性肿瘤的死亡率,这一点目前还没有达成共识。许多研究表明,尽管输尿管肿瘤的位置会增加晚期癌症肾输尿管切除术的风险(Margulis et al,2010),但这并不意味着预后不良(Margulis et al,2010;Raman et al,2010)。其他研究表明,当对比于肾盂肾盏位置的尿路上皮癌而言,输尿管位置的尿路上皮癌预示着复发和癌症特异性生存(Park et al,2004;Yafi et al,2012)。然而,大多数学者在评估肿瘤预后过程中认为,肿瘤的分级和分期,淋巴血管侵犯和淋巴结转移胜过肿瘤的位置(Favaretto et al,2010;Raman et al,2010;Cha et al,2012;Yafi et al,2012)。在一系列研究中,Ta 和 Tis 期肿瘤的 5 年生存率是 100%,T1 期是 91.7%,T2 期是 72.6%,T3 期是 40.5%。一系列多变量研究显示,仅有肿瘤的分期($P = 0.0001$)和患者年龄($P = 0.042$)是对预后的预测有统计学意义(Hall et al,1998a)。

(三)膀胱癌和上尿路移行细胞癌年表

膀胱肿瘤后继发上尿路细胞癌

根据几个大型实验研究膀胱癌治疗以后特意观察 UTUC 的临时风险(Dedbring et al,1989;Solsona et al,1997;Herr,1998;Rabbani et al,2001;Mullerad et al,2004;Sved et al,2004;Canales et al,2006;Tran et al,2008;Wright et al,2009)。尽管更高的发生率已经被报道,但是既往报道显示膀胱癌患者有 2%~4% 发生上尿路肿瘤,平均复发间隔时间为 17~170 个月(Herr et al,1996;Solsona et al,1997)。一系列研究显示,选择高级别肿瘤和混合型肿瘤患者是引起这种差异的原因。

基于 1973—1996 年的 SEEK 数据,对 91 245 膀胱癌患者中位随访 4.1 年,有 657 名患者继发 UTUC(Rabbani et al,2001)。白种男性和女性膀胱癌患者继发 UTUC 相对风险在两年内分别是 64.2% 和 75.4%,2~5 年是 44.3% 和 40.5%,5~10 年是 50.8% 和 42.1%,10 年以上是 43.2% 和 22.2%。这些学者总结认为,经长期随访 UTUC,其发病率是稳定不变的,并且在较长时间内仍需进行严格的上尿路的监视。膀胱原位癌患者的上尿路的复发率较非浸润性的乳头状移行细胞癌患者和原位癌膀胱切除术患者的复发率高(Solsona et al,1997;Slaton et al,1999;Canales et al,2006)。在膀胱癌患者的另一份研究中,T1 期膀胱肿瘤患者较 Ta 期膀胱肿瘤患者复发上尿路肿瘤的风险高(风险比 1.16),那些高级别膀胱癌患者复发上尿路肿瘤风险比是 2.16,膀胱三角或周围肿瘤复发上尿路肿瘤风险比 1.76(Wright et al,2009)。根据病理评估,复发肿瘤最可能发生在输尿管浅层(Ta,T1,Tis)和远端输尿管(47%)。然而,这个发现并未在系列研究中报道。早期研究显示,经卡介苗治疗的 Ta、T1 和 Tis 期膀胱肿瘤患者,中位随访 7.3 年,上尿路肿瘤的复发率是 21%;其中大多数肿瘤具有侵袭性,38.8% 复发患者死于上尿路疾病(Herr et al,1996)。

对 13 185 位因膀胱癌行膀胱全切除术患者进行最新 27 份 Meta 分析研究:低级别肿瘤,非肌层侵犯肿瘤,原位癌,多次尿路上皮肿瘤复发,多病灶肿瘤,既往 UTUC,输尿管切缘阳性,N0 期,累及男性前列腺尿道或女性尿道的膀胱癌患者会增加 UTUC 发生的风险(Picozzi et al,2012)。低级别,N0 期,前列腺基质或累及尿道等部分不利因素会出现患者生存率低下。尿路改道方式一样；然而，假设可控尿流改道的患者有更多的良好的疾病特点，因此在这个队列中引入了选择性偏倚。因为患膀胱癌后并没有建立 UTUC 监视模型，随访的计划改变，并且大多数复发是依靠症状诊断的，如常见的血尿。大多数复发常常是在肿瘤进展或转移阶段被发现，导致特定疾病的生存不良（Picozzi et al，2012）。Sved 和他的同事们报道了膀胱癌根治性膀胱切除术后，平均观察 42 个月，其中 2% 患者发生上尿路肿瘤。平均随访 39.6 个月，被诊断为上尿路肿瘤患者，有 4 个患者是血尿，剩余患者是通过常规静脉尿路造影发现的。具有预示着多灶性疾病的高风险膀胱切除术样本。此样本在前列腺尿道处肿瘤的出现是仅有初发肿瘤的特征，这个特征和继发上尿路肿瘤高风险有关联。Canales 和他的同事发现，在 12 个月内 2 次或 2 次以上的 Ta 期膀胱癌复发的患者具有患上尿路肿瘤的高风险，并且暗示需要对上尿路进行监视。另外，输尿管反流的出现和靠近输尿管口的膀胱癌易患 UTUC（Zincke et al，1984；Herr et al，1992；Hudson and Herr，1995）。

输尿管的延迟复发比肾盂延迟复发更加常见，且发生的更早（40 个月 vs. 67 个月）。在进行卡介苗治疗的膀胱原位癌患者中，发生上尿路癌更加常见和好发于远端（输尿管壁内，远端，近膀胱侧），特别是那些耐受卡介苗又进行过膀胱切除术的患者。因此，在许多高风险的膀胱癌病例中，每年至少要进行上尿路常规影像学检查（Herr et al，1996）。

（四）上尿路肿瘤后膀胱复发

上尿路肿瘤患者存在发生膀胱癌的风险，多项研究报告的发生率不同，发生上尿路癌后 5 年内膀胱癌的发生率为 15%～75%（Kakizoe et al，1980；Huben et al，1988；Anderstrom et al，1989；Hisataki et al，2000；Miyake et al；2000，Kang et al，2003）。膀胱非同时性受累的高发生率提示应常规进行膀胱镜检查。为什么上尿路肿瘤后膀胱癌的发生较膀胱癌后上尿路肿瘤的发生更常见？可能包括肿瘤细胞向下游播散、膀胱接触致癌物时间长、较多的膀胱内尿路上皮细胞更易随机发生癌变等。许多学者认为，大多数的复发是由下

游播散引起的。膀胱肿瘤的复发是单细胞繁殖的特性，肾输尿管切除术后复发也是一样的道理（Junker et al，2005），大多数膀胱癌复发在两年内发生和在完全输尿管切除术的创伤部位（Kang et al，2003）。值得注意的是，肾功能不全与对侧发生上尿路肿瘤有关。

研究提示，在高级别的肿瘤也更易迅速复发，同时证实在随后发生的膀胱中存在基因突变（Harris and Neal，1992；Lunec et al，1992；Habuchi et al，1993）。上尿路肿瘤多灶性后膀胱肿瘤高发证实了远端播散（Matsui et al，2005）。相反，低级别上尿路肿瘤在膀胱内无迅速复发倾向，微卫星技术研究结果显示 46% 的上尿路肿瘤和随后发生的膀胱癌之间存在基因差异（Takahashi et al，2000）。这个自相矛盾的发现就是继发膀胱肿瘤的风险和上尿路肿瘤的大小无关，并且肿瘤非上输尿管肿瘤的分期在这些病例中可能反映原发肿瘤的死亡风险越高。在 Hisataki 和他的同事（2000），Matsui 和他的合作伙伴（2005），Terakawa 和他的同事的报道中，当肾输尿管切除术与术后膀胱肿瘤的高风险相关的时候，上尿路肿瘤的分期也在不断地增加。在 Novara 和他合作伙伴的最新的欧洲多中心研究报告中，上尿路肿瘤之前发生膀胱肿瘤是肾输尿管切除术后继发膀胱肿瘤的多变量分析独立因素。Raman 和合作伙伴（2007）报道，上尿路肿瘤的分级，而不是分期和继发性膀胱肿瘤的病理结果有关。

（五）原位癌相关性

正如所预期的那样，在原位癌存在的情况下发生双侧和多灶性疾病的风险在增加。当患膀胱原位癌的时候，双侧性疾病的风险整体为 3%～5%，而且可能高达 25%（Herr et al，1996）。

另外，这些患者有继发泛尿路上皮疾病的高风险。对这些病例，管理上应该考虑多灶性疾病的可能性。当膀胱和膀胱外的部位，可行性和多次随访时候，如前列腺尿道和上尿路，这种方法应该包括一种保守的方法。

（六）疾病传播

上尿路移行细胞癌可经几种不同方式扩散，包括直接浸润肾实质或周围结构、淋巴或血行性传播，以及通过种植或直接沿上皮蔓延扩散等。

已明确证实高级别肿瘤浸润倾向更高,肾实质浸润是肿瘤发生转移最显著的预测因素(95%),其次是血行浸润(83%)和淋巴浸润(77%)(Davis et al,1987;Margulis et al,2009)。

1. 淋巴管

根据肾盂和输尿管上 2/3 肿瘤的部位,淋巴结扩散途径主要可自上尿路起扩散至肾门、主动脉旁、腔静脉旁、同侧髂总淋巴结和盆腔淋巴结(Batata and Grabstald,1976;Kondo et al,2007)。这种扩散和原发肿瘤的侵犯深度有直接关系。

2. 血行转移

上尿路肿瘤的血源性转移的最常见部位依次是肝、肺和骨(Batata et al,1975;Brown et al,2006)。虽然非常罕见,但是肾盂肿瘤也可直接侵入肾静脉和腔静脉(Jitsukawa et al,1985;Geiger et al,1986)。

3. 上皮扩散

为了阐述膀胱和上尿路上皮肿瘤同源性,目前已经有两种同源现象理论被提出。其中单克隆理论指出,多发性肿瘤是一个单一遗传转化细胞通过输尿管的播散和(或)恶性细胞的上皮内侵袭方式种植于上皮内(Harris and Neal,1992)。上皮扩散包括顺行性和逆行性的方式发生。顺行性播散是最常见,也是被认为是进行肾切除后原位保留输尿管残端和不完全性输尿管切除术后肿瘤高复发率的原因(Johnson and Babaian,1979)。相反,环境理论设想弥漫性"癌变"是接触致癌物所致,导致在不同位置发生互不相关的肿瘤。尽管多数证据支持单克隆理论,但大多数证据来自对晚期浸润性癌的研究。事实上有少部分但很明显的多发肿瘤似乎来自不同的克隆(Hafner et al,2002)。不排除由单个克隆产生的肿瘤的分子演化概念,双模式的分子证据目前支持这个观点,这观点就是尿路上皮肿瘤通过肿瘤细胞上皮管腔内传播和环境"癌化"进行单克隆发展。

(七)泛化尿路上皮肿瘤疾病

泛化尿路上皮肿瘤疾病是指发生于膀胱和膀胱外的位置的一种疾病。在男性中,这包括单或双侧上尿路或前列腺尿道;在女性中,包括膀胱和双侧上尿路。泛尿路上皮肿瘤疾病的发病率低和前瞻性研究的缺乏对治疗的影响和结果并不能得出绝对的结论。Solsona 和他的同事(2002)描述了关于泛尿路上皮肿瘤疾病的实验。对 35 位患者进行队列分析,危险人群是那些高风险的浅表性多灶性膀胱肿瘤和那些患膀胱原位癌的患者。这些研究者认为,对高级别和侵袭性肿瘤的手术方式是膀胱切除术,对于上尿路管理的手术方式很大程度上是对非浸润性肿瘤进行局部切除和保守治疗,对于进展性肿瘤进行根治性切除。然而,这些患者陷入了巨大的临床两难的境地,因为唯一治愈性手段是完整的泌尿生殖道的完整切除。

最近,Nguyen 和他的同事(2014)描述了关于泛上尿路肿瘤疾病的实验。他们发现了 35 个膀胱和双侧上尿路组织证实为尿路上皮癌的患者。平均随访 95 个月。他们将这些患者分成两组:初始上尿路病变的 17 人和初始膀胱病变 18 人。他们发现,初始上尿路病变和初始膀胱病变的两组并没有统计学意义。在这个分组中,有 8 名患者表现为起初是低级别疾病,之后发展成多灶性高级别疾病,并且呈现肿瘤侵袭性和进展性。4 名起初是多灶性低级别肿瘤迅速发展成高级别肿瘤和转移性疾病和致死性。这组的人口统计十分令人感兴趣:男女同等分布,而且将近一半的人群没有吸烟史。个体遗传因素可能在患者的易感性中起重要作用,因为大多数的个体都有恶性肿瘤病史和肿瘤家族史。如果通过发现这些基因改变可能给甄别此类患者提供线索,这可能有利于尿路上皮的完整性切除。

这毫无疑问地代表着这样一类复杂患者群体和困难的管理问题。系统性疾病的作用仍然没有被确立;然而,大多数人认为多灶性高级别疾病适合膀胱切除术。另外,对于任何浸润性疾病都应该密切监视上尿路的情况。在年轻患者中,它可能有助于早期识别疾病的进展和早期选择泌尿生殖系统的完整切除,以防止疾病向转移性疾病和潜在死亡进展。当然,在这个领域需要更多的研究。

五、组织病理学

大多数的上尿路肿瘤是尿路上皮癌。在尿路上皮癌中,大多数移行上皮来源;鳞癌和腺癌仅占很一小部分（Bennington et al,1975；Vincente et al,1995；Flanigan and Kim,2004）。

（一）正常上尿路上皮

鉴于膀胱起源于内胚层,输尿管和肾盂起源于中胚层。然而,上尿路上皮层与膀胱上皮层非常相似,只是肌层变薄,尿路上皮近端邻近实质。上皮层自肾盏水平延续至远端输尿管。也有假设说尿路上皮层可能延伸至集合系统,提出肾集合系统癌和尿路上皮癌关系密切,治疗上皮癌的药物能更好地治疗集合系统癌（Orsola et al,2005）。这个发现需要进一步证实。

1. 肾盂和肾盏

肾盏和肾盂壁包含有纤维结缔组织和两层平滑肌,内衬有移行上皮（Dixon and Gosling,1982）（图5-1和图5-2）。薄肌层起源于次级肾盏,呈螺旋形的排列（图5-3）。

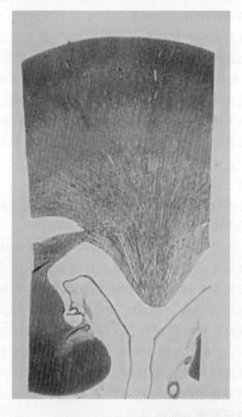

图5-1　肾切面的低倍镜放大视图。肾髓质末端为肾乳头。尿液流入由肾盏（Y的两臂）和肾盂（Y的底部）组成的Y-型腔内

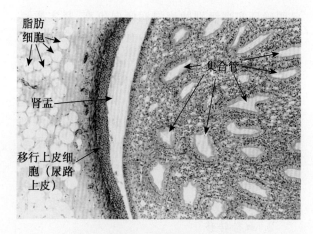

图5-2　这张图显示肾髓质末端的几个巨大的集合管。肾盂的移行上皮与输尿管和膀胱处相延续

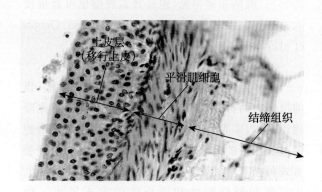

图5-3　在这个肾盂组织标本中,上皮下的结缔组织是不连续的,被一层平滑肌层所覆盖。平滑肌的下方是一层疏松的结缔组织,包括明显的脂肪细胞

2. 输尿管

输尿管是由两层连续性的薄层肌肉构成,一层为疏松的螺旋内肌层,另一层为致密的螺旋外肌层。在输尿管下1/3处,外侧可见第三纵行肌。此三层和膀胱壁纵向、横向和斜行的三层肌肉相互融合。外层肌肉被覆浆膜层,这些浆膜层是由疏松的结缔组织,富含血管和淋巴管（Hanna et al,1976；Notley,1978）（图5-4,图5-5）。

（二）尿路上皮异常

1. 组织化生和异型增生

几份研究表明,有相当大比例的上尿路上皮癌的组织学变化是从过度增生向异型增生、再向原位癌进展的过程（Heney et al,1981；McCarron et al,1982）。原位癌可贴附于并延伸至肾集合管近端（Mahadevia et al,1983）。许多严重的尿路

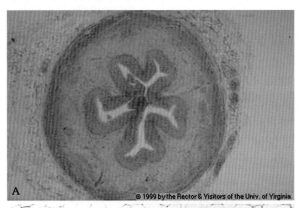

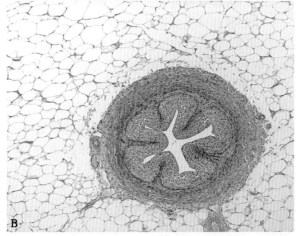

图 5-4 输尿管的横截面。输尿管腔是由一层不规则的移行上皮排列而成。上皮下为结缔组织层,再往下是三层平滑肌组织:内纵行、中环形、外纵行

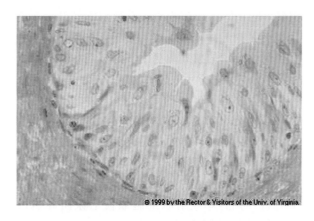

图 5-5 本图显示构成的输尿管的黏膜的移行上皮和疏松的结缔组织。移行上皮类似于非角化复层鳞状上皮,但是注意位于顶端表面(外层)的上皮细胞而不是扁平的呈立方状。移行上皮为层状上皮,以最顶层细胞最大、最圆为特征。这种结构可使管腔被尿液扩张时能够增大表面积

上皮异常增生变化与远端输尿管和膀胱的肿瘤复发的高风险和预后不良相关。

2. 良性病变:乳头状瘤和 von Brunn 巢

乳头状瘤和内翻性乳头状瘤一般被认为是良性病变;然而,由于它们与同步上皮肿瘤有关(Renfer et al,1988;Stower et al,1990;Chan et al,1996;Cheville et al,2000),它们需要密切监视。一组显示 18% 的恶性肿瘤与输尿管内翻性乳头状瘤有关(Grainger et al,1990)。其他研究表明,有泌尿系存在两种类型内翻性乳头状瘤。类型 1 的病灶常表现为良性、然而类型 2 的病灶有恶变的潜能。因为目前并没有方法去鉴别这两种类型,建议初次确断以后,对所有内翻性乳头状瘤继续进行至少随访两年(Asano et al,2003)。同样,这些发现表明当确诊内翻性乳头状瘤时应当密切监视是否存在上尿路恶性肿瘤。

3. 移行上皮组织

尿路上皮癌占上尿路肿瘤的 90% 以上,可表现为扁平状、乳头状或无蒂样病灶,可单发或多发。病灶组织学检查和膀胱上皮癌一样,但是肾盂和输尿管肌层的相对较薄,早期可浸透肌层。上尿路的原位癌和膀胱中的原位癌一样,很难肉眼进行辨别,外观变化可从黏膜白斑到上皮样增生,或者呈现黏膜下血管的增生所致的为天鹅绒样红斑(Melamed and Reuter,1993)。鉴于上尿路肌层的相对较薄,移行上皮可发生进展性的肌层侵袭或者侵犯肾实质或外膜组织,而且发生这些情况的可能性很大。尿路上皮癌的变异体有鳞癌,腺癌,肉瘤样癌,微乳头样癌,神经内分泌癌,淋巴上皮癌,约占 UTUCs 25%。尽管所有这些变异体被认为是侵袭性肿瘤,但是许多数据显示随着剩余临床病理特征的校正,变异体的组织学并没有表现出临床的预后不良(Rink et al,2012b)。

微乳头变异体:膀胱上皮癌的微乳头变异体(MPUC)具有侵袭性行为。组织学亚型在上尿路中非常罕见,并且大多数患者都表现为晚期。与 Rink 和他的同事的研究相反,两项研究(Holmäng et al,2006;Sung et al,2014)显示微乳头瘤变异体与劣质进展和无瘤生存有关。Holmäng 记述了 26 位上尿路实体瘤的患者。22 位患者出现 T3 期,其中 CIS 和 LVI 分别占 64%、

81%。5年生存率仅26.9%，总死亡率77%。在这个多变量模型中（Sung et al，2014），MPUC作为无进展生存期的独立预测因子仍然是具有统计学意义（HR 3.85，$P=0.003$）。MPUC相关癌症特异性生存率低于非MPUC（$P<0.001$）。

4. 非移行上皮组织

上尿路的非移行上皮癌代表一组范围非常广的病变，可从良性肿瘤至高度恶性肿瘤。最常见有鳞癌和腺癌。

（1）鳞癌：单纯鳞状细胞癌占上尿路肿瘤的0.7%～7.0%（Babaian and Johnson，1980；Blacker et al，1985）。鳞状细胞癌通常与慢性炎症、感染、镇痛药滥用有关（Stewart et al，1999）。这些肿瘤在肾盂的发生率是输尿管的6倍，分化程度通常为中度至分化差，在发现时可能就已经发生浸润。

（2）腺癌：腺癌占肾盂肿瘤比例不到1%，通常与长期梗阻、炎症、尿路结石有关（Stein et al，1988；Spires et al，1993）。这些肿瘤被发现时通常已经是晚期和表示预后不良。

（3）其他类型肿瘤：纤维上皮息肉（Musselman and Kay，1986；Blank et al，1987）和神经纤维瘤（Varela Duran et al，1987）是罕见的良性病变，通常采用单纯切除治疗。神经内分泌肿瘤（Ouzzane et al，2011b）、造血肿瘤和肉瘤在上尿路中一直被报道。由于这些肿瘤罕见，通常治疗方式是手术切除加辅助治疗，这种治疗方式是基于发生于机体不同部位的肿瘤具有相似组织学经验。

六、诊断

上尿路上皮肿瘤的最常见症状是血尿，可为肉眼血尿或镜下血尿。这种症状见于56%～98%患者（Murphy et al，1981；Guinan et al，1992a；Raabe et al，1992）。腰部疼痛是第二常见的症状，发生于30%的肿瘤患者。这种疼痛通常表现为钝痛，由缓慢发生的梗阻和肾盂积水扩张所引起。在许多患者中，疼痛急性发作，类似于肾绞痛，通常是因为血凝块堵塞集合系统通道导致梗阻所致。这些局限性疾病和晚期上尿路肿瘤的常见症状（体重减轻、疲劳、贫血、骨痛）在样式和发病率上与膀胱肿瘤相似。然而，因肿瘤或血凝块引发梗阻的腰部疼痛在上输尿管肿瘤更加常见，据报道，占所有病例的10%～40%（Babaian and Johnson，1980；McCarron et al，1983；Richie，1988；Williams，1991；Melamed and Reuter；1993）。大约15%的患者就诊时无症状，进行影像学检查偶然发现一个病灶而被诊断。患者可表现为疾病晚期的临床症状，包括腰部疼痛或腹部肿块、体重减轻、厌食和骨痛。几乎所有上尿路肿瘤都是在患者生前被诊断出来的，因此上尿路尿路上皮肿瘤罕见于尸检（Ressequie et al，1978）。

（一）影像学检查

尽管静脉肾盂造影是诊断上尿路病灶的传统方法，但是这已经被计算机断层扫描（CT）尿路造影所取代。CT扫描比起静脉肾盂造影更加简便易行。而且在确定肾实质病变方面精确度更高。上尿路的三维CT重建似乎和输尿管肾盂的静脉肾盂造影的效果一样，但是避免了漏诊尿路小块充盈缺损（<5mm）。据报道，CT尿路造影检测上尿路恶性疾病的敏感性接近100%，特异性60%，100%阴性预测值（Caoili et al，2002）。然而，CT泌尿系造影术使患者接触更高剂量的辐射。

上尿路某部分出现射线可透过的充盈缺损、梗阻或充盈不全和集合系统的无显影暗示着上尿路肿瘤的典型放射影像学表现。50%～75%的充盈缺损的鉴定通常需要静脉给造影剂确认（Murphy et al，1981；Fein and McClennan，1986）。这些充盈缺损需要与以下几种情况鉴别诊断：包括血块、结石、重叠的肠腔气体、外部压力、坏死脱落的肾乳头和真球菌。结石通过肾超声和CT扫描证实钙化存在，是很容易排除诊断的。移行上皮癌CT平均密度为46HU，一般在10～70HU范围（Lantz and Hattery，1984）。与可透射线的尿酸结石相比，尿酸结石的平均密度是100HU（范围为80～250HU）。因此，在鉴别排泄性尿路造影或逆行性尿路造影中所见的可透性充盈缺损病因方面，CT扫描具有良好的应用价值。把肾盂积水、肾盂和输尿管肿瘤无显影的影像学表现作为提示肿瘤更高分期的说法仍不确定。据报道，肾盂肿瘤无显影约占肾盂肿瘤的20%，其中仅33%具有侵袭性（McCarron et al，1983）。据报道，输尿管肿瘤无显影占输尿管肿瘤的37%～

45%,其中 60% 具有侵袭性(McCarron et al,1983)。其他一些报告中,无显影和肿瘤分期并无关联(Batata and Grabstald,1976;Anderstrom et al,1989)。有无充盈缺损的肾盂积水和 80% 的侵袭性的输尿管肿瘤有关联(McCarron et al,1983;Cho et al,2007)。

射线可透过的病灶和非钙化性病灶,可行逆行性尿路造影或输尿管镜检查,还可进行活组织检查和细胞学检查。总体而言,逆行性尿路造影对上尿路的恶性肿瘤的诊断准确率达 75%(Murphy et al,1981)。10%~30% 的病例在肾脏锥体或肾盏处的不完全性充盈或梗阻通常需要行逆行性尿路造影或输尿管镜检查确诊。

对侧肾的评估也是很重要的,不仅仅是为了发现双侧肾可能发生的疾病,还可以判断对侧肾功能状态。有时,采用分肾功能检查有助于判断"患"肾及"正常"肾在总肾功能中占的比重。

一些研究提示,对于检查无痛性血尿患者是否存在上尿路恶性病变,超声检查的敏感性等效于尿路造影(Yip et al,1999;Data et al,2002)。以分期为目的,CT 和 MRI 在检查肿瘤的浸润范围、集合系统外的相关肿块和淋巴结转移或远端转移具有重要意义(Milestone et al,1990)。CT 相对于传统 X 线在检查微小不透射线的物质更具敏感性,用于因肾功能不佳的尿液排泄不畅的鉴别诊断(Kenney and Stanley,1987)。CT 或 MRI 的最大缺点除了检查肿瘤侵袭性的灵敏度差外,还有是在病灶容积化时易漏掉较小的病灶。在一项研究中,CT 在可预测 60 例患者的 TNM 分期,16% 患者 TNM 分期被低估,24% 患者 TNM 分期被高估(Scolieri et al,2000)。

(二)膀胱镜检查

因为上尿路肿瘤常和膀胱癌有关,在排除膀胱同时存在病灶的可能中,膀胱镜检查是不可或缺的检查。

(三)输尿管镜检查和活检

在内镜设备领域的技术不断提高已经使输尿管软镜和硬镜成为检查上尿路肿瘤的关键组成部分。从单用排泄性尿路造影或逆行性尿路造影检查至结合使用输尿管镜检查,诊断的精确度从 75% 提高至 85%~90%(Streem et al,1986;Blute et al,1989)。尽管有报道称在输尿管检查后,有肾盂静脉和肾盂淋巴结的转移,但是这种现象并不常见,也不妨碍这种检查的应用(Lim et al,1993)。

就像膀胱肿瘤,55%~75% 的输尿管肿瘤是低级别和低分期(Cummings,1980;Richie,1988;Williams,1991)。而且,与膀胱癌一样,大约 85% 的肾盂肿瘤是乳头状,其余 15% 是无蒂状肿瘤。50% 乳头状肿瘤和 80% 以上的无蒂肿瘤发生有固有层或肌层浸润(T1 或 T2 期)。总之,50%~60% 的肾盂肿瘤可浸润固有层或肌层。对比膀胱肿瘤,输尿管肿瘤发生浸润生长更加常见(Anderstrom et al,1989;Williams,1991)。

除了可直接观察肿瘤外,输尿管镜还可以对可疑病灶通过活检钳或滤网进行精确的活检。虽然许多报道称,从诊断性活检到手术切除的分级或分期会有变化,但是输尿管镜活组织标本和最终的病理检查标本间已经确立了良好的组织关联性(78%~92%)(Keeley et al,1997c;Guarnizo et al,2000;Brown et al,2007)。似乎经输尿管镜获取的新鲜样本对预测最终的病理结果提供一个最好手段方法。一项研究显示,对 42 例肉眼可见的肿物患者进行活检取出细胞团块,将输尿管镜标本分级情况与手术标本的分级情况进行比较。在 30 例低或中级别的标本中,27 例(90%)证明是低或中级别的尿路上皮癌;12 例高级别标本中有 11 例(92%)证明是高级别的尿路上皮癌和 8 例(67%)是浸润性(T2 和 T3)(Keeley et al,1997c)。相反,泌尿外科专家基于输尿管镜所见的肿瘤外观进行分级的正确率仅 70%,表明需要同时进行活检,进而判断重要的肿瘤分期情况(El-Hakim et al,2004)。

由于输尿管镜的活检样本较小和深度表浅,和最终肿瘤分期的精确度相关性很难确定。因此,在预测肿瘤分期中,在预测肿瘤分期方面结合影像学检查、肿瘤的大体外观及肿瘤分级,这提供了外科医师对肿瘤分期的最佳估计方法。总之,上尿路的原位癌是一种假定性诊断,这种诊断是在缺乏任何影像学或内镜检查选择性细胞学阳性下做出的诊断。许多是由于在行膀胱全切术后意外发现输尿管原位癌而被确诊。尽管如前所述,在肿瘤的分级方面可以相当精确,但判断肿瘤分期仍有许多问题。在一项对 40 例尿路上皮肿瘤患者进行的研究中(40％发生在肾盂,20％发生在近端输尿管,40％发生于远端输尿管),78％患者的输尿管镜检分级和手术标本分级是一样的,其余22％输尿管镜检分级低于手术标本分级。68％的活检标本达固有层(钳取活检为62％,环切活检为100％),但是在肿瘤病灶被完整切除后,45％的原被认为是Ta期的肿瘤升高为T1－T3期(Guarnizo et al,2000)。因此,输尿管镜下活检的肿瘤分级对于预测肿瘤分期至关重要。在一项系列研究中,活检样本为3级的肿瘤预测肿瘤分期准确性高达90％以上(Skolarikos et al,2003)。

所有怀疑是上尿路肿瘤患者中,输尿管镜检查是必需的吗?并不是。事实上,在传统影像学检查仍有疑问的诊断和基于输尿管镜检查结果会改变治疗计划的情况下,如考虑内镜下切除术,可以进行输尿管镜检查。尽管没有证据证明输尿管镜检查术能减少一个注定要进行肾盂输尿管切除术患者的预后,且尽管肿瘤种植,外渗和播散的风险对经验丰富的外科专家而言是低的,但是这些风险是真实存在的,因此在不必要时避免行输尿管镜检查(Hendin et al,1999)。

(四)顺行性内镜检查

在许多上尿路肿瘤患者中,需要行经皮穿刺通路对肾盂病变进行诊断或治疗。在这种病例中,顺行性尿路造影和输尿管镜检查可以进行肿瘤切除术、组织活检或单纯观察。以这种可以通过大口径的内镜,在切除肾盂内较大体积肿瘤或减瘤手术方面有益(Streem et al,1986;Blute et al,1989)。然而,有一点必须谨记在上述手术过程中,肿瘤细胞在后腹腔和肾穿刺通道的种植一直有报道(Tomera et al,1982;Huang et al,1995)。

(五)细胞学检查和其他肿瘤标志物的作用

尿液细胞学检查是一种用于诊断上尿路癌的特异而实用的工具。但另一方面,细胞学的敏感性仍是一个问题。一般而言,尿脱落(或膀胱冲洗)细胞学检查敏感性与肿瘤分级直接相关。细胞学检查敏感的总精确度分别是1级肿瘤20％,2级45％,3级75％(Murphy and Soloway,1982;Konety and Getzenberg,2001)。

即使对于上尿路充盈缺损的患者脱落细胞学标本是不正常的,但有一点需要小心的是还需要

判断恶性细胞起源位置。输尿管插管,收集导管尿液或冲洗液可以提供更加精确的细胞学检查结果。然而,即使这样,据估计也会有许多(22％～35％)假阴性或假阳性结果(Zincke et al,1976)。采用生理盐水冲洗可以提供更好的细胞收益率和提高细胞学结果,因为在生理盐水冲刷力作用下疏松黏附的细胞从尿路上皮被冲刷下来。通过逆行性导管或输尿管镜的刷洗活检技术可获得更精确细胞学结果。这种技术的敏感性在90％左右,特异性将近90％(Streem et al,1986,Blute et al,1989)。然而,一直有报告显示,刷洗活检会导致严重的并发症,包括严重的出血、尿路穿孔和尿外渗等(Blute et al,1981)。

尿路上皮细胞暴露于含碘制剂,如逆行性肾盂造影的高渗性造影剂,可能会恶化细胞形态异常。因此,要在使用这些造影剂之前谨慎获取细胞样本(Terris,2004)。

早期结果表明,荧光原位杂交(FISH)有助于上尿路肿瘤得诊断。在一份21位连续性上尿路上皮癌患者和10位健康患者的对照组研究中,进行染色体3,7,17,和CDKN2A基因进行荧光原位杂交的研究,发现FISH的总体敏感性明显高于细胞学检查的敏感性,两种方法的特异性都达100％(Luo et al,2009)。然而,这份小数量研究一直未被证实。

七、分期和预后

(一)分期

上尿路肿瘤的分期和膀胱肿瘤的分期类似。

1. TNM分期方法

习惯性使用TNM分类和分期方法。美国癌症联合会(AJCC)分期方法和TNM的分期系统比较见表5-1。

尽管治疗技术的进步,组织学和生物学特征始终影响着上尿路肿瘤治疗方案。在上尿路肿瘤较早的研究中,良性乳头状瘤无论如何治疗其预后都很好(Bloom et al,1970;Batata and Grabstald,1976)。膀胱中低级别恶性潜能的乳头状瘤和低级别乳头状瘤仍存在争议(Cheng et al,1999;Cheng and Bostwick,2000;Oyasu,2000)。

2. TNM 分期系统

TNM 分期系统是最常见的分期系统。美国癌症研究联合会（AJCC）分期系统和 TNM 分期系统比较如表 5-1 所示。

表 5-1 　TNM 分期系统

原发肿瘤(T)	
Tx	原发肿瘤不能评估
T0	无原发肿瘤证据
Ta	非浸润性乳头状癌
Tis	原位癌
T1	肿瘤浸润至上皮下结缔组织
T2	肿瘤浸润至肌层
T3	肿瘤浸润至输尿管周围脂肪组织(仅适用于肾盂肿瘤),肿瘤浸润超过肌层至肾周脂肪组织或肾实质
T4	肿瘤浸润至邻近脏器,或经过肾浸润至肾周脂肪组织
淋巴结(N)	
Nx	局部淋巴结无法评估
N0	无局部淋巴结转移
N1	单个淋巴结转移,最大直径≤2cm
N2	单个淋巴结转移,最大直径超过 2cm 但＜5cm;或多个淋巴结转移,最大直径均不超过 5cm
N3	单个淋巴结转移,最大直径＞5cm
远处转移(M)	
Mx	远处转移无法评估
M0	无远处转移
M1	有远处转移

美国癌症研究联合会(AJCC)分期系统和 TNM 分期系统比较

AJCC	TNM
0 期	T0
Ⅰ期	Ta,Tis,T1,N0,M0
Ⅱ期	T2,N0,M0
Ⅲ期	T3,N0,M0
Ⅳ期	T4,或任何 T 分期伴有淋巴结和远处转移证据

目前还不明确上尿路乳头状瘤和膀胱乳头状瘤到底在生物学上有差别,还是同一肿瘤发生在不同部位的名称。与膀胱肿瘤相似,85%的肾盂肿瘤为乳头状,其余肿瘤则无瘤蒂。在上尿路肿瘤乳头状肿瘤中,T1 期或 T2 期的肿瘤占 50%,而在上尿路无瘤蒂肿瘤中该比例则为 80%(Cummings,1980;Richie,1988;Williams,1991)。与膀胱肿瘤相反,50%～60%的肾盂肿瘤为浸润性肿瘤,而大部分膀胱肿瘤为非浸润性的。55%～75%的输尿管肿瘤为低级别和低分期,但浸润性生长比膀胱肿瘤更常见(Anderstrom et al,1989;Williams,1991)。上尿路肿瘤的好发年龄是 60 - 70 岁,比膀胱肿瘤的好发年龄要高(Melamed and Reuter,1993)。

肾盂肿瘤比输尿管肿瘤的发病率略高(Batata and Grabstald,1976;Richie,1988;Maulard-Durdux et al,1996)。输尿管肿瘤中发生在输尿管下段的占 70%,中段的占 25%,上段的占 5%(Babaian and Johnson,1980;Anderstrom et al,1989;Williams,1991;Messing and Catalona,1998)。保留肾单位的上尿路肿瘤切除术后,同侧输尿管肿瘤通常在原肿瘤远端复发,复发率为 33%～55%(Mazeman,1976;Johnson and Babaian,1979;Babaian and Johnson,1980;Cummings,1980;McCarron et al,1983)。在原肿瘤近端复发的比较罕见。

同侧上尿路肿瘤高复发率部分原因是肿瘤的多中心性,这一特点比膀胱肿瘤更显著。肾盂肿瘤行肾盂输尿管切除术的标本中有 60%～95%存在不典型增生、分化不良或原位癌(Johansson et al,1976;Kakizoe et al,1980;Heney et al,1981;Nocks et al,1982;McCarron et al,1983;Melamed and Reuter,1993)。分子生物学技术证实,肿瘤细胞向下播散是肿瘤复发的另一个原因(Harris and Neal,1992)。

异时性双侧上尿路肿瘤很少见。在一项对瑞典西部 1971—1998 年 768 例上尿路肿瘤的回顾分析中,异时性双侧肿瘤的发生率为 3.1%,并与较高的年龄和较短的生存时间相关(Holmäng and Johansson,2006)。

膀胱肿瘤可继发于上尿路肿瘤。反之,上尿路肿瘤也可继发于膀胱肿瘤,这是尿路上皮肿瘤多中心发病的另一个表现。肿瘤多灶性的特点也影响了治疗方法的选择。在膀胱切除的标本中发现,远端输尿管中有 7%～25%存在原位癌(Melamed and Reuter,1993;Solsona et al,1997;Herr,1998)。15%～50%的上尿路肿瘤患者有膀胱肿瘤的病史(Batata and Grabstald,1976;Babaian and Johnson,1980)。膀胱肿瘤后继发上尿路肿瘤的发生率为 2%～4%,出现的平均时间为 70 个月(Shinka et al,1988;Oldbring et al,1989;Melamed and Reuter,1993;Herr et al,1996)。在先前的研究中,膀胱癌患者行膀胱切除术后,上尿路肿瘤的发生率为 3%～9%(Zincke and Neves,1984;Mufti et al,1988)。

　　两种特殊类型的上尿路上皮肿瘤——Balkan 肾病相关的上尿路肿瘤和滥用镇痛药相关的上尿路肿瘤,与散发的肿瘤相比,这两种肿瘤更易出现多中心病灶和双侧上尿路复发(Markovic,1972;Petkovic,1975;Mahoney et al,1977;Johansson and Wahlquist,1979;Melamed and Reuter,1993;Stewart et al,1999;Tan et al,2008;Hubosky et al,2013)。典型的 Balkan 肾病相关上尿路肿瘤为低度恶性且常伴肾功能不全,所以应该尽可能行保留肾的手术。滥用非那西丁所导致的肾乳头瘢痕形成的程度以剂量依赖性方式与高肿瘤分级和肿瘤进展的风险相关。滥用镇痛药后肾乳头的钙化与肾盂鳞状细胞癌的发展相关(Stewart et al,1999)。

　　上尿路肿瘤的分期和分级之间有很强的相关性。肿瘤分期是决定预后的最重要的单一因素(表 5-2,表 5-3)(Bloom et al,1970;Grabstald et al,1971;Batata et al,1975;Wagle et al,1975;Babaian and Johnson,1980;Cummings,1980;McCarron et al,1983;Huben et al,1988;Anderstrom et al,1989;Guinan et al,1992b;Terrell et al,1995;Messing and Catalona,1998)。

　　上尿路肿瘤和膀胱肿瘤具有相同的转移途径——淋巴道转移、血行转移和直接浸润周围组织,且肿瘤转移性复发大多发生在术后 2～3 年(Brown et al,2006)。常见的转移部位是肺、肝、骨、区域淋巴结。术前检查应包括胸片、腹部 CT、肝功能检验及特殊情况下的骨扫描等。肾盂和输尿管的肌层较膀胱薄,所以上尿路肿瘤较膀

表 5-2　上尿路肿瘤分期和分级相关性

部位和分期	高分级(%)
肾盂	
低	5
高	91
输尿管	
低	26
高	64

　　Data from McCarron JP Jr, Mills C, Vaughn ED Jr. Tumors of the renal pelvis and ureter:current concepts and management. Semin Urol 1983;1:75-81.

表 5-3　上尿路(肾盂或输尿管)肿瘤分期和分级及其总体生存率的文献综述

	5 年生存率(%)
肿瘤分级	
1～2	40～87
3～4	0～33
肿瘤分期	
Ta,T1,Tcis	60～90
T2	43～75
T3	16～33
T4	0～5
N+	0～4
M+	0

胱肿瘤更早发生局部的浸润转移(Cummings,1980;Richie,1988)。肾实质可以作为屏障来延缓肾盂 T3 期肿瘤的扩散,相反输尿管肿瘤侵犯输尿管周围组织时,肿瘤早期经输尿管的血管和淋巴管发生转移的风险很高。多项研究表明肾盂的 T3 期肿瘤比输尿管的 T3 期肿瘤的生存期要长(Batata and Grabstald,1976;Guinan et al,1992a;Park et al,2004)。Guinan 及其同事研究了 97 家医院的 611 例患者并分析了文献报道的 250 例也得出同样结论(Guinan et al,1992a)。T3 期的肾盂肿瘤和输尿管肿瘤的 5 年生存率分别是 54%和 24%。一项多变量研究表明,输尿管肿瘤比同样分期、分级的肾盂肿瘤的局部复发和远处转移率高(Park et al,2004)。有些研究提出将浸润肾实质的 T3 期肾盂肿瘤分为 T3a 期,浸

润肾周脂肪组织的 T3 期肾盂肿瘤分为 T3b 期，因为 T3b 期肾盂肿瘤复发风险更高（Roscigno et al，2012）。肾盂和上段输尿管肿瘤最先出现主动脉旁和腔静脉旁淋巴结转移，下段输尿管最先出现盆腔淋巴结转移（Batata et al，1975；Heney et al，1981；Nocks et al，1982；Mahadevia et al，1983；McCarron et al，1983；Jitsukawa et al，1985；Geiger et al，1986）。

（二）预后因素

1. 分期

肿瘤分期是目前预测上尿路上皮肿瘤患者生存率最重要的因素（Png et al，2008）。最常用的分期系统为 TNM 系统（见后面的肿瘤分期部分）。上尿路癌症可通过直接浸润、黏膜种植、血液及淋巴途径扩散。分期越晚，预后越差。已穿透至肾周和输尿管周围脂肪组织的 T3 期肿瘤患者生存率显著降低（Grabstald et al，1971）。淋巴结受累患者中肿瘤淋巴结外浸润对临床预后具有重要的预测作用（Fajkovic et al，2012）。

2. 分级

膀胱癌采用的传统分级系统也适用于上尿路肿瘤。由 Ash 修订的原始 Broder 分级系统将肿瘤分为 1～4 级：1 级肿瘤为原发性乳头状瘤，4 级肿瘤为高度间变和分化差的肿瘤（Melamed and Reuter，1993）。由 Mostofi 推荐的世界卫生组织分级系统删除了乳头状瘤，将肿瘤分为 1～3 级。此外，肿瘤分级也可分为低级别和高级别（Epstein，1998）。同时对乳头状瘤和低恶倾向乳头状尿路肿瘤也进行了描述。显然，高级别肿瘤更易向下浸润至结缔组织、肌肉和周围组织，还更容易并存原位癌。

3. 位置

上尿路肿瘤的位置是否影响预后尚存在争论。有些学者认为，当肾盂肿瘤和输尿管肿瘤分期相同时，预后没有显著差别（Hall et al，1998b；Isbarn et al，2009）。但仍有几项研究结果提示，肾盂肿瘤预后好于输尿管肿瘤（Park et al，2004；Ouzzane et al，2011a）。多灶性肿瘤预后则较差（Chromecki et al，2012）。

4. 肿瘤构成

乳头状肿瘤似乎比无瘤蒂肿瘤具有更好的临床结果（Remzi et al，2009；Fritsche et al，2012）。

与膀胱癌相同，上尿路原位癌预后较差，而且后期有可能进展为浸润性尿路上皮癌。远端输尿管的原位癌在卡介苗治疗的膀胱癌患者中最常见（约 30%）。

5. 肾积水

各项研究已经表明，在尿路上皮癌患者中肾积水是对疾病晚期和生存具有预测价值的独立因子（Cho et al，2007；Brien et al，2010；Ito et al，2011；Ng et al，2011）。

6. 肿瘤大小

虽然肿瘤大小的作用的评判标准仍然处于不断发展当中，但最近的研究表明，3～4cm 及以上的肿瘤可能与更差的生存率及更高的膀胱复发风险相关（Cho et al，2007；Simone et al，2009a）。

7. 年龄

高龄是无复发生存率、疾病特异性生存率和总生存率的预测指标（Shariat et al，2010；Chromecki et al，2011）。但是肿瘤生物学的差异或高龄患者治疗上的差异是否会对这一结果造成影响目前还不清楚。在 Chromecki 及其同事（2011）的研究中，当加入将东部肿瘤协作组（ECOG）的生存状态后，多变量分析中未发现上述结果。尽管如此，大多数晚期患者通过根治性手术治愈，因此对该人群不能单靠年龄因素而决定是否采取标准治疗。

8. 种族

SEER 数据库回顾性分析提示，与白种非西班牙裔相比，黑种非西班牙裔种族与死亡率增加相关（Raman et al，2011）。日本和欧洲患者的生存率比较后发现无显示差异（Matsumoto et al，2011）。

9. 肿瘤多灶性

在尿路上皮内存在两个或更多部位的肿瘤定义为多灶性，是不良临床结果的独立预测因子。在 Novara 及其同事（2007）的一项研究中，肿瘤多灶性的存在使疾病特异性死亡率增加了 3 倍。在另一组患者中，多灶性在单变量分析中与疾病特异性生存率相关，但多变量分析中则无明显相关（Brown et al，2006）。

10. 肿瘤坏死

广泛的肿瘤坏死与侵袭性临床病理学特征相关，包括肿瘤分期、分级、淋巴管侵犯、原位癌的存在、无蒂结构和淋巴结转移（Zigeuner et al，

2010）。据报道,肿瘤坏死的存在可独立预测肿瘤无复发生存率和肿瘤特异性生存率（Simone et al,2009a;Zigeuner et al,2010）。然而,最近的一项多中心研究却得到了不一样的结果。该研究中多变量分析发现,肿瘤坏死的存在并不能预测生存率。因此,该方面内容仍需要进一步研究验证（Seitz et al,2010）。

11. 淋巴结转移

区域淋巴结转移是预测上尿路移行细胞癌不良生存预后的独立因素（Hall et al,1998a;Brown et al,2006;Margulis et al,2009）。根据肿瘤的分期和分级,多达 40% 的患者存在淋巴结转移。对于术前影像学怀疑淋巴结转移的患者,目前主要的治疗规范正在转向以铂类为基础的新辅助化疗,只有在不良反应明显时才考虑手术治疗以巩固疗效。与膀胱癌类似,淋巴结密度是预测上尿路移行细胞癌临床预后的新指标。一项针对根治性肾切除术时接受淋巴结清扫术的患者的研究发现,淋巴结密度达到 30% 或者更高时与不良的临床结果相关（Bolenz et al,2009）。

12. 淋巴血管浸润

淋巴血管浸润被认为是上尿路移行细胞癌患者疾病特异性生存率的独立预后因素,应在病理评估中加以评价。不幸的是,它不能见于输尿管镜活检标本上,仅能作为手术切除后的预后工具。在总共包括 1841 例上尿路肿瘤患者的三个单中心和两个多中心的研究中,淋巴血管浸润的发生率从 23.7% 到 37.8% 不等。淋巴血管浸润与更高的肿瘤分期、分级以及疾病复发生存期、疾病特异性生存率相关（Akao et al,2008;Bolenz et al,2008;Lin et al,2008;Chung et al,2009）。Kikuchi 及其同事（2009）报道了一项 13 个中心协作的大型国际性研究,纳入了 1453 例行根治性肾输尿管切除术的上尿路上皮肿瘤患者。淋巴血管浸润的总体发生率为 24%。淋巴血管浸润与肿瘤分级、分期、淋巴结状态和肿瘤坏死相关。多变量分析提示,对于淋巴结阴性或淋巴结转移状态未知的患者,淋巴血管浸润是疾病复发和生存的独立预测因子。然而在淋巴结阳性患者的预后中,淋巴血管浸润并不是独立预测因子。

13. 分子生物学（染色体异常）标志物

针对上尿路移行细胞癌的遗传途径特点的研究正在开展中。尽管上尿路移行细胞癌与膀胱癌的分子基础相似,但基因水平和表观遗传水平上的差异使它们成为不同的肿瘤。微卫星不稳定性和高甲基化基因似乎已成为上、下尿路上皮肿瘤之间差异的关键。另一方面,9 号染色体上的一些基因在上尿路移行细胞癌的突变率达 50%。基因组杂交对比分析的结果显示在 2q,8p,9q,11p,13q,17p 和 18q 上的基因拷贝数缺失,以及在 1q,6p,8q 和 17q 上的基因拷贝数增加在肾盂肿瘤与膀胱肿瘤之间具有一致性（Rigola et al,2001）。最近的一项研究发现,在肾盂肿瘤和膀胱肿瘤中存在类似的基因表达谱,包括常见的细胞遗传学改变,如 $+1p36$,$+6p22$,$+7$,$+8q22$,$-9p21$,$+11q$,$-13q$,$+17$,$+19q13$ 和 $+20q$。

尽管分子标志物的鉴定在最近取得了多项进展,但均未被验证可用于临床。后续的前瞻性研究可能有助于深入了解其作为临床预测工具的作用。尽管如此,值得一提的是一些研究成果将有望成为未来的候选标志物。

（1）细胞周期标志物:经输尿管镜获取细胞学标本的 TP53 染色结果与上尿路移行细胞癌的存在有很好的相关性。在一项研究中,36 例患者的样本 TP53 呈阳性,其中有 28 例患者同时具有上尿路移行细胞癌的证据。其余患者中的 80% 经过一系列评估后也证实患有移行细胞癌。在 14 项 TP53 结果呈阴性的研究中,经输尿管镜检查证实患者均无伴发肿瘤征象（Keeley et al,1997b）。2004 年的一项研究发现,上尿道肿瘤中 TP53 免疫反应性降低和 TP53 过表达均与较晚的肿瘤分期和不良预后相关,但该相关性并非独立于肿瘤分期与分级。

（2）CDKN1B:CDKN1B（p27）是一种细胞周期依赖性激酶抑制物。有研究表明,其可以预测上尿路肿瘤患者的预后。在一项研究中,CDKN1B 染色水平低提示疾病特异性生存率不佳（Kamai et al,2000）。

（3）细胞凋亡:Bcl-2 和 Survivin 基因的表达与晚期癌症相关,Survivin 蛋白水平与疾病特异性生存率相关（Jeong et al,2009）。

（4）细胞迁移和入侵:E-钙黏蛋白和金属蛋白酶（MMPs）的表达与不良预后相关。MMPs 的免疫组织化学结果与肿瘤分级和疾病特异性生存率相关。

（5）血管生成：缺氧诱导因子-1α（HIF-1α）是在细胞缺氧适应中起重要作用的转录因子。在上尿路移行细胞癌患者中，HIF-1α 阳性表达的比例为 2/3（且在正常尿路上皮中表达）。HIF-1α 与较高的肿瘤 T 分期、淋巴结分期、肿瘤分级及肿瘤特异性生存率（危险比＝2.23，P＝0.004）显著相关（Ke et al，2008）。

（6）细胞增殖：Ki-67 的过度表达可预测肿瘤进展、肿瘤特异性生存率（Jeon et al，2010）和异时性肿瘤的发展（Joung et al，2008）。表皮生长因子受体（EGFR）与上尿路移行细胞癌的分期、分级和鳞状分化有关。核因子-κB（NF-κB）的过度表达和免疫反应性是肿瘤特异性生存率和总生存率的预测因子。HER2 过表达虽然在上尿路移行细胞癌中很少见，但与更高的肿瘤分期、分级相关，与生存预后无关。

（7）细胞分化：尿路特异性蛋白Ⅲ（UPⅢ）的表达与较低的肿瘤分期、分级及肿瘤特异性生存率相关。在多变量分析中，UPⅢ对生存的预测作用优于肿瘤分期和淋巴结状态（Ohtsuka et al，2006）。转录因子 Snail 与肿瘤分期、分级和淋巴血管浸润相关，可预测复发和肿瘤特异性生存率（Kosaka et al，2010）。在原位杂交中 mRNA 端粒酶的组成成分 hTR 与较晚的肿瘤分期相关，并且可能与无病生存期和总存活期相关（Nakanishi et al，1999）。

（8）有丝分裂：Aurora-A 在有丝分裂期间调节纺锤体组装，其过度表达与肿瘤血管浸润和复发的风险相关（Scarpini et al，2012）。

（9）MET 和 RON：最近关于酪氨酸激酶 MET 原癌基因家族成员 c-MET 和 RON 的研究发现，c-MET 过度表达与上尿路肿瘤血管浸润和更差的临床预后相关，而 RON 的过度表达与临床结果无明显相关（Comperat et al，2008）。

（10）环氧合酶-2（COX-2）：COX-2 的异常表达已经在包括膀胱尿路上皮癌在内的许多人类癌症被报道。Kang 和同事（2008）发现，上尿路细胞癌基质细胞中 COX-2 的异常表达与高肿瘤分期、分级及不良预后相关。

（11）微卫星不稳定性：研究表明，遗传性非多发性息肉结肠癌患者和 Lynch 综合征患者在

DNA 错配修复基因方面存在基因组病变（Amira et al，2003）。而且，癌灶呈内翻式生长模式也与微卫星不稳定分析结果相关，在一项研究中其敏感性和特异性均为 0.82。这一结果说明，微卫星不稳定性可以作为上尿路癌内翻式生长的标志（Hartmann et al，2003）。2008 年的一项报道中，对 30 例患者的尿液进行 77 个微卫星不稳定性标志物的检测，结果发现 83.3％ 的病例存在上尿路肿瘤。将切除的肿瘤和正常组织的微卫星不稳定性进行对比对于筛查结肠癌患者中的 Lynch 综合征是一种有效的方法，特别适用于上尿路移行细胞癌中符合 Lynch 综合征诊断标准的患者（Audenet et al，2012）。

（12）流式细胞学：研究表明，肿瘤 DNA 倍体与上尿路肿瘤患者生存率相关。在一项研究中，肿瘤 DNA 非整倍性与不良生存率相关，5 年和 10 年生存率分别为 25％ 和 0（Blute et al，1988）。

（13）其他标志物：有关尿路上皮恶性肿瘤的快速尿液检测已进行了深入研究，但其对上尿路肿瘤的诊断价值尚知之甚少。NMP22 是一种核基质蛋白为基础的标志物，研究发现，尿液中 NMP22 水平在上尿路癌症患者中升高（Carpinito et al，1996）。尽管相对于细胞学而言这种检查对于判定低级别肿瘤可能有较高的敏感性，但特异性较低。据报道，尿液荧光原位杂交技术（FISH）对小范围内检测上尿道肿瘤的灵敏度为 87.5％，特异性为 80％（Akkad et al，2007）。

在一项研究中，将纤维蛋白原-纤维蛋白降解产物分析（AuraTek FDP）、膀胱肿瘤抗原（BTA）检测和尿细胞学检查进行了比较。在该研究中，FDP 测试的准确性为 83％，与之相比 BTA 和尿细胞学的准确性分别为 62％ 和 59％（Siemens et al，2003）。研究显示，在大多数上尿路上皮癌中（＞95％）存在端粒酶活性。在尿脱落细胞样本中检测到端粒酶活性的患者比例高，故证实其有可能作为标志物（除传统的细胞学方法外）用以鉴别上尿路癌症（Wu et al，2000）。

14. 临床预测工具

通过活检或影像学技术判断肿瘤是否侵袭存在一定难度，使得临床分期的确定较为困难。同时随着新辅助疗法的普及和推广，临床预测工具也应运而生，为患者治疗前、后提供更好的风险

分层。

(1)术前：研究中常运用临床、影像学和病理学中危险因素来更好地判断侵袭性疾病的风险。Margulis及其同事(2010)报道的一项对多中心的队列研究显示，将肿瘤分级、肿瘤结构和位置组合后进行非器官局限性癌诊断的预测，其准确性高达76.6%。

(2)术后：使用人口统计学和临床病理学数据构建列线图，用于预测肾输尿管切除术后的肿瘤预后在过去几年引起了广泛的关注。利用SEER数据库，Jeldres及其同事(2010b)研究了患者的年龄、种族、性别、肿瘤分级、肿瘤分期、肿瘤位置、淋巴结状态和术中膀胱袖口状切除状态。当列线图包括患者年龄、肿瘤分级、肿瘤T分期和淋巴结浸润情况时，其对5年癌症特异性非死亡率(75.4%)具有最大预测价值。Yates及其同事(2012)收集了21家法国机构的数据，制定列线图预测5年癌症特异性生存率。在多变量分析中，肿瘤T分期、N分期、肿瘤分级、患者年龄和肿瘤部位与癌症特异性生存率相关，并且得到的列线图具有78%的预测准确度。另一项队列研究纳入了患者的病理特征去建立肿瘤复发和肿瘤特异性生存率的预测模型。在多变量分析中，肿瘤T分期、淋巴结转移、淋巴结血管浸润、无蒂肿瘤结构和原位癌的存在与无复发生存率相关。而肿瘤T分期、淋巴结转移、淋巴结血管浸润和无蒂肿瘤结构则对癌症特异性生存率则显示独立的预后价值。这些列线图所预测的肿瘤无复发生存率和癌症特异性生存率分别为76.8%和81.5%(Cha et al,2012)。在最近的一项研究中，结合了患者年龄、肿瘤T分期、N分期、肿瘤结构和淋巴结血管浸润的列线图其预测癌症特异性生存率的准确度为0.8(Roupret et al,2013)。

为了预测肾输尿管合并膀胱袖套切除术后肿瘤膀胱内复发的风险，Xylinas等分析了欧洲和北美地区多中心的数据，使用患者年龄、性别、既往膀胱癌史、肿瘤位置、肿瘤分期、原位癌是否存在和淋巴结转移构建减少型列线图预测术后3,6,12,18,24和36个月的膀胱肿瘤复发的风险，预测准确率为67.8%。当手术特征(腹腔镜或开放手术，以及远端输尿管处理情况)被添加到该模型中后，列线图的准确性增加到69%。

作者建议，该列线图可用于制定术后膀胱灌注化疗和膀胱镜复查的最优方案(Xylinas et al,2013)。

八、治疗

(一)外科治疗

上尿路肿瘤的治疗现已有了很大进展。但由于其发病率低且缺少前瞻性随机对照临床研究，目前各种治疗的效果还没有定论。在过去，治疗方案的选择主要依据或至少部分依赖于随访和发现局部复发而积累的有限临床资料。随着影像学技术的提高，尤其是内镜技术的发展，现在可直接观察到全部尿路各级管腔，从而得以早期准确诊断，提高了治疗效果，获得了更好的随访结果。选择治疗时，应首先考虑肿瘤的生物学特性和治疗方法的疗效。各种治疗方法(开放性和腹腔镜根治性肾输尿管切除术，开放性或输尿管镜或经皮肾镜的保留肾单位的肿瘤切除术)的常见的适应证和手术方法在本章后面叙述。然而，在讨论各种治疗方法时，必须要牢记以下一些原则。治疗方法的创伤再小、损伤再少，但对于控制肿瘤而言必须是安全可靠的。大多数上尿路上皮性肿瘤体积并不大，因此腹腔镜手术比较理想，至少可在根治性肾输尿管切除术时用腹腔镜切除肾(见本章后面)。可采用开放手术和腹腔镜等多种方法切除下段输尿管。高分化非浸润的上尿路肿瘤可行保留肾的肿瘤切除手术。当肿瘤大小、数目、位置等条件允许时可行输尿管镜治疗。当肿瘤的具体情况和解剖因素使输尿管肾盂镜不能处理时，可以考虑采用经皮肾镜处理肿瘤。

1. 根治性肾输尿管切除术

(1)适应证：肿瘤体积大、分化差、浸润性的肾盂或输尿管上段肿瘤需行根治性肾输尿管切除加膀胱袖状切除(Batata and Grabstald,1976;Skinner,1978;Babaian and Johnson,1980;Cummings,1980;Murphy et al,1981;Nocks et al,1982;McCarron et al,1983;Richie,1988;Williams,1991;Messing and Catalona,1998)。对于体积大、多发或保留肾治疗后很快复发的肾盂和上段输尿管肿瘤，如果其肿瘤分化中等，没有出现浸润时，也可行根治性手术。

（2）手术技巧

开放根治性肾切除术：根治性肾输尿管切除可有多种入路。选择切口很大程度上是根据医师的偏好，根据医师的经验、患者的体型、内科并发症和肾的大小等决定。患者可以仰卧位或改良后的侧卧位。男性患者，手术视野中应包括外生殖器，以方便术中导尿。作者偏好腹正中切口经腹腔行根治性肾切除术，因为该切口可以很好地显露腹膜后淋巴结和膀胱。然而，这种切口可能会限制左肾上极的显露，特别是对于肥胖的患者。其他的手术切口还有肋缘下切口、胸腹联合切口。但选择这些切口时需要使用额外的 Gibson 切口、下腹正中切口或 Pfannenstiel（耻骨上弧形横切口）切口去除膀胱袖带（图 5-6）。

切开 Toldt 筋膜白线后，松动同侧结肠以显露 Gerota 筋膜。理想情况下，肾门显露一般无须过度操作。肾门显露后，在右侧的中线重新固定十二指肠。对于左肾肿瘤，应注意避免损伤胰尾和脾。接下来以标准的方式分开并切断肾动脉和静脉。血管的结扎可采用多种方法，包括缝线结扎、带线打结、血管夹及血管内缝合装置等。同时结扎输尿管以防止肿瘤组织进入膀胱。松解肾结肠韧带，向内侧牵

开结肠，保留外侧 Gerota 筋膜以防止肾脏向内侧移动（图 5-7）。切开肾右侧与肝的附着的组织及左侧的脾肾韧带以增加肾的活动度。传统的手术方式需要同时切除同侧肾上腺，但同肾细胞癌一样，切除肾上腺几乎不增加上尿路肿瘤的治愈率。所以，当肿瘤局限于肾盂而且术前影像学及术中均未发现肾上腺异常时，无须切除肾上腺。但肾盂肿瘤为局部进展时，切除肾上腺可以最大限度清除肿瘤。

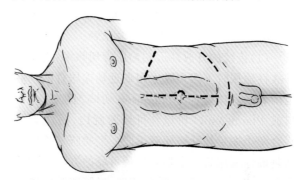

图 5-6　根治性肾输尿管切除术可选用腹正中切口、肋缘下切口加 Gibson 切口、下腹正中切口或耻骨上横切口。除采用腹中线切口外，其余切口需要再加一个 Gibson 切口、下腹正中切口 Pfannenstiel 切口以切除膀胱袖口

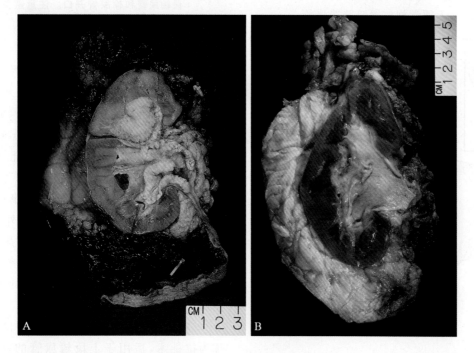

图 5-7　A. 根治性肾输卵管切除术标本，包括肾、Gerota 筋膜和输尿管；除非其参与，肾上腺不应例行切除，除非有肿瘤转移迹象。B. 无肿瘤侵犯的正常肾盂和肾集尿系统（Courtesy Donna Hansel，MD，PhD，Department of Pathology，University of California，San Diego. ）

2. 远端输尿管和膀胱袖口的处理

无论是开放或腹腔镜肾输尿管切除术,都必须完整地切除下段输尿管,并做膀胱袖状切除。完整的下段输尿管切除范围应包括膀胱壁段输尿管和输尿管开口。如未能完整切除,会有较高的肿瘤复发率。手术时应注意保持输尿管与肾连接的连续性和完整性,以防止肿瘤溢出管腔而污染手术野。但如果连接的肾使得传统操作不便,也可以在肉眼观察无明显异常的输尿管部位结扎后切断输尿管,以方便操作下段输尿管。

(1)传统的开放性远端输尿管切除术:传统的开放性输尿管下段切除术根据近端输尿管的切除范围和患者体型可选取 Gibson 切口、下腹正中切口或 Pfannenstiel 切口。可经膀胱内、膀胱外或联合两个途径切除输尿管下段。经膀胱切除的方法是确保输尿管完全切除的最可靠的方法。同输尿管再植术一样,切开膀胱前壁,经膀胱和膀胱外联合完整切除输尿管(图 5-8)。要切除输尿管开口周围 1cm 的膀胱黏膜。从膀胱内用 2-0 或 3-0 可吸收线间断缝合,切除输尿管处的膀胱肌层,4-0 可吸收线缝合膀胱黏膜。膀胱前壁切口用 3-0 可吸收线两层连续缝合。保留导尿 5~7d。耻骨后留置引流管,无须常规放置膀胱造瘘管。

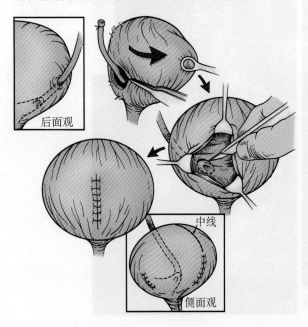

图 5-8   切开膀胱前壁,从膀胱内和膀胱外联合完整切除下段输尿管

也可以不切开膀胱而完整切除末段输尿管直至输尿管开口(图 5-9)。提起输尿管,分离膀胱壁段输尿管及输尿管开口,钳夹后切断膀胱黏膜,同前述缝合膀胱切口。必须确认已完整切除壁段尿管和输尿管开口。注意避免由于过度牵拉输尿管而损伤到对侧输尿管开口。

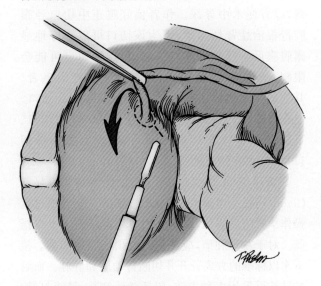

图 5-9   膀胱外途径完整切除下段输尿管。提起输尿管,使输尿管开口向膀胱外翻,必须确认完整切除壁段输尿管和输尿管开口。注意避免由于过度牵拉输尿管而损伤到对侧输尿管口

(2)经膀胱输尿管结扎分离术:经膀胱腹腔镜切除末段输尿管这种方法最接近于开放性手术。在肾切除之前,患者先采取低截石位,留置输尿管导管。耻骨上插入两个 5mm 的 trocar 至膀胱(图 5-10)。牵拉输尿管开口,用套扎器结扎输尿管口和输尿管导管以形成一个"封闭"的系统。用 Collins 刀切开输尿管口周围一圈,牵拉输尿管口以方便切除壁段输尿管,直至膀胱外腔隙。Gill 及其同事(1999)认为,此方法临床效果好,但操作技术难度大(Gill et al,1999)。输尿管远端肿瘤、存在膀胱病变或既往盆腔辐射病史的患者不适合使用该术式。

(3)经尿道内镜下切除输尿管开口:此方法又称为拉扯术,适用于上段输尿管的高分化肿瘤(Abercrombie et al,1988;Palou et al,1995)。患者取截石位,经尿道切开输尿管开口及壁段输尿管周围的膀胱直至膀胱外腔隙(图 5-11)。然后改

变体位切除肾及输尿管,此时需要向下分离输尿管直至膀胱外腔隙。这样做的好处在于可以避免肾输尿管切除术时行第二个切口切除下段输尿管。尽管相关的报道不多(Walton et al,2009),

但这种方法有可能使肿瘤污染尿路上皮以外的组织,造成肿瘤种植,尤其是低分化肿瘤更易发生肿瘤种植,这也是该方法被弃用的主要原因(Jones and Moisey,1993;Arango et al,1997)。

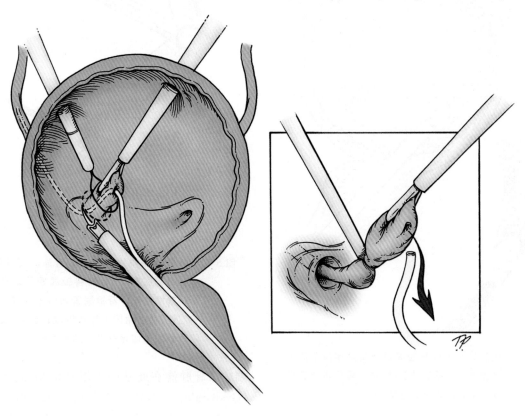

图 5-10　插入输尿管导管,开放两个操作通道,提起输尿管开口,用套扎器结扎输尿管口和输尿管导管以防止肿瘤播散。切开输尿管口周围一周,牵拉输尿管口以方便切除壁段输尿管,直至切透膀胱壁

(4)输尿管剥脱术:有文献报道了几种输尿管剥脱术(McDonald,1953;Clayman et al,1983;Roth et al,1996;Angulo et al,1998),但禁用于输尿管肿瘤。基本操作要点是,留置输尿管导管后行肾输尿管切除术,切除输尿管的位置要尽可能向下,将输尿管导管和输尿管残端结扎,使其与下段输尿管的近端牢牢固定(图 5-12)。肾输尿管切除术完成后改截石位,牵拉输尿管导管,使输尿管下段套入膀胱,用经尿道的电切镜进行输尿管开口周围的袖状切除并使其从膀胱壁上游离出来。Giovansili 及其同事(2004)对此方法提出质疑,指出这种技术有 18.7%的失败率,可导致输尿管断裂需再用一个手术切口进行手术(Giovansili et al,2004)。

(5)全腹腔镜切除:全腹腔镜切除可避免切口进入尿道。先在纤维膀胱镜下用电极电灼输尿管

口及壁段输尿管周围的膀胱壁,输尿管开口处电凝的痕迹有助于在腹腔镜操作时辨别膀胱袖带和切除的远端界限。腹腔镜下切除肾和输尿管直至膀胱逼尿肌,向头侧牵拉,将输尿管开口拉出膀胱壁外,用血管切割缝合器,尽可能远地结扎切断输尿管开口(图 5-13)。此时可用纤维膀胱镜确认是否完整切除输尿管口和是否损伤对侧输尿管口。让人担心的是吻合部位可能残留输尿管黏膜,此处吻合钉的存在使得病理学家无法对远端切缘进行评估。全腹腔镜切除与较高的切缘阳性率相关,可降低患者的生存率(Steinberg and Matin,2004;Matin and Gill,2005)。存在远端输尿管肿瘤时禁用该术式。

(6)远端输尿管切除术后的辅助治疗:肾输尿管切除术后肿瘤膀胱内复发较为常见。大多数研

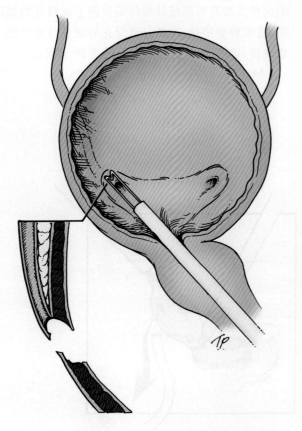

图 5-11　经尿道切开输尿管开口及壁段输尿管周围的膀胱直至膀胱外脂肪，这一操作可以在肾输尿管切除之前或之后进行

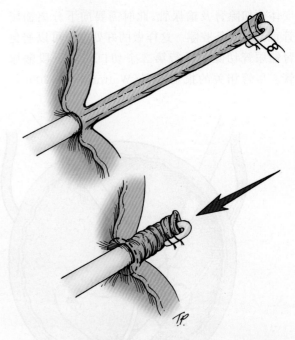

图 5-12　输尿管剥脱术。术前留置输尿管导管，先行肾输尿管切除术，将输尿管导管和输尿管残端结扎。肾输尿管切除术完成后改截石位，拽出输尿管导管剥脱输尿管至膀胱，再经尿道切除已剥脱的输尿管开口

究人员认为，这是肿瘤种植传播造成的，尤其是对下尿路的种植播散。术后予膀胱内灌注单次剂量的丝裂霉素 C 是减少术后肿瘤膀胱内复发的有效方法。O'Brien 及其同事（2011）在一项前瞻性随机试验中发现，术后予膀胱内灌注单次剂量的丝裂霉素 C 能够将肾输尿管切除术后第 1 年内膀胱肿瘤复发的风险从 50% 降低至 11%。在另一项前瞻性随机试验中，Ito 及其同事（2013）发现 TURBT 术后灌注丝裂霉素同样可有效降低膀胱肿瘤复发率。术后辅助治疗是一个不断发展的领域。在上述研究中术后辅助治疗均具有较高的耐受性和较低的不良事件发生率，因此上尿路肿瘤手术治疗后都应予术后辅助治疗以降低肿瘤膀胱种植转移的风险。

　　3. 淋巴结清扫

　　根治性肾输尿管切除术应包括区域淋巴结清扫。肾盂和中上段输尿管肿瘤，可清扫同侧肾门淋巴结、邻近的主动脉旁或下腔静脉旁淋巴结；远

端输尿管肿瘤在此基础上增加清扫盆腔淋巴结（Grabstald et al，1971；Batata et al，1975；Batata and Grabstald，1976；Skinner，1978；Johansson and Wahlquist，1979；Babaian and Johnson，1980；Cummings，1980；Heney et al，1981；McCarron et al，1983；Richie，1988；Williams，1991；Messing and Catalona，1998；Brausi et al，2007；Kondo et al，2007；Abe et al，2008）。切除淋巴结几乎不增加手术时间和手术并发症，少数情况下患者主动脉硬化严重或明显肿大的淋巴结固定不动时，淋巴结清扫的风险较大。这些患者可以减少或省略淋巴结清扫。Kondo 等（2012）建议，根据肿瘤位置进行扩大淋巴结清扫（图 5-14）。右侧肾盂肿瘤淋巴结清扫范围应包括同侧肾门、下腔静脉旁、下腔静脉后淋巴结及肠系膜下动脉水平之上的主动脉、腔静脉间淋巴结；左侧肿瘤清扫同侧肾门淋巴结及肠系膜下动脉水平之上的主动脉腔旁淋巴结。对于输尿管上 2/3 段的肿瘤（肠系膜下动脉与髂总动脉交汇点水平之上），该清扫范围延伸至腹主动脉分叉处。对于输尿管下 1/3 段的肿瘤，清扫范围包括同侧髂总、髂内、髂外、闭孔及骶前淋巴结。

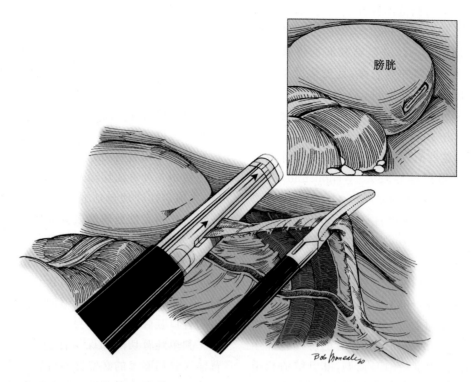

图 5-13　腹腔镜下膀胱外切除输尿管口。在膀胱外分离输尿管直至输尿管开口,向外侧提起输尿管将输尿管口拉出膀胱壁外,用血管切割缝合器尽可能远地切断输尿管。行膀胱镜确认是否完整切除输尿管口

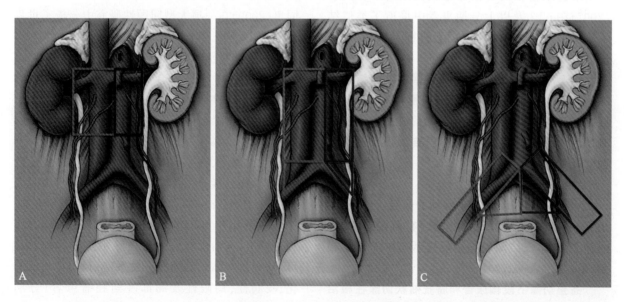

图 5-14　A. 右侧肾盂肿瘤扩大淋巴结清扫应包括同侧肾门淋巴结,下腔静脉旁淋巴结、下腔静脉后淋巴结及主动脉腔静脉间淋巴结;左侧肾盂肿瘤应清扫同侧肾门淋巴结、邻近的主动脉旁淋巴结。肠系膜下动脉是淋巴结清扫模板的下界。B. 对于输尿管上 2/3 段的肿瘤,该清扫模板扩展到主动脉分叉处水平。C. 远端输尿管肿瘤的淋巴结清扫模板包括同侧髂总、髂外、髂内、闭孔和骶前淋巴结

由于淋巴结清扫范围没有统一规范，且相较膀胱肿瘤而言淋巴结浸润模式多样，上尿路肿瘤的文献报道复杂不一。淋巴结浸润据报道见于12%～15%的上尿路肿瘤患者，且更常见于低分化、高分期的病例：病理分期 pTa/pTis，淋巴结浸润占 0～3%；pT1 中占 0～6.3%；pT2 中占 0～40%，pT3 中占 19%～47%，pT4 中占 20%～100%。然而，这些研究中的中位淋巴结切除数目及淋巴结清扫范围差异较大（Weight and Gettman，2011）。多项研究证实，pN0 的患者预后要好于 pNx，pN＋的患者预后要差于 pNx（Secin et al，2007；Roscigno et al，2008，2009；Abe et al，2010；Lughezzani et al，2010a；Burger et al，2011）。Roscigno 及其同事（2009）强调了淋巴结清扫数目的重要性，他们报道切除 8 个以上淋巴结能增加 49%的可能性；发现浸润阳性淋巴结的存在，能改善 pT1 或更高分期患者的肿瘤特异生存率。Kondo 及同事（2010）强调，淋巴结清扫范围比数目在改善患者生存方面更为重要。Brausi 等报道，相比仅进行肾输尿管切除术，合并淋巴结清扫能提高 pT2－pT4 肿瘤患者的整体生存率，表明淋巴结清扫具有治疗意义。Kondo 和同事（2007）在 pT3 及以上分期患者中报道了类似结果。但这两项研究均为单因素分析，可能没有经过混杂变量的调整。

综上所述，需要前瞻性研究评估淋巴结清扫在上尿路肿瘤中的应用价值。与膀胱癌类似，淋巴结清扫在浸润性、T2－T4 分期的肿瘤患者中具有预后和治疗价值，且扩大淋巴结清扫有益于准确分期。

结果

大量文献证实，预后和肿瘤的分级、分期密切相关。最近的研究发现，肿瘤架构、原位癌、淋巴血管浸润、淋巴结阳性等指标提示与肿瘤预后相关（Margulis et al，2009；Cha et al，2012）。

完整切除下段输尿管和膀胱袖状切除在根治性肾输尿管切除术治疗上尿路肿瘤中的必要性已被广泛证实。输尿管残端肿瘤复发率为 30%～75%（Bloom et al，1970；Strong et al，1976；Johansson and Wahlquist，1979；Babaian and Johnson，1980；Kakizoe et al，1980；Mullen and Kovacs，1980；McCarron et al，1983）。选用根治性肾输尿管切除术的患者多为高危肿瘤，造成了输尿管残端肿瘤复发率较高。Strong 等报道，行膀胱外牵拉切除输尿管的全部有残余一部分输尿管和输尿管开口未被彻底切除，因此经膀胱切除输尿管的术式要特别注意彻底切除输尿管，避免这样的错误（Strong et al，1976）。Smith 及其同事（2009）提供了一项单中心研究报告，比较了远端输尿管切除术各种处理的预后情况：确定性处理包括使用各种方法切除远端输尿管及膀胱袖状切除，非确定性处理包括逼尿肌及以上水平离断输尿管。非确定性处理输尿管远端与局部及远处复发、较差的肿瘤特异生存率及整体生存率相关。已行尿流改道的上尿路肿瘤也应该完整切除肾输尿管全长，肠道输尿管的吻合口应行袖状切除。Mufti 及其同事（1988）报道，如不切除输尿管肠道吻合口其肿瘤复发率为 37.5%。

和单纯肾切除和保留肾的手术相比，根治性肾输尿管切除术的必要性和对患者的益处还不十分确定。许多文献认为，根治性肾输尿管切除术可达到最佳生存率（Batata et al，1975；Johansson and Wahlquist，1979；Murphy et al，1980；McCarron et al，1983；Zungri et al，1990）。Margulis 及同事（2009）在一项大型回顾性研究中分析了世界范围内 12 家三级护理中心共 1363 例患者，均进行了根治性肾输尿管切除术。研究人员将开放与行腹腔镜手术的患者合并为一组，其中大多数（77%）进行的是开放手术。病理分期 Ta、T1、T2、T3 的患者分布基本一致，而 T0、Tcis 及 T4 的患者均＜5%。2/3 的患者为低分化肿瘤，28%伴随原位癌，大约 10%的患者淋巴结病理提示浸润阳性，16%接受了围术期化疗。中位随访时间10.4 个月时 28%的患者出现复发，37.2 个月时30%的患者死亡，其中 61%是由上尿路肿瘤所致。综上，根治性肾输尿管切除术控制肿瘤效果可，其预后与临床病理特征关系密切，尤其是低分化、浸润性、局限性及局部晚期肿瘤患者（分期T1－T4，N0－N2，M0）。目前缺乏根治手术与保守管理的配对研究，主要是因为接受不同处理的目标人群并不一致。对于肾功能不全患者，手术方式的选择既要考虑根治肿瘤又要考虑术后透析的并发症、死亡率和生活质量。

4. 腹腔镜根治性肾输尿管切除术

（1）适应证：腹腔镜肾输尿管切除术的适应证和开放手术相同。肿瘤体积较大累及邻近组织或需要扩大淋巴结清扫的情况需要谨慎考虑该术式。有经腹腔、腹膜后、手助腹腔镜、机器人四种方式。对合适的患者而言，腹腔镜手术与开放手术相比，可显著降低手术并发症。所有的腹腔镜手术都主要包括两个步骤：切除肾及近端输尿管，切除远端输尿管并完整取出标本以获得正确临床分期。远端输尿管的处理同本章前面所述。必须牢记腹腔镜手术要完整取出标本，避免肿瘤种植。腹腔镜辅助的手术切口选择要兼顾方便切除远端输尿管和方便标本取出。无论哪种方法都必须有切口（取出标本），故一些避免另行切口切除远端输尿管的方法意义不大。

（2）手术方法

①经腹腹腔镜肾输尿管切除：**腹腔镜切除肾和中上段输尿管**，平卧位，垫高患侧臀和肩部约 20°（图 5-15）。将患者妥善固定在手术床上，以方便通过旋转手术床将患者由侧位（腹腔镜肾切除体位）改为平卧位（开放手术切除下端输尿管的体位）。消毒肋部和会阴并铺巾，腹腔充气前行保留导尿。

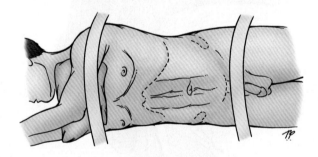

图 5-15　采用改良的侧卧位，垫高患侧腰部约 15°。妥善固定患者胸、腰和下肢。这一体位能通过调节手术台，使得完全的侧卧位和平卧位在术中转换非常方便（From Jarrett TW. Laparoscopic nephroureterectomy. In: Bishoff JT, Kavoussi LR, editors. Atlas of laparoscopic retroperitoneal surgery. Philadelphia: Saunders; 2000. p. 105. ）

开放操作通道和连接设备　建立气腹，如图 5-16 所示位置，需要放置 3～4 个穿刺套管，通常第一个穿刺套管放置在侧方，其余的穿刺套管在直视下放置。腹腔镜通常在整个操作过程中都放

置在脐部通道。上腹正中通道和外侧通道用于手术医师切除肾和近端输尿管，下腹正中通道和外侧通道用于切除远端输尿管。可在剑突下放置 3mm 通道，牵开肝或脾有助于显露。对于肥胖患者，对 trocar 位置进行必要的调整有助于获得良好的视野（图 5-17）。

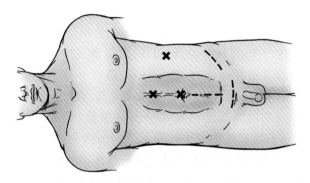

图 5-16　腹腔镜肾输尿管切除术操作通道位置。通常需要 3 个通道进行肾和输尿管上段的切除，必要时可在脐和耻骨联合之间的建立第四个通道以方便分离输尿管。切口的选择要方便切除下段输尿管和取出标本，主要考虑患者的具体情况和腹腔镜手术时分离到达的输尿管部位。如果腹腔镜切除输尿管已达髂血管水平以下，可行下腹部正中切口或弧形横切口。在必要时，可以选择类似 Gibson 的切口以显露更多的近端输尿管

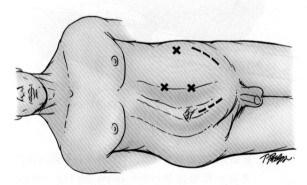

图 5-17　肥胖患者，trocar 与肾的距离较大，可外移操作通道位置，以方便操作

a. 游离结肠：转动手术床，患者改为侧卧位，沿 Toldt 白线切开腹膜，上至肝曲（或脾曲）下至髂血管水平。松解肾结肠韧带，向内侧牵开结肠，保留外侧 Gerota 筋膜以防止肾脏向内侧移位。游离大血管内侧的结肠系膜进而分离输尿管、肾

门及局部淋巴结。

b. 切除肾及近端输尿管：在肾下极内侧找到近端输尿管并向肾盂方向游离，如果肿瘤定位于这一区域，应避免过度游离，保留输尿管周的脂肪。如果怀疑为浸润性输尿管肿瘤，应切除较大范围的肿瘤周围组织。钝性和锐性分离相结合仔细显露肾蒂血管。先用切割缝合器或多枚血管夹结扎并切断肾动脉，再用同样方式处理肾静脉（图5-18）。处理肾蒂后，如前所述，多数人倾向于用血管夹结扎输尿管，在 Gerota 筋膜外分离切除肾。与开放性肾输尿管切除术类似，肾上腺不做常规切除。继续向远端分离输尿管，一般近端1/3 的输尿管的血供在输尿管的前内侧，中段输尿管的血供在内侧，远端 1/3 在外侧，分离时应予以注意。切除下半段的输尿管常需要放置第 4 个trocar。要切除足够的肿瘤周围组织，以保证彻底清除肿瘤。尽可能向下分离输尿管。如果分离水平低于髂血管，剩余的远端输尿管就较容易由下腹部切口切除，将肾标本置于盆腔，肾窝仔细检查止血，缝合 10mm 通道的穿刺孔，然后进行开放手术。

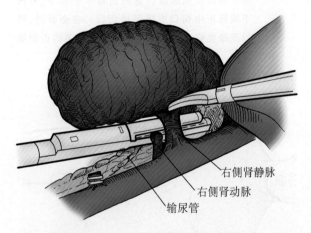

图 5-18　仔细分离显露肾蒂血管。切割分离器可同时结扎并切断肾蒂血管（From Jarrett TW. Laparoscopic nephroureterectomy. In: Bishoff JT, Kavoussi LR, editors. Atlas of laparoscopic retroperitoneal surgery. Philadelphia: Saunders; 2000. p. 112. ）

②开放性远端输尿管切除加膀胱袖状切除：改平卧位，取耻骨上横切口（Pfannenstiel）或 Gibson 切口。切口的选择要根据肿瘤的位置，患者的体型，腹腔镜已分离的输尿管的最低位置。腹腔镜分离输尿管的位置高于髂血管水平时，适合选用 Gibson 切口。手术方法见开放手术章节。

腹腔镜切除远端输尿管　如果全部手术都要在腹腔镜下完成或尽量减少开放手术部分的操作，则需要经腹腔镜分离输尿管远端至膀胱。患者取 Trendelenburg 体位使肠管离开盆腔。切开髂血管水平的腹膜向下至侧盆壁膀胱的外侧，并向内到达脐正中韧带（图 5-19）。钳夹切断输精管（男性）或圆韧带（女性）。在膀胱和脐正中韧带之间找到输尿管并向下分离至输尿管膀胱开口处，分离膀胱外侧蒂，充分显露完整输尿管壁内段，进而向内翻转膀胱显露输尿管全长。游离输尿管周围的逼尿肌，经膀胱外行膀胱袖状切除；沿输尿管开口处打开膀胱可以直视下确认膀胱袖状切除的完整性。另一种替代方法是采用膀胱镜来证实输尿管切除的完整性及对侧输尿管开口的通畅。

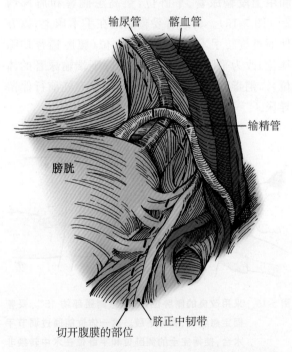

图 5-19　髂血管水平以下，于脐正中韧带和膀胱之间继续切开腹膜。钳夹切断输精管（男性）或圆韧带（女性）。充分显露远端输尿管

③机器人辅助腹腔镜肾输尿管切除：随着机器人技术在泌尿外科领域的逐渐开展，机器人辅助肾输尿管切除术已成为传统开放或腹腔镜手术的可行替代方案。改进的 daVinci S 手术操作系统拥有更长的机械臂，其活动范围更广，同时碰撞

更少,使得远端输尿管切除部分无须重新对接机器人或重新改变患者体位。恰当的穿刺孔位置对于这项技术的成功至关重要(图 5-20)。在脐水平、腹直肌外缘切开长约 12mm 横形切口作为镜头孔。以镜头孔为中心,于距镜头孔 7~8cm 头、尾侧腹直肌旁外侧分别做 2 个 8mm 皮肤切口,作为操作孔 1、2。于髂嵴头侧约 5cm,近腋前线处建立第三个操作孔(操作 3)。于脐部或沿脐周建立辅助孔。对接机器人,左臂置入操作孔 1,右臂置入操作孔 2,第四臂置入操作孔 3 用于回缩。肾切除部分完成后,变更回缩装置与左臂位置后进行远端输尿管加膀胱袖状切除。行输尿管膀胱壁外段切除时,充盈膀胱有助于辨认输尿管膀胱连接部,待远端输尿管与逼尿肌离断后即可排空膀胱。在输尿管膀胱连接部切口的内外两侧予以缝合有助于后续的膀胱重建。应缝合两层关闭膀胱(Hemal et al,2011)。

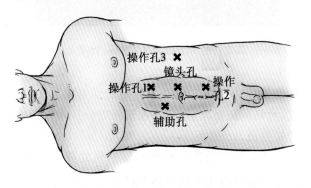

图 5-20　机器人辅助腹腔镜肾输尿管切除的穿刺孔位置。对于肾及上段输尿管切除,回缩装置置于操作孔 3,进行远端输尿管加膀胱袖状切除时,回缩装置置于操作孔 1、左臂置于操作孔 3

总结:1991 年,Clayman 等开展了第一例腹腔镜肾输尿管切除术。此后,腹腔镜肾输尿管切除术的手术技术和安全性得到了确认,现已有许多有关腹腔镜肾输尿管切除的论著(Jarrett et al,2001;Stifleman et al,2001;Bariol et al,2004;Hsueh et al,2004;Matin and Gill 2005;Wolf et al,2005;Ni et al,2012;Rai et al,2012)。这些研究的腹腔镜手术的入路有经腹腔和腹膜后,采用开放手术、经尿道或完全腹腔镜切除输尿管远端。与其他腹腔镜肾手术相似,各种方法之间在美容、术后恢复等方面都没有明显差异,但在并发症方面均比开放手术有优势。目前,机器人手术仅有短期随访数据。

腹腔镜肾输尿管切除术治疗上尿路肿瘤的有效性已经十分肯定。中期及长期随访研究发现,肿瘤相关的预后与开放手术相似(McNeill et al,2000)。El Fettouh 及其同事(2002)报道一项多中心研究,共 116 例,局部复发率为 2%,膀胱肿瘤复发为 24%,远处转移率为 9%,切缘阳性率 4.5%。最近,Berger 等(2008)报道,分期 Ta/Tis、T1、T2、T3 及 T4 的肿瘤对应其 5 年肿瘤特异生存率分别为 80%、70%、68%、60% 及 0。Schatteman 及其同事(2007)报道了类似结果,Ta、T1、Tis、T3 及 T4 期肿瘤的特异生存率分别为 100%、86%、100%、77% 及 0。两个研究都发现,肿瘤分期越高,预后越差。与开放手术效果相当,但仍需要长期随访观察两者是否存在差异。Muntener 等(2007a)对 37 例患者进行了长期随访,时间跨度 60~148 个月。这项研究显示,11 例患者术后出现疾病进展,且于 7~59 个月死亡。肿瘤分期是唯一与疾病复发显著相关的因素。Ni 及其同事(2012)在一项大型配对研究中比较了开放及腹腔镜手术的预后,虽然结果没有显著差异,这项研究显示比起开放手术,腹腔镜手术有更高的 5 年肿瘤特异生存率、更低的膀胱及整体复发率。通过制定合适的患者筛选条件,腹腔镜手术具有更可靠的安全性和疗效,并在控制并发症方面更具优势。Simone 等(2009b)报道,针对局限性肿瘤患者,开放及腹腔镜手术在无转移生存率及肿瘤特异生存率方面没有区别,高分级、pT3 或更高分期的肿瘤患者采用开放手术获益更多。

局部复发和穿刺孔肿瘤种植是重要的问题。现已有 12 例上尿路移行细胞癌穿刺孔种植报道,2 例是术前拟诊为良性疾病行单纯肾切除,术中未注意无瘤原则(Ahmed et al,1998;Otani et al,1999)。所有报道均为低分化肿瘤。Muntener 及其同事(2007b)报道,在 166 例病中 1 例局部复发的患者,患者在围术期就出现患侧尿道明显的复发。虽然有肿瘤种植的可能,但如果术中注意外科无瘤原则,其发生率似乎并不比开放手术高。

总体来说,在遵循无瘤原则的基础上,开放与腹腔镜肾输尿管切除术未见显著区别。膀胱袖口的管理形式多样,操作侵入性越小,复发率越高。

腹腔镜淋巴结清扫应当根据临床具体情况施行，腹腔镜操作熟练的医师可考虑进行扩大淋巴结清扫术。

5. 肾盂肿瘤的开放性保留肾单位手术

(1)适应证：需要保存肾功能的患者可考虑行保留肾的开放手术（Gittes,1966；Petkovic,1972；Mazeman,1976；Johnson and Babaian,1979；Babaian and Johnson,1980；Cummings,1980；Wallace et al,1981；Tomera et al,1982；McCarron et al,1983；Zincke and Neves,1984；Bazeed et al,1986；Ziegelbaum et al,1987；Messing and Catalona,1998；Goel et al,2006）。患者选择这一方案时需要意识到其较差的肿瘤相关预后。单病灶孤立肾肿瘤、同时发生的双侧肿瘤、易多中心复发的肿瘤（如地方性 Balkan 肾病相关的上尿路肿瘤）等都可考虑行保留肾的手术（图 5-21）（Huffman et al,1985）。内镜检查可以直视下观察病灶，并可钳夹或刷取肿瘤组织进行病理检查以明确诊断、位置及分级（Gill et al,1973）。由于经可弯曲的内镜的狭小操作通道钳夹活检有一定的不足之处，术前明确肾盂肿瘤的分期仍很困难（Smith et al,2011）。在活检钳没有取到足够肿瘤组织的情况下可以考虑冲刷肿瘤取病理。文献报道，如果能够在术中避免肿瘤污染伤口，保留肾的手术出现肿瘤切口种植的发生率很低（Gittes,1980；Tomera et al,1982；McCarron et al,1983）。现代的经皮肾镜技术可以切除所有以前需要开放性肾盂镜治疗的肿瘤，而且切口种植的发生率很低（见后续讨论部分）。

(2)手术方法：术前评估通常行 CT 或 MRI。对于少数血管丰富的肾盂肿瘤在准备行肾部分切除术前，行肾动脉造影可以帮助术中辨别受累的肾段动脉或将其栓塞以方便手术。

患者可取侧卧位或扭矩位（见肾外科开放手术章节）。侧卧位有利于显露肾门肾盂，切开肾盂切除较大的非浸润的肿瘤。扭矩体位有利于从前方或后方显露和控制肾蒂，有利于行肾部分切除。可行胸膜外、腹膜外或胸腹联合切口入路。切除部分 11 肋或 12 肋可最大限度地显露肾上极和肾蒂，尤其适用于肥胖患者或肾位置高的患者。而对于体型瘦长而且肾位置低的患者仅切除 12 肋尖即可充分显露肾，并可以减少术后伤口并发症

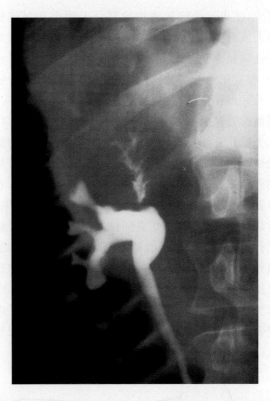

图 5-21　孤立肾的肾上盏浸润性肿瘤，行肾上极切除术

和伤口疼痛。切开伤口后从后面切开 Gerota 筋膜，然后游离整个肾，肾蒂和输尿管分别用一根血管带游离开。

为将肿瘤播散与种植转移的风险降到最低，切开肾盂前需用干纱布保护伤口。为了优化手术视野，方便切开肾盂，切除肿瘤，可以同肾盂切开取石术一样分离肾门肾窦处脂肪，显露肾盂和主要的肾盏分叉。取弧形切口切开肾盂。切除肿瘤，用电凝、激光或氩气刀烧灼肿瘤基底部。最后用 3-0 铬肠线或其他可吸收线缝合肾盂。

肾盂肿瘤的肾部分切除术基本上与标准开放部分肾切除术相同，但也具有明显而不很直观的差别。例如，肾内尿路系统不具有体表标志，手术切缘通常不可见，最好使用术中超声来准确判断与肾内尿路系统对应的肾实质切缘。要特别注意避免肿瘤污染伤口。切除含肿瘤的部分肾之前，要夹闭相应的肾内集合系统。用可吸收线缝合集合系统。血管断端的出血点用 3-0 铬肠线缝合。其余的肾实质断面出血点用氩气刀止血。肾创面可以选择速即纱（Surgicel）进行填塞，用 2-0 铬肠线缝合肾实质及肾被膜。其余止血材料由外科医

师根据手术情况决定使用与否。用 2-0 铬肠线缝合 Gerota 筋膜。

常规留置肾周引流管。除非缝合集合系统较困难，一般无须放置输尿管支架管。

总结：肾盂切开切除肿瘤和肾部分切除术术后的同侧肾盂肿瘤复发率为 7%～60%（Mazeman，1976；Murphy et al，1981；Wallace et al，1981；McCarron et al，1983；Zincke and Neves，1984；Ziegelbaum et al，1987；Messing and Catalona，1998；Goel et al，2006）。保留肾手术的肿瘤复发率与肿瘤细胞分级相关，G1 肿瘤＜10%，G2 和 G3 为 28%～60%。肾盂存在多发的不典型增生或多发肿瘤时提示复发的风险较大（Heney et al，1981；Nocks et al，1982；Mahadevia et al，1983；McCarron et al，1983）。肿瘤未能彻底切除也可能是复发率高的一个原因。

由于缺少前瞻性随机对照研究和大样本病例随访，现在还没有肾盂肿瘤行保留肾手术的整体生存率和肿瘤特异生存率数据。因内科并发症而选择保留手术也会造成数据的偏倚。Murphy 等报道，肾盂肿瘤行保留肾的手术，G1 和 G2 肿瘤的 5 年生存率为 75%，2 年生存率为 46%（Murphy et al，1980）。McCarron 等报道了 9 例行保留肾的患者，其中治愈占 1/3，因肿瘤死亡占 1/3，其余 1/3 死于其他非相关的疾病（McCarron et al，1983）。**对于孤立肾的肾盂肿瘤患者，如果肿瘤体积大、浸润性、低分化、局限于肾内（T2、N0、M0），行根治性肾输尿管切除加术后透析治疗可达到最高的治愈率和生存率**（Gittes，1980；McCarron et al，1983）。**对于预估寿命较长的年轻患者，血液透析的并发症是一个值得注意的问题，但其风险远小于浸润性低分化的肾盂肿瘤本身。体积小、低级别的肿瘤可以通过内镜切除，避免行开放手术。**

6. 开放性输尿管节段切除术（输尿管节段切除术加输尿管端端吻合术）

（1）适应证：输尿管节段切除术加输尿管端端吻合术适用于中上段输尿管较大的不能经内镜切除的非浸润性 G1、G2 肿瘤，以及 G3 或浸润性肿瘤但需要保留肾者。如何保证完整切除肿瘤，同时又能无张力吻合血供良好的输尿管对于这项手术至关重要，同时也是巨大挑战。

（2）手术方法：上段输尿管肿瘤采用侧卧位，中段输尿管肿瘤采用平卧位，垫高患侧腰部。选用由 12 肋尖至盆腔的腰部腹膜外切口可很好地显露中段输尿管。分离输尿管，用血管阻断带阻断远端和近端输尿管。根据术前影像学资料和输尿管镜结果找到肿瘤，触摸肿瘤，在距肿瘤上下 1～2cm 处结扎切断输尿管（图 5-22），标本送冰冻病理以明确诊断及肿瘤分级、分期、上下切缘有无肿瘤。清扫局部淋巴结。松解上下端输尿管，无张力状态下吻合输尿管。大多数情况切除 4cm 的输尿管仍能吻合。必要时可游离肾并下移以方便输尿管的吻合。游离输尿管时要注意保护其血供。纵行劈开输尿管断端，4-0 可吸收线间断吻合断端。吻合时留置输尿管支架管，腹膜后间隙留置引流管，注意引流管要接近但不要接触吻合口。

7. 远端输尿管切除加输尿管再植术、输尿管膀胱再植加腰大肌悬吊或管状膀胱瓣（Boari 瓣）输尿管吻合术

远端输尿管切除方法同根治性肾输尿管切除术，要额外注意避免肿瘤溢出输尿管而污染伤口。游离输尿管，可通过膀胱外或膀胱内的方法进行输尿管膀胱无张力吻合。是否采用抗反流的吻合方法现在还有争议，抗反流吻合术可预防来自膀胱的上尿路感染和肿瘤种植，非抗反流的吻合术有利于术后随访时行影像学检查和输尿管镜检查。膀胱外方法需要切除膀胱逼尿肌，显露黏膜层，在切口远端形成黏膜缝隙。用 3-0 铬肠线间断或连续缝合输尿管和膀胱黏膜全层。在吻合口远端，两股缝线通过膀胱壁全层以锚定输尿管、避免滑脱。用 2-0 可吸收线铬肠线间断缝合逼尿肌于输尿管末端，以达到抗反流目的。在吻合完成前可放置输尿管支架管。

采用膀胱内方法进行输尿管膀胱吻合时，需要进行膀胱前壁切开术。切开膀胱后外侧壁并形成 2～3cm 黏膜下隧道，将输尿管下段置于膀胱黏膜隧道后用可吸收缝线间断缝合吻合口。

如果切除输尿管较长，无法通过输尿管膀胱吻合术达到无张力吻合时，则需要一些辅助措施：首先可考虑将膀胱悬吊于腰大肌，可增加额外 5cm 的长度。游离膀胱前壁与外侧壁，女性要离断子宫圆韧带，也可离断对侧膀胱上动脉进一步

增加膀胱的活动度。完成输尿管膀胱吻合后，用一排 2-0 铬肠线间断缝合将膀胱向上悬吊固定在

超过髂血管的髂嵴水平的腰大肌。注意避免损伤生殖股神经。

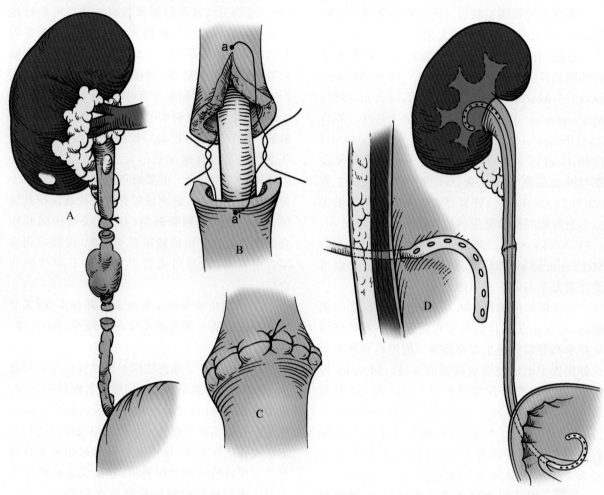

图 5-22　A. 输尿管部分切除术适用于较大的非浸润性中段输尿管肿瘤。B 和 C. 纵行劈开输尿管断端后行输尿管端端吻合，留置输尿管支架管。D. 腹膜后留置引流管

如果膀胱大小和顺应性正常，膀胱腰大肌悬吊术可延长较大的距离。但当输尿管切除段更长时，可用膀胱前壁行管状膀胱瓣（Boari 瓣）输尿管吻合术加腰大肌悬吊，可获得额外 10～15cm 的长度，吻合可高达近端输尿管水平（图 5-23）。如果需要 Boari 瓣进行吻合，需在切开膀胱及与腰大肌缝合前设计 Boari 瓣的切口位置及术前影像学检查评估膀胱容量，小容量膀胱是该手术的禁忌证。L 形较 U 形膀胱壁瓣的吻合长度更长。Boari 瓣的底部应至少大于顶端 2cm 以确保良好的血供，其宽度至少应达到输尿管直径的 3 倍以达到管状成形部分的足够宽度。可吸收线间断缝合 Boari 瓣的顶端固定于腰大肌，劈开输尿管下

段和管状膀胱瓣头端吻合，吻合方法同前。可吸收线双层连续缝合管状膀胱瓣。所有病例都需留置输尿管支架管、尿管和膀胱周围引流管。该术式对膀胱进行了广泛重建，拔尿管前应进行影像学检查以评估膀胱情况。

8. 回肠代全输尿管术

当输尿管病变累及大部分节段时，可以使用回肠节段重建尿路系统。阑尾已被用于替代节段输尿管（Goldwasser et al, 1994）。中线腹膜内切开，离回盲瓣至少 15cm 远处选取 20～25cm 回肠。使用吻合器重建肠连续性，通过可吸收线连续缝合吻合回肠近端于肾盂，端端吻合且与回肠同向蠕动。如果输尿管近端无病变，结肠节段也

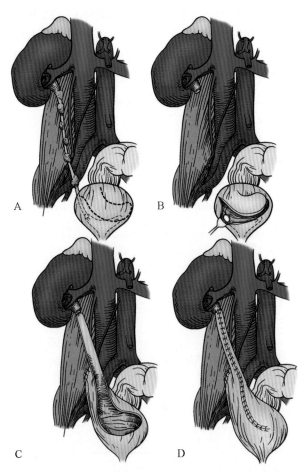

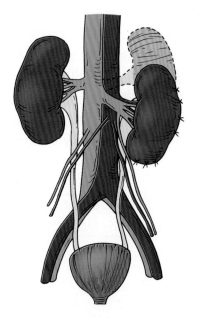

图 5-24　游离肾后通过 Gerota 筋膜将其固定于切开腹膜的边缘,沿尾部方向施加牵引力,左边可增加近 10cm 的长度

图 5-23　A. 输尿管多发肿瘤需要保留肾时,可行输尿管次全切除术。B. 由膀胱前壁取螺旋形膀胱瓣。C. 将 Boari 瓣悬吊于腰大肌,可与近端输尿管吻合。D. 完成吻合,缝合膀胱切口。留置输尿管支架、导尿管和引流管(图中未标示)

可通过端端方式吻合于输尿管。完成吻合前放置输尿管支架管。回肠远端通过膀胱内、端侧方式双层吻合于膀胱后壁。引流管置于腹膜后靠近吻合口的位置。重建尿路引流通畅对于愈合非常重要,术后需要膀胱留置大号导尿管至少 1 周。可能需要定期膀胱灌注及肾造瘘。拔出尿管及造瘘管前需要行影像学检查明确膀胱及肾造瘘情况。

经验丰富的术者可选择髂窝内自体肾移植术作为替代治疗方案。另一种避免回肠重建的方法是游离肾后通过 Gerota 筋膜将其固定于切开腹膜的边缘,沿尾部方向施加牵引力(图 5-24)。该术式借助于更长的左肾静脉可增加 8～10cm 的长度,且可在腹腔镜下操作,避免了侧面切口(Sutherland et al,2011)。

总结

过去,一些学者推荐对所有上尿路肿瘤患者都行肾输尿管根治性切除术(Skinner,1978)。而另一些人则认为,对于远端输尿管的高分化非浸润的肿瘤可以行输尿管节段切除术(Babaian and Johnson,1980)。**表 5-4、表 5-5 所列的一系列研究显示,肾盂和输尿管肿瘤患者的预后与肿瘤分级、分期密切相关而与手术切除范围关系不大。**一项单中心研究评估了输尿管尿路上皮肿瘤的预后因素,共纳入 145 位患者,平均随访时间 96 个月,大部分肿瘤为非肌层浸润性,其中 51 位患者行输尿管节段切除术。研究发现,10 年无进展生存率为 80%,同侧肿瘤复发率为 10%,当根据临床病理参数做相应调整后,肾输尿管切除术与输尿管节段切除术的患者预后不具有显著差别(Lehmann et al,2007)。Leitenberger 等(1996)报道了他们在输尿管肿瘤保留肾单位的手术经验,40 位患者中有 13 位采用了保肾手术,其中 4 人出现复发,其原来均为浸润性肿瘤。Anderstrom 及同事(1989)报道了 21 例高分化、非浸润性输尿管肿瘤行输尿管节段切除术,平均随访 83 个月,仅有 1 人复发,无因肿瘤死亡者。McCarron 及其同事(1983)曾报道 Ta 期肿瘤患者采用

输尿管节段切除术或内镜肿瘤切除术,其 5 年总生存率达到 64%,T1、T2 期肿瘤经输尿管节段切除或远端输尿管切除术治疗后 5 年无瘤生存率分别为 66% 和 50%。关于不同分期的输尿管肿瘤 5 年特异性生存率的报道还很少。Grabstald 及其同事(1971)报道,从 Ta 期到 T1 期和 T2 期的 5 年疾病特异性生存率分别为 64% 和 100%,所

有的死亡原因都与肿瘤无关。与此不同,T3 期肿瘤,肿瘤特异性生存率只有 7%,由于肿瘤引起的死亡率达到 87%。一项最近的 SEER 数据库研究纳入了 2044 例患者,平均随访时间 30 个月;研究发现,在调整病理分期后,输尿管节段切除术与肾输尿管切除术在 5 年肿瘤特异死亡率方面没有差异(Jeldres et al,2010a)。

表 5-4 输尿管肿瘤患者的 5 年生存率

	Bloom et al,1970 (n = 102)	Batata and Grabstald,1976(n = 77)	McCarron et al,1983	Jeldres et al,2010a
肿瘤分级				
1—2	56~83	50~80	60~87	232
3—4	16	0~20	15	146
TNM 分期				
Ta, T1, Tcis	62	60~90	64~81	231
T2	50	43	46	192
T3	33	16	22	124
T4	—	—	—	22
N+	0	0	4	—
M+	0	0	—	—

表 5-5 局限性输尿管肿瘤行节段切除术后随访结果

文献	患者数	局部复发率(%)	随访(月)
Johnson and Babaian,1979	6	16.6	44
Zungri et al, 1990	35	8.5	86
Maier et al, 1990	17	17.6	41.4
Wallace et al,1981	7	14.3	93.6
Anderstrom et al,1989	21	4.7	83
Leitenberger et al,1996	13	30	42
Lehmann et al, 2007	51	14	96

输尿管肿瘤保守治疗后同侧上尿路肿瘤复发率 33%～55%(Mazeman,1976;Johnson and Babaian,1979;Babaian and Johnson,1980;McCarron et al,1983;Williams,1991)。大多数的复发出现在原发灶的远端,但近端也有发现(Strong et al,1976)。复发的风险终身存在,所以应该进行终身的随访(Herr,1998)。例如,Grossman(1978)报道了 1 例中段输尿管 G1 Ta 期肿瘤行输尿管节段切除再吻合术后 16 年局部复发 T2 期肿瘤的病例。

以下是对于对侧肾功能良好的输尿管肿瘤患者的总体治疗建议。因为肿瘤较大或多发,而无法在内镜下切除的中上段输尿管的 G1－G2、Ta－T1 肿瘤,可以行输尿管节段切除术。中上段输尿管 G1－G2、T2 期的肿瘤也可行输尿管节段切除术。下端输尿管切除术加输尿管再植术适用于内镜无法治疗的高分化,低分期的下段输尿管肿瘤,输尿管切除对部分低分化、局部浸润的下段肿瘤也同样适用。

9. 腹腔镜及机器人辅助远端输尿管切除加

输尿管膀胱再植术

目前,已有各种通过腹腔镜行远端输尿管切除加输尿管膀胱再植术的手术报道(Roupret et al,2007),机器人技术可在重建过程中发挥辅助作用。其适应证与开放手术相同,目前应用于低风险远端肿瘤患者。使用标准技术切除远端输尿管直至输尿管口,并将近端输尿管末端吻合于膀胱。早期报道是鼓舞人心的,但是必须严格遵守肿瘤治疗原则。

(二)内镜治疗

Hugh Hampton Young 在 1912 年首先报道了上尿路的内镜检查。随着技术的发展,通过顺行和逆行内镜可以观察到上尿路的任何部位,还可通过最后小的操作通道对上尿路移行细胞癌行活检和治疗,而且并发症很少。内镜的小型化更方便了随访时对上尿路的观察,而且通常不需要像以前一样留置输尿管支架和输尿管扩张。

可根据肿瘤的位置和大小选择逆行输尿管镜或顺行经皮肾镜两种方法。通常输尿管和肾盂的较小的肿瘤可选用输尿管镜,肾盂和上输尿管的较大的肿瘤或输尿管镜不能达到的位置的肿瘤(下盏肿瘤)或已经行尿流改道者可选用经皮肾镜。多发的肿瘤可联合两种方法治疗(图 5-25)。

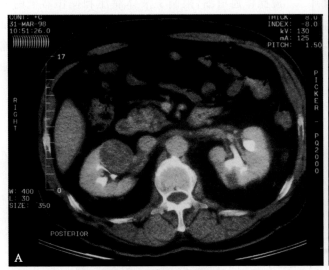
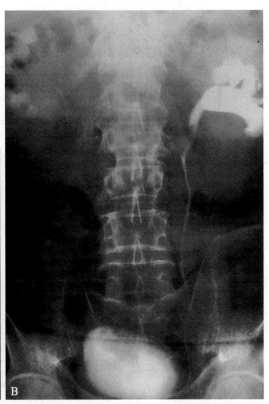

图 5-25 双侧肿瘤。A. 右肾细胞癌需要根治性右肾切除。B. 左输尿管上段肿瘤,需要联合输尿管镜和经皮肾镜切除肿瘤

上尿路移行细胞癌的基本治疗原则与膀胱移行细胞癌的治疗原则相似(图 5-26)。可活检后用电切或激光切除肿瘤。对于体积较大的肿瘤,或者低分化高分期可能的肿瘤应对肿瘤进行分期评估。此类肿瘤很可能需要行肾输尿管切除术以根治肿瘤。因此,为避免输尿管穿孔或其他严重并发症,这种情况下对肿瘤只进行活检或部分切除。

只有病理结果提示肿瘤适合行微创治疗时才可进行完全的内镜治疗。如果病理结果为低分化浸润性不能彻底切除的肿瘤,如无内科禁忌证,则应行根治性肾输尿管切除术。行保留肾手术的患者必须终身进行影像学和内镜检查的随访。

1. 输尿管镜和输尿管肾盂镜

Goodman 在 1984 年首先应用输尿管镜治疗

肿瘤。输尿管镜通常适用于较小的输尿管肿瘤和肾盂肿瘤。随着小口径输尿管硬镜和可弯性输尿管镜的应用,肿瘤的位置已经不像过去那样限制输尿管镜的应用。**输尿管镜的优点是比经皮肾镜和开放手术的并发症要少。输尿管镜在一个封闭的系统内进行,因此肿瘤细胞不会接触到非尿路上皮而引起种植。**

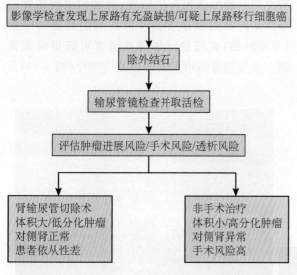

影像学检查发现上尿路有充盈缺损/可疑上尿路移行细胞癌

↓

除外结石

↓

输尿管镜检查并取活检

↓

评估肿瘤进展风险/手术风险/透析风险

↓

肾输尿管切除术
体积大/低分化肿瘤
对侧肾正常
患者依从性差

非手术治疗
体积小/高分化肿瘤
对侧肾异常
手术风险高

图 5-26　局限性上尿路移行细胞癌的内镜诊治流程

逆行检查方式的主要缺点是对小内径器械的要求较高。更小的内镜意味着更小的观察视野和操作通道,这就限制了逆行检查所能切除的肿瘤尺寸。此外,一般的器械并不能有效处理一部分上尿路疾病,如肾下盏疾病。更小的器械限制了切除较大的肿瘤,也限制了深部组织活检从而影响获取可靠分期的能力。但是对于尿道改流术后的患者,逆行输尿管镜检则较难进行。

(1)手术方法和设备:现有多种输尿管设备,各有利弊。通常输尿管硬镜应用于中下段输尿管,而用于上段输尿管和肾盂时可靠性差,尤其是男性患者。大口径输尿管硬镜因为观察范围较大和液体灌注更为充分,从而获得较好的视野。小口径输尿管硬镜(8Fr)通常无须扩张输尿管开口(图 5-27A)。新型的输尿管软镜的口径<8Fr,可以方便可靠地通过大部分尿路系统(Abdel-Razzak and Bagley,1993;Grasso and Bagley 1994;Chen and Bagley 2000;Chen et al,2000)。输尿管软镜通常用于上段输尿管和肾盂,而这些部位是输尿管硬镜较难到达的。然而,输尿管软镜操作通道细,限制了液体灌注和操作器械的进入。再者,可弯曲输尿管镜也不易达到肾脏的某些部位,如肾下盏,肾下盏与肾盂的交角限制了输尿管镜的通过。另外,已尿流改道的患者行输尿管软镜也较困难(图 5-27B)。

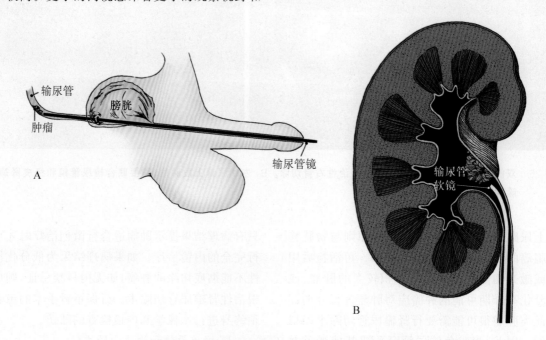

图 5-27　A. 输尿管硬镜方式。B. 输尿管软镜方式

（2）内镜评估和收集尿细胞学标本：先行膀胱镜检查膀胱内情况。找到输尿管口，观察有无喷血。小口径的输尿管镜（Fr6.9 或 Fr7.5）可直接进入输尿管口。检查下段输尿管有无术前插入导丝或扩张输尿管时引起的损伤。经输尿管镜置入导丝，然后在透视引导下向上检查输尿管至肾盂水平。输尿管软镜可观察其他部位的尿路上皮。当发现可疑病变时，在活检和治疗前应先用生理盐水冲刷病灶（Bian et al，1995）。如果输尿管镜不能插入时则需要先行扩张输尿管。

特殊的情况包括既往尿流改道和肿瘤位于壁段输尿管。已行尿流改道的病例，很难找到输尿管和肠道吻合口，可由经皮肾镜顺行插入导丝通过吻合口。然后输尿管镜即可沿导丝逆行插入输尿管，此时肾穿刺造口的通道无须完全扩张。Wager 及其同事（2008）描述了根治性膀胱切除术后使用内镜监测输尿管原位癌患者的经验。另一情况是肿瘤位于输尿管内，当肿瘤位于膀胱壁段输尿管，肿瘤突出输尿管口时，可经输尿管镜切除或经尿道电切切除大部分末段输尿管，并且手术效果尚可（Palou et al，2000）。

（3）活检和明确的治疗：有三种常用的切除肿瘤的方法：从基底整块切除肿瘤，从浅表向基底切除肿瘤，活检后电烧或激光治疗。无论哪种方法都应该活检取病理。活检的组织通常较小，应该立即放入固定液中，并标上标签进行组织学或细胞学检查（Tawfiek et al，1997）。

（4）输尿管镜手术方法：用活检钳抓取肿瘤或金属网篮套取肿瘤（图 5-28A）。然后用电切或激光烧灼肿瘤基底部，肿瘤送病理，这种方法尤其适用于有蒂的高分化乳头状肿瘤。经输尿管镜电切镜切除肿瘤（图 5-28B）。电切时只切除输尿管腔内的肿瘤，不要切除深部组织（超过固有层），否则很容易造成穿孔，中上段输尿管管壁很薄，这一点尤其要注意。输尿管电切镜为 12Fr，需要充分扩张输尿管口才能进入。Jarrett 及其同事（1995a）报道，充分扩张输尿管后用加长的标准电切镜可切除下段输尿管较大的肿瘤。用活检钳取病理后用激光或电灼消融肿瘤至基底部（图 5-28C 和图 5-28D）。当使用可弯曲的 3Fr 小活检钳时，常需要行多点活检。可用 2Fr 或 3Fr 的 Bugbee 电极电切肿瘤，但因不易控制电切穿透的深度而使输尿管穿透的危险较高，应避免进行环状烧灼，因为这样很可能造成输尿管狭窄。近年来，Nd:YAG 激光（Smith et al，1984；Schilling et al，1986；Schmeller and Hofstetter，1989；Carson，1991）和钬激光（Bagley and Erhard，1995；Razvi et al，1995；Matsuoka et al，2003；Suoka et al，2003）得到广泛应用。两种激光各有特点（图 5-29），激光光纤可弯而且很细（200 或 365μm），可通过小口径输尿管软镜的操作通道，而不影响视野和液体灌注。钬激光非常适用于输尿管，组织穿透深度<0.5mm，不易穿透输尿管壁，消融肿瘤时止血效果好且不易造成输尿管壁全层损伤，但穿透性差的特点使其在切除较大肿瘤时，尤其是肾盂较大的肿瘤，使用较为麻烦，常用能量设置为 0.6～1.0J/10Hz。Nd:YAG 激光的穿透深度依能量设置和治疗时间而变化，通常为 5～6mm。钬激光的工作原理是消融肿瘤，而 Nd:YAG 激光是使肿瘤凝固坏死脱落，因而损伤范围大，在壁薄的输尿管中使用受限。Nd:YAG 通常设定为 15W 持续 2s 消融肿瘤，5～10W 持续 2s 止血。

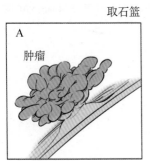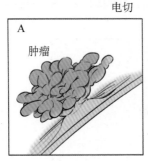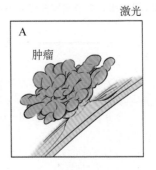

图 5-28　输尿管镜治疗输尿管或肾盂肿瘤。A. 可用金属丝网篮套取肿瘤，注意不要撕裂输尿管壁，也可以用活检钳分次去除肿瘤至基底，这两种方法均需用电烧或激光烧灼肿瘤及底部

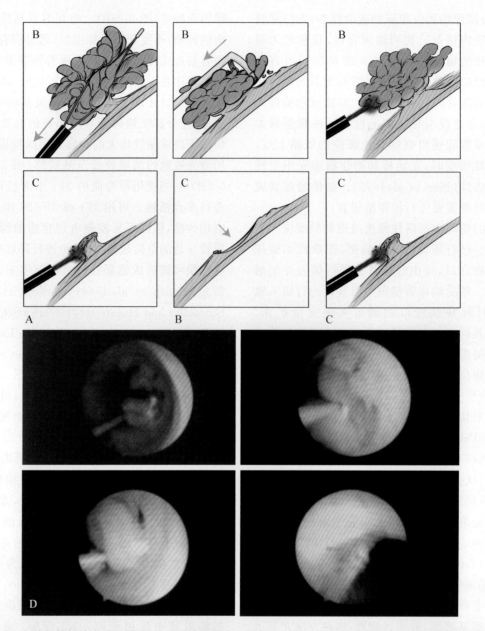

图 5-28 (续)B. 输尿管镜检查确认肿瘤后,采用输尿管电切镜切除肿瘤。与膀胱肿瘤的电切技术不同,输尿管肿瘤的电切只能切除腔内的肿瘤,不能像膀胱肿瘤电切那么深,C、D. 取活检后,用激光或电切切除肿瘤。通常首选激光,因为比较容易掌握能量大小和组织穿透深度。最常用的两种激光是钬激光和 Nd:YAG 激光

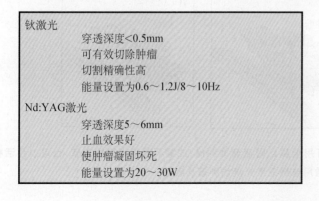

钬激光
　　穿透深度<0.5mm
　　可有效切除肿瘤
　　切割精确性高
　　能量设置为0.6～1.2J/8～10Hz
Nd:YAG激光
　　穿透深度5～6mm
　　止血效果好
　　使肿瘤凝固坏死
　　能量设置为20～30W

图 5-29 Nd:YAG 激光与钬激光的特性

术后可留置输尿管支架,大的肿瘤通常需要在几个月内多次切除。

总结

尚未发表的一系列随机对照研究对内镜治疗和肾盂输尿管切除进行了比较,并均为病例分析(证据等级为 Level 4)。多项研究表明,经输尿管镜治疗上尿路移行细胞癌是安全和有效的(Daneshmand et al,2003;Krambeck et al,2007;Lucas et al,2008;Thompson et al,2008;Gadzinski et al,2010;Cutress et al,2012)。表 5-6 对最大的一项研究进行了总结。在一项 736 例患者的文献综述中(Cutress et al,2012),上尿路肿瘤的总复发率分别为 53%,膀胱肿瘤复发的发生率为 34%。15% 的患者出现肿瘤的进展,其中 9% 出现了远处转移。输尿管镜治疗的失败率为 24%,其中 19% 经历了进一步的肾盂输尿管切除术。但是,研究存在着相当大的来自有利于肿瘤特点的偏移,如单病灶、低级别、肿瘤尺寸较小等。和所有移行的细胞癌一样,影响预后的最重要因素是肿瘤细胞的分级。Cutress 及其同事(2012)报道,G1、G2、G3 期上尿路肿瘤的复发率分别为 52%、54%、76%。高级别上尿路肿瘤的复发率及无瘤生存期均较差。

表 5-6　输尿管镜检治疗方式

研究	纳入病人量	随访时间(月)	上尿路肿瘤复发率(%)	膀胱肿瘤复发率(%)	肾输尿管切除率(%)	疾病进展率(%)	治疗失败率(%)	并发症(%)
Martínez-Piñeiro et al,1996	54	31	23	/	10	/	28	23
Daneshmand et al,2003	30	31	90	23	13	20	47	17
Johnson et al,2005	35	52	68	/	3	0	3	9
Gadzinski et al,2010	34	18	31	15	/	15	/	9
Pak et al,2009	57	53	90	/	19	7	19	/
Thompson et al,2008	83	55	55	45	33	14	33	
Cutress et al,2012	73	54	69	43	19	19	30	16

/. 无数据;Modified from Cutress ML,Stewart GD,Zakikhani P,et al. Ureteroscopic and percutaneous management of upper tract urothelial carcinoma(UTUC):systematic review. BJU Int 2012;110:614-28.

文献报道认为,输尿管镜治疗肿瘤是长期可行的,但同侧高复发率仍存在。Daneshmand 及其同事(2003)报道,90% 的患者同侧肿瘤复发的频率为 3～4 次。Cutress 及其同事(2012)在一项大规模研究中报道了 5 年无复发生存率为 13%～54%。对侧肾功能正常的患者应慎重考虑是否输尿管镜治疗。一定要明确告知患者术后需终身随访,并且可能需要治疗肿瘤同侧的复发。

输尿管镜的并发症并不常见,常与患者的并存病有关。输尿管镜治疗直接引起的并发症发生率为 14%(Cutress et al,2012),包括输尿管穿孔和狭窄。对于输尿管穿孔,可留置输尿管支架进行治疗。输尿管狭窄的发生率为 11%。近期的报道并发症的发生率有所下降,可能是由于采用了细口径的输尿管镜,激光设备的改进和内镜操作技术的进步。

输尿管镜的使用有两个需要注意的问题:一是输尿管镜活检的准确性相对较差,另一方面输尿管镜活检标本用于肿瘤分期有一点限制。对输尿管镜活检病理和肾输尿管切除术后病理回顾性比较,输尿管镜诊断的准确率为 89%～94%,病理分级的准确率为 78%～92%(Keeley et al,1997a;Guarnizo et al,2000;Smith et al,2011)。既往研究表明,上尿路肿瘤的分级、分期之间有很好的相关性(Chasko et al,1981;Heney et al,1981),输尿管镜病理也证实这一点(Keeley et al,1997c),G1 或 G2 肿瘤中 87% 为非浸润性(Ta 或 T1 期),而 67% 的 G3 肿瘤为浸润性(T2 或 T3 期)。这些数据表明,肿瘤分级是最重要的预后因素,虽然采用输尿管镜时肿瘤分期不易直接评估,但是大多数高分化肿瘤是非浸润性肿瘤。

一个令人担心的问题是输尿管镜是否会促使

肿瘤进展或使肿瘤细胞种植到其他尿路上皮或发生远处转移。有报道指出,膀胱肿瘤患者如果存在输尿管反流,则输尿管肿瘤发生率增高(de Torres Mateos et al,1987),上尿路肿瘤输尿管镜术后同侧上尿路和膀胱的肿瘤发生率也会增加。然而,Kulp 和 Bagley(1994)报道了行多次输尿管镜术后切除肾输尿管全长的 13 例患者,病理中未发现异常的移行细胞癌播散。Lim 及其同事(1993)发现,输尿管镜术后引流肾的淋巴结出现肿瘤细胞,因而提出输尿管镜促进了肿瘤转移。可是,Hendin 及其同事(1999)发现,与没有行输尿管镜检查而直接行肾输尿管切除的患者相比,术前行输尿管镜检查而直接行肾输尿管切除的患者相比,术前行输尿管镜检查的患者肿瘤转移情况并没有增加。

2. 经皮肾镜

经皮肾镜适用于肾盂和上段输尿管的较大的肿瘤,Tomera 及其同事于 1982 年首先报道了经皮肾镜手术。经皮肾镜的主要优点是操作通道宽,可进入较大的器械,切除肾集合系统内任何位置的较大的肿瘤。因可以进行组织深部活检,所以有可能得到较准确的肿瘤分级、分期。再者,经皮肾镜可以处理可弯曲输尿管镜难以处理的肿瘤,如复杂性肾盏、肾下盏肿瘤或尿流改道术后的上尿路肿瘤。术后可经肾造瘘管再次行肾镜检查和局部灌注药物。

经皮肾镜的主要缺点是并发症比输尿管镜高,并造成肿瘤种植在尿路上皮以外部位的风险。肾造瘘本身即有一定风险,需要患者住院治疗。由于肾造瘘术破坏了尿路上皮的完整性,因而有可能出现肿瘤种植在肾造瘘通道。

(1)设备和手术方法

①肾造瘘的建立:经膀胱镜插入前端开口的输尿管导管至肾盂,然后行逆行造影明确肾盂的解剖,选择适合的肾盂,建立肾造瘘通道(图 5-30)。肿瘤位于肾盏时,可以直接穿刺该肾盏到达肿瘤远端(图 5-31),避免直接穿刺肿瘤。肾盂和上段输尿管的肿瘤可经上组或中组肾盏穿刺,可较容易进入肾盂并通过肾盂输尿管连接部。应用金属扩张器(Amplatz)或气囊扩张通道至 Fr30。肾造口穿刺位置是手术成功与否的关键环节,需要泌尿科医师或影像学医师与手术医师协商后进

行操作。一些医师更喜欢分两步来建议肾造瘘通道,首先将造瘘通道留置 1～2 周使其窦道形成,进而进行窦道扩张和手术操作。如果需要进行诊断性操作,如膀胱切除和尿流改道术后对阳性细胞学检查的评估,则只需用可弯曲输尿管镜经初始的肾造瘘通道进行操作。否则,经肾造瘘置入肾镜,通过造瘘通道将输尿管导管拔出,换成硬导丝,这样有利于进行顺行和逆行的操作。用硬性或可弯性内镜进行操作,可疑上段输尿管病变时应顺行插入输尿管镜进行检查。

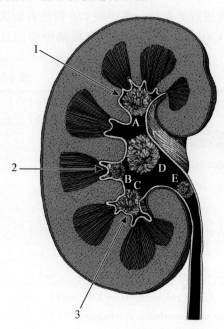

图 5-30 肾造瘘穿刺位置。肾造口穿刺位置的选择是经皮切除肾盂和上段输尿管移行细胞肿瘤手术治疗成功能否成功的关键环节。为了解肿瘤的位置,术前必须仔细分析影像学资料,根据肿瘤位置选择合适的穿刺入路。肿瘤位于外周肾盏时(A-C),穿刺位置要尽量选在肿瘤所在肾盏远端。肿瘤位于肾盏(D)或输尿管上段(E)时最佳穿刺位置是上组肾盏(1)或中组肾盏(2),这样肾镜在肾盂内操作活动及进入输尿管较为容易。下盏肿瘤可经下盏(3)穿刺

②活检和明确的治疗:找到肿瘤后,可采取下列三种方式切除肿瘤(图 5-32)。

第一,用活检钳经标准肾镜操作通道分次抓取肿瘤直至肿瘤基底部(图 5-32A),基底部另送病理以便肿瘤分期,然后 Bugbee 电极烧灼肿瘤基底部。这种方法处理细蒂的高分化乳头状肿瘤时

较为简便,而且出血量不多。

第二,用标准电切镜的电切环切除肿瘤至基底部(图 5-32B)。同样基底部也要另送病理以进行肿瘤分期评估。此法适用于体积较大的广基肿瘤。

第三,经硬性或可弯曲内镜,在取活检后,应用钬激光或 Nd:YAG 激光切除肿瘤(25～30W)

(图 5-32C 和图 5-32D)。可用切除胃肠道息肉的勒除器取病理标本。

不管何种方法,均应留置肾造瘘管以便再次肾镜随访观察肿瘤是否切除彻底(图 5-32)。如果病理为高级别或浸润性肿瘤,则应行肾输尿管根治性切除术。

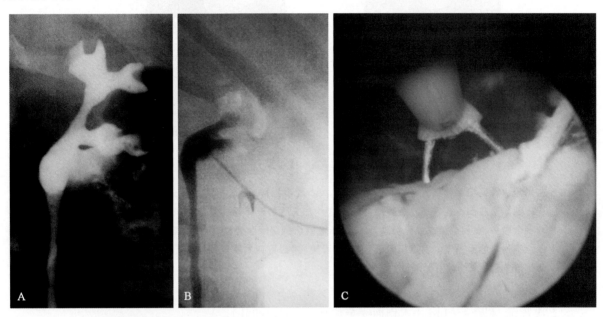

图 5-31　A. 孤立肾的肾下盏移行细胞癌的逆行肾盂造影;B. 肾下盏穿刺可清楚地观察到肿瘤;C. 切除肿瘤

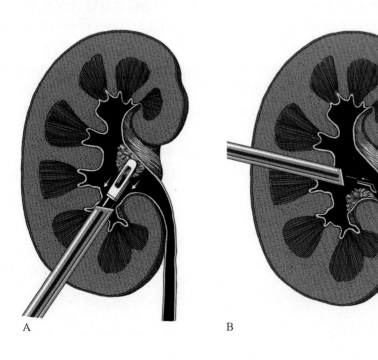

A　　　　　　　　　　B

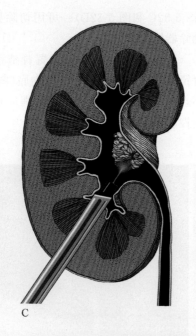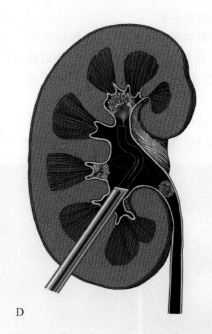

C   D

图 5-32 经皮肾镜切除肾集合系统移行细胞癌。A. 观察到肿瘤后,用活检钳分别抓取肿瘤直至肿瘤及底部。基底部另送病理以便肿瘤分期。这种方法适用于有蒂的高分化乳头状肿瘤,广基的肿瘤出血会较多,需用电刀或激光切除。B. 用标准电切镜切除肿瘤,电切肿瘤至基底部,特别注意避免电切损伤肾的大血管。留取病理后,经标准肾镜(C)或可弯曲膀胱镜(D)应用钬激光或 Nd:YAG 激光切除肿瘤

③二次肾镜:术后 4~14d 手术创面完全愈合后再次行肾镜检查,观察肿瘤切除部位,并切除残余肿瘤。如果没有残余肿瘤,则肿瘤基底部取病理后再用电烧或 Nd:YAG 激光烧灼基底部(15~20W,持续 3s)。如果已经彻底切除肿瘤,数日后可拔除肾造瘘管。如果需要辅助的局部治疗,则保留 Fr8 肾造瘘管以行灌注治疗。有些学者推荐在拔除肾造瘘管之前应行第三次肾镜(Jarrett et al,1995b)。

总结

正如输尿管镜检治疗方式一样,无随机对照研究,现仅有少数几项病例数较多(表 5-7),随访时间较长的回顾性研究结果供参考(Goel et al,2003;Palou et al,2004;Roupret et al,2007;Rastinehad et al,2009)。在一项 288 例患者的文献综述中,Cutress 及其同事(2012)报道了上尿路肿

表 5-7 经皮途径治疗方案

研究	患者数量（%）	随访时间（月）	上尿路复发（%）	膀胱复发（%）	肾输尿管切除率（%）	疾病进展（%）	治疗失败（%）	并发症（%）
Jarrett et al,1995b	36	55	33	ND	42	16	33	25
Patel et al,1996	26	45	35	42	19	8	23	27
Goel et al,2003	20	64	65	15	50	35	50	20
Palou et al,2004	34	51	44	ND	26	ND	—	6
Roupret et al,2007	24	62	13	17	21	17	—	10
Rastinehad et al,2009	89	61	33	ND	13	20	—	ND

ND. 未公开。Modified from Cutress ML,Stewart GD,Zakikhani P,et al. Ureteroscopic and percutaneous management of upper tract urothelial carcinoma(UTUC):systematic review. BJU Int 2012;110:614-28.

瘤的总复发率为 26%,膀胱肿瘤复发的发生率为 31%。内镜治疗的失败率为 32%,其中 22% 经历了进一步的肾盂输尿管切除术。17% 的患者出现肿瘤的进展,其中 6% 出现了远处转移。正如预期的结果,影响预后的最重要因素是肿瘤的分级。Cutress 及其同事(2012)报道,G1、G2、G3 期上尿路肿瘤的复发率分别为 23%、30%、40%。高级别上尿路肿瘤的复发率及无瘤生存期均较差。Lee 及其同事(1999)报道了他们 13 年的经验,对比 50 例经皮肾镜的患者和 60 例肾输尿管切除的病例,发现两者生存率没有显著差异。和预期的一样,高分化肿瘤的患者不管采用哪种方法预后都较好,而低分化肿瘤无论如何治疗其预后也较差。

根据文献结果,大多数学者认为,如果患者能够坚持终身内镜随访,不管对侧肾功能如何,G1 期肿瘤可选择行经皮肾镜治疗。对于 G3 期肿瘤,无论采用哪种方法预后都较差,应行肾输尿管切除术,以最大限度清除肿瘤(如果全身情况允许)。争议最大的之处围绕在使用经皮途径治疗对侧肾正常的 2 级病变患者。在 2000 年,Jabbour 及其同事回顾性评估 24 位患者后发现疾病总体特异生存率为 95%,Ta 期和 T1 期病变分别为 100% 和 80%。这项研究表明,非侵犯性 2 级病变采取保守治疗的结果是可接受的。更多的侵入性病变导致发生疾病进展和转移性疾病的可能性显著增加,应考虑肾输尿管切除术。

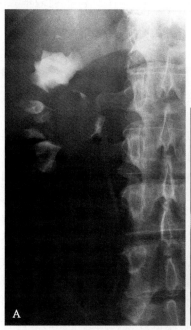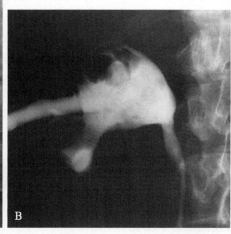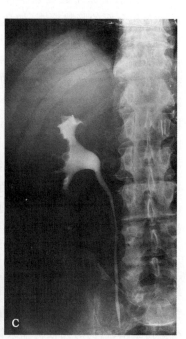

图 5-33　A. 一个孤立肾 5cm 肾盂肿瘤的 65 岁男性患者。B. 接受分期切除后的肾脏造影。C. 完全切除 3 个月后随访的逆行肾盂造影。这位患者显示 1 级移行细胞肿瘤未侵犯黏膜下层

经皮途径治疗肿瘤的并发症类似于用于良性肾疾病过程,包括出血,低渗灌注吸收后的全身性症状(单极切除术),集合系统的穿孔和继发性肾盂输尿管连接处梗阻。Cutress 表明,总体并发症发生率可达 27%,其中需要输血、透析和发生肾衰竭最为显著。并发症的数量和严重程度随着肿瘤级别的升高而增加(Jarret et al,1995a)。这一结果可能是由更大范围的病理过程和根除肿瘤需要更多的治疗所导致。与输尿管镜切除术不同,经皮途径可以分期处

理(stage)肿瘤,并且正如所预期那样,可以随着肿瘤级别增加而增加治疗分期。

经皮途径的主要考虑的一个问题是肿瘤细胞在非尿路上皮界面播种的潜在可能性。已经有多个高级别肿瘤浸润肾造瘘通道的病例报道(Tomera et al,1982;Slywotzky and Maya,1994;Huang et al,1995;Oefelein and MacLennan,2003;Treuthardt et al,2004)。但是,Cutress 和他的同事(2012)表明,肿瘤种植的总体发生率只

有 0.3%。通道种植有发生的可能性,但似乎是一个罕见事件。

(三)上尿路尿脱落细胞学阳性或原位癌的处理

1. 评估

明确的尿细胞学阳性通常表明尿路上皮癌的存在。大多数是膀胱来源;然而,膀胱外部位也可受累,包括上尿路及男性前列腺部尿道。通常情况下,与膀胱相比较,上尿路肿瘤的诊断较为困难,主要由于放射学评估的局限性和内镜检查的复杂性。此外,上尿路微小病理标本的解读使精确组织学诊断和分期困难。图 5-34 概述了由 Schwalb 及同事(1994)提出的尿细胞学阳性的处理流程。首先必须重复细胞学检查以确认结果。下一步包括上尿路的放射学评价,通常是 CT 尿路造影和全面的膀胱检查,如活检,存在肿瘤时则行肿瘤切除。如果检查出膀胱尿路上皮癌阳性,首先采取膀胱内治疗和(或)肿瘤切除,并随访检查尿路细胞学。如果膀胱检查阴性或成功治疗膀胱肿瘤后,尿路细胞学仍持续阳性,则应该继续评估膀胱外部位。如果初始膀胱评估是阴性的,可以直接进行膀胱外部位的评估。膀胱外部位评估应包括每侧上尿路的选择性尿细胞学检查,确保无膀胱或尿道标本的污染和男性前列腺部尿道的代表性切除标本检查。选择性尿细胞学检查应当被优先选择,可联合输尿管镜直视下检查上尿路。

2. 上尿路原位癌

上尿路原位癌难以诊断是因为不能获得足够的组织标本对上尿路的上皮细胞进行评估。**在大多数情况下它的诊断是一种排除性的,即选择性细胞学检查持续阳性,同时无任何输尿管镜或放射学阳性发现。**它的治疗方案仍不健全;在过去,单侧尿细胞学检查异常采用根治性肾输尿管切除术以消除假定存在的原位癌。这种做法是不被推荐(Gittes,1980;McCarron et al,1983;Williams,1991;Messing and Catalona,1998)。上尿路细胞学与膀胱细胞学检查在特异性方面具有同样的局限性。

此外,与膀胱灌洗相比,可适当收集的上尿路样本的体积和细胞数量有限。任何来源的炎症,如泌尿系感染或结石,可能产生假阳性结果。在随访期间,在真阳性的早期原位癌患者中发现对侧细胞学继发异常的情况并不罕见(Murphy et al,1974;Khan et al,1979)。有一个大类和很多

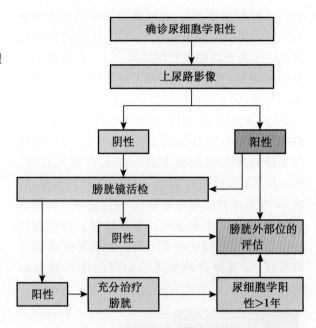

图 5-34 尿细胞学阳性处理流程

小类别的上尿路局部治疗方案,包括通过逆行和顺行方法的免疫治疗和化疗,治疗缓解率各异。在这些局限的、回顾性研究(Giannarini et al,2011)中,原位癌患者与膀胱上皮癌患者疗效相当(见局部治疗部分)。肾造瘘管的放置似乎是更可靠的给药途径。由于单纯尿细胞学检查存在假阳性结果的局限性和未来发生细菌疾病的高风险,大多数不会在没有任何病理组织学、影像学或内镜发现的情况下先采取手术干预。此外,由于原位癌多灶性的特点,部分节段切除通常不能有效地解决问题。然而,如果放射学或内镜能证实患者不仅仅是表面的疾病,则此时可行肾输尿管切除术。每 3 个月行尿液分析、膀胱、可能的选择性尿细胞学和膀胱镜检查,每 6 个月行逆行造影或输尿管镜,应频繁间隔地反复评估 1~2 年。

另一种可能发生的情况是根治性膀胱切除术中发现输尿管切缘的原位癌。如何适当的处理这种发现存在争议,这无疑会带来疾病进展的风险。然而,很多不进展,一旦发生进展,复发可能不会单独发生在远端输尿管切缘。Wagner 和他的同事(2008)对一组选定的患者行连续内镜检查,发现不仅切缘部位复发,在其他部位也有。Herr 和他的同事(1996)表明,许多患者切缘部位没有任何肿瘤,但显示了由转移性疾病导致的疾病进展致死的高风险。

（四）辅助治疗

1. 保留器官后

由于既定的同侧复发风险，任何缺少根治手术的治疗方案都有较高的局部复发率。若干方法可以用来尽量减少这些风险。可分为两种基本类型：灌注免疫治疗或化疗制剂和肾造口通道的近距离放疗。

（1）灌注疗法：滴注治疗用于上尿路上皮癌，有两种情况，即在原位癌作为首要治疗方法和在腔镜或保留器官治疗后作为辅助治疗。试剂的灌注是一个额外的挑战，可以通过多种方式来完成。被认可的技术包括从肾造瘘管（图 5-35）顺行灌注和直接从输尿管导管逆行灌注。试图通过留置输尿管支架产生反流或建立医源性膀胱输尿管造成反流，来实现上尿路的有效给药似乎是不可靠的。Patel 和 Fuchs（1998）描述一种简便的方法，即门诊患者通过放置在耻骨上输尿管导管灌注，但考虑到肿瘤种植的问题，这种技术很少被使用。无论选择哪种技术，实施上尿路给药时应考虑在低压和无活动性细菌感染情况下进行，以减少发生细菌脓毒症或药物全身吸收症状的风险。

小结：用于治疗膀胱尿路上皮癌的药物同样的被用于治疗上尿路肿瘤。大多数历史研究是小样本的，回顾性的，无对照类别的治疗，采用的方案有噻替派（Elliott et al，1996；Patel et al，1996），丝裂霉素（Cornu et al，2010；Cutress et al，2012）和卡介苗（Palou et al，2004）。见表 5-8 的总结。

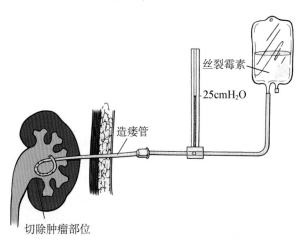

图 5-35　通过预先放置的肾造瘘管对上尿路实施局部免疫治疗或化疗方案的装置。治疗通过重力灌输，有防止肾内压力过高的机制。已知压力过高与全身性吸收和细菌性败血症等并发症有关

表 5-8　辅助上尿路灌输

试剂	患者数量	平均随访（月）	并发症（%）	受益评估
噻替派				
Elliot et al，1996	4	60	ND	未评估受益
Patel et al，1996	1	1	1 例因败血症死亡	没有任何益处
丝裂霉素				
Keeley et al，1997a	19	30	10	安全，没有确切的益处
Martínez-Piñeiro et al，1996	41	31	3 例因全身吸收性死亡	14% 复发，不使用丝裂霉素 25% 复发
Cornu et al，2010	35	24	9	未评估受益
Cutress et al，2012	73	63	18	无受益
卡介苗				
Clark et al，1999	17	21	ND	无受益
Palou et al，2004	34	51	6	无受益
Giannarini et al，2011	22	42	20	无受益
			1 例因败血症死亡	
Rastinehad et al，2009	89	61	2 例因败血症死亡	无受益

ND. 没有公开。Modified from Cutress ML，Stewart GD，Zakikhani P，et al. Ureteroscopic and percutaneous management of upper tract urothelial carcinoma（UTUC）：systematic review. BJU Int 2012；110：614-28.

吉西他滨膀胱内灌注不良反应较少,已作为卡介苗的一个替代选择。或许可以看到它在上尿路能发挥更大的作用。虽然积累的经验貌似是鼓舞人心的,但确切的结论是难以达成的。可能的原因包括:①样本量不足以显示出临床差异,因为上尿路肿瘤相对罕见;②上尿路肿瘤的生物学行为不同于膀胱肿瘤;③不同于在膀胱,未标准化的和可能不完善的给药系统不能统一运送药物,没有足够的停留时间来产生临床缓解。

最多的经验来自卡介苗的应用,通过肾造瘘管初次治疗原位癌,在这种情况下可以看到良好的治疗缓解。这个经验被最近 55 例患者的治疗所更新,可以看到 57% 的患者 5 年内可无复发生存。在另一方面,内镜消融后患者采用辅助疗法会有较差的结果(Giannarini et al,2011)。化疗最多的经验来自于丝裂霉素 C 的应用,但由于较少的患者数量和不同的入选标准,没有达成确切的结论。但可以明确的是,丝裂霉素可被很好地耐受,并且具有非常低的不良事件(Audenet et al,2013)。

在一项肾内灌注卡介苗研究中,尽管细胞学检查结果最初回到正常,50%(5/10)的患者在平均随访50.9个月后出现复发,所有的这些患者具有癌症特异性死亡率(Hayashida et al,2004)。从治疗缓解看初步的治疗效果是令人鼓舞的;从长期治疗看,复发与可能发生的疾病进展是不容乐观的。虽然仅因原位癌而切除肾单位是未被强烈要求的,但是需要警惕地随访患者的疾病进展情况。

灌注治疗的最常见的并发症是细菌性败血症。为了尽量减少这种问题,在患者每次治疗前必须评估是否有活动性感染,并且应采用低压灌注。在各种疗法中,试剂特异性并发症包括全身性吸收该种试剂的后果。Bellman 和他的同事(1994)报道了经皮灌注卡介苗的上尿路并发症。肾出现肉芽肿而无卡介苗全身性感染最为常见。Mukamel 和同事(1991)发现,当存在膀胱输尿管反流疾病时接受卡介苗灌注治疗会导致患者肾功能过度降低。

(2)近距离放疗:Patel 和同事(1996)及 Nurse 和他的同事(1989)报道了通过铱丝或给药系统经肾造瘘通道进行近距离放射治疗。在这些研究中虽然没有通道复发的患者,但作者认为该事件是罕见的。近距离放射治疗的唯一主要并发症是皮肤瘘管形成,需要行肾输尿管切除术。

2. 器官完全切除后

(1)放射治疗:局灶性放射治疗的理论基础是减少根治性手术后局部复发的风险,对那些局部进展的无器官局限的肿瘤(T3-T4 期,N＋)。得出术后放疗有益的大多数研究都是小样本或个例、无对照的、回顾性的(Holtz,1962;Brady et al,1968;Leiber and Lupu,1978)。在一个 41 例患者的研究中,术后放疗减少了局部复发,但对远处复发或患者生存没有影响(Brookland and Richter,1985)。Maulard-Durdux 和同事(1996)回顾性分析了 26 例上尿路肿瘤根治性手术后接受 46Gy 创面放疗的患者。患者中 2 级肿瘤占 40%,3 级肿瘤占 60%;T2 和 T3 期肿瘤分别占 42% 和 58%,N＋占 35%。5 年生存率见表 5-3。5 年总生存率为 49%,其中 30% 为无瘤生存。所有局部复发的患者也有远处复发,导致作者得出辅助放疗没有益处的结论。

关于这个问题最重要的经验来自 Hall 和同事的报道(1998b)。这是一个 252 例上尿路肿瘤患者随访 64 个月的回顾性分析。77% 的患者接受了根治性肾输尿管切除手术。在患者初始肿瘤分期中,T3 占 19% 和 T4 占 10%;在这些 T3 和 T4 期患者中分别有 50% 和 52% 接受了 40Gy 术后创面放疗。对于 T3 期患者,疾病特异性生存率和 5 年总生存率分别为 41% 和 28%。对于接受或不接受辅助放疗的 T3 期患者,精算的 5 年疾病特异生存率分别为 45% 和 40%。T4 期中位生存期为 6 个月,在本组中无长期存活患者。在整个研究中仅有 9% 发生局部复发,而且只有在 T3 和 T4 期患者中才出现复发。接受辅助放疗的患者中,孤立的局部复发而无远处转移的患者仅发生在 10% 的 T3 期和 4% T4 期患者中。Czito 和他的同事(2004)回顾性分析了 31 例进展期患者[T3 或 T4 和(或)N＋]的队列,这些患者接受辅助放疗联合或不联合化疗。这些患者大多接受了肾输尿管切除手术,其中 5 例患者手术后有肿瘤残留。在经过 2～4 个疗程的 MVC(氨甲蝶呤-长春碱-顺铂)的治疗后,9 例患者接受了放疗联合顺铂的治疗方案。其余 22 名患者仅接受放疗。放疗平均剂量为 46.9Gy,在放疗联合化疗组,更大比例的患者具有不良的病理学特征,如较高的分期和分级。单变量分析显示,放疗加用化疗可观察到 5 年总生存和疾病特异性生存提高。因此,单独采用根治性肾输尿管切除术可提供高的局部控制率。对于高分期肿瘤,不联合化疗的辅助放疗不能降低远处高转移率。放化疗联合方案可能对治疗有不良特征的进展期患者有用;然而,目前支持这些观点的证据实际上都是小样本回顾性研究。

(2)全身化疗:治疗上尿路上皮肿瘤的药剂已从膀胱上皮肿瘤的化疗方案中推广而出。没有随机试验评估新辅助或辅助化疗对上尿路上皮肿瘤患者的效果,而且小样本辅助化疗的病例研究结果使有效的确切结论难以达成。

目前最大的争论在于新辅助治疗的使用,因为许多患者有慢性肾基础疾病,在肾输尿管切除后会加重,使这些患者无法接受足量的基于顺铂的化疗方案(Lane et al,2010)。有两个使用新辅助治疗的报道。初步数据来自从一个小样本的研究,15 例患者在肾输尿管切除术前接受了MVAC(甲氨蝶呤、长春碱、阿霉素、顺铂)或 MEC(甲氨蝶呤、依托泊苷、顺铂)或 MVEC(甲氨蝶呤、长春新碱、表柔比星、顺铂)化疗方案(Igawa et al,1995)。所有的患者都是进展期肿瘤:6 例 T2N0M0,4 例 T3N0-1M0 和 5 例 T4N0-3M0。在这些患者中,13%取得完全缓解,40%取得部分性病理缓解。作者报道,病理性缓解和疾病特异性生存率之间呈正相关。在另一个回顾性病例对照研究(Matin et al,2010)中,共有 150 例高风险上尿路上皮肿瘤患者。其中 43 例接受新辅助治疗,方案不一:MVAC,顺铂-吉西他滨-异环磷酰胺(CGI),吉西他滨-紫杉醇-多柔比星(GTA),顺铂-吉西他滨(GC),和其他。研究观察到,显著的肿瘤病理降期和 14%的完全缓解率。后续更新的这些患者的信息显示,接受新辅助化疗的患者 5 年生存率显著提高,与匹配的历史队列相比(94% vs.58%,$P<0.001$)(Porten et al,2013)。

辅助治疗在上尿路上皮肿瘤的治疗中被频繁使用,大多数发表的研究是基于机构经验的回顾性分析。在一项 27 例 pT3N0M0 的患者研究中,16 例肾输尿管切除术后接受基于铂类的治疗,随

访 40 个月后,无复发率和疾病特定性生存率无显著差异(Lee et al,2006)。另一项研究比较了 24 例 pT2-3N0M0 肾输尿管切除术后接受 MVAC化疗的患者和相似特征分组的未接受辅助治疗的患者。作者没有观察到 10 年总生存率存在显著差异。一项多中心回顾性研究中 pT3-4N0M0 和 N+的患者(Hellenthal et al,2009)接受或未接受基于铂类化疗,未能证明总生存率或疾病特异生存率存在显著差异。然而,在这个队列中,辅助治疗在高分级和分期的患者中更多地被使用。相反,Kwak 和他的同事(2006)报道,在接受铂类为基础的化疗的 pT2-3N0M0 患者人群中,癌症复发下降了 2 倍和疾病特异性死亡率显著减少(28.1% vs.81.8%)。**总之,迄今为止仍然缺乏可以证实新辅助或辅助化疗在上尿路上皮肿瘤中有效的对照研究。然而,由于肾功能对是否适合接受有效化疗存在显著影响,研究重点正在向新辅助方式转变,在写这篇文稿时有几项此类研究正在进行。需要进一步的研究帮助为全身化疗提供建议。**

(五)转移性疾病的治疗

对转移性上尿路上皮肿瘤,证明化疗疗效的数据有限。比较上尿路上皮肿瘤化疗方案的前瞻性随机试验是不可行的,由于患者相对较少。因此,对于上尿路肿瘤化疗缓解率的数据是由尿路上皮癌的观察中外推而来,其中大部分数据结果不区分肿瘤原始位置。一项 MD 安德森癌症中心在 1986-2004 年有 3 个连续时间间隔获得的 184 例患者研究中,中位无复发生存期为 2.4 年,不随着时间的推移而提高(Brown et al,2006)。在这些多为老年患者接受肾输尿管切除后肾功能减退,可能会影响他们术后接受有效化疗方案的能力,也是另一个需要考虑高危上尿路肿瘤患者接受新辅助化疗的原因。当有区域淋巴结转移的证据时,初始化疗应给予作为主要治疗,直到见到一个好的或完全的影像学缓解后才应该考虑手术。那时,可以实施规范的手术,类似于膀胱尿路上皮癌的处理流程。

MVAC 方案仍然具有最高的缓解率(Sternberg et al,1989);然而,其毒性阻止了最佳剂量和疗程在大部分患者的应用。此外,完整缓解在转移后是不多见,而缓解持续时间也有限,总生存期

12～24 个月。由于所有这些原因,有相当多的研究正在评估较新的药剂,包括紫杉醇、异环磷酰胺、卡铂、吉西他滨和长春氟宁,以各种组合和顺序(Roth et al,1994;Bajorin et al,1998;Redman et al,1998;Vaughn et al,1998;Kaufman et al,2000;Lorusso et al,2000;Bamias et al,2006;Vaughn et al,2009;Siefker-Radtke et al,2013)。卡铂是经常代替顺铂,因为卡铂不受肾功能或毒性问题的限制,但卡铂的疗效仍然较差(Galsky et al,2012)。这些研究中许多表明,初始的总缓解率与 MVAC 方案相似而且毒性较低。然而,迄今为止,完整缓解是罕见的,没有与 MVAC 方案一对一比较评估缓解期或生存率优势的研究。标准 MVAC 的一种演变型是剂量密集方案,即在细胞支持程度所有的药物都在同一时间给予,这种方案实际上已被显示出具有较低的毒性特征并且可能具有更好的缓解(Sternberg et al,2006)。

最近的一项比较紫杉醇＋顺铂＋吉西他滨(PCG)和吉西他滨＋顺铂(GC)单纯化疗的转移性或局部进展尿路上皮癌患者的 Ⅲ 期临床随机研究结果表明(Bellmunt et al,2012),在平均中位随访 4.6 年后,增加紫杉醇提高了中位总生存期(15.8 个月 vs. 12.7 个月)。PCG 方案总缓解率为 55.5%,GC 方案为 43.6%,并且 2 个方案的耐受性良好。在这个 626 例患者的队列中,82 例有肾盂或输尿管原发癌;虽然未单独分析这组患者

的结果,但在事后分析中原发性膀胱肿瘤组患者有更明显的总生存获益。

卡铂作为一种 MET 和 VEGF 通路抑制药,在既往化疗失败的患者中已经取得了令人鼓舞的早期结果(图 5-36)。这些患者正在进行 Ⅱ 期临床试验;希望该试验可帮助人们进一步地深入了解卡铂,该药物已被证明在多个实体瘤中有临床疗效。近来,使用各种检查点抑制药的免疫调节治疗已经显示有希望治疗多种恶性肿瘤,包括尿路上皮癌。靶向抑制表面受体 PD-1,被 PD-L1 配体活化后可使 T 细胞增殖和细胞因子产生受到抑制。PD-1 抑制药在转移性尿路上皮癌 Ⅰ 期试验中已经产生显著的临床疗效,并且具有良好的副作用发生情况,最重要的是,罕见发生肾功能损害。目前正在进行 Ⅱ 期和 Ⅲ 期临床试验研究这些药物的疗效,常用的化疗药物作为二线治疗方案,结果有望于 2017 年公布(Wu et al,2015)。尽管迄今为止还没有任何一个具体研究检查点抑制药治疗上尿路上皮肿瘤的作用,我们期待这些信息即将到来。

总之,上尿路上皮肿瘤和膀胱癌一样,是化疗敏感的,但已有的化疗方案是毒性大,不能持续缓解。这类人群特殊之处在于慢性肾疾病的基线水平高,在肾输尿管切除术后会加重。希望不断进步的新的靶向治疗和新的化疗方案的发展,将有助于优化转移性上尿路上皮肿瘤的治疗。

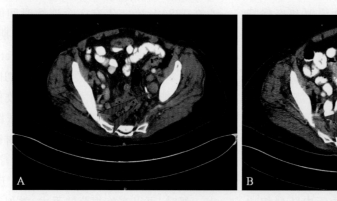

图 5-36　A. 患者的肾上皮细胞癌和左腹股沟淋巴结肿大。B. 该患者卡博替尼治疗后 9 周和 16 周几乎取得持续性完全缓解。红色箭头指向肿大的淋巴结

九、随访

(一)评估复发问题

上尿路肿瘤具有多灶性复发和转移扩散更多的不典型增生的倾向,使随访变得复杂。术后定期评估必须包括膀胱检查,同侧(如果选择器官保留疗法)和对侧尿路,并且泌尿道外局部和转移扩散部位。因此,后续方案需要依据术后时间长短,所选择的方法(器官保留 vs. 根治)和转移扩散的可能性。一般推荐的时间间隔列于图 5-37。

- 体检,尿细胞学检查(只适合高级别病变)和膀胱镜检
  - 每 3 个月 1 次
  - 第 2～3 年,每 6 个月 1 次
  - 随后,每年 1 次
- 对侧尿路检查(静脉尿路造影或逆行肾盂造影)每年 1 次
- 同侧内镜检查(保留器官的患者)
  - 每 6 个月 1 次
  - 随后,每年 1 次
- 转移性评估在所有显著疾病进展风险(即高级别或侵犯)的患者中都有必要
  - 体检,胸片,全部肝代谢酶组
    - 每 3 个月 1 次
    - 第 2～3 年,每 6 个月 1 次
    - 第 4～5 年,每年 1 次
    - 5 年以后,仅评估尿路上皮
  - 腹部和骨盆 CT 或 MRI
    - 第 1～2 年,每 6 个月 1 次
    - 第 3～5 年,每年 1 次
  - 骨扫描,只用于碱性磷酸酶升高或有骨痛症状

图 5-37　**开放性手术后或内镜检查无肿瘤时随访开始。随访开始时间可以根据疾病进展的可能性而改变**

(二)一般随访过程

所有患者应在内镜检查无肿瘤时或开放性手术后的第一年每 3 个月随访评估一次(Keeley et al,1997a)。在第一年之后,这个评估可以按需进行。此随访计划主要是基于膀胱尿路上皮癌的研究,这些研究显示大多数肿瘤在膀胱切除后第一年复发(Varkarakis et al,1974;Loening et al,1980)。上尿路更加难以监测,延迟识别上尿路肿瘤复发可能导致疾病进展和较差的预后(Mazeman,1976)。由于在保守治疗和肾输尿管切除治疗的患者中都有复发的高风险,评估方式应包括病史、体检、尿检和诊所膀胱镜检查(Mazeman,1976)。若患者需要内镜评估上尿路,膀胱镜检可

同时进行。

尿细胞学检查可能有助于评估上尿路复发,尤其是高级别肿瘤(Murphy et al,1981)。应用价值在发育不良的肿瘤中会下降(Grace et al,1967;Sarnacki et al,1971;Zincke et al,1976)。膀胱尿路上皮癌中所研究的相同肿瘤标志物有望应用于上尿路上皮肿瘤(Brown,2000)。一个可能比在膀胱癌中更多参与上尿路上皮肿瘤的标志物是 DNA 错配修复基因 *MSH2* (Leach et al,2000)。

(三)特殊随访过程

双侧发病,同时或先后发生,见于 1%～4%的患者(Petkovic,1975;Babaian and Johnson,1980;Murphy et al,1981),因此需要定期随访对侧肾的影像学检查。每年一次 CT 尿路造影通常是足够的,同时也可以用于监视转移,正在代替静脉肾盂造影。然而,若患者注射碘化造影剂过敏或尿路时相不足以诊断时,逆行造影可能是必要的。磁共振尿路造影是为那些无法使用碘对比剂患者的另一种选择,但患者肌酐清除率＜30mg/dl 的可能无法使用钆对比剂,因为担心发生肾源性系统性纤维化的问题。CT 或超声检查可帮助从软组织密度中区分出结石。对影像学上的充盈缺损的进一步评估通常需要输尿管镜。

如果选择保留官疗法,必须评估同侧尿路及泌尿道的其余部分。随访评估的频率和持续时间在很大程度上取决于病变的分级和分期,但通常是每 6 个月一次,持续若干年,以后每年一次。仅使用影像学评估是不充分的,因为 Keeley 和他的同事(1997)发现,75%的肿瘤早期复发是在镜下可见的而不是影像学。随着经皮途径治疗肿瘤,早期可以通过所建立的造瘘通道进行肾镜随访。

在过去,上尿路反复内镜检查的负担是保守治疗主要的阻碍。使用更小的、7.5Fr 输尿管软镜大大缓解了随访的负担,因为输尿管镜能够向上可靠地进入输尿管而不需要扩张输尿管口或提前置入支架。另一些人主张输尿管口切除,以方便后续随访输尿管镜可在诊所条件下进行(Kerbl and Clayman,1993)。尽管检查技术稍微便利了随访,但医师和患者必须致力于保留肾单位的治疗。

(四)转移后再分期

转移后再分期需要在所有疾病局部或远处进展显著风险的患者中进行。这包括那些具有高级别或高分期(＞pT1)肿瘤的患者。低级别肿瘤侵犯和随后发生转移的风险是可以忽略的,转移后再分期通常是没有必要的。同侧肾床复发的横截面成像被包括在转移后再分期中。随访再分期包括胸片、肝功能检查、断层扫描成像和选择性使用骨显像,这些检查是基于对疾病自然史和转移性途径的理解(Korman et al,1996)。上尿路应该终身随访,因为在既往患有膀胱癌的上尿路肿瘤患者终生都有进展的风险(Herr et al,1996)。

参考文献

完整的参考文献列表通过 www. expertconsult. com 在线获取。

推荐阅读

Cha EK,Shariat SF,Kormaksson M,et al. Predicting clinical outcomes after radical nephroureterectomy for upper tract urothelial carcinoma. Eur Urol 2012;61:818-25.

Colin P,Koenig P,Ouzzane A,et al. Environmental factors involved in carcinogenesis of urothelial cell carcinomas of the upper urinary tract. BJU Int 2009;104:1436-40.

Cutress ML,Stewart GD,Zakikhani P,et al. Ureteroscopic and percutaneous management of upper tract urothelial carcinoma(UTUC):systematic review. BJU Int 2012;110:614-28.

Daneshmand S,Quek ML,Huffman JL. Endoscopic management of upper urinary tract transitional cell carcinoma:long-term experience. Cancer 2003;98:55-60.

Gadzinski AJ,Roberts WW,Faerber GJ,et al. Long-term outcomes of nephroureterectomy versus endoscopic management for upper tract urothelial carcinoma. J Urol 2010;183:2148-53.

Green DA,Rink M,Xylinas E,et al. Urothelial carcinoma of the bladder and the upper tract:disparate twins. J Urol 2013;189:1214-21.

Kondo T,Tanabe K. Role of lymphadenectomy in the management of urothelial carcinoma of the bladder and the upper urinary tract. Int J Urol 2012;19:710-21.

Lynch HT,Ens JA,Lynch JF. The Lynch syndrome Ⅱ and urological malignancies. J Urol 1990;143:24.

Margulis V,Youssef RF,Karakiewicz PI,et al. Preoperative multivariable prognostic model for prediction of nonorgan confined urothelial carcinoma of the upper urinary tract. J Urol 2010;184:453-8.

Matin SF,Gill IS. Recurrence and survival following laparoscopic radical nephroureterectomy with various forms of bladder cuff control. J Urol 2005;173:395-400.

Matin SF,Margulis V,Kamat A,et al. Incidence of downstaging and complete remission after neoadjuvant chemotherapy for high-risk upper tract transitional cell carcinoma. Cancer 2010;116:3127-34.

Ni S,Tao W,Chen Q,et al. Laparoscopic versus open nephroureterectomy for the treatment of upper urinary tract urothelial carcinoma:a systematic review and cumulative analysis of comparative studies. Eur Urol 2012;61:1142-53.

Novara G,De Marco V,Gottardo F,et al. Independent predictors of cancer-specific survival in transitional cell carcinoma of the upper urinary tract:multi-institutional dataset from 3 European centers. Cancer 2007;110:1715-22.

Rai BP,Shelley M,Coles B,et al. Surgical management for upper urinary tract transitional cell carcinoma(UUT-TCC):a systematic review. BJU Int 2012;110:1426-35.

Roupret M,Hupertan V,Seisen T,et al. Prediction of cancer specific survival after radical nephroureterectomy for upper tract urothelial carcinoma:development of an optimized postoperative nomogram using decision curve analysis. J Urol 2013;189:1662-9.

Weight CJ,Gettman MT. The emerging role of lymphadenectomy in upper tract urothelial carcinoma. Urol Clin North Am 2011;38:429-37,vi.

（邵佳亮　张　宁　编译　王　翔　审校）

第6章 腹膜后肿瘤

Philippe E. Spiess, MD, MS, FRCS(C), Dan Leibovici, MD, and Louis L. Pisters, MD

流行病学、病因和发病机制

分类和病理

腹膜后肉瘤的分期

临床表现和诊断

治疗

结论

原发性腹膜后肿瘤（RPTs）是指发生在腹膜后和盆腔内的一种罕见肿瘤。虽然 RPTs 不一定来源于泌尿生殖道，但通常由泌尿外科医师对其进行诊断和处理。由于泌尿系统许多管腔都位于腹膜后间隙和盆腔内，不断进展的 RPTs 与这些泌尿系统结构密切相关，所以泌尿外科医师在进行腹膜后肿瘤的手术时必须熟练掌握高难度的泌尿外科重建手术，以保留器官的功能为目标，或者必要时切除脏器。

作为一大种类，RPTs 具有许多重要的生物学特征，这些特征将它们与大多数其他实性肿瘤区分开来。不同于大多恶性肿瘤的特点——增殖和转移取决于初发的组织器官，腹膜后的肉瘤有许多共同的临床特征，并且很少受到初发肿瘤组织的影响。这些特征包括：出现临床表现之前肿瘤有强大增殖能力；倾向于血源性转移，通常是肺和肝，而不是通过淋巴途径转移；以及对邻近器官的局部侵袭性转移。此外，在大多数情况下，这些肿瘤并非起源于特定的器官，而是生长于腹膜后间隙和盆腔内的结缔组织。

RPTs 代表了一组异质性肿瘤，包括大部分的恶性间充质癌和少数的良性病变。腹膜后肉瘤在所有间充质癌中占少数，大部分发生于四肢、头颈和生殖器（Jemal et al, 2009）。

尽管有着相似的组织学特征，腹膜后肉瘤可能会比其他肢体上的肉瘤更具有侵袭性。因为肢体肉瘤比腹膜后肉瘤更加常见，很多相关的治疗方法都是从肢体肉瘤的诊治经验中获取的。但是在诊断方法、手术方式和放疗等方面仍然存在许多差异。

> **要点：概述**
> - RPTs 是特指一群异质性肿瘤。
> - RPTs 中最常见的类型是恶性间充质瘤。

一、流行病学、病因和发病机制

腹膜后肿瘤是肉瘤和其他良、恶性肿瘤的总称，因此 RPTs 的发病率很难统计。但是，肉瘤是这个群体中最常见的类型。据估计，2013 年美国有 12 020 例软组织肉瘤，导致 4740 例成人和儿童死亡（Siegel et al, 2014）。软组织肉瘤大约分别占成人和儿童肿瘤的 1% 和 15%。在肉瘤的诊治中，有一点给医师造成困惑：即肉瘤存在超过 50 多种不同的组织学亚型，导致了其高度异质性。肉瘤的原发灶是该肿瘤诊治的重要因素之一。据报道，60% 的肉瘤来自四肢，20% 来自躯干，15% 来自腹膜后间隙，5%～10% 来自头颈（Pisters et al, 2011）。腹膜后肉瘤的预后一般较差（Cormier and Pollock et al, 2004）。这可能是由于它们位于腹膜后间隙的深处，病变不容易被发现，而充足的空间允许肿瘤进展到很大的体积，发现疾病时通常已经发展到了晚期（Paryani et al,2012）。事实上，超过 50％的肿瘤在诊断时直径超过了 15cm，重达 30kg 以上（Lehnert et al,2009）。脂肪肉瘤、平滑肌肉瘤和恶性纤维组织细胞瘤合计占腹膜后肉瘤的 80％（Rajiah et al,2011）。尽管腹膜后肉瘤在任何年龄段都可能发生，但多数在 60 岁左右高发，男性比女性发生率更高。2/3 的患者被诊断为高级别的疾病，10％的患者被诊断时已经转移，主要转移部位在肺和肝（Lewis et al,1998）。软组织肉瘤目前尚无明确的病因，大约 0.1％的患者的肉瘤发生与辐射有关，通常辐射暴露在 10 年或 10 年以上。术后最典型的肉瘤是恶性纤维组织细胞瘤。其他相关的危险因素包括：遗传易感性；接触某些致癌物，尤其是二噁英；病毒感染和免疫缺陷。肉瘤经常在伤口或炎症的部位生长。虽然有报道神经纤维瘤可以转化为神经纤维肉瘤，但其他的良性间充质肿瘤几乎很少会转化为恶性肿瘤，如脂肪瘤转化为脂肪肉瘤或血管瘤发展为血管肉瘤。一些遗传综合征和先天性疾病与软组织肿瘤的发展也可能有关。Gardner 综合征包括结肠息肉和骨瘤、脂肪瘤和表皮囊肿等间充质肿瘤。低级别纤维肉瘤与该综合征有关,5 号染色体上 21-23 位点的突变是其原因。家族性视网膜母细胞瘤与成骨肉瘤有关；视网膜母细胞瘤（Rb）基因的缺失与平滑肌肉瘤有关。其他与软组织肉瘤风险增加相关的错构瘤综合征包括神经纤维瘤病、结节性硬化症、von Hippel-Lindau 综合征和 Peutz-Jeghers 综合征。

软组织肉瘤的起源被认为是潜伏于正常成人结缔组织中的中胚层胚胎干细胞。这些细胞可能受到外源性刺激，如辐射暴露、炎症、致癌物质或病毒引起的遗传改变，从而引发肿瘤的发生和进展。一些研究也支持干细胞来源学说。

绝大多数软组织肉瘤都是自然发生的，很少发现良性病变转化为恶性病变。肉瘤常发生在结缔组织并迅速向细胞转变，但成人间充质组织的细胞的转变过程要慢得多，甚至不转变；因此，成熟的间充质细胞增殖能力较低或者缺失，这会让有缺陷的细胞更易于凋亡，不容易转变成癌症。

要点：流行病学、病因和发病机制

- 腹膜后肉瘤是最常见的腹膜后肿瘤。
- 腹膜后肉瘤 80％由脂肪肉瘤、平滑肌肉瘤和恶性纤维组织细胞瘤组成。
- 良性间充质肿瘤几乎不会转化为恶性肿瘤。

二、分类和病理

（一）良性病变

良性的 RPTs 远不如腹膜后肉瘤常见。在良性病变中，相对常见的有脂肪瘤、骨髓瘤、平滑肌瘤、神经鞘瘤、肾上腺外嗜铬细胞瘤、副神经节瘤和囊腺瘤。虽然位于皮下的脂肪瘤十分常见，但良性的后腹膜脂肪瘤却较为罕见。同样的，子宫平滑肌瘤在成年女性中非常普遍。在肾、前列腺、输尿管、膀胱、精索和阴茎等其他器官，平滑肌瘤亦有部分报道。然而，腹膜后平滑肌瘤是十分罕见的。后腹膜平滑肌瘤的特征是相对较小，当肿瘤生长直径＞6cm 时则考虑恶性病变。

虽然在 RPTs 中，良性与恶性病变比较难以区分，但良性病变也有其特点。大多数良性的 RPTs 体积小、边界清楚，通常偶然被发现，患者一般没有症状。相反，大多数恶性 RPTs 体积很大，边界往往不明确，对邻近器官的压迫会导致相关的症状。值得注意的是，腹膜后肿瘤如果出现钙化，提示恶性的可能非常大，在良性肿瘤中很少发现钙化。虽然根据影像学检查无法做出准确的诊断，但仍有一些肿瘤具有典型的影像学表现，可以帮助其诊断。一项对 194 名 RPTs 患者的多变量分析研究结果提示，以下是恶性肿瘤的独立相关风险因素：不规则的外形，长直径＞6.75cm，短直径＞6.25cm，敏感性和特异性分别为 77％和 81％（Zheng et al,2014）。

良性腹膜后脂肪瘤是典型的同质、低密度、边界清楚、具有包膜的病变；但临床上可能和低级别脂肪肉瘤、血管平滑肌脂肪瘤或骨髓瘤等比较难以区分开来。显微镜检查显示具有均质的大细胞，富含脂肪的细胞质导致核偏移。在血管脂肪瘤或纤维脂肪瘤中可以发现丰富的血管和胶原蛋白。褐色脂肪瘤主要见于成人肿瘤,由大的分叶细胞组成,细胞微脂肪颗粒可以被苏丹染料染成阳性。这些肿瘤的血管供应模式类似于冬眠哺乳动物的器官。

神经鞘瘤、神经节瘤和副神经节瘤是良性的黏液样瘤,常常被发现位于椎旁区。它们大多是小圆形的、边界分明的,偶发体积较大的肿瘤。胰腺或大血管被挤压向前移位是常见的临床表现。神经鞘瘤是神经鞘营养细胞发生的良性肿瘤,通常没有症状。副神经节瘤由肾上腺素能神经细胞组成,能够释放去甲肾上腺素,引发类似嗜铬细胞瘤的综合征,儿茶酚胺释放增加。

(二)恶性病变

除原发性腹膜后肉瘤外,还需要鉴别许多其他全身性的肿瘤,它们同样可以表现为腹膜后肿物,腹膜后淋巴瘤可表现为腹膜后弥漫性的淋巴结肿大。涉及的淋巴有时还会形成形状不规则的肿块,这可能与其他的 RPTs 难以区分。有些淋巴瘤可能会促进形成腹膜后纤维化,表现为和纤维化类似的肿块。转移性生殖细胞肿瘤也可能导致腹膜后淋巴结肿大。这种肿瘤通常会压迫输尿管并向外侧推移。该疾病可通过体检发现睾丸肿块和相关血清肿瘤标志物升高进行诊断。淋巴瘤还会引起脾大、乳酸脱氢酶升高等其他的症状。

原发性间充质肿瘤可根据来源的间充质组织成分进行分类。中胚层间充质形成原始结缔组织,包括脂肪、纤维、滑膜和骨/软骨组织;成血管组织,包括血管和淋巴管;肌肉组织,包括平滑肌或横纹肌。表 6-1 显示了根据间充质组织的来源对良、恶性间充质肿瘤进行分类的结果。

脂肪肉瘤是目前最常见的一种后腹膜肉瘤,当前已经提出了几种分类方法。Enzinger 和 Winslow(1962)根据 Stout 的分类进行了一下修改,提出了五个类别:①黏液性脂肪肉瘤;②分化良好的脂肪肉瘤;③圆形细胞的脂肪肉瘤;④去分化型的脂肪肉瘤;⑤多形性脂肪肉瘤。前两类是低级别,后三个是高级别的肉瘤。黏液样脂肪肉瘤由原始的脂肪细胞组成,不是细胞质内富含脂肪的典型脂肪细胞,而是与原始的间充质细胞相似。丰富的毛细血管网和黏液样基质是典型的组成部分。分化良好的脂肪肉瘤的组织学表现与良性脂肪瘤非常相似,很难通过影像学甚至在镜下

区分。事实上,许多分化良好的脂肪肉瘤被误诊为深层脂肪瘤。最近的一项研究中,经验丰富的磁共振成像(MRI)放射科医师对比组织学诊断,将近 30% 的病例不能区分脂肪瘤和分化良好的脂肪肉瘤。区分标准包括结节性和肿瘤界限(O'Donnell et al,2013)。虽然分化良好的脂肪肉瘤很少发生转移,但局部复发很常见。

圆形细胞脂肪肉瘤是由大小一致且紧密结合的圆形小细胞组成。没有特定的细胞排列模式,细胞内脂肪含量很少。去分化脂肪肉瘤的特征是在同一肿瘤内具有高分化和低分化的区域。有时在局部复发时可能出现其他表型,包括恶性纤维组织细胞瘤、横纹肌肉瘤或平滑肌肉瘤。

多形性脂肪肉瘤的特征包括细胞多形性、巨细胞和核增生。由于这种间变性肿瘤类似于其他未分化肉瘤,脂肪母细胞必须被记录以证实诊断。所有的脂肪细胞和成脂细胞都被免疫染色剂 S-100 阳性染色,因此可以应用于实验诊断。90% 的黏液样脂肪肉瘤病例中,会出现遗传突变,包括染色体 12 和 16t 的平衡易位(12;16)(q13;p11)(Eneroth et al,1990)。环状 12 号染色体是分化良好的脂肪肉瘤的典型表现,但也在良性脂肪瘤中被证实(Dal Cin et al,1993)。

恶性纤维组织细胞瘤一直是肿瘤成因和诊断方面的争议性话题。虽然它的名称暗示组织细胞是基础和初始细胞,但实际上这是成纤维细胞肿瘤。显微镜下可见圆形组织细胞样细胞、棘状成纤维细胞、泡沫细胞、巨细胞和淋巴细胞。已报道了几种亚型;黏液样的亚型通常有较好的预后,其他亚型是聚集性的,并表现出高转移倾向。此外,一些研究表明,同时合并淋巴增生性疾病,包括白

要点:分类和病理

- 腹膜后良性脂肪瘤非常少见,但皮下良性脂肪瘤是最常见的良性间质肿瘤。
- 除了原发性腹膜后肉瘤,腹膜后淋巴瘤和转移性生殖细胞瘤等其他系统性恶性肿瘤也可能表现为腹膜后肿块,在鉴别诊断中需要注意。
- 脂肪肉瘤是目前最常见的腹膜后肉瘤。

血病、霍奇金和非霍奇金淋巴瘤,与恶性纤维组织细胞瘤的进展存在关联。恶性纤维组织细胞瘤与血液病的关系尚不清楚。

腹膜后平滑肌肉瘤通常发生在 70 岁的妇女中。肿瘤体积较大,包括囊性变性和坏死。显微镜下可见梭形细胞,胞质丰富,细胞核呈雪茄状。与分化良好的脂肪肉瘤一样,平滑肌瘤与平滑肌肉瘤的区别即使在严格的显微镜检查下也很难区分。提示恶性肿瘤的特征包括肿瘤大小、多形性、细胞结构、坏死、异型性、有丝分裂等。其中,有丝分裂是最准确的特征,在 RPTs 中,每 10 个高倍镜区域(HPFs)出现一个有丝分裂是恶性肿瘤的特征,在其他部位的平滑肌肿瘤中,有丝分裂数目可以很多。肿瘤分级是重要的预后因素,因为高级别的肿瘤往往提示更差的预后。

表 6-1　间叶性肿瘤分类

组织来源	良性肿瘤	恶性肿瘤
脂肪组织	脂肪瘤血管脂肪瘤	高分化脂肪肉瘤
	血管平滑肌脂肪瘤	去分化脂肪肉瘤
	脂肪母细胞瘤	黏液样脂肪肉瘤
	冬眠瘤	圆形细胞(低分化)
	脂肪增多症	多形型
纤维组织	纤维瘤	纤维肉瘤
	血管纤维瘤	
	骨化性肌炎	
	弹力纤维瘤	
	侵袭性纤维瘤病	
纤维结缔组织	纤维组织细胞瘤	恶性纤维组织细胞瘤
	幼年黄色肉芽肿	黏液样,巨细胞,黄色瘤样变异体
	黄色瘤	
	其他	
肌肉组织	平滑肌瘤	平滑肌肉瘤
平滑肌	上皮样平滑肌瘤	上皮样平滑肌肉瘤
横纹肌	血管肌瘤	横纹肌肉瘤
	平滑肌瘤病	
	横纹肌肉瘤	
神经组织	神经鞘瘤	恶性神经鞘瘤
交感神经嗜铬细胞瘤	神经纤维瘤	恶性外周神经鞘肿瘤恶性颗粒细胞瘤
	神经纤维瘤病	恶性黑色素瘤
	神经节细胞瘤	神经上皮瘤
	嗜铬细胞瘤	尤因肉瘤
		神经节细胞母细胞瘤
		神经母细胞瘤
		恶性嗜铬细胞瘤
滑膜组织	滑膜瘤	滑膜肉瘤
	肌腱巨细胞瘤	
血管组织	血管瘤	血管肉瘤
		卡波西肉瘤
淋巴组织	淋巴瘤	淋巴肉瘤

三、腹膜后肉瘤的分期

肉瘤主要的转移途径是血源转移,最常见的转移部位是肺,其次是肝。由于腹膜后肉瘤的初步诊断需要依据横断面成像的检查结果,所以最初的成像过程即可提示肝受累情况。所有的腹膜后肉瘤都需要经过胸部计算机断层扫描(CT)来判断肿瘤的肺转移情况。肉瘤转移累及(如骨骼和大脑等)其他部位并不常见,在没有相关症状时,无须行脑部磁共振(MRI)和放射性核素骨显像检查。但淋巴管肉瘤、成骨肉瘤和尤因肉瘤(Ewing sarcoma)属于特例——所有这些肉瘤都可能累及骨骼,所以应对这类患者进行骨扫描检查。

肿瘤-淋巴结-转移病灶(TNM)分期系统已被用于界定肿瘤的局部和全身扩展范围,分期如下。

T0,未见肿瘤。

T1,肿瘤最大直径<5cm。

T2,肿瘤最大直径≥5cm。

T3,肉眼可见肿瘤侵袭附近组织结构。

N0,无区域淋巴结受累的组织学证据。

N1,组织学证实区域淋巴结受累。

M0,无远处转移。

M1,存在远处转移。

此外,已有证据表明,原发肿瘤手术切缘与预后相关,列出手术切缘分级如下。

R0,肿瘤完全切除,无残留肿瘤且手术切缘阴性。

R1,显微残留肿瘤=手术切缘阳性。

R2,肉眼可见残留肿瘤。

R3,切除时发生肿瘤溢出和扩散。

大多数腹膜后肉瘤的肿瘤分期为 T2 或更高;但只要可以完全切除,肿瘤侵袭其他组织结构的程度对患者预后的影响甚微,而且腹膜后肉瘤患者的淋巴结受累很少见。

除上述分期系统外,既往研究证明,多种组织学参数也可影响患者预后。肿瘤分级是判断患者预后最重要的参数,由肿瘤细胞性质、多形性、坏死程度、退行性改变和有丝分裂所决定。其中,有丝分裂指数(每 10 个高倍视野下的有丝分裂数目)和坏死程度是独立的预后因素,其影响因肿瘤类型而异(El-Jabbour et al,1990;Hashimoto et al,1992;Catton et al,1994)。另外,包括染色体倍性、染色体畸变、增殖指数及肿瘤启动子和抑癌基因突变在内的分子标志物也被证明会影响患者预后。

要点:腹膜后肉瘤的分期

- 腹膜后软组织肉瘤最常见的转移部位是肺,其次是肝。
- 除 TNM 临床分期外,腹膜后肉瘤的其他预后因素还包括肿瘤分级,有丝分裂指数,坏死程度和分子标记物。

四、临床表现和诊断

在 RPT 的组织学诊断被应用于临床之前,医师往往通过影像结果来寻找腹膜后肉瘤的诊断线索,患者则是因为可疑的临床症状或其他不相关原因进行影像检查,偶然发现腹膜后肉瘤。目前,**CT 或 MRI 横断面成像**可提供肿瘤大小、位置、与附近组织的关系及其他特征,包括异质性、边界、脉管系统、坏死和钙化的准确数据。CT 能描述可疑病变的质地(>15HU),还可展现病变的坏死、钙化情况及其与附近血管和器官的解剖关系。虽然富含脂肪组织的肿瘤在 CT 上表现为典型的低密度值;但 CT 检查不能有效区分各种类型的良、恶性肿瘤。若含脂肿瘤内存在高密度区域,则可能提示其为去分化脂肪肉瘤。大多数 RPT 具有较长的 T_1 和 T_2 弛豫时间,且 T_1 加权图像通常呈低信号,而 T_2 加权图像呈高信号。MRI 对含脂肪的肿瘤检测非常敏感。虽然正电子发射断层扫描(PET-CT)对腹膜后肿瘤的初始诊断和分期的作用尚不确定,但可以准确描述腹膜后淋巴瘤(在很多情况下 PET-CT 检查结果为阳性)的特征,有助于腹膜后淋巴瘤与其他肿瘤的鉴别。与此相反,尽管有报道认为其他肉瘤的氟脱氧葡萄糖(FDG)亲和力预测作用较低且通常无法检测,但一些研究发现 FDG 亲和力与脂肪肉瘤分级之间存在相关性(Kitajima et al,2013)。PET-CT 可用于患者的术后随访,因为与增强 CT 相比,

PET-CT 对高分化脂肪肉瘤、淋巴结转移和肺转移的判断的特异性更强。PET-CT 检测平滑肌肉瘤和肝转移的特异性仍然不理想（Niccoli-Asabella et al,2013）。所以，PET-CT 目前在 RPT 管理中的作用仍不清楚。

由于很多 RPTs 位于后腹膜深位，此处并非一个狭窄的区域，所以常常在患者注意前肿瘤已增长至巨大体积。因此，偶尔在临床中会发现巨大的肿瘤（＞15cm 或重达几千克）。在未出现远处转移或附近器官局部受累时，大多数肿瘤可在较长时间内持续无症状。但患者最终可能会出现腹部肿块或腹痛（80% 的患者）、体重减轻（30% 的患者）、疲劳、饱胀感和呕吐等全身症状，这都是由于肿瘤代谢需求不断增长，耗竭了宿主大量资源的结果。患者偶尔也可出现神经症状。由于患者腹部存在巨大的肿瘤，所以患者典型的主诉为体重减轻和腹围增大。肿瘤压迫邻近器官还可引起其他症状，包括腹部不适、恶心、腰部或盆腔疼痛及血尿。体格检查有时无阳性结果，或可触及甚至肉眼可见腹部巨大肿块。此外，患者可能出现下肢水肿或下腔静脉综合征的症状。腹部超声是评估腹部占位或者可疑症状的常用筛查工具。然而，使用 CT 或 MRI 进行横断面成像可以更准确地诊断原发肿瘤并明确肿瘤的局部分期。临床常规使用胸部 CT 对其进一步分期。腹膜后肿块的鉴别诊断包括淋巴瘤、腹膜后肉瘤、其他肿瘤的转移灶及罕见的良性 RPT。非实性病变，包括先天性和获得性囊肿、动脉瘤和炎性病变（如腰大肌脓肿）通常可以根据患者的病史及横截面成像所提示的内部液体含量来进行判断。

术前活组织检查的作用

术前活检对于淋巴瘤疑似病例非常重要。由于淋巴瘤的主要治疗方法是全身化疗而非手术，因此影像引导下的穿刺活检可尽早明确诊断，为患者选取合适的治疗方法（Quinn et al,1995）。其他必须活检的临床病例还包括怀疑已有癌症转移的患者、手术不能切除的肿块的患者或影像学发现转移性疾病的疑似肉瘤患者，此时活检可以指导化疗。同时强烈建议术前获取活检样本以确定疑似腹膜后/腹腔内肉瘤（可手术切除）的特定患者的诊断和分级（Von Mehren et al,2015）。既往相关文献中已明确潜在的肿瘤生物学状态（级别）和肉瘤组织学亚型是腹膜后肉瘤的重要预后因素，且这些指标通常可从诊断性活检标本中获取，从而使医师能够为特定患者订制个性化治疗方案（Gronchi et al,2004；Grobmyer et al,2010）。如果患者疑似软组织肉瘤，须接受手术前治疗［如放疗和（或）全身治疗］，那么术前活组织检查很有价值。但是，如果最终的治疗手段是手术治疗，那么术前活检则非必需。例如，腹膜后脂肪肉瘤患者就可在未活检的情况下仅仅进行术前影像学检查。若术前活检对患者有益，则可由介入放射科医师或外科医师使用影像（CT、MRI 或超声波）引导的穿刺针（14 或 16 号同轴穿刺针）或在极少情况下使用开放/微创手术切口引导技术进行术前活检，上述活检方式的选择取决于腹膜后肿块的位置和患者对微创手术的适应性。许多学者认为，影像引导下穿刺活检是首选方式，可避免因开放/微创手术活检所致手术区域癌症播散，后者可能会使后续的治疗管理复杂化并产生不利影响。对活检标本进行冷冻切片评估有时可确保医师获得充足的活检诊断标本，但不应该在诸如手术过程中使用，因为通常这类肿瘤的冰冻切片诊断不准确。只要条件允许，应进行腹膜后（相对于经腹膜）影像引导下的活检，以避免理论上肿瘤可能沿

要点：临床表现和诊断

- 预处理活组织检查对疑似淋巴瘤的病例非常重要。其他必须活检的临床病例还包括怀疑已有癌症转移的患者、手术不能切除肿块的患者或成像时发现转移性疾病的疑似肉瘤患者，此时活检可以指导随后的全身治疗。同时强烈建议获取预处理活检样本以确定疑似腹膜后/腹腔内肉瘤（可手术切除）的特定患者的诊断和分级。

- 若预处理活检对患者有益，则可由介入放射科医师或外科医师使用图像（CT、MRI 或超声波）引导的穿刺针（14 或 16 号同轴穿刺针），或在极少情况下使用开放/微创手术切口引导技术进行预处理活检。上述活检方式的选择取决于腹膜后肿块的位置和患者对微创手术的适应性。

针道发生腹膜种植的风险。需要强调的是,尽管细针吸取法是一种获取组织的便捷方式,但由于使用该技术获得的组织量偏少,所以同时只能提供非诊断性的和(或)十分有限的组织病理学的细节信息(Domanski,2007)。有时,医师可以通过内镜检查(上部或下部胃肠道内镜检查或支气管镜检查)指导下适时进入胸部、腹部或盆腔进行病变部位的活检。重要的是,只有经具有软组织肉瘤专业知识的病理学家阅片并诊断后才能明确治疗决策,而且诊断过程通常需要对活检组织进行免疫组织化学染色和分子检测。

五、治疗

(一)腹膜后肉瘤手术治疗原则

明确的手术切除仍然是腹膜后肉瘤的标准治疗方案。然而,如果无法确保肿瘤手术切缘阴性,则应由多学科团队合作(医学和外科肿瘤学及放射肿瘤学),考虑术前(新辅助)放疗和(或)全身治疗。在可能手术切除并最终有望做到切缘阴性的腹膜后肿瘤中,应该强调手术切除的质量和充分性,因为这对肿瘤预后(治愈的可能性)极为重要(Bonvalot et al,2012)。典型的原发性上皮来源的肿瘤常包含在单个器官内,因此可以通过切除

该特定器官来达到手术根治。而腹膜后肉瘤通常向外延伸生长,并与许多腹部/腹膜后结构直接接触,但根据术前影像资料,这些结构未必受到肿瘤的侵犯。因此,控制肿瘤的局部进展仍然是一个十分重要的问题,否则会是导致患者死亡的主要因素,尤其对于低级别至中级别的肿瘤,据估计这些肿瘤约占全部腹膜后肉瘤的75%。

早期报道的腹膜后肉瘤术后5年局部无复发生存率(RFS)达到50%(Lewis et al,1998)。然而,如表6-2所示,近来一系列手术相关报道显示,该指标已提高至75%~80%(Bonvalot et al,2010;Gronchi et al,2012)。**以上所报道手术的效果,在很大程度上可归咎于更加积极的手术切除,即对于所有怀疑被肿瘤累及的器官,在操作可行的情况下,予以整块切除。这可以最大限度地降低显微镜下切缘阳性的风险。很显然,切除肉眼或显微镜下腹膜后软组织肉瘤侵犯的器官和切除所有可疑累及并可能极大提高肿瘤发病率和(或)术后死亡率的重要器官,这两种术式之间存在明确的区别。必须强调的是,正如之前一篇述评提到的,扩大切除相邻的、未受累及的脏器可能使一部分患者显微镜下的切缘阴性率提高,但尚不明确此种扩大切除是否能提高肿瘤的特异生存率**(Pisters et al,2009)。

表 6-2　腹膜后肉瘤切除手术结果的历史研究系列

手术系列	研究时间	研究人数	完整切除率(%)	5年总体生存率(%)	5年局部无复发生存率(%)	中位随访期(月)
Lewis et al(1998)	1982—1997	231	80	54	59	28
Stoeckle et al(2001)	1980—1994	145	65	49	42	47
Gronchi et al(2004)	1982—2001	167	88	54	63	66
van Dalen et al(2007)	1989—1994	143	70	39	NR	122
Strauss et al(2010)	1990—2009	200	90	68	55	29
Bonvalot et al(2010)	2000—2008	249	93	65	78	37
Gronchi et al(2012)	2002—2008	136	94	68	79	48

NR. 无报道

因此,向低级别腹膜后软组织肉瘤患者推荐这种手术方式是合理的,因为这种肿瘤具有极低的转移潜能。同时也有质疑,因为这样的患者存在持续数月至数年无症状的隐匿性疾病的可能,这对手术切除的最终获益带来争议。无论如何,在该临床背景下手术切除的目的是通过切除容易

被机体"舍弃"的器官(如肾、脾、胰腺体、尾部及腰肌),同时仅执行必要的重要解剖结构切除(如主动脉、下腔静脉、髂血管、十二指肠、胰头、隔膜、股神经),从而实现较大区域的显微镜下手术切缘阴性。当术前预计到扩大切除术会涉及人体主要血管结构时,应有相应血管外科的专家在场,以备术

中血管旁路重建或移植。并且应当预见术中大量输血的可能性,与患者和麻醉团队在术前充分沟通。在某些情况下,可以在动脉外膜下显露出主要血管,骨膜下分离出骨骼及神经外膜下解剖出神经,从而达到手术切缘阴性(Kawaguchi et al,2004;Lin et al,2007)。如果这些器官的外膜已经受到肿瘤侵犯,在统筹考虑患者的整体状态、预后和并发症后,如果技术上可行,应将其切除。采取这种术式的外科医师必须充分了解那些必须切除的解剖结构,来保证术后显微镜下切缘阴性,同时又要将其与优化患者生活质量、最大限度地降低外科手术并发症相平衡。外科医师做出的这些决定和思考必须以患者的个人期望和目标,以及是否为初发的腹膜后肉瘤为基础。显然,腹膜后肉瘤手术治疗的这些细微差别都必须在术前与患者进行讨论和相应的沟通。

在进行腹膜后肉瘤手术切除术之前,手术医师及其团队必须对术前的影像资料进行仔细审查。腹部和盆腔的 CT 增强造影是最常用的影像学诊断方法。尽管 CT 扫描并不能将肾血管平滑肌脂肪瘤和肾上腺髓样脂肪瘤排除在鉴别诊断外,但 CT 对诊断可疑腹膜后脂肪肉瘤的效果极佳,典型的高分化脂肪显像通常指示低级别脂肪肉瘤。为了区分这些差异,必须牢记:血管平滑肌脂肪瘤在其脂肪成分中通常含有平滑肌和大血管结构,而肾上腺髓性脂肪瘤是指起源于肾上腺的解剖学边界内,仅包含脂肪的肿瘤。**通常的原则是:除非被其他手段证实,任何源自腹膜后间隙的大体积脂肪瘤首先都可以认为是分化良好的腹膜后脂肪肉瘤。**更进一步,如果一个含脂肪的肿瘤有一个或多个密度增强的区域,则更有理由怀疑其是后腹膜脂肪肉瘤。然而,区分这些密度较高的区域是否代表肿瘤的去分化成分,抑或是潜在的高分化脂肪肉瘤的病理亚型,如炎症、类黏液样或硬化性病变,是极具挑战性的(Lahat et al,2009)。如果外科医师认为这种分类可能影响他的治疗决策,如是单纯进行手术切除还是应该将新辅助放疗和(或)全身治疗纳入考虑,则可以选择诊断性经皮穿刺活检。在这一点上,需要强调那些并不完全了解腹膜后肉瘤放射学形态的外科医师所常犯的一个纰漏,即在假设其余部分脂肪是正常的前提下,关注脂肪瘤的高密度灶。在一

些不具有这种外科专业知识或经验的中心开展这类手术切除时,这点可能被忽略。当遇到腹膜后肿块在 CT 增强造影显像中表现为较高密度影而无脂肪成分时,为了将软组织腹膜后肉瘤与其他肿瘤类型区分,如生殖细胞肿瘤(男性),淋巴瘤或硬纤维瘤,经皮穿刺活检是不可或缺的。有必要对任何男性腹膜后肿瘤患者行双侧睾丸体格检查,被查出睾丸内实性肿块的男性都应行双侧多普勒超声检查及睾丸肿瘤血清肿瘤标志物检测(甲胎蛋白、β-人绒毛膜促性腺激素和乳酸脱氢酶)。

虽然许多手术入路可以用于解决体积较大的腹膜后脂肪肉瘤,但最常用的切口是中线或肋下人字形切口。这两种切口都可以使腹部/盆腔器官得到充分显露,便于术中对腹膜后器官和主要血管结构的手术操作(van Vreeland et al,1995)。位于右上象限的大型腹膜后肿瘤,一些外科医师更喜欢胸腹联合切口,它能明显提高肝的可移动度和胸、腹腔水平下腔静脉、右肾和右肾上腺的显露程度,因而能提供良好的手术视野。术前有时可以经膀胱镜暂时性放置开放式输尿管支架,因为巨大的腹膜后肉瘤中常累及输尿管的不同节段;因此放置支架可以作为确保输尿管完整性的术中定位参考,有效避免术中输尿管损伤和降低输尿管重建的风险。

(二)循证治疗指南

如图 6-1 所示,腹膜后/腹腔内肉瘤治疗决策的关键步骤是准确判断腹膜后肉瘤可切除或不可切除(或Ⅳ期)(Von Mehren et al,2015)。该项决定应该由一个在治疗肉瘤领域有专长的多学科团队,仔细回顾病例的胸腔、腹部和骨盆增强造影的 CT 或磁共振(±MRI)图像后得出。正如前面部分所讨论的,对肿块进行活检(最好是经皮穿刺活检)有助于确认肉瘤的组织学诊断,以及确定新辅助放疗和(或)全身化疗是否有益于大体积的(通常>4cm)或低分化的肿瘤。在此类情况下,手术治疗的腹膜后肉瘤可能会残留镜下或者肉眼的阳性切缘,在术中应在这些局部复发的高危区域用手术夹做好标记。虽然辅助放疗通常不推荐用于低级别腹膜后/腹腔内软组织肉瘤,也有学者主张在中等至高级别的肿瘤中使用术后辅助放疗,由于辅助放疗设定中用于局部控制癌症所需的辐射剂量超过了肠道容许值,因此普遍认为这种治疗

的作用有限。在这方面,大多数专家认为,辅助放射治疗只限于必要的适应证,如外科手术切除后的肉眼阳性手术切缘,且不适合再次手术切除来达到肉眼和最终手术切缘阴性的患者。正如前面部分所讨论的那样,开展腹膜后肉瘤手术的外科医师必须严格遵守原则,切除所有累及器官以确保手术切缘阴性。在评估切缘时,应由外科医师和病理医师同时记录。如果手术切缘最终在病理学检查中被认为是阳性,只要再次手术风险可以接受且不会对患者术后的生活质量产生严重影响,强烈建议再次手术切除残存病灶(Von Mehren et al,2015)。

诊疗程序

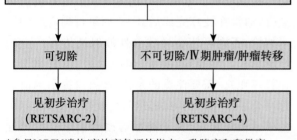

*参见NCCN遗传/家族高危评估指南:乳腺癌和卵巢癌

图6-1　后腹膜肉瘤诊疗程序的流程图[Adapted with permission from the NCCNClinical Practice Guidelines in Oncology(NCCN Guidelines®) for Soft Tissue Sarcoma V.1.2015.© 2015 National Comprehensive Cancer Network, Inc. All rights reserved. The NCCN Guidelines® and illustrations herein may not be reproduced in any form for any purpose without the express written permission of the NCCN. To view the most recent and complete version of the NCCN Guidelines®,go online to NCCN.org. NATIONAL COMPREHENSIVE CANCER NETWORK®, NCCN®, NCCN GUIDELINES®, and all other NCCN Content are trademarks owned by the National Comprehensive Cancer Network, Inc.]

在无法切除的腹膜后/腹腔内肉瘤(或Ⅳ期肿瘤)中,应该考虑通过活检(最好是在影像学引导下的经皮活检)来帮助明确软组织肉瘤的诊断及潜在的分级和组织病理学特征,因为这些可能有助于确定最适合这类患者的系统治疗方案,如图6-2所示。在这种情况下,具有软组织肉瘤治疗专业知识的多学科团队是必不可少的,因为据国家综合癌症网络(National Comprehensive CancerNetwork®,NCCN®)治疗算法统计,患者通常会因此从局部(手术或放疗)和全身治疗中受益。对于使用放疗联合全身系统治疗、不可切除(或Ⅳ期)的腹膜后/腹腔内肉瘤的患者,通常采用外照射放疗来获得肿瘤的局部控制,同时进行全身系统性治疗[如化疗和(或)小分子靶向治疗]。如果肿瘤对上述降期治疗有良好的敏感性,肿瘤能够手术切除,则建议行随后的巩固手术治疗。无法切除(或Ⅳ期)的腹膜后/腹腔内肉瘤患者,如果在全身治疗(±放疗)后临床分期无明显降低,或者在尝试巩固手术时无法切除,则应采用姑息性治疗方案(放疗、化疗或手术),治疗目标是控制症状。此类患者的其他治疗选择包括:在可以控制原发肿瘤的情况下,切除肿瘤转移部位,如果无症状也可选择继续观察。如果患者出现相关症状,则考虑姑息性手术切除,这可以提供一定程度的(短期)局部肿瘤控制,从而提高生活质量。这些患者也可以考虑参与临床试验,这能为症状持续进展的患者提供最好的支持治疗。在这点上,需要强调观察本身对于无症状患者是一种合适的治疗选择,因为该方案在预后不良的背景下优化了这些患者的生活质量。同样,在一些特殊的报道中,腹膜后脂肪肉瘤的姑息手术切除实际上已被证明除了缓解症状外,还能提高生存率(Shibata et al,2001)。应该在这些患者中尽早开始支持性治疗,因为在随后的几周内,肿瘤和症状快速进展的可能性非常高。

(三)围术期放疗的作用

放疗是腹膜后软组织肉瘤治疗的重要组成部分,有望作为一种主要的治疗方式或在新辅助(术前)或辅助(术后)过程中作为多学科模式治疗的一部分。一些早期研究支持放疗在腹膜后软组织肉瘤治疗中的重要作用(Suit and Russell,1975;Tepper et al,1984)。近距离放法、调

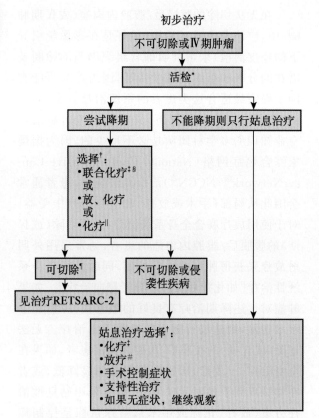

初步治疗

不可切除或Ⅳ期肿瘤

↓

活检*

↓

┌─────────────┬─────────────┐

尝试降期　　　　　不能降期则只行姑息治疗

↓

选择†：
•联合化疗‡§
或
•放、化疗
或
•化疗‖

┌─────────────┬─────────────┐

可切除¶　　　　不可切除或侵袭性疾病

↓

见治疗RETSARC-2

姑息治疗选择†：
•化疗#
•放疗
•手术控制症状
•支持性治疗
•如果无症状，继续观察

*参见肉瘤标本病理评估原则(SARC-A)。†平衡患者潜在的临床获益和治疗风险、肿瘤转化为可切除的可能性及患者体力状态。列出的选项可以单独使用，也可以按顺序先后使用或联合使用。‡查看在软组织肉瘤(SARC-E)中具有治疗活性的全身治疗药物和方案。§未经选择的患者群体中最具治疗活性的化疗方案是AIM(多柔比星/异环磷酰胺/美司钠)(Judson et al，2014)。‖见放疗指南(SARC-D)。¶如果可以控制原发肿瘤，手术切除可切除的转移病灶不失为一种良好的选择。#姑息性放疗需要权衡足够的剂量来应急治疗以阻止肿瘤增长或致肿瘤消退。许多临床资料认为必须将肿瘤生长速度，全身疾病状态和化疗使用方案考虑在内。仅推荐病灶无法切除或疾病快速进展的患者

图 6-2　不可切除或Ⅳ期后腹膜肉瘤的诊疗程序［Adapted with permission from the NCCN Clinical Practice Guidelines in Oncology (NCCN Guidelines®) for Soft Tissue Sarcoma V.1.2015.© 2015 National Comprehensive Cancer Network, Inc. All rights reserved. The NCCN Guidelines® and illustrations herein may not be reproduced in any form for any purpose without the express written permission of the NCCN. To view the most recent and complete version of the NCCN Guidelines®, go online to NCCN.org. NATIONAL COMPREHENSIVE CANCER NETWORK®, NCCN®, NCCN GUIDELINES®, and all other NCCN Content are trademarks owned by the National Comprehensive Cancer Network, Inc.］

强放疗(IMRT)和术中放疗(IORT)在放疗方面已经取得了划时代的技术进展，现在已可选择使用，为患者提供良好的潜在治疗结果(DeLaney et al，2005)。几项长期研究的结果提示，在特定的原发或复发的腹膜后软组织肉瘤患者中，IORT取得了极好的局部控制和无瘤存活率，并且治疗相关的并发症也非常有限(Willett et al，1991；Gieschen et al，2001)。IMRT同样地向原发肿瘤部位递送高剂量辐射，同时通过高度精确的治疗计划和模拟来调节外部放疗，从而最大限度地减少对周围组织的辐射暴露(Leibel et al，2002)。相反，IORT需要在手术期间应用放射疗法，通常使用近距离放疗或电子束放疗技术。

术前放疗经常用于治疗大体积或低分化的腹膜后肉瘤。首先，因为不需要覆盖整个手术区域，治疗的区域通常较小。再者，术前放疗可使手术时间缩短，从而减小术中肿瘤种植的风险。放疗后肉瘤未必一定缩小，但是肿瘤周围的假包膜通常会变厚并形成无血管区，这可以为随后的手术切除提供便利。术前放疗的主要缺点是影响伤口愈合，通常在放疗完成后3～6周再行确定性的手术切除，否则可能会导致急性放射性传递产生的严重局部不良反应(炎症、组织水肿、组织和伤口血管坏死)。需要注意的是：有些报道提示术前放疗联合手术切除的方法，尽管耐受性良好，但与单独手术治疗相比，并不能显著改善治疗的特异性结局(Ballo et al，2007)。典型的术前放疗剂量为50Gy，如果在手术切除时获得广泛的阴性手术切缘，通常不建议进一步放疗，因为有报道指出采用治疗剂量为50Gy的术前放疗，局部控制率高达95%，并且能够在随后的手术中获得了阴性手术切缘。但是，如果切缘显示阳性或接近阳性，通常建议体外放射治疗或IORT提供增强的放疗。对于镜下阳性切缘，IORT剂量建议为10～12.5Gy，若发现肉眼残余病灶，推荐剂量为15Gy(Von Mehren et al，2015)。

已证实手术切缘阳性的高级别软组织肉瘤患者，术后放疗有利于肿瘤的局部控制(Alektiar et al，2000；DeLaney et al，2007)。关于辅助放疗的建议是应当个体化评估，而不是完全基于初次或之后再次切除时的切缘状况。据报道，在一组侵

犯肢体的软组织肉瘤患者中，重复切除标本切缘阴性术后均未进行辅助放疗，5 年的局部复发率极低，仅为 9%（Cahlon et al，2008）。术后放疗可以选择几种方式进行，包括体外放疗、近距离放疗或 IORT。

应该着重强调辅助放疗不应被认为是对不完全或不良手术切除的补救性措施，因为腹膜后肉瘤手术的主要目标应该是在肉眼和镜下手术切缘阴性的条件下完全切除肿瘤，并尽可能保留所有不受累及的器官。通常的治疗原则是：如果重复切除不可行或患者拒绝，辅助放疗将成为治疗镜下残留灶的选择。当采用辅助放疗时，治疗范围通常包括整个手术区域，其总剂量则需参考区域内组织能够安全耐受的最大剂量。此类肿瘤的术后外部放疗经常使用 IMRT 技术（近年来一直使用质子疗法）来进行，该技术需要复杂的预处理计划，须考虑到手术的范围和切除后器官位置的重新分布。IORT 虽然也可用于术后辅助治疗，但它从未被证明优于外部放疗，所以目前对 IORT 与其他辅助放疗方式的使用建议尚无定论（Tran et al，2006）。当治疗术中切缘阳性的患者时，IORT 的初始剂量为 10~16Gy，然后进行 50Gy 的巩固体外放疗（Von Mehren et al，2015）。

（四）围术期全身治疗的作用

新辅助全身化疗和手术切除所带来的益处很大程度上是不一致的。在之前的一项研究中，新辅助化疗的益处仅在体积>10cm 的高级别肉瘤患者中得到证实（Grobmyer et al，2004）。仅有一项评价高级别肉瘤治疗方案的前瞻性临床试验，比较单纯手术与新辅助化疗联合手术切除的效果，得到阴性结论，并未证实综合治疗能够使此类患者获益（Gortzak et al，2001）。在这项试验中，单纯手术组和新辅助化疗联合手术组估测的 5 年无病生存率分别为 52% 和 56%，在统计学上并无显著差异。同样，这两个治疗组的 5 年总生存率分别为 64% 和 65%，也无统计学差异。

以软组织肉瘤患者的肿瘤无复发生存期为标准，存在更可靠的数据证明辅助（术后）全身化疗能使患者获益，尽管这些数据大多是与肢端肉瘤相关的。一项意大利的Ⅲ期临床试验将高级原发性或复发性的软组织肉瘤患者随机分成两组，一组接受单纯手术切除，另一组手术后接受表柔比星和异环磷酰胺联合的全身化疗（Frustaci et al，2001）。全身化疗组患者的总生存率获益在第 2 年时为 13%，第 4 年时增加到 19%。在随后中位随访时间为 90 个月的研究中，作者发现联合化疗治疗组与单纯手术组相比，5 年总生存率分别为 66% 和 46%（Frustaci et al，2003）。但是，当进行意向性治疗分析时，这种差距并没有表现出统计学差异。目前已有数项荟萃分析验证了手术切除软组织肉瘤后辅以全身化疗的益处。在一项对 14 项随机临床试验的荟萃分析中，1568 名软组织肉瘤患者接受了单纯手术或术后联合使用多柔比星为基础的辅助化疗方案。结果显示，综合治疗组的肿瘤无复发生存率显著改善，并有统计学意义；但是，尽管两组患者总体生存率趋势有差异，但没有统计学意义（Sarcoma Meta-analysis Collaboration，1997）。辅助全身化疗的价值在之后的另一项荟萃分析中得到证实，该分析发现手术辅以术后化疗不仅可使患者的总体生存率获益，局部、远处及整体疾病无复发生存率也同样有所改善（Pervaiz et al，2008）。法国肉瘤研究组最近的一项研究也证实了术后化疗的益处，通过癌症中心分级系统，他们发现在三级肿瘤中，手术联合辅助化疗相对于单纯手术患者的 5 年无瘤转移生存率分别为 58% 和 49%，有明显提高，但在二级肿瘤中并没表现出这一趋势（Italiano et al，2010）。在欧洲癌症研究与治疗组织（EORTC）最近完成的一项Ⅲ期临床研究（研究编号 62931）中，351 例 2~3 级肿瘤的患者在没有转移病灶的情况下，行肉眼下肿瘤的完全切除，而后被随机分配至联用异环磷酰胺和多柔比星的化疗组和观察组（Woll et al，2007）。这项研究的中期分析显示，高级别软组织肉瘤患者术后化疗无生存获益（预期的 5 年无复发生存率均为 52%）。EORTC 合作试验的最终分析需要进一步描述手术完全切除软组织肉瘤后，常规使用辅助全身化疗的作用。

许多单药（达卡巴嗪、多柔比星、表柔比星和异环磷酰胺）或多药联合方案［多柔比星或表柔比星与异环磷酰胺和（或）达卡巴嗪］已被用于治疗晚期或不可切除的软组织肉瘤，如框图 6-1 所示（Von Mehren et al，2015）。此外，目前的前瞻性试验正在积极研究其他全身性药物和（或）药物组合,包括吉西他滨、多西他赛、长春瑞滨、聚乙二醇化阿霉素和替莫唑胺。

框图 6-1　用于腹膜后肉瘤治疗的全身化疗方案
单一药物方案
达卡巴嗪
多柔比星
表柔比星
布林
吉西他滨
异环磷酰胺
脂质体多柔比星
帕唑帕尼
替莫唑胺
长春瑞滨
多药联用方案
AD 方案(多柔比星、达卡巴嗪)
AIM 方案(多柔比星、异环磷酰胺、美司钠)
吉西他滨和达卡巴嗪
吉西他滨和多西他赛
吉西他滨和长春瑞滨
异环磷酰胺、表柔比星、美司钠
MAID(美司钠、多柔比星、异环磷酰胺、达卡巴嗪)

Adapted with permission from the NCCN Clinical Practice Guidelines in Oncology(NCCN Guidelines®) for Soft Tissue Sarcoma V. 1. 2015.© 2015 National Comprehensive Cancer Network, Inc. All rights reserved. The NCCN Guidelines® and illustrations herein may not be reproduced in any form for any purpose without the express written permission of the NCCN. To view the most recent and complete version of the NCCN Guidelines®, go online to NCCN. org. NATIONAL COMPREHENSIVE CANCER NETWORK®, NCCN®, NCCN GUIDELINES®, and all other NCCN Content are trademarks owned by the National Comprehensive Cancer Network, Inc.

单药吉西他滨治疗晚期软组织肉瘤疗效一般(Von Burton et al,2006),而采用吉西他滨和多西紫杉醇的联合方案,对于在基于阿霉素的全身治疗后出现进展的肿瘤治疗效果更好(Hensley et al,2002)。在此后的研究中,这种联合使用吉西他滨和多西他赛的方案被认定为对许多其他亚型的肉瘤有效(Leu et al,2004)。在一项Ⅱ期临床试验中,联用吉西他滨和多西他赛的全身治疗

方案与吉西他滨单药的治疗方案相比,肿瘤无进展生存期(6.2 个月 vs. 3.0 个月)和总生存期(17.9 个月 vs. 11.5 个月)均有所提高(Maki et al,2007)。其他许多全身性化疗药物,包括替莫唑胺、聚乙二醇化脂质体阿霉素和长春瑞滨,作为单一药物在软组织肉瘤的治疗中具有一定的治疗活性(Von Mehren et al,2015)。曲贝替定是一种新型的全身性药物,可干扰 DNA 的结合,它同样在一些Ⅱ期临床试验中对晚期的软组织肉瘤显示出一定的治疗作用(Le Cesne et al,2005)。此外,曲贝替定目前正在进行一项多中心临床试验,作为标准化全身治疗后难治性或复发性软组织肉瘤患者的补救性治疗。该试验的最终数据尚未公布。

靶向药物是一类新型药物,在治疗晚期和(或)不可切除的软组织肉瘤的各种亚型方面显示出巨大的前景。在软组织肉瘤的治疗中,研究最为广泛的靶向药物之一是酪氨酸激酶抑制药帕唑帕尼(Sleijfer et al,2009)。在之前的Ⅲ期临床试验(EORTC 62072)中,此前至少有一次以蒽环类为基础的全身化疗失败的一组转移性软组织肉瘤($n = 369$)患者,被随机分配到帕唑帕尼或安慰剂组(Van Der Graaf et al,2011)。在此研究中,虽然没有统计学意义,但帕唑帕尼组与安慰剂组患者相比肿瘤无进展生存期显著延长(分别为 20 周和 7 周),总体生存率也有改善趋势(分别为 11.9 个月和 10.4 个月)。许多评估其他靶向药物(包括伊马替尼、舒尼替尼、克唑替尼、贝伐单抗和西罗莫司)治疗晚期软组织肉瘤亚型的疗效研究正在积极进行中,并取得了令人鼓舞的初步结果。但是,目前这些研究仍然处于起步阶段。因此,这些全身性药物可能在特定病例中具有治疗价值,同时那些常规标准一线治疗后复发或难治性肿瘤的患者,也可以参与正在进行的此类药物的临床试验。

(五)最终治疗后的监测策略

明确的手术切除后,患者必须由多学科团队密切随访,因为患者存在着局部和远处癌症进展的极大风险。术后预测工具(如列线图)的出现,使临床医师可以估计手术切除后患者软组织肉瘤复发和(或)存活的可能性,从而制定个体化的监测策略和辅助治疗(Anaya et al,2010)。肉瘤复

发的决定性因素与手术切缘有关。在某些特定的病例中,可考虑将术后辅助放疗用于无镜下残留病变的 R0 患者,但通常不推荐此类患者进行术后辅助放疗。只需要在之后的 2～3 年,每 3～6 个月进行腹部和盆腔的体检和影像学检查(CT 增强造影),然后过渡至每 6 个月一次,再维持 2 年,此后每年进行一次上述检查,如图 6-3 的 NC-CN 治疗流程图所示。这些患者也应该考虑进行胸部影像检查(胸部 X 线或胸部 CT 平扫)。

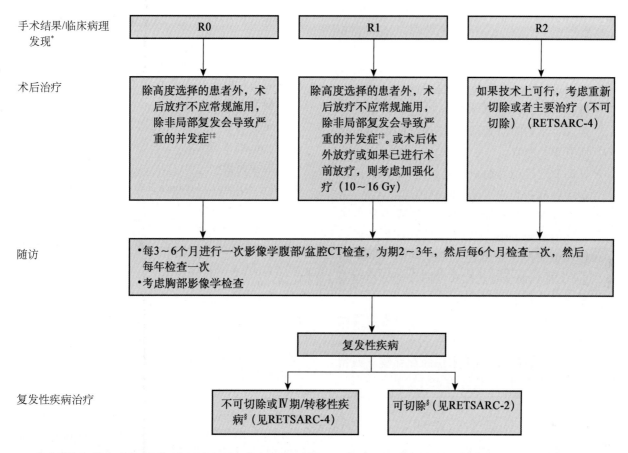

手术结果/临床病理发现*

| R0 | R1 | R2 |

术后治疗

| 除高度选择的患者外,术后放疗不应常规施用,除非局部复发会导致严重的并发症†‡ | 除高度选择的患者外,术后放疗不应常规施用,除非局部复发会导致严重的并发症†‡。或术后体外放疗或如果已进行行术前放疗,则考虑加强化疗(10～16 Gy) | 如果技术上可行,考虑重新切除或者主要治疗(不可切除)(RETSARC-4) |

随访

· 每 3～6 个月进行一次影像学腹部/盆腔 CT 检查,为期 2～3 年,然后每 6 个月检查一次,然后每年检查一次
· 考虑胸部影像学检查

复发性疾病

复发性疾病治疗

| 不可切除或 Ⅳ 期/转移性疾病§(见 RETSARC-4) | 可切除§(见 RETSARC-2) |

* 参见手术原理(SARC-C)。† 见放射治疗指南(SARC-D)。‡ 例如,复发会导致并发症的关键解剖部位。§ 若以前未使用过,则可考虑术前放疗和(或)化疗

图 6-3 **术后腹膜后肉瘤的治疗导向和及初步治疗后的监测策略** [Adapted with permission from the NCCN Clinical practive Guidelines in Oncology(NCCN Guidelines®)for Soft Tissue Sarcoma V. 1. 2015.© 2015 National Comprehensive Cancer Network,Inc. All rights reserved. The NCCN Guidelines® and illustrations herein may not be reproduced in any form for any purpose without the express written permission of the NCCN. To view the most recent and complete version of the NCCN Guidelines®,go online to NCCN. org. NATIONAL COMPREHENSIVE CANCER NETWORK®,NCCN®,NCCN GUIDELINES®,and all other NCCN Content are trademarks owned by the National Comprehensive Cancer Network,Inc.]

相反,腹膜后/腹腔内肉瘤手术切除但残留镜下微小病变(R1)的患者应考虑术后辅助放疗,特别是那些未接受术前新辅助放疗的。如果新辅助放疗已实施,则术后行一次加强剂量(10～16Gy)的放疗。此类患者同样应每 3～6 个月进行一次腹部和盆腔(增强造影 CT)的身体检查和影像学检查,持续 2～3 年,然后每 6 个月检查一次,持续 2 年,此后每年检查一次。这些患者也应该进行胸部影像(胸片或胸部 CT 平扫)检查。正如前一节所讨论的那样,如果手术治疗可行,那则应该强

烈推荐存在肉眼残留肿瘤的患者(R2)再次行手术切除,之后谨慎地遵循 R1 患者的随访策略。

要点:治疗

- 如果肿瘤可以切除,明确的手术切除是大多数原发性腹膜后软组织肉瘤的标准治疗方案。
- 如果多学科团队评估后认为,腹膜后肉瘤不能在保证切缘阴性的前提下手术切除,则应考虑术前(新辅助)放疗和(或)全身治疗。
- 进行腹膜后肉瘤手术的外科医师必须严格遵守手术切除原则,即保证切缘阴性并切除所有累及器官。
- 辅助放疗建议遵循个体化原则,而不是仅仅基于肿瘤初次或重复切除时的切缘状况。
- 辅助放疗不应被视为对不完整或不良手术切除的补救措施。
- 以软组织肉瘤患者无复发生存期为评价指标,支持辅助全身化疗获益的大部分数据是基于肢端软组织肉瘤的。
- 腹膜后肉瘤复发的决定因素与手术切缘的状况有关。
- 腹膜后/腹腔内肉瘤手术切缘存在镜下残留病灶的患者(R1),应考虑术后辅助放疗。

六、结论

近年来,腹膜后软组织肉瘤的治疗有了巨大的进步,术前影像学引导下和(或)手术活检能够帮助提示那些诊断困难、切除困难抑或是低分化的肿瘤,术前(新辅助)放疗和(或)化疗能否使之获益(即使用针对该肉瘤亚型的全身方案)。

开展腹膜后肉瘤手术的外科医师必须了解完整手术切除肿瘤,并且保持肉眼和镜下手术切缘阴性对于预后的重要性;要做到这一点,手术切除范围有时可能相当广泛,需要外科医师拥有在胃肠、血管、骨科和重建多方面的手术技能。腹膜后软组织肉瘤是罕见的肿瘤类型;因此,应该鼓励医疗中心和泌尿科医师多关怀这些患者,将这些病例作为多学科治疗团队的一部分进行讨论,以便整合恰当的治疗方案,以优化特定治疗的结果。最后,新的全身治疗药物组合和靶向药物正在重新定义治疗晚期软组织肉瘤的方法。因此,这些患者的治疗前景在未来岁月里会更加广阔。

参考文献

完整的参考文献列表通过 www. expertconsult. com 在线获取。

推荐阅读

Bonvalot S,Raut CP,Pollock RE,et al. Technical considerations in surgery for retroperitoneal sarcomas:position paper from E-surge,a master class in sarcoma surgery,and EORTC-STBSG. Ann Surg Oncol 2012;19:2981-91.

Das Gupta TK,Chaudhuri PK. Tumors of the soft tissues. 2nd ed. Stanford(CT):Appleton & Lange;1998.

Pisters PWT,Weiss M,Maki R. Soft-tissue sarcomas. In:Haller DG,Wagman LD,Camphausen C,et al,editors. Cancer management:a multidisciplinary approach. Medical,surgical,& radiation oncology. 14th ed. UBM Medica;2011.

Sarcoma meta-analysis collaboration. Adjuvant chemotherapy for localized resectable soft-tissue sarcoma of adults:meta-analysis of individual data. Lancet 1997;350:1647-54.

Von Mehren M,Benjamin RS,Bui MM,et al. NCCN Clinical Practice Guidelines in Oncology(NCCN Guidelines®) Soft Tissue Sarcoma 1.© National Comprehensive Cancer Network,Inc;< http://www. NCCN. org >2015[accessed 24.06.15].

(赵宇阳　伍　科　**编译**　王　翔　**审校**)

第7章 肾开放手术

Aria F. Olumi, MD, Mark A. Preston, MD, MPH, and
Michael L. Blute, Sr., MD

一、概述

对肾相关疾病的了解有助于理解肾的正常生理功能。由于对肾病理生理和解剖结构的更好理解,手术治疗相关疾病的方法已经获得了长足的发展。从1869年首次成功肾切除术治疗输尿管阴道瘘到首次根治性肾切除术,肾血管与腔静脉重建及腹膜后与经腹入路肾手术的进展均来源于对肾及其周围结构解剖的认识改进。因此,为了在围术期做出最适当的治疗决策,对肾解剖知识的掌握是至关重要的。由于肾解剖学在本书的解剖学章节中已经详细讨论过,因此此处将不再重复,读者可以参考上述章节来回顾和理解肾外科手术所需的重要外科解剖标志。

二、术前评估与准备

在任何肾手术之前,对患者肾功能的全面评估是很重要的。术前常规需查尿液分析、尿培养、血清肌酐和血红蛋白测定。局部晚期或转移性疾病患者应筛查肝功能不全(Stauffer综合征)和任何相关的凝血病。患者肾功能可通过肾小球滤过率的估算(GFR)。

$$GFR[ml/(min \cdot 1.73m^2)] = 186 \times (血清肌酐)^{-1.154} \times (年龄)^{-0.203} \times (0.742\ 女性) \times (1.212$$

非裔美国人)

两侧肾功能良好的患者在开肾手术后需要进行透析治疗的风险很低;然而,GFR<60ml/min或显著的蛋白尿的患者所需透析的风险增加。因此,围术期与肾病专家的会诊在术前和术后优化患者的肾功能方面是有用的。

心肺功能的评估在任何手术之前都是很重要的,由于术中存在潜在的失血及液体移位导致心肺功能受损的可能,需要特别小心尽可能地提高术前心肺功能(Feisher et al 2007a,2007b)。

现在横断面成像是任何肾手术之前的必要检查。计算机断层扫描(CT)和(或)磁共振成像(MRI)有助于对肾实质、肾盂和输尿管和肾血管进行外科手术规划和评估(图7-1)(Derweesh et al,2003;Herts,2005)。

肾动脉栓塞(RAE)已被用于姑息治疗无法手术的肾肿瘤,以控制晚期肾肿瘤的局部大出血(图7-2,见Expert Consult网站图60-2)。此外,肾动脉栓塞也被用于肾大肿瘤手术的辅助治疗。肾切除术前肾动脉栓塞的优势包括,缩小动脉肿瘤血栓,减少术中失血,便于肾动脉前结扎肾静脉,使手术切除更加容易。然而,3/4接受肾动脉栓塞的患者常常会出现梗死后综合征,主要症状包括腰痛、恶心和发热,所以肾动脉栓塞未被所有外科医师采用。此外,在一些回顾性系列中,肾动脉栓塞可能与大出血,继发于肾梗死的水肿相关

（Schwartz et al，2007）。

美国泌尿外科学会的指南指出（Wolf et al，2008），手术部位的感染可以降到最低限度。单剂量头孢唑林或克林霉素是被建议用于肾手术尿培养阴性的患者。任何活动性尿路感染均应在术前就积极处理。

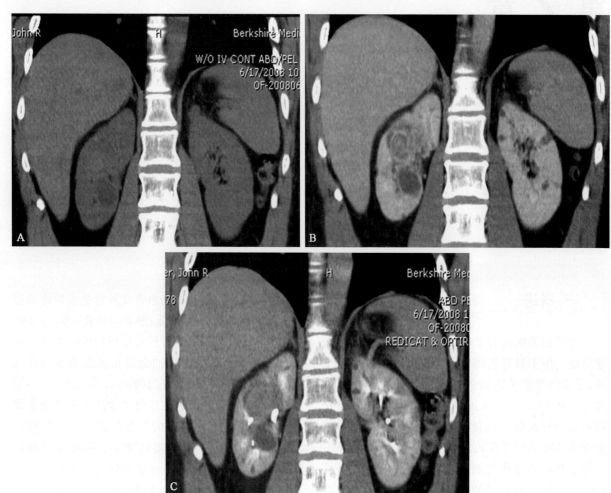

图7-1 A. 术前计算机断层扫描成像显示，对于有 Von Hippel-Lindau 病史的患者，在非增强扫描期，肾门部有一大型（4cm）病变。B. 增强 CT 显示出肾内肿瘤和附近单纯性囊肿。C. 延迟图像显示肿瘤靠近收集系统

（一）预防措施

机械肠道准备不适用于肾开放手术，除非有肿瘤肠道受累的可能或由于多次腹部手术，有广泛的粘连造成医源性肠损伤的可能。当使用肠道准备时，需要考虑潜在的不良反应，包括慢性肾功能不全，特别是老年人（Heher et al，2008）。对于需要在重症监护病房进行长期术后护理的患者，使用质子泵抑制药或硫糖铝已被证明可减少胃应激性溃疡的发生率（Bredenoord et al，2013）。

虽然对于肾手术几乎没有证据支持使用血栓预防措施，但是从其他类似的手术推断表明，常规使用间歇式气动压缩装置有助于降低术后深静脉血栓形成的风险。美国胸科医师学院建议一旦出血风险降低就使用药物治疗（Geert et al，2008）。美国泌尿学会建议所有接受开放手术的患者都使用机械预防，对伴有深静脉血栓形成的风险升高的患者使用药物预防。

对于希望选择肾开放手术的吸烟患者来说，如果时间允许的话，术前 4～6 周的戒烟计划已被证明是可以减少术后并发症。其他减少术后呼吸系统并发症的方法包括在高风险患者中使用刺激性肺量测定法或者在低风险人群中进行深呼吸练习（Overend et al，2001）。

(二)手术器械

机械牵引器,长臂泌尿生殖器手术器械,Bulldog 和(或)Satinsky 血管钳、手术夹子和抽吸引流管是大多数肾开放手术的常用器械。

三、手术方法

充分的显露是肾开放手术的有效标志。在手术途径中,邻近器官的解剖学知识对于手术的安全管理是至关重要的。对于右肾手术,肝、结肠和十二指肠是重要的解剖学标志,对于左肾手术,需要注意脾、胰尾和结肠的位置。

适当的切口和显露可以减少牵引器相关的伤害。理想的手术方法不仅适合于正在进行的手术,而且还考虑到术前解剖结构的影像学检查、手术史、身体习性和限制因素,如后凸畸形或肺部疾病(Wotkowicz and Libertino,2007)。

(一)侧翼入路

对于侧切口,当患者处于侧卧位时,手术台在髂嵴和肋缘之间弯曲。随着腰部升高,腹膜后的结构可以更好地显露,然而需要注意避免对先前手术过的对侧肾造成损伤。

对于既有心肺功能不全的患者,侧翼入路可能并不理想,因为侧卧位可能影响肺功能和静脉回流至心脏。在有严重后凸畸形的患者中,侧翼入路可能无法正确显露腹膜后空间,并可能会导致对侧腹和椎骨的意外压力。因此,外科医师需要熟悉其他手术途径并针对每个患者调整切口。

1. 肋下侧翼入路

肋下入路提供良好的输尿管近端和肾显露,非常适合接近肾下极,肾盂输尿管连接处和近端输尿管。然而,该入路进入肾门较为不便,使得肋下入路的方法在一定程度上限制了大量肾手术的安排。此外,对于肾部分切除术来说这不是一种理想的入路,因为缺少了良好的进入肾门的途径和显露(图7-3)。

在麻醉诱导、插入气管导管、导尿管插入膀胱以监测尿量,将患者侧卧位。支撑头部以避免颈椎过度屈曲。必要时可以使用肾垫,第12肋骨的尖端应位于肾垫上方(图7-4,参阅 Expert Consult 网站图60-4)。患者的背部由腰垫支撑。为了保持稳定性并防止向前滚动,下方的腿在髋部和膝盖处弯曲而上方的腿保持笔直。膝盖之间放置一个枕头。

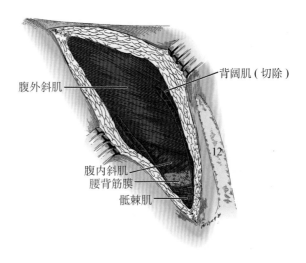

图7-3　左肋下切口。背阔肌显露可见腰背筋膜和后腹部肌肉

腋下需放置软垫防止压迫或损伤腋神经血管束。其他受压点也需用软垫保护。并将患侧手臂放置在独立的垫上维持水平放置。将手术床弯曲到 Trendelenburg 位置,直到侧面肌肉拉伸,使侧面与地面平行,并用床带固定患者。

在无菌准备和手术单覆盖后,皮肤切口开始于肋椎骨角,大约在骶棘肌的外侧缘,正好低于第12肋。切口在第12肋骨下方并与第12肋骨平行,向前到前腹壁。为了避免肋下神经损伤,切口可以在腋中线处向下弯曲。

迅速切开皮下组织,显露背阔肌和外斜肌的筋膜。从背阔肌开始用电刀切开肌肉组织(图7-5,参阅 Expert Consult 网站图60-5)。在切口的前部,分离外斜肌。显露融合的腰背筋膜、内斜肌和腹横肌。分离腰背筋膜和内斜肌(图7-6)。两个手指插入在第12肋骨尖端的腰背筋膜中形成的开口中,分离内侧腹膜。应在腹内斜肌和腹横肌之间确定肋下神经并保留神经(图7-7和图7-8)。

为了切口后部最大化的显露,可以切开腰背筋膜的后角,显露骶棘肌和腰椎肌。如果需要增强显露,可用 Bookwalter 侧面牵开器显露。

2. Supracostal 侧翼方法

许多外科医师都喜欢肾上侧切口(第11或第12肋骨上方)。手术在腹膜外,胸膜外可以最大限度地减少术后并发症,并导致更快恢复。

Turner Warwick(1965),推广这种方法,认

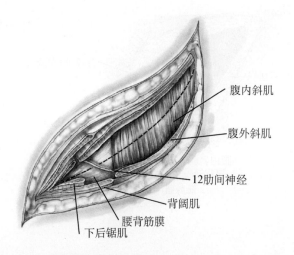

图 7-6 　侧面肌肉解剖（From Libertino JA, editor. Reconstructive urologic surgery. 3rd ed. Philadelphia: Mosby; 1998.）

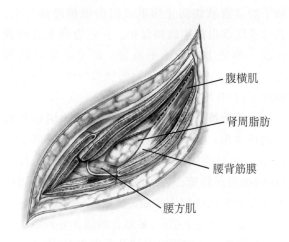

图 7-7 　打开背阔筋膜以进入腹膜后（From Libertino JA, editor. Reconstructive urologic surgery. 3rd ed. Philadelphia: Mosby; 1998.）

为该入路提供了最大的后方显露，简化伤口缝合，并且比需要肋骨切除的经皮切口方法有更少的并发症。最近，8cm 切口改良的第 11 肋骨侧翼切口方法已被描述为肾皮质肿瘤根治性或部分切除术的有效，安全的方法（Diblasio et al, 2006）。

切口定位类似于肋下侧翼入路所描述的定位方法。切口的高度取决于患者的解剖结构，病变的位置及计划的手术程度。

在第 12 或第 11 肋骨的上方皮肤做切口，从骶棘肌的外侧边缘开始并持续直到同侧腹直肌的外侧边缘。继续切开皮下组织。背阔肌和后下部

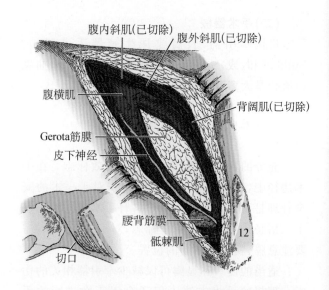

图 7-8 　将腰背筋膜和横腹肌分开以显露 Gerota 筋膜

锯齿肌在切口的后部，露出肋间肌。分离内外斜肌。腰背筋膜在肋骨顶端，避免损伤腹膜和胸膜，显露横膈膜。

确定了骶棘的外侧面，并且切开或分离肋骨及其周围组织。肋间肌的分离应从肋骨的最远端开始并向脊柱前进。相应的肋间神经被识别和保留（图 7-9，见 Expert Consult 网站图 60-9）。为了避免神经血管束，分离肋间肌要靠近肋骨的上方。附着在肋骨上下隔膜的滑动部分可以切除。

（二）Dorsal Lumbotomy 方法

这种方法通常保留给儿科患者和需要双侧肾切除术的瘦弱成人。这种方法的优点是没有肌肉被切断。主要缺点是缺乏显露，特别是对于肾门及其血管，使得这种方法非常具有挑战性，特别是对于肥胖和肌肉发达的个体（Andaloroand Lilien, 1975; Gardiner et al, 1979; Novick, 1980）。

患者首先在仰卧位麻醉并插管。然后在手术室人员的帮助下，将患者改成俯卧位（腹卧位/腹斜卧位），手术台弯曲约 10°。手臂可以向内蜷缩或固定于支架上。为了保护面部和气管导管，可以使用 C 形面部支撑或环状的泡沫垫。眼和耳可以适当覆盖保护。为了避免臂丛损伤，肱骨不应强行进入腋窝。肘部应弯曲约 90°，并用支撑垫以防止尺神经损伤。为了避免脚趾受到压力，膝盖要垫起来，脚踝应该被支撑和抬起，这样脚趾就不会接触手术台。阴茎和阴囊不应被体重所压缩。在有肠/尿腹壁造口的情况下，应特别注意避

免这些结构上的过度压力。在这种情况下,应使用纵向支架以最小化来自前胸/腹部结构的压力。

老年人、颈椎病变患者、创伤后胸壁不稳定及有胸廓出口综合征的患者,可能无法很好地承受这种俯卧姿势。从心血管的角度来看,胸廓出口综合征(由异常的颈肋或其他解剖原因引起)由于胸骨上的压力增大,在纵隔腔内可能会产生意想不到的压力,从而减少冠状动脉出血。血流动力学,中心静脉压力可能上升,导致静脉充血,并增加出血的可能。从呼吸的角度来看,气管内插管会意外移位,中央静脉的静脉空气栓塞风险增加。从神经学的角度来看,头部的旋转可以改变大脑的血液流动,并使患者处于脑缺血的危险中。

垂直的切口是由第 12 根肋骨的下缘到髂嵴,与骶棘肌的外侧边界一致。分离皮下组织,显露出背阔肌(图 7-10)。分开背阔肌的腱膜与腰背筋膜的后一层,它覆盖了骶棘肌。腰背筋膜的后层是一种强有力的筋膜覆盖层,它可以使骶棘肌在内侧收缩。腰背筋膜的中间和前层是分开的,股腰肌可在内侧收缩。识别并保护髂腹股沟神经。切割横筋膜来扩大空间,分离肾筋膜显示肾。

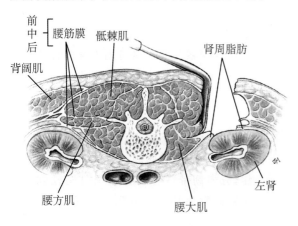

图 7-10 **垂直的切口**(From Libertino JA,editor. Reconstructive urologic surgery. 3rd ed. Philadelphia:Mosby;1998.)

(三)胸腹切口的方法

胸腹切口的方法(图 7-11)是治疗肾大肿块或上极肿块、静脉扩张肾肿瘤和邻近结构肿瘤的理想方式。患者的位置是半斜的,就像上面描述的侧面切口方法一样,有一个卷的毯子或垫支撑着侧面。腿的位置与传统的侧面位置相似。骨盆被

旋转到一个比侧面切口更平的位置,角度大约是 45°。切口的大小取决于肿瘤的性质,包括大小和周围结构的关系。根据肿瘤的位置,可以通过第 8、9、10 或 11 肋间隙获得。皮肤的切口从骶棘肌的外侧开始,在第 10 或第 11 根肋骨上,并且可以延伸到腹侧直肌或耻骨联合。

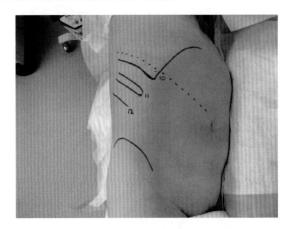

图 7-11 **胸腹下侧切口在上 10 肋骨处**

切断腹内斜肌和腹横肌是横断的。打开底层腹膜,进入腹膜腔和胸腔。在肋骨的上缘附近,肋间肌是分开的,显露胸膜和横膈膜。打开胸膜,小心地避开肺。分离肋椎韧带,从胸廓表面打开横膈膜。以曲线的方式打开横膈膜,和胸壁保持两个手指以上的距离,以避免损伤膈神经。

轻轻压回肝或脾。通过游离冠状韧带和右三角韧带可以获得额外的肝活动性(图 7-12;图 7-13,

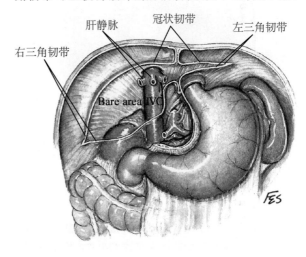

图 7-12 **肝、三角和冠状韧带与下腔静脉(IVC)的关系**(© The Lahey Clinic.)

见 Expert Consult 网站图 60-13）。对于右侧的肿瘤，通过游离结肠和十二指肠来接近肾和大血管（图 7-14；图 7-15，见 Expert Consult 网站图 60-15；图 7-16）。对于左侧肿瘤，游离结肠和胰腺尾部（图 7-17，见 Expert Consult 网站图 60-17；图 7-18）。

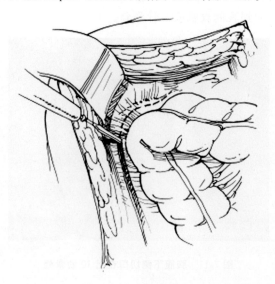

图 7-14　Toldt 白线从肝弯曲到髂总动脉，升结肠（From Smith JA Jr，Howards SS，Preminger GM，editos. Hinman's atlas of wrologic surgery. 3rd. Philadelphia Saunders；2012.）

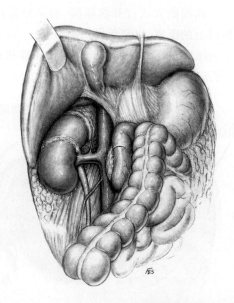

图 7-16　可以使用 Langenbeck 的方法分离腔静脉，分离肝的右三角和冠状韧带，右肺叶在内侧，后肝下腔静脉显露于横膈膜上（© The Lahey Clinic.）

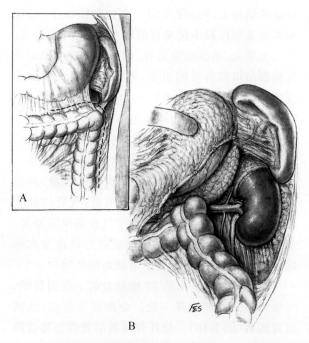

图 7-18　A. 左胃和侧腹膜附件分为两部分。B. 胃、胰腺和脾在不游离肾脏的情况下被轻轻压回（© The Lahey Clinic.）

（四）前入路

1. 前中线入路

前中线入路是肾创伤治疗的选择，因为它可以进行内伤的探索。此入路可用于肾血管外科手术，也可用于重建手术，包括回肠输尿管的手术，以及双侧肾患者手术。

患者仰卧位，在剑突和耻骨联合之间进行中线皮肤切口。分离皮下组织，白线被钝性分离，显露潜在的腹膜前脂肪和腹膜。腹膜被两个光滑的钳子夹住，分离韧带。对于左肾，在 Treitz 韧带下面的后腹膜做垂直切口。分离交叉的左肾静脉、肠系膜下静脉。肠系膜上动脉应该位于主动脉的前表面，通常是 1～2cm 的左肾静脉。胰腺下的腹膜可以被切开，识别血管。右肾可以通过肝曲的切口到达，在 Toldt 的白线上进一步的切口会显露结肠，显露前 Gerota 筋膜。注意不要损伤胰腺、性腺、肾上腺血管或附属肾血管。肾静脉的后缘是肾动脉（图 7-19，见 Expert Consult 网站图 60-19）。肾动脉可以在这里被阻断，在腔静脉和大动脉之间，如果需要更长的时间的操作。

2. 前肋下的方法

对于肋下的方法，患者处于仰卧位。一些外

科医师选择在腰椎下方放置一个垫子，以方便显露。然而，过度的脊柱前凸会导致血管过度的不必要的紧张，减少血液流动。此外，也可能会导致术后腰痛。在脊柱狭窄的患者中，不推荐使用过度脊柱前凸。仰卧位时，肘部应该有足够的保护，填充以避免尺神经损伤。仰卧位会引起若干重要问题，因此应该注意避免该体位的并发症。压力点应该有很好的保护。

从心血管的角度来看，如果过量的脂肪或腹部肿块压迫血管，仰卧位会导致主动脉腔综合征。从肌肉骨骼的角度来看，下腰痛是很常见的，特别是在脊柱侧滑和脊柱畸形的患者中。人工髋关节和膝关节也可能处于压力之下。

3. 人字形切口（两侧前肋下法）

Chevron 切口是由两侧前肋下切口组成的，是肾血管外科手术，下腔静脉切除术（IVC），肿瘤血栓切除术理想的选择。切口从第 11 根肋骨的顶端开始，向下延伸大约两个指状，平行于肋缘，在中线上弯曲，平行于对侧肋缘，并在对侧第 11 肋骨的顶端终止。

四、良性疾病的手术

（一）简单的肾切除术

在 Gerota 筋膜内简单的肾切除——用于治疗肾的非恶性疾病（图 7-20，见 Expert Consult 网站图 60-20）。简单的肾切除指征包括因梗阻、感染、创伤、结石、肾硬化、膀胱输卵管积水、多囊性肾或先天性发育不良而导致的长期无功能或肾功能不良。功能肾的简单肾切除术可用于缓解顽固性症状或相关问题，如出血、疼痛、高血压或持续性感染。

使用上面所述的手术入路，通常是侧入路进入腹膜后腔。用固定的牵开器显露内脏器官。肾筋膜后层直接从后腹壁肌肉剥离。肾筋膜的前层从结肠肠系膜和腹膜剥离，留下一个筋膜室，肾、肾上腺和肾周脂肪就在筋膜室中。切开肾筋膜，肾周脂肪通过钝性剥离和电烙术分离。外科医师必须注意异常的血管，通常是在靠近两极的地方发现，并且在有钝性剥离的区域。如果由于肾与腰肌的粘连导致后剥离困难，那么在剥离过程中纳入腰肌筋膜可能是有帮助的。在这种情况下，对于一个巨大的肾积水肾，显露是困难的，穿刺和吸入的肾盆腔内容物可能会减压和帮助肾脏的动员。接下来，通过保持肾囊上的解剖平面，从肾的上极解剖肾上腺。

然后移动肾，分离输尿管，通常也可以识别与输尿管相邻的性腺静脉。应注意避免牵拉损伤静脉，分离输尿管为进入肾后部和肾门提供了更好的显露。从尾部入路，肾静脉通常在输尿管后方。结合钝性和锐性分离，可以确定肾静脉后方的肾动脉（图 7-21）。

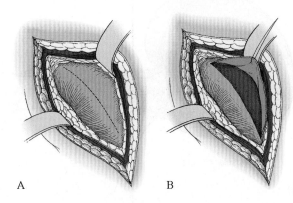
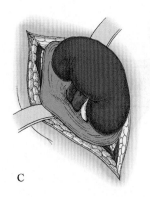
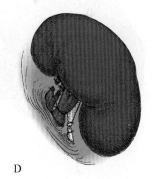

A　　　　　B　　　　　C　　　　　D

图 7-21　包膜下肾切除术

（二）良性疾病的部分肾切除术

部分肾切除术，除了通常用于治疗小型肾癌外，有时也可用于良性疾病。良性疾病中可提示部分肾切除的临床情况包括肾积水合并实质萎缩、重复肾萎缩型肾盂肾炎、感染肾盏憩室、不可逆的局部创伤性肾损伤、良性肾肿瘤切除（血管平滑肌脂肪瘤或肿瘤）。通过切除病变部位的肾包膜，可以对良性疾病实体进行部分肾切除术。切除的肾包膜可成功用于肾出血（图 7-22）。

(三)开放肾造口术

随着经皮肾造口置管技术的不断发展,开放的肾造口置管手术是少见的。然而,当经皮肾造瘘管在技术上不可行时,内镜下放置输尿管支架是不可取的,切开肾置入造瘘管可以挽救生命(图 7-23,见 Expert Consult 图 60-23)。

通过腹膜后侧切口确定并切开 Gerota 筋膜。肾在 Gerota 筋膜内,露出后表面,输尿管在下方。沿着输尿管找到肾盂。可用 2-0 可吸收的 Vicryl 线在输尿管连接处缝合后切开肾盂。使用手术刀做一 2cm 的切口平行于保持缝线之间的肾长轴。接下来,石钳通过肾盂切开进入下极。钳位的尖端是针对肾的凸缘,因为肾造口在肾前或后表面有较高的风险损伤肾内血管。当使用镊子时,镊子的尖端在肾的凸起边缘。Malecot 导管通过 3-0 可吸收的荷包线缝合固定在肾包膜上,肾盂切开术用 4-0Vicryl 缝线缝合,固定缝线取出。Malecot 导管的远端通过前侧面的刺伤切口外露,避免了管的弯曲以确保适当的引流。用针线在外部保护 Malecot 导管,缝合侧面切口。

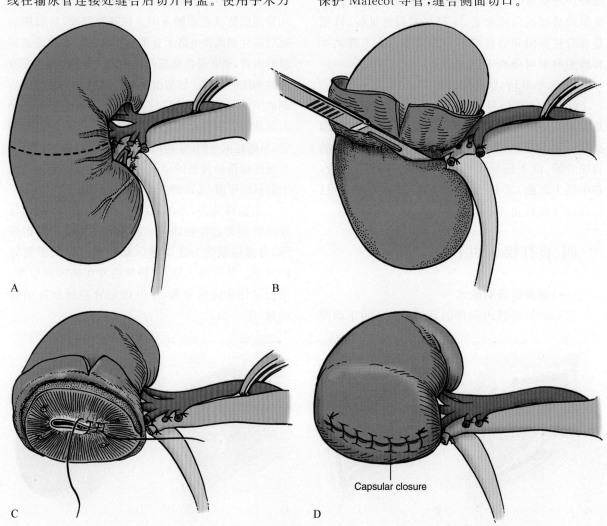

A   B

C   D

Capsular closure

图 7-22   良性疾病的横向肾切除技术。病变实质的肾囊被保存下来,用来覆盖横断的肾表面

(四)体外肾手术

体外肾手术(ECRS)结合自体移植是现代泌尿外科手术中很少使用的一种手术技术,由于原位开放肾显露几乎为所有形式的肾手术提供了很好的途径。ECRS 的优点是更好的显露,一个不流血的外科领域,保护肾免受长期缺血的影响,以及可以使用手术显微镜的机会(Ota et al,1967;Husberg et al,1975;Putnam et al,1975)。目前,ECRS 用于单个肾的复杂肾病的重建,当经皮入路不合适或不可能(图 7-24)。此外,ECRS 被用于解决捐献肾的解剖问题,该肾将

用于同种异体移植。

以下列出了 ECRS 的可能适应证。

①肾血管性疾病

预期会出现长时间缺血（＞45min）。

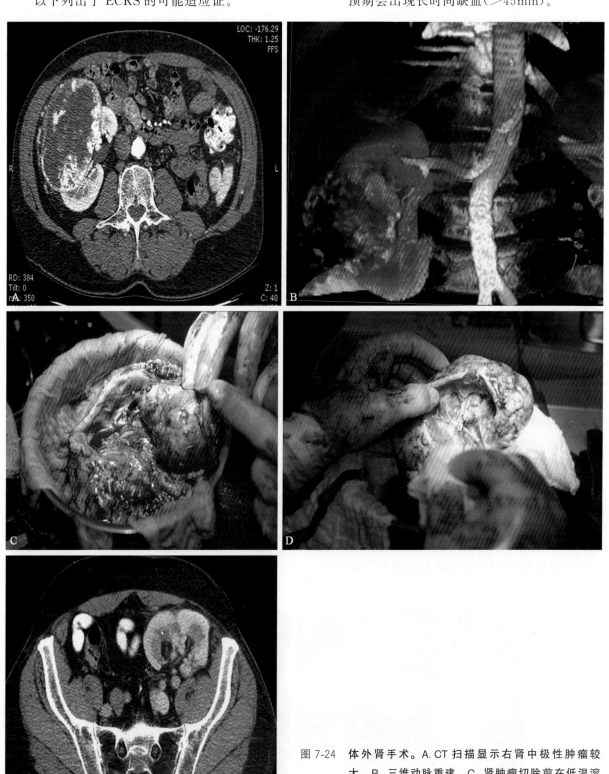

图 7-24　体外肾手术。A. CT 扫描显示右肾中极性肿瘤较大。B. 三维动脉重建。C. 肾肿瘤切除前在低温溶液中。D. 保留收集系统和肾内动脉树切除肿物。E. 4 年后的对比增强 CT 扫描没有复发的证据

节段性肾动脉疾病。

多血管疾病。

难栓塞的动静脉畸形。

大的肾内动脉动脉瘤。

②肾移植

修复血管异常。

修复收集系统异常。

③在孤独的肾脏恶性肿瘤

巨大的中央肿块侵犯了肾蒂。

肾中央盆腔肿瘤。

多皮层下肿瘤。

1. 术前注意事项

充分评估肾实质、收集系统和脉管系统。在某些情况下,数字减影动脉造影可以用来评估血管解剖。患者的肾功能由血清肌酐水平评估。充分考虑术前会诊,使术前肾功能最大化,术后血液透析做好必要的准备。手术台上应备有冰沙袋、肾移植保存液和微血管器械。

2. 手术过程

由于腹膜后和髂窝(用于自体移植)的通路是必需的,所以可能有许多不同的单或双切口方法。在切开和腹部探查后,显露肾。当肾游离结束后,剩下的附件是输尿管、肾静脉、肾动脉。迅速静脉注射12.5g甘露醇和20mg呋塞米。输尿管尽可能在远端结扎并横断,保留尽可能多的输尿管周组织。虽然输尿管可以完整保留,但我们不喜欢这种方法,因为它限制了在髂窝对面的自体移植肾的定位,而且长的输尿管容易发生缺血,导致阻塞。

将肾血管分开后,肾立即被放置在工作台面上,上面盖着一块毛巾。肾通过重力流肾保存液

6℃在动脉内被冲洗。冲洗肾应继续,直至肾冷却,肾排出物澄清(500~1000ml)。在维持低体温的过程中,肾被保存在冰槽中。

对于修复性血管病,解剖肾门血管,进行血管修复。对于肿瘤,切除 Gerota 筋膜和肾周脂肪,进行部分肾切除术。在重建肾脉管系统或切除肾实质缺损后,用保存液分别冲洗肾动脉和静脉,以评估出血的潜在部位。对输尿管进行逆行冲洗以评估收集系统,如果发现漏尿应进行修复。

五、恶性肿瘤手术

(一)根除性肾切除手术

根治性肾切除术是指将 Gerota 筋膜外的肾与同侧肾上腺一起完全切除,并按照 Robson 和他的同事在 1969 年描述的从横膈膜到主动脉分叉处完成区域淋巴结切除术,用于治疗肾恶性肿瘤。今天,肾上腺切除通常在技术上是可以避免的,因为切除肾上腺并没有被证明能提高肾癌患者的存活率。当广泛的淋巴结切除术可能有助于改善患者的生存,而不增加患者的并发症,那么可以选择进行广泛的淋巴结切除术。

根治性肾切除术是肾肿瘤不能通过部分肾切除术来治疗。根治性肾切除术的指征包括非功能性肾肿瘤、取代大部分肾实质的大肿瘤、与可检测的区域淋巴结病相关的肿瘤或与肾静脉血栓相关的肿瘤。所有怀疑有恶性肿瘤的肾肿瘤均应行腹部 CT 或 MRI 检查,并行胸部 X 线或胸部 CT 检查(图 7-25)(Bradley et al, 2011；Chen and Uzoo,2011)。如果有任何转移的迹象,也应该进

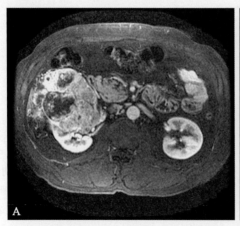
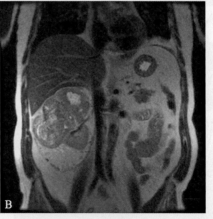

图 7-25　轴状位(A)和冠状位(B)右侧肾肿块的磁共振图像

行骨骼扫描和头部 CT 检查。对于肿瘤血栓、腹膜后淋巴结肿大、肾收集系统和血管系统胚胎学异常,应仔细评估横断面影像。

在手术之前,考虑患者有另一种恶性肿瘤,行经皮肾穿刺活检可评估潜在的转移性疾病,评估在影像学研究中出现的肾浸润性肿块和在非手术方式(射频或冷冻疗法)治疗的实体肿块的可能性,或在非手术情况下,组织学检测可指导全身治疗的类型。对于双侧肾肿瘤,应考虑经皮肾活检,以指导治疗(Blute et al,2000)。

有时,对大的肾肿块和局部淋巴结病变进行术前血管栓塞(Schwartz et al,2007)。血管栓塞可能会减少术中失血的量。血管栓塞也可以减少原发肿瘤的大小,从而在技术上提高了肾切除术的可行性。血管栓塞的缺点包括梗死后疼痛综合征、肿瘤裂解综合征风险、肿瘤血栓栓塞风险和血管创伤风险。

大的肾上极肿瘤应考虑同侧肾上腺切除术。否则,不需要常规行肾上腺切除术,因为肾上腺转移的总发生率<5%。而术前的 CT 和 MRI 检查可能遗漏了 20%～25% 的肾上腺转移(Siemer et al,2004)。通常情况下,当肿瘤弥漫性浸润、大肿瘤(>10cm)、肾外肿瘤扩展、肿瘤血栓、淋巴结病和区域转移,或影像学上的肾上腺肿块时,应行肾上腺切除术。

区域淋巴结切除术不是所有根治性肾切除术都需要的,因为淋巴结转移的总发病率约为 5%。对于那些可能有机会从该手术中获益的患者,应考虑进行局部淋巴结切除术。区域淋巴结切除术的适应证包括影像学上淋巴结肿大、转移性疾病的细胞切除手术、肿瘤大小>10cm、核 3 级以上、肉瘤样组织学、影像学上存在肿瘤坏死、肾外肿瘤扩展、肿瘤血栓、邻近器官直接肿瘤浸润。在邻近器官受累的情况下[结肠和(或)脾],术前规划脾切除和(或)部分结肠切除术是很重要的。

由于其双层膜的存在,尽管术前影像学研究可能提示右肾肿瘤向肝扩展,但肝通常不会直接被肾肿瘤侵袭。然而,在极少数情况下,当右肾肿瘤确实直接侵入肝时,适当的术前手术计划是必不可少的。

1. 手术过程

根治性肾切除术最常用的切口是肋下侧切口,如上所述。简而言之,对于肋下入路,患者外侧卧位。在切开皮肤和肌肉层后,放置一个牵开器,对于右侧入路,肝和胆囊被置于上方。当需要额外调动肝时,切除无血管的右三角韧带。肾旁前间隙是在肾前筋膜和升结肠肠系膜之间的平面解剖形成的。如有炎症性肿块,前肾旁间隙很难形成。重要的是要避免对肠系膜的损伤,因为右结肠和回肠动脉的损伤可能会使这部分结肠发生变形。为了获得最佳的手术治疗机会和避免任何腹腔内肿瘤的溢出,切除整个肾筋膜是很重要的。

在移动结肠的肝曲后,十二指肠在内侧游离(图 7-26)。对于中位的肿瘤,十二指肠的游离应特别小心,以避免损伤。在十二指肠游离后,在后方可识别出 IVC。在 IVC 前的解剖可以识别肾静脉和性腺静脉(在右侧)。血管襻的放置将使肾静脉的牵引变得平缓。肾静脉触诊明确肿瘤血栓。接下来,在肾静脉后方发现肾动脉。如果确定肾动脉困难,注意转向肾的下极以确定输尿管和性腺静脉。如果技术上可行的话,保留性腺静脉。输尿管结扎时,肾从后侧移至前侧,以帮助辨认肾后动脉。

较难的肾门解剖中确定右肾动脉的另一个选择是在主动脉夹层区域的主动脉夹层中寻找(图 7-27)。右肾动脉可以用 0 号丝线缝合或在紧急情况下用手术夹结扎。随着肾动脉的控制,右肾和肿瘤的大小和充血将减少,从而减轻肾门和其他部位的肾解剖。

在右肾静脉松弛时,检查是否有肿瘤血栓,然后用 0 丝状带和 2-0 丝线结扎双结扎分离。对肾动脉的识别应该比 IVC 要容易得多,现在可以进行双结扎和分割(图 7-28,见 Expert Consult 网站图 60-28)。如果出现撕脱,出血应该用缝合带控制而不是手术夹,因为手术夹不能为腰静脉提供足够的止血,这些静脉可以收缩,从而加重腹膜后出血的程度。

对于左根治性肾切除术,将 Toldt 白线从脾曲处切开至髂总动脉后,降结肠在中间。要特别小心以免损伤胰腺尾部。以主动脉前表面为引导识别左肾静脉。左肾动脉通常位于左肾静脉的后面。在进一步游离肾下极后,确定左侧输尿管和左侧性腺静脉。左性腺静脉可以帮定位左肾静脉。根据肿瘤的大小和位置,外科医师决定左性腺静脉是应该保持完整,还是应该结扎并横切以帮助游离肾。分离输尿管,游离肾的下、后表面,

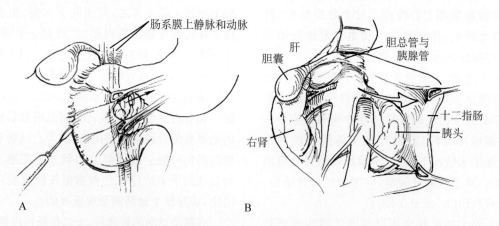

图 7-26　Kocher 方法（From Smith JA Jr，Howards SS，Preminger GM，editors. Hinman's atlas of urologic surgery. 3rd ed. Philadelphia：Saunders；2012.）

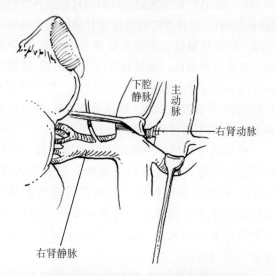

图 7-27　下腔静脉的前侧表面可作为判断右肾短静脉的标识。右肾动脉通常位于右肾静脉的深处，有时更容易在主动脉间隙中定位

确定左肾动脉。一旦确定左肾动脉和静脉，结扎肾动脉。肾动脉近端夹有两个直角夹子和远端用一个直角夹具。肾动脉用小手术刀切开。近端结扎 0 丝线，2-0 丝线结扎。随着肾动脉的固定和分离，肾静脉以类似的方式定位和分离。

有时，因为肾门淋巴结肿大肾动脉和静脉不能单独分离。然后，可以使用全椎弓根钳技术来控制肾门（图 7-29，见 Expert Consult 网站图 60-29）。虽然动静脉瘘的风险可能与整个肾蒂的联合结扎有关，一些小的临床试验还没有发现任何证据可表明在肾切除患者中存在这样的瘘管（Ou et al，2008；Chung et al，2013）。长而弯曲的血管钳或肾蒂钳被用来钳住肾动脉和静脉（图 7-30，图 7-31）。

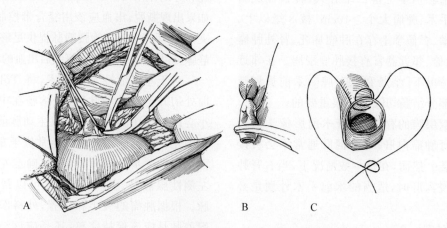

图 7-30　先切后结扎法固定肾门（From Smith JA Jr，Howards SS，Preminger GM，editors. Hinman's atlas of urologic surgery. 3rd ed. Philadelphia：Saunders；2012.）

在肾门血管发生意外的紧急情况下,保持冷静是很重要的。外科医师必须通知麻醉师和手术室所有人员大出血的情况,并要求积极的补液和血液制品的供应。可以使用指尖或海绵棒进行按压,以达到尽可能最好的止血效果,以便手术室的其他工作人员能够做好准备。压迫止血也可以应用于 IVC 和(或)主动脉来控制出血。吸引器可以用来清理手术伤口,血管钳用来钳住和结扎主动出血的血管。不要盲目夹紧;相反,应该吸、包、游离以获得更好的显露。如果出血发生在肾动脉,外科医师可以压迫肾动脉上方的主动脉,用血管钳夹住动脉残端,用两层连续的血管缝线修复破口。如果肾静脉撕裂或肾静脉撕裂,或性腺或腰椎静脉撕裂而导致静脉出血,可以将手指放在孔上,直到用 Allis 钳将孔抓住为止。正常情况下,血管钳具可以夹住止血,直视下修补血管。

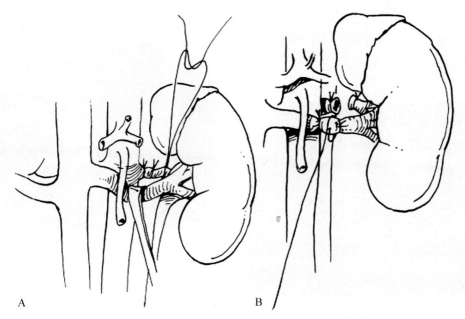

图 7-31　先结扎后切法固定肾门(From Smith JA Jr, Howards SS, Preminger GM, editors. Hinman's atlas of urologic surgery. 3rd ed. Philadelphia:Saunders;2012.)

用于修补的聚丙烯缝合线,通常为 75cm 或 90cm;3-0 或 4-0 缝线可用于 IVC 或主动脉修补,4-0 或 5-0 缝线可用于肾血管修补。我们建议使用带锥形针的双臂缝线——3/8 圈 BB(17mm)用于动脉修复(它们不太可能导致钙化动脉斑块破裂)和 1/2 圈 RB-1(17mm)或 SH(26mm)用于静脉修复。

2. 肾癌的局部淋巴结切除术

区域淋巴结切除术对肾细胞癌的作用仍有争议。多项回顾性研究表明,对于精心选择的患者,局部淋巴结切除术可能有好处。欧洲癌症研究和治疗组织进行的一项前瞻性随机试验包括 772 名患者。患者随机分为两组,一组接受局部淋巴结清扫,另一组不接受。虽然对于采用了区域淋巴结清扫中的患者没有整体的生存优势,但是这项研究包括了有很大比例的局部小的和低恶性程度的肿瘤患者,他们可能根本没有从淋巴结切除术中获益(Blom et al,2009)。

当考虑淋巴结切除术时,对于右侧肾肿物,从横膈膜右,下腔、前腔、后腔静脉和主动脉间淋巴结进行采样(图 7-32)。用直角钳和电烙器将淋巴组织从 IVC 前表面分离出来。淋巴管组织从横膈膜(位于右肾静脉之上 3~4cm 处)头部清除,并从尾部清除,直到静脉分叉。右性腺静脉在插入 IVC 时结扎,2-0 丝线缝合,以避免静脉撕裂。小心地用 3-0 丝质结连接并横断腰椎静脉(通常在 IVC 的两边各有 4 或 5 个分支)。位于肾静脉上方的淋巴干用手术夹连接。由于大量的淋巴液和乳糜泻通过胸导管排泄,如果不能适当地控制它们,可能会导致乳糜性腹水(图 7-33,见 Expert Consult 网站图 60-33),因此必须小心谨慎地将淋巴干结扎。一旦腰椎静脉被固定,肾静脉上方淋巴干的上侧被固定,助手就用两根海绵棒轻轻按压 IVC 内侧。接着淋巴组织被清除出后腔区。清扫淋巴结沿着 IVC 的内侧边界进行,主动脉腔淋巴结被清扫到髂血管水平。

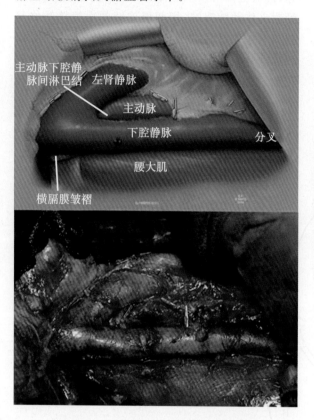

图 7-32　右侧肾肿物延长淋巴结切除术

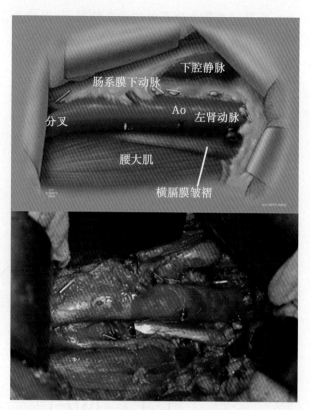

图 7-34　左侧肾肿瘤淋巴结清扫术

对于左侧肾肿瘤,清扫在主动脉的前表面的淋巴组织(图 7-34)。沿主动脉延伸至肠系膜上动脉(SMA)水平,下端通过肠系膜下动脉(IMA)至主动脉分支。IMA 和乳糜管必须保存,但在涉及淋巴结病的情况下,IMA 可以被清扫。一旦从主动脉的前外侧切开淋巴管,助手轻轻地抬高两侧的主动脉,便于显露、稳固并划分腰动脉。一旦腰动脉被妥善固定,切除前纵椎韧带和主动脉(主动脉后淋巴结)之间的组织。只有在术前影像学上观察到或可触及主动脉腔间淋巴结,或者在主动脉周围有广泛的淋巴结浸润时才能切除淋巴结。

3. 缝合切口

手术完成后,外科医师应检查止血情况,并检查邻近器官有无损伤迹象。在根治性开放肾手术中横膈膜和胸膜组织可能会无意中受损。为了检测胸膜损伤,腹膜后用生理盐水填充至侧面切口的水平。麻醉师然后用高吸气量使肺膨胀。深吸气后腹膜盐水冲洗起泡,提示气胸。如果出现小的胸膜损伤,可以用不吸收的缝线缝合胸腔。在胸膜完全闭合之前,一个 14Fr 橡胶导管的尖端被放置在胸膜腔中。一旦空气从胸膜腔排出,就像盐水碗里的气泡一样,取出红色的橡胶导管,助手将胸膜切口紧紧缝合以实现密闭。术后胸部 X 线片的评估是必要的,即使在没有怀疑气胸的情况下也是如此。皮下组织用 3-0 可吸收缝线进行缝合。皮肤可用皮钉或 4-0 缝线缝合。

4. 术中和术后并发症

(1)肩胛上淋巴结切除术后的损伤:清扫位于左肾静脉上方的淋巴组织时要非常小心,因为十二指肠、胰腺、肠系膜上动脉、腹腔干、肠系膜上自主神经丛和乳糜泻在这一区域都容易受到损失造成后遗症。一般来说,如果术前影像学上明显可见或扩大淋巴结,我们考虑清扫这个区域。

(2)肠道血管系统的损伤:在根治性肾切除术中,可能会遇到一些重要的胃肠道血管,它们与肿瘤有关,导致医源性损伤。肠系膜下动脉为远端横结肠、降结肠和乙状结肠提供血液供应。只要结肠的边缘动脉是通畅的,就可以安全结扎,并且可以从 SMA 供给血液到左结肠。SMA 为整个小肠和盲肠、升结肠和横结肠提供血液供应,而腹腔主干则提供食管、胃、胰腺、肝、脾和十二指肠部分。SMA 或腹腔干的误扎是一个严重的事件,主要发生在左侧肾切除术中,如果患者想活下来,必须迅速纠正。应立即叫血管外科医师到手术室,并对相关血管进行修复。

肠系膜下静脉(IMV)在降结肠的肠系膜内,紧靠 Treitz 韧带。它是游离右半结肠和小肠系膜进入腹膜后的一个有用的标识,因为后腹膜在 IMV 的内侧被切开。在手术中,IMV 可以安全地结扎。相反,肠系膜上静脉(SMV)不应该结扎,除非那是唯一的手术选择。它在小肠肠系膜的根部,连接脾静脉和 IMV 形成门静脉。SMV 撕裂伤的修复首先是剪断进入 SMV 的小静脉分支,然后用非创伤性血管钳将损伤隔离开来。用 6-0 线进行静脉缝合术通常足以修复静脉。如果静脉误扎和横断,将会导致严重的肠水肿和静脉充血,这可能损害门静脉系统的静脉回流。最终的结果是全身性低血压/内脏高压综合征的发展,其特征是静脉血栓、肠缺血和坏死。如果可能的话,结扎 SMV 应该首先考虑重新吻合或使用自体静脉移植修复。血管移植只能在由于血栓率高而无法使用自体静脉时使用。腹部不应在 SMV 损伤的情况下关闭,因为会发生腹腔室综合征。

(3)肝、脾损伤:小的肝损伤(包膜撕裂和小的撕裂)通常可以通过氩束凝固或电刀进行有效的治疗。纤维蛋白胶和局部止血网是有用的辅助材料。更严重的脾损伤可以通过脾缝术或脾切除术来治疗。小的肝撕裂可以用相同的基本原理修复,就像部分肾切除闭合一样,用合成的可吸收缝线缝合。

(4)十二指肠损伤:十二指肠大部分壁内血肿应予以预期处理。然而,如果血肿较大,十二指肠腔狭窄,可以切开浆膜和肌层(而非黏膜)以排出血肿并止血。切口应该用间断的 3-0 线缝合在一层。与普外科医师合作是很有帮助的。轻微电灼或撕裂伤应仔细排除,在损伤处放置网膜瓣,并插入闭合的引流管。

(5)胰腺损伤:处理胰腺损伤的第一步是对器官进行彻底的检查。表面撕裂和挫伤通常可以通过使用纤维蛋白胶和插入封闭的引流管进行处理。监测引流液的 pH 和脂肪酶/淀粉酶水平,以确定胰腺瘘管是否正在形成。如果胰腺的损伤是深的,或与胰管有关,请胃肠外科医师会诊对于胰腺适当的修复和管理是必要的。

(6)肺部并发症:术后胸腔积液,可先抽吸,必要时行胸管引流。

(二)部分肾切除术治疗恶性疾病

在技术可行的情况下,为了保持最大的肾功能,部分肾切除术是治疗大部分肾肿物的首选方法(图 7-35)。过去,肾部分切除术是特定的条件下选择的方法(双侧肿瘤,单侧肾肿瘤,未来肾衰竭风险高)。而直径＜4cm 的小肿瘤,部分肾切除术的指征明显扩大,包括大多数可以安全且完全切除的肾肿块,与大小无关。

部分肾切除术的相对禁忌证包括。

①技术问题:冷缺血时间＞45min(考虑体外方法),所保留的肾功能不超过 20%。

②癌症相关的问题:肿瘤弥漫覆盖肾蒂,集中收集系统的扩散入侵,肿瘤血栓累及主要肾静脉,邻近器官侵犯(CT4 期),区域淋巴结病(cTxN1 期)。

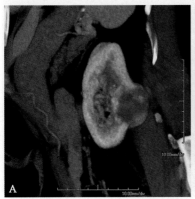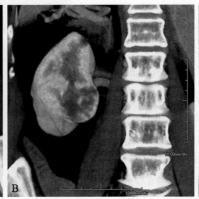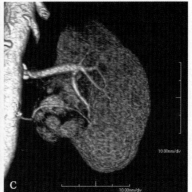

图 7-35　A. 增强 CT 扫描显示右肾肿块。B. 三维重建显示了大量的肾内成分。C. 动脉重建显示肾小动脉靠近肾肿块

1. 术前注意事项

除了对根治性肾切除术的术前注意事项,还有一些其他的事项与部分肾切除术有关。

(1)过滤性损伤:当肾实质的重要部分被切除时,肾的血液流动被传递到较少的肾单位,这可能导致肾小球毛细血管灌注压力增加,称为超滤的单肾单位肾小球滤过率增加。超滤可损伤剩余的肾单位,导致局灶性节段性肾小球硬化和蛋白尿的临床表现和进行性肾衰竭。当两个肾的肾总质量减少超过80%时,过滤性损伤是最常见的。

(2)肾缺血和体温过低:为了减少失血量并使手术有足够的可视度,在部分肾切除术中经常需要使用血管压迫。可选择的方法包括手动压迫、肾压迫钳(Kaufmann clamp)、选择性钳夹肾动脉

及整体钳夹整个肾蒂。由于血管夹紧与较高的肾并发症(图7-36)相关,因此采用人工和钳夹压迫是比较可取的。目前还不清楚,是否让逆行性肾灌注时不夹肾静脉会带来明显的好处。将热缺血限制在20min,冷缺血限制在35min有助于维持肾功能。如果用冰覆盖肾,那么至少需要15min才能达到足够的肾低温。为预防急性术后肾衰竭,应在肾动脉夹紧前15min注射甘露醇(12.5g)和呋塞米(20mg)。虽然支持这一做法的证据有些有限,但只要患者体内水分充足,两种药物都是相当安全的(Novick et al,1991)。

(3)剜除术和手术切缘:简单的肿瘤剜除可以安全地在小的肾肿瘤中进行,同时保留小的正常组织边缘和阴性的手术边缘(Carini et al,2006)。

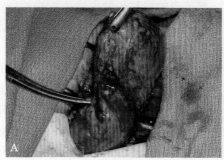
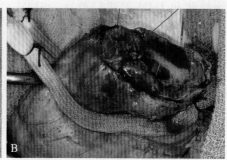

图7-36 对一个巨大的极性肿瘤的部分肾切除术,在肾实质使用 Satinsky 钳治疗局部缺血

(4)多病灶和肿瘤大小:对于透明细胞和嗜铬细胞瘤,多病灶的发生率约为2%,而乳头状癌的发生率为10%(图7-37)。随着原发肿瘤大小的增加,多灶性肿瘤也更为常见(Blute et al,2003)。部分肾切除术时应仔细检查整个肾表面,以确保术中情况与术前影像学结果相符。如果术中发现额外的未预料到的肾肿物(es),部分肾切除术仍是多灶性肿瘤的首选治疗方法,只要安全切除且手术边缘清晰。

(5)遗传性肾恶性肿瘤:遗传性肾肿瘤通常为多灶性和双侧性,复发率高。除遗传性平滑肌瘤和RCC患者应积极治疗广泛切除外,大多数遗传性综合征患者在肾肿瘤达到3cm大小之前,几乎没有转移的机会(Maher et al,1991;Seizinger 1991;Richards et al,1993)。行肾部分切除术时应保留肾周脂肪和肾筋膜。整个肾表面应游离清楚,所有可见肿瘤应切除。术中超声可用于鉴别

任何可以切除的皮质下肿瘤(图7-38,见 Expert Consult 网站图60-38)。为减少对肾实质的伤害,建议低体温处理。

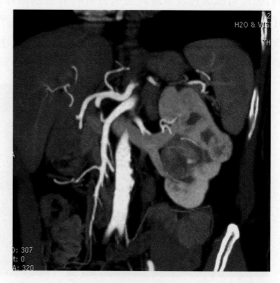

图7-37 三层 CT 重建显示肾门部肿瘤和外周肿瘤

（6）小皮质肿瘤的摘除：即使缺血时间很少超过 30min，外科医师也要确保肾可以得到冷处理。用滚筒式卷烟状的可吸收止血器和可吸收缝合线将两端连接起来，制成两支卷烟状的支架。两个褶之间是由折叠螺母成一个双层，宽 5～10cm，长 1cm。它在缝合时具有优异的抗拉强度。

如前所述，肾显露于前肋下入路或侧入路。在切除外周脂肪的同时，应特别注意避免对输尿管的损伤，尤其是对下极肿瘤。静脉注射甘露醇和呋塞米，在必要的情况下，肾蒂被充分显露，以保证血管钳的安全应用。血管夹被分别放置在肾静脉和动脉周围。

肿瘤周围的肾皮质用电刀在周围标记。肿瘤假包膜外和正常实质内的平面被标记出来，用 Metzenbaum 剪刀直接分离。对于小病变的剜除，通常不需要肾阻断。然而，如果有过多的出血，适当的切除边缘，然后压迫或钳住肾蒂可以帮助止血。当遇到肾内部的小血管时，用剪刀将它们分离开来。切除肿瘤，检查是否有明显的手术边缘，通过冷冻切片分析评估切缘情况。肾实质内的小出血血管可通过 4-0 可吸收线缝合线控制，或通过电刀或双极电灼凝固控制。检查肾集合系统的完整性，如有损伤，必要时用可吸收缝线进行修补（图 7-39）。

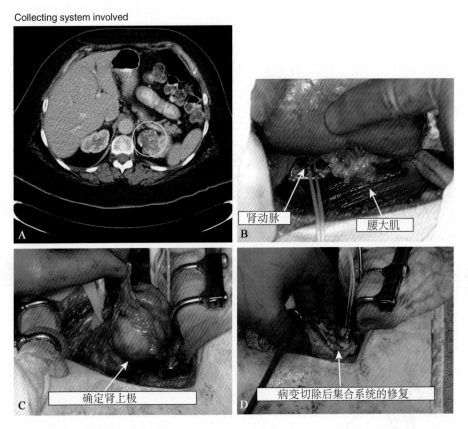

图 7-39　A. 计算机断层扫描显示肾肿瘤。B. 保护肾动脉。C. 确定肾上极。D. 病变切除后集合系统的修复

在切除的肾实质和肾实质的每一个边界上，都放置一个先前准备好的凝胶块（图 7-40）。用 2-0 的可吸收线，12 号圆针水平缝合。缝线穿过凝胶块，1～2cm 进入肾实质，以防止包膜和实质撕裂。凝胶块沿着肾被膜的张力均匀分布，降低了撕裂的可能性。在肾旁间隙放置一个引流管以监测出血和尿漏。在引流量最小的 2～5d 移除引流管，关闭伤口。导尿管用于监测尿量。除非有较大的肾脏集合系统损伤，通常不需要输尿管支架。

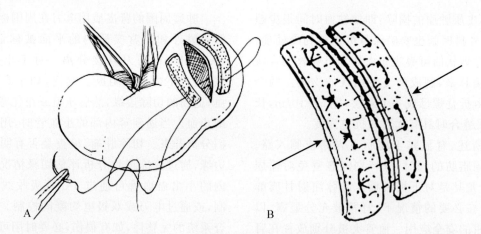

图 7-40　在切口每一处边界上都放置了一个凝胶块,在底部放置一个物垫(如果切口很小,就不需要)。切口用 2-0 可吸收线水平床缝合(From Smith JA Jr,Howards SS, Preminger GM, editors. Hinman's atlas of urologic surgery. 3rd ed. Philadelphia:Saunders; 2012.)

　　(7)楔形切除术治疗大的皮质肿瘤:对于大肿瘤,静脉注射甘露醇或呋塞米,然后用血管钳夹住肾动脉。根据外科医师的偏好,对较大或靠近肾门的肿瘤进行部分肾切除术时,为了更好地止血,可以钳住肾动脉后的肾静脉(图 7-41)。一个冰沙袋放在肾周围,肾是允许冷却到 20℃(约 15min)。

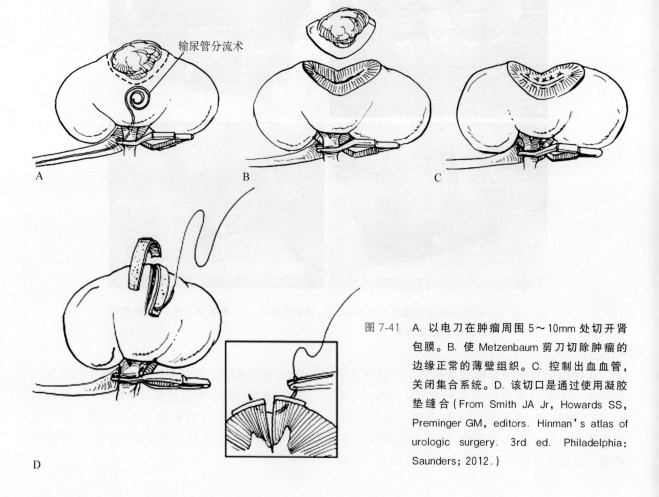

图 7-41　A. 以电刀在肿瘤周围 5～10mm 处切开肾包膜。B. 使 Metzenbaum 剪刀切除肿瘤的边缘正常的薄壁组织。C. 控制出血血管,关闭集合系统。D. 该切口是通过使用凝胶垫缝合(From Smith JA Jr, Howards SS, Preminger GM, editors. Hinman's atlas of urologic surgery. 3rd ed. Philadelphia: Saunders; 2012.)

以电刀在肿瘤周围 5～10mm 处切开肾包膜。使用 Metzenbaum 剪刀,切除肿瘤的边缘薄壁组织。在切除边缘检查肿瘤,然后提交冷冻切片病理分析。出血血管采用八字缝合或双极电灼控制。深部的切除边缘必须检查是否有残留肿瘤或任何集合系统损伤的迹象。如果对集合系统损伤有疑问,将 10～20ml 稀释的靛胭脂红注射到肾盂,同时阻塞输尿管以评估是否渗漏。集合系统可用 4-0 可吸收缝线缝合。纤维胶束用于肾实质缺损。最后,检查肾血管是畅通的——如果肾静脉和肾动脉被夹住,解除肾静脉其次是肾动脉。

(8)节段肾切除术治疗大的两端肿瘤:静脉注射甘露醇和呋塞米,彻底游离肾蒂,包括节段分支(图 7-42;图 7-43,见 Expert Consult 网站图 60-43)。

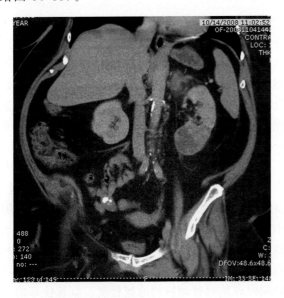

图 7-42　CT 扫描可见左侧肾下极肿块

应用钳夹住顶端节段动脉(或下极肿瘤的基底节段动脉),观察缺血线。将 5ml 靛蓝直接注射到夹住的动脉中,可以进一步划分血管线(图 7-44,见 Expert Consult 网站图 60-44)。缺血线是肾切断术的最佳部位,应电刀标记。结扎根尖段动脉,然后肾蒂被一个弯曲的 Satinsky 钳夹住。用冰袋冷却肾在 20℃(约 15min)。用电刀沿肾包膜缺血线切开。采用钝性分离,切除肾极(图 7-45)。迅速、准确控制出血血管释放钳夹,观察有无出血。对集合系统进行检查。如果集合系统的缺损较大,则插入导丝,置入输尿管支架至膀胱。

集合系统采用可吸收的 4-0 线缝合。

肾包膜采用如前所述的方法缝合。因为切口大,使用一个较大的针(如 XLH,GS-27)来做节段性肾切除和半肾切除,而不是楔形切除。肾固定术应考虑肾是否具有合适的移动性;必须避免对腰肌、腰方肌、腹膜后神经损伤(图 7-46,见 Expert Consult 网站图 60-46)。肾上覆盖肾周脂肪和肾筋膜,术后采用引流管监测。当患者病情稳定时,移除留置的导尿管。根据引流管的引流量,可在术后 5～10d 拔出。如果使用输尿管支架,术后 4～6 周拔出。

(9)部分肾切除术的并发症

①尿漏:部分肾切除术涉及切开集合系统,由于肿瘤的大小和位置,增加了尿漏的可能性。术后 1 周左右出现尿瘘。因此,在深部切除的情况下,最好将引流管放置 7～10d。如果怀疑有尿瘘,通过检查引流液的肌酐来确诊,其水平将比血清肌酐水平高出许多倍。另一种方法是静脉注射靛蓝胭脂,在引流管中收集到,也可以确认诊断。

如果没有引流管引流,并且怀疑有尿瘘,那么腹膜后的漏尿就会有症状。主要是根据腹部影像学来诊断的。泌尿系瘘的治疗需要三根管:腹膜后闭合性引流管收集漏尿,逆行肾盂造影后放置双 J 输尿管支架和导尿管。大多数尿漏在 4～6 周通过保守治疗可以得到解决,很少需要二次手术。

②术后出血:迟发性出血可发生在部分肾切除术后,尤其是需要术后抗凝治疗的患者。如果引流到位,最初保守治疗,包括卧床休息、补液、严密的临床监测和连续的血液计数评估。当需要超过 1～2U 的血产品时,应尝试血管栓塞。通常,出血的节段动脉可选择性栓塞,肾无须完全切除。危及生命的出血也可能发生,需要肾脏完全的血管栓塞或手术探查。

③肾功能不全:急性肾衰竭主要与肿瘤的大尺寸,过度切除肾实质,并延长缺血时间有关。其他原因包括了集合系统的梗阻、药物毒性、血管血栓形成和血管破裂。虽然大部分术后肾功能不全的病例都是轻微和短暂的,但有些病例需要血液透析来进行体液管理。超滤性损伤也会随着时间的推移导致肾功能逐渐下降,通常与蛋白尿有关。

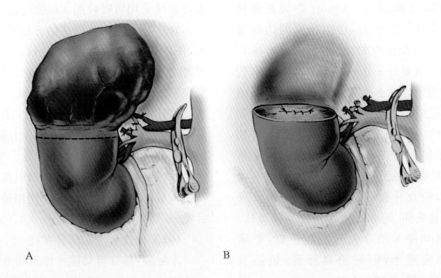

A   B

图 7-45 肾上半部肿瘤的横向切除(From Novick AC: Partial nephrectomy for renal cell carcinoma. Urol Clin North Am 1987;14:419.)

(三)腔静脉血栓切除术

肾静脉的肿瘤血栓可伴随许多腹膜后肿瘤发生。在儿童中,Wilms 肿瘤、肾透明细胞肉瘤、肾上腺皮质癌和神经母细胞瘤都与 IVC 血栓有关。在成年人中,淋巴瘤、腹膜后肉瘤、肾上腺皮质癌、嗜铬细胞瘤、血管平滑肌脂肪瘤等都是 IVC 血栓的潜在来源。肾癌是与 IVC 肿瘤血栓相关的最常见原因,占所有静脉血栓肿瘤的 18%(Blute et al,2004b)。与 IVC 凝血有关的两个成分是肿瘤血栓(包含在淡性血栓中的肿瘤细胞)和平和血栓(没有肿瘤细胞的凝血)。

静脉引流受到静脉血栓的阻碍,促使静脉血栓形成。区分这两种形式的静脉血栓是至关重要的,也是静脉血栓手术治疗的基础。治疗伴有 IVC 血栓的肿瘤在技术上是具有挑战性的。在有静脉血栓的肾癌病例中,10%与区域淋巴结转移有关,25%与转移有关,50%与周围脂肪浸润有关。通常情况下,IVC 血栓切除术和根治性肾切除术和局部淋巴结清扫一起进行。

1. 术前注意事项

(1)肺栓塞,抗凝,IVC 过滤:由于恶性肿瘤相关的高凝性和静脉血栓栓塞,肾肿瘤患者患肺栓塞的风险增加。我们建议在发现肿瘤血栓后立即开始静脉或低分子肝素的抗凝。虽然支持术前抗凝的证据是有限的,但仍有一些潜在的好处,包括减少肺栓塞的风险,肿瘤血栓收缩。对于 0 级、Ⅰ级和Ⅱ级肿瘤血栓患者,也可选择临时的过滤器。然而,由于存在对侧肾和肝静脉血栓形成的风险及这些设备可能对以后的 IVC 血栓切除造成的障碍,我们不建议使用超肾 IVC 过滤器。考虑到术中血栓脱离的风险,以及在手术前一段时间内出现间歇性血栓生长的可能性,我们建议使用经食管超声心动图(TEE)进行Ⅱ-Ⅳ级血栓形成检查。

术前可以考虑血管栓塞,因为在 1/3 的肿瘤中有来自肾动脉和(或)主动脉的独立血液供应。血管造影栓塞供应到肿瘤血栓的血液可以帮助缩小一个较大的血栓到一个更易于处理的大小。当静脉血栓出现侵入 IVC 时,可以考虑血管栓塞。当血栓与肾出血有关时,进行深度低温阻滞时可以同时评估冠状动脉的通畅程度。血管栓塞的最佳时机尚不清楚,但在大多数通常在手术前 1 天进行。在进行血管造影时,有可能导致医源性肺栓塞肿瘤血栓。然而,这种风险似乎很小。

没有常规处理 IVC 和主动脉经验的泌尿科医师应向血管外科医师咨询Ⅱ级和Ⅲ级血栓的处理方法,以帮助静脉控制和重建。所有Ⅲ级和Ⅳ级血栓的术前咨询心胸外科医师是必要的,因为可能需要进入纵隔腔进行血管旁路和血栓清除。对于Ⅱ至Ⅳ级的血栓形成来说,有心脏科医师或心脏麻醉师的参与是必不可少的。

(2)肿瘤血栓的水平:传统上,IVC 血栓是根据肿瘤血栓的程度来定义和管理的(图 7-47)。MRI可以对肿瘤血栓介入程度进行了全面的评

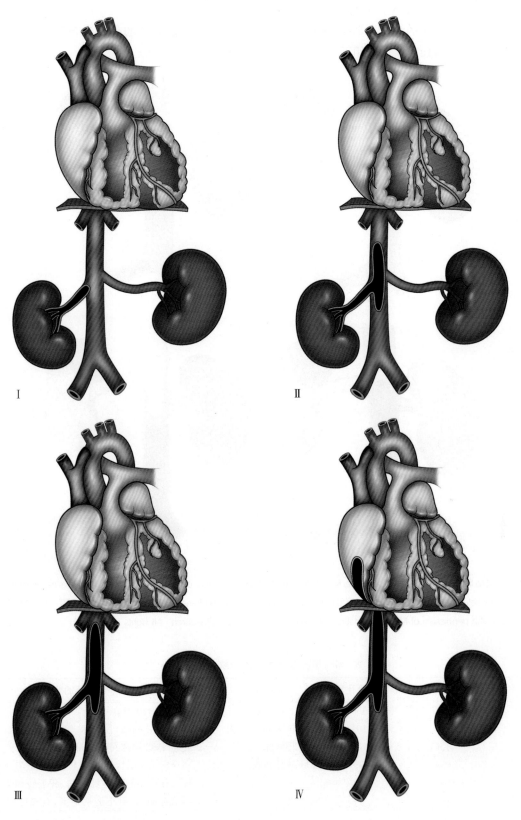

图 7-47　静脉肿瘤血栓扩展的分类(From Wang GJ, Carpenter JP, Fairman RM, et al. Single-center experience of caval thrombectomy in patients with renal cell carcinoma with tumor thrombus extension into the inferior vena cava. Vasc Endovasc Surg 2008;42:335-40.)

估。然而,重建的 CT 血管造影也可以产生很好的图像来确定肿瘤血栓的程度。评估平和血栓(一种补充传统肿瘤血栓水平的分组系统)有助于术中决策(表 7-1 和表 7-2)。该分组系统的关键是考虑无明显血栓的位置和范围及其对 IVC 处理的影响(图 7-48)。

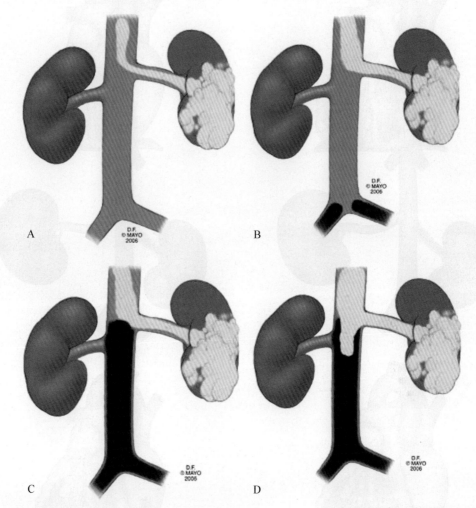

图 7-48　**梅奥临床血栓分类系统**(From Blute ML, Boorjian SA, Leibovich BC, et al. Results of inferior vena caval interruption by Greenfield filter, ligation or resection during radical nephrectomy and tumor thrombectomy. J Urol 2007;178:440-5. Reprinted with permission of Mayo Foundation for Medical Education and Research. All rights reserved.)

表 7-1　**下腔静脉血栓的传统分期及处理**

血栓水平	肾细胞癌中的发生率	血栓比例	血栓位置	肿瘤血栓的管理
0	12%	65%	局限于肾静脉	根除性肾脏切除手术
I	2%	10%	在肾静脉窦 2cm 内	部分 IVC 闭塞,切开术
II	3%	15%	低于肝静脉	完整 IVC 游离/控制,肝下腔切开术
III	1%	5%	在肝静脉和膈膜之间	完全闭塞:肝上 IVC 夹紧,肝下腔切开术 部分闭塞:静脉-静脉旁路,肝下腔切开术
IV	1%	5%	隔膜上	深低温阻滞,肝下腔切开术,右心房切开术

Data from Blute ML, Leibovich BC, Lohse CM, et al. The Mayo Clinic experience with surgical management, complications and outcome for patients with renal cell carcinoma and venous tumour thrombus. BJU Int 2004;94:33-41.

表 7-2 **梅奥门诊下腔静脉血栓分组系统(IVC)**

梅奥血栓分组	肾细胞癌中的发生率	血栓比例	平和血栓	IVC 的管理
A	17%	90%	无	无
B	<1%	1%	在髂总静脉处或以下	肾下 IVC 过滤
C	1%	5%	肾下 IVC,与肿瘤血栓分离	肾下 IVC 阻断与腔静脉夹闭
D	0.5%	4%	肾下 IVC,伴有肿瘤血栓	肾下 IVC 切除

Data from Blute ML, Leibovich BC, Lohse CM, et al. The Mayo Clinic experience with surgical management, complications and outcome for patients with renal cell carcinoma and venous tumour thrombus. BJU Int 2004;94:33-41.

2. 一级静脉血栓切除术:右侧肿瘤

通常,Ⅰ级血栓是部分闭塞,不黏附,不需要广泛的 IVC 有游离。一些人认为,血栓切除术中将肾游离起来,以尽量减少栓塞的风险;而另一些人则首先游离肾,然后进行血栓切除术。

可使用前中线,前肋下入路,或修改后的侧腹切口,可以进入肾。显露大血管和肾门。注意不要过多触碰肾静脉或 IVC,一旦定位好肾动脉,用0 号丝线结扎或大夹子固定。早期结扎肾动脉有助于减少肾的血流量,减少潜在的失血量。IVC位于右肾静脉上方。为了帮助这些血管的临时结扎,一根 18Fr 的橡胶导管部分通过血管环,作用类似止血带(图 7-49,见 Expert Consult 网站图60-49)。虽然这种程度的血管控制对于所有Ⅰ级血栓可能不是必要的,但如果对血栓级别有任何疑问,谨慎的做法是可以的。开始将 IVC 轻轻捏紧,然后使用橡胶导管,肾下 IVC,左肾静脉和肾上 IVC 是按这个顺序闭合的。IVC 是用左手向右肾静脉的窦口挤的。在右肾静脉窦口周围放置C 形 Satinsky 血管钳,部分阻断 IVC(图 7-50),确保血栓在完全闭合之前位于钳口内。检查 IVC是否有其他血栓。准备好吸引器和海绵棒(必要时压迫 IVC),在肾静脉周围放置海绵,收集肾静脉切开后肿瘤血栓的任何溢出。用手术刀或Potts 剪刀从周围切开肾窦。

通过对肾静脉向下牵引来提取血栓。在肾静脉残端包上纱布,用丝线扎紧以防止肿瘤扩散(图7-51)。分离前再次结扎肾动脉。观察 IVC 是否有残余血栓,用肝素盐水(100U/ml)冲洗其腔内,以改善其显像。IVC 切口通过使用 4-0Prolene 缝合闭合(图 7-52)。

在打结前,麻醉师应施加正压气道,夹闭肾下IVC,松开 Satinsky 钳。在缝合缝合之前,外科医

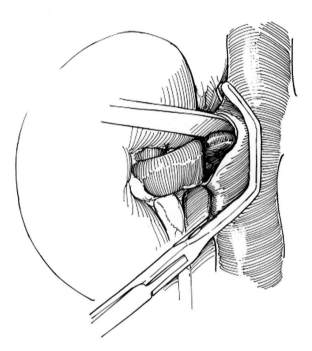

图 7-50 **右侧Ⅰ级肿瘤血栓。C 型 Satinsky 型血管钳位于右肾静脉窦口周围,部分阻断下腔静脉**(From Smith JA Jr, Howards SS, Preminger GM, editors. Hinman's atlas of urologic surgery. 3rd ed. Philadelphia: Saunders; 2012.)

师应该让5~10ml 的血液从腔隙缺损中流出,冲洗任何残余血栓碎片和碎片,然后缝合。再行右侧淋巴结清扫,用无菌水大量冲洗伤口。外科医师可以考虑放置一个引流管来监测出血情况。

3. Ⅱ级下腔静脉血栓切除术:左侧肿瘤

显露左侧肿瘤相关的肿瘤血栓更加困难,因为 IVC 最好从右腹膜后进入。右结肠和左结肠都必须游离以获得足够的空间。在 IVC 中,前中线和人字形切口为左侧肿瘤合并血栓提供了最好的通道。

在肋下人字形切口后,游离左侧结肠,左侧肾旁前间隙形成。然后在离主动脉较近的起点处定

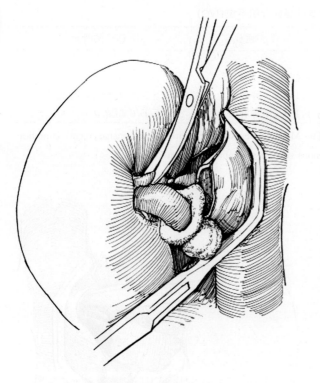

图 7-51　右侧 Ⅰ 级肿瘤血栓 (From Smith JA Jr, Howards SS, Preminger GM, editors. Hinman's atlas of u-rologic surgery. 3rd ed. Philadelphia: Saunders; 2012.)

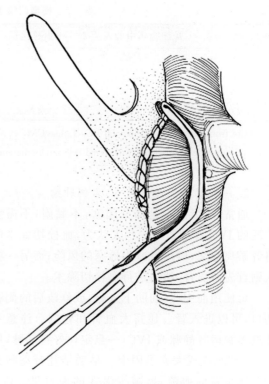

图 7-52　右侧 Ⅰ 级肿瘤血栓。缝合下腔静脉缺损 (From Smith JA Jr, Howards SS, Preminger GM, editors. Hinman's atlas of urologic surgery. 3rd ed. Philadelphia: Saunders; 2012.)

位并结扎左肾动脉。分离左肾静脉的肾上腺、性腺分支并结扎。这些分支偶尔含有血栓。游离右结肠和小肠,进行 Kocher 手术,寻找右前间隙,显露大血管。仔细解剖 IVC 到分叉处,结扎在其前表面的右性腺静脉。血管处理按以下顺序:①结扎同侧(左)肾动脉;②夹闭肾下 IVC;③夹闭对侧(右)肾静脉;④夹闭肾上 IVC;⑤结扎副肝静脉(图 7-53,见 Expert Consult 网站图 60-53)。可选择性地、暂时夹紧对侧肾动脉,以防止肾充血。

当右肾静脉被夹紧时,这对于左侧肿瘤来说是个大问题,因为右侧肾没有明显的静脉旁路。在处理血管时,必须非常轻柔,以避免血栓的排出。根据需要结扎腰椎静脉。在一些人可能会使用 0.5mg/kg 的静脉肝素来预防血管钳相关的血栓并发症。我们的经验是这样:出血,而不是凝血,是腔静脉血栓切除术中遇到的主要问题,我们没有常规使用肝素。

用 Potts 剪刀将肾静脉窦从周围切除,切口向上延伸至 IVC 前表面(图 7-54)。使用 Penfield

仔细地从 IVC 中提取肿瘤血栓。在这一阶段,腰椎静脉可能是潜在的出血来源,应根据需要结扎或缝合。整体切除肾和肿瘤血栓。用加了肝素的盐水冲洗 IVC,检查内膜是否有腔静脉浸润的迹象。任何可疑部位应进行活检或切除。IVC 管腔可以安全地缩小到其术前大小的 50% 左右,而无须采取特殊措施。用 4-0Prolene 线缝合破口。在打结前,先松开肾下夹,让 5～10ml 的血液从腔切开术中渗出,以清除 IVC 中的空气和碎片。缝合后,松开对侧肾钳,然后松开肾上 IVC 钳。局部淋巴结切除术后,留置引流管,伤口冲洗,关闭切口。

4. Ⅲ 至 Ⅳ 级腔静脉血栓切除术:腹内入路

肝内肿瘤血栓是治疗的难点。手术室应设置可能的体外循环(CPB),包括深低温骤停。术中 TEE 可以测量血栓,监测血栓的破裂和栓塞(图 7-55)。使用 TEE 评估心功能,以便麻醉师管理患者的血流动力学。

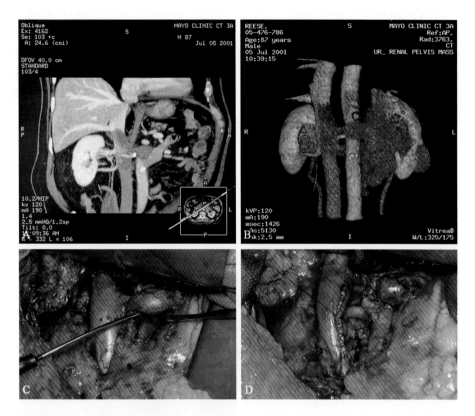

图 7-54　冠状 CT 扫描(A),三维重建(B),Ⅱ 级左侧肿瘤血栓;C. 保护血管;D. 下腔静脉缺损的修复

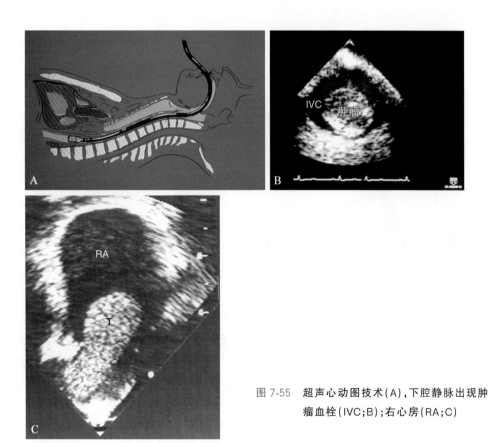

图 7-55　超声心动图技术(A),下腔静脉出现肿瘤血栓(IVC;B);右心房(RA;C)

Ⅲ级血栓的治疗关键是是否尝试在腹腔内完全游离肝提取血栓,还是采用胸腔/腹腔联合入路搭桥。这个决定只能在术中做出,在结扎肾动脉后,游离肝,显露 IVC 并做出评估。如果 IVC 可以在肝静脉下夹紧,这是可取的。根据经验,带有部分阻塞性血栓不能很好地忍受肝上夹紧,应该接受旁路。相反,完全闭塞性血栓患者通常会发展出广泛的侧支静脉网络,因此对 IVC 夹紧的耐受性更好(图 7-56)。偶尔,Ⅳ级血栓可以通过一个小横膈膜切口挤进腹部并在腹腔内治疗。IVC 处理不能危及手术至关重要,因为出血和低血压可能导致肿瘤切除不完全,这是致命的。旁路技术将在后面的部分中讨论。

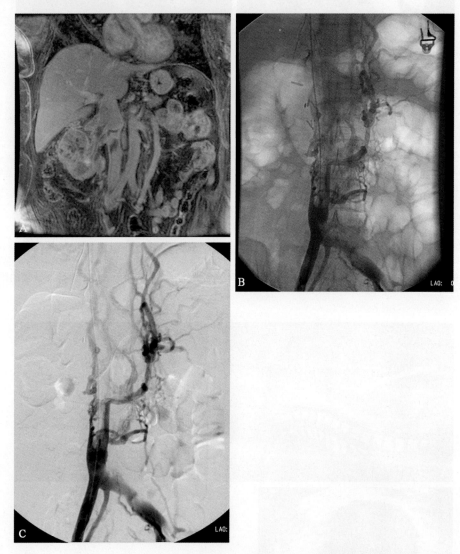

图 7-56　肾细胞癌肿瘤血栓,导致完全下腔静脉阻塞,计算机断层扫描显示的奇静脉系统(A)和血管造影(B 和 C)

对于Ⅲ级和Ⅳ级血栓,更倾向于前中线切口;然而,也可以使用胸骨切开术的人字形切口。显露右肾和大血管如Ⅰ级血栓描述的一样,于主动脉间腔区域结扎右肾动脉,游离肾下静脉和左肾静脉,周围放置塑胶导管作为止血带。

肝是通过结扎和分割圆韧带来游离的,左脐静脉的残余部分位于镰状韧带下边界。在肝的上缘用电刀游离镰状韧带,分叉到右冠状韧带和左三角韧带(见图 7-12)。冠状韧带的上层用剪刀或电灼法分开,注意不要损伤肝或 IVC,IVC 位于韧带后面的肝裸露区域。分离沿着肝的右边界继续,直到它形成右三角韧带(冠状韧带的上、下两层融合）。肝右叶的游离是通过划分冠状韧带的下层来完成的，冠状韧带是连接肝和横膈膜的连接物，向上朝向 IVC。

左三角韧带向前分裂，肝游离是通过将左三角韧带的后部向 IVC 方向分离来完成的。肝右叶现在可以安全地向中线缓慢旋转，因此可以在肝后表面评估 IVC（图 7-57）。对于左肾肿瘤，有必要分离脾，这样它就可以和胰腺一起向中线旋转而不会受到损伤。

肝后表面与 IVC 前表面的处理，应考虑请肝外科医师对这部分手术进行协助。这个平面包含了肝的静脉分支，这些分支分为上下两组。最重要的是上组，它包含了肝的右、中、左静脉，这是肝的主要血管。肿瘤血栓可以延伸到这些静脉，必须仔细检查和清除血栓。如果这三条静脉的阻塞将会导致 Budd-Chiari 综合征。肝静脉的下一组（副肝静脉）主要从尾状叶（右叶的一小部分）排出血液，可以安全地分开。副肝静脉用 2-0 丝线连接，IVC 与肝之间的空间形成。另外，腰静脉用 2-0 丝线结扎。

肝门（又称门脉三联或肝蒂），它包括门静脉、肝总动脉和胆总管。如果 IVC 夹在主肝静脉上方（图 7-58，见 Expert Consult 网站图 60-58），夹住肝门是防止大量失血所必需的。用 Pringle 手法夹紧肝静脉上方和下方的 IVC，称为全肝血管闭塞。如果 IVC 夹在肝主静脉下方，结扎肝副静脉，则无须 Pringle 手法。在正常情况下，肝门可被夹闭长达 60min，但是由于缺血性肝损伤和门静脉血栓可能继发形成，所以最好仅夹 20min 或

更短的时间。Pringle 手法的另一个并发症是脾充血和破裂，这是由于脾静脉的静脉引流通常进入门静脉。

通过 TEE 确定肿瘤血栓的可切除性。如果血栓位于肝静脉以下，则无须搭桥通常是安全的。如果血栓累及肝静脉或延伸至肝以上，通常需要搭桥（图 7-59）。IVC 阻塞在肝脏和血栓上方，观察患者 2~5min 的血流动力学反应。压住肝上 IVC 导致心脏预压降低 60%，外周血管阻力增加 80%，心率增加 50%，心输出量下降 40%，平均动脉血压下降 10%~20%。如果心排血量下降超过 50% 或平均动脉血压下降超过 30%，患者均不能耐受夹紧肝上 IVC。处理这种情况的选择包括搭桥和夹紧上动脉。如果耐受 IVC 夹紧试验，血栓可以在 30min 内清除，行腹腔内手术则是安全的。

依次夹紧肾下静脉、对侧（左）肾静脉、肝门和肝上静脉。对于左侧肿瘤，由于右侧肾无良好的侧支静脉引流，右肾动脉应先于右肾静脉夹紧。切开右肾静脉，切口向上延伸至肝内 IVC。切口应足够大，以便所有肿瘤血栓的提取和 IVC 内膜的检查，血栓和肾切除（图 7-60）。在 Penfield 分离术的帮助下，IVC 清除了附着血栓。如果涉及无法切除的肿瘤，IVC 应全部或部分切除并重建（见修补、替换等）。在深低温阻滞期间，可使用膀胱镜检查肝静脉和肝上 IVC，只需一个较小的下腔静脉切口。根据 Ⅱ 级血栓的描述，IVC 是闭合的。肝韧带被固定回原位以防止肝扭曲。局部淋巴结切除术后，置入引流管。

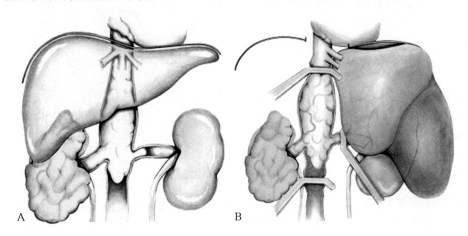

图 7-57　**游离肝显露下腔静脉，治疗肿瘤血栓**（From Ciancio G，Livingstone AS，Soloway M. Surgical management of renal cell carcinoma with tumor thrombus in the renal and inferior vena cava: the University of Miami experience in using liver transplantation techniques. Eur Urol 2007;51:988-95.）

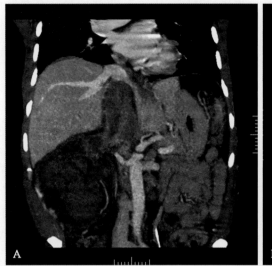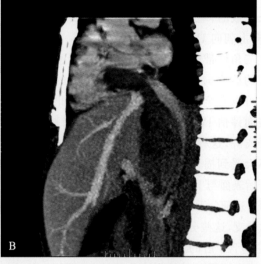

图 7-59　A. 冠状磁共振(MR)显示肿瘤向横膈膜位置延伸。B. 矢状 MR 重建显示血栓向右心房延伸。患者最终需要进行体外循环和深低温循环停搏

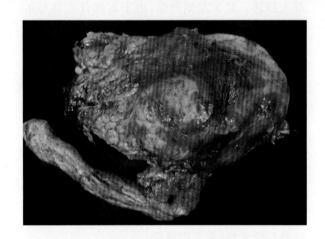

图 7-60　切除肾肿块及完整的下腔静脉血栓

5. Ⅲ-Ⅳ级腔静脉血栓切除术：胸腹腔联合入路

无法在腹内切除的Ⅲ级血栓和大多数Ⅳ级血栓是通过胸腹腔联合入路治疗的。胸腔腹腔，前中线剖腹术和胸骨切开术可以提供进入胸腹部的通道(图 7-61，见 Expert Consult 网站图 60-61)。我们的首选是前中线腹腔镜和胸骨切开术。需要一位心胸外科医师参与手术。

腹部部分与上述的腹内入路相同。一旦腹部阶段完成，心胸外科医师进行胸骨正中切开术，打开心包，显露右心。通常情况下，一旦胸骨切开术完成后，肝和 IVC 的游离更容易(图 7-62)。搭桥

后，将肾静脉的口周切除，在 IVC 上扩大切口，取出血栓。右心房切开术通常有助于去除肝上血栓。然后闭合 IVC，并放置闭吸引流管。肝韧带被固定回原位以防止肝扭转，并进行局部淋巴结切除术。

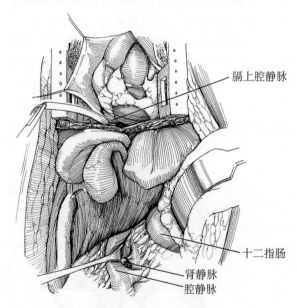

膈上腔静脉

十二指肠

肾静脉
腔静脉

图 7-62　正中胸骨切开合并心包切开显露右心(From Smith JA Jr, Howards SS, Preminger GM, editors. Hinman's atlas of urologic surgery. 3rd ed. Philadelphia: Saunders; 2012.)

6. 下腔静脉搭桥技术

搭桥手术要求 IVC 血栓切除术的时间更长、更复杂。然而,搭桥技术对于安全、完整地执行手术是至关重要的。对于 IVC 夹紧试验引起明显低血压的患者,以及术前存在心、肝功能障碍、对侧肾功能障碍、门静脉高压症、术中大出血难以控制的患者,应考虑行搭桥手术。

(1)Venovenous 搭桥:这是 IVC 血栓的最小侵入性搭桥技术,包括借助泵将静脉血从肾静脉下分流到心脏静脉回流。静脉-静脉旁路术(VVB)可以在不打开胸腔的情况下完成,这是相对于传统 CPB 的一个关键优势。肾下插管有两种主要的选择:通过股静脉的经皮入路或通过静脉分叉上方的 IVC 直接入路。插管 IVC 时,重要的是将插管的尖端尽可能远离肿瘤血栓,以避免将其移出,从而导致大量的肺栓塞,并避免吸入和循环肿瘤细胞。

有几种方法可以将分流的血液输送回心脏:经颈内静脉经皮入路、臂/腋窝静脉切开入路和经右心房直接入路。VVB 的一个优点是不需要完全肝素化,这可能有助于减少术后出血问题。然而,一个重要缺点是在 VVB 期间,流向肋间和腰椎动脉的血流量,以及肋间和腰椎静脉的血流量不会中断,这一问题可能会导致大出血。VVB 的禁忌证包括当心房血栓不能完全通过 IVC 取出时,当髂静脉或肾下 IVC 中存在广泛的平和血栓时,或者存在的 Budd-Chiari 综合征时。

对于经皮 VVB,插管后立即麻醉,麻醉医师应使用 Seldinger 技术将 8~18Fr 加入了肝素的动脉插管插入颈内静脉(图 7-63)。一根 6cm、18in 的空心针插入股静脉,放置导丝,扩张导管,一根 14~20Fr 加入肝素的动脉插管插入髂总静脉。两个套管都用肝素黏合管连接到灌注泵上。门静脉也可以用 20Fr 插管进行插管,它的静脉流也会回流到泵中,但这通常是不必要的。切开肾,解剖 IVC。一旦所有的血管都被夹住,灌注泵就会启动,在泵下进行血栓切除术。一旦血栓切除术和 IVC 修复完成,以同样的顺序松开血管。对于开放的 VVB,游离肾和 IVC,肝,进行胸骨切开术(图 7-64,见 Expert Consult 网站图 60-64)。将 20Fr 插管插入离肿瘤血栓较远的肾下 IVC,然后将 14~20Fr 插管插入右心耳。将肾下 IVC、肾静脉、肝门和肾上 IVC 夹紧,然后开始搭桥。尽可能快地进行血栓切除术。

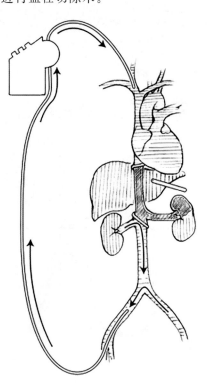

图 7-63　**经皮静脉旁路**(From Smith JA Jr, Howards SS, Preminger GM, editors. Hinman's atlas of urologic surgery. 3rd ed. Philadelphia: Saunders;2012.)

(2)有或没有深低温骤停的体外循环:CPB 可在有或无深低温阻滞的情况下进行(图 7-65)。心脏与低温涉及停止心脏和启动旁路,患者置于 16~18℃。虽然极具侵入性,但低温阻滞的 CPB 有几个好处。第一,它可以用于不能在心包内 IVC 夹紧下取出的血栓。第二,不需要夹紧主动脉或肝门或结扎尽可能多的腰椎和肝静脉。第三,由于没有活血流动,可以完全检查静脉和肝静脉,从而有助于完成血栓切除术。第四,血栓切除术中栓塞的风险较低。第五,外科医师被允许在 60min 内进行血栓切除术(虽然<40min 肯定是更好的目标),而 IVC 不搭桥只能耐受约 30min。

对于深度低体温的 CPB,游离肝,肾和 IVC。心胸外科医师做胸骨切开术,打开心包,显露心脏和血管。肝素连接管放置于肾下 IVC 和右心房收集静脉血,导管置入主动脉弓流出。

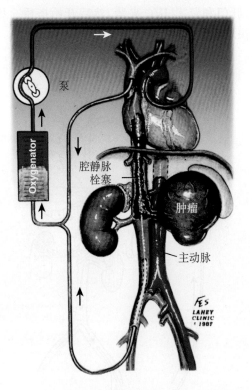

图 7-65　传统的胸骨切开术采用主动脉弓、上腔静脉和右股静脉插管进行体外循环（© The Lahey Clinic.）

夹住主动脉，使用心脏停搏液。血液循环的温度降至 10～14℃，直到冷却核心温度 16～18℃。术中应进行脑电图检查，以确定大脑何时得到充分冷却。当达到足够的冷却，灌注泵停止，患者的血流量的 95％被排入泵库。尽可能快地进行肿瘤血栓切除术，注意结扎所有潜在的出血点（图 7-66；图 7-67，见 Expert Consult 网站图 60-67）。

如果患者有冠状动脉疾病，可以同时进行冠状动脉旁路手术。一旦 IVC 和右心房被修复，从泵池中重新注入温血，CPB 重新启动。一旦心脏重新开始泵血，旁路被停止，套管被移除，使用鱼精蛋白硫酸盐。凝血是并发症，可用新鲜冷冻血浆、血小板和填充红细胞来治疗。

7. 下腔静脉修补、更换和阻断

（1）修补：如果预期 IVC 小于其原始大小的 50％，则需要进行补片成形术以防止 IVC 狭窄和血栓相关事件（图 7-68）。自体和牛心包、聚四氟乙烯（PTFE）、胶原浸渍涤纶和自体隐静脉都是修补腔洞的材料。

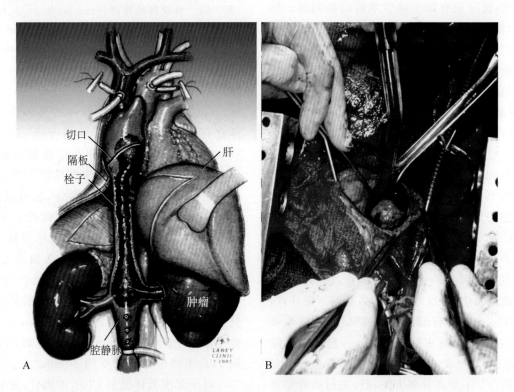

图 7-66　肿瘤血栓延伸至右心房，采用传统的胸骨切开术和心房切开术取血栓（A，© The Lahey Clinic；B，from Wotkowicz C，Libertino JA，Sorcini A，et al. Management of renal cell carcinoma with vena cava and atrial thrombus: minimal access vs. median sternotomy with circulatory arrest. BJU Int 2006;98:289-97.）

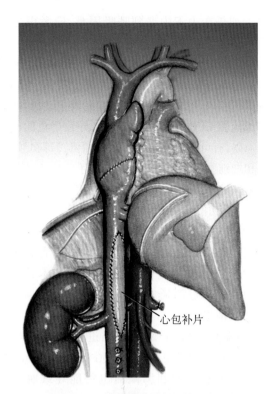

图 7-68　用心包补片重建腔静脉

IVC-patch 吻合术的效果。然后对移植物进行大小切割以适应 IVC 缺损,完成 IVC-patch 尾部吻合术。在关闭 IVC 下段吻合口前,通过空腔切开术使 5～10ml 血液从移植物中流出。最后完成闭合吻合,松开 IVC。术后给予静脉注射小剂量肝素。一旦患者的肠功能恢复,终身口服华法林。

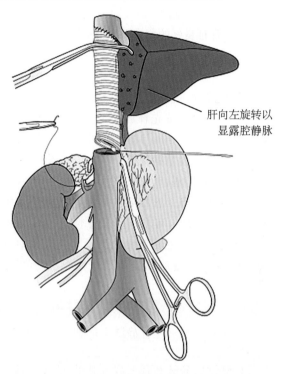

肝向左旋转以
显露腔静脉

图 7-69　用聚四氟乙烯替代腔静脉(From Bower TC, Nagorney DM, Toomey BJ, et al. Vena cavareplacement for malignant disease: is there a role? Ann Vasc Surg 1993;7:51-62.)

补片的尺寸比腔隙缺损要大一些,通常会形成一个椭圆形。小而规则的缝合确保紧密闭合切口。应避免补片边缘在腔内反转,以防止血栓形成过度。有些外科医师喜欢先固定缺损顶端和然后从每个顶点到顶端之间的中点进行缝合,这需要四个结。或者沿周围圆形缝合,只需要一个结。对补片的细微操作有助于防止对腔隙边缘的意外损害。在腔静脉闭合前,应释放 IVC 尾夹,允许 5～10ml 静脉血从腔切开术中流出,以排出空气、碎片和血栓。

(2)更换:如果 IVC 的圆周切面已经切除,或者腔静脉缺损太大无法进行简单修补,则需要更换腔静脉(图 7-69)。通常情况下,使用 PTFE 移植物来替代 IVC,也有人报道了使用螺旋隐静脉、股浅静脉和管状心包作为替代物(Helfand et al,2011;Hyamas et al,2011;Quinones-Baldrich et al,2012;Pulitano et al,2013)。通常移植物的直径需要 16～20mm。移植体的大直径可以降低血栓形成的风险。

游离肝,完全显露 IVC。如有临床需要,可使用血管旁路,静脉注射肝素 5000U。夹紧 IVC,切除影响的部分。首先完成 IVC-patch 吻合术,随后,将移植物夹紧,然后松开 IVC 夹,以检查上位

8. 下腔静脉滤过及永久阻断血栓

偶尔,肾下静脉血栓患者需要在肿瘤血栓切除术时进行处理。对于局限于盆腔静脉的平和血栓,术中应放置肾下腔静脉滤器。当静脉血栓弥漫性累及肾下 IVC 时,最理想的处理是永久阻断 IVC。需要在术中进行必要的保护以保存侧支腰静脉引流,因为这些血管为受损的腔静脉血流提供了一个"释放阀"。当肾下静脉血栓与肿瘤血栓截然不同时,最好的处理方式是永久阻断,因为完全切除弥漫性组织的静脉血栓几乎总是失败的,而且常常导致血管损伤。永久性阻断 IVC 的选择包括锯齿状腔静脉夹,与血管吻合器交叉缝合和缝合结扎。带锯齿的腔静脉夹和血管吻合器的优点是易于应用,而带锯齿的腔静脉夹可以使部分血液通过 IVC。

当肾下静脉血栓与发生逆行生长的混合肿瘤血栓时,血管内皮细胞节段性切除并永久阻断血管内皮细胞可以使治愈的机会最大化。由于无法准确地从平和的血栓中分离出肿瘤血栓并确保肿瘤完全切除,因此建议在对侧肾静脉瘘水平以下切除 IVC。切除时应尽可能靠近肾静脉窦,以防止上残端出现涡流和血栓形成。此外,最大限度地保留下残端腰椎静脉对于保证良好的侧支引流很重要。

9. 围术期并发症

(1)空气栓塞:右心动脉和肺动脉的空气栓塞是一种与腔静脉血栓切除术相关的严重且可能致命的并发症。通过首先释放 IVC 尾夹,并允许空气和一些血液(5~10ml)排出 IVC 修复部位,可以显著降低空气栓塞的风险。

(2)急性肺栓塞:肿瘤和平和血栓可在手术期间和术后发生栓塞。在血管控制前尽量减少术中对肾和 IVC 的操作,有助于降低急性血栓性肺栓塞的可能性。在盆腔静脉血栓患者术前或术中早期放置 Greefield 过滤器也有助于降低肺栓塞的

风险。如果在手术中遇到呼吸困难,应考虑立即进行开胸、肺动脉切开术和取血栓。

(3)大量出血:大出血可以发生在手术期间和术后。如果不搭桥的患者出现了无法控制的大出血,外科医师应该考虑在腹腔干上方夹紧主动脉,或者启动深低温 CPB。然而,CPB 也会导致严重的凝血功能障碍,有可能加重出血程度。新鲜冷冻血浆、血小板和红细胞应按需使用。在肿瘤手术中不建议使用细胞保护器,因为肿瘤细胞可以扩散。

(4)肝功能障碍:暂时性肝功能障碍以转氨酶升高和碱性磷酸酶升高为特征,常见于需要肝上 IVC 夹紧和(或)旁路的Ⅲ和Ⅳ级血栓患者。尽可能减少肝门堵塞,减少肝缺血,可以降低术后肝功能障碍程度。肝酶通常在术后 2~3d 达到峰值,之后慢慢消退。

(5)器官缺血:心脏缺血是进行肝上 IVC 夹闭不搭桥患者最常见的。术前心功能不佳的患者最好使用 CPB。肾和肠缺血也可能导致血栓切除术,需要密切的术后监测。

要点

- 右肾动脉起源于左肾静脉后部和 IVC。在困难的右肾根治性切除术中,右肾动脉可能更容易到达 IVC 的后部和内侧,靠近主动脉的起始部位。
- 当右侧性腺静脉和肾上腺静脉汇入 IVC 时,左侧性腺静脉和左侧肾上腺静脉是不同的,因为它们汇入左侧肾静脉。
- 单纯肾切除,即切除 Gerota 筋膜内的肾,用于治疗良性肾实体。
- 根治性肾切除术的关键是早期结扎肾动静脉,在技术上可行的时候,同侧肾上腺应该被保留。
- 对于左肾根治性切除术,特别是对于肾上极肿块,建议从后入路识别左肾动脉,以避免无意中将位于主动脉前表面 1~2cm 的肠系膜上动脉与左肾静脉一起结扎。
- 在技术上可行的情况下,从膈脚到主动脉分叉的区域性淋巴结清扫术用于晚期局部疾病的选择病例。
- 淋巴结切除术对无进展和总体生存率的影响存在争议。
- 为了维持肾功能,即使没有可识别的肾功能不全,部分肾切除术也是 T1 期肾肿瘤的首选治疗方法。
- 肾部分切除术的目标是完全切除肿瘤,手术切缘阴性,最大限度地保留邻近的良性实质。已经开展的各种技术,包括去核、极性节段肾切除术、横切、楔形切除、体外部分肾切除、自体肾移植。
- 对于已知 IVC 肿瘤血栓的患者,在患者麻醉和插管后应使用术中 TEE,以在开始手术之前适当评估肿瘤血栓的远端范围。
- 当用肿瘤血栓切除进行右肾根治性切除术时,肾上腺 IVC 可以被切除,但前提是左肾静脉已经结扎到其静脉支的远端(即性腺、腰部和肾上腺静脉)。
- 由于右侧缺乏静脉支流,肾上腺 IVC 不因左侧肿瘤而被切除,除非通过自体移植或脾、门静脉或肠系膜下静脉隐静脉移植为右肾提供替代静脉引流。
- CPB 的替代方案可以包括静脉旁路和广泛的肝动员。
- 重建 IVC 时,管腔可安全地被缝合一半空间。为了在更大的手术中保持腔内空间,腔静脉可以用心包移植物或 PTFE 重建。

参考文献

完整的参考文献列表通过 www. expertconsult. com 在线获取。

推荐阅读

Blom JH, van Poppel H, Marechal JM, et al. Radical nephrectomy with and without lymph-node dissection: final results of European Organization for Research and Treatment of Cancer(EORTC) randomized phase 3 trial 30881. Eur Urol 2009;55:28-34.

Blute ML, Amling CL, Bryant SC, et al. Management and extended outcome of patients with synchronous bilateral solid renal neoplasms in the absence of von Hippel-Lindau disease. Mayo Clin Proc 2000;75:1020-6.

Blute ML, Leibovich BC, Cheville JC, et al. A protocol for performing extended lymph node dissection using primary tumor pathological features for patients treated with radical nephrectomy for clear cell renal cell carcinoma. J Urol 2004;172:465-9.

Blute ML, Leibovich BC, Lohse CM, et al. The Mayo Clinic experience with surgical management, complications and outcome for patients with renal cell carcinoma and venous tumour thrombus. BJU Int 2004;94:33-41.

Crawford ED, Skinner DG. Intercostal nerve block with thoracoabdominal and flank incisions. Urology 1982; 19:25-8.

Gill IS, Kavoussi LR, Lane BR, et al. Comparison of 1,800 laparoscopic and open partial nephrectomies for single renal tumors. J Urol 2007;178:41-6.

Hanley MJ, Davidson K. Prior mannitol and furosemide infusion in a model of ischemic acute renal failure. Am J Physiol 1981;241:F556-64.

Novick AC, Gephardt G, Guz B, et al. Long-term follow-up after partial removal of a solitary kidney. N Engl J Med 1991;325:1058-62.

Novick AC, Jackson CL, Straffon RA. The role of renal autotransplantation in complex urological reconstruction. J Urol 1990;143:452-7.

Psutka SP, Feldman AS, McDougal WS, et al. Long-term oncologic outcomes after radiofrequency ablation for T1 renal cell carcinoma. Eur Urol 2013;63:486-92.

Schwartz MJ, Smith EB, Trost DW, et al. Renal artery embolization: clinical indications and experience from over 100cases. BJU Int 2007;99:881-6.

Siemer S, Lehmann J, Kamradt J, et al. Adrenal metastases in 1635 patients with renal cell carcinoma: outcome and indication for adrenalectomy. J Urol 2004; 171: 2155-9, discussion 2159.

Stormont TJ, Bilhartz DL, Zincke H. Pitfalls of "bench surgery" and autotransplantation for renal cell carcinoma. Mayo Clin Proc 1992;67:621-8.

Volpe A, Kachura JR, Geddie WR, et al. Techniques, safety and accuracy of sampling of renal tumors by fine needle aspiration and core biopsy. J Urol 2007;178:379-86.

Zincke H, Sen SE. Experience with extracorporeal surgery and autotransplantation for renal cell and transitional cell cancer of the kidney. J Urol 1988;140:25-7.

（邵　宁　编译　叶定伟　审校）

第8章 腹腔镜和机器人肾手术

Michael J. Schwartz, MD, FACS, Soroush Rais-Bahrami, MD, and Louis R. Kavoussi, MD, MBA

一、概述

外科手术是治疗许多肾病的关键。数十年的经验证明了手术治疗肾恶性病变及重建的有效性和持久性。传统的开放肾手术虽然有效,但术后有明显的不良反应。与开放肾手术相比,腹腔镜手术可以降低手术切缘阳性率,感觉异常和术后麻木的发生率(Crouzet et al,2014)。许多研究表明,采用侧切口手术的患者其体表可发生永久性的改变。报道称,60%的患者对采用侧切口手术的不良反应不满,更偏爱微创技术(Chatterjee et al,2004;Kobayashi et al,2004;Park et al,2011)。

微创手术的诞生是为了解决与手术相关的次要问题,包括切口疼痛、恢复期长和手术美观等。最初用于治疗泌尿系统结石疾病,随着视频技术和外科手术工具的进步,微创手术已经被广泛应用于各种复杂肾病的临床治疗。Clayman 和他的同事在 1990 年开始了肾外科手术的革命,开创了腹腔镜下肾切除术。这项手术是在一名 80 岁的肾病患者上进行的,尽管手术过程花费了 7 个多小时,但与传统的开放手术相比,它对术后恢复的益处是显而易见的。随后,这种微创手术方法被广泛应用于肾病的手术中,作为开放手术的替代方案。

多项研究表明,与开放式手术相比,腹腔镜肾手术在术后恢复和美观上具有显著优势,而且所有腹腔镜手术都是在不影响手术结果的情况下完成的(Kerbl et al,1994a;Dunn et al,2000;Gill et al,2007;Tan et al,2011)。因此,腹腔镜手术已经发展成为治疗各种肾病的外科标准手术。本章将讨论肾病的腹腔镜手术和机器人辅助腹腔镜手术的适应证,技术的发展,结果及潜在并发症。

二、患者评估和准备

腹腔镜手术的患者选择和准备与开放手术的

患者选择在很大程度上是相似的。必须有相关的病史和体格检查,以确定手术过程中可能出现的潜在问题。前腹、后腹、肾的手术史不是腹腔镜手术的禁忌证。然而腹部手术史的类型和范围对即将开展的手术方法、定位、鞘卡放置和选择经腹或腹膜外途径有重要的参考价值(Chen et al,1998;Caddedu et al,1999)。此外,患者的身体情况可能会影响手术入路类型和鞘卡放置的位置和配置(Fugita et al,2004;Kapoor et al,2004;Romero et al,2008)。外科医师的手术经验和设备使用经验将有助于达芬奇机器人辅助腹腔镜手术的开展。在获得患者知情同意的同时,需要详细讨论可能出现的并发症,包括术中转换为开放手术的可能。

应纠正凝血障碍,以减少围术期出血的机会。随着心脏支架置入术的增加,越来越多的患者在接受慢性抗血小板治疗。这些病例需要与心内科医师讨论,以确定继续或暂停抗血小板治疗的风险和益处。外科治疗的决定应该是个性化的,综合考虑预期的肾手术,使用的血管支架的类型及放置后的时间间隔,以减少出血的风险和围术期冠状动脉血栓形成的风险。如果有必要,可以在患者继续抗血小板治疗的同时,安全地进行复杂的腹腔镜肾手术(Kefer et al,2008)。

尿毒症患者出血时间延长可能受益于手术前一小时静脉注射醋酸去氨加压素(DDAVP,0.3～0.4μg/kg)改善血小板功能(Mannucci et al,1983)。然而,必须考虑 DDAVP 治疗的潜在不良反应,即医源性低钠血症,这在接受腹腔镜肾手术的患者中已被报道过(Humphries et al,1993;Pruthi et al,2002)。

了解每个患者的病史和体格检查,实验室和影像学检查。患者应进行血型检查和筛查。有证据表明,术前使用机械或抗生素肠道准备并不能改善预后。因此,肠道准备的使用取决于外科医师的判断力和经验。血管造影、栓塞和支架置入不是腹腔镜肾手术的常规准备,但可用于特殊患者的准备(Sugihara et al,2013)。

(一)腹腔镜手术麻醉注意事项

大多数腹腔镜肾手术都需要全身麻醉,患者的心肺功能必须能够接受这种麻醉方法(Monk and Weldon,1992)。气腹可通过影响通气和静脉回流而影响患有严重心肺疾病患者。慢性肺部疾病患者可能无法补偿由气腹引起的高碳酸血症,可能需要在较低气腹压力下手术,或使用氩作为一种替代物质,或用专门的腹腔镜鞘卡开放转换器减少二氧化碳的再吸收(Monk and Weldon,1992;Wolf et al,1996;Makarov et al,2007;Herati et al,2009,2011)。

(二)肥胖患者的注意事项

肥胖并不是腹腔镜手术的禁忌证,但它会使术中识别解剖标志,游离组织变得更加困难。正是由于这些原因,当与非肥胖患者进行对比时,肥胖患者的腹腔镜手术转开放手术的风险显著增加(Fazeli-Matin et al,1999)。此外,虽然肥胖患者腹腔镜手术并发症发生率高于一般人群,但与开放手术相比,肺部和伤口并发症发生率较低(Kapoor et al,2004;Montgomery et al,2005)。在肥胖患者中需要考虑的其他因素包括手术中的距离增加,需要修改鞘卡放置的位置和数量,以及使用更长的器械(Doublet and Belair,2000;Jacobs et al,2000)。同时还要考虑腹膜通气的压力,这可能会增加腹内压,进一步限制操作空间。横纹肌溶解症是一种罕见但具有破坏性的并发症,在肥胖患者和肌肉发达的患者中进行长时间的手术时也必须小心(Troppmann and Perez,2003;Glassman et al,2007)。

(三)老年患者的注意事项

腹腔镜在泌尿外科的应用已日益广泛,对所有患者人群均有好处。老年人使用腹腔镜手术已被证明是安全有效的,目前已被广泛应用于各个年龄段的患者(McDougall and Clayman,1994)。与开放式手术相比,腹腔镜手术有很多的优势,包括术后疼痛减轻,镇痛需求减少,更快的恢复期。这些深受老年患者的喜欢,他们通常有较高的围术期并发症风险。相对于年轻患者,营养、心肺功能储备在老年患者的快速恢复中尤为重要。尽量减少麻醉药物的使用、早期下床活动和物理治疗是老年患者快速恢复的重要原则。

三、手术方法和途径

目前有五种腹腔镜肾手术方法:经腹、腹膜后、手辅助、机器人和单孔腹腔镜手术(LESS)和经自然孔腔镜手术(NOTES)。每种方法都有各自的优点和局限性,根据患者、病理和临床情况及外科医师对每种方法的熟悉程度选择。迄今为止,还没有研究表明哪一种手术方法有明显的恢复优势。

(一)经腹入路

经腹腹腔镜是传统的腹腔镜治疗肾脏疾病的方法,也是应用最广泛的方法。它提供了最大的操作空间,也有易于识别的解剖标志来方便定位,在腹腔镜鞘卡和仪器的角度上有更多的通用性,可以用最少的腔镜器械。这种方法的设备成熟,但与任何方法一样,需要手术操作的专业熟练度。

患者体位和鞘卡放置

对于大多数经腹腹腔镜肾手术,患者最初是仰卧位进行全身麻醉诱导和气管插管。放置导尿管和胃管,用于膀胱和胃的减压。连续加压长筒袜用于预防深静脉血栓形成。对于经腹手术,包括机器人辅助腹腔镜手术,患者调整至 30°～45° 的侧卧位置。注意保护所有压力点,以减少神经损伤的风险,减少组织受损和横纹肌溶解的发生率。将患者固定在手术台上,手术台侧向倾斜(图8-1)。最大限度地利用手术室空间,并允许手术团队的所有成员查看手术过程(图8-2)。

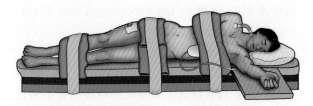

图 8-1　患者位于改进的侧卧位,手术侧倾斜 30°～45°,使用凝胶垫支撑背部。手臂放在软垫扶手上,另一只手臂放在胸部上方。用宽布或丝质胶带固定患者,以便在手术过程中可以旋转工作台

建立气腹,首先放置 3～5 个鞘卡(图8-3)。对于不同的肾手术放置不同的鞘卡。12mm 鞘卡放置在腋窝前线脐水平。在较矮的患者中,可以位于中线,或在脐和耻骨之间的中间。在脐部放置一个 10mm 鞘卡用于摄像头观察,在剑突下方 2cm 的中线插入一个 5 或 10mm 的鞘卡。在肥胖患者中,所有鞘卡的位置都可以横向移动的(见图 8-3C)。也可能需要额外的鞘卡辅助操作(图8-4)。额外的中线 10mm 或 12mm 鞘卡可用于辅助收回或使用腹腔镜器械。

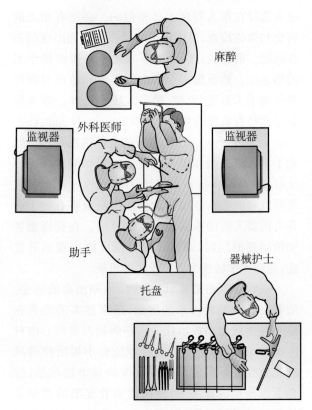

图 8-2　左侧肾切除术的手术室配置安排。两个显示器允许助手观察操作。器械护士的位置很容易帮助交换器械

(二)腹膜后的入路

腹膜后入路是模仿开放手术,是可以避免进入腹膜腔的。创建一个潜在的空间来进行可视化的外科手术。对于腹腔镜部分肾切除术(LPN)、囊肿去顶减压术、肾盂成形术或肾活检或有腹膜炎或有多次腹部手术史导致腹腔内粘连的患者,这种方法可能是首选。

患者体位和鞘卡放置

患者呈侧卧位置,手术台适度的弯曲可以帮助增加肋骨和髂骨之间的距离,以方便放置鞘卡。手臂可以固定在枕头上或特制的扶手上。在腋窝后缘,也就是第 12 肋骨和髂骨之间的中段,做一个 15mm 的横向切口(图8-5A)。

通过腰背筋膜向下深入,进入腹膜后,用手指尖端在腰肌和肾之间的空间进行钝性游离,形成一个操作空间(图8-5B)。用两个 8 或 9 号手套的指套制成气球,然后可以注入二氧化碳或盐水,或者一种带有完整气球的特制鞘卡可以用来扩大操作空间。两者都有助于腹膜后操作空间的建立

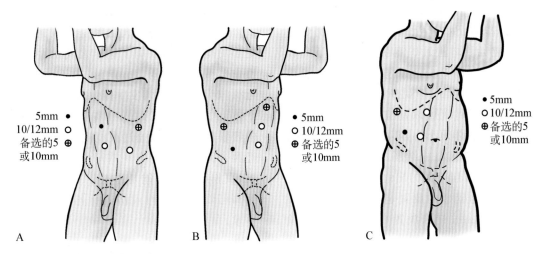

图 8-3　左侧(A)和右侧(B)手术的鞘卡放置位点。在脐水平的腹直肌外侧放置一个 12mm 鞘卡,在脐处放置第二个 10mm 鞘卡,在脐与剑突之间的中线插入一个 5mm 鞘卡。C. 对于肥胖患者,所有鞘卡都是可以横向移动的

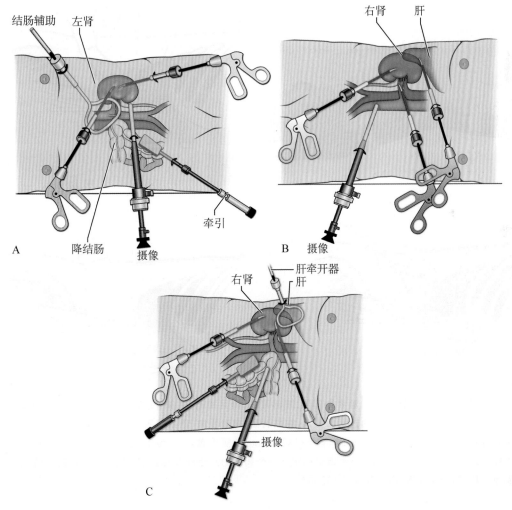

图 8-4　附加鞘卡放置和仪器的选项。A. 可以放置在耻骨联合上方的 5～10mm 鞘卡,或通过肋下切口的 5mm 器械和牵开器来完成左侧手术。B. 右侧手术中,在中线放置 3～5mm 操作鞘卡。C. 也可选中线下 10mm 放置另外的操作鞘卡

(图 8-5C)。鞘卡通过切口,鞘卡袖带扩张并与皮肤紧密衔接,以防止 CO_2 泄漏(图 8-5D)。另一种方法是通过初始切口进入 0°镜在可视环境下完成操作空间的建立(图 8-6A)。进入腹膜后可能被腹膜后的黄色脂肪的外观所迷惑,开始充入 CO_2,仅使钝性分离就可以建立操作空间(图 8-6B)。操作过程中必须小心,不要盲目进入太深,因为可能发生腹膜入口或结肠的意外损伤,也可能导致腰方肌或腰肌来源的出血。一旦建立了操作空间,就可以为鞘卡的放置定向。典型的腹膜后腹腔镜手术,5mm 鞘卡放置在离第 12 肋骨顶端不远的位置(见图 8-5A)。

腹膜后入路的最大限制是有限的操作空间。更小的操作空间限制了鞘卡之间的距离,造成了操作器械的互相干扰。此外,由于手术区域更接近摄像头,可能经常发生摄像头被水蒸气、血液等干扰。如果在手术过程中需要更大的空间,最初的腹膜后入路可以通过在直视下打开腹膜扩大到经腹入路。尽管存在一些局限性,但在某些情况下,腹膜后入路可能是首选。有足够经验的外科医师可以通过这种入路进行各种腹腔镜肾外科手术。

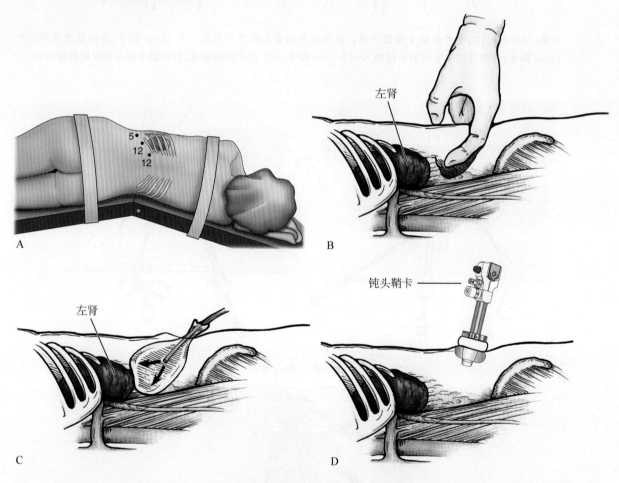

图 8-5　腹膜后肾手术的鞘卡放置。A. 患者全侧位,髋部弯曲,肾区抬高,在第 12 肋骨尖下 2cm 处,肋骨与髂前上棘之间切开 15mm 切口。B. 示指通过切口插入,钝性剥离,穿过肌肉,进入腹膜后间隙。如果手指在正确的位置,医生应该能感觉到腰大肌的光滑表面和肾下极被 Gerota 筋膜覆盖。C. 为了快速创建操作空间,插入一个由 8 或 9 号手套的手指制成的气球,用丝绸缝合固定在一个简单的红色橡胶导管上。然后在气球里装满 600～800ml 的盐水。D. 鞘卡卡住该入点,并可以 360°旋转

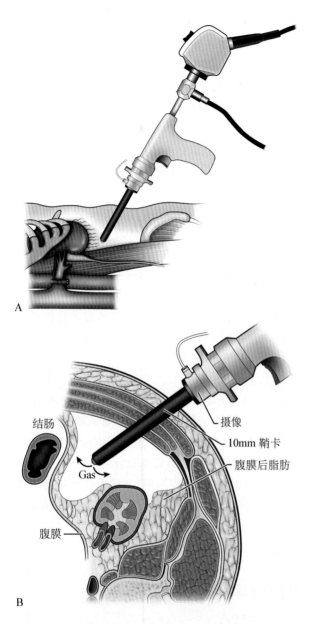

A

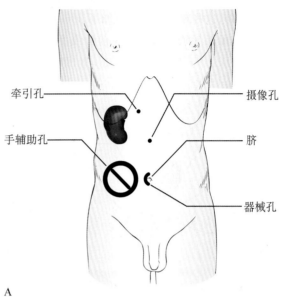

A

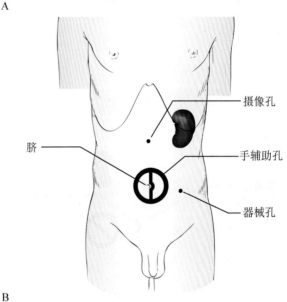

B

图 8-6　A. 站在患者身后,首先使用 0°腹腔镜,在腰大肌和肾之间形成钝性分离出一个的空间。B. 将腹膜直接推向腹膜内侧,从而形成一个足够大的工作空间,以便放置更多的鞘卡

现血管控制和修复。

患者体位和鞘卡放置

　　患者体位与腹腔镜肾手术相似。手经过初始切口,通过皮肤和筋膜进入腹膜腔。位置将取决于外

图 8-7　右手外科医师的手辅助端口的放置。A. 对于右侧肾,将手辅助装置放置在右侧下象限,插入左手及通过放置在右侧器械进行解剖。摄像头放置在肚脐上方几厘米的中线处。通常推开肝是必要的,便于游离肾门。肝或肠牵开器可以通过肋下鞘卡放置,以帮助操作。B. 对于左肾,手辅助装置和左手通过脐周切口放置,配合放在乳头内侧肋下边缘的器械进行游离。摄像头放置在实际手辅助设备边缘(不是切口边缘)的几厘米处

(三)手辅助腹腔镜手术

　　手的帮助为开放手术和纯腹腔镜手术提供了一个桥梁(Nakada et al,1997)。它提供了更直观的协助,通过外科医师的手游离组织,同时通过触觉反馈。手辅助必须创建一个足够大的切口。这项技术可能对腹腔镜新手医师和治疗肾周围有明显瘢痕的患者有利。在紧急情况下,如出血,也可以使用手辅助,通过扩展鞘卡位置和放置一个手端口来帮助实

科医师的手和患者的身体习惯(图 8-7 和图 8-8)。注意必须避免切口太大,防止可能发生的气腹漏气,操作空间减少,使手术更加困难。一旦放置了手辅助装置,建立好气腹,另外的鞘卡在腹腔镜直视下通过手孔放置。手可能会潜在地妨碍摄像头或其他操作器械。此外,这些装置对手臂施加了 30~100mmHg 的压力,这可能导致外科医师在前臂或手部出现刺

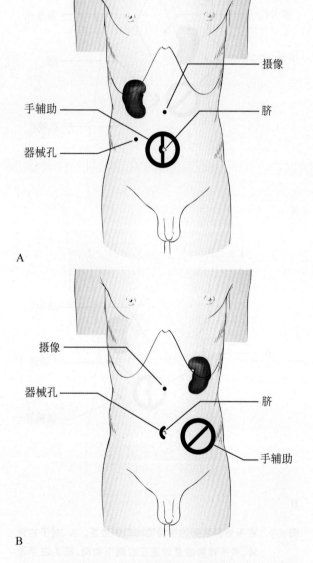

A

B

图 8-8 左手外科医师的手辅助端口的放置。A. 在右肾手术时,左手外科医师将手辅助端口放置在脐周位置以插入右手。左手的辅助端口位于腹直肌的外侧,与脐平齐或略低于脐水平。摄像头通过腋窝前线的外侧放置。B. 在左肾手术时,手辅助的端口被放置在左下象限用于插入右手。左手通过脐鞘卡工作,摄像头放置在脐和剑突之间

痛、麻木感(Monga et al,2004;Ost et al,2006)。

(四)机器人辅助腹腔镜手术

达芬奇机器人辅助外科系统已经被广泛采用,通常被称为机器人手术。该设备使用计算机系统和一系列机械臂将外科医师的动作转化为腹腔镜平台下的动作。与单纯的腹腔镜手术相反,器械的左右运动被保留下来。此外,手眼关联被保留,一个双镜头系统提供三维可视化和深度的感知。机器人的操作臂有助于精细解剖,缝合和其他具有挑战性的腹腔镜任务。尽管增加了成本,这些技术已经允许更多的外科医师为他们的患者提供精细微创手术。与标准腹腔镜相比,机器人手术需要熟练的助手和更多的鞘卡,但大多数腹腔镜肾手术可以通过一个内镜和两个工作鞘卡单独完成。机器人平台为更多的患者提供精细微创治疗的机会(Patel et al,2013)。

患者体位和鞘卡放置

患者的体位部分取决于肿瘤的位置(在部分肾切除术中)和经腹或腹膜后入路的选择。此外,必须考虑机器人设备的位置,因为与机器人距离过近,无法实现附加的工作台旋转。整个手术过程可以在机器人的帮助下进行,或者在部分肾切除术中,手术开始部分可以使用标准腹腔镜,之后再使用机器人进行肾门游离,或者在某些情况下仅用于肿瘤切除和缝合。大多数外科医师称,倾斜的手术台可以使患者背部为机器人和其他设备提供额外的空间(图 8-9)。除了床边辅助鞘卡外,机器人仪器和摄像头的鞘卡也在这个过程中放置好。

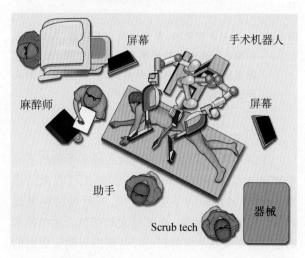

图 8-9 机器人辅助腹腔镜左肾部分切除术的手术室配置

还有一种机器人辅助部分肾切除术（RaPN）的技术，其中机器臂通过标准的 12mm 鞘卡置入。这种设置允许通过标准腹腔镜在机器人平台对接后使用 10mm 的器械。在术中出现并发症或机器人故障需要紧急转换为纯腹腔镜手术时，这是有利的。因为机器人可以下线，然后进行一个标准的腹腔镜手术，不需要额外的时间插入新的鞘卡或通过更大的器械，如吻合器设备或 CT-1 或 CT-X 针。

三臂配置包括 4～5 个鞘卡：12mm 脐摄像头鞘卡，一个 8mm 肋下机器人前腋窝线鞘卡，一个 8mm 在髂嵴的上方机器人腋后线鞘卡，和一个 12mm 低中线鞘卡可以帮助缝合，斗牛犬夹，吻合器设备等。

如有必要，可使用 5～12mm 剑突下鞘卡进行额外的床边辅助（图 8-10A）。四臂结构包括 5～6 个鞘卡，使用与三臂技术相同的配置，但需移动机器人鞘卡以避免机器人手臂间发生碰撞（图 8-10B）。

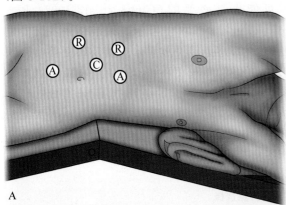

A

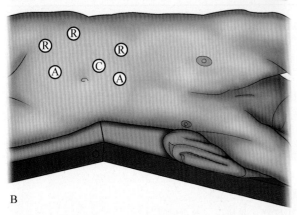

B

图 8-10　机器人辅助腹腔镜肾手术鞘卡的放置。A. 三臂系统配置。B. 十字形系统配置（A. 辅助鞘卡；C. 摄像头端口；R. 机器人鞘卡）

（五）单孔腹腔镜手术和自然孔腔内镜手术

LESS 指的是单孔腹腔镜技术，它将所有的鞘卡合并在一个皮肤切口内，通常隐藏在脐内。与标准的腹腔镜手术相比，这种肾外科手术方法的发展目标是进一步改善美观，减少术后疼痛。可以使用标准腹腔镜鞘卡，也可以特制的自制多通道接入设备或多通道工作鞘卡，通常放置在脐或腰部以下，以减少可见瘢痕。到目前为止，几乎所有的肾切除术和重建手术都可以通过单孔腹腔镜来完成。

患者体位和鞘卡放置

已有较多的研究报道了鞘卡的定位和使用方法。改良的侧腹位置和全侧位，分别是为了标准的经腹或腹膜后腹腔镜肾手术。一旦气腹建立，一个人可以将多个传统的鞘卡聚在切口内（图 8-11）。另一种选择是，新型的特殊用途的接入设备（图 8-12）可以与传统的腹腔镜结合使用。该装置采用预置筋膜缝合线或内环和外环与圆柱形鞘卡一起固定。表 8-1 描述了各种单孔腹腔镜的特点。

该方法在技术上具有挑战性，这主要是由于进入内部的操作空间小，各种器械易互相干扰，使得该手术方法成为微创手术中难度最高的。迄今为止，与传统腹腔镜相比单孔腹腔镜展现出一系

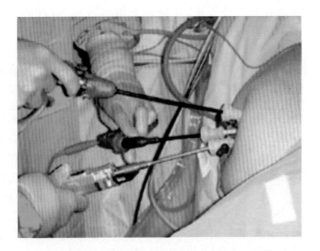

图 8-11　单孔腹腔镜使用三个低轮廓鞘卡针通过单个小切口插入，可以灵活地使用器械（From Tracy CR，Raman JD，Cadeddu JA，et al. Laparoendoscopic single-site surgery in urology：where have we been and where are we heading？Nat Clin Pract Urol 2008；5：561-8.）

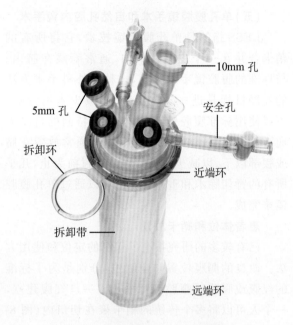

10mm 孔

5mm 孔

安全孔

拆卸环

近端环

拆卸带

远端环

图 8-12　单孔腹腔镜手术专用设备

列优势,如术后疼痛的相对改善,减少镇痛的使用和缩短住院时间。通过机器人辅助或其他专门的器械,逐渐增加了这种方法在肾外科微创手术中的应用和推广(Autorino et al,2013)。

自然孔腔内镜手术(NOTES)通过使用一个自然孔来执行整个手术操作。在胃肠道外科文献中,口腔、阴道和直肠就已被用于切除阑尾和胆囊等器官。迄今为止,在肾手术中进行纯 NOTES 手术的经验是有限的。有几例研究报道了一种通过标准腹腔镜辅助的 NOTES,使用阴道作为肾切除术的入口(Branco et al,2008;Alcaraz et al,2011;Paparel and Golfier,2012)。最近有报道称在动物模型中成功的经膀胱行肾手术(Metzelder et al,2009;Bin et al,2012)。

四、简单的肾切除术

腹腔镜下简单的肾切除术是治疗大多数良性肾病的首选方法。肾血管性高血压不能通过药物治疗或血管造影修复来纠正,可以通过简单的肾切除术来控制。慢性疼痛综合征的患者也可从肾切除术中获益,包括有症状的获得性肾囊性疾病、常染色体显性遗传性多囊性肾病(ADPKD)、慢性肾积水不适合手术修复,以及腰痛-血尿综合征。慢性感染性疾病,如慢性顽固性肾盂肾炎、黄疸肉芽肿性肾盂肾炎(XGP)和肾结核,也可通过腹腔镜肾切除手术治疗。在某些情况下,囊下肾切除术可能也是必要的(Gupta et al,1997;Bercowsky et al,1999)。手辅助腹腔镜手术可能也是有益的,避免转开放手术或涉及致密瘢痕组织形成的区域(Rosoff et al,2006)。在 31 个因肺结核引起的肾功能不全的患者中,有 30 个成功地完成了后腹腔镜简单的肾切除术(Lee et al,2002)。其他可能需要肾切除术的良性疾病包括多囊性发育不良肾或有症状的肾移植失败。

表 8-1　单孔腹腔镜手术的入路选择

入路	类型
Keyhole	使用三个紧密接近的鞘卡并排放置在单一皮肤切口或 3 个分开的切口
	不需要额外的专用设备。通过一个鞘卡进气
	通常与高清晰度摄像机和专用仪器一起使用
TriPort ＋/TriPort 15/QuadPort⁺	开放或封闭通路,可用于多个切口,通常 2.5～5.0cm 切口
	三鞘卡(1 个 12mm 和 2 个 5mm)和四鞘卡(2 个 12mm 和 2 个 5mm)配置可用。通过阀罩进气
Uni-X	开放技术,需要 2cm 筋膜切口
	缝合固定
	单鞘卡包括 3 个 5mm 的小端口
	通常与高清摄像头和专用仪器一起使用。通过阀罩进气
GelPort/GelPoint	开放技术,需要切开 2.5～5.0cm 筋膜
	内圈和外圈与圆柱套一起固定
	可以容纳所有鞘卡大小

（续　表）

入路	类型
	可能允许更宽的鞘卡间距
AirSeal	各种大小的鞘卡可达 27mm，椭圆形鞘卡可容纳多种器械
	高速 CO_2 循环系统，无须机械阀门，维持气腹压力
SILS	单件双孔，3 个容纳孔
	鞘卡（3 个 5mm 鞘卡或两个 5mm 鞘卡和一个 10～12mm 鞘卡）
	通过开放技术最少需要 2cm 筋膜切口，借助 Péan 钳
SPIDER	单通道装置，允许使用通过连接工具输送器械
	额外的工作通道也允许使用传统的腹腔镜仪器
Homemade port	类似于 GelPoint 鞘卡，伤口牵开器和无菌手术手套
	手术手套用缝线或无菌橡皮筋固定在伤口牵开器上
	鞘卡可以通过进入装置的外科手套部分的每个手指
OCTO Port	有两种基本尺寸，需要筋膜切口，范围从 1.5～5.0cm
	1 个牵引器和多个附件，允许多达 4 个鞘卡使用
Single Site Laparoscopy（SSL）	类似于使用带连接帽的牵开器，接入其他设备
Access System	整合通道（2 个 5mm 仪器和 1 个 10～12mm 仪器），没有鞘卡组件突出在盖子上，可以旋转
	需切开 2～4cm 筋膜，并能穿过 7cm 的腹壁厚度

（一）手术过程

1. 结肠反射

对于左侧肾切除术和所有肾手术，Toldt 线从肾下极下方向下切开至上脾上方（图 8-13）。如果结肠不能充分隔离，进一步延伸此切口。应切开连肠肌韧带，使脾与胰腺和结肠内侧一起下降（图 8-13）。这个动作中必须小心避免损伤隔膜。切下较薄的结肠系膜附件，将结肠推向内侧，小心避免结肠肠系膜穿孔（图 8-14）。肠系膜脂肪与腹膜后脂肪或 Gerota 脂肪相比，具有更亮的黄色色调，这有助于识别正确的解剖平面。如果手术视野不够清晰，可以通过另一个鞘卡放置牵开器，以帮助将结肠、胰腺和脾推向内侧（见图 8-4A）。钝性游离是必要的。

在右侧肾切除术中，腹膜切口向内并平行于腔静脉和十二指肠外侧边界。可能需要一个外侧（腋窝前线）或中线鞘卡来将肝推移开（图 8-4B 和 C）。切开腹膜内壁时应注意避免对十二指肠和胆囊造成热损伤。中线牵开器可能有助于手术视野清晰。为了充分显露肾内侧部分和位于肾门和下腔静脉上方的结缔组织，可能需要进行 Kocher 操作（图 8-15）。注意不要热损失十二指肠。

2. 输尿管的解剖

一旦充分游离结肠，就可以在肾下极下确定

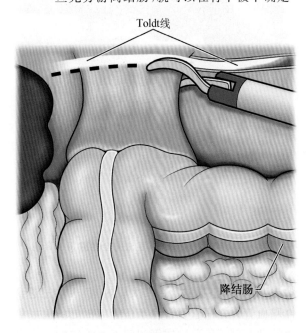

图 8-13　用内镜、双极电刀或超声能量平台切割白线，继续向上切开结肠韧带

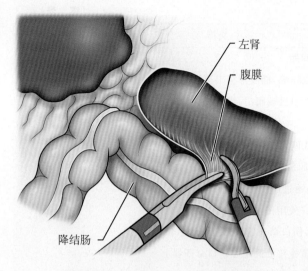

图 8-14 结肠内侧的牵引有助于鉴别其他结肠系膜附件并帮助游离大肠肠系膜下层。必须小心,以避免损失肠系膜

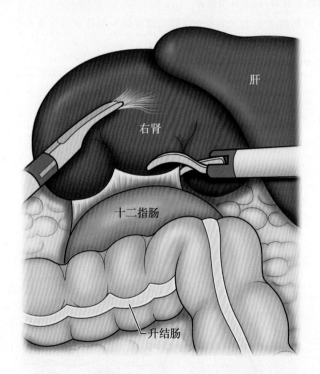

图 8-15 右侧可行 Kocher 手法完全显露肾及肾门

应注意保护腰大肌筋膜,以减少术后大腿麻木。剑突下鞘卡的器械,可以使外科医师可以将肾向前或向外侧提起。

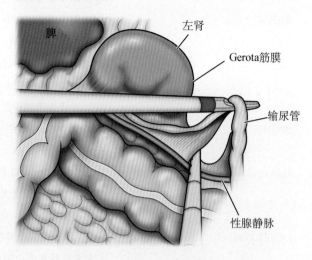

图 8-16 在左侧,一个弯曲的分离器放置在输尿管下方,用于抬高肾下极。在右侧,从性腺静脉到腔静脉,如果在抬高过程中发生撕裂会导致严重出血

3. 肾门的鉴别

安全的肾切除术需要通过重力或额外的牵开器将结肠和肠向内侧牵开,并将肾从肾窝取出。随着输尿管和肾的下极升高,进入肾门的血管可以通过吸引器的顶端进行游离。在腹腔镜肾外科手术中,抬高肾可以提供肾门牵引是一个关键点,并有助于肾门血管的识别和安全的解剖(图 8-17)。温和的、逐层的游离,直到发现肾静脉。通

腰大肌、肌肉和肌腱。在腰大肌内侧,通常先遇到性腺血管。输尿管通常位于血管的深处。输尿管的蠕动有助于区分输尿管和邻近血管结构。一旦发现输尿管在肾下极下部将其抬高。它可以帮助抬高肾(图 8-16)。继续向前清扫位于输尿管后端的组织和肾下极,以进一步显露腰肌的前表面。

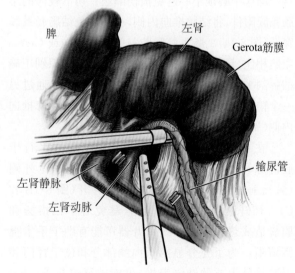

图 8-17 将肾和输尿管的下极推向前,显露肾门

常需要切开一个结缔组织的前束,以充分显露静脉的前表面。性腺、腰椎和附属静脉的分支可以根据需要分离。

4. 保护肾血管

通过清扫淋巴管,可以识别肾动脉,最常见的是在静脉后方。应根据术前影像学来确定肾动脉的位置和数量。如果吸引器顶端不能进行细致的解剖,可以使用电极钩或腹腔镜DeBakey 镊子来游离静脉和动脉的淋巴管。采用切割(GIA)吻合器,首先将动脉结扎,然后是静脉(图 8-18)。在某些情况下,可能需要血管夹辅助,这时建议在血管残端多夹血管夹。在2006 年和 2011 年,Hem-o-lok 制造商和美国食品和药物管理局分别发布警报称在腹腔镜供肾切除术中,由于几例供肾患者因血管夹失

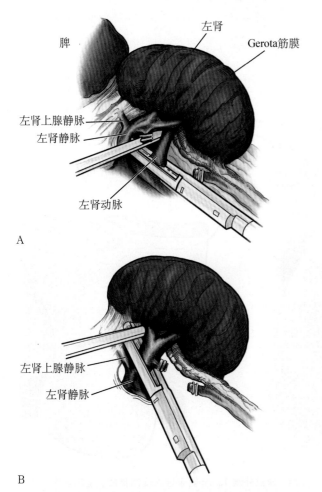

A

B

图 8-18　A. 肾动脉用切割(GIA)吻合器进行吻合术。B.
肾静脉用 GIA 吻合器固定在肾上腺静脉的外侧

效而导致死亡,因此被禁止用于结扎肾动脉。有鉴于此,我们建议在所有腹腔镜肾手术中使用血管吻合器或多个钛夹来结扎肾动脉。

5. 游离上极

一旦分离好肾门血管,继续向后和向上到肾上极。在简单的肾切除术中,靠近上极,通过切开前面 Gerota 筋膜,肾上腺就在肾的上面,可以保留(图 8-19)。此时,在解剖过程中,可能需要游离和横断输尿管。如果出现严重纤维化,一旦处理好动脉和静脉,就可以进行包膜下肾切除术。长而钝的工具,如 10mm 的 LigaSure Atlas,特别适合将上极附件切开。应注意避免损伤膈肌。上极游离后,可结扎输尿管。

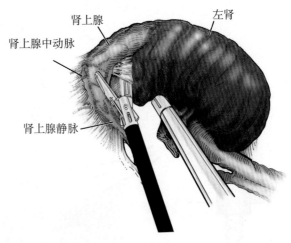

图 8-19　**肾上腺可以在单纯肾切除术或根治性肾切除术中保留下来**

6. 肾的取出

肾可以被完整取出或分割后取出。如在恶性肿瘤的情况下进行分割时,标本应放入一个坚固的标本袋中。这将在机械分割的过程中减少破裂的危险。使用环钳和 Kocher 钳,肾和集合系统可以分割和取出(图 8-20)。由于临床上罕见的转移或肿瘤在手术过程中的扩散,特制分割器的使用引起了越来越多的争议。如果使用,必须非常小心,以避免接触其他器官或留下残余组织。肾可以通过切口完整地取出(图 8-21),可以从鞘卡位置延长切口取出。

7. 术后管理

手术结束时去除胃管。患者可以下地行走时,应取出导尿管。根据患者的恢复程度和外科

医师的偏好,患者可以在医院接受常规饮食治疗后出院,也可以在肠胃通气后回家接受常规饮食治疗。可以根据患者的恢复程度安排活动,对于有切口的患者,在恢复4～6周后,通常依然会限制举重物等活动。

(二)结果

腹腔镜肾切除术的效果与开放手术相当,而且疼痛少,恢复期短。术后疼痛控制需求远远小于传统手术。据相关报道称其完全康复的时间明显少于传统手术,而且住院时间减少了50%。早期的平均手术时间>300min。然而,随着技术、经验和设备的进步,目前的手术用时急剧减少(Kerbl et al,1994b;Nicol et al,1994;Parra et al,1995;Baba et al,1996;Rassweiler et al,1998a)。

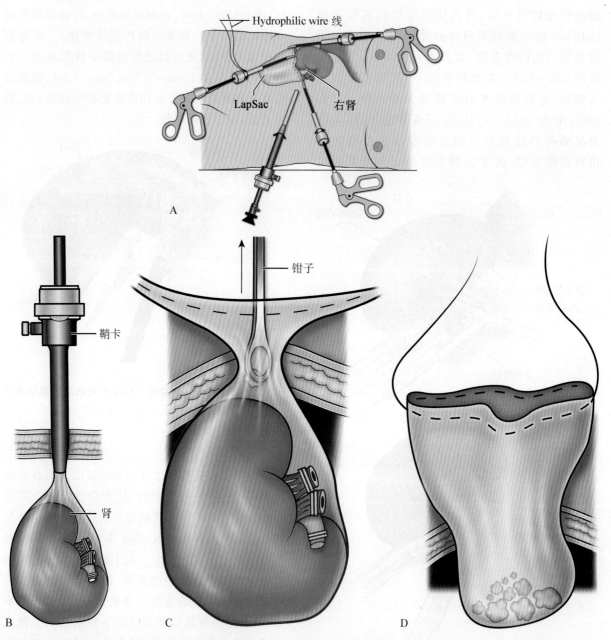

图 8-20   标本的取出。A. 通过一条亲水性导线穿过 LapSac 开口后,通过外侧 10mm 鞘卡进入腹部释放。金属丝有助于打开袋子和放置标本。可能需要一个 5mm 或 3mm 的侧孔,以协助将标本放置在 LapSac。B. 一旦标本进入 Lap-Sac,取出金属丝,将袋子扣紧,通过 10mm 鞘卡取出。C. 用两只手将标本的一部分从开口中拉出来。D. 当剩下的标本碎片小到可以通过鞘卡取出时,取出 Sac。只有从开口可见的组织才能抓取。避免损伤周围肠段

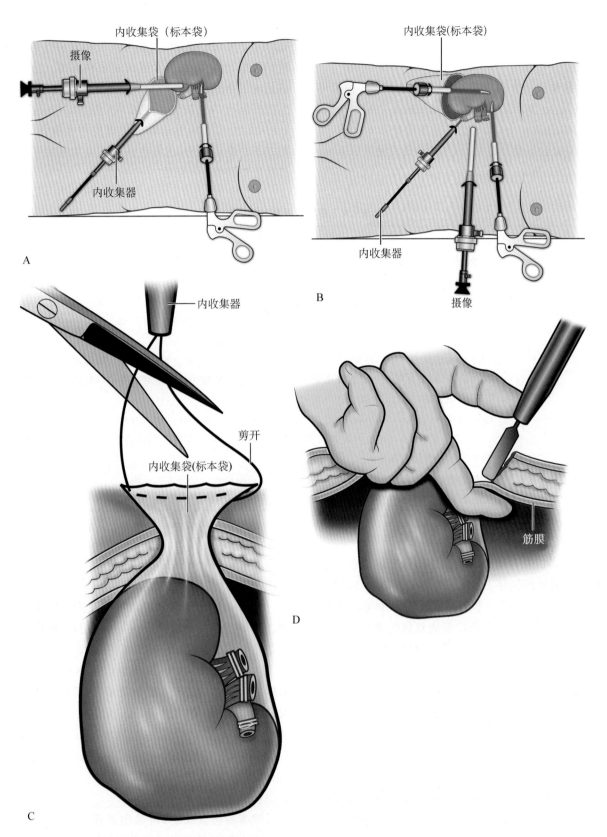

图 8-21 取出完整标本。A. 将摄像头移动到侧鞘卡位置,并通过脐鞘卡位置放置标本袋。B. 或者标本可以通过
Pfannenstiel 切口提取。C. 取出鞘卡,通过鞘卡位置带出标本袋。D. 一个 4～6cm 的切口,包括一个鞘卡
位点。外科医师的手指保护标本和其他组织不受损伤

五、肾囊肿手术

肾囊肿是非常常见的肾病,超过 1/3 的患者年龄超过 50 岁(Laucks and McLachlan,1981;Carrim and Murchison,2003)。它们很少需要手术干预,手术适应证包括囊肿相关的疼痛、感染或梗阻(Hoenig et al,1997;Wolf,1998;Roberts et al,2001;Doumas et al,2004;Camargo et al,2005)。越来越多的 CT 检查也增加了发现不确定的肾囊性病变和复杂性的肾囊肿的概率,使更多的患者咨询泌尿科医师。分类图式是为了帮助临床医师对肾囊肿的管理做出决定,目前最流行的是波斯尼亚系统(表 8-2)(Israel and Bosniak,2005)。虽然这种分类可能非常有用,但它们并不总是正确的,在某些情况下可能需要手术来排除恶性肿瘤的可能性。

表 8-2　更新的肾囊肿分类

类型	描述	管理
Ⅰ	良性单纯性囊肿,有细如发丝的薄壁,不含隔膜、钙化或固体成分。测量的是水的密度,不会强化	没有必要随访
Ⅱ	良性囊肿,可含有少量发丝般细的隔膜,可表现为"感觉"增强。小钙化或一小段稍增厚的钙化可能存在于壁或隔。均匀的高衰减病变(3cm)(所谓的高密度囊肿),边缘很好,不增强	没有必要随访
ⅡF	囊肿可包含多个发际细隔或其壁或隔发生增厚。它们的壁或间隔可能包含钙化,可能是厚的和结节状的,但没有明显的对比度增强。一般来说,这些病变边缘都很好。完全肾内,非强化,高衰减,>3cm 也属于这一类	需要影像学检查的随访
Ⅲ	"不确定的"囊性肿块,有增厚的不规则或光滑的壁或间隔,其中有的有增强。虽然有些是良性的(如出血性囊肿、慢性感染性囊肿和多房性囊性肾细胞瘤),有些是恶性的,如囊性肾癌和多房性囊性肾癌	手术治疗
Ⅳ	这些明显是恶性的囊性肿块,可以有所有的Ⅲ类标准,但邻近组织也包含增强软组织成分,独立于壁或隔。这些病变包括囊性癌,需要手术切除	手术治疗

From Israel GM, Bosniak MA. An update of the Bosniak yenal cyst classification system. Urology 2005;66:484-8.

有症状的肾囊肿一线治疗与诊断通常包括经皮成像引导的针穿,无论是否使用硬化剂,以降低复发的风险。如果症状暂时缓解,而液体重新积聚复发时就增加了手术治疗解决疼痛的难度(Rané,2004)。盆腔囊肿的抽吸和硬化剂的使用应谨慎,因为可能会发生纤维化(Wehle and Grabstald,1986;Hulbert et al 1988;McDougall,2000)。囊肿除了引起疼痛外,还可能压迫肾实质或其他邻近器官,引起输尿管阻塞,自发性出血,高血压或感染。腹腔镜囊肿剥除术或去顶减压术可用于治疗这些囊肿,这些囊肿通常为良性病变(图 8-22)。复杂的囊肿,如增厚的隔膜、钙化或强化(Ⅲ至Ⅳ级),可在腹腔镜下进行探查和取样,以排除恶性肿瘤的可能(Cloix et al,1996;Santiago et al,1998)。治疗选择包括冷冻消融,摘除,部分肾切除术和根治性肾切除术。如果囊肿靠近集合系统,可以通过膀胱镜检查和放置输尿管导管来确保部分肾切除术后集合系统的完整性。

部分 ADPKD 患者可能发展成为囊肿相关疼痛。腹腔镜囊肿剥除术或去顶减压手术对这些患者都有好处,因为它们提供了一种微创的治疗方法,在 83% 的病例中可以成功缓解疼痛。对于终末期肾病患者,腹腔镜肾切除术可用于治疗肾肿大、有症状或感染的患者。因为切除肾需要一个切口,而肾通常是相当大的,所以可以在中线放置一个手孔,以方便解剖(Rehman et al,2001;Jenkins et al,2002;Eng et al,2013)。

(一)手术过程

视囊肿位置而定,可采用经腹膜或腹膜后入路。术中超声可用于鉴别囊肿或可疑囊肿。在排出液体之前,通常更容易将囊壁剥离周围的结缔组织。沿着囊壁与肾实质的连接处切开,然后可

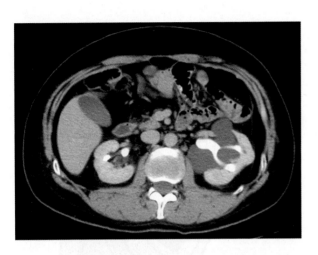

图 8-22　计算机断层扫描,一个患者的盆腔周围囊肿伴左腰痛

以抓住囊壁并切除(图 8-23)。如果基底部发现可疑病灶,可以使用 5mm 活检钳取活检标本。如果没有发现恶性肿瘤的迹象,剩余的囊肿壁可以被电灼。在烧蚀表面时要小心,因为无意伤及集合系统的事很容易发生(Cherullo et al,1999)。此外,囊肿表面可能易碎,易出血。可能需要使用止血剂或缝合。需要保持可能损伤集合系统的怀疑态度,因此也需做好留置输尿管支架的准备(图 8-24)。如果发现恶性肿瘤,手术切除或冷冻消融术可用于治疗剩余病灶。在治疗中心囊肿或周围囊肿时,切除大部分囊肿壁可能是不够的。在这种情况下,将自体脂肪或钛夹等引入缺损处是有帮助的(Nieh and Bihrle,1993)。

(二)结果

　　腹腔镜手术治疗有症状的肾囊肿已被证明在减压和疼痛控制上明显有效。一项平均随访 26 个月的研究表明,在单纯性肾囊肿患者的治疗中,可以做到 100% 无痛(Lifson et al,1998)。而在另一项平均随访时间为 60 个月的独立研究中,80%~90% 的患者在腹腔镜囊肿剥除后疼痛完全缓解。在 ADPKD 患者中,囊肿剥除的额外好处也被注意到,包括降低血压(Dunn et al,2001;Lee et al,2003)。该组疼痛复发率高于单纯囊肿患者(Brown et al,1996)。术后肾功能无明显变化。接受囊性肾病手术的患者本质上是一个异质性的群体,包括单纯性肾囊肿、复杂或不确定的囊肿和 ADPKD。必须要告知患者其中有一部分疾病有恶性的潜能。

有报道称,在囊性病变中肾癌的发生率是 3%~20%(Rubenstein et al,1993;Lifson et al,1998;Roberts et al,2001;Limb et al,2002)。

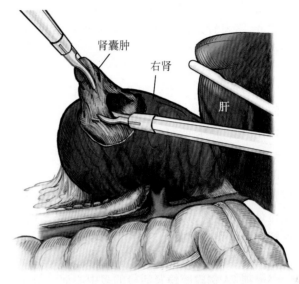

图 8-23　用腹腔镜穿刺针吸出囊肿液。囊肿减压后,容易抓住和操作囊壁。用钳子、剪刀或超声波剪刀将囊肿抬高,以将囊壁从周围切除。仔细检查囊肿边缘,根据需要使用 5mm 腹腔镜活检钳进行活检

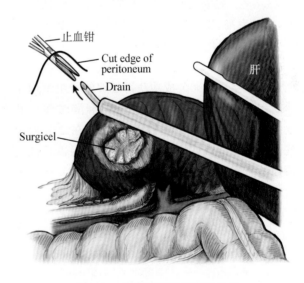

图 8-24　肾囊肿切除后引流放置

六、肾活检诊断肾病

　　对于蛋白尿或不明原因肾功能不全的患者,组织学病理诊断是决定治疗和预后的关键因素(Morel-Maroger,1982;Gault and Muehrcke,

1983;Manaligod and Pirani,1985)。虽然选择超声引导或 CT 引导下经皮肾穿刺活检的方式较为典型,但在某些情况下,如穿刺活检失败、肾解剖异常阻碍影像引导下的穿刺活检、出血并发症、病态肥胖、多发肾囊肿或单个肾等,腹腔镜活检可能是首选。

(一)手术过程

患者侧卧位,手术台弯曲以增加肋缘和髂骨之间的操作空间。腹膜后通路是首选。肾活检通常使用两个鞘卡就可完成。钝性游离时,打开Gerota 筋膜,显露肾的下极。对于肥胖患者,当腹膜后或会阴脂肪丰富时,可能需要术中超声定位肾。采用 5mm 活检钳对皮质组织进行取样,止血是用电灼器或氩束凝固器完成的,必要时采用辅助止血措施(图 8-25B)。

(二)结果

一项 74 例腹腔镜肾活检的多中心研究显示,平均手术时间为 123min,平均估计出血量为67ml,24~48h 内出院,除非有其他的既往疾病需要住院另行处理(Shetye et al,2003)。96% 的患者获得的组织足以用于病理诊断,并发症发生率为 13.5%。作者的结论是,腹腔镜肾活检是安全的,成功率高,而且随着经验的增长,并发症的发生率和手术时间会逐渐降低。

在另一组 17 例患者的研究中,采用球囊扩张创造操作空间,100% 成功获得足够的肾组织用于诊断。平均手术时间 35min(不含麻醉时间),并发症发生率 11%,17 例患者中 15 例在 24h 内出院。出血是最常见的并发症。对于术后需要抗凝治疗的患者,在恢复抗凝治疗时应谨慎。如果术后出现贫血或低血容量的体征或症状,应采用CT 检查对患者进行评估。

七、肾固定术

肾下垂虽然很罕见,但却也是慢性侧腹或上腹疼痛的原因。症状的确切起因尚不清楚,但可能继发于短暂的缺血或泌尿道梗阻(Moss,1997)。典型的肾下垂病患者是年轻、瘦弱的女性,多在直立时抱怨疼痛。仰卧和直立静脉肾盂造影(IVP)可用于诊断(图 8-26)。仰卧位和直立位的彩色多普勒超声也可用于评价血流差异。如果存在下垂的肾脏,

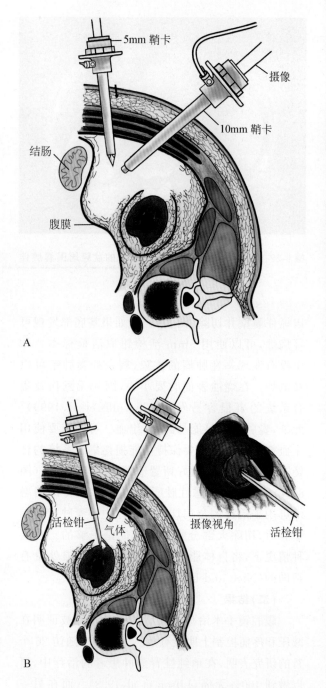

图 8-25　A. 在建立操作空间后,直视下放置 5mm 鞘卡。B. 使用剪刀打开 Gerota 筋膜。使用 5mm 腹腔镜活检钳,取肾下极 2~3 个样本

预期的结果将是直立时血流减少。在手术修复前,应该记录阻塞、血流减少或与疼痛相关的变化。

(一)手术过程

手术修复采用标准的经腹腔或腹膜后入路,充分游离,显露覆盖在腰肌上的筋膜(Chuch et al,2002;Matsui et al,2004)(图 8-27)。从上极开始,间

断缝合固定肾包膜外侧边缘到覆盖肌肉的筋膜（图 8-28）。也可以在肾前和腹膜壁层之间加固，以获得额外的支持。用预置的 Lapra-Ty 夹子缝合，第一次穿过筋膜或腹膜，第二次穿过肾后放置在缝合

处。另一种技术是使用无张力吊带保护肾。通过放置针头，使带子绕着肾的下极穿过腹壁，保护肾。有时肾下垂会同时发生肾盂输尿管交界处的梗阻，需要同时治疗（Boylu et al，2009）。

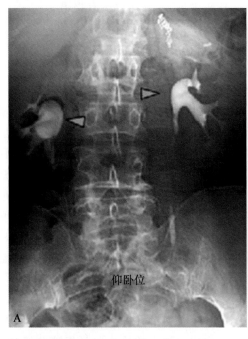
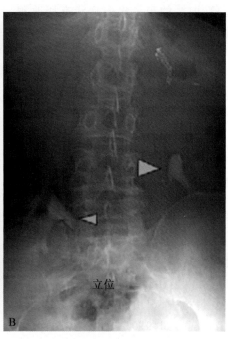

图 8-26　静脉肾盂造影显示双侧下垂的肾，分别位于仰卧位（A）和立位（B）（From El-Moula MG, Izaki H, Kishimoto T, et al. Laparoscopic nephropexy. J Laparoendosc Adv Surg Tech A 2008；18：230-6.）

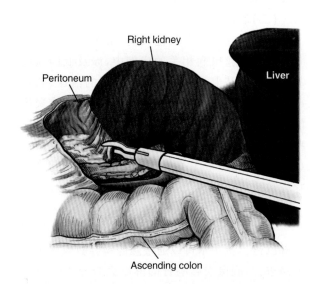

图 8-27　The kidney is stripped of overlying Gerota fascia down to the surface of the renal capsule. All remaining attachments are divided, allowing full mobility for repositioning.

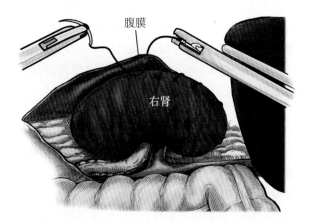

图 8-28　肾固定术。一旦肾没有外侧和后部附着，在包膜和覆盖于腹壁的筋膜外侧边缘多处缝合。也可在肾和腹膜壁层之间缝合，获得额外的支持

（二）结果

一项回顾性分析研究，包含 30 例腹腔镜肾固定术患者的临床资料，中位随访时间为 5.9 年，所有患者临床症状均有改善，11 例症状完全

缓解(Plas et al,2001)。术后 10 例患者中有 9 例肾功能有明显改善,2 例患者发生复发,IVP 记录的下降幅度>5cm。另外一项对 48 名患者的研究显示,94%的患者术后影像学上没有明显肾下垂的迹象,91%的患者疼痛症状有所改善。平均手术时间 95min,平均出血量 50ml,患者满意度高。作者认为,腹腔镜肾固定术为这些患者提供了一种微创的治疗方法,具有良好的远期临床效果。最近,也有学者报道了机器人辅助和单孔腹腔镜肾固定术的方法,具有相似的技术和结果,尽管没有直接与传统腹腔镜手术进行比较(Boylu et al,2009;Tsai et al,2010;Baldassarre et al,2011)。

八、肾盏憩室切除术

有症状的带有结石的憩室患者可以通过腹腔镜手术治疗。可以使用体外冲击波碎石术(ES-WL)和输尿管镜检查,但由于输尿管狭窄,结石清除率低(Jones et al,1991;Pang et al,1992;Stream and Yost,1992)。治疗原则包括清除结石和扩张输尿管狭窄,防止尿梗阻或进行消融憩室腔。在过去,有症状的肾盏憩室是通过部分肾切除术来治疗的,偶尔也会进行简单的肾切除术。最近,经皮肾镜治疗已被使用,如果没有完全消融憩室,结石或症状可能复发(Donnellan et al,1999)。腹腔镜手术的方法可用于治疗大的周围性憩室,也可治疗靠近肾门的中心憩室。

(一)手术过程

憩室的位置将是选择经腹腔或腹膜后入路的主要因素。一旦游离好肾,定位憩室可能会很困难。位于憩室上方的肾表面有紧密的粘连,称为肾包膜"酒窝"作用。术中超声也有助于憩室的定位。定位成功后切开腹壁组织,显露并打开憩室。如有结石可以取出,然后用氩束凝固器或单极电凝对憩室内壁进行强化。与集合系统漏洞可以通过缝合闭合,将肾周脂肪置入缺损中,进一步降低复发的可能性。

(二)结果

已发表的关于腹腔镜肾盏憩室切除术的报道仅限于少数病例的报道。许多作者都宣称该手术有较好的预后,证明了这种治疗方式的可行性

(Gluckman et al,1993;Ruckle and Segura et al,1994;Harewood et al,1996;Wolf,2000;Miller et al,2002;Canales and Monga,2003;Wyler et al,2005;Gonzalez et al,2011)。可能由于这种手术比较少见,并发症也少有报道。

九、肾松解术

肾松解用于治疗腰痛、血尿综合征和乳糜尿。腰痛难以数字化呈现。乳糜尿是由淋巴破裂或瘘管连接到肾盂系统引起的。这是一个罕见的问题,但常见于热带国家,丝虫病是最常见的病因(Tandon et al,2004)。此外,血吸虫病也可能是乳糜尿的一个原因,非寄生虫性乳糜尿是罕见的。其他可能的病因包括结核病、特发性淋巴管瘘、既往手术史、妊娠、胸导管梗阻(Garrido et al,1995)、肠系膜腺炎、肾血管炎(El-Reshaid et al,1998)和后肾腺瘤(McNeil et al,2008)。

(一)乳糜尿的诊断

患者通常有乳白色的尿液,类似肾病范围的蛋白尿。初步的检查包括尿液分析和培养,乳糜尿检查,血液计数检查嗜酸性粒细胞。检查瘘管定位可能包括膀胱镜逆行肾盂造影、CT、磁共振成像(MRI)或淋巴管造影(图 8-29)。

(二)治疗

乳糜尿通常是自限性疾病,很多患者可以保守治疗。在丝虫病相关的病例中,涉及低脂饮食相结合的乙基卡马西林(DEC)疗程的治疗(Tandon et al,2004)。还有报道称,将硝酸银或聚维酮碘作为硬化剂逆行灌注入集合系统的治疗。这些药物通常作为一线治疗,成功率约为 80%(Dalela et al,2004b;Goel et al,2004)。当保守治疗失败或病例特别严重时,应进行手术干预。

(三)手术过程和结果

肾松解包括肾完全游离和肾门并结扎上输尿管淋巴道。该手术可以通过腹腔镜经腹或腹膜后入路进行,确保受影响肾的淋巴完全分离(Dalela et al,2004a)。有报道称,使用大网膜包裹肾门提供一个额外的屏障,防止复发(Zhang et al,2012)。据报道,此方法是安全的和有效的,甚至在复杂的肾血管系统的情况下也可进行,成功率接近 100%。

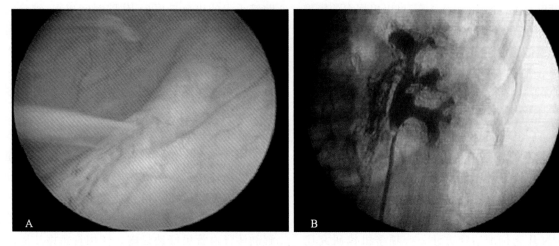

图 8-29　乳糜尿。A. 膀胱镜显示左侧输尿管口乳白色渗出液。B. 逆行肾盂造影示淋巴管瘘(From Eisner BH, Tanrikut C, Dahl DM. Chyluria secondary to lymphorenal fistula. Kidney Int 2009;76:126.)

十、根治性肾切除手术

腹腔镜手术治疗恶性肿瘤已有 20 多年的历史。腹腔镜根治性肾切除术(LRN)的肿瘤适应证与开放性手术相似。已有报道通过腹腔镜成功切除 25cm 大的肿瘤,转移性肾病患者也可以使用该手术(Walther et al,1999)。此外,伴有腔静脉血栓的肿瘤也可以通过腹腔镜成功切除(Martin et al,2008;Hoang et al,2010;Bansal et al,

2014)。

(一)经腹入路

1. 过程

手术过程和鞘卡的放置类似于简单的肾切除术。对于较大的肿块,腔内受累,或器官侵犯的复杂情况,可能需要额外的鞘卡或手孔。LRN 的手术与腹腔镜简单肾切除术基本相同。主要特点是在游离过程中保留了完整的 Gerota 筋膜和脂肪。肾上腺可与肾一起被切除(图 8-30A)。在肾上腺保留手术中,肾上内侧的筋膜被打开(图 8-30B)。

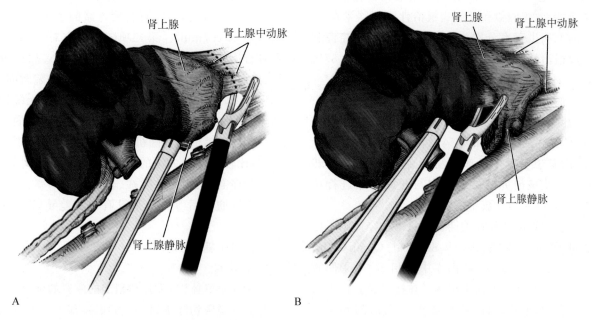

图 8-30　A. 在腹腔镜右肾根治性切除术中,可以很容易地使用超声或双极电刀来控制肾上腺的多个动脉分支。B. 肾上腺保留,右侧根治性肾切除术

可疑淋巴结予以切除,如有必要,可以根据术前影像学、肿瘤位置和组织学亚型(如根据术前活检、术前病理或遗传易感性)进行完整的肾门或腹膜后剥离。切除部分邻近肌肉或累及器官,如膈肌、胰腺、肝、脾和肠(Molina et al,2004;Huscher et al,2012)。

2. 结果

目前,全球多个采用 LRN 的中心都广泛提供了长期生存随访的数据(表 8-3)。5 年和 10 年的结果表明,开放根治性肾切除术和 LRN 在肾癌治疗中的等效性。事实上,大多数以前采用开放根治性肾切除术治疗的肾恶性肿瘤的中心已接受 LRN 作为标准治疗方法。一项多机构研究比较了开放和 LRN 之间的手术和疾病特异性结果,并进行了长期随访(Portis et al,2002)。中位随访 54 个月,两组 5 年无复发生存率分别为91%和92%。腹腔镜组的 5 年癌症特异性生存率为98%,开放组为92%。另一项研究对 67 例 LRN 患者和 54 例开放根治性肾切除术患者进行比较分析围术期和肿瘤预后(Permpongkosol et al,2005)。LRN 组的平均手术时间更长(256 vs.193min)。然而,这一发现可能会受到腹腔镜手术的学习曲线影响,因为 LRN 组的前 34 例患者和最后 33 例患者存在明显的手术时间差。15%的 LRN 和 open 组患者发生并发症,6%LRN 组患者和 20%的 open 组患者需要输血。最重要的是,腹腔镜和开放式根治性肾切除术在 10 年的无病生存率分别为 95%和 89%。腹腔镜和开放根治性肾切除术的 10 年生存率分别为 87%和 75%。这些差异在统计学上并不显著。

最近,一项 LRN 的 10 年预后数据被报道。肾切除术后 10 年无复发、肿瘤特异性和总生存率分别为 86%、92%和 65%。在 73 例 LRN 患者中,没有患者发生局部复发,6 例(8.2%)发生转移。虽然该研究的结果没有与开放手术进行比较,但其结果与开放手术类似。

腹腔镜和开放根治性肾切除术如今得到了广泛的研究。在 National Surgical Quality Improvement Program 数据库中包括了 5459 例微创根治术和开放根治术病例。在接受腹腔镜手术的患者中,手术次数、输血需求、住院时间和术后并发症显著减少。同样的,在一个比较腹腔镜和开放根治性肾切除术的队列研究中,作者发现腹腔镜手术的出血量更少,住院时间更短,镇痛需求更低,恢复期更短。在过去的 30 年里,许多报道都发现了类似的结果(Kerbl et al,1994a;McDougall et al,1996;Hemal et al,2007)。

(二)经腹膜后入路

1. 过程

固定好患者,鞘卡放置在腹膜后通道,如本章前面所述。在确定腰肌和肌腱后,在这个平面的内侧游离输尿管。抬高输尿管将使肾下极得到更好的显露。动脉搏动可通过覆盖在上结缔组织间接观察到,正如经腹腔入路一样,通过吸引器逐层解剖使肾血管更好地显露。使用直角钳从周围组织中游离动脉,并使用血管吻合器或夹子将动脉和静脉按顺序夹闭。在左肾手术中,通常需要游离、结扎和分割腰静脉,以便进入肾门不受阻碍。必须小心游离,确保下腔静脉不被误认为是肾静脉。

2. 结果

与经腹腔 LRN 相比,腹膜后入路在并发症发生率、镇痛需求、住院时间和恢复时间的结果相似。一项随机研究比较了 102 例患者的经腹腔和腹膜后的腹腔镜手术(52 例经腹腔,50 例腹膜后),平均肿瘤大小为 5cm(Desai et al,2005)。结果表明,两种入路在出血量、麻醉需要量、住院时间和并发症发生率上均无显著差异。仅仅在手术时间上有显著的差异,腹膜后入路的手术时间更短(150vs.207min)。第二项随机研究对 40 名患者进行比较,比较了鞘卡的数量和大小、病理分期、出血量、手术时间、并发症发生率和住院时间。结果表明,包括手术时间在内,这些结果均无统计学差异(Nambirajan et al,2004)。最近一项的系统性综述包括前瞻性随机对照试验和回顾性观察研究,比较了两种方法的疗效,发现在手术时间、术后镇痛需求、术后并发症、转开放手术率、输血需求或肿瘤预后等方面都没有显著差异(Fan et al,2013)。

(三)手辅助手术

1. 过程

患者摆好体位,手孔和鞘卡的放置如前所述。手助腹腔镜肾切除术(HALN)的步骤类似于单纯的腹腔镜肾切除手术,而辅助手在整个过程中用于辅助和钝性分离。为了切开 Toldt 的白线,用

表 8-3　腹腔镜根治性肾切除术

A. 对比系列分析腹腔镜与开放根治术

作者	方法	例数	肾癌患者数	手术时平均年龄(岁)	平均肿瘤大小	大于T2	Fuhrman 3~4级	平均随访时间	局部复发	转移性疾病进展	平均复发或转移时间	肿瘤特异性死亡	5年无复发/癌症特异性/总生存率	10年无复发/癌症特异性/总生存率
Dunn et al 2000	Laparoscopic	60	44	63.5	5.3cm	NR	NR	25mo(mean)	1(2.3%)	2(4.5%)	Not specified	2	—	—
	Open	30	30	61.8	7.4cm	NR	NR	27mo(mean)	0(0)	3(10%)	Not specified	0	—	—
Ono et al 2001	Laparoscopic	103	103	57.2	3.1cm	0	0.039	29mo	1(1%)	3(2.9%)	31.5mo	0	95.1%/ NR/95%	—
	Open	46	46	56.7	3.3cm	0	0.065	39mo	0(0)	3(6.5%)	22.3mo	2	89.7%/ NR/95.6%	—
Portis et al 2002	Laparoscopic	64	64	60.6	4.3cm	14.10%	9.40%	54mo	1(1.6%)	3(4.7%)	31.8mo	1	92%/98%/81%	—
	Open	69	69	61.3	6.2cm	34.80%	13.00%	69mo	1(1.4%)	10(14.5%)	47.5mo	6	91%/92%/89%	—
Saika et al 2003	Laparoscopic	195	195	57.3	3.7cm	NR	4.10%	40mo	1(0.5%)	10(5.1%)	33.6mo	5	91%/NR/94%	—
	Open	68	68	58.4	4.4cm	NR	7.30%	65mo	0(0)	10(14.7%)	Not specified	6	87%/NR/94%	—
Harano et al 2005	Laparoscopic	96	96	61.1	4.3cm	NR	NR	25mo	0(0)	3(3.1%)	24.3mo	0	88%/NA/100%*	—
	Open	86	86	58.5	4.9cm	NR	NR	86mo	0(0)	5(5.8%)	Not specified	0	93%/NA/100%	—
Permpongkosol et al 2005	Laparoscopic	67	67	61	5.1cm	31.30%	26.90%	73mo	0(0)	4(6%)	29.5mo	2	94%/97%/85%	94%/97%/76%
	Open	54	54	59	5.4cm	25.90%	29.60%	80mo	0(0)	7(13%)	Not specified	6	87%/89%/72%	87%/86%/58%
Hemal et al 2007†	Laparoscopic	41	39	52.5	9.9cm	100%	NR	51 mo	0(0)	3(7.7%)	Not specified	2	92.6%/ 95.1%/87.8%	—
	Open	71	68	52.7	10.1cm	100%	NR	57mo	0(0)	7(10.3%)	Not specified	4	90.1%/ 94.4%/88.7%	—
Hattori et al 2009†	Laparoscopic	52	52	56	8.8cm	100%	11.50%	41mo	0.019	0.192	Not specified	6	75%/90%/NR	60%/90%/NR
	Open	79	79	62	8.9cm	100%	11.40%	51mo	0.025	0.203	Not specified	20	77%/87%/NR	70%/75%/NR

（续 表）

B. 非对比研究腹腔镜根治术

作者	肾癌患者数	手术时平均年龄(岁)	平均肿瘤大小	Fuhrman 3~4级	平均随访时间	局部复发	转移性疾病病进展	平均复发或转移时间	肿瘤特异性死亡	5年无复发/癌症特异性/总生存率	10年无复发/癌症特异性/总生存率
Cadeddu et al 1998	157	61	NR	0.089	19.2mo(mean)	1(0.6%)	4(2.5%)	14.8mo	0	91%/NA/NA	NA
Wille et al 2004	118	63	5.1cm	NR	23.5mo	0(0)	3(2.5%)	9.7mo	NR	NR	NA
Hemal et al.2007	132	51.6	6.9cm	0.076	56mo	0(0)	17(12.9%)	34.1mo	16	87.1%/87.9%/85.6%	NA
Bandi et al.2008	65	59	5.8cm	0.14	46mo(mean)	1(1.5%)	4(6.2%)	18mo	3	90.2%/94.4%/80%	NA
Berger et al.2009	73	59	5cm	0.246	131mo	0(0)	8.20%	74mo	8	NR	86%/92%/65%
Pierorazio et al 2012	166	58.2	9cm	0.517	36mo	4(2.4%)	35(21.1%)	NA	NA	62.4%/92.9%/NA	NA
Luciani et al.2013†	222	64	8.5cm	0.43	42	4(1.8%)	42(18.9%)	14mo	28	66%/78%/76%	NA

* 本系列报道 4 年生存率

† 本系列报道 4 年生存率

NA. 不可用;NR. 未报道;Not specified. 未指定

非习惯手内侧牵开结肠,而习惯手使用腹腔镜剪刀分离附件(图 8-31)。然后使用吸引器来帮助游离肠系膜和后方 Gerota 筋膜平面。外科医师的手和手指可用于同时放置肾外侧牵引,帮助显露正确的平面。左肾手术中,手也可以用来轻柔地牵拉脾和胰腺。同样的,右肾手术时可用手来牵拉肝,显露肾上极便于游离。在结肠被充分游离后,可以识别出腰肌,抬高输尿管。左边的性腺静脉通常与输尿管一起抬高,但是右边的性腺静脉在中间有反折。随着输尿管抬高,手可以直接游离或抬高整个肾,然后从输尿管定位到肾门。用手指在肾上进行前外侧牵引,拇指在中间推动肠和肠系膜。肾门开始进入视野,可使用吸引器轻轻游离覆盖的结缔组织,同时用手保持血管舒张。血管充分游离后,使用血管吻合器或夹子按顺序结扎并分离动脉和静脉(图 8-32)。然后可以使用 LigaSure 等设备将外侧和上部的附件分离,同时用手保持牵引。不应用手将肾上腺从肾上极切开,因为这常会导致出血。应如单纯腹腔镜手术一样,用超声能量、LigaSure 或双极电刀将肾与肾上腺分离。

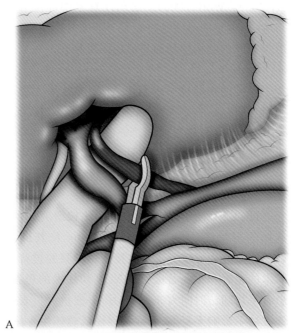

A

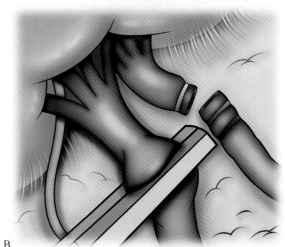

B

图 8-32　A. 进入肾门,牵拉肠管,显露血管,手指可用于触诊肾动脉,引导吻合器或夹子固定并分离动脉。B. 一旦动脉被分离后,再用血管吻合器分离肾静脉

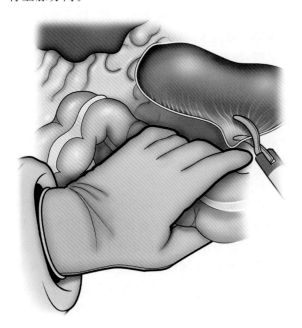

图 8-31　用手于正中牵拉结肠并游离,而习惯手使用内镜剪刀分离结肠附件

手术开始的时候,通过手放置一个卷起来的海绵,以帮助吸收渗血,并可在需要的时候保持压力。另外,在需要的时候可将吸引器的顶端放入压缩海绵中,便于吸血。重要的是要记住在手术结束时将海绵取出。之前放置手的切口可以快速取出海绵和完整的标本。然而,已经有报道称手辅助鞘卡出现转移的可能。所以建议在取标本前先去除手鞘卡,以尽量减少任何与标本直接接触的可能。

插入的辅助手也可方便去除鞘卡等装置。手术并发症,如疝和感染已有报道,疝通常在术后 3 个月或以上发生,总体发病率为 4%(Okeke et al，2002；Wolf，2005）。必须注意术中冲洗和切口缝合，理想的做法是将腹膜与筋膜分别闭合，以减少腹腔内结构损伤和疝形成的机会。

2. 结果

单纯的腹腔镜手术与 HALN 的效果大致相当，包括疗效、手术次数、并发症发生率、麻醉需要量、住院时间和康复时间。一些腹腔镜手术和手工辅助手术的比较研究表明，手辅助手术需要的手术时间更短，但患者有更多的腹痛和伤口并发症（Nelson and Wolf，2002）。

HALN 和标准腹腔镜手术的比较研究表明，选择的方法不影响肿瘤预后。Gabr 及其同事（2009）研究并比较了 147 名接受标准腹腔镜肾切除术的患者和 108 名接受 HALN 切除术的患者。患者平均随访时间为 35.2 个月，多变量分析表明该方法不影响无复发、癌症特异性或总体生存率。一项多中心的研究评估了 95 名接受 HALN 治疗的患者（Stifelman et al，2003）。患者分为肿瘤＞7cm 和＜7cm 的两组。两组平均随访 12 个月，短期随访结果如切缘阳性率，局部复发、转移率均无差异。

（四）特殊注意事项

1. 大肿瘤

随着对腹腔镜肾手术信心的增加，大肿瘤的腹腔镜手术（＞7cm）的经验也大大增加。大肿瘤给外科手术带来一些挑战（Steinberg et al，2004；Hemal et al，2007；Berger et al，2008；Rosoff et al，2009；Luciani et al，2013）。大肿瘤可以减少操作空间和改变正常的解剖标志，这会导致手术难度增加，对周围组织造成潜在的伤害更大。术中影像学检查和超声检查是有帮助的。灵活的内镜便于更好地观察，传统的腹腔镜是有很多区域看不到的。大肿瘤可能导致外科医师施加额外的力量进行操作，也可能导致肿瘤破裂。在这种情况下，使用手孔或额外的鞘卡可能是有益的，可以更方便地游离肾。

2. 整体肾门血管吻合

几个中心报道了整个肾门的缝合。接受开放根治性肾切除术或 LRN 术的 80 例患者，平均随访 35.2 个月，常规使用整体肾门吻合术，没有发现动静脉瘘（White et al，2007）。一半的患者在术后 12 个月进行了 CT 动脉造影，没有患者有动静脉瘘的影像学证据。另一项研究评估了 433 名接受 LRN 或肾输尿管切除术患者的预后，其中 26 名（6％）患者仅在游离肾门有困难的情况下才进行整体缝合。平均随访 26 个月，未发现动静脉瘘病例。最近一个 70 名患者的随机对照试验表明，整体缝合或单独的动脉和静脉结扎术后血压、心率变化等无显著差异。分别结扎组手术时间较短，出血量较少。然而，动静脉瘘是一个长期的并发症，因此需要更长的随访时间来正确评估。

3. 切口复发

自从腹腔镜技术在泌尿系统恶性肿瘤手术治疗中得到广泛应用后，临床上就开始关注肿瘤复发的问题。在一项 20 个中心进行的 2604 例腹腔镜根治性肾切除术的研究结果显示，尚未见切口转移。最近的一份研究显示，133 例腹腔镜根治性肾切除术有 2 例患者发生了癌旁转移，均是恶性程度较高的肿瘤，有淋巴结转移的证据。切口复发的原因可能有很多种，与肿瘤侵袭性、患者的免疫状态、局部伤口因素和手术技术有关。气腹、肿瘤细胞的气雾化、弥漫气体类型和腹腔镜伤口缝合技术的影响已经被多名作者研究过并被证明是没有依据的。与开放手术一样，最常见的切口复发原因是技术问题和相关的肿瘤溢出。动物研究表明，肿瘤与移植部位的直接接触可以促进肿瘤的生长，因此建议在所有病例中使用不透水标本提取袋。尽管切口转移的总体发生率估计在 0.09％～0.18％（Rassweiler et al，2003；Micali et al，2004），但在标本处理和提取过程中仍应谨慎，以将风险降至最低。

4. 标本取出

由于病理评估和分期不充分，分割过程中标本袋破裂，理论上提高了腹膜转移的风险，所以有关标本是否分割取出一直是有争议的。虽然手术切口较短有优势，但术后镇痛需求无明显改善。对 188 例临床 T1 或 T2 期肾癌患者进行标本分割的安全性和有效性的多中心研究发现，11 例出现复发（10 例转移至肺或其他脏器，1 例切口部位、肾窝、淋巴结复发）。这表明，分割标本可以安全地在选定的患者中进行，尽管它不是标准的处理。

然而，分割后是否能对患者进行适当的分期仍然是一个问题，研究结果多是相互矛盾的。通过对新鲜标本和福尔马林固定标本的前后比较，研究了病理评价的可行性。肿瘤的组织学分级或局部侵袭性均未见改变。分割后只有标本的大小不能评估。另一项对 23 个分割标本的独立研究得出结论：无论是肾细胞癌还是移行细胞癌的病理分期阶段都受到分割的严重影响。绝大多数患者的影像学检查不能预测 pT3a 期疾病。作者总结说，如果没有更可靠地预测脂肪浸润的影像学检查，那么进行标本分割对肿瘤的准确分期影响是很大的。

如果标本要分割，外科医师应严格遵循手术流程，包括使用特制的标本袋、分割后手套和器械的更换。LapSac 被证明是不透水、细菌和肿瘤细胞（Urban et al，1993）。Sac 通过一根湿润的亲水性导线通过囊体中每隔三个孔交替进行制备，然后从底部向上滚动，通过一个 12mm 鞘卡。换掉鞘卡，把导线和绳子留在鞘卡外面。用夹子将标本放入囊内，拉紧金属丝，并通过脐周围的切口，连同颈部 Sac 取出（Wakabayashi et al，2003）。分割过程使用环状镊子，在突出的组织上交替分割。应避免使用钳等器械进行深处理，以防止无意中损伤肠管。在此过程中还应保持气腹和直视下操作，以避免损伤位于周围组织。

5. 淋巴清扫术

开放或腹腔镜肾切除术时是否需要行淋巴结清扫术，仍然是有争议的，因此并不经常进行。已有研究表明，存在两种或两种以上的不良病理预测因子（分级、肉瘤样特征、肿瘤大小、分期和坏死）会导致淋巴结转移的高风险。此外，与未行淋巴结清扫的患者相比，术前或术中有可疑淋巴结的患者在接受淋巴结清扫（LND）时生存率（平均 5 个月获益）有所提高。一项回顾性研究包含了 50 例 LRN 患者和 50 例 LRN 加 LND 患者，发现 10％LRN 加 LND 患者淋巴结阳性（Chapman et al，2008）。所有患者术前影像学检查均为阴性，淋巴结阳性者均为高等级病变（T3 期或 T4 期）（Blom et al，2009）。

然而，一项随机研究比较了接受根治性肾切除术的患者，表明 LND 对临床淋巴结阴性患者没有生存益处。很明显，不是每个肾癌患者都需要淋巴结清扫术。然而，根据术前影像学检查、术前活检病理、术中发现或侵袭性病理遗传倾向，部分临床淋巴结可疑阳性的患者可能从淋巴结清扫术中获益。值得注意的是，对于是否要进行的淋巴结清扫目前仍没有达成共识。另一组可能受益的患者包括那些没有可疑淋巴结的晚期肿瘤患者，尽管这缺乏更多生存数据支持。

6. 局部复发

肾切除术后孤立性局部复发率约为 1.8％（Itano et al，2000；Margulis et al，2009）。孤立性局部复发定义为腹膜后同侧淋巴结、肾窝或肾上腺复发，无远处转移迹象（图 8-33）。在一项对 54 例局部复发患者进行开放性手术切除的研究中，中位无复发生存时间和癌症特异性生存时间分别为 11 个月和 61 个月。69％的患者在围术期采用免疫治疗、化疗或靶向治疗等辅助。鉴于这种复发的罕见性，目前的手术治疗经验相当有限。一个研究包含 5 例患者（1 例因腔静脉侵犯转为开放手术）接受手辅助的手术方法，孤立的局部复发证明该方法的可行性。在平均 43 个月的随访中，癌症特异生存率和无病生存率分别为 60％和 20％。但此研究的患者数较少使结果难以得到应用。在挑选的患者中开放手术可以提供持久的局部控制和癌症特异性生存。但需要更多的研究以及和腹腔镜手术进行比较，来明确有效性。

7. 肾静脉和腔静脉肿瘤血栓

一些中心已经发表了他们在腹腔镜手术中处

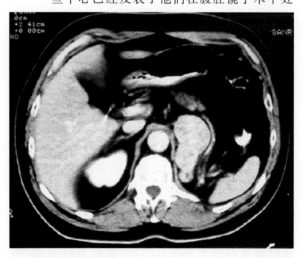

图 8-33　**肾窝处复发**（From Nóbrega de Jesus CM，Silva Casafus FA，et al. Surgical treatment of renal cell carcinoma recurrence at the renal fossa following radical nephrectomy. Sao Paulo Med J 2008；126：194-6.）

理肾癌合并肾静脉或下腔静脉肿瘤血栓的经验（Desai et al，2003a；Hsu et al，2003；Martin et al，2008；Guzzo et al，2009；Hoang et al，2010；Bansal et al，2014）。在完全腹腔镜下的肾游离和肾动脉结扎后，通常使用腹腔镜下的 DeBakey、血管钳或辅助手将肿瘤血栓"挤"回肾。这样要么将血管吻合器放置在肾静脉上，排除血栓，要么在腹腔镜下放置 Satinsky 钳，以隔离腔静脉，这样一来可以切除肿瘤血栓，完整地取出标本。如果下腔静脉的端口与肾静脉残端一起被切除，便要行下腔静脉缝合术。术中超声检查也可用来帮助肿瘤血栓的定位（Hsu et al，2003）。对于较位置高的血栓，腔静脉是孤立的，在开放手术中用牛头犬夹控制腔静脉，再切开静脉腔取出血栓和缝合静脉。迄今为止，这种方法主要受限于低至中等水平的腔静脉血栓。

8. 减瘤性肾切除

晚期肾细胞癌患者在开始系统治疗前可能需要进行二次手术。一项对转移性肿瘤患者的开放与腹腔镜手术的比较研究表明，两组患者的 1 年生存率相似（61% vs. 65%）（Rabets et al，2004）。而腹腔镜组的出血量更少，住院时间更短，从手术到开始系统治疗的间隔时间更短（36d vs. 61d）。其他的研究也展现了类似的结果。

9. 消融治疗失败后的外科挽救性治疗

消融失败后的肾切除术在技术上是具有挑战性的，因为它会导致病变周围的组织的损伤。对原发性射频消融术（RFA）或冷冻治疗后效果的多中心研究发现，在 8.7% 的患者中有残留或复发性疾病（Matin et al，2006a）。虽然这些患者中的一部分会成功接受的挽救性的消融治疗，但是由于疾病进展或重复消融失败，有些患者无法进行重复消融。一项 10 例接受挽救性手术的患者的报告显示，只有 4 例可以接受腹腔镜肾切除术，其余的患者都需要行开放部分或根治性肾切除术（Nguyen et al，2008）。虽然有研究已证明腹腔镜肾切除术是可行的，但根据文献报道，消融后的部分肾切除术通常是非常困难的（Kowalczyk et al，2009；Breda et al，2010）。广泛的周围组织纤维化被认为是消融后手术的主要难题。

十一、部分肾切除

越来越多的影像学检查的使用已经可以使更多的肾癌得已早期发现，并改变了肾癌的典型症状。肾肿瘤是目前最常见的偶发的肿瘤。虽然大多数的影像学检查偶然发现的肾病是单纯性囊肿，但是必须警惕不要遗漏早期肾癌。早期慢性肾病（CKD）是一个很重要的问题：肾功能保护和肾单位的保留是对肾小球肾病（SRM）患者进行治疗决策时的重要考虑因素（Huang et al，2006；Jeon et al，2009）。为了给 SRMs 患者提供一种微创治疗的方法，腹腔镜技术逐渐应用于肾保留手术（NSS）。

1993 年，Winfield 和他的同事报道了第一例经腹的 LPN，一年后采用腹膜后入路（Gill et al，1994）。最初，LPN 用于治疗临床上较小的（T1a）外生性肾肿瘤（图 8-34）。随着经验的增加，LPN 的适应证已经扩展到几乎所有的复杂的肾肿瘤患者。

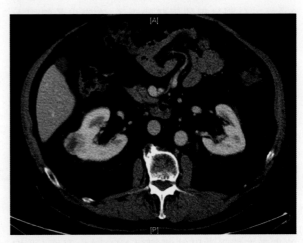

图 8-34　CT 显示右肾部分外生性 T1a 的病灶

近年来，肾测量评分已成为描述肾肿块复杂性的一种常用方法（Kutikov and Uzzo，2009）。考虑到肿瘤直径（R），病灶的外生或内生特征（E），靠近集合系统（N），前后位置（A），相对于极线的位置（L），这个系统促进了肿瘤复杂性的讨论和部分肾切除术研究中的比较（Mayer et al，2012；Okhunov et al，2012；Ellison et al，2013；Schmit et al，2013；Tanagho et al，2013）。

(一)T1b 期及较大肿瘤

LPN 最初仅限于 4cm 或更小的肿瘤患者,临床分期为 T1a。随着腹腔镜技术的进步,以及相对于 T1a 肿瘤开放手术的等效性的证明,为更大肿瘤的手术提供了理论基础(Leibovich et al,2004;Dash et al,2006;Mitchell et al,2006;Rais-Bahrami et al,2008;Gupta et al,2013)。Simmons 和他的同事(2009a)报道了 58 例 T1b 肿瘤患者 LPN 的围术期结果。平均肿瘤大小为 6cm,55% 肿瘤位于中心位置。尽管 pT1b 肿瘤患者有更多机会接受肾盂修补术($P=0.004$)和肾盂切除术($P<0.001$),但与<4cm 的肿瘤患者相比,他们的手术时间、出血量和住院时间相近,仅热缺血时间更长。肿瘤>4cm 没有显著增加的癌症的风险及术中或术后并发症的发生率。值得注意的是,患者的肿瘤直径<2cm,2~4cm,4~7cm 这个三个组别,术前存在 CKD 的比例分别是 31%,35%,44%,而术后分别是 52%,53%,63%(P 值无意义)。

此外,其他关于 cT1b 肿瘤的 LPN 的报道也证实了其对肾功能的益处,即使与根治性肾切除术相比,甚至在对侧肾功能正常的情况下。这意味着,在所有患者中尝试使用保留肾单位的方法的重要性。在有丰富的腹腔镜手术经验和适当的患者选择下,临床 T1b 肿瘤的 LPN 的围术期结果与临床 T1a 肿瘤的围术期结果类似。最近,Lane 及其同事(2013)对临床 T1 期肿瘤的 LPN 与开放部分肾切除术(OPN)的长期预后进行了对比研究。1541 例患者的随访研究表明,手术入路(腹腔镜 vs. 开放)并不是转移的独立预测因素($P=0.42$)。此外,肾小球滤过率的中位数下降幅度在 LPN 组和 OPN 组相比无显著差异($P=0.50$)。

1. 腹腔镜下肾盂切除术

Finelli 及其同事(2005)比较了 41 例腹腔镜下肾实质切除术(切除>30% 的肾实质)与 41 例 LPN(切除<30%)患者的结果。除了术中缺血时间较长(39 vs. 33min)外,两组在出血量、手术时间、镇痛需求、住院时间、术后血清肌酐水平及并发症发生率上均无显著差异,所有手术切缘均为阴性。一项类似的研究评估了 24 名在同一期间同一机构进行腹腔镜下肾盂切除术和其他 LPN 的患者,也展示了类似的结果。腹腔镜肾切除术

的适应证为较大肿瘤,肾功能评分较高的患者。在接受肾盂切除术的患者队列中,手术次数和热缺血时间显著高于对照组,但在出血量、住院时间、并发症和肾功能改变等方面基本相同。腹腔镜肾盂切除术固有的特殊技术包括常规的肾实质切除术,切除相当大的肾内血管,以及肾盂肾系统(PCS)。腹腔镜下肾盂切除术和 LPN 的主要目标是相同的:手术切缘阴性,缝合修复以保护肾血管,必要时修复集合系统,同时减少缺血时间。

2. 中央和肾门部肿瘤

在术前影像学检查中,中央肿瘤位于肾窦中心脂肪和(或)侵入集合系统附近。这种肿瘤深深地浸润了肾实质,切除它们需要在肾缺血的时间限制内深入和快速地修复肾实质。这种技术复杂性取决于单个肿瘤的位置和腹腔镜器械可用的缝合角度。Frank 及其同事(2006)研究比较了 LPN 治疗 154 例中央肿瘤和 LPN 治疗 209 例外周肿瘤的围术期情况。两组出血量相似,但中央肿瘤的手术时间、热缺血时间、住院时间及术后早期并发症的发生率相对较高。每组各有 1 例切缘阳性的患者。对于全实质内肿瘤,Chung 和他的同事(2011)比较了三组这种肿瘤:完全外生型的肿瘤,肿瘤浸润到窦脂肪和肿瘤浸润及窦脂肪,统计发现在并发症、手术失血或肿瘤切除或热缺血时间上各组没有显著差异。

肾门部肿瘤,定义为位于肾门部的肿瘤,在横断面成像中与肾动脉和(或)静脉直接接触。最初被认为是 LPN 的禁忌证,但随着手术经验的增加,这些具有挑战性的肿瘤也已经被多个临床中心成功地用 LPN 治疗过。2005 年,有研究报道了 25 例肾门肿瘤的 LPN 的初步经验(Gill et al,2005)。平均肿瘤大小为 3.7cm(1.0~10.3cm)。没有任何一例转开放手术。3 例患者术后早期出现出血。三维螺旋 CT 的术前重建在详细描述肾血管与肿瘤的数量、相互关系、解剖过程和位置等方面具有重要意义。George 和他的同事(2014)报道了他们的 43 例肾门肿瘤 LPN 的经验,与 445 个非肾门肿瘤的 LPN 相比,在各项围术期指标中,包括热缺血时间和术后 6 个月的肾功能上均没有显著差异。

3. 孤立肾肿瘤

孤立肾肿瘤的部分肾切除术无论是通过开放或

腹腔镜方法都是一个挑战。手术并发症可能导致患者需要暂时的透析，或者更糟的是，使患者失去肾功能。Hillyer 和他的同事（在 2013）通过一项多中心的研究称，肾切除术（RaLPN）用于治疗孤立肾肿瘤的患者，大多数（62%）患者是因肾恶性肿瘤而进行过手术成了孤立肾患者。无病例转为开放手术，中位缺血时间为 17min，中位 6 个月随访时间内肾小球滤过率（eGFR）未受明显影响。在此之前，有 22 名患者在单个中心接受常规 LPN 治疗，他们的平均热缺血时间为 29min，2 例手术（9%）术中转为开放式手术，术后延迟出血导致 1 名患者最终行肾切除（Gill et al, 2006）。随后作者得出结论，部分肾切除术治疗孤立肾肿瘤是可行的。

4. 多个肿瘤的处理

由于对侧肾受累或复发的可能性，NSS 越来越被认为是同侧多发肿瘤的首选治疗方法。LPN 也在其中得到了应用。Abreu 及其同事（2013）发表了 33 例 LPN 患者的临床研究结果。围术期结果显示，手术时间及住院时间明显延长，热缺血时间、出血量、输血率、转归和根治性肾切除术无显著差异。

5. 其他适应证

LPN 也可在以下情况下采用：来自上极的肿瘤合并肾上腺受累需要切除肾上腺（Ramani et al, 2003）；合并肾动脉疾病的修复（Steinberg et al, 2003）；先天性异常肾的肿瘤，如马蹄肾（Tsivian et al, 2007）；肥胖患者（Romero et al, 2008）；既往同侧肾手术后（Turna et al, 2008；Boris et al, 2013）；遗传性肾癌综合征（Rogers et al, 2008）。虽然这些特殊情况带来了不同的挑战，但在任何临床工作使用 LPN 是为了实现安全切除恶性肿瘤，同时保留正常的肾实质，使缺血影响及术后并发症的概率最小化。

（二）手术过程

1. 技术问题

LPN 的主要技术挑战来自于腹腔镜下肿瘤切除和肾缝合重建的复杂性。主要目的是完成边缘肿瘤切除，达到止血，尽量减少热缺血时间。复杂肿瘤成功的 LPN 需要深入了解肾的 3D 解剖，结合精确高效的腔内缝合技术。

2. 经腹腹腔镜肾部分切除术

经腹方法对难度较高的 LPN 提供了至关重要的优势：更大的操作空间，更熟悉的解剖标志，更多的仪器调整角度和技术上更容易缝合。手术的初始过程按照先前描述的通过腹腔进入脏。

3. 腹膜后腹腔镜部分切除

尽管大多数外科医师几乎对所有的肾肿瘤都采用经腹腔入路，但也有一些采用腹膜后入路，这对于位于后极顶端的肿瘤更有优势。如前所述，在腹膜后建立一个操作空间后，肾可以从腰大肌的前面被提起，以寻找肾动脉搏动。必要时，可以继续游离肾门，以便放置夹钳。在 32 例腹膜后和 19 例经腹腔 LPNs 的比较中，哪种方法的选择主要是基于肿瘤的位置（Wright and Porter, 2005）。腹膜后入路具有手术时间缩短、出血量减少、肠功能恢复更快、住院时间缩短等优势。在一项 100 例经腹与 63 例腹膜后 LPNs 的比较研究中，两组患者的出血量、围术期并发症、术后血清肌酐、镇痛需求和组织学结果是类似的（Ng et al, 2005）。因此，选择经腹或腹膜后 LPN 入路主要取决于外科医师的经验和肿瘤的位置。其他可能的影响因素包括肿瘤大小、肿瘤数量、肾脏供血动脉的数量、肾脏周围内脏脂肪的数量，以及既往手术史等。

4. 机器人腹腔镜部分切除

RaLPN 已被多个中心用于传统 LPN 的扩展应用，减少了在体内肿瘤切除和缝合操作的难度。这为泌尿外科医师提供了一种微创的方法来进行部分肾切除术，包括那些没有丰富腹腔镜技术的外科医师（Gettman et al, 2004；Caruso et al, 2006；Kaul et al, 2007；Rogers et al, 2008）。许多拥有丰富腹腔镜技术的外科医师也使用机器人辅助手术，以便更好地选择性夹闭肾动脉分支。除去成本上的差异，机器人辅助 LPN 的效果与传统 LPN 相当。但这两种手术的比较缺乏随机对照研究。

开始通常是用传统的腹腔镜来进行不同程度的手术，当机器人平台对接后，可使用机器人辅助。传统手术助手的职责包括协助夹紧肾门，提供吸引，以保持操作区域视野的清晰，帮助切割和缝合，并根据需要放置血管夹。新的机器人仪器已经允许在控制台的医师执行许多这样的操作。控制台的外科医师也可以进行肿瘤切除、止血、缝合重建等。肾重建完成后，必要时附加实质缝合，确保止血完全。

5. 肿瘤定位和切除

无论采用何种方法（经腹腔 LPN、腹膜后 LPN 或 RaLPN），肿瘤定位和切除的技术基本相同。一旦游离完成，包括肾门血管的分离，可以术中超声确定肿瘤的位置、宽度和深度（图 8-35）。超声检查也可用于诊断肾有无其他病变。进入 Gerota 筋膜显露肾包膜。用单极剪刀沿肿瘤周围将包膜划开（图 8-36），然后用腹腔镜牛头钳按经典方式夹紧肾动脉（图 8-37）。在吸引器的帮助下（图 8-38），提供清晰的手术视野，完成肿瘤切除。在一些患者中，脂肪黏附性较高不易剥离肾包膜，需要在切除肿瘤前进行包膜剥离，以直观地识别肿瘤边界。

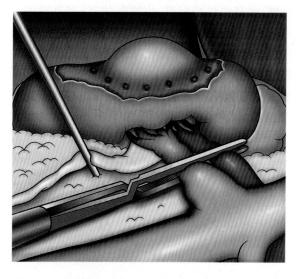

图 8-37 腹腔镜下 Satinsky 夹钳夹紧或者用牛头犬夹分别夹住肾动脉和肾静脉

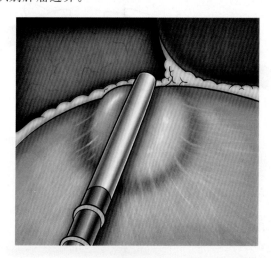

图 8-35 术中超声检查确定肿瘤的位置、宽度和深度

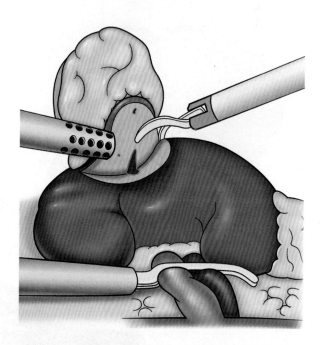

图 8-38 夹住肾门，切除肿瘤。吸引器既提供牵引，又有助于维持一个清晰的手术视野

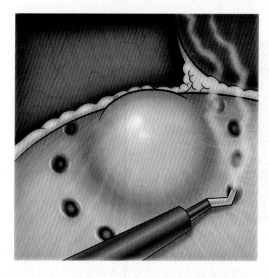

图 8-36 清除 Gerota 筋膜显露病变及肾包膜后，用单极剪刀将包膜沿肿瘤周周划开

6. 止血

肾局部切除术止血的最常用方法是缝合术。缝合技术从基础缝合到水平垫缝合包膜和实质缺损。术中，手术血管夹可用于结扎任何穿过实质表面的可见血管（图 8-39）。根据外科医师的喜好，可以使用多种组织密封胶：明胶基质凝血酶密封胶、纤维蛋白胶、纤维蛋白密封胶、聚乙二醇水

凝胶、氰基丙烯酸酯胶、生物凝胶,以及自制的加入止血溶液的类似基质材料。值得注意的是,迄今为止发表的任何研究都没有明确表明使用这些材料具有真正的好处。在小的、浅表的、外生的肿瘤 LPN 中,各种热能(射频、微波、超声)和新替代(激光、水射流)的能量源已被应用于临床工作中的止血(Lotan et al,2004;Herrell and Levin,2005;Moinzadeh et al,2005;Hindley et al,2006;Liu et al,2006;Thomas et al,2013)。

7. 集合系统的修复

肾窦脂肪和集合系统的肿瘤,在切除过程中,需谨慎进入肾盏(PCS),以确保手术间隙为阴性。

一个前瞻性的研究,比较了 27 例盆腔入路 LPN 与37 例没有盆腔入路 LPN 围术期预后,结果显示了两组具有相似的手术时间、肿瘤切除时间和出血量。然而,PCS 缝合修复与较长的热缺血时间和住院时间相关。进行 PCS 缝合修补的患者均未出现尿漏。早期的研究结果表明,对于 PCS 肿瘤可以安全有效地修复(图 8-40)。Zorn 及其同事(2007)也报道了 PCS 修复病例与不需要 PCS 修复的病例相比,手术时间更长,术中或术后并发症(如尿漏、输血等)无显著差异。术后都应该放置一个引流管以降低患者尿漏的风险。目前还没有关于集合系统的随机研究表明修复 PCS 的必要性。

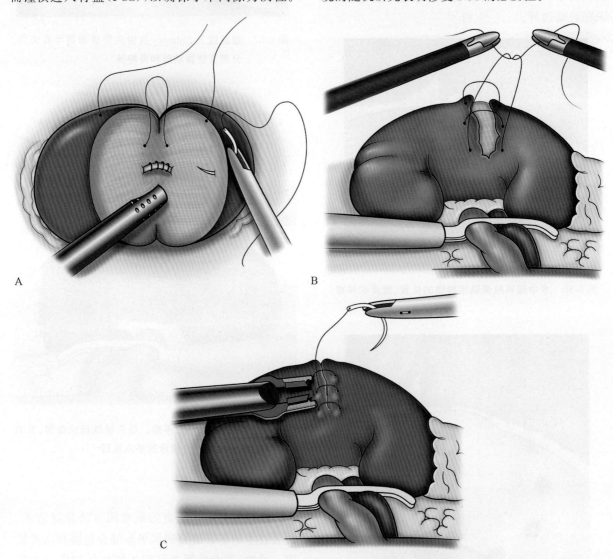

图 8-39   A. 在显露的肾实质上,放置间断可吸收缝合线再进行缝合术。集合系统已经修复,吸引器可以提供反向牵引和维持一个清晰的操作区域。B. 在腹腔镜下用缝合线缝合,防止肾撕裂。C. 针穿过并调整闭合张力后,在尾部使用预置的 Lapra-Ty 夹缝线,并用 Lapra-Ty 夹固定

8. 肾低温保护

腹腔镜肾低体温的多种技术：肾表面用冰泥冷却，通过逆行输尿管导管灌注冷生理盐水，动脉内灌注冷等渗液。虽然这些技术在临床上都是可行、合理和有效的，但还是很少被使用。这不仅是因为它们本身的复杂性，还因为大多数接受 LPN 的肿瘤不需要长时间的热缺血时间来切除和重建。在孤立肾或肾功能不全的情况下，根据外科医师的选择、肿瘤的复杂性和预期的缺血时间（如果有的话），可考虑给予低温保护技术。

9. 热缺血和肾门控制

肾热缺血安全的限制时间历来都认为是30min。虽然有犬类和不正规的临床数据支持，但迄今为止，没有一项科学严谨的临床研究定义了缺血时间-反应曲线。事实上，已有数据表明，最多 90min 的热缺血时间可能也是可以的（Onieto et al，2005）。外科手术中肾缺血的影响难以理解，这与数据不足和许多混杂变量影响总肾功能有关。但在讨论这个问题的同时，应尽最大努力的减少热缺血时间。

从技术角度看，肾门的控制可以通过在肾血管上单独使用牛头犬钳，单独夹紧肾动脉，而不需要夹紧静脉，或者使用腹腔镜 Satinsky 钳进行整体肾门控制。为了减少肾缺血和因 NSS 而可能发生的肾功能损失，也有几种新的技术。

在传统的 LPN 中，整个肿瘤的切除和肾修复都是在肾缺血时进行的。手术早期不夹闭是传统技术的一种改进，其主要目的是减少热缺血时间（Nguyen and Gill，2008）。在这项技术中，直到切除肿瘤的初始，才夹闭肾门。结果表明，与传统方法相比，该技术确实减少了热缺血的时间，而相应的出血量和输血率并无太大变化（Peyronnet et al，2014）。

（1）腹腔镜下部分肾切除术：有些肿瘤可以不需要夹闭肾动脉在 LPN 中切除。最适合这项技术的典型肿瘤是浅表的、外生的、非浸润的肿瘤。在 2003 年，Guillonneau 和他的同事们比较了夹闭肾动脉的 LPN（$n=12$）和无夹闭肾动脉 LPN（$n=16$）的效果，结果表明夹闭肾动脉可以减少失血，缩短手术时间。最近的一项研究比较了 150 例非夹闭的 LPNs 和 289 例传统夹闭 LPNs（George et al，2013）。这两组的手术效果差异有统计学意义（$P<0.05$）。未夹闭病例组有更多的出血量，而在手术时间、住院时间、输血率上并没有区别。随着手术经验的提高，可能会有越来越多的无夹闭手术操作来优化肾灌注和肾功能结果。几个中心已经证明了各种非夹闭 LPN 的可行性和安全性，包括可以治疗更具有挑战性的病灶。较大、较深、中央或肾门的肿瘤可能需要更精细的解剖和重建，但也可以在有足够经验的情况下安全地完成手术（Simone et al，2013；Liu et al，2014b）。

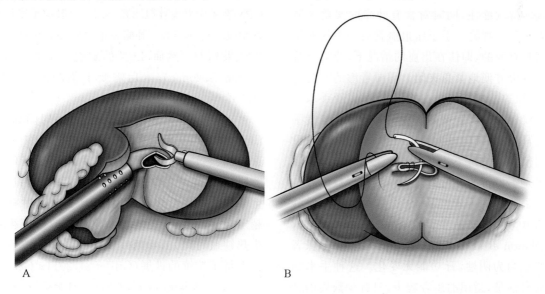

A   B

图 8-40　A. 当需要深层切除时，集合系统经常会被损失。由于肾血管闭塞，这些损失可以很容易地被识别，并使用可吸收缝线缝合。B. 八字缝合或连续缝合可用于集合系统的修补。如果事先已放置输尿管导管，修补的完整性可以通过静脉注射靛蓝胭脂红或逆行灌注来确定。如果要氩束凝固组织表面，必须小心不要损坏缝合线

（2）选择性肾动脉夹闭：精细的肾门解剖可以为外科医师提供选择，夹闭一个或多个动脉分支，而且不会导致肾残端缺血。该技术具有理论上的优势，提供了在不影响整个肾血流的情况下切除肿瘤的技术。研究表明，该种手术时间较长，围术期输血率相对于肾动脉夹闭较高。近红外荧光成像技术可与选择性动脉夹闭相结合，以确认肾手术所需夹闭的区域。

从理论上讲，在部分肾切除术中仅夹闭动脉是可以允许静脉血流动。在一个猪肾模型中，Orvieto和他的同事发现，在术后1～3d，只夹闭动脉组的模型血清肌酐升高显著低于完全夹闭肾门的模型组。然而有趣的是，在接受腹腔镜手术的动物中却没有观察到这种现象。可能的原因是，仅夹闭肾动脉的术后益处很可能因为腹腔镜手术中气腹引起的静脉压迫而造成类似夹闭的效果所抵消。相比之下，在同一组患者进行LPN的对照研究中发现仅夹闭动脉（$n=25$）与同时夹闭动脉和静脉（$n=53$）相比是有益处的。与术前相比，同时夹闭肾动脉和静脉的患者血清肌酐和肌酐清除率明显下降。而只夹闭肾动脉的患者中没有观察到这种效应。此外，两组患者的出血量和切缘阳性率的差异并无统计学意义。

类似于选择性动脉夹闭的概念，在肿瘤切除和缝合的过程中，人工压迫或夹闭肾动脉上可以使肾残体持续灌注，同时对含有肿瘤的实质区域提供无血手术视野。手工压迫血管对于小的外生性肿瘤是有效的，即使在出血的情况下，肾的血管系统可以很方便地紧急夹闭。需要考虑的问题包括：过度压迫造成组织损伤的可能性，以及手术的局限性仅针对外周肿瘤的开放和手辅助腹腔镜手术。在肾中心、肾门或大肿瘤的部分切除术中，没有专门仪器的情况下进行纯腹腔镜手术时，手压迫技术是不可行的。另有几位作者在少数患者身上发表了他们的手术经验，在选定的周围皮质肿瘤患者中，采用实质夹闭技术（Verhoest et al，2007；Simon et al，2009）。这些研究中所有患者手术切缘均为阴性，肾功能无变化。这种手术的主要局限性是，适用的患者较少，只有少数周围肿瘤患者是候选人群。

（三）腹腔镜部分肾切除术

主要比较LPN患者与接受根治性肾切除术

或OPN的患者以衡量手术效果。围术期并发症、肾功能预后和总体生存率都是手术安全性和有效性的关键指标。一项单发T1肾癌根治性和部分肾切除术的对比研究结果表明，在长期疗效方面，效果相似（Lau et al，2000；Lee et al，2000；Thompson et al，2009）。回顾性研究表明，与根治性肾切除术相比，部分肾切除术患者的总体生存率可能有所提高，并可能降低继发肾功能不全、心血管发病率和死亡率。最近，一项比较根治性和部分肾切除术治疗<5cm的肾肿瘤随机对照试验的结果未能证明部分肾切除术的患者具有整体生存优势（Van Poppel et al，2011）。但接受部分肾切除术的患者却有更高的心血管死亡风险，尽管目前机制尚不清楚，而且作者也承认这项研究的目的不是评估心血管结果的差异。但这一结果肯定会促使进一步的研究，并继续鼓励外科医师尽可能地采用微创肾部分切除的方法。

一项1800名患者的回顾性多中心研究比较了1029例单发T1肿瘤（7cm或更小）患者的OPN和LPN（Gill et al，2007）。OPN组的肿瘤更大（3.3cm vs.2.6cm），更多的肿瘤位于中心（53% vs.34%）或是孤立肾患者。结果显示，LPN组有更少的出血和更短的手术时间，住院时间和恢复期（所有比较均$P<0.001$）。在LPN组，总的术后并发症（25%比19%）和转为根治性肾切除术的比率（1% vs.0）有所增加。但值得注意的是，LPN和OPN在术中并发症（1.8% vs.1%）、肿瘤手术切缘阳性率（1.6% vs.1%）、肿瘤3年预后和3年肾功能预后结果相似。然而，LPN的缺血时间稍长10min（30min vs.20min），术后需要干预的出血率略高（4.2% vs.2%）。

随着LPN经验的增加和热缺血时间的减少，LPN的使用更加普遍。总的来说，LPN术后出血增加、热缺血时间延长的这两个问题已经得到解决，现在术中的缺血时间明显缩短，术后出血发生率明显降低。即使使用LPN处理的肿瘤越来越复杂，手术经验的增加和仪器的改进使得在减少热缺血时间、围术期并发症和肾功能改善等方面取得了持续的进展（Gill et al，2011；George et al，2013；Salami et al，2014）。LPN与OPN结果一致，都降低了围术期并发症发病率。

1. 手术切缘阳性

部分肾切除术后，无论是腹腔镜手术还是开

放手术,手术切缘的阳性结果具有重要的临床意义,尤其是评估这些患者的预后。Yossepowitch 等(2008)的研究显示了在接受 OPN 治疗的 1344 名患者中,77 例(5.5%)患者的手术切缘呈阳性(Yossepowitch et al,2008)。两组 10 年无局部复发和转移性疾病进展概率均为 93%。手术切缘阳性或阴性并没有显著差异。另一些外科医师也报告了类似的结果,其阳性边缘率在 1%~1.8%,并没有增加局部复发或转移的风险(Permpongkosol et al,2006a;Lane et al,2013)。最近一项多中心的报告发现,在接受 RaLPN 的 943 名患者中,有 2.2%的患者最终病理结果为切缘阳性;复发转移的危险比(HR)为 18.4(Khalifeh et al,2013)。虽然这些数据表明,许多切缘呈阳性的患者可能不易被发现,但手术的最终目标始终应该是切缘阴性。

2. 长期预后

LPN 的长期预后数据与 OPN 的类似,具体数据在表 8-4。LPN 后的 5 年癌症特异生存率为 100%。最近,一项从 1999—2007 年的研究比较了 625 例 LPN 患者和 916 例 OPN 患者(T1 期的患者)。LPN 组和 OPN 组的一般情况有统计学意义的差异,包括术前肾功能[eGFR 82 vs 74ml/(min/1.73m)],影像学肿瘤的大小(2.6cm vs 3.5cm)。LPN 和 OPN 组的病理特征也有所不同,包括肿瘤大小较小(2.5cm vs. 3.0cm),良性病变比例较大(26% vs.19%),pT1b 病变较少(14% vs.33%)。病理证实的肾癌患者在 pT1a(97.8% vs.97.1%)和 pT1b(93.1% vs.92.7%)亚组中均有类似的 5 年无复发生存期。共有 45 例 LPN 患者和 254 例 OPN 患者随访了 10 年,总体生存率分别为 78%和 72%。OPN 组的复发率高于 LPN,然而这可能是因为之前提到的两组间的内在差异造成的。在多变量分析中,转移的预测因子包括肿瘤大小、绝对适应证和并发症。最后作者得出结论,LPN 和 OPN 提供了同样好的长期总体生存率。在经验丰富的医师眼中,LPN 相当于 OPN,缺血时间较短,并发症发生率相当,肾功能及预后也相当。因此,大多数临床中心通常为大部分肾肿瘤患者提供 LPN。包括技术上具有挑战性的肾肿瘤,如肾门、中央、完全肾内、较大的(4~7cm,pT1b)或孤立肾中的肿瘤(Leslie et al,2013)。

十二、腹腔镜消融技术

由于小肾癌(SRMs)的发病率增加,诊断技术的更新,肿瘤初诊的分期发生变化,偶然发现的低分期肿瘤的患者人数增加。由于癌症特异性生存率超过 95%(Frank et al,2005;Lane et al,2007),冷冻消融术和射频消融术(RFA)已经可以作为一种替代疗法。高强度聚焦超声、微波治疗和高强度聚焦辐射都是较新的治疗技术。这些技术的主要目标是彻底的破坏肿瘤和减少发病率。潜在的优势包括减少失血,减少复杂的手术解剖,减少手术并发症。所有消融技术的适应证都是相似的,包括合并多种病变的患者、孤立肾肿瘤和遗传性肾细胞癌。由于 SRMs 的发病率较低,经皮入路是首选的治疗方法,但在某些情况下,由于肿瘤的位置或邻近器官,这种方法可能是不可行的。所以需要腹腔镜下直接操作,提供可行和安全的治疗。由于冷冻消融和 RFA 是应用最普遍的技术,将在这里进一步详细讨论。

(一)冷冻消融术

腹腔镜冷冻消融可以采用经腹腔或腹膜后入路,主要取决于肿瘤的位置。游离肾,用 LPN 的方式打开 Gerota 筋膜。覆盖在肿瘤上的脂肪可以切除,并放入标本袋中取出并做病理检测。肿瘤本身的活检也可以用 14 或 18 号活检针进行组织病理学诊断。可以通过皮肤放置冷冻消融探头,用腹腔镜直视和术中超声对探针的放置和深度进行控制。探头的数量和间距由探针特定的形状和直径决定,放置时需要确保低温保护,彼此平行。探针的尖端应该刚好在肿瘤的最深处。

术中超声可实时监测治疗过程,治疗范围向肿瘤边缘外延伸约 1cm。消融时不能突然停止,应小心避免损伤肾集合系统、输尿管、肾血管或邻近器官。在消融完成后,用轻柔的扭转动作取出探头。如果发生出血,通常可以通过加压止血,也可使用止血药或凝胶来止血。

(二)射频消融术

与冷冻消融术类似,RFA 可通过经腹腔或腹膜后入路进行治疗。超声对肿瘤的位置、大小进行分析。与冷冻消融术一样,切开覆盖肿瘤组织的脂肪,探头被置入肿瘤中。热损伤的大小由基

表 8-4　腹腔镜部分肾切除术的肿瘤预后

作者	方法	例数	肾癌患者数	手术时平均年龄（岁）	平均肿瘤大小（cm）	Fuhrman 3～4 级	平均随访时间	切缘阳性率	局部复发	转移性疾病进展	平均复发或转移时间	肿瘤特异性死亡	5 年无复发/癌症特异性/总生存率
Permpongkosol et al.2006a	腹腔镜	85	85	58.2	2.4	17.60%	40.5mo(mean)	2(2.35%)	2(2.35%)	1(1.18%)	31.1mo	1	91.4%/NR/93.8%
	开放	58	58	57	2.9	6.70%	49.7mo(mean)	1(1.72%)	1(1.72%)	1(1.72%)	43.3mo	0	97.6%/NR/95.8%
Gill e al.2007	腹腔镜	771	554	59.4	2.7	28.90%	14.4mo	12(1.6%)	1.40%	0.90%	NR	NR	97.7%/99.3%/NR (3-year)
	开放	1028	853	61.6	3.5	34.00%	33.6mo	10(1.0%)	1.50%	2.10%	NR	NR	96.4%/99.2%/NR (3-year)
Marszalek et al.2009	腹腔镜	100	81	62.3	2.8	NR	43.2mo(mean)	4.00%	2(2.4%)	1(1.2%)	NR	NR	96.2%/NR/96%
	开放	100	66	62.5	2.9	NR	42mo(mean)	2.00%	1(1.5%)	3(4.5%)	NR	NR	94.5%/NR/85%
Lane et al.2013	腹腔镜	625	461	60 (median)	2.5 (median)	31%	NR	5(1%)	NR	NR	NR	NR	96.9%/NR/78%*
	开放	916	742	61 (median)	3.0 (median)	36%	NR	2(0.3%)	NR	NR	NR	NR	92.3%/NR/72%*

作者	例数	肾癌患者数	手术时平均年龄	平均肿瘤大小（cm）	平均随访时间	Fuhrman 3～4 级患者	切缘阳性率	局部复发	转移性疾病进展	平均复发或转移时间	肿瘤特异性死亡	5 年无复发/癌症特异性/总生存率
Allaf et al.2004	48	48	59.7	2.4	37.7mo(mean)	20.80%	1(2.1%)	2(4.2%)	0(0)	32mo	0	—
Moinzadeh et al.2006	100	68	65	3.1	42mo	23.50%	1(1.5%)	0(0)	0(0)	NA	0	100%/100%/86%
Lane et al.2007	58	37	64	2.9	68.4mo	NR	1(2.7%)	1(2.7%)	0(0)	12mo	0	97.3%/100%/86%
Pyo et al.2008	110	70	62	2.4	23.4mo(mean)	16.50%	0(0)	1(2.1%)	0(0)	12mo	0	—
Gill et al.2010	800	594	59.5	3.1	36mo	19.50%	6(1.0%)	NR	NR	NR	NR	97.8%/99%/92.5%

* 本研究报告的 10 年无转移/癌症特异性/总生存率

NA. 不可用；NR. 未报道

于温度或电阻决定。探头使用高频无线电波的交流电,引起离子振动。在组织中的阻力导致产生足够的热量造成组织热损伤,肿瘤凝固、蛋白变性和细胞膜崩解(Goldberg et al,2000;Aron and Gill,2007)。RFA 后立即进行组织病理学检查,出现高嗜酸性粒细胞增多和核固缩后,随后几天到几周内被凝固性坏死所取代。为了达到这些效果,最佳温度消融范围从 60~100℃。为了避免组织汽化,温度不能超过 105℃(Goldberg et al,2000;Growley et al,2001)。

与冷冻消融不同,实时超声不能用于监测 RFA 引起的热损伤。RFA 本身可能干扰超声成像,而且受影响的组织在回声纹理上没有任何立即的变化。彩色多普勒超声在 RFA 期间不能有助于病灶监测。目前还没有一种成像技术可以有效地监测 RFA 术中病变的进展。一种可能的解决方案是使用独立的温度探头来监测所需治疗区域边缘的温度(Wingo et al,2008)。这允许在消融过程中有一个更确定的节点;或者可以使用基于阻抗的系统。该方法不采用直接测温,充分干燥组织成为绝缘体,在阻抗水平 200Ω,热损伤不太可能发生进一步进展(Lewin et al,1998)。

(三)治疗结果

一些研究报道了腹腔镜冷冻消融治疗肿瘤的效果。其中一项 62 例腹腔镜冷冻消融患者的研究(中位肿瘤大小为 2.52cm,平均随访 76 个月),结果显示了 6 年的生存率,其中无病进展生存率为 80%,癌症特异性生存率为 100%,总生存率为 76.2%(Tanagho et al,2012)。

一项比较了 145 例患者接受腹腔镜冷冻消融术与 118 例患者接受经皮冷冻消融术的研究表明,两种方法对肿瘤的治疗效果相当,两组的平均随访时间分别为 71.4 个月和 38.6 个月(Kim et al,2014)。

最近的一项荟萃分析比较了腹腔镜冷冻消融与 LPN 和 RaLPN 的疗效,发现冷冻消融手术时间明显缩短,出血量更低,住院时间更短,并发症风险更低。然而局部和肿瘤转移进展的风险增加。于是作者得出结论,应该平衡肿瘤治疗与围术期并发症的风险。一项对 616 名患者的 RFA 和冷冻消融结果的多中心研究表明,13.4% 的 RFA 患者和 3.9% 的冷冻消融患者存在肿瘤残存

或复发的风险(Matin et al,2006a)。总的来说,初次治疗患者的失败率有 8.7%,抢救消融治疗的失败率则为 4.2%。作者指出,大多数的失败都是在术后不到 3 个月内发现的,因此在治疗后的第一年内需要每三个月复查一次影像学检查。随后在一项对部分肾切除术、消融治疗或观察的患者进行荟萃分析发现,与部分肾切除术相比,接受冷冻消融(RR=7.45)或 RFA(RR=18.23)的患者复发风险更高(Kunkle et al,2008)。治疗失败也与肿瘤大小有关。然而,无论治疗方式如何,疾病的转移进展率都没有显著差异(Kunkle et al,2008)。最近,Ramirez 发表了一项 79 例患者的研究,中位肿瘤大小为 2.2cm,接受 RFA 治疗,在 10 年的时间里中位随访为 59 个月,结果显示这些患者的 5 年无复发生存率为 93.3%。

(四)并发症

一项包含了 148 例患者接受腹腔镜冷冻消融术的多中心报告显示,其并发症发生率为 15.5%(Laguna et al,2009)。而并发症的重要独立预测因素包括肿瘤大小、心脏病病史和女性患者。第二项多中心研究调查了经皮和腹腔镜冷冻消融和肾小肿瘤 RFA 的并发症(Johnson et al,2004)。在比较了 139 次低温消融和 133 次 RFA 后,总体的并发症发生率为 11%,主要并发症发生率为 1.8%,次要并发症发生率为 9.2%。主要并发症包括大出血、肠梗阻、肾盂输尿管交界处梗阻(需要切除)、尿毒症、转开放手术和死亡(吸入性肺炎)。在腹腔镜组(90 例)中,报道显示了并发症发生率为 9%,最常见的并发症是疼痛和感觉异常。

十三、单孔腹腔镜肾手术

(一)单孔腹腔镜肾手术

单孔腹腔镜肾手术(LESS)现在已经被用于多种泌尿外科的手术(Autorino et al,2012)。需要注意的是,具有传统腹腔镜经验丰富的外科医师,该手术的并发症发生率与早期传统腹腔镜相当(图 8-41)。该手术可成功应用于包括肾盂成形术、单纯肾切除术、供肾切除术、根治性肾切除术、肾盂输尿管切除术、部分肾切除术、肾囊肿剥脱术、肾冷冻消融术、单纯前列腺切除术、根治性前

列腺切除术、根治性膀胱切除术、骶阴道固定术、肾上腺切除术、静脉曲张切除术和输尿管结石切除等手术。一项研究关注了这种手术的并发症的风险。作者报道了除了重建手术,严重并发症的发生率为2.4%,与传统的腹腔镜手术相当。

在有大量的经验之后,一些中心已经报道了此类手术可用于更多对时间敏感的手术,如供体肾切除术和部分肾切除术。两项与传统腹腔镜肾切除术相比的随机研究显示,两种手术的围术期各项参数相似,包括手术时间、估计出血量、输血率、并发症发生率、开放手术转化率和肾功能变化情况(Kurien et al,2011;Richstone et al,2013)。一项研究表明,该手术的热缺血时间增加,而另一项研究没有发现类似的差异。此外,两项研究都发现,与传统腹腔镜手术相比,该手术患者的疼痛评分明显降低。

最大的部分肾切除术系列研究是由11个机构组成的多中心联合研究,包含了190名患者,平均肿瘤大小为2.6cm,中位热缺血时间为16.5min,平均出血量为150ml(Greco et al,2013)。在这些病例中,36.8%的患者成功进行了非夹闭血管手术。Springer及其同事(2014)公布了该队列的患者肿瘤预后,结果显示,12、24和36个月时无病生存率分别为98%、97%和97%,总体生存率分别为99%、97%和88%。

也有LESS与常规腹腔镜肾切除术的比较研究,结果显示其与使用常规腹腔镜方法具有相似的围术期和短期效果(Raman et al,2009;Tugcu et al,2010)。与传统腹腔镜手术相比,在肾切除术和肾盂成形术中的随机对照试验显示,此类患者恢复正常活动的时间明显缩短,疼痛评分较低,术后镇痛药的使用频率也较低(Tugcu et al,2010;Tugcu et al,2013)。

(二)机器人辅助单孔腹腔镜肾手术

自从Kaouk和他的同事(2009b)首次成功地报道利用达芬奇机器人系统行腹腔内单孔(R-LESS)前列腺癌根治术、肾盂成形术和根治性肾切除术以来,此类手术已经被许多临床中心所采用(Samarasekera and Kaouk,2013)。有研究指出,机器人辅助的好处是,可能会克服一些固有的挑战,包括精确解剖和组织操作所需的有限空间。操作手臂互相碰撞的是常见的问题,机器人辅助手术可以更好地解决这一问题。R-LESS操作使用的是GelPort/GelPoint腹腔镜接入系统及其他专用的LESS access平台(Stein et al,2010;Autorino et al,2013)。尽管如此,仍有必要进一步改进机器人平台,以促进单孔手术的发展,可以建造专门的机器人接入平台,以优化R-LESS的易用性。

十四、腹腔镜肾手术的并发症

并发症是外科手术不可避免的,即使是最有经验的临床医师也会面临此类问题。并发症是一种由患者、手术室环境和未知因素等可能导致不利的事件。因此,应通过最大限度地努力了解每个既定程序及其潜在风险来进行预防。此外,对患者进行外科手术潜在风险的教育是必不可少的。

患者的选择对减少并发症的发生是很重要的。这需要考验每个外科医师的经验和能力。在考虑腹腔镜手术时,有几种情况需要注意。真正的禁忌证包括未纠正的凝血病、未经治疗的感染和低血容量休克(Capelouto and Kavoussi,1993)。既往的手术不是腹腔镜肾手术的禁忌证。然而,以前的腹部手术可能导致腹腔内粘连,在鞘卡放置或游离组织时,增加肠损伤的可能性。这些患者的入路位置应该远离瘢痕和既往的外科手术区(Hasson,1971)。

创建气腹时,第一次插入鞘卡的理想位置可以首先通过在该位置放置针来评估,以确保在该区域没有粘连或肠管的气体排出。此外,为了肠损伤可能性的最小化和避免粘连腹膜后入路也可能是一个选择(Borten,1986)。

对于功能性肠梗阻或阻塞性肠梗阻引起的肠管扩张,应谨慎处理,因为扩张的肠管段会限制操作空间,并可能在鞘卡置入、组织解剖和缝合过程中受伤。既往的手术可以改变正常的解剖关系。手术时始终注意保持解剖方向,因为解剖标志的混乱会导致灾难性的后果。因此,术前的影像学研究是十分必要的。术中超声可作为进一步鉴别的有效工具。

此外,也可以转开放手术。当并发症发生时,通过早期的判断和适当的干预往往可以将不良影响降到最低。腹腔镜肾手术与传统的开放式手术均有一些潜在的风险。然而这些并发症在类型和表现上存在差异。必须记住，可能会出现独特的问题，需要采取创新的方法。

　　腹腔镜手术的一般并发症见第 1 卷第 10 章。腹腔镜肾手术的并发症见框图 8-1。

缝合。该区域应彻底冲洗和检查，以排除其他的损伤。在肠功能恢复之前，应禁食。

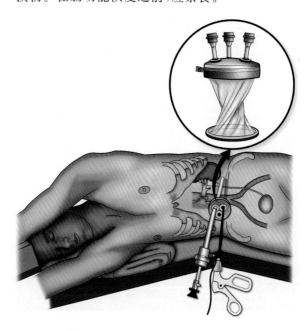

图 8-41　Laparoendoscopic single-site surgery donor nephrectomy using a purpose-specific device with multichannel instrument access. A 2-mm instrument is also used to aid in retraction, hilar dissection, and extraction.

框图 8-1　腹腔镜肾手术的并发症
血管损伤
邻近器官损伤（肝、脾、胰、肠、胃、膈）
伤口感染
脓肿
血肿
伤口裂开
内部疝
切口疝
肺部并发症（气胸、肺水肿、胸腔积液、肺炎）
肺栓塞
深静脉血栓形成
神经肌肉疼痛
术后出血和输血
心房颤动
心肌梗死
肾上腺功能不全
睾丸梗死或缺血
附睾炎
输尿管狭窄
转开放手术
乳糜性腹水
尿性囊肿
完全肾切除术（部分肾切除术后）
肿瘤碎片
肾功能不全（短暂或慢性）
延迟出血
尿路感染
尿潴留

　　泌尿科文献中报道了肠损伤的发生率为 0.8%，游离过程中任何一点失误都可能发生肠损伤（Schwartz et al，2010）。手术时避免与肠道相邻的热能，这是最常见的肠损伤原因，可能要到术后第 3～5 天才能表现出来。当术中发现浅表热损伤时，可以用 3-0 丝线缝合以覆盖受损处。应清除穿壁损失，与原发性锐性损伤一样，分为两层

　　腹腔镜手术最严重的并发症之一是不明原因的肠损伤（图 8-42）。腹腔镜器械只有一小部分在视野范围内，因此在器械的置入或回收过程中，外科医师无法看到所有损伤的发生。在文献中，腹腔镜后腹膜手术中肠损伤的总体发生率为 0.65%（Schwartz et al，2010）。在腹腔镜肠损伤的研究中，未发现的损伤 100% 会导致严重的并发症。钝性、尖锐和热损伤占肠道损伤的大部分（60%），而间接损伤的发生率要低得多（6%）。腹腔镜手术患者肠损伤的表现与开放手术的损伤不同。腹腔镜手术后出现不明肠道损伤的患者，通常在离肠损伤最近的部位有持续性压痛。这个点周围的肠道变得水肿和松软。体征和症状还可能包括腹胀、恶心、腹泻、厌食、低热、持续性肠鸣音，白细胞计数低或正常。如果不能正确认识和治疗，患者的情况可能迅速恶化为休克和死亡（Bishoff et al，1999）。CT 与造影是首选的诊断方式，通常需要开放手术的探查来诊断（Cadeddu et al，1997）。在罕见的情况下，为控制肠瘘发展

使用保守治疗,包括禁食和肠外营养,但这可能需要几个月的时间去解决。

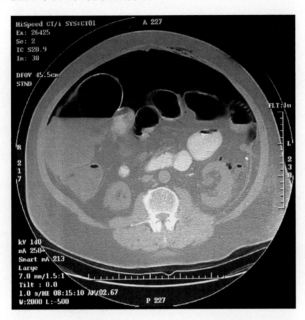

图 8-42 部分肾切除术后 9d 进行 CT 扫描,患者常规随访,术后前 3d 出现腹胀、腹痛加重、低热、白细胞减少。CT 显示肠管扩张,空气量明显。手术探查发现盲肠有一个小的穿孔

必须小心避免在肠系膜上留下一个洞。任何肠系膜的缺损都应该关闭,因为术后可能出现肠疝(Regan et al,2003)。肠系膜闭合时,也要注意避免影响结肠的血管供应。牵开器也可能损伤肠道,在手术结束时应检查是否有意外损伤。

血管损伤是泌尿外科腹腔镜手术中常见的并发症(Permpong kosol et al,2007)。在腹腔镜肾手术中危及生命的血管损伤通常发生在游离肾门过程中。动脉、静脉、分支和附属血管的损伤可能导致出血,需要转开放性手术。肾静脉可以有多个分支,很容易被撕裂,需要小心结扎。静脉出血可迅速引起血压不稳。通常,用纱布直接按压几分钟就足以控制静脉出血。如果纱布被取下后,没有继续大出血,那就继续观察。在右侧,腔静脉可能受伤。性腺静脉或肾上腺静脉的撕脱可引起明显的出血。如果可见的是一个洞,可以尝试放置夹子或缝合控制。盲目的夹子放置或缝合可能导致出血情况恶化和额外的并发症。动脉损伤发生时,同样可以用缝合或夹子控制。如果出血轻,一只手可以放在腹部中线的下切口以保持压力,

转开放手术可以进行控制。

据报道,一些重要的解剖结构在无意中也会被损伤,如腔静脉和主动脉被误认为是肾血管(Mc Allister et al,2004)。也发生过几例小肠系膜动脉(SMA)或对侧肾血管的误切。对于不熟悉腹膜后入路的新手来说,这种情况很容易发生。但是,其中许多在术中未被发现,死亡率很高。避免这种并发症的最好方法是持续的解剖定位和警惕的自我质疑。

设备故障也会导致出血。一项对血管内吻合器并发症的多机构评估显示,误诊率为 1.8%(565 例中有 10 例),其中 8 例涉及肾静脉,2 例涉及肾动脉(Chan et al,2000)。故障导致的失血量为 200~1200ml。在 20% 的器械故障中需要转到开放手术止血。手术结束时应检查腹腔是否有出血,减少腹腔内的吸入压力可能有助于发现隐蔽性静脉出血。术后常见的腹部出血部位包括解剖平面、肾上腺、肠系膜、性腺血管和输尿管残端。

部分肾切除术后可发生术后出血。心动过速伴有低血压和血红蛋白减少可能意味着术后出血。部分肾切除术后,动静脉畸形或假性动脉瘤可能形成(Benway et al, 2009b;Shapiro et al,2009;Hyams et al, 2011;Montag et al, 2011)。这些患者有持续性血尿、低血压和心动过速。如果出血来源不确定,CT 扫描可能适合于确定出血部位。在大多数患者中,尤其是在伴有严重血尿的迟发性出血的情况下,应立即进行肾血管造影,并栓塞出血部位(Montag et al,2011)。

部分肾切除术或囊肿消融后可能出现持续性尿漏。除非漏液部位有远端梗阻,大多数患者可通过保守治疗在几周后治愈(Meeks et al, 2008)。如果保守治疗失败,如远端梗阻,可能需要额外的干预,如经皮肤引流或结合输尿管支架和膀胱减压。肾上极解剖可导致膈肌损伤。这通常是可以发现的,因为气道峰值压力突然增加,患者的通气变得困难。经腹腔镜检查可见横膈膜翻腾。需要立即治疗以防止张力性气胸的发生。横膈膜可以直接缝合。手术结束时,患者可以拍胸片,如果气胸消失,则取下胸管。当气胸持续存在时,可以插入胸管(Del Pizzo et al,2003;Aron et al,2007)。

左侧肾手术可能发生脾和胰腺损伤。脾出血通常用局部止血药和双极电刀控制（Canby-Hagino et al，2000；McGinnis et al，2000）。胰腺损伤可能比较隐匿，手术结束时需进行检查。浅表胰腺损伤可以通过放置引流管保守治疗。较深的损伤可能需要使用 GIA 吻合器对节段进行正式修复（Varkarakis et al，2004b）。右侧肾手术可引起肝或胆囊损伤。

肝损伤可以通过局部止血和双极电刀来治疗。胆囊损伤最好同时行胆囊切除术。与开放手术相比，腹腔镜手术的失血量要小得多。尿量不应该是液体复苏的标准。除了腹腔镜肾切除术外，应尽量减少静脉输液。过多的输液可导致心功能储备较少的患者容量超载，并可导致术后充血性心力衰竭。术后尿量不足或血压不稳定应进行评估以排除出血可能，如果检查结果为阴性，临床可用适当使用利尿药。

一些研究报道了 LRN 后的慢性疼痛综合征或神经损伤的病例。患者可在同侧出现灼烧性不适；在手术区周围或大腿和上肢以上可能发生感觉异常（Wolf et al，2000；Oefelein and Bayazit，2003）。在 381 例腹腔镜肾切除术中，10% 的患者报告了同侧睾丸痛（Kim et al，2003）。疼痛发生的时间平均为术后 5d，6 个月时 50% 的患者完全自愈。大腿感觉异常可以通过在肾后解剖时保留腰肌筋膜。其他的并发症包括切口疝、内疝、肠梗阻、肺栓塞和肺炎。

Gill 和同事（1995）在 185 名患者的多中心研究中称，良性疾病的整体并发症发生率为 12%，其中 5% 的患者需要手术治疗。并发症的发生率随着手术经验的增加而明显降低。事实上，在每个中心的最初的 20 个病例中，有 70% 发生了并发症（Keeley and Tolley，1998；Rassweiler et al，1998b；Fablekamp et al，1990）。在 2010 年报道的一项腹腔镜部分肾切除研究中，并发症发生率在 750 例手术之后呈持续下降趋势（Gill et al，2010）。在由来自 14 个欧洲医疗中心的 20 名外科医师进行的 482 例腹腔镜肾切除术（444 例良性疾病手术）中，总体并发症发生率为 6%，其中 10% 的病例转为开放式手术（Rassweiler et al，1998b）。

大部分转开放手术的患者是因为肾异常的感染，采取了肾切除术。在这些病例中，出血是导致转开放手术的最常见原因。

在一系列比较开放、手辅助和腹腔镜肾恶性肿瘤切除术的研究中，并发症发生率分别为 10%、17% 和 12%（$P=0.133$）（Chan et al，2001；Shuford et al，2004）。

对 75 岁以上和 80 岁以上老年人的并发症发生率的两项比较研究中发现，与年轻的患者相比，手术和长期并发症的风险没有差异（Varkarakis et al，2004a；Thomas et al，2009）。根据美国麻醉师协会对于围术期并发症高风险评分依据，≥3 的患者在手辅助、腹腔镜和开放根治术中的并发症风险并没有显著差异（Baldwin et al，2003）。

十五、泌尿外科肾微创手术

研究表明，腹腔镜和肾保留技术在临床工作中获得了重用（Permpong-kosol et al，2006b；Miller et al，2008；Liu et al，2014）。随着时间的推移，腹腔镜和机器人辅助的腹腔镜肾手术的使用率有明显的增加趋势。腹腔镜手术，如胆囊切除术和阑尾切除术是相当普遍的，并迅速被普外科医师采用。从历史上看，泌尿外科医师都乐于接受新技术，这一点在美国的机器人前列腺切除术数量快速增长中得到了明显的体现（Poon et al，2013）。然而腹腔镜肾手术的普及步伐相对较慢，尽管已经被证明有许多好处，但对其应用的扩展仍有很多障碍。这可能有一系列复杂的原因，包括肾癌和前列腺癌的不同发病率、机器人设备的营销、转诊模式和消费者需求。在腹腔镜肾手术中加入机器人辅助可能会促进肾微创手术的应用（Patel et al，2013）。

十六、小结

对于许多类型的肾手术，腹腔镜是首选的治疗方式。毫无疑问，在不影响治疗效果的情况下，腹腔镜手术在围术期方面给患者带来了众多益处。随着手术器械的不断发展，更先进的手术方法可能会变得更加普遍,并可能为患者提供额外的围术期获益。

要点

- 腹腔镜手术可用于治疗大多数肾病变,疗效与开放手术相当,但疼痛较小,恢复时间较短,外观效果较好。
- 当使用腹腔镜手术治疗肾肿瘤时,必须遵循肿瘤外科治疗的基本原则。
- 未识别的肠损伤与高级别并发症相关,包括高死亡率。必须认识到,在接受腹腔镜手术的患者中未被识别的肠损伤的表现可能不同于开放手术所描述的那样。典型表现为白细胞低、局部腹痛(通常在损伤最近的鞘卡部位最严重)、轻度肠梗阻且没有发热。

参考文献

完整的参考文献列表通过 www. expertconsult. com 在线获取。

推荐阅读

Autorino R,Kaouk JH,Yakoubi R,et al. Urological laparoendoscopic single site surgery:multi-institutional analysis of risk factors for conversion and postoperative complications. J Urol 2012;187:1989-94.

Benway BM,Bhayani SB,Rogers CG,et al. Robot assisted partial nephrectomy versus laparoscopic partial nephrectomy for renal tumors:a multiinstitutional analysis of perioperative outcomes. J Urol 2009;182:866-72.

Berger A,Brandina R,Atalla MA,et al. Laparoscopic radical nephrectomy for renal cell carcinoma:oncological outcomes at 10years or more. J Urol 2009;182:2172-6.

Bishoff JT,Allaf ME,Kirkels W,et al. Laparoscopic bowel injury:incidence and clinical presentation. J Urol 1999;161:887-90.

Blom JH,van Poppel H,Maréchal JM,et al. Radical nephrectomy with and without lymph-node dissection:final results of European Organization for Research and Treatment of Cancer(EORTC)randomized phase 3 trial 30881. Eur Urol 2009;55:28-34.

Blute ML,Leibovich BC,Cheville JC,et al. A protocol for performing extended lymph node dissection using primary tumor pathological features for patients treated with radical nephrectomy for clear cell renal cell carcinoma. J Urol 2004;172:465-9.

Fahlenkamp D,Rassweiler J,Fornara P,et al. Complications of laparoscopic procedures in urology:experience with 2,407 procedures at 4 German centers. J Urol 1999;162:765-70.

Gill IS,Kavoussi LR,Lane BR,et al. Comparison of 1,800laparoscopic and open partial nephrectomies for single renal tumors. J Urol 2007;178:41-6.

Huang WC,Levey AS,Serio AM,et al. Chronic kidney disease after nephrectomy in patients with renal cortical tumours:a retrospective cohort study. Lancet Oncol 2006;7:735-40.

Kaouk JH,Autorino R,Kim FJ,et al. Laparoendoscopic single-site surgery in urology:worldwide multi-institutional analysis of 1076 cases. Eur Urol 2011;60:998-1005.

Kunkle DA,Egleston BL,Uzzo RG. Excise,ablate or observe:the small renal mass dilemma—a meta-analysis and review. J Urol 2008;179:1227-33.

Lane BR,Campbell SC,Gill IS. 10-year oncologic outcomes after laparoscopic and open partial nephrectomy. J Urol 2013;190:44-9.

Miller DC,Saigal CS,Banerjee M,et al. Diffusion of surgical innovation among patients with kidney cancer. Cancer 2008;112:1708-17.

Permpongkosol S,Link RE,Su LM,et al. Complications of 2,775urological laparoscopic procedures:1993 to 2005. J Urol 2007;177:580-5.

Rassweiler J,Tsivian A,Kumar AV,et al. Oncologic safety of laparoscopic surgery for urological malignancy:experience with more than 1,000operations. J Urol 2003;169:2072-5.

Yossepowitch O,Thompson RH,Leibovich BC,et al. Positive surgical margins at partial nephrectomy:predictors and oncological outcomes. J Urol 2008;179:2158-63.

（邵　宁　编译　叶定伟　审校）

第 **9** 章 肾癌的非手术局部治疗

Chad R. Tracy, MD, and Jeffrey A. Cadeddu, MD

随着 CT 应用的越来越频繁，肾癌的发现率也随之升高，根据"监测、流行病学和结果"（SEER）数据库，2012 年北美的肾癌发病率大约在每千人 15.6 例，比 1975 年高 2 倍（National Cancer Institute，2012）。伴随着肾癌发现率的增加，新发现肿物的分期却随之下降，70% 为体积小且局限在器官内的肿块（临床 T1 期）（Volpe, et al，2004；Chen and Uzzo，2011）。过去十年，RCC 的治疗策略发生了改变，更多关注于微创手术和保留肾单位手术。相应地，除了无瘤生存期（CSS），治疗早期肾癌的关注重点已经放在了保留肾功能，避免医源性损伤上。因此，2009AUA 指南对于临床 1 期肾癌，推荐将保留肾单位手术作为标准方案，另外对于高龄患者或具有潜在并发症的患者可考虑行消融治疗进行替代（Novick et al，2009）。

肾部分切除术与根治术相比，具有相近的无瘤生存期（>95% CSS），而其在保留肾功能、预防心血管事件，提高整体生存率方面更有优势（Thompson et al，2008；Huang et al，2009；Zini et al，2009）。另外，保留肾单位手术避免了良性、惰性肿瘤的过度治疗。因为接近 20% 的肾小肿块病理证实为良性，而 55%～60% 的肿块虽为恶性，但展现出惰性行为，仅有 20%～25% 展现为高度侵袭性特征（Frank et al，2003；Russo，2008；Thompson et al，2009）。不论开放还是腔镜手术，在美国保留肾单位手术的开展均不足，主要是由于相对风险较高，及其对主诊医师的技术要求较高（Abouassaly et al，2009）。最近的 SEER 数据表明，肾部分切手术量有所增加，然而仍有 72% 的局限性肾占位患者实施了根治性手术（Smaldone et al，2012）。这样一来，为了增加肾局限性小占位的保留肾单位手术量、拓宽微创手术应用范围，基于能量的，肿瘤原位手术在 20 世纪 90 年代被介绍。

局部的消融治疗与根治性手术相比具有一定的优势。首先，因为肾的缝合和分离肾蒂血管不是必须要求，其技术难度上低于开放、腔镜和机器人的肾部分切除术。因而，肾肿瘤的消融术与根治性手术相比，具有术后恢复期更短，并发症也更少（Desai et al，2005）等优点。同样重要的是，许多研究已经证实，消融术后对肾功能影响很小。同肾部分切除术相比，消融术后的肾功能与之相当，甚至更好（Shingleton and Sewell，2003；Lucas et al，2008；Raman et al，2008b）。最后，消融术的应用广泛，即在开放、腹腔镜和经皮手术中均可应用。考虑到这些优势，公认的肾消融术的指征包括：外科手术风险较高的患者；潜在肾功能不全；包括孤立肾肿瘤、双侧肾肿瘤，遗传性综合征（如 VHL 综合征）等。以及肾功能不全。然而，由于消融术在这些患者中的优异表现，在一般情况良好的偶发小肾癌患者中的应用也越来越多（Stern et al，2009）。随着治疗指南的优化，更多操作经验的积累和患者选择的优化,肾消融技术目前已经是治疗小肾癌切实可行的替代方案。

一、冷冻消融

背景和作用模式

冷冻消融术(CA),或称冷冻治疗,指的是利用极低的温度治疗广泛的病理状况。冷冻治疗在医学上的应用可以追溯到古埃及。古埃及人早在公元前 2500 年就在用低温处理炎症,但冷冻消融术直到 19 世纪中期才被用于组织破坏。当时一位英国医师 James Arnott,描述了用冰和盐获得的温度(-18 到-24℃)足以治疗乳腺、宫颈和皮肤肿瘤(Arnott,1850)。在随后的几十年中,许多研究者报道了用冷冻气体治疗各种皮肤疾病,包括最初的液化空气(-190℃),随后的固态二氧化碳(-78.5℃)、液氧(-182.9℃),最终的液氮(-196℃)(Freiman and Bouganim)。在 1963 年,Cooper 和 Lee 发明了第一台现代意义上的冷冻治疗仪,采用加压液氮和三根管道组成的探针(1 根流入,2 根流出)取得可控的-196℃低温(Cooper,1963)。这台革命性的仪器使得对深部组织器官的治疗成为可能,而不是仅仅局限于皮肤之类的表浅区域。

尽管 Cooper 的发明使得治疗腹内较大体积的病灶成为可能,但由于其无法监测冷冻损伤的情况,应用依然受到了限制。由于缺乏术中影像学对于冷冻部位的监控,医师通常采用体格检查来监测疗效。例如,在前列腺冷冻治疗中采用直肠指检,而这通常导致无法修复的附带损伤(Weber and Lee,2005)。在 20 世纪 80 年代中期,Onik 及其同事(1984,1985)发现了在肝中低温组织表面在超声中回声增强,使得肿瘤冷冻治疗的实时监控成为可能,打开了腹腔内可控治疗的大门。进一步的动物实验证实了超声下所见"冰球"和细胞死亡区域紧密关系。提供了可靠、可重复的靶向摧毁肿瘤,而又可避免附带损伤的方法(Steed et al,1997;Campbell et al,1998;Weber et al,1998)。

尽管基于氮的冷冻探针和超声引导的结合改善了腹腔内肿瘤的治疗,接下来的显著突破来自于基于氩气的设备。它依靠 Joule-Thomson 原理(依靠高压惰性气体的快速扩张产生低温)在治疗区域内产生-185.7℃的低温。除了比氮基探针提供更可靠的温度,氩基系统可更快达到治疗温度,并具有更陡峭的温度梯度,因而被认为效率更高(Rewcastle et al,1999)。目前主要的商品化低温冷冻设备均应用了氩基(CryoHit,Galil Medical,Plymouth Meeting,PA;CryoCare,CryoCare CS,Endocare,Irvine,CA;SeedNet,Oncura,Philadelphia,PA)。

低温消融术在组织冷冻和融化两个阶段均有治疗作用。其在最靠近冷冻探针的部位发生快速冷冻,细胞间隙产生冰晶,通过对细胞膜和细胞器的机械创伤导致细胞直接损伤,继而导致细胞缺血、凋亡介导的细胞死亡(Mazur,1977;Ishiguro and Rubinsky,1994;Hoffmann and Bischof,2002;Baust and Gage,2005)。随着冷冻效果从探针下扩展至远处,冷却过程逐渐减慢,使得细胞外冰晶形成、细胞外水分减少,形成渗透压梯度,从而进一步造成细胞脱水、生物膜破裂,最终导致细胞内损伤。在融化期,随着冰晶融化,细胞外液渗透压降低,使得流出的水分回流入细胞内,导致细胞水肿和细胞膜的进一步损伤(Erinjeri and Clark,2010)。除了直接细胞损伤,冷冻期的血管内皮损伤还可导致血小板激活、血栓形成和组织缺血(Weber et al,1997;Kahlenberg et al,1998;Rupp et al,2002)。总结起来,冷冻消融治疗后的病理变化包括:凝固性坏死、细胞凋亡,最终导致纤维化和瘢痕形成。

1. 治疗温度

低温消融的治疗过程中,组织破坏需要一定的温度阈值,而具体数值与不同组织的细胞类型、细胞环境相关。正常的肾实质通常在-19.4℃被破坏,而动物模型提示,肿瘤组织由于具有较多的纤维成分,-50℃方可确保细胞完全死亡(Chosy et al,1998;Gage and Baust,1998;Larson et al,2000)。因此,我们推荐靶组织的温度至少需低于-40℃。这里重要的一点是,冷冻形成的冰球其内部温度也不是一定的,距离探针越远,温度相对越高。Campbell 和同事(1998)测量了低温消融的肾内温度,并记录冷冻组织界面的温度。在冰球表面,温度测定为 0℃,这与结冰的发生过程相关。冰球内距离表面 2mm 处温度记录为

−20℃,而只有在距冰球表面距离达 3.1mm 处方可得到持续低于 −20℃ 的低温。基于这些认识,许多研究者均致力于研究出至少超出靶区域范围 5～10mm 的冰球。或者,将诸多小的温度探针布置于肿瘤外周,以确保获得足够的治疗温度(−40℃)(Rukstalis et al, 2001)。根据不同的区域大小和探针尺寸,达到合适的治疗效果可能需要同时用到多个探针(Breen et al,2013)。另外,冷冻也存在"散热片"现象,即肿瘤附近的血管可能影响冰晶形成,从而需要更低的温度或者更长的冷冻时间(详见射频消融术及散热片章节)。

2. 冷冻-融化循环

体内动物实验证实了正常组织中采用单一的冷冻-融化循环可造成足够的细胞杀伤(Weber et al,1997)。然而,进一步的研究提示,在小鼠、狗的肿瘤种植模型中,多个冷冻-融化循环可造成更大区域的液化坏死,提高治愈率(Neel et al, 1971;Woolley et al,2002)。因此,当治疗肾恶性肿瘤时,目前推荐的方案是采用两个冷冻-融化循环以确保细胞死亡。融化过程在细胞死亡中也很重要,并且可分为主动和被动两类。被动融化,指的是冰球在氩气停止后不采取任何干预措施,相对比较耗时。主动融化采用氦气(不是氩)从探针中排出,根据 Joule-Thomson 原理产生温热效应。尽管其更高效,然而对于其是否与被动融化具有同等效应却有争议(Woolley et al,2002;Klossner et al,2007)。除了减少手术时间以外,其另一个优点是,当在至少第二个融化周期采用主动融化时外科医师可更快地解决治疗后出血的问题(White and Kaouk,2012)。

3. 治疗时间

冷冻消融使得人类细胞完全死亡的时间尚不明确。Auge 及其同事(2006)实施了一项回顾性研究,在 9 头雌性家猪上分别实施冷冻消融 5、10、15min。尽管 3 组均探测到了探针 5mm 范围内的细胞完全坏死,然而仅有 10min 组和 15min 组具有距探针 10mm 以上的坏死范围。另外,5min 组的动物具有大量的出血,而 15min 组增加了肿瘤裂开而导致继发出血的风险。基于这些研究,目前的冷冻周期通常采用 8～10min(Breen et al,2013;Kim et al,2013)。

> **要点:冷冻消融**
>
> - CA 采用基于氩气的系统,通过 Joule-Thomoson 原理获取低于 −40℃ 的温度。
> - CA 治疗肾肿瘤时应采用实时成像,而冷冻区域应超出肿瘤边缘 5～10mm。
> - 目前 CA 治疗肾肿瘤的标准为,采用一个双周期的冷冻-融化周期,每次 8～10min。

二、射频消融

背景和作用模式

射频消融(RFA)指的是用射频能量加热组织致细胞坏死的温度。RFA 采用单相交流电,以 450～1200kHz 的频率直接射入靶组织,引起靶组织铁离子的振动,导致分子间摩擦和产热。靶组织内的温度增加导致细胞蛋白的变性,破坏了细胞膜的完整性(Hsu et al, 2000;Tracy et al, 2010)。重要的是,热能并非探针直接提供,而是驱动组织内铁离子运动造成(Cosman et al, 1984)。尽管不像冷冻治疗那么早,但对射频能量产生何种效果的研究也可追溯到 100 多年前。1891 年,d'Arsonval 描述了射频波可加热肝组织。然而,由于缺乏对这一技术的清晰认知和有效的能量控制手段,射频消融的应用一直未能成为主流。1928 年,Cushing 和 Bovie 发明了电刀,他们报道了采用射频能量可以对组织进行止血和切割,这是现代电刀的雏形——采用交流电对接触部位进行脱水,而后电流通过贴于患者下肢的电极板流出。这些原理使得 RFA 的进一步发展成为可能,为其更广泛的外科应用打开了大门(Organ,1976)。

1990 年,2 个独立的研究小组同时报道了改良的探针可以用于经皮消融(McGahan et al, 1996;Rossi et al,1990)。这些探针由一层绝缘层包裹,探针尖端为暴露在外的金属头。这使得经皮到达深部靶组织成为可能。使用这些探针,可以通过调整裸露金属电极的长度控制组织破坏的范围。尽管这些探针对沿其长轴方向的部位有效,这些初始产品并不能产生圆周范围的损伤,使得其无法应用于>1.5cm 的病灶。然而其后续改进品在它基础上发展成为现代的 RFA 发生器和探针,具有治疗更大病灶的能力。

1. 射频消融设备的差异

RFA 可以使用基于温度或者基于电阻的监测系统。基于温度的监测系统可在一定时间内测量电极尖的组织温度。这些系统可以准确测量电极尖的温度,然而却不能测量其周围实质的温度。基于电阻的监测系统测量电极尖部组织的电阻(对交流电),达到预设电阻提示组织彻底消融。尽管这些系统可以测量电极尖部组织实际脱水程度,仍有报道提示在动物模型中存在不完全消融现象(Gettman,2002a)。目前,尚无明确的临床数据支持基于电阻或温度的监测系统的权威性。

最初的消融探针的设计为单极电极,通过调整非绝缘尖端的暴露长度进行控制,可治疗 2cm 以下的肿瘤(McGahan et al,1993)。因此,当需要治疗更大肿瘤,或获得足够的肿瘤边界时,通常需要额外的探针,或对交界部位重复治疗。此后开发出了多种系统以用于更大体积病灶的治疗。LeVeen(1997)介绍了绝缘单极探针(Boston Sci-entific,Natick,MA)搭配 12 个齿的射频触角以增加电流分布。这些齿布置成雨伞形,以形成球形损伤。当其中一个齿遇到高电阻时,电流会重新分布到低电阻区域。圣诞树形状的 RITA 设备(AngioDynamics,Queensbury,NY)将热敏电阻植入 9 个齿中的 5 个,以根据各个齿的温度差异及总体的平均温度调整能量大小。最后,Valley-lab 系统(Mansfield,MA)采用一个单独的 17Ga 大小的电极(冷却电极),内部有冷冻盐水进行冷却,防止探针周围组织炭化。一个在猪肝上的研究直接对几种产品进行了比较:"冷却电极"具有较大的消融区域,12 齿电极具有较大的球形消融体积,9 齿电极的可重复性更好(Pereira et al,2004)。临床研究证实,多齿电极的坏死更彻底,预后更佳(Rossi et al,1998;Curley et al,2000;Rehman et al,2004)。

另一个 RFA 的技术分类是关于"干"和"湿"的分类。由于组织脱水增加电阻,组织的炭化使得电阻增加而阻止电极上的交流电流进入,限制了单个电极只能治疗 4cm 以下的病灶。"湿"RFA 探针持续向组织浇注盐水,降低针头的温度,减轻炭化作用,减缓组织电阻升高,从而使其可消融更大区域(Goldberg et al,1996;Lorentzen et al,1997;Collyer et al,2001;Pereira et al,2004)。此外,高张盐水的灌注使其在金属探针前形成一个实际上的"液体探针",从而使得电极表面区域扩大(Ni et al,1999)。尽管治疗区域"湿"RFA 更大,但其对消融范围的控制性较差,可能导致靶区域的过度治疗和对周围正常实质的破坏(Frich 及其同事,2005)。

射频能量可以通过双极或单极电极投送。相比较传统的单极电极通过患者皮肤表面的极板回流,双极射频消融设备产生的电流限于两个电极之间(正负极),可限定在靶组织内。有研究认为,双极能量的优势在于可产生更高的局部温度(Nakada et al,2003),另外,热能不仅产生于阳极,也在阴极和两电极之间产生(McGahan et al,1996),使其产生的凝固性坏死的范围较之传统的单极设备更大。然而,应用双极所产生的凝固性坏死区域为椭圆形,而不是球形;因为大多数肾肿瘤为球形,这项技术尚未在肾肿瘤的 RFA 中应用。

2. 治疗温度

RFA 消融靶组织的能力取决于投至探针的能量、取得的最大温度和消融的时间(McGahan and Dodd,2001)。如上所述,交流电产生了细胞激惹,电阻造成了局部产热。如果组织保持低电阻,电极可持续向外产生球形组织损伤。如果电流太快或能量太高,组织会产生炭化,减少组织内水分。炭化和脱水会导致组织电阻升高,阻碍能量传导和产热过程(Djavan et al,2000;Finelli,et al,2003)。为了防止这种现象造成不完全或不均匀的消融,RFA 产生的靶温度需控制在 105℃ 以下。此外,达到引起靶细胞死亡最小的温度也十分重要。在采用人类前列腺组织的体外实验中,Bhowmick 和助手(2004a,2004b)分别用 45℃,60min;55℃,5min 和 70℃,1min 造成了不可逆的细胞损伤。相似地,Walsh 和同事(2007)发现,即使短暂暴露于高于 70℃ 的温度下,人类的肾癌细胞在体外也无法存活。为了使细胞死亡效果最大化,同时又不引起炭化,大多数基于温度的射频发生器设计温度在 105℃,在治疗周期中若温度<70℃ 则被认为是非有效治疗。基于电阻的系

统通常起始能量设定为 40～80W,每分钟增加 10W,上限为 130～200W,直至达到目标电阻 200～500Ω。

射频消融在组织内达到靶温度的能力不仅取决于探针本身和其能量,也与周围环境相关 (Goldberg et al,2000)。特别是,当靶区域高度血管化或其邻近大血管时,热能往往会弥散。这种散热器效应往往会使治疗漏掉大血管附近的肿瘤细胞导致治疗失败。RFA 过程中,短暂的肾缺血可扩大初始治疗区域,缩短达到靶温度的时间 (Corwin et al,2001)。然而,目前尚不推荐肾门阻断,因其增加了动脉血栓的风险,而且会对正常肾实质造成缺血-再灌注损伤。为了避免血管阻断的并发症,有些学者采用选择性动脉栓塞结合 RFA 治疗。Hall 及其同事(2000)报道了用聚乙烯醇行血管阻断,经皮 RFA 治疗一个 67 岁患者,在其孤立肾上处理了一个 2.5cm×3.0cm 肿瘤。8 周后 CT 检查提示该区域完全失去强化。3 个月后行活检,提示该区域为纤维组织和坏死细胞碎片,无恶性征象。该作者还对一些中心或较大 (>4cm)肿瘤应用了相同技术,即通过选择性动脉栓塞以减少血液循环造成的"散热片"效应。

尽管大多数研究提示,单循环的 RFA 可导致细胞坏死,然而动物实验证实多循环效果更佳。因此,当采用基于温度的设备时,推荐采用双循环 RFA,两循环之间间隔至少 30s 的冷却期(Park et al,2006a)。

3. 术中监测

尽管用超声、磁共振或 CT 可以探测探针位置,目前尚无可靠的评估治疗区域的影像学方法 (Rendon et al,2001;Renshaw,2004)。与冷冻消融不同,前者不断扩大的冰球提示治疗区域,而 RFA 治疗区域的判定单纯取决于探针的选择、准确的放置和探针本身对温度、电阻的测量。另外一个可能被用于 CA 的方法是,在肿瘤周围或深面放置绝缘探针,监测实施温度。Carey 和 Leveillee 的研究证明了 5cm 以下的肿瘤采用这种方法 100% 临床有效。此外,还有一些实验阶段的成像技术,如实时超声造影(Johnson et al,2005;Chen et al,2013)和磁共振弹力图(Li and colleagues,2013)在实验中取得一定进展,但尚未在临床上证实疗效。RFA 对于肾病灶的成功治疗

高度依赖于探针的准确放置,其结果与温度探针的反馈、肿瘤内的气泡,以及增强 CT 引导时的局部增强效果相关。

三、外科技术

(一)经腹膜和腹膜后腹腔镜下肾冷冻消融和射频消融

方法见第 2 卷第 8 章。

要点:射频消融

- 射频能量通过使得组织内铁离子振动转换为热能。当温度 >60℃ 时,不可逆的凝固性坏死和组织脱水。
- 治疗可基于温度或电阻。
- 消融效果的实时监测依赖于电阻和温度,而不是直视下或影像学表现。

(二)经皮肾细胞冷冻消融和射频消融

根据主诊医师的偏好,经皮肿瘤消融手术既可以在清醒镇静加局麻下进行,也可以在全麻下进行。总的来说,这一手术通常在门诊或 24h 的留观下完成。全麻可以在探针定位时控制呼吸,更准确地取活检,总体预后更佳(Gupta et al,2009)。而清醒镇静可以减少并发症的发生和手术时间。预防性静脉应用抗生素后,患者在 CT 机内取俯卧位或侧卧位,根据肿瘤位置选择穿刺点。尽管超声和磁共振引导亦有报道,CT 引导仍是目前推荐的也是最常用的靶向技术(Shingleton and Sewell,2001;Davis et al,2012)。

这一技术首先采用 CT 平扫确认肿瘤在俯卧位或侧卧位下的位置和大小,然后采用增强 CT 获得更确切的肿瘤范围。在患者皮肤表面放置显影网格可以帮助定位穿刺点。20Ga 的定位针及操作鞘在 CT 引导下置入肿瘤附近,再次扫描以确认位置。在定位针的引导下,置入消融探针对肿瘤进行处理。探针的数目和治疗时间根据病灶大小和厂家的产品说明进行适当调整。通过多层面的连续成像,可以对多头探针的各个齿进行位置确认。如果肿瘤没做过活检,18Ga 的活检针可以经皮置入,通过再次成像确认位置,在开始治疗

前先活检取得样本送检。需要注意的是,治疗探针需在活检针之前置入,因为血肿形成后可能使得肿瘤的能见度降低。消融探针和活检针的调整应该在屏气下进行,以获得标准位置,消除呼吸运动对肾位置的影响。

对 CA 的疗效监测采用成像技术确定消融区域的办法。尽管冷冻探针尖部产生-140℃至-190℃的低温,其产生的冰球边缘仅为0℃,在冰球中心到外周之间存在一个陡峭的温度梯度。距离冰球边缘 3.1mm 的区域可以获得低于-20℃的低温(Campbell et al,1998)。因为致使

肿瘤细胞死亡的可靠温度为-40℃(Campbell et al,1998),冰球应该超出肿瘤边缘 5~10mm 范围。冰球在 CT 成像中显示为明显的低密度区(图 9-1)。如前所述,需进行两次冷冻-融化循环以确保组织完全坏死(Woolley et al,2002)。射频消融与之不同,病灶通常按照预设时间进行治疗,一个治疗周期的时间并无明确标准,消融范围也是提前预设。根据动物实验结论:5min 坏死不完全而 15min 增加组织碎裂的风险,通常第一个循环设定为 10min,第二个循环可以稍短(6~8min)。10min 的设定是平衡了坏死的完全性和

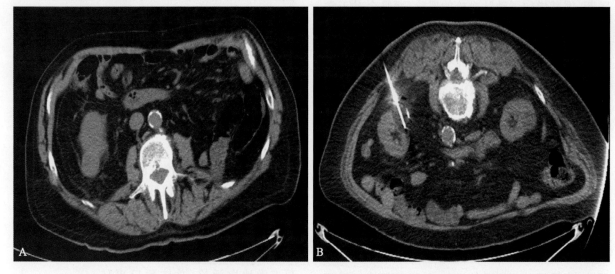

图 9-1   经皮冷冻消融。A. 术前影像发现肾脏背侧 2.6cm 外生性肿瘤;B. 经皮冷冻消融术中影像,冰球区域为低密度影(Courtesy Ardeshir Rastinehad,MD,Department of Urology,North Shore-Long Island Jewish Health system.)

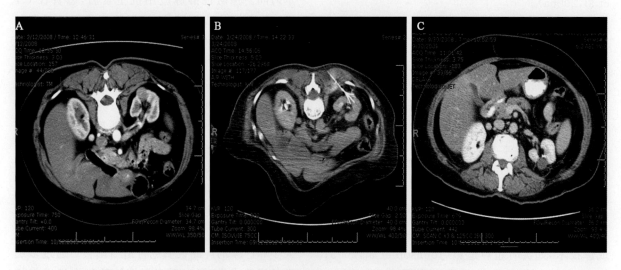

图 9-2   射频消融探针定位和消融后表现。A. 左肾背侧肿瘤术前观;B. 射频消融探针定位;C. 消融术后 6 个月,典型的"月晕征"

较少并发症的结果(Auge et al,2006)。各个冷冻循环之后采用一个主动(应用氦)或被动融化过程。尽管主动被动融化的优劣对比有争议,有些学者建议至少在第二个冷冻循环之后采用主动融化,以缩短手术时间,更快处理冷冻术后的出血(White and Kaouk,2012)。在第二个循环之后,轻轻扭动探针,如果没有阻力,则可将其安全移除。治疗后再次行增强 CT,评估消融效果,排除并发症。

监测 RFA 的效果是通过监测组织温度或电阻实现的。通过单根多齿(整合的热敏电阻)或多根单齿探针测量组织电阻确定结束时间。有临床中心报道,采用 14Ga Starburst XL (AngioDynamics,Queensbury,NY)射频消融探针,调整其位置以确保其涵盖完整的病灶加上肿瘤边缘至少 5mm 范围(图 9-2)。这一过程在 3mm 层距的 CT 扫描下完成。必要时,在消融探针放置完毕后,如前文所述采用一根 18Ga 的活检针在 CT 引导下获取病灶中心区域的组织。采用 105℃,消融周期分别设定为 5、7 和 8min 以分别应对＜2cm、2～3cm 和 3～4cm 的病灶。在 30s 的冷却后,进行第二循环。在第一和第二循环中的冷却周期,组织温度应保持在 70℃ 以上,以确认不存在"散热器效应"。随后再次行增强 CT 以确认消融效果并排除并发症。如果确认了处理不彻底的区域,可调整射频消融探针的位置并再次进行消融。探针移除时,针道会自动闭合。消融较大病灶时,有些学者报道了采用不导电的温度探头置于肿瘤的外周和中心进行主动的温度监测(Carey and Leveillee,2007)。多根单独的探针(不是单根多齿探针)也可用于重叠消融(Karam et al,2011)。经皮行 CA 和 RFA 的患者,不论全麻还是清醒镇静麻醉,都可于手术当天出院。有基础疾病和并发症的患者则需入院过夜。

四、肿瘤消融术后疗效评估和随访

肿瘤消融后治疗成功的标准一直以来颇有争议,但这方面的经验也在不断成熟,随访也已经标准化。目前认为,CT 是唯一广泛接受的评估方法(Matin et al,2006)。常规的消融后活检可以作为证实影像学结论的辅助手段。但是消融术后活检的解读具有高度争议,活检在这一过程中的

应用价值尚无定论。当依据其他信息得出病灶进展还是退化结论不一致,或者怀疑肿瘤复发时,可采用多点活检。

(一)治疗结果的影像学解读

原位消融术没有病理学的病灶切缘报告,因此影像学作为疗效评估的替代指标。总的来说,在 CT 或者 MR 上失去强化可认为是组织损毁、治疗成功的依据(Matsumoto et al,2004;McAchran et al,2005)。在大多数中心,术后首次 CT 或 MR 拍摄于 4～12 周。如果首次复查发现治疗区域内任何部分的持续强化,该病例即被归为不完全消融,需安排再次消融(图 9-3)。相反地,如果病灶初次摄片发现完全失去强化而以后发现病灶变大和(或)对比增强,考虑为肿瘤复发或进展(Matin,2010)。

除了对比度方面的特征,CA 术和 RFA 术后的影像学表现截然不同。大多数 CA 治疗的病灶在治疗后第一年可缩小超过 50% 的体积(Deane and Claym,2006;Kawamoto et al,2009)。这是因为细胞崩解和吞噬作用。相反地,RFA 术后病灶缩小不明显,但经皮 RFA 治疗区域周围会出现明显的纤维晕或环形分界(见图 9-2C),提示存在异物巨细胞纤维化反应(Park et al,2006b)。病灶扩大,不管是用的何种消融方法或者有无增强变化,均应考虑肿瘤复发,强烈建议行活检和(或)进一步治疗(观察、再次消融、根治手术)。

(二)推荐影像学随访流程

美国泌尿协会 AUA 指南推荐对于消融术后的肾脏肿瘤在术后 3～6 个月行第一次增强 CT 或 MR 复查,随后每年一次,持续 5 年(Donat et al,2013)。目前,没有比较 CT 和 MR 在常规随访中权威性的报道,但是有些专家认为 CT 在分辨肾脏肿瘤的边缘和强化方面更具优势(Caddedu,2008)。除非一些特殊的情况,超声造影不应作为常规的消融术后随访评估手段。

(三)消融术前和术后随访的意义

为了提供诊断和高质量的疗效判定的数据,AUA 小肾癌和临床局限性肾癌指南专家小组最近推荐消融术前和术后均应行肿瘤活检(Novick et al,2009;Donat et al,2013)。其对样本的分析准确率较高,且可帮助确定术后随访频率。反之,对于原位肾消融术的主要争议之一就是无法提供

治疗成功的明确病理学依据。如前所述,消融技术的有效性只能用间接的影像学方法评估。术后常规活检的作用颇具争议,学者对于其应用价值也有不同的报道(Matlaga et al,2002;Lin et al,2004;Klingler et al,2007;Raman et al,2008a;

Weight et al,2008)。在全面考虑了影像学检查和活检的各自局限性后,最近一个研究能量消融术后肿瘤复发率和类型的多中心研究得出结论:当应用得当时,影像学检测肿瘤残余和复发是当下最优选择(Matin,2010)。

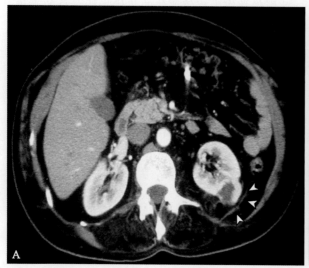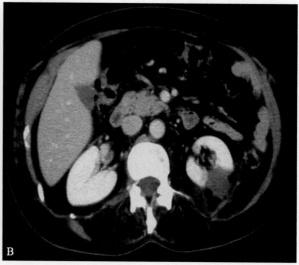

图 9-3 射频消融不完全。A. 6 周随访 CT 扫描见左肾癌灶可见强化,提示不完全消融(箭头所示);B. 再次消融后,6 周后随访见肿瘤无进一步增强

常规行消融术后活检的医学中心被其肿瘤学准确性上的争议所围绕,这些争议包括组织学判读、样本内在误差和其得出的结论与长期肿瘤学结果相关性较弱。过去 10 年,主要争议在于RFA 术后仅行影像学评估还是应该行活检。针对此争议的最大规模研究中,Weight 及其同事(2008)试图将影像学表现和病理结果相关联。他们检查了经皮 RFA 术后 88 个患者中的 109 个肾病灶,以及腹腔镜下 CA 术后的 176 个患者中的192 个病灶。治疗 6 个月后,90% 的 CA 患者和85% 的 RFA 患者影像学上提示治疗成功。术后6 个月对 134 例(45%)的病灶进行了活检,病理学结果提示 93.8% 的 CA 和仅有 64.8% 的 RFA治疗成功。值得注意的是,在 13 个 RFA 术后影像学上并无强化的患者中,有 6 个检测到了残存肿瘤。相反地,所有 CA 术后活检中发现残存肿瘤的患者均在影像学上有明确的强化。作者认为,影像学和病理学评估在 CA 术后随访中一致,而在 RFA 术后相关性较差,推荐 RFA 术后应该常规行活检。

Weight 及其同事(2008)的研究引起了RFA 有效性和消融术后活检必要性的争议。但是随后其被批评存在选择偏倚及可能存在阅片错误。最重要的是,作者用标准的 H&E染色,在 RFA 术后可能误判,因为尽管细胞死亡,细胞结构仍大量保存(Margulis et al,2004)。细胞结构的保存期尚不明确,但是极有可能超过 6 个月。Stern 及其同事(2008)对RFA 术后至少 1 年,影像学阴性的 20 例病灶进行了活检,用 H&E 染色并未发现残存肿瘤。他们认为,RFA 明确导致细胞坏死,影像学和病理学在术后 1 年具有相关性。为了评估更短期的消融有效性,细胞存活染色,主要是烟酰胺腺嘌呤二核苷酸(NADH)黄递酶,被推荐为检测肿瘤消融术后更准确的判断细胞死亡的方法。Marcovich 及其同事(2003)用猪做了一项研究,RFA 治疗肾肿瘤,随后将其切除进行组织学检查。肿瘤的细胞结构在 H&E 染色上被保留,但没有 NADH 黄递酶染色(提示细胞完全死亡)。临床上,Davenport 及其同事

2009 年报道了 28 例实施了 RFA 消融术的肿瘤,术后影像学表现为阴性。术后 2 个月用 H&E 染色和 NADH 染色,未发现存活肿瘤,证实了 Stern 等的研究(2008)。

要点:肿瘤消融术后随访

- 随访 CT 或 MR 完全失去增强对比被认为使组织损毁、治疗有效。
- CA 术后首年,大多数病灶尺寸可减少 50%。RFA 术后病灶残存体积收缩程度极小,但存在一个显著纤维环或细胞分界线。病灶变大时,不论采用了何种治疗手段或增强特性,都应认为是局部复发的征象。
- AUA 指南专家组推荐在行消融术前或消融时普遍行活检术。
- AUA 指南专家组推荐消融术后第 3 个月和第 6 个月行增强 CT 或磁共振,随后每年一次,随访 5 年。

五、肿瘤学预后

CA 和 RFA 与根治手术相比为较新的技术,因而最近刚有长期随访结论。基于这些结果,这些微创消融技术的应用指征也在快速更新。因此,最近 AUA 承认了消融治疗作为一部分小肾癌患者的替代治疗方案(Novick et al,2009),特别是对于 T1a(<4cm)期肿瘤,具有外科手术高危因素的患者。另外,介于消融术的成功,AUA 指南同时推荐,讨论将 CA 和 RFA 作为无并发疾病的患者行肾癌根治和部分切除术的替代治疗方案的可行性,前提是这些患者理解肿瘤复发的可能性会高于传统手术,外科手术补救亦较困难。

文献中一些令人疑惑的变量使得消融后的疗效评估变得复杂,包括一些小队列的规模,短期随访,良性肿块的入组,缺乏消融前的活检,也包括一些患者自身条件,如遗传性的肿瘤综合征,不同技术的应用和对于复发的各种各样的定义。幸运的是,随着消融技术相关文献的持续成熟,证据质量持续提高,如今大多数文献已经对上述变量加以把控。表 9-1 和表 9-2 分别总结了 RFA 和 CA

肾癌特异性的结果,从中期随访至长期随访结果均有。对于 RFA,局部无复发结果在 88%~92%,相应的 CA 在 80%~86%。无转移生存率和肿瘤特异性生存率在所有病例中超过 90%。尽管囿于患者自身因素、肿瘤情况、医师的选择偏倚和消融后复发的不同定义,消融和肾部分切除术的直接比较受到限制。但是迄今为止的数据表明,无进展生存和疾病特异性生存率在消融术和根治手术的中期生存率上非常接近,均超过了 90%。在一个 RFA 和肾部分切直接对比的研究中,患者均为单侧偶发 T1a 肿瘤,若将初次消融不彻底而行 2 次消融算在内,两种技术的 5 年局部复发率,总体无病生存率和无进展生存期在统计学意义上结果相似(Olweny et al,2012)。其他的一些比较 CA 和肾部分切除术的研究,由于包括了组织学良性肿瘤,复发的定义解释不清,难以得出令人信服的结论。下文将会对这些文献进行综述。

(一)局部无复发生存率

在比较 CA、RFA 和肾部分切除术时,局部无复发生存率的定义是最有争议的一点。

(二)RFA 射频消融

冷冻消融、射频消融、肾部分切除术相比,局部无复发生存率的定义可能是最有争议的一点。除了定义治疗成功的时间点从几天到几个月不同之外,治疗过程中外科手术路径的差异可能是导致争议的原因。在文献报道中,肾部分切除术和冷冻消融通常使用开放手术或腔镜技术,而大多数 RFA(射频消融)病例是经皮治疗的。因为经皮治疗容易重复,所以在初始治疗中,与选择开放手术或腹腔镜方式治疗肾恶性肿瘤相比,临床医师通过经皮 RFA 治疗时更加保守。临床医师在选择经皮 RFA 时更倾向于短时间随访,以保证肿瘤能够在二次微创治疗后消融完全。一些研究表明,考虑到经皮与腹腔镜两种不同路径,CA(冷冻消融)和 RFA 之间的无复发生存率无显著差异(Matin et al,2006;Permpongkosol et al,2006)。相反,在其他的比较腹腔镜下射频消融和经皮消融的研究显示,在初次治疗结果方面,经皮射频消融较腹腔镜下射频消融差,但是两者 CSS(肿瘤特异性生存率)和无复发生存率无差异(Derweesh et al,2008;Hui et al,2008;Malcolm et al,2009)。

表 9-1 活检证实的肾细胞瘤 RFA 术后中至长期随访结果

作者	患者数量(肿瘤数量)	随访(年)(范围)	肿瘤大小(cm)(范围)	技术	%局部无复发发生率	%转移复发	%总体无病生存率	%肿瘤相关生存率	%总体生存率
Psutka et al.2013	185(185)	Median 6.43 (0.5~13.4)	Median 3 (1.0~6.5)	Perc	5年:95.2	5年:MFS 99.4	5年:DFS 87.6	5年:CSS 99.4	5年:OS 73.3
Tracy et al.2010	160(179)	Mean 2.25 (0.13~7.5)	Mean 2.4 (1.0~5.4)	Perc and Lap	5年:90	5年:MFS 95	—	5年:CSS 99	5年:OS 85*
Zagoria et al.2011	41(48)	Median 4.67 (IQR 3~5.3)	Median 2.6 (0.7~8.2)	Perc	5年:88	5年:MFS 93	5年:DFS 83†	1/41(2.4)died of RCC	5年:OS 66
Olweny et al.2012	37(37)	Median 6.5 (IQR 5.8~7.1)	Median 2.1 (IQR 1.8~2.8)	Perc and Lap	5年:91.7	5年:MFS 97.2	5年:DFS 89	5年:CSS 97.2	5年:OS 97.2
Levinson et al.2008	18(18)	Mean 4.8 (3.4~6.7)	Mean 2.1 (1~4)	Perc	5年:79.9	5年:MFS 100	5年:DFS 79.9	5年:CSS 100	5年:OS 58.3
McDougal et al.2005	16(20)	Mean 4.6 (4~6)	Mean 3.2 (1.1~7.1)	Perc	4年:91	4年:MFS 100	—	4年:CSS 100	4年:OS 68.7
Atwell et al.2013	222(256)	Mean 2.8 (1.2~4.1)	Mean 1.9 (0.6~3.0)	Perc	5年:98.1	98.1‡	—	5年:98.7‡	—

* 队列总体生存率,包括 22% 的未诊断或组织学良性病例
† 肿瘤在 4cm 以下的患者未观察到复发
‡ 患者无 RCC 病史

CSS. cancer-specific survival(肿瘤特异性生存); DFS. disease-free survival(无病生存); IQR. interquartile range(四分位距); Lap. laparoscopic(腹腔镜); Perc. percutaneous(经皮); RCC. renal cell carcinoma(肾细胞癌); MFS. metastasis-free survival(无转移生存); OS. overall survival(总体生存)

表 9-2 活检证实的肾细胞瘤冷冻消融后的中期长期结果

作者	病例数(肿瘤例数)	随访(年)(范围)	肿瘤尺寸(cm)(范围)	路径	%局部无复发发生率	%转移复发	%总体无病生存率	%肿瘤特异性生存率	%总生存率
Aron et al.2010	55(55)	中位数 7.8(5~11)	平均值 2.3(0.9~5.0)	腹腔镜	87.3	89 MFR	5年 DFS 81	5年 CSS 92	5年 OS 84
Guazzoni et al.2010	44	平均值 5.1	中位数 2.14(0.5~4)	腹腔镜	93.2*	95.5MFS	—	5年 CSS 100	5年 OS 93.2
Tanagho et al.2010	35	平均值 6.3(SD 3.3)	平均值 2.5(SD 0.98)	腹腔镜	6年 RFS 80	6年 MFS 100	6年 DFS 80	6年 CSS 100	6年 OS 76.2

* 尽管这些患者接受了射频消融或根治性肾切除术等挽救性治疗,但是作者并未将其纳入复发分析中;CSS. 肿瘤特异性生存率;DFS. 无病生存率;Lap. 腹腔镜;MFS. 无转移生存期;OS. 总体生存率;RFS. 无复发发生率;

一些荟萃分析评估了 CA 和 RFA 治疗后肿瘤局部复发的风险(Kunkle et al,2008；Novick et al,2009；El Dib et al,2012)。在这些研究中通常将局部复发定义为在主要消融手术后,在治疗侧肾中发现任何有残留病灶的证据。根据这一定义,AUA 指南专家组分析了 10 项 CA 研究和 10 项 RFA 研究,得出 CA 和 RFA 的局部无复发生存率分别为 90.6%(83.8%~94.7%)和 87.0%(83.2%~90%)(Novick et al,2009)。与其他治疗相比,尽管随访时间较短,CA 和 RFA 均表现出较高的局部复发率,CA 和 RFA 之间局部无复发生存率无显著差异,消融和手术切除之间无转移生存率及 CSS 无差异。在最近发表的荟萃分析中也得出了同样的结论,El Dib 及其同事(2012)回顾了 31 个病例(20 个 CA,11 个 RFA),发现 CA 和 RFA 之间的临床疗效(89% vs. 90%)没有差异。

一些研究者试图将两种消融方法相互比较的同时,与外科手术相比较。Kunkle 及其同事(2008)使用较前面提到的 El Dib 及其同事(2012)的研究更宽松的入选标准,进行了一项包含 40 篇论著和 936 例肿瘤患者的荟萃分析,比较了肾部分切除术、CA、RFA 及主动监测四种治疗方法的疗效。CA 相对风险(RR 7.45)和 RFA(RR 18.23)的局部复发相对风险均较肾部分切除术高,尽管三种治疗方法无转移生存率无显著差异。此研究作者进行的另一项随访研究显示,77% 的 CA 病例是在开放或腹腔镜下完成,而仅有 6% 的 RAF 病例是在开放或腹腔镜下完成,而 RFA 和 CA 后局部肿瘤进展率分别为 5.2% 和 12.9%。同样,无论采用单变量还是多变量回归分析,与任何测试变量(包括消融方法)相关的转移发生率没有显著差异。最近一项使用 SEER 登记数据的队列研究发现,与接受消融术的患者相比,接受保留肾单位手术的患者的 5 年疾病特异性生存率提高了 1.7%(Whitson et al,2012)。然而,在比较两种消融技术时,死亡风险没有显著差异。有趣的是,作者指出保留肾单位手术和消融之间疾病特异性存活率的差异随着时间的推移而减少,这可能表明由于经验增加,患者选择改善和技术改良,消融治疗的疗效在提高。

除了手术因素及其对消融手术后的影响,长期随访数据表明肿瘤大小是消融成功的重要指标。Best 和其同事(2012)发现,经活检证实的 108 例肿瘤<3cm 的肾细胞癌患者,其整体 5 年局部无复发生存率为 95%,而肿瘤≥3cm 的患者其整体 5 年局部无复发生存率为 78%(P = 0.002)。同样的,Psutka 及其同事(2013)证实了肿瘤<4cm 的患者(T1a)5 年局部无复发生存率和整体无病生存率分别为 96.1% 和 91.5%,而肿瘤>4cm 的 42 名患者(T1b)分别为 91.9% 和 74.5%。Tanagho 和其同事(2012)证实了 CA 的 6 年无病生存率为 80%,肿瘤≥2.6cm 是多变量分析中肿瘤治疗失败的唯一有意义的预测因子。

(三)无转移性复发生存率

为了评估无转移生存率,AUA 指南专家组将转移性复发定义为体内除治疗肾或治疗相关肾窝外,任何与原发灶病理性质相同的肿瘤。根据这一定义,CA 和 RFA 平均无转移性复发生存率分别为 95.3%(91.1%~97.5%)和 97.5%(94.8%~98.8%)(Novick et al,2009)。包括腹腔镜下或开放性部分和根治性肾切除术在内,肿瘤消融与切除治疗之间的无转移性复发生存率没有统计学差异。重要的是,消融手术的随访时间最短,但是必须强调的是应该对接受热消融的患者进行更长时间的随访。

如表 9-1 和表 9-2 所示,在过去几年中,多个中心报道了他们关于 RFA(Tracy et al,2010；Zagoria et al,2011；Best et al,2012；Olweny et al,2012；Psutka et al,2013)和 CA(Aron et al,2010；Tanagho et al,2012),术后随访超过 5 年的多个研究的中长期结果。虽然混杂因素的存在导致无法对这些研究进行比较,但是这些数据似乎支持消融手术的疗效大于 5 年,甚至 10 年这一事实。

(四)癌症特异性生存

2009 年,发布的 AUA 荟萃分析评估了 CA 或 RFA 后死于 RCC 的风险,并得出结论:CA 和 RFA 的 CSS 分别为 95.2%(89.2%~97.9%)和 98.1%(95.2%~99.2%)。腹腔镜下肾部分切除术的 CSS 显著高于 CA,但腔镜肾部分切术与 RFA 的 CSS 无显著差异。并且,CA 与 RFA 之间的 CSS 也无显著差异。同样,选择偏倚和短期随访可能会混淆这些结果。越来越多的出版物报道长期随访结果,已证实 CA(Aron et al,2010；

Tanagho et al，2012）的 CSS 为 78％～100％，RFA（Zagoria et al，2011；Olweny et al，2012；Psutka et al，2013）的 CSS 接近 98％。

（五）总体生存

接受消融手术的患者往往比接受手术切除治疗的患者年龄更大，有更多的并发症（Novick et al，2009）。因此，消融手术 5 年后平均总体存活率常为 75％～85％（Tracy et al，2010；Zagoria et al，2011；Psutka et al，2013）。之前由 AUA 指南专家组发布的 CA（95.8％）和 RFA（93.7％）较高的总生存率，可能反映了他们分析中使用的研究随访时间过短。CA 和 RFA 之间的总体生存率似乎没有任何显著差异。指南专家组发现，接受开放性肾部分切除术的患者的总生存率确实高于根治性肾切除术，这可能与开放性根治性肾切除术相关的慢性肾病有关（Tan et al，2012）。消融手术与肾部分切除术相比，两者肾功能相似。而消融手术与根治性肾切除术相比，较年轻的患者中的长期随访数据显示消融能够改善总体存活率（Tan et al，2012）。

（六）冷冻消融与射频消融

任何关于 CA 与 RFA 优越性的争论都受到与上述原位肿瘤消融和切除之间相比较相同的缺陷、混杂因素和模糊性的影响。除了不明确的放射学和病理学终点等问题之外，患者选择、肿瘤大小和位置、技术和方法（腹腔镜与经皮路径），以及特定消融方式的固有偏差存在相当大的差异。迄今为止，没有数据直接将经皮和腹腔镜 CA 与其各自对应的 RFA 进行比较。

两项大型单中心研究报道了 CA 和 RFA 在肿瘤学结果，对肾功能的影响及并发症发生率等方面无差异。2006 年，Hegarty 及其同事比较 164 例腹腔镜 CA 手术和 82 例经皮 RFA 手术的不同队列结果。尽管两组之间肿瘤大小没有显著差异，但 RFA 队列包含更多肾中央肿瘤及单发肾肿瘤的患者，这可能是接受经皮 RFA 治疗的患者具有更高的疾病持续及复发率的影像学证据（11％ vs.2％ 腹腔镜下 CA）。重要的是，两种方式对肾功能没有显著影响，CA 和 CS 的短期 CSS 相似，分别为 98％ 和 100％。最近，Atwell 及其同事（2013）比较了单中心同期的经皮 RFA 和经皮 CA。根据在 10 年期间处理的 445（256RFA，189CA）例≤3cm 肿瘤的经验，RFA 的肿瘤局部复发率为 3.2％，平均为 2.8 年；而 CA 的肿瘤局部复发率为 2.8％，平均为 0.9 年。在活检证实的 RCC 患者中，RFA 和 CA 的局部无复发生存率在 1 年（100％ vs.97.3％），3 年（98.1％ vs.90.6％），5 年（98.1％ vs.90.6％）无差异。

最后，最近的这三个荟萃分析结果说明，RFA 和 CA 拥有相似的肿瘤学价值和潜在局限性（Kunkle and Uzzo，2008；Novick et al，2009；El Dib et al，2012）。CA 和 RFA 似乎在肿瘤局部进展及转移，CSS 和总体存活率等方面无显著差异。

（七）腹腔镜与经皮肾肿瘤消融术

手术方式的不同限制肾肿瘤消融手术之间的相互比较。腹腔镜和经皮消融成功的定义仍然存在争议。实际上，到目前为止绝大多数 CA 手术都是通过腹腔镜进行的，而超过 95％ 的 RFA 手术是经皮进行的。Crouzet 及其同事（2009）回顾性地比较了 244 例接受腹腔镜肾 CA 手术和 63 例接受经皮肾 CA 手术的两组患者。两组患者肾功能结果无显著差异，经皮消融的患者住院时间较短。经皮治疗患者随访时间最短 2 年，表现出较高的不完全治疗率和再次治疗率；然而，两组的总体生存率，CSS 和无复发生存率没有差异。类似的比较腹腔镜和经皮肿瘤消融的研究也证实了 RFA 和 CA 的这些特征（O'Malley et al，2006；Derweesh et al，2008；Hinshaw et al，2008；Hui et al，2008；Malcolm et al，2009）。

要点：肿瘤学结果

- 肾肿瘤消融后肿瘤学结果的定义具有挑战性，并且存在如包含非恶性肿瘤等混杂变量。
- 与其他手术切除性治疗相比，CA 和 RFA 均表现出显著更高的局部复发率，尽管它们可以通过重复消融或手术进行挽救。
- 当将 RFA 和 CA 相互比较或与手术切除治疗相比时，转移无复发生存期无显著差异。
- 任何关于消融技术的肿瘤疗效的讨论必须关注治疗成功的长期标志，如无转移生存，CSS，肾功能的保护，生活质量的保持等。

与这些研究相比,Finley 和其同事(2008)报道了 37 例患者的 43 处肿瘤进行腔镜和经皮肾 CA 的 4 年经验。经皮入路的手术时间和住院时间明显缩短,但不完全消融的数量没有显著差异。同样,Leveillee 及其同事(2013)报道了他们在 274 例患者的 292 处肿瘤中使用腹腔镜和经皮 RFA 的经验,两种方法的影像学复发率仅为 4%。

六、并发症

作为 AUA 最近发表的肾小肿块指南的一部分,一项荟萃分析比较了 CA、RFA 及替代性治疗方法后的泌尿系统和非泌尿系统并发症(Novick et al,2009)。肾 CA 和 RFA 的主要泌尿系并发症发生率分别为 4.9%(3.3%~74%)和 6.0%(4.3%~8.2%)。接受 CA 治疗的患者中有 5%(3.5%~7.2%)发生了严重的非泌尿系统问题,而接受 RFA 的治疗的患者为 4.5%(3.2%~6.2%)。消融技术发生主要泌尿系统并发症的风险低于腹腔镜或开放性肾部分切除术。CA 和 RFA 的泌尿系统并发症风险无显著差异。

为了客观地评估并发症的风险,一些研究者报道了使用标准化评分系统来确定并发症的严重程度及发生并发症的风险。几项关于肾恶性肿瘤切除手术的研究表明,RENAL 肾评分(Kutikov and Uzzo,2009)能预测外科医师的偏好和术后并发症(Johnson et al,2004)。同样的,Okhunov 及其同事(2012)回顾性地研究了 77 例腹腔镜 CA 的队列,将他们的并发症发生率基于低(4~6),中(7~19),高(10~12)进行肾评分。总体而言,他们的队列并发症发生率为 19.5%,其中 9.5% 为主要并发症。肿瘤复杂性和并发症显著相关,低复杂性队列无并发症,而肾脏测量评分为中度或高度的患者并发症率分别为 35% 和 100%。同样,Schmit 及其同事(2013)报道了他们对 679 例经皮肿瘤消融治疗的丰富经验,根据肾评分对肾复杂性进行分层,以预测经皮消融的结果和并发症(CA 和 REA)。在他们的研究中,按 Clavien-Dindo 分类系统(Dindo et al,2004)评分,5.6% 的患者出现了严重的并发症(CA 为 7.8%,RFA 为 2.7%)。发生并发症的患者的平均肾评分高于未发生并发症的患者(8.1 vs. 6.8)。复杂性肾肿瘤

患者(肾评分为 10~12),主要并发症的风险为 14.3%。尽管 CA 和 RFA 在消融技术相关并发症方面存在明显差异,但是其结果难以比较,因为研究者通常在更大更复杂的肿瘤上进行 CA 治疗,而通常在外生性和较小的病灶进行 RFA 治疗。随后的 RFA(经皮和腹腔镜)的研究结果显示,总体并发症发生率为 7.5%,主要并发症率为 2%(Seidman et al,2013)。总体而言,在这组仅包含 RFA 患者的研究中,基于肾病灶复杂性进行分层,其术后并发症未见显著差异。

肾肿瘤消融术后最常见的并发症是经皮探针插入部位的疼痛或感觉异常,其发生率高达 8%(Farrell et al,2003b)。最新一代的冷冻探针沿着探针长轴进行隔热处理,因此如前几代所见的冷冻器烧伤的发生有所减少。RFA 探针的活动部分仅为最远端。然而,对于 RFA,为了防止神经的意外损伤,消融时间应该足够长直到能够将探针从肾和肾筋膜周围移除。RFA 的皮肤电灼伤(可能发生在接地垫部位)非常罕见,并且可以通过将接地垫放在患者大腿后部的完全相同的平面来避免(McDougal et al,2005)。因为返回发生器的能量以最短的弧线进行,所以接地垫应垂直于大腿的长轴放置,以增加表面积从而消耗能量。

通过适当的患者选择,周密的术前计划以及良好的手术技术,可以最大限度地减少周围腹腔内器官损伤等并发症的发生。术前横断面成像是确定采用腹腔镜或经皮方法进行肿瘤治疗的关键。对于邻近器官位置有疑虑的患者,可以在其处于不同位置的情况下获得额外的成像以规划合适的进针路径。患有腹侧肿瘤,靠近集合系统的肿瘤,或在术前成像时没有合适的进针路径的患者应考虑行腹腔镜消融或考虑使用术中水分离术使器官移位。理想的经皮治疗患者是肿瘤位于背侧的患者,肿瘤距离输尿管肾盂交界处或肾盂超过 0.5cm 的患者,以及肿瘤距离周围肠道 >1cm 的患者。

尿路上皮损伤可表现为轻微血尿,血尿伴有明显凝块或尿路梗阻。患者发生血尿通常保守治疗,除非出现明显的出血,此时可以通过选择性血管栓塞进行治疗。有相关论文也报道了关于 RFA 和 CA 后尿瘘或集合系统损伤(Gervais et al,2005a,2005b;Janzen et al,2005;Brown and

Bhayani,2007）。如果在肾盂输尿管交界处或输尿管远端发生损伤,可能引起永久性尿路上皮损伤,表现为肾盏梗阻或输尿管梗阻(Johnson et al,2003)。在极端情况下,尿路损伤可能导致肾

周尿性囊肿或尿道皮肤瘘。输尿管梗阻或尿液从集合系统漏出的患者可以保守治疗或置入输尿管支架(图 9-4)。有明显尿瘘的患者应该放置经皮引流管。

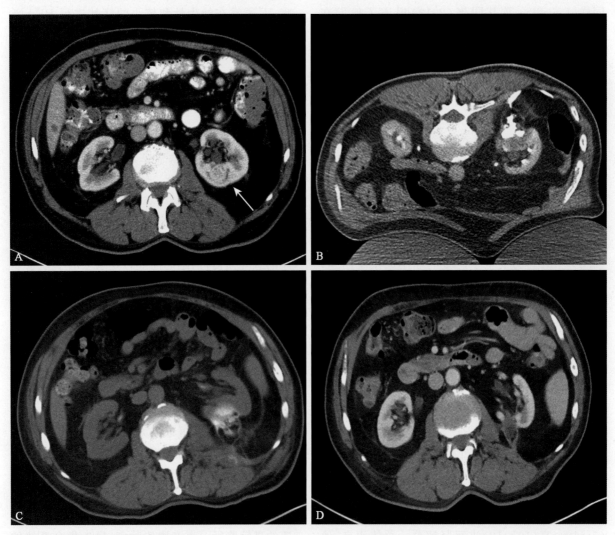

图 9-4　经皮射频消融术(RFA)后尿瘘。A. 术前成像显示 2.5cm 内生左肾肿块(箭头);B. 消融后即刻术后成像显示 RFA 部位尿外渗;C. 术后第一天 CT 图像显示积液没有变化;D. 3 年后随访 CT 显示治疗区域复旧与术后晕

　　如果探针放置在第 12 肋骨上方治疗肾上极病变时,则可能发生胸腔损伤,导致气胸或血胸。这些并发症通常能够被发现,如手术过程中出现呼吸困难或在经皮进入时,在肿瘤治疗期间的常规成像中被识别。如果确定为简单的气胸,可以在治疗结束时使用小针插入胸膜腔进行抽吸治疗。在没有大量或持续性气胸的情况下,应谨慎放置胸管。术后发生胸痛或者呼吸短促时应注意是否为气胸,并迅速进行胸片检查。

　　肾肿瘤消融后的结肠损伤极为罕见,采用适当的手术技术在很大程度上能够预防。在建立经皮通路期间,通过向组织注射生理盐水的方法使靠近肿瘤的肠道从治疗区域分离出来,并在肿瘤周围形成安全的工作空间(Farrell et al,2003a;Clark et al,2006;Lee et al,2006)(图 9-5)。然而,由于外科医师对患者解剖结构的熟悉可能使这种情况下更加适合使用腹腔镜方法,通过该方法可以将肠道安全地从手术区域移除。

结肠损伤患者应该在普外科的指导下进行管理。可控肾结肠瘘的患者最初应该留置输尿管支架，而持续性瘘或结肠皮肤瘘患者可能需要进行手术治疗或全肠外营养。患者有明显结肠穿孔和腹膜炎征象时应及时行手术探查（Vanderbrink et al，2007）。

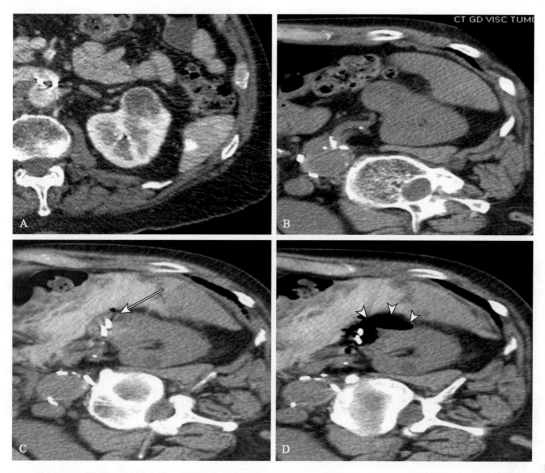

图 9-5　术中水分离术治疗肾腹侧肿瘤。A. 术前成像显示 3cm 的肾肿块；B. 术中成像显示病变前方有结肠；C. 将 D5＋对比剂经皮注射，水分离肠道并为两根冷冻探针的放置窗口（箭）；D. 与冷冻探针（箭头所示）相邻的低密度病损部位显示冰球的位置（Courtesy Fred Lee Jr，MD，University of Wisconsin.）

经皮治疗肾后部肿瘤时，沿着后腹壁走行的神经受到损伤可导致自限性神经痛或神经性腹泻（Lee et al，2006；Baker，2007）。通过改变患者体位以使肿瘤远离体壁或通过水分离术使肾和体壁之间平面分离，可以避免这种并发症（Lee et al，2006）。对于有多个肾后部肿瘤或肾和体壁之间的肾周脂肪较少的患者，应该优先考虑腹腔镜方法，这样可以使肾能够从体壁分离。

在接收肾消融手术的患者中，术中或术后出血的概率可能高达 11％～27％（Finley et al，2008），CA 和 RFA 的输血率分别为 3.2％（2％～4.9％）和 2.4％（1.4％～4％）（Novick et al，

2009）。出血的主要危险因素为使用多个探针治疗较大的肾肿块（Lehman et al，2008）。为了降低 CA 期间冰球破裂的风险，应给予探针足够的复温时间，因为过早拔除会增加冰球破裂和出血的风险。探针放置过程中的出血可以通过消融控制，特别是 RFA 具有较好的凝固性质。腹腔镜消融过程中的出血可以通过使用止血药和直接压迫止血。如果消融后继续出血，应考虑选择性血管栓塞。与任何经皮针置入一样，经皮消融可能会损伤腹壁血管，因此应注意避开肋间动脉。当确实发生损伤时，通常在常规成像过程中可被发现。可以通过连续成像（如果快速扩大）或连续血细胞

比容测定(如果稳定)观察到血肿的扩大,仅有少数病例需要进行血管造影栓塞。

在没有大的血肿或尿囊肿的情况下,肿瘤消融后的术后感染非常罕见,但一旦发生可能是致命的(Schmit et al,2013)。有感染风险的患者常常有泌尿道慢性定植(如回肠)或在操作时存在活动性泌尿道感染(Bandi et al,2007;Brown and Bhayani,2007)。当感染性并发症发生时,通常表现为在1~6个月后发生慢性渗液或腹膜后脓肿。有尿路感染风险的患者(UTI)应通过尿培养筛查,并在消融手术前进行适当治疗。虽然我们在手术时常规使用围术期预防性抗生素,但一些研究者建议高感染风险的患者应该在手术前2天到手术后2周进行抗生素治疗。

要点:肿瘤消融后的并发症

- 与腹腔镜或开放性肾部分切除术相比,消融技术发生严重泌尿系统并发症的风险较低(约5%)。CA和RFA之间的泌尿系统并发症没有显著差异。
- 术后出血是CA最常引起的主要不良风险。
- RFA的出血风险较CA小,并且非常适合那些有术后出血风险的患者。
- 可以通过肾脏测量评分来预测发生CA并发症的风险,而RFA则可能不适用。
- CA和RFA的常见轻微并发症包括探针插入部位的疼痛和感觉异常,UTI,周围结构的损伤和自限性血尿。

七、新的消融方式

(一)高强度聚焦超声

当声波通过组织传播时,其一部分能量被吸收并转化为热量(Bandi et al,2007;Brown and Bhayani,2007)。当超声波用适当形状的换能器聚集时,焦点处的温度可超过细胞死亡的阈值,而邻近的组织不受影响。在足够高强度($>3500W/cm^3$),发生空化效应和微泡形成,产生极高的温度和类似于体外冲击波碎石的机械破坏"冲击波"效应(Kieran et al,2007)。高强度聚焦超声(HI-FU),它是一种独特的热消融技术,因为它可以以体外完全无创的方式运用,最小化或消除肿瘤播种、出血或尿外渗的风险。

HIFU采用一种用于治疗和监测的传感器。在实时导航下,HIFU光束聚焦在治疗区域上,并且消融确定的区域。然后将换能器重新聚焦以消融重叠体积并"涂抹"更大的整体组织体积。治疗时间可能很长,据报道平均持续时间接近5.5h(1.5~9.0h)(Köhrmann et al,2002;Marberger et al,2005;Häcker et al,2006)。目前已经研究了包括焦距、所用换能器的类型和治疗系统的类型在内的许多参数,这些参数超出了本章的范围。

即使早期的临床试验已经证明了经皮HIFU的可行性,但根据现有的数据及临床实践中存在的一些问题,目前这一项技术的使用仍处在研究阶段。目前两项重要的消融和切除相关的研究发现,在所有接受治疗的标本中均存在不完全治疗的情况,这突出了对精准靶向治疗的挑战。Vallancien及其同事(1993)对8名患者进行了经皮HIFU治疗,其中约10%的患者表现出皮肤灼伤,而所有标本均显示肿瘤残存的病理证据。类似的,Marberger和同事(2005)用HIFU治疗了18个肾单位,他们在所有的手术病例中都注意到不完全消融的情况。Ritchie及其同事(2010)报道了经皮HIFU消融及其中期随访的放射学结果,但数据非常有限。他们发现,在治疗2周后,MRI显示15个接受治疗的肿瘤中有8个仍存在肿瘤。在随访了至少6个月的14名患者中,有10名患者出现肿瘤复发(平均随访36个月)。对这些不完全治疗的可能解释包括由于呼吸运动而导致定位不良、声学干扰(声学阴影,反射和折射等),以及缺乏对治疗过程中有效的术中监控。为了解决这些问题,已经对腹腔镜HIFU进行了相关的研究,虽然结果是有利的,但其作为治疗方式的可行性仍然值得怀疑,因为它应该与疗效确切的腹腔镜CA和RFA技术进行比较(Klingler et al,2008)。总之,肾HIFU的结果已被证明不如其他消融技术,在这方面的应用应该局限于研究。

(二)放疗

过去,放疗被认为在治疗RCC方面无效。目前尚不清楚RCC放疗效果不佳是由于肿瘤本身对辐射不敏感抑或是辐射传递的限制(Camphausen and Coia,2008）所致。肾肿瘤的放疗存在许多技术层面的挑战,包括正常实质组织对辐射的耐受有限,周围组织损伤而导致的散射,以及靶向定位困难等问题。此外,由于设计不完善,传统的外部光束辐射系统无法以聚焦方式提供较高的辐射剂量。

立体定向消融放疗（SABR）是由美国治疗放射学与肿瘤学学会定义的一种新兴放射治疗的范例——"使用单剂量或少量剂量,在体内具有高精度的向靶标递送高剂量辐射的治疗方法（Potters et al,2010）。与传统的辐射传输技术相反,立体定向治疗系统采用了三维坐标,通过自动跟踪、检测和校正肿瘤和（或）器官运动来定位肿瘤、补偿因呼吸运动及辐射散射所造成的误差,而不需要中断治疗或者重新定位。该跟踪系统是图像引导的并且依赖于由线性加速器连续识别而获得的恒定参考点（如基准点）。高剂量辐射束随着呼吸循环实时移动,因此非常准确（Ponsky et al,2007）。不仅辐射散射最小化,而且可以以焦点方式应用更高剂量,有效地消融肾组织中的肿块而不损害整体肾功能。Ponsky 及其同事（2003）首先使用 Cyber Knife（Accuray,Palo Alto,CA）治疗系统在猪的肾中评估了立体定向放疗的疗效。他们发现,使用 24～40Gy 的治疗剂量可以导致治疗区完全坏死,而对邻近组织没有附带损伤。在此动物实验的基础上,Ponsky 及其同事（2007）随后对 3 名患有平均大小为 2cm 的肾肿瘤的患者进行了 I 期研究。他们以分次方式给予患者总共 16Gy 的辐射剂量,随后对患者进行了 8 周的随访,之后再进行部分肾切除术。治疗过程中没有发现不良事件或辐射毒性。组织病理学证实了有 2 名患者存在残留的肿瘤,剩余的 1 名患者中没有发现残留肿瘤的证据。

Svedman 及其同事（2006）进行了一项回顾性研究,评估立体定向放射外科治疗对不能手术或转移性原发性肾细胞癌的疗效和安全性。82 名存在病变的患者中有 30 名患者接受了不同剂量/分次计划的治疗。在 52 个月的中位随访期时,21％的患者完全缓解,另有 58％的患者表现出部分缓解或出现稳定的反应。

对 SABR 治疗原发性肾细胞癌一项重要且系统的综述指出,在最近 10 项,总共有 126 名接受了 1～6 次治疗的患者的研究中（Siva et al,2012）,最常见的治疗方案是 40Gy,治疗次数超过 5 次。中位数或平均随访时间为 9～57 个月,在影像学上 2 年内 94％的患者肿瘤得到局部控制,3 级或更高级别不良反应的加权率仅为 3.8％,其中最常见的是放射性皮炎和肠炎。

在上述试验中,RCC 对立体定向放疗外科的反应性与其放疗不敏感的特性相悖。目前,SABR 的应用仍应被认为是研究性的,因为对剂量分级和技术没有达成共识。通过改进的治疗方案和精心设计的前瞻性试验,SABR 最终可能在 RCC 的治疗中发挥重要作用。

（三）微波消融

微波消融技术（MWA）通过直接置入目标病损部位的半柔性探针传递能量,作用方式与 RFA 类似。医疗用途的微波能量应在 900MHz 至 2.45GHz 的电磁波谱范围,在组织中产生快速的水离子振动以产生摩擦热。微波对组织的穿透程度和热量的产生与组织中的含水量有关,其在异质性肾肿瘤环境中更加难以预测（Rehman et al,2004;Moore et al,2010）。MWA 能够比 RFA 更快达到治疗温度（>60℃）,并且不受 RFA 组织炭化和干燥的限制。这些特性使其治疗时间更短,并不易受到散热效应的影响（Liang and Wang,2007）。

MWA 技术最初设计用于肝肿瘤的经皮治疗,并且在这方面取得了相当大的成功。它在肾肿瘤治疗中的应用仍在研究阶段,目前没有标准化的使用方案,仅报道了零星的临床可行性研究。Clark 和同事（2007）进行了一项 I 期研究,其中 10 名疑似 RCC 的患者在根治性肾切除术时接受了 MWA 治疗。病理检查显示,接受 MWA 治疗的病损部位呈现 5.7cm×4.7cm×3.8cm 完全均匀的组织坏死。2008 年,Liang 及其同事首次报道了 12 例患者超声引导下接受经皮消融的治疗经验。在治疗过程中没有出现显著的不良事件,并且在 11 个月的中位随访后,未在影像学上发现肿瘤复发。相比之下,Castle 和他的同事（2011）报道,在 10 名患者为期 18 个月的随访中,肿瘤复发率为 38％。最近,将 MWA 与肾部分切除术进行比较,发现 3 年无复发生存率分别为 90％和 97％（Guan et al,2012）。

综上,MWA 作为一种可替代热消融技术具有相当大的前景。然而,为了更好地了解适合 MWA 治疗的肿瘤特征,MWA 治疗的风险和并发症,更大的前瞻性研究是十分有必要的,而目前它仍应处于研究阶段。

(四)激光间质热疗

激光间质热疗(LITT)采用专门的激光纤维将能量直接输送到组织中。这些纤维发出激光,将其转化为热能,从而实现组织坏死。到目前为止,激光间质热疗依赖于钕:钇-铝石-榴石(Nd:YAG)激光器和二极管激光器。由于治疗患者数量少且缺乏临床随访,难以得出可靠的结论(Williams et al,2000;Dick et al,2002;Gettman et al,2002b)。激光间质热疗的应用仍在研究阶段。

(五)不可逆电穿孔

不可逆电穿孔(IRE)是一种新兴的冷消融技术,并可能具备 RFA 和 CA 所没有的优势。电穿孔是一种过程,通过在细胞周围施加的电场在细胞膜上产生纳米级孔隙,这些孔隙可以是可逆的也可以是致死的,这取决于所施加电流的大小。IRE 由单个(双极)或多个(单极)电极提供的一系列电脉冲产生。通过适当的调节,它能够增加细胞膜通透性并最终导致细胞死亡,以此来消融大量的组织(Edd et al,2006)。IRE 通过非热效应,保留了细胞外基质、组织支架、导管结构和大血管等组织(Edd et al,2006;Deodhar et al,2011)。

由于避免了热消融的缺点,将 IRE 用于消融肾肿瘤具有很大前景。尽管 IRE 已经被证明可有效消融肝和前列腺组织,但这些结果不能简单地推断到其在肾肿瘤中的治疗,这是由于肾中存在丰富动脉血液供应,复杂的集合系统。此外,尿液中存在的溶质会对治疗效果造成影响。Tracy 及其同事(2011)首次报道了 IRE 消融肾肿瘤的疗效。当他们用 IRE 双极和单极电极(Angiodynamics,Queensbury,NY)对猪的肾进行腹腔镜下消融时,组织病理学评估显示在 IRE 治疗后细胞立即失去活力,在随后的 7d 后表现为弥漫性的细胞坏死和慢性的炎症反应,同时存在细胞的收缩,随后在 14d 后表现为肾组织的纤维化。除了对肾实质的影响外,IRE 似乎造成了一些尿路上皮损伤和溃疡,伴随着早期修复的表现。

其他作者通过使用图像引导经皮放置的 IRE 电极证实了这些发现。Deodhar 及其同事(2011)

使用 CT 引导放置单极电极,发现 IRE 治疗后无增强的低密度消融区,大多数动物在接受消融后 3 周内也没有发现可识别的消融区。此外,没有在任何病例中发现尿液外渗或集合系统损伤的证据,证实了 IRE 对结缔组织的潜在保护作用。

IRE 治疗的临床经验非常有限。Pech 及其同事(2011)设计了一项I期试验,评估了 6 名患 2.5～3.5cm 肾肿瘤并计划行手术切除(部分或根治性肾切除术)的患者接受 IRE 的安全性。电极通过超声引导方式进行放置,与心脏同步化递送。所有患者都能很好地耐受该过程,在手术过程中没有发现脉搏、平均血压、中心静脉压或心电图 ST 段改变的变化。治疗 15min 后消融的病灶用 H&E 染色检查,显示细胞肿胀,但无法评估消融后细胞存活情况。总之,IRE 消融肾肿瘤的经验非常有限,在这方面的应用应该被认为是研究性的。

(六)靶向栓塞和消融

由于 RFA 的散热现象,血管高度集中的病灶组织或者位于肾门部位的病灶组织往往不能充分消融,研究发现,这些部位的治疗失败率高达 40%。为了解决因热传导而导致的热损失,研究人员在 RFA 之前进行了选择性动脉栓塞(Yamakado et al,2006;Gebauer et al,2007;Mahnken et al,2009)。从理论上讲,选择性动脉栓塞使组织受热更均匀,从而促进病变部位组织坏死。由于相关的临床数据十分有限,在 RFA 之前使用靶向血管栓塞仍然是研究性的。

要点:新的消融技术

- 虽然目前有许多消融方式已经展现出很好的前景,但大多数仍被认为处于研究阶段。
- 将来最有希望的消融方式似乎是立体定向消融放疗、微波热疗和 IRE。然而,与已经确立起来的 CA 和 RFA 技术相比,仍需要进行大量研究以进一步确定其潜在益处。

八、结论

如果被认定为是出于研究目的,或者患者存在显著的并发症,CA 和 RFA 被认为是目前可行的替代手术切除的治疗方法。原位消融比开放手术或腹腔镜下肾部分切除术相比,具有更少的治疗相关并发症,并在肾功能保留方面与肾部分切除术相当。相较于其他保留肾单位的手术,CA和 RFA 在技术层面上、患者选择、肿瘤靶向、探针部署和发生器使用的学习曲线等方面存在较少的挑战。最近的荟萃分析结果表明,与部分和根治性肾切除术相比,CA 和 RFA 的局部肿瘤控制率略低,但具有相同的癌症特异性生存率和总体生存率。现有方案仍无法很好地定义治疗的成功,需要长期的随访数据来证实这些发现。目前没有前瞻性的文献可以解决 CA 或 RFA 治疗是否存在优势的问题。最终,是否使用消融技术治疗肾小肿瘤应考虑肿瘤本身的特性,患者的一般情况,患者的并发症,以及患者的价值观和期望。

请访问随附网站 www. expertconsult. com 查看与本章相关的视频。

参考文献

完整的参考列表可在 www. expertconsult. com 在线获取。

推荐阅读

Atwell TD,Schmit GD,Boorjian SA,et al. Percutaneous ablation of renal masses measuring 3. 0cm and smaller: comparative local control and complications after radiofrequency ablation and cryoablation. AJR Am J Roentgenol 2013;200:461-6.

Best SL,Park S,Yaacoub RF,et al. Long-term outcomes of renal tumor radiofrequency ablation stratified by tumor diameter:size matters. J Urol 2012;187:1183.

Carraway WA,Raman JD,Cadeddu JA. Current status of renal radiofrequency ablation. Curr Opin Urol 2009; 19:143-7.

Davenport MS,Caoili EM,Cohan RH,et al. MRI and CT characteristics of successfully ablated renal masses:imaging surveillance after radiofrequency ablation. AJR Am J Roentgenol 2009;192:1571-8.

Karam JA,Ahrar K,Matin SF. Ablation of kidney tumors. Surg Oncol Clin N Am 2011;20:341-53.

Kunkle DA,Egleston BL,Uzzo RG. Excise,ablate or observe:the small renal mass dilemma—a meta-analysis and review. J Urol 2008;179:1227-34.

Miller DC,Saigal CS,Banerjee M,et al. Diffusion of surgical innovation among patients with kidney cancer. Cancer 2008;112:1708-17.

Novick AC,Campbell SC,Belldegrun A,et al. Guideline for management of the clinical stage 1renal mass,< http://www. auanet. org/content/guidelines-and-quality-care/clinical-guidelines/main-reports/renalmass09. pdf >;2009[accessed 11.02.11].

Ponsky LE,Crownover RL,Rosen MJ,et al. Initial evaluation of Cyberknife technology for extracorporeal renal tissue ablation. Urology 2003;61:498-501.

Weight CJ,Kaouk JH,Hegarty NJ,et al. Correlation of radiographic imaging and histopathology following cryoablation and radio frequency ablation for renal tumors. J Urol 2008;179:1277-81.

（陶　乐　陈　磊　编译　郑军华　审校）

第10章 进展性肾细胞癌的治疗

Ramaprasad Srinivasan, MD, PhD, and W. Marston Linehan, MD

肾细胞癌（RCC）是肾各类恶性肿瘤的总称，包含多种具有不同组织学、生物学和临床特征的肾恶性实体肿瘤（Linehan et al，2007，2009）。2014年，美国肾癌或肾盂癌的预估新发病例数为63 920例（Siegel et al，2014），其中大约1/3为转移性肾癌，20％～40％的临床局限性肾癌会发生远处转移（Skinner et al，1971；Rabinovitch et al，1994；Bukowski，1997）。转移性肾癌患者死亡率高，10年生存率＜5％（Bukowski，1997；Motzer，1999，2000；Motzer and Russo，2000；Négrier et al，2002）；转移性肾癌是肾癌患者主要的肿瘤相关性死因。美国每年大约13 860例患者死于转移性肾癌（Siegel et al，2014）。

随着人们对肾癌不同亚型的基因学和分子生物学发生机制认识的不断深入，各种用于逆转和调节肾癌发生相关信号通路的新药相继问世。靶向药物治疗已逐渐取代治疗转移性肾癌的传统手段，但是，外科手术、放疗和细胞因子治疗对部分进展期肾透明细胞癌患者仍是较为合适的选择。最新研究发现，调节T细胞功能的药物对包括肾癌在内的多种恶性肿瘤有治疗作用，使生物免疫疗法再次成为肾癌治疗的热点，已有多种治疗肾癌的免疫抑制药正在进行Ⅲ期临床试验。最后，癌症基因组翻译技术的出现，使那些与肾癌发病相关但迄今尚未被认知的、可以改变多种细胞功能的机制变得更加明确，这些机制包括碳水化合物和氨基酸代谢及染色质重塑。尽管这些变化机制在肾癌的发生和发展中的作用有待进一步证实，随着对这些信号通路的更深入的研究和了解，必定会诞生更多的治疗方法用于治疗恶性肿瘤。

尽管治疗透明细胞肾癌的药物也经常被用来治疗其他亚型肾癌，但是，目前尚缺乏足够的前瞻性研究证据证实其在非透明细胞型肾癌治疗中有效。肾乳头状细胞癌、嫌色细胞癌和其他类型肾癌发生机制的明确，为不同组织学亚型肾癌的靶向治疗铺平了道路（Linehan et al，2009）。

一、预后因素

转移性肾癌一般情况预后差，大多数患者直接死因为该疾病。在细胞因子治疗的时代，转移性肾癌患者10年存活率＜5％，靶向药物的问世也未能使其存活率发生显著改变。靶向药物治疗后有几项临床指标可以得到改善，如初始诊断至出现远处转移的间期延长及转移灶数量减少等。也有一些数据不尽如人意，如远处淋巴结转移和肝转移的患者生存期较短。美国纪念斯隆·凯特琳癌症中心（MSKCC）对1975—1996年间接受化疗或免疫治疗并参与各类临床试验的670例肾癌患者的临床和实验室数据进行了评估，目的在于发现那些有助于准确判断肾癌患者预后的治疗前因素（Motzer et al，1999）。通过多变量分析发现：患者体能下降（Karnofsky评分＜80）、血清乳酸脱氢酶水平升高(大于正常上限的 1.5 倍)、贫血(低于正常下限)、高血钙(＞10g/dl)和既往未行肾切除术都是预后不良的独立预测因素(表 10-1 和图 10-1)。根据这 5 项不良预后因素,可将患者分为三组(见表 10-1):无不良因素(低危组),1～2 个风险因素(中危组)和 3 个以上风险因素(高危组),上述三组患者的总生存期(OS)分别为 20 个月、10 个月和 4 个月(Motzer et al,1999)。该组研究者又对 463 例接受干扰素作为一线治疗的患者进行研究,结论认为低体能评分、高血钙、贫血、血清乳酸脱氢酶升高、初次诊断至开始全身治疗的间期较短(<1 年)作为预后不良的预测因素(Motzer et al,2002)。这个预后模型被用于一项判断肾癌患者生存预后的数据资料,此项数据资料来源于在克利夫兰诊所接受治疗的患者,而该诊所对所提议的模型提供独立的外部验证(Mekhail et al,2005)。Groupe Français d'Immunotherapie(Négrier et al,2002)、国际肾癌工作组(Manola et al,2011),以及加利福尼亚大学洛杉矶分校的研究人员(Tsui et al,2000)也提出了相似的预后方案,并正在进行修订及可靠分子标记的鉴定。

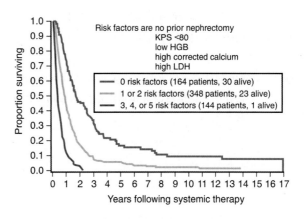

图 10-1　在 Memorial Sloan Kettering 癌症中心接受化疗或免疫治疗的 670 例不同危险组患者生存情况分析(*n*＝656;14 例缺少一种或多种危险因素的患者被排除在外)

　　From Motzer RJ,Mazumdar M,Bacik J,et al. Survival and prognostic stratification of 670patients with advanced renal cell carcinoma. J Clin Oncol 1999;17:2530-40.

表 10-1　在 Memorial Sloan Kettering 癌症中心接受化疗或免疫治疗的 670 例患者中不良预后因素和基于不良预后因素和风险分层

不利预后因素		
Karnofsky 评分＜80%		
乳酸脱氢酶升高(＞正常值的 1.5 倍以上)		
贫血(小于正常下限)		
高钙血症(＞10mg/dl)		
既往未行肾切除术		
基于不良预后因素的风险分层		
风险分组	不良预后因素	总体中位数生存
良好	0	20 个月
中等	1～2	10 个月
较差	3～5	4 个月

　　Data from Motzer RJ,Mazumdar M,Bacik J,et al. Survival and prognostic stratification of 670patients with advanced renal cell carcinoma. J Clin Oncol 1999;17:2530-40.

优化的预后方案及确切的分子标志物已被用于实验研究,目的在于评估血管内皮生长因子(VEGF)抑制药和 mTOR 通路抑制药等新型靶向药物的疗效和生存期预测(Choueiri et al,2007,2008b;Motzer et al,2008a)。该研究最重要的成果就是,判断 VEGF 抑制药靶向治疗受试者的预后因素被国际转移性肾细胞癌数据库联盟(International Metastatic Renal Cell Car Database Consortium)所采纳。数据库联盟研究人员通过对美国和加拿大多中心接受一线 VEGF 抑制药治疗的 645 名患者数据分析,证实 MSKCC 模型中多种因素和预后相关,包括:患者功能状态、高钙血症、贫血和初次诊断到接受治疗的间期;嗜中性粒细胞增多和血小板增多被确定为预后不良的独立预测因子(Heng et al,2009)。根据上述肾癌相关的不良预后因子数量,研究将患者分为三组。该预测模型在一组包含 849 例患者的独立队列研究中得到验证,并且与其他预后评分模型(如 MSKCC 模型)价值相当。最新数据显示,无风险因素组患者中位生存期为 43.2 个月,有 1 个或 2 个风险因素组患者中位生存期为 22.5 个月,有 3 个或 3 个以上风险因素组患者中位生存期为 7.8 个月(Heng et al,2013)(表 10-

2)。被验证的预后评分模型已用于临床实践,帮助制定合理的临床治疗方案及试验设计。

表 10-2　849 例接受一线血管内皮生长因子(VEGF)靶向治疗的不良预后因素和基于不良预后因素的风险分层

不利预后因素
Karnofsky 评分＜80％
中性粒细胞增多(大于正常上限)
低血红蛋白(小于正常下限)
校正钙水平升高(大于正常上限)
血小板增多(大于正常上限)
从诊断到 VEGF 靶向治疗＜1 年

基于不良预测因素的风险分层		
风险分组	不良预后因素总体中位数	生存
良好	0	43.2 个月
中等	1～2	22.5 个月
差	3～6	7.8 个月

Data From Heng DY, Xie W, Regan MM, et al. External validation and comparison with other models of the International Metastatic Renal-Cell Carcinoma Database Consortium prognostic model: a population-based study. Lancet Oncol 2013;14:141-8.

二、转移性肾细胞癌的外科手术治疗

(一)减瘤性肾切除术

在细胞因子治疗时代,减瘤性肾切除术在全身性治疗前的作用被广泛研究。转移性肾癌减瘤性肾切除术的理论基础:一是原发灶巨大的肿块可能抑制机体免疫系统的某些控件,进而抑制机体对肿瘤的杀伤作用;二是患者可以从肾切除术中获益。减瘤性肾切除术还得到了下列文献的支持。①肾切除术后转移性病灶可出现自然消退的现象,尽管这种现象发生率很低(Bloom,1973;Middleton,1980;Snow and Schellhammer,1982;Marcus et al,1993);②临床数据表明,大体积的肿瘤原发灶可能抑制 T 细胞功能(Kudoh et al,1997;Bukowski et al,1998;Ling et al,1998;Uzzo et al,1999a,1999b);③对绝大部分患者来讲,全身性药物治疗,尤其是细胞因子,对肾癌原发灶的临床治疗反应较差(Sella et al,1993;Rackley et

al,1994;Wagner et al,1999)。然而,患者在接受手术治疗的同时也要承担围术期并发症及死亡风险,部分患者甚至在接受手术治疗后无法耐受全身性后续治疗。因此,还需要有非常明确的能够使患者临床获益或者能够证明患者有可能获益的证据来支持减瘤性肾切除术的可行性。

有研究认为,将肾切除术作为转移性肾癌的唯一疗法不可能改善患者的预后(Dekernion et al,1978),而联合疗法可以改善患者的预后,如肾切除术后联合细胞因子治疗能够提高转移性肾癌患者的疗效和生存率。美国国立癌症研究所(NCI)报道了 1985－1996 年对 195 例转移性肾癌患者进行肾切除术后联合高剂量白细胞介素-2(IL-2)治疗的临床经验(Walther et al,1997b),IL-2 治疗后总体有效率为 18％(包括完全缓解率为 4％)。值得注意的是,研究中绝大多数患者成功地接受了原发肾肿瘤切除术,但只有 107 名(55％)后续接受了 IL-2 治疗。研究认为,术后肿瘤进展迅速及围术期并发症是阻碍后续全身性综合治疗的最常见因素。因此,减瘤性肾切除术＋全身治疗的综合性疗法要取得良好的效果,合适病例的选择非常重要。一项回顾性分析着重强调了患者的自身情况及肾肿瘤生物学行为对治疗效果的影响。1995 年,Bennet 及其同事对 30 例转移性肾癌患者实施了肾切除术,其中有多例患者身体情况较差[东部肿瘤协作组(ECOG)2 标准]且全身多发转移灶,其中包括脑和肝转移,术后仅 7 例(23％)患者能够继续 IL-2 治疗。相反,针对临床指标和预后因素较好(如身体状态好、并发症少、无肝或脑转移)的患者研究发现,多数患者能够在肾肿瘤切除术后继续接受全身治疗,细胞因子治疗有效率达 35％～40％,中位生存期 20～22 个月(Fallick et al,1997;Figlin et al,1997)。最近一项包括 5000 多例转移性肾癌的研究显示,减瘤性肾切除术能够改善患者总生存率和肿瘤特异性生存率(Zini et al,2009)。尽管这些回顾性分析和小型单臂前瞻性研究肯定了手术切除联合细胞因子序贯治疗具有可行性,但主要是为后续可对照、前瞻性的研究奠定了基础,以了解肾切除术后细胞因子的疗效。

支持减瘤性肾切除术最有力的证据来源于两项Ⅲ期随机临床研究,分别由美国西南肿瘤组

（SWOG）和欧洲癌症研究和治疗协作组（EORTC）完成。SWOG 试验从 8949 例患者中随机选择了 241 例转移性肾细胞癌患者，将干扰素 α-2b 作为初始治疗或减瘤性肾切除术的后续治疗（Flanigan et al，2001）。入选标准包括病理学确诊为肾癌（包含所有组织学亚型）；良好的功能状态（ECOG 0 或 1）；原发性肾肿瘤可切除；未接受化疗、放疗或免疫治疗等新辅助治疗；以及器官功能状态良好。两组患者在对干扰素的有效率方面未见明显差异，但手术切除＋干扰素组的总体生存时间较对照组有所改善（中位生存时间为 11.1 个月，单独应用干扰素组为 8.1 个月，P＝0.05）（图 10-2）。

一项类似研究中共 85 位患者被随机分配到单独应用干扰素组或肾切除术后＋干扰素治疗组，结果也发现联合治疗优于单纯干扰素治疗（中位生存期：17 个月 vs. 7 个月，P＝0.03）（Mickisch et al，2001）。这两项试验的综合分析与单中心试验数据一致（Flanigan et al，2004）。众多研究数据支持减瘤性肾切除术适用于符合条件的转移性肾癌患者，这些患者在手术后很可能需要接受细胞因子治疗（数据汇总于表 10-3）。一些非透明细胞亚型的肾癌患者也被纳入上述试验，但对这些患者全身治疗前的肾切除术疗效尚不明确。

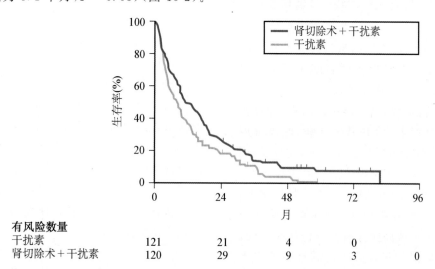

图 10-2　**241 例转移性肾细胞癌的生存情况（减瘤性肾切除术后联合干扰素 α-2b 组和单用干扰素 α-2b 组）**
From Flanigan RC，Salmon SE，Blumenstein BA，et al. Nephrectomy followed by interferon alfa-2b compared with interferon alfa-2b alone for metastatic renal-cell cancer. N Engl J Med 2001；345：1655-9.

表 10-3　**转移性肾癌患者细胞减瘤性肾切除术后干扰素 α-2b 单独或干扰素 α-2b 治疗随机研究的结果总结**

研究	符合条件的患者数量			干扰素后的反应率（%）			中位总生存率		
	合计	IFN	Nx＋IFN	IFN	Nx＋IFN	P	IFN	Nx＋IFN	P
Flanigan et al，2001	241	121	120	3.6	3.3	NS	8.1	11.1	0.05
Mickisch et al，2001	83	42	41	12.0	19.0	0.38	7.0	17	0.03
Flanigan et al，2004	331	163	161	5.7	6.9	0.60	7.8	13.6	0.002

IFN. 干扰素 α-2b；NS. 无统计学意义；Nx. 减瘤性肾切除术

　　减瘤性肾切除术在临床上已经得到广泛应用，但是它对接受 VEGF 或 mTOR 通路抑制药治疗患者预后的影响仍有待确定，尚需前瞻性、随机试验加以证实。目前至少有一项回顾性研究表

明，转移性透明细胞肾癌患者在开始全身治疗之前接受减瘤性肾切除术能够获益（Choueiri et al，2011）。接受 VEGF 拮抗药治疗的 314 位患者中，有 201 位在 VEGF 拮抗药治疗前接受了减瘤性肾

切除术,其余患者($n=113$)仅行全身治疗、未切除原发灶。单因素分析发现,减瘤性肾切除组的疗效优于对照组中位生存时间,19.8 个月 vs 9.4 个月,风险比[(HR)0.44,95％置信区间(CI)0.32～0.59,$P<0.01$],校正后的预后/风险因素差异持续存在(HR 0.68,95％CI 0.46～0.99,$P=0.04$)。出于该类型分析本身固有的偏差,我们应该谨慎地看待这些数据的可靠性。尽管如此,这些数据仍然为那些在靶向药物治疗时代坚持减瘤性肾切除术的医师提供了一定的支持证据。

要点:转移性肾细胞癌的减瘤性肾切除术

- 两项随机研究显示,与单独接受细胞因子治疗的患者相比,那些经筛选的转移性肾癌患者接受减瘤性肾切除术联合细胞因子治疗(干扰素-α)后生存率显著提高。
- 几项对患者治疗结果有影响的因素,如存在全身一般状况差、合并其他疾病、肿瘤进展迅速,以及脑转移等的患者不太可能从减瘤性肾切除术联合细胞因子治疗中获益。
- 在应用靶向药物治疗前行减瘤性肾切除术,作用尚不清楚,还需进一步的前瞻性临床研究去证实。一项回顾性研究分析认为,一线靶向药物舒尼替尼治疗的转移性肾癌患者接受减瘤性肾切除术似乎能获益。

(二)转移瘤切除术

对大多数转移性肾细胞癌患者而言,目前临床可用的全身性治疗药物不能使他们达到治愈或疾病长期缓解这个目标。然而,多项研究报道,手术切除一定数量的转移灶可延长部分患者的无疾病生存期和总生存期(OS)。需要强调的是,转移瘤切除术尚未经过系统的前瞻性随机评估,而转移灶切除带来的有利结果可能与患者的选择偏差、肿瘤内在生物学差异、自然病程或其他混杂因素有关。

大多数关于转移瘤切除术后疗效的研究是回顾性研究,其中大部分研究出于可治愈的目标,孤立性肺转移瘤是最常见被选择切除的病变。多项研究报道,将一定数量的所有转移灶切除可明显改善患者的总生存率,5 年中位生存率为 35％～50％(Middleton,1967;Skinner et al,1971;Tolia

and Whitmore,1975;O'Dea et al,1978;Pogrebniak et al,1992;Kierney et al,1994;Friedel et al,1999;Murthy et al,2005;Russo et al,2007)。甚至研究者还试图指出患者很有可能从转移瘤切除术中获益。在 MSKCC 接受治疗的 278 例复发性肾癌患者中,有 211 例接受了来自多个转移部位的复发性肿瘤切除术(141 例)或不完全切除(70 例)(Kavolius et al,1998)。因此,完全或根治性切除转移病灶与患者较长的 OS 相关(5 年生存率 44％,未完全切除组为 14％)。多变量因素分析发现,孤立转移病灶、患者年龄<60 岁且无病间期>1 年,提示预后较好。此外,也有研究表明,直径<4cm 和异时性肺转移瘤患者,转移瘤切除术后预后较好(Friedel et al,1999;Piltz et al,2002;Murthy et al,2005)。Alt 和同事(2011)对 125 例接受一个或多个转移性病灶切除术的患者进行回顾性研究,结果发现完全切除转移瘤能够改善患者的预后;此外,即使在多发转移病灶患者中,完全性转移瘤切除术似乎也是可行的,并且可以改善患者的肿瘤特异性生存期。尽管没有前瞻性研究来支持上述观点,对一些特定肾癌患者,孤立性转移灶切除术具有合理性,并且在临床上也得到广泛应用。

要点:转移瘤切除术

- 孤立性转移瘤病灶切除术对一些指征合适的患者是可行的。
- 多项回顾性研究表明,孤立转移瘤切除能延长患者的无疾病进展期,甚至有报道中位总生存率达 35％～50％。
- 影响转移瘤切除术改善预后的因素包括:转移瘤完全切除、孤立转移灶、年龄<60 岁、肿瘤体积较小、肺转移灶及局部异位转移灶。
- 目前还没有前瞻性的随机研究来证实转移瘤切除术带来的有效价值。因此,切除一定数量的转移性瘤的有利结果可能系患者选择偏倚、肿瘤生物学和自然病史的差异或其他与转移瘤切除并无直接关系的混淆因素导致。

(三)姑息性手术

对于那些有顽固性疼痛、肉眼血尿、全身症状明显的患者,以及有高钙血症、红细胞增多症、继发性血小板增多症和高血压等副肿瘤综合征表现的患者,减瘤性肾切除术可作为一种姑息性治疗以缓解患者的临床症状。疼痛和实验室检查结果异常(如高钙血症)等症状,一般能够通过药物治疗得到有效处理,而血尿等症状可选择其他治疗方法(如血管栓塞术)。此外,并不是所有的原发灶的切除术都可以临床获益;例如,在一项研究中仅有略微过半比例的合并高钙血症的患者(12 例中有 7 例)术后血钙水平有所降低(Walther et al,1997a)。因此,姑息性减瘤性肾切除术临床应用较少,但对某些特定患者仍适用。

为缓解患者疼痛症状及预防那些潜在的致命性或导致全身衰竭的并发症,转移瘤切除术在许多情况下是可行的。可能受益于非转移性病灶切除的患者包括,对于孤立性脑转移瘤、承重骨或关节的转移性病变、脊柱转移性病变压迫脊髓或神经根等患者,姑息性转移瘤切除术能够使这些患者获益(Sundaresan et al,1986;Kollender et al,2000;Sheehan et al,2003)。在上述许多情况下,手术切除常需与放疗和(或)全身治疗相结合。

> **要点:进展期肾癌姑息性手术**
> - 对于一些晚期肾癌患者,减瘤性肾切除术有助于缓解与肿瘤原发灶(如难治性疼痛、血尿)或副肿瘤综合征相关的症状。
> - 然而,非手术疗法常常能有效缓解与肾癌相关的症状;因此,减瘤性肾切除术很少进行纯粹的姑息治疗。
> - 转移病灶切除术(通常与放疗或全身治疗结合)目的有时是为了缓解症状、预防致命性并发症或致残性后遗症。

三、进展期肾透明细胞癌免疫学治疗

传统观点认为,宿主免疫系统在肾癌的发病和管控中起重要作用。早期一项研究报道了根治性肾切除术后转移性病灶发生自行消退的现象,这为机体免疫系统在控制肾癌中起重要作用提供了证据。近年来,T 或 B 细胞介导的肿瘤免疫制剂导致肿瘤自行消退的现象引起了学术界极大兴趣,相关报道也不断出现(Braren et al,1974;Silber et al,1975;Middleton,1980;Robson,1982;Snow and Schellhammer,1982;Kavoussi et al,1986;Marcus et al,1993;Edwards et al,1996)。尽管,这种肿瘤自行消退的现象非常罕见(预计发生率<1%),通常也非常短暂,但这种潜在的免疫学机制假设理论仍然在肾癌免疫疗法的探索中起到了重要作用。肿瘤标本中免疫细胞(特别是细胞毒性 T 细胞)的出现及肿瘤特异性抗原的发现,激起了人们对肾癌免疫学治疗的浓厚兴趣;在肿瘤细胞内 T 细胞介导的细胞毒性反应过程中,这些肿瘤特异性抗原可能担当人类白细胞抗原(HLA)限制性靶标的角色(Finke et al,1994;Boon et al,1997;Ada,1999;Rosenberg,1999;Takahashi et al,2008)。早期的临床试验曾对那些作为宿主免疫系统的非特异性刺激因子药物进行研究,如细胞因子。最近,有学者对多种新免疫疗法进行了评估,包括异体基因免疫治疗、疫苗和 T 细胞功能调节剂。目前,大多数免疫治疗方案主要针对肾透明细胞癌,这些方法在非透明细胞性肾肿瘤中的作用仍有待进一步探索。

(一)干扰素

干扰素是一组具有不同生物功能蛋白质的总称,其中包括免疫调节功能。干扰素-α 是最早用于肾细胞癌治疗的细胞因子之一。最初,干扰素试验使用的是白细胞衍生的干扰素。20 世纪 80 年代中期,重组干扰素-α 的诞生使研究人员能够在一系列 II 期临床试验中评估更高剂量细胞因子的疗效。最初的研究显示,应用干扰素-α 治疗的患者总体反应率为 16%~26%,后续研究也证实了该药物的有效性,反应率一般在 10%~15%范围(deKernion et al,1983;Quesada et al,1983,1985;Umeda and Niijima,1986;Muss et al,1987;Rosenberg et al,1987;Figlin et al,1988;Quesada,1989;Minasian et al,1993;Motzer et al,2002)。有限的长期存活数据表明,该药持续有效反应率相对较低(<2%)。为了寻找最佳的干扰素治疗方案,人们对一系列给药方案和给药途径做了大量研究;结果发现,没有哪一种给药方

式或方案明显地优于其他方式(Kirkwood et al,
1985;Umeda and Niijima,1986;Muss et al,
1987;Minasian et al,1993)。同样,化疗或其他细
胞因子联合干扰素-α治疗较干扰素-α单药治疗
也未见明显优势(Rosenberg et al,1989a;Sella et
al,1992;Ravaud et al,1994,1998;Ellerhorst et
al,1997;Tourani et al,1998,2003;Dorval et al,
1999;Négrier et al,2000a,2000b)。

几项评估干扰素-α疗效的前瞻性随机试验
表明,从统计学角度分析,干扰素-α能够改善治
疗效果。一项Ⅲ期随机临床试验中,共有335例
患者接受干扰素α或甲羟孕酮治疗,结果显示干
扰素α治疗组有效率(14% vs.2%)和总体生存
时间(中位数为8.5个月 vs.6个月,HR 0.72,P
=0.017)高于对照组(Medical Research Council
Renal Cancer Collaborators,1999)。另一项随机
试验中,160例转移性肾细胞癌患者随机分为长
春新碱治疗组和长春新碱联合干扰素α-2a治疗
组,结果显示长春新碱联合干扰素治疗组有效率
(16% vs.2.5%)和总体生存时间(中值16个月
vs.9个月,P=0.0049)均优于长春新碱单药治疗
组(表10-4)(Pyrhonen et al,1999)。另有两项研
究结果表明,干扰素治疗基础上加用长春新碱并
不能从统计学角度提高疗效,患者的生存情况未
见明显改善(Neidhart et al,1991;Fossa et al,
1992)。最后,一项关于干扰素与其他药物随机对
照研究的荟萃分析表明,干扰素为基础的治疗有
生存优势(Coppin et al,2005)。尽管其活性作用
相对适中,基于刚刚描述的数据及与IL-2相比的
相对容易施用,在VEGF通路拮抗药出现以前,
干扰素通常是转移性肾癌初始治疗的主要选择。

(二)白细胞介素-2(IL-2)

20世纪80年代早期的临床试验证实,IL-2
是治疗转移性肾细胞癌的有效药物,其中一些基
于IL-2的治疗方案客观反应率超过30%(Rosen-
berg et al,1989b,1993)。随后,NCI的一篇Ⅱ期
临床研究指出,255例患者的总体缓解率达15%
(37例)(Fyfe et al,1996)。由NCI和Cytokine
工作组主导的几项试验及已发表的荟萃分析表
明,反应率在 15% ~ 20%(Lotze et al,1986;
Rosenberg et al,1987,1989b,1993;Fisher et al,
1988;Dutcher et al,1997a)。更重要的是,7%~

9%的接受大剂量IL-2治疗的患者所有转移灶完
全消退,经过长期随访,绝大部分缓解的患者(>
60%)未见复发(Fisher et al,1997,2000;Rosen-
berg et al,1998)。也有关于部分应答者长期缓解
的报道,IL-2治疗后肿瘤负荷减少,局限转移灶
可以切除。1992年,美国食品和药物管理局
(FDA)批准大剂量IL-2用于治疗转移性肾癌,依
据是它能够使部分肾癌患者获得持续性完全应
答。

最初的研究是用IL-2静脉推注,每隔8h给
药一次,剂量600 000或720 000U/kg,最多给药
15次。这种给药方案的一个主要局限性是严重
的药物毒性,限制了广泛应用。血管渗漏综合征、
继发性低血压、第三间隙水肿、呼吸功能损害和多
器官损伤是IL-2治疗比较常见的并发症,更让人
难以接受的是其可导致较高的治疗相关死亡率。
有关该药物的早期研究显示,药物相关死亡率高
达2%~5%(Rosenberg et al,1987;Kammula et
al,1998)。后期经仔细筛选患者,严密随访监测,
早期使用静脉输液、血管加压素和抗生素等干预
措施,可显著降低IL-2治疗相关的死亡率(Kam-
mula et al,1998)。然而,应用大剂量IL-2相关的
并发症和高额费用促使部分研究人员探索旨在减
少药物毒性而不影响疗效的替代方案。许多单臂
Ⅱ期研究评估了多种替代方案,包括每日皮下注
射和连续静脉注射(Escudier et al,1994a,1994b,
1995;Négrier et al,2000b,2005,2008;Atkins et
al,2001)。多项研究显示,总体反应率为10%~
30%,基于历史对照的数据,表明大剂量用药与治
疗效果有相关性。然而,两项随机研究表明,虽然
耐受性良好,但较低剂量的方案与较低的总体应
答率,以及较少的持续完全应答相关(表10-5)
(Yang et al,2003b;McDermott et al,2005)。基
于这些数据,对于那些经过精心筛选适合细胞因
子治疗的患者,我们只推荐使用高剂量IL-2
方案。

为提高IL-2的疗效,有研究者试图探索IL-2
与其他细胞因子、细胞毒性药物及细胞免疫药物
的联合治疗。早期经验认为,联合细胞因子治疗
很有前景,有研究报道大剂量IL-2联合干扰素治
疗的总体反应率为31%(Rosenberg et al,
1989a)。然而后续研究表明,这种组合比单独使

表 10-4　转移性肾细胞癌干扰素-α选择随机试验的结果汇总

STUDY	AGENT(S)	PHASE	NO. OF PATIENTS: TOTAL (RANDOMIZED)	OVERALL RESPONSE RATE(%)	OVERALL SURVIVAL	
					MEDIAN(mo)	P
Medical Research Council Renal Cancer Collaborators, 1999	IFN vs. MPA	3	335(167 vs. 168)	13 vs. 7	8.5 vs. 6.0	<0.01
Pyrhonen et al, 1999	IFN + vinblastine vs. vinblastine	3	160(79 vs. 81)	16 vs. 2.5	15.8 vs. 8.8	<0.01
Neidhart et al. 1991	IFN vs. IFN + vinblastine	3	165(82 vs. 83)	13 vs.13	NA	NS
Fossa et al, 1992	IFN vs. IFN + vinblastine	3	178(87 vs. 91)	11vs. 24	12 vs. 12	NS

IFN. 干扰素 α;MPA. 醋酸甲羟孕酮;NA. 不可用;NS. 不显著

表 10-5　部分白介素-2 用于治疗转移性肾细胞癌随机试验结果汇总

STUDY	TREATMENT ARMS	NO. OF PATIENTS	DOSE, ROUTE, AND SCHEDULE	RESPONSE		OVERALL SURVIVAL	
				ORR	P	MEDIAN(mo)	P
Négrier et al,1998	IL-2	138	$18×10^6$ U/(m²·d)×5d, CIV	6.5		12	
	IFN	147	$18×10^6$ U tiw, SC	7.5		13	0.55
	IL-2+IFN	140	IL-2:$18×10^6$U/(m²·d)×5d, CIV　IFN $6×10^6$ U tiw, SC	18.6	0.01	17	
Yang et al,2003b	IL-2	156	720 000 U/kg q8h×5d, IV bolus	21		NA	
	IL-2	150	72 000U/kg q8h×5d, IV bolus	13	0.048	NA	0.41
	IL-2	94	250 000U/day×5d, SC, wk 1　125 000U/day×5d, SC, wk 2~6	10	0.33	NA	0.38
McDermott et al.2005	IL-2	96	600 000 U/kg q8h×5d, IV bolus	23		17	
	IL-2+IFN	96	IL-2:$5×10^6$ U/m 2 q8h×3, then $5×10^6$ U/(m²·d)×5d/wk, SC　IFN:$5×10^6$ U tiw, SC	10	0.018	13	0.21

CIV. 持续静脉输注;IFN. 干扰素-α;IL-2. 白介素-2;IV. 静脉注射;NA. 不可用;ORR. 总体反应率;SC. 皮下注射;tiw. 每周 3 次

用 IL-2 毒性更大且治疗效果没有优势（Ravaud et al,1994；Bukowski et al,1997；Dutcher et al,1997b；Tourani et al,1998,2003）。一项涉及 425 名转移性肾透明细胞癌患者的多中心Ⅲ期随机研究,对持续静脉注射中等剂量 IL-2、单独应用干扰素 α-2a 及联合用药的疗效进行了对比（Négrier et al,1998）。尽管 IL-2 和干扰素联合治疗组的治疗应答率（18.6%）和 1 年无病存活率（EFS 20%）高于 IL-2（整体应答率 6.5%,1 年 EFS 15%）或干扰素（总反应率 7.5%,1 年 EFS 12%）单药治疗组,但组间生存期无显著差异（图 10-3）,并且联合治疗组的不良反应要高于任何一种单药疗法。IL-2 和化疗（特别是氟尿嘧啶）方案曾成为许多研究的主题。最初研究报道,联合治疗应答率较高,如一项用 IL-2、干扰素和氟尿嘧啶的研究应答率为 49%。遗憾的是,后续研究未见类似结果报道（Atzpodien et al,1993；Ellerhorst et al,1997；Dutcher et al,2000；Négrier et al,2000a）。同样,尽管有临床前和早期临床研究数据支持大剂量 IL-2 联合外扩增的肿瘤浸润淋巴细胞或淋巴因子激活的杀伤细胞治疗方案,但目前尚无可靠证据证明其能带来临床获益,故该类治疗方法已基本被淘汰（Rosenberg et al,1993；Law et al,1995；Figlin et al,1999）。

大部分高剂量 IL-2 治疗相关的毒性并发症大且只有相对少部分患者能够从该项治疗获益,基于上述考虑,有关治疗反应和长期治疗结果预测判定受到广泛关注。一些涉及组织形态学、临床、实验室和分子参数的预测值已被研究。因为参与 IL-2 研究的典型非透明细胞性肾癌患者数量过少,所以无法对这部分亚组患者的疗效做出确切的结论。然而,透明细胞性肾癌患者似乎最有可能从 IL-2 治疗中获益。患者的状态、转移灶的数量、转移部位、肾切除术手术史及从肾切除术到全身治疗的时间是可能影响治疗结果的一部分因素。一项关于有一个以上转移灶的肾癌患者研究显示,确诊后 1 年内出现远处转移的患者及肝转移的患者结果最差,中位生存期为 6 个月（Négrier et al,2002）。一项回顾性分析发现,碳酸酐酶Ⅸ（CA-Ⅸ或 G250）的超表达与较高的 IL-2 反应率有关（Atkins et al,2005）；然而,一项涉及 120 名进展期肾癌的前瞻性试验,目的是评估

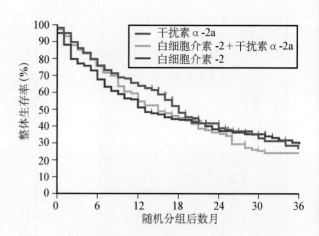

图 10-3   随机接受白介素-2 单药,干扰素 α-2a 单药及二者联合治疗的 425 名患者总生存 Kaplan-Meier 曲线

From Négrier S, Escudier B, Lasset C, et al. Recombinant human interleukin-2,recombinant human interferon alfa-2a,or both in metastatic renal-cell carcinoma. Groupe Françaisd' Immunotherapie. N Engl J Med 1998;338;1272-8.

被预设为"低风险"的临床特征或生物标志物（如 CA-Ⅸ）对治疗结果的影响,结果表明 CA-Ⅸ 表达不能预测治疗反应（McDermott et al,2010）。目前,随着新型 VEGF 和 mTOR 通路抑制药应用于肾细胞癌的治疗,细胞因子治疗在当前肾癌治疗中的角色发生了改变。干扰素单药方案曾经是许多研究机构的标准方案,现也不再用于透明细胞性肾癌的一线治疗。然而,由于新型靶向药物无法诱导持久应答,因此大剂量静脉注射 IL-2 仍然是部分转移性肾透明细胞癌患者初始治疗的合理选择。

（三）异基因造血干细胞移植

异基因造血干细胞移植使宿主或受体的机体免疫系统和造血系统被来自健康的人类白细胞抗原相容的供体所取代。造血干细胞移植治疗的可能性主要在于供体移植物产生的同种异体抗肿瘤免疫应答能力,这种免疫应答被称为移植物抗肿瘤效应。这种方法已成功用于治愈各种血液系统恶性肿瘤（Thomas et al,1977；Weiden et al,1979,1981）。一系列基于免疫学的治疗方法可使肾癌患者得到缓解,并且有证据表明这些肾癌患者的免疫系统对肿瘤细胞缺乏抵抗能力或出现免疫耐受,促使一些学者探索同种异体造血干细胞

移植用于肾癌的治疗。

该方法最初由来自美国国家心脏、肺和血液研究所的研究人员做了研究,旨在探索减低强度预处理的异基因造血干细胞移植治疗难治性转移性肾细胞癌的疗效。对符合条件的患者先给予环磷酰胺(120mg/kg)和氟达拉滨(125mg/m²)的减低强度预处理,然后静脉注射被粒细胞集落刺激因子活化了的外周血干细胞,这些干细胞来自患者的兄弟姐妹们,并且人类白细胞抗原匹配率要达到 5/6 或 6/6。Childs 和他的同事最先发表了有关造血干细胞移植治疗转移性肾细胞癌的经验(2000)。第一批采用这种移植方法治疗的 19 例患者中有 10 例肿瘤缩小,其中 3 例完全缓解、7 例部分缓解。最新的研究报道,美国国立卫生研究院的 74 名肾细胞癌患者接受了造血干细胞移植,其中 73 例患者移植成功,在移植后 100d 与供体 T 细胞达到 100% 嵌合。结果 74 名患者中有 29 名(39%)有疗效,其中 7 名完全缓解(9%)和 22 名部分缓解(30%)(Takahashi et al,2008)。初步的研究数据表明,造血干细胞移植后的疗效反应非常具有临床意义,因为转移性肾癌的消退似乎与生存率改善趋势相关。与那些获得部分缓解的患者相比,治疗无应答者的存活时间少于 6 个月,而移植后患者的存活时间中位数为 2.5 年。多例持续应答的病例受到了人们的关注,其中第一位接受移植的患者,术后已超过 10 年,仍处于疾病完全缓解期。造血干细胞移植的不良反应常与下列因素有关:化疗预处理(如全血细胞减少症)、各种机会性感染和移植物抗宿主病(GVHD)。前文所提到的研究中,有 8 名患者死于与移植相关因素(移植相关死亡率为 11%),这主要归因于移植物抗宿主病及其伴随的感染并发症。

后续多项临床试验也证实了这种方法在肾细胞癌治疗中的效果(表 10-6)(Rini et al,2001,2002;Bregni et al,2002;Artz et al,2005;Barkholt et al,2006)。然而,一项美国多机构设计的、旨在评估造血干细胞移植治疗转移性肾癌可行性的癌症和白血病 B 组(CALGB)组间试验报道,22 例患者在接受干细胞移植未见应答,这些患者接受环磷酰胺/氟达拉滨的预处理的同种异体造血干细胞移植,干细胞捐献者为 HLA 配型成功的

患者兄弟姐妹(Rini et al,2006)。结果显示,中位 OS 仅为 5.5 个月,大多数患者死于疾病进展(中位进展期为 3 个月)。该研究包括了一些具备多项不良预后因素且较少静脉输注供体淋巴细胞的患者(22 名患者中只有 2 名接受了供体淋巴细胞输注),也包括非透明细胞性肾癌患者,这些都可能是研究中导致疗效不理想的因素。该试验明确强调了患者筛选的重要性及确认有利预后因素的必要性。欧洲一项包含 106 例患者的多中心研究证实了影响生存率的有利因素包括:接受了干细胞移植、慢性移植物抗宿主病、良好功能状态(Karnofsky 评分=80)、输注供体淋巴细胞和<3个转移性病灶等(Barkholt et al,2006)。鉴于此方法的高发病率和死亡率,谨慎选择患者非常重要。造血干细胞移植用于肾细胞癌治疗目前仍处在试验阶段,多种用于降低该方法不良反应且提高其抗肿瘤作用的措施正在研究当中,而这些措施也定能促使干细胞移植得到更广泛的应用。

(四)免疫"检查点"抑制药

宿主对肿瘤的免疫应答是一个非常复杂的过程,可以在多个层面进行调节。多重刺激和抑制过程间的相互作用决定了宿主免疫系统产生的抗肿瘤反应特点和程度。近年来,越来越多的观点认为,功能性免疫细胞(如 CD8[+] T 淋巴细胞)的抑制性受体在肿瘤免疫应答的严密调节中起关键作用。此外,抗肿瘤反应可通过激活 T 细胞受体[如细胞毒性 T 细胞相关抗原-4(CTLA-4)和程序性死亡受体-1(PD-1)]而下调。

目前,包括肾细胞癌在内的许多实体肿瘤的免疫靶点(如 CTLA-4 和 PD-1)的靶向药物正在研究当中。一项针对 CTLA-4 单克隆抗体的单臂Ⅱ期研究表明,Ipilimumab 对肾透明细胞患者有疗效,包括一些 IL-2 治疗后进展的患者(Yang et al,2007)。Ipilimumab 最显著的不良反应包括自身免疫反应,如胃肠炎和垂体炎。尽管自身免疫性不良事件是可以预测的应答反应,但仍会给该类药物的后续研发带来巨大的挑战。

最近,PD-1 及其配体(PD-L1,PD-L2)作为潜在的抗肿瘤靶标受到关注。PD-1 在 CD[+] T 细胞上表达,PD-L1 和 PD-L2 在肿瘤细胞表面表达;与不含 PD-1 阳性肿瘤浸润淋巴细胞的患者相比,含有 PD-1 阳性肿瘤浸润淋巴细胞患者的肿瘤

表 10-6 有关造血干细胞移植治疗转移性肾细胞癌的结果汇总

研究	CONDITIONING AGENTS	GVHD PROPHYLAXIS	aGVHD (Ⅱ—Ⅳ)	cGVHD	TRM	反应率 (PR or CR)
Childs et al. 2000；Takahashi et al. 2008	Cy+Flu	CSP(first 25patients)	55%	21%	11%	39%
		CSP + MMF(subsequent patients)				
Artz et al. 2005；Rini et al. 2001，2002	Cy + Flu	Tacro + MMF	22%	39%	14%	22%
Bregni et al. 2002	Cy + Flu + thiotepa	CSP + MTX	86%	71%	0	57%
Barkholt et al. 2006	Multiple Flu-based regimens	CSP ± MMF or MTX	40%	33%	16%	32%
Rini et al. 2006	Flu + Cy	Tacro + MTX	32%	23%	9%	0

aGVHD. 急性移植物抗宿主病；cGVHD. 慢性移植物抗宿主病；CR. 完整缓解；CSP. 环孢素；Cy. 环磷酰胺；Flu. 氟达拉滨；MMF. 麦考酚酸吗乙酯；MTX. 甲氨蝶呤；PR. 部分缓解；Tacro. 他克莫司；TRM. 与治疗有关的死亡率

体积更大、级别更高、分期更晚、更容易肉瘤样分化(Thompson et al,2007)。PD-1 通过其配体与 T 细胞结合可下调抗原驱动的免疫应答(Fife et al,2009;Sznol et al,2013)。

多项针对 PD-L1 靶点抗体的临床评估试验正在进行(Brahmer et al,2012;Topalian et al,2012;Drake et al,2013)。在一项大规模的多组群Ⅰ期研究中,晚期黑色素瘤、非小细胞肺癌、去势抵抗性前列腺癌、结肠直肠癌或肾癌的患者接受了 Nivolumab 单抗(抗 PD-1 的抗体)治疗(Topalian et al,2012)。其中,共有 33 名肾细胞癌患者入选,9 名患者(27%)有疾病客观缓解。尽管随访时间较短,但仍有几项指标显著缓解,其中 5 名患者疾病缓解时间在 1 年以上。此外,另有 9 例患者(27%)持续 24 周,甚至更长时间未见疾病进展。治疗前对 42 例患者(5 例肾细胞癌)的瘤体肿瘤细胞表面 PD-L1 表达情况进行了分析,17 例 PD-L1 阴性患者中没有 1 例出现应答,25 例 PD-L1 阳性患者中有 9 例(36%)有客观反应,因此 PD-L1 表达能否成为预测性生物标志物有待进一步研究。正如预期的那样,多位患者发生了可能出现的自身免疫性不良事件,包括腹泻、垂体炎和白癜风。

另一项剂量递增的一期研究中,进展期实体瘤患者接受 BMS-936559(PD-L1 特异性单克隆抗体)治疗,评估对 PD-1 位点的抑制情况(Brahmer et al,2012)。75 例患者中有 17 例肾细胞癌患者;17 例肾癌患者中 2 名(12%)的有效客观反应分别持续 4 个月和 17 个月;另有 7 例患者(41%)病情稳定,持续至少 24 周。

PD-1 和 PD-L1 抑制药试验的研究正在进行中,尽管研究结果令人鼓舞,但这些研究的样本容量小、随访时间短,须谨慎对待。有关 PD-1 和 PD-L1 抑制药疗效更为确定的后续研究数据不久会公布,将有助于判定Ⅰ期临床试验所取得的良好数据合理与否。

四、肾透明细胞癌靶向药物治疗的分子生物学基础

VEGF 通路拮抗药在治疗肾透明细胞癌领域的进展是靶向治疗策略中经常引用的典范,从发现致癌基因信号通路的确认到合理药物研发、再到规范化的临床评估均符合逻辑学过程。关于 VEGF 在肾癌发生中发挥核心作用的最早线索来自一项试图揭示 VHL 家族性肾癌综合征的遗传学基础研究。20 世纪 90 年代初,NCI 研究人员在利用基因链分析研究 VHL 家族性肾癌综合征时,发现 *VHL* 基因的种系突变或缺失是导致该病的基础(Latif et al,1993)。生殖细胞携带 *VHL* 基因突变的个体发生多器官肿瘤的风险增加,包括双侧、多发性肾透明细胞癌。*VHL* 基因是经典的抑癌基因,受累组织中正常的 *VHL* 等位基因因肿瘤形成所需要的"二次"打击而失活。

VHL 基因位于染色体 3 的短臂上并编码 von Hippel-Lindau 蛋白(VHL),其可以合成为两种可变剪接变体(Latif et al,1993;Gnarra et al,1996;Iliopoulos et al,1998;Linehan,2003)。VHL 蛋白是由细长蛋白 B 和 C 及 Cullin2(CUL2)结合形成的蛋白质复合物,主要标记细胞内某些通过泛素系统起传递和降解作用的蛋白质(Duan et al,1995;Pause et al,1997;Stebbins et al,1999;Linehan,2003;Kaelin,2004)。泛素介导的降解靶向蛋白包括一组称为缺氧诱导因子(HIF)的转录活性蛋白的 α 亚基(Iliopoulos et al,1996;Pause et al,1997;Maxwell et al,1999;Cockman et al,2000;Ohh et al,2000;Ivan et al,2001;Jaakkola et al,2001)。在具有完整 VHL 功能的细胞中,HIF 表达水平主要受氧压控制。含氧量正常的情况下,HIF 上的脯氨酸残基的羟基化促进其与 VHL/细长蛋白/CUL 复合物的结合、降解;相反,缺氧环境将阻碍 HIF 的脯氨酸羟基化及降解,进而导致 HIF 的 α 亚基在细胞内积聚。VHL 突变将干扰其与 HIF 或细长蛋白/CUL2 的结合,甚至在正常氧环境下也会促进 HIF 积聚;而 HIF 积聚导致各种促血管生成和生长因子(包括 VEGF、血小板衍生生长因子 PDGF、α 转化生长因子、葡萄糖转运蛋白 1 和促红细胞生成素)的上调,而这些因子被认为在透明细胞肾癌中发挥关键作用(图 10-4)(Duan et al,1995;Iliopoulos et al,1996;Kaelin,2004;Linehan et al,2007,2010a)。虽然最初 von Hippel-Lindau 家族中被鉴定为种系缺陷,但是相当高比例(91%)的散发性透明细胞肾癌中也观察到了突变

或启动子甲基化引起体细胞 VHL 失活的证据
（Herman et al，1994；Gnarra et al，1996；Zhuang
et al，1996a，1996b；Nickerson et al，2008）。认识
到 VHL 缺失是肾癌发生的关键，将为转移性透
明细胞肾癌靶向治疗新药的开发铺平道路。

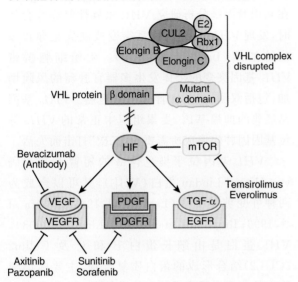

图 10-4　肾透明细胞癌 von Hippel-Lindau（VHL）途径。VHL 活性的丧失导致缺氧诱导因子（HIF）和几种促血管生成因子和生长因子的积累，这些因子可以作为抗癌药物的靶标。HIF 还可以促进 HIF 翻译的哺乳动物西罗莫司靶蛋白（mTOR）上调。EGFR. 表皮生长因子受体；PDGF. 血小板衍生的生长因子；PDGFR. 血小板衍生生长因子受体；TGF-α. 转化生长因子-α；VEGF. 血管内皮生长因子；VEGFR. 血管内皮生长因子受体（Modified from Linehan WM, Bratslavsky G, Pinto PA, et al. Molecular diagnosis and therapy of kidney cancer. Annu Rev Med 2010;61:329-43.）

五、透明细胞肾癌分子靶向药物

（一）血管内皮生长因子途径的拮抗药

1. 贝伐单抗

贝伐单抗是一种抗 VEGF-A 的人源化单克隆抗体，是第一种用于临床试验的检测透明细胞肾癌中 VHL 通路异常表达与调节的 VEGF 信号通路拮抗药。一项三阶段的 Ⅱ 期临床研究中，接受细胞因子治疗后病情进展的转移性透明细胞肾癌患者被随机分组，分别接受两种剂量的贝伐单抗

（10mg/kg 或 3mg/kg，每 2 周静脉注射 1 次）或者是安慰剂治疗（表 10-7）（Yang et al，2003a）。这项纳入 116 例患者（原计划纳入 240 例）研究的中期分析显示：与接受安慰剂治疗相比，接受 10mg/kg 贝伐单抗治疗的患者 PFS 更长（4.8 个月 vs. 2.5 个月，P < 0.001）（图 10-5）。虽然该试验中使用的交叉设计（安慰剂治疗后病情进展的患者被允许跨组到贝伐单抗组治疗）可能影响研究结果，但是 OS 并没有相应的改善。接受贝伐单抗治疗的患者总有效率并不高（10mg/kg 剂量的客观缓解率为 10%）。患者对该药物耐受性良好，出血、高血压、乏力和蛋白尿是较常见的不良反应。前瞻性试验中并未将单用贝伐单抗与细胞因子（VEGF 途径拮抗药出现之前常用于一线治疗）或其他 VEGF 途径拮抗药（如舒尼替尼）进行比较。

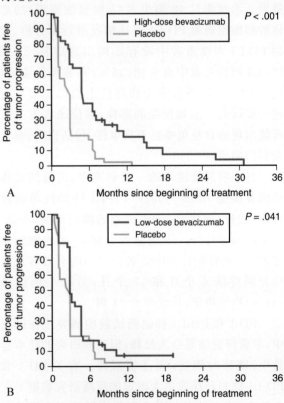

图 10-5　给予高剂量贝伐单抗（10mg/kg；A）的 39 名患者和低剂量贝伐珠单抗（3mg/kg；B）的 37 名患者的 Kaplan-Meier 分析相比，接受安慰剂治疗的 40 名患者（From Yang JC, Haworth L, Sherry RM, et al. A randomized trial of bevacizumab, an anti-vascular endothelial growth factor antibody, for metastatic renal cancer. N Engl J Med 2003; 349:427-34.）

有研究探索改善贝伐单抗疗效的策略,如与细胞因子(α干扰素)及其他靶向药物(如厄洛替尼,一种表皮生长因子受体酪氨酸激酶活性的小分子抑制药)联合应用。贝伐单抗联合厄洛替尼的Ⅱ期临床研究显示:总有效率为 25%(高于预期单用贝伐单抗的数据)和 11 个月的中位 PFS(Hainsworth et al,2005)。然而,随后的Ⅱ期临床研究并未能证实贝伐单抗联合厄洛替尼在晚期透明细胞肾癌患者中的疗效更优于单用贝伐单抗(中位 PFS 9.9 个月 vs. 8.5 个月,$P = 0.58$)(Bukowski et al,2007)。两项大型Ⅲ期临床随机

研究比较了贝伐单抗联合α干扰素与单用α干扰素的疗效(表 10-7)。在 CALGB 90206 研究中,752 例未经治疗的转移性透明细胞肾癌患者随机分配到两个治疗组中,相对于单用α干扰素的患者,接受贝伐单抗+α干扰素治疗的有效率更高(25.5% vs. 13.1%,$P < 0.0001$)、PFS 更长(8.5 个月 vs. 5.2 个月,$P < 0.0001$)(Rini et al,2008a)。另一项设计相似的多中心欧洲试验研究(AVOREN)也报道了联合组疗效更好的相似 PFS 结果(10.2 个月 vs. 5.4 个月,$P = 0.0001$)和有效率(31% vs. 13%)(图 10-6)(Escudier et al,

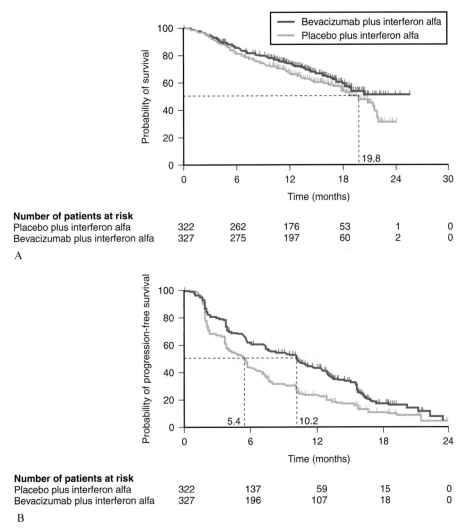

图 10-6　Kaplan-Meier 分析(A)总生存期和(B)649 名患者单用或联合应用贝伐单抗接受α干扰素治疗患者的无进展生存期(From Escudier B,Pluzanska A,Koralewski P,et al. Bevacizumab plus interferon alfa-2a for treatment of metastatic renal cell carcinoma:a randomised,double-blind phase Ⅲ trial. Lancet 2007;370:2103-11.)

表 10-7　基于贝伐单抗的方案在转移性肾细胞癌中的研究的综述

STUDY	AGENT(S)	PHASE	STUDY POPULATION	NO. OF PATIENTS	OVERALL RESPONSE RATE (RECIST)*	MEDIAN PFS(mo)*	MEDIAN OS(mo)*
Yang et al.2003a	Bev(10mg/kg) vs. Bev(3 mg/kg) vs. placebo	Randomized, 3-arm phase Ⅱ	Cytokine-refractory clear cell	116	10% vs. 0vs. 0	4.8 vs. 3.0vs. 2.5	
Escudier et al.2007b	Bev + IFN-α vs. IFN-α	Randomized phase Ⅲ	Previously untreated clear cell	649	31% vs. 13%	10.2. vs. 5.4	NR vs.19.8
Rini et al.2008a	Bev + IFN-α vs. IFN-α	Randomized phase Ⅲ	Previously untreated clear cell	732	25.5% vs. 13.1%	8.5. vs.5.2	NA
Bukowski et al. 2007	Bev + erlotinib vs. Bev	Randomized phase Ⅲ	Previously untreated clear cell	104	14% vs. 13%	9.9 vs. 8.5	20vs. NR

Bev. 贝伐单抗;IFN-α. α 干扰素;NA. 不可用;NR. 未达到;OS. 总生存率;PFS. 无进展生存;RECIST. 实体瘤的疗效评估标准。* 统计学上显著差异以黑体表示

2007b)。最近两项研究的生存数据表明：干扰素加贝伐单抗治疗的总生存率并没有改善（Escudier et al,2010;Rini et al,2010)。尽管两项研究均不允许患者在疾病进展期间交叉接受 α 干扰素治疗,但是相当数量的患者(＞60%)随后接受了抗癌治疗,这有可能干扰了对总生存率的分析。两项研究都报道了接受联合治疗的患者发生某些 3 级不良反应,如高血压、乏力、厌食等。CALGB 和 AVOREN 研究是设计完善的大型试验,也都进行了多中心研究。这些研究表明,干扰素加贝伐单抗可能提高临床疗效,如 PFS 延长。然而,这些研究并未包括贝伐单抗单药治疗组(由于当时验证贝伐单抗单药活性的证据不足),因此难以确定该研究是否涉及了干扰素相关毒性及有临床价值的获益情况。有趣的是,CALGB 试验研究联合组中观察到的中位 PFS(8.5 个月)与另外一项 Ⅱ 期临床试验研究中针对未经治疗的透明细胞肾癌患者使用贝伐单抗单药治疗后中位 PFS 相似(Bukowski et al,2007)。目前尚未见关于贝伐单抗(单用或与干扰素联合使用)与 VEGFR 拮抗药(舒尼替尼或帕唑帕尼)前瞻性比较的研究报道,这可能是大多数新确诊为转移性肾透明细胞癌患者治疗方案存在争议的原因。贝伐单抗不作为转移性透明细胞肾癌的初始治疗药物,而可能适用于那些单用 VEGFR 拮抗药或者与其他药物(如干扰素)联用的一线治疗方案失败的患者。目前及未来的相关临床试验研究将有助于确定该药物在透明细胞肾癌患者中的最佳治疗用途。

2. 索拉非尼

索拉非尼是一种口服的、具有抗 VEGFR-2、PDGFR-β 和 raf-1 活性的多效激酶抑制药。一项随机分组的 Ⅱ 期临床试验研究提供了索拉非尼在肾癌中具有活性的初步证据(表 10-8)(Ratain et al,2006)。该研究共纳入了 202 名患者,最初 2 周所有患者均接受索拉非尼 400mg 口服,每日 2 次。随后,65 例在该治疗阶段结束时病情稳定的患者(该试验定义为基线±25% 内)随机分配至索拉非尼组或安慰剂组继续治疗。索拉非尼治疗组与接受安慰剂治疗组相比具有更好的 PFS(24 周 vs. 6 周,P＝0.0087)。随后,纳入 903 名患者的全球多中心 Ⅲ 期临床试验(TARGET 研究)进一步评估了索拉非尼治疗前曾接受细胞因子治疗的

转移性肾癌患者的疗效(图 10-7)(Escudier et al,2007a)。Ⅱ 期试验的中期结果显示:索拉非尼治疗组中位 PFS 为 5.5 个月,明显长于安慰剂组的 2.8 个月(P＜0.01)。此后,安慰剂组中病情进展的患者被允许跨组接受索拉非尼治疗。随后的生存数据显示:两组 OS 无显著差异,索拉非尼组 17.8 个月 vs. 安慰剂组 15.3 个月(P＝0.146)(图 10-7)(Escudier et al,2009a)。然而,将从安慰剂组跨组到索拉非尼组治疗的患者剔除,则统计数据显示索拉非尼组有显著的统计学优势(中位 OS 17.8 个月 vs. 14.3 个月,P＝0.029)。这

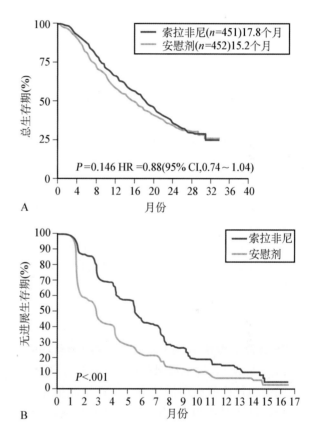

图 10-7　903 例随机接受索拉非尼或安慰剂治疗的转移性肾细胞癌患者的总生存期(A)和无进展生存期(B)的 Kaplan-Meier 分析。CI. 置信区间;HR. 风险比 (From Escudier B,Eisen T,Stadler WM,et al. Sorafenib for treatment of renal cell carcinoma:final efficacy and safety results of the phase Ⅲ treatment approaches in renal cancer-global evaluation trial. J Clin Oncol 2009;27:3312-8;and Escudier B,Eisen T,Stadler WM,et al. Sorafenib in advanced clear-cell renal-cell-carcinoma. N Engl J Med 2007;356:125-34.)

项探索性"预先交叉"生存分析结果表明,这种交叉设计可能影响了患者的生存终点。这项试验中索拉非尼的总有效率相对较低,约 10% 患者部分有效;然而有超过 70% 接受索拉非尼治疗的患者有一定程度的肿瘤消退。

索拉非尼的不良反应与此类其他药物相同,包括高血压、乏力、皮疹、手足综合征和腹泻。一项 Ⅱ 期临床研究评估了索拉非尼在一线治疗中的疗效,189 例未经治疗的转移性透明细胞肾癌患者分别接受索拉非尼或 α-2a 干扰素治疗(Escudier et al,2009b)。尽管接受索拉非尼治疗的患者肿瘤消退的可能性更高(68% vs. 39%),但两组患者的 PFS 几乎相同(索拉非尼组 5.7 个月 vs. 干扰素组 5.6 个月,P = NS)(表 10-8)。索拉非尼已被 FDA 批准用于治疗晚期肾癌,因为目前许多 VEGFR 拮抗药正处在研究当中,所以索拉非尼的确切治疗作用仍有待于进一步明确。为了提高索拉非尼的疗效,强化剂量方案(每日 2 次,每次 800mg)已被尝试。但是迄今为止,还没有令人信服的证据表明高剂量的药物可以提供额外的临床获益。目前,索拉非尼已很少应用于一线治疗。小样本研究显示,对于应用其他 VEGFR 抑制药病情进展的患者应用索拉非尼治疗可能有效,该药物通常用于舒尼替尼或类似药物治疗后疾病进展的患者。

3. 舒尼替尼

舒尼替尼是 VEGFR-2、PDGFR-β、c-Kit 及 FMS 样酪氨酸激酶 3(Flt3)的有效抑制药,其作为口服 VEGFR 激酶抑制药被广泛应用于转移性透明细胞肾癌的早期治疗中。与索拉非尼相似,该药物可同时作用于 VEGF 和 PDGF 通路。通过协同作用阻断肿瘤血管再生,也可以直接干扰 VEGF 通路介导的血管内皮的生长和增殖。另外,也可以通过干扰 PDGF 信号通路完整性来干扰血管周细胞的功能。舒尼替尼的初步疗效评估是在转移性肾癌患者中进行的两次开放 Ⅱ 期临床试验研究中完成的。该试验研究中的大多数患者曾接受过细胞因子治疗(Motzer et al,2006a,2006b)。6 周为一个试验周期,前 4 周内这两项试验的患者均每日口服舒尼替尼 50mg(表 10-9)。随后试验中观察到很高的有效率(30% ～ 40%),中位 PFS 超过 8.5 个月。因此,该药物被

FDA 批准用于治疗晚期肾癌。一项具有里程碑意义的 Ⅲ 期随机试验通过与同样是治疗晚期肾癌一线药物的 α-干扰素的比较,进一步证实了舒尼替尼的有效性(Motzer et al,2007)。研究中 750 例患者被随机分组,分别接受舒尼替尼治疗或 α-干扰素治疗。独立的第三方影像学中期评估分析显示舒尼替尼组有更佳的 PFS(中位数 11 个月 vs. 5 个月,P = 0.001)和总有效率(31% vs. 6%,P = 0.001)(图 10-8)。舒尼替尼最常见不良反应包括胃肠道反应(特别是腹泻)、皮肤症状(如皮疹和手足综合征)、全身症状(如疲劳、无力)及高血压,其他不良反应如骨髓抑制和甲状腺功能减退。生活质量评估也显示:应用舒尼替尼优于干扰素。该试验研究的生存数据,证实了舒尼替尼组有更好的 OS(中位 OS 26.4 个月 vs. 21.8 月,P = 0.051)(Motzer et al,2009)。基于这些研究数据,在美国,舒尼替尼已被广泛应用于转移性透明细胞肾癌患者的早期治疗中。

4. 帕唑帕尼

以舒尼替尼和索拉非尼为代表的靶向药物,对多种靶分子有拮抗作用,其中一些作用可能与肾透明细胞癌无关。与传统化疗药物相比,这类药物的耐受性相对较好,但因药物毒性导致服药减量及终止治疗的情况也时有发生。最近,一系列选择性拮抗 VEGFR 家族的新型药物引起了人们的关注,这些药物或许能在不影响疗效的前提下,减轻靶向治疗的副作用(表 10-10)。帕唑帕尼作为该类药物中的一员,是一种强有力的 VEGFR 抑制药,但仍有拮抗 PDGFR 的活性。

一项随机、双盲、安慰剂对照的 Ⅲ 期临床试验对帕唑帕尼治疗转移性透明细胞性肾癌的效果进行了评估,受试者未经治疗或曾接受过细胞因子治疗(Sternberg et al,2010)。435 例患者按比例随机分组(2:1),分别接受帕唑帕尼或安慰剂治疗,在中位 PFS(9.2 vs. 4.2 个月,P = 0.000 000 1)和药物反应率(30% vs. 3%)方面,帕唑帕尼组优势明显。无论是未经治疗组(n = 233,中位 PFS 11.1 vs. 2.8 个月,HR 0.40,95% CI 0.27～0.60,P<0.0001)、还是曾接受过细胞因子治疗组(n = 202,中位无进展生存时间 7.4 vs. 4.2 个月,HR 0.54,95%CI 0.35～0.84,P<0.001),帕唑帕尼组结果均优于对照组。此外,研

表 10-8　索拉非尼治疗转移性肾细胞癌的研究综述

STUDIES	AGENT(S)	PHASE	STUDY POPULATION	NO. OF PATIENTS	OVERALL RESPONSE RATE (RECIST)*	MEDIAN PFS(mo)*	MEDIAN OS(mo)*
Ratain et al.2006	Sorafenib vs. placebo	Phase II randomized discontinuation	Treatment-refractory, all histologic subtypes	202		6 vs. 1.5	NA
Escudier et al. 2007a, 2009a	Sorafenib vs. placebo	Randomized phase III	Cytokine-refractory clear cell	903	10% vs. 2%	5.5 vs. 2.8	17.8 vs. 15.2
Escudier et al.2009b	Sorafenib vs. IFN-α	Randomized phase II	Previously untreated clear cell	189	5% vs. 9%	5.7 vs. 5.6	NA

IFN-α. α-2a 干扰素；NA. 不可用；PFS. 疾病无进展生存期；OS. 总生存期；RECIST. 实体肿瘤的反应评估标准。* 统计上显著差异以黑体表示

表 10-9　舒尼替尼治疗转移性肾细胞癌的研究综述

STUDIES	AGENT(S)	PHASE	STUDY POPULATION	NO. OF PATIENTS	OVERALL RESPONSE RATE (RECIST)*	MEDIAN PFS(mo)*	MEDIAN OS (mo)*
Motzer et al. 2007, 2009	Sunitinib vs. IFN-α	Randomized phase III	Previously untreated clear cell	750	31% vs. 6%	11 vs. 5	26.4 vs. 21.8
Motzer et al.2006a	Sunitinib	Single-arm phase II	Cytokine-refractory clear cell	63	40%	8.7	NA
Motzer et al.2006b	Sunitinib	Single-arm phase II	Cytokine-refractory clear cell	106	44%	8.1	NA

IFN-α. α-2a 干扰素；NA. 不可用；PFS. 无进展生存期；OS. 总生存期；RECIST. 实体肿瘤的反应评估标准。* 统计上显著差异以黑体表示

表 10-10　总结选择性 VEGFR 拮抗药在转移性肾细胞癌中的研究

STUDY	AGENT(S)	PHASE	STUDY POPULATION	NO. OF PATIENTS	OVERALL RESPONSE RATE (RECIST)*	MEDIAN PFS(mo)*	MEDIAN OS (mo)*
Sternberg et al. 2010,2013	Pazopanib vs. placebo	Randomized phase Ⅲ	Metastatic clear cell patients with 0-1 prior cytokine therapy	435	30% vs. 3%	9.2 vs. 4.2	22.9 vs. 20.5
Motzer et al,2013d	Tivozanib vs. sorafenib	Randomized phase Ⅲ	Metastatic clear cell; 0 — 1 prior therapies	517	33% vs. 23%	11.9 vs. 9.1	28.8 vs. 29.3
Rini et al,2011; Motzer et al,2013b	Axitinib vs. sorafenib	Randomized phase Ⅲ	Second-line clear cell	723	19% vs. 9%	6.7 vs. 4.7	20.1 vs. 19.2
Motzer et al,2013c	Pazopanib vs. sunitinib	Randomized phase Ⅲ	Previously untreated clear cell	1110	31% vs. 25%	10.5 vs. 10.2	28.4 vs. 29.3

NA. 无效；OS. 总体生存率；PFS. 无进展生存时间；RECIST. 实体瘤治疗疗效评价；VEGFR. 血管内皮生长因子受体。* 用粗体表示的统计学上有显著差异

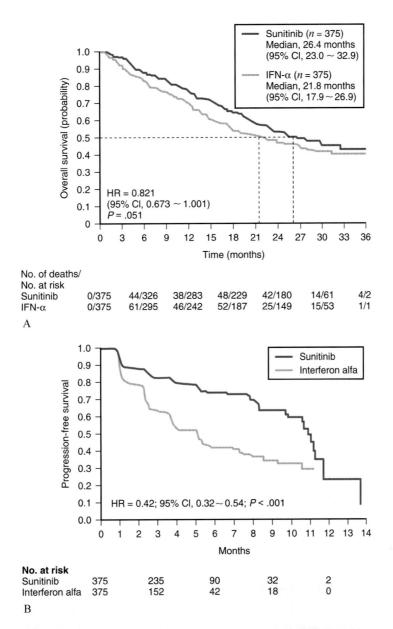

图 10-8　Kaplan-Meier 生存曲线分析之前未接受治疗的 750 例转移性肾细胞癌患者接受舒尼替尼或干扰素 α 的总体生存率（A）和无肿瘤进展生存期（B）。CI. 置信区间；HR. 风险比（From Motzer RJ，Hutson TE，Tomczak P，et al. Overall survival and updated results for sunitinib compared with interferon alfa in patients with metastatic renal cell carcinoma. J Clin Oncol 2009；27：3584-90；and Motzer RJ，Hutson TE，Tomczak P，et al. Sunitinib versus interferon alfa in metastatic renal-cell carcinoma. N Engl J Med 2007；365：115-24. ）

究指出该药物不良反应轻微，有极少的 3～4 级不良事件发生。然而，最终存活数据显示，帕唑帕尼组较安慰剂组在 OS 方面无明显改善（中位 OS 22.9 个月 vs.20.5 个月，HR 0.91，95％ CI 0.71～1.16，单侧 $P = 0.224$）（Sternberg et al，2013）。

至少有两项研究对帕唑帕尼和舒尼替尼的疗效和（或）耐受性进行了比较。最近发表的一项多中心Ⅲ期随机试验（COMPARZ）对这两种药物的疗效和安全性进行了比较，1110 例未经治疗的转移性透明细胞性肾癌患者被随机分组，分别接受帕唑帕尼 800mg/qd（$n = 557$）与标准舒尼替尼方案（50mg，每日 1 次，持续 4 周，随后 2 周停药，n ＝553）（Motzer et al，2013c）。主要研究终点是 PFS，致力于评估帕唑帕尼与舒尼替尼对比的非劣效性。次要研究终点包括 OS、生活质量和药物安全性。接受帕唑帕尼治疗的患者中位 PFS 为 8.4 个月，而舒尼替尼为 9.5 个月。基于预先制定的标准，帕唑帕尼组 PFS 不逊色于舒尼替尼（HR 1.05，95％CI 0.90～1.22）。对比两组总生存时间，帕唑帕尼组中位 OS 为 28.4 个月，舒尼替尼组中位 OS 为 29.3 个月（HR 0.91，95％CI 0.76～1.08）。但是，两组在不良反应和患者耐受性方面存在差异，疲劳（63％vs.55％）、血小板减少症（78％vs.41％）和手足综合征（50％vs.29％）在接受舒尼替尼治疗的患者中出现比例较高，而丙氨酸氨基转移酶升高的现象在帕唑帕尼组更常见（60％vs.43％）。治疗过程前 6 个月，帕唑帕尼组在生活质量评估方面，如疲劳、口腔或咽喉疼痛、手足疼痛等方面有优势。

另一项关于患者对帕唑帕尼和舒尼替尼两种药物偏好性评估的小型研究以摘要形式发表（Escudier et al，2012）。168 例未经治疗的转移性透明细胞性肾癌患者随机接受帕唑帕尼治疗 10 周，停药 2 周后舒尼替尼治疗 10 周（按照"服药 4 周/停药 2 周"的计划进行），反之亦然。在完成 22 周的治疗后，对患者进行问卷调查，评估他们愿意选择哪种药物。70％的患者更偏向于帕唑帕尼，22％的患者选择了舒尼替尼（8％的患者在两种药物之间没有明确偏好）。基于这些数据，对晚期透明细胞性肾癌患者来说，帕唑帕尼是合理的一线用药。尽管大多数患者对帕唑帕尼的耐受性优于舒尼替尼，但它似乎会增加肝毒性发生率，有此并发症风险的患者需慎用帕唑帕尼。还需要注意的是，一些患者对舒尼替尼的耐受性比帕唑帕尼更好。所以，应在对每位患者进行仔细的、个性化的评估后，再确定应该使用哪种药物。

5. 阿西替尼

阿西替尼是一种口服的高选择性小分子酪氨酸激酶抑制药，作用靶点是 VEGF 受体家族中的 VEGFR-1、VEGFR-2 和 VEGFR-3。在一项Ⅱ期临床试验中，52 例晚期肾癌患者接受阿西替尼治疗，总反应率为 44％，其中两例患者完全缓解（4％），中位无疾病进展时间为 15.7 个月（Rixe et

al，2007）。该研究显示，大多数患者的肿瘤有一定程度的缩小，并且其中一些患者曾接受过 IL-2 或干扰素治疗。最常见的 3 级和 4 级不良反应包括腹泻、疲劳和高血压，大多数患者可以通过药物治疗得到缓解。一项近期刚完成的有关阿西替尼Ⅲ期临床试验（AXIS），对阿西替尼用作二线治疗的疗效与索拉非尼（第一代药物为 VEGFR 和 RAF 抑制药）进行了对比（Rini et al，2011；Motzer et al，2013b）。该项研究中 723 例曾接受舒尼替尼、贝伐单抗、替西罗莫司或细胞因子一线治疗后出现进展的肾透明细胞癌患者，随机分组分别接受阿西替尼（起始剂量 5mg，口服，每日 2 次，n ＝361）或索拉非尼（400mg，口服，每日 2 次，n ＝362）治疗。阿西替尼组中的患者如果对低剂量用药有良好的耐受性，可以提高药物剂量（10mg，口服，每日 2 次）；索拉非尼组保持药物剂量不变。根据实体肿瘤反应评价标准（RECIST），阿西替尼组中位 PFS 为 6.7 个月，而索拉非尼组为 4.7 个月（HR 0.665，95％CI 0.544～0.812，$P <$ 0.0001）。治疗前接受过细胞因子治疗的患者，阿西替尼的优势最为明显（阿西替尼中位无进展生存时间为 12.1 个月，索拉非尼为 6.5 个月，HR：0.464，95％CI：0.318～0.667，$P <$ 0.0001）。先前应用 VEGF 拮抗药治疗的患者也似乎能够获益，尽管 PFS 的改善程度不大。例如，在一线治疗为舒尼替尼组中，阿西替尼中位 PFS 为 4.8 个月，索拉非尼为 3.4 个月（HR 0.741，95％CI 0.573～0.958，$P ＝$ 0.0107）。两组的总生存情况相当，阿西替尼组中位总生存时间为 20.1 个月（95％CI 16.7～23.4），索拉非尼组（HR 0.969，95％CI 0.800～1.174，单侧 $P ＝$ 0.3744）为 19.2 个月（95％CI 17.5～22.3）。AXIS 试验中，与索拉非尼比较，阿西替尼能提高 PFS，因此阿西替尼被 FDA 批准用于晚期肾细胞癌患者的二线治疗。

在有关阿西替尼的 AXIS 试验和之前的研究中，患者间在药物代谢动力学及药物暴露方面存在较大差异，药物活性和药物暴露呈正相关。一项关于未经治疗的透明细胞性肾癌患者的Ⅱ期临床试验，采用基于临床耐受性的剂量滴定方案，旨在通过优化药物剂量和药物暴露来增加疗效（Rini et al，2013）。试验总共纳入 213 例患者，其中 112 例患者对初起始剂量（5mg，每日 2 次）能够耐受,符合增加剂量的条件。这些患者被随机分配到阿西替尼剂量滴定组(7mg,每日 2 次,如果耐受良好,则增加到 10mg,每日 2 次,$n=56$)或安慰剂滴定组(患者保持 5mg,每日 2 次,$n=56$)。阿西替尼剂量滴定组的缓解率(总缓解率=54%)高于安慰剂组(总缓解率=34%,单侧 $P=0.019$);然而,更高的缓解率并不能提高 PFS。尽管这些数据提示根据耐受性对患者进行剂量滴定的做法可能是有益的,但仍有待进一步研究。

6. 其他 VEGF 途径靶向药物

替沃扎尼是另一种 VEGFR-1、VEGFR-2 及 VEGFR-3 高选择性抑制药,一项 Ⅱ 期随机终止试验评估发现该药对肾细胞癌具有疗效,并且不良反应少(Bhargava et al,2009)。随后,Motzer 及其同事(2013d)在一项随机、开放、多中心的 Ⅲ 期试验中,对替沃扎尼与索拉非尼在晚期肾细胞癌治疗中的疗效进行了对比研究。之前未接受 VEGF 或 mTOR 靶向药物治疗的晚期透明细胞性肾癌患者被随机分组,分别接受替沃扎尼($n=260$)或索拉非尼($n=257$)治疗。替沃扎尼组在 PFS 方面较对照组有优势(替沃扎尼组中位生存期:11.9 个月,索拉非尼组:9.1 个月,HR 0.797,95%CI 为 0.639～0.993,$P=0.042$)。替沃扎尼组的总体缓解率为 33%,索拉非尼组为 23%($P=0.037$)。但是,在生存期方面,索拉非尼组较替沃扎尼组有优势(索拉非尼组中位生存期 29.3 个月;替沃扎尼组 28.8 个月,HR 1.245,95%CI 0.954～1.624,$P=0.105$)。该试验结果表明,替沃扎尼对透明细胞性肾癌有效,但鉴于目前可选择的针对该途径的靶向药物较多,所以尚需进一步研究去明确该药物的最佳使用方法。

尽管目前在针对 VEGF 途径的靶向治疗方面取得了巨大的进步,但大多数透明细胞性肾癌患者还是会出现疾病进展,甚至死亡。明确患者对 VEGF 抑制药出现原发性和获得性或适应性耐药机制是一个热门的研究领域。临床前研究模型显示,在应用 VEGF 抑制药后,促进和支持血管再生的其他途径的激活是导致耐药重要因素。有研究认为,VEGF 途径抑制药起效后,成纤维细胞生长因子(FGF)受体(FGFR-1 和 FGFR-2)被认作是导致耐药的重要中介(Korc and Friesel,2009;Welti et al,2011)。最近,一项非对照 Ⅱ 期

研究对尼达尼布与舒尼替尼的使用疗效进行了评估,尼达尼布是一种小分子血管激酶抑制药,对 VEGFR-1、VEGFR-2 和 VEGFR-3,PDGFR-α/β,FGFR-1,FGFR-2 和 FGFR-3,RET,Flt-3 均有拮抗作用(Eisen et al,2013)。99 例未接受过系统治疗的晚期透明细胞性肾癌患者,以 2:1 的比例分组,分别接受尼达尼布或舒尼替尼的治疗,参考 RECIST1.1 标准,直至病情进展或出现不能耐受的药物相关不良事件。主要研究终点是 9 个月时的无疾病进展生存率,以及尼达尼布组的 Q-Tc 间期明显改变的发生率。两组在 9 个月时的无疾病进展,生存率无显著差异(尼达尼布组为 43%,舒尼替尼组为 45%,$P=0.85$)。两组间的次要疗效终点结果也相似,包括缓解率(18.8% vs.31.3%,$P=0.19$),中位 OS(20.4 vs.21.2 个月,$P=0.63$)和中位 PFS(两组均为 8.5 个月)。

多韦替尼是一种口服的 VEGFR、PDGFR 和 FGFR 抑制药,在一项开放、随机的 Ⅲ 期临床试验中,以接受过一种 VEGF 和一种 mTOR 靶向治疗过的肾透明细胞癌患者为试验对象(Motzer,2013)。570 例患者按照 1:1 的比例随机分组,分别接受多韦替尼或索拉非尼治疗,以 PFS 为主要终点。在加入本试验之前,大多数患者曾接受抗 VEGF 药物治疗(92%),然后再接受一种 mTOR 抑制药治疗。多韦替尼及索拉非尼两组的 PFS 无明显差异,中位 PFS 分别为 3.7 和 3.6 个月(HR 0.86,95%CI 0.72～1.94,$P=0.063$)。中位总生存时间(HR 0.96,95%CI 0.75～1.22,$P=0.357$)也相似(多韦替尼和索拉非尼组分别为 11.1 个月和 11 个月)。虽然上述两项有关 FGFR 抑制药治疗肾细胞癌的结果使人沮丧,但值得一提的是,在这些研究中没有尝试根据肿瘤组织中 FGFR 途径激活的证据来筛选患者。此外,没有以药效动力学为研究终点报道,以至于无法判断这些药物是否达到了有效抑制 FGFR-1 的作用。

(二)哺乳动物西罗莫司靶点抑制药

mTOR 是一种至关重要的细胞内蛋白质,是多种信号传导通路的组成部分,包括调节一些生长因子的作用。它似乎在调节 HIF-1α 的翻译和稳定性方面发挥了作用,临床前研究模型已经表明,mTOR 抑制药产生的生长抑制作用与阻断

HIF-1α 翻译有关（Hudson et al，2002；Thomas et al，2006）。两种西罗莫司类似物-替西罗莫司与依维莫司已在临床上被证明对肾细胞癌有疗效。

一项 II 期临床试验，对三种不同剂量替西罗莫司的疗效进行了评估（分别为 25mg，75mg 和 250mg，每周 1 次，静脉注射），111 例患者被随机分组，每组按其中一个剂量接受治疗（表 10-11）。本试验的总体缓解率有限（7%，包括 1 个完全缓解的患者），中位 PFS 为 15 个月（Atkins et al，2004）。治疗反应和 PFS 似乎与替西罗莫司剂量无关。根据 MSKCC 风险组对患者进行分层，再行探索性亚组分析，与接受干扰素-α 组进行历史对照，低风险组患者的中位 OS 更长久（8.2 个月 vs.4.9 个月）。在此基础上，对 626 例具有 3 项或 3 项以上预定低风险特征的患者进行了 3 组随机 III 期临床试验（Hudes et al，2007）。入组标准为未经治疗的所有组织学亚型的转移性肾癌患者，随机分组并分别接受替西罗莫司单药治疗（每周静脉注射 25mg）、干扰素 α 单药治疗（每周 3 次，皮下注射 1800 万 U）或替西罗莫司（每周静脉注射 15mg）联合干扰素 α（每周 3 次，皮下注射 600 万 U）治疗。在 PFS 方面，包含替西罗莫司治疗的两组患者均优于干扰素单药治疗组（中位数为 3.8 个月 vs.1.9 个月）。重要的是，在总生存时间方面，替西罗莫司组明显优于干扰素单药治

疗组（中位 OS 为 10.9 个月 vs.7.3 个月，P = 0.008），但是与干扰素单药治疗组相比，加用替西罗莫司似乎并没有显著提高总生存时间（中位 OS 为 8.4 个月 vs.7.3 个月，P＝0.70）（图 10-9）。替西罗莫司的耐受性非常好，最常见的不良事件有黏膜炎、疲劳、皮疹、高血糖症、低磷血症、高胆固醇血症和肺部并发症，这些不良反应均可通过药物及支持治疗缓解。根据这些数据，替西罗莫司被 FDA 批准用于治疗转移性肾细胞癌患者，对于低风险特征患者来讲，本药是合理的一线用药。

依维莫司是一种口服的 mTOR 抑制药。一项 III 期临床试验对其做了评估，受试者为舒尼替尼、索拉非尼或两者联合治疗后疾病出现进展的转移性透明细胞性肾癌患者（Motzer et al，2008b）。患者随机接受依维莫司 10mg，每日 1 次（n＝272）或安慰剂（n＝138）治疗（见表 10-11）。在中期分析显示依维莫司组的 PFS（平均 4 个月）优于安慰剂组（平均 1.9 个月）之后，终止临床试验（图 10-10）。在进行实验数据分析时，依维莫司组尚未达到中位生存时间点，安慰剂组中位生存时间为 8.8 个月；两组总生存时间没有显著差异。对于一线 VEGFR 拮抗药治疗后出现进展的患者来讲，虽然该药仅能轻微的提高 PFS，但是，它仍然是一种合理的治疗选择，并且已被 FDA 批准使用。

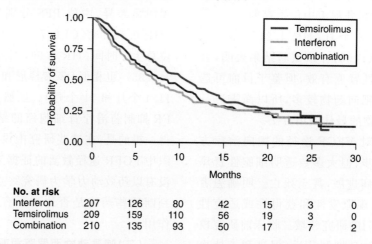

No. at risk						
Interferon	207	126	80	42	15	3	0
Temsirolimus	209	159	110	56	19	3	0
Combination	210	135	93	50	17	7	2

图 10-9　Kaplan-Meier 曲线估计 626 例转移性肾细胞癌患者随机接受西罗莫司，干扰素 α，以及联合治疗组的总体存活率和不良预后特征（From Hudes G，Carducci M，Tomczak P，er al. Temsirolimus，interferon alfa，or both for advanced renal-cell carcinoma. N Engl J Med 2007；356:2271-81.）

表 10-11　Summary of Selected Studies of mTOR Inhibitors in Metastatic Renal Cell Carcinoma

STUDY	AGENT(S)	PHASE	STUDY POPULATION	NO. OF PATIENTS	OVERALL RESPONSE RATE(RECIST)*	MEDIAN PFS(mo)*	MEDIAN OS(mo)*
Hudes et al,2007	Tem vs. IFN-α vs. tem/IFN-α	Randomized phase Ⅲ	Poor prognosis, previously un-treated;all histologic subtypes	626	8.6% vs. 4.8% vs.8.1%	5.5 vs. 3.1 vs.4.7	10.9vs.7.3 vs.8.4
Motzer et al,2008b	Everolimus vs. placebo	Randomized phase Ⅲ	Clear cell refractory to VEGF-targeted therapy	410	1% vs. 0	4.0vs.1.9	NR vs. 8.8

IFN-α, interferon alfa; mTOR, mammalian target of rapamycin; NR, not reached; OS, overall survival; PFS, progression-free survival; RECIST, Response Evaluation Criteria in Solid Tumors; tem, temsirolimus; VEGF, vascular endothelial growth factor.

* Statistically significant differences indicated in bold.

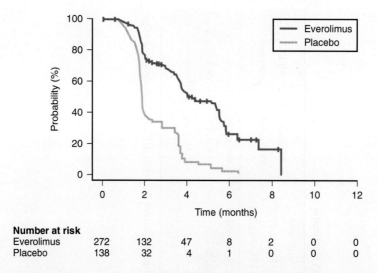

图 10-10　Kaplan-Meier 曲线估计 410 例转移性肾细胞癌患者随机接受依维莫司和安慰剂的无肿瘤进展生存期(From Motzer RJ,Escudier B,Oudard S,er al. Efficacy of everolimus in advanced renal cell carcinoma:a double-blind,randomised,placebo-controlled phase Ⅲ trial. Lancet 2008;372:449-56.)

(三)Von Hippel-Lindau 途径靶向药物联合和序贯疗法

针对 *VHL* 基因信号通路上不同控件的两种及两种以上的药物联合疗法能够提高疗效,并可消除潜在的耐药机制。这种方法的主要缺陷是药物毒性叠加,以及要大大降低各种药物的使用剂量(Feldman et al,2009;Patel et al,2009)。多种 mTOR 和 VEGF 途径拮抗药联合用药方案已在进行 Ⅰ 期临床试验。通常情况下,第一代 VEGFR 抑制药如舒尼替尼与 mTOR 抑制药联合应用,不良反应较明显,影响了 Ⅱ/Ⅲ 期研究评估(Feldman et al,2009;Patel et al,2009)。然而,以贝伐单抗为基础的联合用药,似乎耐受性更好,并已在一些临床试验中进行了验证。

一项旨在评估贝伐单抗联合依维莫司治疗转移型肾癌疗效的 Ⅱ 期临床试验($n=80$),受试者包括初次治疗组患者($n=50$)以及前期接受过舒尼替尼和(或)索拉非尼治疗的患者(Hainsworth et al,2010)。初次治疗组与前期接受舒尼替尼和(或)索拉非尼治疗组患者的中位 PFS 分别为 9.1 个月和 7.1 个月。一项贝伐单抗联合依维莫司治疗转移型肾癌的 Ⅲ 期临床试验(RECORD-2)将其与贝伐单抗联合干扰素-α 治疗效果进行了比较(Ravaud et al,2013),结果显示两组患者的中位 PFS、OS 和安全性评价未见明显差异,表明依维莫司联合贝伐单抗较干扰素 α 联合贝伐单抗治疗无显著优势。INTORACT 试验对西罗莫司或干扰素 α 分别与贝伐单抗的联合应用效果进行了对比(Rini et al,2014)。将未经治疗的 791 名转移性肾透明细胞癌患者随机分配至上述各组,试验的主要终点是 PFS。西罗莫司组和干扰素 α 组 PFS 差异无统计学意义(9.1 个月 vs.9.3 个月,HR 1.1,95%CI 0.9~1.3,$P=0.80$),总生存期(25.8 vs.25.5 个月,HR 1.0,95%CI 0.9~1.3,$P=0.6$)或客观反应率(27.0% vs.27.4%,风险比 1.0,95%CI 0.8~1.3,$P=1.0$)。然而,西罗莫司联合贝伐单抗方案似乎具有更好的耐受性,应用癌症治疗功能评估-肾症状指数(FKSI)-15 和 FKSI-疾病相关症状进行评估,其症状得分较高,而全球健康结果中却没有显著差异。从该项研究可以发现,与目前标准一线治疗方案相比,贝伐单抗联合 mTOR 抑制药未见明显优势。这些联合治疗方案是否与贝伐单抗单药治疗有明显差异还有待验证。

由于治疗肾细胞癌的药物越来越多,那么确定这些药物的使用顺序就变得非常重要。对于一线 VEGFR 拮抗药治疗后出现进展的患者,依维莫司较安慰剂组可延长患者的 PFS(Motzer et al,2008b)。有小样本回顾性分析表明,应用一种 VEGF 信号通路拮抗治疗失败后,改用另一种同样信号通路的靶向药物治疗,部分患者仍能获益(Rini et al,2008b;Tamaskar et al,2008)。

RECORD-1 研究显示一线 VEGF 抑制药治疗失败后,依维莫司组较安慰剂组的 PFS 更长(Motzer et al,2008b)。因此,如一线 VEGFR 抑制药治疗后疾病出现进展,通常可选用 mTOR 抑制药。这种治疗模式在 RECORD-3 试验中得到进一步证实,该试验同时也解决了 VEGF 和 mTOR 抑制药的给药顺序对治疗结果有无影响的问题(Motzer et al,2013a)。477 名未行全身性治疗的转移性肾细胞癌患者(任何风险类别,85.4%细胞组织学已明确)随机接受一线药物舒尼替尼或依维莫司的治疗,疾病出现进展后分别接受另一种药物治疗。主要研究终点在于观察中位 PFS,依维莫司治疗组是否优于舒尼替尼组。结果发现,舒尼替尼治疗组的中位 PFS(10.7 个月,95%CI 8.2~11.5)明显优于以依维莫司作为初始治疗的患者(7.9 个月,95%CI 5.6~8.2,HR 1.43,范围 1.15~1.77)。总生存期方面,依维莫司组(中位生存期为 22.4 个月)同样也远低于舒尼替尼组 32.0 个月(HR 1.24,95%CI 0.94~1.64)。这些数据表明,临床上标准用药顺序(一线 VEGFR 酪氨酸激酶抑制药,疾病进展后改用 mTOR 抑制药)的结果比首先使用 mTOR 抑制药会更好。

要想获得最有效的多药联合序贯治疗方案,精心设计的临床试验是不可或缺的;根据肿瘤分子生物学特征制定序贯用药方案,再根据这些方案将肾癌患者予以分类,也同样需要严密的临床试验来证实。

(四)肾透明细胞癌的其他治疗方式

1. 化疗

传统的细胞毒性药物在透明细胞性肾癌治疗中基本是无效的。多种化疗药物,包括 5-FU、铂类化合物、吉西他滨、长春碱和博来霉素,已被用于本病的单药治疗,但临床效果一般;多药联合化疗方案也不能明显提高疗效(Haas et al,1976;Hahn et al,1977;Zaniboni et al,1989;Mertens et al,1993,1994;Amato,2000;Rini et al,2000,2005;Stadler et al,2006)。有关肾透明细胞癌化疗试验研究的 Meta 分析显示总体有效率为 5.5%~6.0%(Yagoda et al,1995)。虽然这些潜

在的复杂的化疗耐药机制尚未明确,但多重耐药基因(MDR)的过度表达被认为可能是其罪魁祸首(Fojo et al,1987)。然而,加用 MDR 抑制药如托瑞米芬、环孢素和维拉帕米并不能改善其疗效,表明还有其他尚未被认识的因素在发挥作用(Braybrooke et al,2000)。目前,在肾透明细胞癌患者的治疗过程中,化疗尚无一席之地。化疗对含有肉瘤成分的肾癌肿患者的疗效有待进一步研究;有小样本研究表明,以吉西他滨为基础的化疗方案对于该类患者或许有效,但该方案尚需进一步研究(Nanus et al,2004)。

2. 激素治疗

在 20 世纪 70—80 年代,细胞因子问世之前,激素治疗曾是肾细胞癌相关试验的主题。促使这些研究开展的因素有以下两个方面:一是有效的肾癌治疗方法的匮乏;其次,肾癌患者中男性占多数(男性肾癌发生率约为女性两倍),暗示肾癌是一种内分泌相关的恶性肿瘤。一些激素类药物如甲羟孕酮曾被认为可引起极少数患者肿瘤体积缩小,但总体有效率太低(约 2%),对大多数患者没有显著的临床意义(Harris,1983;Schomburg et al,1993;Medical Research Council Renal Cancer Collaborators,1999;Braybrooke et al,2000)。尚无孕激素和其他激素药物用于肾细胞癌治疗的报道。

六、非透明细胞型肾癌的系统性治疗

非透明细胞型肾癌相对较少(占所有肾癌的 15%~25%),仅有少量的前瞻性研究对其进行报道。因为目前尚无对乳头状细胞、嫌色细胞和其他罕见组织亚型肾癌有确切疗效的药物,所以非透明细胞型肾癌患者通常是接受对透明细胞型肾癌有效的药物治疗。

VEGFR 抑制药对透明细胞型肾癌有效,对乳头状肾细胞癌仅有一定疗效。多项回顾性研究表明,索拉非尼和舒尼替尼对乳头状肾细胞癌患者的效果极低(Choueiri et al,2008a)。一些前瞻性 II 期临床试验中指出:舒尼替尼对乳头状肾细胞癌的反应率较低(5%~10%)。西南肿瘤学组(The Southwest Oncology Group)报告显示:52 名转移性乳头状肾细胞癌患者服用厄洛替尼(口服的 VEGF 抑制药)治疗总反应率为 11%,而 6

个月无疾病进展生存期(PFS)仅为29％。

　　一项旨在评估替西罗莫司与干扰素对有"不良预后"因素肾癌疗效的大型随机Ⅲ期研究,通过对试验性亚组分析发现,mTOR抑制药可能对一些非透明细胞癌患者有疗效。该试验中,约20％的患者为非透明细胞型肾癌(主要为乳头状肾细胞癌)。有37例非透明细胞型肾癌患者接受替西罗莫司治疗,36例患者接受干扰素治疗,在OS和PFS方面,替西罗莫司治疗组结果优于干扰素治疗组。尽管这些数据表明,替西罗莫司可能对一些非透明细胞型肾癌患者有效,但因其是一项亚组分析,因此结论有一定的局限性(Dutcher et al,2009)。一项开放的、大规模多中心Ⅱ期临床试验,对依维莫司作为转移性乳头状肾细胞癌(RAPTOR)一线治疗药物的疗效进行了评估,研究结果以摘要的形式发表(Escudier et al,2013)。初步治疗意向分析时($n=83$),中位PFS为3.7个月(95％ CI 2.4～5.5),中位OS为21个月(95％CI 15.4～28)。常见的3～4级不良事件包括:无力(10.6％)、疲劳(5.4％)和贫血(5.4％)。约有27.2％的患者因为不良事件放弃后续治疗。近期又有一项有关依维莫司治疗转移性非透明细胞性肾癌患者的Ⅱ期临床试验发表(Koh et al,2013)。在49例受试者中,29例(59％)为乳头状肾细胞癌,23例(47％)曾接受过抗VEGF治疗。5例(10％)患者部分缓解,25例(51％)患者病情无进展,16例(32.7％)患者病情出现进展。值得注意的是,5例对依维莫司有客观治疗反应的患者中,2例嫌色细胞性肾癌、2例乳头状肾癌,另1例为未分类肾癌。本研究患者中位PFS为5.2个月,与其他类型非透明细胞型肾癌患者相比,嫌色细胞癌患者的PFS更有优势($P=0.084$)。基于上述两项试验,依维莫司在乳头状或非透明细胞性肾癌患者的治疗中似乎有一定效果。

　　近年来,随着对多种亚型肾细胞癌潜在的基因学和分子生物学变化认知的逐步深入,更为合理且个性化的治疗方法应运而生。与肾透明型细胞癌一样,乳头状肾癌和嫌色细胞性肾癌的遗传方式是明确这些家族性及散发性肿瘤发病分子学机制的关键所在(Linehan,2003;Linehan et al,2009)。遗传性乳头状肾细胞癌(HPRCC)是一种家族性疾病,其特征是多为双侧、多发乳头状Ⅰ型

肾细胞癌。乳头状肾细胞癌的特征是位于7号染色体上的原癌基因 MET 的酪氨酸激酶片段发生基因突变;在肿瘤内部通常含有突变等位基因染色体的非随机复制(Schmidt et al,1997,1998,1999,2004;Zhuang et al,1998;Linehan,2003;Linehan et al,2009)。MET是一种细胞表面受体,通常是与其配体肝细胞生长因子结合(HGF)时被激活,但在该蛋白激酶结构发生突变时也会自动激活(Bottaro et al,1991;Dharmawardana et al,2004;Peruzzi and Bottaro,2006;Giubellino et al,2009)。HGF/MET途径参与多种生物功能的调节,包括细胞生长、增殖和运动(图10-11)(Jeffers et al,1998;Giubellino et al,2009)。部分散发性乳头状肾细胞癌患者中出现了 MET 基因突变的现象,一个乳头状肾肿瘤队列中约有13％发生了基因突变。7号染色体(HGF 和 MET 位于7号染色体上)的增加在超过2/3以上的乳头状肿瘤中表达,可能代表了这些肿瘤中有促进MET途径激活的另一种机制(Kovacs et al,1991;Henke and Erbersdobler,2002)。

　　MET激活可能在某些类型的乳头状肾细胞癌中发挥重要作用,这促使人们对该肾细胞癌亚型中具有抗MET和VEGFR-2活性的新型酪氨酸激酶抑制药 Foretinib 进行评估。Choueiri及其同事的一项Ⅱ期临床研究中(2013)对两种给药方案进行评估:A组($n=37$)每14天的第1～5天给予 Foretinib 240mg,每日1次的间歇方案,B组($n=37$)接受 Foretinib 80mg,每日1次的连续给药方案。主要研究终点是基于RECIST的整体反应率,结果总体缓解率为13.5％,中位PFS为9.3个月。研究对各组进行比较分析以了解是否MET途径激活与治疗结果相关,结果发现生殖细胞MET基因突变者与治疗疗效的高反应性相关,10名患者中有5名(50％)表现出部分缓解率,而57名没有 MET 基因突变者仅有5名(9％)对治疗表现出部分缓解率。Foretinib的不良反应与其他抗VEGFR药物相似,高血压是最常见的不良反应。虽然未达到总体应答率>25％的主要终点,但对于乳头状肾细胞癌 Foretinib 仍有活性,尤其是在种系 MET 基因突变亚组中,这表明对一些乳头状肾细胞癌患者而言,MET抑制可能是一种可行的治疗方案。

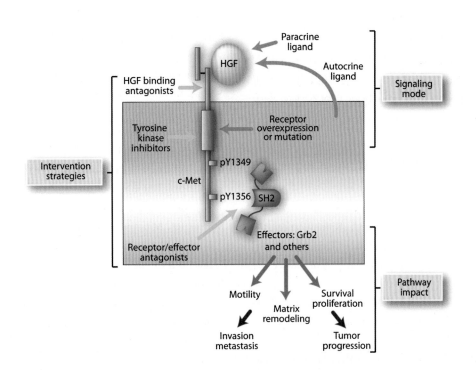

图 10-11　MET oncogenic signaling pathway. Important downstream biochemical and biologic consequences of MET activation, by hepatocyte growth factor(HGF) binding or by constitutive activation of the receptor tyrosine kinase activity by mutation, are represented. The MET ligand(HGF), MET tyrosine kinase activity, and downstream effectors(such as Grb-2) are potential targets for drugs in tumors with aberrant pathway activation. (From Peruzzi B, Bottaro DP. Targeting the c-Met signaling pathway in cancer. Clin Cancer Res 2006;12:3657-60.)

第二种遗传性乳头状肾细胞癌与延胡索酸水合酶基因(FH)的改变有关,后者编码一种三羧酸循环酶,可催化延胡索酸转化为苹果酸。FH 突变见于遗传性平滑肌增多症和肾细胞癌(HL-RCC)患者,这与Ⅱ型乳头状肾细胞癌高侵袭性变异有关(Launonen et al,2001;Lehtonen et al,2006;Grubb et al,2007;Merino et al,2007;Linehan et al,2010b)。FH 失活引起的富马酸盐的积累导致细胞内与 VHL 无关的 HIF 上调及下游促血管生成和生长因子的转录激活(Isaacs et al,2005)。FH 活性的丧失促进了这些肿瘤的代谢变化,表现为 Krebs 循环的中断进而依赖有氧糖酵解以满足细胞能量需求(Shuch et al,2013)。NCI 的研究人员利用这种乳头状肾细胞癌对葡萄糖的高敏感性进行治疗(Yang et al,2010)。他们设想,贝伐单抗(VEGF 单克隆抗体)和厄洛替尼(EGFR 激酶抑制药)组合将严重限制葡萄糖运输至肿瘤微环境,并破坏关键的细胞生长过程。对转移性乳头状肾细胞癌患者进行贝伐单抗联合厄

洛替尼治疗的临床试验最近提出了该试验的临时数据(Stamatakis et al,2013)。该分析包括前 34 位入选患者,其中 20 例为散发性乳头状肾细胞癌、14 例为乳头状肾细胞癌相关性肾癌,其中至少有 16 例患者接受过至少一项系统治疗方案。整个研究队列的总体 RECIST 反应率为 32%(11/34),疾病控制率(部分反应和疾病稳定)为 65%。14 例(43%)乳头状肾细胞癌患者中 6 例表现部分缓解,20 例散发性乳头状肾细胞癌患者中 5 例(25%)出现部分缓解。随访 10.7 个月后,中位 PFS 为 10.5 个月(95% CI 为 7.4～18.6)。尽管这些结果令人鼓舞,贝伐单抗和厄洛替尼组合在某些形式的乳头状肾细胞癌中疗效明显,但仍需进一步的随访以明确该方案的确切作用。

肾集合管癌是一种与尿路上皮恶性肿瘤相似的罕见肾癌类型,细胞毒性化疗在集合管癌治疗方面取得了一定的效果。有研究报道,23 例转移性集合管癌患者接受化疗的有效率为 26%(1 例完全缓解),包括吉西他滨和卡铂方案,患者中位

PFS 为 7.1 个月、中位 OS 为 10.5 个月（Oudard et al,2007）。综上所述,尽管一些有前景的方法正在研究中,对于大多数非透明细胞型肾癌患者还没有疗效确切的标准疗法,因此可以考虑将所有非透明细胞型肾癌患者也都纳入到合适的临床试验研究中。

参考文献

完整的参考文献列表通过 www. expertconsult. com 在线获取。

推荐阅读

Atkins MB,Dutcher J,Weiss G,et al. Kidney cancer:the Cytokine Working Group experience(1986-2001):part I. IL-2-based clinical trials. Med Oncol 2001; 18: 197-207.

Escudier B,Eisen T,Stadler WM,et al. Sorafenib in advanced clear-cell renalcell carcinoma. N Engl J Med 2007;356:125-34.

Escudier B,Pluzanska A,Koralewski P,et al. Bevacizumab plus interferon alfa-2a for treatment of metastatic renal cell carcinoma:a randomised,double-blind phase Ⅲ trial. Lancet 2007;370:2103-11.

Flanigan RC,Salmon SE,Blumenstein BA,et al. Nephrectomy followed by interferon alfa-2b compared with interferon alfa-2b alone for metastatic renal-cell cancer. N Engl J Med 2001;345:1655-9.

Fyfe GA,Fisher RI,Rosenberg SA,et al. Long-term response data for 255 patients with metastatic renal cell carcinoma treated with high-dose recombinant interleukin-2 therapy. J Clin Oncol 1996;14:2410-1.

Hudes G,Carducci M,Tomczak P,et al. Temsirolimus, interferon alfa,or both for advanced renal-cell carcinoma. N Engl J Med 2007;356:2271-81.

Motzer RJ,Hutson TE,Tomczak P,et al. Sunitinib versus interferon alfa in metastatic renal-cell carcinoma. N Engl J Med 2007;356:115-24.

Motzer RJ,Mazumdar M,Bacik J,et al. Survival and prognostic stratification of 670patients with advanced renal cell carcinoma. J Clin Oncol 1999;17:2530-40.

Négrier S,Escudier B,Gomez F,et al. Prognostic factors of survival and rapid progression in 782 patients with metastatic renal carcinomas treated by cytokines:a report from the Groupe Français d'Immunotherapie. Ann Oncol 2002;13:1460-8.

Rini BI,Halabi S,Rosenberg JE,et al. Bevacizumab plus interferon alfa compared with interferon alfa monotherapy in patients with metastatic renal cell carcinoma: CALGB 90206. J Clin Oncol 2008;26:5422-8.

（王永传　周海军　编译　郑军华　审校）

第三篇

肾上腺

第11章　肾上腺外科与影像学解剖

Ravi Munver, MD, FACS, Jennifer K. Yates, MD, and Michael C. Degen, MD, MA

肾上腺是腹膜后内分泌器官。肾上腺因其独特的胚胎学、解剖学及在机体稳态方面所扮演的重要角色而区别于其他腹膜后脏器。肾上腺的主要生理功能是产生盐皮质激素、糖皮质激素、性激素及儿茶酚胺。双侧肾上腺的缺如，会导致机体因缺乏这些重要的激素而死亡。本章节着重介绍肾上腺的外科与影像学解剖(图 11-1)。

一、解剖关系

肾上腺是后腹膜的成对脏器,位于肾的上方。左右侧肾上腺的位置有所不同。它们位于第 11 或第 12 肋水平,右侧肾上腺位置较高,左侧肾上腺可以延伸至第 1 腰椎水平。肾上腺位于肾周筋膜(Gerota 筋膜)内,并且被肾周脂肪组织所包绕。肾上腺通过一层薄层结缔组织与同侧肾上极分隔开来。大体上,肾上腺呈橙黄色。与周围的脂肪组织相比,橙色更为明显。肾上腺长 4～6cm,宽 2～3cm。肾上腺的重量与性别无关,每侧重 2～6g,平均为 5g 左右。

二、外科标志

肾上腺在背侧与膈肌脚相毗邻。右侧肾上腺呈三角形,位于右肾上极的正上方,其毗邻结构为:前外侧为肝下缘,前内侧为十二指肠,内侧为下腔静脉外侧缘,后方为腰大肌(如图 11-2 左上所示);左肾上腺呈半月形,其外侧面与左肾上极的内侧相连,其毗邻结构为:前方为脾血管及胰体,内侧为主动脉,后方为腰大肌(如图 11-2 右中所示)。

在考虑外科入路时,肾上腺和周围毗邻的腹膜内、腹膜后脏器的解剖关系就显得尤为重要。肾上腺的断层解剖(如图 11-3 所示)可以很好地说明右侧肾上腺和肝、下腔静脉,左侧肾上腺和脾血管、胰腺之间的解剖关系。

三、肾上腺的血供

肾上腺的血供的特别之处在于其动脉和静脉的解剖变异较大。肾上腺动脉血供有三个来源(见图 11-4):上部主要由膈下动脉供应,很少一部分由主动脉、腹腔干或者肋间动脉供应。肾上腺中动脉主要来源于主动脉的内侧,很少一部分来源于膈下动脉或者肾动脉。肾上腺下动脉主要发自同侧肾动脉的上缘。这三支动脉又分别发出 10～50 次级动脉,而后穿入肾上腺被膜内。

在肾上腺内部血液分布形式有三种(图 11-5):被膜血管只供应肾上腺被膜而不进入肾上腺组

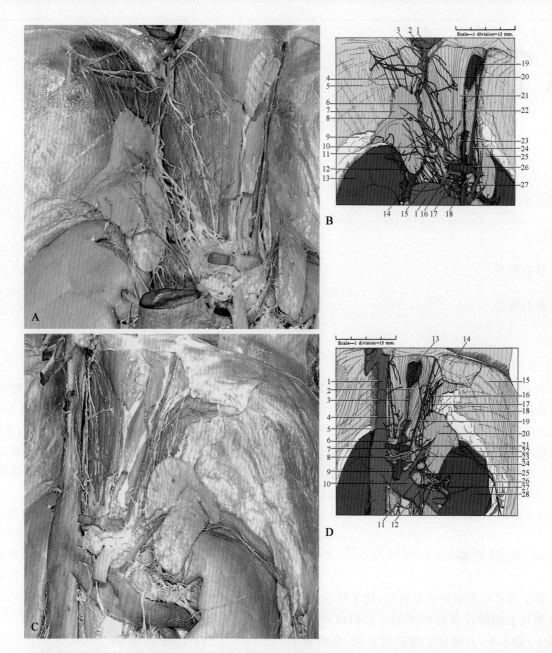

图 11-1 A. 右肾上腺解剖。图中切除了下腔静脉以更好地显露腺体,腹腔动脉及其分支,相关的自主神经丛显露得也很清楚。B. 1,下腔静脉(已切除)。2,右膈下静脉。3,右膈神经。4,肾上腺上动脉(发自于右膈下动脉)。5,膈肌。6,膈下神经节。7,右肾上腺。8,右肾上腺静脉(已切除)。9,后腹膜肾周脂肪。10,肾上腺的自主神经。11,肾上腺中动脉(发自腹主动脉)。12,肾上腺下动脉(发自肾动脉)。13,右肾。14,右肾动脉分支。15,腹腔神经节。16,肝总动脉。17,腹腔自主神经丛。18,肠系膜上动脉。19,食管(已切除)。20,膈神经分支。21,上:右膈脚;下:迷走神经。22,右膈下动脉。23,上:胃左动脉;下:腹腔自主神经向上的分支。24,左膈下动脉。25,左肾上腺。26,脾动脉。27,左肾上腺静脉。C. 左肾上腺解剖。D. 1,下腔静脉。2,食管裂孔。3,迷走神经。4,右膈下动脉。5,胃左动脉。6,右侧腹腔神经节。7,腹腔动脉。8,左侧腹腔神经节。9,肠系膜上动脉。10,左肾静脉。11,肾门淋巴结。12,肾自主神经丛。13,食管(已切除)。14,腹膜(已切除)。15,膈肌。16,膈自主神经丛。17,上:肾上腺上动脉(发自膈下动脉);下:左侧肾上腺下缘。18,肾周脂肪。19,上:左膈下动脉;下:左侧肾上腺中部。20,左肾上腺。21,左肾上腺静脉。22,肾上腺下动脉(本例中发自肾被膜动脉的分支)。23,肾上腺中动脉(发自腹主动脉)。24,Gerota 筋膜内的肾周血管。25,肾上腺下动脉(发自肾动脉)。26,肾周脂肪。27,左肾动脉分支。28,左肾

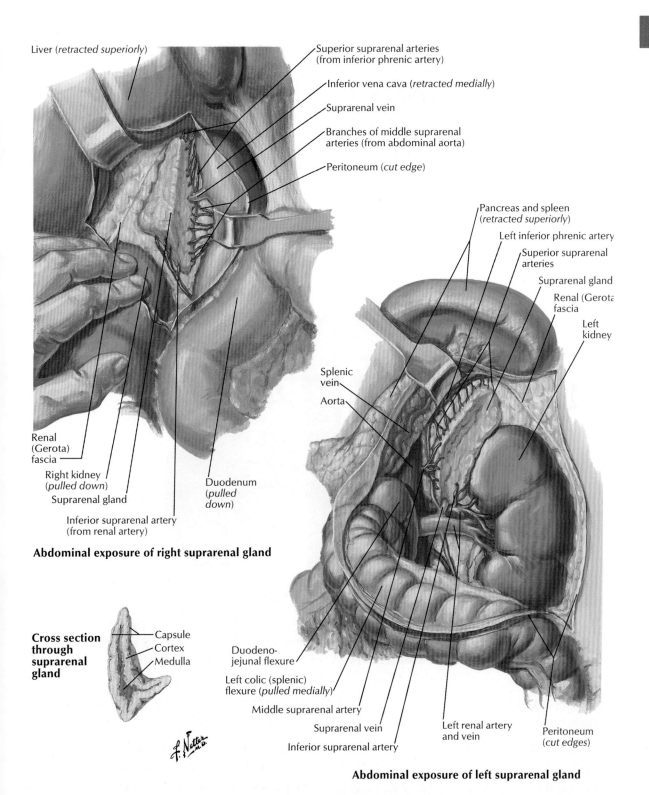

Liver (*retracted superiorly*)

Superior suprarenal arteries (from inferior phrenic artery)

Inferior vena cava (*retracted medially*)

Suprarenal vein

Branches of middle suprarenal arteries (from abdominal aorta)

Peritoneum (*cut edge*)

Pancreas and spleen (*retracted superiorly*)

Left inferior phrenic artery

Superior suprarenal arteries

Suprarenal gland

Renal (Gerota) fascia

Left kidney

Splenic vein

Aorta

Renal (Gerota) fascia

Right kidney (*pulled down*)

Suprarenal gland

Inferior suprarenal artery (from renal artery)

Duodenum (*pulled down*)

Abdominal exposure of right suprarenal gland

Cross section through suprarenal gland

Capsule

Cortex

Medulla

Duodeno-jejunal flexure

Left colic (splenic) flexure (*pulled medially*)

Middle suprarenal artery

Suprarenal vein

Inferior suprarenal artery

Left renal artery and vein

Peritoneum (*cut edges*)

Abdominal exposure of left suprarenal gland

图 11-2　Top left, Abdominal exposure of right adrenal gland. Bottom right, Abdominal exposure of left adrenal gland. (Copyright 2016 Elsevier Inc. All rights reserved. www.netterimages.com.)

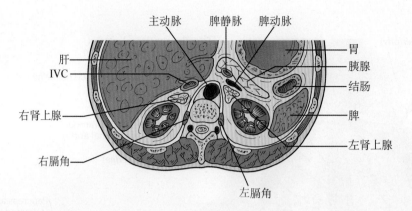

图 11-3 肾上腺与其毗邻脏器的断层解剖图(Modified from Mitty HA. Embryology, anatomy, and anomalies of the adrenal gland. Semin Roentgenol 1988;23:271-9.)

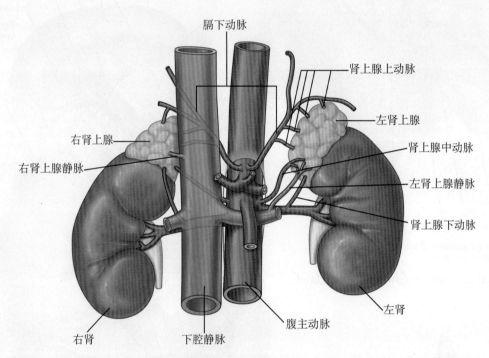

图 11-4 肾上腺血供(From Drake RL, Vogl W, Mitchell AWM. Gray's anatomy for students. Philadelphia: Elsevier;2005.)

织内。皮质毛细血管窦供应肾上腺皮质,其向内延伸为髓质毛细血管窦,其内的血液也由动脉血转变为静脉血。肾髓质小动脉在肾上腺小梁之间穿行,供应髓质毛细血管窦。肾上腺髓质有双重血供:来源于髓质动脉的动脉血及皮质毛细血管窦内的静脉血。肾上腺髓质的双重血供对于产生儿茶酚胺至关重要。来源于肾上腺皮质的静脉血含有高浓度的糖皮质激素,这种环境对于肾上腺素的合成有重要作用。肾上腺的复杂的血供主要由皮质血供(皮质血

窦后来延伸为髓质毛细血管,髓质静脉)和髓质血供(髓质小动脉和皮质血窦)。

虽然双侧的肾上腺静脉都是由一根自其内上方发出的中心静脉和导静脉组成(导静脉是连接包膜周围动脉丛和中心静脉的血管),但是双侧静脉亦有所不同:右侧肾上腺静脉短而且汇入到下腔静脉的后侧,左侧肾上腺静脉相对较长,和膈下静脉汇合后,再汇入左肾静脉的上方(图 11-6)(Avisse et al,2000)。

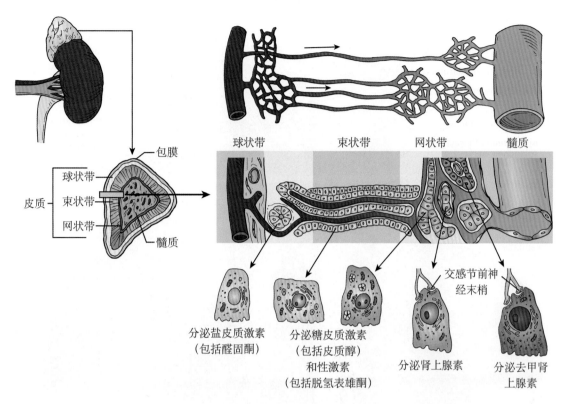

球状带　　　　束状带　　　　网状带　　　　髓质

包膜

球状带
束状带
网状带

皮质

髓质

交感节前神
经末梢

分泌盐皮质激素
（包括醛固酮）

分泌糖皮质激素
（包括皮质醇）
和性激素
（包括脱氢表雄酮）

分泌肾上腺素

分泌去甲肾
上腺素

图 11-5　**肾上腺复杂的血供**（From Gray H，Williams PL，Bannister LH. Gray's anatomy：the anatomical basis of medicine and surgery. New York：Churchill Livingstone；1995.）

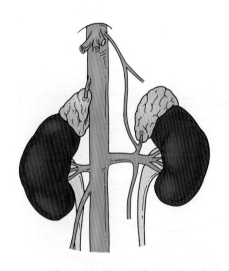

图 11-6　**双侧肾上腺的静脉的静脉回流。右侧肾上腺静脉汇入到下腔静脉的后方。左肾上腺静脉先与膈下静脉汇合，再汇入到左肾静脉的前方**（From Vaughan ED Jr，Carey RM，editors. Adrenal disorders. New York：Thieme Medical；1989.）

四、肾上腺的神经

肾上腺的神经支配对于髓质嗜铬细胞释放儿茶酚胺至关重要（图 11-7）。发自下胸段和腰段脊髓的节前交感神经纤维通过交感链到达肾上腺包膜，形成神经丛。这些神经丛再穿过肾上腺皮质到达髓质。从肾上腺髓质释放的分泌物通过血窦进入循环系统。肾上腺皮质的副交感神经纤维与此相似，但没有髓质的神经支配那么典型。

五、胚胎学

直到 1911 年，不同发育阶段的肾上腺解剖才开始被人所发现。至此，肾上腺发育的过程才得以证实。

胎儿时期的肾上腺由一团不成熟的皮质细胞和数组交感神经元所组成。胎儿带是肾上腺发育的关键部位，但是，出生后的该部分肾上腺在体积上骤然缩小。

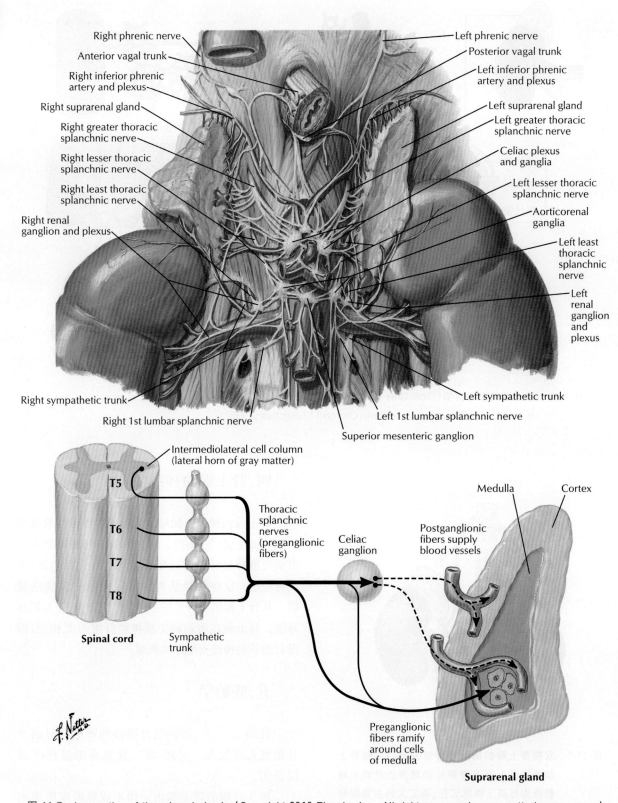

Right phrenic nerve
Anterior vagal trunk
Right inferior phrenic artery and plexus
Right suprarenal gland
Right greater thoracic splanchnic nerve
Right lesser thoracic splanchnic nerve
Right least thoracic splanchnic nerve
Right renal ganglion and plexus
Right sympathetic trunk
Right 1st lumbar splanchnic nerve

Left phrenic nerve
Posterior vagal trunk
Left inferior phrenic artery and plexus
Left suprarenal gland
Left greater thoracic splanchnic nerve
Celiac plexus and ganglia
Left lesser thoracic splanchnic nerve
Aorticorenal ganglia
Left least thoracic splanchnic nerve
Left renal ganglion and plexus
Left sympathetic trunk
Left 1st lumbar splanchnic nerve
Superior mesenteric ganglion

Intermediolateral cell column (lateral horn of gray matter)
T5
T6
T7
T8
Spinal cord
Sympathetic trunk
Thoracic splanchnic nerves (preganglionic fibers)
Celiac ganglion
Medulla
Cortex
Postganglionic fibers supply blood vessels
Preganglionic fibers ramify around cells of medulla
Suprarenal gland

图 11-7   Innervation of the adrenal glands. (Copyright 2016 Elsevier Inc. All rights reserved. www. netterimages. com.)

自胎儿 3—4 周开始,肾上腺便开始发育,这时候体腔上皮柱也开始凝集。在接下来的 2 周里,这些细胞开始增殖,并且迁移到中肾的头侧,形成肾上腺皮质嵴,该结构是肾上腺和性腺的共同前体。肾上腺皮质来源于嵴的头端,性腺的前体细胞来源于嵴的尾端(图 11-8)。

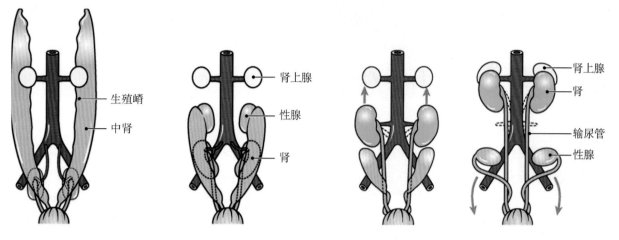

图 11-8　**肾上腺的发育。注意生殖嵴和发育过程中肾上腺之间的密切关系**(From Barwick TD, Malhotra A, Webb JA, et al. Embryology of the adrenal gland and its relevance to diagnostic imaging. Clin Radiol 2005;60:953-9.)

在胎儿发育的 8—10 周,在形态学上已经分化出肾上腺皮质终末区和胎儿带。胎儿皮质周围的间充质细胞形成肾上腺包膜,神经嵴源性细胞迁移到中间区域形成最终的肾上腺髓质。同时,肾上腺的血管和神经也开始发育。

出生时的肾上腺体积相对较大,大约为成人肾上腺重量的 2 倍。胎儿带在生后第 1 年逐渐消失,并且被终末区所代替。这一区域在垂体分泌的促肾上腺皮质激素作用下,发育成肾上腺的球状带和束状带。随着胎儿带的消失,原本分散在胎儿带的嗜铬细胞逐渐聚集,形成肾上腺髓质。肾上腺髓质和交感神经节同源,都缺乏节后发育过程。网状带位于束状带和髓质之间,在儿童期之前,它只是肾上腺皮质的一小部分。在 6—8 岁时,网状带开始增大至成人水平。

在肾上腺异常及周围组织的异常发育中,有一些奇特的临床发现。第 8 周时,发育的肾会从骨盆里上升并且与肾上腺结合。但若肾不发育,肾上腺的位置并无异常,但是肾上腺可能会变成圆盘状,而不是正常的三角形或半月形。副肾上腺是来源于肾上腺髓质或皮质的异常组织。1% 的成人中可发现肾上腺副腺,肾上腺副腺多位于肾上腺的周围,靠近腹腔干。副腺也可位于性腺下降的路线上。和性腺相关的副腺在新生儿中的发生率为 7.5%～15%,并且多随着年龄的增长而逐渐消失。在先天性肾上腺增生的患者中,肾上腺副腺有时表现为睾丸肿块。肾上腺副腺的临床意义在于:肾上腺切除术后或者在其他手术过程中,不慎切除了异位肾上腺,残余肾上腺则可以代偿性增生;它也可能和肿瘤的转化有关(Schecher,1968)。

六、组织学

成人肾上腺由外层的皮质和内层的髓质组成,皮质约占肾上腺体积的 90%。肾上腺被含少量细胞的纤维组织包膜所包绕(图 11-9)。肾上腺皮质由 3 个同心圆条带组成:外层的球状带,约占肾上腺皮质的 15%;中层的束状带,约占肾上腺皮质的 80%;内层的网状带,占皮质的 5%～7%。3 个条带之间分界清楚,每个条带内的细胞形态和细胞排列的超微结构都非常典型。

球状带由体积小、呈多面体形状的细胞组成,这些细胞多呈卵圆的簇状或弯曲的柱状排列,周围有毛细血管包绕。这些细胞的特点是胞质不丰富且含有大量的脂质成分,使得细胞呈空泡状。此外,这些细胞的核质比较高。醛固酮就是在该细胞的滑面内质网和线粒体中合成;束状带,是肾

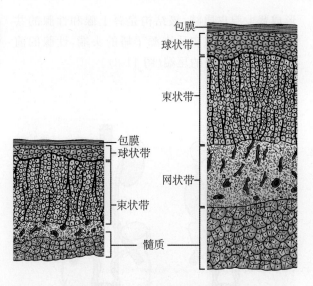

图 11-9　儿童和成人肾上腺的断面 (From Bloom W, Fawcett DW. Bloom and Fawcett: textbook of histology. Philadelphia: Saunders; 1986.)

上腺皮质中体积最大的条带,它由大而苍白的多面体细胞组成,细胞呈直的条索状排列,细胞间有散在分布的毛细血管。这些细胞的胞质内脂质含量最高,HE 染色很浅,或者呈空泡状,因此也被称为"亮细胞";网状带,由相通的条索状排列的小细胞组成。

肾上腺髓质占整个肾上腺重量和体积的 10% 左右,由呈柱状排列的嗜铬细胞组成。髓质细胞是大的上皮样细胞,它们和髓质毛细血管紧密相连。这些细胞轮廓不清且有大小不等的细胞核,呈模糊的簇状排列。嗜铬细胞是缺乏树突和轴突的节后交感神经元。嗜铬细胞可分泌肾上腺素或去甲肾上腺素,使用电镜或细胞染色可以区分以上两种细胞。

七、影像学

有几种影像学方法用来显示肾上腺及其并病理过程,包括 CT、MRI、超声、血管造影、间碘苯甲胍扫描及 PET。这些成像技术对于评估肾上腺解剖或功能的异常大有裨益,在其他章节我们将做进一步介绍。在此,我们主要介绍正常肾上腺的 CT、MRI、超声及血管造影。

(一)CT 检查

CT 是评估肾上腺最常用的影像学检查方法。肾周脂肪组织使得肾上腺显像清楚且具有较高的分别率。虽然 CT 能很好地显示肾上腺的形态学特征,但却不能很好地提供其功能学信息。在轴像序列上,肾上腺表现为横放的"V"形或"Y"形。正常肾上腺的侧支形态往往比毗邻的膈肌脚更为纤细,宽度为 3～6mm。右侧肾上腺位于右肾上极,下腔静脉的侧后方(图 11-10)。左侧肾上腺位置相对偏低,位于左肾上极的正前方,脾静脉的后方。在平扫时,正常肾上腺的密度≤10HU。

(二)MRI

肾上腺的 MRI 在空间分辨率上略逊于 CT,但在显示肾上腺病理方面效果较好。当轴位成像不清时,冠状位或矢状位成像则可以显示肾上腺源性的肿物。通过 T1 加权和 T2 加权成像,MRI 的对比分辨率要优于 CT 成像,这提高了对于肾上腺肿物的分辨能力(图 11-10D)。流量相关增强技术是评估肾上腺血供很好的方法。横向成像平面多对用来评估肾上腺,其扫描厚度不高于 3mm。T1 加权成像上,正常的肾上腺呈均匀的中等信号,比肝和肾皮质的信号略低。在 T2 加权成像上,正常的肾上腺和后腹膜脂肪组织难以区分,这主要是因为腺体内富含脂肪组织。

(三)超声

肾上腺的超声成像主要用来确认异常肿块。正常的肾上腺超声表现为低回声。后腹膜脂肪组织使得正常的肾上腺难以区别于周围结构。因此,超声常用来鉴别肾上腺的肿块是实性还是囊性的。

(四)血管造影

通过采集静脉血进行代谢分析,肾上腺静脉采样术主要用来提供功能信息。下腔静脉造影术主要用来评估肾上腺恶性肿瘤管腔侵犯情况,尤其是 CT、MRI 和超声显像不清时。肾上腺动脉造影很少应用,主要是因为 CT 或 MRI 往往能提供外科手术所需的所有的形态学信息。

八、结论

肾上腺有其独特的解剖、胚胎及组织学特征。从胎儿发育直至成人阶段,肾上腺的解剖和组织学转化和其他器官也有所不同。掌握肾上腺的血供及解剖学关系对于肾上腺或毗邻脏器的外科手术入路至关重要。随着肾上腺成像技术的发展，肾上腺的生理和病理解剖也将会得到更好的诠释。

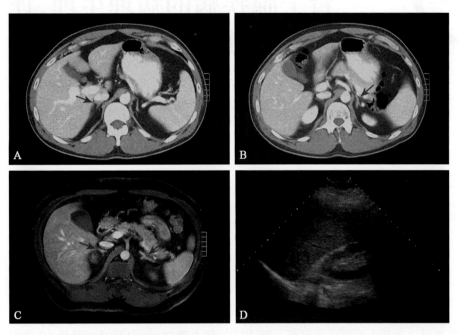

图 11-10　肾上腺的放射图像。A. 腹部 CT 图像，箭头指示右肾上腺。B. 腹部 CT 图像，箭头指示左肾上腺。C. T1 加权磁共振图像，箭头指示左、右肾上腺。D. 右上腹超声图像，指示右肾上腺

要点

- 胚胎学上，肾上腺和肾大有不同，并且一个脏器发育异常并不会影响另一脏器。
- 肾上腺分为皮质和髓质。
- 肾上腺皮质由 3 个条带组成：球状带、束状带、网状带。
- 交感神经节前纤维进入肾上腺髓质，并可刺激嗜铬细胞释放儿茶酚胺。
- 肾上腺动脉血供来源于膈下动脉、腹主动脉及肾动脉分支。
- 双侧肾上腺静脉回流有所不同，右侧汇入下腔静脉，左侧汇入左肾静脉。

参考文献

完整的参考文献列表通过 www. expertcon-sult. com 在线获取。

推荐阅读

Avisse C，Marcus C，Patey M，et al. Surgical anatomy and embryology of the adrenal glands. Surg Clin North Am 2000；80(1)：403-15.

Mitty HA. Embryology，anatomy，and anomalies of the adrenal gland. Semin Roentgenol 1988；23(4)：271-9.

Toni R，Mosca S. Clinical anatomy of suprarenal arteries. Surg Radiol Anat 1988；10：297-302.

（王　站　编译　张玉石　审校）

第12章 肾上腺疾病的病理生理、评估及医疗管理

Alexander Kutikov, MD, FACS, Paul L. Crispen, MD, and
Robert G. Uzzo, MD, FACS

肾上腺曾被误以为是小而简单的脏器。肾上腺因位于肾的上方而得名。这对三角形脏器在解剖上位于上腹部的关键位置：与大血管、神经及其所调控的重要脏器相毗邻。肾上腺复杂的内分泌、神经分泌功能也只是最近才被所发现。事实上，肾上腺对于机体稳态的调节至关重要。而且，绝大多数的疾病都涉及该腺体的病变。

鉴于肾上腺复杂的系统调节功能，因此该病的医疗管理主要由内分泌科医师、肾脏科医师及心脏病医师负责。同样地，肾上腺疾病的外科管理主要分为泌尿外科、普通外科、肿瘤外科及新出现的内分泌外科，且主要存在于私立机构的传统转诊模式中(Simhan et al, 2012b)。随着泌尿外科医师微创手术技术的提升，对腹膜后脏器解剖及外科入路的熟悉，对肾和肾上腺病密切的病理生理关系的认识，肾上腺疾病的评估和治疗自然会落在泌尿外科领域。

一、历史背景

以前，体积微小的肾上腺很容易被医师所忽略。在 Galen、Vinci、Vesalius 等著名的解剖学家对于腹膜后脏器的描述中，均忽略了肾上腺。16世纪中叶，Bartholomaeus Eustachius 首次描述了肾上腺(Scott, 1990)。直到 19 世纪中叶，英国的内科医师 Thomas Addison 才发现肾上腺的重要性。他首次发现了大批肾上腺皮质功能不全的患者，该病亦是以 Thomas Addison 而命名。他在尸检中通过对于肾上腺仔细观察，而将该病和肾上腺联系在一起(Addison, 1855)。后来，Charles Brown-Séquard 通过一系列动物实验，发现双侧肾上腺切除均会导致动物死亡，这也意味着肾上腺对于动物的生存是必不可少的(Brown-Séquard, 1856)。William Osler 在 1896 年首次报道了用激素替代法治疗 Addison 病。他用猪的肾上腺粗提取物来治疗一位 Addison 病患者，发现该患者的体重明显增加(Oliver and Sharpey-Schafer, 1895)。在接下来的半个世纪里，"肾上腺素"被发现，且它的分泌部分局限于肾上腺髓质(Oliver and Sharpey-Schafer, 1895)。肾上腺素持续的升压作用也被随之发现(Abell and Crawford, 1897)。而且，该物质(后来称为"肾上腺素")并不能延续双侧肾上腺切除术后患者的生命，这也提示着肾上腺具有多种复杂的功能。同时也说明，Addison 病的病灶位于肾上腺皮质(Scott, 1990; Porterfield et al, 2008)。20 世纪 30年代，Eward Kendall, Philip Hench 和 Tadeus 发现并提取出皮质醇，并将其应用于类风湿关节炎

的治疗当中,他们也因此荣获 1950 年诺贝尔生理或医学奖(Scott,1990)。1952 年,人们才最终从牛的肾上腺里提取出醛固酮(Grundy et al,1952)。20 世纪后半叶见证了人们对于肾上腺疾病理解和治疗的巨大转变,该时期的代表人物主要有 Jerome Conn,Lawson Wilkins,Grant Liddle 及 Sutherland(Scott,1990)。

二、肾上腺的解剖和胚胎学

(一)概述

肾上腺是成对的腹膜后脏器,分为皮质和髓质两部分。肾上腺髓质肉眼下呈淡黄色,针刺状,与周围的脂肪组织和内部的髓质分界清楚,切片上,皮质中心呈现褐色,使得皮质界限更加清楚(图 12-1、图 12-2,见 Expert Consult 网站图 65-1 和图 65-2)。每个肾上腺重 4~5g,长 6~7cm,宽 2~3cm(Mitty,1988;Silverman and Lee,1989;Avisse et al,2000)。右侧肾上腺呈三角形,左侧为半月形(Avisse et al,2000)。它们可能位于肾的正上方,覆盖肾的上极,也可能位于肾上极的上方偏内侧、肾血管的上方或被肾所包绕。这些差别可以通过肾上腺 CT 或 MRI 观察出来并作为相对的外科解剖标志,尤其是在肾周脂肪组织较为丰富的患者,以及确认左侧肾静脉时。

(二)胚胎学

肾上腺皮质和髓质无论是在胚胎学还是功能学上都有明显区别的联合体。肾上腺皮质来源于泌尿生殖嵴的中间中胚层(Mitty,1988;Barwick et al,2005)。自妊娠第 5 周开始,位于泌尿生殖嵴及肠系膜根部的间充质细胞便开始增殖并形成胎儿肾上腺皮质。妊娠 6~7 周时,围绕胎儿肾上腺皮质生发出数层间皮细胞,这些间皮细胞后发育为成人肾上腺皮质(Mitty,1988;Barwick et al,2005)。在第 8 周末,由间皮细胞组成的肾上腺皮质被结缔组织所包绕,进而与腹膜间皮分隔开来。与肾上腺皮质不同,肾上腺髓质来源于交感神经节附近的神经嵴细胞。神经嵴细胞在妊娠第 9 周时迁移到胎儿肾上腺皮质的内侧(Kempna and Fluck,2008)。神经嵴细胞继续向内迁移,直到 18 周时到达位于肾上腺静脉周围的中心位置。胚胎学关系也解释了肾上腺皮质褐色斑点的原因。

刚出生时,胎儿肾上腺的重量是成人的 2 倍,但却没有完全发育成熟。胎儿肾上腺皮质在出生后就开始萎缩,直到 12 个月时被全部重吸收(Mitty,1988)。随着胎儿肾上腺皮质的消失,成人肾上腺皮质的球状带和束状带便开始发育起来。但是网状带直到 3 岁时才完全分化出来,这也说明性激素发挥作用的滞后性(Barwick et al,2005;Kempna and Fluck,2008)。

单侧肾上腺缺如的病例较为少见,且往往伴随着单侧肾缺如(Nakada et al,1988;Else and Hammer,2005)。然而,由于肾和肾上腺发育是两个独立的过程,因此两者之间的相关性并不大。这种相关性可能是由于缺乏对肾缺如患者同侧肾上腺的影像学评估。而且,在一侧肾缺如、旋转不良或上升不良的病例中,该侧肾上腺仍可正常发育。在这些病例中,肾上腺的形状往往呈圆盘状,但其位置却并无异常(Mitty,1988)。

肾上腺发育过程中更为常见的变异主要有副肾上腺和异位肾上腺。副肾上腺也被称为肾上腺残余,由皮质或髓质组织组成。鉴于肾上腺和泌尿系发育关系密切,因此副肾上腺可以出现在性腺下降过程中的任何部位。虽然副肾上腺在新生儿中出现率超过 50%,但出生后逐渐萎缩,在成人中的出现率仅为 1%(Barwick et al,2005)。在先天性肾上腺皮质增生症(CAH)的病例中,位于睾丸内的肾上腺副腺增生并表现为睾丸肿块。对睾丸肿块的 CAH 患者,在实行睾丸切除术前,要考虑肿块为副肾上腺的可能。异位肾上腺源于原始肾上腺中胚层与毗邻脏器(肝、肾等)分离不完全,造成了部分或全部腺体嵌入毗邻器官。

(三)解剖

双侧肾上腺位于第 11~12 肋水平的 Gerota 筋膜内,并且有一些共同的特点:都位于肾上极的上方,膈肌脚的前方。右肾上腺内侧与下腔静脉毗邻,前方为肝;左肾上腺内侧与主动脉毗邻,前方为肾、胰腺和脾血管。解剖关系使得肾上腺毗邻脏器的病变可能会被为误诊为肾上腺病变,如胃大弯的平滑肌瘤可能会被误诊为肾上腺肿块。

和大多数内分泌器官一样,肾上腺血供较为丰富。尽管存在着变异,但肾上腺的动脉主要有以下 3 个来源:肾上腺上动脉(膈下动脉分支),肾上腺中动脉(腹主动脉直接发出)、肾上腺下动脉(发自于同侧肾动脉,见图 12-1,见 Expert Consult 网站图 65-1)。肾上腺的动脉发出分支,形成包膜下血管丛,血管丛继续发出若干分支,一部分进入肾上腺髓质,其余的则形成供应肾上腺皮质的血窦。静脉方面,髓质静脉汇合形成肾上腺静脉,该静脉被肾上腺内的髓质组织所包绕。右肾上腺静脉较短,直接汇入下腔静脉。左肾上腺静脉相对较长,其通过膈下静脉汇入到左肾静脉。由于具有多重动、静脉血供,因此肾上腺部分切除术后发生梗死的概率相对较小。左侧肾上腺淋巴引流主要通过主动脉旁淋巴结,右侧主要通过腔静脉旁淋巴结。

肾上腺的自主神经支配包括:由交感干发出的交感神经节前纤维直接支配肾上腺髓质,由内脏神经节发出的节后神经纤维支配肾上腺皮质。支配肾上腺皮、髓质的副交感神经纤维还未得到完全确认。但是,动物模型显示:可能存在来源于迷走神经的副交感神经纤维。

(四)组织学

肾上腺被纤维包膜所包裹(见图 12-2,见 Expert Consult 网站图 65-2),包膜下则是肾上腺皮质,它包括 3 个带:球状带、束状带及网状带。球状带细胞小,呈多面体样,胞质少,呈嗜酸性,细胞核圆且颜色较淡,重要功能是分泌盐皮质激素,主要是醛固酮。球状带正下面便是束状带,束状带最宽,由体积较大的苍白细胞组成,主要功能是产生糖皮质激素,如皮质醇。肾上腺皮质最内层是网状带,由圆形深染细胞组成,主要功能是产生性激素,如雌激素和雄激素(Mitty,1988;MacLennan et al,2003)(表 12-1)。

要点:解剖学和组织胚胎学

- 肾上腺由两个胚胎来源和功能各异的成分组成:皮质和髓质(前者是内分泌,后者是神经分泌)。
- 肾上腺动脉血供存在变异且有多个来源。其静脉引流相对规则:大部分患者右肾上腺静脉汇入下腔静脉,左肾上腺静脉汇入左肾静脉。

表 12-1　盐皮质激素的主要效应

作用	效应	作用位点
Na^+ 的重吸收	增加血容量	远端小管
	增加血压	连接部分
	降低尿钠	集合管
Cl^- 的重吸收	增加血 Cl^-	远端小管
	降低尿 Cl^-	连接部分
		集合管
K^+ 的分泌	降低血 K^+	远端小管
	增加尿 K^+	连接部分
		集合管
H^+ 的分泌	增加尿 NH_4^+	集合管(Na^+ 重吸收的结果)

三、肾上腺生理

除了解剖上毗邻之外,肾上腺皮质和髓质常常被认为是两个不同的器官,前者是内分泌器官,后者是神经分泌。

(一)肾上腺皮质的生理

作为多步骤合成的一部分,肾上腺皮质众多的酶类,可以将前体物质胆固醇催化,生成重要的类固醇激素(Arlt and Stewart,2005)。低密度脂蛋白(LDL)是肾上腺皮质利用的最主要的胆固醇类物质。由于肾上腺皮质不同条带含有的酶的种类及比例不同,因此每个条带产生的激素也不尽相同(图 12-3)(Rainey,1999)。

类固醇类激素受体并不位于靶组织的细胞膜上。类固醇类激素通过被动扩散进入细胞内,并且与细胞内相应的受体结合(Arlt and Stewart,2005)。激素-受体组成的复合体再通过与特定的 DNA 结合,进而影响基因的转录。如上所述,肾上腺皮质的 3 个条带分别是球状带、束状带和网状带,它们分别产生盐皮质激素、糖皮质激素及性激素。

1. 球状带

球状带位于肾上腺皮质的最外层,并且是唯一一个含有醛固酮合成酶(CYP11B2)的条带。因此,球状带是体内最主要的盐皮质激素——醛固酮的唯一来源(Rainey,1999)。醛固酮通过促进远端小管上皮细胞重吸收 Na^+ 和 Cl^-,以及分泌 H^+ 和

K^+,来调节水电解质代谢。虽然醛固酮的水平对于机体 Na^+ 总量有较大影响,但是 Na^+ 的浓度却并不改变,而且,Na^+ 的重吸收往往伴随着水的重吸收。因此,醛固酮主要影响机体的水的总量但不影响钠

的浓度(White,1994;Arlt and Stewart,2005)。除此之外,盐皮质激素还可以调节颌下腺上皮细胞及大肠的电解质平衡,但是,盐皮质激素对此的生理意义并不大(Bastl and Hayslett,1992)。

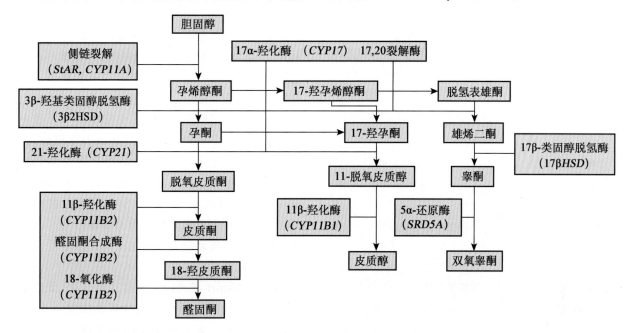

图 12-3　**类固醇激素合成始于胆固醇,在肾上腺皮质产生盐皮质激素、糖皮质激素和雄激素。酶列在方框里,基因列在括号里**(From Hyun G,Kolon TF. A practical approach to intersex in the newborn period. Urol Clin North Am 2004;31:435-43.)

醛固酮水平主要受肾素-血管紧张素-醛固酮系统(RAAS)系统中的血管紧张素Ⅱ的调节。除此之外,还直接受血钾水平的调节。促肾上腺皮质激素(ACTH)的增加也会促进醛固酮的分泌,但是这种刺激作用相对较弱(White,1994;Arlt and Stewart,2005)。因此,在垂体功能衰竭时,球状带是 3 个条带中唯一一个不会萎缩的条带(Hubbard et al,1990)。心房钠尿肽是醛固酮分泌的主要抑制因子,这也将心、肾上腺皮质和肾功能联系在一起。除此之外,生长抑素、多巴胺,以及其他激素对于醛固酮的分泌可能也有一定的作用(Spat and Hunyady,2004)。RAAS 系统的活化对于理解和管理高醛固酮血症意义重大。该通路的病理生理机制将在 Conn 综合征部分详细叙述。

2. 束状带

束状带是产生糖皮质激素的部位,其原因在于该带内 17α-羟化酶,21-羟化酶及 11β-羟化酶的

表达(见图 12-3)(Arlt and Stewart,2005)。皮质醇是人体内主要的糖皮质激素,它的分泌受到ACTH 的严格调控。相应地,皮质醇和 ACTH是经典的激素负反馈调节系统(下丘脑-垂体-肾上腺轴)的一部分(Jacobson,2005)。下丘脑-垂体-肾上腺轴生理功能将会在 Cushing 综合征一节中详细叙述。肾上腺皮质醇的产生遵循着严格的昼夜节律:大部分激素在清晨分泌入血(Jacobson,2005)。糖皮质激素对于生命至关重要,并且调节着复杂的生理功能,包括代谢、免疫、血容量的维持、血压的维持及对于中枢神经系统的复杂调节,而后者对于情绪、睡眠,甚至记忆都有重要的影响(Arlt and Stewart,2005)(表 12-2)。

3. 网状带

网状带位于肾上腺皮质的最内层,17α-羟化酶,17,20-羟化酶的存在催化产生脱氢表雄酮(DHEA),硫酸化脱氢表雄酮(DHEA-S)及雄烯二酮。但是,束状带也能合成一些雄激素。皮质

雄性激素的分泌似乎也受到 ACTH 分泌的控制，并且和皮质醇一样，呈现出昼夜节律性（Arlt and Stewart,2005）。脱氢表雄酮（DHEA）、硫酸化脱氢表雄酮（DHEA-S）及雄烯二酮构成了肾上腺皮

表 12-2 糖皮质激素的主要效应

效应	临床并发症
强化骨骼肌和心肌的收缩效应	缺乏会导致肌无力
促进蛋白分解	分泌过多会导致肌肉分解及肌无力
抑制骨形成	分泌过多会降低骨密度
抑制胶原蛋白的合成	分泌过多会使皮肤变薄，血管变脆
增加血管收缩效应，减少渗出	缺乏会使得血压难以维持
抗炎活性	外源性激素在治疗炎症性疾病时效果良好
抑制免疫活动	外源性激素在促进移植耐受性和治疗自身免疫性疾病方面用处较大
维持正常的肾小球滤过率	缺乏症会降低肾小球滤过率

质分泌的绝大部分类固醇激素，但是这三种激素对于稳态的维持似乎作用不大（Nguyen and Conley,2008）。然而，对于进展期前列腺癌而言，皮质性激素的药物控制仍然是一个可行的、靶向治疗。而且，生长发育期上述激素的缺乏会导致先天性肾上腺皮质增多症（CAH）（Finkelstein and

Shaefer,1979；Hubbard et al,1990）。先天性肾上腺皮质增多症将会在第 7 卷第 29 章进行详尽的叙述。

（二）肾上腺髓质生理

肾上腺髓质占整个肾上腺的不到 10%。无论是功能学还是胚胎学，髓质和毗邻的皮质均无太大关系。位于肾上腺中心的这部分腺体——肾上腺髓质却是自主神经系统的一个重要部分。髓质的嗜铬细胞由 $T_{11\sim12}$ 的交感神经节前纤维所支配，这也使得髓质细胞类似于交感神经节。肾上腺髓质分泌肾上腺素、去甲肾上腺素及多巴胺，这3 种物质被称为儿茶酚胺，它们都来源于酪氨酸并且负责调节系统性应激反应（图 12-4）（Robertson,1990；de Diego et al,2008）。儿茶酚胺通过与靶器官的肾上腺素受体结合而发挥效应。其效应主要取决于激活的靶器官上受肾上腺素受体的类型或者亚型（表 12-3）（Robertson,1990；Guimaraes and Moura,2001）。值得注意的是，催化去甲肾上腺素转变为肾上腺素的苯乙醇胺-N-甲基转移酶（PNMT）是肾上髓质的相对特异性酶［大脑及 Zuckerkandl（嗜铬体）器官也表达该酶］。肾上腺皮质激素可以增强该酶的作用，这也使得肾上腺皮质和髓质的功能产生了一些联系。PNMT 局限于肾上腺髓质，这也解释了为什么肾上腺髓质是肾上腺素的主要来源，尽管交感神经系统其他部位也存在相似的嗜铬细胞（Robertson,1990）。和神经细胞轴突末梢释放去甲肾上腺素过程类似，肾上腺儿茶酚胺的储存和释放也是通过胞内囊泡而进行的。通过囊泡的出胞作用，肾上腺儿茶酚胺才得以释放入血（Eisenhofer et al,2004b）。

表 12-3 儿茶酚胺的主要作用

靶器官	受体类型	反应	最相关的临床表现
眼			
瞳孔开大肌	α_1	收缩（瞳孔开大）++	视物模糊
睫状肌	β_2	舒张，扩大视野	
心脏			
窦房结	β_1,β_2	增加心率++	心悸，心绞痛
心房	β_1,β_2	增加收缩力和传导速度++	心悸，心绞痛
房室结	β_1,β_2	提高自动除极化和传导速度+++	心悸，心绞痛

（续　表）

靶器官	受体类型	反应	最相关的临床表现
His 束-浦肯野纤维	β_1,β_2	提高自动除极化和传导速度 +++	心悸,心绞痛
心室	β_1,β_2	增加收缩力,传导速度,自动除极化速度以及心肌自律性+++	心悸,心绞痛
小动脉			
冠状动脉	$\alpha_1,\alpha_2,\beta_2$	收缩 +;舒张 ++	心绞痛
皮肤和黏膜	α_1,α_2	收缩+++	皮肤苍白
骨骼肌	α,β_2	收缩 ++;舒张 ++	高血压
脑	α_1	收缩(轻度)	卒中
肺	α_1,β_2	收缩 +;舒张 ++	水肿
腹腔脏器	α_1,β_2	收缩 +++;舒张 +	肠缺血
唾液腺	α_1,α_2	收缩 +++	
肾	$\alpha_1,\alpha_2,\beta_1,\beta_2$	收缩 +++;舒张 +	肾衰竭
静脉系统	$\alpha_1,\alpha_2,\beta_2$	收缩 ++;舒张 ++	体位性低血压
肺			
气管及支气管平滑肌	β_2	舒张 +	
支气管腺体	α_1,β_2	分泌减少;分泌增加	
胃			
运动及节律	$\alpha_1,\alpha_2,\beta_2$	降低(经常)+	饱腹感,不适
括约肌	α_1	收缩(经常)+	
肠			
运动及节律	$\alpha_1,\alpha_2.\beta_1,\beta_2$	降低 +	便秘,肠梗阻
括约肌	α_1	收缩(经常)+	
分泌	α_2	抑制	便秘
膀胱及输尿管	β_2	舒张+	膀胱结石
肾			
肾素的分泌	α_1,β_2	减少(+);增加(++)	
膀胱			
逼尿肌	β_2	舒张(经常)+	尿潴留
膀胱三角与括约肌	α_1	收缩 ++	尿潴留
输尿管			
运动和节律	α_1	增加	
子宫	α_1,β_2	妊娠时:收缩;舒张 非妊娠时:舒张	
男性性器官	α_1	射精 ++	
皮肤			
立毛肌	α_1	收缩 ++	
汗腺	α_1	局部分泌+	出汗

（续　表）

靶器官	受体类型	反应	最相关的临床表现
脾包膜	α_1，β_2	收缩＋＋＋；舒张＋	
骨骼肌	β_2	增加收缩力；糖原分解；K^+的摄取	高血糖，尿糖
胰腺			
腺泡	α	分泌减少＋	
胰岛	α_2	分泌减少＋＋＋	高血糖，尿糖
	β_2	分泌增加＋	低血糖
脂肪细胞	α_2，β_1，β_2	脂解作用＋＋＋（产热作用）	产生热感
唾液腺	α_1	K^+和水的分泌＋	
	β	淀粉酶的分泌＋	
泪腺	α	分泌＋	流泪
松果体	β	合成褪黑素	
垂体后叶	β_1	分泌抗利尿激素	尿量减少

　　肾上腺素能神经控制各器官的强度从最高（＋＋＋）到最低（＋）及其功能如上表所示。如果（）未给出，则表示强度不确定。Modified form Pacak K. Preoperative management of the pheochromocytoma patient. J Clin Endocrinol Metab 2007;92;4069-79.

　　儿茶酚胺代谢复杂并且关于每个步骤之间的生理相关性也存在争议（Eisenhofer et al，2004b）。大部分儿茶酚胺的代谢位于产生该激素的髓质细胞内（Eisenhofer et al，2003a）。对于临床而言，有三种代谢物（变肾上腺素、去甲变肾上腺素和香草基杏仁酸 VMA）和两种酶（儿茶酚胺邻位甲基转移酶 COMT 和单胺氧化酶 MAO）非常重要。变肾上腺素、去甲变肾上腺素来源于肾上腺素和去甲肾上腺素的甲基化，该过程由 COMT 催化。虽然肝和肾也很有大量的 COMT，但皮质儿茶酚胺的代谢产物主要由髓质 COMT 催化的甲基化反应而产生（Eisenhofer et al，2003a）。事实上，血液循环中超过 90% 的变肾上腺素（肾上腺素代谢物）和超过 20% 的去甲变肾上腺素（去甲肾上腺素代谢物）均来源于肾上腺髓质。因此，这些代谢产物的大量升高在诊断潜在的嗜铬细胞瘤方面非常实用（详见关于肾上腺肿物功能评估相关章节）（Eisenhofer et al，1995）。在尿液中，大部分代谢物都是以磺化的形式而存在的。而且，MAO 及其他酶还参与将儿茶酚胺代谢物催化为 VMA。VMA 是儿茶酚胺代谢最主要的终末产物，该过程主要在肝进行。来源于交感神经系统的儿茶酚胺也通过类似的过程转变为 VMA（Eisenhofer et al，2004b）。图 12-4 总结了和临床最为相关的儿茶酚胺代谢途径。

要点：生理学

- 肾上腺皮质和髓质是两个不同的器官，前者是内分泌，后者是神经分泌。
- 肾上腺皮质的 3 个主要条带分别是：球状带、束状带和网状带，分别产生盐皮质激素、糖皮质激素和性激素的产生。
- 肾上腺皮质每个条带所含有的酶的种类和比例有所不同，致使每个条带产生的激素也不尽相同。
- 醛固酮主要受 RAAS 系统的血管紧张素 Ⅱ 调节，同时，也直接受血清钾水平的调节。ACTH 在调节醛固酮方面的作用不大；因此在垂体功能衰竭时，肾上腺皮质的球状带是唯一一个不会萎缩的条带。
- 皮质醇是人体内最主要的糖皮质激素，分泌受到 ACTH 的严格调控。
- 肾上腺皮质性激素分泌的药理学控制是进展期肾上腺癌的靶向治疗策略。
- 儿茶酚胺类物质，即肾上腺素、去甲肾上腺素、多巴胺，都来源于色氨酸，并且负责调控系统性应激反应。

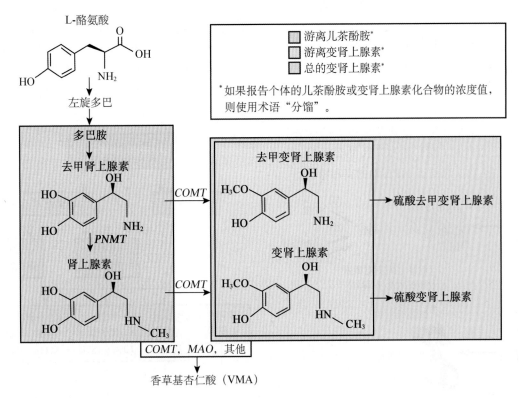

图 12-4　儿茶酚胺代谢概况。该图简化了去甲肾上腺素和肾上腺素降解的代谢途径，突出了那些在日常临床中起作用的代谢产物。注：单胺氧化酶(MAO)在儿茶酚胺降解过程中所起的核心作用未充分反映在此图中，因为大多数由 MAO 催化产生的代谢产物临床上并不常规作为嗜铬细胞瘤的实验室检测指标。代谢转化的关键酶用斜体表示。COMT. 儿茶酚邻位甲基转移酶；PNMT. 苯乙醇胺-N-甲基转移酶

四、肾上腺疾病

(一)肾上腺功能亢进的疾病

1. Cushing 综合征

(1)概述和流行病学：由于肾上腺皮质产生过多的皮质醇而导致的高皮质醇代谢被称为 Cushing 综合征(Orth and Liddle,1971)。疾病罕见，每年发病率为 2～5/100 万(Lindholm et al, 2001；Findling and Raff,2005)。Cushing 综合征的诊断和治疗是多方面的，往往需要内科、内分泌科、神经外科及肾上腺外科专家的合作(Newell-Price et al,2006)。泌尿外科专家必须综合掌握高皮质醇代谢的病理生理学及肾上腺切除手术所需要的先进的专业知识。

(2)病理生理学：肾上腺皮质束状带每天分泌超过 20mg 皮质醇(Arlt and Stewart,2005)。它

的分泌受到下丘脑-垂体-肾上腺轴(HPA)的控制(Jacobson,2005)。充分理解经典神经内分泌负反馈调节对于成功管理每一位 Cushing 病患者至关重要。

①正常的下丘脑-垂体-肾上腺轴的生理学：垂体前叶的促皮质细胞在下丘脑的神经支配下分泌 ACTH(促肾上腺皮质激素)。ACTH 的合成是阿片-促黑素细胞皮质素原(POMC)前体分子分裂的结果。生理条件下，促进 ACTH 释放的最重要的促进因素是促肾上腺皮质激素释放激素(CRH)，但缩宫素和血管加压素也起一定作用(Jacobson,2005；Sam and Frohman,2008)。无论是心理或者生理条件下的应激，都似乎是调节 HPA 轴活性的最重要的因素(Jacobson,2005)。

ACTH 不仅仅能够促进糖皮质激素和性激素的产生，而且在维持肾上腺皮质活性方面也具有重大意义。事实上，在缺乏 ACTH 的条件下

（如当外源性固醇类激素摄入过多时，它的分泌就会受到抑制），除了产生盐皮质激素的细胞外，肾上腺皮质的其他细胞都会停止分泌激素并且开始凋亡（Arlt and Stewart，2005；Jacobson，2005）。除了 ACTH 之外，支配肾上腺的内脏神经似乎也影响糖皮质激素的分泌（Jacobson，2005）。

糖皮质激素可以与下丘脑及垂体上的受体结合，并且负反馈抑制 CRH 和 ACTH 的分泌（Jacobson，2005）。图 12-5 总结了 HPA 轴的突出特征。

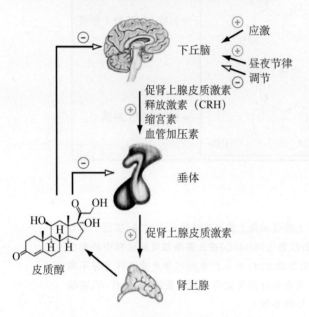

图 12-5 下丘脑-垂体-肾上腺轴及反馈环路

CRH 的分泌受到下丘脑视交叉上核的严格控制并且遵循着昼夜节律，理解这点非常重要。正常个体的皮质醇的峰值往往出现在上午，低值往往出现在晚上 11 点左右。即使是生理节律的微小波动也往往被看作是病理过程（Jacobson，2005；Sam and Frohman，2008）。

②Cushing 综合征的概述：鉴于 HPA 轴的复杂性，皮质醇增多症可以由多种导致糖皮质激素过度分泌的病理过程引起。Cushing 综合征的病因可以分为 3 类：外源性；ACTH 依赖性；非 ACTH 依赖性（图 12-6）。外源性 Cushing 综合征是医源性皮质醇摄入的结果。ACTH 依赖性 Cushing 综合征源于肾上腺以外的因素导致血浆中促肾上腺皮质激素水平升高。ACTH 依赖性 Cushing 综合征占据了内源性 Cushing 综合征的 85％以上。另一方面，非 ACTH 依赖性 Cushing

综合征是由于肾上腺皮质产生大量不受控制的糖皮质激素。非 ACTH 依赖性 Cushing 综合征相对较为少见。肾上腺外科已经用来治疗非 ACTH 依赖性疾病。随着腹腔镜手术的来临，ACTH 依赖性 Cushing 综合征的肾上腺手术也变得更加普及（Porterfield et al，2008）。

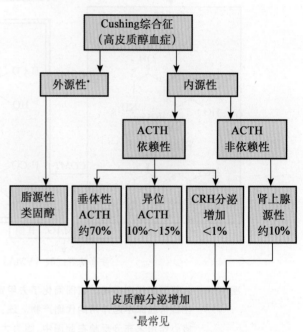

图 12-6 临床上导致皮质醇分泌过多的原因，ACTH. 促肾上腺皮质激素；CRH. 促肾上腺皮质激素释放激素

③外源性 Cushing 综合征：在西方国家，外源性 Cushing 综合征是肾上腺皮质增生患者最为常见的病因（Newell-Price et al，2006）。人工合成的糖皮质激素常常被用来治疗多种疾病。即使口服、局部应用或者是吸入小剂量外源性糖皮质激素均可导致 Cushing 综合征（Hopkins and Leinung，2005；Newell-Price et al，2006）。因此，详细的病史对于所有 Cushing 综合征患者的病情评估都至关重要。临床医师还要考虑到这样一种可能性——患者可能并没有意识到自己正在使用类固醇激素或者暗中自行使用糖皮质激素（如为了提高性功能）（Hopkins and Leinung，2005）。

④促肾上腺皮质激素依赖性 Cushing 综合征
a. 概述：ACTH 依赖性肾上腺皮质增生症占内源性 Cushing 综合征的 80％～85％。大约 80％的 ACTH 依赖性疾病原发于垂体病变，这种

病变被称为 Cushing 病。异位 ACTH 的产生是 ACTH 依赖性肾上腺皮质增生症的又一大病因 (Newell-Price et al, 2006)。异位的 CRH 综合征是 ACTH 依赖性 Cushing 综合征的第三大病因，但是该病极为少见(见图 12-6)(Orth, 1995)。

b. 库欣病：1932 年，由神经外科先驱 Harvey Cushing 描述，库欣病通过垂体分泌过多的促肾上腺皮质激素而导致高皮质醇血症(Cushing, 1932)。这种情况占内源性 Cushing 库欣综合征的近 70%。最常见的病因是产生促肾上腺皮质激素的微腺瘤。只有约 5% 的病例发现 1cm 或更大的大腺瘤(Newell-Price et al, 2006)。15% 的功能性垂体腺瘤具有分泌促肾上腺皮质激素的能力 (Shimon and Melmed, 1998)。促肾上腺皮质激素生成细胞增生和垂体癌也可能导致促肾上腺皮质激素分泌过多，但极为罕见(Orth, 1995)。高达 2/3 的库欣病患者是女性(Scott and Orth, 1990)。

c. 异位促肾上腺皮质激素综合征：非垂体源

性肿瘤分泌的 ACTH 也会导致皮质增多症 (Cushing, 1932)。那些产生促肾上腺皮质激素的组织几乎都是恶性肿瘤，约占 Cushing 综合征的 10%(Porterfield et al, 2008)。Liddle 和同事于 1960 年首次描述这种现象，并将它命名为异位 ACTH 综合征 (Meador et al, 1962; Scott and Orth, 1990)。肾上腺皮质增多症的发病时机各不相同，其诊断可能比原发病即肾上腺外恶性肿瘤早很多年，进而造成诊断的困难。同时，也会导致表现为亚临床型垂体瘤，但是影像学却无法得到证实这一临床难题(Aniszewski et al, 2001)。此外，极度虚弱的晚期恶性肿瘤患者，其肾上腺皮质增生往往诊断不出来(Orth, 1995)。异位 ACTH 综合征的患者由于其体内有高浓度的 ACTH，因此该病患者的肾上腺往往比 Cushing 病患者的增生更为明显，体积更大(Jenkins et al, 1999)。表 12-4 总结了能够分泌异位 ACTH 的恶性肿瘤，尤其是嗜铬细胞瘤。

表 12-4　**异位促肾上腺皮质激素的来源**

参数	目前研究	Findling and Tyrrell, 1986[*]	Imura et al, 1975	Doppman et al, 1989	Howlett et al, 1986
患者数	106	49	30	28	16
未发现肿瘤(%)	16	12		32	
胰岛细胞瘤(%)	16	4	7	11	13
支气管类癌(%)	25	49	7	46	38
胸腺类癌(%)	5	16			13
甲状腺髓质癌(%)	8				
播散性神经内分泌肿瘤	7				
播散性胃肠道类癌(%)	1				
小细胞肺癌(%)	11	10	33		19
混杂细胞瘤(%)	8	6	17		13[†]
胰腺腺癌(%)		2			
支气管腺癌(%)			10		
支气管鳞癌(%)			3		
支气管未分化癌(%)			10		
恶性胸腺瘤(%)			13		
嗜铬细胞瘤(%)	3			11	6
总数	100	100	100	100	100

[*] 包含文献综述。[†] 胆囊癌及直肠癌。Modified from Aniszewski JP, Young WF Jr, Thompson GB, et al. Cushing syndrome due to ectopic adrenocorticotropic hormone secretion. World J Surg 2001;25(7):934-40.

d. 异位促肾上腺皮质激素释放激素：恶性肿瘤产生异位 CRH 极其罕见，占 Cushing 综合征病例的不到 1%。支气管肺癌是该病最常见的病因，同时合并异位 ACTH 分泌的亦不少见（Carey et al,1984；Orth,1995）。

e. 促肾上腺皮质激素非依赖性 Cushing 综合征：肾上腺皮质不受机体控制而分泌过多的皮质醇，这种情况称为 ACTH 非依赖性 Cushing 综合征，仅占内源性肾上腺皮质增多症的一小部分。肾上腺腺瘤及少见的双侧肾上腺皮质病变会导致这类疾病（Lacroix and Bourdeau, 2005；Newell-Price et al,2006）。

f. 肾上腺肿瘤：分泌皮质醇的肾上腺腺瘤占 Cushing 病的 10% 左右，并且常常表现为单侧增生的结节，双侧、多病灶的功能性增生结节也时有发生。肾上腺肿物中，双侧的不超过 10%，且往往诊断困难（Lacroix and Bourdeau,2005；Porterfield et al,2008；Young et al,2008）。无影像学表现的良性肾上腺病变可以产生皮质醇，并且也会导致亚临床型 Cushing 综合征（Rossi et al, 2000）。产生皮质醇的肾上腺皮质癌（ACC）病例约占 Cushing 综合征的 80%，该因素是 ACC 患者的独立的预后不良的预测因素（Lindsay and Nieman,2005a；Berruti et al,2014）。肾上腺切除术后的 7～9 个月，大部分患者都会出现类 Cushing 综合征的表现，但部分患者的这种情况会持续数年（Sippel et al,2008）。

g. 促肾上腺皮质激素非依赖性大结节样肾上腺增生：ACTH 非依赖性双侧大结节性肾上腺皮质增生（AIMAH）约占 Cushing 综合征的不足 1%。该病以多个大结节取代正常的腺体为特征，每侧肾上腺重量超过 60g（Lacroix and Bourdeau, 2005；Iacobone et al,2008）。AIMAH 病例中，单侧肾上腺重量超过 200g 的也有报道（Swain et al,1998）。在 ACTH 依赖性 Cushing 综合征分泌的 ACTH 的长期慢性刺激下，肾上腺的体积与质量也会增大，因此与 AIMAH 的鉴别诊断就显得尤为重要。两者的放射学表现非常相似。双侧大结节性肾上腺皮质增生是 McCune-Albright 综合征的一个特征，患者除肾上腺表现之外，往往还表现为多发性骨纤维发育不良、皮肤病表现，以及其他内分泌异常（Lacroix and Bourdeau,2005）。

h. 原发性色素沉着性肾上腺皮质病：和 AIMAH 一样，原发性色素沉着性肾上腺皮质病（PPNAD）极其少见，占 Cushing 综合征的不到 1%。但与 AIMAH 不同的是，PPNAD 患者的肾上腺的体积并不大，其皮质内往往有黑色或褐色的结节（Young et al,1989）。结节周围的肾上腺皮质往往是萎缩的，髓质往往并无病变（Lacroix and Bourdeau,2005）。大约半数的 PPNAD 患者发现合并常染色体显性遗传病——Carney 综合征。Carney 综合征患者会导致皮肤斑点及黏膜病损，亦会造成包括 Sertoli 细胞肿瘤在内的多种肿瘤。另外半数的 PPNAD 患者病因不明，不具有遗传性（Lacroix and Bourdeau,2005）。

(3) 临床特征

①典型的 Cushing 综合征：Cushing 综合征的临床表现多种多样。肾上腺皮质增多症的一些典型特征，如肥胖、满月脸、水牛背、近端肌无力、易出血和腹部紫纹等，都不具有特异性。综合这些临床表现及其他的临床体征，我们便应该考虑是否存在 Cushing 综合征（Findling and Raff, 2005）。Cushing 综合征还会导致系统性症状，如向心性肥胖、血脂异常、胰岛素抵抗和高血压，也就是发病较高的代谢综合征（Pivonello et al, 2005,2008）。图 12-7 描述了糖皮质激素对于各器官、系统的影响，表 12-5 总结了该病的症状和体征及出现的概率。对于 Cushing 综合征的筛查，往往不是泌尿外科临床工作的重点。但是，Cushing 综合征的男性患者伴发性腺功能低下也很常见，了解这一点，对于泌尿外科医师来说很重要。对于那些性欲低下、勃起功能障碍、低睾酮及低促性腺激素的患者而言，更简易的肾上腺皮质增多症的筛查方法有待产生（Findling and Raff, 2005；Pivonello et al,2008）。超过 50% 的 Cushing 病患者存在泌尿系结石，因此若泌尿结石患者同时存在类 Cushing 症状，也应该进行肾上腺皮质增多症的相关筛查。有趣的是：对于 Cushing 综合征合并泌尿系结石的患者，原发病的治疗可以降低结石形成的风险；但对于一般人群而言，却并无获益（Faggiano et al,2003）。

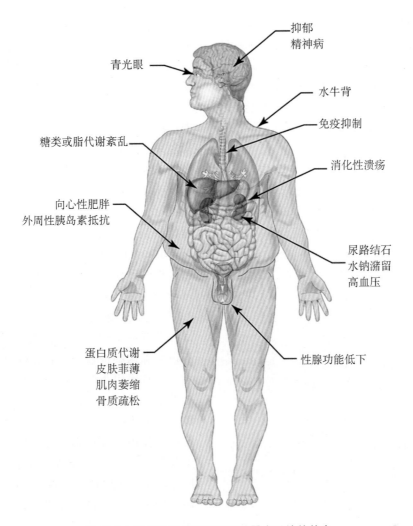

图 12-7　高皮质醇血症对于不同器官系统的效应

② 亚临床型 Cushing 综合征：亚临床型 Cushing 综合征是一种相对比较新的疾病单元，是指缺乏典型的类 Cushing 综合征的临床表现，但是却存在高皮质醇血症的一类疾病的总称。患者缺乏典型的 Cushing 综合征的临床表现。疾病的诊断往往是由于肾上腺肿块而行代谢检查时发现高皮质醇血症（Sippel and Chen，2004）。过去，该病常被称为前 Cushing 综合征、无 Cushing 症状的 Cushing 综合征，临床前 Cushing 综合征。但目前"亚临床型 Cushing 综合征"这一术语已经被人们所接受。"亚临床型自主糖皮质激素高分泌"这一术语也被提出来（Tsagarakis et al，2006）。该病单元适用于那些因肾上腺意外瘤而行代谢检查发现高皮质醇血症的患者。大约 10% 的肾上腺意外瘤的患者都存在高皮质醇血症

（Mantero et al，2000）。在疾病筛查期间，查出存在 Cushing 综合征的患者也可以诊断为亚临床型 Cushing 综合征。例如，患有 2 型糖尿病并且血糖控制较差的患者在进行肾上腺皮质增多症的筛查时，大约 2% 的患者患有亚临床型 Cushing 综合征（Catargi et al，2003）。

在亚临床型 Cushing 综合征的早期，肾上腺切除术可以控制血糖、降低血压及降低体重（Midorikawa et al，2001；Mitchell et al，2007）。然而，手术指征及获益仍然存在争议（Sippel and Chen，2004；Tsagarakis et al，2006）。有一些作者认为，只有当患者出现临床症状或体征时，才应该行手术治疗，如高血压、肥胖、葡萄糖不耐受或者骨量减少等。其他学者则认为，应该为所有的患者施行手术，以防止皮质醇增多症带来的后遗症

(Sippel and Chen, 2004; Pivonello et al, 2005; Tsagarakis et al, 2006)。相对于无皮质醇分泌的肾上腺结节患者而言，亚临床型 Cushing 综合征的患者在肾上腺切除术后发生肾上腺功能不全的风险更高，这是因为对侧肾上腺功能可能已经受到抑制(Tsagarakis et al, 2006)。

表 12-5　库欣综合征的症状及体征

症状及体征	患病率(%)
向心性肥胖	90～100
圆脸("满月脸")	
面部肥大	
性欲减退	
紫纹	70～90
月经紊乱	
多毛症	
勃起功能障碍	
高血压	
肌无力	50～70
后颈部脂肪堆积	
("水牛背")	
身体瘀斑	
葡萄糖不耐受,糖尿病	
骨质减少,骨质疏松	
情绪迟钝,抑郁	
头痛	20～50
腰痛	
肢体水肿	
反复感染	
低钾血性碱中毒	
肾结石	
痤疮	0～20
脱发症	

Modified from Pivonello R, De Martino MC, De Leo M, et al. Cushing's syndrome. Endocrinol Metab Clin North Am 2008;37(1):135-49,ix.

(4)诊断试验:Cushing 综合征在临床内分泌学诊断方面是非常复杂和困难的,并且该病常常不在泌尿外科诊治范围之内(Findling and Raff, 2005)。但是,泌尿外科医师必须要了解该病的诊断策略及它与皮质醇增多症的病因之间的关系。而且,行肾上腺切除术的泌尿外科医师必须精通有肾上腺肿块的 Cushing 综合征患者的基础代谢评估。

①Cushing 综合征诊断的建立:一旦考虑诊断为 Cushing 综合征,临床医师就可以在数个实验室检查中进行选择。最常用的两个实验室检查是:尿 24h 游离皮质醇(UFC)测定及夜间小剂量地塞米松抑制试验(LD-DST)。然而,在筛查合并肾上腺意外瘤的患者时,UFC 评估的敏感性较差(Nieman et al, 2008)。午夜唾液皮质醇测定变得越来越普遍。二线检测方法包括 2d LD-DST 及午夜血浆皮质醇试验(Arnaldi et al, 2003; Newell-Price et al, 2006; Nieman et al, 2008; Pivonello et al, 2008)。理解这些试验包含的病理生理机制是非常重要的,这也是本节叙述的重点(Findling and Raff, 2005)。泌尿外科实践中肾上腺病理的评估对于肾上腺病变的代谢评估提供了可行的规则。例如,随机血浆皮质醇测定、血清 ACTH 水平、尿液 17-酮类固醇水平、胰岛素耐受试验及罗呱丁胺试验等检查已经不常用,人们也不再推荐这些检查(Nieman et al, 2008)。

当日服用小剂量地塞米松,次日清晨测量患者血浆皮质醇浓度,该方法可以检测患者的皮质醇负反馈系统。无肾上腺皮质增多症者,地塞米松可以作用于垂体前叶,抑制其 ACTH 的释放,进而导致血浆皮质醇水平的降低(Findling and Raff, 2005)。理解该试验的关键在于,受试者服用的所谓的小剂量地塞米松,等同于皮质醇生理剂量的 3～4 倍。需要指出的是,外源性地塞米松并不会被测量血浆皮质醇的试验检测出来。很显然,对于 ACTH 非依赖性 Cushing 综合征及异位 ACTH 分泌的患者,其皮质醇的产生在该试验中并不会被抑制。但是,产生 ACTH 的垂体瘤患者在服用小剂量地塞米松后,其皮质醇的分泌并没有受到抑制,其原因并不明确。这种现象可以理解为垂体瘤对于糖皮质激素刺激的抑制效应的敏感性相对较差(Raff and Findling, 2003)。总而言之,若受试者的小剂量地塞米松抑制试验阳性,则提示可能存在 Cushing 综合征。该试验仅仅只能说明皮质醇增多症的存在,却无法说明其原因。服用低剂量地塞米松超过 48h 不太容易实践,因而其成为二线检测方法。

UFC 评估方法是指直接测量 24h 游离的生物可利用皮质醇。血清皮质醇试验既测量游离皮质醇,又测量结合皮质醇浓度。而尿皮质醇试验仅仅只测量游离皮质醇浓度,这样就不受皮质醇结合球蛋白干扰因素的影响(Arnaldi et al,2003)。而且,该方法测量的是 24h 皮质醇分泌的总量。这种研究方法特点显著,因为即使是 Cushing 综合征患者,血清皮质醇水平仍然呈现昼夜节律性(Orth,1995)。泌尿外科医师还需要知道的是,对于亚临床型 Cushing 综合征的患者而言,该测试的敏感性较差,内分泌学会推荐该试验作为肾上腺偶发瘤的代谢评估手段(Nieman et al,2008)。

午夜唾液皮质醇检测及午夜血浆皮质醇浓度检测利用了所有 Cushing 增多症的共同特征——皮质醇昼夜节律的变化,甚至是完全的破坏。即使是非常轻的 Cushing 综合征患者,这种节律的异常都会使机体失去对夜间皮质醇分泌的抑制作用。正如之前所提到的,Cushing 综合征患者的清晨皮质醇高峰往往在正常范围内,但是,夜间的持续检测便会提示 Cushing 综合征昼夜节律的丢失。虽然午夜血浆皮质醇浓度测量在门诊部不容易实践,但是午夜唾液皮质醇测量对于皮质醇增多症的诊断正在变得越来越普遍(Raff and Findling,2003;Findling and Raff,2005)。

框图 12-1　非库欣综合征患者皮质醇增高的原因分析

可能出现库欣综合征临床特征的情况

妊娠

抑郁

酒精依赖

糖皮质激素抵抗

病态肥胖症

控制不良的糖尿病

不太可能有库欣综合征临床特征的情况

机体应激(住院、手术、疼痛)

营养不良、神经性厌食症

剧烈慢性运动

下丘脑性闭经

皮质醇结合球蛋白过量(血清皮质醇浓度增加,尿中皮质醇浓度不变)

虽然库欣综合征在上述情况下不太可能出现,但少数情况下会合并 Cushing 综合征。如果临床上高度怀疑该病,可以为患者进行检查,特别是在第一组。Modified from Nieman LK, Biller BM, Findling JW, et al. The diagnosis of Cushing's syndrome: an Endocrine Society clinical practice guideline. J Clin Endocrinol Metab 2008;93(5):1526-40.

需要注意的是,其他一些情况也会刺激 HPA 轴并且产生类似 Cushing 综合征的症状(框图 12-1)。因此,若想要明确诊断皮质醇增多症,最好请内分泌专家进行会诊(Nieman et al,2008)。

②Cushing 综合征病因的诊断:一旦 Cushing 综合征诊断明确,那么它的病因也必须被局限化。由于该过程的复杂性,一些作者认为这最好由内分泌科专家在大的转诊中心进行(Newell-Price et al,2006)。简而言之,其步骤大致如下。

首先,ACTH 依赖性疾病必须要和非 ACTH 依赖性疾病进行鉴别。测量血清 ACTH 浓度便可以鉴别两者。若血清 ACTH 水平偏低,则提示是非 ACTH 依赖性疾病。此时可以行腹部影像学检查来明确是否是肾上腺来源。如果在断层显像上,肾上腺未见明显异常,则应该怀疑是否存在外源性皮质醇摄入,或者更为少见的疾病如 PP-NAD(Arnaldi et al,2003)。有意思的是,PP-NAD 患者在服用地塞米松之后,其 24h 尿皮质醇测量呈延迟上升,通过这可以辅助 PPNAD 的诊断(Lacroix and Bourdeau,2005)。超过 10% 的肾上腺源性 Cushing 综合征患者存在双侧肾上腺病变(Lacroix,2008)。肾上腺静脉插管取样术对于该病的诊断有一定的帮助(Young et al,2008)。

真正的诊断难点在于区分 Cushing 病和异位 ACTH 综合征的患者。问题源于,无论是垂体的微腺瘤还是异位 ACTH 分泌性肿瘤,都无法在目前的影像学检查中获得准确的定位。此外,肺、胰腺、垂体的偶发影像学表现也相对比较常见,这也造成了对病变部位定位的困难(Newell-Price et al,2006)。例如,大约 10% 的人群的垂体表现为影像学异常。然而,约有 50% 的 Cushing 病患者在行垂体 MRI 检查时未发现异常(图 12-8)(Arnaldi et al,2003;Porterfield et al,2008)。

在 CRH 刺激后,直接测量垂体下游静脉丛(岩下窦)的 ACTH 浓度已经成为区分 Cushing 病和异位 ACTH 综合征的金标准。和外周血相比,岩下窦高水平的 ACTH 浓度提示 Cushing 病;若和外周血相比无明显变化,则提示该病为异位 ACTH 来源(Findling and Raff,2006;Porterfield et al,2008)。

大剂量地塞米松抑制试验过去常用来区分垂体来源还是异位来源,但是其价值有限。原理是

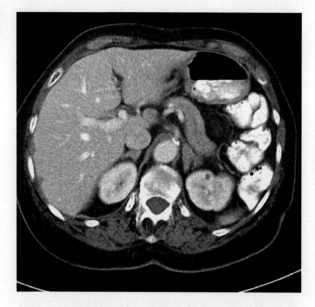

图 12-8　胰腺癌发生肾上腺转移导致双侧肾上腺体积增大

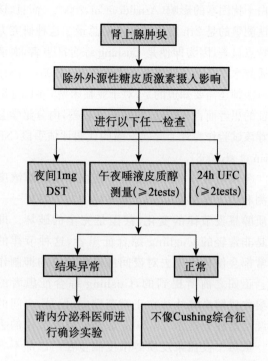

图 12-9　排除肾上腺肿瘤继发性高皮质血症的测试算法。如夜间唾液皮质醇或 24h 游离皮质醇呈阳性，最好进行重复实验。DST. 地塞米松抑制试验，UFC. 尿游离皮质醇

因为服用大剂量的地塞米松可以抑制垂体腺瘤分泌 ACTH，然而异位 ACTH 的分泌却不受抑制（Arnaldi et al，2003）。遗憾的是，一些分泌 ACTH 的异位肿瘤细胞表面也有糖皮质激素受体，因此在大剂量地塞米松作用下，肿瘤分泌的 ACTH 也有所减少（Aron et al，1997；Raff and Findling，2003）。目前，大剂量塞米松抑制试验并不常规使用（图 12-9）（Findling and Raff，2006；Porterfield et al，2008）。

（5）治疗：Cushing 综合征的治疗离不开多学科的合作。基础护理医师、内分泌学专家、神经外科医师及泌尿外科专家之间必须做好充分的沟通。同时，医患之间也要做好沟通工作。治疗的目标是纠正高皮质醇血症，HPA 轴的重建及 Cushing 综合征后遗症的管理（Porterfield et al，2008）。

①外源性 Cushing 综合征：如果条件允许，我们一定非常小心地去纠正外源性 Cushing 综合征。糖皮质激素的减量必须要缓慢，这样 HPA 轴才有充足的时间来恢复其功能。这一过程可能需要数周到数月不等，个体差异比较大。内科医师还需要了解"类固醇药物停用综合征"这一临床并发症：在这种情况下，尽管患者 HPA 轴功能试验未见明显异常，但是患者仍然不能耐受类固醇药物的减量（Hopkins and Leinung，2005）。

②促肾上腺皮质激素依赖性 Cushing 综合征

a. Cushing 病：目前对于分泌 ACTH 的垂体腺瘤的标准治疗措施是经蝶窦手术切除肿瘤（图 12-10，见 Expert Consult 网站图 65-10）。不幸的是，仅有 60%～80% 的患者可以被手术所治愈（Newell-Price et al，2006；Pivonello et al，2008）。而且，长期随访很重要，因为超过 25% 的患者会复发（Patil et al，2008）。此外，外科手术对于大腺瘤来说效果不佳，当瘤体直径＞1cm 时，手术仅仅能使不到 15% 的患者得到治愈（Newell-Price et al，2006）。术后严重的 Addison 状态非常常见，因此术后细致的糖皮质激素替代治疗是必要的（Utz et al，2005）。腺瘤切除术后的垂体功能减退也是一个常见的并发症，其发生率为 5%～50%，主要因不同外科手术中垂体代谢产物有所不同。内分泌专家对于患者仔细的检测非常重要（Utz et al，2005；Porterfield et al，2008）。因初次手术失败而再次行神经外科手术极具挑战性，而且成功概率也不尽相同。而且，再次手术术后发生垂体功能减退的风险更高（Utz et al，2005；Porterfield et al,2008)。补救性放疗是一个选择,但必须告知患者放疗后 ACTH 延迟降低的可能及发生垂体功能低下的风险(Estrada et al,1997;Utz et al,2005;Porterfield et al,2008)。

　　当考虑或需要行肾上腺切除术,泌尿外科医师则需要参与进来。目前来说,当首次尝试治疗原发肿瘤失败时,人们往往推荐行双侧肾上腺切除术。在极少数情况下,皮质醇增多症会危及生命,必须进行紧急、有效的治疗,这时双侧肾上腺切除术就显得尤为重要。该手术的优点主要是术后不会发生垂体功能减退及紧急处理皮质醇增多症的成功率极高(Vella et al,2001;Chow et al,2008;Lacroix,2008)。然而,所有患者术后均需要终身进行盐皮质激素和糖皮质激素替代治疗。而且,患者术后有发生垂体腺瘤进行性增长的风险,进而导致一些并发症,如压迫视交叉、动眼神经功能障碍及少见的颅内压增高(Assie et al,2007)。此外,该手术还会导致 Nelson-Salassa 综合征(也称为 Nelson 综合征),发生率占双侧肾上腺切除患者的 8%～29%。报道显示:预防性放疗对于部分患者有效,而并非所有患者都有效(Gil-Cárdenas et al,2007)。目前,对于双侧肾上腺切除术后是否常规进行放疗来预防 Nelson 综合征仍存在争议(Porterfield et al,2008)。当为 ACTH 依赖性 Cushing 综合征患者施行双侧肾上腺切除术前,泌尿外科医师必须告知患者术后可能存在功能性肾上腺组织残余的风险,尽管该风险很低(Kemink et al,1992)。

　　b.异位肾上腺皮质激素综合征:对于异位 ACTH 综合征而言,切除分泌 ACTH 的原发肿瘤是使患者皮质醇恢复正常的唯一合适的治疗手段。但是,大量研究表明,只有约 10% 的患者可以进行原发肿瘤的切除(Aniszewski et al,2001)。对于那些原发肿瘤无法切除或者无法找到原发肿瘤的患者,双侧肾上腺切除,辅以终身激素替代治疗才是最好的治疗选择(Aniszewski et al,2001;Porterfield et al,2008)。

　　③促肾上腺皮质激素非依赖性疾病:单侧肾上腺皮质肿块导致皮质醇激素分泌过多的患者,可施行患侧肾上腺切除术。当残余肾上腺功能至关重要时,则可以考虑行肾上腺部分切除术(Walz,2004)。有文献报道过双侧肾上腺部分切除术(Inoue et al,2006)。目前对于 AIMAH 和 PPNAD 患者的标准治疗方案是双侧肾上腺切除术及终身激素替代治疗。为 AIMAH 患者成功施行单侧最大腺体切除的病例也有别报道(Iacobone et al,2008)。

　　④皮质醇增多症的药物治疗:皮质醇增多症的药物治疗主要用于手术患者的术前准备或者无法接受手术干预的患者。常用药物的主要作用机制是抑制类固醇合成的酶系,如美替拉酮、氨鲁米特、曲洛司坦、酮康唑及依托咪酯等。米托坦也可以使用,我们将会在肾上腺癌一章中做详尽的介绍(Porterfield et al,2008)。17α-羟化酶抑制药(CYP17)在未来可能也会被使用,但截至目前,这类药物的使用缺乏经验(Attard et al,2009)。对于皮质醇增多的治疗需要丰富的经验,因此最好由内分泌科专家来进行。

　　(6)预后:和皮质醇水平正常的患者相比,Cushing 综合征患者的预期寿命要短。将皮质醇血症患者的血浆皮质醇降至正常可以降低该风险,但却不能完全消除该风险(Swearingen et al,1999;Pivonello et al,2005)。经过精心的治疗,患者的实验室检查恢复到正常后,在有经验的内科医师的密切监测下,积极地控制患者的心血管方面的危险因素,将会是好的管理策略。

要点:Cushing 综合征

- 血浆皮质醇浓度受到严格的控制。在正常个体,其高峰出现在清晨而低谷出现在夜间 11 点左右。
- 分泌皮质醇的肾上腺肿瘤会导致 ACTH 非依赖性 Cushing 综合征,这大概占非外源性激素摄入的 Cushing 综合征的 10%。
- 未确诊的 Cushing 综合征患者在泌尿外科就诊时,可能表现为性功能减退或者尿石症。
- 有必要对肾上腺肿物患者进行皮质醇高分泌的相关检测。

---

　　(7)总结:Cushing 综合征是一个复杂的疾病,诊治需要多学科的合作。当需要为高皮质醇血症患者进行单侧或双侧肾上腺切除术时,泌尿外科医

师就起到了关键的作用。对于相关病理生理的全面理解,无论是对于疾病的诊治,还是对于 Cushing 综合征患者围术期的咨询,都非常重要。

2. 原发性醛固酮增多症

(1)概述和流行病学:Jerome Conn 医师首次于 1955 年描述了一位患有高血压和低钾血症的 34 岁该病患者(Conn,1955)。尿液分析提示:该患者尿液中的盐皮质激素活性明显增高。该患者在手术切除单侧约 4cm 的肾上腺肿瘤后,病情明显好转。此后,原发性醛固酮增多症的不同亚型不断被确认,不同亚型所需的评估及治疗手段也不尽相同。原发性醛固酮增多症是继发性高血压最常见的类型,占高血压患者的 5%～15%。因此,泌尿外科医师了解该病诊断及治疗策略也很重要(Mulatero et al,2004;Rossi et al,2006a;Young,2007a;Jansen et al,2014)。

(2)病理生理:RAAS 系统是血压及细胞外体液调节的关键因素(图 12-11)。球旁细胞内肾素的释放是 RAAS 系统的限速步骤。生理情况下,肾的低灌注、交感神经兴奋性增强及低血钠都会引起致密斑释放肾素(Gibbons et al,1984)。肾素可以催化血管紧张素原转化为血管紧张素 I,然后在血管紧张素转化酶(ACE)的作用下转化为血管紧张素 II。血管紧张素 II 既可以促使血管收缩,又可以促进球状带释放醛固酮。除此之外,能够促进醛固酮释放的因素还包括血钾水平及 ACTH。在原发性醛固酮增多症的患者体内,其醛固酮的释放不受 RAAS 系统的控制,并且血浆肾素释放也受到抑制。这一点和继发性醛固酮增多症有所不同,继发性醛固酮增多症患者是因为肾素水平的升高进而导致了醛固酮水平的升高。在进行原发性醛固酮增多症的筛查时,血浆中肾素水平是区分原发性还是继发性醛固酮增多症的关键点(见诊断部分)。

醛固酮从肾上腺皮质释放后,可促进远端小管对于 Na^+ 的重吸收,以及 K^+ 的分泌(Nyirenda and Padfield,2007)。高 Na^+ 血症一般不会发生因为 Na^+ 的重吸收往往伴随着水的重吸收,因此其渗透压往往并无变化。醛固酮导致的容量增多也因为"盐皮质激素逃逸"现象而受到限制。盐皮质激素逃逸现象是由心房钠尿肽介导的压力性利尿,并且心钠肽可以改变远端小管离子转运受体,

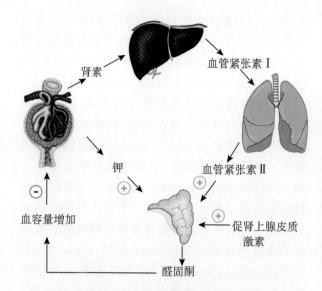

图 12-11　肾素-血管紧张素-醛固酮系统。正常情况下,醛固酮的分泌受血管紧张素 II、血钾及 ACTH 的调节。对原发性醛固酮增多症患者而言,醛固酮可以自主释放,导致血浆肾素水平下降

这也就限制了容量扩增在 1.5kg 以下(Burnett et al,1985;Yokota et al,1994;Knepper et al,2003)。

尽管所有的患者都存在血浆中醛固酮的升高及肾素水平的降低,但是该病的各亚型之间的病理生理机制也不相同。不同亚型之间的区别对于选择合适的治疗方案有重大意义。原发性醛固酮增多症的病因如图 12-12 所示。特发性增生及醛固酮腺瘤是目前为止最常见亚型,占所有病例的 95% 以上。虽然特发性增生是最常见的病例类型,但是醛固酮瘤可能比之前想象的发病率要高,这是因为缺乏对原发性醛固酮增多症患者的常规偏侧化研究(Mulatero et al,2004)。

特发性增生(也称为双侧肾上腺皮质增生)的潜在病理生理机制目前仍不清楚。大多数病例都是小结节增生,大结节增生很少见(Schirpenbach and Reincke,2007)。和醛固酮腺瘤患者相比,特发性增生患者的高血压相对较轻且低钾血症发生率更低(Rossi et al,2006a)。在特发性增生的患者体内,其双侧肾上腺都会产生过高的醛固酮,因此单侧切除往往并不能起到根治的效果。单侧肾上腺切除很少见,在评估了对侧醛固酮分泌水平之后,若考虑手术切除患侧肾上腺就可以治愈,此时可以考虑行手术治疗(参阅关于醛固酮亚型分型章节)。

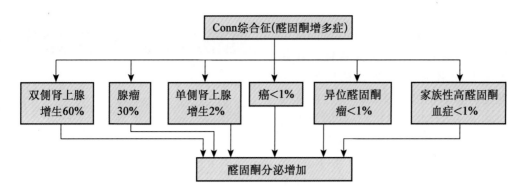

图 12-12　原醛的亚型［Modified from Young WF. Primary aldosteronism: renaissance of a syndrome. Clin Endo-crinol(Oxf)2007；66：607-18.］

和特发性增生相比,醛固酮腺瘤患者往往具有更严重的高血压和低钾血症(Rossi et al,2006a)。

　　其他不太常见的原发性醛固酮增多症的病因主要包括:ACCs、异位醛固酮肿瘤及家族性醛固酮增多症(FH)。ACC 相关性醛固酮增多症较为少见,占原发性醛固酮增多症的不到 1%,占ACCs 的 2.5%～5%(Ng and Libertino,2003;Seccia et al,2005)。异位醛固酮肿瘤极为少见,还要考虑是否存在副肾上腺或者肾上腺异位(Abdelhamid et al,1996)。FH 的 3 个亚型在前文中已经有所叙述:Ⅰ型,Ⅱ型,Ⅲ型(Viola et al,2013)。Ⅰ型,也称为糖皮质激素可抑制型醛固酮增多症,是一种常染色体显性遗传病,由于启动区域的 11β-羟化酶基因(CYP11B1)与编码区域的醛固酮合成基因(CYP11B2)之间发生了融合。这种结合使得受 ACTH 控制的醛固酮合成酶处于持续激活状态。因此,醛固酮的分泌受到ACTH 昼夜节律的影响,而不受 RAAS 的控制(Lifton et al,1992)。Ⅰ型 FH 患者的难治性高血压发病较早,且往往有早发性难治性高血压或者脑血管意外的家族史(Litchfield et al,1998;McMahon and Dluhy,2004)。Ⅱ型 FH 是受常染色体显性遗传基因控制的基因异质性疾病。患者家族均患有特发性醛固酮增多症或者醛固酮瘤,其无论是在临床上还是在形态学特征上,都难以和原发性醛固酮增多症的散发病例进行区分。连锁分析提示:在一些Ⅱ型 FH 家族里存在 7p22 区域的突变(Mulatero et al,2004;So et al,2005)。Ⅲ型 FH 以双侧肾上腺增生、难治性高血压、严重的低钾血症和杂合甾体分泌过多

为特征(Geller et al,2008)。编码钾离子通道的KCNJ 基因的突变,目前已经被证实是Ⅲ型 FH基因的致病原因(Charmandari et al,2012;Mu-latero et al,2012)。

　　(3)临床特征:患者往往是由于评估难治性高血压时而诊断该病,检出年龄多在 30－60 岁。对于 262 位原发性醛固酮增多症患者的回顾性分析显示:患者高血压往往处于中至重度,平均血压约为 184/112mmHg(Young and Klee,1988)。Rossi 及其同事(2006a)开展了一项前瞻性研究,该研究纳入 1125 例新诊断的高血压患者,进而评估原发性醛固酮增多症的发病情况,结果显示:原发性醛固酮增多症患者的平均血压(154/98mmHg)比非原发性醛固酮增多症患者的血压(147/95mmHg)要高(Rossi et al,2006a)。Mos-so 及其同事(2003)说明了原发性醛固酮增多症与高血压严重程度之间的关系:原发性醛固酮增多症患者中,2% 的高血压患者为 1 级高血压(140～159/90～99mmHg),8% 的高血压患者为2 级(160～179/100～109mmHg),13% 的高血压患者为 3 级(>180/110mmHg)。

　　虽然低钾血症被认为是原发性醛固酮增多症的一个共有特征,但是横断面研究显示:63%～91% 的新诊断为原发性醛固酮增多症的患者,血钾均处在正常范围内(Mulatero et al,2004)。一小部分患者的低钾血症和其症状有关系,如头痛、烦渴多饮、心悸、多尿、夜尿及肌无力(Young,2007a)。由于"盐皮质激素逃逸"现象,原发性醛固酮增多症患者很少发生高钠血症,其血清钠浓度和其他类型的高血压并无差异(Rossi et al,

2006a；Young，2007a）。

　　所有高血压患者的心血管及肾损害都是主要的问题，这也是需要接受治疗的指征。和其他类型的高血压患者相比，原发性醛固酮增多症患者的靶器官损害的发生率及严重程度都要明显升高（Mulatero et al，2013）。心脏的异常与原发性醛固酮增多症也有关系，如左室舒缩功能障碍、左室肥大及 QP 间期的延长等（Rossi et al，1996；Tanabe et al，1997）。Milliez 及其同事提出：原发性醛固酮增多症患者发生心血管事件的风险要明显升高，以上发现有助于解释该现象。一项关于高血压患者的回顾性研究表明：和原发性高血压相比，醛固酮患者发生卒中的风险升高 4 倍，心肌梗死的风险升高 6.5 倍，心房颤动的发生率要升高 12 倍（Milliez et al，2005；Gonzaga and Calhoun，2008）。心血管事件风险的增加可能和该人群中代谢综合征患病率的增加有关（Fallo et al，2006）。幸运的是，原发性醛固酮增多症良好的治疗和左室重塑之间关系密切，这可能会降低未来发生心血管事件的风险（Rossi et al，2014）。此外，原发性醛固酮增多症患者较原发性高血压患者，更容易发生蛋白尿及 2 型糖尿病（Fox et al，2006；Rossi et al，2006b，Mulatero et al，2013）。

　　（4）诊断试验：原发性醛固酮增多症的诊断需要筛查试验、确诊试验及亚临床分型。原发性醛固酮增多症的筛查试验指征如框图 12-2 所列。原发性醛固酮增多症的诊断及亚临床分型非常重要，因为不同亚型对于靶器官的损害程度，抗高血压药物的选择，以及是否适合进行手术治疗影响巨大。

　　①筛查：在筛查开始之前，应该纠正低钾血症，并且要停止所有的禁忌药物。虽然患者在筛查过程中可以继续服用大部分降压药，但盐皮质激素受体拮抗药属于禁忌，且在筛查之前至少要停药满 6 周（Seifarth et al，2002；Young，2007a）。对于需要这些药物控制的严重高血压患者，可以将这类药改为其他类药物，如 α_1 受体阻滞药或者长效的钙离子通道阻滞药，以减小对筛查试验结果的影响（Rossi et al，2008a）。其他的抗高血压药可能会改变筛查试验的价值，但尚没有到达需要停药的地步（见后文，图 12-32）。

框图 12-2　原发性醛固酮增多症筛查的指征
高血压合并低钾血症
顽固性高血压（3 种及以上口服降压药仍控制较差）
高血压合并肾上腺意外瘤
早发性高血压（<20 岁）或卒中（<50 岁）
重度高血压（≥160/110mmHg）
考虑为继发性高血压时（如嗜铬细胞瘤或肾血管性疾病）
无法解释的低钾血症（自发的或利尿引起的）
与高血压严重程度不相符的靶器官损害
高血压且有原发性醛固酮增多症家族史

　　原发性醛固酮增多症筛查试验需要测量清晨（8－10 点）血浆醛固酮浓度（PAC）及血浆肾素活性（PRA）（Funder et al，2008）。通过这些试验，血浆醛固酮浓度（PAC）及醛固酮/肾素比值（ARR）可以用来评估醛固酮的自主分泌情况。虽然 PRA 可以决定 ARR，但是我们推荐 PRA 的最低值设在 0.2ng/(ml·h)来避免 ARR 比值过高进而造成错误（Rossi et al，2006a）。反应阳性筛查及提示原发性醛固酮增多症诊断的 PACs 和 ARRs 因试验室的不同而异，因此目前还没有一个标准的阈值。报道显示：用 ARRs 来筛查原发性醛固酮增多症，敏感性和特异性分别为 66%～100% 和 61%～96%（Jansen et al，2014）。2002 年，关于隐性肾上腺肿物管理的卫生研究院共识声明（2002）中建议：ARR 的阈值应该>30，PAC 的应该>20ng/dl。但是，其他机构推荐更低的阈值，如 ARR>20，PAC>15ng/dl（Young，2007a；Rossi et al，2008a）。虽然降低阈值可以提高筛查的阳性结果，但同时也可能增加假阳性率。在确诊原发性醛固酮增多症之前，所有的初筛试验阳性者还必须进行确诊试验。

　　PRA 的测量费时而且不同实验室测量的结果也各不相同。鉴于此，在进行原发性醛固酮增多症的初筛时，血浆肾素浓度已经可以用来代替 PRA 作为评估指标了（Ferrari et al，2004；Perschel et al，2004）。虽然血浆肾素浓度作为原发性醛固酮增多症的初筛指标展现了良好的应用潜力，但在广泛应用之前尚需要进一步的标准化及验证（Young，2007a；Rossi et al，2008b）。

②确诊试验：初筛试验阳性患者还需要进行确诊试验，这是因为醛固酮的浓度及 PRA 的活性均受众多因素影响，如每天的波动、体位、饮食及抗高血压药物等（Salva et al，2012）。在初筛试验阳性的患者中，仅有 50%～70% 的患者在确诊试验中被诊断为原发性醛固酮增多症（Mosso et al，2003；Seiler et al，2004；Giacchetti et al，2006；Nanba et al，2012）。和原发性醛固酮增多症的初筛一样，确诊试验进行之前需要做一些准备工作，如纠正低钾血症及停用盐皮质激素受体抑制药。在所有的确诊试验中，大部分都是评估钠负荷后醛固酮的抑制情况。钠负荷试验的理论基础是：对于无自主醛固酮分泌的患者而言，钠负荷将会抑制血浆肾素和醛固酮的释放（Mattsson and Young，2006）。其他的一些确诊试验，如卡托普利抑制试验、呋塞米-直立试验及 ACTH 刺激试验，虽有所报道，但是尚未被广泛接受和应用（Hirohara et al，2001；Sonoyama et al，2011）。确诊试验的选择主要取决于患者的特点及内科医师的偏好。在进行确诊试验期间，需要密切地监测患者的血压。

氟氢可的松抑制试验需要患者持续服用人工合成的盐皮质激素——氟氢可的松（0.1mg/q6h）及氯化钠（2g/q8h）4d。服用 4d 以后，再测量直立位的 PAC。如果 PAC 无法被抑制到 6ng/dl 以下，则可以诊断为原发性醛固酮增多症。该实验曾经被视为原发性醛固酮增多症诊断的金标准。但由于存在严重高血压及低钾血症的风险，该试验已经被口服钠盐负荷试验及静脉盐水负荷试验所取代（Schirpenbach and Reincke，2007）。

口服钠盐负荷试验：持续 3d 高钠饮食，然后测量患者 24h 尿钠、尿醛固酮以及尿肌酐的量。可以额外增加氯化钠的量以确保每日摄入钠量 > 12.8g。24h 钠摄入应该 > 200mmol 以确保足够的钠负荷。如果 24h 尿醛固酮量 > 12μg/d，便可以诊断为原发性醛固酮增多症。

静脉盐水负荷试验：在 4h 内静脉滴注 2000ml 的 0.9% 氯化钠，以此来达到钠负荷。该实验前一晚需要禁食、水，静脉输液在次日清晨进行，同时患者需要保持卧位。输完氯化钠之后，测量患者的 PAC；如果 PAC > 5ng/dl，则可以诊断为原发性醛固酮增多症；如果 PAC > 10ng/dl，则提示为醛固酮瘤（Mulatero et al，2005；Young，2007a）。

卡托普利抑制试验是用来评估服用 ACEI 类药物后，ARR 的抑制情况。患者服用 25～50mg 卡托普利后保持卧位，然后测量患者的 PAC。如果患者没有原发性醛固酮增多症，那么在服用卡托普利之后，其 RAAS 系统应该会受到抑制。然而，具有自主醛固酮分泌的患者，其 PACs 将会持续 > 15ng/dl（Young and Klee，1988）。对于那些心肾功能不全的患者来说，其往往不能进行钠负荷。如果有条件进行钠负荷试验，且以上人群也无禁忌的话，那么卡托普利抑制试验在常规应用之前，还需要进行标准化及进一步的验证（Giacchetti et al，2008）。

③亚型的区分：一旦原发性醛固酮增多症确诊之后，就要寻找醛固酮自主分泌的原因。鉴于手术方案因亚型而定，因此原发性醛固酮增多症亚型的区分对于选择合适的治疗方案至关重要（见框图 12-3）。对于那些不宜手术的患者而言，亚型的区分并不太重要，因为药物治疗方案已经比较成熟。因此，这些患者就没有必要进行下一步的评估，而可以直接开始药物治疗（图 12-13）。由于家族性原发性醛固酮增多症极其少见，因此并不是所有的患者都需要进行基因检测。只有对于那些有原发性醛固酮增多症家族史、发病年龄早（<20 岁），或者有早发性脑血管意外家族史的患者才需要考虑基因检测（图 12-14）。对于那些有手术机会的原发性醛固酮增多症患者，都应该进行腹部的横断面成像。

肾上腺 CT 扫描虽然无法明确原发性醛固酮增多症的亚型，但是对于评估肾上腺结节是否存在很有意义。醛固酮瘤的放射学特点主要有：单侧低密度非强化病变，密度低于 10HU，平均大小在 1.6～1.8cm，对侧肾上腺无异常。但是，由于大约 20% 的醛固酮腺瘤体积 <1cm，因此不能仅仅只根据 CT 结果来进行定位（Simon and Palese，2008）。特发性醛固酮增多症的放射学特征主要包括：多发的单侧或双侧肾上腺结节，包括侧支在内的双侧肾上腺体积增大或者表现为正常肾上腺。若同时存在小体积的醛固酮腺瘤及无功能的肾上腺腺瘤，此时 CT 成像不易进行区分。由于 MRI 在鉴别原发性醛固酮增多症各亚型方

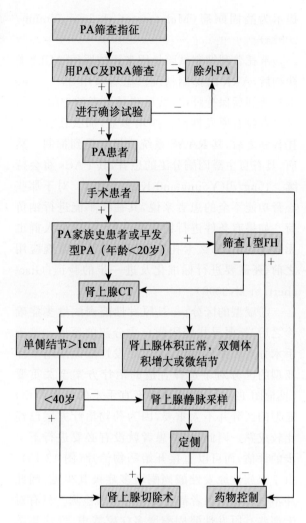

图 12-13 原发性醛固酮增多症的诊断和治疗。CT. 计算机断层扫描；FH. 家族性高醛固酮血症；PA. 原发性醛固酮增多症；PAC. 血浆醛固酮浓度；PRA. 血浆肾素活性

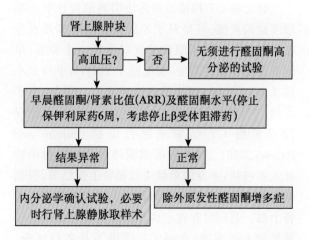

图 12-14 对肾上腺肿块合并醛固酮高分泌的检测流程

面并无优势，且费用较高，因此不推荐常规进行 MRI 检查。

框图 12-3 原发性醛固酮增多症的亚型
可手术纠正的原发性醛固酮增多症
分泌醛固酮的腺瘤
原发性单侧肾上腺增生
分泌醛固酮的卵巢肿瘤
分泌醛固酮的腺癌
手术无法纠正的原发性醛固酮增多症
双侧肾上腺增生
家族性醛固酮增多症Ⅰ型
家族性醛固酮增多症Ⅱ型
家族性醛固酮增多症Ⅲ型

为了进行手术定侧，可以术前行肾上腺静脉取样。通过定侧，我们可以区分原发性醛固酮增多症的不同亚型并且评估患者能否获益。Young及其同事（2004）阐明了应用肾上腺静脉取样术来评估单侧醛固酮分泌的价值：大约 22% 的原发性醛固酮增多症患者被错误地排除在原发性醛固酮增多症手术适应证之外，还有 25% 的患者仅仅根据 CT 结果便被不当地推荐行肾上腺切除术，而没有依据肾静脉取样术。原发性醛固酮增多症患者术前的评估、患者的选择、恰当的术前准备及对于评估结果精确的解读，对于手术而言都非常重要（Young and Stanson,2009）。施行肾上腺静脉取样的治疗策略如图 12-15 所示。

明确诊断为原发性醛固酮增多症的患者，如果考虑行肾上腺切除术治疗，应该做肾上腺静脉取样。以下患者在术前不必行该检查：横断面上明确的单侧肾上腺腺瘤且对侧肾上腺正常、年龄＜40 岁的患者；怀疑为 ACC 的患者（Rossi et al,2014）。由于肾上腺静脉取样术的结果受多方面因素影响，因此关注术前和术中的细节非常必要。合理的肾上腺静脉取样术前准备主要包括：持续卧位 1h,纠正低钾血症及停用可能影响肾素和醛固酮分泌的抗高血压药物。在选择合适的患者，恰当的术前准备之后，肾上腺静脉取样便可以在禁食次日清晨进行。经皮股静脉入路较为常用，通过导管尖端采集 3 个部位的标本：右侧肾上腺静脉、左侧肾上腺静脉及下腔静脉（图 12-

15A)。然后评估标本中醛固酮和皮质醇的浓度。通过比较肾上腺静脉和下腔静脉的皮质醇浓度，来决定标本的采集是否合格。肾上腺静脉与下腔静脉的皮质醇浓度比值应该为(1.1~5.0):1,这主要取决于是否使用了 ACTH 进行刺激(Young and Stanson,2009)。如果使用了 ACTH 进行刺激,那么取得的标本中的比值就应该较高。如果取样的样本低于上述比值,则应该考虑样本不具有选择性,应该予以舍弃。如果双侧比值均高于上述比值,则被认为具有选择性,那么就可以进行双侧醛固酮浓度的比较,以决定病变部位。

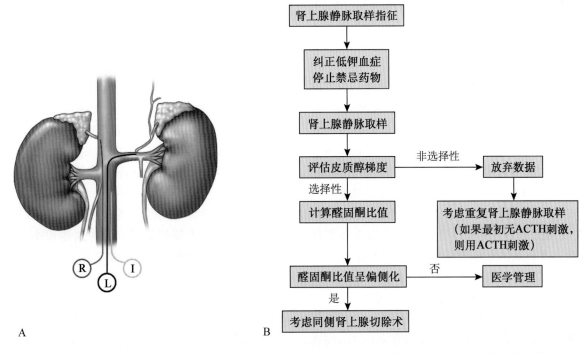

图 12-15　肾上腺静脉取样方案。A. 正确定位,留取右肾上腺静脉标本(R),左肾上腺静脉标本(L)及下腔静脉标本(I);
　　　　　　B. 在采集样本后,用这些比率来评估皮质醇梯度,计算 $R_{皮质醇}/I_{皮质醇}$ 及 $L_{皮质醇}/I_{皮质醇}$,如果皮质醇梯度提示样本收集合格,就可以评估醛固酮分泌的偏侧化。通过比较主侧和副侧醛固酮分泌来决定是否存在偏侧化,其公式为$(A_{优势}/C_{优势})/(A_{非优势}/C_{非优势})$。A. 血浆醛固酮浓度;C. 皮质醇浓度。ACTH. 促肾上腺皮质激素

通过比较优势侧和非优势侧醛固酮/皮质醇浓度来决定是否存在醛固酮分泌的偏侧化,即$(A_{dominant}/C_{dominant})/(A_{nondominant}/C_{nondominant})$。如果该比值>(2~4):1(该比值主要取决于是否使用ACTH 进行刺激),则认为醛固酮的分泌存在偏侧化(Young and Stanson,2009;Rossi et al,2014)。如果操作及解释合理,肾上腺静脉采血在检测单侧自主醛固酮分泌的敏感性和特异性分别为95%和100%(Young et al,2004)。

在肾上腺静脉取血时,关于是否常规使用ACTH 激发存在争议。ACTH 激发的潜在优点包括:尽量减少压力诱导的醛固酮分泌,最大化皮质醇梯度同时最大化醛固酮腺瘤的分泌量(Young,2007a;Young and Stanson,2009;Rossi et al,2014)。一个关于该优点的前瞻性研究中提到:ACTH 刺激试验可以提高肾上腺静脉和下腔静脉的样本梯度,进而方便对样本采集是否合格进行评估。但是,研究者也提出:ACTH 激发试验也有风险,即可能错误地对醛固酮腺瘤进行单侧化(概率为 3%~12%),还有可能将醛固酮腺瘤误诊为特发性醛固酮增多症(概率为 36%~37%)(Seccia et al,2009)。

由于取样错误导致肾上腺静脉取样无法得出结论时,我们可以进行替代试验来指导治疗,替代试验主要有:核闪烁照相术、体位激发试验及测量皮质醇代谢产物。在这些检查方法中,只有核闪烁成像能够提供解剖和功能的双重数据,这对于外科干预来说非常重要。

碘-131(^{131}I)-6β-碘甲基-19-去甲基胆固醇(NP-59)是可以标记肾上腺皮质细胞的皮质醇类似物,进而评估高分泌的区域(Heinz-Peer et al,2007)。在静脉注射放射性示踪剂之前,患者需要服用饱和的碘化钾(Lugol solution)来防止甲状腺摄入游离的^{131}I。除此之外,检查之前还必须服用地塞米松(1mg/q6h,持续7d)来抑制ACTH分泌。服用NP59第4天以后评估示踪剂的摄入量,并且连续评估10d。如果存在醛固酮腺瘤,则表现为示踪剂注射后5d以内便出现单侧肾上腺的放射性摄取,如果出现双侧摄取,则提示存在特发性醛固酮增多症(Simon and Palese,2008)。使用NP-59来评估高分泌腺瘤的能力和肿瘤的大小和功能成正比。如果病变体积<1.5cm,则其检测能力明显减弱(Hogan et al,1976;Nomura et al,1990;Mansoor et al,2002)。为了克服NP-59的已知成像缺点,目前常使用NP59 SPECT-CT显像进行评估,SPECT-CT在检出小体积的腺瘤方面呈现出更好的敏感性(Yen et al,2009)。

体位激发试验主要用来区分醛固酮腺瘤及特发性醛固酮增多症,其机制是体位变化对于PAC水平的影响。患者检查前晚保持卧位,次日清晨测量其PAC浓度,再让患者保持直立位4h,再次测量其PAC浓度。理论上,正常人站立位4h后会诱发血管紧张素的分泌,进而会导致PAC的增加2~4倍(和卧位相比)。相比较而言,特发性醛固酮增多症的患者其PAC会增加基线的33%以上,而醛固酮腺瘤或Ⅰ型FH的患者,其PAC的水平并不会因体位的改变而增加(Ganguly et al,1973;Young,2007a)。虽然该试验可以帮助区分醛固酮腺瘤和特发性醛固酮增多症,但是它并不提供肿瘤定位信息(如左侧还是右侧)。此外,据观察,体位的变化会使30%~50%的醛固酮腺瘤患者PAC水平上升,另有20%的特发性醛固酮增多症患者的PAC浓度并不上升,该现象也限制了体位刺激试验的可靠性(Mulatero et al,2004;Schirpenbach and Reincke,2007)。

另外一个可以区分醛固酮腺瘤和特发性醛固酮增多症的方法是测量18-羟皮质醇浓度(18-OHB)。18-OHB是由皮质醇的18-羟基化而来,并且可能是醛固酮的中间前体物质(Mulatero et al,2013)。18-OHB的上升提示醛固酮腺瘤的可能,如果其浓度低于100ng/dl,则提示是特发性醛固酮增多症(Biglieri and Schambelan,1979)。但是,该试验区分醛固酮腺瘤和特发性醛固酮增生的准确度不足80%。此外,该试验亦无法提供关于功能性腺瘤的定位信息(左侧或是右侧)(Young and Klee,1988)。

(5)治疗和预后:原发性醛固酮增多症的治疗目标是:控制及预防盐皮质激素过多相关的并发症。因此,治疗的策略便是:从根源上减少盐皮质激素的过分泌状态或者阻滞醛固酮对于靶器官的效应(Young,2007a)。原发性醛固酮增多症的治疗策略主要取决于疾病的亚型及是否具有手术的条件(见图12-13)。如果患者可以接受手术,而且疾病属于手术可以纠正的亚型,则可以施行单侧肾上腺切除术。其余的患者则需要接受药物治疗。

对于确诊为单侧醛固酮高分泌的患者,可以考虑行单侧肾上腺切除术。若腺瘤体积小,大部分患者可以进行腹腔镜肾上腺切除术。对于可疑为ACC相关的醛固酮高分泌,可以考虑施行开腹手术(Kebebew et al,2002;Gonzalez et al,2005;Schlamp et al,2007)。原发性醛固酮增多症手术后大部分患者的血压会得到明显改善,33%~73%的患者术后不再需要服用抗高血压药物(Sawka et al,2001;Meyer et al,2005;Schirpenbach and Reincke,2007)。以下几个因素提示患者肾上腺切除术后仍存在持续性高血压的风险:年龄>50岁、男性、高BMI、术前使用2种及以上抗高血压药物、术前长期的高血压、不同程度的心血管重塑及肾功能不全(Celen et al,1996;Sawka et al,2001;Wang et al,2012;Rossi et al,2014)。对于40岁以下、瘤体直径<1cm的单侧腺瘤,可以直接施行单侧肾上腺切除术,而无须进行肾上腺静脉采血,因为该人群中极少存在肾上腺意外瘤(Schirpenbach and Reincke,2007;Young,2007a;Zarnegar et al,2008)。术后应立即进行PAC和ARR检测及评估,以确保生化治愈。此外,患者应保持高钠饮食,术后监测血钾数周以避免高钾血症(Mattsson and Young,2006;Funder et al,2008)。

原发性醛固酮增多症的药物治疗指征包括:手术无法纠正的原发性醛固酮增多症亚型及无法

进行手术者。醛固酮受体拮抗药螺内酯及依普利酮可以降低原发性醛固酮增多症患者的血压，因而它们是降压药物的首选方案。螺内酯起始治疗剂量为每日 25～50mg，每日最多可以达 400mg，剂量主要取决于血压、血钾及药物的不良反应。螺内酯的不良反应主要包括男性乳房发育症、阳痿及女性月经紊乱。依普利酮对于醛固酮受体的选择性更强，不良反应和螺内酯相比更温和。依普利酮的起始剂量为每日 25mg，每日最多可以达 100mg。虽然服用了醛固酮受体拮抗药，但是仍然需要其他的抗高血压药物来控制血压。而且，生活方式的改变有助于成功的药物治疗，主要包括：控制体重，低钠饮食及规律运动（Young，2007a）。

　　和其他的原发性醛固酮增多症有所不同，I型 FH 可以使用口服糖皮质激素治疗。口服糖皮质激素可以抑制 ACTH 的分泌，进而降低该组人群的醛固酮分泌。如果单独使用糖皮质激素，患者的血压控制不佳，或者已经发展到医源性 Cushing 综合征的地步，此时应该考虑加用醛固酮受体拮抗药（Funder et al，2008）。

　　（6）总结：原发性醛固酮增多症的诊断和治疗非常重要，因为原发性醛固酮增多症会增加心血管系统相关的并发症。鉴于原发性醛固酮增多症存在几个不同的亚型，且不同的亚型对于治疗的影响非常大，因此手术干预之前正确的分型也很关键。

要点：原发性醛固酮增多症

- 大部分原发性醛固酮增多症的血钾都正常。
- 和原发性高血压相比，原发性醛固酮增多症相关的靶器官损害的风险更高。
- 原发性醛固酮增多症亚型的准确区分对于确保合适的治疗方案非常关键。

---

3. 嗜铬细胞瘤

　　（1）概述和流行病学：嗜铬细胞瘤是肾上腺髓质能够分泌儿茶酚胺的肿瘤。尽管不同研究报道的发病率有所不同，但是其发病率为 1～2/10 万（Bravo and Tagle，2003）。由其发病率较低，大约由 0.5% 的高血压患者是由嗜铬细胞瘤引起的

（Lenders et al，2005）。约 5% 的肾上腺意外瘤是嗜铬细胞瘤。事实上，意外瘤约占嗜铬细胞瘤病例的 10%～25%（Bravo and Tagle，2003；Lenders et al，2005）。

　　10%～25% 的嗜铬细胞瘤来源于肾上腺之外（图 12-16）。肾上腺外的嗜铬细胞瘤被称为副神经节瘤，因为它们来源于副神经节。副神经节在解剖上平行于交感神经和副交感神经，它是由可以产生嗜铬蛋白的神经嵴细胞组成的网络（Scott et al，1990；Ilias and Pacak，2004）。副神经节瘤可以来源于头、颈、腹和盆腔（包括膀胱）。位于主动脉分叉处及肠系膜下动脉根部的嗜铬细胞体被称为 Zuckerkandl 器官，这是副神经节瘤的常见部位（Scott et al，1990）。值得注意的是，有些学者将副神经节瘤特指为头颈部的嗜铬细胞瘤，因为其他部位的嗜铬细胞肿瘤往往是无功能肿瘤（Neumann et al，2004）。

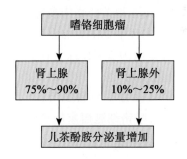

图 12-16　儿茶酚胺分泌过多的原因

　　（2）病理生理

　　①概述：正如肾上腺生理部分所述，肾上腺髓质细胞类似于交感神经节的嗜铬细胞。但是，与交感神经节细胞不同的是，肾上腺髓质的嗜铬细胞内含有 PNMT 酶，该酶可催化去甲肾上腺素为肾上腺素（Eisenhofer et al，2004b）。嗜铬细胞瘤内酶的组成不同，它们代谢肿瘤囊泡内的儿茶酚胺的能力也有所不同。因此，不同嗜铬细胞瘤分泌儿茶酚胺的能力及量会有很大差异（Eisenhofer et al，2001）。事实上，嗜铬细胞瘤分泌儿茶酚胺的差异解释了肿瘤临床表现的异质性。例如，若肿瘤以分泌肾上腺素为主（往往局限在肾上腺或者 Zuckerkandl 器官），则患者往往表现为晕厥或者低血压发作，这是因为肾上腺素对于血管平滑肌 β_2 受体的舒血管作用。如果肿瘤

以分泌去甲肾上腺素为主（如 VHL 综合征的患者），则患者主要表现为高血压和发汗，这主要是因为去甲肾上腺素对于血管平滑肌 α 受体的收缩作用（Pacak，2007）。

②遗传性嗜铬细胞瘤的病理生理：遗传病例约占嗜铬细胞瘤的 1/3（Benn and Robinson，2006）。事实上，相当一部分最初诊断为散发肿瘤的病例后来通过基因检测证实为遗传性病例。在一份 2002 年的报道中，Neumann 和他的同事（2002）指出：无相关家族史的单侧嗜铬细胞瘤患者中，约 24% 存在相关基因的突变。目前至少有 5 个基因与家族性嗜铬细胞瘤相关：转导重排基因（RET）、VHL、NF1、SDHD 和 SDHB 基因。有学者认为，这些基因突变都负责调节神经凋亡，并且通过下游信号转导通路的 NGF 相互联系（Nakamura and Kaelin，2006）。然而，每一个基因突变导致的临床表现各不相同。表 12-6 总结了每一个基因突变相关的临床表现。

泌尿外科实践中，VHL 综合征与嗜铬细胞瘤最为相关，这是因为 VHL 综合征患者具有发展为肾细胞癌的可能，患者往往因此而入院治疗。VHL 综合征可分为 1 型和 2 型。1 型是指具有 VHL 突变及无嗜铬细胞瘤家族史的患者，2 型是指有嗜铬细胞瘤家族史者。2 型又可进一步分为若干亚型。2A 型是不伴发肾癌，2B 型则存在肾恶性肿瘤的证据（Linehan and Ricketts，2013）。2C 型是指存在 VHL 基因突变的嗜铬细胞瘤患者，但是无其他 VHL 综合征的表现（Hes et al，2003）。值得指出的是，该分型确定了 VHL 相关嗜铬细胞瘤的基因型和表现型亚型（2 型），该型患者更倾向于存在 VHL 基因的错义突变（Walther et al，1999）。但是，VHL 2C 型患者似乎受到 HIF 调节，嗜铬细胞瘤的病生理可能与 HIF 非依赖通路有关（Nakamura and Kaelin，2006）。而且，存在 VHL 相关的嗜铬细胞瘤患者和散发或者 MEN-2 相关性疾病不同，其分泌的肾上腺素量较少。因此，该类患者的变肾上腺素（而不是去甲变肾上腺素）大多正常（Eisenhofer et al，1999；Walther et al，1999；Pacak，2007）。

③恶性嗜铬细胞瘤的病理生理：恶性嗜铬细胞瘤是一种具有侵袭性的危及生命的肿瘤。目前，其良、恶性只能通过是否存在临床转移得到确认。临床表现及局部浸润情况对于判断其转移风险价值不大（Scholz et al，2007）。虽然提出了很多判断其良、恶性的病理学标准，但是至今为止，尚无统一的单一组织学标准（Thompson，2002；Kimura et al，2005；Pacak et al，2007；Scholz et al，2007）。一些病理诊断标准使用免疫组化方法，包括 Ki-67 染色，可能是截至目前最好的预测良、恶性指标，但是由于方法学的不均一性，该指标还未得到验证（Kimura et al，2005；Pacak et al，2007）。

合并 MEN-2 或者 VHL 的恶性嗜铬细胞瘤极其罕见（表 12-6）。SDHB 突变是与其恶性最为相关的单基因突变。有国际研究表明，32 位 SDHB 突变的患者中，11 个存在恶性嗜铬细胞瘤（Neumann et al，2004）。

（3）临床特征

①概述：嗜铬细胞瘤常被称为经典的"10% 肿瘤"：10% 为肾上腺之外、10% 为家族性、10% 为双侧、10% 为儿童及 10% 为恶性（Scott et al，1990；Dluhy，2002；Lenders et al，2005）。但是，这个规则不断被质疑。正如上文所提到的，肾上腺外的嗜铬细胞瘤占比超过 25%（Ilias and Pacak，2004）。同样地，超过 30% 的病例为家族性（Benn and Robinson，2006）。无论是散发还是遗传病例，恶性肿瘤都很少见（见表 12-6）。但是，超过 1/3 的肾上腺外嗜铬细胞瘤为恶性，其原因至今不明（Lenders et al，2005）。非遗传性嗜铬细胞瘤的诊断年龄多在 40—50 岁，家族性肿瘤的诊断年龄往往更早（Lenders et al，2005）。尽管发病率低，但嗜铬细胞瘤在儿童内分泌肿瘤中最常见，超过 40% 的该肿瘤属于家族遗传性肿瘤，超过 20% 的病例为双侧（Pacak et al，2007；Havekes et al，2009）。不知为何，源于右侧肾上腺的该肿瘤较为常见，且往往比左侧肿瘤的体积更大、更容易复发（Amar et al，2005b）。

阵发性高血压是嗜铬细胞瘤的典型表现。但是，仅在 30%~50% 的患者记录到血压的随机峰值，并且可以在原发性高血压基线之后发生。其余的患者表现为持续性高血压，部分患者并无血压异常（Scott et al，1990）。嗜铬细胞瘤典型的三联征为：头痛、突发头晕及心动过速（Bravo and Tagle，2003）。表 12-7 列出了嗜铬细胞瘤常见的

表 12-6　嗜铬细胞瘤的遗传特性

综合征	临床表现	合并嗜铬细胞瘤的风险	基因	染色体定位及遗传形式	蛋白	散发病例中生殖细胞突变率（%）	恶性疾病的概率
多发性内分泌肿瘤综合征 2A 型	甲状腺髓质癌 甲状旁腺功能亢进 皮肤苔藓淀粉样变	50%	RET	10q11.2 常染色体显性	酪氨酸激酶受体	<5	3
多发性内分泌肿瘤综合征 2B 型	甲状腺髓质癌 多发性神经瘤 Marfanoid body habitus 罕见甲状旁腺功能亢进症	50%	RET	10q11.2 常染色体显性	酪氨酸激酶受体	<5	3
von Hippel-Lindau 综合征 2 型	肾细胞癌及肾囊肿 CNS 和视网膜成血管细胞纤维瘤 胰腺囊肿 附睾囊腺瘤 内淋巴囊肿	10%~20%	VHL	3p25.26 常染色体显性	pVHL 19 pVHL 30	2~11	5
神经纤维瘤病 1 型	神经纤维瘤 皮肤的牛奶咖啡斑	1%	NF1	17q11.2 常染色体显性	神经纤维蛋白	无	11
家族性副神经节瘤综合征 4 型 (PGL-4)	颈动脉体瘤 （化学感受器） 迷走、颈部、腹膜、腹部、胸部副神经节瘤	约 20%	SDHB	1p36.13 常染色体显性	催化性铁硫蛋白	3~10	30~50
家族性副神经节瘤综合征 1 型 (PGL-1)	颈动脉体瘤 （化学感受器） 迷走、颈部、腹膜、腹部、胸部副神经节瘤	约 20%	SDHD	11q23 母本印记	CybS （跨膜蛋白亚基）	4~7	<3

CNS. 中枢神经系统。 Data from Dluhy RG. Pheochromocytoma—death of an axiom. N Engl J Med 2002;346(19):1486-8;and Lenders JW, Eisenhofer G,Mannelli M, et al. Phaeochromocytoma. Lancet 2005;366(9486):665-75.

临床症状和体征。超过 20% 的患者无症状(Adler et al,2008)。实际上,肿瘤所处的儿茶酚胺微环境,肿瘤自身代谢儿茶酚胺的能力及患者对于儿茶酚胺的反应不同,决定了每个患者的症状也各不相同(Pacak,2007)。梅奥诊所在 50 年内通过对 54 名患者的尸检说明了患者临床症状和体征的变异性及建立确切诊断标准的困难性。该研究中,超过 75% 的肿瘤并未被诊断为嗜铬细胞瘤(Sutton et al,1981)。

表 12-7 嗜铬细胞瘤的临床特征

临床表现	发生率(%)
头痛	60~90
心悸	50~70
大汗	55~75
皮肤苍白	40~45
恶心	20~40
面赤	10~20
体重下降	20~40
疲倦	25~40
心理症状(烦躁、恐慌)	20~40
持续性高血压	50~60
阵发性高血压	30
体位性高血压	10~50
高血糖	40

Modified from Lenders JW, Eisenhofer G, Mannelli M, et al. Phaeochromocytoma. Lancet 2005;366(9486):665-75.

②遗传性嗜铬细胞瘤的临床特征:遗传性嗜铬细胞瘤的患者发病年龄较早,并且往往为多病灶或双侧病变(Adler et al,2008)。表 12-6 总结了每一种基因突变对应的临床特征。合并 MEN-2 的嗜铬细胞瘤几乎都来源于肾上腺,约有 12% 的 VHL 及 6% 的 NF-1 患者病变源于肾上腺之外(Lairmore et al,1993;Walther et al,1999;Benn and Robinson,2006;Karagiannis et al,2007)。SDHB 和 SDHD 突变大多发生在肾上腺外,且多为多病灶。源于基因突变的肾上腺实性肿块也有可能会发生(Neumann et al,2004;Pacak et al,2007)。和其他突变类型不同,

SDHB 基因突变多导致恶性嗜铬细胞瘤的发生(Neumann et al,2004)。如前所述,VHL 嗜铬细胞瘤患者主要分泌去甲肾上腺素,其肾上腺素水平分泌并不升高。因此,此类患者的去甲变肾上腺素水平升高,而变肾上腺素水平不高(Eisenhofer et al,1999;Walther et al,1999;Pacak,2007)。

③恶性嗜铬细胞瘤的临床特征:肾上腺外的嗜铬细胞瘤更倾向于发生远处转移(Scholz et al,2007)。SDHB 突变和远处转移关系很大(见表 12-6)。传统认为,大部分 SDHB 突变的患者都存在肾上腺外病变。但是,相当一部分患者(28%)也存在肾上腺的病变(Neumann et al,2004)。恶性病变往往倾向于分泌多巴胺且体积往往更大(>5cm);但正如前所述,如果没有发生远处转移,几乎不可能做出恶性的诊断(John et al,1999;Lenders et al,2005)。骨、肺、肝及淋巴结是最常见的转移器官(Scholz et al,2007)。

转移瘤可能在诊断时已经存在,或者在原发肿瘤切除术后的检测过程中出现。大部分转移瘤在原发肿瘤诊断的 5 年以内被检出。但原发肿瘤切除后 15 年,肿瘤才发生转移的也有报道(Eisenhofer et al,2004a;Lenders et al,2005)。

(4)诊断试验:生化检测是可疑为嗜铬细胞瘤检查的第一步。如果生化检查阳性,再选择合适的影像学检查进行定位(Adler et al,2008)。嗜铬细胞瘤及时准确的诊断仍然存在难度(Zendron et al,2004;Harding et al,2005;Yu et al,2009)。在泌尿外科临床实践中,首先对肾上腺肿块是否存在儿茶酚胺高分泌进行评估。由于误诊可能会带来灾难性后果,因此对于那些既往有恶性肿瘤病史及肾上腺肿块且怀疑存在远处转移者,都应该考虑存在恶性嗜铬细胞瘤的可能(Weismann et al,2006;Adler et al,2007)。临床评估主要依赖于放射学检查及更重要的生化检测。

①影像学检查:在这里,我们简要介绍一下嗜铬细胞瘤的影像学检查,更多信息,请参考肾上腺肿块的影像学表现相关章节。

a. 断层成像:断层成像中,肾上腺嗜铬细胞瘤表现为界限清楚的病灶。鉴于其丰富的血供和低脂质成分,嗜铬细胞瘤平扫 CT 上其 CT 值往往 >10HU(平均约 35HU)。该特性提供了将它们与富含脂质的腺瘤区分开的能力(Motta-

Ramirez et al,2005）。此外,通过使用 CT 对比清除策略,可以将嗜铬细胞瘤与乏脂肪腺瘤区分开来。虽然不具有特异性,但嗜铬细胞瘤在延迟成像时不会出现快速对比清除,这与腺瘤有所不同;已经报道了低密度嗜铬细胞瘤的罕见实例,其表现出＜10HU 的未增强的衰减并且表现出快速的对比清除（Blake et al,2003,2005）。这些例子强调了对每个肾上腺肿块进行完整代谢评估的重要性。过去,静脉注射碘造影剂被认为是引发高血压危象的可能诱因。目前尚无证据支持这种错误的理解（Pacak,2007）。

与 CT 类似,MRI 是显示肾上腺病变的极佳成像方式。而且,嗜铬细胞瘤与腺瘤的区分在于评估病变的脂质含量。与富含脂质的腺瘤不同,嗜铬细胞瘤在异相序列上不表现出信号丢失。传统认为,T2 加权成像上的明亮信号强度（在脂肪抑制序列上显示得最好）——即"灯泡征",被视为嗜铬细胞瘤的诊断依据。现在人们已经知道,这种影像学特征的敏感性和特异性对于诊断来说均较低,所以必须谨慎解读。

b. 功能成像

氟 18-氟脱氧葡萄糖正电子发射断层扫描:氟 18-氟脱氧葡萄糖正电子发射断层扫描（[18]F-FDG PET）最近已成为嗜铬细胞瘤患者定性分期的金标准成像方式。最初,[18]F-FDG PET 被视为 SDHB 突变患者的有用的成像方式（Timmers et al,2007a,2007b）;然而,最近一项来自 NIH 研究人员的 200 多名肾上腺和肾上腺外嗜铬细胞瘤患者的报告证明,[18]F-FDG PET 具有远优于 CT、MRI 和 MIBG 的测试特征。在几乎所有患者中,[18]F-FDG PET 均显示出比[123]I-MIBG 更高的准确性,特别是对于转移性疾病的诊断。值得注意的是:具有 MEN-2 种系突变的患者是个例外,无论是敏感性还是检查过程,[18]F-FDG PET 均远逊于[123]I-MIBG。另外,PET 亲和力与肿瘤的生化活性或"表型"无关。

间碘苯甲胍显像（MIBG）:MIBG 是去甲肾上腺素的小分子类似物。人们用[131]I 或[123]I 标记 MIBG,该方法自 20 世纪 80 年代就开始用来评估嗜铬细胞瘤患者。[123]I-MIBG 比[131]I-MIBG 更为理想,是因为它在嗜铬细胞瘤的诊断方面具有更高的灵敏度（83%～100%）和特异性（95%～100%）（图 12-17）（Ilias and Pacak,2004）。有关此成像方法的详细信息,请参阅本章的影像部分。在此,主要回顾一下 MIBG 的临床应用。

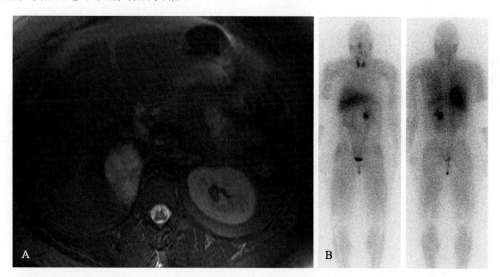

图 12-17　嗜铬细胞瘤的成像。A. 右肾上腺肿块的轴位 T2 加权磁共振图像,证明是嗜铬细胞瘤。B. 另一局限性左嗜铬细胞瘤患者的间碘苯甲胍（MIBG）成像。在肝、唾液腺、甲状腺和膀胱中可见正常摄取。值得注意的是:除了多发性内分泌肿瘤 2 型患者外,[18]F-FDGPET 似乎优于 MIBG 扫描（A,Courtesy Dr. Rosaleen Parsons,Fox Chase Cancer Center,Philadelphia;B,courtesy Dr. Michael Yu,Fox Chase Cancer Center,Philadelphia. ）

MIBG 历史上一直是肾上腺外、转移性或复发性嗜铬细胞瘤患者全身检查的重要组成部分；然而，新数据表明：对于非 MEN-2 患者而言，[18]F-FDG PET 可能是更好的成像方式（Timmers et al,2007b,2012）。MIBG 也经常用于定位那些存在嗜铬细胞瘤生化证据但断层显像阴性患者。然而，就 MIBG 在临床上最常见且最相关的临床表现（断层成像显示肾上腺实性肿块且生化检测评估提示嗜铬细胞瘤）中所起的作用，目前尚缺乏共识（Pacak et al,2007；Koch,2009）。MIBG 的倡导者认为：在这种情况下，MIBG 及最近的[18]F-FDG PET 提供了验证肾上腺肿块是否是嗜铬细胞瘤及避免在横断面成像中遗漏转移性病灶的方法（Ilias and Pacak,2004）。然而，一些临床数据表明，在这种情况下没有必要行 MIBG 或[18]F-FDG PET，因为这些功能成像仅用于确定已知的诊断而且并不会改变治疗方式（Miskulin et al,2003；Bhatia et al,2008；Greenblatt et al,2008）。然而，对于体积较大的肿瘤（＞5cm）而言，MIBG 或[18]F-FDG PET 成像可术前评估是否存在远处转移，进而更好地为患者提供咨询（Lenders et al,2005）。少数情况下，当肾上腺肿瘤的代谢检查提示去甲肾上腺素和变去甲肾上腺素升高、肾上腺素或变肾上腺素正常时，也可以使用 MIBG 扫描。在这种特殊情况下，MIBG 扫描有时可以证明真正的功能性病变来源于肾上腺之外（Pacak et al,2007）。

其他功能成像模式：MIBG 的全身功能成像有其局限性。如 *VHL* 和 *SDHB* 基因突变患者的肿瘤可能表现出冷 MIBG 扫描（Pacak et al,2007）。对于这些个体而言，[18]F-FDG PET 的敏感性非常高（Timmers et al,2012）。此外，侵袭性转移性病变可能丧失其富集 MIBG 的能力（Havekes et al,2008）。正如成像章节中所描述的，已经开发了几种使用放射性标记的生长抑素类似物和 PET 放射性药物，以在这些情况下用作 MIBG 或[18]F-FDG PET 的替代物。但大多数临床应用存在局限性；然而，一些机构已经在探索使用[18]F-多巴胺的 PET 成像（Timmers et al,2007a）。

②生化评估

a. 概述：儿茶酚胺及其代谢物（包括变肾上腺素）与血液中的硫酸基以共轭的方式相结合。"游离"是指未共轭且缺少该硫酸基的化合物。过去，人们测量"总"的儿茶酚胺代谢物。该测定方法并不能区分"游离的"和"磺化的"代谢物，因此与现有方法相比，它们的测试特性差很多（Eisenhofer et al,2003a）。此外，过去的检测方法并不总是区分各组分的亚型，即仅仅只能报告儿茶酚胺或变肾上腺素的总水平。现如今，实验室报告不仅详细说明每种化合物类型的量（如变肾上腺素），而且还详述每种化合物的相对浓度（如去甲变肾上腺素和变肾上腺素），即术语"分馏"的含义（Eisenhofer et al,2004b）（表 12-8）。

表 12-8 来自多中心大型队列研究：嗜铬细胞瘤诊断的测试特征（$N=858$:214 例嗜铬细胞瘤和 644 例对照患者）

	敏感性（%）		特异性（%）	
	遗传	散发	遗传	散发
血浆游离变肾上腺素	97(74/76)	99(137/138)	96(326/339)	82(249/305)
儿茶酚胺	69(52/75)	92(126/137)	89(303/339)	72(220/304)
尿分馏的变肾上腺素	96(26/27)	97(76/78)	82(237/288)	45(73/164)
儿茶酚胺	79(54/68)	91(97/107)	96(312/324)	75(159/211)
总变肾上腺素	60(27/45)	88(61/69)	97(91/94)	89(79/89)
香草基杏仁酸	46(30/65)	77(66/86)	99(310/312)	86(132/153)

From Lenders J,Pacak K,Walther M,et al. Biochemical diagnosis of pheochromocytoma:which test is best? JAMA 2002;287(11):1427-34.

b. 儿茶酚胺的检测：嗜铬细胞瘤可以产生不等量的儿茶酚胺（多巴胺、去甲肾上腺素和肾上腺素）。这些化合物常常呈阵发性释放入血。过去，尿液和血儿茶酚胺水平的测量是评估嗜铬细胞瘤的主要依据。由于这些检测的敏感性（约 85％）和特异性（约 85％）较低，该方法已经在很大程度上被测量变肾上腺素（儿茶酚胺的甲基化代谢产物）所取代（Lenders et al，2002，2005）。尽管如此，目前仍建议联合测量尿儿茶酚胺与尿分馏变肾上腺素检测（Lenders et al，2002，2005）。

c. 变肾上腺素的检测：儿茶酚胺的 O-甲基化由 COMT 酶催化。去甲肾上腺素的 O-甲基化产生去甲变肾上腺素，而肾上腺素的 O-甲基化则形成变肾上腺素。总的来说，去甲变肾上腺素和变肾上腺素统称为变肾上腺素（见图 12-4）（Eisenhofer et al，2001）。以前人们一直认为：肿瘤释放儿茶酚胺入血，经过肝、肾的 COMT 催化，最终形成变肾上腺素。现在人们已经清楚：绝大多数的变肾上腺素在肾上腺髓质和（或）嗜铬细胞瘤内合成后，再释放入血。因为嗜铬细胞瘤内儿茶酚胺向变肾上腺素的转化是不间断的，所以测量血浆变肾上腺素浓度比测量血浆儿茶酚胺的浓度更为敏感（儿茶酚胺的释放是阵发的）（Eisenhofer et al，2003a，2003b）。如今，测量血浆或尿液中的变肾上腺素水平是嗜铬细胞瘤诊断的基础，并且极其敏感（图 12-18）。关于应该使用血浆游离变肾上腺素还是尿分馏变肾上腺素浓度作为初始试验室检查仍存在争议（Lenders et al，2002；Sawka et al，2003；Young，2007b；Eisenhofer et al，2008）。有关两种检测方式的详细讨论，请参阅儿茶酚胺高分泌检测（肾上腺肿块功能评估部分）一节。传统而言，当检测尿液中"分馏"或总的变肾上腺素时，也就获得了尿儿茶酚胺水平（Eisenhofer et al，2003a）。

d. 香草基杏仁酸检测（VMA）：由于 VMA 是儿茶酚胺的主要终末代谢产物，因此其在尿液中的检测一直用于诊断嗜铬细胞瘤。然而，VMA 的合成需要通过 MOA 酶对儿茶酚胺或其代谢物进行脱氨基，但该过程不仅仅发生在肾上腺髓质中，还发生在交感神经系统中。此外，由于缺乏 PNMT 酶，交感神经系统缺乏产生肾上腺素的能力，因此仅对去甲变肾上腺素（来自去甲肾上腺

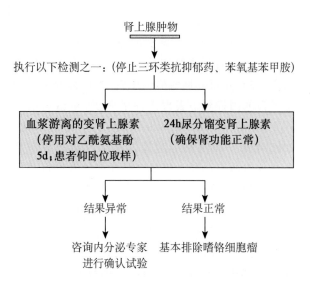

图 12-18　**肾上腺肿物分泌儿茶酚胺检测流程**

素）而非变肾上腺素（来自肾上腺素）的血清水平有影响。因此，嗜铬细胞瘤中 VMA 水平的相对升高远不如变肾上腺素水平升高得那么明显，因此尿 VMA 水平的敏感性较低（某些系列中＜65％）（Lenders et al，2005）。但是，该检测的特异性很高，尤其是非家族性病例（99％）。

e. 可乐定抑制试验：可乐定是 α_2 受体激动药，通过交感神经系统抑制儿茶酚胺（尤其是去甲肾上腺素）的产生，但却无法抑制嗜铬细胞瘤分泌儿茶酚胺。比较服用可乐定前后的变去甲肾上腺素水平，已经展现出具有令人满意的检测特性（Eisenhofer et al，2003b）。对于变肾上腺素轻度升高或处于临界值的患者，一些专家建议对这部分患者做可乐定抑制试验。开始进行可乐定抑制试验时，必须认识到服用可乐定会导致部分患者出现严重的低血压（Eisenhofer et al，2003b）。

f. 嗜铬粒蛋白 A 测试：嗜铬粒蛋白 A 属于一组被称为粒蛋白的化合物，其存在于神经内分泌和神经系统的分泌囊泡中。人们已经检测到：嗜铬细胞瘤患者血清嗜铬粒蛋白 A 水平有所升高。尽管该方法检测嗜铬细胞瘤的灵敏度不是非常理想（约 85％），但有些学者认为：对于血游离变肾上腺素有轻到中度升高（4 倍以内）的患者，嗜铬粒蛋白 A 的检测可以作为确诊试验（Bravo and Tagle，2003；Algeciras-Schimnich et al，2008）。嗜铬粒蛋白 A 被肾所清除，因此对肾小球滤过率＜80ml/min 的患者，该检测的特异性明显下降

(Bravo and Tagle,2003)。

g. 遗传性嗜铬细胞瘤的筛查：遗传特征导致了超过 1/3 的嗜铬细胞瘤。此外，在诊断时考虑为散发的、非家族性疾病的患者中，也有近 1/4 的患者在基因检测中表现出种系突变（Neumann et al,2002；Benn and Robinson,2006）。尽管如此，2005 年第一届嗜铬细胞瘤国际研讨会的共识并不建议对所有诊断为嗜铬细胞瘤的患者均行基因检测。相反，这个专家小组制定了嗜铬细胞瘤筛查和评估指南。图 12-19 总结了具有哪些临床病史和疾病特征应该行基因检测。有些小组提出了类似的方法（Amar et al,2005a）。所有 50 岁以下的患者都应接受 *RET*、*VHL*、*SDHB* 和 *SDHD* 基因突变的检测。对于不满足神经性纤维瘤病临床诊断标准的患者，不建议常规行 *NF1* 基因检测。在开始基因检测之前，应该告诉患者基因检测的影响和好处。强烈建议患者接受专业遗传咨询（Pacak,2007）。

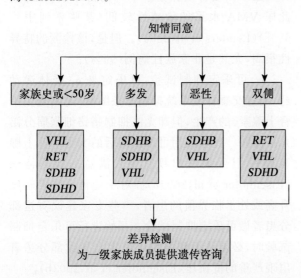

图 12-19 有遗传风险的嗜铬细胞瘤基因筛查流程图（From Pacak K. Preoperative management of the pheochromocytoma patient. J Clin Endocrinol Metab 2007;92:4069-79.）

（5）治疗

①概述：嗜铬细胞瘤是一种外科疾病。建议尽可能完全地切除肿瘤（Khorram Manesh et al,2005）。腹腔镜肾上腺切除术是大多数肿瘤的标准治疗方法，但是对于体积较大或手术难度较大的肿瘤，仍然建议行开放手术（Pacak et al,

2007）。有关治疗嗜铬细胞瘤患者的手术注意事项，请参阅第 2 卷第 13 章。泌尿科医师在术前必须熟悉分泌儿茶酚胺的肿瘤的围术期处理。终身随访对所有患者都是必要的。家族性和恶性疾病的患者个体化治疗方法，其中应包括心脏病学和内分泌学，必要时还需要包括肿瘤内科学。

②术前管理

a. 概述：术中触碰到肿瘤的操作会导致儿茶酚胺释放入血，这可导致血压骤升和严重的心律失常。在还没有术前常规应用儿茶酚胺阻断药的年代，据报道：嗜铬细胞瘤的死亡率可高达 50%（Pacak et al,2001b）。2005 年，第一届嗜铬细胞瘤国际研讨会建议：所有嗜铬细胞瘤和代谢评估出现异常的患者术前均应接受儿茶酚胺阻滞药治疗，包括那些尚未出现高血压及缺乏典型症状者（Pacak,2007）。目前的文献显示：嗜铬细胞瘤的死亡率<3%，这部分归因于麻醉管理的优化及术前常规应用阻滞药（Lenders et al,2005）。在没有进行适当的临床研究比较术前管理策略的情况下，尚不存在最佳术前或围术期管理的 1 级证据（Pacak,2007）。在此，我们回顾了术前 α 受体阻滞相关的术前阻滞策略，这是 NIH 团队推荐的中心主题。图 12-20 中的方案 1，总结了该团队的方法。我们还概述了另一种策略（见图 12-20，方案 2），该策略侧重于钙通道阻滞药，并已被其他作者所推广（Ulchaker et al,1999）。术前应用儿茶酚胺阻滞药还有别的组合，但在文献中缺乏普遍的讨论（Pacak,2007）。

周到的术前心脏评估至关重要，因为患有嗜铬细胞瘤的患者存在心肌病的风险。一些专家建议术前常规行超声心动图（Kinney et al,2002）。我们建议患者在手术前进行心脏病学或麻醉咨询。

α 受体阻滞药：酚苄明是最常见的 α 受体阻滞药，用于嗜铬细胞瘤患者术前儿茶酚胺阻断。该药剂不可逆地阻断 α 受体。因此，术中儿茶酚胺即使大量释放也不会抑制其作用，因为只有通过合成新的受体分子才能逆转这种阻断效果（Pacak,2007）。酚苄明在手术前 7～14d 开始使用。开始口服 10mg，2/d，并在坐位逐渐增加 10～20mg，维持血压 120～130/80mmHg 的血压。收缩压>80mmHg 的轻度体位性低血压是可以接受的（Kinney et al,2002）。经验表明，

1mg/kg 的最终剂量通常足以实现充分的抑制（Pacak，2007）。在儿童中建议 0.2mg/kg（最大剂量为 10mg），分 4 次服，每次增加 0.2mg/kg（Lenders et al，2005）。由于 α 受体阻断的不可逆性，肿瘤切除后患者可能需要短暂的血压支持（Pacak，2007）。

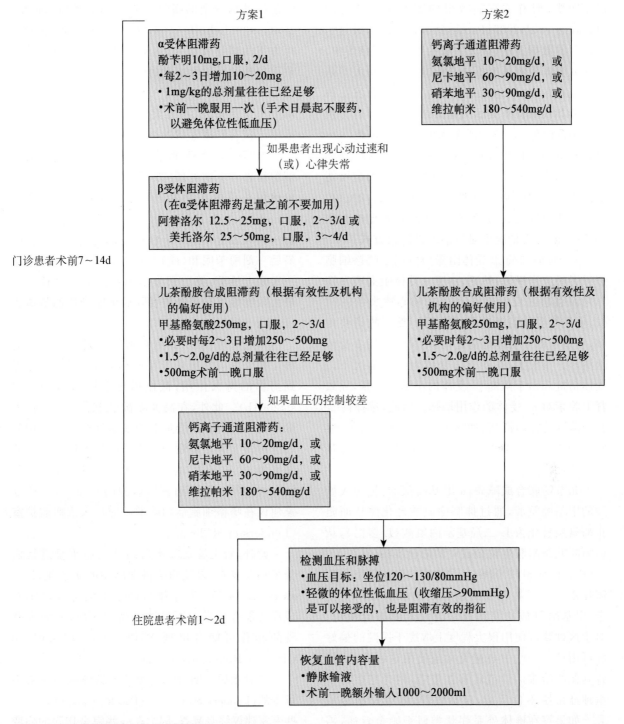

图 12-20　**嗜铬细胞瘤患者术前的管理**（Modified from Pacak K. Preoperative management of the pheochromocytoma patient. J Clin Endocrinol Metab 2007；92：4069-79.）

选择性可逆的 α_1 受体阻断药,如特拉唑嗪、多沙唑嗪或哌唑嗪,在一些中心用于代替或与酚苄明联合使用。虽然这些药物的不良反应可能比酚苄明少,但有关它们效果的数据却是不同的(Lenders et al,2005;Pacak,2007)。此外,最近引人注目的数据显示,在无症状的正常血压患者中,术前 α 受体阻滞可能不是必要的。在一份大型队列研究报告中,一组无症状正常血压的偶发性肿瘤患者和代谢检查提示为嗜铬细胞瘤的患者分别给予多沙唑嗪($n=38$)或无术前 α 受体阻断($n=21$)(Shao et al,2011)。两组患者的血压控制和围术期结果无差异。接受多沙唑嗪治疗的组可能更需要术中给予血管活性剂(Shao et al,2011)。尽管这些数据是具有争议的,它们需要更多的中心的验证,理想情况下是以前瞻性随机方式。

β 受体阻滞药:β 受体阻滞药应用于嗜铬细胞瘤患者时应当谨慎;然而,由于 α 受体阻滞药发挥作用而引起的反射性心动过速和心律失常的时候,使用 β 受体阻滞药是必要的。重要的是要理解,在适当的 α 受体阻滞之前,不应该使用 β 受体阻滞药。事实上,在缺乏 α 受体阻断的情况下,β 受体拮抗药由于阻断 β_2 受体的小动脉扩张,导致肾上腺素对 α_1 受体的作用增强。因此,选择性 β_1 肾上腺素受体阻滞药,如阿替洛尔和美托洛尔,通常是首选。图 12-20 总结了这些药剂的剂量(Pacak,2007)。

儿茶酚胺合成障碍:α 甲基酪氨酸:更为人所知的甲基酪氨酸,通过抑制酪氨酸羟化酶从而阻止酪氨酸转化为 L-二羟基苯丙氨酸(L-多巴),从而阻断儿茶酚胺生物合成中的限速步骤(见图 12-4)(Pacak et al,2001b)。大约需 3d 达到完全临床疗效。由于对儿茶酚胺合成的阻断作用不完全,甲基酪氨酸的使用通常与酚苄明联合使用。对于这种联合使用很大程度上取决于医院的偏好和可用性。一些中心避免常规使用这种药物,并将其保留给难治性或转移性患者,因为它存在中枢神经系统不良反应,包括镇静、情绪抑制和溢乳。如果存在锥体外系症状类似于帕金森症,需必须停止酚苄明的使用(Pacak et al,2007)。剂量使用方法如图 12-20 所示。

钙通道阻滞:在儿茶酚胺过量的情况下,钙通道阻滞通过产生平滑肌松弛来降低血压(Ulchak-er et al,1999)。有些人建议使用尼卡地平等药物作为难治性患者的辅助手段。然而,其他研究组报告,单独使用钙通道阻滞药(见图 12-20,方案2)足以进行安全的嗜铬细胞瘤切除术(Ulchaker et al,1999;Lebuffe et al,2005)。事实上,这种治疗方案的倡导者认为,这种方法避免了使用酚苄明而出现的反射性心动过速和术后低血压的风险(Ulchaker et al,1999)。美国国立卫生研究院的研究小组建议,这种方案(参见图 12-20,方案 2)适用于仅有轻度症状的患者(Pacak,2007)。

血容量的管理:血管内容量恢复可能是嗜铬细胞瘤患者术前处理的最重要组成部分。一旦开始使用儿茶酚胺阻断药,就鼓励摄入盐和液体(Lenders et al,2005)。此外,大多数医院在手术前一天收治患者,并开始积极的静脉液体复苏。最后一剂酚苄明和(或)甲基酪氨酸通常在手术前一天晚上给药,第二天早上则不给药。这种方法最大限度地减少了肿瘤切除后可能延长的低血压(Pacak,2007)。

术后管理:术后即刻必须对患者进行积极监测。如果术前使用酚苄明进行 α 受体阻断,考虑到药物的持久作用,低血压是常见的(Pacak et al,2001b)。此外,在高儿茶酚胺状态下,α_2 肾上腺素受体受到刺激会抑制胰岛素释放。肿瘤切除后这种肾上腺素刺激的停止可能导致反弹性高胰岛素血症和随后的低血糖症(Kinney et al,2002)。因此,考虑到密切监测的必要性,一些专家建议在嗜铬细胞瘤切除术后应进入重症监护室(Lenders et al,2005)。

此外,肾上腺切除术后约 2 周应重复进行内分泌相关复查,以证明嗜铬细胞功能正常化(Pacak et al,2007)。对于维持高水平的患者,MIBG 成像可能有帮助。原发性肿瘤切除后,先前未发现的转移可能会出现 MIBG 摄取(Plouin and Gimenez-Roqueplo,2006a)。

患者术后长期警惕性随访嗜铬细胞瘤是必不可少的(Lenders et al,2005;Pacak et al,2007)。一些专家建议终身复查,因为在一些完全切除的病变中,10 年复发率高达 16%(Amar et al,2005b;Plouin and Gimenez-Roqueplo,2006a)。事实上,在原发肿瘤切除后超过 15 年的患者中仍然发现了疾病的复发(Plouin et al,1997;Goldstein et al,1999)。

每年对切除的嗜铬细胞瘤患者进行生化随访是非常必要的(Eisenhofer et al,2004a;Lenders et al,2005)。目前还没有关于随访方案的共识;但是,建议在术后 6 个月开始进行生化检测,随后进行年度检测(Pacak et al,2001b,2007)。术后断层成像对记录肿瘤切除位置是否复发是必要的。后续是否行影像学检查应以生化测试结果为指导(Pacak et al,2001b)。

遗传性嗜铬细胞瘤的治疗:遗传性嗜铬细胞瘤患者需要独特的治疗方法。鉴于 MEN-2 型和 VHL 患者恶性肿瘤的风险较低(见表 12-6),而双侧疾病的风险很高,因此提倡保留部分皮质的肾上腺切除术。该方法可避免终身激素替代及其发病率(Løvås et al,2002;Yip et al,2004;Diner et al,2005)。手术结果是否成功需要先进的外科技术和仔细的术前影像学规划(Mitterberger et al,2006)。然而,必须告知患者,尽管保留皮质的手术很成功,术后的激素替代仍然是必要的。尽管术后密切监测,仍可能发生危及生命的 Addison 危象(Yip et al,2004;Asari et al,2006)。密切的长期血液学和影像学随访是必要的,然而复发率目前尚不明确(Yip et al,2004;Asari et al,2006)。

恶性嗜铬细胞瘤的治疗:目前对转移性嗜铬细胞瘤的治疗主要是姑息性的。治疗的标准就是尽可能地切除肿瘤转移性的病灶;然而,几乎没有证据表明它能延长患者的生存率,或比用 α/β 受体阻断药和 α-甲基酪氨酸进行药物治疗更有效地缓解症状(Eisenhofer et al,2004a;Lenders et al,2005;Pacak,2007)。同时使用消融技术和栓塞进行局部姑息性肿瘤控制也有报道(Pacak et al,2001a;Eisenhofer et al,2004a)。

考虑到嗜铬细胞瘤细胞选择性地摄取 MIBG,放射性[131]I-MIBG 可对转移性疾病进行全身治疗。在开始治疗之前,肿瘤靶点对 MIBG 的摄取应通过传统 MIBG 成像进行证明(Scholz et al,2007)。3 名患者中有 2 人出现症状反应。超过 40％的患者表现出儿茶酚胺水平的下降。约 30％的患者肿瘤体积减小,但完全缓解率低于 5％(Loh et al,1997;Scholz et al,2007)。高剂量治疗已被报道。Rose 及其同事(2003)描述了一项多机构研究,其中 12 名患者接受[131]I-MIBG 治疗,剂量为正常剂量的 2.0～3.5 倍。尽管毒性并不轻微,但 25％的患者(n＝3)表现出持久的完全缓解。其中两名患者同时有骨和软组织转移病变。考虑到严重的毒性,高剂量 MIBG 放射治疗的常规使用仍然存在争议(Lenders et al,2005;Pacak et al,2007;Scholz et al,2007)。

恶性嗜铬细胞瘤的最佳化疗方案是环磷酰胺、长春新碱和达卡巴嗪(CVD)的联合治疗。尽管应答率可能是显著的(超过 50％的放射肿瘤应答和近 75％的生化应答),但它们通常是短暂的(2 年)(Scholz et al,2007;Huang et al,2008)。化疗主要用于 MIBG 治疗失败的患者,或在最初的 MIBG 成像研究中肿瘤未显示 MIBG 摄取的患者。已经探索了 CVD 和 MIBG 联合治疗,但迄今为止,其风险和益处仍不明确(Scholz et al,2007)。

预后:手术切除后,嗜铬细胞瘤患者通常症状缓解得非常好。目前的手术死亡率低于 3％(Lenders et al,2005)。高血压通常在手术之后大部分得到明显的缓解,但仍有一些患者仍然存在高血压情况(Plouin et al,1997)。尽管预后良好,但在手术后的许多年内,高达 16％的患者仍可能复发,这需要术后密切的终身随访(Plouin et al,1997;Goldstein et al,1999;Eisenhofer et al,2004a;Amar et al,2005b)。在一个大样本中,肾上腺外疾病[危险比(HR)11.2]、遗传性嗜铬细胞瘤(HR 3.4)、右侧肾上腺肿瘤(HR 3.1)、双侧肿瘤(HR 1.4)和较大肿瘤(HR 1.2/cm 直径)的患者更可能复发。约 50％的复发是恶性的(Amar et al,2005b)。在一些患者中,转移性疾病进展迅速,而其他患者表现为非侵袭性疾病,并且可以存活 20 年以上(Huang et al,2008)。骨转移似乎具有最好的预后(Pacak,2007;Scholz et al,2007)。对于随访的患者,5 年生存率统计数据各不相同,但 50％为大多数人比较信服的数据(John et al,1999;Lenders et al,2005;Pacak et al,2007;Scholz et al,2007)。

总结:嗜铬细胞瘤是一种罕见的产生儿茶酚胺的肿瘤。意识到它的存在和熟悉它的诊疗对每个泌尿科医师都是至关重要的。误诊或治疗不善往往会产生可怕的后果。每一个肾上腺肿物都必须考虑嗜铬细胞瘤,如果医师对这些复杂患者的诊治不熟悉,必须转诊到三级护理机构。

要点:嗜铬细胞瘤

- 近25％最初表现为散发性嗜铬细胞瘤的病例后来通过基因检测被证实为遗传性疾病。
- 尿液或血清变肾上腺素(去甲肾上腺素和变肾上腺素)的检测代表了嗜铬细胞瘤的现代生化检测的基础。
- 嗜铬细胞瘤的恶性可以仅通过转移的存在来定义。病理表现不可靠。长期随访至关重要,因为即使在局部病变初次切除后15年也有复发病例的报道。
- 熟悉嗜铬细胞瘤患者的围术期处理至关重要。

(二)肾上腺功能不全

1. 概述与流行病学

肾上腺功能不全,也称为 Addison 病,其治疗通常超出了大多数泌尿外科涉及的范围。尽管如此,对泌尿外科医师来说,了解这种情况是十分必要的,因为这种疾病可能是由切除或药物抑制肾上腺组织功能引起的。误诊可能是致命的,因此需要仔细排查。事实上,如果没有正确诊断,并且没有采取适当的积极治疗,同时或分阶段的双侧肾上腺切除术后的 Addison 危象可能导致死亡(Asari et al,2006)。

肾上腺功能不全可能由原发性肾上腺功能衰竭引起,也可能继发于肾上腺外机制。其估计患病率为 39~60/100 万(Oelkers,1996)。

2. 病理生理学

在西方世界,原发性肾上腺功能不全最常见的原因是自身免疫性肾上腺炎。这种情况可以单独发生,也可以以自身免疫性多内分泌综合征(APS)的形式出现,其中肾上腺功能不全与甲状旁腺功能减退、自身免疫性甲状腺疾病、性功能减退、糖尿病和其他自身免疫性疾病共存。根据内分泌相关程度,APS 分为 1 型或更常见的 2 型(Arlt and Allolio,2003)。在发展中国家,正如 Thomas Addiosn 时代一样,结核病是肾上腺衰竭的主要原因(Løvås and Husebye,2005)。其他传染原因,如巨细胞病毒在人体免疫缺陷病毒(HIV)感染和罕见的真菌性肾上腺环境中,也能破坏肾上腺皮质。双侧肾上腺出血或浸润性疾病,如淀粉样变、结节病和血色素沉着症也可能影响腺体的功能(Oelkers,1996)。涉及肾上腺的双侧转移性疾病,虽然也会被认为肾上腺功能不全的潜在原因,但对于临床上比较典型的 Addison 病的发病原因却很罕见(Lutz et al,2000)。在泌尿外科领域中,这种功能减退的主要原因包括肾上腺术后或肾脏疾病治疗后双侧肾上腺功能同时或分阶段丧失,以及用类固醇激素合成抑制药(如酮康唑)或新的 17α-羟化酶(CYP17)抑制药(如阿比特龙)进行药物性肾上腺切除术(Arlt and Allolio,2003)。尽管术后第 1 天皮质醇水平较低(<3.4μg/dl)在单侧肾上腺切除术后患者中并不少见(Mitchell et al,2009),但这类发现的临床意义尚不清楚,而且对于那些术前没有高皮质醇症的患者来说,类固醇替代似乎是不必要的(Shen et al,2006)。然而,对于存在肾上腺单位被切除的患者中,仍要高度怀疑肾上腺功能不全。

继发性肾上腺功能不全是由脑垂体或下丘脑异常引起的。肿瘤、辐射、自身免疫性疾病、垂体卒中(围术期发生时也被称为 Sheehan 综合征)和创伤是导致这种疾病的不常见的原因。以垂体激素(包括促肾上腺皮质激素)代谢异常为特征的罕见先天性疾病是继发性 Addison 病的罕见原因(Arlt and Allolio,2003)。图 12-21 总结了 Addison 病的主要原因。重要的是,考虑到肾上腺醛固酮的分泌不依赖于促肾上腺皮质激素,继发性肾上腺功能不全患者的肾上腺球泌带继续正常工作。因此,盐皮质激素缺乏症仅见于原发性 Addison 病患者(White,1994)。

外源性给予糖皮质激素同时抑制 HPA 轴,导致继发性肾上腺功能不全,这与外科医师密切相关(Krasner,1999)。尽管这种医疗行为引起的肾上腺危象非常罕见,但类固醇手术患者发生这种情况的可能性仍然是存在的(Axelrod,2003)。术后泌尿科医师还必须认识到危重病人的 HPA 轴功能衰竭。这种情况是重要的,但却充满争议的疾病单元,最近称为危重症相关性肾上腺皮质功能不全(Marik et al,2008;Marik,2009)。

3. 临床特征

在大多数门诊患者中,Addison 病的临床体征和症状通常是非特异性的,他们可能会在确诊前几个月主诉为极度疲劳和厌食。色素沉着症是原发性肾上腺皮质功能不全的一个特征，其结果是由于下丘脑释放的 POMC 衍生肽促使高浓度的促肾上腺皮质激素（ACTH）的分泌，进而刺激皮肤黑皮质素（MC1）受体（Arlt and Allolio，2003）。表 12-9 总结了肾上腺功能不全的临床症状。

急性肾上腺功能不全或肾上腺危象，是一种危及生命的疾病，通常在低血压出现之前发生，并且对液体复苏无反应。患者容易并经常误诊为急腹症，而腹痛、恶心、呕吐和发热往往伴随着这些患者的低血容量。儿科患者可出现低血糖发作（Arlt and Allolio，2003；Bouillon，2006）。

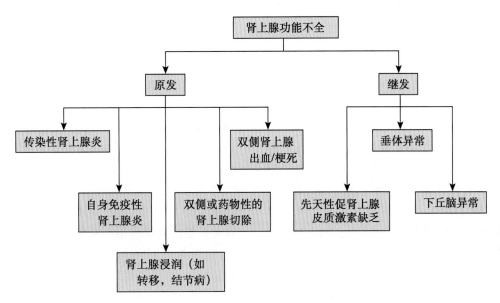

图 12-21　肾上腺皮质功能不全的原因

表 12-9　肾上腺功能不全的表现

	病理生理学
临床表现	
乏力,缺乏能量及耐力,力量减弱	糖皮质激素缺乏,肾上腺雄激素缺乏
厌食症,体重减轻（儿童,未能茁壮成长）	糖皮质激素缺乏
胃痛,恶心,呕吐（原发性肾上腺皮质功能不全更常见）	糖皮质激素缺乏,盐皮质激素缺乏
肌痛,关节疼痛	糖皮质激素缺乏
头晕	盐皮质激素缺乏,糖皮质激素缺乏
嗜盐（仅限原发性肾上腺皮质功能不全）	盐皮质激素缺乏
皮肤干燥和发痒（女性）	肾上腺雄激素缺乏
性欲减退或损害（女性）	肾上腺雄激素缺乏
体征	
皮肤色素沉着过度（仅限原发性肾上腺皮质功能不全）	过量的阿片原促肾上腺皮质素衍生肽
雪花石膏色苍白的皮肤（仅次级肾上腺皮质功能不全）	缺乏的阿片原促肾上腺皮质素衍生肽
感冒	糖皮质激素缺乏
低血压（收缩压 RR＜100mmHg）,体位性低血压（原发性肾上腺皮质功能不全）	盐皮质激素缺乏,糖皮质激素缺乏

（续　表）

	病理生理学
血清肌酐升高(仅限原发性肾上腺皮质功能不全)	盐皮质激素缺乏
低钠血症	盐皮质激素缺乏,糖皮质激素缺乏[导致抗利尿激素分泌综合征(SIADH)]
高钾血症(仅限原发性肾上腺皮质功能不全)	盐皮质激素缺乏
贫血,淋巴细胞增多症,嗜酸性粒细胞增多症	糖皮质激素缺乏
增加促甲状腺激素(仅限原发性肾上腺皮质功能不全)	糖皮质激素缺乏症(或自身免疫性甲状腺功能衰竭)
高钙血症(仅限原发性肾上腺皮质功能不全)	糖皮质激素缺乏症(多为并发甲状腺功能亢进症)、低血糖,糖皮质激素缺乏
腋窝或阴毛脱落(女性),儿童缺乏肾上腺或阴茎短小	肾上腺雄激素缺乏

From Arlt W. AllolioB. Adrenal insuffciency. Lancet 2003;36(9372):1881-93.

在对侧肾上腺功能正常的情况下,肾上腺切除术后出现肾上腺功能不全是可能的。对于那些因分泌皮质醇而行肾上腺切除的患者来说,肾上腺功能不全更易发生,这是因为对侧肾上腺功能往往受到抑制(Shen et al,2006;Tsagarakis et al,2006;Mitchell et al,2009;Phitayakorn and McHenry,2012)。此外,有对侧部分或根治性肾切除术病史的患者也是高风险组。一侧肾上腺由于之前手术可能导致其功能完整性可能受损,或完全丧失。仔细检查术前影像学,回顾旧的手术和病理报告,以了解肾上腺在之前手术的状况是至关重要的。

4. 诊断

原发性肾上腺功能不全的诊断主要基于临床,结合患者的病史、检查结果和实验室评估,基本能够临床诊断。诊断主要以依靠测定清晨血清皮质醇和促肾上腺皮质激素(ACTH)来实现。原发性 Addison 病患者的醛固酮和肾素水平通常也是异常的。验证试验包括以促肾上腺皮质激素试验的形式评估肾上腺对促肾上腺皮质激素刺激的反应。大多数自身免疫性肾上腺炎患者抗-21 羟化酶抗体阳性(Oelkers et al,1992;Arlt and Allolio,2003)。

对继发性肾上腺功能不全进行适当的检查通常需要对超出本文范围的 HPA 轴进行复杂的监测,并且需要内分泌专业知识。亦可对该主题进行深入学习(Oelkers et al,1992,1996)。

5. 治疗

Addison 病的治疗包括肾上腺激素补充。皮质醇被氢化可的松或醋酸可的松替代。为了模拟生理周期性糖皮质激素循环,每日剂量的大部分(1/2 或 1/3)是在早上给药,其余的则在当天晚些时候给药 1~2 次(Arlt and Allolio,2003)。盐皮质激素替代物仅适用于原发性肾上腺功能不全患者,使用氟氢可的松即可(Løvås and Husebye,2005)。一些专家建议补充肾上腺雄激素,但通常仅限于那些有足够的糖皮质激素和盐皮质激素补充但仍表现功能不全的人(Arlt and Allolio,2003)。对于接受激素替代治疗的患者,要进行积极的监测,以防止肾上腺功能不全,并且该项工作最好由有经验的内分泌专家来进行。

围术期应激剂量类固醇的必要性仍存在争议。尽管继续患者的常规类固醇剂量是足够的,考虑到围术期高剂量类固醇的负面影响可忽略,以及不能预防肾上腺危象而导致灾难性后果,外科医师继续在围术期给予应激剂量类固醇。表 12-10 和表 12-11 总结了目前的建议(Salem et al,1994;Krasner,1999;Axelrod,2003)。同样,由于这些患者的醛固酮生理学没有改变,因此无须进行盐皮质激素替代(White,1994)。

6. 预后

尚未确定原发性肾上腺功能不全对预期寿命的影响;但是,已证明对患者生活质量有显著影响(Løvås et al,2002)。许多患者自诉体力下降、性欲丧失和心理上的不良反应(Arlt and Allolio,2003)。垂体功能减退症引起的继发性肾上腺功能不全是早死的一个确定原因(Tomlinson et al,2001)。

表 12-10　慢性类固醇糖皮质激素治疗患者围术期的应用

外科应激程度	定义	糖皮质激素剂量
较小的	局部麻醉下手术时间不超过 1h(如腹股沟疝修补术)	氢化可的松 25mg 或等同物
适中的	手术如下肢血管手术或全关节置换术	氢化可的松 50～75mg 或等同物。这可以是在手术期间静脉内持续常用的每日类固醇剂量(例如泼尼松 10mg/d)和氢化可的松 50mg
重大的	食管胃切除术或体外循环手术等手术	在术后第一个 48～72h 的初始剂量后,通常的糖皮质激素(如泼尼松 40mg 或手术前 2h 内的肠胃外当量)和氢化可的松 50mg 静脉内给药

Data from Salem M, Tainsh RE Jr, Bromberg J, et al. Perioperative glucocorticoid coverage. A reassessment 42 years after emergence of a problem. Ann Surg 1994;219(4):416-25; and Axelrod L. Perioperative management of patients treated with glucocorticoids. Endocrinol Metab Clin North Am 2003;32(2):367-83.

表 12-11　常见糖皮质激素制剂的相对效价

药物名称	生物半衰期(h)	相对抗炎症	近似成人生理学替换剂量(mg/d)
氢化可的松(皮质醇)	8～12	1	20
醋酸可的松		0.8	25
泼尼松	18～36	4	5
泼尼松龙		4	5
甲泼尼龙		5	4
曲安奈德		5	4
地塞米松	36～54	25～50	0.5

Modified from Krasner AS. Glucocorticoid-induced adrenal insufficiency. JAMA 1999;282(7):671-6.

7. 总结

在泌尿外科实践中,肾上腺功能不全可由同时或分阶段手术切除或类固醇激素合成阻断药所引起。诊断过程中要高度怀疑该病的存在。接受同侧部分或根治性肾切除术并接受对侧手术的患者属于高危人群。在这种情况下,获取旧的手术记录或病理报告及检查肾上腺组织是否存在的影像学表现至关重要。慢性糖皮质激素治疗或危重患者必须考虑术后肾上腺功能不全。同时要考虑到疾病的复杂性和潜在的严重后果,咨询高级内分泌专家的门槛应该很低。

(三)肾上腺功能异常的障碍

先天性肾上腺增生(Congenital Adrenal Hyperplasia,CAH)

先天性肾上腺增生的特点是由胆固醇-类固醇生物合成途径中的代谢酶异常引起的低皮质醇产生的一种疾病(见图 12-3)。这种疾病是常染色体隐性的,在 95% 以上的病例中与 21 羟化酶缺乏有关。在没有负反馈的情况下,垂体产生的促肾上腺皮质激素增加,导致肾上腺皮质增生和雄激素产生过多(Merke and Bornstein,2005)。这种疾病的诊断最常在儿童时期确定,并在第 7 卷第 29 章中详细讨论。已知 CAH 的患者及携带

> **要点:肾上腺功能不全**
>
> - 盐皮质激素缺乏仅存在于患有原发性 Addison 的患者中(如自身免疫性肾上腺炎,外科肾上腺组织缺失)。腺垂体异常或较少见的下丘脑(如在慢性类固醇使用中抑制 ACTH 分泌的患者中)不会导致醛固酮产生的抑制。
> - 任何接受过同侧部分或根治性肾切除术且正在接受对侧肾脏或肾上腺手术的患者都有发生术后肾上腺危象的风险。在这种情况下,获得旧的手术或病理报告及检查肾上腺组织存在与否的断层成像是必不可少的。

CAH 基因的患者似乎更倾向于发展为良性肾上腺皮质腺瘤,但不会增加肾上腺恶性病变风险(Jaresch et al,1992;Barzon et al,2007)。未确诊的非经典 21 羟化酶缺乏症的患者在以后的生活中可能转变为肾上腺肿瘤(Ravichandran et al,1996;Nigawara et al,2008)。考虑到发病率相对较低,对肾上腺偶发瘤患者的基因筛查并未显示 CAH 的发病率增加。因此,不需要对偶发性 CAH 患者进行筛查(Kjell-man et al,1999;Barzon et al,2003;Wagnerova et al,2008)。

(四)肾上腺恶性肿瘤

1. 肾上腺皮质癌(Adrenal Carcinoma,ACC)

(1)概述和流行病学:ACC 是一种罕见的恶性肿瘤,发病率为 0.5～2/100 万(Aubert et al,2002;Roman,2006;Fassnacht et al,2013)。它有一个双峰年龄分布,在儿童 10 岁前和成人 40-50 达到高峰,尽管大多数 ACC 患者是成人,女性和男性比为 1.5～2.1(Roman,2006)。儿童和成人 ACC 人群之间存在几个重要的区别,包括临床表现、分期系统和预后。与成人相比,患有 ACC 的儿童往往分期更早,生长期更长(Liou and Kay,2000)。

大多数 ACC 是偶发性和单侧性的;然而 2%～6% 的患者会患有可能与遗传性疾病相关的双侧疾病(Ng and Libertino,2003)。尽管散发性 ACC 的原因尚不清楚,但有几种综合征与 ACC 发病率的增加有关,包括 Li-Fraumeni 综合征、Beckwith-Wiedemann 综合征、Lynch 综合征、Carney 综合征、Men-1 和 McCune-Albright 综合征(Else,2012;Raymond et al,2013)。尽管这些综合征的潜在分子缺陷促进了我们对 ACC 肿瘤发生的理解,但治疗方案和生存率的尚未得到提高。目前,外科切除仍然是治疗的基本方法,局部切除可以提供治愈机会;然而,对于局部晚期和转移性疾病,通常需要包括全身化疗和放疗在内的多模式治疗。在过去的二十年中,尽管由于断层成像的上升而对肾上腺进行了"偶然的筛查",但在确诊为 ACC 的患者中,仍缺乏肿瘤阶段性生长和大小的转移评估情况。此外,ACC 存活率也没有改善(Kutikov et al,2011a)。

(2)病理生理学:两种遗传性疾病,Li-Fraumeni 综合征和 Beckwith-Wiedemann 综合征,为散发性 ACC 的肿瘤发生提供了有价值的见解。在 Li-Fraumeni 综合征中发现的 TP53 功能丧失在散发性 ACC 病例中占 20%～33%,而在肾上腺皮质腺瘤中占 0～6%。Beckwith-Wiedemann 综合征中发现的胰岛素样生长因子(IGF)高表达,这在散发的 ACC 病例中高达 90%,而肾上腺皮质腺瘤仅为 8.5%(Herbet et al,2009)。这些发现表明,TP53 功能的丧失和 IGF 表达的增加代表了散发性 ACC 肿瘤发生的晚期事件。ACC 中发现的另一个常见变化是 Wnt/β-连环蛋白途径的组成性激活,30% 的病例都发生了这一变化(Lerrio et al,2014)。其他多种癌基因和肽的改变与 ACC 有关;然而,这些改变如何影响 ACC 的致癌、进展和治疗反应的重要性仍然是未知的(Boulle et al,1998;Kolomecki et al,2001;Beuschlein et al,2004;Sarkaria et al,2004;Lehmann and Wrzesin-ski,2012;PApotti et al,2014)。

(3)临床特征:随着断层成像的使用,意外发现 ACC 的概率增加了;但是,大多数的患者在发现时已经有晚期肿瘤相关症状。图 12-22 显示了右侧巨大 ACC 的 CT 图像。ACC 的肿瘤相关症状可能是局部或全身疾病负担和(或)肾上腺激素分泌过多的第二个原因,成人和儿童的 ACC 发生率分别为 50%～79% 和 90%(Roman,2006)。与

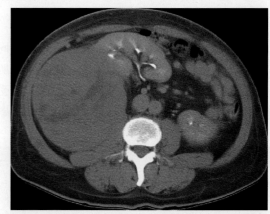

图 12-22 在 CT 扫描排泄阶段轴向切开显示大的右肾上腺癌。右肾向前和向内移位。由肾脏本身产生的相似大小的肿块通常不会取代肾脏单位。重要的是,即使在如此大的尺寸下,肾上腺癌看起来相对均匀且界限清楚,这些特征明显地掩盖其致命的生物学潜力。手术切除显示 25cm,Ⅱ期(pT2N0M0)局部肾上腺皮质癌(Courtesy Dr. David Y. T. Chen. Fox Chase Cancer Center Philadelphia.)

肾上腺激素分泌过多有关的 ACC 被认为是功能性的。然而,功能性肿瘤的存在并不总是导致临床症状,如分泌高浓度类固醇前体的肿瘤。由于检测血清激素水平方法的敏感性不断增加,该关联就显得尤为重要。此外,由单个肿瘤分泌的几种激素是常见的,并且理论上认为肿瘤的功能状态和分泌的激素可能在肿瘤的发展和生长过程中发生变化(Phan,2007)。

ACC 分泌的最常见激素是皮质醇,导致库欣综合征的临床表现(表 12-12)。ACC 的高皮质醇血症与 ACTH 无关,与功能性腺瘤相比,库欣相关的男性化更为明显。最近的数据表明,症状性高皮质醇血症是切除局部 ACC 患者生存期的独立预测因子(Berruti et al,2014)。观察到的男性化增加可能是 ACC 患者 17-酮甾体和 DHEA 同时分泌增加的结果(Roman,2006)。女性分泌雄激素的肿瘤可导致男性化,其特征是男性秃顶、多毛和少月经,这通常与 17-酮甾体类升高有关。当在 17-酮甾类化合物升高的情况下出现男性化时,应考虑肾上腺或卵巢来源的游离睾酮过度分泌。男性女性化,以睾丸萎缩和女性乳腺炎为特征,可能由雄烯二酮向雌激素的外周转化引起,出现时高度提示恶性肿瘤。尽管醛固酮分泌过多很少与 ACC 相关,但当存在时,它与严重高血压和低钾血症相关。此外,高血压和低钾血症的症状更可能继发于由 ACC 产生的其他肾上腺类固醇,而不是醛固酮的过度分泌所导致的。尽管 ACCs 被认为是具有功能性的,但 ACCs 可导致类固醇前体,如雄烯二酮和 17α-羟基黄体酮水平增高,却不会引起任何明显的临床症状(Fassnacht and Allolio,2009)。非功能性 ACCs 却可引起更广泛的肿瘤相关症状,如腹部丰满、背痛、恶心、呕吐或其他症状。

表 12-12　肾上腺功能衰竭皮质癌

非功能性	21%～50%
功能性	50%～79%
Cushing 综合征	33%～53%
Cushing 综合征加男性化	20%～24%
病毒化	10%～20%
女性化	6%～10%
醛固酮增多症	2.5%～5.0%

(4)诊断:对 ACCs 的诊断是基于临床症状或放射学检查结果,考虑到这种恶性肿瘤的影响,并保证对疾病进行完整的评估。评估可疑的肾上腺肿瘤的功能状态对 ACC 是至关重要的,这不仅是为了诊断 ACC,而且也是为了考虑术后皮质醇替代和将肿瘤分泌的激素作为术后监测的指标。当发现 ACC 具有功能状态时,糖皮质激素、盐皮质激素、儿茶酚胺、性类固醇和类固醇前体过多应按表 12-13 所述进行评估。

表 12-13　被怀疑为肾上腺皮质癌的肾上腺肿瘤的功能评估

肾上腺皮质激素的类型	功能性评估
糖皮质激素过量	低剂量地塞米松抑制试验或者深夜唾液或者 24h 尿皮质醇
性类固醇和类固醇前体	DHEA-S 17-OH-黄体酮雄烯二酮睾酮 17β-雌二醇(仅限男性和绝经后女性)
儿茶酚胺过量	血清或尿液肾上腺素
盐皮质激素过量	醛固酮与肾素的比例(仅适用于高血压或低钾血症患者)

DHEA-S. 脱氢表雄酮硫酸盐(Modified from Fassnacht M, Kenn W, Allolio B. Adrenal tumors: how to establish malignancy? J Endocrinol Invest 2004;27(4): 387-99.)

肾上腺肿瘤可以通过 CT、MRI 和 ^{18}F-FDG-PET 成像等多种方式获得影像学特征,并提供了关于病变恶性潜能的有价值的信息。在断层成像上,ACCs 往往比良性肾上腺肿瘤大,平均大小为 $10\sim12$cm。实际上,超过 90% 的 ACC>5cm(Ng and Libertino, 2003; Fassnacht and Alloio, 2009)。在偶然发现的肾上腺肿瘤中,大小是恶性肿瘤的一个相对指标,<4cm 肿瘤占 4%～5%,>4cm 肿瘤 10% 为恶性可能,>6cm 的肿瘤 25% 被发现是肾上腺癌(Sturgeon and Kebebebew,2004;Walz et al,2005)。鉴于肾上腺肿瘤大小与恶性肿瘤之间的关系,目前建议对>4～6cm 的肾上腺肿瘤进行手术切除(Schteingart et al,2005)。尽管对所有 ACC 怀疑的肾上腺肿瘤应进行完全的转移评估,但淋巴转移和局部肿瘤延伸到 IVC 和其他邻近器官是局部晚期或远处转移疾病的不利指标。肾上腺恶性肿瘤转移最常见的部位是肺和肝。因此,对转移的评估应包括胸部、腹部和骨盆的断层成像。骨和中枢神经系统转移的评估只需要对有特定部位症状的患者进行。肾上腺癌的 CT 影像学特征包括边界不规则、不规则强化、钙化和囊性变性坏死区。与腺瘤(8HU)相比,ACC 的平扫 CT 值明显高于腺瘤(39HU)。传统上,ACC 没有显示腺瘤的快速碘化造影剂冲洗特征;但是,这些结论是基于有限的数据,并且已经有报道了例外情况(Szolar et al,2005;Roman,2006;Simhan et al,2012a)(见成像部分)。

MRI 为肾上腺肿瘤的诊断提供了有价值的信息。在 T1 加权图像上,ACC 与肝或脾的强度相当,在 T2 加权图像上显示强度介于中等到强信号之间。在钆增强图像上,肾上腺癌显示出明显的造影剂摄取(Ilias et al,2007)。在怀疑有静脉瘤栓的情况下,MRI 可作为检测瘤栓的存在和描述其范围的重要工具。

现有数据表明,[18]F-FDG-PET 更有利于诊断 ACC(Tenenbaum et al,2004;Boland et al,2011)。然而,鉴于断层成像在区分良恶性疾病中的既定价值,[18]F-FDG PET 的常规使用必须进行临床校准。

在诊断 ACCs 时,由于存在临床上不能接受的针道播散的风险,通常在手术切除前不进行经皮穿刺活检(Fassnacht et al,2004;Schteingart et al,2005)。对于可手术切除的疾病,从生化和放射学评估中获得的信息应足以证明手术的合理性。细针穿刺活检的主要指征是不可切除、局部进展或转移性疾病,以确认系统性药物治疗前的诊断。

(5)病理评估:在肾上腺肿瘤的组织学评估中,肿瘤起源和恶性是两个最重要的考虑因素。在肿瘤起源受到质疑的情况下,可以评估 SD1 的表达,阳性染色提示肾上腺皮质起源(Fassnacht et al,2013)。尽管远处转移和局部浸润的存在是恶性肿瘤的明显迹象,但器官局限性肿瘤中良、恶性肿瘤的鉴别在病理学上具有挑战性(图 12-23)。1984 年制定的 Weiss 标准,用九种病理特征区分良性和恶性肾上腺肿瘤(Weiss,1984)。分类系统基于肿瘤结构、细胞学和浸润程度(框图 12-4)。3

个或 3 个以上的 Weiss 标准与恶性肿瘤有关,敏感性为 100%,特异性为 96%(Aubert et al,2002)。在小儿肾上腺肿瘤和成人肾上腺肿瘤中,表现出肿瘤特征,应谨慎使用 Weiss 标准,并推荐替代诊断标准(Lau and Weiss,2009)。

框图 12-4　病理学标准鉴别良性和恶性肾上腺肿瘤

①高级别(Furman 3~4 级)
②高有丝分裂率(每个高倍视野>5 个有丝分裂)
③存在非典型有丝分裂
④细胞质特征(透明细胞百分比低)
⑤肿瘤细胞的弥漫结构
⑥存在坏死
⑦静脉结构的侵犯
⑧窦状样结构侵犯
⑨包膜浸润

From Weiss LM. Comparative histologic study of 43 metastasizing and nonmetastasizing adrenocortical tumors. Am J Surg Pathol 1984;8(3):163-9.

---

(6)分期:美国癌症联合委员会(AJCC)对 ACC 分期的依据是原发肿瘤的大小、局部浸润的程度及扩散到局部淋巴结或远处的部位(表 12-14)。Ⅰ期和第Ⅱ期肿瘤局限于肾上腺,以 5cm 的大小为界限。Ⅲ期包括肿瘤延伸至邻近脂肪组织或局部淋巴结受累。Ⅳ期包括肿瘤侵入邻近器官和存在远处转移疾病。欧洲肾上腺肿瘤研究(ENSAT)的 ACC 分期系统与 AJCC 分期系统相

表 12-14　**肾上腺皮质癌的分期,包括诊断阶段和 5 年生存数据**

分期	2004 UICC/WHO	诊断	5 年生存率
Ⅰ	T1N0M0	3%~4%	33%~66%
Ⅱ	T2N0M0	29%~46%	20%~58%
Ⅲ	T1-2N1M0	11%~19%	18%~24%
	T3N0M0		
Ⅳ	T1-4N0-1M1	39%~49%	<5%
	T3N1M0		
	T4N0-1M0		

T1. <5cm;T2. >5cm;T3. 周围脂肪组织浸润;T4. 侵入邻近器官。UICC. 国际癌症防治委员会,WHO. 世界卫生组织

似,但在晚期疾病患者分组上有所不同。ENSAT 分期系统维持 AJCC 分期系统(第 6 版)中使用的肿瘤淋巴结转移(TNM)分类;但是,Ⅲ期包括淋

巴结阳性(N1)、周围组织浸润(T3 和 T4)和静脉肿瘤血栓,而Ⅳ期疾病是指肿瘤发生任何部位的远处转移(Fassnacht et al,2009)。

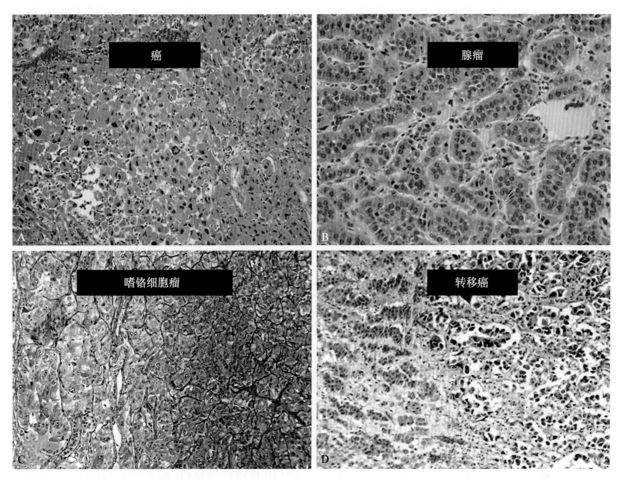

图 12-23　肾上腺肿瘤的组织学表现(苏木精和伊红染色)。A. 肾上腺皮质癌:高级别核异型,其他部分坏死。B. 肾上腺皮质腺瘤:组织良好的小梁模式,细胞相对均匀,异型性最小。C. 嗜铬细胞瘤:肺泡和小梁模式,嗜酸性粒细胞和两性粒状细胞质。D. 转移性腺癌:与具有有组织的小梁模式(左)的残余肾上腺的嗜酸性细胞相比,具有染色质过多的多形性细胞(右)(Courtesy Tahseen Al-Saleem, MD,Department of Pathology,Fox Chase Cancer Center,Philadelphia,PA,and Dr. Thomas J. Sebo,Department of Laboratory Medicine and Pathology,Mayo Clinic,Rochester,MN.)

(7)治疗:不幸的是,大多数 ACCs 患者有肿瘤晚期表现(见表 12-14),而那些患者有很高的局部复发和转移进展的风险。因此,ACC 的治疗通常包括由外科医师、肿瘤医师、内分泌学专家和放射肿瘤学专家组成的团队指导的多模式治疗。尽管进行了积极的手术切除,但肾上腺癌仍然有较高复发率(60%～80%)(Pommier and Brennan,1992;Stojadinovic et al,2002;Meyer et al,2004)。局部和全身辅助治疗常常需要进行,尽管缺乏明确的证据显示生存率会提高。此外,鉴于

ACC 的发病率较低,仅完成了一项随机试验,评估了当前治疗方案对转移性疾病患者的疗效;因此,剩余的治疗方案是基于非随机回顾性系列的总结经验。

①外科手术:手术完全切除肿物对 ACC 的治疗至关重要,为一些患者提供最佳治愈机会,同时可以控制肾上腺激素分泌过多引起的症状,以及其他肿瘤相关症状。应尽可能对局部周围器官进行整体切除。局部腹膜后淋巴结清扫既可控制疾病进展也可提供肿瘤的分期信息。静脉肿瘤血栓

累及 IVC 的病例可能需要血管旁路技术、IVC 置换和（或）IVC 阻断。鉴于手术切除的次数，开放式腹部或腹膜后探查可以同时开展，较小的、肿瘤局限的可以在腹腔镜下进行手术，但由于存在肿瘤溢出的风险，应谨慎进行手术（Kebebebew et al，2002；Gonzalez et al，2005；Schlamp et al，2007）。在转移性肾上腺癌的病例中，如果可以去除 90% 以上的肿瘤负荷，则应考虑对原发肿瘤进行减瘤手术和切除转移灶（Schteingart et al，2005）。尽管去瘤手术可能不能提高生存率，但它可以减轻肿瘤相关的不良反应并促进其他的治疗方案的进行（Fassnacht et al，2004）。初次切除后的局部或远处疾病复发应考虑手术切除，回顾性研究显示，这与延长生存期相关（Meyer et al，2004；Datrice et al，2012；Fassnacht et al，2013）。如果不能进行手术切除，局部复发性疾病和选择的转移性病变可通过射频消融或血管栓塞进行消融治疗（Wood et al，2003；Schteingart et al，2005；Soga et al，2009）。

随访应包括头 2 年内每 3 个月对胸部、腹部和骨盆进行一次 CT 检查。PET 成像在疾病监测中的价值尚未确定。在有功能性肿瘤证据的患者中，术后检测体内的激素情况，早期的激素上升有助于发现影像学阴性的肿瘤复发。2 年后，应继续监测，但影像学检查可以减少次数（Schtein-gart et al，2005；Fass-Nacht et al，2013）。

②放疗：目前，放疗在原发性 ACCs 治疗中的作用有限；然而，放疗仍然是治疗骨和中枢神经系统转移的首选治疗方法。已经注意到辅助放疗在肿瘤切除后降低局部复发率，有和没有辅助放疗报道的局部复发率分别为 14% 和 79%。不幸的是，没有观察到无疾病或总体生存期的显著改善。目前认为，对辅助放疗有益的患者是没有转移情况和手术切缘阳性或不确定的患者。

③药物治疗：米托坦是杀虫剂（DDT）的口服合成衍生物，是最多的常用治疗 ACC 的化疗药物。该药物在手术切除后的辅助治疗和转移性疾病患者中显示出临床效益（Phan，2007）。米托坦对 ACC 的作用机制有三种：肾上腺皮质细胞的直接细胞毒性、自由基产生的氧化损伤和（或）类固醇合成相关酶的抑制（Fassnacht and Alloio，2009）。由于米托坦的促肾上腺溶解作用，在治疗过程中类固醇替代是非常必要的。除肾上腺功能不全外，常见的不良反应还包括：胃肠道不适、嗜睡、抑郁、男性女性化、皮疹、肝酶升高、激素结合球蛋白升高、甲状腺功能减退、血脂异常和血小板减少。鉴于其显著的不良反应及其有限的治疗受益，必须密切监测给药，并根据患者耐受性和血清水平给予滴定方式的剂量服用（Fassnacht and Allolio，2009）。

手术切除术后辅助米托坦的疗效已通过几个小的回顾性系列评估，结果各不相同。Terzolo 及其同事的一个回顾性系列研究（2007）评估了辅助米托坦对 177 例 ACC 患者无复发生存期和总生存期的影响。与对照组相比，接受米托坦治疗的患者无复发生存期和总生存期显著增加。此外，与治疗相关的毒性是可以接受的。目前，关于手术切除后辅助米托坦的常规使用仍存在重大问题，包括哪些患者将从辅助治疗中获益最大，以及辅助米托坦治疗的最佳剂量和持续时间（Terzolo et al，2007、2009；Else et al，2014）。

对于不适合进行根治性切除肿瘤的患者，不应进行手术，因为手术会延误全身的治疗。目前，米托坦仍然是全身性治疗的主要方式，无论是作为单一的药物或与其他细胞毒性药物联合治疗 ACCs。作为单一的药物，对米托坦的总体缓解率在 14%～36%，很少有研究显示有显著的生存益处（Roman，2006；Phan，2007）。Khan 及其同事（2000）的一系列研究表明，米托坦和链脲佐菌素联合治疗的缓解率为 36%。在 Berruti 及其同事（2005）的一份报道中，米托坦、依托泊苷、阿霉素和顺铂联合治疗的缓解率为 49%。在局部晚期和转移性肾上腺皮质癌治疗（FIRM-ACT）中的第一项国际随机试验，将患者随机接受米托坦联合链脲佐菌素或依托泊苷、阿霉素和顺铂（M-EDP）（Fassnacht et al，2012）。两组间的总生存率相似；然而，接受 M-EDP 治疗的患者的客观缓解率和无进展生存期有所改善。根据这项试验的结果，M-EDP 现在被认为是需要系统治疗的患者首选的一线方案。由于已知一线治疗方案对晚期疾病的成功率有限，往往需要补救治疗。多个正在进行的试验正在调查在进行一线系统治疗后，病情仍继续进展的患者的靶向治疗和其他药物对于他们的治疗情况（Roman，2006；Lebastchi et al,2012;Fassnacht et al,2013)。

对于转移性疾病患者,控制激素分泌过多引起的症状是必要的。尽管米托坦具有促肾上腺溶解活性,但鉴于其起效滞后具有毒副作用,因此往往需要其他药物来辅助控制症状,如酮康唑、二甲双胍、氨基谷氨酰胺和依托咪酯等抗肾上腺药物已被用于降低患者循环中皮质醇的水平(Fassnacht et al,2004)。

(8)预后:ACCs的总体5年生存率很低,为20%～47%(Roman,2006;Fassnacht and Allolio,2009)。所观察到ACC相关的不良预后揭示了晚期临床表现、患者的高复发率及当前全身的治疗方案的有限疗效。管理数据显示,局部疾病患者切除时的肿瘤大小与总生存率没有很强的关系(Canter et al,2013)。表12-14列出了基于肿瘤分期的5年生存率。除晚期外,一些临床病理特征与生存率下降有关,包括肿瘤大小>12cm、年龄、高有丝分裂率、肿瘤坏死、非典型有丝分裂特征和高Ki-67染色(Fassnacht and Allolio,2009;Ayala Ramirez et al,2013)。肿瘤的功能状态对结果的影响已经被广泛讨论,但仍然存在争议(Luton et al,1990;Favia et al,2001;Chen et al,2004;Vaughan,2004)。

(9)小儿肾上腺皮质癌:儿童ACC的表现、分期和预后与成人不同(Liou and Kay,2000)。儿童中超过90%的ACCs在发病时是功能性的,其中男性化是最常见的临床表现,发生在55%～70%的患者中。与成年人不同,12岁以下儿童的女男比例是相等的;在13-20岁的人群中,这一比例急剧上升至6:1。儿童肾上腺癌,尤其是Li-Fraumeni综合征的病例应考虑遗传综合征,因为在以前的研究中已经注意到TP53高突变率。儿童患者的分期将Ⅰ期和Ⅱ期肿瘤定义为完全切除,肿瘤边缘呈阴性,肿瘤重量大于200g,为Ⅰ期和Ⅱ期疾病的鉴别分期。Ⅲ期疾病的定义是手术切除后出现显微镜或肉眼可见的残留病变或不能手术的肿瘤;Ⅳ期疾病的定义是存在血行转移。总体5年生存率为54.2%,有几个临床病理特征与生存率下降有关,包括肿瘤重量>400g,肿瘤大小>10.5cm,坏死,有丝分裂体频繁和非典型,5岁后出现(Michalkiewicz et al,2004;McAteer et al,2013)。

(10)总结:ACC是一种罕见的恶性肿瘤,需要多学科治疗。考虑到该病的自然进展史,在所有肾上腺肿瘤患者的鉴别诊断中必须考虑到ACC,尤其是>6cm的患者。肿瘤功能状态的评估对于术前计划和支持性治疗至关重要,即使在无症状患者中也是如此。应尽可能对原发肿瘤和任何相关的转移性病变进行完全外科切除。大多数患者应考虑辅助治疗或纳入临床试验,尽管手术完全切除,但局部复发率和转移进展率较高。对于转移性ACC患者,建议单独使用米托坦或与其他细胞毒性药物联合使用,全身疗法作为一线疗法。不幸的是,ACC患者预后不佳,需要改进治疗方案来改善预后。

> **要点:肾上腺皮质癌**
> - 肾上腺肿瘤大小增加与恶性肿瘤风险增加显著相关。
> - 大多数ACC在发病时就是有功能的。
> - ACC患者通常需要多模式治疗,手术切除,放疗和全身化疗。

2. 神经母细胞瘤

神经母细胞瘤是一种起源于神经嵴细胞的恶性肿瘤,与肾上腺髓质和交感神经节密切相关,是儿童最常见的实体颅外肿瘤。第7卷第34章专注于该肿瘤的临床和病理特征(Park et al,2008)。

3. 转移瘤

(1)概述和流行病学:肾上腺是常见的转移部位。大型尸检显示,超过25%的黑色素瘤和肺癌患者有肾上腺转移(Bullock and Hirst,1953)。肾细胞癌、乳腺癌、甲状腺髓样癌、对侧ACC、胃肠道恶性肿瘤、前列腺癌、宫颈癌、基底细胞癌、胰腺癌、胆管癌、尿路上皮癌、鳞状细胞癌、精原细胞瘤、胸腺瘤、慢性髓性白血病和其他恶性肿瘤均可表现为转移性疾病(Bullock and Hirst,1953;Lenert et al,2001)。事实上,当患者已有恶性肿瘤时,发现肾上腺偶发瘤时,考虑转移瘤的可能性已经很大了。据估计,在有既往恶性肿瘤病史的患者中,超过50%的新发现的肾上腺病变是转移性的(Lenert et al,2001;Frilling et al,2004)。当前的影像学方法,辅以肾上腺活检,可以区分肾上腺原发瘤和转移瘤。

肾细胞癌可通过直接侵犯或全身转移累及肾上腺(Lau et al,2003;Antonelli et al,2006)。O' Malley 和他的同事(2009)最近对这些数据进行了回顾,因为它们涉及 RCC 手术中肾上腺切除的必要性。从其他恶性肿瘤转移到肾上腺的单发转移常常属于泌尿科医师的工作范围。事实上,对于一些恶性肿瘤,特别是黑色素瘤和非小细胞肺癌,对接受单独肾上腺转移切除术的患者的存活率有好处(Mercier et al,2005;Collinson et al,2008;Mittendorf et al,2008;Tanvetyanon et al,2008)。

(2)病理生理学和临床特征:肾上腺转移性疾病的患者很少表现出肾上腺功能不全。事实上,尽管 Addison 在他的原始报道中描述了转移癌继发的肾上腺功能不全的状态,但这种情况极其罕见(Addison,1855;Lutz et al,2000)。一些报道表明,大体积(>4cm)双侧病变是产生肾上腺功能不全的生化证据(Lutz et al,2000)。在泌尿学文献中,有 20% 的转移性肾细胞癌患者存在肾上腺素功能不全。这一假设基于 20 世纪 80 年代的一份独立报道(涉及 15 名患者),据我们所知,该报道仅以摘要形式发表(Schorr et al,1986)。事实上,在没有肾上腺功能不全的生化证据的情况下,晚期恶性肿瘤患者也可表现出肾上腺功能不全的临床症状(即恶心、呕吐、疲劳、体重减轻等)(Lutz et al,2000)。

(3)诊断:与良性腺瘤相似,影像上的转移病灶边界清晰,分布均匀,通常缺乏肉眼可见的坏死区域(Boland et al,2008)。然而,转移性疾病往往可以区别于典型的肾上腺腺瘤,因为它缺乏脂质含量。正如本章影像学部分所讨论的,转移灶在 CT 平扫上 CT 值大于 10HU,而肾上腺洗脱期,瘤体并未出现明确的造影剂缺失(图 12-24)(Boland et al,2008)。然而,最近的文献表明,肾细胞癌和肝细胞癌转移的洗脱特征与低脂腺瘤相似。因此,当怀疑来自这些原发肿瘤部位的转移时,肾上腺结节生长动力学在制定临床决策时变得至关重要(Choi et al,2013)。此外,在已知的恶性肿瘤病史的背景下,当影像学表现不明确时,肾上腺活检可以帮助发现的新的肾上腺病变。肾转移常与广泛的转移性疾病相关,但与肾转移不同的是,

肾上腺转移可早期发生,而且可能是影像学上可识别疾病的唯一病灶,使治疗性切除成为可能(有关详细信息,请参阅肾上腺活检部分)。

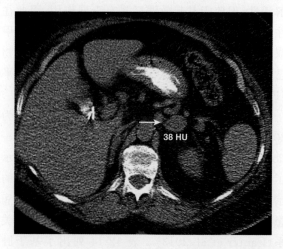

图 12-24　CT 平扫显示患者左侧肾上腺转移的右侧肾细胞癌(RCC),该患者已在几年前切除。在介绍时,未增强的成像显示衰减>10HU 的病变,表明肾上腺肿块不是富含脂质的腺瘤。最近的数据显示,RCC 转移可能表现出类似于脂质贫乏的腺瘤的清除特征。代谢评估排除了嗜铬细胞瘤。腹腔镜肾上腺切除术证实了转移性 RCC

尽管如此,一个标准的代谢检查是可以排除任何新发的具有功能的肾上腺病变(Lenert et al,2001)。事实上,一些小的系列报道在比较有无肾上腺外恶性肿瘤病史的患者中,具有代谢活性肿瘤的发生率并没有差异(Tsvetov et al,2007)。值得注意的是,有报道称色素沉着的嗜铬细胞瘤被误诊为转移性黑色素瘤。

(4)治疗和预后:我们建议,对 RCC 来源的同侧或对侧肾上腺转移瘤予以手术切除。然而,肾上腺转移瘤切除术的好处还没有被证明。此外,抗血管生成靶向治疗可能会改变切除手术的地位(Lau 等,2003;Antonelli et al,2006;O'Malley,2009)。非泌尿系恶性肿瘤患者肾上腺转移性疾病的治疗需要多学科的方法。泌尿科医师必须与患者的原发肿瘤专家密切合作,以保证手术和生物切除的谨慎性。Lenert 及其同事(2001)报道了他们对 20 多个原发性恶性肿瘤的孤立性肾上腺转移进行肾上腺切除的经验。目前,最佳数据是对非小细胞肺癌和黑色素瘤患者肾上腺转移切除术(Branum et al,1991;Mittendorf et al,

2008)。

在非小细胞肺癌患者中,肾上腺转移是全身疾病中最常见的。孤立性肾上腺转移是罕见的,这可能是非血源性淋巴扩散的结果(Tanvetyanon et al,2008)。单发肾上腺转移瘤的外科切除术后 5 年总生存率超过 25%(Mercier et al,2005;Strong et al,2007;Tanvetyanon et al,2008)。尽管目前认为手术切除异时瘤的预后和无痛生存期要优于初次诊断便存在转移瘤的情况,但 2008 年的一项荟萃分析表明,两组患者 5 年总生存率相当(Tanvetyanon et al,2008)。在转移性黑色素瘤患者中,肾上腺切除术与长期生长率及远处转移的无进展相关(Branum et al,1991;Col-linson et al,2008)。然而,数据仅限于描述高度选择患者群体的回顾性报告(Mitten-dorf et al,2008)。

(5)总结:肾上腺转移性疾病很常见,当有恶性肿瘤病史的患者发现肾上腺偶发瘤时必须怀疑转移的可能。放射学和功能性研究是必要的,并且通常可以确诊。经皮活检是安全的,但其成功取决于病变的大小和位置及手术的技术方面。单发性肾上腺转移患者行肾上腺切除术是一种可行的选择。

要点:肾上腺转移瘤

- 肾上腺转移性疾病很常见,但似乎双侧和大体积疾病(>4cm)是产生肾上腺皮质功能不全的生化证据所必需的。
- 患有既往恶性肿瘤史的患者中,超过 50% 的新发现的肾上腺病变是转移性疾病;无论如何,建议对这些患者进行内分泌检查是有必要的。

---

4. 恶性嗜铬细胞瘤　恶性嗜铬细胞瘤在肾上腺功能亢进的嗜铬细胞瘤部分讨论。

(五)良性肿瘤

1. 腺瘤

(1)概述和流行病学:腺瘤是肾上腺最常见的肿瘤,通常与皮质相关。在尸检中,约 6% 的患者发现了这些病变(Kloos et al,1995)。临床上,肾上腺腺瘤最常在其他疾病行断层影像上偶然发

现,因此称为偶发瘤。在影像学上偶然发现的 85% 以上的肾上腺肿瘤最终经临床证实为腺瘤(Young,2000,2007b)。腺瘤的发病率随着年龄的增长而上升,从观察中可以推断,在 20 多岁的人群中,只有不到 0.5% 的人发现了腺瘤,而在 70 岁及以上人群中,这一比例高达 7%(Young,2000)。在历史尸检中也观察到了类似的趋势(Commons and Callaway,1948;Russell et al,1972)。尽管肾上腺腺瘤是良性的,但只有很小一部分肾上腺腺瘤表现出代谢活性,因此可以作为"外科"病变。小肾上腺肿块评估的重点在于区分无功能腺瘤、功能性腺瘤还是恶性病变。

(2)病理生理学和临床特征:腺瘤由于含有丰富的脂质,在大体病理检查时呈黄色。组织学上,它们可能很难与肾上腺腺癌区分。如前所述(见框图 12-4),病理学家采用 Weiss 提出的标准,结合现代免疫组化方法对这两种病进行鉴别(Weiss,1984;Aubert et al,2002;Sasano et al,2006)。

肾上腺腺瘤的定义是良性的,绝大多数是没有代谢活性。对 13 个最大的偶发性肾上腺肿块系列(n=2005)的分析显示,近 90%(n=1779)的病变是临床良性腺瘤。其中,只有 127 个病变(腺瘤的 7.1%)表现出代谢活性,107 个病变(腺瘤的 6%)表现为糖皮质激素分泌过多,20 个病变(腺瘤的 1.1%)表现为醛固酮过多。绝大多数腺瘤(93%)无代谢活性的证据(Young,2000,2007b)。良性肾上腺腺瘤引起的性激素分泌过多是非常罕见的。有趣的是,这些罕见的病变可能分泌睾酮并具有 Reinke 晶体,通常可在睾丸的睾酮生成细胞中找到(Ryan et al,1995)。肾上腺腺瘤引起的糖皮质激素和盐皮质激素分泌过多引起的并发症,在库欣综合征和原发性醛固酮增多的章节中分别进行了详细讨论。最后,一些假设提出非功能性肾上腺腺瘤可能与生理紊乱有关,如胰岛素抵抗和左心室功能障碍;然而,这些报道为单中心、小样本研究,有待于进一步确认(Midorikawa et al,2001;Ermetici et al,2008)。

后文介绍肾上腺腺瘤的生长动力学(见偶发瘤讨论)。简言之,对 850 例肾上腺偶发瘤患者的 18 个报道系列的分析表明,这些良性肿瘤的绝大多数大小保持稳定;然而,在 3 年的平均随访中,

约 9% 的病变直径增加超过 1cm（Barzon et al，2003）。肾上腺病变的大小和生长将在本章后面的章节中详细讨论。

目前的文献表明，最初无代谢活性的腺瘤不太会转变为有功能腺瘤。对已发表的 18 篇系列报道分析超过 1100 例偶发性肾上腺肿块（并非所有腺瘤均为腺瘤）的分析显示，只有 1.7% 的患者在随访中具有代谢活性，其中 0.65% 发展为亚临床库欣综合征，0.3% 随后发生明显库欣综合征和 0.05% 转变为分泌儿茶酚胺的功能性腺瘤。（Barzon et al，2003）在内分泌学随访中，并无新发的原醛被检出。

（3）诊断：单发肾上腺病变的评估，腺瘤受到临床关注的主要方式将在本章的其他地方详细讨论，在本节中，我们回顾了与腺瘤相关的临床检查的重点。评估任何肾上腺病变的目标有两个：①排除恶性肿瘤的可能性；②证明病变的代谢不活跃。

CT 平扫是肾上腺腺瘤诊断中最有价值的影像学研究。CT 可以精确测量病变的密度、均匀性和大小。绝大多数肾上腺腺瘤边缘光滑，肿瘤直径 <4cm（Grumbach et al，2003）。细胞质内脂质含量高是腺瘤特有的特征，这一特征在断层成像上提供了腺瘤与其他肾上腺病变的鉴别标准。根据美国国家卫生研究院 2002 年的一个共识小组，平扫 CT 上衰减 <10HU 的肾上腺肿块"强烈提示（IVE）良性肾上腺腺瘤"（Grumbach et al，2003）。事实上，当阈值 <10HU 时，来自克利夫兰诊所的一系列切除的肾上腺肿块显示出 100% 的特异性（Hamrahian et al，2005）。如果只考虑 4cm 的肿块，并将阈值提高到 20HU，则腺瘤的 100% 特异性（Hamrahian et al，2005）。然而，并不是所有腺瘤都有足够的胞质内脂肪含量，导致平扫 CT 上低于 10HU 的衰减。约 30% 的肾上腺腺瘤在未增强 CT 上的密度 >10HU（Korobkin et al，1998；Pena et al，2000；Szolar et al，2005）。然而，即使在这些病例中，使用"冲洗"技术仍有可能对腺瘤进行诊断，在延迟增强 CT 成像中可以看到病变密度的衰减。病变洗脱掉 40%～60% 的强化可以诊断为腺瘤且特异性极高（图 12-25）（Korobkin et al，1998；Pena et al，2000；Szolar et al，2005；Heinz-Peer et al，2007）。然而，泌尿科

医师必须意识到，肾细胞癌和肝细胞癌转移可能表现出类似于乏脂腺瘤的强化特征（Choi et al，2013）。磁共振成像也可以用来成功地诊断肾上腺腺瘤。一般来说，腺瘤在 PET 成像中没有表现出明显的 FDG 摄取，但也有例外。因此，对于影像学表现为良性但 SUV 值升高的病例，必须结合临床进行分析，尤其是当恶性肿瘤的先验概率较低时（Boland et al，2011；Canter et al，2011）。有关肾上腺腺瘤成像的更多详细信息，请参阅成像部分（Outwater et al，1996；Hussain and Korobkin，2004；Heinz Peer et al，2007）。

传统上，偶发瘤要评估其是否存在皮质及儿茶酚胺高分泌。在有过高血压病史的患者中，也应排除高醛固酮血症（Grug-Bach et al，2003）。腺瘤本身可能只分泌皮质醇或醛固酮；因此，严格地说，如果腺瘤的诊断在影像学上是明确的，那么由于检测的特异性较低，对嗜铬细胞瘤的代谢检查有可能导致假阳性结果。然而，目前的推荐建议所有肾上腺病变进行血清或尿儿茶酚胺的检测（Grumbach et al，2003；Young，2007b）。事实上，已有报道显示嗜铬细胞瘤在影像学上与腺瘤相似，证实了对所有肾上腺病变进行肾上腺激素检测的建议（Blake et al，2003）。尽管 2002 年 NIH 一致声明，所有 >1cm 的肾上腺病变都应进行代谢评估，但目前的文献表明，80% 以上的肾上腺肿块在常规临床实践中没有进行适当的影像学或功能评估（Eldeiry and Garber，2008）。

（4）治疗：腺瘤代谢活跃、能耐受手术的患者应接受手术治疗。对于非功能性腺瘤，病变的大小及其生长特征决定了治疗方法。尽管有良性的影像学特征，专家建议切除所有 >6cm 的肾上腺肿块，因为这种大小的腺瘤是罕见的，恶性肿瘤的风险较高。唯一的例外可能是明确诊断的肾上腺髓样脂肪瘤（Grumbach et al，2003）。其他人认为应该使用 4cm 的临界范围（Young，2007b）。未切除的病变应至少进行最初的放射学随访，以确定生长动力学。建议在 6 个月、12 个月和 24 个月时重新进行影像检查，以验证良性生物学特性及惰性生长方式（Grumbach et al，2003 年；Young，2007b）。可疑和异常肿瘤可能需要更早或更频繁地进行影像检查或手术切除（Young，2007b）。正如已经讨论过的，尽管文献中的报道

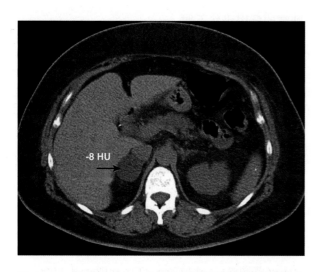

图 12-25　在患有 3.5cm 右侧富含脂质的肾上腺腺瘤的患者中进行 CT 平扫,证明衰减<10HU

各不相同,但约 2% 的最初无功能腺瘤会在后续随访期间引起激素的过量释放(Barzon et al,2003)。尽管"代谢转化率"很低,但 NIH 召集的专家小组最近发表的一份共识声明表明,诊断后前 3—4 年的每年进行代谢激素筛查是必要的,尤其是对于直径在 3cm 左右的肿块(Grumbach et al,2003)。然而,由于缺乏强有力的数据支持这一建议,对没有激素分泌过多临床症状的患者进行肾上腺腺瘤代谢再评估的必要性仍然存在争议(Barry et al,1998;Bulow et al,2006;Young,2007b)。

(5)预后:腺瘤切除术后血清皮质醇水平可能降低,但不能消除库欣综合征患者的心血管风险的增高(Svuligin et al,1999;Pivonello et al,2005)。对于醛固酮增多症患者,血清醛固酮和血压通常在肾上腺切除术后 3 个月内恢复正常(Young,2007a),尽管原发性高血压患者可能仍然依赖于药物。一般来说,非功能性肾上腺腺瘤患者的的预后似乎不受影响。梅奥诊所($n=$231)的一个大型监测系列表明,在平均随访 7 年后,没有患者因肾上腺病理学原因死亡(Barry et al,1998)。

(6)小结:肾上腺腺瘤占肾上腺肿瘤的 80% 以上。由于其丰富的胞内脂质,这些病变具有特征性的影像学特征。超过 90% 的病变在代谢上是无功能的,不需要治疗;但是,所有病变都应接受内分泌评估。4～6cm 的病变和代谢活跃的病变应在合适的时机进行外科切除。

> **要点:腺瘤**
> - 肾上腺腺瘤的发病率随年龄增长而上升。
> - 约 7% 的肾上腺腺瘤表现出代谢亢进。那些在诊断时代谢活性较低,在随访时获得功能性的患者很少(<2%)。
> - 肾上腺腺瘤的放射学诊断以其高脂质含量为主。

2. 嗜酸细胞瘤

(1)概述和流行病学:泌尿科医师熟悉嗜酸细胞瘤,因为它们是肾脏来源的相对常见的肿瘤(Chang and Harawi,1992)。嗜酸性肿瘤也可以来自唾液腺和内分泌器官。肾上腺病变非常罕见(Bisceglia et al,2004),文献中报道了约 50 例(Juliano et al,2008)。

(2)病理生理学和临床特点:与其他器官的嗜酸细胞肿瘤一样,嗜酸细胞肾上腺病变的组织学特征是线粒体丰富、体积大、嗜酸性细胞多,肉芽肿多(Chang and Harawi,1992)。嗜酸细胞瘤发生机制尚不清楚(Chang and Harawi,1992)。据报道,女性受影响的概率是男性的 2.5 倍,左侧病变的发生率是右侧肾上腺病变的 1.0～3.5 倍。肿瘤可长至 20cm,至少有 2 例报道发生在妊娠期(Bisceglia et al,2004;Juliano et al,2008)。文献中记载的大多数病变在代谢上是不活跃的;然而,一些嗜酸细胞性肾上腺肿瘤($n=6$,约占所有报道病例的 10%)分泌性激素、细胞因子和(或)皮质醇(Akatsu et al,2008;Juliano et al,2008;Lee et al,2008)。传统上,这些病变被认为是良性的(Vaughan and Blumen-feld,2007);然而,超过 30% 的报道病变被分类为恶性,另外 23% 被认为是病理不确定(Juliano et al,2008)。这些报道包括一例局部侵入 IVC 的病变(El Naggar et al,1991)。

(3)诊断和治疗:由于肾上腺嗜酸细胞瘤的诊断几乎都是在手术切除的基础上进行的,因此对嗜酸细胞瘤的评估和治疗与其他肾上腺肿块的评估和治疗方法是一致的。在影像学上,肾上腺嗜酸细胞瘤并不常规形成像肾嗜酸细胞瘤那样的中央星形瘢痕(Lee et al.2006)。恶性嗜酸细胞瘤的最佳治疗方法尚不清楚;然而,在至少一份报道中,局部复发的转移切除和放射治疗可能起到一定作用(Juliano et al,2008)。

(4)预后:由于对嗜酸细胞瘤的生物学行为的异质性的日益认识,这些病变的患者的预后是不确定的,但肿瘤行为更倾向于良性。一些报道表明,即使是患有广泛转移性疾病的患者也可以表现出疾病进展缓慢的长期生存状态(Juliano et al,2008)。

(5)小结:肾上腺嗜酸细胞瘤是极为罕见的肿瘤。尽管大部分是良性的,但一部分病变可能表现出恶性潜能。

> **要点:嗜酸细胞瘤**
> • 与肾嗜酸细胞瘤不同,大部分肾上腺病变是恶性的。

3. 髓样脂肪瘤

(1)概述和流行病学:髓样脂肪瘤是罕见的、良性的、无代谢活性的病变,主要发生于肾上腺,发生于所有年龄段的患者中(Han et al,1997)。根据历史尸检,估计这些病变的发生率<0.1%(Olsson et al,1973;Bishop et al,2006)。一些报道表明,15%的髓样脂肪瘤是肾上腺外,其中高达1/2发生在骶前区。发生在胸部、腹膜后、盆腔、肾脏、肝和胃的病变均已有报道(Patel et al,2006)。

(2)病理生理学:髓样脂肪瘤似乎由克隆干细胞增殖引起,由成熟脂肪组织和相对正常的三系造血细胞组成(Bishop et al,2006)。巨核细胞过多亦有报道。与正常骨髓不同,髓样脂肪瘤中的细胞数量变化很大,并且不会随着患者年龄的增加而减少。这些病变似乎没有为循环系统造血的功能,这可能是基质支持的异常和缺乏微脉管系统的结果。具体而言,对于功能性骨髓至关重要的正常毛细血管静脉窦在髓样脂肪瘤中几乎不存在(Bishop et al,2006)。

实验上,在注射坏死的肿瘤组织和ACTH后,在大鼠的肾上腺中诱导了骨髓脂质瘤的产生。这一观察结果提出了"髓样脂肪瘤是肾上腺应激反应的结果"这一假设。还有其他的理论存在,该

肿瘤的病因仍然不明。

(3)临床特点:男性和女性的发病率并没有很大区别。发生在右肾上腺或左肾上腺的概率也并没有显著差别。已经报道了存在双侧病变(Bishoff et al,1997;Han et al,1997;Russell et al,2000)。肿瘤大小差异很大,可以长到10cm以上。在21个病变的单中心研究中,肿瘤平均大小为5.1cm(Han et al,1997)。与大多数腹膜后肿瘤一样,这些病变通常无症状,尽管一些患者确实因腹部疼痛就诊(Han et al,1997)。有报道指出,髓样脂肪瘤可能自发性破裂;然而,该件事很少见。实际上,破裂的骨髓脂肪瘤的平均大小超过10cm(范围6.3~14.7cm)(Russell et al,2000)。

一般认为髓样脂肪瘤是无功能病变。然而,至少有24例文献报道髓样脂肪瘤与肾上腺功能亢进有关。最常见的异常似乎是高皮质醇血症(Hisamatsu et al,2004)。在大多数患者中,髓样脂肪瘤不是产生过量激素的来源,而是同时合并功能亢进的肾上腺腺瘤。实际上,一些人认为这些病例证实了利用垂体提取物对大鼠肾上腺过度刺激进而导致髓样脂肪瘤形成的动物模型(Seyle and Stone,1950;Hisamatsu et al,2004)。

(4)诊断:在大多数情况下,可以在断层成像上准确地诊断髓样脂肪瘤。髓样脂肪瘤的CT表现为:由不等量的成熟脂肪组织(30HU)和较高密度的骨髓成分组成的边界清楚的肾上腺肿块,增强扫描可见强化(图12-26)。超过1/4的病变可能表现出钙化的迹象,并且很大一部分都有出血区域(Kenney et al,1998)。在MRI上的髓样脂肪瘤中也可以轻易地识别出肉眼可见的脂肪组织(Cyran et al,1996)。肾上腺肿块中肉眼可见的脂肪便可以诊断为髓样脂肪瘤。然而,存在极少数例外。目前已有报道:肾上腺脂肪瘤、畸胎瘤、血管平滑肌脂肪瘤、转移瘤及脂肪肉瘤等在影像学上均可表现为肉眼可见的脂肪组织(Han et al,1997;Lam and Lo,2001)。必须仔细观察断层成像,以区分肾上腺髓样脂肪瘤与肾上极的血管平滑肌脂肪瘤。与髓样脂肪瘤的良性外观相反,脂肪肉瘤往往是润性病变,缺乏规律性的边界,并且倾向于浸润周围组织(Schaeffer and Kavoussi,2005)。当诊断有疑问时,一些专家认为经皮活检可能有帮助(Han et al,1997)。

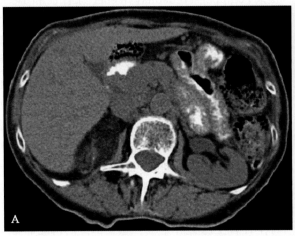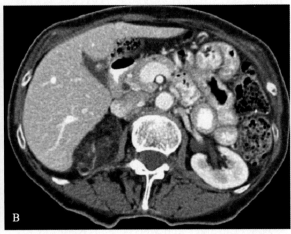

图 12-26　计算机断层扫描的平扫(A)和增强扫描(B)。显示一个 76 岁的右侧 6cm×3.5cm 肾上腺髓质脂肪瘤,无症状的女性(Courtesy Dr. Rosalia Viterbo, Fox Chase Cancer Center, Philadelphia.)

如前所述,虽然髓样脂肪瘤本身在代谢功能上是无功能的,但它们与代谢活跃的腺瘤和嗜铬细胞瘤在影像学上可能不易鉴别。因此,对诊断为髓样脂肪瘤的罕见患者进行标准肾上腺代谢检查也是合理的(Daneshmand and Quek,2006; Patel et al,2006)。然而,一些专家认为,只有当高度怀疑肿瘤的代谢活性较高时,才需要进行代谢方面的检查(Han et al,1997)。美国国家卫生研究院肾上腺偶发瘤共识小组总结:对于新发现的肾上腺肿块,髓样脂肪瘤是一个无需进行常规代谢检查的特例(Grumbach et al,2003)。

(5)治疗:对于无症状的髓样脂肪瘤采用非手术治疗的方式。目前还没有制定何时复查影像学的标准方案,但已经提出了每隔几年用超声波检查或 CT 进行重新评估。手术通常用于症状性病变。

(6)预后:肿瘤生长率各不相同。一些病变不仅保持稳定,而且一些病变实际上可能随着时间的推移而减小(Han et al,1997)。根据现有文献,手术切除需慎重考虑。如前所述,尽管已经报道了髓样脂肪瘤的自发破裂,但这一事件似乎非常罕见,并且指出这一现象大多发生在直径>10cm (6.3~14.7cm)的病变中(Russell et al,2000)。

(7)小结:骨髓脂肪瘤是一种罕见的肾上腺病变,含有造血组织和成熟的脂肪组织。肾上腺外病变亦有报道。一般而言,病变不需要切除并遵循良性肿瘤的临床过程。

要点:髓样脂肪瘤

- 髓样脂肪瘤具有与健康骨髓相同的组织成分。
- 临床过程是良性的,仅针对肿瘤较大或有症状的病变进行手术。

4. 节细胞神经瘤

(1)概述和流行病学:节细胞神经瘤是极为罕见的良性神经外胚层肿瘤,由神经节和施万细胞组成(Enzinger and Weiss,1995)。虽然不常见,但在诊断肾上腺肿块时必须考虑该诊断(Maweja et al,2007)。在一个大型系列(N=88)中,21% 的病例来自肾上腺本身。其他来源包括纵隔(39%)和腹膜后(31%),孤立病例发生在骨盆和颈部(Enzinger and Weiss,1995)。肿瘤多发生在年轻人,只有 20% 的病例发生在 40 岁以上的患者,而 50% 的病例发现于 10—29 岁的患者(Enzinger and Weiss,1995)。

(2)病理生理学/临床特点:节细胞神经瘤是良性的,但已经报道了单发的节细胞神经瘤转化为恶性的病例(Enzinger and Weiss,1995)。此外,文献中也报道了节细胞神经瘤内出现的周围神经鞘瘤(PNST)及节细胞神经瘤和嗜铬细胞瘤的复合肿瘤(Radin et al,1997)。值得注意的是,在一些良性肿瘤周围的淋巴结中存在节细胞神经瘤肿瘤细胞，一些作者认为此类病例代表成熟的神经母细胞瘤（Enzinger and Weiss，1995）。

肿瘤可以变得非常大，并且有包裹血管的倾向，而不影响血管腔（Radin et al，1997）。据报道，神经节瘤可分泌血管活性肠多肽（VIP），一些患者会出现腹泻（Enzinger and Weiss，1995）。然而，大多数神经节神经瘤患者基本上没有症状（Radin et al，1997）。

（3）诊断：在增强和平扫 CT 上，节细胞神经瘤的密度低于肌肉的密度值。肿瘤内的钙化并非罕见，并且据报道多达 1/3 的节细胞神经瘤存在这一现象（Enzinger and weiss，1995，Radin et al，1997）。一些作者提出，无代谢活性的肾上腺肿物，其平扫 CT 值＜40HU，并且存在点状钙化，应考虑节细胞神经瘤的诊断。

（4）治疗和预后：由于节细胞神经瘤的诊断几乎总是在切除时进行，未手术切除的节细胞神经瘤诊断尚不明确。尽管如此，泌尿科医师必须意识到肿瘤可以生长得非常大并且可以围绕关键结构（Radin et al，1997），如腹膜后血管。

（5）小结：节细胞神经瘤是源于肾上腺的罕见肿瘤。诊断主要是病理性的，临床过程几乎总是良性的。

要点：节细胞神经瘤
- 节细胞神经瘤是一种罕见的良性肿瘤，往往发生在年轻人身上，可以生长以包住关键结构。

---

5. 肾上腺囊肿

（1）概述和流行病学：尸检中发现的肾上腺囊肿在 0.064%～0.18%，占偶然发现的肾上腺病变的 1%～22%（Elsayes et al，2004；Guo et al，2007；Song et al，2008；Weddime and Palese；2010）。囊性肾上腺病变可在整个生命中及产前早期诊断。囊肿大小可以从几毫米到超过 20cm 不等，有单房或多房成分。尽管大多数肾上腺囊肿是单侧的，但 8%～10% 的病例中发现双侧囊肿（Rozenblit et al，1996）。女性肾上腺囊肿的发病率增加，在 30－60 岁达到高峰（Sanal et al，2006）。一些疾病与肾上腺囊肿有关，包括多囊肾

疾病，Klippel-Trénaunay-Weber 综合征和 Beck-with-Wiedemann 综合征（Erickson et al，2004）。

（2）病理生理学：肾上腺囊肿有四种组织学类型：假囊肿、内皮囊肿、上皮囊肿和寄生囊肿。其中，最常见的是假囊肿和肾上腺内皮囊肿。肾上腺假囊肿不具有细胞内衬，大多数情况下被认为是肾上腺内出血或梗死的结果。内皮囊肿缺乏增殖内皮，包括淋巴管瘤和血管瘤亚型。上皮囊肿由真正的上皮细胞排列，根据发病机制，可进一步表现为腺囊肿、胚胎囊肿和囊性腺瘤。寄生性肾上腺囊肿可能与播散性棘球绦虫感染有关；但是，寄生性肾上腺囊肿是唯一感染部位的情况非常罕见（Otal et al，1999；Guo et al，2007；Weddime and Palese；2010）。

很难区分良性肾上腺囊肿和囊性肾上腺肿瘤。这尤其适用于伴有出血或囊性变性的肾上腺肿瘤，其影像学上可能类似肾上腺假性囊肿。在一系列 41 个宏观上以囊肿为特征的肾上腺病变中，7 个与肾上腺肿瘤相关，包括 2 个 ACC、2 个腺瘤和 3 个嗜铬细胞瘤（Erickson et al，2004）。此外，7 例肾上腺肿瘤中有 6 例与肾上腺假性囊肿有关。一项涉及 515 个肾上腺囊肿的多系列回顾发现，7% 的病变与恶性肿瘤有关，所有这些都是假性囊肿（Neri and Nance，1999）。此外，还报道了囊性肾上腺癌和嗜铬细胞瘤的病例（Rozenblit et al，1996）。与良性囊肿相比，囊性肾上腺肿瘤往往更大（＞7cm），壁厚。考虑到报道的与肾上腺囊肿相关的恶性肿瘤发生率，应注意大多数的组织学标本是基于手术标本，因此恶性肿瘤的发生率可能被高估，因为放射照片显示小的良性病变可能仍然没有切除。

（3）临床特征：肾上腺囊肿大多是变大或者是有临床症状表现出来的时候发现的，但是大多数肾上腺囊肿都是偶然被诊断出来的。大的肾上腺囊肿的起源通常很难与其他器官区分开来，包括肾脏、胰腺、脾和肝（Otal et al，1999）。

（4）诊断：大多数肾上腺囊肿是良性和无功能的，应进行常规内分泌评估以排除功能性的病变。由于肾上腺囊肿相对罕见，尚未建立良好的诊断标准。诊断肾上腺囊肿：放射学标准包括明确的、边缘清晰的液体密度肿物，增强无强化（图 12-27）。具有较高密度（＞30HU）的囊肿可归因于

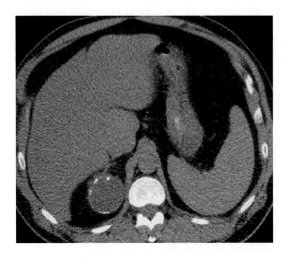

图 12-27 平扫 CT 的右肾上腺囊肿。囊肿壁内的斑点钙化在这些病变中并不罕见

出血、囊内碎片或钙化（Rozenblit et al,1996；Sanal et al,2006）。在 15％～70％的肾上腺囊肿中已经注意到外周钙化的存在（Song et al,2008）。钙化通常呈线状，但偶尔会出现结节状（Rozenblit et al,1996）。当用 MRI 评估时，单个囊肿在 T1 加权图像上会出现低信号，在 T2 加权图像上出现高信号。不幸的是，单独的放射学标准不能排除肾上腺囊性病变的恶性可能；因此，通常进行囊肿抽吸或手术切除以排除恶性肿瘤。只有在排除嗜铬细胞瘤的证据后才应进行囊性肾上腺病变的抽吸。肾上腺囊肿抽吸可能对某些患者具有诊断和潜在治疗作用（Pradeep et al,2006）。如果进行抽吸，应将收集的液体送去革兰染色、细胞学、甘油三酯、皮质醇和淀粉酶（用于左侧囊肿）。此外，可在抽吸时对囊肿腔进行造影注射，以评估囊肿壁结构。

（5）治疗：影响肾上腺囊肿治疗的因素包括功能状态、发生恶变的可能性和囊肿引起的相关症状。尽管囊性肾上腺病变的恶变风险很低，但必须进行主动监测。当观察到含有均匀近水密度的小的无症状薄壁病变，一般都是良性病变，并保证将来对囊性病变的监测（Rozenblit et al,1996）。肾上腺囊肿不均匀、＞5cm、壁厚，或有症状，需要进一步评估和手术切除（Wedmid and Palese,2010）。由于考虑到相关恶变风险，不提倡简单去除囊壁，应谨慎进行手术。由于影像学评估的不足，外科切除术仍然是对侧肾上腺功能正常患者

的标准治疗方法。

（6）预后：肾上腺囊肿切除后的预后和后续随访取决于组织学。良性肾上腺囊肿应进行随访，以监测潜在的复发，如果复发，则应进行复治。与恶性肿瘤相关的肾上腺囊肿需要根据检测到的恶性组织学进行随访。

（7）小结：肾上腺囊肿是罕见的，其诊断是挑战性的。有症状的肾上腺囊肿应手术切除，具有良性放射学表现的无症状小病灶可定期随访非手术治疗。

> **要点：肾上腺囊肿**
> • 必须监测肾上腺囊肿，防止其恶变的可能。

五、在泌尿外科实践中评估肾上腺病变

在泌尿外科实践中，肾上腺病理学的评估通常是在诊断为新肾上腺肿物的患者中或在偶然发现新肾上腺肿物的现有患者中进行的。有时候，在没有肾上腺病变的先前影像检查结果的情况下，敏锐的临床医师常常会根据临床症状识别患者的疾病。本章的这一节回顾了肾上腺肿物的临床相关评估和治疗。值得注意的是，被诊断为肾上腺肿物的孕妇需要一种精心计划、多学科、量身定制的方法。这一主题超出了本章的范围；但是，可以对这一主题进行评论（Harrington et al,1999；Lindsay and Nieman,2005b；Klibanski et al,2006；Lindsay and Nieman,2006）。

（一）肾上腺偶发瘤概述

肾上腺偶发瘤是指无关的影像学无意中发现直径＞1cm 的未被怀疑到的肾上腺肿块。严格来说，如果患者正在接受另一种恶性肿瘤的分期评估，或后来发现有与肾上腺病变有关的症状，则排除在肾上腺偶发瘤一词之外，因为本研究的主要指征可能与肾上腺病变有关（Young,2000,2007b；Mazzaglia and MonchiK,2009）。肾上腺偶发瘤的发生率相对较高，当代影像系列报道的发病率约为 5％（Song et al,2008），与历史尸检数据（Commons and Callaway,1948；Russell et al,

1972)相似。偶发性肾上腺肿块的发病率随着年龄的增长而增加,20多岁的个体发病率低于0.5%,70岁或70岁以上的个体发病率高达7%(Young,2000)。

必须强调的是,"偶然"并不意味着"无关紧要"。表12-15总结了2000多个新发现的肾上腺病变的相关临床特征的集合数据,并证明近20%的肾上腺偶发瘤是潜在的外科病变。具有重大临床意义的两个特征是影像学和代谢活动或功能状态。活检很少被提出,但可以在特定的临床情况下作为一个有用的工具。本章的这一节详细介绍了成像、活检和代谢监测的临床适应证和过程。

表 12-15　已发表的,纳入病人数在20人以上的系统综述(n=2005)中,关于肾上腺偶发瘤临床特征的描述

肾上腺病变	百分比(N=2005)
代谢活性	11.2%
产生皮质醇的腺瘤	5.3%
产生醛固酮的腺瘤	1.0%
嗜铬细胞瘤	5.1%
恶性	7.2%
肾上腺皮质癌	4.7%
转移癌	2.5%
潜在的外科疾病	18.4%

Data from Young WF Jr. Management approaches to adrenal incidentalomas. A view from Rochester, Minnesota. Endocrinol Metab Clin North Am 2000;29(1):159-85, x; and Young WF Jr. The incidentally discovered adrenal mass. N Engl J Med 2007;356(6):601-10.

(二)肾上腺肿物的影像学

1. 成像模式

肾上腺偶发瘤的治疗与随访很大程度上取决于是否安排了适当的检查,是否得到了准确的图像采集,以及获得准确的读图信息。泌尿科医师必须精通肾上腺成像方式和局限性,并能够熟练地与放射科同事进行交流。许多成像方式可用于评估肾上腺肿块的形态和功能特点。本节总结了每种成像模式的主要特征,因为它涉及肾上腺偶发瘤的特征。有关每种特定类型肾上腺病变的影像学特征的详细信息,请参阅肾上腺病变部分。

(1)超声检查:超声检查对于检测和显示肾上腺病变并不是首选的成像模式。然而,由于无关的原因,在行超声中发现许多偶发瘤。事实上,在世界上以超声检查作为主要成像方式的部分地区,大多数肾上腺偶发瘤都是通过使用这种方式发现的(Bhargav et al,2008)。此外,在超声检查的患者中,右侧病变似乎更常见,而基于解剖学差异,超声检查在识别左侧肾上腺病变方面不如右侧腺体敏感。在右侧,IVC和肝为超声检查提供了更好的肾上腺窗口,而在左侧,肾上腺可能会被忽略或误认为是脾、胰腺、主动脉旁淋巴管或胃的一部分(Barzon et al,2003)。

(2)计算机断层扫描和磁共振成像:CT和MRI可进行肾上腺横断面成像及三维重建,并作为肾上腺评估的基石。可以使用这些方法准确评估大小、侧向性、同质性、密度、血管分布(增强和冲洗)及解剖关系。实际上,肾上腺病变的大小,即通过横断面成像便可评估其特征,是决定治疗方案的主要因素(见"大小和生长"一节中的讨论)。通常,可以基于成像特征立即缩小肾上腺病变的鉴别诊断。例如,宏观脂肪的存在识别肾上腺髓样脂肪瘤,而侵入周围结构的大的异质肿块最能指示肾上腺腺癌(Cyran et al,1996)。肾上腺囊肿和急性或亚急性出血也表现出特征性的成像结果(Burks et al,1992)。然而,大多数肾上腺偶发瘤是小的均质肿块,具有规则的轮廓,不能立即给出病理诊断。这些常见病变的进一步鉴别依赖于现代断层显像技术对细胞内脂肪的鉴定能力,进而鉴别肾上腺腺瘤和其他病变。尽管基于该单一成像特征可以将腺瘤与非腺瘤区分开(Korobkin et al,1996b),但是基于肾上腺胞质内脂质的鉴定,不能取对代谢检查的必要性。人们已经研究功能性和非功能性腺瘤之间影像学差异,但迄今为止,没有可靠的放射学检查或特征足够灵敏到可以取代内分泌学评估的地位(Korobkin et al,1996b;Fujiyoshi et al,2003;Hussain and Korobkin,2004)。

(3)平扫的计算机断层扫描:平扫CT是细胞内脂质含量最佳且最容易解释的检查方式,因此可以在超过70%的病例中诊断肾上腺腺瘤。平扫CT上的低密度(<10HU)对应于高的胞质内脂质含量,可以诊断肾上腺腺瘤(Lee et al,1991;

Korobkin et al,1996b）。阈值≤0HU 时,肾上腺瘤有 100% 的特异性,这意味着如果病变符合这一标准,它一定是腺瘤。不幸的是,非对比 CT 密度测量的灵敏度是不完美的,这意味着并非所有腺瘤都符合这一标准。实际上,只有 41% 的腺瘤表现出 0HU 的衰减（Boland et al,1998）,因此目前使用的阈值为 10HU。该阈值对肾上腺腺瘤的诊断具有 71% 的敏感性和 98% 的特异性（Boland et al,1998,2008）。换言之,平扫 CT 上,CT 值小于 10HU 的病变,98% 的是肾上腺腺瘤;但有不到 30% 的肾上腺腺瘤是乏脂肪的,其 CT 值大于 10HU。类似的检查特征已在手术中得到证实（Hamrahian et al,2005）。在泌尿外科实践中,这一关于平扫 CT 的标准非常有用,因为绝大多数结石或上尿路损伤的肾脏成像包括增强之前的平扫期。尽管 10HU 临界值具有较高的特异性,但据报道很少有低密度（<10HU）的嗜铬细胞瘤,这强调了对所有肾上腺病变进行代谢检查的重要性（Blake et al,2003,2005）（亦称为非典型腺瘤）。值得一提的是,在数字放射学的时代,肾上腺病变的密度测量在评估时很容易进行,即使放射科医师可能无法在口述中提供数值。临床医师在这方面的努力对于避免额外的不必要的影像检查是至关重要的。

（4）增强计算机断层扫描:可以在对比增强成像中发现一些肾上腺肿块而无须增强前的图像。但是从这些单相研究的衰减值（造影剂推注后约 1min）获得的诊断信息是有限的。（Korobkin et al,1996a;Szolar 和 Kammerhuber,1998）。与 CT 平扫不同,增强后腺瘤与非腺瘤的 CT 值存在巨大的重叠。

然而,增强 CT 可能确实包含有用的诊断信息。数据显示,边缘不规则和边缘强化等形态特征可能是恶性肿瘤的特征（Song et al,2013）。此外,病变感兴趣区域（ROI）的直方图分析可用于鉴定增强 CT 上的富含脂质的腺瘤。大多数现代工作站都可以使用这种技术,它可以将 ROI 中的像素数量与衰减值进行对比（Boland et al,2008）。一些人认为,如果超过 10% 的像素表现出低于 0HU 的密度,则病变可能是腺瘤（Bae et al,2003;Boland et al,2008）。结合直方图分析和[18]FDG-PET CT 也具有意义（Perri et al,2011）。

（5）计算机断层扫描洗脱研究:由于脂质含量较低,大约 30% 的肾上腺腺瘤在平扫的 CT 上表现出 >10HU 的 CT 值。仅根据 CT 平扫的密度值无法区别"非典型腺瘤"和"非腺瘤"（Boland et al,1998）。幸运的是,无论是乏脂还是富脂腺瘤,在强化后均具有快速洗脱的特征（Caoili et al,2000;Pena et al,2000）。实际上,在过去 10 年中,对比增强的洗脱已成为区分乏脂腺瘤与其他肾上腺病变的常规技术（Korobkin et al,1998;Szolar and Kammerhuber,1998;Szolar et al,2005）。延迟（洗脱）成像时,绝对洗脱百分比（将非洗脱值与 15min 后洗脱密度值进行比较）>60%,或相对洗脱百分比（RPW）（将动脉相密度测量值与 15min 后冲洗密度值进行比较）>40%,均提示腺瘤（图 12-28）（Caoili et al,2002;Boland et al,2008）。值得注意的是,CT 洗脱研究的检查优势是敏感和特异度均较高（Boland et al,2008）。图 12-29 总结了何时应使用 CT 洗脱研究及如何计算洗脱百分比。然而,值得注意的是,洗脱特征可能在区分乏脂腺瘤与 RCC 和肝细胞癌转移方面具有局限性。此外,关于 ACC 的洗脱特性的数据是有限的,主要是因为瘤体体积较大,没必要进行上述研究。尽管传统上,在 15min 的 CT 洗脱研究中,ACC 可能与腺瘤不同,但也有一些例外（Simhan et al,2012a）。

目前有使用 10min 而不是 15min 延迟的冲洗研究的报道。最初,认为 RPW>50% 是使用这些方案诊断腺瘤所必需的（Pena et al,2000）。尽管一些报道表明,与 15min 的延迟研究一样,RPW 超过 40% 是足够的（Blake et al,2005）,但成像专家目前仍建议使用 15min 的延迟方案,尽管 10min 研究可能增加效率（Boland et al,2008;Boland,2010b）。

鉴于这些数据,知识渊博的泌尿科医师必须要求进行适当的肾上腺 CT 研究,包括肾上腺薄扫 5mm 图像,增强（1min 后成像）和 15min 洗脱成像,确保放射科医师使用正确的检查方式。若检查方式不当,非诊断图像可能会对后续的诊断带来不便。

（6）磁共振成像:与 CT 肾上腺成像类似,肾上腺偶发瘤的 MRI 依赖于其准确量化病变脂质含量的能力。虽然 CT 依靠平扫的密度衰减来识

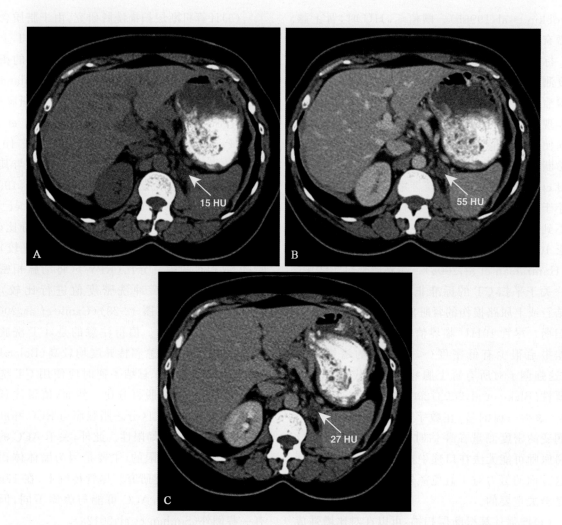

图 12-28　A. 计算机断层扫描(CT)洗脱研究,用于表征在非对比 CT 上衰减＞10HU 的小的、不确定的
左肾上腺病变。B. CT 在静脉注射造影剂后 60s 显示增强。C. CT 显示在对比冲洗后初始推
注后 15min 病变的减弱。因为该病变表现出绝对百分比冲洗[(增强－延迟)/(增强－未增
强)×100％]＞60％(该病变为 70％),该病变是一种脂质贫乏的腺瘤。如果没有增强成像,
相对百分比冲洗[(增强－延迟)/增强×100％]＞40％(该病变为 60％)就足以诊断

别富含脂质的腺瘤,但 MRI 利用从脂肪和水组织收集的信号之间的干扰来评估细胞内脂质含量(Hussain and Korobkin,2004)。在这种反相化学位移成像中,与同相成像相比,异相序列上的信号强度损失表明存在细胞内脂质并且明确地识别出病变是腺瘤(Korobkin et al,1996b;Namimoto et al,2001)。信号强度的损失可以通过几种方法来量化(如使用脾作为内部参考);然而,在临床实践中,最常使用定性评估(Outwater et al,1996;Fujiyoshi et al,2003;Boland et al,2008)。大多数报道表明,MRI 的检查特征与平扫 CT 相似,但更加昂贵。尽管一些报道表明,MRI 在诊断乏脂腺瘤方面可能优于未增强的 CT,但大多数专家认为这两种模式在很大程度上是等效的(Boland,2010b)。尽管如此,CT 洗脱研究被认为是黄金标准,并且似乎超过了 MRI 对识别腺瘤的敏感性。值得注意的是,钆增强 MRI 洗脱研究没有表现出基于碘的 CT 洗脱研究的诊断强度,目前尚未用于临床实践。MRI 的这一缺点可能是因为钆诱导的信号强度与 CT 成像中碘化造影剂的增强相比,剂量依赖性更小(Hussain and Korobkin,2004)。

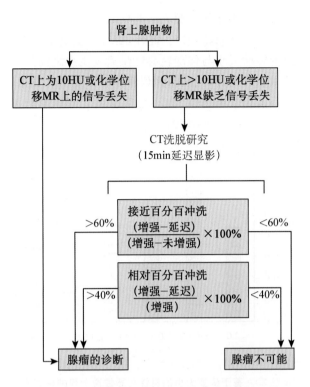

图 12-29　使用横断面成像评估肾上腺肿块的总结

（7）功能成像：由肾上腺偶发瘤的生化评估和断层成像提供的高诊断准确性限制了功能成像的常规使用。然而，在肾上腺肿瘤起源不清楚或高度怀疑恶性肿瘤，但尚未用其他诊断方式证实时，功能性肾上腺成像可以提供有价值的信息（Avram et al，2006；Gross et al，2009）。

用放射性标记的胆固醇类似物 NP59 放射性核素闪烁显像可以帮助确定肾上腺病变是肾上腺皮质来源或其他来源，因为肾上腺皮质细胞表现出胆固醇类似物的摄取增加。基于 NP59 摄取的模式，肾上腺腺瘤可以与肾上腺的其他占位性病变区分开来，该方法具有高灵敏度和特异性（Kloos et al，1995，1997）。尽管闪烁扫描对于＞2cm 的病变具有局限性，但使用 SPECT-CT 可增强 NP59 检测较小病变的能力（La Cava et al，2003）。尽管 NP59 闪烁扫描术在检测肾上腺腺瘤方面有优势明显，但该试验非常耗时，目前尚未得到美国食品和药物管理局的批准。而且，它不能可靠地排除 ACC 的存在（Tauch-manova et al，2004）。

用于鉴定肾上腺皮质来源的肿瘤的另一种放射性示踪剂是碳-11（[11] C)-甲基亚胺酸盐。美托咪脂酯是一种 11β-羟化酶和醛固酮合成酶的抑制剂，优先被肾上腺皮质细胞吸收（见图 12-3）。尽管有几项研究已经证明[11]C 美托咪脂 PET 能够正确识别肾上腺皮质来源的肿瘤，但由于其无法区分良性肾上腺腺瘤和 ACCs，因此该试验受到了显著限制（Minn et al，2004；Hennings et al，2006）。

功能成像在嗜铬细胞瘤诊断中的作用是有限的，（Minn et al，2004；Hennings et al，2006），因为大多数嗜铬细胞瘤可以通过对儿茶酚胺及其代谢物的代谢评估及影像学表现进行准确诊断。因此，[131]I-MIBG 成像在肾上腺偶发瘤的常规评估中的作用有限。MIBG 是去甲肾上腺素的功能性和结构类似物，其被摄入儿茶酚胺储存囊泡中。增加的 MIBG 摄取表明存在嗜铬肿瘤，如嗜铬细胞瘤或副神经节瘤。在23 例无功能肾上腺肿块患者中，病理评估前进行了[131]I-MIBG 闪烁扫描，显示其在识别嗜铬细胞瘤和副神经节瘤方面的敏感性为 100%，特异性为 94%（Maurea et al，2001 年）。尽管检测嗜铬细胞瘤有可以替代 MIBG 的方法，包括[18]F 多巴胺-PET 和生长抑素类似物铟-111（[111]In)-奥曲肽，但目前尚未评估其在肾上腺偶发瘤常规评估中的作用（Mayo Smith et al，2001；Timmers et al，2007a）。如前所述，对已知非 MEN-2 型嗜铬细胞瘤的分期方面[18]F-FDG-PET 在很大程度上已经取代了 MIBG（Timmers et al，2012）。

通过使用[18]F-FDG PET 可以区分良性和恶性肾上腺肿瘤。多份报道显示使用[18]F-FDG PET 对诊断肾上腺恶性肿瘤（包括 ACCs 和肾上腺转移性病变）具有高度敏感性（93%～100%）和特异性（80%～100%）（Yun et al，2001；Blake et al，2006；Chong et al，2006；Boland et al，2011）。然而，[18]F-FDG PET 的使用最适用于 CT 成像和临床数据无法确诊的病例（Boland et al，2008，2011）。实际上，一些数据表明，在评估肾上腺肿块和已知恶性肿瘤患者时，CT 洗脱研究比[18]F-FDG PET 更有帮助。然而，对于已知 RCC 和肝细胞癌的患者必须谨慎，因为来自这些原发性肿瘤的肾上腺转移可以表现出类似于脂质贫乏腺瘤的碘化对比洗脱特征（Choi et al，2013）。

要点:成像

- 平扫 CT(＜10HU)的低衰减对应于高细胞内脂质,对肾上腺腺瘤的鉴别极为特异。
- MRI 的测试结果与平扫的 CT 相似。
- CT 洗脱研究被认为是肾上腺成像的金标准。对比度增强的快速消失可以使脂质贫乏的腺瘤(约 30％的腺瘤)与其他病变区分开来。钆增强 MRI 清除研究没有表现出优于基于碘的 CT 洗脱研究的诊断强度,目前尚未用于临床实践。
- RCC 转移可能表现出类似于脂质贫乏腺瘤的洗脱特征。

2. 大小及生长情况

腹膜后间隙可以使得大多数肾上腺病变无症状生长,在临床上出现症状时可能已经超过 20cm。然而,肾上腺偶发瘤的中位影像学直径约为 3cm(Mantero et al,2000)。肾上腺病变的大小与其恶性潜能之间确实存在关系,较大的肿块更可能表现出不良的临床和病理特征(Angeli et al,1997)。图 12-30 总结了 1300 多例报告的偶发肿瘤中肾上腺大小与其恶性肿瘤风险之间的关系(Barzon et al,2003)。＜4cm 的肿块被认为具有较低的恶性潜能(2％是肾上腺癌),如果不具有功能性,则可以继续观察(Grumbach et al,2003;Cicala et al,2008)。＞6cm 的肿块应视为恶性,直到证实为良性,这通常需要明确切除。处理 4～6cm 的偶发肿瘤更具争议性。在这一中等大小的范围内,估计肿瘤为恶性可能的发生率仅为 6％(Cicala et al,2008)。然而,对于其他具有可接受手术的,围术期风险相对较低的个体,大多数专家推荐 4cm 作为切除的临界值直径(Barry et al,1998;Mantero et al,2000;Young,2000;Thompson and Young,2003;Young,2007b)。迄今为止,最大的肾上腺偶发瘤系列(n＝1004)中,Mantero 及其同事(2000)报道说,4cm 截止线对检测恶性肿瘤具有 93％的敏感性和 42％的特异性。当采用 6cm 截止时,敏感性下降到 74％,特异性上升到 73％。值得注意的是,肾上腺病变的放射学和病理大小之间的关系并不完全一致,病理评

估肿瘤大小往往会更大一些(Cerfolio et al,1993;Kouriefs et al,2001)。此外,官方数据显示:ACC 患者肿瘤大小与伴随转移性疾病发生率之间的关系微弱。此外,虽然需谨慎解读官方提供的数据,但目前仍缺乏 ACC 大小与生存期之间的确切关系。(Canter et al,2013)。

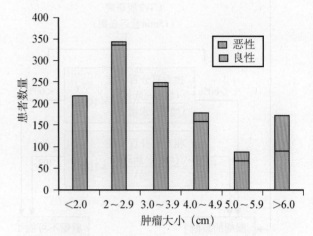

图 12-30　基于病变大小的良性与恶性肾上腺肿块的分布 (n ＝1322)(Modified from Barzon L, Sonino N, Fallo F, et al. Prevalence and natural history of adrenal incidentalomas. Eur J Endocrinol 2003; 149:273-85.)

泌尿外科、肿瘤科医师必须记住,良性肾上腺腺瘤的发病率随年龄增长而增加;因此,对于年龄较小的患者,即使瘤体＜4cm,也必须谨慎处理。同样,对于有明显并发症的老年患者肿瘤＞4cm,观察比切除效果更好(Young,2007b)。此外,在决定是否治疗时,除了要考虑病变的大小外,还必须考虑单个肾上腺病变的放射学特征(边界规则性,增强)。在缺乏一级证据的情况下,大量的基于人群的报道必须与合理的临床判断相结合。

尽管大多数因肿瘤生长而切除的病变最终证明是良性的,对于未行切除的肾上腺病变,要密切跟踪肿瘤大小的生长情况。在一个前瞻性随访的多机构瑞典队列(n＝229,中位随访 25 个月)研究中,7.4％(17)的肿块至少增长 5mm,5.2％(12)的肿块直径至少增加 1cm。所有因病变体积增大而接受切除术的患者术后病理均为良性(Libe et al,2002)。同样,早期文献回顾(n＝873)显示,平均随访 3 年,9％的肾上腺偶发瘤直径增长超过 1cm,少部分肿瘤体积减小,仅有一个病变证实为

恶性。作者得出的结论是,肾上腺偶发瘤的恶变率约为 1‰(Barzon et al,2003)。目前建议在 6 个月、12 个月和尽可能 24 个月时重新复查影像学,以验证肿瘤大小是否进展(Grumbach et al, 2003;Young,2007b)。对于可疑恶性的肿瘤可能需要更早或更频繁的复查,而较小的(<2cm)、均匀、边界清楚、无功能的病变无需大过密切地随访(Young,2007b)。近期提出一个武断的手术切除标准:肿物生长超过 1cm。但是,必须告知患者,如果生长较慢,恶性肿瘤的可能性较低(Young, 2007b)。

要点:大小及肿瘤生长情况

- >6cm 的肿块应视为恶性肿瘤。尽管肿块在 4~6cm 的治疗存在争议,但该领域专家建议,对于 4cm 或更大的肿块,应予切除。
- 应监测肿瘤生长情况。目前的建议是切除生长>1cm 的肿块;然而,这些患者中恶性肿瘤的发病率较低。

(三)肾上腺肿块的活组织检查

1. 概述

肾上腺活检的作用受到限制,原因如下:①现代影像学在临床特征方面具有极好的诊断能力;②组织学上,腺瘤不能与肾上腺癌可靠区分;③肾上腺活检并非没有风险(Thompson and Young,2003;Young,2007b)。然而,回顾肾上腺活检的安全性和诊断有效性方面数据是有用的,而且该过程也可以作为肾上腺外科医师提高诊断能力的有用工具。

2. 活检检测特征

Weloh 及其同事(1994)报道了梅奥诊所进行的 277 次经皮活检。大多数活组织检查都是在已知的非恶性肿瘤患者身上进行的。作者报道的敏感性为 81%,特异性为 99%。右侧活检的准确性高于左侧活检(94% vs.87%)。与用较小的活检针进行的活检相比,较大的活检针(18 或 19 号针)会有更好的诊断率和同等的并发症发生率。

报道的肾上腺活检的阳性预测价值很高,这意味着恶性肿瘤的阳性活检与最终病理学诊断具有很高的相关性。对于有其他部位恶性肿瘤病史且怀凝存在肾上腺转移瘤时,阳性预测的价值更高[Silverman et al,1993;Harisinghani et al, 2002]。尽管总体特异性不高,但在同一临床方案中,当排除非诊断性活检时,该试验的阴性预测价值仍然令人印象深刻(Silverman et al,1993;Harisinghani et al,2002)。在马萨诸塞州总医院对既往存在原发性恶性肿瘤 225 名患者进行肾上腺活检中,18% 的活检标本为正常肾上腺组织而没有恶性肿瘤的迹象。该研究可能存在选择和研究偏倚:在缺乏对肿瘤生长监测、尸检证实及再次穿刺的情况下作者报道了阴性结果的预测价值(Harisinghani et al,2002)。在技术熟练的人中,当大多数取样是用 18 号针进行时,非诊断性活检更为少见(Paulsen et al,2004)。

已知肺癌(>90%)和肾细胞癌(80%)患者肾上腺转移性疾病活检阳性的概率最高(Mazzaglia and Monchik,2009)。相比之下,既往无恶性肿瘤史又无肾上腺外肿瘤证据的患者,肾上腺肿块很少考虑转移来源(Lutz et al,2000)。在这种情况下活检的作用就显得很是有限。必须使用其他标准,如影像学评估形态和大小,来对这些患者的肾上腺肿块进行定性(Thompson and Young,2003; Mazzaglia and Monchik,2009)。

3. 活组织检查的并发症

一些大样本的肾上腺活检的并发症率低至 2.8%(Welch et al,1994)。出血是最常见的活检并发症,也有报道气胸和血胸(Silverman et al, 1993;Welch et al,1994;Quayle et al,2007)。ACC 患者的针道转移仍然是一个问题,一些作者建议对怀疑有肾上腺癌的患者应避免活检(Quayle et al,2007)。有人提出出血后活检后可能会使腹腔镜切除变得更加复杂,甚至妨碍腹腔镜切除术的进行(Quayle et al,2007)。

美国国立卫生研究院的共识声明要求在活组织检查前利用代谢评估排除嗜铬细胞瘤的可能性。据报道,嗜铬细胞瘤的经皮活检会导致危及生命的高血压危象(Grumbach et al,2003;Quayle et al,2007)。值得注意的是,对嗜铬细胞瘤的不当活检在某些患者中没有造成不良影响(Quayle et al,2007);然而,在现实实践中,在活检前应谨慎地排除嗜铬细胞瘤(Mazzaglia and Monchik,2009)。

4. 活检的临床实用性

尽管肾上腺活检用于区分良性和转移性疾病具有良好的准确性,但一些临床医师认为,目前进行的大多数肾上腺活检都是不必要的(Quayle et al,2007;Mazzaglia and Monchik,2009)。例如,Quayle 和他的同事回顾了他们在社区进行肾上腺活检后被送到第三转诊中心患者的经历。研究人员得出结论,在任何情况下,活检都不会影响这些患者的临床治疗方案。此外,这些研究者和其他研究者提出了影像报告的问题,建议肾上腺活检或说明病变"可接受"活检。作者建议,在影像报告中必须强烈反对这种语言,因为它会导致不熟悉肾上腺肿块治疗指南的医师进行不必要的、有害的操作(Quayle et al,2007;Mazzaglia and Monchik,2009)。

综上所述,只有当影像学存在局限性,以及当医师和患者确定活检结果将影响治疗方案时,才应进行肾上腺活检。事实上,肾上腺肿块活检的最大作用可能是在原发性恶性肿瘤患者,可疑肾上腺转移时,其治疗将受到活检结果的影响。图12-31总结了在决定是否对患者肾上腺肿块进行活检时必须考虑的要点。

要点:肾上腺肿物的活检
• 当用于区分良性和转移性疾病时,肾上腺活检具有良好的检测特征。
• 活检前必须排除嗜铬细胞瘤的可能性。

(四)肾上腺肿块功能评估

1. 概述

NIH 共识声明建议,对所有肾上腺偶发瘤进行内分泌方面的相关检查(Grumbach et al,2003)。这一建议得到了以下观察结果的支持:超过 10% 的肾上腺偶发瘤具有代谢活性(见表 12-15)。目前的做法是对所有的新发肾上腺肿物行皮质醇及儿茶酚胺高分泌检测。对于有高血压病史的患者,还应评估醛固酮分泌过多(Grumbach et al,2003;Young,2007b)。尽管这项建议是一项标准的管理,但常规临床实践在这一领域执行得仍然不充分。据估计,>80%的肾上腺肿块没有得到适当的评估(Eldery and Garber,2008)。

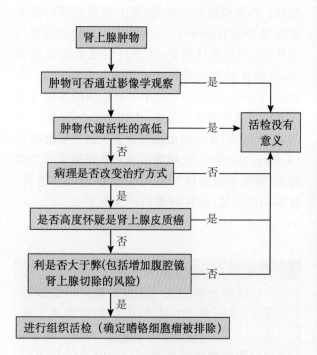

图 12-31　总结了关于是否对患者进行肾上腺活检的决策。肾上腺肿块活检最具临床价值的作用可能是患有原发性恶性肿瘤的患者,可能肾上腺转移时,其治疗将受到活检结果的影响

2. 皮质醇高分泌实验

对文献的系统回顾表明,5%～8%的肾上腺偶发瘤产生过多的糖皮质激素(Young,2000;Barzon et al,2003)。美国国家卫生研究院的共识规定,所有肾上腺病变都应进行糖皮质激素高分泌不相关检查(Grumbach et al,2003)。三种一线检查可用于筛查库欣综合征患者:①LD-DST;②深夜唾液皮质醇测试;③24h UFC 评估。荟萃分析表明,这些检查具有相对同等的准确性;然而,UFC 和 LD-DST 得到了比深夜唾液皮质醇方法更丰富的证据的支持(Elamin et al,2008)。然而,报告表明,UFC 对检测亚临床库欣综合征并不十分敏感(Tsaga-Rakis et al,2006;Mitchell et al,2007)。事实上,内分泌学会最近的实践指南建议使用 LD-DST 或深夜唾液皮质醇测试来筛查肾上腺偶发瘤患者,作为一项完整的内分泌评估的一部分(Nieman et al,2008)。库欣综合征一节回顾了这里讨论的一线检查和其他可能必要的检验的生理学原理。在本节中,我们主要回顾泌尿外科领域对肾上腺偶发瘤进行高皮质醇进行评

估的思索。如前几节所述,医师必须在测试前确认患者未使用外源性类固醇,包括乳膏和鼻喷雾剂。

(1)夜间低剂量地塞米松抑制试验:服用小剂量地塞米松后测定血清皮质醇浓度来检查患者糖皮质激素负反馈系统(参见库欣综合征生理学讨论部分)。低剂量地塞米松给药后,患者未能抑制皮质醇水平,这表明存在库欣综合征(Finling and Raff,2005)。

尽管该试验的生理因素可能很复杂,但使用却非常简单。地塞米松 1mg,并嘱患者在晚上 11−12 点服用(Newell Price et al,2006)。第二天患者早晨 8−9 点测量血清皮质醇。对于无高皮质醇血症的患者,皮质醇水平应＜5μg/dl(140nmol/L)。该阈值的特异性＞95％(Nieman et al,2008)。但是需要权衡不是敏感性。在一些报道中,高达 18％ 的库欣综合征患者表现出假阴性结果(Finling et al,2004)。因此,建议阈值抑制皮质醇水平为 1.8μg/dl(50nmol/L),敏感性将提高到 90％ 以上(Finling et al,2004),特异性为80％(Nieman et al,2008)。该试验的性能与其他用于诊断库欣综合征的一线试验相似,建议作为夜间唾液皮质醇试验的替代方法,对偶发瘤进行初步筛查(Elamin et al,2008;Nieman et al,2008)。

与 24h UFC 测试不同,LD-DST 不受患者肾小球滤过率(GFR)的影响。框图 12-5 列出了能改变检查结果的最常见药物。最重要的是,泌尿科医师必须意识到,使用口服避孕药的妇女的试验可产生高达 50％ 的假阳性,因为避孕药通过提高患者的皮质醇结合球蛋白浓度(Nickelsen et al,1989)来增加总皮质醇(但不是生物可利用的)水平。服用超出 48h 使用低剂量地塞米松是不太现实的,但可以提高准确性,一些内分泌学家更喜欢使用。

(2)深夜唾液皮质醇:深夜皮质醇测量是 Cushing 综合征昼夜皮质醇节律紊乱或完全消失。这种异常,即使是在非常轻微的库欣综合征病例中,也会失去夜间抑制皮质醇水平的能力(Raff and Finling,2003;Finling and Raff,2005)。由于深夜血清皮质醇测量是不切实际的,唾液测试已经被接受,因为唾液皮质醇水平几乎反映此

时血清皮质醇水平。当使用液相色谱-串联质谱(LC-MS/MS)分析时,晚上 11 点至午夜或睡前采集的唾液样本中皮质醇的测量值不应超过 145ng/dl(Nieman et al,2008)。检查的敏感性和特异性超过 90％,与 UFC 和 LD-DST 相似;然而,一项大型 Meta 分析得出结论,目前支持唾液皮质醇试验的数据低于 UFC 和 LD-DST(Elamin et al,2008;Nieman et al,2008)。此外,该试验在诊断亚临床库欣综合征中的作用也受到质疑(Nunes et al,2009)。

框图 12-5　影响库欣综合征检测的药物

诱导 CYP3A4 加速地塞米松代谢的药物
苯巴比妥
苯妥英钠
卡马西平
扑痫酮
利福平
利福喷汀
乙琥胺
吡格列酮
通过抑制 CYP3A4 来破坏地塞米松代谢的药物
阿瑞吡坦
福沙吡
伊曲康唑
利托那韦
氟西汀
地尔硫䓬
西咪替丁
药物增加皮质醇结合球蛋白,可能会提高皮质醇结果
雌激素
米托坦
增加尿液游离皮质醇结果的药物
卡马西平
非诺贝特(通过高效液相色谱测量增加)
一些合成的糖皮质激素(免疫测定)
抑制 11β-羟基类固醇脱氢酶 2 型的药物

这应不被视为药物相互作用的完整列表,关于 CYP3A4 的详细数据可以参阅 http://medicine.iupui.edu/flockhart/table.htm.(From Nieman LK, Biller BM, Findling JW, et al. The diagnosis of Cushing's syndrome: an Endocrine Society clinical practice guideline. J Clin Endocrinol Metab 2008;93:1526-40.)

抑郁、睡眠模式改变和慢性病患者假阳性率较高,因为这些患者皮质醇水平的正常昼夜节律可能已经变化改变。吸烟会影响唾液皮质醇水平,应避免在检查当天使用(Nieman et al,2008)。一些临床医师指导患者在唾液收集后30min内避免进食水、刷牙或进行刺激活动。如果患者感到不适,则重新安排收集时间(Nunes et al,2009)。一些专家建议,不管最初的结果如何,至少重复两次唾液测试(Nieman et al,2008)。

(3)24h尿游离皮质醇评估:UFC评估是24h尿液中的具有生物学活性皮质醇。这项测试是对24h皮质醇分泌的综合测量,而不受皮质醇结合球蛋白的影响(如口服避孕药)(Arnaldi et al,2003)。这项研究被推荐作为偶发瘤患者库欣综合征的初筛试验(Orth,1995);然而,最近的一些证据表明,这项研究可能不够敏感,无法检测皮质醇分泌性肾上腺病变患者的细微糖皮质激素代谢紊乱(Terzolo et al,2005;Tsagarakis et al,2006;Mitchell et al,2007)。内分泌学会于2008年发布的实践指南建议,地塞米松抑制试验或深夜唾液皮质醇试验代替24h UFC评估,用于偶发瘤患者的初筛试验(Nieman et al,2008)。尽管如此,这个测试仍然是孕妇选择的测试。在妊娠中期和晚期,必须使用高于正常实验室阈值2~3倍的临界值来解释与妊娠相关的生理激素变化(Nieman et al,2008)。

与所有24h尿液收集一样,患者需要丢弃早晨第一次尿液,并开始收集所有随后的尿液样本。收集的最后一个样本是第二天早上的第一次尿液,建议收集和分析每位患者的两个单独样本。对于GFR>60ml/min的患者,该测试最准确,因为肾功能不良的患者可能出现假阴性结果(Nieman,2008)。必须检查收集标本的肌酐水平以验证标本采集的完整性。

对于所有测试,UFC的敏感性和特异性取决于被测人群和选择的正常阈值。24h尿液中游离皮质醇的上限值为100μg,但这取决于进行试验的实验室和所用分析技术(Orth,1995;Lin et al,1997;Pecori Giraldi et al,2007)。同样,妊娠中期和晚期的临界值必须提高大约3倍,以解释生理变化。如前所述,UFC对肾上腺腺瘤继发的高皮质醇血症患者的敏感性已低至达85%(Invitti et al,1999),而对疑似库欣综合征患者人群的检测特异性似乎在90%的左右(Pecori Giraldi et al,2007)。

3. 检测醛固酮过度分泌

肾上腺肿物引起的醛固酮过度分泌极为罕见,仅有约1%的肾上腺腺瘤导致了Conn综合征(Young,2000)。然而,数据表明,近5%的新发高血压患者可能患有醛固酮腺瘤(Rossi et al,2006a)。事实上,临床上建议对患有肾上腺病变的高血压患者进行高醛固酮血症检测。目前不建议对非高血压患者进行检测。原发性醛固酮增多症一节描述了每项试验的生理学原理。在本节中,我们回顾了评估肾上腺偶发瘤对醛固酮分泌过多的实际意义。

在过去,低血钾水平被用作筛查醛固酮分泌过多的筛查工具。与之前的认识不同,当下研究显示,不到40%的高醛固酮血症患者表现出低钾血症(Mulatero et al,2004)。目前,Conn综合征的筛查检验选择的是清晨血浆醛固酮(ng/dl)与肾素[ng/(ml·h)]的比值。ARR为20(有些人认为为30),伴随的醛固酮浓度高于15ng/ml,表明存在Conn综合征(Grumbach et al,2003;Mulatero et al,2004;Vierhapper,2007;Young,2007b)。同时升高的醛固酮水平对于那些仅仅因为肾素水平低而导致ARR升高的病例似乎很重要。测试的特性尚未完全确定;据报道,其敏感度和特异度可达90%左右(Montori and Young,2002;Young,2007a)。

应在上午8-10点抽取血样,最好让患者坐位。请注意,这个时间点也适于采血为LD-DST测定晨间皮质醇水平。一些专家认为,由于试验而醛固酮升高,低钾血症可能导致假阳性结果,因此低钾患者应在检测前补钾(Young,2007a)。保钾利尿药,如阿米洛利,尤其是盐皮质激素受体阻滞药,如螺内酯,会改变RAAS,并会影响测试结果。

检测前6周左右应停止使用这些药(Young,2007a)。而且,从历史上看,在服用其他抗高血压药物的患者中,ARR的可靠性也备受关注。实际上,目前建议在检测ARR的前几天停用所有降压药。现在的数据表明这可能是不必要的。图12-32总结了各种抗高血压药物对醛固酮和肾素水平及对 ARR 的影响。泌尿科医师必须记住，接受 β 受体阻滞药治疗并在检测期间继续治疗的患者，ARR 假阳性率会升高。在这些情况下，对于结果的解读不受影响，因为醛固酮水平仍然在正常范围内（Young，2007a）。然而，一些专家建议在试验前停止 β 受体阻滞药（Seifarth et al，2002）。ACE 抑制药和血管紧张素受体阻滞药（ARBS）可以降低醛固酮水平，同时提高正常人的肾素水平。无论有无原发性醛固酮增多症，服用这类药物患者的 ARR 值会偏低。然而，不需要停止 ACE 抑制药和 ARBs。首先，在使用 ACE 抑制药或 ARB 的情况下，肾上腺过度分泌病变患者的醛固酮水平不太可能下降，因为这种过度分泌独立于 RAAS。第二，肾素水平检测不到可作为诊断醛固酮增多症的额外指标。事实上，肾素水平升高或检测不到，均应进行确证试验，即使 ARR 在正常范围内（Seifarth et al，2002；Young，2007a）。

β受体阻滞药——考虑在测试前停止几周

$$\frac{醛固酮 \leftrightarrow}{肾素 \downarrow} = ARR \uparrow（可能为假阳性）$$

ACE抑制药——测试前无需停止（见正文）

$$\frac{醛固酮 \downarrow\downarrow}{肾素 \uparrow} = ARR \downarrow（假阴性概率小）$$

钙离子通道阻滞药——检测前无需停止

$$\frac{醛固酮 \leftrightarrow}{肾素 \leftrightarrow} = ARR \leftrightarrow$$

图 12-32 抗高血压药物对高血压剂量依赖性筛查的影响。图中不包括不含钾的利尿药和矿物质类固醇受体阻滞药，因为它们极大地改变了肾素-血管紧张素-醛固酮轴，应在醛固酮-肾素比率（ARR）测试前至少 6 周停止。ARR 必须在醛固酮和肾素水平的上下文中解释（见正文）。ACE. 血管紧张素转换酶

对于在 Conn 综合征初始筛查期间检测呈阳性的患者应进行确证试验。简而言之，这项测试包括 72h 口服钠，然后测量 24h 尿醛固酮水平。静脉输注盐水试验和氟氢可的松抑制试验也被一些专家用于验证性试验，但是后者目前已退出历史舞台（Mulatero et al，2004；Young，2007a）。我们强烈建议，将患者交给有经验的内分泌学家进行治疗。一旦证实醛固酮增多，可能需要进一步进行肾上腺静脉取样。详情请参阅原发性醛固酮增多症一节进行进一步讨论。

4. **肾上腺性类固醇激素的过度分泌实验**

肾上腺肿物引起的肾上腺性类固醇分泌过多，特别是偶发性肿瘤，非常罕见。高分泌性类固醇最常见的肾上腺肿块是肾上腺癌，伴发皮质醇高分泌（Wajchenberg et al，2000；Cordera et al，2003）。单纯高分泌雄激素睾酮和（或）17-酮甾体的肿瘤主要见于女性。大约 50% 的病变最终证明是良性的（Cordera et al，2003；Moreno et al，2004）。目前不建议对偶发瘤进行性激素常规检测（Grumbach et al，2003；Stanczyk，2006；Young，2007b）。

以前，对于男性化患者，地塞米松抑制试验用于区分肾上腺雄激素过多，还是卵巢雄激素来源过多；然而，这种方法已被证明不可靠，并已被影像学所取代（Derksen et al，1994；Cordera et al，2003）。

5. **测试儿茶酚胺分泌过多**

约 5% 的肾上腺偶发瘤为嗜铬细胞瘤。因此，所有患者，包括怀疑有转移性疾病的患者，都应接受代谢功能测试以排除嗜铬细胞瘤（Adler et al，2007；Young，2007b）。嗜铬细胞瘤一节描述了每个试验的生理学原理。这里我们讨论有关检验的实际细节。

游离血浆变肾上腺素和 24h 尿变肾上腺素是嗜铬细胞瘤检测的主要方法，因为它们具有极高的敏感性和特异性。事实上，2005 年嗜铬细胞瘤国际研讨会得出结论，应将这两种测试中的一种应用于嗜铬细胞瘤的初步诊断和筛查（Grossman et al，2006；Pacak et al，2007）。目前，关于这些测试中哪一项更具有优势，还存在争论（Young，2007b；Eisenhofer et al，2008）。

（1）血浆变肾上腺素：血浆变肾上腺素因其易于检测和优良的检验特性而得到了广泛的应用。在一项对 850 多名患者（214 例嗜铬细胞瘤患者，644 例无嗜铬细胞瘤患者）的研究中，Lenders 和同事（2002）得出结论，该试验优于所有其他诊断和排除嗜铬细胞瘤的方法。参与这项多中心研究人员表示，该试验对散发性（99%）和家

族性(97％)嗜铬细胞瘤的病例具有近乎完美的敏感性。据报道,散发的病例的特异性为82％,家族病例的特异性为96％(Lenders et al,2002)。事实上,对于60岁以上的患者,检测的低特异性(据报道低至77％)可能导致假阳性结果。因此,一些专家建议,不要在所有偶发性肿瘤患者中使用血浆游离变肾上腺素

(Sawka et al,2003;Young,2007b)。然而,该试验的支持者认为,试验的真实特异性接近92％,并无充分的证据证明尿液检测的优越性,及将血游离变肾上腺从一线检测方法中删除的合理性(Eisenhofer et al,2008)。表12-16总结了支持和反对使用血浆游离儿茶酚胺的进一步论据。

表 12-16 血浆游离儿茶酚胺和尿儿茶酚胺在嗜铬细胞瘤诊断中的相对优势

尿分馏变肾上腺素	血浆游离变肾上腺素
更好建立的,广泛实用的监测	相对较新的测试,可用性有限
尿浓度(200～2000nmol)进行分析相对容易	血浆浓度(0.1～0.5nmol)可使分析变得困难
易于临床医师花费最少的时间和精力	血液收集需要医务人员花费一些时间和精力
24h 的收集可能对患者不方便	血液采样对患者来说相对方便
不完全定时尿收集的可靠性问题	收集和处理样本可能会更好控制
难以控制饮食及日常生活对交感神经功能的影响	饮食和交感肾上腺功能的影响更容易受控
在儿重中,24h 收集很难,没有适合年龄的参考区间	在儿童中血液采样可能会有压力,但结果更容易解释,没有适合年龄的参考区间
对于肾衰遇的患者尿液收集可能不适合	检验适用于肾衰竭的患者

From Grossman A,Pacak K,Sawka A, et al. Biochemical diagnosis and localization of pheochromocytoma:can we reach a consensus? Ann N Y Acad Sci 2006;1073:332-47.

理想情况下,患者应在检测前一晚禁食水。严禁摄入含咖啡因饮料(Lenders et al,2002)。对乙酰氨基酚在试验中由于交叉反应而产生假阳性结果,应在试验前至少5d停止服用。三环类抗抑郁药和苯氧苄胺也应停止使用,因为已经证明这些药物会导致假阳性结果(Eisenhofer et al,2003b)。常规的降血压治疗可以继续。尽管β受体阻断药可能导致假阳性试验结果,但目前的建议是仅在重复试验时停止用药(Eisenhofer et al,2003b)。理想情况下,仰卧位至少20min后,在仰卧位抽取血清样本。如结果为阳性,需再次进行确认性测试,那么体位则变得更为重要(Grossman et al,2006)。

试验的正常上限通常设定为:去甲变肾上腺素为 0.61nmol/L(112ng/L),变肾上腺素为0.31nmol/L(61ng/L)(Lenders et al,2002;Eisenhofer et al,2003a,2003b;Pacak et al,2007)。去甲变肾上腺素的上限超过 2.2nmol/L(400ng/L)和(或)变肾上腺素的上限超过 1.2nmol/L

(236ng/L)是很重要的,高度提示嗜铬细胞瘤。血浆游离变肾上腺素水平升高不明显,需要重复测试(Eisenhofer et al,2003b)。关于重复测试的最佳方案,目前尚无共识;但是,在理想条件下应复测血浆游离变肾上腺素(例如仰卧20min,停β受体阻滞药等),进行尿变肾上腺素检验,评估嗜铬粒蛋白 A 水平。已有学者建议患者接受可乐定抑制试验(Eisenhofer et al,2003b;Lenders et al,2005;Algeciras Schimnich et al,2008)。在患者的治疗上,我们强烈建议有经验的内分泌学专家指导。

(2)24h 尿分馏变肾上腺素:一些专家认为,24h 尿分馏变肾上腺素联合尿儿茶酚胺检测是嗜铬细胞瘤最好的一线筛查方式(Perry et al,2007;Young,2007b)。采用串联质谱法测量时,当变肾上腺素(＞1531nmol/d)、去甲变肾上腺素(＞4001nmol/d)或总变肾上腺素(＞1563nmol/d)水平被认为是阳性结果时,检测嗜铬细胞瘤的敏感性超过97％,特异性接近91％。支持者认为,鉴

于这种特异性,该试验优于血浆游离变肾上腺素,因为它避免了不必要的假阳性结果,特别是在预试验概率相对较低的患者群体中,如那些患有偶发性肿瘤的患者(Sawka et al,2003;Perry et al,2007;Young,2007a,2007b)。然而,反对者认为,通过提高参考限值来实现高特异性,这可能会降低敏感性(Eisenhofer et al,2008)。此外,他们还引用 Lenders 和其同事(2002)的研究结果,结果显示,尿分馏变肾上腺素不如血浆游离变肾上腺素。鉴于这一论点的双方都持强烈意见,2005 年关于嗜铬细胞瘤的国际研讨会未能就任何一种测试的优越性达成共识(Grossman et al,2006;Pacak et al,2007)。表 12-16 总结了支持和反对尿儿茶酚胺检测的一些其他论点。

与所有 24h 尿液收集一样,要求患者丢弃早晨的第一次排尿,并开始收集所有随后的排尿样本。采集的最后一个样本是第二天的第一次晨尿。必须检查搜集样本中的肌酐水平,以验证样本的完整性。对于肾功能正常的患者,该测试最为准确。应停止使用三环类抗抑郁药和苯氧苄胺。

6. 随访

据报道,少量(约 2%)的无代谢活性的肾上腺偶发瘤在随访评估期间表现出新的代谢活性

(Barzon et al,2003)。专家小组最新的共识声明,建议在诊断后的前 3~4 年每年进行一次代谢激素筛查,尤其是直径为 3cm 的肿块(Grumbach et al,2003)。然而,由于缺乏强有力的数据支持这一建议,对没有激素分泌过多临床症状的患者进行肾上腺腺瘤的代谢再评估仍然存在争议(Barry et al,1998;Bulow et al,2006;Young,2007b)。

要点:评估肾上腺功能

- 所有肾上腺单发瘤都需要进行代谢评估。
- 对于代谢不活跃的肿物,建议每年复查,随访 3~4 年;为具有新的代谢活性的情况发展很少见。

(五)手术适应证总结

每一位泌尿科医师都必须清楚地了解肾上腺病理患者手术治疗的适应证。肾上腺偶发瘤患者的决策和管理算法如图 12-33 所示。框图 12-6 还详细说明了肾上腺切除术的主要指征。该表还包括肾手术期间肾上腺切除的现有建议(Lane,2009;O'Malley et al,2009;Kutikov et al,2011b;Weight et al,2011b)。

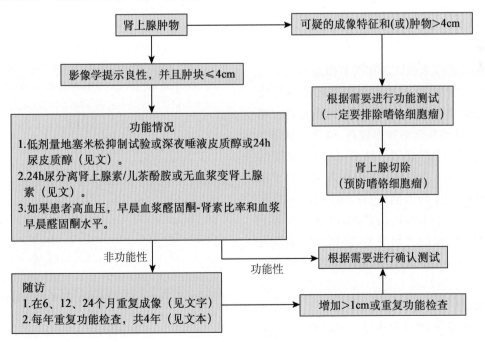

图 12-33　初始诊断肾上腺肿物的诊治策略

框图 12-6　肾上腺切除术的指征

功能性肾上腺肿块
　　皮质醇分泌过多
　　嗜铬细胞瘤
　　醛固酮过度分泌
＞4cm（参见肾上腺成像下的大小和生长部分），除髓鞘脂肪外
肿物通过影像学发现提示恶性肿瘤（如脂质贫乏，异质性，不规则边界，渗透周围结构）
肾上腺偶发瘤，在随访成像中长度＞1cm
极大和（或）有症状的骨髓脂肪瘤（参见肾上腺病变下的骨髓脂瘤部分：良性）
孤立的肾上腺转移（需要多学科决策）
肾手术治疗肾细胞癌时
　　肾上腺异常或不可视，因为影像学上有较大的肾肿瘤大小
　　静脉血栓至肾上腺静脉水平
库欣病的神经外科治疗失败，需要进行双侧肾上腺切除术
选择患有异位促肾上腺皮质激素（ACTH）综合征的患者，需要进行双侧肾上腺切除术
ACTH 独立的巨结节性肾上腺增生（AIMAH）
原发性色素性结节性肾上腺皮质疾病（PPNAD）

六、结论

　　肾上腺长期以来被认为在调节稳态功能中起着重要作用。事实上，这些看似简单的腺体是维持无数生命的功能中心。尽管与其他重要器官相比，肾上腺偶发性病变的频率较高，但肾上腺很少是人类疾病的原发性诱因。然而，临床上显著的肾上腺异常需要一个系统的多学科方法。由于泌尿科医师具有先进的微创外科技术，对腹膜后解剖和腹膜后器官手术方法的熟识，以及肾和肾上腺病理生理学之间的密切关系，泌尿科医师很自然地参与了评估，并为这些患者提供手术治疗方案。

参考文献

　　完整的参考文献列表通过 www. expertconsult. com 在线获取。

推荐阅读

Barzon L，Sonino N，Fallo F，et al. Prevalence and natural history of adrenal incidentalomas. Eur J Endocrinol 2003；149（4）：273-85.

Boland GW. Adrenal imaging：why，when，what and how? Part I. Why and when to image? AJR Am J Roentgenol 2010a；195：W377-81.

Boland GW. Adrenal imaging：why when，what and how? Part Ⅱ. What technique? AJR Am J Roentgenol 2010b；196：W1-5.

Bratslavsky G，Linehan WM. Routine adrenalectomy in renal cancer—an antiquated practice. Nat Rev Urol 2011；8（10）：534-6.

Eisenhofer G，Siegert G，Kotzerke J，et al. Current progress and future challenges in the biochemical diagnosis and treatment of pheochromocytomas and paragangliomas. Horm Metab Res 2008；40（5）：329-37.

Fassnacht M，Kenn W，Allolio B. Adrenal tumors：how to establish malignancy? J Endocrinol Invest 2004；27（4）：387-99.

Fassnacht M，Kroiss M，Allolio B. Update on adrenocortical carcinoma. J Clin Endocrinol Metab 2013；98（12）：4551-64.

Fassnacht M，Terzolo M，Allolio B，et al. Combination chemotherapy in advanced adrenocortical carcinoma. N Engl J Med 2012；366（23）：2189-97.

Funder JW，Carey RM，Fardella C，et al. Case detection，diagnosis，and treatmentof patients with primary aldosteronism：an endocrine society clinical practice guideline. J Clin Endocrinol Metab 2008；93（9）：3266-81.

Grumbach MM，Biller BMK，Braunstein GD，et al. Management of the clinically inapparent adrenal mass（"incidentaloma"）. Ann Intern Med 2003；138（5）：424-9.

Han M，Burnett AL，Fishman EK，et al. The natural history and treatment of adrenal myelolipoma. J Urol 1997；157（4）：1213-6.

Kutikov A，Mallin K，Canter D，et al. Effects of increased cross-sectional imaging on the diagnosis and prognosis of adrenocortical carcinoma：analysis of the National Cancer Database. J Urol 2011a；186：805-10.

Lenders JW，Eisenhofer G，Mannelli M，et al. Phaeochromocytoma. Lancet 2005；366（9486）：665-75.

Mantero F，Terzolo M，Arnaldi G，et al. A survey on adrenal incidentaloma in Italy. Study Group on Adrenal Tumors of the Italian Society of Endocrinology. J Clin Endocrinol Metab 2000；85（2）：637-44.

Neri LM，Nance FC. Management of adrenal cysts. Am Surg 1999；65（2）：151-63.

Neumann H，Bausch B，McWhinney S，et al. Germ-line mutations in nonsyndromic pheochromocytoma. N Engl J Med 2002；346(19)：1459-66.

Newell-Price J，Bertagna X，Grossman AB，et al. Cushing's syndrome. Lancet2006；367(9522)：1605-17.

Pacak K. Preoperative management of the pheochromocytoma patient. J Clin Endocrinol Metab 2007；92(11)：4069-79.

Pacak K，Eisenhofer G，Ahlman H，et al. Pheochromocytoma：recommendations for clinical practice from the First International Symposium. October 2005. Nat Clin Pract Endocrinol Metab 2007；3(2)：92-102.

Porterfield J，Thompson G，Young W，et al. Surgery for Cushing's syndrome：an historical review and recent ten-year experience. World J Surg 2008；32(5)：659-77.

Salva M，Cicala M，Mantero F. Primary aldosteronism：the role of confirmatory tests. Horm Metab Res 2012；44(3)：177-80.

Young WF Jr. The incidentally discovered adrenal mass. N Engl J Med 2007；356(6)：601-10.

（郭　浩　**编译**　张玉石　**审校**）

第 *13* 章　肾上腺外科

Sey Kiat Lim, MBBS, MRCS(Edinburgh), MMed(Surgery), FAMS(Urology), and Koon Ho Rha, MD, PhD, FACS

肾上腺外科往往是指使用手术方法纠正内科治疗无效的内分泌异常或者治疗恶性病变。第 1 例开放肾上腺手术始于 19 世纪后期,而后在 20 世纪肾上腺外科经历了多种技术及解剖入路的发展与改变。在 20 世纪晚期和 21 世纪早期,肾上腺外科引入了微创技术。虽然微创技术很大程度上代替了开放技术,但对于巨大、侵犯性的肾上腺皮质癌,开放入路肾上腺手术仍然扮演着重要角色。而且,所有泌尿外科医师均应熟悉开放术式,以便能应付术中紧急中转开放手术情况出现。肾上腺外科的发展远未结束,未来仍然令人期待。通过将虚拟现实、计算机模拟、三维或者四维重建技术融入机器人操作平台中,势必将肾上腺外科提升到更高的高度。另外,微创非外科手术(如经皮消融技术)既能让患者免受手术刀瘢痕的痛苦,同时也让泌尿外科医师放弃不必要的技术。尽管

如此,泌尿外科医师仍然是治疗团队中的重要一员,无论是作为技术的直接实践者,还是作为指导治疗的直接咨询。

一、肾上腺外科进展

因为混乱的术语,肾上腺肿瘤的低发病率,缺乏准确的诊断及对肾上腺内分泌紊乱伴发的激素表现的不重视,肾上腺外科的早期历史比较模糊。Grawitz 首先在 1883 年提出"肾上腺样瘤"这一经常使用的术语,但是他错误地认为肾上腺肿瘤是来源于肾中的肾上腺皮质组织。

首例肾上腺切除术是 Thornton 于 1889 年为一名多毛发的 36 岁女性患者治疗巨大腹腔肿瘤时完成的(Thornton, 1890)。虽然 Thornton 并不知晓患者的肿瘤是来源于肾上腺,但他仍然将

患者左侧 20 磅的肾上腺恶性肿瘤连同肾一并切除。虽然这名患者术后出现了严重的膈下脓肿并发症,但她在肿瘤复发前仍然存活了 2 年。Sargent 于 1914 年为治疗 1 例巨大肾上腺肿瘤患者实施了首例有计划的肾上腺切除术。这第一例肾上腺切除手术切口采用肋骨下 T 形切口完成,而大多数早期的肾上腺手术都是采用肾手术切口完成。由于这些切口位置低,无法获得理想的手术入路。因此,外科医师开始通过切除 11 肋或者 12 肋,逐渐将肾上腺手术切口位置上移。Charles Mayo 于 1927 年实施了首例腰背入路肾上腺切除术治疗来源于后腹膜神经的肿瘤,这个肿瘤后来被证实是一例嗜铬细胞瘤(Mayo,1927)。Broster 在 1932 年采用经胸膜横膈入路,通过一条背侧长的肋间切口获得了良好的手术入路,从而完成了肾上腺切除术(Broster et al,1932)。

　　前方入路操作空间大,可以充分探查腹腔,尤其在巨大肾上腺肿瘤手术中优势明显,但是由于进入腹腔,前入路也有其相关缺点。腰部切口或者腰背部切口可以提供良好的入路,但是对于一些双侧肾上腺病灶患者(如肾上腺增生导致的库欣综合征),就需要患者重新摆放体位来完成对侧手术。Yong 在 1936年描述了一种"曲棍"的后入路切口,这种切口可以同时处理双侧肾上腺病灶(Young,1936)。这种切口虽然可以很好地处理双侧肾上腺较小的肿瘤,但是比较难处理巨大的肾上腺病灶。Chute 及其同事在 1949 年首先报道了采用胸腹联合切口来处理巨大后腹膜肿物。

　　1991 年,Gagner 首先开展了经腹腹腔镜肾上腺切除术,这也标记着肾上腺微创手术时代的到来(Gagner et al,1992)。Gaur 在 1992 年制作了第 1 套用于腹膜后气囊扩张的器械(Gaur,1992)。Mercan 在 1995 年,首先报道了第 1 例后腹腔镜肾上腺切除术(Mercan et al,1995)。Piazza 及其同事和 Hubens 及其同事都是在 1999 年同时报道了机器人辅助腹腔镜肾上腺切除术。近些年来,因为对更小切口甚至无瘢痕切口肾上腺手术的追求,单孔腹腔镜肾上腺切除术(LESS)及经自然腔道内镜肾上腺切除术(NOTES)已经走在了探索的前沿。

二、手术解剖学

　　肾上腺位于腹膜后腔 Gerota 筋膜内,双侧肾内上方。肾上腺皮质的特点是明亮铬黄色,表面呈细粒状,质地坚韧,所以与周围的脂肪组织很容易区分。右侧肾上腺锥形,和左侧肾上腺相比更靠近头侧。右肾上腺解剖边界,前为肝右叶的裸区,内侧为下腔静脉,前内侧为十二指肠,后为胸膜及膈肌,下为右肾上极(图 13-1)。与左侧肾上腺不同,右侧肾上腺通常固定在其位置,当肾脏向下牵拉时不会向下移动。右侧肾上腺的动脉供血主要有肾上腺上动脉、肾上腺中动脉和肾上腺下动脉,分别来源于膈下动脉、腹主动脉和肾动脉。右侧肾上腺静脉通常很短(1cm),以 45°横向汇入下腔静脉的后壁,一般右肾上腺静脉直到肾上腺充分游离后才能暴露。因此,术中应仔细分离右肾上腺静脉,以避免损伤下腔静脉。右肾上腺膈下静脉和变异静脉(出现率 5%～10%)汇入右肾静脉、右肝静脉。术中应仔细辨别这些静脉,以避免损伤右肾静脉(图 13-2)。

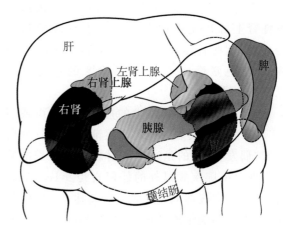

图 13-1　**肾上腺的局部解剖**

　　左侧肾上腺呈新月形。左肾上腺边界,内侧为腹主动脉,前为胃贲门部和胰体部,上为脾,下为肾,后为膈肌和胸膜。左肾上腺动脉血供和右侧肾上腺一样。左肾上腺静脉较长(2～3cm),左侧膈下静脉汇入左肾上腺静脉,并汇入左肾静脉。比较少见情况是,左肾上腺静脉先汇入左膈下静脉后再汇入左肾静脉或者左肾上腺静脉跨过腹主动脉直接汇入下腔静脉。左肾上腺静脉较长,有

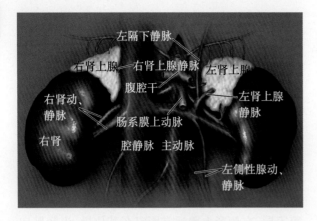

图 13-2 **肾上腺的血液供应**

利于在左肾上腺切除术中控制静脉。

肾上腺的淋巴回流由主动脉旁淋巴结链组成,由膈延伸至同侧肾动脉,并最终汇入胸导管或者进入膈肌脚后方的纵隔淋巴结。

三、肾上腺切除术的临床适应证

肾上腺切除术的手术适应证主要有功能性肾上腺肿块或者可疑肾上腺恶性病变,包括原发性肾上腺皮质癌或者非肾上腺来源的孤立转移灶,这些转移灶主要来源于肺、乳腺、肾和皮肤(黑色素瘤)。肾上腺切除术的适应证详见框图 13-1。

随着腹部影像学技术的应用(如超声或者CT),肾上腺偶发瘤的检出率逐渐增高。这些肾上腺"偶发瘤"指的是通过放射影像学发现的除原发性肾上腺疾病以外的任何直径≥1cm的肾上腺肿块,在腹部 CT 扫描中有高达 4% 的病例报告,发病率随年龄增长而增加(Young,2007)。偶发瘤的大小是外科手术切除的主要决定因素。>6cm 的肾上腺病灶有 25% 是肾上腺皮质癌,因此应该手术切除这些肾上腺大病灶(NIH state-of-the-science statement,2002)。<4cm 的肾上腺病灶有 2% 的可能为恶性肿瘤,如果影像学认定为低风险肿瘤,可以对这些病灶进行监测随访。4~6cm 的肾上腺病灶有 6% 可能是恶性的,对于合适的患者可以考虑行手术治疗。如果肾上腺病灶 1 年内生长速度超过 1cm,可考虑行肾上腺切除术(National Comprehensive

Cancer Network,2014)。

框图 13-1 肾上腺切除术适应证
功能性肾上腺肿瘤
分泌醛固酮腺瘤(Conn 综合征)
分泌皮质醇腺瘤(库欣综合征)
经蝶入路手术失败的垂体依赖性库欣病
双侧肾上腺增生
嗜铬细胞瘤
分泌雄激素或者雌激素引起男性或女性化的肾上腺肿瘤
无功能性肾上腺肿瘤
组织学证实的肾上腺皮质癌
有症状的肾上腺肿块,如肾上腺囊肿,髓样脂肪瘤
偶然发现的肾上腺肿瘤(肾上腺偶发瘤)
肿瘤大小标准
• ≥6cm 的偶发瘤
• 4~6cm 的偶发瘤,在系列影像学表现为逐渐增大
• <4cm,但是快速增长的偶发瘤(每年肿瘤直径增长>1cm)
CT 值标准
• 平扫 CT 中 CT 值>10HU
• 增强对比剂廓清率<50%,延迟期 CT 值减低>35HU
孤立性非肾上腺来源的恶性病变

四、腹腔镜肾上腺切除术的适应证及禁忌证

在过去的十年里,大多数肾上腺疾病的手术方式已经慢慢从开放肾上腺切除术转变为腹腔镜肾上腺切除术。越来越多来自世界主要腹腔镜中心的文献报道表明,腹腔镜肾上腺切除术正在取代开放肾上腺切除术,成为大部分肾上腺疾病外科治疗的标准。腹腔镜肾上腺切除术的适应证见框图 13-2。

腹腔镜肾上腺切除术的禁忌证和开放肾上腺切除术类似见框图 13-2。虽然目前开放肾上腺切除术的适应证不多,但选择开放技术或是腹腔镜技术取决于外科医师的经验和专业技能。最近一项对美国全国住院患者样本的回顾显示,在 1998 年至 2006 年期间,在规模较小的非教学医院,大

部分肾上腺切除术(83%)仍采用开放手术,这些医院的每年病例数<6 例(Murphy et al,2010)。

肾上腺切除术的绝对禁忌证包括广泛的转移性疾病、未纠正的凝血病和无法实施麻醉的严重心肺疾病。

框图 13-2　腹腔镜肾上腺切除术的手术适应证及禁忌证

适应证

功能性肾上腺肿瘤

- 分泌醛固酮腺瘤
- 分泌皮质醇腺瘤
- 双侧肾上腺增生
- 嗜铬细胞瘤

有症状的良性肾上腺囊肿或髓样脂肪瘤

没有临床或者影像学证据表明是恶性的或者局部侵犯的肾上腺偶发瘤

禁忌证

相对禁忌证

大体积肿瘤(>6cm)

没有肾上腺静脉或者腔静脉侵犯的局限性肾上腺皮质癌

中等肥胖

恶性嗜铬细胞瘤

导致男性化的肾上腺肿瘤(这些肿瘤 70%~80%实际上是肾上腺皮质癌)

严重的腹腔粘连

复发肾盂肾炎史

妊娠

绝对禁忌证

既往肾上腺肿块切除术后局部复发

有邻近器官或肾动脉或腔静脉浸润的侵犯性肾上腺皮质癌

严重的心肺疾病

(一)既往外科和医学史

既往腹部手术史可能会导致腹腔内粘连和瘢痕形成,这种情况完成腹腔镜手术即使不是完全不可能,也是相当困难的。Siddiqui 和同事(2010)报道,既往任何腹部手术后总的粘连率约为 23%。但是根据患者既往手术史来改变腹腔镜入路可以克服这个问题。对既往有腹腔手术史的患者,腹膜后腹腔镜入路比较理想,而对既往有腹膜后手术史的患者,经腹腹腔镜入路可能是最好的选择。此外,Gill 和同事(2001)报道了经胸腔腹腔镜入路的可行性经验,使用胸腔镜进入胸腔分开膈肌,从上方显露肾上腺。

通常,腹腔镜手术需要建立气腹,这可能导致有严重心肺和神经疾病的患者出现血流动力学、代谢和神经系统的不良反应。对有严重的心功能不全、进展性的慢性阻塞性支气管炎、肾功能不全、急性青光眼、复发性自发性气胸、血管内分泌畸形和高血压视网膜病变的患者,腹腔镜气腹是禁忌的。Giraudo 和同事(2009)报道了一种无气腹技术,使上述这些患者同样能够接受腹腔镜肾上腺切除术,从而避免了开放手术。

(二)肿瘤大小

大体积肿瘤是腹腔镜肾上腺切除术的相对禁忌证。肿瘤越大,恶性的可能性也越高,同时也使局部解剖变异,导致腹腔镜切除术更加困难。尽管大多数腹腔镜外科医师都认为 6~7cm 大小的肿瘤适合腹腔镜手术,但对肿瘤大小并没有明确的上限。然而,根据现有文献报道,适合腹腔镜手术的肾上腺肿瘤最大直径上限为 10~12cm(Henry et al,2002；MacGillivray et al,2002；Zografos et al,2010)。MacGillivray 和同事(2002)及 Zografos 和同事(2010)研究发现,和小体积肿瘤相比,大体积肿瘤(6~8cm)在短期发病率方面没有区别。值得注意的一点是,与病理检查确定的实际肿瘤大小相比,CT 会将肾上腺肿瘤的大小低估 12%~23%(Lau et al,1999)。

与之相反,Hobart 和同事(2000)报道,和小体积肾上腺肿瘤(平均 2cm)相比,大体积肿瘤(平均 8cm)腹腔镜手术的手术时间、术中失血量、并发症发生率和转开放手术概率方面都是增加的。但是他们报道,和开放手术相比,腹腔镜肾上腺切除术的手术时间、术中失血量、住院时间和并发症发生率更少。最近,Bittner 和同事(2013)在一个更大的队列研究中,报道了类似的发现,也就是腹腔镜手术优于开放手术。

腹腔镜肾上腺切除术中转开放手术与肿瘤大小和浸润性肾上腺皮质癌有关。MacGillivray 和同事(2002)总结认为,术前计算机断层扫描可将那些可能为浸润性癌的侵袭性肿瘤鉴别出来。Bittner 和同事(2013)发现,>8cm 的肿瘤在腹腔镜肾上腺切除术中明显增加了中转开放手术的风险(14 倍)。

(三)肾上腺皮质癌

腹腔镜肾上腺切除术治疗肾上腺皮质癌目前存在争议。在第三届国际肾上腺癌研讨会的一份共识声明中,肾上腺皮质癌的肿瘤切除原则在框图 13-3 中详细阐述(Porpiglia et al,2011)。在腹腔镜肾上腺切除术中严格遵守这些切除原则比较困难,因此开放手术似乎是可选技术。薄的肿瘤包膜在分离操作过程中容易破裂,导致肿瘤溢出并复发。此外,使用腹腔镜技术完整切除肿瘤周围的腹膜后脂肪会更加困难。然而,上述操作通常又是必要的,因为术前和术中都无法准确地识别显微肿瘤扩散,而且如果切缘阳性,目前缺乏有效的辅助治疗。

框图 13-3　肾上腺皮质癌切除术的肿瘤原则
不触碰技术
如果没有证据表明腹膜层有侵犯,则将肾上腺前方的腹膜完整保留
广泛切除肿瘤包膜外的周边良性组织,以完整切除肿瘤
严格确保肿瘤包膜完整
尽可能移除腹腔内残留物品,如剖腹垫、塑料制品,或纱条
尽量减少腹腔内出血及液体渗出
切完肿瘤关腹前,更换手套、手术衣及手术器械

Modified from Porpiglia F, Miller BS, Manfredi M, et al. A debate on laparoscopic versus open adrenalectomy for adrenocortical carcinoma. Horm Cancer 2011;2:372-7.

为了确定肾上腺皮质癌的手术入路是否是腹膜癌的危险因素,Leboulleux 和同事(2010)回顾了 64 例 I-Ⅳ期肾上腺皮质癌患者,中位随访 35 个月。其中 58 例患者接受开放肾上腺切除术,6 例接受腹腔镜肾上腺切除术。腹腔镜肾上腺切除术的 4 年腹膜癌发病率为 67%,开放手术为 27%,手术入路是唯一的危险因素。2005 年,MD 安德森癌症中心报告的数据显示,在腹腔镜肾上腺切除术后腹膜癌增多的风险方面也有类似的结果(Gonzale et al,2005)。Miller 和同事(2010)在一项回顾性研究中证明,与 71 名接受开放肾上腺切除术的患者相比,17 名接受腹腔镜肾上腺切除术患者的局部复发时间明显更快,肿瘤溢出率和切缘阳性率也更高。尽管两组的局部和整体复发

率相似,但他们认为腹腔镜手术不适合可疑或确诊为肾上腺皮质癌的患者。

相比之下,一项来自德国肾上腺皮质癌登记组的研究比较了 117 名接受开放肾上腺切除术和 35 名接受腹腔镜肾上腺切除术I至Ⅲ期肾上腺皮质癌的患者,结果显示,在疾病特异性和无复发生存率、肿瘤包膜破坏和腹膜癌等方面没有明显差异(Brix et al,2010)。然而,这项研究的局限性是,在开放肾上腺切除术组中高分期的肿瘤患者更多,随访时间短,数据不完整,尤其是切缘状态。Porpiglia 和同事(2010)根据对 43 例肾上腺皮质癌患者的回顾性分析得出结论,开放和腹腔镜肾上腺切除术对I、Ⅱ期肾上腺皮质癌患者的无复发生存期无差别。本研究的一个主要局限是排除了肉眼观不完整切除的肿瘤、肿瘤包膜破坏、腹腔镜手术中转开放和术后病理检查中存在显微脂肪侵犯的患者,这也导致了明显的选择偏差。此外,部分患者随访时间<1 年,对肿瘤复发的诊断时间相对较短。

目前,对于腹腔镜肾上腺切除术在肾上腺皮质癌中的作用尚无共识。2014 年,国家综合癌症网络(NCCN)指南建议,对肾上腺皮质癌进行开放肾上腺切除术(NCCN,2014)。第三届国际肾上腺癌专题研讨会(Porpiglia et al,2011)建议,腹腔镜肾上腺切除术可应用于小体积偶发瘤、无坏死或侵犯证据的不明确大偶发瘤和小肾上腺皮质癌,且仅限于每年至少开展 20 例腹腔镜肾上腺切除术的转诊中心,术中遵循肿瘤切除原则,避免破坏肿瘤和肿瘤分离时破碎。

五、术前及围术期管理

一般来说,肾上腺手术的术前处理与大多数腹部手术类似。术前麻醉评估和患者医疗条件的优化是必不可少的。开放或腹腔镜经腹手术建议行系统肠道准备及留置口胃管或鼻胃管,而后腹膜入路手术可选择性使用。手术前放置导尿管有助于测量尿量和减压膀胱。对于功能性肿瘤,需要特别注意(框图 13-4)。

(一)嗜铬细胞瘤

嗜铬组织分泌过多儿茶酚胺可能导致心动过速、多尿、头痛、高血压、心律失常、左心室功能不全和糖耐量降低。术前心脏检查,包括心电图和

超声心动图,并评估高血压引起的终末器官功能障碍。术前用 α 肾上腺受体阻滞药进行抗交感神经治疗至少 2 周,可有助于血流动力学和血糖的控制,并应持续至手术当天。酚苄明被证明是安全和有效的,但也有其相关的问题。它的非选择性特点可能会导致心动过速,因此可能有必要将 β 肾上腺受体阻断。作为一种不可逆转的非竞争性的 α 肾上腺受体阻滞药,患者可能会出现术后持续低血压和嗜睡等中枢神经系统的影响。新的选择性和竞争性 α$_1$ 肾上腺受体阻断药如多沙唑嗪、哌唑嗪和特拉唑嗪,可避免因药物作用而需要使用 β 肾上腺受体阻断药。对患有心肌抑制的患者,如果有必要用 β 肾上腺受体阻断药的话必须谨慎使用,并且只有在酚苄明治疗后才可开始使用。

框图 13-4　肾上腺患者术前准备
原发性醛固酮增多症
补充镁、钾
保持血管内液体状态正常
控制血压
使用应激剂量皮质醇
库欣综合征
有严重的临床症状时,使用甲吡酮抑制糖皮质激素生产
控制血糖
术前使用抗生素
检查心肺功能
术中使用类固醇
偶发瘤
麻醉按照嗜铬细胞瘤准备,5% 检查结果正常
充分的内分泌检查
肾上腺皮质癌
建议切除相邻器官
未能鉴别出腔静脉受侵犯
嗜铬细胞瘤
术前儿茶酚胺阻滞
必要时使用
必要时使用 β 受体阻滞药
麻醉会诊

Modified from Vaughn ED. Complications of adrenal surgery. In: Taneja SS, Smith RB, Ehrlich RM, editors. Complications of urologic surgery: prevention and management. 3rd ed. Philadelphia: Saunders; 2001. p. 363.

术中应预防高血压的发作,可采用起效快、半衰期短的静脉药物,如硝普钠、酚妥拉明、硝酸甘油、尼卡地平等加以控制。术中有必要暂停对嗜铬细胞瘤的手术操作。短效 β 受体阻断药如拉贝洛尔和艾司洛尔等也是不错的选择。在切除嗜铬细胞瘤后,由于突然失去张力性血管收缩会出现低血压,因此必须补充大量的液体进行扩容。

在有创监测的指导下,液体管理和血管加压素(如左氧肾上腺素)的使用有助于对术后低血压的处理。应纠正电解质异常和低血糖。患者术后出现高血压比较常见,应继续进行降压治疗。

(二)Conn 综合征

原发性醛固酮增多症可导致电解质和酸碱紊乱,如低钾血症、低镁血症和碱中毒;体液耗竭或潴留;难治性高血压;心功能不全和心律失常。应在手术前处理好这些问题。至少应在手术前 1~2 周,开始使用醛固酮拮抗药(螺内酯),特别是对长期使用血管紧张素转换酶抑制药的患者(Winship et al,1999)。如果出现顽固性低钾血症时可能提示需纠正低镁血症。应根据患者液体状态,适时使用利尿药或液体扩容。如果计划行双侧肾上腺手术操作或切除术,术前应使用皮质醇的应激剂量,并持续 24h。

术后应定期监测电解质,因为术后低钾血症可能持续长达 1 周。持续性高血压需要药物治疗,双侧肾上腺切除术患者,可能需要临时或永久性的盐皮质激素或糖皮质激素替代。

(三)库欣综合征

高皮质醇血症会导致肥胖、高血压、糖尿病、肌病、低钾血症、体液潴留和心功能不全。肥胖与阻塞性睡眠呼吸暂停有关,在麻醉过程中可能会导致气道和通气问题。肌病和肠动力异常可导致术后呼吸问题和吸入性肺炎。术前应进行麻醉和心肺功能会诊。术前应优化液体状态,并有必要控制血压、血糖和纠正电解质异常。可以考虑使用螺内酯或类固醇合成抑制药,如米托坦和氨鲁米特导眠能。可以考虑使用质子泵抑制药和促胃动力药(如甲氧氯普胺),以减少吸入性肺炎的风险。

术后必须监测患者是否有呼吸抑制。建议采用硬膜外镇痛,尽量减少全身阿片类镇痛药物的使用,因为会导致呼吸抑制。应及早开始练习呼吸,并考虑使用非甾体类镇痛药。对于双侧肾上腺切除术患者,应在肿瘤切除后即刻开始激素替代治疗,并且术后持续使用。术后可能出现心血管不稳定和电解质异常,因此必须进行监测。

六、开放肾上腺切除术

开放肾上腺切除术可分为经腹腔和腹膜后入路。经腹腔入路包括经腹中线和胸腹联合入路,其主要优点在于手术视野显露较好,可以更好地处理肾蒂和大血管,当然也可能会出现腹腔内脏器损伤和肠梗阻的高风险。腹膜后入路包括腰部和后腰背入路,虽然手术视野较小,但是肠梗阻发生率低及住院时间更短。此外,腹膜后入路是病理性肥胖患者的理想手术入路,通过侧卧位或俯卧位,其腹部脂膜将前倒。

(一)腰部腹膜后入路

1. 体位

患者侧卧位,肾上腺手术侧朝上。手术床在肋缘水平进行弯曲,放置腰桥是为了充分显露肋缘和髂嵴之间的空间。腋下放置一个卷轴,离桌子最近手臂固定在扶手板上,上面的手臂保持肘部微微弯曲,放在高置的扶手板上。下方小腿弯曲,上方小腿伸直,两小腿间放置枕头。患者被固定在手术台上,所有的骨性突起部位都用棉垫固定。

2. 切口

如图 13-3 所示,使用触诊确定第 11 肋,沿肋骨表面切开。沿肋骨切开背阔肌、腹外斜肌和腹内斜肌及腹横肌,直到显露第 11 肋骨前表面(图 13-4)。

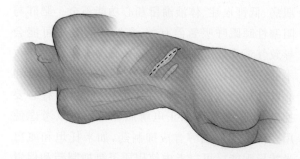

图 13-3 第 11 肋手术切口行经腰肾上腺切除术(患者呈屈曲位,垫腰桥最大限度显露右侧腹膜后术野)

3. 切除第 11 肋

利用骨膜剥离器将肋骨前层骨膜剥离,此时

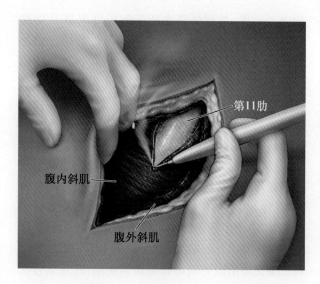

图 13-4 经腰入路(切开覆盖在第 11 肋上的肌肉)

可看到肋骨上下方的骨膜边缘。用骨膜剥离器以相同的方法将肋骨后层骨膜进行剥离,注意不要损伤沿着肋骨下方分布的神经血管束。将骨膜从肋尖后方的脊柱旁肌肉方向剥离,用肋骨剪切断第 11 肋骨(图 13-5)。用咬骨钳磨平肋骨残端,然后用电灼或骨蜡帮助骨髓出血止血。游离神经血管束时避免热损伤,并在接下来的切割和关闭操作中避免将其损伤(图 13-6)。

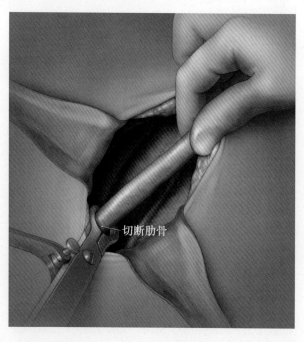

图 13-5 经腰入路(切断第 11 肋)

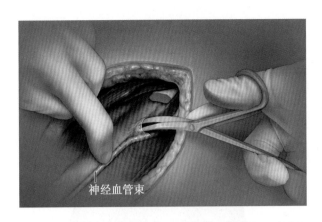

神经血管束

图 13-6　**经腰入路。游离第 11 肋间神经血管束。该操作通过联合使用 Kittner 剥离器进行钝性分离及 Metzenbaum 剪行锐性分离来完成**

4. 建立腹膜后空间

打开腰背筋膜后,通过钝性分离,将腹横筋膜前方的腹膜分离。分开肌肉后,确认 Gerota 筋膜和腹膜之间的平面。通过钝性分离将腹膜推向前内侧,以便显露最大空间。通过建立膈肌和后腹膜之间的平面以便进入腹膜后间隙。一旦推开腹膜,便可看到腔静脉或主动脉。向头侧分离,可以进一步显露肾上腺和肾静脉。此时可以放置自动牵开器以最大限度显露手术视野。

5. 分离肾上腺

在右侧,解剖通常起自腺体的内侧缘,分离覆盖在下腔静脉的腹膜。使用钝性解剖来显露肾上腺内侧缘与下腔静脉外侧缘之间的间隙,并显露出肾上腺静脉。使用直角器械如 Mixter 钳将肾上腺静脉分离出来。用丝线打结或手术夹子结扎肾上腺静脉。如果静脉意外撕脱导致腔静脉出血,可采用血管钳或海绵钳控制撕脱腔静脉的近端和远端。可以用常规的 4-0 或 5-0 聚丙烯缝线缝合静脉撕裂口(Ethicon,Cincinnati,OH)。

此时,可以从肾上腺的上方附着组织开始分离。必须小心处理易碎的肾上腺,可通过抓持其周围外膜以避免肾上腺组织溢出、播散,或自体种植。腺体的实际动脉分支通常无法识别,但在解剖腺体时可以安全地电灼。如果发现有血管,应使用夹子或外科打结。然后用锐性解剖或电灼分离与肾相连的内下方组织,并将游离的肾上腺组织从手术视野中移除。除了主动脉能直观看到并且肾上腺静脉较长,且起源于左肾静脉以外,左肾

上腺的解剖与右侧相似。

6. 关闭切口

肾上腺手术视野止血满意后,使用聚二氧六环酰胺缝线进行双层连续缝合。深层包括腹内斜肌和腹横肌及筋膜,外层包括腹外斜肌及筋膜。皮肤缝合可用皮钉或可吸收/不可吸收缝线。

(二)腰背部后方入路

腰背部后方入路是到达肾上腺最直接的途径,不需要分离重要的肌肉,因此减少了显露肾上腺所需的解剖。通过俯卧位可以分别做两个切口到达双侧肾上腺。但手术视野显露有限,因此通常适合较小的肿瘤或双侧肾上腺增生。此外,此种入路显露肾上腺静脉和大血管很困难,如果术中出血严重,这可能是个大问题。最后,俯卧位增加了患者通气困难。这种入路不适合于大肿瘤或肾上腺皮质癌。

1. 体位

患者插管后处于俯卧位,在第 12 肋水平将手术台弯曲。将枕头放在患者腹部和下肢下面,俯卧位时注意避免眼睛受压。

2. 切口和切除肋骨

切口可沿第 11 或第 12 肋骨进行,沿脊柱中线外侧约 5cm 做一曲棍球棒切口,在第 10 肋骨水平以曲线形式向下和向外延伸,在第 12 肋骨上方或稍低于第 12 肋骨向髂嵴延伸(图 13-7)。右侧第 12 肋骨切除技术如下。

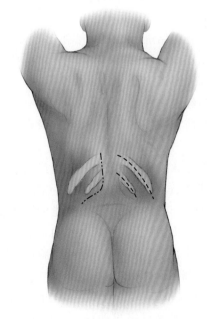

图 13-7　**后方入路:腰背部切开的可选切口**

切开皮肤后,分离皮下组织及背阔肌和骶棘肌,显露出第12肋骨。向内侧牵开骶棘肌,并切除其附着在第12肋的组织。分腰背筋膜后,后方的肋下韧带将胸膜从第12肋游离出。胸膜位于肋脊角的第12肋骨下方,如果靠近椎柱的肋骨抬高,胸膜可能会穿孔。第12肋骨的切除,用类似于先前在腰部腹膜后入路部分所描述的方式被切除,并仔细保留神经血管束。向上牵开第11肋骨,显露腹膜后间隙。如果行双侧操作,可使用Finochietto牵开器帮助双侧手术视野的显露(图13-8)。

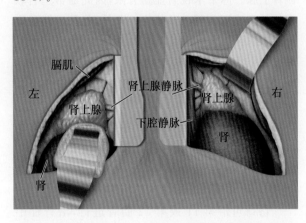

图 13-8 双侧后方入路:从后方看肾上腺的解剖关系

3. 分离肾上腺

最后将肝组织分离后,便可显露肾上腺和腔静脉。分辨出起源于后外侧的右侧肾上腺静脉,用夹子或者打结进行结扎。结扎动脉分支后,从上极开始逐渐向尾侧,将肾上腺从脊柱旁肌肉向后方推离并游离。

(三)经腹前方入路

经腹前方入路适用于大体积或潜在恶性的肿瘤,术中可充分显露并行广泛切除。此入路也适用于下腔静脉或广泛淋巴结侵犯。经腹前方入路包括肋缘下、chevron或中线入路(图13-9)。肋缘下或chevron切口比中线入路能更好地显露肾上腺的上极及外侧面。中线入路通常适用于位于大血管旁或盆腔的肾上腺外嗜铬细胞瘤。

1. 左侧肾上腺切除术

(1)体位和切口:患者仰卧位,可用一个卷垫在后背肋缘水平以突出肋弓。左侧肾上腺切除术,皮肤切口在肋缘下两指宽处,并向内侧延伸到

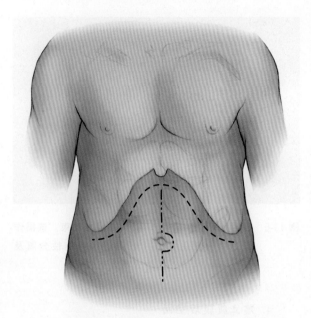

图 13-9 前方入路。经腹腔入路可行正中切口或肋缘下切口。肋缘下切口可延伸成一个完整V形切口用于双侧肾上腺切除术或者切除巨大单侧肿瘤

中线。向外分离腹外斜肌、腹内斜肌和腹横腹肌,在内侧分离腹直肌和腹直肌鞘。锐性切开腹膜,并结扎镰状韧带。

(2)左侧肾上腺入路:有四种不同的左侧肾上腺入路。

- 胃结肠韧带入路。
- 脾肾韧带入路。
- 横结肠系膜入路。
- 小网膜入路。

本处介绍脾肾韧带入路:切开Toldt线,将降结肠向内侧推开。分离脾结肠韧带可使脾曲向下牵开(图13-10)。分离脾肾韧带及打开胰腺下缘后腹膜,可使脾和胰腺向上牵开,从而显露出左肾上腺静脉。左肾上腺静脉起自左肾上腺下内侧缘进入左肾静脉,将其结扎和离断(图13-11)。将肾上腺组织向外轻轻牵拉同时,用长直角器械上的单极电灼或超声刀切除主动脉的内侧组织。腺体外侧和下方与肾相连的组织可用钝性和锐性解剖法与肾包膜分开,注意避免损伤到肾上极的附属血管。

(3)关闭切口:使用1号聚二氧六环酰胺缝线进行双层连续缝合关闭切口。深层包括腹横肌、腹横筋膜、腹内斜肌及筋膜和腹直肌后鞘。浅层

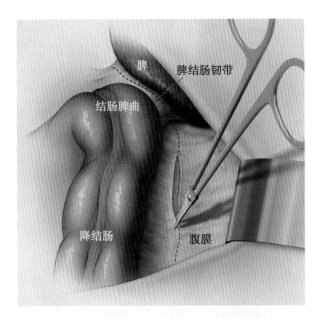

图 13-10　前方入路(沿 Toldt 线将左半结肠外侧腹膜切开并向头侧延伸至脾结肠韧带极其下方)

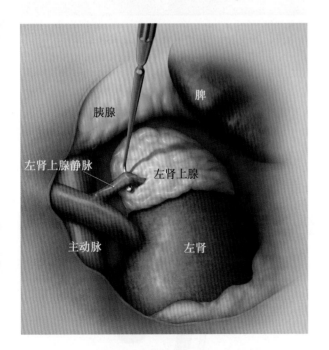

图 13-11　前方入路(分离左肾上腺静脉并结扎)

包括腹外斜肌、筋膜和腹直肌前鞘。

2. 右肾上腺切除术

打开腹膜后，向下游离肝曲，向上牵开肝。用 Kocher 手法游离十二指肠的第二部分，并且显露下腔静脉(图 13-12)。其余的解剖分离与左侧肾上腺切除术相似。

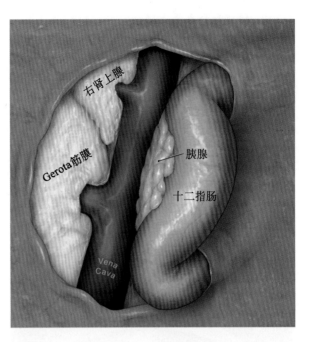

图 13-12　Kocher 手法。切开腹膜，用锐性和钝性解剖将十二指肠第二段从肾门处推开

(四)胸腹联合入路

胸腹联合入路能最好地显露后腹膜区域，肾上腺和大血管，但并发症可能更多，如切口疼痛，肺部疾病，在分离膈肌时引起膈神经损伤，可能需要放置胸引管等。这种入路通常适用于大体积和广泛侵犯周围组织或腔静脉而无法安全切除的侵袭性肿瘤。

1. 体位

患者半斜位，上半身与手术台呈 45°，手术侧朝上。沿半纵向放置胸卷垫或枕头，并保持这一侧卧姿势。同侧手臂跨过胸部放置在一个垫子上，而另一个手臂被固定在扶手板上(图 13-13)。

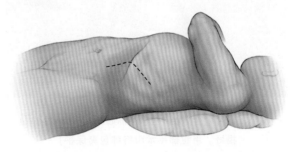

图 13-13　胸腹联合入路手术的体位摆放(用卷垫垫高手术侧腹部，在吊带支撑下降肩臂转开)

2. 切口和分离肾上腺

沿第 8 或第 9 肋间隙切开,从腋后线延伸至肋缘弧形进入腹部(图 13-14)。切开背阔肌、前锯肌和肋间肌。电刀分离肋软骨,切口延伸穿过前、后腹直肌鞘和腹直肌。沿肋骨上缘进入胸膜,以避免损伤神经血管束,将肺包裹保护(图 13-15)。沿着膈肌外围四周进行分离。手术医师不能直接切断横膈膜中心,因为膈神经可能会受损。在分离过的膈肌任一侧进行标记缝合,有助于对齐关闭切口。一旦膈肌被分离,放置 Finochietto 自动拉钩牵开显露视野。其余解剖与之前描述的技术相似。胸腹联合入路切口与肾上腺的关系如图 13-16 和图 13-17 所示。

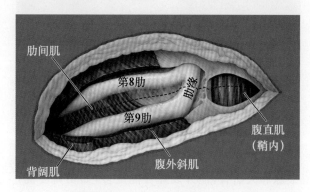

图 13-14　胸腹联合入路(切开第 8 肋间隙。分离肋缘、肋间外肌和筋膜,以及腹直肌前鞘)

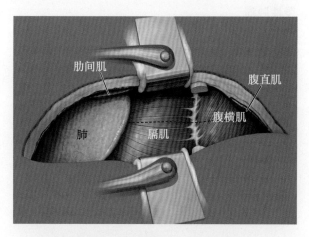

图 13-15　胸腹联合入路(放置 Finochietto 自动拉钩显露视野。用腹部手术巾将肺包裹保护)

3. 切口关闭

放置一根胸引流管,用不可吸收缝线连续或 8 字间断关闭膈肌。为了缓解膈肌关闭时的张

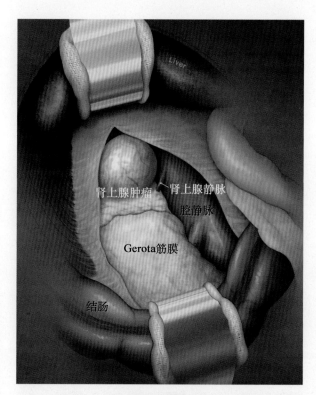

图 13-16　胸腹联合入路(显露肾上腺)

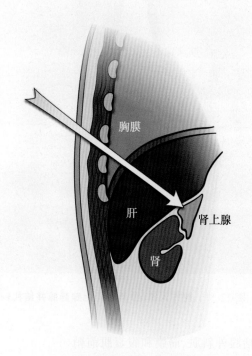

图 13-17　通过胸腹联合切口演示手术分离路径

力,使用钝尖肝针及 0 号铬制缝线绕第 8 肋上缘和第 9 肋下缘行间断缝合来关闭前胸腔。使用 0 号聚丙烯缝线穿过切断的肋软骨使肋缘对合在一

起,随后分两层关闭前锯肌和背阔肌。将胸引流管另一端放置于水封吸引瓶中。

腹腔镜肾上腺切除术

七、腹腔镜肾上腺切除术

(一)经腹腔入路

经腹腔入路腹腔镜肾上腺切除术可经仰卧位或侧卧位实施操作。一般说来,与经腹膜后入路相比,经腹腔入路手术操作空间更大,并且更好地显露手术视野和周围的解剖结构。经腹腔侧方入路因为肠道受到重力作用下移后,手术操作空间更大。仰卧法可满足双侧肾上腺切除术而无须重新为患者摆体位。然而,仰卧位前方入路通常对周围脏器进行更多的分离和牵拉,因此通常只适用于双侧肾上腺切除术。

1. 经腹腔侧方入路:左肾上腺切除术

(1)体位和套管放置:患者全麻后,留置导尿管和鼻胃管减压膀胱和胃。可以将患者摆放成完全侧卧位,手术侧向上,或改良的 45°～60°侧卧位。手术床放平或轻微弯曲,以增加肋缘和髂嵴之间的操作空间。注意避免过度屈曲,因为可能导致神经肌肉问题和减少静脉回流。所有骨性突出都要充分铺垫,并将患者固定在合适的位置。

可以通过开放技术切开或借助 Veress 气腹针置入初始的 10mm 镜头孔。在腹腔内注入二氧化碳后,在明视下置入另外两个或三个套管(图13-18)。腋前线的 5mm 套管可以用 10mm 或者12mm 的套管来替代,以便放置更大的器械及标本取出。在置入此套管前,可能需要先游离脾曲。在分离困难时,可以置入第四个可选的 2mm 或5mm 的套管以便术中牵拉。

(2)游离结肠和脾:切开 Toldt 线,结肠下移(图 13-19)。自膈肌至贲门水平,切开脾结肠和脾肾韧带,使脾完全向内侧移动以远离手术视野。在此分离过程中应注意避免损伤胃和膈肌。气腹压力突然下降而通气压力增加可能提示膈肌穿孔。将脾移开和分离出胰尾后,左侧肾上腺便出现在手术视野中。有时候,尤其库欣综合征患者,腹膜后脂肪密度过大可能会遮住肾上腺。可以通过 10～12mm 套管,放置腹腔镜超声探头进行肾上腺的定位。

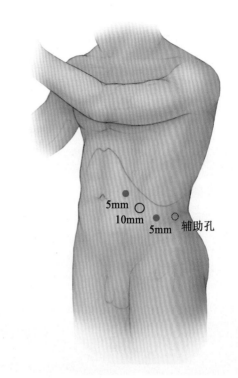

图 13-18　经腹腔途径腹腔镜左肾上腺切除术中 4 个套管针的放置

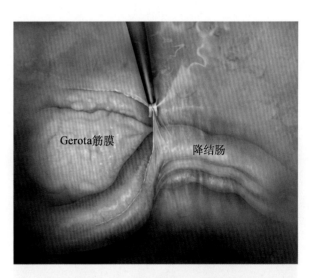

图 13-19　经腹腔入路腹腔镜肾上腺切除术(沿 Toldt 线切开,用可电灼内镜剪向内侧分离左半结肠)

(3)结扎左肾上腺静脉和游离左肾上腺:确认左肾静脉,沿其上界游离寻找左肾上腺静脉的汇入处(图 13-20)。仔细分离和结扎左肾上腺静脉。在肾上腺静脉的保留侧最好放置两个夹子(图 13-21)。术中必须注意避免损伤左肾动脉的上极支,它可能位于左肾上腺静脉的后方。同样重要的是要知道,膈下静脉在进入左肾静脉之前可能偶尔汇入肾上腺静脉。游离肾上腺时用电刀或者超声刀离断肾上腺动脉(图 13-22 和图 13-23)。由于肾上腺组织脆弱易撕裂,应避免抓持,从而导致术中出血增多。

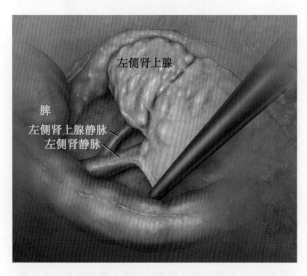

图 13-20　经腹腔入路腹腔镜肾上腺切除术(显露并分离肾静脉和左肾上腺静脉)

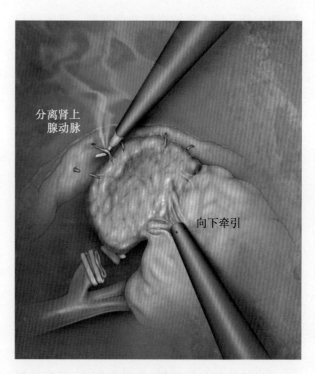

图 13-22　经腹腔入路腹腔镜肾上腺切除术(分离肾上腺动脉血供,向下牵引肾朝内上方分离)

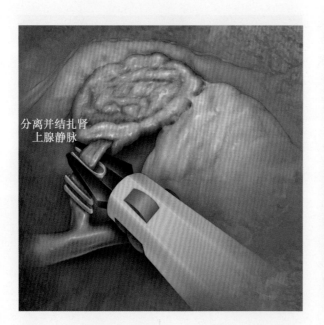

图 13-21　经腹腔入路腹腔镜肾上腺切除术(分离并结扎左侧肾上腺静脉)

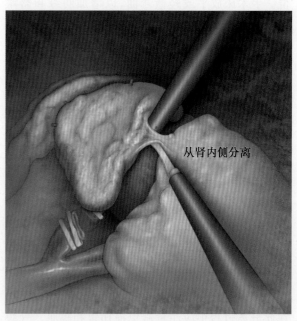

图 13-23　经腹腔入路腹腔镜肾上腺切除术(从肾内侧面游离出肾上腺)

(4)切口关闭:游离完肾上腺后,将其放置在内镜袋中,通过 10mm 或 12mm 的套管处拿出(图 13-24)。将气腹压力降至 5mmHg,检查手术创面并止血。用可吸收线将所有>5mm 的套管部位缝合,并关闭皮肤切口。

2. 经腹腔侧方入路:右侧肾上腺切除术

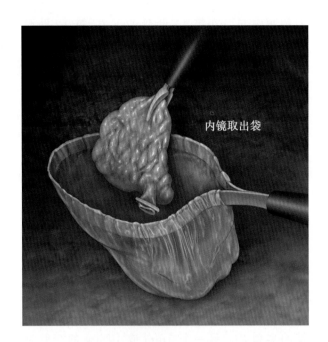

图 13-24　经腹腔途径腹腔镜肾上腺切除术（将标本置于内镜取出袋中）

经腹腔侧方，行腹腔镜右侧肾上腺切除术的操作孔位置显示在图 13-25 中。

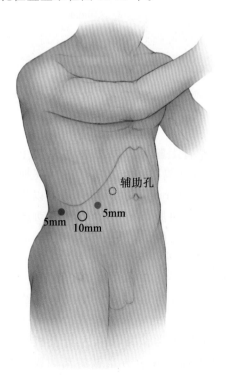

图 13-25　右侧经腹腔途径腹腔镜肾上腺切除术的四个套管针放置位置，辅助孔可以用来牵开肝

一个位于最上中部的 2mm 或者 5mm 的辅助孔用于肝牵开。建立气腹后，第一步是通过分离三角韧带的侧面和下方，来推动肝。用一个 2mm 或 5mm 腹腔镜锁定抓钳做支撑，肝随后被牵开到前上方（图 13-26）。用抓钳抓住侧腹膜壁层，形成一个不需要辅助的，肝自动牵开效果。然后，使用 Kocher 手法分离十二指肠。这将使下腔静脉和右侧肾上腺显露得更清楚。余下的切除跟前面描述过的左侧肾上腺手术相类似。

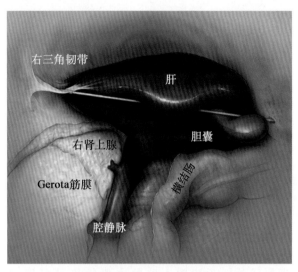

图 13-26　一个 2mm 套管针和锁定抓钳可取代更大口径的扇形牵开器，承担起肝自动牵开器的作用。重要的是要将套管针正好放置在剑突下方以确保充分牵开

3. 无气体腹腔镜经腹腔入路

气腹与几种负面影响的血流动力学的、代谢的、神经性的及体液效应有关。这些包括静脉回心血量和心输出量的减少，系统性的动脉血压升高，吸气与呼气气道压及呼气末二氧化碳水平增高，以及可能引起的气道栓塞。气腹禁用于那些先前存在心脏、肺及神经性疾病的患者。

Giraudo 和同事们（2009）报道了他们的无气腹腹腔镜肾上腺切除术，该技术使用了腹壁悬吊平台。LaparoTenser（L&T Lucini，Milan，Italy）（图 13-27）使用了一个腹壁牵开器，2 根弯针（AghiPluriplan）放置在前侧腹壁的皮下组织里。通过悬吊腹壁形成腹腔内的空间，从而消除了对气腹的需要。然后插入 3 个或者 4 个套管针，按照前面描述的类似方法，切除肾上腺腺体。这种技术最主要的优点在于,它允许那些由于有气腹禁忌证,而必须转为开放性手术的患者,可以进行腹腔镜的经腹腔肾上腺切除术。

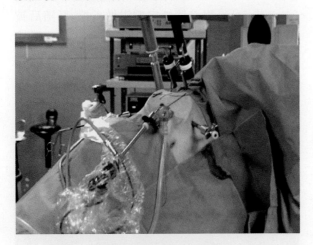

图 13-27　开腹器(From Giraudo G,Pantuso G,Festa F,et al.Clinical role of gasless laparoscopic adrenalectomy. Surg Laparosc Endosc Percutan Tech 2009;19:329-32.)

(二)经腹膜后入路

腹腔镜后腹膜肾上腺切除术采取俯卧位或者侧卧位。后腹膜入路的主要优势是可以避免进入腹腔,因此内脏和肠道损伤的并发症会减少到最低。由于没有气腹,血液和呼吸道疾病发病率也降低了。另外,后腹膜手术避免了以前的手术或者炎症引起广泛的腹腔内粘连。后腹膜入路的主要缺点就是操作空间有限,这会造成大型肿瘤的切除困难。此外,由于可设置操作孔的皮肤表面积更少,操作孔设置的不正确导致了结肠损伤的风险增加(Liapis et al,2008)。最后,缺乏解剖标志及大量的后腹膜脂肪组织,对于腹膜后入路经验不足的医师带来了巨大的挑战。

侧卧位入路相较于俯卧位入路的主要优势在于,比较容易转变为经腹腔入路,虽然很少遇到这种情况。相反,俯卧位后腹膜入路允许在不改变患者体位的情况下进行双侧肾上腺切除术。

1.后腹膜侧方入路肾上腺切除术:左侧肾上腺切除术

(1)体位和操作孔设置:患者取左侧朝上的侧卧位。一侧肾在身体下方。弯曲手术台,使左侧腰突起。在第 11 肋骨的下方,第 12 肋骨的末端附近,做一个 1.5cm 的切口。用电刀切开切口下面的肌肉和筋膜,直到看到腰背筋膜。然后锋利地切开腰背筋膜,伸入一个手指以确认进入后腹膜腔隙的路径。第 12 或第 11 肋骨的内表面可以明显触及,向下可以感受到髂嵴。手指钝性分离腰肌和肾筋膜后面,形成一个间隙,把肾往前推,腹膜往中间推。放置腹膜后分离气囊并充气,随后腹膜后间隙变宽,在直视下将腹腔镜插入分离气囊的透明管腔,气囊分离器沿着后腹壁指向头部方向。腰肌通常比较容易识别,这可以成为纵向标志。将顶部带有气囊的套管针置入这个间隙并固定位置,往腹膜后腔注气。一个 5mm 或 10mm 的套管针被放置在脊柱旁肌肉和第 12 肋起始端的夹角处。另一个 5mm 或 10mm 的套管针髂嵴上约两指靠近髂前上棘处(图 13-28)。

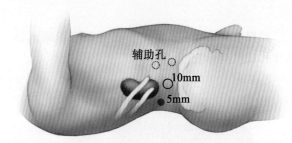

图 13-28　腹膜后腹腔镜套管针的放置。虚线圈表示放置第三个套管针的可选补位

(2)左肾上腺血管的结扎和左肾上腺的摘除:往中间分离,大血管可以根据其搏动而定位,其走向平行于腰肌。肾门则可以根据其后方搏动的肾动脉而定位。游离肾动脉上缘以显露左肾上腺静脉,其位于前方,头部向着肾动脉,进入左肾上腺的中下缘(图 13-29)。随后夹住左肾上腺静脉两端而结扎(图 13-30)。发源于主动脉的小动脉分支用电刀或者超声刀结扎,从腺体的中部边缘移除。肾上腺下部和侧面边缘用类似方法从左肾上极游离。最后,腺体的前方和上方也被游离。膈下静脉沿着腺体的前中部边缘走行,汇入左肾上腺静脉。如果遇到,就将其结扎并离断。

(3)关闭:标本置入内镜袋中,从一个 10mm 的操作孔取出。在确保充分止血后,用前面描述

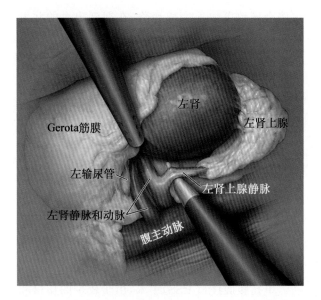

图 13-29　经腹膜后途径腹腔镜肾上腺切除术(腹膜后入
路,游离左肾上腺静脉)

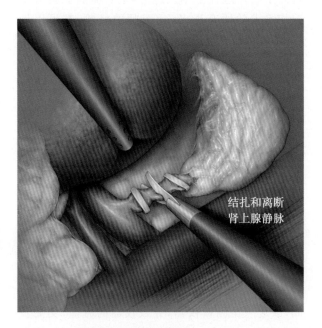

图 13-30　经腹膜后途径腹腔镜肾上腺切除术(结扎和离
断左肾上腺静脉。将肾脏和肾上腺分离)

过的标准方式关闭套管针孔。

　　2. 后腹膜侧方入路肾上腺切除术:右侧肾上
腺切除术

　　右肾上腺切除术操作方法类似,沿着下腔静
脉往头部游离至肾门和右肾上腺静脉。这条入路
的解剖关系见图 13-31。

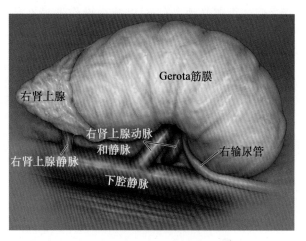

图 13-31　腹腔镜下经后腹膜途径的解剖图

八、机器人辅助肾上腺切除术

　　目前,达·芬奇手术系统(IntuitiveSurgi-cal,Sunnyvale,CA)是唯一获准进入商业领域的机器人手术操作平台。自从 1999 年第一台机器人辅助肾上腺切除术以来,世界上许多中心都在追赶机器人辅助肾上腺切除术这个潮流。机器人系统相较于传统的腹腔镜手术,其主要好处在于超越人体工程学,三维(3D)放大手术视野,降低操作手的震动,提高 EndoWrist(IntuitiveSurgical,Sunnyvale,CA)设备的解放程度。机器人平台的这些优势在操作被主要血管和内脏包围着,处于深部狭窄间隙内且脆弱的肾上腺时显得尤为理想,而损伤则会导致灾难性的结果。

　　机器人辅助的侧面经腹腔途径肾上腺切除术

　　在插入鼻饲管和导尿管后,患者采取斜侧位,抬高患侧,置于肾放松,与手术台成 30°～45°。骨性隆起处垫上纱布,患者安全地固定于手术台上。手术台向反方向倾斜以达到便于安置操作孔的仰卧位。在脐上做一个纵向的 1.2cm 的切口,用气腹针建立气腹。一个 12mm 的光学套管用于插入镜头。在直视下插入 2 个 8mm 的机器人操作套管和一个 12mm 的辅助套管,图 13-32 显示了套管的分布位置。右侧肾上腺切除术时,为了牵开肝,需要在剑突下方插入一个额外的 5mm 的辅助套管(图 13-33)。总之,镜头与每个机器人套管之间的距离必须＞8cm,以减少操作器械在体内及机器人手臂在体外的碰撞。折叠手术台,使患者处于完全伸展的侧卧位,患侧在上方。为了帮助进入腹膜后腔的上方区域,机器人会被安置在手术台的头部位置,如图 13-34 所示。

切除和移走肾上腺与前面所描述的经腹腔途径腹腔镜技术相类似。

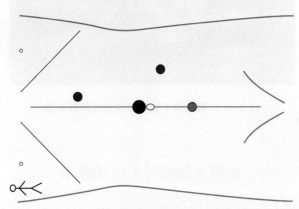

图 13-32　左侧机器人辅助肾上腺切除术套管针放置位置[总共放置 4 个套管(操作孔):1 个 12mm 镜头套管,1 个 12mm 辅助套管,2 个 8mm 机器手臂操作孔。每个操作孔直接的距离必须至少有 8cm]

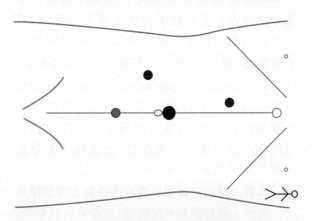

图 13-33　右侧机器人辅助肾上腺切除术套管针放置位置(总共会用到 5 个操作孔,1 个 12mm 镜头操作孔,1 个 12mm 辅助孔,2 个 8mm 机器手臂操作孔,为了牵开肝,用一个 5mm 的套管针来放置牵开装置)

九、手辅助手术

相较于使用腹腔镜的设备,在腹腔镜手术时采取手辅助,会增强触觉,并增加操作的自由度。这将会导致更快地完成切除,在遇到出血的并发症时增加安全性,并且学习曲线更短。随着机器人系统的介绍,手辅助肾上腺切除术最近几年已经不再受宠,仅限于案例报道的发表,小的病例系列在 2000 年早期发表过。手辅助的肾上腺切除术可见于双侧肾上腺切除术或者巨大肾上腺肿瘤,需要较大切口来取出切除物的。手辅助手术在腹腔镜难以切除而需要转换成开放性手术时,或者在发生出血的并发症时会承担其应有的角色。

十、单孔腹腔镜(LESS)肾上腺切除术

单孔腹腔镜(LESS)手术,由于较少的切口和操作孔增加了美观度,减少了与操作孔相关的并发症,如出血、脏器损伤、切口疝,基于这个原因最近开始展开这种手术。总之,适合做腹腔镜肾上腺切除术的所有患者,凭医师的经验,都可以做 LESS。然而,由于技术难度,LESS 最常操作于小的(≤4cm)或者良性的肿瘤。

就像常规的腹腔镜肾上腺切除术一样,LESS 肾上腺切除术也可以经腹腔和经腹膜后途径进行操作。单孔多腔入路套管在市场上可以买到,用于 LESS 的入路。基于追求美观的结果,脐孔成了 LESS 入路中最常见的位置。然而,从脐孔到肾上腺更长的距离及更接近切线的途径,致使手术更富挑战性。尽管在美观性上打了折扣,但改变套管位置,如肋下缘或者腹膜后也已经有所报道。此外,相较于经腹腔入路,腹膜后有限的操作空间,使得连接和弯曲设备的使用变得更加困难。

LESS 手术固有的缺点包括减少了操作空间,缺乏三角测量仪器,导致仪器的碰撞,交叉及反常移动,而且到达肾上腺的途径也不理想,牵拉不充分,对抗牵拉。这些缺点将导致手术时间延长,增加组织损伤和并发症的风险。Jeong 和同事们(2009)报道了 9 例施行 LESS 肾上腺切除术,17 例施行常规腹腔镜肾上腺切除术的配对病例对照研究。虽然,LESS 肾上腺切除术组术后镇痛需要降低,无统计学显著差异的手术时间延长,1 例肠道损伤。类似的是,Shi 和合作者们(2011),Walz 和同事们(2010)报道了更长的手术时间中值,以及相较于常规肾上腺切除术,LESS

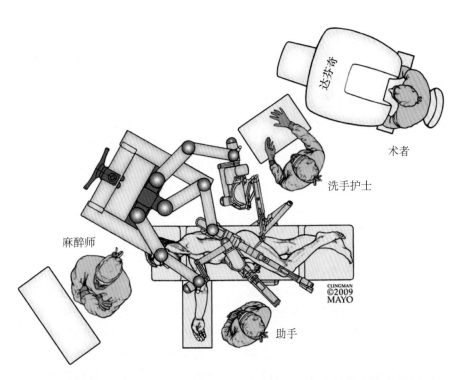

图 13-34 手术室为左侧机器人肾上腺手术做准备。机器人的从属设备如图所示,越过患者的左肩(By permission of Mayo Foundation for Medical Education and Research. All rights reserved.)

肾上腺切除术术后镇痛需求更低。Ishida 和同事们(2013)指出,相较于常规肾上腺切除术,在 LESS 操作中观察到更频繁地组织再抓取(16.2 vs. 2.2 次)。Hu 和同事们(2013)用系统分析对比了 LESS 肾上腺切除术和常规腹腔镜肾上腺切除术,归纳出虽然 LESS 肾上腺切除术手术时间较长,但估计失血量和并发症是相似的。另外,施行 LESS 肾上腺切除术的患者住院时间更短,术后镇痛需求更低。

十一、经自然腔道内镜手术(NOTES)-腹腔镜辅助肾上腺切除术

经自然腔道内镜手术(NOTES)利用自然腔道,如口腔、尿道、阴道,或肛门作为施行腹内手术的进入点。在单纯的 NOTES 里,手术入口处就直接局限于自然腔道。混合的 NOTES 允许额外做切口,为了使手术更容易,通常选在脐周围。像 LESS 一样,NOTES 的目的是在确保安全性和疗效的前提下,提高预后美观度和康复,缩短住院时间,减少术后镇痛需要。

Fritscher-Ravens 和同事们(2008)首先尝试 NOTES 肾上腺切除术。通过经食管或者经胃路径,在内镜超声波检查的帮助下,尝试了各种方法去摘除肾上腺,但最终失败。Perretta 和同事们(2009)经阴道腹膜后途径,成功地为两头母猪和两具女尸施行了双侧肾上腺切除术。Zou 和同事们(2011)报道了第 1 例混合性 NOTES,他们的实验组有 11 名为女性患者,肿瘤大小的中位数是 4.7cm,她们都施行了经阴道肾上腺切除术。有一例患者发生脾损伤,被迫转为开放性手术同时行脾切除术。术中出血量的中位数是 80ml。几乎所有的已出版文献中描述的 NOTES 肾上腺切除术都是经阴道途径。最近,Eyraud 和同事们(2013)报道了他们对一具男尸施行了经直肠机器人辅助 NOTES 技术。尽管有这些报道,NOTES 肾上腺切除术依然处于早期阶段,应当认为是试验性的。

十二、肾上腺部分切除术

单侧肾上腺切除术通常有良好的耐受性,被认为是治疗功能性或者恶性肾上腺肿瘤的金标准。双侧肾上腺切除术的患者将需要终身接受肾上腺替代疗法。但是,日常定量服用的类固醇如果过量服用,将导致骨质疏松症、肥胖症及 Cushion 综合征。而在应激状态时药物用量又会不足,可能会发生危及生命的 Addison 病。持续报道了双侧肾上腺切除术后,患者的生活质量较之普通大众更差(Hawn et al,2002;vanAken et al,2005)。因此,患有双侧肾上腺肿瘤、孤立肾上腺,以及家族性综合征,如 von Hippel-Lindau 病、家族性嗜铬细胞瘤、多发性内分泌肿瘤 II A 型的患者,都应该施行肾上腺部分切除术。

肾上腺部分切除术可以在前面描述过的任何一种途径,如开放性,腹腔镜,或者机器人辅助下操作。一个重要的区别就是肾上腺腺体被显露但没有移动。在开放性手术中,肿瘤通常可见或者可触及。在腹腔镜或者机器人手术中,>1cm 的病变通常可以目测到。在任何一种途径中,术中超声波检查的使用可以帮助精确定位和识别肿瘤。一旦鉴定了病变,只需移动受影响的部位。肾上腺动脉血供在肾上腺周围形成血管丛,通常可以被移动而不用担心会阻断肾上腺皮质的血供,只要依附着肾或者一个不被移动的相连的组织,肾上腺腺体就将依然存活。静脉系统流入肾上腺中央静脉。对于在肾上腺部分切除术中是否应该完整保留主要的肾上腺静脉,大家观点有分歧。一些作者相信,切除主要的肾上腺静脉会导致肾上腺残留组织充血,并且难以止血。因而提倡保留(Janetschek et al,1998;Imai et al,1999)。我们的经验与其他作者相一致,主要的肾上腺静脉可以被切除,只要残留的肾上腺依然在原地,不被移动(Walz et al,1998;Kaouk et al,2002)。然而,只要能得到安全并足够的边际,就将谨慎地保留主要的肾上腺静脉。

肾上腺部分切除术可以用内镜吻合器(Imai et al,1999),超声刀(Walz et al,1998;Sasagawa et al,2000),烧灼器或者带夹子的冷感内镜剪刀,或者缝合结扎来进行操作。内镜剪刀的使用可以清晰辨识肿瘤边界,精准地切除,但可能导致更多的出血。最后,用纤维蛋白凝胶或者 Surgicel(Ethicon,Cincinnati,OH)来封住切割面,防止迟发性出血。如果有条件,推荐冷冻切割面;如果不行,使用术中超声波检查来确认总体完整切除。

当时并不知道,肾上腺部分切除术后,必须留下一定量的肾上腺组织,以避免肾上腺功能不足。早先被建议至少保留 20% 的肾上腺腺体(Lee et al,1996)。然而,Lee 和同事们并未将保留肾上腺组织的量和肾上腺功能不足之间联系起来。

十三、结果

(一)开放与腹腔镜肾上腺切除术

目前,尚未有对比开放与腹腔镜肾上腺切除术的前瞻性随机对照研究。高度怀疑这类研究会进行下去,因为腹腔镜肾上腺切除术成了良性病变的金标准技术,外科医师正在突破恶性肿瘤的腹腔镜治疗界限。许多大规模回顾性研究一致证明了腹腔镜肾上腺切除术在术后镇痛、住院时间、失血量,以及并发症发生率等各方面均优于开放手术。随着外科医师在腹腔镜手术上积累了更多的经验,手术时间也显著地缩短了。

Brunt 报道了,早期用 meta 分析比较了近100 例腹腔镜和开放性肾上腺切除术。虽然,腹腔镜(4.7%)出血并发症的发生率高于开放性(3.7%)肾上腺切除术,但腹腔镜(10.9%)总的并发症发生率却比开放性(25.2%)肾上腺切除术低(Brunt,2002)。众所周知,开放性肾上腺切除术,其相关脏器,如肺、心的损伤和创伤,感染性并发症的发生率都明显更高。同时开放性肾上腺切除术后的死亡率也更高,虽然不具有统计学意义(0.9% vs.0.3%)。使用全国退伍军人管理局外科质量改善项目的数据库,对比了腹腔镜和开放性肾上腺切除术,Lee 和同事们(2008)证明了开放性手术增加了手术时间、输血需求、二次手术、住院时长及 30d 发病率。开放性肾上腺切除术也导致了更多的肺部感染、无计划的插管、无法去除呼吸机、全身性脓毒症、心搏骤停、肾功能不全、伤口感染。即使在调整了混杂的因素后,30d 发病率仍然很高。美国有一个全国范围的以住院患者为样本的超过 4000 位患者的研究,回应了相似的发现,相较于开放性肾上腺切除术的患者,腹腔镜肾上腺切除术的患者有更少的并发症,更短的住院天数(Murphy et al,2010)。

最近,Elfenbein 和同事们(2013)应用了同一时期的一组美国外科学院全国外科质量改善项目(ACS-NSQIP)的数据,总结出了腹腔镜肾上腺切除术的患者比那些施行了开放性肾上腺切除术的患者,在调整了与患者和手术相关的因素后,术后发病率明显更低,住院时间更短。

(二)腹腔镜经腹腔对比腹膜后入路

多个回顾性研究显示,相比于经腹腔入路,腹膜后入路似乎在更少的失血量、更短的恢复时间方面具有优势。用 meta 分析了 22 个合格的研究(Constantinides et al,2012),腹腔镜腹膜后入路比经腹腔入路明显缩短住院时间。作者把它归功于由于没有破坏腹膜,使得腹膜后入路术后疼痛和肠梗阻减少。两种技术,在手术时长、失血量、下床活动时间、口服、或者并发症发生率没有差异。另外一个由 Chen 和同事们(2013)用 meta 分析,鉴别了 9 个合格的回顾性研究,报道了腹膜后入路与更短的手术时间、更少的术中失血量、更短的住院时间、更短的首次下床活动时间有关。在转为开放性手术发生率,首次口服药的时间,主要的术后并发症发生率方面没有显著差异。

Fernandez-Cruz 和同事们(1996)开展了三个随机的前瞻性研究,比较了两种入路的病例,随机将 21 例腹腔镜肾上腺切除术的患者分为经腹腔和腹膜后入路。他们显示了与腹膜后入路相比,经腹腔入路在 30min 时,引起 $PaCO_2$ 水平更大幅度的升高,伴有平均动脉压的显著增加。然而,两种入路在手术时间、输血和术后镇痛的需求、住院时间、回归正常活动,以及并发症发生率等方面都很相似。作者总结到,腹膜后入路对于以前有过腹部外科手术,先前存在肺心病的患者是个更好的选择。Rubinstein 和同事们(2005)在另外一个前瞻性随机追踪中,所有的基准患者和手术因素都匹配,唯一有显著差异的是腹膜后组的恢复时间更短。所有其他的参数,如失血量、手术时间、术后镇痛需求、转开放手术,以及并发症发生率都相似。最后,一个前瞻性随机研究包含了同一时期的更多病例,与先前的发现相一致,在手术时间、估计失血量、下床活动时间、住院时间,以及术后镇痛需求等方面,经腹腔入路丝毫不逊于腹膜后入路,但恢复口服用药的时间和恢复期却更长(Mohammadi-Fallah et al,2013)。

(三)腹腔镜对比机器人辅助肾上腺切除术

如前所述,相比传统腹腔镜,机器人平台提供了几项优势,但是目前文献总结性地展示了这些优势已经转化为更好的临床结果。在机器人辅助手术的早期,就发表了唯一的比较机器人辅助和腹腔镜肾上腺切除术的前瞻性随机研究。Morino 和同事们(2004)随机将 20 例连续的良性肾上腺肿瘤的患者,分为传统腹腔镜或者机器人手术。相对于腹腔镜途径,机器人辅助途径会导致更长的手术时间,30d 并发症发生率更高。此外,费用分析显示机器人手术比起腹腔镜手术更贵。作者总结出腹腔镜肾上腺切除术在可行性、发病率及费用方面更优于机器人辅助肾上腺切除术。在独立研究中,Brunaud 和同事们也得出了一致的结果,机器人辅助手术后的患者的生活质量与腹腔镜手术后相似(Brunaud et al,2004),但是机器人手术费用更贵,达到 2.3 倍(Brunaud et al,2008)。

机器人辅助手术相较于传统腹腔镜,需要插入更多的套管针,对接机器手臂,这些额外的步骤可能导致更长的手术时间(Morino et al,2004;Wu et al,2008;Pineda-Solís et al,2013)。机器人手术高度依赖助手的专业技术和整个机器人团队,包括洗手护士们。由于机器人团队超越(经历)了最初的 10～20 例学习曲线,手术时间已显示接近传统腹腔镜入路的时间(Brunaud et al,2008;Agcaoglu et al,2012;Karabulut et al,2012)。Karabulut 和同事们进一步将肾上腺切除术的每一步骤都计时,并报道除了机器人团队止血时间更短(Karabulut et al,2012)外,机器人与腹腔镜肾上腺切除术在每一步骤上所用时间相似。

多个研究论证了围术期的结果,如预估失血量、住院天数、术后镇痛及并发症发生率和死亡率,这两种入路都差不多。事实上,在某种特定情况下,机器人辅助肾上腺切除术可能更受欢迎。对于肿瘤＞5cm 的,Agcaoglu 和同事们(2012b)报道了相较于传统的腹腔镜肾上腺切除术,机器人辅助手术拥有更短的手术时间和住院天数,更低的转换成开放性手术的概率及复发率。在Karabulut和同事们（2012）做的一个独立研究中，腹腔镜手术的复发率为10%，机器人组的是2%。此外，事实上，机器人组的肿瘤明显更大。Aksoy和同事们（2013）发现体重指数≥30kg/m² 的肥胖患者，做机器人辅助和腹腔镜肾上腺切除术后，这两者在手术时间、预估失血量、住院天数等方面没有差异。然而，更低的转换率（0vs.5.2%），尽管不具有统计学意义，但却更低的30d复发率（4.5% vs.7%，$P=0.06$），都更有利于机器人入路。

十四、并发症

(一)术中

框图13-5总结了术中可能发生的并发症。不出所料，肾上腺开放的和腹腔镜手术都会对相邻脏器造成损伤。出血是肾上腺手术潜在的灾难性并发症。损伤肾上腺静脉、下腔静脉、腰椎静脉，或者肾静脉都会导致出血。首先运用直接压迫损伤处的方法来控制这些损伤。用Allis夹钳（ScanlanInternational，St.Paul，MN）夹住小损伤，然后缝合使创口闭合，或者遇到更大的腔静脉损伤时置入血管钳也许能有疗效。在腹腔镜肾上腺切除术早期，遇到血管损伤遂转为开放性手术是典型的结果。然而，随着腹腔镜缝合技术经验的增加，这些损伤通常可以像在开放性手术中一样处理。

同样也会发生缺血损伤。在分离过程中，一条肾上极动脉分支被疏忽地分开了。如果是个小分支，只提供肾最小部分血供，可以忽略不计。更多的损伤则需要尝试血管重建。如果患者有巨大的肿瘤，那么可能引起局部解剖的变形，可能不经意间结扎了肠系膜上端的静脉或者动脉。

在分离肾上腺腺体的过程中，可能损伤邻近的脏器。右侧肾上腺切除术过程中可能损伤肝。肝破裂用氩气刀治疗同时应用止血剂（如甲基纤维素）。更严重的损伤可能需要用钝端肝针缝合止血。左侧肾上腺切除术过程中可能损伤脾，同肝损伤一样，氩气刀和止血剂可以用来控制出血。如果这还不够，可以尝试脾修补术。如果这些方法都不奏效，就必须切除脾。重要的是要记住术

后治疗中，给予这些患者肺炎链球菌、流感嗜血杆菌（Hib）、脑膜炎球菌的疫苗。

框图 13-5　肾上腺手术术中并发症
与入路相关
腹壁出血
皮肤神经损伤
由气腹针或套管针引起的内脏损伤
出血
下腔静脉或主动脉
肾上腺静脉
腰椎静脉
肝静脉
肾上腺部分切除术后残留的肾上腺
缺血
肾动脉或静脉的结扎
肠系膜上动脉或静脉的结扎
热能或错误的解剖面导致了相邻脏器的损伤
肺——气胸
胰腺
肝
脾
胃和肠，尤其是十二指肠
肾
血流动力学不稳定
嗜铬细胞瘤

Modified from Vaughn ED. Complications of adrenal surgery. In：Taneja SS，Smith RB，Ehrlich RM，editors. Complications of urologic surgery：prevention and management. 3rd ed. Philadelphia：Saunders；2001. p. 366.

右侧和左侧肾上腺手术中均可能损伤胰腺。如果损伤发生在胰尾部，可以做胰腺末端切除术。如果胰管损伤，可以修复，并留置外科引流管。如果是不确定的胰腺损伤，则建议留置密闭式吸引的外科引流管。术后引流液三酰甘油高的提示胰腺损伤，治疗方案包括给予肠道外营养，使肠道休息。胰腺治愈过程中，使用奥曲肽能减少胰腺分泌。

万一遇到巨大的肾上腺皮质癌，肾邻近肾上腺会成为一个问题。对所有巨大肾上腺肿块的患者进行手术时，都不可避免地会被建议同时行全肾切除术的可能性。在第11肋或者更高侧面的肾上腺切除术中，非常容易发生胸膜损伤。这些

损伤可以用荷包式铬缝合及红色橡胶导管水封来修复。从胸膜排出空气,紧跟着做荷包式缝合通常可以修补过失。侧位或者胸腹位的肾切除术后,胸部 X 射线检查应该定期做。如果出现严重的气胸,应该留置一根胸导管。

嗜铬细胞瘤的血压波动会危及生命。麻醉师典型地用短效 β 受体阻滞药、α 受体阻断药或者硝普钠来控制高血压。心律失常通常用 β 受体阻断药进行治疗。当结扎肾上腺静脉时,有可能血压会突然下降。在结扎肾上腺静脉前及时通知麻醉师是非常重要的,可以避免令人不快的惊吓。增加补液(扩容)和增压药也许是把血压提高到正常水平所必需的。

随着最低限度的侵入式外科手术的出现,会带来与入路相关的并发症。随着套管针的插入会发生腹壁出血。在套管针插入过程中,仔细检查以避免肉眼可见的表浅静脉。虽然,出血通常会因为套管针的填塞效应和气腹而停止,但在手术结束时,必须检查所有的腹腔镜套管针退出的套管部位,以确保止血。由于切口更小,所以皮肤神经的损伤比开放手术少很多。最后,气腹针会引起内脏损伤。在进行用气腹针封闭入路的技术时一定要留心,以前做过腹部如肠道手术的患者,可能会产生腹壁粘连从而导致损伤。在这些病例中,开放(Hasson)入路技术可能是一种更安全的替代。

(二)术后

框图 13-6 总结了术后可能发生的并发症。必须说明特异性疾病的并发症以确保术后期太平无事。

原发性醛固酮增多症的患者需要密切监测钾离子水平,因为会引起低血钾或者高血钾。高钾血症继发于对侧的肾上腺球状带抑制,需要用典型的高钾血症疗法来治疗。低钾血症会在肾上腺切除术后马上出现,应该通过补充钾离子来纠正。对于以仅有的一个肾上腺开始的患者,必须用盐皮质激素,如氟氢可的松替代疗法。Cushing 综合征的患者术后需要类固醇替代疗法,直到对侧的肾上腺恢复功能。血浆皮质醇测定有助于决定类固醇替代疗法何时可以减药。此外,这些患者增加了继发于骨质疏松的骨折、高血糖症,以及伤口难以愈合的风险。

嗜铬细胞瘤的患者可能会引起继发于 α 受体阻滞药的低血压。这些患者通常在 α 受体阻滞药逐渐减少之前需要在特护病房进行密切监测。如果术前没有使用 α 受体阻滞药,正如 Cleveland 诊所的方案,大多数病例是不需要住院进行特别监护。

框图 13-6　肾上腺手术术后并发症
原发性醛固酮增多症
低钾血症:术后即出现。继发于持续的钾离子丢失
高钾血症:继发于对侧肾上腺分泌醛固酮不足
Cushing 综合征
类固醇替代不足导致肾上腺皮质功能减退
继发于骨质疏松的骨折
高血糖症
伤口愈合不良
感染风险的增加
嗜铬细胞瘤
继发于肿瘤移除后,α 肾上腺素能阻滞引起的低血压
其他并发症
出血
气胸
胰腺炎
肺炎
旷日持久的肠梗阻
腹内粘连

　　Modified from Vaughn ED. Complications of adrenal surgery. In: TanejaSS, Smith RB, Ehrlich RM, editors. Complications of urologic surgery:prevention and management. 3rd ed. Philadelphia:Saunders;2001. p. 368.

十五、肾上腺肿瘤消融治疗

目前,肾上腺肿瘤消融疗法的适应证,包括肿瘤较小,不喜欢或者不适合手术的患者,以及缓解疼痛的转移而不能承受手术切除的患者。三种目前主要使用的热消融技术是射频消融术(RFA)、冷冻消融术、微波消融术。RFA 利用振荡组织离子产生摩擦能,为靶组织提供破坏性的热量,使靶组织的温度从 60℃提高到 100℃,导致蛋白质和酶降解,细胞死亡。微波消融术形成一个交变电场,引起周围水偶极子震荡,导致组织加热。一些作者提出微波消融术的优点,包括了拥有更大消融量的潜力、减少了操作性疼痛、治疗囊肿的潜力(Simon et al,2005)。冷冻消融术依赖于快速冷冻和解冻,引起细胞膜破裂,导致细胞死亡。这种技术主要优点在于能够应用 CT 影像及时地跟踪冰球的形成。

通常建议在消融术前及治疗同时做肿瘤的穿刺活检,因为组织学结果可能会影响随访管理。有报道称,在用消融术治疗肾上腺转移病灶和嗜铬细胞瘤的过程中,系统性儿茶酚胺的释放导致了高血压危象和心搏骤停(Chini et al,2004;Mamlouk et al,2009;Tsoumakidou et al,2010)。由于嗜铬细胞瘤存在,肾上腺的热损伤引起儿茶酚胺释放,一些作者提倡术前用药,即在消融术前使用 α 受体阻滞药。Welch 和同事们(2011)证明了即使在术前服用 α 受体阻滞药,但在做肾上腺冷冻消融术时,患者的收缩压,脉压及平均动脉压均明显增高。设置动脉导管持续监测血压,使用速效的舒张血管的药物进行全身麻醉,并严阵以待,是比较谨慎的做法。

要点

- 肾上腺切除术适用于功能性肾上腺肿瘤或者怀疑是肾上腺恶性肿瘤,不管是原发性肾上腺皮质癌还是非肾上腺来源的孤立性转移。
- 术前和术后的医疗管理,对于功能性肾上腺肿瘤取得最理想的外科成果是必要的。
- 腹腔镜肾上腺切除术是目前治疗肾上腺病变的标准,包括异常的浸润性肾上腺皮质癌或者腔静脉血栓的肾上腺皮质癌。
- 开放性肾上腺手术适用于有最低程度侵入性技术的禁忌证的病变,或者对最低程度的侵入性技术都不能承受的病变(如巨大的浸润性肿瘤,包含有大血管,严重的心肺疾病)。
- 对于所有需要施行巨大肾上腺肿瘤的手术患者,建议同时行全肾切除术的可能性。

Mendiratta-Lala 和同事们(2011)用 RFA 治疗 13 例功能亢进的肾上腺小肿瘤。平均随访了

21 个月,所有的患者经历了临床症状或者综合征的鉴别(分辨),生化标记的标准化鉴别。目前大部分关于消融术治疗的文献都聚焦于肾上腺肿瘤转移的治疗。这些研究中最大的一个是由 Wolf 和同事们(2012)报道的,在 23 例肿瘤治疗中有 19 例经过 RFA 或者微波消融术后,平均随访 45.1 个月,未发现有局部进展和肿瘤变大。其他的研究也反映了在 RFA,微波消融术或者冷冻消融术后,短期无局部进展和无肿瘤增大率从 83% 提高到 100%(Mayo-Smith and Dupuy,2004;Carrafiello et al,2008;Wang et al,2009;Welch et al,2011)。然而,长期随访的证据和结果仍然缺乏。

十六、肾上腺外科的未来

当代基于计算机的图像采集系统能够提供精确的器官或身体部位的 3D 重建。现在,外科医师可以操控这些 3D 影像,从几乎所有的角度去观察器官或身体部位,这样就允许外科医师在术前就能获得局部解剖的记忆图像。目前,虚拟现实系统正在被开发,它将创建一个用完全 3D 的方式描绘器官和结构的虚拟环境。在这种情况下,外科医师可以与这些图像相互配合,似乎这些图像是真实存在的,以便于完成外科操作(Marescaux et al,2005)。另外,正常的肾上腺结构和病理损害之间的区别,可以通过高对比度和色彩而增强,这样就允许对病理损害及它们与周围结构之间的关系做精确定位。

虚拟现实系统有一些潜在的临床应用(Marescaux et al,2005)。首先,结合了外科模拟器,住院医师与初级外科医师能够在一个完全安全的环境中获得外科经验,这样即使犯错误,也不会对患者产生伤害的结果。第二,这种结合系统可以允许外科医师在患者的实际手术前,进行一次独自的排练,考虑出更好的手术计划,预想好各种可能的危险及识别出最理想的解剖或切除的平面。最后,未来把这些虚拟现实系统和先进的外科机器人结合起来,记录下专家操作最佳的模拟手术的数字数据,并传送到远程位置,由机器人在那里为患者自动操作手术。肾上腺手术的未来依然令人兴奋,使人着迷。

参考文献

完整的参考文献列表通过 www. expertconsult. com 在线获取。

推荐阅读

Brix D,Allolio B,Fenske W,et al. ,German Adrenocortical Carcinoma Registry Group. Laparoscopic versus open adrenalectomy for adrenocortical carcinoma:surgical and oncologic outcome in 152 patients. Eur Urol 2010;58:609-15.

Lee J,El-Tamer M,Schifftner T,et al. Open and laparoscopic adrenalectomy:analysis of the National Surgical Quality Improvement Program. J Am Coll Surg 2008; 206:953-9,discussion 959-61.

Murphy MM,Witkowski ER,Ng SC,et al. Trends in adrenalectomy:a recent national review. Surg Endosc 2010;24:2518-26.

National Comprehensive Cancer Network. NCCN clinical practice guidelines in oncology:neuroendocrine tumors, version 1. 2014,＜http://www. nccn. org/professionals/physician_ gls/f _ guidelines. asp＞;2014［accessed 12. 13］.

NIH state-of-the-science statement on management of the clinically inapparent adrenal mass("incidentaloma"). NIH Consens State Sci Statements 2002;19(2):1-25.

（祝　宇　孙福康　王晓晶　**编译**　徐丹枫　**审校**）

良性和恶性膀胱疾病

第**14**章 膀胱肿瘤

David P. Wood, Jr., MD

膀胱良性肿瘤

尿路上皮癌

非尿路上皮癌

传统上认为,膀胱尿路上皮由移行细胞排列而成,后者可以转变成各种良性和恶性肿瘤。在本篇中,我们将讨论日渐常见的膀胱良恶性肿瘤的流行病学、病因学、病理学、分期、起源、复发、扩散、分子生物学、诊断和预防,并将重点探讨尿路上皮癌的发生发展。

一、膀胱良性肿瘤

膀胱良性肿瘤种类较多,但较常见的包括上皮化生、白斑、乳头状瘤、肾源性腺瘤、平滑肌瘤、囊性和腺性膀胱炎。

(一)上皮化生

上皮化生是局部区域出现转化的尿路上皮,具有正常的核和细胞结构,由正常的尿路上皮环绕周围,通常位于三角区,由鳞状(鳞状上皮化生)或腺样(腺上皮化生)细胞组成。鳞状上皮化生通常具有多结状的外观,表面被三角区的白色、片状、易脆组织所覆盖。腺上皮化生表现为凸起的红色区域中出现炎症样团块,通常易误诊为恶性肿瘤。**大约40%的女性和5%的男性患有膀胱鳞状上皮化生,这通常与感染、创伤或手术有关**(Ozbey et al,1999)。脊髓损伤与鳞状上皮化生相关,这可能由于导尿管相关损伤和尿路感染(Vaidyanathan et al,2003)。腺上皮化生可广泛涉及膀胱各部位,特别是膀胱三角区。腺上皮化生不需要活检和治疗,尚无确切的预防措施。

(二)膀胱黏膜白斑

膀胱黏膜白斑类似于鳞状上皮化生,伴有角蛋白沉积,表现为漂浮在膀胱中的白色片状物质(Staack et al,2006)。黏膜白斑发生在由鳞状上皮覆盖的其他器官中,常为癌前病变(Zhang et al,2009)。然而,细胞遗传学研究显示,膀胱黏膜白斑为良性病变,不需要治疗(Staack et al,2006)。

(三)内翻性乳头状瘤

内翻性乳头状瘤是一种良性增生性病变,与慢性炎症或膀胱出口梗阻有关,可以位于整个膀胱,但最常见于膀胱三角区,占所有膀胱肿瘤的不到1%(Jones et al,2007;Kilciler et al,2008;Picozzi et al,2012)。内翻性乳头状瘤表现为内翻性生长方式,病变表面有组织学和细胞学上正常的尿路上皮细胞覆盖,病变范围从尿路上皮内陷进入固有层,不侵犯固有肌层(图14-1)(Picozzi et al,2012)。**根据严格定义的标准(例如,缺乏细胞学异型性)诊断时,内翻性乳头状瘤为良性表现,肿瘤复发率仅为1%**(Kilciler et al,2008;Picozzi et al,2012)。使用荧光原位杂交(FISH)来评估染色体变化可以区分内翻性乳头状瘤和具有内翻性生长方式的尿路上皮癌(Jones et al,2007)。经尿道切除术是内翻性乳头状瘤可选择的治疗方法。

(四)乳头状瘤

尿路上皮乳头状瘤在膀胱内呈良性增生性生长,由正常样尿路上皮排列成的细茎状结构组成(图14-1)(Montironi and Lopez-Beltran,2005)。**以往,乳头状瘤被归类为膀胱TaG1肿瘤,直到1998年世界卫生组织(WHO)改变了非浸润性膀**

胱癌的分类(Epstein et al,1998)。乳头状瘤很少有有丝分裂,缺乏 TP53 或 RB 突变等侵袭性生长标记,但 75%乳头状瘤有成纤维细胞生长因子受体-3(FGFR-3)突变(van Rhijn et al,2004)。乳头状瘤可能复发,但不发生进展或浸润。

膀胱炎转化为腺癌的病例报道,因此推荐对这类患者进行定期的膀胱镜评估(Smith et al,2008)。囊性和腺性膀胱炎最常见的症状是尿路刺激症状和血尿,治疗方式是经尿道切除术和缓解梗阻或炎症状态。

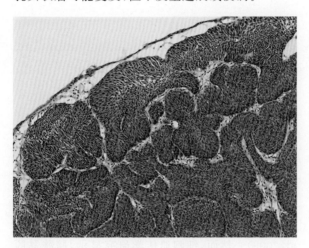

图 14-1　乳头状瘤

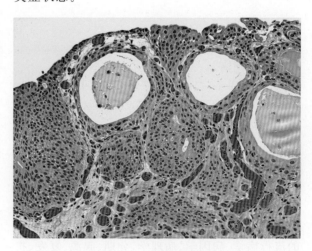

图 14-2　腺性膀胱炎

(五)肾源性腺瘤

肾源性腺瘤是由尿路上皮的慢性刺激引起的罕见肿瘤。它起源于多种来源,包括创伤、既往手术、肾移植、膀胱内化疗、结石、导尿管刺激和感染(Wood et al,1988;Pavlidakey et al,2010)。肾源性腺瘤由与肾小管相似的腺样小管组成,病变累及膀胱黏膜和黏膜下层。病变可能累及血管,这解释了多数患者出现肉眼血尿的原因(Franke et al,2011)。肾源性腺瘤无种族或性别相关性,尽管一些作者提出了一种理论,认为肾源性腺瘤起源于尿路上皮中由黏膜损伤激活的巢状中肾组织(Franke et al,2011)。慢性炎症的固有特征表明,尿路上皮的化生改变导致肾源性腺瘤的发生。最常见的症状是肉眼血尿,且通常伴有尿路感染。治疗方式包括经尿道切除术和消除慢性刺激。

(六)囊性和腺性膀胱炎

囊性和(或)腺性膀胱炎是正常膀胱的常见病变,通常与炎症或慢性梗阻相关(Semins and Schoenberg,2007)。这些良性肿瘤呈现为由柱状或立方形细胞排列而成的囊状巢,通常与 von Brunn 巢的增殖有关(图 14-2)。腺性膀胱炎可能与盆腔脂肪过多有关,病变可能占据膀胱的大部分(Buckley et al,2007)。有一些关于囊性或腺性

(七)平滑肌瘤

平滑肌瘤是由良性平滑肌组成的最常见的膀胱非上皮良性肿瘤。已经报道了数百例病例,但这可能不足以代表真正的患病率。这些肿瘤最常见于育龄妇女,在组织学上与子宫平滑肌瘤相似(Goel and Thupili,2013)。平滑肌瘤似乎是膀胱的平滑凹陷,易与膀胱肿瘤混淆,但平滑肌瘤有覆盖肿瘤的正常尿路上皮(Fasih et al,2008)。影像学,特别是磁共振成像(MRI),可以确诊和避免有创性手术(Fasih et al,2008)。如果平滑肌瘤较大或疼痛,则需要手术切除。

二、尿路上皮癌

(一)流行病学

癌症的发病率定义为每年每 100 000 人诊断出的新癌症的数量。流行率是每年每 100 000 人中癌症的总数,而不仅仅是新病例。由于尿路上皮癌受环境和年龄影响,其发病率和流行率随着年龄的增长而增加,在 80 岁时到达顶峰,并且环境毒素与尿路上皮癌形成之间存在密切关联(Parkin et al,2008;Siegel et al,2013)。在过去 60~70 年间,尿路上皮癌的发病率一直在上升,

但最近上升的速度显著下降,并且在某些地区已经趋于平稳(Parkin,2008)。不幸的是,在工业化导致致癌的欠发达国家,发病率上升最快。

根据最新的美国癌症协会统计数据,2013 年美国共诊断出 72 570 例病例,其中男性为541 010 例,女性为 17 960 例,占所有癌症的 7% (Siegel et al,2013)。膀胱癌是一种致命疾病,2013 年有 15 210 例死亡,其中男性 10 820 例,女性 4390 例,占所有癌症死亡人数的 3%(Siegel et al,2013)。在统计所有癌症时,膀胱癌死亡率降低 0.7%(Siegel et al,2013)。在全球范围内,膀胱癌的发病率一直在增加,但由于戒烟计划,过去 10 年的发病率较低(Parkin,2008)。从 1990—2004年,膀胱癌的死亡率显著下降,男性和女性的死亡率均下降了 18.4%(图 14-3)。因为男性开始吸烟的高峰期早于女性大约 20 年,男性死亡率的下降比女性更为明显。由于烟草中尿路上皮致癌因子的潜伏期,我们应该看到 15 至 20 年间女性的死亡率将随着戒烟计划的普及而相应降低。

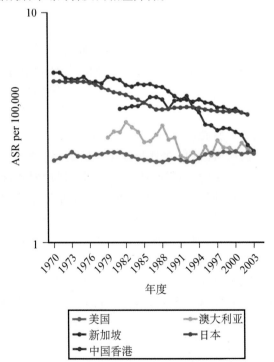

图 14-3　**全球膀胱癌死亡率的年龄标准化率(ASR)** (From Parkin DM. The global burden of urinary bladder cancer. Scand J Urol Nephrol Suppl 2008;218:12-20.)

(二)性别、种族和年龄差异

男性患膀胱癌的可能性是女性的 3~4 倍,可能是因为与男性吸烟和接触环境毒素的比例高有关(Parkin,2008;Siegel et al,2013)。非洲裔美国男性总的癌症发病率比白人男性高 19%,死亡率高 37%。然而,对于尿路上皮癌,白人男性的发病率和死亡率高于非洲裔美国人(Parkin,2008;Siegel et al,2013)。非洲裔美国女性总的癌症发病率较白人女性低 6%,但死亡率比白人女性高 17%(Siegel et al,2013)。然而,白人女性患膀胱癌的概率大约是非洲裔美国女性的 1.5 倍。白人男性一生中患尿路上皮癌的概率为 3.7%,大约是白人女性或非洲裔美国男性的 3 倍,是非洲裔美国女性的 4.5 倍(Hayat et al,2007;Siegel et al,2013)。发生浸润性膀胱癌的风险取决于年龄(Siegel et al,2013),对于从出生到 39 岁的男性,浸润性膀胱癌的发病率为 0.02%;年龄 40—59岁,为 0.41%;年龄 60—69 岁,为 0.96%;年龄 70岁及以上,为 3.5%;从出生到死亡,为 3.7%。从出生到 39 岁的女性,膀胱癌发病率为 0.1%;年龄 40—59 岁,为 0.13%;年龄 60 至 69 岁,为0.26%;年龄 70 岁及以上,为 0.99%;从出生到死亡,为 1.17%。一般来说,青少年和年轻人(年龄小于 40 岁)倾向于发生分化良好的非浸润性膀胱癌而不是浸润性膀胱癌(Linn et al,1998)。其他许多癌症中年轻患者倾向于常为侵袭性更高的疾病,膀胱癌与此恰恰相反,因为这些年轻患者更常出现非侵袭性低级别恶性肿瘤(Wang et al,2012b)。

(三)全球膀胱癌负担

全球膀胱癌发病率存在地域差异,其中南欧和东欧、非洲、中东和北美部分地区最高,亚洲和非洲欠发达地区最低(Jemal et al,2010)。**膀胱癌是全球第 9 大常见癌症,2002 年登记有357 000 例**(Parkin,2008)。膀胱癌是导致死亡的第 13 大常见原因,全世界有 145 000 人死亡(Parkin,2008;Jemal et al,2010)。由于吸烟率增加,亚洲和俄罗斯的膀胱癌发病率一直在上升。63%的膀胱癌发生在发达国家,其中 55%来自北美和欧洲。在美国,膀胱癌发病率最高的是罗德岛,最低的是哥伦比亚特区(Siegel et al,2013)。膀胱癌的组织学细胞类型有明显地域特征,但尿路上皮癌最常见。在北美和欧洲,95%～97%的病例是尿路上皮癌;在非洲,60%～90%是尿路上皮癌,10%～40%是鳞状细胞;由于血吸虫地方性感染,埃及的鳞状细胞癌发病率最高(Parkin,2008)。

(四)死亡率

由于埃及高度流行的鳞状细胞癌具有高侵袭性,所以埃及膀胱癌的死亡率比欧洲高3倍,比北美高8倍(Parekh et al,2002)。在美国,从2002—2004年,所有癌症的死亡率在男性中每年下降2.6%,在女性中下降1.8%,而从1992—2002年,男性和女性的死亡率分别为每年1.5%和0.8%(Siegel et al,2013)。**在此期间,膀胱癌的死亡率下降了5%,主要原因是戒烟、环境致癌物的变化及更健康的生活方式。**更好的化疗改善了转移性膀胱癌患者的生存率,并且更及时的护理、相关的医师实践的改进和健康患者的更积极的治疗也可以改善总体生存率。Lee及其同事(2006)报道,从膀胱癌诊断到膀胱切除术治疗延迟超过12周与癌症特异性生存的降低相关。然而,对于非浸润性膀胱癌患者的更强化治疗(膀胱内化疗和膀胱镜检查)对提高存活率或降低有创治疗无关(Hollenbeck et al,2009;Morris et al,2009)。

要点:流行病学

- 膀胱癌与年龄和环境致癌物暴露(主要是吸烟)有关。
- 男性和女性的膀胱癌诊断年龄中位数为70岁,疾病的发病率和死亡率随年龄增长而增加。
- 非洲裔美国人患膀胱癌的情况少于白人;然而,非洲裔美国人膀胱癌的死亡率高于白人。
- 由于男性吸烟率与女性相比最近下降,因此男性患膀胱癌的发病率下降速度快于女性。

(五)病因

膀胱癌是由遗传异常和外部危险因素引起的,包括致癌物暴露、营养因素、水摄入、酒精、炎症、感染、化疗、放射和可能的人造甜味剂。

1.遗传因素

与非洲裔美国男性相比,白人膀胱癌发病率较高的原因可能不是遗传因素而是环境因素,或者可能与致癌物的易感性差异有关(Bouchardy et al,1995;Wanner et al,1995;Bouchardy et al,1996)。多种多态性似乎与膀胱癌的形成有关,特别是对环境致癌物的易感性。N-乙酰转移酶(NAT)可以解毒硝基胺,后者是一种已知的膀胱致癌物质。具体而言,NAT-2调节与膀胱癌形成有关的化合物如咖啡因的乙酰化速率。慢速NAT-2多态性与膀胱癌相关,与快速多态性相比,优势比为1.4(Garcia-Closas et al,2005)。谷胱甘肽-S-转移酶(GSTM1)与几种活性化学物质结合,包括芳胺和亚硝胺。空GSTM1多态性与膀胱风险增加相关,相对风险为1.5(Garcia-Closas et al,2005)。**空GSTM1和慢速NAT-2导致高水平的3-氨基联苯和更高的膀胱癌风险。**这些多态性存在于27%的白人,15%的非洲裔美国人和3%的亚洲男性中,因此部分解释了不同种族群体的不同膀胱癌发病率。

遗传:膀胱癌患者的一级亲属自身发生尿路上皮癌的风险增加2倍,但高风险尿路上皮癌家族相对罕见(Aben et al,2002;Murta-Nascimento et al,2007;Kiemeney,2008)。女性和非吸烟者的遗传风险似乎更高,但与家庭二手吸烟暴露风险无关。膀胱癌形成的遗传风险似乎影响尿路上皮癌的所有阶段,并且与较早年龄的膀胱癌形成无关。不幸的是,没有明确的孟德尔遗传模式,使经典的连锁研究变得不可能。最有可能的是,有多种低外显率基因可以遗传,使人对致癌暴露更敏感,从而增加了膀胱癌形成的风险。

2.外部风险因素

除了皮肤和肺部,膀胱是受职业致癌物质影响的主要器官。**主要元凶是与DNA结合的芳香胺**(Delclos and Lerner,2008;Reulen et al,2008)。所有膀胱癌中有20%～27%与某些类型的工业暴露有关,主要集中在化学工业密集的地区(Case and Hosker,1954;Blot and Fraumeni,1978;Reulen et al,2008)。联苯胺和β-萘胺是染料和橡胶工人罹患膀胱癌的首要化学试剂(Case and Hosker,1954)。涉及膀胱癌形成的其他工业制剂包括多环芳烃(PAH),柴油机废气和涂料物

质(Zeegers et al,2001)。

环境致癌物质可以进入环境内并通过吸入或皮肤吸收引起膀胱癌。一般而言,工业暴露与膀胱癌形成之间存在 10～20 年的长潜伏期;因此,较难证明两者确定的因果关系(Dryson et al,2008)。然而,有多种职业在统计上与膀胱癌的形成有关,并且都属于工业性质。工业工人中膀胱癌形成的总体风险增加了 30%,农业工人最低,而橡胶工人患膀胱癌的风险最高。

(1)吸烟:烟草是尿路上皮癌形成的主要已知原因,特别是吸烟,并且分别占男性和女性所有尿路上皮癌的 60% 和 30%(Brennan et al,2001;Boffetta,2008;Gandini et al,2008;Freedman et al,2011)。吸烟导致男性和女性发生尿路上皮癌的相对风险分别为 2.8 和 2.73(Gandini et al,2008)。**总体而言,吸烟引发尿路上皮癌的可能性增加 2 到 6 倍,吸烟的强度和持续时间与风险增加呈线性相关,没有明显的平台水平**(IARC Working Group,2004;Boffetta,2008;Freedman et al,2011)。如果一个人每天抽烟 1～9 支相比每天超过 21 支,膀胱癌的相对风险分别为 1.5 和 5.4(Weir and Dunn,1970)。如果一个人吸烟 1 到 10 年相较 40 多年,膀胱癌的相对风险分别为 1.2 和 3.0(Burns and Swanson,1991)。如果一个人吸烟超过 60 年,与非吸烟者相比,他或她患上尿路上皮癌的风险增加了 6 倍(Burch et al,1989)。雪茄和烟斗可能与膀胱癌的形成有关,但由于这些受试者吸食香烟的可能性很高,因此只评估雪茄和烟斗吸烟者的研究太少。**二手烟导致膀胱癌形成的风险很低,与非吸烟者没有统计学差异**(Zeegers et al,2002)。值得注意的是,戒烟确实可以减少尿路上皮癌的形成,戒烟 1～3 年的吸烟者相对风险为 2.6,戒烟超过 15 年的吸烟者患膀胱癌的风险为 1.1(Wynder and Goldsmith 1977;IARC Working Group,2004)。吸烟导致 30% 男性膀胱癌总死亡,这一比例占高收入国家所有膀胱癌死亡人数的 46%,低、中等收入国家中为 28%(Brennan et al,2000;Parkin,2008)。

(2)营养因素:大多数营养素或其他代谢物经尿液排出,并与尿路上皮长时间接触,特别是膀胱;因此营养在尿路上皮癌形成中起作用(Steinmaus et al,2000;Brinkman and Zeegers,2008)。

然而,有关确切的水果和蔬菜有助于预防尿路上皮癌的报道结果不一致,这表明流行病学因素在发挥作用。**一般而言,地中海饮食导致尿路上皮癌风险最低。**在一项病例对照研究中,给予地中海饮食与标准西方饮食相比,该组患者的泌尿系肿瘤病例较少,这可能是因为水果和蔬菜摄入量增加(de Lorgeril et al,1998)。**水果和蔬菜,特别是柑橘类水果、苹果、浆果、西红柿,胡萝卜和十字花科蔬菜——含有几种对排毒很重要的活性化合物。**对尿路上皮癌形成有预防作用的微量营养素主要是抗氧化剂,包括维生素 A、维生素 C 和维生素 E、硒和锌(Michaud et al,2000,Zeegers et al,2002,Schabath et al,2005,Brinkman 和 Zeegers,2008)。鱼、大米和谷类似乎对尿路上皮癌的形成没有保护作用或有害作用(Radosavljevic et al,2005)。引起或促进尿路上皮癌形成有关的营养因素包括咸烤肉、猪肉、总脂肪、泡菜、大豆和香料(Balbi et al,2001)。

咖啡和茶饮用者中尿路上皮癌的发生率略高,但这可能与饮用咖啡或茶的人同时伴有吸烟或其他饮食因素有关(Pelucchi et al,2008)。与吸烟不同,咖啡和茶摄入的强度或持续时间与疾病无明显关联,这表明是间接的致病效应。总之,关于尿路上皮癌形成有关的营养因素的作用报道不一,部分原因是交叉混淆效应和相关性,包括咖啡摄入和吸烟、摄入水果和蔬菜不伴吸烟,以及流行病学因素。**然而,即使不直接致病,健康饮食与尿路上皮癌形成风险降低存在显著的关联。**

(3)人造甜味剂:一些动物研究表明,大剂量的糖精或甜蜜素可能会影响膀胱癌的发展(Allen et al,1957;Sontag 1980)。这些研究存在争议,因为为动物提供高剂量的糖精和甜蜜素,以及这些化合物的组成改变,这可能影响动物研究中发现的致癌活性(Cohen et al,1995)。**人体流行病学研究未发现人造甜味剂消费者患膀胱癌风险增加的证据**(Armstrong and Doll 1975;Morrison et al,1982)。

(4)镇痛药滥用:对乙酰氨基酚作为苯乙酸的活性代谢产物,是一种常用的解热镇痛药。大量对乙酰氨基酚或非那西丁(10 年期间 5～15kg)的摄入与肾癌和膀胱癌风险增加有关(Piper et al,1985)。然而,这些研究依靠访谈和问卷调查来确定药物暴露,而不是实际确定镇痛药的使用。Kaye 及其同事(2001)进行了一项巢式匹配的病例对照研究,发现乙酰氨基酚或其他非甾体类抗炎药物摄入与膀胱癌无关。

(5)炎症和感染:感染显然是长期感染埃及血吸虫患者发生鳞状细胞癌的原因,并将在膀胱鳞状细胞癌部分中进行介绍(Abol-Enein,2008)。人乳头瘤病毒(HPV)和尿路上皮癌形成之间可能存在联系。HPV 编码 E6 和 E7 两种癌蛋白,E6 与 TP53 相互作用,TP53 在膀胱癌进展和形成中起作用(Westenend et al,2001)。荟萃分析支持 HPV 感染与膀胱癌之间有可能的关联,报告显示 2.3 相对风险,置信区间(CI)为 1.3~4.1(Gutierrez et al,2006)。然而,HPV 与膀胱癌之间的关联在很大程度上取决于分析方法、数据的统计评估、实际的感染状态及个体的回忆偏差。BK 病毒在新生仓鼠中是致癌的,并且可以在体外使哺乳动物细胞永生化(Newton et al,2005)。BK 病毒可引起骨髓移植受者严重的出血性膀胱炎,然而,BK 病毒感染与尿路上皮癌之间没有一致的关联。

(6)细菌:一些研究者认为,慢性细菌感染可能在膀胱癌的形成过程中发挥作用(Davis et al,1991)。临床上,长期使用导尿管、结石和感染与膀胱癌有关,但肿瘤形成的机制尚不清楚(Abol-Enein,2008)。作用机制可能与致癌物质如亚硝胺的产生有关,后者可由慢性尿路感染产生(Radomski et al,1978)。在动物模型中,尿路感染的大鼠在持续 24 周内产生尿 N1 N-二甲基亚硝胺水平增加,这与尿路上皮增生和尿路上皮的早期肿瘤变化有关。潜在致癌物主要是由大肠埃希菌和假单胞菌引起的感染产生的。**对已发表文献的回顾性研究表明,慢性尿路感染与膀胱癌有关,报告显示任何尿路感染病史组较无感染组发生膀胱癌的相对风险为 1.4~1.6**(Abol-Enein,2008)。然而,没有前瞻性研究探讨尿路感染与膀胱癌风险之间的关联。感染与尿路上皮癌之间的正相关仍然可能是由病例组与对照组的组间检测偏倚或优先回访所导致。最后,基于美国国家膀胱癌研究组的数据,美国一项大型病例对照研究显示,对于有三次或更多次尿路感染的受试者较无感染者,膀胱癌形成的相对风险为 4.8(95%CI 1.9~

11.5)(Kantor et al,1984)。

(7)辐射:辐射暴露与膀胱癌形成之间的潜在关联主要基于第二次世界大战期间的核爆幸存者(Ron et al,1994;Thompson et al,1994;Pierce et al,1996;Hall,2008)。自 1950 年以来,已经有86 572 人遭到原子弹辐射并被随访。73%的人暴露于低剂量(小于 50mSv),6%暴露于高剂量的辐射(超过 500mSv)。如果一个人暴露于50mSv 以上,死于任何癌症的风险显著增加。对于尿路上皮癌,其形成的相对风险在男性中为1.63,在女性中为 1.74。值得注意的是,辐射后尿路上皮癌的形成与年龄无关,但可能与潜伏期长为 15~30 年有关。**进一步支持辐射可引起膀胱癌的证据是,前列腺癌或宫颈癌患者经放射疗法治疗后尿路上皮癌风险增加**(Boice et al,1988;Neugut et al,1997;Brenner et al,2000)。

(8)化疗:化学疗法通过引起显著的 DNA 和细胞损伤来破坏恶性细胞,但是也可以对快速分裂的正常尿路上皮(例如膀胱)产生深远的影响。**已被证实,可引起膀胱癌的唯一化学治疗药是环磷酰胺**(Travis et al,1995;Nilsson and Ullen,2008)。膀胱癌形成的风险与环磷酰胺治疗的持续时间和强度线性相关,这也进一步支持环磷酰胺的致癌作用。磷酰胺氮芥是主要的诱导突变代谢物,导致暴露于环磷酰胺的患者发生膀胱癌。

要点:外部风险因素

- 膀胱癌是由遗传异常和外在风险因素引起的。
- 吸烟是尿路上皮癌的最常见原因。
- 富含水果和蔬菜的饮食可以防止膀胱癌的形成。

(六)病理

在组织学上,90%的膀胱癌是尿路上皮癌,5%是鳞状细胞癌,不到 2%是腺癌或其他类型(Lopez-Beltran,2008)。**尿路上皮癌是泌尿道最常见的恶性肿瘤,为泌尿生殖系统肿瘤中第二大常见死亡原因**。在最初的介绍中,80%的尿路上皮肿瘤是非肌层浸润性的。尿路上皮癌有多种生长方式,包括扁平原位癌(CIS),低级别或高级别的乳头状肿瘤,以及具有实体生长模式的无柄状肿瘤。由于缺乏浸润所需的遗传改变,非肌层浸润性癌可能体积非常大。同样,如果浸润性肿瘤细胞内发生早期遗传变化,体积可能非常小,从而发生浸润性表型。

2004 年,世界卫生组织采用了国际泌尿病理学会(ISUP)推荐的分期系统,该系统是尿路上皮癌的标准组织学命名法(Sauter et al,2004)。临床类型呈现与肿瘤内发生的细胞学和结构改变有关。表 14-1 列出了从正常上皮到高级别肌层浸润性疾病的组织学变化。框图 14-1 列出了可能发生在膀胱中的肿瘤。

表 14-1　膀胱非浸润性乳头状尿路上皮肿瘤的组织学特征:根据 WHO 2004 年分类

	乳头状瘤	低恶性潜能乳头状肿瘤	低级别乳头状癌	高级别乳头状癌
结构特点				
乳头	纤细	纤细,偶尔融合,无分支	融合,分支	融合,分支
细胞排列	与正常尿路上皮相同	有序,极性存在,任何厚度,黏附	有序为主,轻度拥挤,轻度极性丢失;任何厚度;有黏附性	无序为主,常见极性丢失,厚度不一,失黏附性
细胞学结构				
核大小	正常尿路上皮相同	可能增大,但均一	增大,大小不一	增大,大小不一,易见
核形状	与正常尿路上皮相同	细长,圆形至椭圆形,均一	圆形至椭圆形,形状和轮廓略有变化	中至重度多形性
核染色质	正常	正常	轻度变异	中度到重度变异,深染
核仁	缺失	无至不明显	常不明显	多个,明显的核仁
核分裂	缺失	罕见,基底层	各层偶见	各层常见
伞细胞	一致存在	存在	常存在	常缺失

From Montironi R,Lopez-Beltran A. The 2004 WHO classification of bladder tumors:a summary and commentary. Int J Surg Pathol 2005;13(2):143-53.

1. 尿路上皮癌的前期病变

正常膀胱尿路上皮是多层的并且厚度小于 7 个细胞(Epstein et al,1998;Montironi and Lopez-Beltran,2005)。从基底膜到表面细胞,细胞以有序的方式逐渐成熟。表面有大型伞状细胞,可能具有核异型并形成不对称单元。它们的膜由 uroplakin 蛋白质组成并且是刚性的。这些伞状细胞是尿液膀胱屏障的一部分,可以将尿液中的毒素隔离在转化的尿路上皮细胞之外。

前期病变是从增生到非典型增生到发育不良,最后到癌症的连续过程。增生的特征是有明显增厚的黏膜,有或没有异型表现。尿路上皮厚度超过 7 个细胞,并且细胞结构存在一些混乱。增生通常与低度恶性肿瘤相近,并被认为是前期病变(Epstein et al,1998)。**9 号染色体部分的丢失可能发生在增生中,特别是接近转变为低度恶性肿瘤时**(Hartmann et al,1999)。

尿路上皮发育不良具有异常的细胞学和核变化,这些变化仍属于肿瘤前变化,但不足以被定性为 CIS(Sauter et al,2004)。发育异常的特征在于具有轻度异常核变化的黏附细胞。细胞核具有突出醒目的核仁,并且可能存在异常的有丝分裂。研究发现,尿路上皮发育不良中存在 9 号染色体的等位丢失和偶发 TP53 异常(Hartmann et al,1999;Li et al,2010)。**然而,发育不良是尿路上皮紊乱的良好指征,也是尿路上皮癌患者发生复发和进展的标志**。大约有 19% 的病例会从孤立性发育异常进展为 CIS,但有尿路上皮癌既往病史时,大约 60% 的病例会由发育异常进展为 CIS(Cheng et al,1999)。

框图 14-1 WHO 膀胱肿瘤的组织学分类(2004)	
尿路上皮肿瘤	间质骨或软骨化生
良性	破骨细胞型巨细胞
尿路上皮乳头状瘤	伴明显淋巴细胞浸润
内翻性尿路上皮乳头状瘤	鳞状细胞癌
低度恶性潜能乳头状尿路上皮肿瘤	普通型
恶性乳头状尿路上皮癌	变异型
乳头状尿路上皮癌,低级别	疣状
乳头状尿路上皮癌,高级别	基底样
尿路上皮癌伴鳞状或腺分化	伴肉瘤样特征
非尿路上皮癌	腺癌(膀胱黏膜,脐尿管,外部)
扁平 CIS	普通肠型
浸润性癌	黏液(包括胶样)
浸润性癌变异	印戒细胞癌
巢状型	透明细胞癌
小管型	肝样
微囊型	上述分类混合型
内翻型	腺癌 NOS
伴鳞状分化	混合细胞型肿瘤
伴腺分化	未分化癌*
微乳头型	小细胞癌
肉瘤样	大细胞神经内分泌癌
透明细胞尿路上皮癌	淋巴上皮瘤样癌
浆细胞样	巨细胞癌
伴合体滋养层细胞分化	未分化癌 NOS
伴不寻常间质反应	转移癌
假肉瘤间质	

*指光学显微镜下未分化的肿瘤。

NOS. 未另行说明。

Modified from Lopez-Beltran A. Bladder cancer: clinical and pathological profile. Scand J Urol Nephrol Suppl 2008; 218:95-109.

2. 尿路上皮癌组织学

非肌层浸润性膀胱癌(NMIBC)包括 CIS、低恶性潜能的乳头状尿路上皮癌(PUNLMP),以及之前被误称为浅表性膀胱癌的低级别和高级别尿路上皮癌。WHO 分级分类的临床意义如表 14-2 所示。NMIBC 的各分级分布为 25% PUNLMP、50% 低级别和 25% 高级别(包括 CIS)(Holmang et al,2001;Samaratunga et al,2002)。CIS 的特征在于非乳头状、扁平的高级别肿瘤,其中表面上皮内含有癌细胞(Sauter et al,2004)。细胞大,多形性,染色质成块,异常的有丝分裂象常见。伞状细胞的缺失是一个特征,可将 CIS 与发育不良分开。根据定义,所有 CIS 都是高级别的。**与 CIS 相关的遗传异常包括 *RB*、*TP53* 和 *PTEN* 基因突变**(Cordon-Cardo et al,2000;Cordon-Cardo, 2008;Lopez-Beltran,2008)。CIS 对细胞角蛋白 20 具有免疫反应性,并且细胞中存在 NMP22。CIS 是侵袭性癌的前期病变,可以从表面浸润或以佩吉特式扩散到远端输尿管和前列腺尿道,破坏正常的邻近尿路上皮(Lopez-Beltran et al, 2002)。在内镜检查中,CIS 呈红色伴有增厚的黏膜,可能被误诊为炎症性改变或放射性膀胱炎。侵袭性膀胱癌伴 CIS 预后较差,5 年病死率为 45%~65%(Lopez-Beltran et al,2002)。

表 14-2　不同类别非肌层浸润性尿路上皮癌的临床意义:WHO2004 年分级系统

	乳头状瘤	低度恶性潜能乳头状尿路上皮肿瘤	低级别乳头状尿路上皮癌	高级别尿路上皮癌(乳头状和 CIS)
复发(%)	0～8	27～47	48～71	55～58
分级进展(%)	2	11	7	不适用
分期进展(%)	0	0～4	2～12	27～61
生存(%)	100	93～100	82～96	74～90

From Montironi R,Lopez-Beltran A. The 2004 WHO classification of bladder tumors:a summary and commentary. Int J Surg Pathol 2005;13(2):143-53.

PUNLMP 呈乳头状生长,细胞学异型性小,厚度超过 7 个细胞,通常是孤立的,位于三角区(图 14-4)(Holmang et al,2001;Sauter et al,2004)。PUNLMP 由薄层乳头状茎状组织构成,其中细胞具有极性,细胞核轻度增大。PUNLMP 具有低增殖率并且与侵袭或转移无关,但几乎 80% 涉及染色体 9 的丢失(Cheng et al,2004)。PUNLMP 与良性乳头状瘤的不同之处在于其具有较厚的细胞层和较大的细胞核,偶尔具有有丝分裂。PUNLMP 在 35% 的患者中发生膀胱内复发,但进展很少,发生率低于 4%(Oosterhuis et al,2002)。

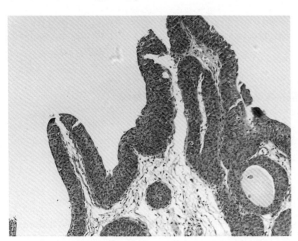

图 14-4　低度恶性潜能乳头状尿路上皮肿瘤

低级别尿路上皮癌通常是乳头状的,具有纤维血管柄和较多的乳头分支,细胞体积增大,轻度核异型(超过 PUNLMP),偶尔具有有丝分裂(Epstein et al,1998)。与低度恶性肿瘤相关的遗传异常包括 9q 的缺失和 FGFR-3,HRAS 和 PI3K 的突变(Holmang et al,2001;Cordon-Cardo,2008)。将低级别尿路上皮癌与 PUNLMP 分开的结构和组织学变化

包括多个茎秆,更多的细胞异型性,以及与单一病灶的 PUNLMP 相比,低度恶性肿瘤可呈多灶性。

高级别乳头状尿路上皮癌由融合的乳头状茎状结构组成,尿路上皮层含有高级别癌。存在无序的生长方式,许多有丝分裂相和具有较大细胞核的多形性细胞。如果不治疗,超过 80% 的高级别癌会侵袭上皮下固有层。遗传异常包括 2q,5q,10q 和 18q 的缺失,以及 5q 和 20q 的增益(Knowles,2008a)。TP21 和 TP27 及 TP53 的突变也见报道。

癌细胞中存在关键的遗传和表型变化,因此提供了浸润固有层的能力。浸润性尿路上皮癌分为固有层和深部肌层浸润两组,固有层浸润性肿瘤是高级别恶性肿瘤,可以是簇状或单个细胞,单细胞浸润预后较差(图 14-5)。极少数低级别膀胱癌可浸润固有层。由于固有层内具有血管网,在固有层内可发生血管侵犯;然而,由于肿瘤巢周围的回缩假象,常误诊为血管侵犯。固有层侵袭分为 T1a(浸润黏膜肌层以上)和 T1b(浸润黏膜肌

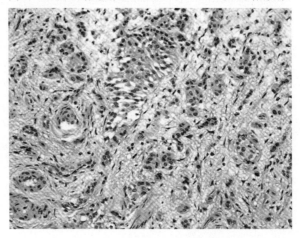

图 14-5　高级尿路上皮癌侵犯固有层

层以下）两个亚组。

3. 分期

美国癌症联合委员会（AJCC）联合国际抗联盟，定期组织会议确定肿瘤、淋巴结和转移（TNM）分期。2009 年的分期系统如表 14-3 所示（Edge and Compton，2010）。Ta 和 CIS 疾病没有侵入基底膜，但是低级别肿瘤可能向内生长到固有层，并且癌变可以发生在 von Brunn 巢中（Jones et al，2007；Picozzi et al，2012）。如前所述，T1 期疾病可分为 T1a 和 T1b（Smits et al，1998）。该细分基于黏膜肌层，其构成固有层内的肌肉薄层波状囊泡结构，而固有层与大血管和淋巴管密切相关。**由于许多膀胱活检标本中缺乏黏膜肌层，进一步分层不足以对 T1a 和 T1b 疾病预后意义进行评价。基本上，T1a 和 T1b 分层表明肿瘤浸润固有层越深，生存越差。**

表 14-3　Definition of TNM

PRIMARY TUMOR(T)	
TX	Primary tumor cannot be assessed
T0	No evidence of primary tumor
Ta	Noninvasive papillary carcinoma
Tis	Carcinoma in situ："flat tumor"
T1	Tumor invades subepithelial connective tissue
T2	Tumor invades muscularis propria
pT2a	Tumor invades superfi cial muscularis propria(inner half)
pT2b	Tumor invades deep muscularis propria(outer half)
T3	Tumor invades perivesical tissue：
pT3a	Microscopically
pT3b	Macroscopically(extravesical mass)
pT4	Tumor invades any of the following：prostatic stroma, seminal vesicles, uterus, vagina, pelvic wall,abdominal wall
pT4a	Tumor invades prostatic stroma, uterus, vagina
pT4b	Tumor invades pelvic wall,abdominal wall
REGIONAL LYMPH NODES(N)	
Regional lymph nodes include both primary and secondary drainage regions. All other nodes above the aortic bifurcation are considered distant lymph nodes.	
NX	Lymph nodes cannot be assessed
N0	No lymph node metastasis
N1	Single regional lymph node metastasis in the true pelvis(hypogastric, obturator, external iliac, or presacral lymph node)
N2	Multiple regional lymph node metastasis in the true pelvis(hypogastric, obturator, external iliac, or presacral lymph node metastasis)
N3	Lymph node metastasis to the common iliac lymph nodes
DISTANT METASTASIS(M)	
M0	No distant metastasis
M1	Distant metastasis

ANATOMIC STAGE AND PROGNOSTIC GROUPS			
GROUP	T	N	M
Stage 0a	Ta	N0	M0
Stage 0is	Tis	N0	M0
Stage Ⅰ	T1	N0	M0
Stage Ⅱ	T2a	N0	M0
	T2b	N0	M0
Stage Ⅲ	T3a	N0	M0
	T3b	N0	M0
	T4a	N0	M0
Stage Ⅳ	T4b	N0	M0
	Any T	N1-3	M0
	Any T	Any N	M1
PROGNOSTIC FACTORS(SITE－SPECIFIC FACTORS)			
Required for staging	None		
Clinically signifi cant	Presence or absence of extranodal extension		
	Size of the largest tumor deposit in the lymph nodes		
	World Health Organization/International Society of Urologic Pathology grade		

From Edge SB，Byrd DR，Compton CC，et al，editors. AJCC cancer staging manual. 7th ed. New York：Springer；2010.

肌层浸润性膀胱癌细分为 T2a 和 T2b。T2a 包括侵入固有肌层的内半部分，而 T2b 更深入到外半部分。对 AJCC 数据的分析表明，T2a 和 T2b 疾病之间存在无病生存差异（Edge and Compton，2010）。T3 期疾病为肿瘤侵犯到膀胱外周围组织中。T3a 疾病为显微镜下可见膀胱外周围组织侵犯，而 T3b 涉及肉眼可见侵犯。临床上，T3a 疾病在初次经尿道切除期间在麻醉下检查时为可触及肿块，并且随后在肿瘤切除后变成不可触及。T3b 疾病在经尿道肿瘤切除术后仍为可触及的肿块。病理学上，T3a 是显微镜下浸润周围组织，而 T3b 是肉眼可见的浸润。T4a 期是肿瘤侵犯前列腺基质、子宫或阴道，而 T4b 期是肿瘤侵犯骨盆壁或腹壁。**肿瘤侵犯前列腺尿道而没有间质侵犯，目前该分期依赖前列腺尿道电切术，前列腺尿道侵犯对膀胱癌患者不造成不良预后**（Pagano et al，1996；Edge and Compton，2010）。然而，前列腺间质侵犯，特别是从膀胱通过肌层直接侵犯到前列腺时，确实具有不良的预后因素，5 年总生存率低于 25%（Esrig et al，1996；Pagano et al，1996）。

> **要点：分级与分期**
> - 应常规使用 WHO 2004 年分级方案。
> - PUNLMP 的定义描述了一类膀胱病变可以复发，但很少浸润。
> - 低度乳头状病变可能复发率高达 60%，但只有不到 10% 的病例发生浸润生长。高级病变也复发，50% 的高级肿瘤可发生浸润生长和随后的进展。
> - 浅表性膀胱癌是一种误称，应由 NMIBC 取代，包括 PUNLMP、CIS、Ta 和 T1 肿瘤。
> - 尽管采取积极治疗，肌层浸润性膀胱癌仍会导致相当比例患者发生死亡。

　　膀胱癌临床诊疗面临的主要困境是分期被低估，这在 34%～64% 的患者中发生。Chang 和他的同事（2001）报道，27% 的 T1 肿瘤在根治性膀胱切除术后分期上升，49% 的 T2 肿瘤被上调至 T3。**基于此，美国泌尿学协会（AUA）指南要求即使样本中存在肌肉，也需对 T1 期膀胱癌患者进行**

再次经尿道电切术,以评估肌层浸润情况(Hall et al,2007)。

(七)尿路上皮癌的起源,复发和播散

1. 原发性肿瘤

原发性尿路上皮癌的发生是环境、遗传和表观遗传因素共同作用的结果。与原发性尿路上皮癌相关的主要环境因素是吸烟,1/3～1/2 的男性膀胱癌患者有吸烟史,而在女性膀胱癌患者中 30% 有吸烟史(Brennan et al,2001,Boffetta,2008)。与非吸烟者相比,吸烟者患膀胱癌的相对风险为 2.77(Gandini et al,2008)。其他外部风险因素在上面的病因学部分中已列出。然后,这些外部环境因素导致遗传和表观遗传不稳定,最终导致尿路上皮癌的形成。**部分或全部染色体 9 的缺失很可能是低恶性潜能 NMIBC 中最早发现的突变**(Obermann et al,2003)。9p21 存在已知的肿瘤抑制基因,其是 *RB* 的负调节物(Berggren et al,2003)。**在 75% 的低恶性潜能 NMIBC 中突变的另一个遗传异常是 FGFR-3**(Billerey et al,2001;Gomez-Roman et al,2005)。高恶性潜能 NMIBC 很可能与肿瘤抑制基因如 *TP53* 和 *RB* 的缺失相关(Chatterjee,2004a;George et al,2007;Sanchez-Carbayo et al,2007)。由于常见遗传不稳定性的存在,高级别膀胱癌中存在大量与分期进展相关的基因。正是这些通常由外部风险因素引起多个遗传突变的积累,导致尿路上皮癌的形成。

2. 复发性肿瘤

高复发率是尿路上皮癌的特点,高恶性潜能 NMIBC 复发率接近 80%。复发性肿瘤形成的两个主要理论是膀胱内局部变化效应和肿瘤种植。**使用 cDNA 表达文库,可以在远离原发肿瘤的部位,发现内镜下呈正常形态的尿路上皮中包含 CIS 中出现的遗传异常**(Dyrskjot et al,2012a)。同样,在有尿路上皮癌病史的患者中膀胱活检阴性时亦可发现与膀胱癌相关的某些尿液标志物的改变,这表明正常外观的尿路上皮也可以产生这些不同的肿瘤标志物(Keesee et al,1996;Black et al,2006)。**多灶性和肿瘤短期复发是内镜下正常外观的膀胱组织中,发现组织学异常的相关的强预测因素**。此外,当正常外观尿路上皮细胞通过局部变化效应发生复发时,与诱导阶段灌注相比,

维持卡介苗(BCG)治疗预防肿瘤复发更有效(Lamm et al,2000)。这表明治疗"非可见"肿瘤可以预防或延迟可见膀胱癌的形成。

经尿道膀胱肿瘤切除术期间的肿瘤种植已被认为是复发性肿瘤形成的可能原因(Soloway and Masters 1980;Pode et al,1986)。在肿瘤接种和烧灼后立即进行膀胱内灌注治疗,显著降低了低级别尿路上皮患者的肿瘤种植率,从而支持肿瘤种植作为肿瘤复发的原因(Kurth et al,2000;Sylvester et al,2004)。

3. 血管淋巴管侵犯

注定要转移的尿路上皮癌中发生的关键表型变化是侵入血管淋巴系统的能力,在大约 25% 的浸润性尿路上皮癌中可见血管淋巴管侵犯(Kunju et al,2008)。**血管淋巴管侵犯是预后不良的征兆,淋巴结疾病风险为 40%,血管淋巴管侵犯是总生存和癌症特异性生存的独立预测因子**(Abdel-Latif et al,2004;Lotan et al,2005)。经尿道膀胱肿瘤切除术可以检测到 65% 的最终经根治性膀胱切除术标本确诊的血管淋巴管浸润。与肿瘤回缩伪影相比,使用具有免疫组织化学的 CD-31 和 CD-34 单克隆抗体来准确鉴定血管浸润至关重要(Lotan et al,2005;Kunju et al,2008)。

4. 佩吉特病样(Pagetoid)扩散

当癌细胞在一层正常外观的尿路上皮下生长时,就会出现佩吉特病样扩散(Lopez-Beltran et al,2002)(图 14-6)。佩吉特病样扩散主要见于尿路上皮细胞发生 CIS 时,并于 1952 年由 Melicow 和 Hollowell 首次描述。检测到佩吉特病样扩散是比较困难的,因为它发生在大约 15% 的含有 CIS 的膀胱中,并且在具有乳头状高度恶性潜能的 NMIBC 患者中降低至 11%(Orozco et al,1993;McKenney et al,2001)。前列腺尿道和远端输尿管可能发生尿路上皮癌的佩吉特病样扩散。这在经过重复剂量的膀胱内灌注治疗后更常见,因此在评估尿细胞学阳性和内镜下正常外表的膀胱的患者时,需要对正常外观的前列腺尿路上皮进行活检(Wood et al,1989a,1989b)。

5. 直接扩展

肿瘤直接延伸到基底膜,结缔组织及最终的血管淋巴管系统是由遗传和表观遗传变化引起的,这些变化产生的物质赋予肿瘤细胞侵入上述

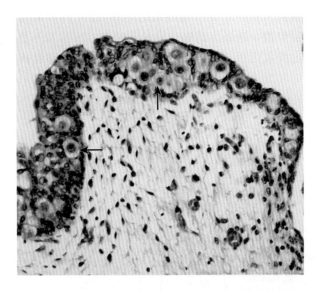

图 14-6 原位癌(CIS)的佩吉特样扩散。大的,苍白样的尿路上皮 CIS 恶性肿瘤细胞(箭头所示)呈单个细胞在正常上皮内或下扩散

组织的能力。这些物质包括胶原酶、运动和生长因子,以及细胞黏附分子。

细胞外基质中存在许多促进肿瘤生长的运动和生长因子。上皮素蛋白可能作为自分泌生长因子在膀胱癌的发生和发展过程中发挥关键作用,研究表明,上皮素蛋白可能是膀胱肿瘤诊断和预后的新型生物标志物(Lovat et al,2009)。癌细胞迁移和侵入细胞外基质的能力是肿瘤转移的关键步骤。其他与膀胱癌侵袭相关的生长因子包括表皮生长因子(EGF)、转化生长因子-α、肝素结合生长因子和胰岛素样生长因子(IGF)(Theodorescu et al,1998)。细胞黏附分子对细胞-细胞间连接的完整性和细胞生长的抑制至关重要。与浸润性尿路上皮癌相关的细胞黏附分子包括 E-钙黏蛋白、整联蛋白、CD-44 和 NCD-44(Kashibuchi et al,2007)。

6. 预后因素

膀胱癌中存在遗传、病理和表型变化,这些变化是较差癌症特异性存活率的特征。**总体遗传不稳定性是浸润性尿路上皮癌的标志,但** *TP53*、*RB* **和** *PTEN* **的特异性改变预示预后较差**(Chatterjee et al,2004b)。Wang 及其同事(2009)开发了一种基因表达特征,可以准确地鉴别低风险和高风险的非浸润性与浸润性膀胱癌。他们甚至能够在类似的病理分期肿瘤中进行上述

风险鉴别。然而,尽管在尿路上皮癌的遗传学方面取得了重大进展,但原发肿瘤的分期和分级仍然是生存的最好预测因子。分级表示细胞的生长潜力,分期描述了癌症的范围和侵袭能力。高级别肿瘤发生侵袭转移是由于血管淋巴管侵袭导致的微转移疾病引起的结局。增殖标志物,如 MIB-1 和 PCNA,在高级别伴预后差的肿瘤中发现(Lopez-Beltran and Cheng,2003)。通过 MIB-1 染色所见,细胞周期调节剂(例如细胞周期蛋白、TP53 和 TP27)的改变导致增殖增加。最终,通过综合评价分期、分级和分子标记物,将极大地改善尿路上皮癌的预后判断,并且希望借此提供新的治疗靶点。

> **要点:起源、复发和侵袭**
> - 原发性尿路上皮癌是一种环境引起的肿瘤,其复发是由于正常外观的尿路上皮内出现持续的遗传突变。
> - 复发性尿路上皮肿瘤是通过两种方式发生的:一种是通过激活因环境因素而具有一定的遗传不稳定性的新生正常细胞发生;另一种是在经尿道肿瘤切除术中发生肿瘤播散。
> - 遗传变化的累积导致细胞增殖、细胞-细胞黏附的丧失和浸润。
> - 浸润深度和肿瘤分级是尿路上皮癌的最佳预后决定因素,但分子标志物检测可能会纳入未来的分期模式。

(八)分子生物学

体细胞突变比种系突变更常见,如果发生种系突变,它们与特定类型的癌症如 von Hippel-Lindau 病相关。表观遗传的改变,如启动子甲基化或蛋白质降解,可以抑制参与膀胱癌形成基因功能,促进或导致上述体细胞和种系遗传变化造成的表型改变(Wolff et al,2005)。

在尿路上皮肿瘤发展的每个阶段,可以发生特定的遗传变化(Cordon-Cardo et al,2000;Simon,2004;Cordon-Cardo,2008)。**传统上,尿路上皮癌形成有两种途径:正常的尿路上皮至低级别非浸润性疾病,以及正常的尿路上皮至 CIS 和随后的肌层浸润性疾病。提议的第三种途径涉及**

正常的尿路上皮至增生或发育不良至高级别乳头状癌和随后的肌层浸润性疾病(图14-7)。具有额外遗传改变的低级别乳头状癌可发展为高级别乳头状疾病和随后的肌层浸润性疾病,但高级别肿瘤很少发生变异降级为低级别癌症。通常,低级别乳头状肿瘤具有基因组稳定性,这允许肿瘤复发但很少进展。高级别乳头状癌和CIS具有不稳定的基因组,更容易允许肌层浸润性或转移性疾病所需的其他遗传改变(Spruck et al,1994;Knowles,2006;Lindgren et al,2006)。

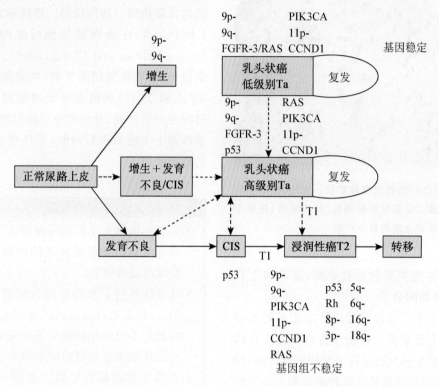

图14-7 尿路上皮癌形成的发病机制(From Knowles MA. Bladder cancer subtypes defined by genomic alterations. Scand J Urol Nephrol Suppl 2008;218:116-30.)

作为低级别非肌层浸润性疾病标志的遗传改变,是*FGFR-3*的改变与染色体区域**9p**和**9q**的缺失。高级别浸润性疾病的*FGFR-3*突变不常见,但*TP53*突变率高达60%。具有*FGFR-3*和*TP53*突变的非浸润性肿瘤是罕见的,这类肿瘤通过所谓的第三途径即形成乳头状肿瘤而进展为浸润性疾病,而非通过CIS进展为无蒂的T1肿瘤再发展为浸润性疾病(Knowles,2006;van der Kwast,2008)。在非浸润性和浸润性膀胱癌中发生的遗传变化分别列于表14-4和表14-5中。

正常的尿路上皮通过激活原癌基因转变为低级别乳头状癌,导致表型变化,组织学上称为乳头状瘤、PUNLMP、增生和低级别尿路上皮癌。乳头状瘤缺乏遗传改变并且没有*FGFR-3*突变,借此将这种生长模式与低级别尿路上皮癌区分开来,故乳头状瘤可能不是癌症的前期病变(Knowles,2006)。相反,PUNLMP确实含有与低级尿路上皮癌相同的遗传突变,具有与低级别尿路上皮癌相似的增殖率,故其可能是低级别尿路上皮癌的前期病变。因此,没有明确的DNA标记物可以区分PUNLMP和低级别膀胱癌(Dyrskjot et al,2012a)。尿路上皮增生被认为是低级别膀胱癌的前期病变,最常见的遗传缺失是染色体9,这最可能是低级别尿路上皮癌形成中最早的突变(Obermann et al,2003)。多种肿瘤抑制基因存在于区域9p和9q上。在9p21,*CDKN2A*编码TP16(INK4A),它是*RB*的负调节因子,而*TP14ARF*是*TP53*的负调节因子(Berggren et al,2003)。此外,*CDKN2B*位于9p21并编码TP15。位于9q的哪些基因发生缺失仍不明确。

PTCH 位于 9q22、*DBC1* 和 *TSC1* 位于 9q33-34（Aboulkassim et al,2003；Adachi et al,2003）。9 号染色体上的多基因缺失累积导致低级别尿路上皮瘤形成。侵袭性标记在低级别乳头状癌中罕见，例如染色体 17p、2q、4 或 11p 的丢失（Cordon-Cardo,2008）。

表 14-4　Ta 膀胱肿瘤中的遗传变异

基因（细胞遗传定位）	突变	频率
癌基因		
HRAS（11p15）/*NRAS*（1p13）/*KRAS2*（12p12）	激活突变	15％
FGFR-3（4p16）	激活突变	60％～80％
CCND1（11q13）	扩增,过表达	10％～20％
PIK3CA（3q26）	激活突变	25％ PUNLMP；16％ Ta
MDM2（12q13）	过表达	大约30％过表达
抑癌基因		
CDKN2A（9P21）	纯合缺失,甲基化,突变	纯合缺失 20％～30％；杂合缺失约 60％
PTCH（9q22）	缺失,突变	杂合缺失约 60％；低突变频率
DBCI（9q32-33）	缺失,甲基化	杂合缺失约 60％
TSCI（9q34）	缺失,突变	杂合缺失约 60％；突变约 12％
DNA 拷贝数变化；靶基因 未知*		
2q	缺失	10％
8p	缺失	16％
9p	缺失	36％～47％
9q	缺失	44％～66％
10p	缺失	20％
10q	缺失	20％
11p	缺失,杂合缺失	10％～24％
13q	缺失	17％
17q	缺失	15％
18q	缺失	13％
Y	缺失	24％～28％
1q	获得	11％～14％
17q	获得	14％
20q	获得	13％～17％
8p12	扩增	偶尔
11q13（including *CCND1*）	扩增	偶尔

* 基因组杂交分析比较

From Knowles MA. Bladder cancer subtypes defined by genomic alterations. Scand J Urol Nephrol Suppl 2008；218：116-30.

表 14-5　浸润性(T2 或更高)膀胱肿瘤中遗传变异

基因(细胞遗传定位)	突变	频率
癌基因		
HRAS(11p15)/*NRAS* (1p13)/*KRAS*2(12p12)	激活突变	10%～15%
FGFR-3(4p16)	激活突变	0%～34%
ERBB2(17q)	扩增,过表达	扩增 10%～14%
CCND1(11q13)	扩增,过表达	10%～20%
MDM2(12q13)	扩增,过表达	扩增 4%
E2F3(6p22)	扩增,过表达	扩增 9%～11%(T1 以上)
抑癌基因		
CDKN2A(9P21)	纯合缺失,甲基化,突变	纯合缺失 20%～30%;杂合缺失约 60%
PTCH(9q22)	缺失,突变	杂合缺失约 60%;低突变频率
DBCI(9q32-33)	缺失,甲基化	杂合缺失约 60%
TSCI(9q34)	缺失,突变	杂合缺失约 60%;突变约 12%
PTEN(10q23)	纯合缺失,突变	杂合缺失 30%～35%;突变 17%
RB1(13q14)	缺失	37%
TP53(17p13)	缺失,突变	70%
DNA 拷贝数变化;靶基因未知*		
2q	缺失	12%
5q	缺失	15%～24%
6q	缺失	15%～28%
8p	缺失	29%～34%
9p	缺失	21%～30%
9q	缺失	17%
10q	缺失	16%～21%
11p	缺失	18%～24%
11q	缺失	22%
13q	缺失	19%
15q	缺失	13%
16q	缺失	15%
17q	缺失	17%～24%
18q	缺失	16%～17%
Y	缺失	21%
1q	获得	17%～33%
3q	获得	18%
5p	获得	24%～37%
7p	获得	20%
8q	获得	23%～34%
10p	获得	12%
17q	获得	30%
20p	获得	21%

（续　表）

基因（细胞遗传定位）	突变	频率
20q	获得	26%～28%
1q22	扩增	<5%
3p24	扩增	<5%
6p22	扩增	5%～10%
8p12	扩增	<5%
8q21-22 and q24	扩增	<5%
10p13-14	扩增	<5%
12q15	扩增	<5%
17q21	扩增	<5%
20q13	扩增	<5%

From Knowles MA. Bladder cancer subtypes defined by genomic alterations. Scand J Urol Nephrol Suppl 2008;218: 116-30.

FGFR-3 与表皮生长因子受体（EGFR）有关，其在低级别癌症中不发生突变，但在低级别或高级别尿路上皮癌中可过表达。FGFR-3 是一种酪氨酸激酶，可促进膀胱细胞生长，并且在高达 75% 的非浸润性低级别恶性肿瘤中发生突变（Gomez-Roman et al,2005）。FGFR-3 突变见于 CIS 和肌层浸润性疾病，但其突变程度要小得多，促使肿瘤形成的重叠性质，其中多种遗传改变注定会导致非浸润性或浸润性疾病。值得注意的是，FGFR-3 突变也存在于脂溢性角化病中，这是一种良性乳头状皮肤疣，可以多发、复发，但不会浸润（Logie et al,2005）。FGFR-3mRNA 在非浸润性疾病中过表达达 8 倍，在肌层浸润性疾病中过表达高达 4 倍。正常尿路上皮不产生 FGFR-3 蛋白，但超过 71% 的非浸润性膀胱癌对 FGFR-3 受体呈免疫阳性反应（Billerey et al, 2001）。由于正常组织和癌组织之间 FGFR-3 的差异表达，它可能是一种治疗靶点（Knowles, 2008b）。FGRF-3 和 HRAS 突变是相互排斥的，因为它们处于相同的 RAS-MEK-ERK 途径中。FGFR-3 的突变引起 FGFR-3 受体的组成性激活，从而通过 MAPK 途径传递信号（Cordon-Cardo,2008;Knowles,2008b）。FGFR-3 和 TP53 突变实际上也是相互排斥的，但不是因为共同的信号传导途径。目前尚不清楚为什么这两种突变是相互排斥的，但它明确表明尿路上皮癌形成是通过不同途径完成的（Bakkar et al,2003）。

RAS 基因是最初在 T24 膀胱癌细胞系中鉴定的，它是转化癌基因家族成员之一（McBride et al,1982）。最常见的 HRAS 激活位点是密码子 12、13、59 和 61 中的突变，其激活导致酶活性增加。**HRAS 突变发生在 40% 的尿路上皮癌中，密码子 12 的突变最常见**（Czerniak et al,1992）。PIK3CA 中的点突变在 10% 的非浸润性膀胱癌中发现，并且在 PTEN 途径中发挥关键作用（Cairns et al,1998）。FGFR-3 和 PIK3CA 在相近的通路中一起发挥作用，因此两种突变通常在相同的肿瘤中观察到。9q 上的缺失激活肿瘤抑制基因 TSCI、PTCH 和 DBC1（Hornigold et al, 1999;Louhelainen et al,2006）。

正常尿路上皮向高级别浸润性膀胱癌的转变，是从发育异常到 CIS、再到浸润性疾病的连续统一过程。**正常尿路上皮向发育异常的转变在 75% 的病例中与 9 号染色体缺失有关，在 50% 的病例中与 TP53 异常积聚有关，在所有病例中均与细胞生长的增加有关**（Mallofre et al,2003）。随后 CIS 的遗传突变很可能是肿瘤抑制基因的缺失而不是癌基因的激活，而 TP53 的突变是高级别疾病的主要标志（George et al,2007;Sanchez-Carbayo et al,2007）。TP53 位于染色体上 17p 并控制多种凋亡相关基因的表达。TP53 核蛋白过表达和 TP53 基因突变发生在约 80% 的包括 CIS 在内的高级别肿瘤中。**原发性 CIS,被定义为与乳头状或浸润性病变无关的 CIS,具有 TP53 过**

度表达但缺乏染色体 9 的缺失。继发 CIS 却不同,其与乳头状病变相关,可有 9 号染色体的改变,并且具有与相邻乳头状肿瘤相似的分子表达谱,从而表明从扁平 CIS 到浸润性疾病和增生到乳头状高级别疾病,再到肌层浸润性疾病具有重叠通路(Hopman et al,2002)。此外,继发 CIS 中相同表达特征可以在同一膀胱中形态正常的尿路上皮的活检标本中表达(Dyrskjot et al,2004)。视网膜母细胞瘤基因(RB)编码 110kD 的核磷酸蛋白,其作为细胞周期负调因子起作用(Chatterjee et al,2004a,2004b)。不可检测的 RB 蛋白水平可能是通过调控 E2F 基因途径,与预后不良和肿瘤生长加快有关。在晚期尿路上皮癌和 CIS 中可观察到 PTEN 表达降低。PTEN 基因突变是晚期癌症存活的独立预测因子,PTEN 和 TP53 突变与侵袭性肿瘤生长相关(Puzio-Kuter et al,2009)。

非浸润性和浸润性高级别病变之间遗传改变的不同是浸润所需基因的改变而不是增殖所需基因的改变。T1 疾病中最早的变化是 3p、5q、6q、11p、16q 和 18q 的缺失(Cordon-Cardo,2008)。TP53、RB 和 PTEN 途径的突变是浸润性疾病的标志,并且所有三种途径的组合改变提示预后更差(Chatterjee et al,2004a,2004b)。最后,在肌层浸润性疾病到转移性疾病过程中观察到的一般的遗传不稳定性,很难准确鉴别与上述进展相关的特定基因(Knowles,2008a)。

许多研究人员正在利用尿路上皮癌中发现的遗传变化,通过分子分期来确定小直径非浸润性癌症的恶性潜能(van der Kwast,2008)。通过形成 cDNA 表达文库,80% 的 Ta 期尿路上皮癌通过其遗传谱进行了准确分期。在通过遗传分析错误地归类为 T1 或 T2 的 20% 的 Ta 肿瘤中,大多数具有比正确分期的 Ta 肿瘤更差的预后(Dyrskjot et al,2003;Blaveri et al,2005;Dyrskjot et al,2012b)。包含 CIS 中 16 个基因的表达芯片已被开发用于区分 CIS 与正常膀胱尿路上皮,其敏感度为 80%,特异性为 68%。遗憾的是,CIS 的基因异常可见于正常的尿路上皮,这也证实了膀胱癌中发现的场链效应(Dyrskjot et al,2012b)。如前所述,将非浸润性疾病与浸润性疾病分开的主要遗传变化,包括高 FGFR-3 和低 TP53 突变

率及一般遗传稳定性。T1 疾病具有低 FGFR-3 和高 TP53 突变率并且有 17p、13q 和 8p 缺失(Knowles,2008a)。许多这些遗传变化不一定与侵袭潜力有关,而是反映了 Ta 和 T1 疾病中包含不同肿瘤分级。通过遗传分析鉴别 T1 和 T2 疾病更加困难,因为遗传不稳定性总体加剧,并且两者都是高级别肿瘤。然而,T2 肿瘤具有更频繁的染色体 6、10p 和 22 的等位基因失衡(Koed et al,2005)。最后,通过细胞外基质金属蛋白酶诱导因子(EMMPRIN)和存活素基因的 cDNA 分析,可以预测 T2 期肿瘤的化疗反应,但需要进一步的前瞻性研究(Als et al,2007)。细胞周期调控(TP53)、血管生成(NRP2)和转移抑制因子(RhoGDI2)中遗传变化的积累,最终导致高级别尿路上皮癌的高度恶性表型(Aaboe et al,2006)。几乎可以肯定的是,这些侵袭性疾病的遗传特征将应用于预后评估和治疗。Wang 及其同事(2009)开发了一种多重定量聚合酶链反应(PCR)检测方法,可准确地将 Ta,T1 和 T2 膀胱癌分为高风险和低风险组。应用 57 个基因 mRNA 表达谱,高风险组在每个病理组中两年后都具有更大的分期进展。需要一项前瞻性的多机构研究来证实这些结果,但毫无疑问可能预示着一种新的分期方法。

1. 尿路上皮癌的检测

85% 的新诊断膀胱肿瘤患者的主要症状是无痛性肉眼血尿,几乎所有患者均出现显微镜血尿(Khadra et al,2000;Alishahi et al,2002;Wallard et al,2006)。血尿通常是间歇性的,可能与 Valsalva 动作有关;因此,即使随后的尿液分析结果为阴性,也应评估肉眼血尿发作的原因。50% 患有肉眼血尿的患者将有明显的原因,20% 患有泌尿系统恶性肿瘤,12% 患有膀胱肿瘤(Khadra et al,2000)。复发性肉眼或镜下血尿患者在获得全面阴性的评估后,6 年内发生恶性肿瘤的风险几乎为零(Khadra et al,2000)。在建议对复发性血尿患者进行重复评估时应考虑这一点。

对膀胱癌的血尿的充分评估包括膀胱镜、尿细胞学、上尿路成像[主要是腹部和骨盆的计算机断层扫描(CT)扫描]和前列腺特异性抗原(PSA)血液测试。10% 的复发性肉眼血尿患者会患前列腺癌,所以建议进行 PSA 血液检查(Mishriki et al,2008)。镜下血尿通常无症状,患泌尿系恶性肿瘤的风险为 5.4%,患膀胱癌的风险为 4.1%(Mishriki et al,2008)。对于镜下血尿病因评估阴性的患者,84.5% 的患者从未复发过,而那些复发性镜下血尿的患者,随访 13 年内均无泌尿系恶性肿瘤(Mishriki et al,2008)。**AUA 指南建议评估包括膀胱镜检查、上尿路成像和尿细胞学检查**(Grossfeld et al,2001)。指南建议对低风险的镜下血尿患者进行再次评估,但建议对高危患者每 6 个月进行尿液分析、细胞学检查和血压的评估(以检测肾疾病)。

膀胱癌的主要诊断测试是膀胱镜检查和组织活检。白光膀胱镜检查(WLC)是金标准;软性膀胱镜检查与硬性内镜检查一样可靠(Grossfeld et al,2001),对乳头状肿瘤具有极好的敏感度和特异性,但对 CIS 的检测相对较差。用卟啉染料进行膀胱镜检查(通常称为蓝光膀胱镜检查)在 CIS 的检测中可能更敏感(Fradet et al,2007;Grossman et al,2007)。**卟啉诱导的荧光膀胱镜检查使用光敏卟啉,如六氨基乙酰丙酸盐,其优先在肿瘤组织中积聚,在蓝色波长光下发出红色荧光。这可以改善小乳头状病变和 CIS 的检测。**评估已知或疑似肿瘤患者的 WLC 和蓝光膀胱镜检查的 3 期试验已完成(Grossman et al,2007)。蓝光膀胱镜可检测到 58% 的 CIS,而 WLC 为 15%。然而,在患者水平,蓝光的灵敏度为 87%,白光的灵敏度为 83%。蓝光膀胱镜检查的假阳性率为 39%(Fradet et al,2007)。蓝光膀胱镜检查对膀胱癌检测的真正影响尚不清楚,需要进一步的研究来确定其确切的临床作用。

窄带成像(NBI)是一种内镜光学图像增强技术,可在不使用染料的情况下增强黏膜表面和微血管结构之间的对比度。穿透到膀胱壁的光的深度随着波长的增加而增加。NBI 用蓝色(415nm)和绿色(540nm)光谱中的窄带宽光照射黏膜表面,这些光被血红蛋白强烈吸收。因此,血管结构在粉红色或白色黏膜背景下呈现深棕色或绿色。商用系统集成了 NBI 和 WLC,只需按一下按钮即可激活 NBI 波长。Herr 和 Donat(2008)对 427 例有 NMIBC 病史的连续患者进行了白光和 NBI 膀胱镜检查。**在 103 例肿瘤复发患者中,56% 的患者使用 NBI 发现了 WLC 未发现的其他肿瘤,在 12% 的患者中,复发性肿瘤仅被 NBI 发现。对于 WLC 和 NBI 膀胱镜检查,总体敏感度分别为 87% 和 100%,总体特异性分别为 85% 和 82%。**最近的一项研究表明,NBI 可以比尿液细胞学或 WLC 更准确地检测到 BCG 治疗后的肿瘤复发,而且 NBI 可以避免 BCG 治疗后膀胱的随机活检(Herr and Donat,2008)。22 例 BCG 治疗后肿瘤复发的患者中有 21 例被 NBI 检测到,但另有 10 例患者出现假阳性 NBI,导致不必要的活检。因为 NBI 和 WLC 是由同一个泌尿科医师进行的,观察偏倚可能会使这些结果发生偏差。

建议随机膀胱活检以检测内镜下正常尿路上皮内不明 CIS 或小乳头状肿瘤。总体而言,已知或疑似膀胱肿瘤患者的随机活组织检查样本中 CIS 或小乳头状肿瘤的检出率为 2.5%(Fradet et al,2007)。对于同时发生多种膀胱肿瘤的患者,随机活检将在多达 23% 的病例中检测到发育异常或 CIS(Mufti and Singh,1992)。**在高风险个体中,例如给予后期膀胱灌注治疗的患者或具有阳性细胞学但内镜检查阴性的患者,进行随机活组织检查是合理的。**尿液细胞学,由 Papanicolaou 于 1945 年首次引入,评估与膀胱癌相关的形态学变化,并且相较其他标记物,尿液细胞学是金标准尿标记物(Papanicolaou and Marshall,1945)。总体而言,细胞学检测膀胱癌的敏感度和特异性分别为 40%~62% 和 94%~100%(van Rhijn et al,2005;Volpe et al,2008)。尽管存在内镜不可见肿瘤的情况,阳性尿细胞学实际上等同膀胱肿瘤的诊断。尿细胞学的敏感度和特异性取决于细胞病理学家、评估的样本数量及肿瘤的分期和分级(Volpe et al,2008)。膀胱镜检查期间的仪器尿液可以提高敏感性和特异性,但需要有创性操作(Badalament et al,1987)。非典型细胞学患者中有 15% 虽具有潜在的恶性肿瘤,但未被诊断(Novicki et al,1998)。因此,具有非典型细胞学的患者需要更频繁的评估或重复随机膀胱活组织检查。

2. 尿路上皮癌的尿液标记物

van Rhijn 及其同事(2005)进行了一项系统的文献综述,评估仅用于监测的尿液标记物研究,所纳入的标记物均已在两个独立机构发表的至少两项研究中获得评估(表 14-6)。我们将讨论具有至少 70% 灵敏度和特异性的标记物,以及可能的未来重要的新标记物。在无活动性肿瘤或低级别癌症患者中进行监测评估时,这些检测的敏感度和特异性较低(van Rhijn et al,2005;Zwarthoff,2008)。

表 14-6 尿液标志物检测尿路上皮癌的敏感度和特异性

标志物	中位敏感度(%)	范围(最小%－最大%)	中位特异性(%)	范围(最小%－最大%)
BTA stat	70	24～89	75	52～93
BTA TRAK	69	57～79	65	48～95
NMP22	73	47～100	80	56～95
FDP	61	52～81	79	75～96
ImmunoCyt	83	50～100	80	69～90
Cytometry	60	45～83	80	36～87
Quanticyt	59	45～69	79	70～93
Hb-dipstick	52	41～95	82	68～93
Lewis X	83	80～89	85	80～86
FISH	84	73～92	95	92～100
Telomerase	75	7～100	86	24～93
Microsatellite	91	83～95	94	89～100
CYFRA 21.1	94	74～99	86	67～100
UBC	78	66～87	91	80～97
Cytokeratin 20	91	82～96	84	67～97
BTA	50	28～80	86	66～95
TPS	72	64～88	78	55～95
Cytology	48	31～100	94	62～100

From van Rhijn BW,van der Poel HG,van der Kwast TH. Urine markers for bladder cancer surveillance:a systematic review. Eur Urol 2005;47(6):736-48.

NMP-22 是一种核基质蛋白,用于形成细胞核。NMP-22 流入尿液,其在膀胱癌患者尿液中浓度比非癌症对照组高 20 倍(Keesee et al,1996)。膀胱癌检测有多种 NMP-22 界限值,但通常使用 10U/ml 来限定癌症和非癌症患者(Soloway,1996;Grossman et al,2006)。5U/ml 的较低限定值提高了灵敏度,但显著降低了特异性。界限值水平似乎与疾病的分期或分级无关。NMP-22 的假阳性见于患有活动性尿路感染或严重血尿的患者(Atsu et al,2002)。Grossman 及其同事(2006)报道了一项大型多机构研究,评估了使用 NMP-22 作为标记物的有效性。**使用 10U/ml 的截断水平,检测尿路上皮癌的总体敏感度和特异性,分别为 49% 和 87%。**Ta、T1 和 T2 肿瘤的敏感度分别为 36%,65% 和 88%。膀胱镜检查和 NMP-22 联合检测出本研究中 103 例肿瘤患者中的 102 例,仅有一例未被检出。NMP-22 在 WLC 遗漏的 9 个肿瘤中找到了 8 个。在大约 10% 的患者中,NMP-22 似乎是 WLC 的辅助手段。

除了偶见的伞形细胞外,Lewis 血型抗原 X 通常不存在于成人的尿路细胞中(Sheinfeld et al,1990)。膀胱癌中 Lewis X 的表达增加,并且与分泌者状态、分级和分期无关。Lewis X 应用于膀胱癌检测的敏感度和特异性分别为 75% 和 85%。到目前为止,还没有商业化的检测试剂盒。CK 20 和 CYFRA 21.1 是细胞骨架蛋白的片段,可通过检测其蛋白质或 mRNA 而在膀胱癌患者的尿液中检出(Ramos et al,2003)。CK 20 的敏感度和特异性分别为 85% 和 76%。最近一项入组 446 例患者的多中心研究评估 CYFRA 21.1 的作用,当截止值为 4ng/ml,其敏感度和特异性分别为 43% 和 68%(Fernandez-Gonzalez et al,2008)。不幸的是,在 4ng/ml 截止值下没有发现 Ta 肿瘤。将 CYFRA 21.1 截止值降低至 1.5ng/ml 可将 Ta 检测率提高至 33%,但特异性降至不可接受的 43%。因此,目前 CYFRA 21.1 的检测形式表明其不是有用的标记物,或者至少不适用于低等级疾病。

FISH 识别与核内染色体结合的荧光标记的 DNA 探针。**目前市售的探针评估染色体 3,7 和 17 的非整倍性及 9p 21 的纯合性丢失**(Zwarthoff,2008)。FISH 分析的中位敏感性和特异性分别为 79% 和 70%(van Rhijn et al,2005)。最近对 250 例患者进行的一项前瞻性研究评估了 FISH 分析在识别复发性尿路癌中的作用(Yoder et al,2007)。FISH 检测到 39 例肿瘤中的 25 例,并且在 56 例最初阳性 FISH 测试结果的患者中发现 35 例肿瘤患者随后发生复发。作者认为这是一个预期的发现。Moonen 及其同事(2007)的另一项研究评估了 105 例尿路上皮癌患者。Ta、T1 和 T2 肿瘤的敏感度分别为 26.7%、60% 和 50%。这些较低的敏感度结果得到了证实(Gudjonsson et al,2008)。**FISH 分析似乎对于高级别疾病是适度有用的,并且可能预测新的肿瘤形成;然而,由于非浸润性膀胱癌易复发,很难判断 FISH 试验是否可以鉴别正常外观的尿路上皮中存在染色体异常,或者是否产生假阳性结果。**多种标记物可用于鉴定染色体中存在的短 DNA 重复序列,这些重复序列在某些肿瘤细胞中丢失。微卫星分析扩增了高度多态性的基因组中的这些重复序列,并且 PCR 扩增可以通过比较同一个体的尿标本和血液标本的肿瘤 DNA 中等位基因的峰值比率来检测肿瘤相关的杂合性丢失(Wang et al,1997)。**微卫星分析检测尿路上皮癌的敏感度和特异性分别为 72% ～ 97% 和 80% ～ 100%**(Wang et al,1997)。一项欧洲研究评估了尿液样本中的微卫星分析,用于检测低恶性潜能的非肌层浸润性尿路上皮癌(van der Aa et al,2009)。他们报道的敏感度和特异性分别为 58% 和 72%。微卫星分析仅遗漏了一例 T1 高级尿路上皮癌。**值得注意的是,如果微卫星分**析持续阳性,则 2 年复发率为 83%,但如果分析持续阴性,则只有 22% 的患者肿瘤复发。希望测试的标准化将不通过血液样本进行分析,这将显著提高患者的接受度。

未甲基化状态的 CpG 二核苷酸岛聚集在启动子周围以允许基因表达(Knowles,2007)。**CpG 岛的甲基化可以关闭启动子,并且如果出错的启动子是肿瘤抑制基因的一部分,则可以形成癌症。**引起尿路上皮癌中的表观遗传变化的 CpG 岛的启动子甲基化的实例包括 *P16/CDKN2A* 基因(Gonzalez-Zulueta et al,1995)。基因甲基化检测膀胱癌的敏感度为 75%;然而,甲基化的 CpG 岛可以在老年患者的正常尿路上皮细胞中出现(Yates et al,2006)。在 75% 的 NMIBC 中发现 *FGFR-3* 点突变,特别是在 Ta 肿瘤中(van Rhijn et al,2004;Wolff et al,2005)。不幸的是,该基因中存在超过 11 个不同的点突变位点,因此在单个尿液样本中难以鉴定所有可能的突变。单链构象多态性可以检测到这些点突变,并且已经生产出的快照测定可以快速鉴定 *FGFR-3* 突变(van Oers et al,2005)。尿液样品表面增强激光解吸电离(SELDI)质谱分析检测膀胱癌的敏感度和特异性分别为 50% 至 90% 和 60% 至 90%(Vlahou et al,2001)。肿瘤分级、患者年龄和类型分析是 SELDI 分析的干扰因素,需要进行多机构试验以确定其在鉴别尿路上皮癌中的有效性。存活素是一种抗凋亡蛋白,其在尿路上皮癌中具有高表达(Smith et al,2001)。存活素在 10% 至 30% 的膀胱癌中被发现表达,很容易脱落到尿液中。存活素在检测尿路上皮肿瘤中的敏感度和特异性分别为 64% ～ 100% 和 87% ～ 93%(Smith et al,2001;Shariat et al,2004)。该测试可用于预测哪些患者对膀胱内灌注治疗有反应(Hausladen et al,2003)。存活素在检测晚期或高级别肿瘤方面相对较差,T2 期肿瘤的敏感度为 71%,高级别癌症的敏感度为 80%(Shariat et al,2004)。透明质酸调控细胞间通讯和细胞复制。尿路上皮癌诱导成纤维细胞产生透明质酸,其表达量与疾病分期相关。透明质酸检测膀胱癌的敏感度和特异性分别为 91% ～ 100% 和 84% ～ 90%(Pham et al,1997;Lokeshwar et al,2002)。透明质酸检测区分低级别和高级别病变的敏感度和特异性尚不清楚。端粒酶位于染色体的末端,并复制随机 DNA 重复以防止细胞死亡(Rhyu,1995)。通过端粒重复序列扩增方案(TRAP)测量端粒酶活性,并且在 80% 无分级差异的膀胱癌患者的尿液中检测到。敏感度和特异性分别为 90% 和 88%(Sanchini et al,2005)。ImmunoCyt 测试(DiagnoCure,Quebec,Canada)检测大多数膀胱癌细胞中存在的基于黏蛋白的抗原。敏感度和特异性分别为 61%~92% 和 71%~90%(Halling et al,2000;Pfister et al,2003)。

事实上,所有患者都声称膀胱镜检查时疼痛和不适。如前所述可选择的情况下,标记物研究可以免除这种疼痛。然而,患者报告称尿液标记物研究需要 90% 的敏感度来替代膀胱镜检查(Vriesema et al,2000)。主要的顾虑是依靠尿标记物会造成肿瘤漏诊。目前可用的尿液标记物都没有达到可靠的 90% 的灵敏度,因此在特定情况下,膀胱镜检查与尿液标记物的组合适用于 NMIBC 患者的监测。

要点:尿路上皮癌的检测

- 85% 的膀胱癌患者出现无痛性肉眼血尿,需要进行全面评估,包括膀胱镜检查、尿细胞学检查、CT 扫描和 PSA 血液检查。
- 镜下血尿患者需要进行全面评估,但低风险患者不需要重复评估。高危人群主要是那些有吸烟史的人,应每 6 个月进行一次评估。
- 随机膀胱活检的 WLC 是肿瘤检测的金标准,但蓝光膀胱镜检查可能是一种辅助手段。
- 有各种尿液标记可用于评估分泌的蛋白质或脱落细胞,希望通过无创方式检测膀胱癌。迄今为止,这些标记物中没有一种具有足够高的敏感度或特异性来代替膀胱镜检查。

(九)尿路上皮癌的预防和补充医学治疗

膀胱癌主要是由尿路上皮肤接触环境中的致癌物质引起的。致癌暴露与随后的膀胱癌形成之间的长时间滞后使得预防措施的测试变得困难。预防尿路上皮癌需要高度优先考虑,因为多个原因导致它是治疗最昂贵的癌症,包括大多数尿路上皮癌患者不会死于该疾病,复发率高,并且控制癌症的主要模式是多次外科手术干预(Botteman et al,2003;Siegel et al,2013)。预防癌症有三种途径:一级预防或避免,预防癌前病变的恶性转化和预防肿瘤复发。由于膀胱癌形成中没有明确的癌前病变,因此大多数研究都集中在原发性肿瘤的预防和复发性肿瘤的预防上。

戒烟是预防尿路上皮癌的主要方式。**30% 至 50% 的男性膀胱癌由于吸烟引起,并且吸烟者患膀胱癌的概率比不吸烟者高 2~6 倍**(Boffetta,2008;Freedman et al,2011)。戒烟将呈线性方式降低尿路上皮癌形成的最终风险,在不吸烟 15 年后,癌症形成的风险与从不吸烟的人相同(IARC Working Group,2004)。吸烟对膀胱癌形成的强烈影响可以准确地推测,其他不太重要的改变如饮食、微量营养素或生活方式,可能将改变膀胱癌的形成。有几项动物研究显示,限制热量的摄入可延长寿命并预防癌症(Kuska,2000)。其机制尚不清楚,但可能通过 IGF-1 介导,因为给予 IGF-1 的热量限制性小鼠的癌症形成与正常热量小鼠相似,但比没有补充 IGF-1 的热量限制小鼠更多(Dunn et al,1997)。然而,很难将这些热量限制性动物研究转化为人体环境,因为运动水平无法控制。关键似乎是低热量摄入而不是总体重,尽管两者是间接相关的。**一项随机乳腺癌研究评估了低脂肪与正常脂肪饮食的近期乳腺癌手术女性患者,患有浸润性乳腺癌的低脂饮食妇女的复发风险显著降低。**这可能是多种因素的结果,包括体重减轻、低热量摄入和较低的胰岛素水平(Chlebowski et al,2006)。水果和蔬菜摄入已经被认为可以预防包括尿路上皮癌的多种癌症,有许多前瞻性和病例对照研究评估水果和蔬菜的摄入量。大多数研究者得出模棱两可的结果,尽管仅在男性受试者中显示出膀胱癌发病率具有统计学显著性差异(Michaud et al,2000)。**一些但不是所有的研究都显示柑橘类水果、苹果、浆果和西红柿可以降低尿路上皮癌的风险**(Brinkman and Zeegers,2008)。**胡萝卜和十字花科蔬菜,特别是卷心菜、花椰菜和羽衣甘蓝,也被认为与膀胱**

癌形成呈反比关系。这些研究均未进行随机试验；因此，目前尚不清楚水果和蔬菜的摄入是否会导致更健康的生活方式而与较低尿路上皮癌形成相关，或者这些特定营养素是否对尿路上皮癌的形成有直接影响。

　　一些研究评估了维生素摄入在膀胱癌形成中的作用。没有一项大型维生素试验显示出在原发性尿路上皮癌预防方面降低风险（Grossman et al,2008）。尿路上皮癌患者的随机试验表明，BCG 加高剂量维生素可显著延长复发时间（Lamm et al,1994）。在这项关于活动性尿路上皮癌患者的随机试验中，所有患者均接受了膀胱内 BCG 灌注加上推荐的饮食许可的维生素剂量，1/2 被随机分配到高剂量维生素中，其中包括4000U 维生素 A，100mg 维生素 B_6，2000mg 每日维生素 C，400U 维生素 E 和 90mg 锌。高剂量维生素组的尿路上皮癌复发时间显著延长，5 年疾病生活率为 91%，而标准剂量维生素组为 41%（$P=0.0014$）。迄今为止，尚未进行后续试验来证实这些结果。已经提出微量营养素摄入可以降低膀胱癌的风险。

　　尿生成理论表明，高液体摄入会导致排尿更多，尿液中潜在致癌物浓度降低，从而降低尿路上皮癌的风险（Braver et al,1987）。有相互矛盾的结果显示，液体摄入与尿路上皮癌形成之间存在反比关系，而在女性中最明显（Michaud et al,2007）。对 48 000 名参与者进行的健康专业随访研究发现，仅在比较最高五分位数（>2500ml）和最低五分位数（<1300ml）时，总体液摄入量与尿路上皮癌的形成呈负相关（Michaud et al,2007）。绿茶含有多酚化合物，这些化合物是有效的抗氧化剂，特别是表没食子儿茶素-3 没食子酸酯，可抑制体外尿路上皮细胞的生长（Qin et al,2007）。一项针对 49 566 名男性和 54 774 名女性的日本大型研究评估了 15 年间吸烟、咖啡因和绿茶对尿路上皮癌形成的影响（Kurahashi et al,2009）。正如所料，吸烟与尿路上皮癌的形成密切相关。以咖啡或绿茶形式存在的咖啡因可能与尿液癌症形成有关，这种效应在女性中最为明显。咖啡因是尿路上皮癌形成的已知危险因素，咖啡因对尿路上皮癌细胞的致癌作用可能强于绿茶中的抗氧化作用（Pelucchi et al,2008）。

> **要点：预防**
> - 停止或戒烟是预防膀胱癌的最佳方法。
> - 没有明确的饮食或微量营养素计划来预防原发性膀胱癌。
> - BCG 加高剂量维生素可预防复发性膀胱癌。

（十）尿路上皮癌的组织学变异

　　膀胱尿路上皮癌先前称为膀胱移行细胞癌，因为其细胞具有分化为其他肿瘤类型的倾向，例如鳞状细胞癌、腺癌和透明细胞癌。最近，已确定尿路上皮癌的组织学变异范围更广，包括尿路上皮癌的不同生长模式、尿路上皮癌的细胞分化改变、混合细胞生长模式，以及与尿路上皮癌生长相关的异常间质反应（Lopez-Beltran,2008）。本节将讨论更常见的组织学变异。有观点认为，尿路上皮癌的变异可能与传统的尿路上皮癌相似，不会对全身化疗产生反应。尽管这些方案可能不同，特别是对于小细胞疾病，不同尿路上皮癌的化疗反应率与传统的尿路上皮癌相似（Xylinas et al,2012）。

1. 微乳头状尿路上皮癌

　　微乳头状尿路上皮癌最早报道见于 20 世纪 90 年代早期的肿瘤生长模式之一，其发生在许多器官中，包括膀胱癌、乳腺癌、肺癌和卵巢癌，通常表现为晚期（Amin et al,1994；Samaratunga and Khoo,2004）。在所有尿路上皮肿瘤的中，微乳头状尿路上皮癌发生率为 0.7%～2.2%，男女比例为 10∶1，诊断时平均年龄为 65 岁（Amin et al,1994）。由于诊断时已是晚期阶段，微乳头状尿路上皮癌患者的 5 年和 10 年总生存率分别为 51% 和 24%（Kamat et al,2007）。癌症特异性生存和总体生存率相似，表明大多数患者死于癌症（Kamat et al,2007）。微乳头状尿路上皮癌的组织学特征类似于卵巢的乳头状浆液性癌，缺乏血管茎的微乳头状肿瘤的浸润簇形成细丝状突（图 14-8）。在 80% 的病例中，微乳头状尿路上皮癌与传统尿路上皮癌相关（Lopez-Beltran and Cheng,2006）。即使在非肌层浸润性疾病中，血管淋巴管浸润也很常见，强烈表明这种癌症具有高侵袭性。从 NMIBC 到肌层浸润性膀胱癌的高进展率接近

70%,尽管治疗仍具有较高的后期转移率(Johansson et al,1999;Kamat et al,2007)。对于各期微乳头状尿路上皮癌,最有效的治疗方法是手术切除。除非肿瘤完全切除,否则经尿道电切术和BCG治疗无效(Kamat et al,2007)。**与卵巢癌一样,新辅助化疗在微乳头状尿路上皮癌中似乎没有效果**(Bristow et al,2002;Kamat et al,2007)。与即刻膀胱切除术相比,新辅助化疗实际上可能延迟治疗而恶化生存。即使在最好的情况下,非肌层浸润性微乳头状膀胱癌行即刻膀胱切除术后的癌症特异性存活率为72%,而经尿道膀胱肿瘤切除术和BCG灌注后,在进展时再接受膀胱切除术的患者为60%(Kamat et al,2007)。最好的结果发生在那些在膀胱切除术时没有残留微乳头状肿瘤的患者,这表明完全切除肿瘤是关键的过程。尽管进行了化疗和手术切除,局部晚期疾病患者预后仍较差,4年癌症特异性生存率低于22%。没有特定与微乳头状尿路上皮癌相关的分子标记物;然而,这些肿瘤对上皮细胞膜抗原和细胞角蛋白7、20和34具有免疫反应性(Samaratunga and Khoo,2004)。微乳头状尿路上皮癌表现为晚期时,不到9%的患者为非浸润性疾病,超过50%为肌层浸润性、淋巴结转移或转移性疾病(Kamat et al,2007)。

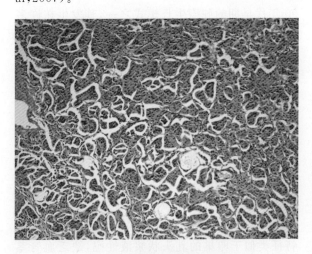

图 14-8 微乳头状尿路上皮癌

2. 巢状变异型尿路上皮癌

巢状变异型尿路上皮癌是一种罕见但具有侵袭性的癌症,其男女比例为6:1,可与良性病变混淆,如固有层中的 von Brunn 巢、囊性膀胱炎和内翻乳头状瘤(Holmang et al,2001)。巢状变异型尿路上皮癌中几乎没有核异型,但肿瘤细胞通常包含具有大核和有丝分裂数的区域(图14-9)。尽管进行了积极的治疗,巢状变异型尿路上皮癌的死亡率仍然很高,70%的患者在3年内死于疾病(Terada,2012)。

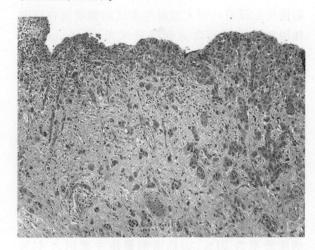

图 14-9 尿路上皮癌巢状变异

3. 尿路上皮癌透明细胞变异

70%的尿路上皮癌在肿瘤内有明显的透明细胞灶(Lopez-Beltran and Cheng,2006)。这些透明细胞含有富含糖原的空泡,可能与肾转移性透明细胞癌相混淆;然而,透明细胞变异并不预示尿路上皮癌的预后明显更差(图14-10)。

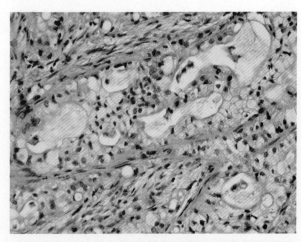

图 14-10 膀胱透明细胞腺癌。浸润性腺癌,显示腺泡、巢和浸润的单细胞,浸润细胞主要由具有透明细胞质的细胞构成

4. 腺体或腺癌分化

混合肿瘤分化最常见的是鳞状细胞癌,但腺体分化仅发生在 6% 的尿路上皮癌病例中(Lopez-Beltran and Cheng,2006)。腺体分化定义为肿瘤内存在两个腺体间隔(图 14-11)。重要的是,这些腺体间隔不要与淋巴浸润或制作伪影相混淆。可能有黏蛋白生成,肿瘤细胞似乎漂浮在黏蛋白中。辅助化疗加根治性膀胱切除术是治疗伴腺体分化的尿路上皮癌的最佳方法。先前的数据表明,新辅助化疗对于肌层浸润性疾病伴腺体和鳞状分化相对无效。**最近对西南肿瘤组试验8710 进行二次分析,通过甲氨蝶呤、长春碱、多柔比星和顺铂(MVAC)新辅助后膀胱切除术与单独膀胱切除术治疗肌层浸润性膀胱癌,评估了新辅助治疗在伴混合细胞分化尿路上皮癌的效果。在混合病理类型肿瘤患者中,化疗加膀胱切除方案较单纯膀胱切除术的生存获益似乎比单纯尿路上皮癌患者(HR 0.9,$P=0.48$)更大[风险比(HR)0.46,$P=0.02$]**(Scosyrev et al,2010)。这表明,新辅助化疗是浸润性混合分化尿路上皮癌患者根治性膀胱切除术前的合适治疗方法。

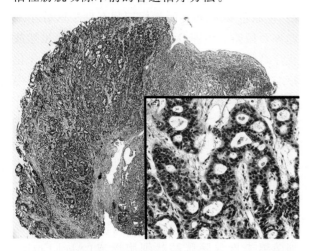

图 14-11 膀胱腺癌。经尿道前列腺切除碎片标本显示原发性膀胱腺癌广泛累及。注意存在肿瘤的筛状和腺体结构(插图)

5. 浆细胞样肿瘤

浆细胞样肿瘤是尿路上皮癌的一种病理变异,自 2011 年以来已被 WHO 分类系统所认可。该变异的特征是具有中心核的浆细胞样细胞,诊断时肿瘤经常已经浸润膀胱壁并进入膀胱壁周围脂肪组织(Keck et al,2013)。这些肿瘤通常诊断时已是晚期,部分原因是无柄和非毛细血管肿瘤生长模式导致血尿的发作延迟(Wang et al,2012a)。这些肿瘤对全身性化疗的反应非常差,从诊断时起平均存活时间小于 27 个月(Keck et al,2013)。

三、非尿路上皮癌

(一) 肉瘤

肉瘤是膀胱中最常见的间充质肿瘤,但占所有膀胱癌的不到 1%(Berkmen and Celebioglu,1997;Parekh et al,2002;Dotan et al,2006)。肉瘤的亚型分类基于组织学变异,取决于具体的恶性细胞类型(Parekh et al,2002;Spiess et al,2007)。**平滑肌肉瘤是最常见的组织学亚型,其次是横纹肌肉瘤,然后较少的是血管肉瘤、骨肉瘤和癌肉瘤。**男女比例为 2:1,呈现的平均年龄为 60 到 70 岁。肉瘤的发生与其他恶性肿瘤的盆腔放射和全身化疗有关,但没有明确的因素可引起膀胱肉瘤(Spiess et al,2007)。值得注意的是,膀胱肉瘤与吸烟无关。平滑肌肉瘤的遗传异常不一致,不用于分期或鉴定。大多数肉瘤是高级别的,超过 75% 的肉瘤局限于膀胱肌层(Rosser et al,2003;Dotan et al,2006)。79% 的病例发生严重无痛性血尿为最常见的症状,其次是 16% 的病例发生局部刺激症状。经尿道切除肿瘤标本可能看起来有正常的尿路上皮覆盖,经尿道切除肿瘤及腹部和胸部影像学检查为必需的诊断检查。肉瘤的分级是主要的预后因素,并且被整合到整个肉瘤分期系统中(Dotan et al,2006)。局部疾病的治疗包括根治性膀胱切除术,优先推荐阴性手术切缘,因为手术切缘阳性的患者局部复发率较阴性者高 2.4 倍(Dotan et al,2006)。膀胱平滑肌肉瘤总的 5 年无病生存率为 52%～62%(Rosser et al,2003)。与肉瘤相关的其他不良预后因素包括在初诊时的血管淋巴管浸润和转移性疾病。**膀胱肉瘤缺乏有效的化疗方案,但多柔比星、异环磷酰胺和顺铂是最有效的药物**(Dotan et al,2006;Spiess et al,2007)。转移性疾病最常见的部位是肺,其次是骨、肝,软组织器官较少见。横纹肌肉瘤可能发生在任何年龄,但在幼儿中,它们在膀胱底部产生多倍体病变,称为毛细血管肿瘤。化疗与手术切除和放射相结合的多模式疗法用于治疗小儿横纹肌肉瘤(Zanetta et al,1999)。

1. 印戒细胞癌

膀胱原发印戒细胞癌非常罕见,占所有上皮膀胱肿瘤的不到1%(Morelli et al,2006)(图14-12)。印戒细胞癌可以是脐尿管起源并直接侵犯到膀胱。**通常,这些肿瘤呈现的高级别、高分期肿瘤,并且预后均较差。**主要治疗方法是根治性膀胱切除术;然而,在大多数患者中,在出现时存在局部或远处转移,并且平均存活时间少于20个月(Torenbeek et al,1996)。有报道称印戒细胞癌患者的癌胚抗原(CEA)升高。这种升高的血清标志物的预后意义尚不清楚(Morelli et al,2006)。低分期在印戒细胞癌中非常常见,在手术探查时常见腹膜水肿。

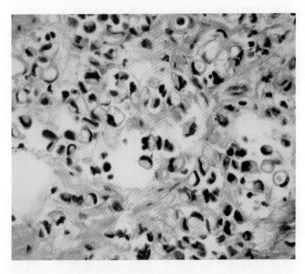

图14-12　膀胱印戒细胞癌。浸润的单个肿瘤细胞具有大量的苍白至透明的细胞质,细胞核被拉伸并被推向外周(印戒外观)

2. 小细胞癌

小细胞癌主要出现在肺部,但可发生在肺外部位,包括膀胱、前列腺和结肠(Thota et al,2013)(图14-13)。**即使没有膀胱外疾病的放射学证据,也应考虑将膀胱小细胞癌视为转移性疾病。**膀胱小细胞癌占所有原发性膀胱肿瘤的不到1%。通常,膀胱的小细胞癌对化疗较敏感,并且主要的治疗方式是放化疗。肿瘤影响70岁以上的男性,吸烟者的患病率略高(Choong et al,

2005)。肺外小细胞癌的起源尚不清楚,但可能与多潜能干细胞有关,这些干细胞可在肺外器官内发展成小细胞癌(Thota et al,2013)。最常见的症状是无痛性肉眼血尿;然而,局部刺激症状和疼痛是相对常见。在经尿道切除术中,肿块与尿路上皮癌无法区分,需要进行切除以进行组织学诊断。在组织学上,常见的细胞模式是具有坏死和有丝分裂的深蓝色细胞的浸润区。嗜铬粒蛋白A染色是区分高级别尿路上皮癌与膀胱小细胞癌的主要方法(Iczkowski et al,1999)。已使用多种化学治疗方案,但是卡铂或顺铂和依托泊苷治疗是目前的治疗选择(Choong et al,2005)。初始化疗通常得到完全反应;然而,超过80%的患者发生临床复发。小细胞癌与其他组织学类型的膀胱癌(包括尿路上皮癌、腺癌和鳞状细胞癌)混合的情况并不少见(Choong et al,2005)。这支持组织发生的干细胞理论,多能未分化干细胞产生小细胞癌和其他组织学类型的膀胱癌。小细胞癌和共存的尿路上皮癌中相同的等位基因丢失模式,表明肿瘤共同的克隆起源。膀胱小细胞癌表现出上皮细胞和神经内分泌分化。神经元特异性烯醇化酶、色原色素A和突触素标记物有助于区分小细胞癌及尿路上皮癌(Mukesh et al,2009)。虽然放化疗是膀胱小细胞癌的主要治疗方法,但联合化疗与根治性膀胱切除术治疗膀胱原发性小细胞癌的经验表明,其局部控制和无病生存率和放化疗相当,或更优(Quek et al,2005)。然而,放化疗或化疗联合根治性膀胱切除术的5年癌症特异性生存率分别为16%至18%,提高生存率的主要方法将是更有效的全身治疗。

3. 鳞状细胞癌

埃及血吸虫的慢性感染,或较小程度的其他细菌感染导致膀胱鳞状细胞形成(Abol-Enein,2008)。血吸虫卵存在于膀胱壁并产生慢性炎症,将尿路上皮转化为鳞状细胞上皮。鳞状细胞上皮具有更高的增殖速率,并且随着时间的推移,在慢性炎症存在时,这种更高的增殖速率会导致癌症形成。血吸虫卵子引起鳞状细胞癌的确切机制尚不清楚,但有两个可疑因素。一个是增加的增殖率,另一个是慢性炎症和暴露于环境因素。鳞状上皮增殖能力增加导致自发性遗传改变的风险增加,可导致癌症(Cohen and Ellwein,1990)。慢性

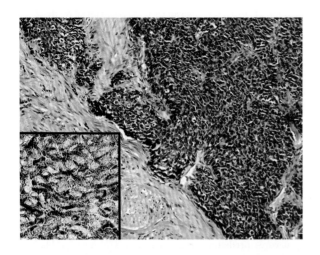

图 14-13　膀胱小细胞癌。肿瘤由具有高的核质比的嗜碱性肿瘤细胞构成的片状和巢状结构组成。组织学特征类似于在肺的小细胞癌。肿瘤细胞染色并弥散,显示与神经内分泌标记物嗜铬细胞蛋白(插图)和突触素的强免疫反应性

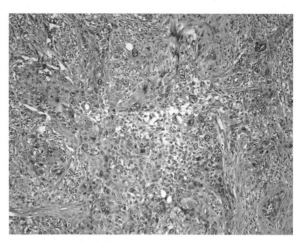

图 14-14　与尿路上皮癌相关的鳞状细胞癌

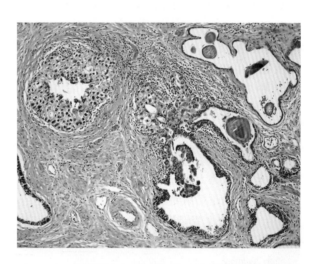

图 14-15　前列腺 CIS。尿路上皮 CIS 在良性前列腺腺泡中生长。前列腺腺泡的大小和轮廓仍然保持,前列腺内层柱状上皮被复层尿路上皮 CIS 替代

炎症过程和暴露于环境因子可以结合在尿液中的遗传毒性物质,例如 N-丁基-N-(4-羟基丁基)亚硝胺。这种物质在长期感染血吸虫生物患者的尿液中具有较高的水平,并且是膀胱癌模型中已知的膀胱癌致癌物(Abol-Enein,2008)。此外,埃及血吸虫的慢性感染将硝酸盐转化为亚硝酸盐,然后转化为亚硝胺,亚硝胺是已知的膀胱致癌物质。慢性血吸虫病主要导致鳞状细胞癌而不是尿路上皮癌,70% 发生膀胱癌的感染者患有鳞状细胞癌,尽管许多患者同时患有尿路上皮癌和鳞状细胞癌(Cohen and Johansson,1992)(图 14-14)。脊髓损伤的患者也有发生鳞状细胞癌的风险,很可能是因为慢性导尿管刺激和感染。**较早的研究表明,脊髓损伤人群中鳞状细胞癌的发生率为2.5%~10%,脊髓损伤后平均延迟 17 年发生肿瘤**(Kaufman et al,1977)。最近对脊髓损伤和膀胱癌形成相关性的分析显示,膀胱癌形成的风险显著降低为 0.38%,这很可能是因为更好的导管护理(Bickel et al,1991)。这支持了慢性感染和异物可导致膀胱癌形成的观念。

(二)前列腺尿路上皮癌

Ortega 是第一个描述涉及前列腺尿道的尿路上皮癌(Ortega et al,1953)(图 14-15)。前列腺尿路上皮癌与 90% 的尿路上皮癌有关,主要是

CIS,大多数患有多发性膀胱肿瘤。然而,原发性尿路上皮癌患者的前列腺尿路上皮疾病发病率仅为 3%(Rikken et al,1987)。**有尿路上皮癌病史的患者发生继发性前列腺尿路上皮受累在 5 年时约为 15%,在 15 年时约为 30%,几乎一致与广泛的膀胱内灌注治疗相关**(Herr and Donat,1999)。对于接受尿路上皮癌根治性膀胱切除术的患者,发现前列腺尿路上皮疾病的风险为 40%。前列腺尿道受累的危险因素是膀胱颈 CIS 和膀胱内化疗史(Wood et al,1989a)。大多数前列腺尿道疾病患者有膀胱癌直接扩散到前列腺尿道;然而,有些患者会在膀胱颈处正常外观尿路上皮细胞下层

呈佩吉特样扩散。经尿道前列腺尿路上皮切除术是检测前列腺尿道癌的主要方法,其敏感度和特异性大于90%(Wood et al,1989a;Donat et al,2001a,2001b)。所有尿液细胞学阳性但膀胱活检阴性的患者或多次膀胱内化疗后复发性膀胱癌患者均应行经尿道前列腺尿道切除术。**对于非浸润性前列腺尿路上皮癌患者,采用经尿道前列腺切除术加 BCG 治疗是合适的**(Palou et al,2007)。**对于前列腺导管疾病患者,需要彻底行经尿道前列腺切除术,并加上 BCG 治疗**。目前的 2009 年膀胱癌分期系统将非浸润性前列腺尿路上皮疾病排除在 T4 期之外。这些肿瘤具有不同于 T4 期的相对良好的预后。现在,前列腺尿路上皮癌在 AJCC 分期手册(Edge and Compton,2010)中归为前列腺尿道类。只有直接或间接前列腺间质侵犯的患者才被认为患有 T4a 期疾病。前列腺间质侵犯发生在 7.6%~25% 的前列腺尿路上皮癌患者中(Wood et al,1989b;Herr and Donat,1999)。这些病例中90%与之前的膀胱肿瘤有关,

---

要点:组织学变异

- 80%的尿路上皮癌将包含一些混合型分化,最常见的是鳞状细胞。
- 生长方式改变,特别是微乳头状和巢状变异,预后不良,即使对于非肌层浸润性疾病也是如此。
- 新辅助化疗似乎在含有腺癌或鳞状细胞癌的混合型肿瘤中有效,但对微毛细血管型和巢状变异型尿路上皮癌等的生长方式物影响。
- 膀胱小细胞癌应作为转移性疾病进行治疗,化疗后采用放射治疗或手术消除局部疾病。
- 印戒细胞癌均被错误的低分期,并且在局部,区域或转移阶段均呈现组织学变异。

几乎所有患者都曾接受过 BCG 治疗。推荐经尿道前列腺活检;然而,如果患者发生膀胱肿瘤直接侵犯前列腺,可能需要进行前列腺穿刺活检(Do-

nat et al,2001b)。肿瘤侵犯前列腺间质的患者为 T4a 期,与直接通过膀胱壁侵犯前列腺的患者相比,通过前列腺尿路上皮进行间质侵犯的患者预后更好(Esrig et al,1996)。化疗与根治性膀胱切除术相结合的综合治疗是适当的治疗方法(Palou et al,2007)。

参考文献

完整的参考文献列表通过 www. expertconsult. com 在线获取。

推荐阅读

Dyrskjot L,Zieger K,Real FX,et al. Gene expression signatures predict outcome in non-muscle-invasive bladder carcinoma:a multicenter validation study. Clin Cancer Res 2007;13(12):3545-51.

Kamat AM,Dinney CP,Gee JR,et al. Micropapillary bladder cancer:a review of the University of Texas M. D. Anderson Cancer Center experience with 100consecutive patients. Cancer 2007;110(1):62-7.

Knowles MA. Bladder cancer subtypes defi ned by genomic alterations. Scand J Urol Nephrol Suppl 2008;218:116-30.

Lopez-Beltran A. Bladder cancer:clinical and pathological profile. Scand J Urol Nephrol Suppl 2008;218:95-109.

Neuzillet Y,Paoletti X,Ouerhani S,et al. A meta-analysis of the relationship between FGFR3 and TP53 mutations in bladder cancer. PLoS One 2012;7(12):e48993.

Reulen RC,Kellen E,Buntinx F,et al. A meta-analysis on the association between bladder cancer and occupation. Scand J Urol Nephrol Suppl 2008;218:64-78.

Silberstein JL,Power NE,Savage C,et al. Renal function and oncologic outcomes of parenchymal sparing ureteral resection versus radical nephroureterectomy for upper tract urothelial carcinoma. J Urol 2012;187(2):429-34.

van Rhijn BW,van der Poel HG,van der Kwast TH. Urine markers for bladder cancer surveillance:a systematic review. Eur Urol 2005;47(6):736-48.

Wang R,Morris DS,Tomlins SA,et al. Development of a multiplex quantitative PCR signature to predict progression in non-muscle-invasive bladder cancer. Cancer Res 2009;69(9):3810-8.

(张俊峰 **编译** 姚旭东 **审校**)

第 15 章　非肌层浸润性膀胱癌(Ta,T1和 CIS)

J. Stephen Jones, MD, MBA, FACS

非肌层浸润性膀胱癌旧称为浅表性膀胱癌,**未侵犯逼尿肌的恶性尿路上皮肿瘤更适合称为非肌层浸润性膀胱癌**(Epstein et al,1998;Smith et al,1999)。前一术语表明,所有此类肿瘤均具有低级别乳头状肿瘤的相对良性病变过程,对具有高度恶性的原位癌(CIS)和高级别 Ta 和 T1 病变的患者给予误导性保证。**大约 70% 的膀胱癌患者在初诊时为非肌层浸润性。其中,Ta 占 70%,T1 占 20%,CIS 占 10%**(图 15-1)(Ro et al,1992)。

当血尿发生时,通常怀疑存在膀胱癌。肉眼血尿患者膀胱癌的发生率为 13%～34.5%(Lee and Davis,1953;Varkarakis et al,1974)。镜下血尿与 0.5%～10.5% 的膀胱癌相关(Golin and Howard,1980;Mohr et al,1986;Sultana et al,1996;Khadra et al,2000)。**存在刺激性排尿症状可能使这种风险倍增,特别是对于 CIS**(5% 对 10.5%)(Mohr et al,1986)。例如,梅奥诊所报道称,80% 的 CIS 患者有尿路刺激症状(Zincke et al,1985)。综述 600 例间质性膀胱炎患者资料,1% 的患者漏诊了尿路上皮癌。值得注意的是,2/3 的上述患者没有血尿(Tissot et al,2004)。

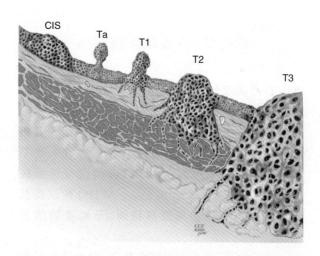

图 15-1　原位癌是一种局限于尿路上皮的高级别扁平恶性肿瘤。局限于尿路上皮的乳头状肿瘤是 Ta,而浸润固有层的乳头状肿瘤是 T1。这里的 T1 肿瘤与肌层黏膜的束状纤维交织在一起,但根据定义,它不会浸润逼尿肌的平滑肌纤维。如图所示,T2 肿瘤浸润逼尿肌,T3 肿瘤侵犯外周脂肪

因此,**在血尿和(或)无法解释的尿路刺激症状的患者中应用膀胱镜检查和上尿路成像具有重要指导意义**(Grossfeld et al,2001;Davis et al,2012)。

复发在非肌层浸润性尿路上皮癌患者中常见，但通常可以通过经尿道手术，膀胱内治疗或联合治疗成功控制。与复发相比，患者可分为低或高进展风险，这是真正需要重视的问题。低级别 Ta 病变进展风险较低，而所有高级别病变（包括 CIS）的进展风险较高。进展和死亡风险见表 15-1。

表 15-1　非肌层浸润性膀胱癌疾病进展风险：世界卫生组织、国际泌尿病理学学会共识分类

肿瘤类型	相对比例（%）	进展（%）	死亡（%）
非浸润性			
乳头状瘤	10	0～1	0
低度恶性潜能的尿路上皮肿瘤	20	3	0～1
乳头状癌，低级别（TaG1）	20	5～10	1～5
乳头状癌，高级别（TaG3）	30	15～40	10～25
浸润性			
乳头状癌（T1G3）	20	30～50	33
CIS			
原发性	10	＞50	—
继发性	90	—	—

From Donat SM. Evaluation and follow-up strategies for superficial bladder cancer. Urol Clin North Am 2003;30:765-6.

一、病理学：分级和分期

（一）病理分级

尽管世界卫生组织（WHO）已经确定**术语尿路上皮癌优于术语移形细胞癌**（TCC），但后者仍然广泛使用。然而，大多数泌尿科医师和病理学家现在都接受了 WHO 关于放弃传统分级系统（1 至 3，从低级到高级）的建议。WHO 建议将**恶性肿瘤归类为低级别或高级别，无论浸润情况如何**。

相比之下，具有有序细胞排列，最小结构异常和最小核异型的基本良性乳头状肿瘤与这两个分级不同，被称为低度恶性潜能的乳头状尿路上皮肿瘤（PUNLMP）。这种肿瘤在旧系统中会被标记为乳头状瘤或 1 级 TCC，但现在被认为不太可能进展，因此被认为是良性病变。然而，基于这种低风险，WHO 建议此类病理报告包含"患有这些肿瘤的患者有发展新膀胱肿瘤（复发）的风险，复发肿瘤通常具有相似的组织学特征。然而，偶尔这些随后的病变表现为尿路上皮癌，因此患者的随访是必要的"（Epstein et al,1998）。乳头状瘤

是良性疾病，无进展风险（图 15-2 至图 15-5；也参见图 15-1）。

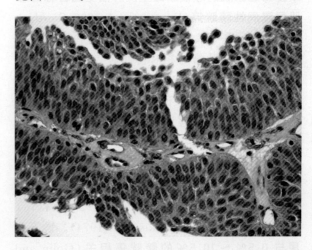

图 15-2　尿路上皮增厚，但细胞和细胞核在低度恶性潜能的乳头状尿路上皮肿瘤中正常（×40）

（二）病理分期

膀胱有三个主要的组织学分层：①尿路上皮；②称为固有层的上皮下疏松结缔组织；③逼尿肌或固有肌层（在憩室的尿路上皮下缺失）。Ta 期表示局限于尿路上皮的乳头状肿瘤，无论分级如何。CIS（也称为 Tis）是局限于同一层的扁平高

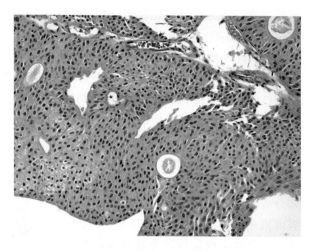

图 15-3　Ta 低级别肿瘤(×40)。细胞相对正常但表现出不规则性和一些核分化

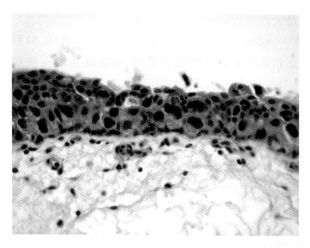

图 15-4　原位癌(×40)表现出严重的细胞结构不规则和核多形性,但没有固有层的浸润

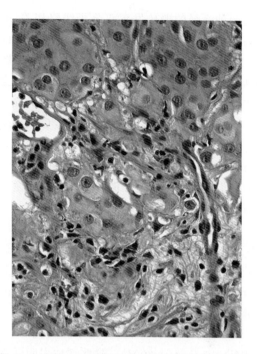

图 15-5　T1(×40)高级别肿瘤表现出异常细胞巢和有丝分裂象。可以看到肿瘤细胞在显微照片的下 1/3 处浸润固有层

深层固有层侵犯的预后更差,有些人提出这类疾病归类为 T1b(Younes et al,1990)。然而,在其他研究中尚未验证亚分期的价值(Platz et al,1996),因此 1998 年膀胱癌共识会议委员会拒绝了这一概念的应用(Epstein et al,1998)。

(三)肿瘤生物学

低级别恶性肿瘤很少侵入固有层或逼尿肌,因此浸润性肿瘤几乎等同于高级别组织学。然而,在浸润之前可以识别所有等级和潜在侵袭程度的肿瘤,因此不能对这些病变做出上述分级假设。

低级别 Ta 病变以 50%～70% 的概率复发,并且大约 5% 的病例发生进展。相比之下,高级别 T1 病变在 80% 以上的病例中复发,50% 的患者在 3 年内发生进展。这种行为主要由分级决定,而非分期,因为高级别肿瘤无论是浸润性(T1)还是非浸润性(Ta),其发生进展的概率是相似的(Herr,2000b)。预后还与肿瘤大小、多发、乳头状与无蒂状、淋巴血管侵犯的存在与否,以及残存尿路上皮的状态相关(Althausen et al,1976;Lutzeyer et al,1982;Heney et al,1983a,1983b;Kunju et al,2008)。

级别病变,T1 是侵入固有层的肿瘤。TNM 分级系统如图 15-1 所示。

有时会错误地将"浅表"和"浸润性"之间的界限等同于 T1 和 T2 之间的界限。**然而,T1 肿瘤根据定义有固有层浸润,因此不能单一归类为非浸润性。**与缺乏血管或淋巴管的尿路上皮不同,固有层富含这两种结构,为转移提供了机会。这些肿瘤有时会侵入固有层的纤细和不连续的黏膜肌层,在病理诊断过程中可能与固有肌层(逼尿肌)相混淆。**对病理报告的不精确的措辞可能会导致泌尿科医师误解黏膜肌层的侵犯是肌层浸润,存在错误的过度分期。当发生这种情况时,泌尿科医师和病理学家之间的直接沟通很必要。**

低级别与高级别病变的生物学行为差异与已

知的两种途径的遗传发育双分子线路相关,并支持高级别和低级别癌症可被视为本质上不同的疾病(Hasui et al,1994;Droller,2005)。由氧化DNA损伤引起的染色体改变为通过两个独立的遗传途径造成膀胱癌的发生发展(Spruck et al,1994;Richter et al,1997;Cote and Chatterjee,1999)。第一种也是更常见的途径(低级别)导致非浸润性乳头状肿瘤。这些通常遵循惰性病程,除非它们转变为第二途径的肿瘤或与第二途径的肿瘤相关(Kiemeney et al,1993)。

第二条途径导致高级别癌症的发展,包括CIS、T1,以及最终的肌层浸润性癌症。这种遗传改变可以通过核型分析、等位基因失衡的微卫星分析(Mao et al,1996)、基因组杂交比较(Kallioniemi et al,1995)、流式细胞术的 DNA 倍性分析(Bittard et al,1996),以及荧光原位杂交(FISH)评估(Degtyar et al,2004)。这些评估表明低级别乳头状肿瘤倾向于表现出相对较少的染色体异常,主要是涉及 9 号染色体全部或部分的丢失(特别是 q 臂,其中包含肿瘤抑制基因座)。相反,高级别肿瘤往往具有大量且变化很大的染色体获得和丢失。除了相对可预测的非整倍性外,高级别肿瘤还可能失去全部或部分 9 号染色体(Richter et al,1997)。尽管几乎所有染色体都可以受到影响,但染色体 7、9 和 17 的非整倍性与浸润性肿瘤具有特殊相关(Olumi et al,1990;Waldman et al,1991;Degtyar et al,2004)。

由于这些不同的遗传印记,有人认为乳头状pTa 肿瘤几乎可以被认为是良性的,与高级别肿瘤相比可能是完全独立的疾病类型(Sauter and Mihatsch,1998;Harnden,2007)。然而,高级别和低级别病变可共存。尿路上皮癌传统上被认为是一种场变化疾病,肿瘤在不同时间和部位出现。极少数情况下,最初患有低级别恶性肿瘤的患者随后会在初始肿瘤发生数年后发展为高级别肿瘤,因此通常需要进行长期监测(Holmäng and Ströck,2012)。

(四)分期的病理特征及其临床管理意义

Ta 肿瘤通常是低级别的。尽管复发很常见,特别是在多发的情况下,但进展很少。然而,2.9%～18% 的 Ta 肿瘤是高级别的,平均为6.9%(Sylvester et al,2005)。进展的最重要的风险因素是分级,而不是分期(Millán-Rodríguez et al,2000;Sylvester et al,2005)。

CIS 有时被错误地描述为"癌前病变"(Sylvester et al,2005),但它实际上是一种扁平的、非浸润性尿路上皮癌,根据定义是高级别的,并且被认为是浸润性高级别癌症的前兆。

CIS 病变由严重发育不良的尿路上皮组成。在显微镜下,载玻片将显示出具有高度恶性肿瘤特征的核异型的无序组织学;由于细胞黏附丧失,部分或全部黏膜脱落有时会使病理读片复杂化。病理报告报称异常增生或异型性可能会造成混淆。大多数病理学家认为这些病例是良性的,然而,**严重不典型增生或严重异型性的病变被认为恶性程度与 CIS 等同**(Epstein et al,1998)。同样,病理学家和泌尿科医师之间的明确沟通可以最大限度地降低误解的风险。

40%～83% 的 CIS 患者如果不经治疗,特别是如果与乳头状肿瘤有关时,会进展为肌层浸润(Althausen et al,1976)。在被认为仅患有 CIS 的患者中,发现多达 20% 接受膀胱切除术治疗的患者实际上在最终病理学中含有浸润性成分(Farrow et al,1976)。对于假定的 T1 期的肿瘤进行膀胱切除术,标本中 CIS 的存在与 55% 的患者发生术后分期上升相关,而没有 CIS 的患者发生分期上升的概率为 6%(Masood et al,2004)。在 1500 例患者研究队列中,CIS 是除分级外第二重要的预后因素(Millán-Rodríguez et al,2000)。多中心性是 CIS 的另一个不祥特征(Koch and Smith,1996)。存在刺激性排尿症状和弥散性疾病及浸润,与较差预后有关,但在文献中没有对这一发现达成共识(Smith et al,1999;Sylvester et al,2005)。

T1 肿瘤通常为乳头状,有狭窄的茎;一个结节或无茎的外观,表明更深的浸润。一些报道称固有层的深层浸润,特别是如果涉及黏膜肌层,会增加复发和进展的风险。淋巴血管浸润(Lotan et al,2005),脓尿(Azuma et al,2013)和膀胱颈受累(Kobayashi et al,2014)也增加上述风险。肾积水通常表示肌层浸润。

对于具有高级别,特别是非肌层浸润性肿瘤的患者,尤其是那些看起来处于 T1 期的肿瘤,存在分期降低的显著风险。许多患者进行膀胱切除术后较之前的经尿道电切术(TUR)标本病变范围更广泛。**斯坦因报道说,1/3 的患者在膀胱切除术前被认为患有非肌层浸润性疾病,实际上有肌层浸润**;这些病例中只有一半是器官局限性;8%的这些患者已经存在转移(Freeman et al,1995)。他随后的综述指出,已经报道的低分期错误从 34%～62%(Stein et al,2001),并且来自梅奥诊所的一项研究表明,在广泛使用膀胱内治疗之前,78%的临床 T1 患者接受了根治术治疗有肌层浸润,62%患有膀胱外疾病。T1 肿瘤分期降低的风险见表 15-2。

表 15-2　假定为非肌层浸润性疾病而行膀胱根治术发现的低分期风险

研究	机构	低分期风险
Stein et al,2001	Southern California	39
Dutta et al,2001	Vanderbilt University	40
Bianco et al,2004	Wayne State University	27
Bayraktar et al,2004	Vakif Gureba Hospital,Aksaray-Istanbul,Turkey	50
Huguet et al,2005	Servicio de Urologia,Fundació Puigvert,Barcelona	27
Ficarra et al,2005	University of Verona,Italy	43

虽然接受膀胱切除术的患者可能比那些没有接受膀胱切除术的患者具有更严重的风险因素,但这些数据提供了令人信服的证据,表明描述所有这些病变为浅表性疾病是误导性的,浅表性术语可以从泌尿外科实践和文献中删除。

> **要点:病理学**
> - 恶性肿瘤现在被归类为低级别或高级别,无论浸润深度如何。
> - 高级别和低级别癌症可能被视为在遗传发育,生物学行为和管理观点方面完全不同的两种疾病。
> - 进展的最重要风险因素是分级,而不是分期。
> - CIS 是进展、侵袭和转移的前兆和风险因素。
> - 具有有序细胞排列、最小结构异常和最小核异型的乳头状肿瘤,被命名为低恶性潜能的乳头状尿路上皮肿瘤(PUNLMP)。

二、内镜手术管理

(一)操作

当在基于办公室的膀胱镜检查中发现膀胱癌时,需要记录肿瘤的位置、数量和形态,因为病变范围,例如输尿管口和膀胱颈或前列腺尿道,可能反映膀胱外侵犯可能。获得尿细胞学作为基线并确定高级别疾病的可能性。如后所述,建议细胞学阳性病例在 TUR 时做随机膀胱活检。

上尿路影像学通常在 TUR 之前进行,以识别血尿的其他来源,并且由于尿路上皮癌的"场变化"性质,即病变可以影响整个泌尿道中的上皮组织,影像学检查可评估膀胱外尿路上皮。对于任何发现的上尿路异常,可以行逆行肾盂造影或输尿管镜检查。专家共识是,由于外部疾病的风险非常低,因此患有低级别 Ta 病变的患者除非伴有血尿,否则不需要行影像学检查(Goessl et al,1997;Davis et al,2012)。

在区域或全身麻醉下经尿道膀胱肿瘤切除术(TURBT)是可见病变的初始治疗方法,其目的是:①去除所有可见肿瘤;②提供病理检查的样本,以准确确定分期和分级。除非肿瘤较小且非浸润性,膀胱的双合诊通常在准备和切除之前在麻醉下进行,并且在切除后重复检查。尽管现代影像时代这种操作的价值似乎有限,甚至可能具有误导性,复位后可触及固定或持续存在的肿块,表明局部晚期疾病(Ploeg et al,2012)。切除后腹围或饱满度增加表明腹腔穿孔。

通过柔性膀胱镜或优选 70°硬镜可以提高完全可视化切除,这易于保持解剖关系。使用通过电切镜鞘放置的 12°或 30°镜进行切除,因为这种角度使放置在该位置的环维持良好视野。**连续冲洗保持膀胱充盈到足以显示其内容物,最大限度地减少膀胱壁运动,并防止膀胱过度膨胀引起的逼尿肌过薄,降低穿孔的风险**(Koch and Smith,1996)。TUR 视频允许放大,便于住院医师教学,允许记录结果,并降低体液暴露于外科医师的风险(Manoharan and Soloway,2005;Nieder et al,2005)。切除是零碎的,延迟任何茎的横切,直到大多数肿瘤切除,以保持反作用力。**通常可以在不使用能量的情况下切除易碎的低级别肿瘤,因为非能量的切割环会破坏许多低级别肿瘤,这可以最大限度地减少膀胱穿孔和不必要的烧灼损坏或标本量少。**更高级别、更实体的肿瘤和所有肿瘤的基底需要使用切割电流;一旦整个肿瘤切除,烧灼就可以止血。**将肿瘤边缘从逼尿肌托起,可减少穿孔的机会**(Holzbeierlein and Smith,2000)。反复缓慢的电灼可能增加病理学家确定分级或浸润状态的困难。外科医师的切除完整性似乎存在差异。对于接受过辅助治疗的多发肿瘤患者,根据外科医师的不同,复发率为 7.4%~45.8%(Brausi et al,2002)。

在切除所有可见肿瘤之后,可以使用切割环额外电切或冷杯活检获取组织,通过病理医师以确定是否存在肿瘤基底部的肌层浸润。碎屑组织收集器收集样品。在通过充分冲洗去除所有组织碎片后,在最小冲洗情况下最终确认止血是有帮助的。

传统上,TUR 需在灭菌水中进行,因为盐溶液导电并可从单极烧灼切割环路传导能量。甘氨酸更昂贵,与水相比,没有证据表明它更有益(Holzbeierlein and Smith,2000)。据报道,**双极电切能量平台的引入允许在盐水中行 TUR,并可最大限度地降低闭孔反射的风险,后者可能导致膀胱穿孔**(Shiozawa et al,2002;Miki et al,2003)。虽然作者发现很少需要含肌松药的全身麻醉,但其可以防止闭孔反射。预防闭孔反射也可以通过将 20~30ml 局部麻醉药(利多卡因)直接注入闭孔神经及其神经鞘来实现,但很少有中心对此有经验(Khorrami et al,2010)。

切除憩室肿瘤具有显著的膀胱壁穿孔风险,并且因为不存在潜在的逼尿肌,在这种情况下难以实现准确的分期。超越憩室固有层的浸润视为脂肪侵犯(根据定义,T3a 阶段)。憩室内肿瘤切除术几乎不可避免地导致穿孔。低级别憩室肿瘤最好采用电切和基底电灼相结合的方法治疗。如果最终的病理诊断是高级别,在保留膀胱电切后可以进行二次电切。尽管几乎接近膀胱穿孔,但高级别肿瘤需要对肿瘤基部进行充分取样,通常包括膀胱周围脂肪。留置导尿管通常可使膀胱壁在几天内愈合。**对于高级别憩室病变,应该强烈考虑部分或根治性膀胱切除术。**

大体积膀胱患者的前壁和穹顶肿瘤可能难以触及。最小的膀胱充盈结合手动压迫下腹壁以使肿瘤朝向切除镜以便于切除。现代的电切镜足够长,可以到达膀胱大多数部位;临时会阴尿道造口术的建立提供了更深的通道,但除了肥胖患者肿瘤难以接近外,很少需要。通过直肠或阴道的指检操作偶尔可以便于切除。

在输尿管口附近切除时必须小心,以防止电灼后瘢痕造成梗阻。**纯切割电流导致最小的瘢痕并且可以安全地操作,包括必要时输尿管口的切除。**切除壁内段输尿管有时可以完全根除肿瘤,但有可能导致恶性细胞反流到输尿管。临床并发症尚不清楚(Palou et al,1992)。

或者,可以仅使用冷杯活检钳切除小肿瘤。这对于老年妇女尤其有用,因为她们的膀胱壁薄易于穿孔。如果发生穿孔,则活检钳产生比切割环更小的孔。Bugbee 电极有助于止血。**成功的烧灼方法包括,使膀胱处于最小的膨胀状态时将 Bugbee 电极置于活检部位。当电极接触活检凹面的切割表面时,除非膀胱充盈,电能可以导致黏膜在电极周围皱缩。轻度灌注可使电灼出血和汽化气泡区域视野清楚。**看到小的(1~2mm)白色凝块环确认止血比活检区域用烧灼"涂抹"时发生的膀胱损伤更小。在消除能量电流之前,从病灶处移除电极可以减少在 Bugbee 电极与尿道上皮分离时拉出新凝块的可能。

如果肿瘤怀疑是肌层浸润性的,则可以进行边界和基部的活组织检查来代替肿瘤完整电切,因为根据确切活检结果可能会进行膀胱根治术。若未能证明肌层浸润性疾病,除非患者基于肌层浸润之外的其他原因需进行膀胱根治术,否则必须进行再次电切。除非根据肌肉入侵以外的因素做出进行膀胱切除术的决定,否则未能证明侵犯必须重复切除。

在外科手术中获得逼尿肌的必要性被广泛传授,但并没有确立其获益。例如,低级别疾病的肌层浸润的可能性基本上是不存在的,因此与膀胱穿孔的风险相比,透壁活检提供的潜在益处很小。如后面篇章所述,如果发生分级错误,则再次TUR获取逼尿肌是常规实践,这一观点已被美国泌尿学协会(AUA)指南采纳(Hall et al,2007)。

(二)经尿道膀胱肿瘤切除术与膀胱活检术的并发症

轻微出血和刺激性症状是术后即刻的常见症状。难以控制的血尿和临床膀胱穿孔发生在不到5%的病例中,如果进行了膀胱造影,大多数患者将表现出造影剂外渗,则表明有轻微的穿孔。通过注意技术细节、避免膀胱过度膨胀,以及在切除明显的侧壁病变期间使用麻醉药来减少闭孔神经反射反应,可以减少穿孔的发生率。此外,大体积的肿瘤和那些看起来是肌层浸润性的肿瘤,通常最好以分期的方式切除,因为据称分期切除可以更安全地去除残留的肿瘤。

绝大多数穿孔是腹膜外的,但是当在穹顶切除肿瘤时腹膜内破裂是可能的(Collado et al,2000)。**穿孔引起肿瘤种植的风险似乎很低**(Balbay et al,2005)。有研究报道穿孔后发生膀胱外复发,理论上是由种植引起的(Mydlo et al,1999)。有人提出,接受手术修复的患者肿瘤种植风险较高,但这可能与患者选择有关,因为只有严重的腹腔穿孔可能进行手术修复(Mydlo et al,1999;Skolarikos et al,2005)。

通常可以通过延长导尿管引流来治疗腹膜外穿孔。腹膜内穿孔不太可能自发闭合,通常需要开腹或腹腔镜手术修复。手术矫正的应根据穿孔的程度和患者的临床状况决定。

液体吸收引起的TUR综合征是罕见的并且与经尿道前列腺切除术(TURP)相同的方式进行管理。

只要用纯切割电流进行输尿管口的切除,瘢痕形成最小并且不太可能发生梗阻。膀胱镜观察尿流,偶尔通过静脉注射靛蓝胭脂红或甲基蓝或逆行输尿管肾盂造影术辅助,可以确定是否存在梗阻。如果如后所述使用荧光膀胱镜检查,则喷尿会发出明亮的荧光。如果切除输尿管口或在附近使用烧灼术,术后肾超声检查可以确定无症状梗阻。输尿管口或内镜切口的球囊扩张可以缓解梗阻,反映不佳时很少情况下需要输尿管再植(Chang et al,1989)。

(三)再次经尿道膀胱肿瘤切除术

由于肿瘤体积过大,解剖学难以接近,医疗不稳定需要过早停止,或者穿孔风险原因,不可能完全彻底切除肿瘤。然而,即使在没有这些情况下,**如果发现高级别恶性肿瘤,通常也需重复TUR。**当重复TUR在最初切除的数天至数周内进行时,至少40%的概率在初始切除部位发现残留肿瘤(Klan et al,1991;Mersdorf et al,1998;Vogeli et al,1998)。在一篇综述中,Miladi及其同事(2003)发现二次TURBT在26%~83%的患者中检测到残留肿瘤,并在一半患者中纠正了临床分期错误。高危疾病的低分期错误可能性范围为18%~37%(Amling et al,1994)。

重复TURBT通常适用于T1肿瘤的评估,因为重复TUR可以在高达25%的标本中发现更差的预后因素(Schwaibold et al,2000)。**上述情况尤其可能发生在初次病理学上没有发现肌层时,**且肌层缺失几乎可以在一半的病例中发生。范德比尔特大学组报道说,当肌层缺失时,错误低分期为T1病变的风险为64%,而标本中存在肌层则为30%(Dutta et al,2001)。Herr(1999)报道,二次电切改变了1/3患者的治疗效果。值得注意的是,一项德国观察性研究发现,二次TURBT治疗的患者存活率为63%,而未行二次TURBT治疗的患者存活率为40%(Grimm et al,2003),重复TUR后复发率似乎更低(Sfakianos et al,2014)。如果在灌注BCG之前进行再分期TURBT,那么BCG预防高级别乳头状肿瘤和CIS患者进展的效果似乎更好(Herr,2005)。

除非在初始切除时发现肌层浸润的明确证据,否则再次电切有助于做第二次诊断意见,特别是如果外部病理切片无法取得时。第二次诊断意见时的亚专科病理再次诊断,可能导致近1/3患者治疗策略改变(Lee et al,2010)。

共识是pT1和许多高级别Ta肿瘤值得再次电切。关于时间间隔尚无共识,但大多数学者建议在初次切除后1~6周(Nieder et al,2005)。

(四)随机或额外活检的作用

任何可疑区域的活检都是完整评估的重要部分。冷杯活组织检查可能无法提供尽可能多的信息(如有关肌层浸润),但可提供无烧灼伪影的组织样品,后者可能干扰病理诊断(Soloway et al,1978;Smith,1986)。

在其他正常出现的黏膜中使用随机活检来识别 CIS 仍然存在争议。May 及其同事(2003)对高危患者进行了随机活检,发现 12.4% 为阳性,7% 发生治疗策略改变,1033 例患者中有 14 例仅在随机活检标本中发现肿瘤,而原发性切除的标本中未发现。然而,即使采样天鹅绒般的红色斑块,在一份报道中只有 11.9% 的活检标本为阳性(Swinn et al,2004)。欧洲癌症研究和治疗组织(EORTC)的回顾性研究发现,10% 的随机活检标本为阳性(3.5%CIS),并得出结论认为不必要进行此类活检(van der Meijden et al,1999)。Fujimoto 及其同事(2003)前瞻性地评估了正常外观的尿路上皮的随机活组织检查的作用,并且在 100 个活检样本中只有 8 个发现了癌症,其中 5 个是 CIS。他们得出结论,随机活组织检查仅在多发肿瘤或阳性细胞学的情况下有提示意义。**目前的共识是低危患者(即低级别乳头状肿瘤和阴性细胞学检查者)随机活组织检查无提示意义**,但对于高级别疾病患者仍未达成共识,大多数泌尿科医师对高级别组患者行随机进行活组织检查。

可以进行使用切割环的前列腺尿道活检,特别是预计膀胱新生物为高危疾病时,但出血可能更常见(Holzbeierlein and Smith,2000)。必须权衡从冷杯和尿道活组织检查获得的附加信息与活检提供暴露创面,以帮助肿瘤种植的理论风险(Kiemeney et al,1994;Yamada et al,1996)。**传统教学是低级别膀胱肿瘤的 TURBT 和 TURP 可以同期进行,但高级别膀胱肿瘤的切除不应与 TURP 同时进行,以避免肿瘤种植和膀胱内肿瘤发生转移。**尽管有关于低级别恶性肿瘤在同时切除后植入前列腺尿道的传闻,但这种风险似乎很小(Tsivian et al,2003)。

(五)激光治疗

激光凝固可以对直径达 2.5cm 的肿瘤进行微创消融。钕:钇铝石榴石(Nd:YAG)激光具有应用于膀胱癌的最佳特性。使用直的或 90°非接触式"自由光束"激光,使用高达 60W 的功率输出,通过蛋白质变性使病变凝固直至不能存活。**激光治疗的最主要并发症是激光能量向邻近组织**的前向散射,导致中空的器官如上方肠道穿孔。这种情况很少见,但最常见的是 Nd:YAG 激光,因为它的组织穿透比钬(Ho):YAG 和磷酸氧钛钾(KTP)激光更深(Smith,1986)。除非对于非常大的肿瘤需要更高的能量,否则将能量限制在 35W 而膀胱外壁温度 60℃ 以内,从而将穿孔的风险降至最低(Hofstetter et al,1994)。**最有效的输送似乎是具有 5°~15°发散角的端射非接触纤维,其允许可变穿透深度达 5mm**(Smith and Landau,1989;Holzbeierlein and Smith,2000)。**治疗应该直接可视化,并且一旦通过治疗组织的白色外观表明蛋白质明确变性,就应该间断治疗。**在此之后持续能量存在会导致膀胱外损伤。

由于激光纤维的成本,激光治疗比切除更昂贵,但出血可以忽略不计,并且没有闭孔反射的风险。使用膀胱内麻醉可以轻松治疗小病灶。由于没有可用于病理检查的组织,激光治疗的最佳候选者是复发低级别病变的患者,其生物学已知。如有必要,可以通过冷杯活组织检查获得关于肿瘤分级的额外信息。一些报道表明,使用激光与 TURBT 相比,复发率较低,但这仍然不确定(Smith et al,1983;Malloy et al,1984;Beisland and Seland,1986;Smith,1986;Beer et al,1989)。

(六)基于办公室的内镜管理

许多患者(通常<0.5cm,但在经验丰富的医师那直径达 1cm),低级别复发肿瘤可以在办公室环境中使用透热疗法或激光消融安全地进行治疗(Donat et al,2004)。通过导管滴注胶浆样或可注射的 1%~2% 利多卡因,停留时间为 15~30min,可获得令人满意的黏膜镇痛效果,但 1~5mm 肿瘤的电灼疼痛通常可接受,无须进行麻醉。先前的组织诊断和阴性细胞学是必需的,以确定肿瘤是高级还是低级。

此外,许多小的低级别肿瘤,因为进展的风险最小(Soloway et al,2003;Pruthi et al,2008)可以进行安全地观察,直到它们表现出显著的生长。

(七)荧光膀胱镜和窄带成像

在内镜检查中,泌尿科医师只能根据肿瘤或"红斑"等可见变化的存在来怀疑恶性肿瘤。如上所述,正常外观区域的随机活检偶尔会检测到怀疑的恶性肿瘤,通常是 CIS。相反,一项多中心研究发现,根据可疑的内镜检查结果进行的活检中,

37%存在假阴性活检,强调了膀胱镜检查具有主观性和伴随的假阳性和假阴性(Riedl et al,2001)。膀胱镜检查不尽完善的敏感度可能解释了在完全切除所有可见肿瘤后不久癌症复发率仍然很高(肿瘤细胞种植也是部分原因,如前所述)。癌症可能已经存在但在切除时不可见,并且当它在形态上异常足以与邻近的正常尿路上皮区分时,便在随访时变得可见。

光活性卟啉优先在肿瘤组织中积聚。在蓝光下,它们发出红色荧光,这有助于诊断不可识别的恶性病变。膀胱内应用 5-氨基乙酰丙酸(5-ALA),一种光活性卟啉的前体,可避免残留的全身光敏作用(Lange et al,1999)。

当使用该技术时,小乳头状肿瘤和几乎 1/3 的在膀胱镜检查时被忽略的 CIS 病例均被检出(Jichlinski et al,2003;Schmidbauer et al,2004;Fradet et al,2007)。在所有肿瘤中,用六甲基丙烯酸盐(HAL)成像检测的检出率为 96%,而标准膀胱镜检查检出率为 77%。对于 CIS(95% 对 68%)和乳头状肿瘤(96% 对 85%)的检出得到提高(Jocham et al,2005)。改善肿瘤检测的临床影响似乎是直观的,并且前瞻性证据表明,与对照组相比,接受 HAL 荧光膀胱镜检查的患者的复发率更低(Filbeck et al,2003;Denzinger et al,2007;Grossman,2007;Rink et al,2013)。这种影响似乎持续至少 4 年。可能会对进展产生影响,尽管该研究未能证明这一趋势(Stenzl et al,2010)(图 15-6 和图 15-7)。

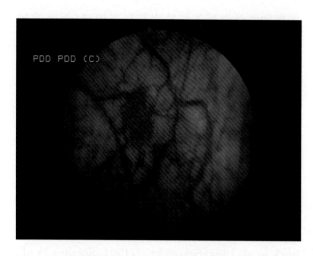

图 15-7 蓝光膀胱镜显示六氟乙酰丙酸盐在相同区域积累,随后被证实含有小灶原位癌(Courtesy H. Barton Grossman,MD.)

窄带成像(NBI)是一种光学图像增强技术,旨在提高肿瘤过程中固有的血管的可见性。NBI 光由两种特定波长组成,被血红蛋白吸收;415nm 光仅穿透表面黏膜层,而 540nm 光穿透更深。该组合使肿瘤的可视化提高。其临床影响仍在调查中,迄今为止尚未就其对复发或进展的影响进行过研究(Liu et al,2012)。

> **要点:内镜外科手术管理**
> - 进行 TURBT 以去除所有可见肿瘤,并提供病理检查标本以确定分期和分级。
> - 在 1~6 周内二次电切通常适用于患有高级别疾病的患者,特别是如果最初的 TURBT 中没有肌层组织。
> - 应对所有可疑病变进行取样活检,但低危患者不需要随机活检。
> - 基于办公室的电灼和观察可能适用于某些低危患者。
> - 使用 5-ALA 衍生物的荧光膀胱镜检查提高了不明显肿瘤的可见性,并降低了 TUR 后的复发率。

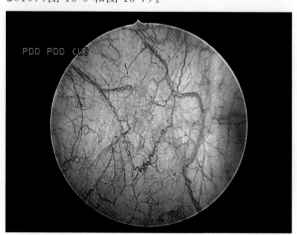

图 15-6 白光膀胱镜显示正常外观的黏膜(Courtesy H. Barton Grossman MD.)

三、围术期膀胱内治疗预防肿瘤种植

据资料显示,切除后立即种植的肿瘤细胞是许多患者早期复发的原因,这已被用于解释最初发现肿瘤最常见于膀胱底部和下侧壁,而复发肿瘤通常位于穹顶附近,是"悬浮"的结果(Heney et al,1981)。因此,在种植前杀灭这种细胞的膀胱内化疗已经使用了数十年(Zincke et al,1983;Klan et al,1991)。

丝裂霉素 C(MMC)似乎是围术期最有效的辅助膀胱内化疗药物,尽管在欧洲使用表柔比星,但缺乏直接的比较研究(Witjes and Hendricksen,2008)。与其提出的预防肿瘤细胞种植的作用机制相一致,在 6h 内给予单剂量可减少复发率,而 24h 后给药则不会(Isaka et al,1992;Oosterlinck et al,1993;Sekine et al,1994;Solsona et al,1999;Duque and Loughlin,2000),维持治疗并未进一步降低风险(Bouffioux et al,1995;Tolley et al,1996)。**然而,1 级数据清楚地表明,切除后立即给予单剂量 MMC 或表柔比星可减少肿瘤复发,特别是单发乳头状低级别肿瘤**(框图 15-1)。

框图 15-1　成功的膀胱内灌注化疗的围手术期处理

1. 包括根据实际手术时间表管理围术期化疗(和药物)的目标
2. 手术前联系药房以获得药物治疗。可能需要书面处方
3. 切除后,确认没有临床穿孔。当患者仍在操作室时,将三通导管放入膀胱。将流入口连接到盐水输液袋并夹闭流入口
4. 在操作后 6h 内通过导管流出口在恢复室内施用化学治疗药,并用止血钳夹住流出管以允许药物在膀胱中保留
5. 在给药后 1h 打开流出管并进行灌注,然后在接下来的 30~60min 开启重力排水
6. 取出 Foley 导管并丢弃在生物危害容器中
7. 戴上手套

Modified from O'Donnell MA. Practical applications of intravesical chemotherapy and immunotherapy in high-risk patients with superficial bladder cancer. Urol Clin North Am 2005;32:121-31.

一项荟萃分析发现,中位随访 3.4 年的低危患者的复发概率从 48.4% 下降到 36.7%;多发肿瘤患者的复发率降低 56%。MMC、表柔比星和吡柔比星均显著降低单发和多发肿瘤的复发。噻替派没有显示出相同的获益,但数据有限,一些研究中使用了稀释强度(Sylvester et al,2004)。在一项 Meta 分析中,为防止 1 例复发而需要进行治疗的病例数是 8.5 例,因此一些学者认为膀胱内化疗通过减少二次切除的需要降低了整体护理成本。然而,随后的研究表明,预防的肿瘤主要是较小的肿瘤,通常在办公室或门诊手术环境中进行治疗(Berrum-Svennung et al,2008)。此外,这种获益似乎仅限于复发风险较低的患者(Gudjónsson et al,2009),因此如果以住院治疗以外的任何方式治疗复发,就复发治疗的经济成本影响仍存在争议(Rao and Jones,2009;Lee et al,2012)。

围手术期膀胱内治疗的使用在欧洲很普遍,但在美国的应用有限(Madeb et al,2009),可能是因为成本、烦琐和可能的不良反应,以及未显示出对复发性、多发性或高级别肿瘤有足够的疗效(Sylvester et al,2004)。

虽然局部刺激症状是术后灌注最常见的并发症,严重的后遗症和罕见的死亡也可发生,特别是在切除术期间有穿孔的患者(Oddens et al,2004)。其他报道的与膀胱内化疗(围术期或多剂量方案)相关的状况包括化学性膀胱炎、皮肤脱屑、挛缩导致的膀胱容量减少、钙化痂、并发症或后续膀胱切除困难(Doherty et al,1999;Cliff et al,2000;Nieuwenhuijzen et al,2003;Oddens et al,2004;Shapiro et al,2006)。**对于广泛切除或有穿孔疑虑的患者,应禁止化疗。**

TUR 后不能立即安全地给予 BCG,因为细菌性败血症和死亡的风险很高。

要点:围手术期间膀胱内治疗预防肿瘤种植

- 肿瘤切除后 6h 内给予单剂量膀胱内化疗可减少低风险肿瘤的复发,对单发低级别乳头状肿瘤有显著疗效。
- 复发性或多发性肿瘤患者的获益有限。
- 高级别疾病患者没有获益。

四、免疫治疗

(一)卡介苗(BCG)

BCG 是一种减毒分枝杆菌,作为结核病疫苗开发,已在包括尿路上皮癌在内的几种不同癌症

中显示出抗肿瘤活性(Morales et al,1976)。Morales 描述的原始剂型是经皮给药,Brosman (1982)用类似的膀胱内灌注剂型方案成功后停用前一种方式。

BCG 粉末疫苗用 50ml 盐水重悬,应在重力作用下通过导尿管给药。治疗通常在肿瘤切除后 2～4 周开始,为再上皮化提供时间,从而最大限度地减少活细菌的内渗(Lamm et al,1992)。出于同样的原因,尿液分析通常在灌注前立即进行,以进一步确认没有感染或显著出血,以降低 BCG 全身吸收的可能性。如果导尿管插入发生损伤,治疗应延迟数天至 1 周,具体取决于受伤程度。活动性尿路感染通常被认为是延迟治疗的指征,直至感染控制可重新开始治疗,但是最近的出版文章质疑在无症状菌尿的情况下停用 BCG 的必要性(Herr,2012)。灌注后,患者应保持溶液至少 2h。一些临床医师主张患者从一侧转到另一侧以冲洗整个尿路上皮,但这种做法没有科学依据。灌注前的液体、利尿药和咖啡因可以限制尿液稀释,并有助于药剂充分保留 2h(Lamm et al,2000b)。通常指示患者用漂白剂清洁马桶,尽管没有明显的近距离接触感染风险。

1. 行动机制

膀胱内免疫疗法导致大量局部免疫应答,其特征在于尿液和膀胱壁中细胞因子的诱导表达,以及粒细胞和单核细胞与树突状细胞的浸润(Shen et al,2008)。最初的步骤似乎是直接结合膀胱壁内的纤连蛋白,随后导致直接刺激基于细胞的免疫反应和抗血管生成状态。许多细胞因子参与炎症过程的启动或维持,包括肿瘤坏死因子-α(TNF-α),粒细胞-巨噬细胞集落刺激因子(GM-CSF),干扰素-γ(IFN-γ)和白细胞介素-1(IL-1)、IL-2、IL-5、IL-6、IL-8、IL-10、IL-12 和 IL-18。上述细胞因子在膀胱内 BCG 和其他免疫刺激药治疗的患者的尿液中检测到。优先上调 IFN-γ,IL-2 和 IL-12 的细胞因子诱导模式反映了 T 辅助细胞-1 型(Th1)反应的诱导。这种免疫反应激活细胞介导的细胞毒性机制,这被认为是 BCG 和其他药物预防复发和进展的功效的基础(Bohle and Brandau,2003)。BCG 可能同时刺激 IL-10,导致抑制性 Th2 反应。总体而言,如果患者患有免疫抑制疾病或高龄,则对膀胱内免疫疗法的反应可

能有限(Joudi et al,2006a,2006b)。

2. CIS 卡介苗治疗

与膀胱内辅助或维持性化疗[例如盐酸多柔比星(阿霉素)、吉西他滨、塞替派]相比,美国泌尿科医师以 2:1 的优先比例使用 BCG,而欧洲泌尿科医师则倾向于化疗。因此,BCG 被美国食品和药物管理局(FDA)批准应用。在采用 BCG 膀胱内治疗之前,据报道,CIS 每年的平均进展率为 7%(Zinke et al,1985)。最初的无肿瘤反应率高达 84%(Brosman,1982;De Jager et al,1991;Hudson and Herr,1995;Lamm et al,2000a,2000b,2000c)。大约 50% 的患者在 4 年的中位时间内经历持久的反应。在 10 年期间,大约 30% 的患者仍然没有肿瘤进展或复发,因此必须进行密切随访。其中大部分发生在头 5 年内(Herr et al,1992)。Herr 及其同事(1989)报道了 5 年时 19% 的初始应答者发生进展,但发现无应答者的发生率为 95%,其他研究者证实了这一发现(Coplen et al,1990;Harland et al,1992)。AUA 指南小组支持 BCG 作为 CIS 的优先初始治疗选择(Hall et al,2007)。

尽管发病率高于化疗,但 BCG 在基于更高疗效报告的基础上在北美获得了卓越的作用(O'Donnell,2007)。在超过 600 例患者中,对 BCG 的完全反应率为 68%,对化学疗法的完全反应率为 49%。在应答者中,68% 接受 BCG 治疗的患者没有患病,而接受化疗的患者为 47%,中位随访时间为 3.75 年。总的无病率分别为 51% 和 27%(Sylvester et al,2005)。

3. BCG 治疗残余肿瘤

膀胱内 BCG 灌注可有效治疗残余乳头状病变,但不应作为手术切除的替代手段。研究人员已证实残余肿瘤行单一膀胱内 BCG 灌注有近 60% 的反应(Brosman,1982;Schellhammer et al,1986;Coplen et al,1990)。

黏膜或前列腺浅表导管的恶性肿瘤可以通过 BCG 彻底治疗,无肿瘤率为 50%。有限的 TURP 或电灼可有效降低肿瘤负荷并促进前列腺表面暴露于 BCG 治疗(Bretton et al,1990;Schellhammer et al,1995)。

4. BCG 预防复发

早期单中心研究表明,当 TURBT 恢复后给

予 6 周的 BCG 疗程时,肿瘤复发率降低约 30%(Brosman,1982;Morales et al,1992)。在几个较大的队列研究中,TURBT 后肿瘤复发率降低了 20%～65%,平均约为 40%(Pagano et al,1991a,1991b;Herr et al,1992;Melekos et al,1993;Krege et al,1996)。对 2000 例患有 Ta、T1 和(或)CIS 的患者进行的荟萃分析发现,与单独接受 BCG 诱导治疗的患者相比,接受维持治疗的患者的复发率有统计学上的降低(Han and Pan,2006)。随后对已公布数据的重新评估得出结论,文献支持 3 年的维持治疗,但中危疾病患者可以接受 1 年的维持治疗(Ehdaie et al,2013)。

BCG 在 TURBT 术后高危乳头状病变患者中的疗效已在多个 T1 病变队列研究中得到证实,复发率为 16%～40%,进展率为 4.4%～40%,与单独使用 TUR 相比有显著改善(Cookson and Sarosdy,1992;Pansadoro et al,1995;Herr,1997;Jimenez-Cruz et al,1997;Gohji et al,1999;Hurle et al,1999a,1999b)。肿瘤多发和伴 CIS 与进展风险增加有关。在入组 49 例患者的研究中,根据肌层黏膜浸润的存在与否对病变行亚分期,并未改善 BCG 治疗后复发(69% 对 65%)或进展(22% 对 29%)的预测(Kondylis et al,2000)。

5. BCG 对进展的影响

虽然有关 BCG 对肿瘤复发的影响的报道很有说服力,但更需要的是对进展产生影响的可能。在 403 例 CIS 患者中,与膀胱内化疗相比,BCG 可使进展风险降低 35%(Sylvester et al,2002)。

在 86 例高危浅表性疾病患者的随机试验中,Herr 及其同事(1988)证实 BCG 患者与 TUR 对照相比进展间期延迟更大。此外,用 BCG 治疗的 CIS 患者的膀胱切除率显著降低(11%,对照组为 55%),行膀胱切除术时间也要更晚。然而,在 10～15 年的随访期间,只有 27% 的患者存活且保留了完整的功能性膀胱,因此这种明显的优势在许多情况下是暂时的(Cookson et al,1997)。现有数据表明,BCG 可以延缓高危膀胱癌的进展,但长期生存优势尚未完全确定。

然而,两项荟萃分析得出结论,BCG 可降低进展风险。一项中位随访 2.5 年研究表明,进展减少了 27%(BCG 为 9.8%,非 BCG 为 13.8%)(Sylvester et al,2002)。在另一项研究中,进行

26 个月中位随访,进展减少 23%(BCG 为 7.7%,MMC 为 9.4%)(Bohle and Bock,2004)。在这两个研究中,仅在使用 BCG 维持治疗的试验中观察到 BCG 的更优结果。相反,化疗灌注没有使进展发生有意义的减少(Grossman et al,2008)。

AUA 指南专家组得出结论,BCG 可能会减少进展(Hall et al,2007)。

6. 确定最佳 BCG 治疗方案

尚未确定 BCG 的最佳治疗方案和剂量(Herr et al,2011)。Morales 在对其具有里程碑意义文章编辑评论的回复中写道:"这种方案是随意的,并且随着更多数据的出现,将来可能会被修改"(Morales et al,1976)。实际上,一些研究表明,单独的 6 周诱导过程不足以在许多患者中获得最佳反应,并且维持治疗是必需的(Lamm et al,2000a,2000b,2000c;Palou et al,2001)。

泌尿领域持久的城市神话之一,是 Alvaro Morales 博士在 BCG 研究方面的初步工作。尽管有传闻说他根据药物以"六包"规格运输的事实选择了剂量方案,但他认为故事还有更多:同时期的摘要表明 BCG 在膀胱癌无效。然而,根据我们和其他人的经验,我们知道至少需要 3 周的免疫接种时间来达到迟发型超敏反应。皮内使用不仅提供了增强机体识别的保障,而且提供了廉价且容易获得的免疫能力标记。直到今天,我仍然相信,消除同时经皮给药对患者和医师来说非常方便,但效果不佳。我们的印象是,第 4 周到第 5 周达到的皮肤反应没有通过更多 BCG 进一步增强。Frappier 实验室为我们提供了 6 个小瓶的盒子。因此,我们无论好坏,决定在 6 周时停止治疗,假设皮肤上看到的情况也在膀胱黏膜上发生。幸运的是,事实证明这是真的。Bohle 和其他人多年后报道称,6 周是 BCG 最大反应的理想选择,尽管我们现在知道维持剂量会进一步增强反应。

对于预防性治疗的患者,第二次诱导疗程的平均额外反应为 25%,而 CIS 患者为 30%(Haaff et al,1986;Kavoussi et al,1988;Bretton et al,1990;Coplen et al,1990;Sylvester et al,2002;Bohle and Bock,2004)。然而,在第二个为期 6 周的疗程后,接受额外疗程 BCG 治疗的难治性患者中,20%～50% 患者有显著的肿瘤进展风险(Nadler et al,1994)。Catalona 及其同事(1987)报

道,每增加一次 BCG 治疗,其实际进展率约为 7%。6 个月时对 BCG 的反应可用作预后的预测因子,非应答者中发展为进展性疾病的患者数量显著增加(Orsola et al,1998)。

西南肿瘤学组(SWOG)报道了维持治疗的最有意义的影响。患者接受为期 6 周的诱导疗程,然后在 3 个月和 6 个月时进行 3 次每周 1 次的灌注,此后每 6 个月进行 3 次每周 1 次的灌注,持续 3 年。维持组估计中位无复发生存期为 76.8 个月,对照组为 35.7 个月($P=0.0001$)。对照组的平均无复发生存期为 111.5 个月,维持组中无法进行评估($P=0.04$)。对照组 5 年总体生存率为 78%,维持组为 83%。没有观察到 3 级以上的毒性,但只有 16% 的患者耐受完整的剂量、时间表方案。由于不良反应而停止 BCG 的患者中有 2/3 发生在前 6 个月内,这表明随着治疗时间的增加,不良反应并没有明显增加。不良反应无法在大多数患者中实现预期的全程维持治疗的解释具有误导性。由于尽管大多数患者未能完成整个治疗过程,但治疗组的表现更好,可能更早获得了最大的益处。更短的维持计划和减少的剂量可以实现相同的结果,同时毒性更小(Lamm et al,2000a)。

对于高级 T1 病变或 CIS,多项研究中证明维持治疗的优势(Palou et al,2001)。确定最佳治疗方案是否应如 SWOG 研究,每月或其他时间表所述仍未确定,每月维持时间表的最佳持续时间尚不清楚(Lamm et al,2000a,2000b,2000c;O' Donnell,2005)。

一些研究者已经评估了 BCG 剂量减少的可能性(Morales et al,1992;Melekos et al,1993;Martinez-Pineiro et al,1995;Pagano et al,1995)。一般来说,在小队列研究中已经注意到毒性降低且功效没有统计学差异(Pagano et al,1991b;Mack and Frick,1995;Hurle et al,1996),尽管多灶性和高度恶性肿瘤可能对全剂量反应更佳(Martinez-Pineiro et al,2002)。一些研究表明,较低剂量的 BCG 可以上调 Th1 反应。延长灌注间隔可以减少不良反应而不丧失功效(Bassi et al,2000)。欧洲结核病 BCG 接种比北美更常用,欧洲研究表明,剂量可以安全地减少一半(Martinez-Pineiro et al,2002)。对免疫接种的北美人的反应差异尚不清楚,但 Morales 及其同事

(1992)发现反应率显著下降(67% 对 37%),特别是对于 CIS 同时经减少剂量治疗乳头状肿瘤的患者。

抗生素治疗可能对治疗或预防 BCG 治疗的全身不良反应有益,但如果在 BCG 治疗过程中常规用于尿路感染预防,它也可能抑制 BCG 治疗的有效性(Durek et al,1999a,1999b)。**喹诺酮类药物尤其可能影响 BCG 的活力,如果可能,应在 BCG 治疗过程中避免使用喹诺酮类药物**(Durek et al,1999b)(框图 15-2 和框图 15-3)。

框图 15-2　卡介苗(BCG)治疗的禁忌证
绝对禁忌证
免疫抑制和免疫功能低下的患者*
在经尿道电切术后即刻灌注有入血和脓毒症死亡风险
BCG 败血症个人史
肉眼血尿(入血风险)
创伤性导尿(入血风险)
完全性尿失禁(患者无法保留药物)
相对禁忌证
尿路感染(入血风险)
肝疾病(如果发生脓毒症,则排除异烟肼治疗)
结核病的个人史(理论上有风险但未知)
身体整体表现状况不佳
高龄
潜在禁忌证的数据没有或不足
假体材料的患者尚未被有限文献证实有增加的感染风险或其他并发症(Rosevear et al,2010)
输尿管反流
抗肿瘤坏死因子药物(理论上易患 BCG 败血症)

　　*最近的小样本研究表明这可能不是一个绝对的禁忌证(Herr,2012)。

From Ehlers S. Why does tumor necrosis factor targeted therapy reactivate tuberculosis? J Rheumatol(Suppl) 2005;74:35-9.

(二)干扰素(IFN)

IFN 是抗原刺激诱导产生的糖蛋白。这些药物具有多种抗肿瘤活性,包括抑制核苷酸合成、肿瘤抗原上调、抗血管生成特性和增强的 T 细胞与 B 细胞活化刺激细胞因子释放,以及增强的自然杀伤细胞活性(Naitoh et al,1999)。在几种亚型中,IFN-α 是研究最广泛的。尽管最佳

剂量和给药方案尚未确定（Torti et al，1988；Belldegrun et al，1998），但它在剂量至少为 1 亿 U 时最有效。

框图 15-3　克利夫兰诊所关于卡介苗（BCG）毒性的管理方法

等级 1：中等症状＜48h
轻度或中度刺激性排尿症状，轻度血尿，发热＜38.5℃
评估
可行尿培养以排除细菌性尿路感染
症状管理
抗胆碱能药，局部抗痉挛药（非那吡啶），镇痛药，非甾体类抗炎药
［BCG 治疗后出现的无症状前列腺肉芽肿偶尔在临床和（或）影像学上与前列腺癌相似。在这种情况下，没有证据支持治疗（Suzuki et al，2013）］。

2 级：严重症状和（或）＞48h
严重的刺激性排尿症状，血尿或症状，持续＞48h
1 级的所有策略，加上以下内容：
评估
尿培养，胸片，肝功能检查
管理
立即咨询有关分枝杆菌感染和并发症管理经验的医师。
当滴注恢复时，考虑将剂量减少到剂量的 1/2～1/3。
适当地处理培养结果
抗菌药
给予异烟肼和利福平，300mg/d 和 600mg/d，口服直至症状消退
不要使用单一疗法
观察利福平与其他药物相互作用（例如，华法林）

3 级：严重并发症（血流动力学变化，持续性高热）
过敏反应（关节疼痛，皮疹）
执行 1 级和 2 级所述的所有策略，再加上以下：
异烟肼 300mg/d，利福平 600mg/d，3～6 个月
取决于反应
实体器官侵犯（附睾，肝，肺，肾，骨，关节，前列腺）
异烟肼 300mg/d，利福平 600mg/d；乙胺丁醇 15mg/（kg·d）单日剂量 3～6 月
环丝氨酸经常引起严重的精神症状，强烈不建议使用
BCG 对吡嗪酰胺几乎均耐药，所以这种药物没有任何作用
当治疗反应不佳时，考虑泼尼松，40mg/d
或用于感染性休克（没有有效抗菌治疗的情况下不建议给予）

From Walton Tomford，MD，Cleveland Clinic.

IFN 作为单一药物在消除残留疾病、预防乳头状疾病复发和治疗 CIS 方面较 BCG 或膀胱内化疗更昂贵且效果更差（20%～43% 完全反应）。它对 CIS 的长期疗效低于 15%（Belldegrun et al，1998）。一项随机试验表明，CIS 在低剂量（1000 万 U）时的反应为 5%，高剂量（1 亿 U）时反应高达 43%（Torti et al，1988）。作为预防剂，单独使用 IFN 的复发率一般低于单独 BCG（从 60%～16%）（Glashan，1990；Kalble et al，1994）。它已证明对 T1 肿瘤的活性有限（Malmstrom，2001）。然而，它有时可能对 BCG 失败的患者有效（完全反应 15%～20%；见后文）。

IFN-α 与化疗或 BCG 联合治疗方案中也已经进行了研究（Bercovich et al，1995；Stricker et al，1996）。似乎表现出与红霉素或 MMC 的累加效应。一些试验研究了 BCG 和 IFN 的组合，并提出了该组合的潜在优势或降低 BCG 剂量的可能性，这可能减少不良反应。O'Donnell 及其同事（1999）的初步开创性工作报告，使用联合治疗，12 个月时无病率为 63%，24 个月时为 53%。在一项针对 1000 例患者的大型试验中，对 231 例 CIS 患者进行了评估。在那些 BCG 诱导过程失败的 CIS 患者中，低剂量 BCG 和 IFN 的组合在 2 年时产生 45% 的持久反应。然而，在那些患有 CIS 并且 BCG 敏感的患者中，BCG 和 IFN 组合治疗在 24 个月时导致 59% 的无病状态（Joudi et al，2006a）。总体而言，在 12 个月内 BCG 单药失败的患者对联合治疗的反应较差。经历治疗失败而复发的患者中，大多数在初始治疗的 4 个月内就对 BCG 和 IFN 的组合治疗无应答（Grossman et al，2008）。

（三）研究中的免疫治疗药

许多新型药物已显示出潜力，但尚未达到临床实践。来自软体动物大锁孔帽贝的血液淋巴的匙孔血蓝蛋白（KLH）是一种非特异性免疫刺激物，其在尿路上皮癌中的潜在有效性是偶然发现的（Olsson et al，1974；Jurincic et al，1989）。最近的工作持续表明这种药剂的前景，但相对已应用的药剂没有明显的优势（Lammers，2012）。分枝杆菌细胞壁 DNA 提取物含有与抗原细胞壁连接的免疫刺激 DNA 的混合物。Ⅱ期试验结果表明，成功率低于 BCG 所取得的成功率，但具有良好的耐受性；然而，没有商业上可获得的药剂（Morales et al，2001，2009）。

<table>
<tr><td colspan="2">**要点:免疫治疗**</td></tr>
</table>

- 与膀胱内化疗相比,膀胱内 BCG 具有更高的疗效和更强的不良反应。
- 由于担心不良反应,BCG 应谨慎用于低危疾病患者。
- 框图 15-3 显示了 BCG 感染性并发症的治疗策略。
- BCG 是唯一可以延缓或减少高级别肿瘤进展的药物。
- BCG 的最佳剂量和治疗方案尚未确定,但如果耐受,维持治疗的结果会更好。
- 由于存在血管内渗漏和脓毒性死亡的风险,尿路上皮受损情况下禁用 BCG。
- 与 BCG 相比,IFN-α 没有在初次治疗中显示益处,但似乎与低剂量 BCG 联合使用效果较好,特别是挽救治疗时。

IL-2 在 BCG 刺激后高度表达,是 Th1 免疫应答的关键组分。临床前数据表明,其具有潜在的益处和很小的毒性(Horinaga et al,2005)。多项研究已经登记了单独使用膀胱内 IL-2,与 BCG 或 BCG 和 IFN 联合使用(Shapiro et al,2007)。应用生物反应器,关于脂质体介导的膀胱内 IL-2 治疗功效的临床前数据阐明了针对肌层浸润性膀胱癌和非肌层浸润性膀胱癌(NMIBC)的长期 T 细胞记忆(Horiguchi et al,2000;Larchian et al,2000)。

五、膀胱内灌注化疗

如前所述,在 TURBT 后 6h 内灌注化学治疗药的诱导治疗已显示出对复发率的明显影响。然而,与 BCG 的功效相比,化疗在辅助治疗中的作用不太清楚。**多柔比星和 BCG 的 SWOG 比较研究显示,BCG 患者的进展率为 15%,而化疗患者的进展率为 37%**(Lamm et al,1991)。尽管如此,由于化疗中并不存在 BCG 感染并发症的风险,使得欧洲社区的许多人赞成使用化疗。

表 15-3 总结了这些药剂。

表 15-3　膀胱内灌注药物之间的比较

药剂	围术期使用	危险分组	膀胱炎(%)	其他毒性	退出治疗(%)	浓度和剂量
多柔比星(阿霉素)	是	低至中危	20～40	发热,过敏,挛缩膀胱,5%	2～16	50mg/50ml
表柔比星	是	低至中危	10～30	挛缩膀胱罕见	3～6	50mg/50ml
塞替派	是	低至中危	10～30	骨髓抑制 8%～19%	2～11	30mg/30ml
丝裂霉素	是	低至中危	30～40	皮疹 8%～19%,挛缩膀胱,5%	2～14	40mg/20～40ml
BCG	否	中至高危	60～80	严重感染,5%	5～10	1 小瓶/50ml
干扰素	否	挽救性	<5	流感样症状 20%	罕见	50～100MU/50ml
吉西他滨	是	挽救性	轻度	偶有恶心	<10	1～2g/50～100ml

Modified from O'Donnell MA. Practical applications of intravesical chemotherapy and immunotherapy in high-risk patients with superficial bladder cancer. Urol Clin North Am 2005;32:121-31.

(一)丝裂霉素 C(MMC)

MMC 是一种抑制 DNA 合成的烷化剂。通常每周滴注药物维持 6～8 周,剂量范围为 20～60mg。纳入 9 项临床试验的荟萃分析比较了其与 BCG 进展的效果,在 26 个月的中位随访期间,BCG 组中 7.67% 的患者和 MMC 组中 9.44% 的**患者发生肿瘤进展**(Bohle and Bock,2004)。另一项综述发现,**MMC 肿瘤复发率降低了 38%。**这不如 BCG 有效,但在大多数研究认为 MMC 是减少复发(但不是进展)的可行选择,因为其较小的不良反应,特别是考虑到较低但实际存在的BCG引起的败血症风险(Huncharek et al,2001)。

在一些研究中,MMC使用的优化可以使复发率减半。这可以通过消除残余尿量、禁食过夜、使用碳酸氢钠来减少药物降解,以及将浓度增加至40mg/20ml(Au et al,2001)来实现。在多中心试验中,局部微波治疗与20mg/50ml MMC联合使用,复发率从57.5%降至17.1%。研究发现,在高级别膀胱癌中使用40~80mg高剂量和微波治疗6~8周,2年时无复发率为75%(Gofrit et al,2004;van der Heijden et al,2004)。

电动膀胱内MMC灌注似乎可以改进药物进入膀胱组织(Di Stasi and Riedl,2009)。该治疗报道MMC的复发率从58%降至31%,而BCG对照组的复发率为64%(Di Stasi et al,2003)。峰值等离子体MMC在电动组中显著增高,阐明其有效作用的机制。电动膀胱内MMC灌注在美国仍未上市。

(二)多柔比星及其衍生物

多柔比星(阿霉素)是蒽环类抗生素,通过结合DNA碱基对,抑制拓扑异构酶Ⅱ和抑制蛋白质合成起作用。在一篇综述中,**阿霉素在预防复发方面比TUR有13%~17%的改善,但在预防肿瘤进展方面没有优势(15.2%对比12.6%)**(Kurth et al,1997)。膀胱内阿霉素的主要不良反应是化学性膀胱炎,多达一半的患者可发生这种化学性膀胱炎。几个队列研究报道了膀胱容量减少(Thrasher and Crawford,1992)。

与单独的TUR相比,阿霉素衍生物表柔比星降低12%~15%复发率(Oosterlinck et al,1993)。单次、即刻、围术期剂量及完整的8周膀胱内治疗疗程均证实这一疗效。表柔比星在欧洲可应用于尿路上皮癌治疗,并且已通过FDA批准,但在美国无法用于尿路上皮癌治疗。

戊柔比星是多柔比星的半合成类似物,经FDA批准用于治疗不能耐受膀胱切除术患者的BCG难治性CIS;该药物于2009年在美国上市(Sweatman et al,1991;Greenberg et al,1997;Grossman et al,2008)。在一组90例患有BCG难治性CIS的患者中,只有21%表现出完全反应(Steinberg et al,2000),因此其使用并不普遍。

(三)塞替派

塞替派(三亚乙基硫代磷酰胺)是唯一被FDA批准用于乳头状膀胱癌膀胱内治疗的化疗药物。它是一种烷化剂,不具有细胞周期特异性。在对照临床试验中($N=950$例),11项研究中有6项肿瘤复发率降低高达41%(平均下降16%)。由于其低分子量,可以看到全身不良反应,导致多达一半的给药剂量被吸收,有造成血液毒性的危险(Thrasher and Crawford,1992)。大多数中心已用BCG或上述化学治疗药取代塞替派。

(四)新型制剂

吉西他滨和紫杉醇和多西紫杉醇具有抗转移性膀胱癌的活性(Calabro and Sternberg,2002)。可以每周或每周两次安全地给予膀胱内吉西他滨灌注,进行6~8次治疗。通过膀胱内治疗发生最小的全身吸收。一些小型的Ⅰ期和Ⅱ期研究表明,复发率降低了39%~70%,包括在经过预处理的BCG难治性患者中也见适度疗效(Maymi et al,2004;O'Donnell,2005)。紫杉烷已被配制成有效的膀胱内治疗制剂,但目前公布的数据仅限于临床前研究(Lu et al,2004)。

(五)联合治疗

不同药剂的结合是提高全身治疗反应率的合理且通常成功的方法。然而,研究尚未发现在膀胱内治疗中这样做的明显好处。例如,在Fukui和同事(1992)的研究中,在第1天施用MMC(20mg),在第2天施用多柔比星(40mg),每周1次,在101例患者中治疗持续5周。51例患者表现出完全反应,并进一步随机接受维持或非维持治疗。50%的患者局部不良反应较明显。CIS患者的维持治疗后复发较少。其他研究表明了相似的结果,其一般主题是局部不良反应增加,伴随适度的预后改善(Isaka et al,1992;Sekine et al,1994)。

几位研究者在前瞻性试验中评估了化疗和BCG的组合。EORTC报道当标记的单发肿瘤被故意保留并且随后给予患者序贯MMC和BCG灌注时,完全缓解率为46%(van der Meijden et al,1996)。在188例Ta和T1病变患者的研究中,与单用MMC治疗的患者相比,接受BCG和MMC治疗的患者的复发、进展或不良反应没有差异。在另一项入组314例患者的研究中,BCG

单药治疗组(55%)的无病间隔明显长于相同组合组(45%)(Malmstrom et al,1999;Solsona et al,2002)。因此,使用序贯治疗、联合化疗或化疗和 BCG 联合方案,迄今为止探索的任何组合都没有获得明显的优势(Rintala et al,1995,1996;Witjes et al,1998;Nieder et al,2005)。

要点:膀胱内化学治疗

- 在 TURBT 后立即灌注和辅助治疗中,膀胱内化疗对肿瘤复发有明显影响。没有明确证据表明对进展有影响。
- 除 IFN 外,各种化疗药物联合和化学治疗联合 BCG 未显示出较单药治疗更有益处。
- 一般而言,化疗的不良反应往往不如 BCG 那么常见且不那么严重,但 BCG 更有效。

六、难治性高级别疾病

在 BCG 最初的 6 周疗程后复发或持续存在疾病传统上被称为 BCG 失败,尽管过去这个术语定义不明确。目前的共识是,BCG 治疗后的持续性疾病可归类为 BCG 难治性(尽管 BCG 治疗但无改善或恶化),BCG 耐药(初始疗程后较低程度,分期或分级疾病复发或持续存在,然后通过进一步的 BCG 治疗解决)或 BCG 复发(BCG 初始治疗消退后复发)。特别是 BCG 难治性患者是一个特别高危的群体,如果年轻且健康状况良好,应该强烈考虑立即进行膀胱切除术(Herr and Dalbagni,2003)。对于拒绝或病情严重不能进行膀胱切除术或正在进行确定的研究方案的患者,可以保留膀胱内治疗。

虽然在高危患者中应该强烈考虑在这个关键时刻确定疾病状态,但是活检确定 BCG 反应的必要性尚不清楚。在这种情况下,尿液细胞学可能很有用。Dalbagni 及其同事(1999)报道,如果膀胱镜检查和尿细胞学均为阴性,BCG 术后常规活检的有效性最小。11 例红斑膀胱黏膜和细胞学阳性患者中有 5 例膀胱活检阳性,37 例红斑病变和阴性细胞学检查均为阴性,13 例黏膜正常的患者中只有 1 例活检阳性(Dalbagni et al,1999)。

其他研究表明,常规 BCG 后活组织检查的价值有限(Dalbagni et al,1999)。UroVysion FISH(Abbott Molecular,Chicago,IL)从阳性到阴性的转换已显示与单中心研究中的 BCG 反应相关(Kipp et al,2005;Whitson et al,2009)。

宣布失败可能需要长达 6 个月,因为治疗后 3~6 个月,接受 BCG 治疗的高级别膀胱癌患者的反应率从 57% 上升至 80%。显然,停止治疗后肿瘤活性仍可持续一段时间。这不仅对于宣布 BCG 失败和随后治疗的需要具有明显的意义,而且对于在治疗后不久采用挽救方案的成功率的解释也具有明显的意义(Herr and Dalbagni,2003)。

(一)难治性高级别疾病的管理

虽然大多数泌尿科医师将为高危患者(最可能涉及北美 BCG 和欧洲化疗)进行为期 6 周的膀胱内治疗,但在第一疗程后患有持续性疾病的患者的管理更为复杂。此类患者的进展风险增加,特别是在早期复发,治疗时进展或多次复发的情况下。

如果初始治疗是化疗,应考虑进行 BCG 治疗。在这种情况下,BCG 已显示出优于重复化疗疗程,因为后者将导致仅约 20% 的无病存活率(Malmstrom et al,1999;Steinberg et al,2000)。对于 BCG 失败的患者,第二疗程仍然给出 30%~50% 的反应率(Pansadoro and De Paula,1987;Brake et al,2000)。因任何原因不能耐受 BCG 的患者可考虑进行挽救性化疗,但失败和进展的风险很高。

不建议进行 BCG 或化疗超过两次后的进一步疗程,因为它们 80% 的概率会失败,尽管最近的研究表明有一些新药具有潜力(Skinner et al,2013)。疾病进展迅速在此类患者中很常见,因此挽救性化疗、研究方案和单独使用 IFN 或与降低剂量的 BCG 联合使用,可能仅适用于即使在被告知其风险后仍不愿意或无法接受手术的患者(Catalona et al,1987)。

IFN-α 与 BCG 的组合成本较高的并且在最初治疗中没有显示出优于 BCG 单药,因此它主要用于治疗 BCG 失败患者。小型单机构研究表明,使用低剂量 BCG(通常为 1/3 剂量)加上 1 亿~5 亿 U IFN-α 的,1~2 年的成功率为 50%~60%,二次诱导选择和 3 个月、9 个月与 15 个月后 3 组

3 周的迷你序列维持治疗,可以获得更好的疗效(O'Donnell et al,2001;Lam et al,2003;Punnen et al,2003)。在 BCG 初治和 BCG 失败患者中联合使用 BCG 加 IFN-α 的大型国际多中心Ⅱ期试验揭示了类似的发现(O'Donnell et al,2004)。对于 BCG 敏感的患者 2 年时无疾病的估计为 57%,对于 BCG 失败患者为 42%。每组仅有 8% 的患者进展,这表明无论先前的 BCG 反应如何,这种组合都具有潜在的作用。

(二)难治性疾病的替代选择的作用

光动力疗法(PDT)通过体内给予光敏剂如卟吩姆钠(Photofrin)或 HAL 膀胱内给药来进行。在物质从正常组织中清除后 2～3 天(对于 Photofrin),患者用红色激光(630nm)进行膀胱内治疗 12～20min,膀胱内脂肪包含更均匀的激光分布(Manyak et al,1990)。在光激发后,光敏剂与分子氧反应形成自由基和反应性单线态氧,它们具有细胞毒性。

联合研究队列中 CIS 患者的反应率为 66%,持续时间为 37～84 个月(Jocham et al,1989;Nseyo et al,1997,1998;Walther,2000)。对于患有乳头状疾病的患者,总体缓解为 51%,中位复发时间为 24～48 个月(Naito et al,1991;Nseyo et al,1997,1998;Walther,2000)。PDT 的使用受到显著不良反应的限制,例如膀胱挛缩或易激(50%)和皮肤敏感度(19%)(Naito et al,1991;Uchibayashi et al,1995;Nseyo et al,1997,1998)。

研究工作一直致力于改进光敏剂的开发和激光剂量测定法的改进(Kriegmair et al,1996a;Nseyo et al,1997,1998)。HAL 是一种更具亲脂性的 5-ALA 酯,它产生一种称为原卟啉 IX 的致敏物,虽然临床数据有限,但它看起来更具肿瘤特异性(Datta et al,1998)。使用金丝桃素的临床前研究已显示出前景(Kamuhabwa et al,2004)。Radachlorin 由三种氯喹组成,至少在 BCG 难治性高级别疾病的治疗中看起来很有价值(Lee et al,2013)。

治疗 NMIBC 的放射治疗通常仅限于在膀胱内治疗失败后拒绝膀胱切除术或不适合大手术的个体(Kim et al,2000)。50%～75% 的患者中可以获得对放射疗法和 TUR 的完全反应,但是放射相对 TUR 的额外获益仍然不清楚(De Neve et al,1992;Rozan et al,1992;Jansson et al,1998)。5 年反应率为 44%～60%。对 CIS 没有重大影响。由于有报道称高达 50% 的患者会发展进展并且死亡的可能性很高(Rödel,2001),放射治疗仅是姑息治疗,其作用有限。放射和化学疗法的结合已显示出前景,但尚未得到广泛应用(Gray et al,2013)。

要点:难治性疾病的管理

- TURBT 后初始膀胱内治疗失败的患者复发或进展的风险很高。
- 初始化疗或 BCG 失败者最适合随后接受 BCG 治疗,因为这类患者使用 BCG 治疗的疗效明显高于化疗。

七、"早期"膀胱癌根治术的作用

尽管进行了局部治疗,但许多高级别 NMIBC 病例仍会进展为浸润性癌症并导致死亡。尽管 CIS 患者对 BCG 治疗的初始反应率可高于 80%,但治疗失败的患者将有 50% 的概率发生疾病进展和疾病特异性死亡(Catalona et al,1987;Nadler et al,1994)。T1 肿瘤 BCG 治疗后早期(3 个月)失败与 82% 的进展率相关,而 3 个月时未经历治疗失败的患者的进展率为 25%(Herr et al,1997;Herr,2000a)。多达 20% 的 CIS 患者将在 10 年内死于尿路上皮癌(Herr et al,1989);每次出现 T1 肿瘤都有 5%～10% 的转移概率(Herr and Sogani,2001),这些患者在再次切除时发现的残留肿瘤与 82% 的肌层浸润发生相关(Herr et al,1997)。这些数据提供了令人信服的证据,表明可能低估了高危患者的疾病状态。

Cookson 及其同事(1997)报道,最初接受膀胱内治疗的高危患者中有 27% 表现良好且死于其他原因,同样少数患者在确诊后 15 年内仍保留完整,功能正常的膀胱。然而,大约 1/2 的患者经历了进展,1/3 的患者死于疾病。相比之下,**临床 T1 肿瘤即刻进行膀胱切除术的患者除了 10 年无病生存率 92% 外,还能获得更准确的病理分期,**

相比之下,临床 T1 肿瘤患者中在行膀胱切除术时实际已有肌层浸润者 10 年无病生存率为 64%(Bianco et al,2004)。

尽管以前应用浅表性这一包含良性含义的定义,但多达 50% 的患有非肌层浸润性高级别疾病的患者进行膀胱切除术后,实际上会发现患有肌层浸润性疾病。传统上,这种手术被称为早期膀胱切除术,因为它们是在传统手术指征即肌层浸润之前进行的。考虑到高达 15% 的患者已经有微转移(Chang and Cookson,2005),甚至 12 周这么短的膀胱切除延迟也与较差的生存相关,其中一些手术似乎还不够早(Sanchez-Ortiz et al,2003;Chamie,2013)。

必须权衡进展风险与膀胱切除术的风险、死亡率和生活质量的影响两方面,正如 Chang 和 Cookson(2005)所称,一个合理的目标可能是对有风险的患者进行"及时"的膀胱切除术。

非肌层浸润性癌症患者膀胱切除术后 10 年存活率可达 67%～92%(Amling et al,1994;Freeman et al,1995)。然而,尽管存在偏倚,在肌层浸润之前的患者中,早期发现和密切监测的获益可以避免大多数患者进展。但似乎这些进展为肌层浸润的患者的预后可能比那些最初就患有肌层浸润性疾病的患者更差(Schrier,2004;Lee et al,2007)。因此,对监测中高风险患者的疾病控制状态过度自信会产生错误的安全感。

AUA 指南专家组将膀胱切除术列为首次膀胱内灌注治疗后难治性高级别疾病患者的首选方案(见后文)。尽管如此,接受调查的美国泌尿科医师中,只有不到 1/5 的受访者表示他们会建议两个疗程膀胱内 BCG 治疗仍难治的 CIS 患者行膀胱切除,这组患者失败或进展的风险为 80%(Joudi et al,2006a)。在这种情况下,或在两疗程膀胱内治疗后高级别乳头状病变持续存在,膀胱切除术是标准治疗,不应该被认为是"早期"(Bianco et al,2004)。

一些系列研究表明,p53 和 RB 等肿瘤标志物可能有助于将高风险患者分层,以便将来做出此类决定。高风险 p53 病变的进展率为 75%,而 p53 阴性病变为 25%。p53 阳性病变患者 10 年生存率为 60%,而 p53 阴性病变患者生存率为 88%(Sarkis et al,1993)。Grossman 和同事

(1998)发现,对 T1 病变行 p53 和 RB 评估,如果任一标记为阳性,则 5 年的进展为 30%,如果两种标记均为阳性,则为 47%。两种标志物的野生型病变均未发生进展(Grossman et al,1998)。虽然 p53 阳性并未预测另一项研究中 BCG 治疗患者的反应,但 BCG 后 p53 阳性表达是肿瘤进展的标志物(p53 阳性,82% 进展和 41% 死亡率;p53 阴性,13% 进展和 7% 死亡率)(Lacome et al,1996)。其他研究驳斥了这些发现,因此 p53 在预测肿瘤行为和对治疗反应中的作用仍然存在争议(Peyromaure et al,2002)。

涉及肿瘤学原则妥协的手术方式,例如精囊及性神经保留的膀胱癌根治术,在理论上复发风险较低的患者中与肌层浸润性患者中的作用比较仍尚不清楚(Hautmann and Stein,2005)。据报道,新膀胱行尿流改道时结构破坏较少,可减少这类患者的治疗延迟,从而可显著改善无病生存率(Hautmann,1998)。对疾病结果的影响尚未得到证实。

尽管 NMIBC 膀胱部分切除术很常见(即使在美国接受过切除治疗的患者中也高达 20%),即使是肌层浸润患者也是如此,但其临床评估很少(Hollenbeck et al,2005)。Holzbeierlein 和同事(2004)报道,在 Sloan-Kettering 纪念癌症中心,膀胱癌手术治疗中有 6.9% 的患者接受了部分膀胱切除术(其中 29% 为临床非肌层浸润性疾病)。5 年生存率为 69%,2/3 的患者存活,膀胱功能完好。CIS 是最重要的进展预测因子。

膀胱部分切除术可提供比 TURBT 更准确的病理分期,并可行淋巴结切除术。合适的非肌层浸润性肿瘤患者在逻辑上与浸润癌症相同——那些在穹顶或远离三角区且没有 CIS 的孤立性肌层浸润性肿瘤患者。

对于无法通过肿瘤切除进行合理控制的患者,如体积庞大的肿瘤,由于大的膀胱或尿道狭窄疾病无法到达,或者内窥镜检查无法安全切除,也应考虑进行膀胱切除术。

总之,根治性膀胱切除术提供了最准确的病理分期选择,以下 NMIBCs 应强烈考虑:高级别并深入浸润固有层、淋巴血管侵犯、与弥漫性 CIS 相关、憩室内、确定侵犯远端输尿管或前列腺尿道、初始治疗难治性,或者太大或在解剖学上难以接

近而在内镜下无法完全移除。它也可用于了解膀胱保留与膀胱切除术的风险和益处,但要求彻底切除治疗的患者(Stein,2003)。关于部分膀胱切除术的数据有限,其位于 TURBT 结合膀胱内治疗和根治性膀胱切除术两极端之间,可能是一种有前景的膀胱保留选择。

要点:早期膀胱切除术

- 高进展风险的患者应考虑进行膀胱切除术。
- 对膀胱内治疗初始疗程无反应患者应重新考虑膀胱切除术。
- 未对第二个疗程产生反应是即刻膀胱切除术的指征,除非有禁忌证或患者选择进行临床试验或有证据证明其使用的更新的膀胱内治疗选择。

八、监测和预防

虽然膀胱癌不如前列腺癌常见,但由于其慢性特征和长期监测的需要,膀胱癌的支出几乎是前列腺癌的 2 倍。根据医疗保健研究和质量机构的数据,2003 年膀胱癌的年度支出为 22 亿美元,前列腺癌为 14 亿美元(Donat,2003)。这笔费用的很大一部分与监测有关(Hedelin et al,2002)。

尿路上皮癌复发的监测策略历来依赖于膀胱镜检查和尿细胞学的诊断组合。在临床实践中,只有 40% 的患者实际遵守标准监测方案(Schrag et al,2003)。大多数方案在初始诊断后每 3 个月包括这种组合维持 18~24 个月,然后在接下来的 2 年中每 6 个月 1 次,然后每年 1 次,新发现肿瘤需要重新开始新一轮监测(Fitzpatrick,1993)。尽管两种测试的准确性依赖于对可见发现的主观和操作者相关的解读,但它们作为金标准已被广泛接受(Brown,2000)。

(一)膀胱镜检查

基于办公室的膀胱镜检查快速,相对无痛的观察尿路上皮,容易识别由光滑的膀胱表面发生的乳头状肿瘤。尽管其发现的可靠性受到质疑,CIS 经典被描述为天鹅绒般的红色黏膜斑块。

肿瘤标志物的出现及如前所述的包括荧光膀胱镜检查在内的新型内镜技术的发展,膀胱镜检查作为癌症检测的金标准的作用已经受到了重新审视(Kriegmair et al,1996a,1996b;Filbeck et al,1999;Kriegmair et al,1999)。然而,对于基于办公室的诊断,它可以识别大多数肿瘤的部位和特征。**膀胱镜检查具有很高的阳性预测价值,因为大多数被认为是恶性的病变在病理学上被证明是如此。内镜外观不能可靠地预测肿瘤分期或分级,尽管无柄形态和(或)坏死的存在表明高级别疾病可能是浸润性的。**

膀胱镜检查通常在门诊环境中进行。硬镜系统提供准确的膀胱视野;柔性光纤膀胱镜几乎同样敏感,对男性来说明显更舒适,但由于女性尿道短而直,因此在女性中的使用没有明显的优势。较新的数字芯片膀胱镜提供类似的耐受性,由于视频监视器的清晰度和放大率,拥有更好的可视化。在大多数患者中,可以在几秒钟内完成膀胱黏膜的完全可视化。它们的高分辨率成像消除了刚性膀胱镜检查的唯一潜在优势(较柔性光纤膀胱镜光学效果稍微好一些)。因此,**柔性膀胱镜检查基本上取代了刚性膀胱镜检查,用于北美男性的监测,并且可在女性中进行。**

使用如前面描述的用与 HAL 荧光硬性膀胱镜检查相同的技术进行柔性膀胱镜检查,Ⅱ期研究结果不一致,但表明基于办公室的荧光膀胱镜可以提高 CIS 和乳头状肿瘤的检出(Loidl et al,2005;Witjes et al,2005)。

绝大多数男性和女性都能忍受基于办公室的膀胱镜检查,并且感觉轻微不适。**虽然缺乏数据支持,但尿道内注射局部麻醉药几乎是普遍存在的。大多数研究和荟萃分析**(Patel et al,2008b)未能确定获益(Palit et al,2003;Rodriguez-Rubio et al,2004)。最近的两项研究实际上发现,使用局部麻醉药比仅使用含水润滑剂的患者进行膀胱镜具有更高的痛阈(Ho et al,2003;Chen et al,2005)。**考虑到麻醉药会部分遮挡视野的事实,应该重新考虑这种无处不在的实践操作。**使用视频监视器可以让患者看到并理解检查发现,理论上可分散他们的注意力,使他们免受任何不适。能够这样做的男性比那些在监视器上看不到他们的发现的人,耐受该手术的疼痛减轻约 50%(视觉模拟量表 2.21∶1.31,$P < 0.01$)(Patel et al,

2007)。可能是因为女性尿道较直,尚未发现这对女性有显著益处(Patel et al,2008a)。

在膀胱镜检查前应将膀胱抽空。如果在当天早些时候进行研究,这将去除浓缩的无定形碎屑和放射造影剂。在手术过程中偶尔需要使用连接到冲洗端口的 60ml 注射器进行抽吸,这可以进一步减轻浑浊。必须采用系统的方法确保所有尿路上皮都可视化。

已经尝试使用决策分析工具来修改先前描述的监测计划(Kent et al,1989;Abel,1993)。一些作者建议对低风险患者终止 5 年或更长时间的监测(Haukaas et al,1999)。然而,在一项研究中,膀胱镜检查监测的实际成本仅占膀胱癌治疗支出的 13%,因此这种努力的经济效益可能有限(Schoenberg et al,2000;Hedelin et al,2002)。此外,复发的风险和进展的可能性超出了这一时期。高级别癌症在原发肿瘤发病数年后仍有晚期复发,这样的报道缓和了一些作者在任一时候终止监测的热情(Thompson et al,1993;Morris et al,1995;Leblanc et al,1999;Zieger et al,2000)。因此,就这些监测计划没有达成共识。

其他研究者已经评估了早期或多次复发的预测影响及这对监测的可能影响(Parmar et al,1989;Holmäng et al,1995;Reading et al,1995)。**多项研究表明,在最初的 3 个月膀胱镜检查中肿瘤复发和初次切除时肿瘤的数量(单个或多个)提供了复发的最具预测性的信息。Ta 低级别恶性肿瘤患者在 3 个月的监测时没有复发与低复发率相关,即使在那时(从最初切除后 12 个月开始),每年 1 次膀胱镜检查似乎也是安全的**(Fitzpatrick et al,1986;Olsen and Genster,1995;Frydenberg et al,2005)。最后,阴性膀胱镜检查和阴性 UroVysion 检测(见后文)的患者在接下来的 6~12 个月内复发风险较低,从而有机会实施个性化的监测计划(Sarosdy et al,2002)。

(二)尿液细胞学

细胞学涉及对来自尿液的染色细胞涂片的显微镜评估。与肿瘤标志物不同,尿细胞学不是实验室检查——它是病理学家对脱落尿路上皮细胞形态特征的解释。高级别肿瘤(特别是 CIS)由于细胞粘连在尿中含量更高。

其高特异性是细胞学检查最重要的特征,**因为无论膀胱镜检查或放射学检查结果如何,细胞学阳性都表明绝大多数患者存在恶性肿瘤。**即使在尿路上皮癌的情况下,对于细胞学检查持续阳性而膀胱镜检查和上尿路影像检查均阴性的患者,40%患者在 24 个月内发现了泌尿生殖系统恶性肿瘤(Nabi et al,2004)。

与收集自主排尿尿液相比,膀胱冲洗或回抽可获得更多用于评估的细胞。尽管如此,Murphy 及其同事(1981)表明,在膀胱冲洗之前,通过膀胱镜检查收集的尿液可获得额外的诊断信息。膀胱冲洗液细胞含量更丰富,但仅通过膀胱冲洗液做出诊断会漏掉 13.1%的癌症。此外,机械创伤有可能产生可能干扰诊断的细胞结构改变。放射造影剂也与细胞收缩、核固缩、碎裂和细胞质空泡化有关,可能导致假阳性读数,尤其是当注射逆行输尿管造影时(McClennan et al,1978)。当使用低渗透、离子和非离子造影剂时,可能避免上述问题(Andriole et al,1989)。虽然传统上认为细胞学检查对高级别癌症的诊断具有高度敏感度,但最近的研究并不支持这一点。梅奥诊所的研究人员观察到,只有 58%的膀胱肿瘤通过细胞学诊断。它的敏感度差不仅限于低级别恶性肿瘤,因为诊断高级别癌症时也只有 71%。由于这低于预期,他们随后综述了文献,**发现 1990 年后发表的系列的累积数据报告细胞学实际鉴定出(使用较旧的分级系统)11%的 1 级,31%的 2 级,只有 60% 3 级肿瘤**(Halling et al,2000)。相比之下,他们观察到这些最近研究中的敏感度要远低于 1990 年之前报道的结果,当时 3 级肿瘤的细胞学敏感度为 94%,但没有找到解释敏感度降低的原因。这些研究结果得到了许多其他研究的支持,最近的一项涉及多个著名膀胱癌诊疗机构的多中心研究,再一次支持上述事实,研究发现细胞学检查的总体敏感度为 15.8%,高级别肿瘤患者的总敏感度为 37.5%(Grossman et al,2005)。

因此,在最近发表的报告中,细胞学对包括 CIS 在内的高级别和低级别肿瘤具有高特异性但低敏感度。

(三)肿瘤标志物

已经进行了许多尝试来开发尿路上皮癌生物标志物检测,以补充或替代尿细胞学检查。其中大多数具有足够的敏感度但特异性差,导致大量的假阳性诊断,从而需要进一步诊断检测。目前的尿标记物已被开发用于检测肿瘤相关抗原、血型抗原、生长因子、细胞周期和细胞凋亡,以及细胞外基质蛋白。限制肿瘤标志物广泛采用的最重要问题,是缺乏前瞻性数据来支持其对预后或疾病管理的影响(Lokeshwar et al,2005)。

定性护理点检验 BTA stat(Polymedco,Cort-landt Manor,NY)和定量 BTA TRAK(Polymedco)试验检测人补体因子 H 相关蛋白。这些测试的总体敏感度范围为 50%~80%,而特异性为 50%~75%。这些测试比细胞学更敏感,但是他们的结果在炎症、感染或血尿患者中可能发生假阳性(Liou,2006)。

ImmunoCyt(DiagnoCure,Saint Foy,Canada)是细胞学和免疫荧光试验的混合体。三种荧光标记的单克隆抗体靶向癌胚抗原的尿路上皮癌变体和两种膀胱黏蛋白。据报道,敏感度和特异性分别为 86% 和 79%。该试验未被证实受良性疾病条件的影响,但诊断解释是复杂的并且取决于操作者(Toma,2004;Têtu,2005)。

NMP22 BladderChek 测试(Matritech,Newton,MA)是基于核基质蛋白 22 的检测,核基质蛋白 22 是细胞凋亡中由尿路上皮细胞核释放的有丝分裂装置的一部分。该蛋白在尿路上皮癌中升高,但也从死亡和垂死的尿路上皮细胞中释放出来。尿路的良性状况如结石、感染、炎症、血尿和膀胱镜检查,可导致假阳性诊断读数。基于实验室的定量免疫测定和定性的护理点测试都是可用的,敏感度范围为 68.5%~88.5%,特异性范围为 65.2%~91.3%(Liou,2006)。一项涉及 1331 例患者的多机构试验表明,总体而言,NMP22 比细胞学更敏感,但特异性更低。非浸润性和浸润性癌症的敏感度分别为 50% 和 90%,总敏感度为 55.7%。细胞学检查的总体特异性较高,为 99.2%,而 NMP22 为 85.7%。膀胱镜检查在本研究中的敏感度为 88.6%,但当与NMP22 联合使用时,敏感度增加至 93.7%(Grossman et al,2005)。

UroVysion(Abbott Molecular,Chicago,IL)是一种基于细胞学的测试,使用特异性选择的 DNA 探针或标记的 FISH 来鉴定某些染色体病灶。用于鉴定染色体 3、7 和 17 的非整倍性的探针与针对 9p21 基因座的探针组合。可以开发探针以鉴定任何基因座,但这种组合具有最佳的灵敏度和特异性(Halling et al,2000)。比较研究的累积数据显示,细胞学检查和 FISH 的敏感度在 1 级肿瘤中分别为 19% 和 58%,2 级为 50% 和 77%,3 级为 71% 和 96%。相似的结果见于不同分期的各亚组,细胞学检查和 FISH 的敏感度在 Ta 期分别为 35% 和 64%,T1 为 66% 和 83%,而肌层浸润性癌中为 76% 和 94%(Jones et al,2006)。

值得注意的是,在比较研究中,细胞学检查仅发现了 67% 的 CIS 患者,而 FISH 检测的检出率为 100%。**UroVysion 是目前具有最高特异性的可用肿瘤标志物**。然而,它将在恶性肿瘤的表型表达发展之前检测染色体变化,因此它会导致一些患者的“预期阳性”的诊断读数。这些读数通常不是假阳性,并且大多数情况下将在 3~15 个月内鉴定出临床肿瘤(Sarosdy et al,2002)。此外,检测阴性的患者不太可能在不到 1 年的时间内出现肿瘤复发(Yoder et al,2007),这有利于识别患者是否具有复发风险,以使监测方案个体化。

UroVysion 也被证明可以澄清非典型或阴性细胞学患者的模棱两可的发现(Skacel et al,2003)。它不受血尿、炎症或其他可能导致某些肿瘤标志物的假阳性读数的因素的影响,因此它似乎可用作 BCG 反应的标志物(Kipp et al,2005;Whitson et al,2009)。“非诊断性”UroVysion 报告限定数量低于定义标准的有限细胞或阳性细胞为阴性,其与“正常”读数的预期相比,与未来的膀胱癌复发风险增加无关(Nguyen et al,2009)。

一项回顾性研究表明,组合使用 8 种生物标志物可以提高检测性能,但结论需要通过进一步研究验证(Rosser et al,2013)。

肿瘤标志物的价值及选择使用哪种肿瘤标志物目前尚无定论。例如,如果手术室中活组织检查指征是终点,则需要高特异性来限制阴性活组织检查的数量。另一方面,如果延长膀胱镜监测的间隔是终点,则需要高灵敏度,特别是对于高级别肿瘤。检测确定患者在接下来的 1 年内复发的可能性较低,有利于个性化监测方案(图 15-8)(Grossman et al,2006)。

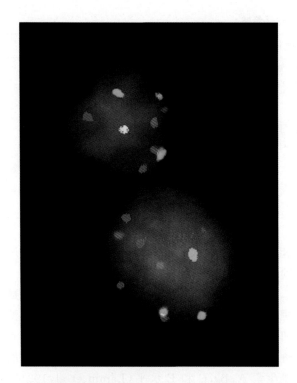

图 15-8　荧光原位杂交显示异常增大的细胞（右下）含染色体 3（红色），染色体 7（绿色）和染色体 17（浅蓝绿色）的三个拷贝。还存在带 9p21 基因座（黄色）的纯合缺失（Courtesy Raymond Tubbs, MD，Department of Laboratory Pathology，Cleveland Clinic Foundation.）

（四）膀胱外监测

据报道，经治疗的非肌层浸润性疾病发生上尿路尿路上皮癌的比例在 5～13 年间隔中为 0.002%～2.4%（Shinka et al，1988；Oldbring et al，1989；Holmäng et al，1995；Sadek et al，1999），尽管风险随着时间的推移而显著增加，在高风险人群中高达 18%（Herr et al，1997）。分级为 1 级（使用先前的分级系统）肿瘤的患者中未检出伴发膀胱外尿路上皮癌（0%），2 级为 1.1%，3 级为 1.3%，低级别 Ta 为 0，T1 为 7%（Herranz-Amo et al，1999）。**监测、流行病学和最终结果（SEER）数据库资料显示，只有 0.8% 的膀胱癌患者发生随后的上尿路肿瘤，因此除非患者有血尿或高级别肿瘤，特别是如果肿瘤位于输尿管口附近，否则监测的价值有限**（Wright et al，2009）。在对 591 例中位随访 86 个月的患者进行的综述分析中，低危者（单发、低级别、低分期 Ta 或 T1）的上尿路肿瘤复发率为 0.9%，中危风险患者（复发性或多

发性疾病）为 2.2%，包括膀胱内化疗失败在内的高危患者为 9.8%（Hurle et al，1998）。**大多数综述已经得出结论，患有高级别或多发性肿瘤的患者，应根据上尿路疾病的风险进行上尿路影像学检查，但低级别肿瘤的患者除非是因为血尿而进行，可能不会从中上尿路影像学检查中获益。**

评估上尿路的研究是值得商榷的。排泄性尿路造影是传统的选择，但提供有关肾实质信息有限，并且可能遗漏小肿瘤。逆行输尿管造影需要仪器，但这通常不是问题，因为这些患者需要切除原发性膀胱肿瘤，因此可以一并操作。多相计算机断层扫描（CT）尿路造影已成为评估血尿的首选技术，但其在评估 NMIBC 患者中的作用尚未得到广泛报道（Herts，2003；Davis et al，2012）。

虽然罕见，但上尿路疾病的出现与 40%～70% 的死亡率相关。用 BCG 治疗的高危疾病患者的上尿路复发风险为 13%～18%（Miller et al，1993；Herr et al，1997）。治疗后头 5 年内，这一人群的复发风险最高（中位检测时间，56 个月），但风险至少持续 15 年。

上尿路的选择性细胞学可以增加上尿路病变的检出，但是，在存在膀胱肿瘤的情况下，选择性上尿路细胞学检查可能发生假阳性，并且不推荐用于大多数患者（Zincke et al，1983；Sadek et al，1999）。

5 年内，10%～15% 的高危非肌层浸润性疾病患者中可检出尿路上皮癌侵犯前列腺尿道和导管的继发性肿瘤，10 年内可检出 20%～40%（Donat，2003）。患有难治性疾病的患者有 1/3 的病例有膀胱外前列腺窝复发的风险，其中 44% 是致命的（Herr et al，1988）。低级别尿路上皮癌侵犯前列腺管导管通常应通过完整的 TURP 根除疾病，以及膀胱内治疗充分作用于前列腺尿道。通过根治性膀胱前列腺切除术最好地控制侵犯前列腺导管的高级别疾病，并且应该考虑尿道切除术，特别是如果肿瘤存在于手术切缘附近或手术切缘处（Liedberg et al，2007）。

总之，监测策略应根据膀胱和膀胱外部位复发的风险而更加个体化（表 15-4）。

表 15-4　建议的监督策略

风险	肿瘤状态	膀胱镜检查计划	上尿路影像
低危	单发 Ta 低级别	初次切除后每 3 个月,初次监测后如果没有复发则 9 个月开始每年,5 年或更长时间考虑停止,考虑细胞学或肿瘤标志物	除血尿外无必要
中危	多发,Ta,低级别,大肿瘤,3 个月复发	1～2 年每 3 个月,2 年后每半年或每年,考虑细胞学或肿瘤标志物检查,每次复发时重新开始	复发 血尿
高危	任何高级别(包括 CIS)	2 年每 3 个月,每半年 1 次两年,一生每年,相同时间表行细胞学检查,考虑肿瘤标志物检查,每次复发时重新开始	2 年每年影像学检查,然后考虑延长间隔

九、二级预防策略

生活方式的改变和化学预防都可能降低复发的风险,并且已经应用于非肌层浸润性疾病患者的管理。

生活方式的改变尤为重要,因为在大多数情况下,尿路上皮癌与环境因素直接相关。**戒烟、增加液体摄入量和低脂肪饮食都可以降低复发风险,其中戒烟至关重要。**增加水合作用可减少致癌物质的浓度和停留时间,从而降低尿路上皮恶变的风险(Jiang,2008)。医师健康研究显示,纵向随访时液体摄入量与尿路上皮癌发生率呈负相关,但这种简单的测量方法也可能有益于已有尿路上皮癌的患者进行二级预防(Michaud et al,1999 年)。现在,**高脂肪和胆固醇摄入量已被确立为许多癌症的危险因素,**尽管其在尿路上皮癌中的机制并不像其他恶性肿瘤那样明确(Steineck et al,1990)。

已经研究了多种药物用于尿路上皮癌患者的化学预防策略,包括维生素(如维生素 A 及其类似物)(Sporn et al,1977;Becci et al,1978;Eichholzer et al,1996;Steinmaus et al,2000)、吡哆醇(维生素 B_6)(Byar and Blackard,1977;Newling et al,1995)、α-生育酚(Virtamo,2000;Lotan et al,2012)和二氟甲基鸟氨酸(DFMO)(Messing et al,2005)。然而,这些药物中没有一种在严格的试验中被证明是有用的。异黄酮的研究目的与此

相同,但由于摄入大量豆制产品的患者膀胱癌风险较高而终止研究(Sun,2004)。

尿路上皮癌二级化学预防的最有价值的数据,是关于使用高剂量的多种维生素。一项小型研究将 65 例非浸润性患者随机分为推荐每日允许量(RDA)多种维生素或大剂量维生素,即增加维生素 A,B_6,C 和 E 水平(Lamm et al,1994)。两种方案比较显示,第一年复发率无差异;然而,当计算 5 年复发率时,大剂量组具有统计学上显著优势。此时,RDA 组中 80% 的患者复发,而大剂量组仅有 40%。这些研究结果表明,大剂量维生素的有益作用与它们对尿路上皮内部分转化细胞的抑制作用有关,而不是抑制早期复发,后者常通常是由肿瘤细胞种植或不完全切除引起。然而,需要通过更大规模的前瞻性试验来论证这些发现。

要点:监测和预防

- 膀胱镜检查是监测的标志。最佳时间表未定义,但可以根据风险进行个性化。
- 表 15-4 显示了基于临床情景的合理监测方案。管理指南见框图 15-4。
- 许多肿瘤标志物已显示出提高细胞学检测敏感度的能力,但大多数情况下特异性较低。
- 建议增加体液,戒烟和低脂饮食。

框图 15-4　美国泌尿学会 2007 年非肌层浸润性膀胱癌指南

索引患者编号 1:未经证实为癌的异常尿路上皮增生

标准:通过活检确认所有索引患者的分级。如果可能,根除所有可见的肿瘤。如果癌症,定期膀胱镜检查。

选择:单剂量的术后膀胱内灌注化疗。

索引患者编号 2:小体积,低等级 Ta

建议:单剂量的术后膀胱内灌注化疗。

索引患者编号 3:多发或大体积低级别 Ta,或复发低级别 Ta

建议:膀胱内 BCG 或 MMC—目标是预防/延迟复发。

选择:维持 BCG 或 MMC 灌注。

索引患者编号 4:高级别 Ta,T1 或 CIS

标准:如果 T1 期疾病,但标本中没有肌层,重复切除。

建议:膀胱内灌注 BCG 并进行维持治疗。

选择:考虑特定患者进行膀胱根治。

索引患者编号 5:灌注后的高级别 Ta,T1 和(或)CIS

标准:T1 期疾病,但标本中没有肌层,二次电切。

建议:将膀胱切除术视为可选择的治疗。

选择:可考虑进一步的膀胱内灌注治疗。

From Hall MC,Chang SS,Dalbagni G,et al. Guideline for the management of non-muscle invasive bladder cancer(stages Ta,T1,and Tis):2007 update. J Urol 2007;178(6):2314-30.

参考文献

完整的参考文献列表通过 www. expertconsult. com 在线获取。

推荐阅读

Chamie K,Litwin MS,Bassett JC,et al;Urologic Diseases in America Project. Recurrence of high-risk bladder cancer;a population-based analysis. Cancer 2013;119(17):3219-27.

Chang SS,Cookson MS. Radical cystectomy for bladder cancer;the case for early intervention. Urol Clin North Am 2005;32:147-55.

Epstein JI,Amin MB,Reuter VR,et al. The World Health Organization/International Society of Urological Pathology consensus classification of urothelial (transitional cell) neoplasms of the urinary bladder. Bladder Consensus Conference Committee. Am J Surg Pathol 1998;22:1435-48.

Hall MC,Chang SS,Dalbagni G,et al. Guideline for the management of non-muscle invasive bladder cancer(stages Ta,T1,and Tis):2007 update. J Urol 2007;178(6):2314-30.

Lamm DL,Blumenstein BA,Crissman JD,et al. Maintenance bacillus Calmette-Guérin immunotherapy for recurrent Ta,T1 and carcinoma in situ TCC of the bladder;a randomized SWOG study. J Urol 2000;163:1124-9.

O'Donnell MA. Practical applications of intravesical chemotherapy and immunotherapy in high-risk patients with superficial bladder cancer. Urol Clin North Am 2005;32:121-31.

Soloway MS. Introduction(and entire supplement). Urology 2005;66:6S1.

Sylvester RJ,Oosterlinck W,van der Meijden AP. A single immediate postoperative instillation of chemotherapy decreases the risk of recurrence in patients with stage Ta,T1 bladder cancer;a meta-analysis of published results of randomized clinical trials. J Urol 2004;171:2186-90.

（张俊峰　**编译**　姚旭东　**审校**）

第16章 转移性和肌层浸润性膀胱癌的处理

Thomas J. Guzzo, MD, MPH, and David J. Vaughn, MD

一、临床表现、诊断和评价

膀胱癌的发病率居美国恶性肿瘤的第 5 位，2014 年约有新发病例 74 960 例，死亡 15 580 例（Siegel et al，2014）。20％～30％的患者首次发病就为肌层浸润性膀胱癌。尽管接受积极的治疗，大部分患者最终复发并死于膀胱癌。初诊为肌层浸润性膀胱癌患者的临床分期被低估的情况并不少见，因此，有必要建立多模式治疗方法来提高生存率。多学科联合治疗最重要的是治疗个体化，整合包括外科手术、全身化疗和放射治疗等手段。本章回顾总结了肌层浸润性膀胱癌和转移性膀胱癌的评价与治疗。

(一)自然病程

大多数肌层浸润性膀胱癌患者在初次就诊时就已经有肌层浸润，少部分（约 20％）由非肌层浸润性膀胱癌进展而来。肌层浸润性膀胱癌致死率高，如果不进行治疗，85％的患者在确诊 2 年内死亡（Prout et al，1956）。此外，一些研究显示，由非肌层浸润性膀胱癌进展为肌层浸润性膀胱癌预后更差，这可能与临床分期被低估为非肌层浸润性膀胱癌有关（Guzzo et al，2009）。接受适当局部治疗的患者发生死亡的主要原因是全身转移；大部分患者在接受治疗的 2 年内死亡。非局部或非

区域内病灶复发提示患者在确诊时即存在微小转移病灶，并且使肌层浸润性膀胱癌患者的长期生存率难以改善。微转移的重大风险，以及临床医师不能完全准确地分辨出非局限性膀胱癌，阻碍了治疗方案正确选择，因此需要多学科联合制定治疗方案。

(二)组织学

大多数原发性膀胱癌是尿路上皮癌，占所有膀胱肿瘤的 90％以上。尽管在西方国家，膀胱鳞癌仅占膀胱肿瘤的 5％，但在部分中东和非洲国家，鳞癌更为常见，地方性血吸虫感染继发的膀胱癌多为鳞癌，因此，这些地区的膀胱肿瘤以鳞癌为主（el-Mekresh et al，2009）。在西方国家，鳞状细胞癌多与长期的慢性泌尿系统感染相关，包括长期留置导管。腺癌更为少见，仅约占膀胱肿瘤的 2％，可以起源于尿路上皮或脐尿管。膀胱外翻的患者罹患膀胱腺癌的风险较高。在治疗前，需要除外其他来源的常见腺癌，如乳腺癌和结直肠癌。不管病理分型如何，肌层浸润性膀胱癌的标准治疗是根治性膀胱切除，但是，不同的组织亚型的新辅助化疗和（或）放疗时机有所不同（Willis et al，2013）。纯神经内分泌膀胱肿瘤罕见，其侵袭性强，通常病理分期较高或出现远处转移（Mazzucchelli et al，2009）。神经内分泌肿瘤可以与其他组织类型共存，标准治疗包括新辅助化疗和根治

性膀胱全切(Siefker-Radtke et al,2004)。神经内分泌肿瘤可出现副癌综合征,包括产生异位肾上腺素、高钙血症和低磷血症。类癌属于神经内分泌肿瘤,可以起源于膀胱。亦有膀胱大细胞神经内分泌肿瘤的病例报道,其生物学疾病特征与小细胞肿瘤相似(Akamatsu et al,2008)。其他罕见组织学类型包括横纹肌肉瘤、平滑肌肉瘤和原发性淋巴瘤。

尿路上皮癌也存在组织学亚型,包括微乳头样、肉瘤样、鳞状上皮样和腺样分化。微乳头肿瘤侵袭性强,与卵巢乳头状浆液性癌相似。新辅助化疗对于微乳头肿瘤治疗的效果有争议(Kamat et al,2007;Ghoneim et al,2011;Meeks et al,2013)。对于多种亚型并存的尿路上皮癌治疗的指南证据并不是很多,然而,这类肿瘤的侵袭性强,要考虑尽早地根治性治疗。识别不同的组织学分型非常重要,以避免误诊,耽误根治性的治疗方案的选择。

(三)临床分期

在治疗前,需要对膀胱癌进行临床分期以评价疾病的严重程度,而病理分期是根据根治性膀胱切除和盆腔淋巴结切除标本进行评价。根据经尿道膀胱肿瘤切除病理的浸润深度、麻醉下双合诊、肝功能、胸片、腹盆增强影像扫描确定膀胱癌的临床分期。临床分期被低估的情况并不少见,在当代的一些研究中,临床分期为 T2 的患者,约有一半在根治性膀胱切除后的病理分期升级为 T3 或 T4(表 16-1)(Svatek et al,2011)。

表 16-1　部分当代研究中根治性膀胱切除术后盆腔淋巴结转移的发生率

作者	例数	P1	P2A	P2	P2B	P3A	P3	P3B	P4A	P4	P4B
Stein et al, 2001	1054	7		18		26		46	42		
Leissner et al, 2004	290	2	11		22	46		40	40		80
Vazina et al, 2004	176	4		16			40			50	
Steven et al, 2007	263	5	14		24	40		33	42		
Ghoneim et al, 2008	2720	2	8		19		39			36	
Tarin et al, 2012	591	6		18				40		60	

经尿道膀胱肿瘤切除(TUR)是确诊肌层浸润性膀胱癌的金标准。除了明确病理分期,TUR 还可以发现组织学异质性,以指导制定治疗决策。虽然证据有限,建议在安全可行的前提下切除肉眼可见的全部肿瘤。切除全部肿瘤可以减少局部肿瘤负荷,可能优化新辅助化疗的疗效,增加接受放化疗患者保留膀胱的可能性。此外,有关新辅助化疗的前瞻性随机对照研究显示,根治性膀胱切除术后 pT0 患者具有显著生存优势。进一步分析显示,无论 pT0 患者是否接受了新辅助化疗,这种生存优势都存在,提示积极的 TUR 可能带来生存获益(Grossman et al,2003b;Lavery et al,2014)。在初次切除时,需要注意女性膀胱颈部或男性前列腺部尿道有无肿瘤受累,它会影响临床治疗决策的制定——新辅助化疗(前列腺基质受累时),尿道的手术干预,以及尿流改道方式的选择。前列腺部位的活检可以为根治性膀胱切除提供有价值的信息(Lerner et al,2008)。应用电切镜,可以切取从前列腺中叶(或小前列腺的膀胱颈部)至中远段精阜和 5 点及 7 点紧邻精阜部位的组织。该处是前列腺导管最密集的部位,也是原位癌的好发部位(Sakamoto et al,1993)。如果前列腺部组织切除的范围足够深,病理医师可以评价尿道黏膜、前列腺导管和基质的交界面,这样可以对尿道前列腺部进行精准分期(Wood et al,1989)。前列腺尿道活检阳性和尿道尖部切缘阴性相关,可以替代根治性膀胱切除术中进行冰冻病理活检(Lerner and Shen,2008)。对于女性患者,如果考虑进行原位尿流改道,膀胱颈部活检完全可以替代尿道活检。

对于原发性肿瘤的评价,麻醉下双合诊检查仍然非常重要。检查时通常将优势手置于耻骨上方,用非优势手的一指或两指放入直肠(男性)或阴道。可以在首次肿瘤切除时进行双合诊检查,并且手术前后均需双合诊检查。双合诊检查前需要排空膀胱,并去除 Foley 尿管,以便对膀胱进行充分触诊。Marshall 最早对触诊结果进行了描述:T2a,不可触及;T2b,硬结,但不是实体包块;T3a,实体包块,活动度好;T4a,相邻组织受累如前列腺、阴道或直肠;T4b:固定于盆腔侧壁,活动度差(Marshall,1952)。采用双合诊检查预测肿瘤的病理分期并不是 100% 准确,有研究显示,11% 患者的分期被高估,31% 患者的分期被低估(Ploeg et al,2012)。

除了 TUR 和体格检查外,断层扫描影像检查对于评价原发性肌层浸润性膀胱癌患者的分期也非常重要。NCCN 指南推荐可疑肌层浸润性膀胱癌的患者,在进行 TUR 术前应接受腹部及盆腔断层扫描影像检查(NCCN guidelines version 1,2014)。与最终根治性膀胱切除的病理分期相比,CT 检查的敏感度和特异性各个报道并不一致。采用多排螺旋 CT 扫描的研究结果显示,CT 诊断局部分期的敏感性为 89% ~ 91%,特异性为 92% ~ 95%(Kim et al,2004;Koplay et al,2010)。CT 检查的时机同样重要,并与 TUR 相关,最好在 TUR 前进行断层扫描影像检查。但是,如果是在 TUR 后进行,则应该在 TUR 操作 7d 后进行,以最大化减少炎症假象对影像结果的影响,炎症假象可能会使分期误判为 T3(Kim et al,2004)。断层扫描影像检查发现肾盂积水则高度怀疑存在膀胱外病变。研究发现,CT 有肾盂积水者,其存在膀胱外病变风险较高(27.8%:17.3%)(Bartsch et al,2007;Canter et al,2008)。据报道,CT 诊断淋巴结转移的敏感度为 31% ~ 50%,特异性 68% ~ 100%(Picchio et al,2006;Baltaci et al,2008;Lodde et al,2010)。

通常认为对于局部肿瘤分期,磁共振成像(MRI)比 CT 准确,但是文献报道有所不同。Rajesh 等(2011)分析了连续 100 例接受 1.5T 增强 MRI 检查(对比剂为钆)的患者,MRI 区分肿瘤局限于膀胱还是侵犯到膀胱外的敏感度和特异性分别为 90.5% 和 60%(Rajesh et al,2011)。其他研究报道的敏感度为 68% ~ 80%,特异性为 90% ~ 93%。应用 MRI 评价肿瘤分期的确优于 CT,但是,MRI 在判断有无

淋巴结转移方面并无优势。此外,有研究提示,MRI 对于预测肿瘤分级和对化疗的敏感度有一定作用(Tuncbilek et al,2009;Yoshidaet et al,2012)。

正电子发射断层扫描(PET/CT)对于膀胱癌的局部分期作用有限,因为示踪剂氟脱氧葡萄糖(^{18}FDG)经尿液排泄。虽然应用 PET/CT 在局部分期方面并不优于 CT,但是一些研究显示,PET/CT 判断有无淋巴结转移方面存在优势,敏感度为 57% ~ 81%,特异性为 88% ~ 100%(Drieskens et al,2005;Kibel et al,2009;Apolo et al,2010;Lodde et al,2010)。

(四)病理分期

美国癌症联合委员会(American Joint Committee on Cancer,AJCC)制定的 TNM 分期系统是目前最为常用的膀胱癌分期方法(表16-2),可以进行临床分期和病理分期。根据肿瘤侵犯的深度进行 T 分期,与其他肿瘤一样,N 分期和 M 分期分别代表区域淋巴结转移和远处转移。关于 T2 期和 T3 期预后价值的争论很多。一项多中心研究纳入了 565 例 pT2 患者,均接受了根治性膀胱切除术,pT2a 与 pT2b 亚组分析发现,无复发生存率分别为 73.2% 和 58.7%,肿瘤特异性生存率分别为 78.0% 和 65.1%(Tilki et al,2010a),pT2a 亚组明显优于 pT2b 亚组。pT3 亚组的预后价值也在这组数据中得到体现。356 例接受了根治性膀胱切除术的 pT3N0 患者,亚组分析发现 pT3b 组患者的 5 年无复发生存率和肿瘤特异性生存率都更低(60.7% 和 47.9%,以及 64.4% 和 55.0%)(Tilki et al,2010b)。T4a 前列腺受累是指要有基质侵犯,可以通过尿道或者通过膀胱颈直接侵犯,或者向后进入精囊或前列腺周围导管。合并尿道前列腺部或导管原位癌并不意味着分期增加,因为预后取决于原发膀胱癌的分期(Esrig et al,1996;Pagano et al,1996)。淋巴结分期详见表 16-2,髂总动脉以上的淋巴结转移定义为 N+M1。病理上,器官局限性膀胱癌是指接受膀胱切除术后的病理分期为 pT2bN0M0 或者以下(Soloway et al,2012)。

表 16-2　Tumor Node Metastasis Staging System for Bladder Cancer

PRIMARY TUMOR(T)

Tx	Primary tumor cannot be assessed
T0	No evidence of primary tumor
Ta	Noninvasive papillary carcinoma
Tis	Carcinoma in situ："flat tumor"
T1	Tumor invades subepithelial connective tissue
T2	Tumor invades muscularis propria
pT2a	Tumor invades superficial muscularis propria(inner half)
pT2b	Tumor invades deep muscularis propria(outer half)
T3	Tumor invades perivesical tissue
pT3a	Microscopically
pT3b	Macroscopically(extravesical mass)
T4	Tumor invades any of the following：prostatic stroma，seminal vesicles，uterus，vagina，pelvic wall，abdominal wall
T4a	Tumor invades prostatic stroma，uterus，vagina
T4b	Tumor invades pelvic wall，abdominal wall

REGIONAL LYMPH NODES(N) [*]

Nx	Lymph nodes cannot be assessed
N0	No lymph node metastasis
N1	Single regional lymph node metastasis in the true pelvis(hypogastric，obturator，external iliac，or pre-sacral lymph node)
N2	Multiple regional lymph node metastasis in the true pelvic(hypogastric，obturator，external iliac，or presacral lymph node metastasis)
N3	Lymph node metastasis to the common iliac lymph nodes

DISTANT METASTASIS(M)

M0	No distant metastasis
M1	Distant metastasis

ANATOMIC STAGE/PROGNOSTIC GROUPS

Stage 0a	Ta	N0	M0
Stage 0is	Tis	N0	M0
Stage I	T1	N0	M0
Stage II	T2a	N0	M0
	T2b	N0	M0
Stage III	T3a	N0	M0
	T3b	N0	M0
	T4a	N0	M0
Stage IV	T4b	N0	M0
	Any T	N1-N3	M0
	Any T	Any N	M1

Note：cTNM is the clinical classification，and pTNM is the pathologic classification.

[*] Regional lymph nodes include both primary and secondary drainage regions. All other nodes above the aortic bifurcation are considered distant lymph nodes.

From Edge SB，Byrd DR，Compton CC，et al，editors. AJCC cancer staging manual. 7th ed. New York：Springer；2010.

二、肌层浸润性膀胱癌根治性膀胱切除和盆腔淋巴结清扫

临床分期为 T2-T4a,N0,M0 膀胱癌患者治疗的金标准仍是根治性膀胱切除和双侧盆腔淋巴结清扫术,所有其他治疗方式都应该与之进行比较。根治性膀胱切除对肿瘤的局部控制非常好,无淋巴结转移的患者术后盆腔复发率低于 4%(Morris et al,2009)。随机临床研究显示,新辅助化疗可以使肌层浸润性膀胱癌患者获益,相关内容在随后的章节介绍。

患者首次诊断肌层浸润性膀胱癌到接受膀胱全切的时间会影响患者的预后,尤其是延迟手术超过 12 周。Sanchez-Ortiz 和同事(2003)首次发表了相关研究,纳入 290 例接受了根治性膀胱切除的患者,其中,延迟手术超过 12 周的患者更高比例出现了膀胱外受累,淋巴结转移,以及生存时间缩短。此后,很多研究都得到一致的结果(Chang et al,2003;Lee et al,2006b;Gore et al,2009)。Lee 等(2006b)发现,浸润性膀胱癌患者延迟手术超过 3 个月后的肿瘤特异性生存期和总生存期都较差。回顾医疗数据也得到相似的结论。1992—2001 年,SEER(美国监测、流行病和最终结果)数据库中 441 例患者接受了根治性膀胱切除,延迟手术超过 12 周和 24 周患者的肿瘤特异性死亡率和总死亡率是及时接受手术患者的 2 倍(Gore et al,2009)。其他根治性膀胱切除手术的相关数据得到的结果相似(Ayres et al,2008;Fahmy et al,2008,Kulkarni et al,2009)。基于回顾性手术资料,很难确切地说手术的时机该如何选择,但是延迟手术确实会影响患者的预后。

男性患者根治性膀胱切除术的手术范围应包括膀胱周围软组织、前列腺和精囊,女性患者则应包括卵巢、子宫及宫颈、阴道前壁。从 21 世纪初开始,更强调膀胱切除术后的排尿功能及性功能,因此也就更关注男性及女性患者的器官保留。在男性患者中,有研究尝试保留神经血管束、部分或全部前列腺及精囊等,以改善术后的生活质量。大部分研究均为小样本回顾性研究,因此分析时必须考虑到这些研究的局限性。对于外科医师来

说,权衡器官保留的肿瘤风险与肿瘤复发的风险也很重要。例如,23%～54%接受根治性膀胱前列腺全切术的患者合并前列腺癌,而其中的 1/3 以上是有临床意义的前列腺癌(Abdelhady et al,2007;Pettus et al,2008)。此外,根治性膀胱前列腺切除术后病理显示,高达 17%～75% 的尿路上皮癌会累及前列腺,这也明显限制器官保留术式的实施(Ayyathurai et al,2007;Pettus et al,2008,Revelo et al,2008;Richards et al,2010;Arce et al,2011;Tabibi et al,2011)。如果考虑保留前列腺,建议进行经尿道前列腺部和膀胱颈部活检,以最大限度筛选合适的患者。其他文献报道与尿道前列腺部受累相关的术前特征包括膀胱颈部受累(Pettus et al,2008;Richards et al,2010;Abdelsalam et al,2011;Arce et al,2011)、肿瘤多灶性(Nixon et al,2002;Kefer et al,2008),合并原位癌等(Kefer et al,2008;Richards et al,2010;Arce et al,2011)。接受前列腺保留患者术后的功能恢复情况,往往与手术时剩余前列腺组织的数量直接相关。Davila 等(2007)的一项小样本研究纳入了 21 例膀胱癌患者,其中 15 例保留前列腺尖部,6 例保留全部前列腺。根据国际勃起功能指数问卷调查表(IIEF)评价勃起功能,结果发现保留前列腺尖部组患者存在轻度勃起功能障碍。Wunderlich 等也采用保留前列腺尖部术式,94% 患者可日夜控尿,87% 的患者达到基线勃起功能(Wunderlich et al,2006)。一些小样本研究采用保留后部(前列腺后部和精囊)术式,术后控尿和勃起功能令人满意(Spitz et al,1999;Girgin et al,2006)。一些研究采用保留全部前列腺组织术式,Nieuwenhuijzen 等(2008)的研究报道指出,41 例患者在膀胱根治切除时接受了完全保留前列腺的术式,95% 的患者可日间控尿,74% 患者可夜间控尿。然而,有 12 例患者因为无法自主排空膀胱需要间歇导尿。术前具有勃起功能的患者中,有 78% 的患者术后保留了勃起功能。虽然器官保留可能改善患者术后的生活质量,但是根治性的膀胱前列腺切除仍是治疗的金标准。

有研究尝试在实施根治性膀胱切除手术时,保留女性患者的子宫、卵巢和阴道。尽管一直提倡女性患者通常要采用前盆腔脏器切除的术式进

行根治性膀胱切除,但是实际上,尿路上皮癌很少累及妇科器官,发生率仅约 5%(Chang et al,2002)。除非有膀胱颈部受累,女性患者膀胱切除时不必行全尿道切除,这样有利于进行原位膀胱尿流改道。此外,仔细筛选患者也可以免去部分患者的子宫和阴道切除,这样可以对肠代膀胱起到潜在的解剖性支撑作用,同时更好地保留自主神经。

(一)双侧盆腔淋巴结清扫

精细的盆腔淋巴结清扫是根治性膀胱切除术的重要组成部分。普遍认为,大约有 25% 患者在接受膀胱切除手术时存在盆腔淋巴结转移(Lerner et al,1993),淋巴结是否转移是判断患者远期复发和总生存时间的最重要指标(Poulsen et al,1998;Stein et al,2001)。Skinner 等(1982)首次报道了精细的盆腔淋巴结清扫的重要性,它提高了局部控制率及治愈的可能性,同时并发症也在可接受的范围之内。自从起初的报道此后,许多研究显示,根治性膀胱切除术时淋巴结是否受累与预后密切相关,70%~80%存在淋巴结转移的患者术后出现复发,而淋巴结阴性的患者的复发率仅约 30%(Shariat et al;Stamatakis et al,2012)。在排除化疗和其他病理因素的影响情况下,膀胱切除手术时淋巴结清扫的范围是生存时间和局部复发的独立预测因素(Herr et al,2004)。虽然淋巴结清扫的重要性毫无争议,但是淋巴结清扫的范围和确切的治疗意义尚未明确。

(二)盆腔淋巴结清扫范围

膀胱癌的主要淋巴引流部位包括髂内、髂外、闭孔和骶前淋巴结。次要引流部位淋巴结包括更高位置的髂总淋巴结、主动脉旁淋巴结、主动脉腔静脉间淋巴结和腔静脉旁淋巴结(Abol-Enein et al,2004;Leissner et al,2004;Vazina et al,2004)。虽然很多研究显示,扩大盆腔淋巴结清扫可以改善预后分期,但是淋巴结清扫的确切范围尚有争议。膀胱切除手术时,充分的淋巴结清扫范围不尽相同,有些上界到达输尿管与髂总血管交叉处,甚至到肠系膜下动脉水平的主动脉分叉处(Poulsen et al,1998;Mills,2001;Abol-Enein et al,2004;Leissner et al,2004)。

很多研究评价了膀胱切除手术时淋巴结清扫的解剖范围和淋巴结转移的分布。埃及曼苏拉的

AbolEnein 及其同事耗时 4 年余,在同一家医院纳入连续 200 例接受根治性膀胱切除的患者,分析淋巴结清扫的范围和阳性淋巴结的分布情况(Abol-Enein et al,2004)。所有患者淋巴结清扫的上界均为肠系膜下动脉水平。24%患者存在淋巴结转移,阳性淋巴结的平均个数是 8 个。22 例患者仅有一个阳性淋巴结,其中 21 例位于盆腔内。真骨盆以外的淋巴结转移仅见于淋巴结多发转移的患者,且均合并有闭孔和(或)髂淋巴结的受累。阳性淋巴结的患者中,作者没有发现"跳跃式"淋巴结转移的情况。作者建议,用闭孔和髂内淋巴结代表前哨淋巴引流区,如果术中冰冻病理淋巴结为阴性,则无须进一步向上扩大切除。同样,MSKCC(Memorial Sloan Kettering Cancer Center)小组也研究了淋巴结清扫的范围和淋巴结转移的范围(Bochner et al,2004)。作者纳入了 144 例接受膀胱切除手术的患者,术中同时行常规盆腔淋巴结清扫或扩大盆腔淋巴结清扫。常规盆腔淋巴结清扫的范围上界至髂血管分叉处,包括髂外、下腹和闭孔淋巴结。扩大盆腔淋巴结清扫上界至主动脉分叉处,高度不超过主动脉分叉近端2cm,并包括髂总和骶前淋巴结。扩大清扫组的阳性淋巴结数量必然显著高于常规组(22.5 个:8个)。但是,两组患者的淋巴结分期并无差异,且两组患者存在阳性淋巴结的比例相同(21%)。4%患者在主动脉旁包膜内有阳性淋巴结,但所有这些患者在偏下部位的清扫组织中也发现有阳性淋巴结。作者发现,4 例患者存在微转移,且仅限于髂总血管处,因此建议常规淋巴结清扫包括该区域。

膀胱癌患者很少出现淋巴结"跳跃式"转移,但也有文献报道。一项前瞻性多中心研究纳入290 例接受根治性膀胱切除及扩大盆腔淋巴结清扫的患者,27.9%患者存在淋巴结转移(Leissner et al,2004)。作者根据解剖位置将淋巴结转移分为 3 个区域,一级淋巴结位于髂总血管分叉以下;二级淋巴结位于髂总血管分叉以上,且主动脉分叉以下;三级淋巴结到肠系膜下动脉水平。虽然在主动脉分叉以上没有发现跳跃转移,但是6.9%患者存在二级淋巴结转移。Tarin 及其同事(2012)耗时 10 年,研究了 591 例接受根治性膀胱切除患者,结果发现 19%患者存在阳性淋巴

结。6%患者存在淋巴结跳跃转移,这些患者的盆腔淋巴结为阴性,但是在髂总血管分叉处以上有阳性淋巴结。Vazina 及其同事(2004)研究了 176 例接受根治性膀胱切除患者,其中 1 例患者在主动脉分叉处或分叉处以上、髂总血管区域有淋巴结转移,而在远端其他部位淋巴结均为阴性。

很多研究评价盆腔淋巴结清扫范围与肿瘤预后的关系。Dhar 及其同事(2008)在克利夫兰诊所与伯尔尼大学连续纳入 658 例患者,均接受局部或扩大盆腔淋巴结清扫。局部盆腔淋巴结清扫包括生殖股神经和闭孔神经之间的骨盆侧壁、髂血管分叉处至旋髂静脉;扩大盆腔淋巴结清扫的上界至输尿管与髂总动脉交叉处,沿髂内血管外侧和内侧切除所有组织。扩大组和局部组的淋巴结阳性率分别为 26% 和 13%。局部组和扩大组淋巴结阳性患者的 5 年无复发生存比例分别为 7% 和 35%。局部组和扩大组 pT2pN0 患者的 5 年无复发生存比例分别为 67% 和 77%。局部组和扩大组 pT3N0 患者的 5 年无复发生存比例分别为 23% 和 57%。局部组和扩大组 pT2pN0-2 患者的 5 年无复发生存比例分别为 63% 和 71%。局部组和扩大组 pT3N0-2 患者的 5 年无复发生存比例分别为 19% 和 49%。该研究样本量大,证实扩大盆腔淋巴结清除可以准确分期和改善预后。

根据上述研究阐述的解剖范围,建议膀胱癌手术充分的盆腔淋巴结清扫至少包括双侧髂总、髂总内、髂内和闭孔周围的所有淋巴组织。此外,建议术中进行盆腔淋巴结冰冻病理检查,如果未发现转移,则无须进一步向上扩大切除。

(三)膀胱全切手术时切除淋巴结的数量

很多研究尝试探讨进行充分的盆腔淋巴结清扫所需的最少淋巴结数量(Leissner et al,2000;Bochner et al,2001;Herr et al,2003,Stein et al,2003)。虽然关于淋巴结清扫的确切数量尚有争议,但无论对于是否有淋巴结转移的患者来说,淋巴结切除的绝对数量与患者预后和肿瘤准确分期密切相关。

增加淋巴结切除的范围必然会提高发现淋巴结转移的敏感度。Capitanio 及其同事(2009)根据膀胱切除时切除的淋巴结总数,评估发现阳性淋巴结的概率。该研究共纳入 731 例患者,23.8% 患者有阳性淋巴结。应用患者手术特征曲

线,作者预测如果切除 25 个淋巴结,发现一个或多个淋巴结转移的概率为 75%;如果切除 45 个淋巴结,则发现的概率升至 90%;而如切除 15~25 个淋巴结,则发现概率降为 50%。上述结果提示术中至少切除 25 个淋巴结以上,才足以进行分期和发现淋巴结转移(图 16-1)。

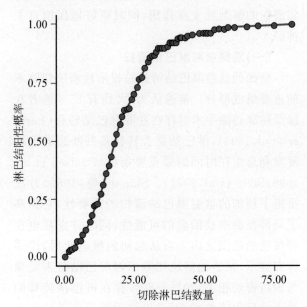

图 16-1　淋巴结切除数量与发现淋巴结转移概率的关系
　From Capitanio U. Suardi N, Shariat SF, et al. Assessing the minimum number of lymph nodes needed at radical cystectomy in patients with bladder cancer. BJU Int 2009;103:1359-62.

有报道指出,淋巴结个数除了与分期有关以外,还可以提高治疗效果,但是目前缺乏前瞻性资料支持。Leissner 及其同事(2000)回顾分析了 447 例在德国美因兹接受膀胱切除患者的预后。以 16 个淋巴结作为界值,切除≥16 个淋巴结患者的肿瘤特异生存期和无肿瘤生存期与切除<16 个淋巴结患者有显著差异。之所以将 16 个淋巴结作为界值,是因为切除淋巴结总数与阳性淋巴结比例的相关系数在该值最高。文献中关于切除淋巴结数量能预测生存获益的确切阈值尚未达成共识,大多数研究报道为 9~16 个(Leissner et al,2000;Herr et al,2002;Herr,2003;Konety et al,2003;Stein et al,2003;Hollenbeck et al,2008;May et al,2011)。MSKCC 小组的 Koppie 及其同事(2006)研究设计探讨淋巴结切除的最少数量,超出该值并不能带来生存获益。该研究纳入

14 年来共计 1121 例接受膀胱全切的患者,仅少数患者切除的淋巴结超过 24 个;在切除淋巴结≤23 个的患者中,剂量-反应曲线没有平台。该研究的局限性在于 13％患者病理中没有发现淋巴结,此外,没有提及接受扩大淋巴结清扫患者的比例。

尽管上述两个研究证实了根治性膀胱切除术时彻底盆腔淋巴结清扫的预后和治疗价值,但是需要注意的是,这两个研究要么是回顾性的,要么是非随机的。如果研究方法为非前瞻性和非随机,那么评价盆腔淋巴结清扫的实际价值和盆腔淋巴结清扫的范围时,需要考虑研究本身的偏倚。外科和非外科因素,包括淋巴结清扫的范围及病理处理过程,交给病理医师的标本个数,都能显著影响淋巴结计数(Bochner et al,2001;Stein et al,2007a;Ather et al,2008;Kulkarni et al,2008;Fang et al,2010)。为了更好地解决这一问题,一些设计合理的研究正在进行中,包括在美国和欧洲的两个随机对照试验,目的是确定根治性膀胱切除手术时淋巴结清扫的重要性和清扫范围。

(四)淋巴结密度与淋巴结外侵犯

淋巴结密度是指阳性淋巴结占手术中切除淋巴结总数的比例(Kassouf et al,2008)。有学者汇总了关于淋巴结密度对预后影响的研究。Stein 及其同事(2003)首次描述了膀胱癌患者淋巴结密度的定义。他们研究发现,在淋巴结阳性的膀胱癌患者中,淋巴结密度为 20％时,对预后有影响。Herr 及其同事(2003)的研究也发现相同的结果。Herr 等的研究中,有 162 例淋巴结阳性的膀胱癌患者,其淋巴结密度小于 20％,这些患者术后 5 年疾病特异性生存率明显较高。同样,Guzzo 及其同事(2010)的研究纳入了 85 例淋巴结阳性的膀胱癌患者,淋巴结密度小于 20％时提示患者对辅助化疗有较好的反应。相反,Tarin 及其同事(2012)的研究纳入了 591 例接受根治性膀胱切除及扩大淋巴结清扫的患者,未能发现淋巴结密度与淋巴结转移状态之间的联系。Jensen 及其同事的研究纳入了 167 例接受膀胱切除的患者,同样未能发现相关性(Jensen et al,2012)。目前文献报道的淋巴结密度研究均为回顾手术资料,各研究的淋巴结计数和解剖范围不一致,从而限制了研究之间的相互比较。

几个小样本量的回顾性研究报道了淋巴结外侵犯的潜在预后意义。Fajkovic 及其同事(2013)一项多中心研究纳入了 748 例膀胱切除术后淋巴结阳性的患者。其中 375 例(50％)患者有淋巴结外侵犯。应用多变量模型,包括 pT 分期、肿瘤分级、年龄、性别、淋巴管受累、手术切缘状况、淋巴结密度、淋巴结总数、阳性淋巴结数目和辅助治疗等,淋巴结外侵犯与肿瘤复发及肿瘤特异性死亡率显著相关。同样,Seiler 及其同事(2011)一项小样本的研究(162 例淋巴结阳性的患者),结果提示淋巴结外侵犯是总生存及肿瘤特异性生存的独立预测因子。

(五)术中决策

1. 肉眼阳性淋巴结节与 T4b 期肿瘤

肉眼淋巴结受累患者的治疗包括全身微转移的治疗及局部区域病变的治疗。如果术前影像学检查发现真骨盆外存在病变,可以行 CT 引导穿刺活检以明确病理。如果病理是阳性,应先行化疗,然后进行根治性膀胱切除。如果在膀胱切除术中发现肿大淋巴结,应进行冰冻切片以明确转移,并尽量完成扩大淋巴结清扫和根治性膀胱切除手术。出现下列情况者不进行膀胱切除手术:淋巴结转移病变较大无法切除、存在广泛输尿管周围受累、膀胱固定于盆腔侧壁或肿瘤侵犯直肠乙状结肠。如果患者根治性膀胱切除手术被迫中止,他们的预后必然会很差。约翰·霍普金斯小组的研究纳入了 35 例患者,均因术中发现转移而中止膀胱切除手术,60％的患者死于疾病进展,中位随访时间为 26 个月(Guzzo et al,2008)。同样,Yafi 及其同事(2011)的研究纳入了 31 例膀胱全切手术中无法切除病灶的患者,这些患者的 2年和 5 年总生存率分别为 41％和 0。

2. 输尿管的术中冰冻病理检测

根治性膀胱切除术后病理显示,输尿管远端受累的发生率为 6％～8％(Sharma et al,1970;Gakis et al,2011)。对于术中切除输尿管远端的精确长度,目前尚无明确的建议。已证实最终输尿管切缘状态是膀胱切除术后上尿路复发的独立预测因子(Tran et al,2008;Volkmer et al,2009)。然而,膀胱切除术后上尿路复发相对罕见,发生率在 2％～8％(Schumacher et al,2006;Tran et al,2008;Giannarini et al,2010;Gakis et al,2011)。膀胱切除术后上尿路复发的危险因素包括膀胱原位癌、输尿管远端受累和高级别 pTa-T1(Volkmer et al,2009)。文献报道,上尿路复发最常发生于膀胱切除术后 2～4 年(Meissner et al,2007;Sanderson et al,2007;Wagner et al,2008)。不幸的是,如果出现上尿路复发,病变通常是局部晚期,并且预后比原发上尿路肿瘤更差(Balaji et al,1999;Sved et al,2004;Sanderson et al,2007)。随着时间的推移,上尿路复发的风险逐渐变得稳定(Tran et al,2008)。

术中输尿管断端冰冻切片检查在膀胱切除手术中的作用仍存在争议。尽管保证输尿管切缘阴性看似必要,但是文献报道这样并非总能改善预后(Schoenberg et al,1996;Silver et al,1997;Lee et al,2006a;Osman et al,2007)。当代研究结果显示,采用冰冻切片分析输尿管远端切缘的灵敏度为 74%～75%,特异性为 98%～99%,阳性预测值为 98%(Raj et al,2006;Gakis et al,2011)。对于术中冰冻输尿管切缘阳性的患者进行顺序切除是否会带来绝对获益尚有争议。一项研究分析了 1397 例膀胱全切手术中进行输尿管远端冰冻切片检查的资料,结果显示术中冰冻切片检查的切缘阳性率为 12.7%(Tollefson et al,2010)。这些初始切缘为阳性的患者中,83% 经进一步输尿管切除后证实为切缘阴性。有趣的是,与初始切缘阴性者相比,初始切缘阳性但最终切缘为阴性的患者上尿路复发的风险更高[hazard ratio(HR)＝ 4.88,95% confidence interval(CI)3.02～7.90,$P<0.001$],这种风险介于最终切缘为阳性者之间(HR＝7.37,95% CI 4.3～16.44,$P<0.001$)。上述发现表明,不管切缘状态如何,膀胱切除时有输尿管受累者的上尿路复发风险增加,但是术后切缘阴性可以部分减轻复发风险。有文献报道,输尿管跳跃性病变的影响。得克萨斯大学 MD 安德森癌症中心的调查人员分析了 660 例接受根治性膀胱切除术的患者,这些患者均有输尿管远端切缘冰冻病理和输尿管近端切缘术后病理(Hoang et al,2014)。4.8% 原位癌患者存在输尿管跳跃性病变(输尿管远端切缘冰冻病理为阴性,输尿管近端切缘术后病理为阳性),这是最常见的跳跃性病变(55.9%)。存在跳跃性病变的 pT0 或 pTa 患者中位总生存期更短。

鉴于早期的研究结果,进行根治性膀胱切除手术时可考虑切除输尿管远端,如遇到扁平性肿瘤,建议切除输尿管远端,直至切缘为阴性;如病变仅为原位癌,建议在不影响输尿管引流尿液功能的前提下进行最大限度的切除,因为原位癌切缘阴性是否减少上尿路复发或影响预后尚有争议(Lee et al,2006a;Raj et al,2006)。输尿管镜是上尿路复发最敏感的检查手段,如果可行,建议上尿路复发的高危患者进行输尿管镜检查。

3. 前列腺尿路上皮癌与远端尿道的处理

男性患者膀胱切除术后尿道复发的绝对风险为 4%～8%(Nieder et al,2004;Varol et al,2004;Stein et al,2005;Huguet et al,2008;Nelles et al,2008;Cho et al,2009)。大多数尿道复发患者是有症状的,对于尿道复发高危患者,定期的尿细胞学检查有助于发现复发(Clark et al,2004;Huguet et al,2008)。尿道复发的危险因素包括病理提示非肌层浸润性病变和前列腺尿道受累(Stein et al,2005;Huguet et al,2008)。前列腺受累的程度是尿道复发的预测因素。与前列腺尿道原位癌和导管受累或腺泡受累相比,前列腺间质浸润患者的复发风险最高(高达 30%)(Hardeman,1990)。患者如果存在前列腺尿道或导管弥散性原位癌或前列腺间质浸润,应行尿道切除手术。术前可进行前列腺尿道活检以进一步确定尿道复发的风险,并有助于指导术中远端尿道的处理和尿流改道的选择。经尿道前列腺尿道活检的敏感度和特异性尚可,与膀胱前列腺切除术后病理相比,阳性预测值相对较低(Donat et al,2001)。鉴于术前尿道活检的价值一般,一些专家主张只在尿道尖端切缘阳性时进行尿道切除(Donat et al,2001;Stein et al,2005)。在切除膀胱前,先切除尿道的低级别乳头状小肿瘤;如果没有其他尿道切除的指征,应保留尿道。值得注意的是,一些回顾性的手术研究显示原位尿流改道患者的尿道复发风险降低(Hassan et al,2004;Nieder et al,2004;Stein et al,2005),尽管有些学者推测,这可能是尿液对尿道的保护作用有关,但这种复发风险降低更可能是选择性偏倚的结果。

4. 女性尿道的处理

在女性原位膀胱术普及之前,女性患者在根治性膀胱切除术中常规切除完整的尿道。尿道和

(或)阴道受累的 T4 期患者需要切除完整的尿道,这些患者不应保留尿道。伴有尿道受累的女性膀胱癌患者占 2%～12%(Stenzl et al,1995;Stein et al,2007b)。远端尿道受累风险增加的相关临床特征包括膀胱颈部的原发肿瘤、阴道受累或腹股沟淋巴结转移(Stein et al,1995;Maralani et al,1997;Stein et al,1998)。虽然膀胱颈部肿瘤与尿道受累密切相关,术后病理显示约 60% 膀胱颈部肿瘤患者的尿道内没有肿瘤,因此这类患者是否必须切除整个的尿道尚存争议。远端尿道冰冻切片结果与术后尿道切缘密切相关,因此拟行原位膀胱手术的女性患者应该进行远端尿道冰冻病理检查(Stein et al,1998;Akkad et al,2006)。原位膀胱术后单纯尿道复发的发生率约为 1%(Ali-El-Dein et al,2009;Stein et al,2009)。

(六)根治性膀胱切除术后的肿瘤控制效果

表 16-3 显示了有关根治性膀胱切除术后 5 年肿瘤特异性生存率的几个大样本的研究结果。肿瘤病理分期和淋巴结转移是膀胱切除术后疾病复发和生存时间的最强预测因素(Frazier et al,1993;Stein et al,2001;Madersbacher et al,2003;Hautmann et al,2006;Shariat et al,2006b;Gho-neim et al,2008;Manoharan et al,2009)。pT0 患者或术后病理为非浸润性病变的患者预后非常好,5 年肿瘤特异性生存率接近 90%(Stein et al,2001;Ghoneim et al,2008)。pT2 患者的 5 年肿瘤特异性生存率为 70%～81%。多项研究显示,pT2 亚分期在无复发生存和肿瘤特异性生存方面具有判断预后的价值(Bastian et al,2008;Ghoneim et al,2008;Tilki et al,2010a)。非器官局限性病变(>pT2)预后显著变差。pT3 期肿瘤患者的预后明显较差,5 年肿瘤特异性生存率为 40%～52%。pT3 亚分期的预后价值尚有争议。两个大样本多中心研究报道了 pT3a 和 pT3b 亚分期的预后价值,无淋巴结转移的 pT3a 期患者,肿瘤无复发生存和肿瘤特异性生存较好(Tilki et al,2010b;Sonpavde et al,2011)。然而,在淋巴结阳性的 pT3 期患者中,pT3 各亚分期之间的预后无差异(Quek et al,2004)。淋巴结转移与否似乎是影响患者预后的单个最重要的预测因素。淋巴结转移的患者预后较差,5 年肿瘤特异性生存率为 21%～35%。然而,有文献报道淋巴结转移数量少的患者也可以获得长期生存(Steven et al,2007;Dhar et al,2008;Bruins et al,2009;Rink et al,2013)。

表 16-3　根治性膀胱切除术后不同病理分期及盆腔淋巴结转移状态下 5 年肿瘤特异生存率:2000－2012 年间部分肿瘤特异性生存数据

选择文献	例数	≤P1	P2A	P2	P2B	P3A	P3	P3B	P4A,B	N NEG	N+
Stein et al,2001	1054	88		81		68		47	44	78	35
Madersbacher et al,2003	507	76		74			52		36	—	33
Hautmann et al,2006	788	90		72			43		28	75	21
Shariat et al,2006b	888	81		72			44		28	80	35
Ghoneim et al,2008	2720	82	75		53		40		29	62	27
Manoharan et al,2009	432	81		70			44		16	72	29

手术切缘也是根治性膀胱切除术后复发的重要预测因素(Dotan et al,2007;Novara et al,2010)。一项包含 4410 例根治性膀胱切除患者的多中心回顾性研究显示,软组织的切缘阳性率为 6.3%(Novara et al,2010)。软组织切缘阳性显著增加肿瘤复发(HR=1.52,$P<0.001$)和肿瘤特异性死亡风险(HR=1.51,$P<0.001$)。其他可以判断根治性膀胱切除患者预后的变量,还包括淋巴血管浸润(Lotan et al,2005;Herrmann et al,2008;Shariat et al,2010)、分子标志物(Youssef et al,2011;Shariat et al,2014)、术者的熟练程度及医院规模(Konety et al,2005)、体重指数(Bagrodia et al,2009)和年龄(Hollenbeck et al,2004;Nielsen et al,2007)。尽管接受了积极的外科治疗,大约有 50% 接受膀胱切除的患者会最终死于膀胱癌。膀胱癌的复发通常发生在手术后

的两年之内,大样本研究报道的中位复发时间为7~18个月。

三、新辅助化疗治疗肌层浸润性膀胱癌

仅接受膀胱切除手术的肌层浸润性膀胱癌患者,约有50%会发生转移(Stein et al,2001;Ghoneim et al,2008)。显然,对于大部分浸润性膀胱癌患者来说,仅靠手术切除是不够的。20世纪80年代中期以来,多项研究显示,应用以顺铂为基础的全身化疗具有良好的应答率(Sternberg et al,1985;Stenzl et al,2009)。在首次报道以顺铂为基础的全身化疗治疗肌层浸润性膀胱癌有效后,已有多项随机对照研究,进一步验证在膀胱切除术前采用以顺铂为基础的新辅助化疗的有效性。很遗憾,如果单独评价这些研究,这些研究都由于说服力不强和缺乏标准化的手术方法,难以清楚地显示术前新辅助化疗的生存期优势。

应用以顺铂为基础的新辅助化疗治疗肌层浸润性膀胱癌存在几项证据支持。首先,术后患者可能出现并发症或因虚弱而延迟化疗,因此手术前进行全身化疗的耐受性更好。第二,微转移患者的肿瘤负荷可能很小,患者会更及时地接受治疗。第三,新辅助化疗可能使较大的肿瘤缩小并降期,进而使手术切缘阴性的可能性更大。众所周知,手术切缘状态是膀胱切除术后局部复发的预测因素。最后,临床医师可以评估每个患者对新辅助化疗的反应。新辅助化疗的缺点是对于化疗无反应的患者来说,新辅助化疗延迟了他们接受局部治疗的时间,从而使疾病进展。

欧洲癌症研究和治疗组织(EORTC)和医学研究理事会(MRC)针对膀胱癌进行了最大样本的新辅助化疗临床试验。该研究共入组膀胱癌患者976例,在放疗或膀胱切除术前接受3个疗程的CMV(顺铂、氨甲蝶呤、长春新碱)方案化疗以评价新辅助化疗的疗效(International Collaboration of Trialists,1999)。该研究设计的预期是患者的生存率改善10%。其中化疗组491例,80%的患者完成了3个疗程的新辅助化疗。研究在106个医学中心进行,由研究人员决定患者的局部治疗方案——放射治疗或膀胱切除手术。化疗相关死亡率为1%。初步分析发现新辅助化疗组的生存率有改善的趋势,中位随访时间为4年(HR=0.85,95%可信区间0.71~1.02;$P=0.075$),也就是化疗组和非化疗组的3年生存率分别为55.5%和50.0%,3年生存率的改善仅为5.5%,两组之间无显著性差异。该研究于2011年更新了试验结果,中位随访时间为8年(Hall,2002)。更新后的生存分析结果有统计学差异,化疗组的死亡风险减少16%(HR=0.84,95%可信区间0.72~0.99;$P=0.37$)。化疗组和对照组的10年预期生存率分别为36%和30%,生存率改善了6个百分点(Griffiths et al,2011)。与目前的临床实践相比,EORTC/MRC试验的局限性包括CMV不是肌层浸润性膀胱癌公认的标准化疗方案,并且没有直接与MVAC方案(甲氨蝶呤、长春新碱、阿霉素和顺铂)进行比较。此外,化疗组和局部治疗组中约有40%的患者接受了放射治疗,而非根治性膀胱切除手术。

组间试验[西南肿瘤学组(SWOG)8710]入组317例cT2-cT4aN0M0膀胱癌患者,随机分成3个周期的MVAC新辅助化疗组和单纯膀胱切除组(Grossman et al,2003a)。化疗组中82%的患者最终接受了膀胱切除手术,化疗到手术平均间期为115天,38%的化疗患者在膀胱切除术时达到pT0状态,而对照组为15%($P<0.001$)。化疗组的中位生存时间为77个月,而单纯膀胱切除组的中位生存时间为46个月。化疗组和单纯膀胱切除组的5年总生存率分别为57%和43%,但无统计学差异($P=0.06$)。值得注意的是,分期降至pT0的患者预后极好,其中80%的患者在5年内存活,而术后有残余肿瘤的患者仅有40%在5年内存活。SWOG 8710数据的二次分析比较了单纯尿路上皮癌与混合组织学亚型两个亚组的预后(Scosyrev et al,2011)。结果显示,接受新辅助化疗的混合组织学亚组有生存优势。由于这是二次分析亚组数据,很难得出明确的结论;然而,这个分析建议存在混合组织学亚型的患者应该进行新辅助化疗。表16-4总结了膀胱癌新辅助化疗的其他随机研究。

表 16-4　新辅助化疗随机研究

研究	病例数	新辅助化疗组	对照组	分期	存活率
EORTC/MRC（International Collaboration of Trialists，1999）	976	CMV + RC/RT	RC/RT	T2-4aNxM0	10-yr OS：36% vs. 30%（$P=0.037$）
Nordic Ⅰ（Malmstrom et al，1996）	325	CA + RT + RC	RT + RC	T1-4aNxM0	5-yr OS：59% vs. 51%（$P=0.1$）
Nordic Ⅱ（Sherif et al，2002）	317	CM + RC	RC	T2-4aNxM0	5-yr OS：53% vs. 46%（$P=0.24$）
SWOG（Grossman et al，2003a，2003b）	317	MVAC + RC	RC	T2-4aN0M0	5-yr OS：57% vs. 43%（$P=0.06$）
WMURG/ABCSG（Wallace et al，1991）	255	Cis + RT	RT	T2-4aNxMx	No difference
GUONE（Bassi et al，1998）	206	MVAC + RC	RC	T2-4aN0M0	5-yr OS：55% vs. 54%（$P=$ NS）
Abol-Enein et al，1997	196	CarboMV + RC	RC	T2NxMx	5-yr OS：62% vs. 42%（$P=0.013$）
GISTV（Italian Bladder Cancer Study Group），1996	171	MVEC + RC	RC	T2-4N0M0	Median OS：NR vs. 5.5yr（$P=$ NS）
CUETO（Martinez Piñeiro et al，1995）	122	Cis + RC	RC	T2-4aNx-2M0	6.5-yr OS：35% vs. 37%（$P=0.95$）
Daveca 89-02（Sengelov et al，2002）	120	CM + RT	RT	T2-4bNx-3M0	5-yr OS：19% vs. 24%（$P=0.98$）
Coppin et al，1996	99	Cis + RT/RC	RT + RC	T2-4bN0-3M0	3-yr OS：47% vs. 33%（$P=0.34$）

CA. 顺铂和阿霉素；CarboMV. 卡铂、甲氨蝶呤和长春碱；Cis. 顺铂；CM. 顺铂和甲氨蝶呤；CMV. 顺铂、甲氨蝶呤和长春碱；CUETO. 西班牙肿瘤组；EORTC/MRC. 欧洲癌症研究和治疗组织/医学研究理事会；GISTV. 意大利膀胱研究组；GUONE. 泌尿肿瘤学组（意大利东北泌尿肿瘤学组）；MVAC. 甲氨蝶呤、长春碱、阿霉素和顺铂；MVEC. 甲氨蝶呤、长春碱、表柔比星和顺铂；OS. 总生存；RC. 根治性膀胱切除术；RT. 放射治疗；SWOG. 西南肿瘤研究组；WMURG/ABCSG. 西米德兰泌尿研究组/澳大利亚膀胱瘤研究组

　　大多数研究未能证实接受新辅助化疗的患者在统计学上有显著的生存优势。导致这些结果的原因是研究设计本身存在局限性，包括样本量小、改变化疗方案或非最佳的化疗方案、研究过早关闭和随访不足等（Sylvester and Sternberg，2000）。为了进一步阐明新辅助化疗的确切益处，一些研究者对当前的化疗研究进行了荟萃分析。晚期膀胱癌（ABC）荟萃分析合作组（2005a，2005b）进行了一项最大的荟萃分析，是该合作组对 2003 年荟萃分析的更新，总共纳入了包括 SWOG 8710 研究等 11 个新辅助化疗随机试验。

分析 3005 例患者的个人资料，这些患者占所有已知合格研究的 98%。研究基于以铂类单药或以铂类为基础的联合化疗作为分组指标。以铂类为基础的联合化疗组总生存率有明显优势（HR=0.86，95% CI 0.77~0.95，$P=0.003$），5 年总生存率从 45% 提高到 50%，即 5 年生存率的绝对获益为 5%。无肿瘤生存的数据源自 10 个试验的 2846 例患者，以铂类为基础的联合化疗组有明显优势（HR=0.78，5% CI 0.71~0.86，$P<0.0001$）。5% 的生存优势在不同亚组患者人群中依然存在，包括年龄、性别、临床分期和一般状况等。

加拿大的一项研究也报道了新辅助化疗的荟萃分析结果（Winquist et al，2004）。作者回顾了16项随机对照研究（3315例患者），确定了11项研究（2605例患者）的适用数据，结果显示，新辅助化疗改善生存率（HR＝0.90，95％CI 0.78～0.96，$P＝0.02$）。其中8个研究采用了以顺铂为基础的联合化疗方案，5年总生存率提高6.5％（HR＝0.87，95％CI 0.78～0.96，$P＝0.006$）。

基于多个随机研究结果及其荟萃分析，以顺铂为基础的新辅助化疗可以使总生存率改善5％～6％，病理完全缓解率为30％～40％。目前，NCCN指南强烈建议cT2N0M0患者考虑进行以顺铂为基础的新辅助化疗，建议cT3-T4aN0M0患者进行以顺铂为基础的新辅助性化疗。欧洲泌尿外科协会指南建议T2-T4aN0M0患者进行新辅助化疗，并应该采用以顺铂为基础的联合化疗方案。尽管证据支持新辅助化疗，但新辅助化疗的应用并未普及。美国国家膀胱癌数据库对7161例Ⅲ期膀胱癌患者的分析结果显示，只有11.6％的患者接受了围术期化疗，其中1.2％的患者接受了新辅助治疗（David et al，2007）。SEER-医保数据也提示，肌层浸润性膀胱癌患者很少应用新辅助化疗（Porter et al，2011）。

四、肌层浸润性膀胱癌的辅助化疗

众所周知，pT3-T4患者或有淋巴结阳性的患者膀胱切除手术之后肿瘤复发的风险很高。已尝试在上述人群中应用辅助化疗，以治疗微转移灶从而提高生存率。膀胱切除手术后进行全身化疗的理论基础包括可以立即切除膀胱进行局部治疗、避免延误化疗耐药患者的治疗（Sternberg and Sylvester，2014）。最终术后病理还可以帮助临床医师选择那些复发风险最大从而化疗获益最大的

患者，同时对于不太可能复发的患者避免全身化疗，进而避免化疗不良反应。此外，分子标记物在预测疾病进展风险和治疗应答方面的作用可能更大。膀胱切除手术可以提供足够的病理组织进行分子分析和基因组分析，用以指导个体化治疗。

辅助化疗的主要局限性是由于膀胱切除术后患者的一般状况下降、肾功能恶化或出血等围术期并发症，患者通常很难或不可能接受全身化疗（Hall et al，1996；Donat et al，2009）。例如，一项评估pT3-4/N＋患者辅助化疗的随机研究中，化疗组中有25％的患者未能接受化疗（Skinner et al，1991）。辅助化疗研究因总例数较少和患者难以累积而受到阻碍，因此，辅助化疗的总体有效性难以得出明确结论。

辅助化疗的随机试验

已进行了多项随机研究来确定辅助化疗的疗效（表16-5）。遗憾的是，由于样本量小、患者难以累积、试验提前终止，以及研究设计有缺陷，这些研究并没有提供足够的证据支持辅助化疗。南加州大学（USC）小组的前瞻性随机研究首次证实，辅助化疗可以带来生存获益（Skinner et al，1991）。该研究共入组91例pT3/T4或者是N＋的膀胱切除患者，随机分为以顺铂为基础的化疗组和观察组。随访3年，化疗组无疾病生存率显著优于观察组，分别为70％和46％。化疗组的中位生存率也显著提高（4.3年：2.4年；$P＝0.0062$）。尽管这项研究确实证明辅助化疗有效，但由于下列原因饱受批评。首先，患者总数很少，限制了数据的统计分析。其次，化疗方案没有标准化，包括顺铂、环磷酰胺和阿霉素（CISCA）方案、顺铂单药方案，以及以往类似研究的化疗方案。这项试验也凸显了膀胱切除术后难以进行化疗的困难，拟化疗组中25％的患者未能接受治疗。

表 16-5　膀胱切除后辅助化疗

研究者	病例数	辅助化疗方案	化疗	无化疗	结果
Logothetis et al，1988	133	CISCA	62	71	受益；非随机
Skinner et al，1991	91	CAP	47	44	DFS受益于4.3：2.4年；很少有患者接受治疗
Stockle et al，1992,1995	49	MVAC/MVEC	23	26	DSS受益（71.8：20.4个月）；无对照组复发时的治疗

（续 表）

研究者	病例数	辅助化疗方案	化疗	无化疗	结果
Studer et al，1994	77	DDP	40	37	无受益
Bono et al，1997	83	CM	48	35	无益处
Freiha et al，1996	50	CMV	25	25	TTP 受益（37：12 个月）；提前结束，没有整体生存受益
Otto et al，2001	108	MVEC	55	53	无受益
Cognetti et al，2012	194	GC	102	92	N0 或 N＋无受益

CAP. 顺铂、环磷酰胺和阿霉素；CISCA. 顺铂、环磷酰胺和阿霉素；CM. 顺铂和甲氨蝶呤；CMV. 顺铂、甲氨蝶呤和长春碱；DDP. 顺铂；GC. 吉西他滨和顺铂；MVAC. 甲氨蝶呤、长春碱、阿霉素和顺铂；MVEC. 甲氨蝶呤、长春碱、表柔比星和顺铂；TTP. 至进展时间；DFS. 无疾病生存期；DSS. 疾病特异性生存期

一项德国随机研究将 49 例 pT3b/T4a/N＋的患者分为化疗组和观察组，化疗组接受 3 个周期 MVAC 或 MVEC（甲氨蝶呤、长春碱、阿霉素/表柔比星和顺铂）的辅助化疗（Stockle et al，1992,1995）。化疗组 26 例，其中 69％的患者接受了化疗。化疗组 3 年无肿瘤生存率显著提高（63％：13％，P＝0.002），根据上述结果，该研究提前终止。此后，该研究继续更新，共纳入 83 例患者（早期研究终止后有 38 例患者接受了化疗）。10 年随访数据显示，化疗组无进展生存率（44％：13％，P＝0.02）和疾病特异性生存率（42％：17％，P＝0.007）均优于观察组。辅助化疗组的总生存率有改善的趋势，但没有统计学意义（27％：17％，P＝0.07）。最终，观察组中 92％的患者有肿瘤进展，而接受辅助化疗的患者中仅有 27％出现肿瘤进展。与 USC 研究一样，该研究也受到了广泛的批评。总体而言，早期研究提前终止导致入组患者例数较少。许多观察组患者在疾病进展时没有给予化疗，正如我们所料，并非所有化疗组的患者都接受了治疗。

自 2000 年以来，进行了多个关于辅助化疗的大样本研究，其中大部分都是以摘要形式报道的。不幸的是，大多数研究都因患者难以累计而受到阻碍。意大利一项多中心随机辅助化疗三期研究的结果已公布（Cognetti et al,2012）。该研究纳入 194 例 pT2G3,pT3-4,N0-2 尿路上皮癌患者，随机分为观察组（n＝92 例）和化疗组（n＝102 例）。化疗组患者随机分为两种治疗方案：吉西他滨 1000mg/m^2 第 1、8 和 15 天，顺铂 70mg/m^2 第 2 天；或吉西他滨 1000mg/m^2 第 1、8 和 15 天，顺

铂 70mg/m^2 第 15 天。每 28 天一个周期，共计 4 个周期。中位随访时间为 35 个月，5 年总生存率为 48.5％，化疗组和观察组之间无统计学差异（P＝0.24）。观察组（42.3％）和化疗组（37.2％）的无肿瘤生存率也没有统计学差异。然而，只有 62％的患者按计划接受了化疗。最初的研究设计拟纳入 610 例患者，1:1 随机分为两组，由于患者难以累计而提前终止。样本量较小使辅助化疗组和观察组之间难以有明显的统计学差异。

CALGB（癌症与白细胞研究组 B）研究将膀胱切除术后肾功能尚可的患者随机分为两组，一组为短周期化疗，4 个周期的阿霉素-吉西他滨化疗（间隔 14d），同时给予粒细胞集落刺激因子（G-CSF）支持，随后进行 4 个周期的紫杉醇-顺铂化疗（间隔 21d）。另一组患者进行 4 个周期吉西他滨-顺铂化疗（间隔 28d）（Bajorin,2001）。该研究拟纳入患者 800 例，然而，因患者难以累计而终止，最终纳入的患者少于 100 例。同样，EORTC-30994 研究将肾功能尚可的 pT3-4 和（或）N＋疾病患者随机分为 4 个周期的吉西他滨/顺铂、MVAC 或高剂量（HD）MVAC 化疗组及观察组。该研究拟纳入患者 660 例，但是最终仅纳入患者 278 例（Sternberg et al,2001c）。USC/SWOG 试验将 114 例 pT1-2、N0、p53 阳性的肿瘤患者随机分为 3 个周期的辅助 MVAC 化疗组或观察组（Stadler et al,2009）。研究中期分析显示，化疗组与观察组的无复发生存率没有统计学差异，因此该研究没有进一步纳入新患者。此外，化疗组中 67％的患者接受了 3 个周期的 MVAC 化疗，12％的患者没有接受化疗。西班牙肿瘤泌尿生殖

组（SOGUG）99/01 试验将 pT3-4 或淋巴结阳性患者随机分为 4 个周期的化疗组（紫杉醇、吉西他滨及顺铂）和观察组。中位随访时间 51 个月，化疗组的 5 年总生存率显著优于观察组（60％：31％，$P<0.0009$）；然而，该研究在 7 年内仅纳入 142 例患者，远远低于目标的 340 例，被迫提前终止。

与新辅助化疗相似，晚期膀胱癌荟萃分析协作组（2005a，2005b）回顾了 11 个随机研究，最终分析了 6 个研究 491 例患者以评价辅助化疗的效果。本荟萃分析的总生存率危险比为 0.75（95％可信区间 0.60～0.96，$P=0.019$），表明辅助化疗组比对照组的死亡风险相对降低 25％。这就意味着 3 年的绝对生存获益达 9％。尽管有阳性发现，荟萃分析作者同时指出，尚缺乏足够的证据以制订可靠的治疗决策。值得注意的是，荟萃分析中的研究存在很多不足，如样本量小、研究提前结束、统计分析的局限性，以及无病生存率的界定有差异（Sternberg and Collette，2006a）。

尽管上述研究付出了很多努力，辅助化疗的有效性仍缺乏证据。一项纳入 945 例患者的最新荟萃分析表明，似乎辅助化疗对淋巴结阳性患者的获益最大。然而，该荟萃分析也存在前面提到的诸多不足（Leow et al，2014）。现有证据表明，围术期化疗确实给膀胱癌患者带来生存获益，新辅助疗法的证据更为有力。在辅助治疗中，全身化疗的最佳方案和获益尚未完全确定，鉴于以往研究中纳入患者存在困难，上述问题可能仍然没有答案。目前基于较高水平的证据数据，NCCN 指南支持新辅助化疗，而非辅助化疗；但是，基于现有资料 NCCN 指南建议，pT3-4 患者或者淋巴结阳性患者考虑辅助化疗。EUA 指南目前推荐在临床研究中进行辅助化疗；由于随机研究和荟萃分析没有提供足够的证据支持，EUA 指南不推荐常规进行辅助化疗。

五、保留膀胱的治疗

尽管根治性膀胱切除术仍然是肌层浸润性膀胱癌患者的标准治疗方法，但是由于手术难度大，围术期并发症的发生率和死亡率均较高（Shabsigh et al，2009）。来自医疗保险的数据提示，与其他泌尿外科和非泌尿外科手术相比，根治性膀胱切除术后患者的 30 天再入院率高居第二位（Goodney et al，2003）。围术期并发症频发，再加上老年患者常合并多种其他疾病，使得患者和临床医师都尝试寻求膀胱切除手术的替代方案。保留膀胱应以治愈肿瘤和维持功能完整的膀胱为目标。

与根治性膀胱切除手术相比，既往研究结果提示单一治疗（如根治性 TUR、单纯化疗或单纯放疗）的效果较差。因此，成功的膀胱保留的治疗应包括多种治疗模式，如积极彻底的 TUR 手术、全身化疗，以及放射治疗。选择合适的患者对于优化膀胱保留方案的治疗效果也非常重要。在进行根治性膀胱切除手术前，应彻底评估每位患者的围术期风险，不适合手术或拒绝手术的患者可以考虑保留膀胱。应该让"适合手术"的患者接受膀胱切除手术这一标准治疗；然而，对于那些经过严格筛选和充分沟通的患者来说，保留膀胱的综合治疗也是一个合理的选择。患者如存在肾积水、影像学检查明确提示为 cT3 期、原位癌、多灶性肿瘤和（或）肉眼所见肿瘤未彻底切除，保留膀胱并非是最佳选择。

（一）单一模式治疗

1. 根治性 TUR

根治性 TUR 作为单一模式治疗 T2 期肿瘤患者，主要是基于在接受根治性膀胱切除的患者中，有 10％左右术后病理提示 pT0。根治性 TUR 单一模式治疗的一个主要局限是 cT2 期患者出现隐性膀胱外受侵的风险。cT2 期患者膀胱切除术后病理是 pT3 和 pT4 的可能性分别为 40％和 9％（Karakiewicz et al，2006b）。此外，多个根治性膀胱切除的研究均显示，术中隐匿性淋巴结转移的风险约为 25％（Stein et al，2001）。因此，如果仅采用 TUR 单一模式的治疗方案，至少一半以上的肌层浸润性膀胱癌患者的治疗是不够的。然而，一些报道提示在经过严格筛选的患者中采用 TUR 单一模式治疗，可以获得良好的远期预后。

一项纳入 133 例患者和随访至少 15 年的研究显示，根治性 TUR 术后 5 年、10 年和 15 年的疾病特异生存率分别为 82％、80％和 77％，无进展生存率分别为 76％、65％和 58％（Solsona et al,2010)。如果肿瘤大于 3cm 或存在肾积水的患者,均不接受此种治疗方法。CIS 患者在 TUR 的同时进行膀胱灌注治疗。在 3 个月和 6 个月时,再次对病灶部位进行广泛 TUR 切除。定期进行内镜检查,起始两年每 3 个月 1 次,此后 3 年每 6 个月 1 次,之后每年 1 次。MSKCC 研究团队也报道了 TUR 单一模式治疗患者长期随访结果(≥10 年)(Herr,2001)。这项研究纳入了 99 例肌层浸润性膀胱癌患者,在实施保留膀胱方案之前,所有患者均在接受 TUR 后进行了二次 TUR,无肿瘤残存(74%)或残余病变无肌层浸润(26%)的患者入选随访研究。5 年和 10 年肿瘤特异性生存率分别为 82% 和 76%,实际膀胱保留率分别为 67% 和 57%。二次 TUR 术后病理为 pT0 患者的长期预后最好,10 年肿瘤特异性生存率为 82%,而存在无肌层浸润病变的患者为 57%。1/3 的患者再次发生肌层浸润性膀胱癌,其中近一半(47%)死于膀胱癌。MD 安德森肿瘤医院也报道了一项采用 TUR 单一模式治疗的小样本研究,平均随访时间 2.5 年(Leibovici et al,2007)。该研究 TUR 单一模式治疗的标准包括二次 TUR 术后提示无残余肿瘤、麻醉下膀胱镜检查正常、上尿路检查正常、无尿道受累。在 6 年的研究中,共有 327 例肌层浸润性膀胱癌患者,35 例(11%)符合入选标准,27 例选择保留膀胱。平均随访时间 2.5 年,44% 患者无复发,56% 患者出现复发。15 例复发的患者中,1 例出现淋巴结转移。8 例患者最终接受了膀胱切除手术,其中 5 例患者的病理提示膀胱外受累。

尽管根治性 TUR 手术可以使经过筛选的少数患者获得长期生存,但是它并不适用于大多数肌层浸润性膀胱癌患者,这些患者仅通过 TUR 单一模式治疗无法治愈。如果患者拟选择 TUR 单一模式治疗,应告知患者存在疾病复发的风险,并根据临床标准筛选患者,包括二次 TUR 术后无肿瘤残余、无肾积水、无淋巴结病变、肿瘤小于 3cm 和非多灶性病变。

2. 膀胱部分切除术

与根治性 TUR 相比,膀胱部分切除术有两个明显的优势。首先,可以切除全部盆腔淋巴结,以进行分期。其次,可以切除病变部位的全层膀胱壁和膀胱周围脂肪。以往,膀胱部分切除术后

患者的预后较差,5 年总生存率仅为 24%(Kass-ouf et al,2006),局部复发率和伤口复发率较高。然而,经过更严格的筛选标准,膀胱部分切除术后患者的预后尚可。筛选标准包括肿瘤小且为孤立病变,以保证病灶被完整切除且切缘为 2cm。

膀胱部分切除的理想患者是单发孤立的小肿瘤,肿瘤应远离输尿管口,以避免输尿管再植。肿瘤必须位于可以被完整切除的部位,保证切缘 2cm 以上,同时能够保持足够的膀胱容量。膀胱部分切除术也是治疗脐尿管腺癌的方法。然而,脐尿管腺癌与尿路上皮癌的病理明显不同,接下来的研究都是针对尿路上皮癌。CIS 通常被认为是膀胱部分切除术的禁忌证,可以在术前进行随机膀胱活检。MSKCC 团队还建议术中常规进行冷冻病理检测,如果无法保证切缘阴性,则改为根治性膀胱切除手术(Holzbeierlein et al,2004)。经过严格的筛选标准,接受膀胱部分切除术的患者长期肿瘤治疗效果可以接近根治性膀胱切除术(Holzbeierlein et al,2004;Kassouf et al,2006)。

目前的研究显示,出现非肌层浸润性膀胱癌复发概率为 12%~50%,出现肌层浸润性膀胱癌复发的概率为 17%~57%,而出现转移的概率为 14%~52%(Holzbeierlein et al,2004;Kassouf et al,2006;Smaldone et al,2008)。5 年总生存率、无复发生存率和疾病特异性生存率分别为 67%~70%、39%~62% 和 84%~87%。MSKCC 团队和 MD 安德森肿瘤医院团队报道的膀胱保留率和膀胱保留且无肿瘤复发的比率分别为 65%~74% 和 49%~67%。大约 1/4 的患者可能需要进行挽救性膀胱切除手术,其中 75% 的患者可以治愈。值得注意的是,根据 MD 安德森肿瘤医院团队报道,有 3 例患者(术后 41 个月、44 个月和 138 个月)出现了肌层浸润性膀胱癌术后较长时间的复发,强调对这些患者进行长期随访的必要性。膀胱部分切除术后复发存在危险因素。

也有研究联合膀胱部分切除术与新辅助放化疗进行治疗。Koga 及其同事报道了 46 例肌层浸润性膀胱癌患者,采用这种方法治疗(Koga et al,2012)。入选标准为孤立性肿瘤、肿瘤累及面积小于膀胱总面积的 25%、膀胱颈或三角区未受累,以及能够进行彻底的手术切除。治疗包括 40Gy

的外照射同时进行两个周期的顺铂方案化疗（20mg/d×5d）。仅有 3 例（7%）患者在膀胱部分切除术时残留肌层浸润性肿瘤。平均随访 45 个月，5 年总生存率和肿瘤特异性生存率均为 100%。在进行新辅助化疗后，根治性膀胱切除手术仍然是标准治疗，而采用膀胱部分切除手术切除原发部位肿瘤适用于化疗部分缓解或者完全缓解的患者（Herr et al,1998;Sternberg et al,2003）。有研究报道，辅助化疗可提高不良病理特征患者膀胱部分切除术后无肿瘤进展生存率（Kassouf et al,2006）；然而，由于绝对样本量很少，尚需进一步的临床研究以明确辅助化疗在膀胱部分切除中的作用。

3. 放射单一模式治疗

自 20 世纪 80 年代中期以来，放射治疗一直被用于治疗肌层浸润性膀胱癌。为了阐明本节内容，放疗前进行减瘤性 TUR 手术的研究也被认为是"单一模式放射治疗"。使用这一术语的原因是，通常各医院之间减瘤性 TUR 手术切除的彻底性很难统一界定。放射治疗的常规单次剂量为 1.5～2.0Gy，欧洲一些研究的剂量可能更高，总剂量一般在 55～65Gy。研究证实，更高的放射剂量可以提高局部治疗的应答率，但是放射毒性也会增加。

据报道，5 年总生存率为 26%～50%；然而，单一模式放射治疗的局部失败率在 30% 以上。Rodel 及其同事（2002）报道了 126 例接受放射单一模式治疗患者的情况，5 年和 10 年的总生存率分别为 40% 和 19%，治疗效果较放疗和化疗联合治疗的方案差。与膀胱切除的研究一样，放射治疗的疗效在很大程度上取决于患者疾病的分期。T3 期患者的局部控制率仅为 27%（Pollack et al,1996）。最近的一项多中心研究表明，放射单一模式治疗的效果较好（2 年无病生存率为 54%，5 年总生存率为 35%）。然而，联合放化疗可以改善患者的生存率（James et al,2012）。放射单一模式治疗局部失败的预后因素与根治性 TUR 相似，包括多灶性肿瘤、肾积水和临床分期较晚。

联合外放疗和近距离放射治疗也是探索中的一种保留膀胱的治疗方法。Nieuwenhuijzen 及其同事（2005）先应用 30Gy 的外放疗，继之进行 40Gy 的近距离放疗，5 年和 10 年总生存率分别

为 62% 和 50%，5 年和 10 年肿瘤特异性生存率分别为 73% 和 67%，5 年局部控制率为 73%。生存结果与该医院同时期进行根治性膀胱切除术患者的预后相似。但是该研究不是前瞻性随机试验，与根治性膀胱全切术预后相似的结论并不成立。此外，该研究还纳入了高级别 T1 期膀胱癌患者，并非肌层浸润性的患者，限制了其结果在肌层浸润性膀胱癌患者中的普遍意义。

单纯放射治疗的疗效差于放化疗联合治疗，但是它可以认为是一种姑息治疗方式，或者对于那些不适合且不愿接受其他形式治疗（化疗或手术）的患者，可以考虑进行单纯放射治疗。

4. 化疗

全身化疗在肌层浸润性膀胱癌治疗中的主要作用是作为根治性膀胱切除术的新辅助治疗或辅助治疗。与单纯放射治疗相似，联合放化疗优于单纯化疗。一部分接受新辅助化疗的患者，膀胱切除术后病理为 p0。根治性膀胱切除手术仍然是新辅助治疗后完全缓解患者的标准治疗。然而，有些完全缓解的患者并不接受膀胱切除手术。MSKCC 团队的研究报道了 63 例患者在新辅助化疗完全缓解后拒绝进行膀胱切除手术（Herr,2008）。随访至少 5 年，64% 的患者存活，54% 的患者保留膀胱。36% 的患者最终死于膀胱癌，其中大多数患者为浸润性膀胱癌复发。单纯化疗患者长期生存的预测因素包括小的孤立肿瘤且分期较早，以及肿瘤被完全切除。Sternberg 及其同事的研究纳入了 104 例患者，均接受 MVAC 方案的全身化疗和保留膀胱的 TUR 治疗（Sternberg et al,2003）。化疗结束后，患者再次接受 TUR 治疗，结果发现 49% 的患者完全缓解；60% 的患者在中位随访 56 个月后仍存活，且无进一步治疗。与持续存在肌层浸润性病变的患者相比，治疗后降级为 pT0 或非肌层浸润性病变患者的生存率更高。以上数据表明一些低风险肌层浸润性膀胱癌患者可以仅通过 TUR 和化疗即达到治愈。然而，上述结果来源于一家医疗机构，不知能否适用于其他医疗机构。

（二）三联疗法

尽管新辅助化疗后进行根治性膀胱切除手术仍然是肌层浸润性膀胱癌治疗的金标准，但是多个研究表明经过严格筛选的患者，保留膀胱的综

合治疗也是一个合理的选择。理想的保留膀胱治疗的患者应具有良好的基本膀胱功能,可以在内镜下对所有可见肿瘤进行完全彻底的切除,较小的孤立性肿瘤,同时 CIS 范围有限,无肾积水。如

果坚持严格的标准,有 6%～19% 的肌层浸润性膀胱癌患者符合这样的标准(Smith et al,2013)。表 16-6 总结了主要的放化疗联合治疗保留膀胱的临床试验。

表 16-6 主要的前瞻性三联疗法保留膀胱的研究

研究者	病例数	分期	化疗方案	放疗剂量	CR 率	挽救性膀胱切除率	生存
Housset et al, 1993	54	T2-4N0-1Mx	Cisplatin+ 5-FU×4	44Gy	74%	NA	3 年 CSS 62%, OS 59%
Shipley et al, 1998	62	T2-4aN0Mx	Cisplatin×3	64.8 Gy	60%	25.8%	5 年 OS 49%
Tunio et al, 2012	200	T2-4N0Mx	Cisplatin weekly	65Gy	93%		5 年 OS 52%
James et al, 2012	182	T2-4aN0Mx	5-FU, MMC×2	55 or 64Gy		11.4%	5 年 OS 48%
Gogna et al, 2006	113	T2-4N0Mx	Weekly cisplatin	64Gy	70%	13%	5 年 OS 50%
Kaufman et al, 2009a, 2009b	50	T2-4aN0Mx	Weekly cisplatin+ paclitaxel	64.3Gy	87%		5 年 OS 56%,5 年 CSS 71%

CR. 完全缓解;CSS. 肿瘤特异性生存率;5-FU. 氟尿嘧啶;MMC. 丝裂霉素 C;OS. 总生存率

三联疗法保留膀胱有两种基本策略,包括分段疗法和连续疗法。分段疗法是基于治疗中期的二次分期。患者接受大约 40Gy 的诱导化放疗,随后进行影像学和膀胱镜再评估。如果发现持续性存在的肌层浸润性肿瘤,建议行根治性膀胱切除术。而那些没有持续存在肌层浸润性肿瘤的患者则接受巩固性化放疗,总剂量大约 64Gy。而连续疗法顾名思义,包括一个完整的化放疗过程,在治疗后 6 个月行膀胱镜检查进行再次分期评估,以便有足够的时间使肿瘤对治疗作出反应。无论采用哪种方法,三联疗法前最大程度的肿瘤清除对优化治疗效果至关重要。研究表明,接受三联疗法且完全切除肿瘤的患者的 5 年和 10 年总生存率(57% 和 39%)较未完全切除者(40% 和 29%)有所提高。此外,能够彻底切除肿瘤的患者再行根治性膀胱切除的比例(11%)远低于不能彻底切除肿瘤的患者(42%)(Efstathiou et al,2012)。

分段疗法大部分由肿瘤放射治疗协作组(RTOG)研发。RTOG 已经完成了六个前瞻性

方案,并用不同的方法评估三联疗法治疗肌层浸润性膀胱癌的疗效。共有 415 例患者参与了这些研究,所有受试者的 5 年总生存率约为 50%,75% 的患者在保留完整膀胱的同时实现了"治愈"(Shipley et al,2003)。最新的 RTOG 方案将 93 例分期为 cT2-T4、N0 的患者随机分为顺铂、紫杉醇组或顺铂、氟尿嘧啶(5-FU)组,分别进行诱导化疗和巩固放疗,随后进行吉西他滨、紫杉醇、顺铂辅助化疗。诱导放疗剂量为 40.3Gy,巩固放疗剂量为 24Gy。3 级或以上的迟发毒性反应在两组中的发生率分别为 9% 和 4%。如果在诱导治疗后发现 T1 及以上的病变,则进行挽救根治性膀胱切除术,并予以辅助化疗。中位随访时间为 3 年,顺铂、紫杉醇和顺铂、5-FU 的完全缓解率分别为 72% 和 62%。保留膀胱患者的 4 年总生存率分别为 73% 和 69%;分别有 9% 和 4% 的患者出现 3 级及以上毒性。马萨诸塞州总医院进行了最大规模的分段式三联疗法研究,该研究入组 348 例患者,长期随访结果显示,5 年、10 年和 15 年总生存率分别为 52%、35% 和 22%。毫无疑

问,cT2 期肿瘤患者的 5 年、10 年和 15 年总生存率最高,分别为 61%、43% 和 28%,而 CT3/T4 期肿瘤患者分别为 41%、27% 和 16%。5 年、10 年和 15 年疾病特异性生存率分别为 64%、59% 和 57%,膀胱保留率分别为 60%、45% 和 36%(Efstathiou et al,2012)。

也有针对连续式三联疗法的长期研究及前瞻性研究。一项多中心、Ⅲ期试验将 360 例患者随机分为连续放化疗组和单纯放疗组。放化疗组患者先接受丝裂霉素治疗,随后接受 5-FU 化疗联合放疗。主要终点是局部无病生存率,次要终点是总生存率和毒性。放化疗组的 2 年局部无疾病进展生存率为 67%。5 年总生存率为 48%,且与单纯放疗组相比,毒性无明显增加(James et al,2012)。德国也有一项针对连续疗法的大规模研究,大多数患者接受了以顺铂为基础的化疗,331 例患者的 5 年、10 年和 15 年总生存率分别为 54%、36% 和 24%。总体上保留膀胱患者的 5 年生存率是 40%~54%(Rodel et al,2002;Krause et al,2011)。根据分期对患者进行分层,T2/T3 期肿瘤患者的总生存率分别为 45%、26% 和 16%;而 T4 期肿瘤患者的生存率非常低。5 年保留膀胱患者的总生存率为 40%~54%(Rodel et al,2002;Krause et al,2011)。

无法直接比较膀胱保留和根治性膀胱切除手术。三联疗法可能与根治性膀胱切除术疗效相当,但需要进行前瞻性研究比较两者的确切效果。三联疗法后没有普遍接受的随诊方案。但是通过 CT 和膀胱镜对患者进行严密监测是必要的。

六、肌层浸润性膀胱癌的预后列线图

正如前面章节详细介绍的,TNM 分期系统为根治性膀胱切除手术提供了重要的预后信息。尽管 TNM 分期系统很实用,但由于肿瘤生物学和患者特征存在异质性,不同患者的绝对复发风险往往存在很大差异。了解和预测疾病预后对于患者是否需要进行辅助治疗和告知患者疾病复发的风险非常重要。前面的章节讨论了使用标准病理分期预测疾病预后。为了更好地预测肌层浸润性肿瘤患者的预后,研发了列线图(Bochner et al,2006;Karakiewicz et al,2006a;Shariat et al,

2006a)。除了标准的病理特征外,预测模型还纳入了分子标记物,不仅可以提高预测的准确性,还可能预测对治疗的反应(Karam et al,2007;Shariat et al,2008;Youssef et al,2009;Shariat et al,2010)。

列线图结合临床、病理和分子数据,已经成为肌层浸润性肿瘤的预测工具(图 16-2)(Bochner et al,2006)。两个协会发表了用简单的列线图来预测根治性膀胱切除术后的复发。国际膀胱癌协会(IBCC)从 12 个权威中心收集了 9064 例患者的数据(Bochner et al,2006)。列线图的重要变量包括年龄、肿瘤分级、病理分期、组织亚型、淋巴结转移和手术时间。与 TNM 分期(CI 0.68)或标准病理分组模型(CI 0.62)相比,列线图(CI 0.75)在预测膀胱切除术后无病生存率方面明显优于标准预测模型。作者模拟了几个淋巴结变量,包括淋巴结总切除数、阳性淋巴结数和淋巴结密度,结果发现淋巴结状态(阳性与阴性)是最好的预测因子。膀胱癌研究协会(BCRC)还发布了一份源自 3 个中心 728 例膀胱切除术患者的列线图(Karakiewicz et al,2006a)。与 IBCC 列线图不同,BCRC 的所有患者都进行了尿路组织学检查。肿瘤复发、肿瘤特异性死亡率和膀胱切除术后 2 年、5 年和 8 年全因死亡率的多变量预测因子包括 pT 分期、淋巴结状态、淋巴血管侵犯、围术期化疗和辅助放疗。列线图提高了 AJCC 分级系统(0.748:0.780)的预测精度。两种列线图均已在其他患者人群中得到验证(Zaak et al,2010)。

尽管膀胱切除术后列线图提高了治疗后的预测价值,术前列线图对于指导治疗决策如新辅助放化疗的意义可能更大。使用相同的多中心膀胱切除队列,Karakewicz 及其同事(2006b)对 726 例患者进行了评估,并绘制了包括年龄、TUR 分期、肿瘤分级和 CIS 存在与否的列线图。在预测非器官局限性疾病(pT3 或 pT4)方面,多变量列线图优于 TUR,准确率分别为 75.7% 和 71.4%。最终病理结果显示,列线图在预测淋巴结转移方面也更准确(63.1% 对 61%)。尽管该列线图的总体性能特征并未显著提高预测非器官局限性疾病的能力,但它确实证明了应用多变量列线图进行预测的实用性和未来的潜力。有学者用列线图预测三联疗法进行膀胱保留的应答率(Coen et al,2013),该研究纳入了在单一医疗中心接受膀胱保留治疗的 325 例患者,最后的列线图包括临床 T 分期、是否合并肾积水、TUR 的完整性、年龄、性别和肿瘤分级。该列线图显示,治疗完全缓解者的 ROC(受试者操作特征)曲线为 0.69,保留膀胱患者无肿瘤复发生存的 ROC 曲线为 0.61。

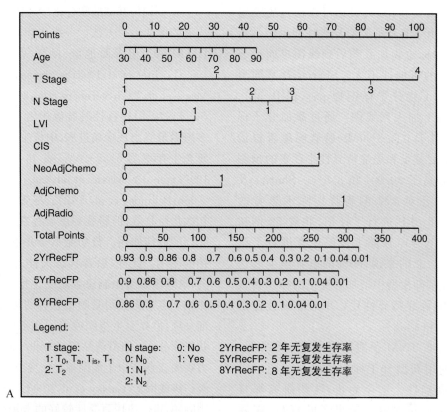

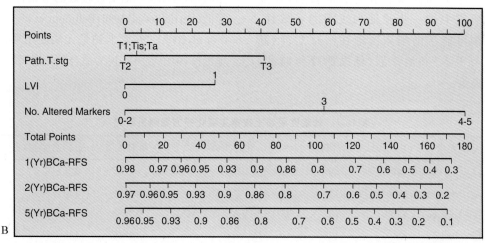

图 16-2　要获得列线图预测的复发率,请在每个轴上定位患者值。在"点"轴上画一条垂直线,以确定每个变量值有多少个点,对所有变量的点求和。在"总计"上查找总和点线,向 2 年 RecFP、5 年 RecFP 和 8 年 RecFP 轴画一条垂直线,分别确定 2 年、5 年和 8 年无复发概率。RFS. 无复发生存率。A. 预测根治性膀胱切除术后复发的术后列线图。B. 结合组织生物标志物预测根治性膀胱切除术后复发的停止性列线图。CIS. 原位癌;LVI. 淋巴血管侵犯[A,From Karakiewicz PI,Shariat SF,Palapattu GS,et al. Nomogram for predicting disease recurrence after radical cystectomy for transitional cell carcinoma of the bladder. J Urol 2006;176(4):1354-62;B,from Shariat SF,Karakiewicz PI,Ashfaq R,et al. Multiple biomarkers improve prediction of bladder cancer recurrence and mortality in patients undergoing cystectomy. Cancer 2008;112(2):315-25.]

列线图似乎比病理标准提高了预测的准确性,但分子标记物添加有可能进一步帮助诊断的准确性。分子标记物在细胞周期信号传导和血管生成途径中起重要作用,其表达可以通过免疫组化染色定量。由于复杂的肿瘤异质性和生物学特性,将单个生物标志物加入预后列线图进而显著提高预测能力的可能性不大。Shariat 及其同事(2008)的研究了将分子标记物 p53、pRB、p21、p27 和 cyclin E1 加入列线图。通过添加分子标记物,列线图对于 pTa-3N0M0 膀胱癌患者根治性膀胱切除术后复发和癌症特异性生存率的预测准确率分别提高了 10.9% 和 8.6%。Shariat 及其同事(2012)还对 272 例膀胱切除术患者的 p53、p27、p21 和 pRB 进行了评估,并对 52 例初次化疗的 pT-2N0M0 尿路上皮癌患者进行了试验性体外研究。总的来说,80% 的患者至少表达一个标记物。基础模型中增加有变化的标志物数量,疾病复发和癌症特异性死亡率的准确性分别提高了 15.6% 和 14.8%。

与单纯标准 TNM 预测因子相比,列线图,特别是那些使用新型分子标记物的列线图可以提高预测的准确性。迄今为止,这些研究都是回顾膀胱切除术和保留膀胱患者的资料,需要在前瞻性研究中进一步验证列线图的有效性。这种列线图可能帮助临床医师在治疗之前(新辅助化疗与手术)和治疗后(辅助治疗与监测)进行治疗决策。

七、转移性膀胱癌的治疗

以顺铂为基础的联合化疗是转移性膀胱尿路上皮癌的标准治疗方法。一线化疗方案包括 MVAC、HD-MVAC 和吉西他滨、顺铂等(Sternberg et al,1989;Loehrer et al,1992;Saxman et al,1997;von der Maase et al,2005;Sternberg et al,2006)。尽管大多数(40%~70%)转移性膀胱癌患者初次化疗有效,许多患者最终出现疾病进展,中位生存期为 14 个月,5年总生存率为 5%~20%(表 16-7)(Saxman et al,1997;von der Maase et al,2005;Sternberg et al,2006b;Bellmunt et al,2012)。尽管以顺铂为基础的初次化疗有效,但膀胱癌患者存在数个因素限制了化疗的最佳使用。肾功能不全并不少见,限制了顺铂的使用。此外,患者状态欠佳、存在并发症及虚弱,这些因素会限制患者耐受化疗。医学肿瘤学工作组规定了无法耐受顺铂患者的标准,包括以下任何一项:世界卫生组织或美国东部肿瘤协作组体力状况评分>2、肌酐清除率<60ml/min、2 级或以上听力丧失、2 级或以上周围神经病变或心力衰竭纽约分级三级或以上(Galsky et al,2011)。如果患者无法使用顺铂,可以应用耐受性较好的卡铂替代,但疗效会降低(Petrioli et al,1996;Bellmunt et al,1997;Dogliotti et al,2007)。尽管卡铂是无法使用顺铂患者的合理选择,但不应将其视为适合顺铂患者的一线治疗。

表 16-7 转移性尿路上皮癌主要化疗方案随机研究

研究组	病例数	化疗方案	相对风险	中位总生存(月)	P 值
Intergroup(Loehrer et al,1992)	269	MVAC/CIS	39:12	12.5:8.2	0.0001
MDAH(Logothetis et al,1990)	110	MVAC/CISCA	65:46	11.1:8.3	0.0003
EORTC(Sternberg et al,2006b)	263	HD-MVAC/MVAC	72:58	14.9:15.1	0.0417
Lilly(von der Maase et al,2005)	405	GC/MVAC	49:46	14.0:15.2	0.66
Greece(Bamias et al,2004)	220	DC/MVAC	37:54	9.3:14.2	0.026
EORTC(Bellmunt et al,2012)	626	GC/PCG	46:57	12.7:15.8	0.03
Dreicer et al,2004	85	CAP/MVAC	28:36	13.8:15.4	0.65

CAP. 卡铂和紫杉醇;CIS. 顺铂;CISCA. 顺铂、环磷酰胺和阿霉素(表柔比星);DC. 多西紫杉醇和顺铂;EORTC. 欧洲癌症研究和治疗组;GC. 吉西他滨和顺铂;HD-MVAC. 高剂量 MVAC;MDAH. MD 安德森医院;MVAC. 甲氨蝶呤、长春碱、阿霉素和顺铂;PCG. 紫杉醇、顺铂和吉西他滨

机体状态差和内脏转移预示着局部晚期或转移性尿路上皮癌患者对化疗反应差。MSKCC 组的研究纳入了 203 例无法切除或转移性膀胱癌患者，采用 MVAC 方案治疗（Bajorin et al，1999），结果发现 KPS 评分低于 80 分及内脏（肺、肝、骨）转移是预后不良的独立预测因素。无危险因素、存在一个或两个危险因素患者的中位生存时间分别为 33 个月、13.4 个月和 9.3 个月。

（一）转移性膀胱癌的随机研究

一项Ⅲ期随机研究验证了 MVAC 方案及顺铂单药对转移性或局部晚期膀胱癌患者的疗效（Loehrer et al，1992）。269 例患者被随机分为 MVAC 组及顺铂单药组，MVAC 组患者的应答率（39％∶12％）和总生存率（12.5 个月∶8.2 个月）明显优于顺铂单药组。尽管疗效优越，但 MVAC 组白细胞减少、黏膜炎、粒细胞减少性发热和药物相关死亡率等毒性更大（3％～4％）。有研究比较了 MVAC 方案和 CISCA 方案对晚期尿路上皮癌患者的疗效（Logothetis et al，1990）。该研究纳入 110 例患者（86 例膀胱，23 例上尿路，1 例前列腺尿道），随机分为两组，结果提示 MVAC 组的反应率（65％∶46％）和总生存率（11.2 周∶8.4 周）优于 CISCA 组。

尽管大多数转移性尿路上皮癌患者对MVAC 有一定的反应（完全或部分），但长期存活率很低（Saxman et al，1997；Bajorin et al，1999）。为了改善结果，Sternberg 及其同事（2001b）的研究使用 G-CSF 以增加 MVAC 的给药强度，观察该方案是否能提高完全缓解率和生存率。这项研究共纳入 263 例初次化疗的转移性或局部晚期尿路上皮癌患者，随机分为 HD-MVAC 组（MVAC＋G-CSF；周期为 2 周）和标准 MVAC 组（周期为 4 周）。HD-MVAC 组的完全缓解率（21％∶9％）及无进展生存期（9.1 个月∶8.2 个月）优于标准 MVAC 组，但两组之间的总生存率没有显著差异。7 年后，研究者延长了随访时间（Sternberg et al，2006b）。进一步分析发现，与标准 MVAC 组相比，HD-MVAC 组的疾病进展和死亡风险显著降低（HR＝0.76；95％ CI 0.58～0.99；P＝0.042）。

尽管 MVAC 治疗尿路上皮癌有效，但毒性明显。为了替代 MVAC，进行了多个低毒性化

方案的研究。最值得关注的是一项比较吉西他滨、顺铂与 MVAC 的Ⅲ期随机试验，共纳入 405 例患者（von der Maase et al，2000、2005）。两组的应答率（49％∶46％）、进展时间（7.4 个月∶7.4 个月）和总生存率（13.8 个月∶14.8 个月）均无统计学差异。进一步的研究显示了两种方案的等效性（HR：1.09，95％ CI 0.88～1.34；P＝0.66）。吉西他滨、顺铂方案耐受性较好，仅 37％ 的患者需要进行剂量调整，而 MVAC 方案中 63％ 的患者需要进行剂量调整。吉西他滨、顺铂组出现 3 级/4 级中性粒细胞减少、中性粒细胞减少性发热、中性粒细胞减少性败血症和黏膜炎的患者较少。吉西他滨、顺铂组的毒性相关死亡率也较低（1％∶3％）。由于吉西他滨、顺铂方案具有同等的疗效和较好的耐受性，因此成为治疗肌层浸润性膀胱癌和转移性膀胱癌最常用的化疗方案。

有随机研究评价在标准化疗方案中增加其他药物的疗效（Bellmunt et al，2000；von der Maase et al，2006）。最大规模的研究一项是比较紫杉醇、吉西他滨、顺铂（PGC）与吉西他滨、顺铂标准方案的Ⅲ期试验，共计纳入 626 例局部晚期或转移性尿路上皮癌患者（Bellmunt et al，2012）。PGC 组的总客观缓解率显著高于标准方案组（55.5％∶43.6％，P＝0.0031）；但是总生存率并没有显著改善（15.8∶12.7 个月；HR＝0.85；95％ CI 0.72～1.02，P＝0.075）。PGC 组出现 3 级/4 级中性粒细胞减少和血小板减少明显多于标准方案组。转移性膀胱癌化疗方案的重要研究总结见表 16-7。

（二）二线化疗方案

对于一线化疗进展或无反应的患者，并没有明确的标准二线化疗方案。一线化疗失败的患者预后不佳。在这种情况下，传统药物的挽救性化疗通常有一定的应答率（Dreicer et al，1996；Mc-Caffrey et al，1997；Lorusso et al，1998；Albers et al，2002；Vaughn et al，2002）（表 16-8）。

（三）单药二线化疗

针对晚期膀胱癌患者进行了多个新型单一药物评价的研究，通常应答率不到 20％。

长春氟宁是一种从长春花生物碱中提取的新型抗细胞微管蛋白药物（Culine，2006）。Bellmunt 及其同事（2009）比较了长春氟宁联合最佳支持疗法（BSC）与单纯 BSC 治疗含铂类化疗方

案一线治疗失败的晚期转移性尿路上皮癌的疗效。总的来说,370 例长春氟宁组患者的应答率为 9%。最初发表时,总生存时间延长 2.3 个月(6.9 个月:4.6 个月),但并没有统计学差异。作者在 2013 年公布了进一步研究的结果,长春氟宁组的总体生存时间优于 BSC,并有统计学差异(HR = 0.719;95% CI 0.570 ~ 0.906,P = 0.0052)(Bellmunt et al,2013)。目前,欧洲批准长春氟宁为转移性膀胱癌的二线药物。对于存在顺铂禁忌的晚期尿路上皮癌患者,正在进行一项比较联合使用长春氟宁和吉西他滨与吉西他滨单药治疗的三期临床试验(NCT00389155)。

表 16-8 转移性尿路上皮癌的挽救性化疗

药物	作者	病例数	入组标准	客观缓解率(%)	中位无进展生存期(月)	中位总生存期(月)
紫杉醇(24h)	Dreicer et al,1996	9	至少接受过 1 次化疗	56	—	—
紫杉醇(每周)	Vaughn et al,2002	31	先前接受过化疗可以使用紫杉醇	10	2.2	7.2
多西他赛(每 3 周)	McCaffrey et al,1997	30	先前接受过含顺铂方案的化疗,未用过紫杉醇	13	—	9.0
吉西他滨	Lorusso et al,1998	35	先前接受过含铂类的化疗	22.5	—	5.0
吉西他滨	Albers et al,2002	30	先前接受过含顺铂的化疗	11	4.9	8.7
吉西他滨-紫杉醇	Sternberg et al,2001a	41	先前包括围手术期接受过含顺铂的化疗	60		14.4

几个小样本的 Ⅱ 期临床研究评价了紫杉醇的疗效,结果并不理想。一项研究纳入了 31 例既往至少接受过一次全身化疗的晚期或进展期尿路上皮癌患者,这些患者每周接受 1h 的 $80mg/m^2$ 紫杉醇输注治疗。化疗中位次数为 3 个周期(1 个周期=4 周)。10% 的患者治疗有效,中位总生存期为 7.2 个月(Vaughn et al,2002)。另外两个 Ⅱ 期试验的应答率为 5%~7%,中位生存时间不足 6 个月(Papamichael et al,1997;Joly et al,2009)。多西紫杉醇也可以作为二线单药化疗药物,反应率为 13%,中位总生存期为 9 个月。但是,60% 的患者出现骨髓抑制,需要减少给药剂量(McCaffrey et al,1997)。

培美曲塞是一种多靶点叶酸拮抗药。初始 Ⅱ 期试验的结果理想,每 21 天静脉注射 $500mg/m^2$ 培美曲塞,47 例患者的完全缓解率和部分缓解率分别为 6.4% 和 21%。疾病进展的中位时间为 2.9 个月,中位生存时间为 9.6 个月(Sweeney et al,2006)。出现 3 级和 4 级血液毒性的比例分别为血小板减少(8.5% 和 0%),中性粒细胞减少(4.3% 和 4.3%)和贫血(2.1% 和 2.1%)。然而,

一项使用相同剂量培美曲塞的 Ⅱ 期试验显示,13 例既往接受过化疗的晚期疾病患者的结果并不理想,只有 1 例患者(8%)出现客观缓解。派利特森/必曲克辛(Piritrexim)是一种合成的抗叶酸药,也作为二线药物研究。一项 Ⅱ 期试验纳入了 27 例既往接受过治疗的晚期尿路上皮癌患者,派利特森的客观应答率为 7%,毒性不明显,29% 的患者出现剂量限制性骨髓抑制(Roth et al,2002)。Lassiter 及其同事(2008)在 23 例既往治疗失败的患者中使用派利特森,结果相似,2 例患者在化疗 2~4 周期后病情稳定。

埃坡霉素(Epothilones)是一类非紫杉烷类促微管蛋白聚合药,从黏细菌纤维堆囊菌的发酵中分离获得。伊沙匹隆(Ixabepilone)是天然埃坡霉素 B 的半合成类似物。在一项 Ⅱ 期试验纳入了 45 例既往接受过顺铂或卡铂化疗的晚期尿路上皮癌患者,伊沙匹隆的总应答率为 12%,中位总生存期为 8 个月。但是,伊沙匹隆的毒性明显,除了 1 例患者治疗相关死亡外,27% 的患者出现了 4 级毒性(Dreicer et al,2007)。表 16-9 汇总了一线化疗后复发或进展性疾病患者的单药研究。

表 16-9 单药化疗与新型药物治疗转移性尿路上皮癌的挽救试验

药物	作者	病例数	先前治疗	客观缓解率（%）	中位无进展生存期（月）	中位总生存期（月）
吉西他滨	Lorusso et al,1998	35	先前接受过含铂类的化疗	23	3.8	5
吉西他滨	Albers et al, 2002	30	先前接受含顺铂的化疗	11	4.9	8.7
紫杉醇	Vaughn et al, 2002	31	先前接受过化疗或辅助化疗,可以使用紫杉醇	10	2.2	7.2
异环磷酰胺	Witte et al, 1997	56	先前接受过细胞毒化疗	20	2.5	5.5
多西他赛	McCaffrey et al, 1997	30	先前接受过含顺铂的化疗,不能使用紫杉醇	13		9
白蛋白紫杉醇	Ko et al, 2013	48	先前接受含铂类化疗	32	6	10.8
白蛋白结合型紫杉醇	Sridhar et al, 2011	47	先前接受含铂类化疗	32	6	10.8
艾瑞布林	Quinn et al, 2010	40	先前接受过含铂类化疗	38	3.9	9.4
长春氟宁	Culine et al, 2006	51	先前接受过含铂类化疗	18	3.0	6.6
长春氟宁	Bellmunt et al, 2013	370	先前接受过含铂类化疗	28		6.9
培美曲塞	Sweeney et al, 2006	47	先前接受过化疗,包括 12 个月内围手术期的化疗	27.7	2.9	9.6
培美曲塞	Galsky et al, 2007	12	先前接受过化疗	8	—	—
伊沙匹隆	Dreicer et al, 2007	42	先前接受过含铂类的化疗,可以包括紫杉醇	11.9	2.7	8.0
奥沙利铂	Winquist et al, 2005	18	先前接受过晚期肿瘤的化疗,包括超过 6 个月的辅助化疗	6	—	—

N. 病例数；OS. 总生存期；PFS. 无进展生存期；RR. 客观缓解率

（四）二线联合化疗

对于吉西他滨、顺铂治疗疾病进展的患者,二线 MVAC 方案可以作为一种选择。Han 及其同事（2008 年）进行了一项小样本研究（30 例）,吉西他滨、顺铂初始治疗失败后接受 MVAC 治疗,总应答率为 30%,6.7% 的患者完全缓解。对吉西他滨、顺铂有应答患者的应答率为 44%,而对初始治疗没有应答患者的应答率为 14%。

多个研究评价了联合应用紫杉醇和吉西他滨作为二线药物的有效性,但是,报道的应答率为 0～60%,差异很大,可能与研究不同的给药剂量和给药方案有关（Meluch et al, 2001；Sternberg et al, 2001a；Kanai et al, 2008；Albers et al, 2011）。其中,样本量最大的一项研究将 102 例患者随机分为两组,一组接受 6 个疗程紫杉醇、吉西他滨的化疗,另一组是吉西他滨、紫杉醇的长期治疗。虽然两组之间总生存期或无进展生存期无显著性差异,但客观应答率分别为 37.5% 和 41.5%（Albers et al, 2011）。

Larotaxel 是一种新型半合成紫杉烷,其作用机制类似于多西紫杉醇和紫杉醇。在激活紫杉烷耐药的肿瘤细胞和透过血脑屏障的能力方面,Larotaxel 比其他紫杉烷更具优势（Sesa et al, 2002；Metzger-Filho et al,2009）。一项Ⅲ期随机试验纳入 337 例局部晚期或转移性尿路上皮癌患者,比较 Larotaxel、顺铂与吉西他滨、顺铂的疗效（Sternberg et al, 2013）。由于赞助商决定停止 Larotaxel 的研发,该研究提前结束。结果显示,两组之间的总生存率没有差异,Larotaxel、顺铂组的无进展生存期更差（5.6 个月：7.6 个月）,因此,与标准吉西他滨、顺铂方案相比,该方案并没有改善预后。

目前对于进展性和（或）转移性尿路上皮癌患者的二线多药联合化疗方案尚无共识。

(五)靶向药物治疗

1. 血管内皮生长因子抑制药治疗

血管内皮生长因子(VEGF)受体在尿路上皮癌中有表达(von Hardenberg et al,2014)。已经证实,VEGF 可以聚集血管内皮的前体,这对血管生成非常重要,而血管生成是肿瘤生长和转移的基础(Carmeliet et al,2000)。已经证实,尿液及血液中 VEGF 的表达与肿瘤的转移潜能和肿瘤复发有关(Crew et al,1999;Fauconnet et al,2009)。贝伐珠单抗是人源 VEGF 单克隆抗体,有研究评价贝伐珠单抗在晚期膀胱癌中的治疗作用。Hossier 肿瘤组织进行的一项 II 期临床研究中,43 例未接受过化疗的转移性或无法切除的膀胱癌患者,接受贝伐珠单抗联合吉西他滨和顺铂治疗(Hahn et al,2011)。在这组患者中,总体反应率是72%(19%完全缓解,53%部分缓解),中位随访时间27 个月,中位无肿瘤进展生存期为 8.2 个月,中位总生存期 19.1 个月。值得注意的是,3~4 级血液学毒性并不罕见,中性粒细胞减少占 35%,血小板减少占12%,贫血占 12%,中性粒细胞减少性发热占 2%;同时,有 3 例治疗相关性死亡。一项组间 III 期临床研究正在进行,目的是进一步明确晚期尿路上皮癌患者贝伐珠单抗在联合吉西他滨和顺铂方案化疗中的作用。

舒尼替尼是一种口服的多靶点受体酪氨酸激酶抑制药,包括 VEGF 受体。有学者证实,舒尼替尼在人膀胱癌模型中具有抗肿瘤作用(Sonpavde et al,2009,Yoon et al,2011)。有报道指出,舒尼替尼在无法耐受顺铂的 37 例晚期尿路上皮癌患者中,部分缓解率为 8%,疾病稳定的比例为 54%(Bellbunt et al,2011),中位无疾病进展生存期是 5.9 个月。和贝伐珠单抗类似,舒尼替尼同样试图联合吉西他滨和顺铂化疗方案共同治疗,但是不良反应并不满意(Galsky et al,2013)。此外有一项随机、II 期临床研究,探讨一线化疗之后应用舒尼替尼维持治疗的情况(Grivas et al,2014),该研究并未达成研究设计的终点,由于入组患者困难而不得不关闭试验。仅有的结果显示,舒尼替尼维持治疗组并未延长 6 个月的无疾病进展生存(分别是 2.9 个月:2.7 个月)。索拉非尼,一个相似的酪氨酸激酶抑制药,也被尝试联合吉西他滨及顺铂的化疗,但研究结果显示,与单纯化疗相比并没有优越性(Krege et al,2014)。

2. 表皮生长因子受体治疗

表皮生长因子受体(EGFR)在膀胱肿瘤中高表达,而且表达的程度与肿瘤的分期和分级密切相关(Neal et al,1990)。西妥昔单抗是 EGFR 的单克隆抗体,已经批准应用结直肠癌的治疗。一项 II 期研究探讨全身化疗后应用西妥昔单抗的有效性(Wong et al,2012),共有 39 例患者入选,随机分入紫杉醇治疗组和非治疗组。治疗 8 周后,11 例患者中的 9 例出现了疾病进展,因此该研究提前终止。西妥昔单抗可能会增加化疗药物紫杉醇的活性,总反应率为 28.5%,中位无疾病进展生存期 115 天。一项有关西妥昔单抗的 II 期临床研究评价联合应用吉西他滨和顺铂的治疗效果,结果显示,并没有延长总生存期(Pea,2012)。酪氨酸激酶抑制药吉非替尼在尿路上皮癌的治疗上结果也不令人满意,在一项 II 期研究中,31 例转移性尿路上皮癌患者,吉非替尼对于大多数患者无效,中位无疾病进展生存 2 个月,仅有 2 例患者在 6 个月后无疾病进展(Petrylak et al,2010)。吉非替尼同样也被用于联合吉西他滨和顺铂方案的化疗,然而与历史对照相比,吉非替尼并不能提高反应率(Philips et al,2009)。吉非替尼也被用于全身化疗后的维持治疗,研究的结果还没公布。

曲妥珠单抗是一种抗 Her-2 的单克隆抗体,有几项研究都在评估其治疗作用。人类表皮生长因子受体(HER-2/neu)在尿路上皮癌中表达不尽相同,可能预示着一种侵袭性更强的肿瘤。一项纳入 44 例 HER2/neu 阳性患者的研究中,当联合应用紫杉醇、吉西他滨和和卡铂时,总有效达到 70%(Hussain et al,2007)。类似的研究都在进行之中,包括曲妥珠单抗作为单一治疗及与其他药物联用。拉帕替尼也是一种口服的 TKI抑制药,可以作用于 EGFR 和 HER2。一项纳入59 例患者的研究中,在铂类药物化疗失败之后,仍有约 31%的可评价患者的病情稳定(Wülfing et al,2009)。疾病进展和总生存期的中位时间分别为 8.6 周和 17.9 周。肿瘤表达 EGFR 和HER2 的患者,中位生存率显著提高。由于拉帕替尼联合紫杉醇治疗会引起 2/3 级胃肠毒性(Culine et al,2012),只有 1/6 的患者能接受全剂量的治疗。美国肿瘤学研究网络正在进行一项随机试验,评估拉帕替尼对 HER2 表达阳性的转移性尿路上皮癌进行挽救性治疗的情况。EORTC 正在进行一项拉帕替尼与吉西他滨顺铂的联合方案的 I 期临床研究,摸索合适的剂量。最后,埃罗替尼,是 HER1 和 HER2 的抑制药,有研究评价其在膀胱切除术前新辅助治疗的效果(Pruthi et al,2010)。该研究纳入患者 20 例,在膀胱根治切除术时,25% 的患者为 pT0,35% 的患者分期下降。

3. 靶向治疗的新途径

还有一些其他的通路被学者关注,可能成为膀胱癌治疗的潜在靶点,包括磷脂酰肌醇-3 激酶(PI3K)、热休克蛋白、细胞毒性 T 淋巴细胞抗原 4(CTLA-4)和前列腺干细胞抗原(PSCA)(Ghosh et al,2014)。卡氮唑是一种口服化疗药物,针对 MET 和 VEGFR2,通过抑制肝细胞生长因子诱导的 MET 阻止血管生成(Cecchi et al,2012)。有关卡氮唑治疗转移尿路上皮癌的 II 期临床研究正在进行中。伊匹木单抗是 CTLA-4 的抑制药(Ghosh et al,2014),其可阻断 CTLA-4 对 T 细胞的抑制,因此允许细胞毒性 T 淋巴细胞消灭肿瘤细胞(Page et al,2013)。依匹木单抗与吉西他滨和顺铂联合的 II 期临床试验目前正在进行。随着我们对膀胱癌遗传学和分子生物学了解的深入,未来靶向治疗在转移性膀胱癌治疗中可能发挥更大的作用。

八、结论

肌层浸润性膀胱癌的最佳治疗需要多学科、多方法综合治疗,包括泌尿肿瘤外科医师、肿瘤内科医师和放射肿瘤医师等的参与。当前临床分期对判断疾病预后的敏感度和特异性不足,这是影响目前治疗决策制订的主要限制。对于器官局限的肌层浸润性膀胱癌的标准治疗是以顺铂为基础的新辅助化疗＋根治性膀胱切除术。在高度选择的肌层浸润性膀胱癌患者,保留膀胱的综合治疗越来越受到重视,有研究表明其结果与根治性膀胱切除术相当。尽管进行了积极的外科治疗,大约 50% 的患者在接受膀胱切除术后,最终会死于膀胱癌。

以顺铂为基础的全身新辅助化疗试验的 Meta 分析显示了中度且有统计学意义的生存优势。

由于大多数试验患者入组困难及方法上的缺陷,膀胱切除术后辅助化疗的证据并不充分。转移性膀胱癌对以顺铂为基础的化疗的初始反应较好,但长期有效者很少,这类患者的结局较差。多个新的二线化疗药物试验已经完成或者正在进行中,反应率各不相同。更新的生物制剂充满希望,然而,目前缺乏强有力的证据,进一步的深入研究是非常必要的。

参考文献

完整的参考文献列表通过 www. expertconsult. com 在线获取。

推荐阅读

Advanced Bladder Cancer(ABC) Meta-analysis Collaboration. Adjuvant chemotherapy in invasive bladder cancer: a systematic review and metaanalysis of individual patient data. Eur Urol 2005a;48(2):189-99, discussion 199-201.

Advanced Bladder Cancer(ABC) Meta-analysis Collaboration. Neoadjuvant chemotherapy in invasive bladder cancer: update of a systematic review and meta-analysis of individual patient data Advanced Bladder Cancer (ABC) meta-analysis collaboration. Eur Urol 2005b;48(2):202-5.

Bajorin DF, Dodd PM, Mazumdar M, et al. Long-term survival in metastatic transitional-cell carcinoma and prognostic factors predicting outcome of therapy. J Clin Oncol 1999;17(10):3173-81.

Bochner BH, Kattan MW, Vora KC. Postoperative nomogram predicting risk of recurrence after radical cystectomy for bladder cancer. J Clin Oncol 2006;24(24):3967-72.

Grossman HB, Natale RB, Tangen CM, et al. Neoadjuvant chemotherapy plus cystectomy compared with cystectomy alone for locally advanced bladder cancer. N Engl J Med 2003a;349(9):859-66.

Herr HW, Faulkner JR, Grossman HB, et al. Surgical factors influence bladder cancer outcomes: a cooperative group report. J Clin Oncol 2004;22(14):2781-9.

Holzbeierlein JM, Lopez-Corona E, Bochner BH, et al. Partial cystectomy: a contemporary review of the Memorial Sloan-Kettering Cancer Center experience and recommendations for patient selection. J Urol 2004;172:878-81.

Shariat SF, Karakiewicz PI, Palapattu GS, et al. Nomograms provide improved accuracy for predicting survival after radical cystectomy. Clin Cancer Res 2006a; 12 (22):6663-76.

Stein JP, Lieskovsky G, Cote R, et al. Radical cystectomy in the treatment of invasive bladder cancer: long-term results in 1,054 patients. J Clin Oncol 2001;19(3):666-75.

von der Maase H, Sengelov L, Roberts JT, et al. Long-term survival results of a randomized trial comparing gemcitabine plus cisplatin, with methotrexate, vinblastine, doxorubicin, plus cisplatin in patients with bladder cancer. J Clin Oncol 2005;23(21):4602-8.

（关有彦　韩苏军　**编译**　邢念增　**审校**）

第17章 膀胱癌的经尿道手术和开放手术

Neema Navai, MD, and Colin P. N. Dinney, MD

经尿道膀胱肿瘤切除术

患者准备

手术技巧

盆腔淋巴结清扫术

男性根治性膀胱切除术

女性根治性膀胱切除术

膀胱部分切除

术后护理

根据美国癌症学会(American Cancer Society)提供的数据,预计在 2015 年美国约有 74 000 例新发膀胱癌患者,约有 16 000 例膀胱癌患者死亡。膀胱癌是最常见的非皮肤性恶性肿瘤之一,占男性癌症的 6%。如果没有适当的外科治疗,膀胱癌可以致命,并带来昂贵的医疗费用。无论是对非肌层浸润性膀胱癌还是肌层浸润性膀胱癌,外科治疗都需要高度重视手术技巧、肿瘤学原则,以及对疾病发病机制的深入理解。

在初步评估中,经尿道电切术(TUR)不仅为病理诊断及肿瘤的局部浸润情况提供了依据,同时 TUR 也是肿瘤治疗过程中的一个重要步骤,尤其是对于低级别非肌层浸润性肿瘤更是如此。然而,对于肌层浸润性膀胱癌,为了局部完全控制肿瘤及最大限度地获得治愈机会,根治性膀胱切除联合区域性淋巴结清扫是非常必要的。

TUR 手术和膀胱切除术的历史可以追溯到 19 世纪,1887 年德国人 Bardenheuer 给一例晚期膀胱癌患者实施了膀胱切除术,他被认为是膀胱切除术的第一人(Stunl et al,2005)。几乎在同一时间,第一个现代内镜由 Maximilian 和 JosephLeiter 合作发明,他们的发明经历了几个世纪的演变,发展成为如今使用的现代化的仪器。

第一种根治性膀胱切除的现代技术出现在 1956 年,由 Paquin 和 Marshall 首先提出。在他们早期的描述中,男性根治性膀胱切除术首先从会阴切开探查,直视下分离膀胱、前列腺与直肠间的层面。此外,尿流改道的方式他们更喜欢输尿管皮肤造口术。Whitmore 和 Marshall(1956)对 100 例患者手术结果进行了初步报告,结果显示手术伴随有严重的并发症,同时有 17 例患者术后死亡(17%)。后来手术技术的逐步改进也使得肿瘤治疗效果和外科手术并发症等方面获得了实质性改善。一项涉及 1142 例患者的当代研究结果显示,根治性膀胱全切术后患者的住院死亡率仅为 0.9%,而术后 90 天的死亡率为 2.7%(Saabh et al,2009)。

在肿瘤治疗效果方面,5 年生存率也逐渐提高。1962 年,Whitmore 和同事报道的 5 年生存率为 21%~49%。而 2003 年 Madersbacher 等报道的一项涉及 507 例患者的研究,5 年生存率达到 59%,另一项迄今为止最大的病例数的研究,来自美国南加州大学,包括 1054 例患者,5 年生存率达到 66%。除了外科手术的进步以外,新辅助化疗的应用也使得总生存期从 46 个月上升到 77 个月(Grossman et al,2003),对于计划进行根治性膀胱切除术的所有肌层浸润性膀胱癌患者均应考虑进行新辅助化疗。

一、经尿道膀胱肿瘤切除术

手术器械的进步极大地提高了泌尿外科医师

识别、治疗和随访膀胱癌患者的能力。对于一位初诊的膀胱肿瘤患者，我们应更加关注肿瘤的致病因素。应详细地了解患者的病史，进行细致的体格检查。应注意识别已知可能的危险因素，包括但不限于吸烟、既往环磷酰胺化疗、芳香胺及非那西丁的应用。收集有关外科植入物和瓣膜性心脏病的信息，这些可能会影响术中抗生素的预防应用，应参考当前指南应用。应该询问患者本人或者家庭成员既往术中出血史及抗凝药使用情况，因为这些问题往往与术前准备有关。我们并没有观察到应用阿司匹林的患者出现严重出血的现象，所以我们常规术前并不停用阿司匹林。然而，我们建议在服用其他抗凝药物（例如华法林、肝素、氯吡格雷）的患者中考虑术前停药，因为这些药物可能引起的出血风险较高。

体格检查应全面彻底，并应包括腹部及耻骨上触诊，注意任何可触及的包块。男性的直肠指诊检查（DRE）可以提供前列腺是否受累的信息。同样，女性的双合诊检查可以明确阴道前壁是否受累。同时应进行常规实验室检查，包括完整的血细胞计数、生化全项、凝血功能及尿常规和尿培养。如果存在活动性感染，手术应推迟到通过适当的方法清除细菌以后再进行。

为了全面的术前诊断评估，上尿路影像检查是必需的，包括肾超声联合逆行尿路造影、计算机断层扫描（CT）、CT尿路造影（CTU）、磁共振成像（MRI），少数情况下还有静脉肾盂造影。如果检查时考虑静脉应用碘造影剂时，应该注意保证患者具有良好的肾功能（肾小球滤过率GFR大于60ml/min）。作为替代方案，MRI造影剂可用于GFR大于30ml/min的患者，但对于GFR小于30ml/min的患者仍是禁忌。对于肌层浸润性肿瘤患者，应对临床分期进行正式的评估，包括胸部、腹部和盆腔的情况。

患者常规在门诊进行首次软膀胱镜检查，进一步明确膀胱黏膜肿瘤的存在，并对手术方案的制定有一定的帮助。诊断性膀胱镜检查时，应注意病变的位置及肿瘤的负荷程度。

尽管已经证明，经验丰富的临床医师是可以准确预测膀胱肿瘤分期和分级（HR et al,2002），但在首次基线膀胱镜检查时，必须获得足够的组织标本，即使是怀疑低度恶性肿瘤。对于输尿管

开口附近的肿瘤，临床医师应做好其他干预措施的准备，包括输尿管镜检查，以及可能需要在TUR手术中使用透视。

膀胱肿瘤TUR手术是在硬膀胱镜的帮助下进行的。为了确保足够的可操作性，患者通常取截石位。基于400例前列腺TUR手术的随机对照研究结果，预防性抗生素的使用可以降低术后菌尿的发生（Wagenlehner et al,2005），美国泌尿协会（AUA）推荐膀胱肿瘤接受TUR手术的患者常规使用预防性抗生素，应在手术操作的1h内给药。

首先，应用30°膀胱镜进行全面详细的检查，包括尿道全部，对膀胱黏膜及输尿管开口进行初步评估。这一检查可使用可视闭孔器来减少尿道创伤。初步检查后，可再次使用70°膀胱镜彻底评估膀胱情况，特别注意膀胱颈、膀胱顶壁和前壁。如果需要，为了更加全面地观察，可应用更加精确的120°膀胱镜。观察时应注意肿瘤的位置及肿瘤的范围。

然后，可以用单极或者双极电切除术进行肿瘤切除。单极电切术的冲洗液既可以是无菌注射用水，也可以是1.5%甘氨酸；而在双极电切术中冲洗液可以用0.9%的氯化钠，这可以降低术后电解质异常的风险，以及降低膀胱侧壁肿瘤闭孔反射的发生率。

任何电切术的目标都是肉眼所见的所有肿瘤彻底切除，同时保证足够的切除深度。利用切割电流，采用环形电极进行切割，包括黏膜固有肌层（图17-1）。组织学上，膀胱肿瘤生长的范围往往超越可见的肿瘤边缘。因此，切除范围应该包括肿瘤周围大约2cm的正常膀胱黏膜。无论肿瘤是宽基底的生长方式，还是触须样方式，这种扩大的肿瘤切除方式都能确保肿瘤彻底切除（图17-2）。当肉眼可见的肿瘤被彻底切除之后，应该排空膀胱，在麻醉下行双合诊检查（EUA），如果还有任何可触及的病灶，都应注意，并且临床分期为（cT3b）。

肿瘤可能构成特殊的挑战，正确理解手术技术将有助于减少出现并发症的风险。当肿瘤生长在侧壁时，电切时电流可能刺激闭孔神经引起闭孔反射，造成同侧大腿向内收缩。这可能会导致电切环不自主地向外侧偏转，可能引起膀胱壁穿

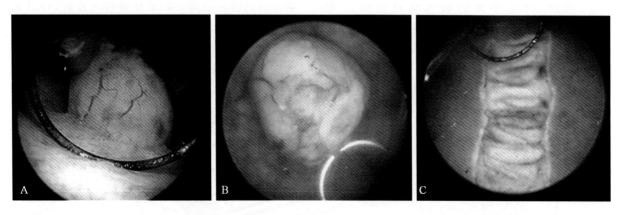

图 17-1 A. 广基底乳头样病变。B. 环状电极切除病变。C. 切除深度至逼尿肌

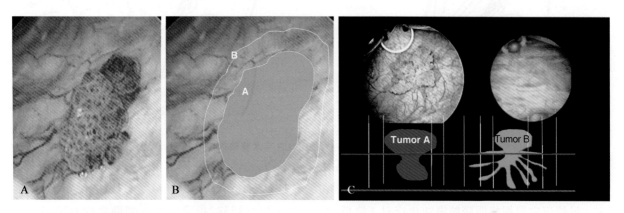

图 17-2 A. 乳头样膀胱病变。B. 可见的肿瘤边界(A)以及彻底消灭肿瘤的切除边界(B)。C. 宽基底的生长方式和触须样生长方式的肿瘤的深层浸润情况

孔。为了减少这种风险,我们推荐以下技术。首先,尽可能减小膀胱的充盈程度到能够完成手术的最小情况;其次,双极电刀可以减轻或者消除这种闭孔反射。第三,如果患者是全身麻醉,可以应用肌肉松弛药来减小这种闭孔神经受刺激后引起的肌肉运动。输尿管开口处的肿瘤是另一个挑战。在这种环境下,只能使用切割电流,切除的动作越快越好,以减少烧灼后的输尿管开口关闭的可能性。数据显示,这种情况下并不需要常规置入输尿管支架管。Mano 和他的同事们发现,79例切除输尿管开口的患者,只有 3 例(4%)术后出现肾积水(Mano et al,2012)。尽管这项回顾性的研究并不建议留置支架,但在切除范围较大、烧灼较严重的病例中,我们还是建议留置输尿管支架管,这对短期狭窄可能是有用的,尽管可能对长期最终的狭窄率没有影响。最后,位于膀胱顶部的

肿瘤可能是最难切除的,这是由于角度、距离,以及担心腹腔穿孔等原因。这种挑战是多方面的,在一些患者中可能难以克服。减少膀胱充盈的程度、术者本人或者是助手在耻骨上进行压迫,可以帮助膀胱肿瘤进入到一个相对适合手术切除的位置。应注意避免长时间的烧灼,即使没有膀胱穿孔,这种热能可能也会传输到邻近的内脏肠管,造成损伤。

膀胱穿孔可能是充分的电切手术时相对正常的并发症,特别是在局部晚期肿瘤患者中更容易出现(图 17-3)。除了膀胱后壁肿瘤和膀胱顶部穹窿部肿瘤可能导致腹腔穿孔以外(图 17-3B),膀胱内其他部位的肿瘤多容易腹膜外穿孔(图 17-3A)。对于多数腹膜外穿孔,主要的治疗包括留置 Foley 导尿管引流和严密观察。然而,对于较大的腹腔穿孔,尽管发生率相对罕见,一项包含

4144 例 的 TUR 手术的研究结论显示仅为 0.36％（Golan et al,2010），但可能导致严重的问题。电切过程中提示腹腔破裂穿孔的迹象包括失去膀胱张力、看到膀胱后壁或者顶壁缺损，以及可触摸到的腹部膨隆。如果怀疑存在穿孔，可以通过膀胱造影确认。如果发生腹膜内破裂穿孔，治疗应包括开腹探查、仔细检查有无肠管损伤、修补膀胱裂口，以及留置腹腔引流管和 Foley 尿管。

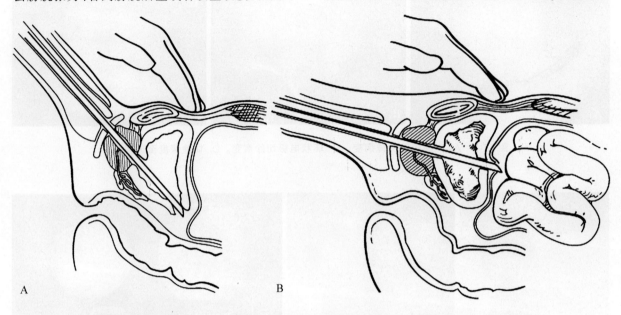

图 17-3　A. 膀胱肿瘤 TUR 手术腹膜外膀胱破裂；B. 膀胱肿瘤 TUR 手术腹膜内膀胱破裂，灌注压及尿液流入腹腔（A and B,© 2009 Memorial Sloan Kettering Cancer Center. ）

虽然研究数据表明膀胱灌注化疗对于降低肿瘤进展方面没有帮助，但对降低肿瘤的复发率还是有一定的作用（Kurth et al,1997）。一项包含了 18 项临床随机对照试验共 3103 例患者的荟萃分析显示，非肌层浸润性膀胱癌 TUR-BT 术后 24h 之内，单次膀胱灌注化疗（例如，丝裂霉素 C 和表柔比星），肿瘤复发率绝对值降低 13％，也就是从 50％减少到 37％（Abern et al,2013）。但要注意膀胱辅助灌注化疗只能在没有术中穿孔的患者中进行。对于高级别非肌层浸润性膀胱癌，卡介苗仍是最有效的药物，但是不能术后立刻应用，一般要观察 2～4 周，灌注前也不能有肉眼血尿。

二、患者准备

膀胱癌患者在外科手术治疗之前，应进行适当的术前分期和医学评估。**肾功能正常且无碘化造影剂过敏反应的患者，应行胸部、腹部及盆腔 CT 检查。在肾功能受损的情况下，MRI 可以替代。**这些检查可以评估是否存在远处转移或者区域淋巴结转移，指导术前新辅助化疗的应用。区域性疾病传播，可指导新辅助化疗的应用。尽管已经进行了针对淋巴结转移的新型检测试剂（Birkhauser et al,2013）的研究，并比较 MRI 和 CT 的准确性，CT 目前仍然是最常见的分期方法。Baltaci 等回顾性分析了 100 例患者，发现诊断膀胱外受侵和盆腔淋巴结转移的概率分别为 72％和 86％。在一项小样本量的研究中，比较 MRI 和 CT 的准确性，结果显示 CT 的准确性为 63％，分期高估为 31％，分期低估为 6％（Vagas et al,2012）。

局限性膀胱癌患者手术前，应进行常规医疗评估，以最大限度地提高机体健康水平。某些伴随疾病，如冠状动脉疾病、吸烟相关肺部疾病和外周血管疾病，往往会经常遇到。无论选择何种尿流改道方式，包括可控尿的改道方式，术前都应进行回肠造口这种尿流改道方式的准备。术前对造口部位应仔细标记选择，避免干扰，无论是站立位还是坐位，使得造口更加舒适，减少刺激。在没有造口治疗师的情况下，外科医师应该熟悉标记策略并执行这些操作,同时患者应为清醒状态,穿着日常普通的服装。

既往肠道手术前一直应用机械性肠道准备,目的是为了减少吻合口瘘及腹部和伤口感染的可能性。然而,两项结直肠外科的大型随机研究对这一假设提出质疑。Ren 及其同事在他们的结直肠癌手术快速康复研究中发现,那些没有经过肠道准备的患者,并未出现并发症增高的情况(9.4%比 9.7%),吻合口瘘的发生率也类似(Ron et al,2011)。另一项纳入 380 例患者的大型研究显示,在接受肠道准备或不进行肠道准备的结直肠手术患者中,感染的发生率(6.4%与 5.7%)、吻合口瘘发生率(3.7%与 2.1%),以及腹腔胀肿的发生率(1.1%与 1%)均相似(Zmora et al,2003)。在根治性膀胱切除术行回肠导管尿流改道的患者中进一步研究证实了上述结果(Xu et al,2010)。另外一项研究包含 40 例根治性膀胱切除术行回肠导管尿流改道的患者,随机分为 3 天肠道准备组或术前夜禁食组,结果显示,如果不做肠道准备,肠梗阻的发生率较低(10%∶5%)(Hashad et al,2012)。为此我们不建议对根治性膀胱切除术尿路改道的患者进行常规肠道准备,尤其是仅仅应用回肠作为改道方式的患者。

为进一步增强肠功能的恢复,可以在术前 30～90min 给予 μ 阿片类药物受体拮抗药阿维莫泮,已有研究表明其对功能性肠道恢复及住院时间方面都有益处。Ⅲ期多中心试验的结果表明,接受阿维莫泮治疗的患者,术后肠梗阻发生率较低(7.3%∶15.7%),住院时间由 6.2 天缩短至 5.2 天(Ludwig et al,2008)。一项Ⅳ期临床研究显示,在根治性膀胱全切患者中,应用阿维莫泮可

以减少术后住院时间 2.63 天,降低术后肠梗阻引起的全肠外营养使用率(10%与 25%),每位患者的住院费用节省 2340～2630 美元(Kauf et al,2014)。

虽然我们并不建议口服抗生素作为机械性肠道准备的补充而常规使用,但在手术切口开始前 1h,应该静脉应用抗生素。抗生素的类型选择应该覆盖当地的致病菌,而且应包括革兰阳性菌(皮肤菌群)和革兰阴性需氧菌和厌氧菌(远端小肠和大肠菌群)。一般来说,广谱头孢菌素如头孢西丁就可以覆盖。最后,在没有明显出血的情况下,高风险患者在进行麻醉诱导之前,应接受物理性血栓预防(长袜和气压加压)和药物性血栓预防。术后继续血栓预防也被证明可以降低血栓栓塞事件。一项 703 例患者的前瞻性研究,将腹部或盆腔手术后的患者随机分为 8 天或 28 天药物预防组,结果显示治疗 4 周的患者减少了 82.4%的大静脉血栓栓塞的发生率(0.8%∶4.6%),而并没有增加出血并发症(Kakkar et al,2010)。

患者合适的体位对于提供足够的术野暴露和尽量减少相关并发症非常重要。男性患者应取仰卧位,手术床可折叠的位置与髂前上棘同一水平(图 17-4A)。屈曲至 15°通常是足够的,如果有必要,比如有脊柱融合术或腰椎损伤病史,可以减少屈曲的角度。对于女性患者,可以采用一个较低的截石位,另外可以通过阴道借助举宫器托举子宫。在女性患者中,手术床屈曲一般不可能。手术消毒的区域应包括从剑突到大腿的上部。生殖器官,包括女性的阴道和会阴也要准备好。建议使用 10%聚维酮碘消毒,对于会阴部皮肤应避免含有葡萄糖酸的氯己定制剂。

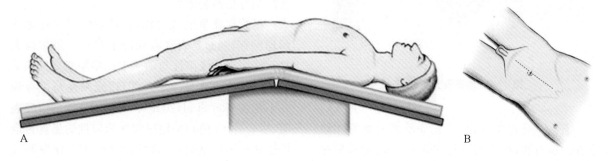

图 17-4　A. 患者取平卧位,手术床折屈 15°;B. 腹部正中切口绕脐,可以从剑突下一直到耻骨上

三、手术技巧

下腹正中线切口,可从耻骨上绕脐向上至剑突下。常常脐下的切口就能提供足够的术野暴露,而且可以根据需要向头侧延长(图 17-4B)。确保正中切开腹部筋膜,有助于筋膜闭合,另外也有助于防止在耻骨联合位置错误地离断腹直肌腱性融合点。向上提拉脐部(朝向天花板)有助于识别腹白线。中线辨认后,筋膜中线被识别后,切开筋膜,进入 Retzius 间隙。钝性分离将膀胱从双侧盆腔侧壁附着物松解。男性是从头侧向输精管方向游离,而女性则是向圆韧带方向。这时在脐内侧韧带的任一侧切开腹膜,控制游离脐尿管(图 17-5)。腹膜在内侧脐韧带外侧切开后向下至双侧腹股沟内环水平,可以看到男性的输精管或者女性的圆韧带,确认并游离。

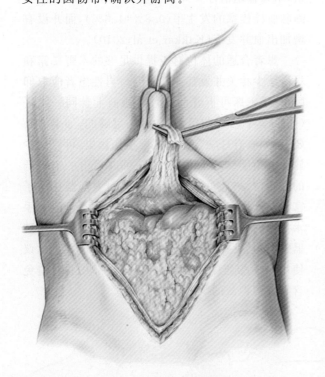

图 17-5 游离及分离脐部

下一步是游离肠管,来充分暴露大血管和输尿管。在右侧,绕盲肠切开 Toldt 白线,游离后腹膜层面,使小肠肠系膜根部可以活动。在左侧,类似的方法切开 Toldt 白线,在乙状结肠系膜下方游离出一个通道与右侧腹膜后层面相通。利用这个空间稍后可以将左输尿管转位至右下腹部,便于尿流改道(图 17-6)。

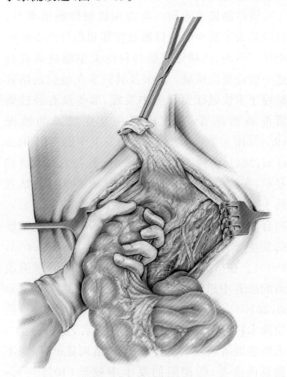

图 17-6 游离小肠系膜根部和左侧结肠

借助自助式拉钩比如 Bookwalter 拉钩,肠管向头侧牵拉,最大限度地暴露术野。这时与麻醉师的沟通至关重要,确认无下腔静脉的过度压迫。可以用湿润的大块肠垫放在牵开器叶片下面,以保护腹部内容物。在充分暴露后,游离双侧输尿管,位置从它们跨越髂血管以上几厘米处开始,向下至逼尿肌裂孔水平。应注意尽可能保留足够的输尿管外膜。在完全游离输尿管之前,应将膀胱上动脉结扎切断,尽可能保留输尿管足够的长度,然后结扎切断输尿管。

尽管存在争议,远端输尿管切缘可以送冰冻病理检查,判断是否存在尿路上皮癌。虽然研究显示输尿管切缘阳性与随后上尿路肿瘤复发相关(Schumacher et al,2006),但切缘阳性与生存期并不相关(Raj et al,2006)。另外 Raj 等的研究表明,尽管将 48 例初始输尿管切缘阳性的患者再取切缘获得阴性结果,但这并没有防止上尿路肿瘤复发(Raj et al,2006)。根据外科医师的偏好,可以在输尿管中暂时留置支架管将尿液引出,或者也可以暂时结扎输尿管,以避免尿液进入术野。

四、盆腔淋巴结清扫术

根据外科医师的喜好,盆腔淋巴结清扫术可以在切除膀胱的同时或者之后进行。标准的模板式清扫的解剖边界包括外侧生殖股神经、内侧到髂内动脉、下界到 Cooper 韧带、上界到输尿管跨越髂总动脉位置(图 17-7A)。在晚期病变的情况下,可行扩大淋巴结清扫,包括整个髂总动脉淋巴结和骶前淋巴结(图 17-7B)。虽然还有进一步超

扩大的淋巴结切除范围,包括肠系膜下动脉以下主动脉旁淋巴结,但研究表明,超扩大的淋巴结清扫术与扩大淋巴结清扫术相比,除了能提供肿瘤分期的信息以外,并无其他获益(Bochner et al,2004;Bruins et al,2014)。在淋巴结清扫过程中应注意避免对闭孔神经的损伤,另外要注意在头侧端和尾侧端对淋巴管的控制(图 17-7C),清扫完成后确认手术野中无残留淋巴样组织(图 17-7D)。通过所清扫的淋巴结的数量所衡量的手术质量已被证实具有生存期优势。Herr 等(2004)

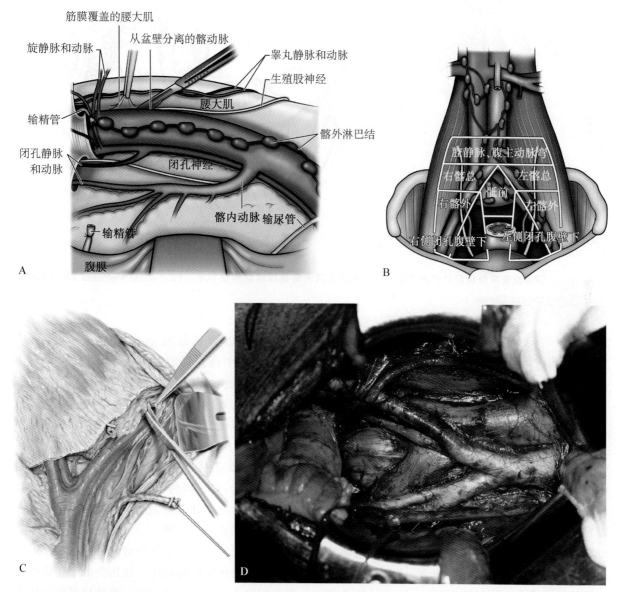

图 17-7　A. 标准的淋巴结清扫;B. 扩大的盆腔和腹膜后淋巴结清扫术 8 组淋巴结分布;C. 仔细的淋巴结清扫,D. 完成后的扩大盆腔淋巴结清扫术

发现,清扫 10 个淋巴结以上的患者,5 年生存率从 44% 提高到 61%。后来在监测、流行病学和最终结果数据库中,对 1260 例膀胱癌患者的数据分析显示,如果清扫的淋巴结在 5 个以下,中位总生存期为 13 个月,如果清扫的淋巴结在 10 个以上,中位总生存期会延长至 23 个月(Wright et al,2008)。

完成盆腔淋巴结清扫有助于暴露和确定膀胱的血管蒂,控制膀胱的主要血管,包括膀胱上、中、下动脉,可以通过血管缝合器(图 17-8B)、血管夹(图 17-8A)或者其他闭合血管的能量器械完成。

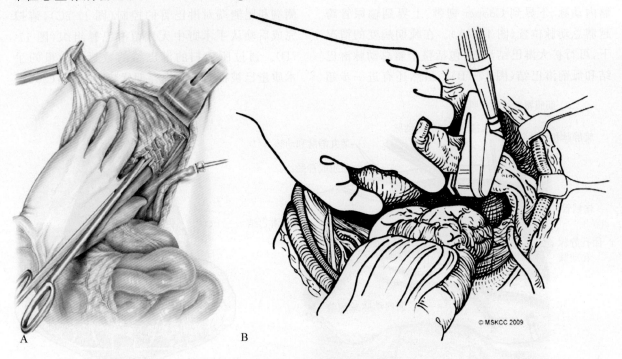

图 17-8   A. 应用血管夹处理膀胱侧血管蒂;B. 应用血管闭合器处理膀胱侧血管蒂。(B,© 2009 Memorial Sloan Kettering Cancer Center.)

五、男性根治性膀胱切除术

在完全处理膀胱侧血管蒂之后,下一步要注意膀胱后部层次的分离。识别直肠肛管囊的位置,在腹膜覆盖精囊的位置切开腹膜(图 17-9)。如果膀胱的底部有一个较大的肿瘤,切除这个部位时应特别注意保留足够的切缘。在中线位置钝性或者锐性游离直肠,向下到前列腺水平,这时可以看到 Denonvilliers 筋膜,将其切开。对于局部晚期肿瘤,既往盆腔放疗病史、手术或者膀胱灌注化疗引起的反应性纤维化的患者,这一层面的分离可能很困难。在这种情况下,不能进行钝性分离,因为可能会不小心损伤直肠;而是应该在直视下锐性分离,确保直肠壁的完整性。如果出现了直肠损伤,应尝试Ⅰ期修复,可以尝试皮瓣覆盖,

另外也可以尝试结肠造瘘(Kozminski et al,1989)。在中线位置游离直肠后,继续向两侧分离,显露膀胱后部的血管蒂(图 17-10A)。和膀胱侧血管蒂的处理类似,可以用血管夹、丝线结扎、血管缝合器或者其他闭合血管的能量器械来控制(图 17-10B)。

但是,如果使用能量闭合器械,一定注意器械产生的热能,它可以传导并损伤直肠。医师可以用戴着手套的手指隔开直肠,防止使用中器械头部产生的热能损伤直肠。

在完成膀胱后部的分离后,就可以触及尿道。此时注意力再次转向前面。应用类似于根治性前列腺切除术的方法进行分离。锐性切开肛提肌表面的盆内筋膜,可以显露尿道和背静脉复合体之间的融合层面。结扎切断背静脉复合体之后,可以显露前部尿道,之后将其切断(图 17-11)。

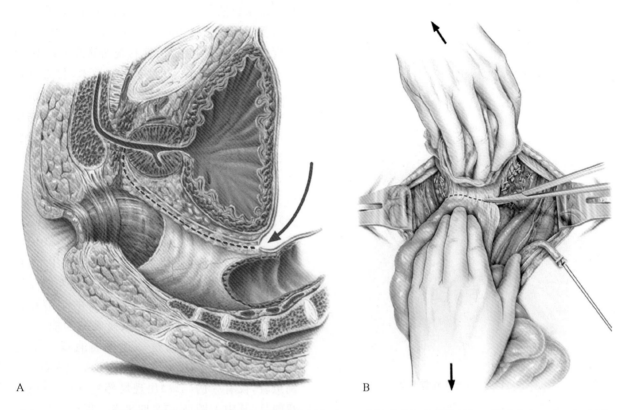

图 17-9　A. 直肠肛管外平面将膀胱和前列腺与后面的直肠分开；B. 在膀胱直肠交界位置切开覆盖在直肠表面的腹膜

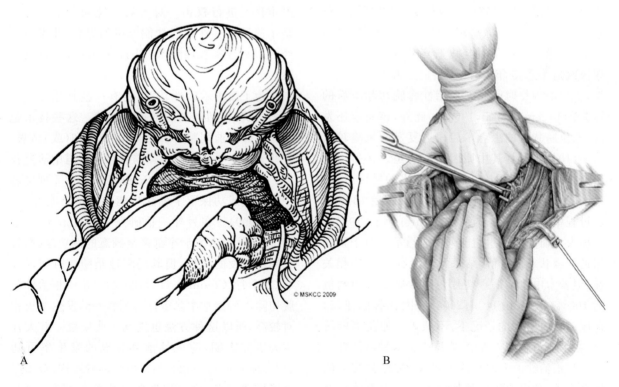

图 17-10　A. 显露膀胱后血管蒂便于结扎；B. 结扎切断膀胱后血管蒂（A，© 2009 Memorial Sloan Kettering Cancer Center. ）

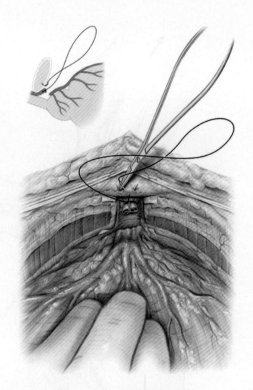

图 17-11 分离背静脉复合体

　　如果计划采用可控的回肠新膀胱尿流改道方式，那就必须保留足够的尿道长度，同时必须进行尿道切缘的术中冷冻病理分析。在一项研究中，436 例患者接受了 8 种经皮造瘘或者原位膀胱等尿流改道手术，5 年内有 7.9％的患者发生尿道复发，发生的中位时间是在根治性膀胱切除术后的 1.6 年（Freeman et al，1996）。此外，该研究还发现，原位膀胱术的患者术后尿道复发的风险较低（4％：10％），尽管其中原因尚不清楚。在另一项研究中，118 例行根治性膀胱切除术的男性患者，若术中尿道切缘冰冻病理阴性，则在术后 10 年随访过程中无尿道复发的病例（Lebret et al，1998）。一项大型研究探讨术前前列腺尿道活检对于预测尿道切缘状态的价值，结果发现仅有 68％的相关性，但若术中冰冻病理切片为阴性则阴性预测值达 100％（Kassouf et al，2008）。因此我们建议，在尿道切缘阳性的情况下，不能进行原位新膀胱术，在术前与患者交流中，应该告知这种可能性。

　　与根治性前列腺切除术不同，神经血管束的保存作用，在根治性膀胱切除术中对于血管神经束的保留仍存在争议。可以采用类似于根治性前列腺切除术中保留神经的技术（图 17-12），但功能性的结果仍然较差。在一项有关性行为活跃的患者接受根治性膀胱切除后性功能的研究中，Zippe 等发现在 49 例接受根治性膀胱切除的患者中，有 16 例患者接受了保留性神经的手术，仅有 6 例（38％）患者术后可以维持自然勃起，而整个 49 例患者中仅有 7 例（14％）术后有勃起功能。这些结果与 Asgari 和同事（2013）所报道的男性非保留神经的根治性膀胱切除术的结果并没有显著差异。在该项研究中，81 例术前性活跃的患者在术后 1 年时，仅有 9.8％（回肠导管术）和 35％（新膀胱）的患者可以恢复勃起硬度，插入阴道并且在整个性交过程中维持勃起（Asgari et al，2013）。在接受保留性神经保留手术的男性患者中，与根治性前列腺切除术的结果类似，患者的年龄是性功能恢复最强的预测因子，当患者的年龄是在 40～49 岁时，62％的患者能恢复勃起功能，而当年龄在 70～79 岁时，这一比例将直线下降至 20％（Schoenberg，1996）。此外，该报道中的 101 例患者，仅有 5 例（5％）出现局部复发；但应该注意的是，其中 1 例是 pT2 期患者。保留性神经手术的风险和获益应根据术前性功能情况及肿瘤严重程度进行权衡。对于局部晚期膀胱癌或者是术前已经存在勃起功能障碍的患者，非保留神经的根治性膀胱切除术（图 17-13）应该是首选方案。

　　为了改善术后性功能，还有一些其他方面的努力尝试，包括前列腺的次全切除。这些技术包括完整保留前列腺、保留前列腺包膜和（或）精囊。这些方法主要是在原位新膀胱尿流改道中研究较多。在非尿路上皮癌中，Spitz 等报道在 4 例患者中有 3 例成功保留了勃起功能和射精功能（Spitz et al，1999）。在另外一项研究中，Colombo 等报道了 27 例患者术后全部恢复满意的性功能，而且无局部复发的病例，但其局限性是随访时间仅仅有 32 个月（Colombo et al，2004）。由于根治性膀胱切除术后标本中隐匿性前列腺癌的发生率也相对较高，所以这种方法也受到一些质疑。有大样本的研究表明，隐匿性前列腺癌的发生率可达 41％（Revelo et al，2004）。但是尽管这样，对于高度选择的患者，也可以取得非常好的局部控制。一项研究显示，100 例术前无前列腺癌证据的患者，术中冰冻切缘阴性，术后局部复发的仅有 5 例

（5%），尽管远处转移的例数为 31 例（Vallancien et al,2002）。为取得这样好的结果,患者的恰当选择尤为重要。术前评估应包括直肠指诊（DRE）、

PSA 检测、经尿道前列腺切除,以及术中冰冻病理分析等。如果存在 PSA 或者直肠指诊异常,应在手术前行前列腺穿刺活检。

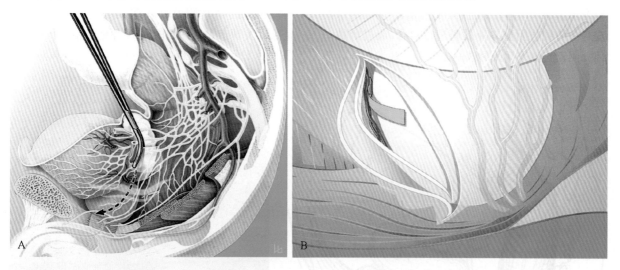

图 17-12　A. 男性患者保留神经的根治性膀胱切除术;B. 在前列腺包膜与神经血管束之间平面进行分离

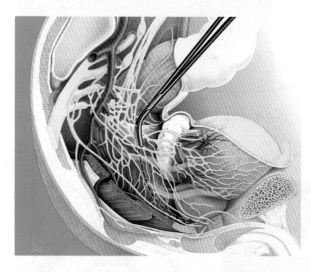

图 17-13　男性患者非保留神经的根治性膀胱切除

六、女性根治性膀胱切除术

传统的女性根治性膀胱全切术包括膀胱、尿道、阴道前壁、子宫和宫颈前盆腔脏器切除。这样的范围可以保证切除足够的范围,尤其在术前双合诊阳性的患者中或者是考虑有阴道前壁侵犯的患者中（cT4a）显得尤其重要。同时还要注意的是,与男性患者相比,女性患者更容易出现较晚期

的病变（Kluth et al 2013,Mitra et al,2014）。此外在 Kluth 等的报道中显示,对 8000 余例膀胱癌患者多因素分析中,女性性别是患者死于膀胱癌疾病的独立的危险因素[危险度=1.17（1.05～1.31）,P=0.005]。由于这个原因,前盆腔脏器切除仍是治疗的金标准。但是就像下面我们即将讨论的那样,对于拟行原位新膀胱的低分期患者（cT1 和 cT2）,保留阴道和尿道是必需的。

像之前描述的那样,游离肠管、游离膀胱前壁、输尿管的分离等初始步骤与男性患者相似,只是性腺血管略有不同。女性患者的卵巢血管应该在游离肠管时就分辨出来,可以用 2-0 的丝线远端缝扎,近端 2-0 丝线缝扎并再结扎。前盆腔脏器切除首先的步骤是确定宫颈后穹隆的位置（图 17-14A）,之后从该处切开阴道（图 17-14B）。当进入阴道之后,膀胱的侧方及后方血管蒂的处理就很容易控制。根据外科医师的喜好不同,可以应用血管切断闭合器、能量闭合装置或者是血管夹来处理血管蒂,包括子宫、宫颈、部分阴道前壁及膀胱等标本可以被游离下来。之后要切除尿道及尿道外口,可以顺行从盆腔切除,也可以逆行从外部会阴进行切除（图 17-15 A 和 B）。对于尿道外口周围要注意保留足够的阴道黏膜,从而允许在后继的步骤中封闭阴道缺损。由于女性盆腔血管特

点,以及阴道侧壁血管蒂的血管窦样的特性,要确保止血彻底。此外,阴道后壁必须从直肠表面游离开才能完成阴道前壁的修补,阴道前壁修补可以应用2-0Polyglactin线进行缝合(图17-15C)。阴道后壁的皮片向前翻与阴道口处黏膜进行对合,通过牺牲一部分阴道长度来保证阴道的力量。最好采取间断缝

合的方式。如果阴道闭合的不是水密性的,可能会导致持续性的腹水引流。可以在阴道内填塞纱布,有两个目的,其一是扩张阴道压迫残端阴道壁止血(特别适用于保留阴道的患者,将在后面讨论),其二是帮助发现未封闭确切的阴道残端。这些填塞物要在术后2天之内取出。

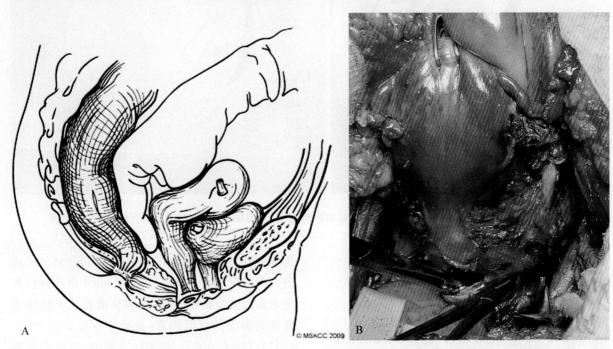

图 17-14 A. 在宫颈后方确认阴道断端位置;B. 在阴道后方切开阴道(A,© 2009 Memorial Sloan Kettering Cancer Center.)

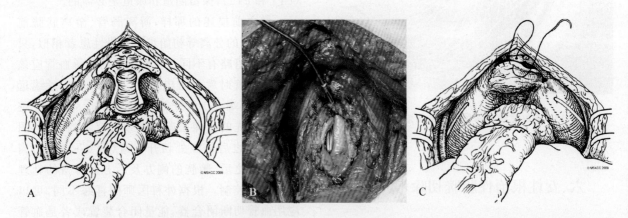

图 17-15 A. 女性患者前盆腔脏器整块切除膀胱后阴道前壁及阴道口处的缺损;B. 阴道口缺损部位的手术图片;C. 由阴道后壁下翻片状覆盖阴道断端

如果没有膀胱颈部受累及临床考虑为低危肿瘤(≤cT2),也可以选择原位新膀胱术。这就需要保留尿道,使尿道与近端尿道括约肌之间保留

足够的长度。像前面描述的那样,膀胱侧血管蒂与阴道侧壁紧密相连,为了更好地控制这些血管,它们在结扎之前要和阴道分开。这可以在

把子宫和宫颈在宫颈穹隆水平切除之后,或者是在切除之前(图 17-16A)。在此步骤中,阴道填塞物可以帮助确定在中线位置膀胱和阴道前壁的分离层面。继续沿这个层面向两侧分离,从阴道侧壁上分离膀胱侧血管蒂。为了确保足够的膀胱边缘,血管应该在达到前后平面阴道外侧壁中点的位置再离断血管。继续向下分离至膀胱颈水平,可以通过牵拉 Foley 尿管的水囊来确定位置。在这一水平离断标本,保留横纹肌的完整性,尿道切缘送快速冰冻病理检查。原位新膀胱患者的选择与男性患者相似,如果尿道切缘发现恶性肿瘤,不能选择原位新膀胱术。阴道断端应用 2-0 聚乳酸缝线闭合,尿道断端可以留置吻合缝线(图 17-16B 和 C)。

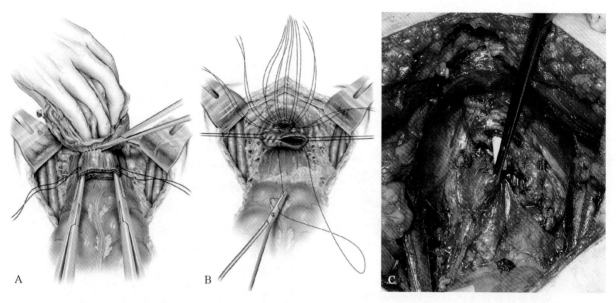

图 17-16　A. 环形游离阴道与宫颈水平;B. 封闭阴道断端,留置尿道吻合线;C. 完全修复后的术中影像

七、膀胱部分切除

肌层浸润性尿路上皮癌患者考虑膀胱保留手术,需要患者谨慎地选择。对于单发小病灶,同时无原位癌(CIS)的患者,行膀胱部分切除术与根治性膀胱切除术结果相似。一项 MDAnderson 肿瘤医院 37 例患者的研究显示,9 例(24%)出现肌层浸润性肿瘤的复发和(或)肿瘤转移;然而,5 年的总生存率和肿瘤特异性生存率分别为 67% 和 87%(Kassouf et al,2006)。在一项基于人群的匹配队列研究中,当匹配了手术质量(淋巴结切除个数)和临床病理特征,膀胱部分切除术与根治性膀胱切除术在 5 年总体生存率和肿瘤特异性方面相当(Capitanio et al,2009)。最初接受膀胱部分切除的患者可以接受挽救性膀胱切除术,然而,对于局部晚期肿瘤的患者,挽救性手术后的生存期明显较低。对于肿瘤局限在膀胱内的患者,5 年的生存率为 60%,而如果已经侵犯到膀胱之外,则 5 年的生存率仅为 7%(Bruins et al,2012)。

对于可以选择膀胱部分切除的患者,术前准备应该包括交代根治膀胱切除的可能性及有关尿路改道的讨论,因为可能术中无法获得足够的切缘,或者遇到已经侵犯到膀胱外的肿瘤。膀胱部分切除术包括如前所述的盆腔淋巴结切除术,以及膀胱前部的游离。膀胱切开的位置应该远离肿瘤。切除肿瘤应包括肿瘤下方膀胱全层及膀胱周围脂肪,切缘应包括至少 1~2cm 的正常膀胱黏膜,冰冻病理确认阴性。如果需要,输尿管开口或壁内段输尿管可以切除并重新植入膀胱。切除之后,应用 2-0 聚乳酸缝线 2~3 层缝合膀胱壁,通过 Foley 导管注入液体以确保水密缝合。大量温水冲洗手术野,以尽量减少盆腔种植转移的可能性。膀胱切口旁留置引流,术后 7 天拔出 Foley 尿管之前进行膀胱造影检查确保切口愈合。

膀胱原发性腺癌虽然很罕见,这类肿瘤由脐

尿管发生,需要切除更广的范围。这些肿瘤最常见于膀胱顶部,尽管它们也可能通过直接侵犯发展到其他部位。环形切开脐部,继续向耻骨联合方向延伸。完整切除应包括脐部、脐尿管、膀胱顶壁,同时保证肉眼切缘干净(图17-17)。再次通过冰冻切片确认切缘阴性,否则需要补充切除。如果膀胱容量显著降低,可利用小肠进行膀胱扩大术。

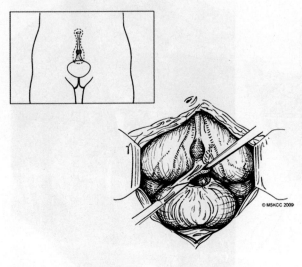

图 17-17 **切除脐尿管腺癌**(© 2009 Memorial Sloan Kettering Cancer Center.)

八、术后护理

　　根治性膀胱切除术是一项复杂的手术,不仅包括泌尿生殖系统,也包括因尿流改道需要所涉及的胃肠系统。除此之外,患者多为老年人,常常伴有并发症,虽然严重并发症并不常见(13%),但是一般并发症相对常见(64%),其中最常见的是胃肠道并发症(29%)和感染性并发症(25%)(Shabsigh et al,2009)。术后必须努力减少并发症的可能性,最大限度地恢复正常生理功能。手术后立即进行实验室检查,包括细胞计数、电解质和肾功能等,监测血流动力学情况。患者经常需要在重症监护室观察一段时间。没有必要常规进行鼻胃管负压引流,但是,在术后存在精神问题的患者或者是在某些需要气道保护的患者中需要考虑。如前所述,如果没有出血,术后应继续预防血栓形成。除了药物以外,还应包括其他措施,如早期活动并进行肺功能训练(激励性肺活量训练),鼓励深呼吸和咳嗽。

要点

- 膀胱癌是常见的恶性肿瘤,治疗费用高,而且常常是致死性疾病。
- 根治性膀胱切除对于器官局限性膀胱癌可以获得非常好的生存结果。
- 特别对于低级别膀胱癌,TUR 既是诊断方法又是治疗方法。
- 围术期膀胱灌注化疗药物,可以降低13%的复发率。
- 标准的盆腔淋巴结清扫范围包括生殖股神经外侧、髂内动脉内侧、Cooper 韧带下方和输尿管跨越髂总动脉的上方。
- 输尿管切缘的冰冻病理可以帮助预测上尿路肿瘤复发的风险,而继续切除至阴性后对于预测复发无影响。
- 保留神经的根治性膀胱切除帮助保护了患者的性功能,采取的方法与根治性前列腺切除类似。
- 前列腺的次全切除可以进一步增加患者性功能的恢复,但应该在隐匿性前列腺癌发生风险低的患者中谨慎选择。
- 若没有局部晚期肿瘤,对于女性膀胱癌患者,保留阴道的根治性膀胱全切是合适的选择,同时也可以考虑原位新膀胱这一术式。
- 膀胱部分切除可以在一些少见的、无伴发原位癌的孤立性膀胱肿瘤患者中选择。
- 脐尿管癌应该行脐尿管及膀胱顶壁的整块完整切除。
- 快速康复措施可以帮助接受根治性膀胱切除的患者恢复正常的生理功能,缩短住院时间。

　　肠功能恢复延迟常常影响根治性膀胱切除术后患者的住院时间。像阿尔维莫潘等药物可以促进肠道功能的恢复,缩短住院时间。其他促进术后恢复的措施包括新斯的明(带遥感监测)等药物进一步促进肠功能的恢复,促进肠道功能恢复的栓剂、应激性溃疡的预防、止吐药物、无恶心和

（或）呕吐情况下的早期进食。避免麻醉镇痛药（应用酮罗拉和对乙酰氨基酚，除非禁忌）（Djaladat and Daneshmand,2013）。

致谢

本章节先前版本的诸位作者 John Stein 教授、Kent Berglund 教授和 HarryW. Herr 教授，对于目前版本的贡献是无法估量的，特别是在征得允许的情况下，本版本继续应用了先前版本的图表。

参考文献

完整的参考文献列表通过 www. expertconsult. com 在线获取。

推荐阅读

Grossman HB,Natale RB,Tangen CM,et al. Neoadjuvant chemotherapy plus cystectomy compared with cystectomy alone for locally advanced bladder cancer. N Engl J Med 2003;349:859-66.

Herr HW. Surgical factors influence bladder cancer outcomes:a cooperative group report. J Clin Oncol 2004; 22:2781-9.

Whitmore WF,Marshall VF. Radical surgery for carcinoma of the urinary bladder:one hundred consecutive cases four years later. Cancer 1956;9:596-608.

（关有彦　编译　邢念增　审校）

第18章 机器人和腹腔镜膀胱手术

Lee Richstone, MD, and Douglas S. Scherr, MD

膀胱和远端输尿管的手术往往涉及重要的根治性及重建技术,要求泌尿外科医师具备一定的技术和经验。由于技术方面的挑战性,膀胱手术有很高的并发症发生率。为了减少开放手术的并发症,膀胱微创技术得以开展和改进。以往需要大切口的手术,现在可以通过有限数量的锁孔大小的微创切口来完成。

腹腔镜和机器人技术基本上可以应用于任何膀胱手术。多数情况下,除了达到美容效果外,还能同时减轻疼痛、缩短住院日和恢复时间。技术进步持续驱动本领域的进展,经自然腔道的内镜手术和单孔腹腔镜手术(laparoendoscopic single-site surgery,LESS)相继涌现,进一步减少膀胱手术相关微创切口数量和并发症发生率。本章节主要描述传统腹腔镜、机器人和 LESS 技术在膀胱和远端输尿管手术中的应用,重点关注适应证、操作技术、并发症和结果(框图 18-1)。

一、膀胱憩室切除术

膀胱憩室性质上可以是先天性、获得性或者很少情况下是医源性。膀胱憩室的特点为膀胱黏膜经逼尿肌薄弱或缺失的地方向外膨出。膀胱憩室仍残留散乱和(或)没有收缩功能的肌纤维,这

> **框图 18-1 膀胱和远端输尿管的微创手术**
>
> - 膀胱憩室切除术
> - 输尿管再植术
> - Boari 和膀胱壁横切翻瓣
> - 肠襻膀胱成形术
> - Mitrofanoff 和 Monti 管
> - 膀胱阴道瘘和输尿管阴道瘘
> - 膀胱部分切除术和脐尿管手术
> - 根治性膀胱前列腺切除术和扩大淋巴结清扫术
> - 女性根治性膀胱切除术
> - 单纯/保留三角区的膀胱切除术
> - 膀胱结石和异物取出术

可以引起排空障碍并导致尿潴留。先天性膀胱憩室包括输尿管周围憩室,也称为 Hutch 憩室,可伴随膀胱输尿管反流(vesicoureteral reflux,VUR)。后尿道瓣膜和神经性膀胱也常伴有膀胱憩室。其他疾病包括 Williams 综合征、Menkes病和梨状腹综合征(prune-belly syndrome),可以在没有出口梗阻的情况下出现多发憩室。获得性憩室通常与膀胱出口梗阻(bladder outlet obstruction,BOO)有关,长期高压排尿,随后形成憩室。传统的憩室切除是通过下腹正中切口开放完成。然而,随着微创技术的发展,复杂的和多发膀

胱憩室可以通过腹腔镜或机器人手术进行治疗（图 18-1）。结合内镜下处理 BOO 和膀胱结石，这些技术可以减少患者的并发症发生率。

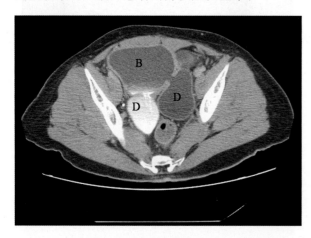

图 18-1　腹、盆腔 CT 尿路造影显示 Williams 综合征患者合并四个膀胱憩室。经验丰富的外科医师可通过腹腔镜手术一次性切除多发膀胱憩室。显示正常膀胱（B）和后侧两个膀胱憩室（D）的毗邻关系

（一）患者评估和手术适应证

膀胱憩室的评估首先要确定导致憩室形成的原因。多数情况下，需要确认 BOO 的存在，可能需要检查尿流率、排尿后残余尿量和尿动力。可能存在的 BOO 必须诊断明确并处理，通常与膀胱憩室切除术同期进行。膀胱镜是一项评估膀胱憩室的必要检查。要记录憩室的大小、数量和位置，注明憩室与输尿管开口之间的距离。评估膀胱出口情况，是否存在前列腺增生、膀胱内部异物、膀胱颈挛缩或狭窄。前列腺超声扫描可用于评估前列腺体积，如果有手术指征，这有助于选择合适的手术方式。所有憩室必须在膀胱镜直视下进行检查，结合尿细胞学以排除恶性肿瘤。小的憩室可以采用膀胱镜下电灼术。排尿期的膀胱尿道造影可以明确憩室的位置、大小以及数量，同时可以诊断伴发的反流或尿潴留。静脉肾盂造影术（intravenous urography，IVU）或者 CT 检查可以显示上尿路影像，有助于评估输尿管和憩室之间的关系，防止术中损伤，以及识别梗阻造成的肾积水。术前必须行尿常规检查和尿培养。

小而无症状及没有并发症的膀胱憩室可以观察。膀胱憩室切除的适应证包括大憩室且伴不完

全排空、慢性或反复泌尿道感染、膀胱结石或者疼痛。有时膀胱憩室可导致输尿管反流或者梗阻，这需要进行膀胱憩室切除和输尿管再植。膀胱憩室内存在移行细胞癌是行膀胱部分切除术的指征。任何 BOO 必须在膀胱憩室切除术之前或者同时处理。

（二）手术途径

自从 Czerny 等于 1897 年第一次描述膀胱憩室切除术以来（Knappenberger et al，1960），膀胱憩室的治疗从开放手术逐渐发展为内镜下手术，然后为腹腔镜和机器人技术。1992 年 Das 和 Parra 等首次进行经腹途径的腹腔镜膀胱憩室切除术（laparoscopic bladder diverticulectomy，LBD），之后在儿科实施（Kok et al，2000）。众多的后续报道显示，无论采用经膀胱腔内途径或者膀胱外途径，经腹腹腔镜技术具有可重复性（Nadler et al，1995）。腹膜外途径行腹腔镜手术可以减少内脏损伤和腹腔内尿漏的风险。经腹途径可以提供更为广阔的操作空间和更容易暴露膀胱后壁憩室。LBD 技术也用于膀胱憩室肿瘤的治疗（Tai et al，2007；Thwaini et al，2008；Wang et al，2008），腹腔镜和机器人膀胱切除术对这一技术有更为详细的描述。

同样，机器人膀胱憩室切除术（robotic bladder diverticulectomy，RBD）这一有效的微创技术已经用于成人和儿童患者，可以获得相似的疗效（Myer and Wagner，2007；Macejko et al，2008；Tareen et al，2008；Meeks et al，2009）。机器人手术是模仿腹腔镜技术，并提供一个舒适的人体工程学平台，外科医师无须具有丰富的腹腔镜经验，即可进行骨盆深部的手术操作。膀胱憩室切除手术方式的选择取决于很多因素，包括憩室的数量和位置，憩室与输尿管的距离，同期进行输尿管或膀胱出口手术的必要性。对于复杂的和多发的憩室需要同时行输尿管再植术，可以通过腹腔镜或机器人手术方式处理，但要求外科医师具有足够的经验和技术。

为了进一步减少并发症，已有多种替代腹腔镜膀胱憩室切除术的方法被报道。有报道经膀胱的气膀胱内镜下憩室切除术，包括膀胱镜下采用二氧化碳气体建立气膀胱，随后经腹直接将套管置入膀胱内（Badawy et al，2008；Marte et al，

2010）。LESS 通过经腹途径（Stolzenburg et al，2011）和经膀胱途径（Roslan et al，2012），已经用于膀胱憩室的处理。

（三）技术

置入套管之前，如果有必要可以通过软膀胱镜置入输尿管支架管。可以选择需要的病例在导丝引导下将具有 Councill 头端的导管置入憩室内，同时膀胱内单独置入 Foley 尿管，以便于需要的时候充盈和辨认憩室（Nadler et al，1995；Porpiglia et al，2002；Khonsari et al，2004），如图 18-2 所示。

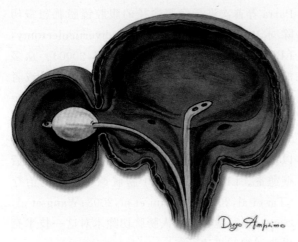

图 18-2　选择性地将带有 Councill 头端的导管置入膀胱憩室内。Foley 尿管置入膀胱便于充盈膀胱憩室，协助辨别和分离膀胱憩室。置入输尿管导管可以帮助分辨输尿管并预避免损伤（Modified from Porpiglia F, Tarabuzzi R, Cossu M, et al. Sequential transurethral resection of the prostate and laparoscopic bladder diverticulectomy: comparison with open surgery. Urology 2002；60：1045.）

另外，后面还会介绍到通过将膀胱软镜置入憩室实施光照射也是一种帮助识别憩室的方法（Parra et al，1992；Jarrett et al，1995；Nadler et al，1995）。根据作者的经验，这种方法对多发憩室患者特别有价值，因为向每个憩室单独置管不切实际。有报道，在机器人膀胱憩室切除术中，向膀胱内注入亚甲蓝可以帮助辨认憩室颈（Moore et al，2012）。通过直接穿刺或者开放方式建立气腹后，RBD 和 LBD 手术套管的置入位置如图 18-3 所示。

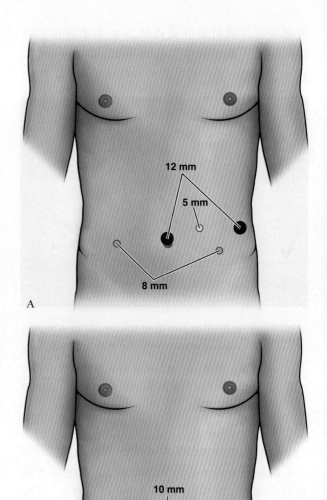

图 18-3　A. 机器人辅助膀胱憩室切除术。脐部置入一个 12mm 的套管用于放置镜头。两个 8mm 机械臂套管放置在外下方 10cm 腹直肌旁位置。外科医师可根据具体需要，放置辅助套管；选项包括一个 5mm 套管（放置在镜头套管和机械臂套管连线中点的位置）和（或）一个 12mm 套管（髂前上棘上两横指）。如果需要，可于对侧髂前上棘以上 2 横指处另放置一个 8mm 的套管，用于第 4 机械臂的操作。B. 腹腔镜膀胱憩室切除术。脐部置入一个 10mm 的套管用于放置镜头。对于右利手的外科医师，于右侧和左侧腹直肌旁分别放置一个 12mm 和 5mm 的操作套管。可选择于髂前上棘头侧和内侧大约 2cm 处放置一个 5mm 套管（如图中绿色所示）

如果采用经腹途径,LBD 或者 RBD 首先切开覆盖憩室的腹膜。对于复杂的、大的或者多发憩室,可以游离膀胱。自中线处切开腹膜向两侧扩展至脐韧带,分离脐尿管,随后膀胱垂向后方,分离进入 Retzius 间隙。10mm 的 LigaSure 装备(ValleyLab,Boulder CO)可用于 LBD,单极和双极电灼设备可联合用于 RBD。可以通过选择性的置管和充盈或者膀胱镜下光源照射来辨认膀胱憩室(图 18-4)。分离憩室周围粘连,环周切开憩室口并切除憩室。保持警觉,避免损伤输尿管和输尿管口。有必要的话,可以采用经膀胱途径,打开膀胱,将憩室牵入膀胱内,环憩室口切开并切除

憩室。无论哪种方式,皆采用可吸收线按解剖结构分两层缝合膀胱。LBD 过程中,可采用徒手体内缝合,或者采用 Endo Stitch 腔内缝合器械(Covidien,Mansfield,MA)辅助缝合。Endo GIA 闭合设备(Covidien)也可以用于术中切除;不过,这在理论上有形成膀胱结石的风险(Kerbl et al,1993)。充盈膀胱以确保缝合严密不漏水。通过其中一个套管切口放置 Jackson-Pratt 引流管,避免不必要的额外切口。如果需要,行输尿管再植处理继发的反流、梗阻或医源性损伤,详见下面章节。

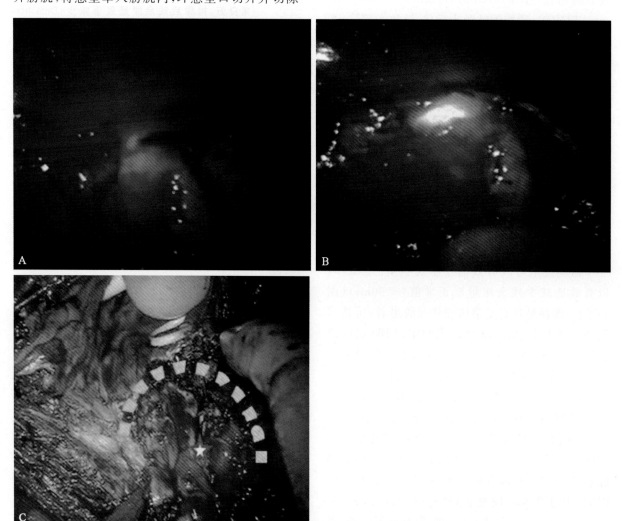

图 18-4　通过膀胱内和膀胱外联合入路行机器人憩室切除术治疗憩室内移行细胞癌。A. 膀胱软镜于憩室颈部内照亮憩室(剪刀指向憩室中央)。B. 膀胱镜重新定位于膀胱憩室入口处,距离憩室颈足够的宽度开始切开膀胱壁。C. 膀胱内分离,用虚线描绘分离的平面,距憩室颈层(星状)一定距离;输尿管支架和 Foley 尿管在背景中可见

　　LESS可用于膀胱憩室切除,具有显著的美容效果(Roslan et al,2012)。LESS经单个切口进入腹腔,其余手术操作过程同之前的描述相同。经膀胱的单孔憩室切除术中,首先在膀胱镜引导下经膀胱途径置入单套管装置,然后建立气膀胱(Roslan et al,2013)。用单极剪刀或者电钩环周切开憩室颈,随后切除憩室。可以通过经尿道和(或)膀胱镜器械帮助牵拉。缺损处进行缝合关闭并取出标本(Roslan et al,2013)。

　　BOO手术治疗可以同期进行,在膀胱憩室切除之前或者之后立即实施。手术治疗包括经尿道前列腺切除(transurethral resection of the prostate,TURP),磷酸钾钛激光汽化,钬激光剜除,光选择性激光汽化(Iselin et al,1996;Grønlund et al,1998;Porpiglia et al,2002;Faramarzi-Roques et al,2004;Shah et al,2006;Kural et al,2009)。如果内镜下操作在憩室切除后施行,应行耻骨上膀胱穿刺置管避免闭合膀胱的缝线裂开。同样,腹腔镜或机器人单纯前列腺切除可与LBD或RBD同期进行(Magera et al,2008)。

　　术后的照护包括拔除Jackson-Pratt引流管,通常在术后48h进行。大约术后1周行膀胱造影排除膀胱漏尿,然后拔除Foley尿管。

(四)结果和并发症

　　微创技术可以有效治疗膀胱憩室。LBD可以有效地减少残余尿量至正常值(<50ml)(图18-5)。即使是具有复杂病理状况的患者,包括多发憩室和大小为30cm的巨大憩室,LBD也可以有效治疗(Khonsari et al,2004)。RBD治疗憩室有效,围术期结果良好,平均住院时间2~3天(Altunrende et al,2011;Eyraud et al,2013)。

　　同期行LBD和TURP处理膀胱憩室和BOO的微创治疗已被证明优于开放的膀胱憩室切除和经膀胱前列腺切除术。腹腔镜膀胱憩室切除和TURP可以减少出血和镇痛用药,缩短住院时间,不过手术时间更长(Porpiglia et al,2002,2004)。两种方式在并发症方面没有显著区别,术后尿流率也相同。Abdel-Hakim和他的同事(2007)报道了13例患者进行腹膜外LBD但没有同期处理BOO,仅有1例出现缝合处尿外渗,采用保守治疗。有文献描述钬激光前列腺剜除后进行腹腔镜经腹膜外途径膀胱憩室切除术的预后很

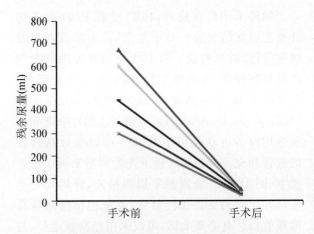

图18-5　腹腔镜膀胱憩室切除术治疗复杂性膀胱憩室效果良好,排尿后残余尿量显著减少(Data from Richstone and Kavoussi, unpublished data, 2007.)

好(Shah et al,2006)。RBD和同期的前列腺激光气化也有不错的预后和较少的并发症(Kural et al,2009)。微创手术的并发症和开放手术相似,包括输尿管损伤、感染、尿外渗、尿瘘、伤口感染和肠道损伤。

(五)结论

　　LBD和RBD是处理复杂膀胱憩室的有效方法。膀胱出口手术或者输尿管手术可以通过内镜和(或)腹腔镜技术同期处理。经膀胱和LESS途径是可行的,可以加速康复和改善美容效果。

要点:膀胱憩室切除术

- 对于膀胱憩室,即便是复杂性膀胱憩室,腹腔镜和机器人膀胱憩室切除术是有效的治疗方式。
- 膀胱出口手术或者输尿管手术可以通过内镜和(或)腹腔镜技术同期处理。

二、输尿管再植术

　　输尿管再植传统上采用下腹正中开放切口或者Pfannenstiel切口。腹腔镜输尿管膀胱再植是一种已经详细描述的有效的替代手术方式,但是需要术者有丰富的腹腔镜经验和体内缝合技术。为了减少伤口瘢痕数量和大小,LESS输尿管再植技术可以提供更好的美容效果,但是对术者的

技术要求甚至更高。相比之下，机器人辅助腹腔镜手术使次手术的缝合和重建部分变得更简单，同时具有微创手术的美容和康复优势。

(一)评估和手术适应证

输尿管再植的适应证包括 VUR、输尿管梗阻和离断。由于 VUR 进行输尿管再植的特殊适应证不是本章讨论的内容，会在本书其他章节讨论。输尿管梗阻可继发于结石及炎症、感染性、医源性和创伤性疾病，以及良性或恶性肿物。如果内科和(或)内镜方式失败，或者这些治疗方式不足以解决存在的病变时，应该进行输尿管再植。

通过排尿期膀胱尿道造影对 VUR 进行评估和分级。对于输尿管梗阻、狭窄长度，可以联合排泄性和逆行尿路造影进行综合评估。评估输尿管病变长度至关重要，这决定是否有足够的输尿管长度用以完成输尿管膀胱再植或者更为复杂的重建手术。此外，需要评估狭窄段的解剖位置，因为上段输尿管狭窄需要更为复杂的再植技术。逆行肾盂造影可以用于确定狭窄段的解剖位置或者输尿管肿瘤的位置。核素肾图有助于评价梗阻情况，且必要时，如既往有长期或者严重的梗阻及反流时，可用来评估肾功能。对可疑的患者，考虑到肿瘤可能至关重要，并采用尿细胞学、内镜和恰当的影像学检查排除恶性肿瘤。

(二)技术

腹腔镜和机器人输尿管再植手术可以通过膀胱外或者膀胱内途径完成。反流性或者非反流再植技术已有描述。手术入路的选择要根据患者的年龄、病理、解剖和术者的喜好来决定。

(三)非反流性输尿管再植

多个动物实验证明，腹腔镜行 VUR 是可行的(Atala et al,1993；Schimberg et al,1994；McDougall et al,1995)。不久之后，就在人体实施了腹腔镜膀胱外途径 Lich-Gregoir 输尿管再植术(Ehrlich et al, 1994；Reddy and Evans, 1994；Janetschek et al,1995)。典型的腹腔镜穿刺通道的位置和膀胱憩室切除术相似(图 18-3)。

膀胱外的 Lich-Gregoir 技术可以通过传统的腹腔镜或机器人辅助腹腔镜技术完成。在已经闭合的脐韧带内侧辨识输尿管，切开表面覆盖的腹膜。游离输尿管至输尿管膀胱连接部，保留输尿管周围组织以确保足够的血供(图 18-6)(Reddy and Evans, 1994；Hedican et al, 1999；Lakshmanan and Fung,2000；Gundeti et al,2008)。向膀胱内注入生理盐水，在充盈状态下确定隧道的位置，小心操作避免做出扭曲的隧道。隧道长度和输尿管直径的比值为 5:1。小心操作避免切穿膀胱黏膜，切开逼尿肌以建立足够的沟槽。输尿管放置在沟槽内，使用 3-0 可吸收线间断缝合，闭合逼尿肌，包埋输尿管(图 18-6)(Reddy and Evans,1994；Hedican et al,1999；Lakshmanan and Fung,2000；Gundeti et al,2008)。

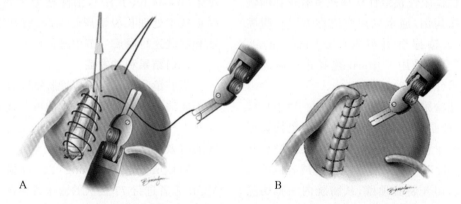

图 18-6　机器人膀胱外途径输尿管再植术。切开逼尿肌制造隧道包埋输尿管，完成抗反流机制。A. 将劈开的输尿管末端与膀胱黏膜吻合后开始进行逼尿肌修补。B. 完成膀胱外输尿管再植术(From Gundeti MS, Kojima Y, Haga N, et al. Robotic-assisted laparoscopic reconstructive surgery in the lower urinary tract. Curr Urol Rep 2013;14:333.)

经膀胱的 Cohen 横穿三角区的方法已经被多个学者应用于纯腹腔镜和机器人技术中(Gill et al,2001;Peters and Woo,2005;Yeung et al,2005;Kutikov et al,2006)。经膀胱途径不进入腹腔,能够避免发生经腹途径的相关并发症。放置 3 个 trocar 的组合适用于纯腹腔镜或者机器人技术。

根据最初 Gill 与同事(2001)的描述,经膀胱放置 2 个 5mm 的 trocar,膀胱内灌注甘氨酸,经尿道放置 24F 电切镜,整个操作在全程直视下完成。以 Collins 电刀切开膀胱黏膜,做出横穿三角区的沟槽,随后腔镜下缝合逼尿肌以包埋输尿管。Yeung 和同事(2005)改良了这一术式,使用二氧

化碳气体充盈膀胱,于腹中线放置 1 个 trocar 置入腹腔镜,替代膀胱镜,在直视下进行操作。对于儿童患者,置入 2 个 3mm 的 trocar 用于操作,1 个 5mm 的腹中线 trocar 用于放置腹腔镜,1 根 8F 小儿胃管由尿道置入用于间断吸引(Kutikov et al,2006)。类似的描述有 3-trocar 机器人经膀胱途径横穿三角区行输尿管再植技术(Peters and Woo,2005)。沿输尿管口周围环形切开,切开输尿管周围附着游离输尿管,用 4-0 可吸收线缩小原管口裂隙,制作横穿三角区的黏膜下隧道和新的黏膜切口。输尿管穿过黏膜下隧道,并用 4-0 可吸收线间断缝合固定输尿管,再用 5-0 可吸收线将输尿管黏膜和膀胱黏膜进行缝合(图 18-7)。

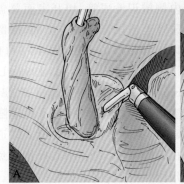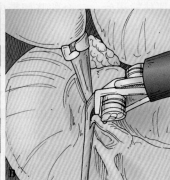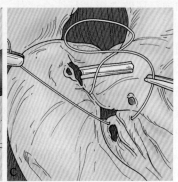

图 18-7　机器人经膀胱途径横穿三角区行输尿管再植术(A～C)

(四)反流性输尿管再植

对于良性输尿管狭窄性疾病或者有选择的输尿管恶性肿瘤病例,通常采用反流性方式行腹腔镜或者机器人输尿管再植术(Seideman et al,2009)。作者常规采用 3-trocar 途径进行腹腔镜输尿管再植术(图 18-8)。

分离远端输尿管并切除病变部位。对于移行细胞癌,重要的是切除整个远端输尿管包括输尿管口。对于输尿管末端,作者建议采用一种"正式的膀胱袖状切除",可以完全在腹腔镜或者机器人辅助下操作。切开膀胱顶壁,从膀胱内完整切除输尿管开口和远端输尿管。2-0Vicryl 线缝合输尿管口创面,同样关闭膀胱前壁切口。Foley 尿管术后留置 7 天。在膀胱顶壁重新切出 1 个输尿管进入的切口,将输尿管末端劈开,用 4-0 可吸收线连续或者间断缝合,完成输尿管再植(Reddy and Evans,1994;Fugita and Kavoussi,2001)。

用 2-0 的 Prolene 线将膀胱后壁缝合到腰大肌肌腱上(psoas hitch 法),消除输尿管再植的张力。微创技术处理长段输尿管缺损,将在腰大肌悬吊法和膀胱逆行翻瓣一节中进行讨论。

(五)结果和并发症

腹腔镜和机器人输尿管膀胱吻合术临床实践在不断演进。多数是小样本的可行性研究;不过,一些大样本研究的中期随访数据支持这一手术方式的有效性。

Lakshmanan 和 Fung(2000)描述了 47 例 VUR 患者进行 71 例次的输尿管再植手术。没有患者术后出现梗阻或复发反流。并发症少,包括 3 例输尿管损伤,其中 2 例需要行开放的输尿管再植。Yeung 和同事(2005)报道了 16 位患者进行 30 例次的腹腔镜经膀胱横穿三角区的输尿管再植手术。单侧手术平均时间为 112min,双侧手术平均为 178min。2 例患者出现皮下和阴囊气

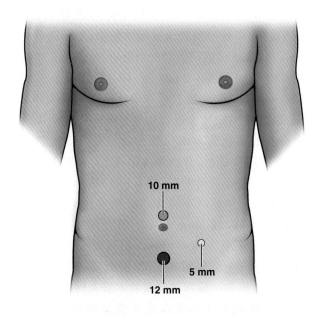

图 18-8　输尿管再植。行左侧输尿管再植放置的套管包括 1 个放置于脐部的 10mm 镜头套管和 1 个位于脐部和耻骨联合中点的 12mm 操作套管。1 个 5mm 的操作套管放置于术侧腹直肌外缘平脐的位置

肿，都自发缓解。影像学检查成功率为 96%。

　　Seideman 等（2009）报道了最大的一组成人病例，45 例患者由于良性和恶性疾病进行了腹腔镜输尿管再植手术。平均住院时间为 3 天，估计出血量为 150ml。仅有轻微并发症，包括 3 例吻合口尿外渗，进行非手术治疗。平均随访 2 年，作者报道成功率为 96%。

　　Rassweiler 和同事（2007）对比了 10 例腹腔镜输尿管再植和 10 例开放手术。在这一组小样本病例中，腹腔镜手术出血量更少、麻醉药用量更少、恢复进食更快、住院时间更短及术后恢复更快。同样，Simmons 和同事（2007）回顾性对比了 12 例腹腔镜和 34 例开放输尿管再植手术，发现腹腔镜组出血量减少，住院时间缩短。术后平均随访 2 年，两组并发症发生率和输尿管通畅率相当。多个作者报道机器人辅助输尿管再植术的可行性（Yohanne et al，2003；Uberoi et al，2007；Patil et al，2008）。机器人技术复制了腹腔镜技术，而且缩短了需要体内缝合技术的重建手术的学习曲线。

　　最近，LESS 手术出现，可能改善美容效果、减轻疼痛和缩短康复时间。已有关于 LESS 输尿

管膀胱吻合术的报道，但需要大样本的研究验证该技术的有效性和安全性（Desai et al，2009）。Roslan 及同事（2012）报道了 1 例 LESS 输尿管膀胱吻合术。Khanna 及同事（2012）报道了 3 例 LESS 输尿管再植。中位随访 29 个月，没有 1 例需要二次手术或者再次出现狭窄。LESS 具有明确的技术挑战性，多数报道 LESS 输尿管再植手术的外科医师在 LESS 肾切除术和其他类型的 LESS 重建手术方面具有丰富的经验。

（六）结论

　　腹腔镜和机器人输尿管膀胱吻合术是替代开放手术的有效方式。膀胱外和经膀胱途径可用于反流性或非反流性输尿管再植。不断更新的数据支持这一术式处理 VUR 和输尿管梗阻或离断的有效性。在未来，LESS 可能是施行输尿管膀胱吻合的更加微创的手术方式，可能具有更好的美容效果并减少并发症。

要点：输尿管再植

- 腹腔镜和机器人输尿管膀胱吻合术是替代开放手术的有效方式。
- 膀胱外和经膀胱途径可以用于反流性或非反流性输尿管再植。
- 不断更新的数据表明，本术式有效治疗 VUR 和输尿管梗阻或离断。
- 在未来，LESS 可能是更加微创的输尿管膀胱吻合手术方式，可能改善美容效果，减少并发症。

三、腰大肌悬吊和膀胱逆行翻瓣

　　当面对较短的远端输尿管缺损，单纯输尿管膀胱吻合术足以重建尿路的连续性。但是，更大范围的输尿管缺损则需要更为复杂的重建技术。当输尿管缺损较多和膀胱之间距离较大时，可以采用 Boari 膀胱壁瓣技术修复，1894 年首次报道在犬模型中应用，1947 年报道在人体实施这一技术（Fugita and Kavoussi，2001）。2001 年，首次报道在猪模型和人体实施腹腔镜 Boari 壁瓣技术（Fergany et al，2001；Fugita and Kavoussi，

2001）。这一技术可以采用或者不需要腰大肌悬吊的方式固定膀胱，以获得足够的长度和消减吻合口张力。输尿管远端 1/3 缺失常规采用该技术与膀胱进行连接。机器人手术可以简化大量体内缝制 Boari 壁瓣带来的技术挑战（Schimp and Wagner，2008；Allaparthi et al，2010）。最近的文献描述，在选择性的病例中，腹腔镜 Boari 壁瓣可以实现达到近端输尿管和（或）肾盂。如果这一方法不能奏效，可以考虑采用输尿管和输尿管端端吻合，输尿管与对侧输尿管端侧吻合，自体肾移植或者回肠代输尿管。

（一）评估和手术适应证

腹腔镜或机器人 Boari 壁瓣手术联合使用或不使用腰大肌悬吊，适用于长段输尿管缺损、无法实施单纯输尿管-输尿管吻合或者输尿管膀胱吻合的病例。输尿管梗阻的术前检查包括顺行和（或）逆行尿路造影，评价病变范围，协助制定手术方案。最终根据术中发现决定是否需要施行 Boari 壁瓣和（或）腰大肌悬吊。如果怀疑肾功能损伤，可以进行核素肾图检查。膀胱镜检查、尿液分析和尿细胞学用来排除恶性肿瘤。

（二）技术

1. 腹腔镜或机器人 Boari 壁瓣手术

Fugita 和 Kavoussi（2001）首次描述对 3 例远端输尿管梗阻患者施行腹腔镜 Boari 壁瓣手术。几年后，首次报道机器人辅助腹腔镜手术（Schimpf and Wagner，2008）。腹腔镜输尿管再植和 Boari 壁瓣或者膀胱横切翻瓣手术的 trocar 位置见图 18-8。机器人手术的 trocar 位置与膀胱憩室切除术相同，见图 18-3。无论哪一种术式，都是从切开病变同侧的白色的 Toldt 线开始，在跨越髂血管的位置辨认输尿管。游离输尿管远端，切除病变部位，确认远端切缘血供良好，无病变。如有必要，远端切缘送冰冻切片，再将输尿管劈开。膀胱内充满 200ml 生理盐水，自两侧闭合的脐韧带内侧切开腹膜，游离并横断脐尿管。钝性分离膀胱前间隙，让膀胱向背侧"落下来"，随后进入 Retzius 间隙。使用 Endo GIA 装置结扎对侧的膀胱侧韧带，用 2-0 可吸收线进行腰大肌悬吊，通常能做到充分的游离，完成输尿管膀胱吻合（Mod et al，2005；Schimpf and Wagner，2008）。如果这个方法不适用，则需要进行 Boari 壁瓣或

者膀胱横切翻瓣手术。使用电剪刀或者 10mm 的 LigaSure 建立膀胱前壁瓣状结构，离膀胱颈约 2cm 开始，延续到同侧膀胱顶壁；壁瓣顶端宽度大约 2cm，底部约 4cm（图 18-9）（Fugita and Kavoussi，2001）。需要仔细确认壁瓣的基底部足够宽，以确保充足血运。用 4-0 可吸收线间断吻合劈开的输尿管末端与壁瓣顶端。沿导丝置入 7F 双猪尾导管后，分别用 4-0 和 2-0 可吸收线分两层连续缝合关闭壁瓣，或者用 EndoStitch 设备辅助缝合。膀胱内灌注 300ml 生理盐水，明确有无吻合口漏，自 5mm trocar 切口留置 Jackson-Pratt 引流管。Jackson-Pratt 引流管通常 48h 拔除，Foley 尿管需要留置 1 周，膀胱造影明确没有尿漏后再拔除。输尿管支架管术后 4 周拔除。

2. 腹腔镜或机器人膀胱横切翻瓣（bladder advancement flap）

Lima 及同事（2005）首次描述腹腔镜膀胱横切翻瓣手术，作为替代 Boari 壁瓣的简化术式。于膀胱顶部到膀胱颈距离的 1/3 处横向切开膀胱壁（图 18-10），劈开的输尿管与膀胱壁瓣吻合，方法与前述 Boari 壁瓣相同。

3. 腹腔镜"巨大 Boari"壁瓣

近端输尿管狭窄通常需要输尿管替代或自体肾移植。作者对 6 例患者成功实施"巨大 Boari"壁瓣技术，成功游离膀胱壁瓣到近端输尿管或者肾盂水平（Richstone and Kavoussi，unpublished data，2007）。肾被完全游离，必要时行将肾下移并固定以获得足够长度。在病变段近侧分离输尿管或肾盂。由双侧闭锁的脐韧带向内侧切开腹膜以游离膀胱，切开后腹膜游离膀胱后壁。辨认和保护对侧输尿管、离断脐尿管和对侧的膀胱侧韧带。在膀胱三角区上方沿着侧壁和后壁横向切开膀胱，构建膀胱瓣（图 18-11）。特别要注意避免损失对侧输尿管口。宽度为 2.5cm 膀胱壁瓣由膀胱后壁延伸至膀胱前壁，壁瓣游离缘向上向肾翻转。在膀胱壁瓣的两侧边缘分别切几个 1cm 切口，以获得足够的壁瓣长度。以这种方式，"巨大 Boari"壁瓣达到劈开的肾盂水平且没有张力。4-0Vicryl 线连续缝合吻合口，留置 7-Fr×28cm 双 J 管后用 2-0 可吸收线连续缝合关闭膀胱壁瓣形成管状结构；剩下的膀胱切口用 2-0 可吸收线连续缝合关闭。

4. 单孔腹腔镜 Boari 膀胱壁瓣手术

已经有关于 LESS Boari 壁瓣术式的描述，可能改善美容效果。采用有自制的或者商业制造的多通道 LESS 套管。可以替代的方式是，多个标准 trocar 可以由同一个切口进入，通常是经脐；也可以采用机器人辅助的 LESS 手术。通道建立后，腹腔镜和机器人膀胱壁瓣手术过程是相同的（Khoder et al,2011）。

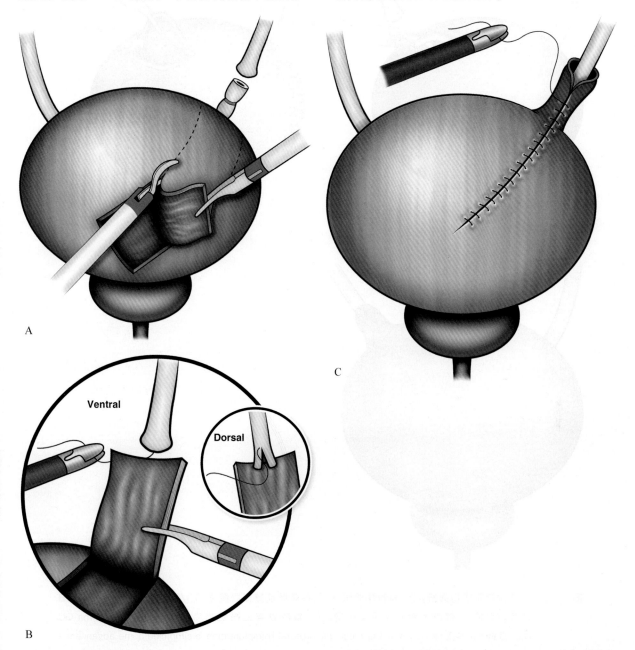

图 18-9　腹腔镜 Boari 壁瓣术。A. 创建膀胱前壁瓣状结构距膀胱颈 2cm 处开始延伸到膀胱顶壁。B. 使用 4-0 可吸收线将劈开的输尿管与壁瓣顶端间断缝合。C. 连续缝合关闭壁瓣（Modified from Fugita OE, Kavoussi L. Laparoscopic ureteral reimplantation for ureteral lesion secondary to transvaginal ultrasonography for oocyte retrieval. Urology 2001;58:281. ）

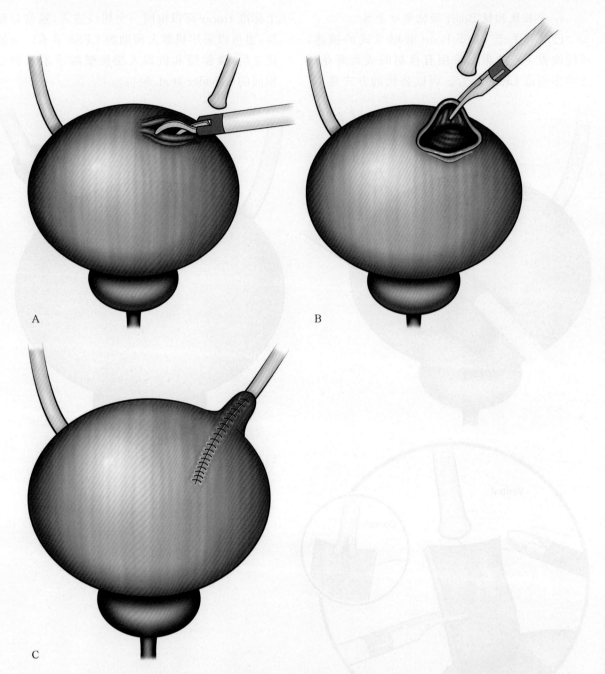

图 18-10 腹腔镜膀胱横切翻瓣。A. 将输尿管劈开后,在膀胱前壁距膀胱顶部 1/3 处做一个横向切口。B. 随着切口扩大,壁瓣上翻延伸至输尿管。C. 输尿管与上翻壁瓣吻合 (Modified from Lima GC, Rais-Bahrami S,Link RE,et al. Laparoscopic ureteral reimplantation:a simplified dome advancement technique. Urology 2005;66:1307)

(三)结果和并发症

2001 年首次报道 3 例采用 Boari 膀胱壁瓣的腹腔镜输尿管再植术(Fugit and Kavoussi, 2001)。这一术式被证明是可行的,平均手术时间 220min,估计失血量从 400~600ml,平均随访时间 11 个月,所有患者解决了梗阻问题。Castillo 与同事(2005)报道 8 例腹腔镜 Boari 膀胱壁瓣手术,平均手术时间 157min,平均失血 124ml 和平均住院 3 天,进一步验证该技术的可行性。出现 2 例并发症,包括 1 例肺栓塞和 1 例吻合口尿漏

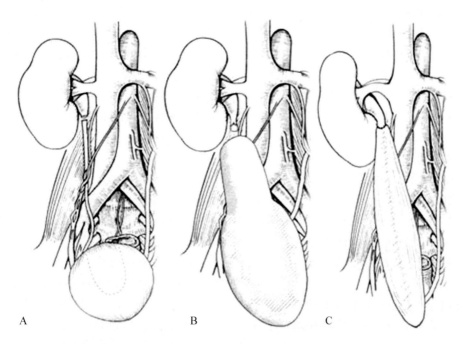

图 18-11 腹腔镜巨大 Boari 壁瓣治疗近端输尿管狭窄。游离肾，在梗阻水平切断输尿管，在膀胱外后侧表面标记膀胱切口（A）；从前面看，壁瓣已经游离；虚线和半透明处表示膀胱外后部切口和壁瓣（B）；完成吻合并闭合膀胱后侧壁瓣（C）（Data from Richstone and Kavoussi，unpublished data，2014. ）

需要腹腔镜修补。平均随访 18 个月，所有患者解决了梗阻问题。Seideman 及同事（2009）报道了最大的一组单中心研究，45 例腹腔镜输尿管再植患者中有 21 例采用 Boari 膀胱壁瓣技术，平均随访 24 个月。2 例因移行细胞癌行远端输尿管切除术。中位住院时间为 3 天，中位失血量为 150ml。并发症包括 1 例的小肠梗阻，1 例难治性梭状芽孢杆菌结肠炎和呼吸窘迫，以及 2 例尿漏行非手术治疗。一组多中心报道，30 例患者接受腹腔镜 Boari 膀胱壁瓣手术，获得了很好的效果（Castill et al，2013）。这组患者平均手术时间为 161min，平均失血量为 123ml，没有术中并发症或者中转开放。术后并发症发生率为 17％，随访 32 个月，手术成功率为 97％。同样，也有报道机器人辅助腹腔镜手术也取得了很好的结果，但至今报道较少（Allaparthi et al，2010；Musch et al，2013）。

（四）结论

腹腔镜和机器人的腰大肌悬吊、Boari 壁瓣、膀胱横切翻瓣手术可以替代开放手术，治疗一定长度的远端输尿管缺损患者。与开放手术比较，结果似乎支持腹腔镜与机器人辅助手术。

> **要点：腰大肌悬吊和膀胱翻瓣技术**
>
> - 腹腔镜和机器人的腰大肌悬吊、Boari 翻瓣、膀胱横切翻瓣技术可以替代开放手术，有效治疗一定长度的远端输尿管缺损。
> - 与开放手术比较，结果似乎支持腹腔镜与机器人辅助手术。

四、肠道膀胱成形术

针对容量小的低顺应性膀胱患者，在非手术治疗无效的情况下，膀胱扩大成形是一种比较成熟的手术选择。Docimo 及同事（1995）首次实施 1 例完全腹腔镜下胃膀胱成型术。虽然手术过程持续了将近 11 个小时和长达 13 天的住院时间，但是证明了这一技术的可行性。随后，Gill 及同事（2000）描述了腹腔镜回肠膀胱成形、乙状结肠膀胱成形，以及盲结肠膀胱成形，肠道吻合术在体外完成。在过去的十年中，回肠膀胱成形技术的应用最为广泛。完全体内的和部分体外的腹腔镜、机器人和 LESS 膀胱扩大术的报道证实该技术具有可重复性。

(一)评估和手术适应证

适合膀胱扩大成形术的患者包括容量小的低顺应性膀胱,且有能力自家导尿的患者(Elliott et al,2002)。最常见的情况是,这类患者是继发于脊柱裂或者其他解剖异常的神经源性膀胱。所有患者应该在行膀胱扩大成形前行影像和尿动力检查,术前评估应通过超声排除肾积水。所有患者都必须在身体和心理方面有能力并愿意进行自家导尿。不论是开放或者微创手术,膀胱扩大的禁忌证有肾功能不全、肾小管酸中毒,以及胃肠道疾病,包括短肠综合征、炎性肠病和肝衰竭(Elliott et al,2002)。

(二)技术

手术开始时先行膀胱镜评估并双侧置入末端开放的或者单 J 输尿管支架管,并将其固定于导尿管。随后建立气腹,腹腔镜或机器人行肠膀胱成形术通常使用 3~5 个套管,这取决于医师的经验和喜好。由两侧闭锁的脐韧带向内侧切开腹膜,充分游离膀胱,切断脐尿管使膀胱"落下来",之后进入 Retzius 间隙。选取长 15~20cm 肠段,注意确保有适当的血管蒂,并且肠段可以达到膀胱颈。肠道手术可以完全通过腹腔镜途径完成(Meng et al,2002)或者通过延长脐部切口经体外完成(Gill et al,2000),后面有描述。无论哪种方式,肠段可以使用 Endo GIA 直线切割器获得。肠系膜可以通过加载 Endo GIA 钉舱或者采用 10mm 的 LigaSure 切断。使用 Endo GIA 行侧侧吻合恢复肠道连续性。如果在体外完成肠道吻合,可使用 TA 切割器(Covidien);如果行体内缝合,则可使用 Lembert 缝线(图 18-12)。关闭肠系膜缺口防止形成内疝。

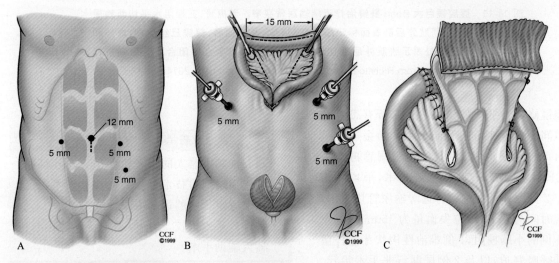

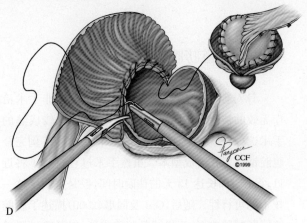

图 18-12 肠道膀胱成形技术。A. 使用四通道的经腹腔技术,包括一个脐通道,脐水平两侧腹直肠外缘各一个通道,以及一个髂前上棘水平的髂窝通道。B. 选好的肠段(15cm)经延长的脐切口拉出体外。也可选择在体内处理肠段。沿前后方向切开膀胱。C. 在隔离肠襻头侧(前)进行回肠吻合重建肠道连续性,然后将隔离肠段去管化并清洗。必须保持肠系膜的正确方向。D. 腹腔镜下回肠与膀胱吻合中使用带有 CT-1 缝针的 2-0Vicryl 缝线进行连续、全层环形手工缝合。已经完成的回肠膀胱扩大成形术如插图所见(Reprinted with permission from The Cleveland Clinic Foundation. From Gill IS,Rackley RR,Meraney AM, et al. Laparoscopic enterocystoplasty. Urology 2000;55:178.)

充分清洗肠段,切除肠管两端金属钉,沿着对系膜缘切开肠管。采用回肠扩大膀胱时,剖开的肠段用 2-0polyglactin910 缝线对边连续缝合形成 U 型补片。此时,膀胱内充满生理盐水,并从矢状位中线切开膀胱。将缝好的 U 形补片牵拉至盆腔,不要有张力,避免系膜扭转。调整方向将 U 型补片的顶点向前对位于膀胱颈部,用 2-0polyglactin910 缝线以连续缝合方式,从后向前将补片缝合至膀胱开口处(Gill et al,2000;Elliott et al,2002;Meng et al,2002)。完成膀胱扩大后自 Foley 尿管注水以确定缝合的严密性,最后留置盆腔引流管。已有报道腹腔镜和机器人回肠膀胱成形和盲结肠成形,并缝制皮肤造口可进行导尿(Gill et al,2000;Gundeti et al,2008)。对于伴随顽固性便秘的患者,可以同时采用 Malone 顺行可控灌肠(Shadpour et al,2005)。已有报道对于选择性病例,腹腔镜(Hsu and Shortliffe,2004;Lorenzo et al,2007)和机器人(Lendvay et al,2008)阑尾膀胱造口术可作为膀胱成形的替代方式。最近,LESS 肠膀胱成形已有报道,但需要更多的数据来验证这一术式的有效性和安全性(Desai et al,2009)。

(三)结果和并发症

腹腔镜和机器人膀胱扩大的并发症与开放手术的相似,包括感染、代谢紊乱、结石、穿孔、产生黏液和恶性肿瘤。腹腔内肠段冲洗和去管化可能增加感染并发症的风险。

Docimo 及同事(1995)首次采用 5 个通道技术对 1 例患者实施完全腹腔镜下的胃膀胱成形术。手术过程将近 11 个小时,住院时间 13 天。随后报道腹腔镜辅助手术,镜下操作主要限于肠管的游离(Hedican et al,1999;Chung et al,2004)。Gill 及同事(2000)首次报道了腹腔镜回肠膀胱成形术、乙状结肠膀胱成形术和盲结肠成形术。采用 4 通道的方式,在体外进行肠道的选取和吻合。在这组 3 例患者报道中,手术时间为 5~8h,失血量为 50~200ml。腹直肌鞘血肿是唯一的并发症。第一例在人体实施的完全腹腔镜下回肠膀胱成型术报道于 2002 年(Elliott et al,2002;Meng et al,2002)。患者接受了 9h 的手术,由于继发肠梗阻需要 13 天的住院治疗。已经发表最大一组微创膀胱成形术包括 6 例患者,完全

腹腔镜下行回肠膀胱成形术并做顺行可控灌肠(Shadpour et al,2005)。手术时间 5~8.5h,中位住院时间 5 天。并发症包括 1 例回肠吻合口漏经非手术治疗痊愈和 1 例阑尾造口狭窄需要手术修复。中期随访 13~16 个月,所有患者在导尿间期均可控尿,并且几乎所有患者可以完美控制排便。完全体内的机器人扩大回肠膀胱成形术伴或者不伴 Mitrofanoff 膀胱阑尾造口已有报道(Al-Othman et al,2008;Gundeti et al,2008)。这一技术本质上与腹腔镜方法相同,但它可能易于体内缝合的学习曲线。Famakinwa 及同事(2013)更新了这些数据,并报道了 18 例儿童机器人辅助腹腔镜 Mitrofanoff 膀胱阑尾造口术的经验。中位随访 24.2 个月,结果很有前景。在膀胱内将阑尾吻合到膀胱后壁,与此同时进行肠道膀胱成形术。如果患者不需要行肠道膀胱成形术,则在膀胱外进行阑尾吻合。结果和并发症与标准的开放技术一致,平均手术时间 494min(Famakinw et al,2013)。

LESS 肠膀胱成形术已有报道(Noguera et al,2009),此式一直致力于改善美容和其他可能的结果。这种技术精确地复制了 Gill 及其同事报道的技术,于体外进行肠道操作(2000),手术时间为 300min,估计失血量少于 100ml,没有术中或术后并发症。

(四)结论

小宗可行性研究证明,膀胱扩大成形术可以通过腹腔镜、机器人,以及近来报道的 LESS 方式完成。尽管存在肠道操作和大量重建带来的技术

要点:肠道膀胱成形术

- 小宗可行性研究证明膀胱扩大成形术可以通过腹腔镜、机器人,以及最新报道的 LESS 方式完成。
- 尽管存在肠道操作和大量重建带来的技术难度,经验丰富的腹腔镜和机器人外科医师仍然能够复制开放膀胱成形术。
- 尽管可能改善美容效果,但是有必要进行深入的研究,确定这一术式能否给患者带来其他受益。

挑战,经验丰富的腹腔镜和机器人外科医师仍然能够复制开放膀胱成形术。尽管可能改善美容效果,但是有必要进行深入的研究,确定这一术式能否给患者带来其他受益。

五、膀胱阴道瘘和输尿管阴道瘘

膀胱阴道瘘(vesicovaginal fistula,VVF)是一个令人痛苦的问题,往往导致严重的精神心理和医学上的疾病。在不发达国家,产伤是最常见的病因。延长的不顺畅的生产,导致膀胱缺血,随后形成 VVF(Miller and Webster,2001)。在发达国家,泌尿和妇科手术是导致 VVF 的最常见原因,尤其是行经腹的子宫切除术。据估计,每1800 例经腹子宫切除术中有 1 例发生 VVF(Mille and Webster,2001)。较少见的病因包括创伤、异物侵蚀、盆腔放疗,以及其他泌尿妇科手术(Mille and Webster,2001)。输尿管阴道瘘(ureterovaginal fistula,UVF)通常也是泌尿妇科手术中输尿管损伤的结果,最常见的原因是子宫切除术。

(一)评估和手术适应证

子宫切除术后典型的 VVF 或 UVF 症状是术后 10～14 天出现持续的尿失禁(Mille and Webster,2001)。需要完整地评估上尿路和下尿路来确定瘘口尿瘘的来源,是 VVF,尿道阴道瘘或者 UVF。也可以发生膀胱子宫瘘。所有的患者应该进行一次彻底的盆腔检查、膀胱镜检查和阴道镜检查。口服非那吡啶和膀胱内灌注亚甲蓝的"双染色"棉塞试验是一种有效的诊室内检查。适当的影像学检查包括膀胱造影和IVU,用来鉴别 VVF 和 UVF。如果 IVU 不能明确诊断输尿管瘘,可以行逆行输尿管造影检查(Mille and Webster,2001)。

VVF 非手术治疗包括膀胱留置 Foley 尿管和(或)膀胱镜下电灼术;不过,成功率很低(7%～12.5%)(Sotelo et al,2005)。大多数瘘管最终需要手术修复,这可以通过腹部、阴道或者两者联合的途径完成。关于瘘修复的理想方式仍存在争议,通常由医师的偏好和经验决定手术方式(Mille and Webster,2001)。已经有作者主张较大的瘘、瘘口紧邻输尿管口,以及经阴道修补失败

的瘘尤其适合经腹途径修补(Hemal et al,2008)。同样,理想的修复时机也存在争议,尽管传统的观点建议延迟干预,但是有文献支持对选择性的病例进行早期修复(Blandy et al,1991;Blaivas et al,1995;Langkilde et al,1999;Miller and Webster,2001)。

(二)技术

完全腹腔镜或者机器人辅助经腹的 VVF 和 UVF 修补已经证明是可行和有效的。微创手术可以和必须遵循开放尿瘘修复手术的核心原则,包括:①充分显露和完整切除尿瘘窦道;②最佳的健康组织(足够血供、无感染、炎症和肿瘤);③无张力、水密封、多层不重叠缝合关闭;④膀胱和阴道缝合面之间置入大网膜、腹膜或膀胱壁瓣及乙状结肠肠脂垂;⑤充分的术后膀胱引流(Sotelo et al,2005;Wong et al,2006)。

麻醉诱导后,行膀胱镜检查,留置双侧输尿管导管用来辨认和保护输尿管。为了帮助识别和切除窦道,另从膀胱置入输尿管导管通过窦道由阴道外口引出。对大的瘘口可以使用 Foley 导管。将海绵棒放置在阴道穹窿部调整阴道位置。

建立气腹后,放置 4～5 个通道,同膀胱憩室切除相似(见图 18-3)。可以根据术者的喜好使用两个或三个机械臂。通常采用经腹途径。患者采用高斜度的 Trendelenburg 体位,如果施行机器人手术时则使设备就位。使用膀胱镜照亮膀胱内腔可以辨认瘘口位置。复制 O'Conor 描述的开放手术步骤(1980),自膀胱顶壁垂直切开膀胱至瘘口处(Chibber et al,2005)。Sotelo 等(2005)描述为减少膀胱分离范围,就在窦道附近小范围切开膀胱壁。使用这种方法可以避免分离膀胱前间隙和广泛切开膀胱。继续向后分离直到辨认出窦道内的导管,或者采用替代的方式直接分离膀胱阴道间隙。为了防止丢失气腹,分别在膀胱内留置充盈球囊的 Foley 尿管并夹闭,在阴道内填塞湿海绵垫。分离膀胱阴道间隙将膀胱从阴道分离出来。彻底切除窦道,确保膀胱和阴道边缘的组织活力(图 18-13)。

术者必须随时辨认输尿管口,避免损伤。使用 2-0 或 3-0polyglactin 910 线分两层纵行缝合膀胱。横向缝合阴道创口,要求缝合方向不重叠。大网膜可以插入至缝合间隙,用可吸收线间断固

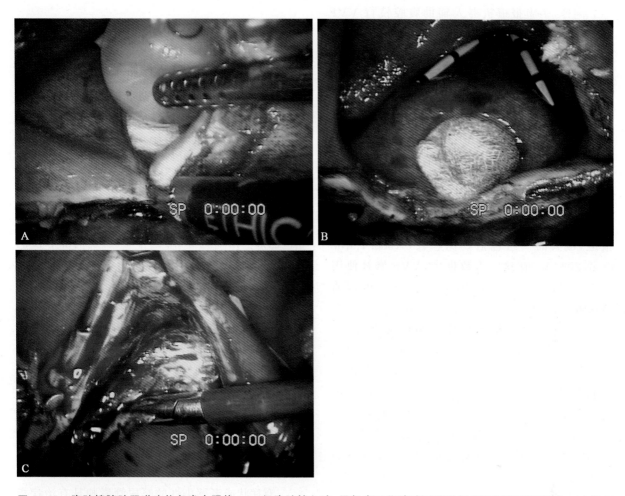

图 18-13　腹腔镜膀胱阴道瘘修复术中照片。A. 经腹腔镜入路，用超声刀将膀胱后壁纵行切开至膀胱阴道瘘。B. 切口向远端延伸直至切开窦道后壁，膀胱与阴道连通，可见纱布位于瘘管内，以及双侧输尿管导管。C. 适当牵拉下，将膀胱与阴道分离（From Sotelo R，Mariano MB，Garcia-Segui A，et al. Laparoscopic repair of vesicovaginal fistula. J Urol 2005；173：1615. ）

定在阴道前壁（Sotelo et al，2005）。替代的方法是将腹膜瓣（Hemal et al，2008；Gozen et al，2009）或者结肠周围脂肪或系膜脂肪（Chibber 等，2005）置于缝合面之间。膀胱内充满无菌生理盐水以确保缝合严密不漏水。移除输尿管导管。留置膀胱 Foley 尿管和闭合式的盆腔引流管。引流管 24～48h 移除。术后 10～14d 行膀胱造影，随后拔除 Foley 尿管。

（三）结果和并发症

腹腔镜和机器人 VVF 修补术分别是 1994 年（Nezhat et al，1994）和 2005 年（Melamud et al，2005）首次施行。腹腔镜 VVF 修补的可重复性已通过 12 篇报道中的 49 个病例所证实（Sotel et al，2005；Gozen et al，2009）。最大的一组是

Sotelo 和同事（2005）报道的 15 例手术患者中 14 例获得成功，平均随访 26.2 个月。2 例发生并发症，1 例肠切开后出现肠瘘，1 例腹壁动脉出血需要回手术室处理。一组 11 例 VVF 和 1 例膀胱子宫瘘的报道，Das Mahapatra 和 Bhattacharyya（2007）随访 12～36 个月发现 1 例手术失败。Chibber 与同事（2005）报道 8 例患者行 VVF 或膀胱子宫瘘修补术，随访 3～40 个月，成功率 100%，没有并发症。Otsuka 及同事（2008）成功实施 7 例腹腔镜 VVF 修补，术后没有复发，出现 2 例并发症，包括 1 例尿路感染和 1 例下肢骨筋膜室综合征。多个作者报道腹腔镜成功处理复发性瘘具有可行性（Miklos et al，1999；Nabi and Hemal，2001；Otsuka et al，2008）。

同样,多组报道机器人辅助腹腔镜行 VVF 修补具有可行性(Melamud et al,2005; Sundaram et al,2006;Schimpf et al,2007;Sears et al,2007;Hemal et al,2008)。短期的随访结果显示没有手术失败和并发症。腹腔镜和机器人辅助腹腔镜成功进行输尿管阴道瘘修补术也已有报道(Ramalingam et al,2005;Laungani et al,2008)。同样,已经有报道腹腔镜和机器人行直肠尿道瘘修补和腹腔镜行子宫颈膀胱瘘修补(Hema et al,2001;Sotelo et al,2007,2008)。经膀胱 LESS 的 VVF 修补也有报道,最大的一组包括 5 例患者(Abdel-Karim et al,2011)。在这一组数据中,VVF 修补使用的是 TriPort(Olympus,Tokyo,Japan),可弯曲器械和一个 EndoEYE 摄像头(Olympus)。额外增加 5mm 套管构成操作三角以帮助缝合。所有的修补是通过膀胱外途径进行,不过切除窦道需要切开膀胱,最后带蒂大网膜放置在阴道和膀胱之间。采用 3-0polyglactin 910 线单层缝合阴道,采用同样的线双层缝合膀胱。手术时间为 170～240min。所有的患者住院 2d,平均随访 8 个月,至今无复发(Abdel-Karim et al,2011)。

(四)结论

在小宗研究中,腹腔镜和机器人辅助腹腔镜修补 VVF 具有可重复性且有效。大宗的和随机的研究是有必要的,以确定与经腹开放和经阴道方式相比较,可以给患者带来什么受益。未来,采用 LESS 技术进行 VVF 修补可能增加腹腔镜手术的优势,赋予其最佳美容效果。

要点:膀胱阴道瘘和输尿管阴道瘘

- 小宗研究中证明腹腔镜和机器人辅助腹腔镜修补膀胱阴道瘘具有可重复性及有效性。
- 大宗的和随机的研究是有必要的,以确定与经腹开放和经阴道方式相比较,腹腔镜和机器人辅助腹腔镜手术中患者的受益。
- 未来,采用 LESS 技术进行 VVF 修补可能增加腹腔镜手术的优势,赋予其最佳美容效果。

六、脐尿管手术和膀胱部分切除术

脐尿管是胚胎发育过程中尿囊残余,它从膀胱顶壁至肚脐之间提供了韧带支持。良性和恶性病变会影响脐尿管。良性病变包括脐尿管囊肿、炎症和感染性病变。脐尿管腺癌罕见,通常表现为膀胱顶壁的肿瘤,但也有报道肿瘤仅位于脐尿管,没有任何膀胱的表现。对脐尿管腺癌和选择性的移行细胞癌病例,可以采用膀胱部分切除术。膀胱部分切除术也适用于其他病理类型的膀胱肿瘤,包括嗜铬细胞瘤、淋巴管瘤、膀胱肉瘤和浸润性子宫内膜异位症。

(一)评估和手术适应证

大多数脐尿管腺癌患者表现为镜下或肉眼血尿。偶尔,黏液腺癌可能表现为黏液样排出物或脓尿。感染或炎性的脐尿管囊肿可能出现脐部血性分泌物或脐部质硬和波动感。诊断评估包括膀胱镜和 CT 检查,膀胱镜下标志性的发现为膀胱顶部肿物;影像学显示膀胱顶部病变。分期评价对于排除淋巴结转移或者远处转移非常重要。对于脐尿管的良性或感染性病变,CT 可以显示脐周囊肿或脓肿。

有症状或者感染性的脐尿管囊肿具有治疗指征。尽管研究有限,但是没有明确证据表明脐尿管囊肿会转化为脐尿管恶性肿瘤,治疗应该仅限于有症状的患者。在炎症或感染情况下,患者应口服或静脉注射抗生素治疗。在开始抗生素治疗之前,应进行脐部分泌物拭子培养和尿液培养。可采用抗炎药物缓解症状。在脐部有波动感的情况,可进行局部切开和引流。如果症状完全消失,感染缓解,则不需要进一步干预。对于复发性脐尿管囊肿应行手术切除,切除整个脐尿管应包括小部分膀胱顶壁。如果对皮下积液进行适当的切开引流,在没有发现肿瘤的情况下不需要切除肚脐。

脐尿管癌需要严格切除整个脐尿管,根据膀胱受累的范围进行膀胱部分或者根治性膀胱切除。因为脐尿管癌通常仅侵犯膀胱顶壁,膀胱部分切除可能就足够了,而且已经证明有相同的肿瘤学效果(Herr et al,2007)。在这种情况下,整个脐尿管被整块切除,向下包括膀胱顶壁,向上包括脐部。此外,广泛地切除脐尿管两侧的腹膜以确保足够的切缘。为了明确分期,可以行扩大盆腔淋巴结清扫。

位于膀胱顶壁或者膀胱憩室内的孤立的移行细胞癌,也可行膀胱部分切除术。多发病灶的患者不适合行膀胱部分切除术,需要在膀胱镜下行膀胱和前列腺部尿道多点活检,进行全面的评价。膀胱嗜铬细胞瘤患者术前需要药物治疗,达到满意的治疗效果,避免术中出现高血压危象。

(二)技术

1. 患者体位和套管位置

行腹腔镜或机器人膀胱部分切除术的患者采用仰卧截石位。患者采用斜度大的 Trendelenburg 体位,使小肠移出盆腔以获得更好的视野。腹腔镜和机器人膀胱部分切除术的套管位置与膀胱憩室切除相似(见图 18-3)。当对脐尿管癌患者进行膀胱部分切除加脐部切除术时,12mm 镜头套管放置在脐部以上至少 5cm 以上,脐部左侧 2cm 处。

2. 膀胱镜评估

摆好患者体位和放置套管后,术者应该开始可弯的或硬膀胱镜检查。调低腹腔镜/机器人腹腔内光源的亮度,这样术者可以在腹腔内看到照亮的膀胱;这可以帮助术者从腹腔内界定膀胱受累的范围以确保足够的切缘(见图 18-4)。可采用电灼的方法在膀胱外标记切除范围,完成电灼后,移出膀胱镜并留置 Foley 尿管。

3. 手术技巧

不同于传统开放手术,脐尿管癌行腔镜膀胱

部分切时最后分离脐尿管。腹腔镜或机器人术者开始分离时应该使膀胱贴附于前腹壁,以获得最佳的视野和最充分的显露。膀胱内可注入 200～300ml 无菌水,以便于更好地辨认解剖结构。使用电灼的方法标记膀胱切除范围,切开膀胱壁各层,但不切开膀胱黏膜。在切开膀胱黏膜之前应排空膀胱,避免膀胱内容物溢入腹腔。切开膀胱黏膜之前,游离全长脐尿管和两侧足够宽的腹膜直至脐水平。在这一水平离断脐尿管,如果有必要可以在手术最后切除肚脐。全长脐尿管完全游离后,打开膀胱,环形切除全部膀胱病变。标本立即置入 10 或 15cm 的 Endo Catch 标本袋(Covidien)。膀胱切缘送快速冰冻切片分析,以确保完全切除肿瘤。如果不能获得阴性切缘,应进行根治性膀胱前列腺切除术。如果切缘为阴性,用可吸收线双层缝合膀胱。Foley 尿管留置 7d,于膀胱造影确认无异常后拔除。如需要进行扩大的盆腔淋巴结清扫术,按后面所描述的方法施行。标本袋自切除脐部后形成的腹壁缺损处取出。关闭所有的套管切口,盆腔引流管留置 24h。对因为移行细胞癌或非脐尿管肿瘤行膀胱部分切术的病例,可以在分离过程中早期切除脐尿管。明确膀胱病理后,可采用膀胱外和膀胱内联合途径进行腹腔镜或机器人膀胱部分切除术。在这一手术中,可以在病变的前或上方切开膀胱,通过膀胱内途径在病变侧方和下方环形切除肿物,保证足够的切缘(图 18-14)。

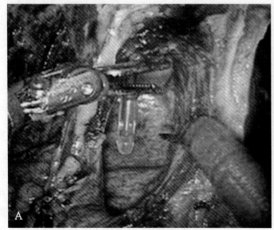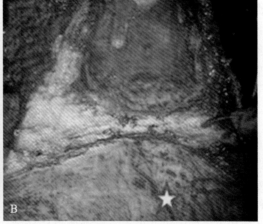

图 18-14　机器人膀胱部分切除术治疗膀胱移行细胞癌。此例肌层浸润性膀胱癌通过膀胱外和膀胱内联合途径处理。A. 通过光照明确以前膀胱肿瘤切除位置后,在肿瘤位置的上方切开进入膀胱;B. 进入膀胱后,采用膀胱内途径,围绕原手术瘢痕(星标)完成环形切除

(三)结果和并发症

多个研究证明对不同病理类型的膀胱肿瘤,包括嗜铬细胞瘤(Nayyar et al,2010;Pandey et al,2010;Kang et al,2011)、淋巴管瘤(Seyam et al,2012),以及子宫内膜异位症(Sener et al,2006;Chammas et al,2008),采用腹腔镜和机器人进行膀胱部分切除具有可行性。在几项关于脐尿管和移行细胞癌的研究中,住院时间为 2.5~4 天(Wadhwa et al,2006;Colombo et al,2008;Park et al,2008);然而根据作者的经验,患者术后第一天可以带着 Foley 尿管出院。平均随访 28.5 个月没有发现复发,初步的数据显示这些技术在肿瘤学上可靠,并且所报道的并发症很少(Wadhwa et al,2006;Colombo et al,2008;Park et al,2008)。

(四)结论

腹腔镜或机器人膀胱部分切除术在技术上是可行的,并发症有限。目前可用的数据有限,是因为仅有短期肿瘤学随访。随着机器人手术开展越来越广泛,相关报道可能会增多,会增强对于这些术式的信心。

要点:膀胱部分切除术

- 腹腔镜/机器人膀胱部分切除术在技术上是可行的。
- 并发症有限。
- 泌尿外科文献报道缺乏,肿瘤学随访时间短。
- 对治疗脐尿管癌或者移行细胞癌,此仍为未经充分检验的技术。
- 随着机器人手术开展越来越广泛,相关文献报道可能会增多,会增强对这些术式的信心。

七、机器人根治性膀胱切除术

传统上根治性膀胱切除术是泌尿外科最具破坏性的手术,具有显著的并发症发生率,鉴于此,采用微创技术试图减少并发症。腹腔镜根治性膀胱切除术(laparoscopic radical cystectomy,LRC)治疗膀胱癌已经证明具有可行性和可重复性。最近,机器人辅助根治性膀胱切除术(robotic-assisted radical cystectomy,RARC)的应用日益流行,在很大程度上取代了腹腔镜手术。正在进行的研究有助于阐明患者接受微创根治性膀胱切除术的受益程度,以及证明长期的肿瘤学结果。

(一)技术

1. 患者体位和套管位置

在很多情况下,手术系统的摆放取决于手术室的具体特点和可用的助手数量。作者更愿意使用机器人第四臂,放置在患者右侧髂前上棘上方两横指处。单个床旁助手位于患者左侧。在这种格局下,如果要使用第四臂抓钳,可以在右侧使用,而通常情况下外科医师一般左侧以左手使用抓钳。这样就可以双手抓持和操作。当采用两个床旁助手时,RARC的手术系统摆位如图 18-15 所示。在这种情况下至

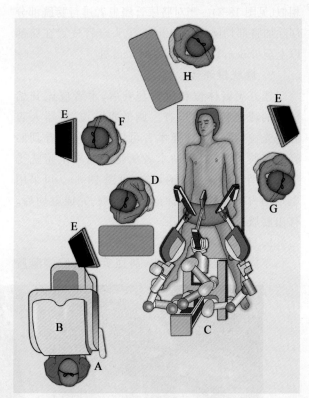

图 18-15 机器人膀胱前列腺切除术的手术室设置。A. 外科医师;B. 操作台;C. 达芬奇机器人系统;D. 洗手护士;E. 高清晰度监视器;F. 右侧助手;G. 左侧助手;H. 麻醉医师。如果使用机器人第四臂,我们更倾向于安排单个床旁助手站在患者左侧,通过位于右侧髂前上棘上两横指处的第四臂使用抓钳。当在右侧使用第四臂安装抓钳时,配合主刀医师通常使用的左手抓钳,可以实现双手抓持和操作

少需要 3 个显示器。洗手护士应该位于使用 15mm 套管操作的助手一侧，以便于递施夹钳，缝线和 Endo Catch 取物袋。位于操作台的主刀医师必须能够很快捷地到达手术台，以便在需要时迅速洗手上台手术。

使用标准的手术脚蹬将患者体位摆为仰卧截石位（图 18-16）。手术台水平位时，用塑料盖单将患者的双臂包裹固定。使用标准的蛋格样泡沫垫保护患者所有的受压位置。采用四条蛋格样泡沫垫制成的交叉肩带将患者固定于手术台上。每条尺寸是 6in×24in，患者每侧各使用两条，呈 X 形于胸前交叉。使用胶带将泡沫垫固定在手术台上。必须注意不要固定肋缘以下的泡沫垫下部，因为这样可能影响侧方套管的放置。患者一旦固定好，放低腿架，将患者置于 30° 斜度的 Tren-delenburg 体位。麻醉团队在整个手术期间留置胃管接低负压壁式吸引，在患者脸部放置泡沫垫预防窥镜导致的损伤，尤其是使用向下 30° 镜子的时候。留置 Foley 尿管外置于手术区域。

中线切口用于取出标本，如果愿意可以进行体外肠道操作。为了进行扩大淋巴结清扫切除术和可以充分观察到主动脉分叉以及最大限度地分离近端输尿管，镜头套管最好放置在耻骨联合以上约 25cm 处或脐部以上约 5cm 处。最初使用 Veress 气腹针穿刺建立通道，腹腔内充气至 15mmHg。对于肥胖患者，和麻醉团队沟通非常必要，因为气腹可能导致无法接受的吸入期高气道压，迫使降低腹腔气腹压。采用 6 套管入路（当进行体腔内尿流改道时，另加第 7 个套管），如图 18-17 所示。

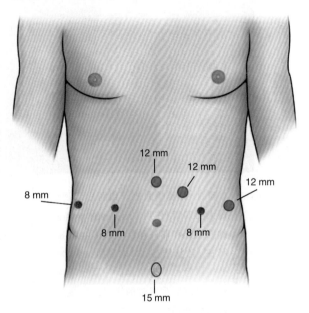

图 18-17　机器人膀胱前列腺切除加体腔内尿流改道术的套管位置分布。在腹腔充气后，一个 10～12mm 的带刀片的一次性套管放置于脐上，头端的套管位置对于扩大淋巴结清扫和体腔内肠道操作十分重要。所有剩余的套管均在直视下放置。左侧和右侧 8mm 机器人套管放置在镜头套管旁开 10cm 和下方 4cm 处。在左髂前上棘以上两横指放置一个 12mm 套管作为手术台旁助手的操作套管，右髂前上棘以上两横指放置第四机械臂的 8mm 套管。12mm 辅助套管放置于镜头套管和同侧的 8mm 套管中间，作为台旁助手主要操作通道，可用于放置 10mm 的 LigaSure 或 GIA 切割闭合器，用来切割膀胱侧韧带。最后，耻骨上 15mm 套管可用于体腔内尿流改道时放置腔内切割闭合器（Endo GIA）进行侧侧回肠吻合

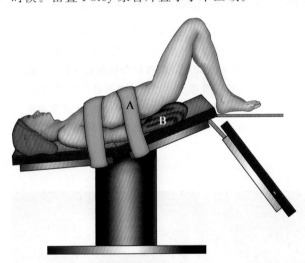

图 18-16　患者体位。使用标准的手术脚蹬将患者体位摆为仰卧截石位。使用标准的蛋格样泡沫垫保护患者所有的受压位置。A. 采用四条蛋格样泡沫垫制成的交叉肩带将患者固定于手术台上。每条尺寸是 6in×24in，患者每侧各使用两条，呈 X 形于胸前交叉。使用胶带将泡沫垫固定在手术台上。B. 用塑料盖单将患者的双臂包裹固定

当实施体内尿流改道术时，可以标记 6～8cm 下腹横切口（Pfannenstiel 切口），标记腹部

2. 辨认和离断输尿管

下面进一步描述机器人膀胱切除的技术；腹腔镜膀胱切除术只是应用不同器械但基本遵循相同的操作步骤。首先切开患者左侧无血管的白色Toldt线；这使得降结肠向中线方向移位显露后面的腹膜后空间。尽可能向头侧分离以便最大限度地游离左侧输尿管。辨认输尿管并向其近端和远端游离。同样方式进行右侧的分离（图18-18）。

3. 分离前部膀胱蒂组织

在尽可能向远端分离双侧输尿管后，辨识前部的膀胱蒂组织，包括膀胱上动脉（图18-19）。分离髂外血管和膀胱侧壁之间的无血管平面可以帮助辨认前部膀胱蒂组织。在这一平面的最后方是膀胱上动脉。可以夹闭和离断这个血管。对于不

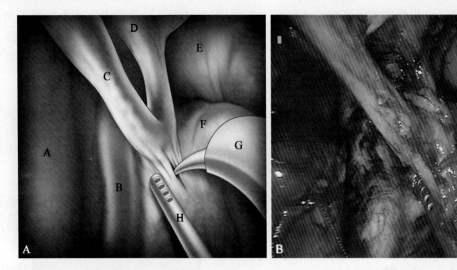

图18-18　A和B. 分离输尿管。如图显示辨认患者左侧输尿管，首先右侧台旁助手（使用MicroFrance抓钳）或机器人第四臂（使用ProGrasp；Intuitive Surgical，Sunnyvale，CA）牵拉乙状结肠，显示患者左侧输尿管。A. 盆腔侧壁和髂外动脉；B. 髂内动脉；C. 输尿管，由左机械臂向前方牵拉；D. 膀胱和输尿管开口；E. 直肠；F. 乙状结肠；G. 右侧机械臂；H. 吸引-冲洗器。外科医师切开覆盖于髂外动脉表面的后腹膜，在此处输尿管最易于识别。输尿管不应由外科医师或助手直接抓持，可以将左侧机械臂的抓钳放置在输尿管下方来实现有效的牵引。尽量向近侧分离输尿管高达髂总动脉近端水平。向远端分离输尿管至输尿管膀胱开口水平

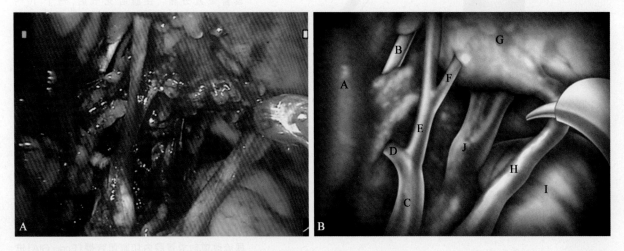

图18-19　A和B. 分离前部膀胱蒂组织，如果显示在患者左侧，首先要辨别盆腔侧壁和膀胱侧壁之间的无血管区。A. 盆腔侧壁；B. 闭孔神经；C. 髂内动脉；D. 闭孔动脉；E. 膀胱上动脉；F. 膀胱上动脉分支；G. 膀胱；H. 输尿管；I. 直肠；J. 后部膀胱蒂组织

保留神经的手术,其余的膀胱蒂组织可以采用
10mm LigaSure 离断。对于保留神经的手术,可
应用手术夹而避免在神经血管束附近进行电
灼。离断前部膀胱蒂组织后,可以方便地辨识
输尿管膀胱开口处。在这个位置夹闭和离断双
侧输尿管。输尿管近端夹子附着一根长的缝线
便于随后辨认输尿管。也可以在此位置离断双
侧输精管。

4. 分离膀胱后层面

离断双侧输尿管后,着力分离膀胱和直肠间
隙(图 18-20)。从左向右,切开膀胱和直肠之间的
后腹膜反折。医师需要确认到达狄氏筋膜后层以
下,以确保足够的后部切缘。沿这一层面尽可能
向远端分离,最好到达前列腺尖部位置。这一操
作便于辨识后部膀胱蒂组织。到此,膀胱还没有
被完全游离,依然附着在前腹壁。

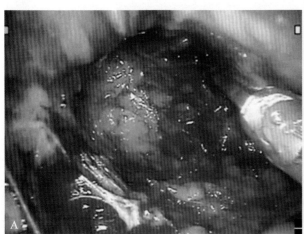 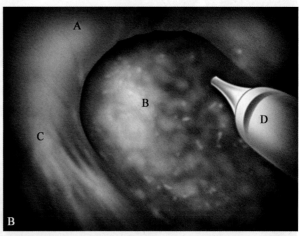

图 18-20　A 和 B. 离断前部膀胱蒂组织后,切开膀胱后方的腹膜反折,于中线处分离膀胱和直肠。A. 膀胱;B. 直肠;C.
左后膀胱蒂组织;D. 安装单极剪刀的右侧机器人机械臂。左侧助手向前方抬起膀胱,右侧助手牵拉后侧腹膜
边缘。采用单极剪刀进行大幅度横扫结合电烧灼,可以在狄氏筋膜后层以下分离出膀胱和直肠间的后部平
面。尽可能向远端分离,越过输精管和精囊指向前列腺尖部

5. 分离后部膀胱蒂组织和前列腺蒂组织

台旁助手使用 10mm LigaSure 或者网状的
腹腔镜切割器配以钉高 2.5mm 血管钉舱切割双
侧后部的膀胱蒂组织(图 18-21),尽可能向远端分
离。如果实施保留神经的手术,则使用夹子和切
割器替代热能量操作。完全切断膀胱蒂组织后,
打开两侧盆内筋膜。这样可以识别两侧前列腺蒂
组织,以同样的方式离断(图 18-22)。操作中应尽
可能向远端分离,因为一旦膀胱向后方"落下",
膀胱后的层面将很难显露。

6. 分离前壁使膀胱落向后方

膀胱蒂组织完全离断后,膀胱可以从前腹壁
附着处分离下来(图 18-23)。首先在紧邻脐部以
下水平离断脐尿管。切开脐正中韧带及两侧宽阔
的腹膜。完全分离 Retzius 间隙。在此位置切开
其他剩余的盆内筋膜。如果进行非原位膀胱尿流
改道,则离断耻骨前列腺韧带。如果行原位膀胱
尿流改道时,则保留耻骨前列腺韧带。

7. 离断阴茎背静脉复合体

0-0polyglactin 910 缝合线配 CT-1 针自阴茎
背静脉复合体下方,前列腺尖部远侧穿过(图 18-
24)。因为尿路上皮细胞癌可以侵犯前列腺部尿
道,所以不推荐保留前列腺的膀胱切除术,整个前
列腺和膀胱整体切除。DVC 一经缝扎便将其离
断;显露下方的尿道,在前列腺尖部远侧离断尿
道。向上提起 Foley 尿管,用 Hem-o-lok 夹闭尿
管防止尿液溢出到手术区域。从 Hem-o-lok 夹
远端切断尿管,保留充盈的球囊作为一个球状阀
门以防止尿液溢出,助手将切断的尿管向头侧牵
拉。分离后方,切断剩余的附着组织。膀胱、前列
腺和精囊被置入 15cm Endo Catch 标本袋内。此
时可进行扩大的盆腔淋巴结清扫。

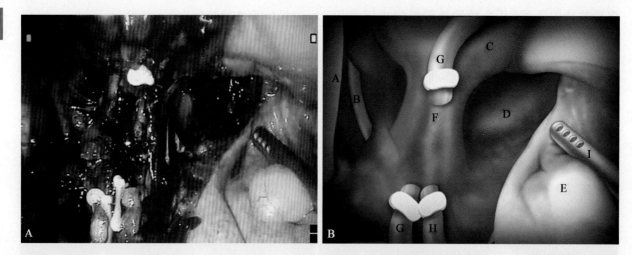

图 18-21　A 和 B. 此处显示的是患者左侧,分离膀胱和直肠之间的平面显示后部膀胱蒂组织。A. 髂外静脉;B. 闭孔静脉;C. 膀胱;D. 直肠;E. 乙状结肠;F. 后部膀胱蒂组织;G. 膀胱上动脉分支,已离断;H. 膀胱上动脉分支,离断;I. 吸引-冲洗器。后部膀胱蒂组织位于之前离断的前部膀胱蒂组织的远侧。台旁助手(或第四机械臂)将膀胱向上和向中线牵拉,其他助手向后牵拉直肠,这样便于暴露左侧后部膀胱蒂组织。当分离至盆内筋膜时,即完成了后部膀胱蒂组织的离断

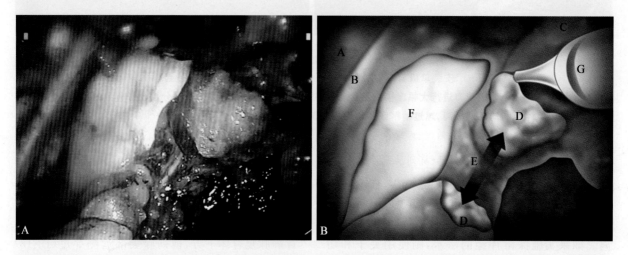

图 18-22　A 和 B. 如图显示患者左侧,通过机器人器械横扫的方式移除覆盖于盆内筋膜表面的脂肪组织。A. 耻骨;B. 耻骨肌线;C. 膀胱;D. 后部膀胱蒂,离断;E. 前列腺蒂组织起始部;F. 盆内筋膜;G. 右侧机器臂。使用机器人剪刀将盆内筋膜锐性切开。这样暴露前列腺蒂组织,在不保留神经的手术中使用 LigaSure 装置进行离断,在保留神经的手术中使用 Hem-o-lok 夹结扎和离断。为避免直肠损伤,右侧助手应使用吸引器或抓钳向后牵拉直肠。重要的是尽可能向远端进行分离,因为一旦膀胱从前方附着处分离下来,从后方暴露前列腺尖部就非常困难

8. 扩大的盆腔淋巴结清扫

因膀胱恶性肿瘤行根治性膀胱切除术时,盆腔淋巴结清扫是其中重要的组成部分(图 18-25)。淋巴清扫术对准确分期至关重要,便于医师为患者提供预后方面的意见和做辅助治疗方面的决策。淋巴结清扫术的范围与改善肿瘤预后相关,即使在有局限的淋巴结转移的情况下,也是如此。然而,即使是行开放的根治性膀胱切除术,盆腔淋巴结清扫的范围通常有限或根本就不行清扫。在过去的 10 年里,已经有大量的文献证明可以通过

腹腔镜或机器人手术进行扩大淋巴结清扫。几项大规模的研究,包括多中心国际合作项目,已经很好地证明了淋巴结清扫的可行性和可重复性。有足够经验的术者,行机器人扩大淋巴结清扫需要45~60min 的手术时间。

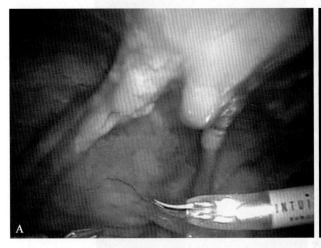
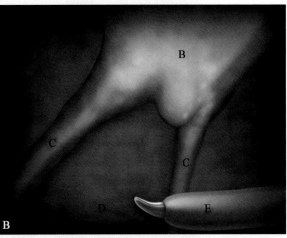

图 18-23　A 和 B. 从前腹壁分离膀胱。肿瘤学原则要求脐尿管及两侧宽阔的腹膜要与膀胱整块切除。A. 前腹壁;B. 脐尿管;C. 脐内侧韧带;D. 膀胱;E. 右侧机械臂。在手术开始时,将镜头套管放置在脐上几厘米的位置是至关重要的。如果镜头套管放置得不够靠上,那么会无法完全切除脐尿管和并影响后续盆腔淋巴结清扫中近侧区域的清扫。助手和(或)机器人第四臂抓持对侧的脐内侧韧带。向内侧牵拉,采用单极剪刀切开其前侧腹膜。向下方广泛切开腹膜,直到显露耻骨

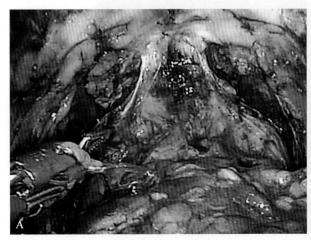
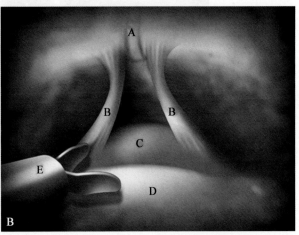

图 18-24　A 和 B. 横断阴茎背静脉复合体。A. 耻骨;B. 耻骨前列腺韧带;C. 前列腺;D. 膀胱;E. 左侧机械臂。如果行原位膀胱尿流改道时需要保留耻骨前列腺韧带,对于非原位膀胱尿流改道,尿道不予保留,离断耻骨前列腺韧带以获得最佳的远端解剖。使用 0-0polyglactin 910 缝线以缝合背静脉复合体。在不保留神经的膀胱前列腺切除术中,可以用热能量方式离断背静脉复合体;在保留神经的手术中应避免使用电凝。对于进行原位新膀胱重建的患者,离断尿道时也应避免电凝。向上牵拉膀胱切开尿道前半部分,将 Foley 尿管远端牵入体内。使用大号 Hem-o-lok 夹夹闭并切断尿管,防止肿瘤细胞随尿液溢出。左侧助手钳夹 Foley 导管的断端将前列腺和膀胱向上方牵拉。切断尖部残余附着组织,将膀胱、前列腺和精囊置于 15cm Endo Catch 标本袋内(Covidien,Mansfield,MA)

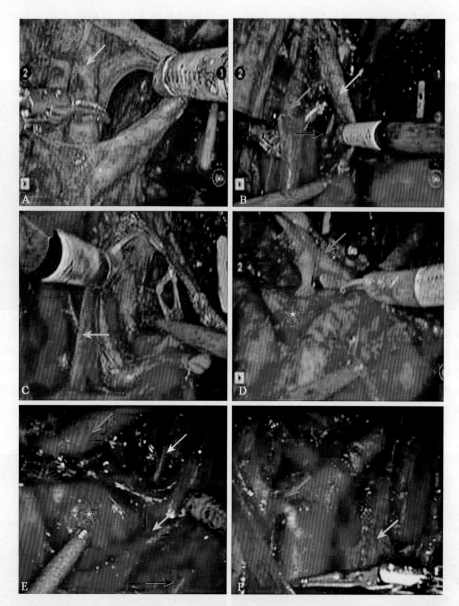

图 18-25　扩大淋巴结清扫。清扫范围包括近侧达肠系膜下动脉及主动脉分叉,下方至 Cooper 韧带,外侧到生殖
股神经,内侧至骶骨岬。所有骶前、髂内、髂外、闭孔和髂总淋巴结均行分区整块切除。A. 采用分离和
翻转的技术,左侧髂总动脉和髂外动脉(绿色箭头)和静脉(黄色箭头)周围的淋巴结被移向内侧,并在
远端 Cooper 韧带水平进行夹闭。B. 环形切除所有髂总和髂外动脉(绿色箭头)和静脉(黄色箭头)周
围的淋巴结组织。C. 清除闭孔神经上方和下方的淋巴结(黄色箭头)。D. 移除骶前淋巴结(绿色箭
头),显露骶骨(星号)。E. 游离右侧髂总动脉、移除动脉(绿色箭头)和静脉(黄色箭头)之间的所有淋
巴结,显露外侧边界(生殖器股神经)(黑色箭头);骶骨以星号标记。F. 在肠系膜下动脉上方(绿色箭
头)完成淋巴结清扫

　　作者采用“分离和翻转”技术从髂外动脉水平
开始进行淋巴结清扫。围绕动脉环形清扫所有淋
巴结。清扫远侧至 Cooper 韧带,外侧至生殖股神
经。辨认髂外静脉,围绕静脉环形清扫所有淋巴
结,静脉以下以盆腔侧壁作为外侧边界,一直到闭

孔神经。清除闭孔神经和血管周围及其下方的所
有淋巴结。继续向近侧清扫达髂总动脉,主动脉
分叉处,至少到肠系膜下动脉水平。识别髂内动
脉并骨骼化。清除骶前淋巴结。继续向对侧进行
相同的清扫,清除自腹主动脉分叉至髂总动脉,向

下到髂外、髂内血管,远侧至 Cooper 韧带范围内所有的淋巴结。不同区域的淋巴结分别放置在不同标本袋中以收获最多数量的淋巴结。

9. *左侧输尿管转移至右侧*

在大血管正前方和乙状结肠后方层面进行分离(图 18-26 和图 18-27)。抓钳从乙状结肠后方自右侧置入左侧,抓住左侧输尿管末端的缝线,将左侧输尿管自乙状结肠后方牵拉到右侧。此时,完成膀胱根治术的操作,术者进行体内或体外尿流改道和取出标本。

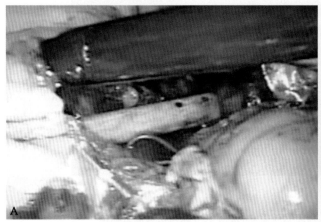
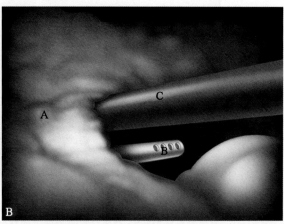

图 18-26　A 和 B. 左输尿管在乙状结肠后方移位。左侧助手将吸引-冲洗器通过左侧 5mm 套管放入。右侧助手用抓钳牵拉乙状结肠,术者确定分离层面位于乙状结肠系膜后方,主动脉分叉上方,大血管正前方。将吸引器沿着该层面从左侧进入右侧,通常需要在乙状结肠系膜右侧进一步分离以便确认吸引器头端。A. 乙状结肠;B. 吸引-冲洗器,从乙状结肠后方自左向右通过;C. 右侧机械臂,抬起乙状结肠。右侧助手通过 5～15mm 套管置入腹腔镜马里兰分离钳,分离钳的尖端可靠地插入吸引器内。右侧助手引导分离钳到患者左侧,这样马里兰分离钳的尖端能够在患者乙状结肠系膜后方的左侧出现。将附着于左输尿管末端的 0-0 缝线置于马里兰抓钳中,从乙状结肠系膜后方将左输尿管牵拉至患者右侧

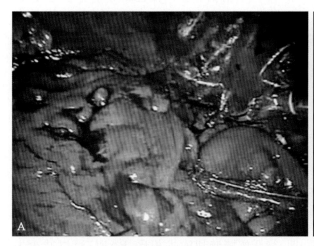
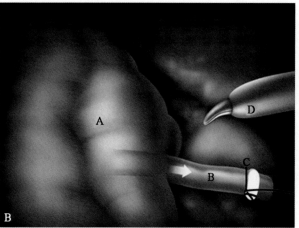

图 18-27　A 和 B. 左输尿管完成转移。A. 乙状结肠;B. 左输尿管,穿过乙状结肠系膜后方层面送至患者右侧;C. 左输尿管的断端系着 0-Vicryl 线的 Hem-o-lok 夹;D. 右侧机械手臂

(二)尿流改道

尿流改道可以通过体外或者完全体腔内方式完成。传统的尿流改道选择包括回肠通道、经皮可控改道或者原位新膀胱。可以采用其中任何一种方式,具体方法另在其他独立的章节里描述。对于体外尿流改道,通常采用腹中线

脐下纵向切口,可以通过该切口取出标本。当施行体内尿流改道时,可以采用纵行或者水平

切口取出标本(6~8cm)(图18-28)。

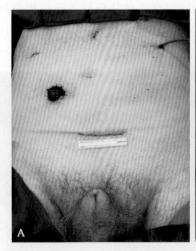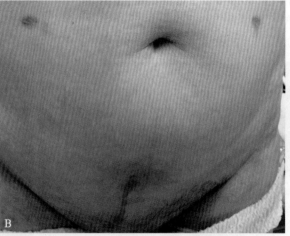

图18-28　机器人膀胱切除术加尿流改道后的美容效果。A. 机器人膀胱切除术与体内回肠通道,8cm 的 Pfannenstiel 切口取出标本。B. 机器人膀胱切除术加体腔内新膀胱重建,采用 6cm 纵向切口取出标本

八、机器人女性膀胱切除术

对女性患者,可以通过腹腔镜和机器人方式完成根治性膀胱切除术。通常,这一手术包括同期子宫切除、双侧的输卵管卵巢切除,以及阴道前壁切除术。选择合适的患者,可以保留妇科器官和阴道壁。

(一)技术

游离输尿管后,结扎膀胱上动脉和膀胱下动脉,以及子宫和卵巢的血管。切断子宫圆韧带,将子宫、输卵管及卵巢缝合于闭锁的脐韧带,以便后方的显露与分离。在 Douglas 窝切开腹膜,在阴道内的海绵棒的帮助下,在刚刚低于突入的宫颈水平,于后穹窿处切开基底部,继续向远端分离至膀胱颈水平。确认膀胱颈后,于膀胱颈远端约0.5cm 处离断和切除标本。用可吸收线纵向或横向关闭阴道壁。在选择合适的患者,可以保留妇科器官和阴道前壁(图18-29)。游离和横断输尿管后,在子宫膀胱陷凹处切开腹膜。于膀胱后壁和阴道前壁之间的层面开始分离,向远端延续到膀胱颈水平。环形分离膀胱颈并切断,标本立即放置在标本袋内(表18-1)。

(二)结果和并发症

机器人根治性膀胱切除术是一个具有挑战

性的手术,要求术者有娴熟的机器人手术技术。已有多个团队描述的学习曲线,包括国际机器人膀胱切除联盟(International Robotic Cystectomy Consortium,IRCC)。IRCC 的分析显示术者需要完成大约 20 例手术,可能达到一个可以接受的手术时间;需要完成 30 例手术,淋巴结清扫收获的淋巴结数量能够超过 20 枚(Hayn et al,2010a,2010b)。同一团队探讨术者以前具有机器人前列腺切除术的经验对 RARC 结果的影响,研究显示,之前前列腺切除的病例数量可以缩短 RARC 的手术时间,减少术中失血和提高淋巴结收获数量;不过似乎不影响手术切缘阳性率。

LRC 和 RARC 的围术期结果已有详细描述,并与开放手术相比较。回顾性的比较研究显示,与开放手术相比,RARC 降低失血量和输血率,缩短住院时间,但是手术时间更长(Wang et al,2008;Kader et al,2013)。随机的前瞻性研究证明,与开放膀胱切除术相比,RARC 可以减少失血量,并有减少超长住院时间和输血率的"趋势",手术时间并无差别(Parekh et al,2013)。另一项随机前瞻性研究显示,与开放手术相比,RARC 可以减少出血量、缩短排气和恢复肠蠕动的时间,以及减少院内麻醉药用量,但是手术时间更长(Nix et al,2010)。

表 18-1 机器人辅助根治性膀胱前列腺切除术的临床病理结果

医疗中心	例数	技术	手术时间（分钟）(中位数)	预计出血量（毫升）(中位数)	并发症发生率(%)	中位术后住院天数	回肠通道数百分比(%)	切缘阳性率(%)	清扫淋巴结数目
得克萨斯大学（Parekh et al.2013）	20	RARC	300	400	25	6	N/A	5	11(中位数)
北卡罗来纳大学（Nix et al.2010）	21	RARC	252	200	33	4	50	0	19(平均数)
华盛顿大学（Nepple et al.2010）	36	RARC	410(平均数)	675(平均数)		7.9(平均数)	56	14	17(中位数)
阿拉巴马大学（Knox et al.2013）	58	RARC	468(平均数)	276(平均数)	43	6.3(平均数)	91	7	21(平均数)
威尔奈尔医学院（Ng et al.2010）	83	RARC	365(平均数)	460(平均数)	48	5.5	56	7	16(中位数)
威尔康奈尔医学院（Kauffman et al.2011）	85	RARC	360(中位数)	400			71	6	17(中位数)
维克森林大学（Kader et al.2013）	100	RARC	451(平均数)	423(平均数)	35	6	97	11	18(平均数)
北卡罗来纳大学（Pruthi et al.2010）	100	RARC	258(中位数)	250	8(>3级)	4.9(平均数)	61	0	19(平均数)
罗斯威尔帕克癌症研究所（Guru et al.2009）	100	RARC	343(平均数)	598(平均数)	38		93	3	17～26(平均数)
希望之城国家医疗中心（Yu et al.2012）	196	RARC	432(中位数)	400(中位数)	80(30%严重并发症)	9(中位数)	32	4.1	28(中位数)

RARC（robotic-assisted radical cystectomy），机器人辅助根治性膀胱切除术

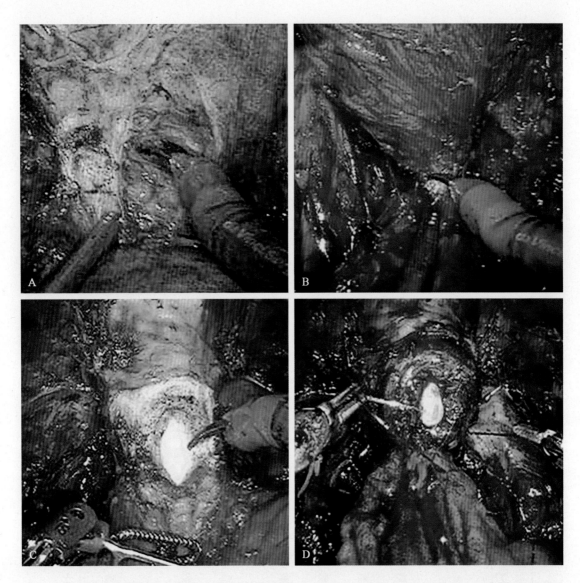

图 18-29　女性患者保留器官的机器人根治性膀胱切除术。在膀胱子宫陷凹切开腹膜(A)。在膀胱后壁和阴道前壁之间的层面开始分离,并向远侧延伸至膀胱颈水平(B)。环形分离并横断膀胱颈(C)。本例为体内原位新膀胱构建,图示完成尿道吻合术(D)

　　LRC 和 RARC 在肿瘤学方面的数据在不断积累。IRCC 对一组 513 例患者的分析显示,总的切缘阳性率为 6.8%,pT2 及以下为 1.5%,pT3 为 8.8%,pT4 为 39%(Hellenthal et al,2010)。回顾性研究显示,和开放的膀胱切除术相比,RARC 在淋巴结收获数量或者切缘阳性率等病理学结果方面并无差异(Kader et al,2013)。同样,小样本随机前瞻性研究证明,切缘阳性率或者淋巴结收获数量方面未发现差异(Nix et al,2010;Parekh et al,2013)。其他研究证明,机器人扩大淋巴结清扫的可行性并且与开放手术效果

相当(Abaza et al,2012;Desai et al,2012)。现已证明,手术量大的机构和医师更愿意行机器人扩大淋巴结清扫,并收获更多的淋巴结数量(Marshall et al,2013)。鉴于开展 LRC 与 RARC 的时间远远短于开放手术,少有研究报道长期随访数据。例如,对行 RARC 小组病例随访超过 5 年,总生存率为 64%,疾病特异性生存率为 75%,无疾病生存率为 50%,结果与开放手术相当(Khan et al,2013)。一组 121 例行 LRC 或 RARC 的患者提供了迄今为止时间最长的随访数据,中位随访时间为 5.5 年。在这项研究中,3 年的精确总生存率、肿瘤特异性生

存率和无复发生存率分别为 55％、73％和 71％；5 年为 48％、71％和 65％；10 年为 35％、63％和 54％（Snow-Lisy et al,2014）。

已有报道，RARC 相关并发症发生率通常与开放手术相当。一项大的多中心研究（IRCC）对 939 例患者随访超过 90 天，术后 30 和 90 天的患者并发症发生率分别为 41％和 48％（Johar et al,2013）；19％的患者出现严重并发症（3 到 5 高分级）。胃肠道、感染和泌尿生殖系统的并发症最常见。输血率与高分级并发症相关。术后 30 和 90 天的死亡率分别是 1.3％和 4.2％。根据标准化报告，术后 90 天内的并发症发生率为 80％，其中 35％是严重并发症（Yuh et al,2012）。在这组 214 例患者中，最常见的并发症是感染、胃肠道和手术相关并发症。与严重并发症相关的几个因素包括并发症、术前红细胞压积和原位膀胱尿流改道。

回顾性和前瞻性随机研究，已经对 RARC 和开放膀胱切除术的并发症发生率进行了比较。一项回顾性研究对比 100 例开放和 100 例机器人膀胱切除手术，机器人手术总的并发症率和严重并发症率低于开放手术（分别是 35％：57％ 和 10％：22％）（Kade et al,2013）。一项全美住院患者样本研究比较了 1444 例开放手术和 224 例机器人膀胱切除术，接受 RARC 的患者院内并发症发生率更低（49.1％和 63.8％，$P=0.035$），死亡率也更低（0 和 2.5％，$P<0.001$）（Yu et al,2012）。在一项 41 例患者的随机前瞻性研究中，总的并发症率没有显著差异（Nix et al,2010）。同样，迄今为止仅有的另外一项随机研究显示，2 级或以上的并发症率之间未发现差异（Parekh et al,2013）。

在微创膀胱切除术和开放手术之间关于成本-效益的比较，也是一直在探讨的问题。Smith 及同事（2010）报道机器人膀胱切除术比开放手术花费更高。Yu 和同事（2012）通过比较 1444 例开放手术和 224 例机器人根治性膀胱切除术也证实机器人手术花费更高。然而，其他作者报道与开放手术相比，机器人膀胱切除术也能达到很好的成本-效益比，尤其是行回肠通道构建，缩短住院时间和减少并发症，可以降低机器人手术的成本（Lee et al,2011a,2011b）。

（三）结论

根治性膀胱切除术的微创外科技术代表了一个不断发展的泌尿外科领域。可比的肿瘤学疗效和更新的长期数据提示，微创根治性膀胱切除术的肿瘤学结果与开放手术相当。虽然研究表明其具有一些围术期的优势，但这是以更长的手术时间为代价，需要进一步的研究阐明其确切的优势。

要点：机器人根治性膀胱切除术

- 机器人辅助根治性膀胱切除术代表了一个不断发展的泌尿外科领域。
- 它当然是一种可用于治疗浸润性膀胱癌的工具。
- 并发症有限，手术时间可比，需要等待长期的肿瘤学结果。

九、单纯/保留三角区的膀胱切除术

（一）评估和手术指征

非根治性膀胱切除术，也称为单纯膀胱切除或者保留三角区、保留前列腺的膀胱切除术，可以作为最后的手段用于治疗症状不能缓解或者持续感染的患者。这种情况包括顽固的间质性膀胱炎、放射性膀胱炎、出血性膀胱炎、顽固的出血、放疗后瘘管形成，或者放疗后尿急对药物与非手术治疗无效等。机器人或者其他手术方式切除膀胱，应该仅作为药物和非手术治疗失败后最后的手段。手术前应该和患者和家属正式讨论如何选择尿流改道方式。

（二）技术

机器人或腹腔镜单纯膀胱切除术可以按照与前述根治性膀胱切除术相似的步骤进行。首先分离输尿管并在膀胱水平离断，膀胱后方的分离始于切开后侧腹膜反折。离断膀胱上动脉和前部膀胱蒂组织，分离膀胱后侧越过精囊达前列腺基底部。当完成后方的分离，切断膀胱前壁与前腹壁的附着组织，使膀胱向后方落下。完成上述操作后就可以在前列腺近侧水平切开膀胱前壁，保留完整的三角区。切除膀胱后壁，然后将膀胱放入 Endo Catch 标本袋。如果行原位膀胱尿流改道，三角区可以与新膀胱吻合。当对放疗后形成瘘的患者行单纯膀胱切除术时，应清除前列腺窝处的坏死组织，因为这是一个可能出现术后持续的感染和形成脓肿的区域。这种情况下可以考虑置入带血管蒂的瓣状组织,以便健康组织的生长和伤口较好愈合。

(三)结果和并发症

目前没有腹腔镜或者机器人单纯膀胱切除术相关的长期研究结果。大部分数据来自个案报道和单个术者的经验报道。并发症与根治性膀胱切除术类似。病例是严格筛选的,每一个病例必须在个体化基础上进行考虑。

十、经膀胱异物与结石取出术

(一)适应证

经腹膀胱切开取石术适用于非常大的和(或)多发的膀胱结石,或者经尿道途径手术无效(例如结石负荷过大,之前的内镜下治疗失败)。这一方式尤其适用于巨大的前列腺增生患者,同时通过微创的腹腔镜或机器人手术行耻骨上或耻骨后前列腺切除术。此外,膀胱内异物可以采用腹腔镜方式取出,通过经腹途径或经膀胱的 LESS 方法或者机器人手术。膀胱异物取出的手术操作已有描述,包括手术材料和网状吊带(Maher and Feiner,2011;Yoshizawa et al,2011;Kim et al,2012;Macedo et al,2013;Roslan et al,2013)、移位的子宫内装置、折断的缝针(Lee et al,2010),以及电线(Ko et al,2010)。

(二)技术

腹腔镜或机器人异物取出术可以采用多种技术,腹腔镜或机器人经腹腔途径是最直接的方法。标准腹腔内充气后,置入经腹腔套管(Maher et al,2011;Macedo et al,2013)。切开膀胱前壁显露异物,如果需要可以置入输尿管支架管,取出或者切除膀胱内异物,用可吸收线关闭膀胱(图 18-30)。

采用经膀胱途径可以避免进入腹腔,采用多个套管进行手术(图 18-31)(Yoshizawa et al,2011;Kim et al,2012)。置入膀胱镜,向膀胱内注入生理盐水,直视下向膀胱内置入 5mm 套管,排空膀胱内的盐水,建立气膀胱,压力维持 8～12mmHg。另外置入两个套管,进行异物切除术。

也可以采用经膀胱单孔手术方式去除膀胱异物和(或)网状吊带(图 18-32)(Ingbe et al,2009;Roslan et al,2013)。膀胱镜下注入生理盐水,置入单孔装置,辨认并切除异物,随后关闭膀胱。可以经尿道置入抓钳协助牵拉(Roslan et al,2013)。

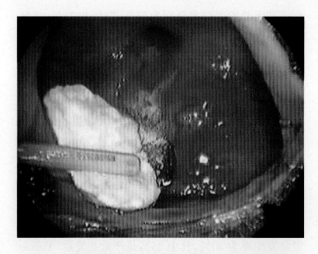

图 18-30 经腹腹腔镜网状吊带切除术。建立气腹后,以传统方式放置经腹套管。打开膀胱后,去除网状吊带,结石或异物。用可吸收线分两层缝合膀胱。膀胱内网状补片与继发的膀胱大结石

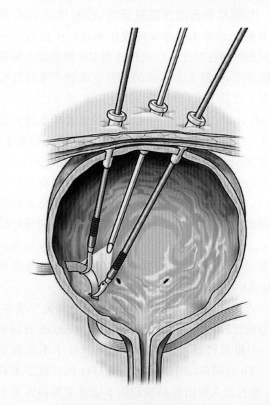

图 18-31 经膀胱腹腔镜网状吊带切除。膀胱镜下将经膀胱套管直接置入膀胱内。建立并维持气膀胱。去除网状吊带或其他异物,用可吸收缝线关闭膀胱(From Yoshizawa T,Yamaguchi K,Obinata D,et al Laparosocopic transvesical removal of e-rosive mesh after transobturator tape proce-dure. Int J Urol 2011;18:861.)

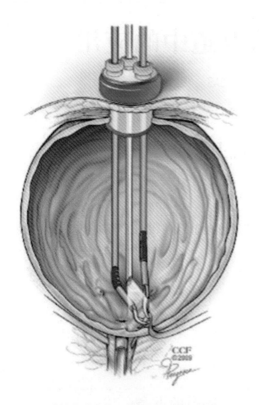

图 18-32　经膀胱单孔网状吊带切除。经膀胱镜充入生理盐水扩张膀胱。将单孔套管直接置入膀胱,建立气膀胱。经膀胱单孔进行网状吊带切除术,后关闭膀胱(From Ingber MS,Stein RJ,Rackley RR,et al. Single-port transvesical excision of foreign body in the bladder. Urology 2009;74:1347.)

请访问网址 www. expertconsult. com 查看与本章相关的视频。

参考文献

完整的参考文献列表通过 www. expertconsult. com 在线获取。

推荐阅读

Parekh DJ,Messer J,Fitzgerald J,et al. Perioperative outcomes and oncologic efficacy from a pilot prospective randomized clinical trial of open versus robotic assisted radical cystectomy. J Urol 2013;189:474.

Seideman CA,Huckabay C,Smith KD,et al. Laparoscopic ureteral reimplantation:technique and outcomes. J Urol 2009;181:1742.

Snow-Lisy DC,Campbell SC,Gill IS,et al. Robotic and laparoscopic radical cystectomy for bladder cancer:long-term oncologic outcomes. Eur Urol 2014;65:193.

Sotelo R,Mariano MB,Garcia-Segui A,et al. Laparoscopic repair of vesicovaginal fistula. J Urol 2005;173:1615.

Tai HC,Chung SD,Wang SM,et al. Laparoscopic partial cystectomy for various bladder pathologies. BJU Int 2007;100:382.

Yuh BE,Nazmy M,Ruel NH,et al. Standardized analysis of frequency and severity of complications after robot-assisted radical cystectomy. Eur Urol 2012;62:806.

(瓦斯里江·瓦哈甫　**编译**　牛亦农　**审校**)

第19章 肠管在尿流改道中的应用

Douglas M. Dahl, MD, FACS

　　肠道常用于泌尿外科重建手术,进行输尿管替代,膀胱扩大或膀胱替代。在比较少见的情况下,胃肠道也可以作为尿道或阴道的替代物。胃、空肠、回肠和结肠均在尿路重建手术中发挥作用。成功使用这些肠道需要掌握完整的外科解剖知识。外科医师必须掌握术前肠道准备的方法,以及隔离肠襻和重建肠道连续性的技术。成功的关键是理解技术步骤,了解将肠道整合入尿路过程中可能发生的并发症。掌握了这些知识,才可能选择合适的肠管进行尿路重建,并且并发症发生率最低。本章回顾了在泌尿外科手术中使用肠管所涉及的技术问题,这与所有类型的尿路重建手术相关,并描述了使用肠管过程中可能出现的重要的急性与长期的困难和并发症。

一、手术解剖

　　本节有关内容及图 19-1、图 19-2(原图 97-1、图 97-2),请参阅 Expert Consult 网站。

二、肠管的选择

　　相关内容,请参阅 Expert Consult 网站。

三、肠道的准备

　　有一个大家长期秉持的原则就是肠道准备有益于择期肠道手术。虽然胃中的菌群相对较少,但在空肠、回肠和结肠等其他肠管内均含有大量细菌。早期研究表明,术前未经肠道准备的患者行肠道吻合术后,伤口感染和腹腔脓肿的发生率增高,吻合口裂开率亦高于术前接受了适当肠道准备的患者(Irvin and Goligher,1973;Dion et al,1980)。其他研究表明,机械性肠道准备可使术中肠管空虚,减少吻合口漏的发生率(Christensen and Kronborg,1981)。但最近有研究开始质疑这一大家广泛秉持的观念,即肠道准备是必要的。一项关于结肠和直肠手术吻合口漏的随机临床试验的荟萃分析中,研究者发现结果并不支持在选择性开放结肠手术中,机械性肠道准备可以减少吻合口漏和其他并发症的结论(Guenaga et al,2011)。另一项回肠改道术的小样本随机研究发现,接受肠道准备与未接受肠道准备的两组患者之间,结果并无差异(Hashad et al,2012)。

　　在动物实验中,显示血运较差的吻合口通常会发生穿孔,但是如果用抗生素进行过适当的肠道准备,穿孔处就可以愈合。另外,在愈合早期,固体粪便也可压迫吻合口造成缺血及继发穿孔。细菌污染引起的并发症是导致泌尿外科手术患者病情加重和死亡的重要原因。18%～20%接受根治性膀胱切除术的患者,其感染性并发症直接由因粪便污染引起,包括伤口感染,腹膜炎,腹腔内脓肿,伤口裂开,吻合口裂开和脓毒血症(Bracken et al,1981)。最近的一系列研究表明,目前的处理方法已经取得了实质性的改善,围术期感染性并发症的发生率为 7%(Stein et al,2004)。在同期的另一组 167 例行根治性膀胱切除术加可控性或回肠襻尿流改道术的患者中,感染性并发症发生率为 7.2%(Mansson et al,2003)。另一组 359 例的大样本研究中,其感染性并发症占 11.1%(Berneking et al,2013)。

肠道准备包括机械性准备和抗生素准备两方面,两者都是为了减少肠道手术导致的并发症。机械性准备可减少粪便的量,而抗生素准备则降低了细菌数。肠道菌群包括需氧菌(最常见的是大肠埃希菌和粪肠球菌),以及厌氧菌(最常见的是类杆菌和梭状芽孢杆菌)。空肠中细菌浓度为每克粪便中有 $10\sim10^5$ 个,远端回肠中为 $10^5\sim10^7$ 个,升结肠中为 $10^6\sim10^8$ 个,降结肠中为 $10^{10}\sim10^{12}$ 个。

(一)机械性肠道准备

机械性肠道准备可减少细菌总数,但不能降低其浓度,每克粪便依然含有同样数量的细菌(Nichols et al,1972)。因此,机械性肠道准备后,虽然肠内容物减少,由此术中肠内容物溢出的可能性变小;但是一旦有肠内容物溢出,其含菌量与未做肠道准备者相同。然而最近有研究表明,实际上肠道准备反而可能增加细菌污染的可能(Fa-Si-Oen et al,2005)。

过去采用的传统肠道准备一般需要经过 3d 热量摄入不足的准备期,使患者体力下降并加重了营养消耗(表 19-1)。有人提倡使用要素饮食来清洁结肠内的粪便而不损害患者的营养状况,但不幸的是未证明其有效性,因为要素饮食既不能排空结肠内的粪便也不能减少细菌菌落数(Arabi et al,1978)。采用全消化道灌洗以缩短肠道准备所需的时间并避免热量摄入不足。最初是通过留置鼻胃管(NGT)在数小时内注入 9～12L 乳酸林格液或生理盐水。后来改用 10% 甘露醇溶液替代上述液体,同样可以成功地消除肠道内的粪便;然而甘露醇也是细菌的营养物质,可以促进细菌生长(Hares and Alexander-Williams,1982)。目前已经基本改用聚乙二醇(PEG)-电解质溶液。全消化道灌洗会使患者疲惫不堪,而且可造成液体蓄积,尤其是使用生理盐水或甘露醇时更是如此。因此,全消化道灌洗的禁忌证为心血管系统不稳定、肝硬化、严重肾病、充血性心力衰竭和肠梗阻的患者。与传统肠道准备相比,全消化道灌洗虽然可以有效地减少需氧菌菌落数量(van den Bogaard et al,1981),但对于减少伤口感染和脓毒性并发症方面并不比传统肠道准备效果更好(Christensen and Kronborg,1981)。全消化道灌洗的优点在于患者可以自由饮食,准备时间较短,并且无须灌肠。缺点是可使患者体力消耗,过程相当严酷,有时会导致液体超负荷。

表 19-1　**机械性肠道准备**

术前		传统方法	聚乙二醇甘露醇电解质溶液	
天	饮食	泻药	饮食	聚乙二醇甘露醇
3	低渣饮食加添加剂		正常饮食加添加剂	
2	低渣饮食加添加剂		低渣饮食加添加剂	
1	清流饮食	10 盎司枸橼酸镁下午 1:00 持续用药 2h	清流饮食	2～4L(成人)或 25ml/(kg·h)× 2h(不超过 2L)(儿童)

PEG-电解质灌洗液(例如 GoLYTELY 或口感较好的 NuLYTELY)是有效的灌洗剂,用于结直肠择期手术以及需要使用肠道的泌尿外科手术的肠道准备。成人可以 20～30ml/min 或 1～1.5L/h 的速度口服或通过置于胃中的小口径 NGT 灌注 3h。如果是口服,则冷却后的液体更

易耐受。当直肠排出澄清液体且无颗粒样物质或液体用量已达 4L，即可停止 PEG 灌洗。采用此方法准备肠道，脓毒性并发症发生率约为 4%，有约 5% 的患者肠道准备不充分（Wolff et al，1988）。对于儿童，即使是 1 岁以下的儿童，也可以按 20～40ml/(kg·h) 的速度灌注 PEG，直到经直肠排出的液体澄清且无颗粒样物质（Tuggle et al，1987）。此外，成人常同时给予 10mg 甲氧氯普胺用于控制恶心。

口服泻药是另一种可接受的术前减少粪便负荷的肠道准备方式。枸橼酸镁或磷酸钠口服溶液清洁肠道均是有效的（Borden et al，2010）。患者需要服用的液体量显著降低（148ml 枸橼酸镁和 45ml 磷酸钠），健康患者通常能够很好地耐受这种肠道准备。

肠道准备可能增加代谢并发症，并引起电解质紊乱，从而影响手术治疗。采用磷酸钠对年老体弱的患者进行肠道准备时必须谨慎，已证实磷酸钠肠道准备可导致体弱患者发生钾、钙和磷水平的严重紊乱（Beloosesky et al，2003）。已有报道，磷酸盐肾病是口服磷酸钠（OSP）进行肠道准备导致的严重并发症（Markowitz et al，2005）。对具有潜在肾功能不全或接受肾毒性药物治疗的患者，应谨慎开具 OSP 处方。在美国，最近更改为只有美国食品和药物管理局（FDA）才能开具 OSP 处方。OSP 应该很少被使用。仅有的一项关于使用磷酸钠和 PEG 进行肠道准备的对比研究表明，二者术后并发症的发生率无显著差异（Oliveira et al，1997）。有研究表明，老年患者可更好地耐受 PEG，且较少造成钾、钠水平的紊乱（Seinela et al，2003）。通过口服电解质溶液补液可以预防肠道准备的一些并发症（Tjandra and Tagkalidis，2004）。

多项研究质疑机械性肠道准备的效果。一些研究建议仅有限的机械性肠道准备是必要的，而其他研究甚至质疑是否还需要机械性肠道准备。一项研究比较了灌注 2L PEG 溶液加甲氧氯普胺与灌注 4L PEG 溶液进行肠道准备，发现两组患者的手术并发症发生率和肠道清洁程度没有差别（Grundel et al，1997）。另一项研究比较了 4L PEG 和 90ml 磷酸钠的效果，两组患者的手术并发症发生率的差别也没有显著意义（Oliveira et

al，1997）。两组 Meta 分析发现，术前应用机械性肠道准备，术后吻合口裂开的发生率增加（Wille-Jorgensen et al，2003；Bucher et al，2005）。PEG 肠道准备可能是导致并发症发生率升高的原因，但尚缺乏对其他肠道准备方法的充分分析（Slim et al，2004）。在一项对随机研究的 Meta 分析中发现，两组择期结直肠手术患者，术前进行机械性肠道准备或者未行无肠道准备，其吻合口漏、腹腔脓肿或伤口脓毒性感染的发生率无差异（Slim et al，2009）。尚无研究进行充分阐述腹腔镜肠道手术前是否需要进行肠道准备的问题。值得关注的是，在这些研究中，静脉注射抗生素对降低并发症发生率至关重要。而且，非常重要，值得注意的是，患者在接受择期性肠道切除术中，肠道的暴露是有限的，而不像泌尿外科手术中切开长段肠道，或将肠道间置于本无粪便内容物的泌尿系统通道内。目前尚无研究充分分析在泌尿外科重建手术中省略机械性肠道准备是否具有安全性（Large et al，2012）。

（二）抗生素肠道准备

对于在结肠和小肠的择期手术准备中加用抗生素是否可以显著降低死亡率和并发症存在很大争议。机械性肠道准备和抗生素肠道准备的应用可追溯到 20 世纪 70 年代。一项研究中抗生素肠道准备将脓毒症并发症的发生率从对照组的 68% 降至抗生素组的 8%（Washington et al，1974）。但多数研究报道，伤口感染率较小幅度的下降，由不应用抗生素时的 35% 降至应用抗生素时的 9%（Clarke et al，1977）。其他研究者报道，使用抗生素进行肠道准备将死亡率由 9% 下降到 3%（Baum et al，1981）。显然应用抗生素可以保护容易受感染因素影响的肠道，使脆弱的吻合口得以顺利愈合。然而其他研究表明，择期手术患者仅行机械性肠道准备而未应用抗生素，脓毒性并发症发生率与应用抗生素组相当，而且未口服抗生素的患者难辨梭状芽孢杆菌结肠炎的发生率比较低（Wren et al，2005）。但是，如果存在肠梗阻，则口服抗生素就没有意义了，因为这种情况下它们杀灭肠道细菌方面作用不大。应用抗生素的缺点包括术后腹泻和假膜性小肠结肠炎的发生率增加；理论上缝线处肿瘤种植发生率上升的情况并不常见于泌尿外科手术；念珠菌过度增殖可导致口腔炎、鹅口疮和腹泻,长期应用抗生素还会导致蛋白质、糖类和脂肪吸收障碍。最常用于肠道准备的抗生素包括卡那霉素(是肠道准备最好的药)、新霉素联合红霉素、新霉素联合甲硝唑(表19-2)。通过适当的抗生素准备,可使肠道细菌减少到每克粪便 10^2 个(Nichols et al,1972)。一项针对接受择期结肠手术患者的随机试验表明,术前机械性肠道准备,口服新霉素和补充含益生菌

的配方食物(为肠道提供有益菌群)时,可使粪便中细菌浓度降到最低。但在应用或不应用抗生素肠道准备的两组患者间并未发现临床感染的差异(Reddy et al,2007)。一组来自密歇根州的纳入2475 例结肠手术患者的大型研究显示,术前机械性加抗生素肠道准备降低了感染并发症发生率(5.0%∶9.7%),以及梭状芽孢杆菌结肠炎的发生率(0.5%∶1.8%)(Kim et al,2014)。

表 19-2　**抗生素肠道准备**

术前天数	卡那霉素	新霉素加红霉素	新霉素加甲硝唑
3	1g,口服,每小时 1 次,其 4 次,然后每日 4 次	—	—
2	1g,口服,每日 4 次	—	1g 新霉素、0.75g 甲硝唑,各每日 4 次
1	1g,口服,每日 4 次	1g 红霉素加 1g 新霉素,13:00、14:00 和 23:00 各 1 次	1g 新霉素、0.75g 甲硝唑,各每日 4 次

　　围术期静脉注射抗生素似乎是预防肠道手术感染并发症的最重要手段。而术前就开始系统应用抗生素疗效最佳,最好在手术前 1～2h 开始给予抗生素(Classen et al,1992)。抗生素对厌氧菌最为有效,可以显著减少由厌氧菌引起的并发症(Dion et al,1980)。数项研究表明,在口服抗生素基础上给予围术期系统应用抗生素可将脓毒血症并发症的发生率从 15%～20% 降至半数(Hares and Alexander-Williams,1982；Gottrup et al,1985)。然而,也有其他研究显示,全身应用抗生素比如头孢菌素并不能减少脓毒性并发症发生率(Wolff et al,1988)。如果围术期应用抗生素治疗,应选用对厌氧菌有效的,因为围术期应用抗生素对这些细菌引起的并发症特别有效。提倡将三代头孢菌素作为合适的系统应用的抗生素。最近的研究支持在肠道手术前预防性联用口服和系统应用抗生素(Kim et al,2014)。显然,术前应用抗生素可以减少术后并发症。大多数人认为术前静脉注射抗生素很重要,许多人主张停用口服抗生素,因为可能会增加难辨梭状芽孢杆菌性腹泻的发生率,并且相对于术前 1h 内给予静脉注射抗生素,口服抗生素似乎并没有任何优势(Wren et al,2005)。

　　作者偏好同时采用机械性和口服抗生素肠道准备。允许患者正常饮食,直到术前 1 天,再开始

清流质饮食,同时服用枸橼酸镁作为泻药。开具新霉素与红霉素用于口服抗生素肠道准备。手术当天,在手术开始前 1h 给予静脉注射抗生素。

(三)腹泻和假膜性小肠结肠炎

　　肠道准备可能导致腹泻和假膜性小肠结肠炎。假膜性小肠结肠炎是一种较为严重的腹泻,临床上发生于经过肠道准备的术后阶段,通常出现腹痛和腹泻,不伴有发热和寒战。随着症状和感染加剧,会出现全身中毒性症状。此类患者可出现中毒性巨结肠,中毒性巨结肠的死亡率可超过 15%～20%。历史上曾认为假膜性小肠结肠炎是由葡萄球菌引起的,但实际上,几乎没有证据支持葡萄球菌是致病菌。现在已明确难辨梭状芽孢杆菌在大多数病例中起着重要作用。难辨梭状芽孢杆菌产生至少两种毒素导致腹泻和小肠结肠炎。难辨梭状芽孢杆菌不侵入肠道,正常情况下也不是粪便菌群中的主要细菌。难辨梭状芽孢杆菌的生长被其他细菌抑制,因此在检查时较难发现。这样,当抗生素导致破坏肠道菌群后,对难辨梭状芽孢杆菌增殖的抑制作用消失,导致其快速增殖。释放的毒素造成弥漫性炎症反应,伴有肠壁乳白色斑块形成、红斑和水肿。在显微镜下,小肠绒毛完好,黏膜下层可见多形核白细胞浸润(Bartlett,2002)。

　　随着疾病的进展,大片黏膜脱落,许多区域的

肠管黏膜层剥脱。病变可能累及结肠,这种情况称为假膜性结肠炎;若累及小肠,则为假膜性小肠炎,两者也可以同时受累。根据症状或内镜检查可考虑此诊断,确诊需通过细菌培养或毒素鉴定。因细菌培养耗时较久,因此更为快速有效,具有临床价值的是通过难辨梭状芽孢杆菌毒素鉴定明确诊断。一旦确诊,治疗包括应用万古霉素或甲硝唑,并停用患者正在使用的其他抗生素。万古霉素或甲硝唑对大多数病例有效。少数情况下出现中毒性巨结肠,则需进行结肠次全切除术以挽救生命(Chang,1985)。使用毒素抗体的新疗法有望降低疾病的发病率(Lowy et al,2010)。

四、肠道吻合术

无论采用哪种吻合类型或吻合方法,都必须遵循一定的基本原则,以尽可能减少肠道手术的并发症和死亡率。在应用肠管的泌尿外科手术中,术后早期最常见的并发症和死亡发生的原因都与肠道相关,或者是肠-肠吻合术,或者是间置于尿路中的肠管。因此,在泌尿外科手术中怎么强调都不为过,要小心谨慎地采用正确的技术处理肠管。不幸的是,肠管游离和再吻合这些手术步骤常常是在长时间根治性手术步骤之后进行,那时手术团队都已经感到疲劳。因此,外科医师应该时刻牢记以下几项原则,熟悉到在手术操作中不需要特意去思考操作是不是符合某条原则的程度。

肠吻合正确技术的第一条原则是充分暴露。应充分游离肠管,在充分显露的视野下进行肠吻合。如果可能,应该充分游离肠管,这样吻合可以在前腹壁完成。用 Mikulicz 纱布垫将吻合区与腹腔的其余部分隔离开,这样做很重要,可以避免肠道溢出物在不经意间污染整个腹腔。从肠管剥离小段肠系膜,这样可以与肠管断端夹肠钳处或者与直线切割器钉线保留适当距离(通常为0.5cm)进行吻合,使浆膜能够良好对合而不会嵌入肠系膜。必须暴露足够的浆膜,这样可以直接在浆膜上进行浆肌层缝合或者以切割器闭合,而不会穿过肠系膜。

实施正确吻合的第二条原则是保障肠管断端良好的血供。吻合时存在张力、过度分离或者游离肠管、过度使用电灼、结扎过紧以致缝线间的组织绞窄等都会破坏血供。肠管切缘呈粉红色并有血液自行流出说明血供未受损,但吻合前必须确切止血。横切肠管的位置要选择好保证两端肠管血供充分。在切断肠管之前要在光照下确定观察肠系膜以明确血供情况。在泌尿外科手术中,肠管横断的位置是可以选择的,要选定一个区域,具有良好的血管弓供应切的肠管两端。选择这一区域时还要考虑到肠系膜切开的深度,以获得合适的肠段活动度。确定好切断肠系膜的合适位置,切开浆膜,于两把蚊式钳之间切断,并用 4-0 丝线结扎。肠系膜也可用 LDS 切开闭合器装置(Covidien Surgical,Mansfield,MA)、双极电凝装置或超声刀进行离断。

第三条原则为防止肠内容物局部溢出。预防肠内容物溢出的最佳方法是术前进行充分的肠道准备(也就是无粪便且肠管空虚)。用手指夹住肠管,从预定的横断部位分别向头侧和尾侧清除肠内容物,并用无损伤肠钳夹闭肠管,使肠内容物溢出的可能性变得更小。这种肠钳可以防止肠内容物由断端流出,而又不会干扰肠系膜的血供。放置无损伤肠钳并且隔离手术区后,用 Allen 钳夹闭肠管,在两把 Allen 钳之间切断肠管。也可以使用切开吻合器在 Allen 钳的位置切断肠管(见后文)。局部肠内容物溢出和感染对吻合口愈合不利,因此,建议做充分的肠道准备,并且使用无损伤阻断钳。如果有肠内容物溢出,如前述已经使用 Mikulicz 纱布垫隔离肠管,那么纱布垫也能有效地防治肠内容物的污染。用大量生理盐水充分冲洗将要在重建手术中使用的截取肠襻。隔离肠襻后,冲洗液从肠襻一端注入,在另一端用弯盘收集流出的冲洗液,一直冲洗到流出液变得澄清。这一步骤可以防止输尿管肠吻合及其他重建手术步骤中发生内容物局部溢出。

第四条原则适用于所有的肠吻合,两段要吻合的肠管之间应该行浆膜对浆膜的精确对合。吻合口应做到严密不漏水,且无张力。必须使用无损伤钳轻柔地处理肠管。吻合处肠壁应内翻而不是外翻,但对此存在相当多的争议,有报道外翻吻合愈合过程中很少有并发症发生。但是明确的是,在吻合边缘出现情况时,内翻吻合比外翻吻合更容易保持完好。

第五条原则是缝合线打结不要太紧避免组织发生缺血坏死。显然，缝线必须将两段肠管的浆膜牢固地对合在一起。与可吸收缝线相比，使用不可吸收缝线在愈合早期阶段可以使吻合更加牢固，但差别很小，可能没有什么特殊意义。

最后一条原则涉及两段肠管吻合后肠系膜的对位。两处系膜应该是彼此平行，术者应确保吻合后无肠系膜扭曲。

导致吻合口裂开的因素包括血供差、粪便溢出引起的局部感染、腹腔内引流管放置于吻合口处，以及吻合的肠管有放疗史。血供差和局部感染可导致缺血。引流管放置在吻合口处增加了吻合口漏的可能性，对放疗后的肠管进行吻合比未经放疗的肠吻合更容易发生吻合口裂开。一组肠道尿流改道研究显示，75% 的术后致命并发症的发生与肠道相关，而这些患者中有 80% 在肠道手术前接受过放射治疗（Mansson et al，1979），这个事实强调了细致操作以及遵循这些原则的重要性。另一项研究表明，以前的放射治疗显著增加了根治性膀胱切除术后严重并发症发生的可能性（Eswara et al，2012）。

（一）吻合类型

可以使用缝合线或切割闭合器进行肠吻合。只要操作得当，两者并发症发生率相似（Catena et al，2004）。但在某些情况下，其中某种方法可能更有优势。使用切割闭合器结石的发生率较高（Woodhouse and Robertson，2004），可吸收缝线更适用于接触尿液的肠段［例如将肠管缝合到肾盂或膀胱，关闭尿液流出道近端（Costello and Johnson，1984）和利用肠管构建储尿囊］。

1. 双层缝合法进行肠吻合

以 3-0 丝线在系膜缘一侧紧贴 Allen 钳下方缝合牵引线穿过要吻合的两段肠管壁，同样方法于对系膜缘紧贴 Allen 钳下方缝合第二根牵引线（图 19-3）。重要的是沿肠壁分离足够肠系膜，以便可以在直视下将缝线穿过浆膜。在两根牵引线之间以 2mm 间距缝合一排丝线。缝合时通过转动两把 Allen 钳使其彼此分开，已完成浆膜面的对合。缝线必须穿过肌层，但不能穿透肠管全层。缝完所有缝线后分别打结，剪掉所有缝线线尾，但保留两端的缝线作为牵引线。移除 Allen 钳，止血，如需要可以轻微电灼。用 3-0 带双针的铬制

肠线在吻合口后缘进行全层缝合，自行打结。缝线两端由中间缝合点向两侧连续锁边缝合，直到系膜缘和对系膜缘完全对合。在缝合至肠管侧壁时改为 Connell 全层内翻缝合（图 19-4），直到肠管前壁。两端缝线在前壁中线处汇合、打结。用 3-0 丝线间断缝合对合肠管前壁浆膜。去除无损伤阻断钳，用 3-0 丝线间断缝合关闭肠系膜。

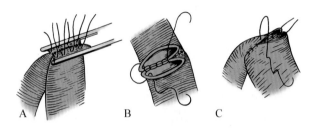

图 19-3　双层缝合吻合。A. 两根 3-0 丝线在系膜缘和对系膜缘缝合作为标记线，用 3-0 丝线缝合浆膜层将后壁对合。B. 3-0 铬制肠线全层缝合肠管后壁，自行打结，以连续锁边缝合的方式直到侧壁，在侧壁改为 Connell 全层内翻缝合。C. Connell 全层内翻缝合对合肠管前壁边缘，使缝合边缘内翻。用 3-0 丝线在前壁缝合边缘上方做浆肌层水平褥式缝合，完成吻合（未描绘）

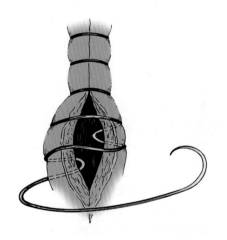

图 19-4　Connell 全层内翻缝合。将缝合线从浆膜到黏膜穿透肠壁，然后在吻合口同侧从黏膜到浆膜穿出肠壁，然后在吻合口对侧以"外里-里外"的方式缝合。重复这个操作直至两段肠管对合

用拇指和示指对合触摸吻合口，感觉到肠壁组织环绕指端，以此方式确认吻合口通畅。这种吻合技术可以在切除胃幽门窦后用 Billroth Ⅰ 式

方法恢复肠管连续性时使用。它也是所有吻合方法中最安全的,可在条件不理想的情况下术者被迫行吻合术时使用。

2. 单层缝合法行肠吻合

单层吻合方式对合肠管是一种非常好的肠吻合技术,并发症发生率低,一组大宗研究报道吻合口漏发生率仅为 0.2%,而使用切割闭合器吻合时吻合口漏发生率为 8.4%(Leslie and Steele,2003)。

将需要吻合的两段肠管的肠系膜对位,用 3-0丝线在系膜缘穿过两段肠管的浆肌层;同样方式于对系膜缘缝合浆肌层。系膜缘缝合线打结,对系膜缘缝合线不打结。移除 Allen 钳,轻微电灼止血。吻合的关键点是系膜缘,是最易发生吻合口瘘的位置。发生吻合口瘘通常是由于缝合不仔细,或者没有充分清除附着于浆膜的系膜导致未能在直视下缝合浆膜。正因为系膜缘是关键部位,所以要首先处理它。在系膜缘及对侧用各用3-0丝线全层缝合肠管作为牵引线。这些缝线缝合时包括浆膜多于黏膜,从而使缝合边缘内翻(图19-5A)。有些人喜欢在此处使用 Gambee 缝合,将缝合线穿过一侧肠管全层,在穿过另一侧肠管全层之前横穿两侧肠管的小部分黏膜(图 19-5B)。将系膜缘缝线打结,仔细将缝合缘内翻,以对合浆膜。然后以 3-0 丝线以 2mm 间距缝合肠管前后壁,内翻缝合缘,这样将两段肠管的浆膜对合在一起。在接近对系膜缘牵引线时,先缝合几针,然后将所有缝线逐一打结。如前述方法以拇指和示指触摸环绕指端的肠壁组织,确保吻合口通畅。

3. 回结肠端侧吻合法

按以下方式闭合结肠断端(图 19-6)。用 3-0丝线在系膜缘 Allen 钳下方缝合,同样方法在对系膜缘进行缝合,全部打结。用 3-0 铬制肠线在Allen 钳下方水平褥式缝合。从系膜缘开始缝合,缝线自行打结,水平褥式缝合直达对系膜缘,此处缝线再次自行打结。移除 Allen 钳,用同一根铬制肠线全层连续环绕缝合,直至回到起点(即回到系膜缘)。此处缝线再次自行打结。用 3-0丝线以 2mm 间距间断缝合两侧浆膜,包埋缝合缘。我们偏好按照闭合输出道近端的方式闭合结肠末端。在系膜缘和对系膜缘用 3-0 丝线缝合浆

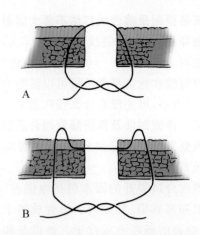

图 19-5　A. 缝合正确时,穿过肠管的缝线所包括的浆膜比黏膜更多。B. Gambee 缝合法。缝线穿过全层肠壁,横穿小部分黏膜,然后以镜像方式缝合对侧需要吻合的肠管

膜,移除 Allen 钳,用 3-0 铬制肠线在系膜缘和对系膜缘全层闭合肠腔。采用 Connell 连续全层内翻缝合,两根铬制肠线在中间会合并打结。用 3-0丝线缝合浆肌层,将浆膜对合在一起。

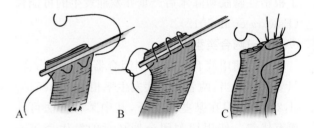

图 19-6　闭合肠管近端。A. 3-0 铬制肠线在对系膜缘开始缝合,自行打结,在肠钳下方行水平褥式缝合直至系膜缘。在此处缝线自行打结。B. 移除肠钳,用同一根铬制肠线连续全层环绕缝合回到起点,缝线再次自行打结。C. 用 3-0 丝线间断水平褥式缝合缝合浆肌层,内翻包埋铬制缝合线

将肠系膜对齐,用 3-0 丝线间断缝合回肠浆膜与结肠带下方 2mm 处的浆膜(图 19-7)。切开结肠带,长度与邻近回肠的直径相当。如前所述进行双层吻合,用 3-0 双针铬制肠线由后壁中点开始全层缝合结肠和回肠,向两侧连续锁边缝合到达结肠带切口边缘。在最外侧缘变成 Connell连续全层内翻缝合,并闭合前壁。用 3-0 丝线从回肠到结肠行浆肌层缝合,包埋前壁缝合线,闭合肠系膜。

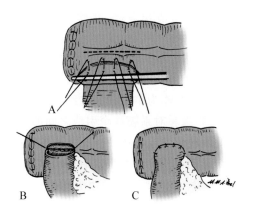

图 19-7　端-侧吻合术。A. 缝合回肠浆膜与结肠带下方2～3mm 处的结肠浆膜。B. 切开结肠带,切口长度适合回肠管径。用 3-0 铬制肠线在后壁全层缝合,自行打结,向两侧缘连续锁边缝合,在侧面转变为 Connell 连续全层内翻缝合,后完成前壁内翻缝合。C. 用 3-0 丝线间断水平褥式缝合对合前壁的浆膜缘

4. 不同直径的肠管行回结肠端端吻合

用 3-0 丝线缝合回肠和结肠的系膜缘(图 19-8)。用第二根 3-0 丝线在结肠对系膜缘,紧靠 Allen 钳的下方进行缝合,将缝线的另一端在回肠对系膜缘紧邻 Allen 钳下方进行缝合,这样使两次缝合的回肠浆膜和结肠浆膜长度是相当的。这样,在肠管断端边缘,相同长度的回肠浆膜与结肠浆膜缝合在一起。用 3-0 丝线以 2mm 间距缝合回肠和结肠的浆肌层,将回肠和结肠的浆膜对合。移除 Allen 钳,止血,切开回肠对系膜缘肠壁直到回肠最近端的缝线处,这样两个肠腔的大小相同。用 3-0 双针铬制肠线将后壁连续锁边缝合,在侧方改为 Connell 连续全层内翻缝合,并闭合前壁。用 3-0 丝线行浆肌层缝合,包埋前壁缝合线。

(二)切割闭合器吻合法

理论上切割闭合器吻合的优点是为切缘愈合提供更好的血供,减少组织操作,缝合均匀且水肿轻微,吻合后肠腔较宽、吻合更容易且耗时较少、术后麻痹性肠梗阻的时间缩短。但是,如果用于有尿液通过的肠管,应该避免使用不可吸收钉进行吻合,因为不可吸收钉常导致结石形成(Costello and Johnson,1984;Woodhouse and Robertson,2004)。

TA(横向吻合)切割闭合器吻合可外翻缝合

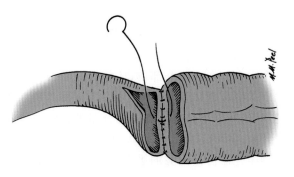

图 19-8　不同直径肠管的端端吻合。用 3-0 丝线在系膜侧邻近管腔末端做浆肌层缝合。以 3-0 丝线在邻近结肠肠腔末端和小肠对系膜缘断端近侧做浆肌层缝合,缝合应距小肠断端有足够的距离,这样小肠对系膜缘肠壁切开时,小肠与结肠管腔大小一致。用 3-0 丝线以 2mm 间距在两条牵引线之间间断缝合浆肌层。在小肠对系膜缘切开肠壁,直到小肠开口与结肠开口大小一致。以 3-0 铬制肠线行全层缝合,缝线自行打结,向两侧方连续锁边缝合。在侧方改为 Connell 全层内翻缝合,前壁内翻缝合。用 3-0 丝线间断水平褥式缝合前壁浆肌层,完成吻合。与图 19-3 所示的闭合方法类似

线。因为吻合钉呈"B"型闭合,不挤压组织,理论上可以防止缝合线处缺血。当**切割闭合器**用于横断肠管但仍有出血时,这种特性就充分显现出来。出血点可以轻微电凝,或用细的可吸收线结扎。切割闭合器吻合肠管与手工缝合吻合效果相当,两者的并发症发生率相似。正确掌握这项技术后,吻合所需操作时间缩短,但对于长时间的手术,如果从整体手术时间考虑,这一方法也节约不了多少时间。在一项大规模前瞻性随机试验中,对切割闭合器吻合与双层手工吻合进行了比较,发现两组并发症发生率相同,但是切割闭合器吻合所需的时间要比手工缝合缩短 10min,而两组间整体手术时间相同(Didolkar et al,1986)。一项比较手工缝合和切割闭合器吻合并发症研究发现,**切割闭合器**吻合组肠漏或瘘管形成的发生率为 2.8%,手工缝合组为 3.0%(Chassin et al,1978)。但有临床意义的吻合口漏发生率仅为 0.9%(Fazio et al,1985)。据报道,回肠通道构建中使用切割闭合器吻合,吻合口漏发生率为 4.5%(Costello and Johnson,1984)。

因此,使用切割闭合器或者手工缝合吻合取决于外科医师的选择。在食管-肠管吻合术和低位直肠吻合术中,切割闭合器吻合似乎优于手工缝合吻合。在这两个部位,环状切割闭合器吻合比手工缝合更精确。由于这些并非泌尿外科手术的问题,所以是否使用切割闭合器进行吻合由泌尿外科医师来决定。作者认为,在泌尿外科领域,切割闭合器占据优势的手术是回结肠端侧吻合,应用环状切割闭合器可以快捷地构建一个宽阔通畅的吻合口。

有三种切割闭合器常用于肠道重建:线性切割闭合器,吻合性切割闭合器和环状切割闭合器。线性切割闭合器可以在一条直线上打上两排或者三排分别错开吻合钉。根据所选的钉舱和装置不同,可以选择不同长度的钉线和不同高度的吻合钉。根据个人期望选择钉线的长度。根据要闭合的组织选择吻合钉的高度。血管和肺组织需要采用闭合高厚度为 1mm 的吻合钉(开放高度为2.5mm)。大多数肠吻合需要采用中号切割闭合器,吻合钉闭合高度为 1.5mm(开放高度为3.5mm)。有时对较厚的组织需要选用大号切割闭合器,吻合钉闭合高度为 2mm(开放高度为4.8mm)。如果对选择切割闭合器型号存有疑问,可以用专门的特殊工具测量组织厚度。一般来讲,厚度小于 1mm 或者大于 3mm 的组织不适合使用切割闭合器。最近,同一钉舱配备不同高度吻合钉的切割闭合器已经推出,为不同厚度组织的切割和闭合提供更好的安全性。

吻合性切割闭合器可以在组织上装订两条线性双排吻合钉。当刀片伸出时,组织在两条钉线之间被切开,根据所要切断的组织选择吻合钉的高度。

环状切割闭合器可以在组织上装订两排错开的同心圆形吻合钉,将环内的组织与周围组织完全切割开来。有不同直径和同吻合钉高度的切割闭合器可供选择,可以根据所要吻合的组织来选择环形切割闭合器的直径和吻合钉的高度。可以用测量组织直径的特殊工具,通过测量所要吻合组织的直径来选择合适直径的切割闭合器。在泌尿外科多数肠吻合术中,吻合钉的闭合高度为1.5～2.0mm。下面介绍各种利用切割闭合器实施的吻合术。

1. 环状切割闭合器(管状吻合器)行回结肠吻合

分别清除回肠和结肠断端长度为 1.5cm 的系膜附着(图 19-9)。用 3-0 丝线在结肠的系膜缘和对系膜缘缝合作为牵引线。在结肠内侧壁和外侧肠壁,系膜缘和对系膜缘牵引线之间的中点处,再缝另外两根牵引线。用 2-0 聚丙烯线(Prolene)在距断端不超过 2mm 处围绕回肠行荷包缝合。重要的是要缝一点黏膜以避免组织簇拥在一起。缝合必须均匀,避免出现缝隙。如果愿意,可以在此步骤使用专门的荷包缝合器。用测量仪测量回肠直径,以便选择合适直径的环状切割闭合器,通常为25mm。在结肠内侧结肠带走行处也缝合一个直径1cm 的环形荷包。在结肠荷包缝合的中央戳一小口。取下环状切割闭合器远端的钉砧,通过结肠断端开口将切割闭合器置入肠腔,将切割闭合器的中心杆穿过结肠内侧壁荷包中央的小戳口,扎紧结肠带上的荷包缝合。将顶端钉砧固定在中心杆上,将回肠套在钉砧上,扎紧回肠的荷包缝合。

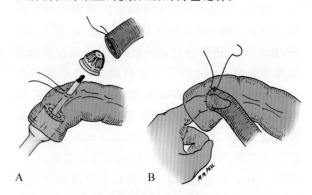

图 19-9　吻合器环形吻合术。A. 用 2-0 聚丙烯缝线(Prolene)环绕小肠行荷包缝合。在距结肠末端开口5～6cm 内侧结肠带上再做一次直径 1cm 的荷包缝合。卸下吻合器的钉砧,在结肠荷包缝合的中央戳一小口,经结肠末端开口插入管状吻合器,中心杆通过戳口穿出肠壁。B. 将钉砧固定在中心吻合杆上,小肠末端套入,围绕中心杆扎紧小肠和结肠的荷包缝线,管状吻合器闭合状态下仍有 1.5～2.0mm 的间隙,注意不要将系膜带入间隙中。用丝线环绕吻合口行间断缝合,完成吻合

此时必须小心对齐肠系膜。管状吻合器闭合状态下仍然会留有 1.5～2.mm 的间隙。必须注意不要在间隙中带入脂肪或肠系膜。激发吻合

器,然后以旋转的方式将其从结肠退出。应确认在吻合器留有两片环形(甜甜圈形状)的组织,而且组织应该边缘完整,贴合紧密没有空隙。在结肠开口端用手指穿过吻合口,用 3-0 丝线以 3～4mm 间距环绕吻合线行浆肌层缝合。

可以用缝合法或切割闭合器闭合结肠断端。如果用缝合法闭合断端,可以用 3-0 铬制肠线,一根在系膜缘透过肠壁缝出,另一根在对系膜缘缝出,两根线都在肠腔内自行打结。采用 Connell 全层内翻缝合法,两针相向而行连续缝合直到两根缝线会合,在会合处将两根线打结系在一起。用 3-0 丝线行第二层浆肌层缝合包埋缝合线。如果选择切割闭合器,即提起牵引线,将开放的肠管末端置入线性切割闭合器开口。去除切除的组织,移去切割闭合器。通过提起牵引线,外科医师可以用吻合钉环绕肠管将浆膜和黏膜可靠地闭合。有人用 3-0 丝线缝合浆肌层,包埋钉线,但并非必需。用 3-0 丝线间断缝合两段肠管的系膜。

2. 切割闭合器端端吻合:回肠吻合或回结肠吻合

距肠管断端 5～6cm 处以 3-0 丝线将两段肠管的对系膜缘缝合在一起(图 19-10)。在两段肠管断端的对系膜缘中点处各缝一根牵引线,在两段肠管的系膜缘也各缝一根临时牵引线,在肠管侧面系膜缘与对系膜缘之间的中点处缝另外两根牵引线。沿对系膜缘在两段肠管的管腔内插入吻合性切割闭合器。紧靠切割闭合器旁向上提起对系膜缘的牵引线,在适当位置锁住切割闭合器,激发切割闭合器,伸出切割刀。检查钉线,查看有无出血点,如有出血点,用可吸收线缝扎。重要的是用 3-0 丝线在钉线和对系膜缘切口的尖端缝合数针,因为在此处对吻合口施加轻微的张力就可能使钉线闭合缘受到过度的压力,从而导致吻合口漏。提起牵引线,将肠管开口端置入线性切割闭合器开口内并激发,必须注意环绕肠管所有的浆膜要在切割和闭合的范围内。完整地切除多余的肠道组织,再打开切割闭合器,然后闭合肠系膜。

(三)腹腔镜和机器人吻合术

应用腹腔镜和机器人技术进行膀胱切除术和膀胱扩大成形术已有报道(Guilliotreau et al,2009;Goh et al,2012)。在可控性新膀胱重建或回肠代输尿管这些尿流改道手术中,内镜下应用

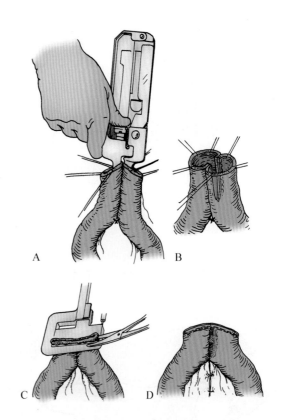

图 19-10　以切割闭合器行端端吻合。A. 以 3-0 丝线在两段肠管的对系膜缘距肠管断端 5～6cm 处缝合,并打结。沿两段肠管管腔环周缝合牵引线,其中一根线将两段肠管的对系膜缘固定在一起。将直线切割闭合器插入肠腔,在适当位置闭合并原位锁定,并激发。伸出切割刀切开中间的肠壁。B. 激发切割闭合器之后肠吻合口的形态。C. 提起牵引线,放置直线切割闭合器,使肠管环周所有的浆膜和黏膜都纳入切割与吻合钉闭合的范围内,完成两段肠管末端开口的闭合。D. 用 3-0 丝线间断缝合肠系膜,完成吻合

切割闭合器行完全腹腔镜或机器人肠管切除是可以实现的。套管放置的位置取决于游离肠管和术中使用肠管的需要。游离远端回肠时,管套管放置的位置如图 19-11 所显示。技术方面主要涉及内镜下直线切割闭合器的使用,这些装置用于离断小肠及其系膜(图 19-12 和图 19-13)。可以应用同样的内镜下切割闭合器通过肠壁侧方吻合的方式完成功能上的端-端吻合以重建肠管的连续性,这样完全在体内完成再吻合(Gill et al,2000;Potter et al,2000)。内镜下使用横向吻合的切割闭合器完成肠管闭合。

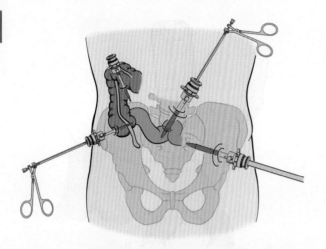

图 19-11 用于腹腔镜游离远端回肠的套管放置方法

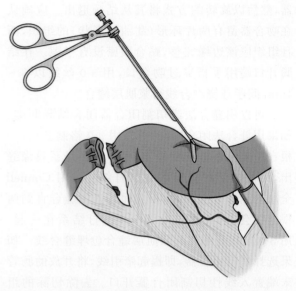

图 19-13 内镜胃肠切割闭合器离断肠管。必须切除用于尿流改道的肠管上的金属钉线

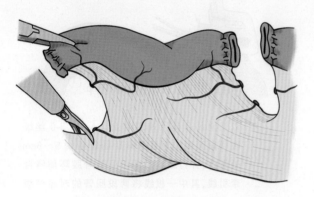

图 19-12 腹腔镜下游离一段小肠用于重建。锐性切开脏层腹膜,然后结扎、切断肠系膜血管。切割闭合器、超声刀和双极电凝装置可用于切断系膜血管

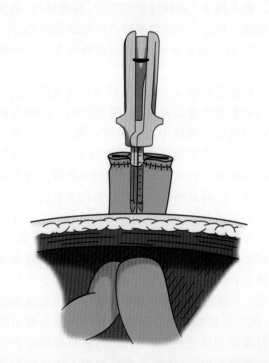

图 19-14 很多利用肠管进行重建的泌尿外科手术都要涉及根治性切除术,需要腹壁小切口取出标本。在这种情况下,小切口用于将肠管牵出腹腔,可以采用这种技术进行任何形式的吻合,还可以减少肠内容物溢出的机会

可以采用这些技术实施腹腔镜或机器人回肠通道术,输尿管肠管吻合在腹腔镜下手工缝合完成。一个腹部套管的切口可以用于将肠管拉出腹壁完成造口。完全腹腔镜原位回肠新膀胱重建已有报道(Gill et al,2002)。采用腹腔镜技术进行手工连续缝合构建新膀胱(图 19-14)。腹腔镜肠吻合术的结果证明这种吻合技术是安全的,但是尚未报道比较开放和腹腔镜肠吻合术的大宗研究(Canin-Endres et al,1999;Rothenberg,2002)。机器人根治性膀胱切除加尿流改道术的报道越来越多。一种带倒刺的单股缝线可能简化新膀胱的缝制过程(Tyritzis et al,2013)。

其他腹腔镜或机器人肠道手术包括腹腔镜下游离并外置肠管;然后以开放的方式通过腹壁小切口进行输尿管肠吻合术(图 19-15)。目前许多外科医师选择这种方法行腹腔镜或机器人膀胱前列腺切除术。在根治性膀胱切除术中行完全腹腔镜肠吻合,来源于肠吻合口漏或者输尿管吻合口

漏的并发症发生率远远高于外置吻合术（Stephenson et al Gillis，2008）。在根治性膀胱切除术中，需要一个腹壁小切口完整地取出标本。因此，可以通过这个小切口以开放的方式直接触摸，评估吻合口情况。

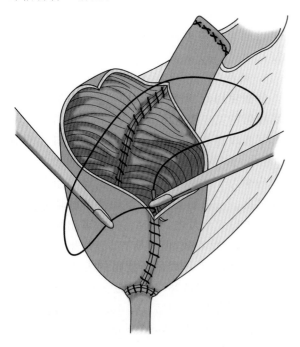

图 19-15　**腹腔镜完全在体内构建小肠新膀胱；用 2-0 聚乙醇酸线连续缝合储尿囊**

（四）应用生物可降解环行肠吻合术

关于压缩吻合术的实验工作已经有很长的历史。这些技术有助于开展经自然腔道手术和微创手术。大多临床证据证明，应用生物可降解环行吻合术安全、有效、省时。有数项研究显示用生物可降解环进行肠吻合与手工缝合或者切割闭合器吻合同样安全（Ghitulescu et al，2003）。其他压缩装置已经设计出来，但尚未得到广泛应用（Kaidar-Persno et al，2008）。

（五）术后护理

手术后直到肠道功能恢复后才能恢复进食。术后数小时内小肠即开始协调性活动，胃蠕动可于术后 24h 开始恢复。麻痹性肠梗阻消失、肠道功能恢复时开始清流质饮食。如果可以耐受即可开始进食。这一过程通常需要 1～4d。如果术前患者营养状况不佳、术后并发症使得进食延迟或术后 5d 仍存在麻痹性肠梗阻，那么患者就要开始

给予静脉营养以满足总热量需求（静脉高营养）。如果预期有这些并发症发生，则最好在术后第一天就开始静脉高营养。静脉营养一旦开始，就应该持续给予，直到经口进食可以满足机体的热量需求时才可停止。有人主张使用空肠鼻饲管早期给予肠道营养（Maffezzini et al，2008）。

对于在术后肠蠕动尚未恢复期间使用鼻胃管或胃造口进行减压仍存在一些争议。在一项关于择期肠吻合术的前瞻性研究中，274 例患者给予术后胃减压，261 例患者仅是禁食，直到肠道功能恢复，重要肠道并发症在两组间无明显差异，但是未行胃减压的患者腹胀、恶心和呕吐的发生率要高得多。必须注意的是，此项研究纳入的均为无并发症的健康患者，60% 最初入组的患者均被排除。特殊的排除标准包括因腹膜炎急诊手术、广泛纤维粘连、肠切除术、盆腔放疗史、腹腔感染、胰腺炎、慢性肠阻塞、手术时间过长和气管插管困难（Wolff et al，1988）。对术后放置鼻胃管减压方面的随机研究进行 Meta 分析，显示未放置鼻胃管者肠道功能恢复更早。在此项研究中，同时发现在未放置鼻胃管的患者中，肺部并发症有减少趋势，伤口并发症有增加趋势，但均无统计学意义（Nelson et al，2005）。

由于现有研究的局限性，除了经医疗评价适合的患者，仍然推荐所有患者实施鼻胃管减压。术后呕吐可增加误吸的风险，增高体弱患者的并发症发病率。此外，在肠道蠕动恢复前可经胃管减压管给予冰屑，这样可以增加患者的舒适度。如果患者有严重的肺部疾病，术中可以做胃造口留置减压管，有利于清洁气道，且增加舒适度。对于有严重并发症如脓毒血症的患者，应考虑给予组胺受体（H_2）阻滞药，需要时还可经胃管每 2 小时给予一次制酸药以使肠梗阻期间胃 pH 保持在 5.0 以上。对于这些危重患者通过术后碱化胃内容物可显著降低胃应激性溃疡的发生率。

由于许多研究证实，与使用鼻胃管的患者相比，肠道手术后不使用鼻胃管并不增加肠吻合口并发症，所以目前有缩短鼻胃管使用时间的趋势。根治性膀胱切除术后每 6 小时静脉给予甲氧氯普胺 10mg，直至可以口服液体，则 3/4 患者的鼻胃管可以在术后 1d 内拔除；与标准鼻胃管引流方案相比，给予甲氧氯普胺者肠道功能的恢复要早得

多(Donat et al,1999)。最近的研究也支持早期拔除鼻胃管的安全性(Park et al,2005)。

(六)肠吻合术的并发症

吻合术后的并发症包括粪漏、脓毒血症、伤口感染、腹腔脓肿、出血、吻合口狭窄、假性结肠梗阻(Ogilvie综合征)和肠梗阻,这些不希望发生的情况均可加重病情,通常是主要致死因素(Hautmann et al,2010)。经过肠道准备以现代技术行择期结肠吻合术和回结肠吻合术,并发症发生率如下:肠漏2%、出血1%、狭窄或梗阻4%。发生并发症后,1%的患者需再次手术,0.2%的患者死亡(Jex et al,1987)。术后诊断肠吻合口漏的平均时间为术后12d,有些甚至在30d后发生(Hyman et al,2007)。根治性膀胱切除术后发生的很多并发症可归因于使用肠管行尿流改道(Takada et al,2012)。

1. 瘘

术后发生的瘘分为粪瘘和尿瘘两种。瘘一般发生在术后最初的几周内,常导致脓毒血症,显著加重病情,导致死亡。粪瘘发生率为4%~5%(Sullivan et al,1980;Beckley et al,1982)。脓毒血症是常见并发症,其死亡率为2%(1/47)(Hill and Ransley,1983)。在长期评估中,大约10%的尿流改道患者会发生尿瘘或者肠瘘(Gilbert et al,2013)。

2. 脓毒血症和其他感染并发症

在术后早期可发生伤口感染、盆腔脓肿和伤口裂开。伤口裂开和盆腔脓肿罕见,但伤口感染的发生率为5%(3/62)(Loening et al,1982)。可通过以下方法避免很多并发症:肠道充分准备后

手术,完成吻合时用Mikulicz纱布垫隔离,冲洗用于重建的肠管,保证在操作前无任何残留的肠内容物,避免肠内容物在腹腔和盆腔内溢出。目前,根治性膀胱切除术后的脓毒血症总发生率为3.6%,其中死亡率为17%(Davies et al,2009)。对感染性并发症的累计发生率进行评估发现,近45%的尿流改道患者均需要治疗(Gilbert et al,2013)。

3. 肠梗阻

依据使用胃、回肠还是结肠,腹部尿流改道术后肠梗阻的发生率有所不同。使用部分胃或回肠襻行尿流改道者,需要治疗的术后肠梗阻发生率为10%。采用结肠时,需要手术治疗的术后肠梗阻发病率为5%(表19-3)。一半的肠梗阻发生在术后早期。一项研究报道,根治性膀胱切除加回肠通道术后6个月内,有15%的患者出现轻度梗阻,非手术治疗有效,但同期有3%的患者需要手术解除梗阻;6个月以后肠梗阻的发生率明显降低(Sullivan et al,1980)。最近一项大型研究发现,根治性膀胱切除术后,有10.5%的肠梗阻患者需要再次手术(Varkarakis et al,2006)。肠梗阻可以是一个致命的并发症,相当一部分回肠通道术后发生肠梗阻并需要手术治疗的患者发生死亡。肠梗阻最常见的原因是粘连,其次是肿瘤复发。这两项原因导致的肠梗阻占了大部分病例,相比之下,肠扭转和内疝导致的梗阻只占很少一部分(Jaffe et al,1968)。很少情况下,发生吻合口严重狭窄或梗阻。水肿、技术粗糙或用缺血的肠管进行吻合可导致狭窄(图19-16);梗阻是吻合技术不当所致。

表 19-3 **肠管尿流改道术的并发症***

并发症	改道方式	发病例数/总病例数	发病率(%)
肠梗阻	回肠通道术	124/1289	10
	结肠通道术	9/230	4
	胃通道术	2/21	10
	可控性改道	2/250	0.8
输尿管-肠梗阻	回肠通道术	90/1142	8
	抗反流性结肠通道术	25/122	20
	结肠通道术	8/92	9
	可控性改道	16/461	4
尿漏	回肠膀胱术	23/886	3

（续　表）

并发症	改道方式	发病例数/总病例数	发病率(%)
	结肠膀胱术	6/130	5
	可控性改道		
	回肠	104/629	17
	结肠	5/123	4
造口狭窄、疝	回肠通道术	196/806	24
	结肠通道术	45/227	20
	可控性改道	28/310	9
肾结石	回肠通道术	70/964	7
	抗反流性结肠通道术	5/94	5
储尿囊结石	可控性改道	42/317	13
需治疗的酸中毒	回肠通道术	46/296	16
	抗反流性结肠通道术	5/94	5
	胃通道术	0/21	0
	可控性改道		
	回肠	21/263	8
	结肠/回结肠	17/63	27
肾盂肾炎	回肠通道术	132/1142	12
	抗反流性结肠通道术	13/96	13
	可控性改道	15/296	5
肾功能减退	回肠通道术	146/808	18
	抗反流性结肠通道术	15/103	15

* 综合文献的结果。平均随访时间：回肠通道术 5 年，结肠通道术 3 年，胃通道术 2 年，可控性尿流改道 2 年

Data is from the following sources，which can be found in this chapter's reference list on the Expert Consult website：Jaffe et al，1968；Castro and Ram，1970；Malek et al，1971；Smith，1972；Schmidt et al，1973；Richie，1974；Flanigan et al，1975；Schwarz and Jeffs，1975；Shapiro et al，1975；Middleton and Hendren，1976；Althausen et al，1978；Elder et al，1979；Hagen-Cook and Althausen，1979；Pitts and Muecke，1979；Sullivan et al，1980；Beckley et al，1982；Loening et al，1982；Adams et al，1988；Boyd et al，1989；Madersbacher et al，2003；Studer et al，2006；Nieuwenhuijzen et al，2008.

　　使用未经放疗的肠管、用血运良好的肠管进行吻合、闭合所有的孔隙、将隔离肠管重新腹膜化、胃肠道减压管留置时间足够长、用大网膜覆盖吻合口以及根治术后重建盆底，这些方法可以降低术后肠梗阻的发生率。与回肠通道术或经皮可控储尿囊相比，原位新膀胱术后肠梗阻发生率似乎更低(Van Hemelrijck et al，2013)。通过将其对系膜缘固定于侧腹壁腹膜使隔离肠襻重新腹膜化，近端系膜缘应该固定于后侧壁层腹膜，如果不消除这个潜在腔隙，会导致肠管疝入而引起肠梗阻。将乙状结肠置于该处可以填充前盆腔脏器切除术留下的盆腔空间，这可以有效地防止小肠疝入盆腔。也可以游离大网膜用于填充乙状结肠不能填充的任何空间。在全盆腔脏器切除术中，由于没有足够可用的乙状结肠，大网膜体积通常也不足以填充盆腔，因而不能防止小肠进入完全去脏器后的盆腔。对于术后必须接受盆腔放疗的患者这种情况尤其值得关注。对于这类患者可以用polyglactin 网片重建盆底，阻止小肠进入盆腔。沿骨盆后缘缝合网片至骶骨岬和骶前筋膜，在侧面缝合到髂血管外膜。在前面和侧面，将其缝合在脐与耻骨间距 2/3 处的腹膜上。向下牵拉大网膜，放在网片表面并缝合固定。如此可以在术后 4～6 周进行放疗的时候有效地阻止小肠进入盆腔(Sener et al，1989)。

　　4. 出血

　　肠吻合术出血是罕见的并发症。在使用胃并进行 Billroth Ⅰ式吻合时更容易发生。出血经常

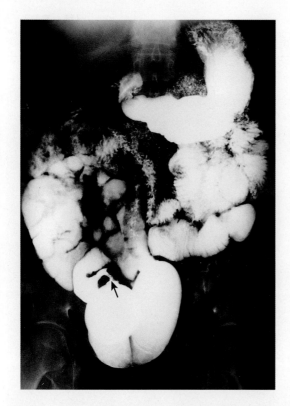

图 19-16 上消化道造影显示回肠通道尿路改道术后，回肠吻合口处的小段小肠狭窄（箭头所示）。在最初回肠吻合时，吻合口处呈现浅蓝色。在随后的手术探查中，发现只有 2mm 宽的肠腔。吻合口处浆膜呈现纤维化

是因为吻合时止血不完善或缝线处出现吻合口溃疡所致。

5. 肠狭窄

肠狭窄常发生在两个特定时期：术后早期和远期。术后立即发生的早期肠狭窄是因为手术失误或水肿。持续肠道减压可使水肿消退，而手术失误导致的长狭窄则需要再次手术纠正。远期肠狭窄可能是由缺血或肠管周围感染导致。图 19-16 显示一组缺血引起的严重上消化道狭窄。在进行回肠吻合术时，吻合处呈现蓝色，术后出现慢性部分小肠梗阻的症状。

6. 假性梗阻

假性结肠梗阻或 Ogilvie 综合征很少发生在术后早期。假性结肠梗阻发生原因尚未阐明。假性梗阻多发生于术后 3d 内，见于患有多种并发症的患者。患者出现严重腹痛，腹部放射影像显示盲肠扩张，小心进行水溶性造影剂灌肠检查可排除机械性梗阻。当出现白细胞计数不断升高或者盲肠体积不断增大，直径超过 12～15cm 时可能即将发生盲肠破裂，此时应进行急诊盲肠造口术（Clayman et al，1981）。在不是很紧急的情况下可以试行经内镜减压（DeGiorgio and Knowles，2009）。

（七）隔离肠段的并发症

1. 肠狭窄

肠段狭窄多为发生在通道术后的晚期并发症，在回肠代输尿管手术中也有报道。认为狭窄是肠管长期暴露于尿液导致淋巴组织消耗的结果。淋巴组织缺失导致持续感染，进而导致肠襻中段狭窄、上尿路细菌感染和肾功能减退（Tapper and Folkman，1976）。由于持续感染和小肠缺乏对细菌破坏作用的抵抗力，出现黏膜下水肿伴纤维化进而导致狭窄形成。肠管也可能被肿大的肠系膜淋巴结压迫导致梗阻。对长期暴露于尿液的肠管进行病理检查时，常发现肠系膜淋巴结肿大、黏膜下淋巴缺失、水肿和纤维化。

2. 肠段延长

另一个肠段并发症是延长，偶尔会造成肠段重度增大。如果肠段延长发生在通道术或输尿管替代手术中，常伴有远端梗阻。在可控性尿流改道术中，可能提示不能经常地充分引流储尿囊。如果允许其长期存在，增高的压力可能导致肾功能减退。肠段的扩大和伸长还可能导致肠段扭转（图 19-17）。

（八）腹壁造口

在前腹壁可以做与皮肤齐平的扁平造口和凸出于皮肤的造口两种造口。扁平造口多用于可控性改道，便于进行间歇性导尿和表面覆盖小块敷料。凸出的造口多用于佩戴集尿器。凸出的造口加上佩戴合适的集尿器，可降低造口狭窄的发生率，凸出的造口也方便佩戴集尿器，减少造口周围皮肤疾病的发生。凸出的造口有肠襻末端造口和回肠襻末端切开双腔造口两种类型。大多数造口并发症是构建过程中手术操作失误所致。因此，为了尽量减少这些并发症，必须严格遵循特殊的技术要点。

造口位置应于术前选定。患者取坐位和仰卧位，标记造口位置。在腹直肌表面皮肤仔细选择造口位置，至少距离计划的切线 5cm。所选位置

膜,向内侧牵拉,以便在皮肤切线正上方再切开筋膜和腹膜,这样在关闭腹壁切口时不会造成肠段成角。十字形切开筋膜,分离腹直肌,切开腹膜,开口应恰好可容纳两根手指。

1. 乳头状造口:"玫瑰花蕾"

通过切口置入 Babcock 钳,夹住肠管,牵出5～6cm,制作高度2～3cm 的乳头(图 19-18)。以两根 3-0 铬制肠线缝合肠管的浆肌层和前腹壁腹膜进行固定。亦可用两根 2-0 铬制肠线将肠管的浆膜缝合到腹壁肌肉筋膜上。在将浆膜固定于腹壁前,先将肠系膜按其正常解剖方向排列。回肠襻系膜侧通常是凹向走行,弯曲严重时可从肠壁边缘切开部分系膜,长度为 1cm(图 19-19),这样可以沿肠管全长保留其他部位系膜。即使不能完全拉直肠管,也可以明显改变肠管的弯曲。将 4根 3-0 铬制肠线按四份均分肠管边缘,穿透肠管全层,距切缘 3～4cm 缝合肠管的浆肌层,然后穿过表皮下层。缝线不应穿过皮肤全层,仅应穿过表皮下层和皮下层。

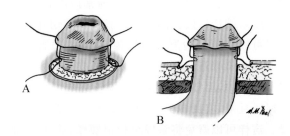

图 19-18　A 和 B. 乳头状造口。将 5～6cm 长的肠管拉出腹壁。切开部分浆膜,按四份均分肠管切缘,各用一根 3-0 铬制缝线穿过肠管远端切缘全层,在距切缘 3cm 处将每根缝线穿过浆肌层,然后穿过真皮层打结固定

结扎缝线时,肠管外翻形成乳头。在制作乳头之前,可以在皮肤水平以上多处切开肠壁浆肌层,这样可以构建更可靠的乳头。肌层切开可以将浆膜和浆膜对合在一起,减少造口回缩的风险,特别适用于肥胖患者。

2. 扁平造口

用 4 根 3-0 铬制肠线按照四份均分肠管切缘,缝线穿过肠管全层和皮下层,然后打结。在每两根缝线之间再用数根缝线将肠壁和皮下层缝在一起。这样就做成一个边缘高起 1mm 的扁平

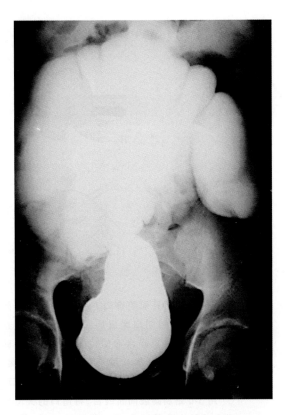

图 19-17　原位右结肠膀胱扭转。由于患者不能坚持间歇性导尿的治疗方案导致肠段明显增大

应该远离皮肤褶皱、瘢痕、脐、腰带线和骨骼突起部位,还应避开曾经遭受放疗损伤的部位。所有造口都应通过腹直肌,位于脐下脂肪堆积的顶端。如果造口位于腹直肌鞘侧方,则可能发生造口旁疝。肠段应垂直于腹膜穿出腹壁(即应该直接穿出)。应避免裁剪环绕造口边缘的脂肪和肠脂垂,而且应在手术室就佩戴集尿器。

造口应通过预定位置的环形切口引出腹壁。理想的皮肤环形切口可以按如下方法进行:将 Kelly 钳的指孔置于选定的部位,用 Kocher 钳抓住位于指孔中央的皮肤。提起 Kocher 钳,将 Kelly 钳手柄压向腹壁,将突出于指孔之外的组扣样皮肤一次性切除,这样就在皮肤上做成一个完美的环形切口。但是,这样容易造成切除皮肤过多,环形切口过大。为避免这种情况发生,应该紧贴 Kocher 钳下方,而不是平 Kelly 钳切开皮肤。这样皮下组织保存完好。将脂肪分离开而不是切除脂肪,这样肠段通过后,脂肪会贴近肠段,消除任何无效腔。用 Kocher 钳夹住切口内的筋

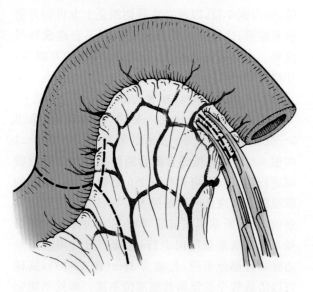

图 19-19 如果系膜紧,肠管曲度大,可以平行于肠管从浆膜切开几厘米系膜,来拉直肠管

造口。

3. 回肠襻末端切开双腔造口

肥胖患者腹壁厚,回肠系膜通常短而肥厚,这使回肠末端造口极其困难。回肠襻末端切开双腔造口可以避免一些类似的问题,在肥胖患者中通常比回肠末端造口更容易完成(图 19-20)。要构建这种造口,需要按前述闭合肠管近端的方法闭合回肠远端,将肠襻经腹直肌向上牵出置于前腹壁。这样可以避免将系膜缘拉出腹壁,防止末-末端回肠造口中可能出现的系膜受累。皮肤切口要比肠襻末端造口时稍大。切除直径 3cm 的圆形皮肤组织,如前面所述分离皮下组织,切开筋膜,分离腹直肌,切开腹膜。切口应可以轻松容纳两个手指。在距离肠襻远端适当距离的系膜上打小孔,将结扎脐带用的棉布条穿过系膜上的小孔,将肠襻经腹壁开口牵出。肠襻牵出腹壁时,肠襻远端仍然留在腹腔内。轻轻牵拉棉布条,将肠襻牵出置于腹壁。

将远端肠管从开口处拉出,使闭合的末端位于肠段的头侧。当足够长的肠段牵出皮肤切口时,用一小固定棒穿过肠襻顶端系膜上的小孔,以便缝合过程中将肠襻固定在前腹壁。如果腹直肌裂口过大,可以在腹腔内用 0 号铬制肠线间断缝合将其关闭。将肠管浆膜缝合到前腹壁腹膜上。在肠襻头侧距离肠襻最尾端 4/5 处横向切开肠

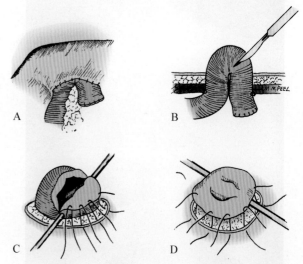

图 19-20 回肠襻末端切开双腔造口。A. 在肠襻远端闭合,肠管从腹壁切口牵出后,用固定棒穿过系膜小孔将肠管置于合适的位置。将系膜重新对位,将腹膜和肠管浆膜环周缝合固定肠襻。B. 在距离肠襻尾端 4/5 处在肠管上做横切口。C. 用 3-0 铬制肠线间断缝合,将造口的头侧部分与皮肤真皮层缝合。D. 在切口下部,用 3-0 铬制肠线缝合肠壁切缘全层,然后穿过浆肌层和真皮层打结,这样可将造口的尾侧部分外翻

壁。按前述玫瑰花蕾技术,用 3-0 铬制肠线将尾侧肠管切口的全层与其自身浆膜缝合,然后与真皮层缝合打结。头侧的无功能开口直接与真皮层缝合。固定棒缝在皮肤上并保留 7d。

这种 Turnbull 肠襻造口法较少发生造口狭窄,但造口旁疝的发生率较高(Emmott et al,1985)。总体来说,随着时间延长,两种类型的造口在功能上是等效的(Chechile et al,1992)。结肠造口可以按照回肠末端造口大致相同的方式进行构建,但其缝合方式通常与皮肤齐平而不是肠壁外翻。

(九)肠造口的并发症

腹壁造口并发症是肠管尿流改道术后遇到的最常见的问题。腹壁造口的早期并发症包括肠坏死、出血、皮炎、造口旁疝、脱垂、梗阻、造口回缩和造口狭窄。事实上,在某种程度上每个患者都会存在某种并发症。可以通过正确构建造口减少很多并发症的发生。通过肠造口治疗师定期随访、正确使用皮肤护理产品,采用无刺激性的造口黏

合剂、集尿器中的尿液保持酸性,使用合适的集尿装置,可以显著减少大多数造口并发症,甚至消除很多造口并发症。

造口旁的皮肤病变可分为刺激性病变,表现为色素脱失、色素沉着和皮肤萎缩;红斑糜烂性病变,表现为皮肤斑疹、鳞屑和表皮缺失;假疣状病变,表现类似于皮肤疣(Borglund et al,1988)。

据报道,平均 20%～24% 的回肠通道术和 10%～20% 的结肠通道术会发生造口狭窄(见表 19-3)。注重造口护理并佩戴更合适的集尿器,可以显著降低造口狭窄发病率。造口狭窄发生率在肠襻末端切开双腔造口发生率低于肠襻末端造口。肠襻末端造口很少发生造口旁疝(1%～4%),造口旁疝更多发生于肠襻切开双腔造口,发生率波动于 4%～20%。用于插管导尿的造口狭窄发生率很高,在儿童患者中高达 50% 以上(Barqawi et al,2004)。与腹壁造口相比,造口相关并发症多见于肚脐位置的造口(De Ganck et al,2002)。但有其他报道,位置隐蔽的脐部造口远期效果好,并发症发生率低(Glassman and Docimo,2001)。

注意造口旁皮肤的护理,为凸出的造口选用合适的集尿装置,可以显著减少出血、造口狭窄和皮炎。正确的手术操作可以最大限度地减少其他并发症。

造口旁疝经常发生于回肠襻尿流改道术后,发生率为 2%～6.6%(Gilbert et al,2013)。可以采用开放手术给予有效治疗(Franks and Hrebinko,2001;Ho and Fawcett,2004)。腹腔镜手术也有报道,但结果不一。一组研究报道,用 Gore-Tex 网片进行经腹腔镜造口旁疝修补术,6 个月内失败率为 56%(Safadi,2004)。与上述报道形成对比的是,另一小宗研究报道腹腔镜造口旁疝修补术具有很高的成功率(Kozlowski et al,2001)。

通道大出血偶尔发生,常为静脉曲张所致。曾有数项有趣的病例报道,回肠通道静脉曲张通常由肝功能异常和门静脉高压所致。经肝门-体分流术和经肝血管造影栓塞治疗是有前景的微创治疗技术,值得用于这些疑难患者(Lashley et al,1997;Medina et al,1998)。

五、输尿管肠吻合术

输尿管可以采用反流性或抗反流吻合的方式与结肠或小肠吻合。对于尿路重建中采用抗反流还是反流性吻合术存在广泛争议。无论采用哪种尿流改道方式,远期随访发现 12.5% 患者会出现肾功能衰竭(Gilbert et al,2013)。有报道 10%～60% 的回肠通道术和结肠通道术患者出现上尿路功能减退(Koch et al,1992;Samuel et al,2006)。在一组研究中,49% 的患者在通道术后出现上尿路的变化,其中 16% 的患者血尿素氮升高 10mg/dl 以上(Schwarz and Jeffs,1975)。上尿路功能受损的原因通常是输尿管蠕动丧失、感染或结石,少数是输尿管肠吻合口梗阻所致。由于几乎所有接受通道术的患者都存在菌尿,并且肠道并不抑制,实际上可能还会促进细菌的增殖,所以很多人提出抗反流吻合术可以最大限度地减少肾功能减退的发生率。

支持肠管尿流改道中选用抗反流吻合方式的证据来源于几项观察报告。一组患者采用抗反流吻合方式构建结肠通道,与吻合口抗反流功能丧失的患者相比,能够保持抗反流功能的患者肾功能损害的发生率更低。随访 9～20 年发现,79%(22/28 例)采用反流性吻合的患者肾功能减退,而只有 22%(11/51 例)采用抗反流吻合的患者肾功能减退(Elder et al,1979;Husmann et al,1989)。其他研究报道,在可控性尿流改道中,大多数存在反流的患者出现上尿路扩张和功能减退,而在抗反流吻合存在的情况下,很少出现上尿路功能减退(Kock et al,1978)。动物实验中也报道了类似发现。

如果在结肠通道术中采用抗反流性输尿管-结肠吻合,3 个月后只有 7% 的肾出现肾盂肾炎瘢痕的迹象,但如果采用非抗反流性吻合,83% 的肾出现了瘢痕。两组中均有半数患者的通道中出现有临床意义的菌尿(Richie and Skinner,1975)。其他研究者尚未发现如此高的与肠道输尿管反流相关的肾功能减退发病率。一组研究结肠通道的研究者报道,无论是否存在结肠通道向输尿管的尿液反流,两组肾功能减退的发生率并无差别;抗反流组 17%(5/29)出现肾功能减退,而反流组 18%(5/27)出现肾功能减退(Hill and Ransley,

1983）。另一组病例中，在135例未发生梗阻的反流性输尿管-肠吻合患者中，只有3例出现肾功能减退（Shapiro et al，1975）。最近的一项研究对58例通道术患者进行了反流性与抗反流性输尿管-肠吻合的比较，56侧肾存在反流，60侧肾无反流，两组间在肾功能减退和肾盂肾炎方面无差别。2%的反流性吻合出现输尿管肠吻合口狭窄，相比之下，13%的抗反流吻合发生了狭窄（Pantuck et al，2000）。高容量，低压储尿囊可能不需要抗反流吻合（Hohenfellner et al，2002）。

通道内的压力似乎并未传导到肾盂。采用反流性输尿管肠吻合的通道术患者，其肾盂内压力并未高出正常水平，亦与所采用的肠管无关（即回肠或结肠）（Magnus，1977；Kamizaki and Cass，1978；Hayashi et al，1986）。输尿管的蠕动收缩显然阻止了压力从肠管向肾盂传导，证明了正常输尿管的重要性。肠代输尿管术后，无论是否存在膀胱向上尿路的反流，似乎也未对肾功能造成任何影响。排尿造成的压力被扩张的肠管抵消了。事实上，在一项可控性尿流改道研究中，将输尿管吻合于回肠构建的储尿囊上，排尿期放射性核素膀胱成像并未发现向肾的反流（Waidelich et al，1998）。而且，对那些存在反流或者不存在反流的回肠或结肠通道术患者，术后随访2~5年，两组的肾功能检测并无差异（Mansson et al，1984）。同时，成功构建抗反流吻合也不能防止细菌上行至肾盂内繁殖。8例采用抗反流吻合的肠管膀胱成形术中的6例和1例采用抗反流吻合的结肠通道术患者，肠襻造影证实无反流存在，但经皮肾盂穿刺检查提示细菌培养为阳性（Gonzalez and Reinberg，1987）。有人曾经描述，反流性吻合术的优势是，对怀疑尿路上皮恶性变的患者，可以定期向通道内注入造影剂通过反流观察上尿路情况。从这些研究可以看出，在存在菌尿或者梗阻的情况下，与输尿管蠕动破坏相关的反流会导致肾功能减退，但是对于通道术或可控性尿流改道，至今尚未证实在无梗阻的情况下，发生于正常输尿管的反流会对成人肾造成损害。

虽然已有多种技术可用于各种类型的输尿管肠吻合术，但某些基本的手术适用于所有类型的吻合。必须按需要游离适当长度的输尿管，才不会出现输尿管过长或吻合口有张力。游离时不能剥脱输尿管外膜组织，因为供应输尿管的血管在其中走行。只能在输尿管最远端剥离2~3mm的外膜组织，在此处进行输尿管与肠黏膜的吻合。输尿管肠吻合须用细的可吸收线，做到黏膜与黏膜对合良好，不漏尿。应该将肠管向输尿管牵拉，不要将输尿管向肠管牵拉（也就是说，不要为了把输尿管牵拉至前腹壁切口处的肠管而广泛游离输尿管）。完成吻合后，应将肠管固定于腹腔，最好在邻近吻合口的位置进行固定。如果可能的话，吻合口应该后腹膜化，或者在吻合口上覆盖带蒂腹膜瓣。

在这些改道手术中，肠造口牵拉至腹壁，而肠管近端则要固定于后腹膜，有两个位置可以方便地固定肠管而不损伤系膜血供。最方便的固定点位于骨盆边缘，小肠系膜根部下方。可以在骨盆边缘水平将输尿管肠吻合口表面覆盖后腹膜，这样就能够将肠管固定在身体后壁。在输尿管较短的情况下，可在偏向头侧进行后腹膜固定，将肠管近端固定于右上腹，右结肠动脉起始部的头侧，紧邻十二指肠下方。这是个相对无血管区，肠管置于此处距离双侧肾脏非常近，这样就缩短了输尿管到肠管的距离。

输尿管肠吻合术后最难处理的并发症可能就是狭窄。通常狭窄是由缺血、尿漏、放疗或感染造成的。各种输尿管肠吻合术后尿漏发生率为3%~5%（见表19-3）。使用软硅胶支架管将尿漏发生率减少到接近于零。在同一机构进行的输尿管肠吻合术病例中，不放支架管组尿漏发生率为2%，狭窄率为4%；非硅胶刚性支架管组狭窄率为10%，然而放置软硅胶支架管组未发生狭窄或尿漏（Regan and Barrett，1985）。在一组类似病例中，完成妇科盆腔去脏术后构建结肠通道，未放置支架管组尿漏发生率和狭窄率均为18%；而放置支架管组尿漏发生率仅为3%，狭窄率仅为8%（Beddoe et al，1987）。随机研究表明，与无支架管组相比，放置支架管减少了术后早期代谢并发症（Mattei et al，2008）。由此可见，现代的软硅胶支架管可有效减少尿漏、继发狭窄形成，以及术后并发症。更好的技术和缝合材料也降低了抗反流吻合的狭窄发生率。研究者报道，在一组抗反流输尿管结肠吻合术病例中，吻合口狭窄发生率为8%（Stein et al，1996b）。

在进行抗反流吻合的手术中构建黏膜下隧道时，用25号针在黏膜下注射盐水有助于使黏膜隆起,将黏膜与浆肌层分开,使分离变得相当简单(Menon et al,1982)。

这些外科技术原则适用于所有的输尿管肠吻合术。然而,针对每种类型输尿管肠吻合术,在构建过程中各有其特殊的技术要点。这里先讨论输尿管结肠吻合相关的技术,然后讨论输尿管小肠吻合术。

(一)输尿管结肠吻合术

1. Leadbetter 和 Clarke 联合吻合技术

Leadbetter 和 Clarke 联合技术采用黏膜下隧道的方法构建抗反流的输尿管结肠吻合。这项技术将反流性的椭圆形 Nesbit 输尿管结肠吻合与 Coffey 隧道技术结合在一起(图 19-21)(Leadbetter and Clarke,1954)。

斜行切开前壁结肠带 2.5~3cm,尽可能贴近系膜缘。沿着切口全长将黏膜和肌层分离。在结肠带切口远端,用细 Adson 钳提起黏膜后,切掉一小块圆形黏膜。剖开输尿管末端 5~7mm 以便构建椭圆形吻合。用 5-0polydioxanone(PDS)线黏膜对黏膜间断吻合输尿管与结肠,在腔外打结,或者采用连续缝合。如果采用连续缝合,最好从劈开的输尿管尖部开始吻合,打第一个结后连续缝合后壁至输尿管最远端,再打结。用第二根线连续缝合完成前壁吻合。在输尿管上将结肠的浆肌层宽松关闭,使输尿管在肠壁中像躺在吊床里一样不会受压(Leadbetter and Clarke,1954)。肠管应固定于腹膜,这样输尿管就不会存在张力。

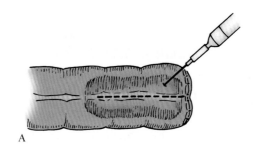

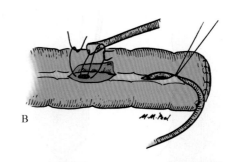

图 19-21　Leadbetter 和 Clarke 输尿管肠吻合法。A. 将盐水注入黏膜下组织有利于分离。B. 在结肠带上做直切口,提起结肠带,找到黏膜。切掉一小片圆形黏膜,剖开输尿管末端,用 5-0polydioxanone(PDS)线将输尿管与黏膜缝合。在输尿管上方缝合浆肌层,注意不要造成输尿管损伤或梗阻

本术式的并发症包括:尿漏,发生率 2.5%;上尿路功能减退,发生率波动于 4.3%~25%;狭窄,发生率波动于 8%~14%(表 19-4)。

表 19-4　输尿管肠吻合术的并发症

报道	例数	狭窄(%)	尿漏(%)	反流(%)
结肠				
Leadbetter-Clarke[1-4]	127	14	3	4
Strickler[5]	28	14	—	—
Pagano[6]	63	7	—	6
小肠				
Bricker[7-8,18-19]	1809	7	4	—
Wallace-Y[9-11,17,19]	129	3	2	—
Nipple[8]	37	8	—	17
Serosal tunnel[12]	10	10	—	0
Le Duc[13-17]	82	18	2	13

The following sources can be found in this chapter's reference list on the Expert Consult website:

[1] Hagen-Cook and Althausen,1979;[2] Leadbetter and Clarke,1954;[3] Hill and Ransley,1983;[4] King,1987;[5] Jacobs and Young,1980;[6] Pagano et al,1984;[7] Clark,1979;[8] Patil et al,1976;[9] Clark,1979;[10] Beckley et al,1982;[11] Wendel et al,1969;[12] Starr et al,1975;[13] Hautmann et al,1988;[14] Le Duc et al,1987;[15] Klein et al,1986;[16] Lockhart and Bejany,1987;[17] Palascak et al,2001;[18] Studer et al,2006;[19] Kouba et al,2007.

2. Goodwin 穿结肠吻合技术

Goodwin 穿结肠吻合技术通过构建黏膜下隧道完成抗反流输尿管结肠吻合(图19-22),这种吻合是在肠腔内完成(Goodwin et al,1953)。如果在与胃肠道连续的肠腔内吻合,则需要用无损伤阻断钳在吻合处的头侧夹闭肠管。无损伤钳宽松地夹在肠管上,这样不阻断系膜内的动脉血供。

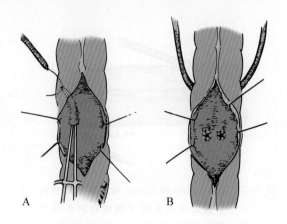

图19-22 Goodwin 穿结肠吻合技术。A. 在前壁切开肠管,在后壁膜上切小口,用蚊式钳将黏膜从黏膜下层分离,向侧方延伸。蚊式钳构建3～4cm长的隧道然后穿出浆膜。抓住输尿管,将其牵入黏膜下隧道。B. 首先将两侧输尿管通过黏膜下隧道均牵入肠腔,然后剖开输尿管末端,将其黏膜与肠黏膜环形吻合,吻合时应包括部分肌层以固定。在输尿管穿入邻近肠系膜的结肠侧壁处,用5-0PDS 线将输尿管外膜与结肠浆膜间断缝合

在肠道前壁做一垂直切口,确定输尿管进入肠管的预定位置。将后壁黏膜切开0.5cm,用弯止血钳从内向外斜行将黏膜层和黏膜下层分开。止血钳在黏膜下潜行3～4cm后穿出浆膜。然后用止血钳夹住缝合在输尿管上的牵引线,将输尿管拉入结肠。在与黏膜吻合前将两侧输尿管都牵入肠腔。输尿管走行无张力,不成角。用5号鼻饲管通过输尿管内腔,确保输尿管穿过肠壁的过程中没有打折和扭曲。切除多余的输尿管,剖开其末端,用5-0 PDS 线将其与黏膜间断缝合,要注意缝合黏膜时带部分肌层,使输尿管可以牢固地固定在肠壁中。在两侧输尿管内放置硅胶支架管。因为输尿管从外侧穿过肠管浆膜,要用4-0 PDS 线缝合两针将输尿管外膜与结肠浆膜对合

在一起。最后分两层关闭肠管前壁。

已有报道提示此技术的效果令人满意,但关于其并发症发生率尚缺乏特别可靠的数据。

3. Strickler 技术

Strickler 技术通过建立黏膜下隧道完成抗反流的输尿管结肠吻合(图19-23)(Strickler,1965;Jacobs and Young,1980)。在结肠带边缘切开1cm切口,首先切除直径2mm的圆形浆肌层组织,用止血钳在浆肌层下方向侧面潜行构建2cm长的隧道。切开隧道末端的浆肌层,注意不要牵起及误切开黏膜。抓住缝在输尿管末端的牵引线,牵拉输尿管穿过黏膜下隧道。输尿管末端剖开0.5cm,在隧道起始处切除一小块圆形黏膜,用5-0 PDS 线将输尿管全层与肠黏膜间断或连续缝合。用4-0丝线于输尿管上闭合浆膜,浆膜缝线方向与输尿管走行方向垂直。在输尿管穿入浆膜的地方,也用4-0 PDS 线间断缝合固定。用侧腹膜瓣覆盖吻合口。

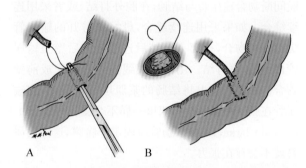

图19-23 Strickler 输尿管肠吻合技术。A. 在结肠带上做直切口,向侧方分离黏膜和黏膜下层,长度达到3～4cm后,在隧道末端切开浆膜,将输尿管牵入。B. 切除圆形黏膜,剖开输尿管末端,用5-0 PDS 线将输尿管与黏膜缝合。间断缝合关闭结肠带切口,在输尿管进入结肠处缝合输尿管外膜和结肠浆膜以固定

这种吻合技术的优势是输尿管不必与结肠带平行对齐,可以按其正常走行方向构建隧道并避免成角。此方法能够可靠地防止反流,但是导致约14%的狭窄发生率(见表19-4)。

4. Pagano 吻合技术

Pagano 吻合技术通过建立黏膜下隧道完成抗反流输尿管肠吻合(图19-24)(Pagano,1980)。将结肠带切开4～5cm,由结肠带向两侧将浆肌层

与黏膜层分离直到系膜缘。在隧道的一端（即远端）由外侧牵入输尿管,使其位于与系膜缘方向平行的 4～5cm 长的隧道中。于隧道近端切掉一小块圆形黏膜,剖开输尿管末端,用 5-0 PDS 线将输尿管间断或连续缝合到肠黏膜。用丝线沿中线将浆肌层宽松地闭合。每针缝线都要包括结肠带的浆肌层和中线处的黏膜。

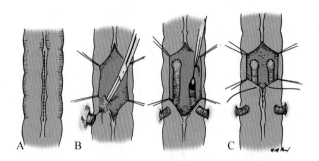

图 19-24　Pagano 输尿管肠吻合。A. 沿结肠带做 4～5cm 的直切口。B. 向两侧分离黏膜下层与黏膜层至肠系膜。从远端将输尿管牵入黏膜下隧道,在近端用 5-0 PDS 线将输尿管与肠黏膜缝合。C. 缝合浆膜,在中线处要缝入黏膜

据报道这种技术的并发症发生率较低。尿漏大约 3%,狭窄 6%,反流大约 6%（见表 19-4）(Pagano et al,1984)。

5. Cordonnier 和 Nesbit 吻合技术

Cordonnier 和 Nesbit 吻合技术不使用隧道,是输尿管与结肠的直接反流性吻合（Nesbit,1949;Cordonnier,1950),不适用于输尿管乙状结肠吻合,基本按照小肠 Bricker 吻合相同的方式进行操作（见下文）。

（二）小肠吻合术

输尿管小肠吻合有多种方法,分为端侧吻合和端端吻合两种基本形式。端侧吻合可以按反流性或抗反流性两种方式构建。

1. Bricker 吻合

Bricker 吻合是一种反流性输尿管小肠端侧吻合术,简单易行,并发症少（图 19-25）(Bricker,1950)。尽管最初报道用于小肠,但可以用于任何合适的肠管。

在最初的描述中,用丝线将输尿管外膜与肠管浆膜间断缝合。切开肠黏膜和浆膜,切除一小块黏膜,用较细的铬制可吸收缝线将输尿管全层

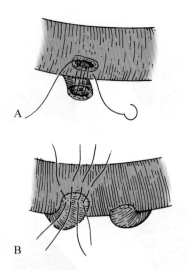

图 19-25　Bricker 输尿管肠吻合。A. 缝合输尿管外膜与肠管浆膜。全层切除一小块浆膜和黏膜。用 5-0 PDS 线将输尿管与黏膜及浆膜全层间断缝合。B. 间断缝合输尿管外膜和小肠浆膜,关闭前层

缝到肠黏膜上。然后用丝线间断缝合输尿管外膜前层与肠管浆膜。更为简单的方法是切除一小块圆形浆肌层和黏膜,输尿管末端剖开 0.5cm,用 5-0 PDS 线间断或连续缝合输尿管全层和肠管全层（即黏膜层及浆肌层与输尿管壁）。吻合口用软硅胶管支撑。

这种吻合术的狭窄发生率在 4%～22%（平均 6%）。在没有支架的情况下,尿漏发生率约为 3%（见表 19-4）。开放手术和机器人手术具有相同的狭窄发生率（Anderson et al,2013）。

2. Wallace 技术

Wallace 方法是一种常用的吻合技术,将肠管末端与输尿管末端缝合在一起（图 19-26）(Wallace,1970;Albert and Persky,1971)。这是一种反流性吻合。使用的肠管可以是小肠或结肠。有三种基本吻合方式。

（1）先将一侧输尿管末端与对侧输尿管末端缝合,然后将拼合的吻合口与肠管末端缝合。

（2）构建 Y 形的输尿管末端吻合口,将其缝合到肠管末端。

（3）头对尾缝制输尿管末端吻合口,然后将其缝合到肠管末端。

将输尿管末端剖开 1.5～2cm,用 5-0 PDS 细线进行吻合。

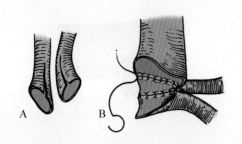

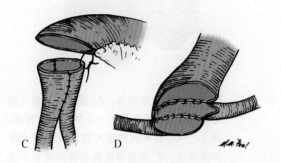

图 19-26 Wallace 输尿管肠吻合。A. 剖开两侧输尿管末端,相邻放置在一起。B. 用 5-0 PDS 线缝合双侧输尿管尖部。用 5-0 PDS 线间断或者连续缝合双侧输尿管的后内侧壁,在外面打结。然后将输尿管侧壁与肠管缝合。C. 如 B 图所示,在后内侧壁缝合完成后,进行输尿管前外侧壁的缝合,形成 Y 型吻合,然后将输尿管末端与肠管直接缝合。D. 头对尾的吻合是将一侧输尿管尖部与此输尿管末端缝合。输尿管后内侧壁缝合完成后,将输尿管断端和侧壁与肠管缝合

第一种吻合法是用细线在双侧输尿管的尖部缝合,在外面打结。将输尿管后内侧壁缝在一起,用 5-0 PDS 线直接将输尿管前外侧壁与肠管间断缝合。将输尿管末端的缝线在肠壁侧进行水平褥式缝合,使吻合口不渗漏。如果要采用 Y 型吻合,如前所述缝合输尿管后壁,然后缝合输尿管前壁,最后将拼合的吻合口与肠管缝合。再次说明,输尿管缝合线在肠管侧进行水平褥式缝合,使吻合口严密不渗漏。头对尾的吻合是将一侧输尿管的末端与对侧输尿管的尖部缝合。将双侧输尿管的后内侧壁缝合在一起,将前外侧壁与肠管缝合。

在所有的输尿管肠吻合技术中,Wallace 吻合的并发症发生率最低。狭窄发生率约为 3%,上尿路功能减退发生率约为 4%,尿漏发生率约为 2%(见表 19-4)。对于广泛性原位癌或输尿管

肿瘤复发可能性高的患者,不推荐使用 Wallace 吻合。一侧吻合口输尿管肿瘤复发会堵塞双侧输尿管,双侧输尿管梗阻可导致尿毒症。

3. 隧道法小肠吻合

隧道法小肠吻合试图通过制作黏膜下隧道来构建抗反流吻合(图 19-27)(Starr et al,1975)。在肠管对系膜缘相距 2.5cm 将浆膜切开两处 0.5cm 的切口,切口连线与肠管的长轴成直角。用钝头止血钳轻柔分离浆肌层与黏膜层。经一侧切口牵入输尿管,在另一侧切口切除一块圆形黏膜,剖开输尿管末端,用 5-0 PDS 线间断缝合输尿管与肠黏膜。用 4-0 丝线间断浆膜,在输尿管进入肠壁处将输尿管外膜与肠管浆膜缝合。

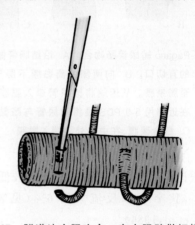

图 19-27 隧道法小肠吻合。在小肠壁做短横切口,在其外侧 3cm 处做第二个横切口。制作黏膜下隧道,切除一块圆形黏膜,牵拉输尿管通过隧道,直接与黏膜缝合。闭合浆膜切口,在输尿管进入小肠壁处缝合输尿管外膜及小肠浆膜

有报道此方法的结果尚好,但未被广泛应用,因此缺乏长期随访结果(Osman et al,2004)。

4. 末端切开-乳头成形技术

末端切开-乳头成形技术是试图通过应用乳头的机制构建抗反流性吻合,可以应用于小肠或者结肠。Griffiths 报道了这种技术,包括制作输尿管末端乳头并将其植入小肠(图 19-28)(Turner-Warwick and Ashken,1967)。将输尿管末端纵行切开 0.5cm,将输尿管壁反折,在输尿管自身近侧套叠,构建一个长度至少为输尿管宽度两倍的乳头。缝合输尿管反折部分的末端与输尿管外膜,稳定输尿管袖套样结构。在肠壁切除一块圆

形的浆肌层和黏膜组织,将输尿管置入肠管,通过黏膜切开突入肠腔。在邻近输尿管反折部分末端边缘处,用 5-0 PDS 线将输尿管外膜与肠壁全层间断缝合。吻合口放置支架管。

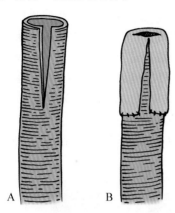

图 19-28　A 和 B. 末端切开-乳头成形技术。将输尿管末端剖开,自身反折形成套叠,用 5-0 PDS 线将输尿管末端与输尿管外膜间断缝合

在一组病例中,采用这种吻合技术在 50％ 以上的患者中防止了反流。在随后的病例报道中,大约 80％ 的患者达到了抗反流吻合效果,且获得较低狭窄发生率,达到可接受的水平(见表 19-4);约为 7％(De Carli et al,1997)。

5. Le Duc 技术

Le Duc 技术是把输尿管置于肠壁内面构建抗反流吻合,当输尿管表面重新被肠上皮覆盖时最终形成黏膜下隧道(图 19-29)(Le Duc et al,1987)。该技术曾用于输尿管小肠吻合以防止反流。由于需要充分显露,所以要在小肠对系膜缘切开长约 5cm 的切口。距肠管切缘近侧 2cm 处开始做 3cm 长的黏膜切口。重要的是要远离肠管切缘开始做黏膜隧道,保留足够的远端肠管用于闭合断端,而不损害输尿管穿进肠壁的入口。然后牵拉输尿管,在黏膜槽的最远端穿过浆膜,将输尿管置于黏膜槽中,剖开输尿管末端,用 5-0 PDS 线将黏膜槽近端与输尿管壁全层间断缝合,将输尿管与肠管肌层和黏膜层缝合固定。然后将肠管黏膜槽两侧的黏膜与输尿管外膜缝合。肠黏膜不应在输尿管上方闭合,而要缝在输尿管侧壁。这样做是考虑肠黏膜最终会生长并重新覆盖在输尿管表面。在输尿管进入小肠处,用 4-0 丝线将其外膜与肠管浆膜缝合。输尿管中留置支架管,

支架管必须能够顺畅通过,以保证不会成角。应在靠近输尿管植入肠管处将肠管固定于腹壁,这样输尿管不会成角。

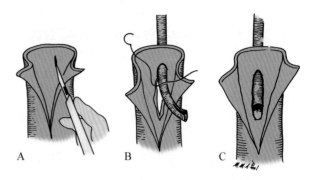

图 19-29　Le Duc 输尿管肠吻合。A. 切开小肠 4～5cm。在黏膜做一个纵向切口,分离抬高黏膜。B. 于黏膜切口的远端在浆膜上切小孔,然后将输尿管由此牵入。输尿管穿入浆膜处至少距肠管断端 2cm,以保留足够的长度闭合肠管末端。C. 剖开输尿管末端,将其与黏膜和肌层缝合。肠黏膜不要在输尿管表面闭合,而是缝在输尿管侧面

此技术并发症发生率相对较低,但随访时间也相对较短。最初的报道显示,此方法的抗反流瓣保持有效率为 87％,狭窄率为 5％,尿漏发生率为 2％(Schwaibold et al,1998)。由于长期随访资料显示狭窄率达 15％,促进了 Le Duc 技术的改良。采用改良技术,随访两年半时间,狭窄发生率为 3％。改良法是构建 3cm 长的黏膜槽,深达黏膜下层。输尿管于黏膜槽近端透壁进入,在肠壁外将其固定于浆膜。将输尿管末端剖开 1.5cm,仅将剖开部分与肠管肌层缝合。肠腔内近端输尿管不与肠管缝合固定(见表 19-4)。

6. 吊床式吻合

吊床式吻合是将输尿管拼合,然后以抗反流方式植入小肠。在近端关闭小肠,在肠壁上纵行切开三条长 10cm 切口,间距 1～2mm,切开浆肌层至黏膜。切多个横向切口与纵向切口交叉,成为一个吊床样结构。用 Wallace 技术拼合两侧输尿管,并将其与肠黏膜缝合。用 3-0 聚乙醇酸缝线在输尿管上方缝合浆肌层,闭合肠壁,包埋输尿管(Hirdes et al,1988)。

采用此吻合技术输尿管回肠吻合口狭窄率为 6％,反流率约为 20％。但是随访时间相对较短。

7. 输尿管插入技术

据报道640例尿流改道的患者采用了输尿管插入技术,方法相对简单,结果非常成功(Wishahi et al,2013)。Wishahi及同事构建新膀胱时,在小肠壁上做一个小切口,将输尿管"插入"膀胱腔约1cm,然后将输尿管与肠壁的浆膜缝合。不需要进行黏膜吻合,但所报道的本技术保护肾功能的长期效果值得进一步研究。

8. 采用肠壁外浆膜压迫输尿管抗反流机制的输尿管小肠吻合

本技术主要适用于采用去管状化小肠构建的可控性尿流改道,计划做抗反流性输尿管肠吻合。

肠壁外浆膜压迫输尿管的输尿管小肠吻合需要两段小肠并列在一起。输尿管置于两段小肠的浆膜面之间,在肠壁之间的输尿管的前方和后方缝合浆膜,包裹输尿管。技术方法如下。

以3-0丝线缝合两段小肠构成肠壁外隧道的后壁(图19-30A和B)。沿对系膜缘将两段小肠切开,剖开输尿管末端,用5-0可吸收线将输尿管与黏膜-浆肌层缝合。用可吸收线缝合输尿管前方小肠壁的切缘(图19-30C),构建4cm长的浆膜包裹的隧道。当肠壁扩张时,会对壁外输尿管施加压力,从而防止反流(Abol-Enein and Ghoneim,1994)。

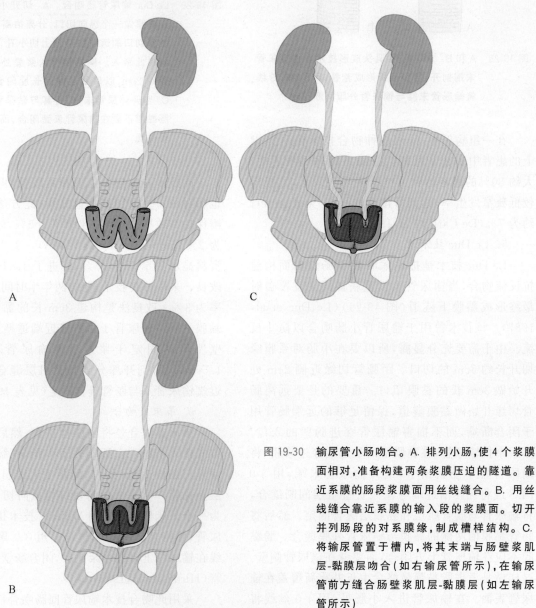

图 19-30 输尿管小肠吻合。A. 排列小肠,使4个浆膜面相对,准备构建两条浆膜压迫的隧道。靠近系膜的肠段浆膜面用丝线缝合。B. 用丝线缝合靠近系膜的输入段的浆膜面。切开并列肠段的对系膜缘,制成槽样结构。C. 将输尿管置于槽内,将其末端与肠壁浆肌层-黏膜层吻合(如右输尿管所示),在输尿管前方缝合肠壁浆肌层-黏膜层(如左输尿管所示)

平均 3 年的随访显示吻合口狭窄率为 4%，抗反流机制的失败率为 3%（Abol-Enein and Ghoneim，2001；Turkolmez et al，2004）。

（三）肠管抗反流瓣

另一种防止输尿管反流的技术是用输尿管肠吻合口远端的肠管建立抗反流机制。用 Bricker 或 Wallace 技术将输尿管缝合到肠管末端（如前所述），使用肠管构建一个单向瓣。与双侧分开的抗反流性输尿管肠吻合不同，这些瓣失效或狭窄会导致双侧肾脏受累。采用肠管构建的三种基本类型的抗反流结构是回盲肠套叠、回肠套叠和植入结肠的回肠乳头瓣。

1. 回盲肠套叠瓣

从盲肠开始向近端走行，清除 8cm 长的回肠系膜（图 19-31）。在离断系膜处近端有至少 5cm 的回肠保持完好以确保肠管的活力。也就是说不能在距回盲部 13cm 以内切断回肠。将 F22 导管通过回肠置入盲肠。用手术刀或电刀做多个横向切口划开浆膜。在导管引导下将 8cm 的回肠套叠入盲肠。用 3-0 丝线以 2mm 间距将套叠的回肠环形缝合固定在盲肠壁上。

由于套叠有可能松脱，因此回盲部套叠瓣有一定的失败率。一项研究报道，55% 的患者抗反流机制长期保持完好（Hensle and Burbige，1985）。采用 King 报道的改良法可以将套叠做得更加可靠。如前所述清除回肠系膜，沿结肠带切开盲肠，直视下由导管引导将回肠做成套叠。在套叠靠近盲肠壁处，切开套叠部回肠的黏膜以及邻近的盲肠黏膜，深达肌层。用 3-0 铬制可吸收线将回肠与盲肠的肌层间断缝合。长期随访显示，8 例采用改良技术的患者中有 7 例的抗反流瓣保持完好（King，1987；Friedman et al，1992）。Mainz 课题组主张将套叠的回肠与回盲瓣缝合以防止松脱。在他们的研究中，82% 的患者回盲肠套叠瓣保持功能完好，但结石发生率为 20%（Wiesner et al，2006）。

2. 套叠回肠瓣

从回肠浆膜离断 8cm 系膜（图 19-32）。离断系膜的肠段近端和远端至少有 5cm 的回肠保持系膜完整以确保足够的血供。将输尿管缝合到回肠的近端。沿对系膜缘切开回肠远端，直到距系膜离断边缘 2～3cm，充分显露，可直视套叠部

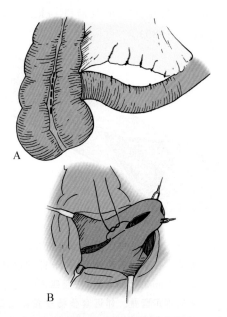

图 19-31　回盲肠套叠。A. 从回盲肠部开始清除近侧 8cm 回肠系膜。至少保持近端 5cm 回肠系膜完好。在回盲瓣位置沿结肠带做一切口。B. 直视下，在 F22 导管引导下将回肠套叠入盲肠。切开套叠部回肠的黏膜，也切开邻近盲肠的黏膜。将两段肠管的肌层缝合在一起。用 3-0 丝线将回肠浆膜与盲肠浆膜环形间断缝合（未在图中描绘）

肠管。将 Babcock 钳伸入肠腔，并用手指协助将肠壁顶入 Babcock 钳开口，抓住部分肠壁。持续轻柔地往回牵拉 Babcock 钳，构建回肠套叠。如果有阻力，通常是因为肠系膜过于肥厚，再次尝试套叠前要仔细去掉部分脂肪。套叠肠段需突入肠腔 5cm。采用无刀的胃肠吻合器或者直线闭合器，远端去掉 5～8 个钉子，用来固定套叠回肠瓣。将套叠平均分为四部分，每 1/4 圆周用胃肠吻合器钉三排，或者用直线闭合器钉四排。吻合钉高度应为 4.8mm。近端吻合钉对于固定套叠和防止肠管松脱非常重要，而远端吻合钉作用较差，更容易暴露于尿液中，促进结石形成。因此在钉舱装进吻合器固定套叠之前，就将远端吻合钉从钉舱移除。用电刀纵向切开套叠肠管的黏膜。在切口附近的回肠黏膜做另外一个切口。显露两个切口内的肌层，用 3-0 铬制缝线将肌层间断缝合在一起。用 3-0 非吸收线将套叠远处浆膜向近侧与套叠肠管的浆膜环形缝合。这样是为了固定套叠，防止其松脱，造成抗反流机制失效。这种回肠

瓣可以成功地防止90%的反流(Kock et al,1982;
Skinner et al,1989)。

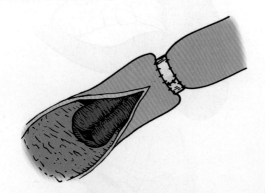

图 19-32 回肠套叠乳头瓣。从浆膜离断8cm长的回肠
系膜。在系膜离断处2～3cm远侧切开回肠。
构建5cm的回肠套叠,按照四部分均分,用吻
合钉固定套叠。邻近套叠肠段黏膜切口另行
切开回肠黏膜,用3-0铬制缝线间断缝合两段
肠管的肌层。用丝线将套叠肠管的浆膜环形
间断缝合到套叠基底部回肠浆膜以固定套叠

采用套叠乳头瓣作为抗反流机制,并发症发
生率为10%[暴露的吻合钉导致结石形成占5%,
狭窄率为4%,套叠松脱率为1%(Stein et al,
1996)],为了减少这些不利的后果,已经对其进行
了改良。南加州大学的研究小组报道了一种改良
方法,截取一段8～10cm的回肠,远端裁剪缩窄,
置于两段小肠之间,两段小肠靠近系膜的浆膜缝
合在一起作为游离肠段后方的支撑。沿对系膜缘
切开并列的两段肠管;将隔离肠段外侧剖开的肠
壁在肠段前方闭合,构建一个浆膜通道,4cm长的
缩窄回肠置于其中(Stein and Skinner,2003)。当
储尿囊闭合后乳头瓣就构建完毕。原理是当储尿
囊内压力升高时,缩窄的乳头瓣受压,从而防止反
流。作者称其改良为T型储尿囊。

3. 乳头瓣

最简单的肠道抗反流瓣是采用回肠构建乳头
瓣(图19-33)。从回肠断端开始清除8cm长的系
膜。将远端6cm的浆膜横向多处切开,然后肠管
自身反折形成乳头。乳头长度至少应为4～
4.5cm。然后用4-0 PDS线将翻转的回肠末端与
自身肠壁间断缝合。在结肠带上做一个足够大的
可以容纳回肠乳头的切口。将F22导管穿过肠
段,用3-0丝线以2mm间距将肠段浆膜环形间断

缝合到结肠浆膜上。这种肠瓣的长期成功率尚不
清楚,但应该与隧道法具有可比性(Osman et al,
2004)。

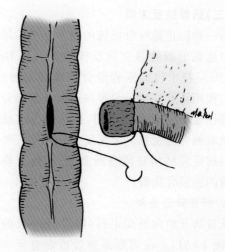

图 19-33 乳头瓣。从回肠段远端去除约8cm长的系
膜,横向切开浆膜,肠管自身反折形成长约
4cm的乳头。用4-0 PDS线将回肠末端与自
身肠管壁间断缝合。在结肠带上切口,经切
口放入乳头瓣,用4-0 PDS线环形间断缝合
结肠全层和回肠浆肌层

(四)输尿管肠吻合并发症

输尿管肠吻合并发症包括吻合口漏、吻合口
狭窄、抗反流吻合口发生反流以及肾盂肾炎。回
顾各种术式,在结肠抗反流手术中似乎 Pagano 吻
合的狭窄发生率最低,反流率也可接受。对于小
肠抗反流手术,Le Duc 技术和输尿管肠管浆膜包
裹技术狭窄率最低,抗反流成功率最高。对于吻
合口狭窄形成和尿漏,Wallace 技术结果最好。
但是,一项比较 Bricker、Wallace 和乳头瓣技术的
研究显示,这些术式之间的并发症发生率并无差
异。另一项现代的研究报道 Wallace 法的狭窄率
最低(Kouba et al,2007)。长期随访显示所有吻
合技术中,各种形式梗阻的发生率约为 29%
(Mansson et al,1979)。一项最近的研究显示,
Bricker 吻合与末端切开-乳头成形技术相比,反
流和狭窄率无差异,两者的狭窄率均为 7%(De
Carli et al,1997)。

1. 尿瘘

尿瘘通常在术后 7～10d 内发生,发生率为
3%～9%(见表 19-4)(De Nunzio et al,2013;
Loening et al,1982)。应用软硅胶支架管可显著

降低输尿管肠吻合口的尿漏发生率(Mattei et al,
2008)。输尿管肠吻合口尿漏可导致输尿管周围
纤维化和瘢痕形成,继而形成狭窄。

2. 狭窄

总的来说,抗反流吻合术有较高的狭窄发生
率。患者终身都有发生输尿管肠吻合口狭窄的风
险,必须制定计划,定期复查。曾有报道术后 13
年发生狭窄吻合口(Shapiro et al,1975)。输尿管
狭窄也可见于远离输尿管肠吻合口的部位。这种
狭窄多发于左侧输尿管,常见于左侧输尿管在肠
系膜动脉下方越过主动脉处。有人认为是由于过
度粗暴地剥脱输尿管外膜,以及穿过肠系膜下动
脉夹角时输尿管成角所致。

一旦形成狭窄,可采用多种方法纠正。最有
效的方法是再次探查,切除狭窄段,用后面提到的
技术进行输尿管肠管再吻合。多项研究对开放手
术和内镜下手术纠正输尿管肠吻合口狭进行了比
较。一般而言,修复 3 年成功率约为 75%,而在
相似的随访时间内,球囊扩张成功率为 15%(Di-
Marco et al,2001)。开放手术可能有并发症,操
作困难。但是已经证实,球囊扩张这种内镜下手
术的疗效不能持久,因此很多外科医师采用冷刀
或激光切开。综合几组采用腔内手术治疗的病
例,随访 2 年,成功率为 50%～60%。狭窄发生
于术后一年内,狭窄段长度≥1.5cm,及左侧狭
窄,腔内手术效果较差(Kramolowsky et al,
1987,1988;Cornud et al,1996;Laven et al,2001;
Poulakis et al,2003)。必须谨慎解读这些数据,
因为随着随访时间的延长,还会有更多的复发。
可以选择一些患者使用金属支架,这对预期寿命
有限的患者来说,可能是一种合理的方法,可以避
免损伤较大的开放手术(Barbalias et al,1998)。
一项研究显示,采用支架治疗非恶性的输尿管肠
吻合口狭窄,随访 2 年时所有患者均治疗成功,1
例患者在支架管上有结石形成(Palascak et al,
2001)。

3. 肾盂肾炎

急性肾盂肾炎可发生在术后早期和晚期。施
行回肠通道改道的患者中肾盂肾炎发生率为
10%～20%,接受抗反流结肠通道改道的患者发
生率约为 9%(见表 19-3)。这些并发症可导致病
情明显加重,实际上与死亡率显著相关。在一组

采用一段肠管进行尿流改道的病例中,178 例患
者中有 8 例死于脓毒症(Schmidt et al,1973)。
这些并发症可导致延迟的死亡,在采用肠管行尿
流改道术后 5～14 年,115 例患儿中有 2 例,127
例成人中有 3 例分别死于脓毒性并发症(Pitts
and Muecke,1979)。当脓毒症合并肾功能减退
和尿毒症时,重症和死亡发生率显著上升。

表 19-4 总结了各种类型吻合术的并发症发
生率和成功率。表格内容为文献数据的综合报
道,表格描述了各种特定的吻合技术,而且能准确
分析数据。由于这两个要求,所以不可能做出综
合评价,例如各种吻合技术的反流或尿漏的发生
率。严格遵守前面讨论的输尿管肠吻合手术的原
则,就可以最大程度减少这些并发症。

六、肾功能减退

利用肠管行通道术尿流改道后,肾功能减退
的发生率波动于 10%～74%(Madersbacher et
al,2003;Gilbert et al,2013;Eisenberg et al,
2014)。这种差异性可能是源于这样的事实,很多
报道中的病例在行尿流改道前,双侧肾是正常的,
但也有很多病例术前双侧肾就已经不正常了。在
分析改道前肾脏异常与术后肾功能减退加重的关
系时,很难判断是尿流改道手术本身导致病情进
展,还是肾原本就存在的异常导致尿流改道术后
肾功能减退。通过比较改道前肾功能正常而术后
肾功能减退的病例来检测肾功能减退的发病率。
18%的回肠通道术患者以及 13%的抗反流结肠
通道术患者,发生进行性肾功能减退(见表 19-3)。
在长期随访观察中,接受抗反流可控性回盲肠膀
胱术的患者中 20%发现上尿路功能减退的证据
(Benchekroun,1987)。这种肾功能减退导致
10%接受回肠通道术的患儿发生氮质血症
(Schwarz and Jeffs,1975),导致 12%(5/41)因良
性疾病接受结肠通道术的患者发生肾功能衰竭
(Elder et al,1979)。无论采用何种尿流改道方
式,大多数患者会发生明显的进行性的肾功能减
退(Eisenberg et al,2014)。

与通道术患者相比,行输尿管乙状结肠吻合
术的患者中脓毒症和肾功能衰竭的发生率更高。
脓毒症和肾衰竭可发生在术后早期或术后多年。

输尿管乙状结肠吻合术后 15 年以上的患者中最常见的死亡原因是获得性肾病（即脓毒症和肾衰竭）。这组患者中 10%～22% 死于这些疾病（Zabbo and Kay，1986），有的最晚于改道术后 27 年死亡（Mesrobian et al，1988）。回肠通道术患者约有 6% 最终死于肾功能衰竭（Richie，1974）。

肠道尿流改道术中肾功能的必备条件

有效缓冲肠管对尿液溶质的重吸收，预防严重的代谢性不良反应所需的肾功能状态取决于所构建肠道的尿流改道的类型（即使用的肠管长度以及肠黏膜暴露于尿液的时间长短）。因此与长度比较短的通道术相比，储尿性（可控性）改道术对肾功能有更高的要求。一般情况下，平均肾小球滤过率（GFR）大于 40ml/min 的患者可以很好地耐受可控性尿流改道术。一项研究分析了两组患者，一组 GFR 约 100ml/min（范围为 91～112），另外一组 GFR 约 55ml/min（范围为 36～69），两组均可以很好地耐受代谢负荷，只有轻微的代谢性酸中毒。如我们所想，低 GFR 组代谢性酸中毒的发生率略有增加；然而，氯化铵负荷实验证实本组患者远端小管功能保持良好。该项研究指出 GFR 并不是机体能否耐受肠管尿流改道的唯一决定因素。事实上，GFR 仅是其中一个因素。同样重要的还有远端小管功能。这篇报道证实，当远端小管功能正常且 GFR 大于 40ml/min 时，患者可以很好地耐受采用肠管的尿流改道（Kristjansson et al，1997）。

肾功能包括肾血流量、肾小球滤过率、肾小管转运、浓缩和稀释及肾小球通透性五个部分。肾功能中必须特殊说明的是：GFR，最好用菊粉清除率检测；肾小管酸化能力，由氯化铵负荷实验确定；浓缩能力，用禁水实验检测；肾小球通透性，由尿蛋白浓度反映。一般情况下，尿蛋白含量正常的患者，如果血清肌酐浓度低于 2.0mg/dl，即可良好耐受采用肠管的尿流改道术。血清胱抑素 C 是一种应用前景良好的血清蛋白，比肌酐更准确地反映 GFR；然而，它在肠管尿流改道中的作用尚未确定（Herget-Rosenthal et al，2012；Inker et al，2012）。当血清肌酐低于 2mg/dl 时，就可以较好地保存肾血流量、GFR、肾小管转运能力、浓缩和稀释能力。对于血清肌酐浓度超过 2mg/dl 的患者，如果考虑施行储尿性尿流改道术或使用较长的肠管，则有必要对肾功能进行更详细的分析。如果氯化铵负荷试验后患者尿液 pH≤5.8，禁水试验后尿渗透压≥600mOsm/kg，GFR>35ml/min，尿液中仅有微量蛋白，就可以考虑对该患者施行储尿性尿流改道术。

七、尿流改道术

本节介绍通道术这一特殊类型尿流改道。基本上有两种类型的通道术：①用小肠构建的通道，包括空肠和回肠；②用部分结肠构建的通道。已经介绍了利用胃构建通道，但很少使用，可能带来棘手的造口维护问题，在此不讨论其构建方法。每种类型的通道术都有其独特的指征和优点，也有各自的特殊并发症。但一些并发症在所有类型的通道术中都很相似。通道术的适应证是需要尿流改道，包括：膀胱切除术后；膀胱疾病；移植前患者的膀胱没有条件接受移植输尿管的；膀胱功能障碍造成持续出血、输尿管梗阻、顺应性差伴上尿路功能减退、完全尿失禁无法储尿。

（一）准备

如前所述，无论是用小肠还是结肠构建通道，尽管如前所述有很多争议，作者个人认为所有患者都需要做肠道准备。理由是用于改道的肠管与尿路相通，并且许多情况下需要行肠管去管化，如果没有进行肠道准备，则大量固体粪便暴露于腹腔。在前面的几节中还介绍了各种类型的输尿管肠吻合、造口的构建及各自的并发症。本节介绍通道构建的独特特点，所列举的每种类型通道的并发症也取决于随访时间的长短和同期进行的手术操作。

（二）回肠通道术

回肠通道术中选用部分远端回肠，是最简单的通道尿流改道术，术中和术后早期的并发症发生率最低。对下列患者不建议使用回肠构建通道：短肠综合征，小肠炎性疾病，回肠曾受广泛射线照射，通常是因为盆腔恶性肿瘤接受放疗的结果。

1. 手术步骤

距回盲瓣 10～15cm 选择一段 10～15cm 长的肠管。游离盲肠和与其相连的部分回肠（即固定于后腹膜的部分远端回肠）。透光观察回肠系膜,找到供应所选肠段的主要血管弓。用蚊式钳紧贴肠管下方穿过肠系膜,用血管吊带环绕肠管。在肠系膜基底部供应血管一侧选择适当区域,穿过系膜放置另一条血管吊带。从肠管血管吊带到肠系膜血管基底部的吊带,将两条吊带之间的系膜两侧的腹膜切开。用蚊式钳夹闭组织,切断,4-0 丝线结扎。由肠系膜切口下方从肠管壁清除 2cm 长的系膜。在选定肠段的另一端重复同样的操作。肠系膜基底部应尽可能宽,并且肠系膜窗不能过大(通常约 5cm 长)以免肠段缺血。以一定角度放置 Allen 钳夹闭肠管,使对系膜侧肠壁短于系膜侧(一些术者选择切开闭合器切断肠管)。这样,切除一片三角形的肠管组织并丢弃。

将截取的回肠段置于尾侧,如前所述进行回肠吻合(图 19-34)。用 3-0 丝线间断闭合回肠吻合的系膜窗。然后用大量生理盐水冲洗游离肠段,直至冲洗液变得清澈,此时在右下腹将输尿管从腹膜后牵出。为了完成这个操作,需要将左侧输尿管从大血管前方和乙状结肠系膜后方牵拉至右侧后腹膜的切口处。可以向头侧游离盲肠找到右侧输尿管,切开降结肠左侧的 Toldt 线找到左侧输尿管(图 19-35)。通过这样分离,可以根据需要将回肠段尽可能地向近端吻合至输尿管。实际上,如果需要可以将回肠和双侧肾盂直接吻合(图 19-35C)。膀胱切除后在髂血管尾侧找到输尿管,可以按照前面介绍的相似方法,很容易地向头侧游离输尿管。如前所述,进行输尿管回肠吻合,放置支架管支撑吻合口。

图 19-36 描述了一种将支架管穿过肠襻送达肠管开口的简单方法。将后腹膜与通道缝合,在右下腹把通道固定于后腹膜,这样就有效地将输尿管肠吻合口重新腹膜化。如前所述制作造口。作者选择把肠襻缝合到侧腹膜,从而完全避免小肠疝入通道旁间隙。许多术者选择直接将通道牵拉出前腹壁,但是这样肠管会由通道两侧向尾端下垂。

机器人手术方法已有描述,但应该仅由最有经验的外科医生去尝试(Tyritzis et al,2012)。

2. 并发症

术后早期和晚期并发症列于表 19-5。很难将这些并发症明确地单独归因于通道的构建,因为很多并发症在膀胱切除术的患者中也有报道。因

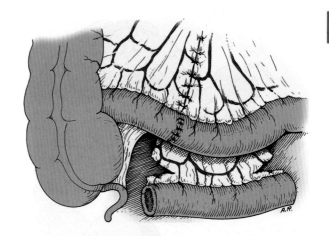

图 19-34　将游离的回肠段置于回肠吻合口的尾侧。将游离肠段的系膜从肠壁浆膜切开 1cm,将肠管两端拉直。一般不需要这样做,除非肠系膜过于肥厚

此,预期表 19-5 中的发生率可反映并发症发生频谱的高端部分。出血可以发生于造口或通道本身。约 10% 的患者出现造口出血。4% 的出血来自筋膜以下的肠襻(Delgado and Muecke,1973)。极难控制的出血可能是由肝硬化和静脉曲张所致。在这种情况下可能会出现危及生命的通道出血。为了控制出血,可能需要施行门静脉减压术(Chavez et al,1994)。损伤较小的方法是经皮经肝门静脉分流或者经肝血管造影及栓塞(Lashley et al,1997;Medina et al,1998)。实际上已有数例此方法治疗成功的报道。未列出的并发症包括高血压、肾功能衰竭、肾功能减退和死亡。这些并发症在很大程度上取决于同期实施的手术、随访时间长短和改道前的肾脏功能状态。在长期随访(20 年)中,7% 的患者出现肾衰竭需要透析治疗,60% 的患者出现上尿路功能减退(Koch et al,1992)。在挽救性膀胱切除术后并发症增多,约 1/3 的患者出现一种早期并发症(Abratt et al,1993)。此外,对需要肾移植的患者,使用肠道进行尿流改道,其并发症发生率增高(Nguyen et al,1990)。

应该仔细确认有无重复输尿管。未及时发现同侧的重复输尿管会导致腹腔内漏尿,继而发生很多问题(Evans et al,1994)。对于重复输尿管,如果输尿管口径足够大,可将两条输尿管分别吻合,或者将输尿管末端剖开,拼合在一起,然后与回肠通道吻合(图 19-37)。

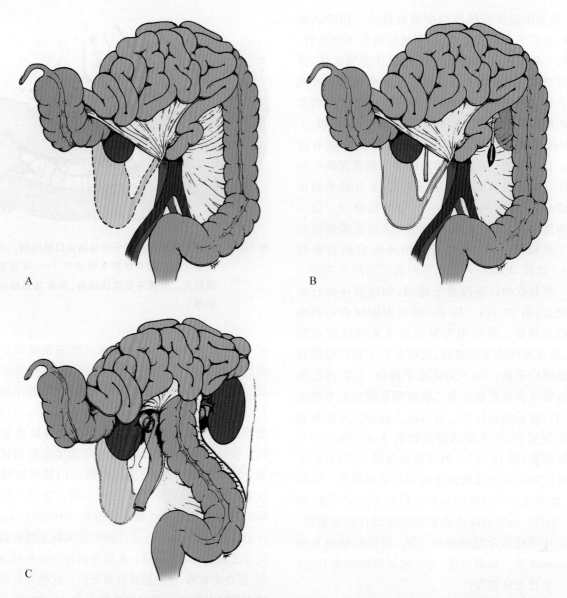

图 19-35　A. 切开盲肠和系膜根部，钝性分离，向头侧游离盲肠、升结肠和小肠。B. 找到右侧和左侧输尿管，通过游离左侧结肠可以更容易找到左侧输尿管。C. 切开 Toldt 线游离左侧结肠，游离的程度要使回肠按需要移向近侧至输尿管。本图描绘了左侧肾盂肠吻合和右侧输尿管肠吻合

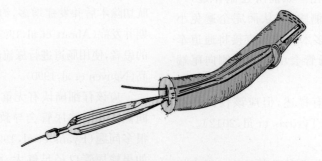

图 19-36　应置入软硅胶支架管支撑输尿管肠吻合。可以用去掉尖端的 Yankauer 吸引器方便地置入这些支架管。将吸引器放入肠腔把肠管远端置于要行输尿管肠吻合的位置。在吸引器尖端切开肠壁，其末端在预定部位穿出肠管。经吸引器插入支架管，然后移开吸引器

表 19-5　回肠通道术的并发症[*]

	早期(%)	晚期(%)
尿漏	2(9/356)	
肠瘘		3(4/142)
脓毒症	3(7/230)	18(133/726)
急性肾盂肾炎	3(21/700)	2(4/178)
伤口感染	7(17/230)	
伤口裂开	3(11/326)	
胃肠道出血	2(2/90)	
脓肿	2(3/168)	
肠麻痹时间延长	6(14/230)	
通道出血	2(3/178)	10(18/178)
肠梗阻	3(18/610)	5(42/878)
输尿管梗阻	2(14/610)	6(56/878)
造口旁疝		2(9/454)
造口狭窄		3(143/486)
结石形成		7(59/822)
通道过长		9(26/276)
代谢性酸中毒		13(27/206)
通道坏死		2(2/90)
扭转		0.7(2/268)
通道狭窄		3(11/320)
通道-肠瘘		<1

[*] 发病率是文献报道的病例总数的百分比。括号内的数字是计算百分比的病例数

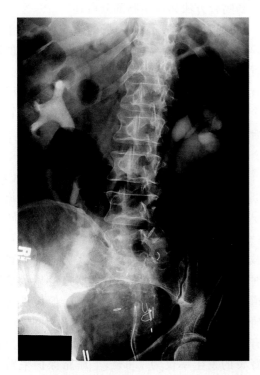

图 19-37　**双侧重复输尿管患者术后 6d 静脉尿路造影。双侧重复输尿管末端剖开,拼合在一起,然后与回肠吻合**

(三)空肠通道术

小肠中空肠的直径最大,系膜最长。但由于容易导致电解质紊乱,所以空肠通道术的接受程度并不高。但最近有病例报道,其中大多数患者随访 5 年以上,结果显示多数电解质紊乱问题很轻微;只有约 4% 的患者出现严重的低钠性代谢性酸中毒。而其他并发症多数为肾结石(12%)、造口旁疝(6%)和肾盂肾炎(4%)(Fontaine et al,1997)。选择空肠的优点是可以避免使用放射线照射过的肠管和输尿管。除非不适宜采用结肠和回肠,否则不建议使用空肠构建通道。但是这组病例研究确实指出,在必要时可以使用空肠成功地构建通道。空肠通道术可以用于以下情况的患者:接受过广泛放射线照射累及回肠,回肠重度粘连并且无大肠可用,远端小肠炎性病变并无回肠可用。使用空肠的禁忌证是严重的肠道营养不良以及存在其他可以使用的肠段。

1. 手术步骤

手术步骤与回肠通道术类似。如回肠通道术所介绍,在距离 Treitz 韧带 15～25cm 处截取 10～15cm 的空肠。外科医师应该将造口设计在上腹部,一般在左上腹。其他技术同回肠通道术。

2. 并发症

与回肠尿流改道会发生高氯性代谢性酸中毒不同,空肠通道术导致的电解质紊乱为高钾、低钠性代谢性酸中毒,除此之外其他早期和远期并发症均与所列回肠通道的并发症相似(表 19-6)。空肠综合征的治疗包括给予氯化钠和碳酸氢钠。也可以使用噻嗪类利尿药,有助于缓解高钾血症(Hasan et al,1994)。

表 19-6　**空肠通道术的并发症**[*]

	早期(%)	晚期(%)
尿漏	14(3/21)	
伤口裂开	5(1/21)	
急性肾盂肾炎		10(2/21)
胃肠道出血	4(1/27)	
电解质紊乱		27(17/62)
造口狭窄		7(2/27)
肠梗阻		7(2/27)
输尿管狭窄		12(5/41)
肠瘘	2(4/140)	

[*] 发病率是文献报道病例的总数的百分比。括号内的数字是计算百分比的病例数

(四)结肠通道术

常用的结肠通道术有横结肠通道术、乙状结肠通道术和回盲肠通道术3种。每种通道术都有其特殊的适应证及优缺点。

在曾经接受广泛盆腔照射的患者中,如果想确保使用未曾受过照射的肠管构建通道,则可以采用横结肠。此外,横结肠也是施行肾盂肠管吻合术的理想肠段。对于盆腔脏器切除术后需行结肠造口的患者,乙状结肠通道是一种很好的选择。这样无须进行肠吻合。还可以行抗反流黏膜下输尿管吻合,并在需要时也方便行左侧腹壁造口。

当有乙状结肠病变或髂内动脉已结扎且直肠在原位保留的情况下,禁忌使用乙状结肠。后一种情况中因为必要的血供已经切断,会导致直肠或其黏膜坏死脱落。在接受过广泛盆腔照射的患者中使用乙状结肠也是不明智的,因为乙状结肠可能已经包括在照射野中。

回盲肠通道术的优点是,需要时可以提供长段回肠替代长段输尿管,并且还具备结肠造口的优势。如果不希望发生尿液从通道向上尿路自由反流的情况,也可以选择这个方法。使用横结肠、乙状结肠和回盲肠通道术的禁忌证包括炎性大肠疾病和严重的慢性腹泻。

1. 手术步骤

(1)横结肠:可以截取由右结肠或中结肠动脉供血的肠段,以后者最常用(图19-38)。切断胃结肠韧带,将网膜从要截取的结肠段分离。随后游离结肠脾曲和肝曲。考虑到造口的位置以及可用的输尿管长度以确定合适的肠管长度。通常15cm就足够了。重要的是截取的肠段不能太短,否则近端不能达到后腹膜,只有在近端处于后腹膜的位置才能做到无张力输尿管结肠吻合,以及吻合口后腹膜化。如前所述,在两把肠钳之间截取肠管,进行双层结肠吻合或吻合器吻合。肠段置于吻合口尾侧。但如果要施行结肠肾盂吻合术,肠段则要置于肠吻合口的头侧。用大量生理盐水冲洗截取的肠段,直到流出液变得清澈。用3-0铬制肠线进行连续 Connell 全层内翻缝合关闭近端,用 3-0 丝线 Lembert 方法缝合第二层。

然后进行输尿管结肠吻合(见前文),在靠近中线处将末端固定于后腹膜。造口通常置于右上腹,但可根据需要置于腹部的任何位置。

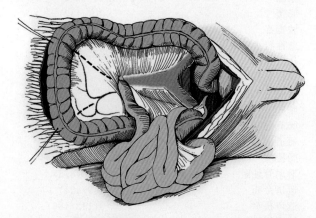

图 19-38 **横结肠通道可基于右结肠动脉和中结肠动脉供血(见图示)**(From Hinman F Jr. Atlas of urologic surgery. Philadelphia:Saunders;1989.)

(2)乙状结肠:切断乙状结肠的腹膜附着处并沿降结肠切开 Toldt 线,游离乙状结肠。按照乙状结肠血管供血的情况截取肠段,并将肠段置于乙状结肠外侧(图 19-39)。乙状结肠吻合和输尿管结肠吻合方法如横结肠部分所述。

(3)回盲肠通道术:回盲肠通道的血供基于肠系膜上动脉的终末支(即回盲肠动脉)。截取的肠段置于尾侧,如前所述进行回肠-升结肠吻合。造口置于右下腹。可以加强回盲瓣确保防止反流。这个方法在前面描述过(见图19-31)。输尿管肠吻合的方法也如前所述。

2. 并发症

横结肠(Beckley et al,1982;Schmidt et al,1985;Ravi et al,1994)、乙状结肠和回盲肠通道术后早期和晚期并发症见表 19-7～表 19-9。同小肠一样,未列出的并发症包括死亡、肾衰竭和肾功能减退,这些并发症取决于同期实施的手术和随访时间长短。值得注意的是,早期报道显示结肠通道术后肾功能减退的发生率较低,但最近的一些研究表明这些并发症的发生率几乎相同。然而仍有采用结肠通道的支持者,因为长期来看,其肾盂肾炎的发生率仅为 7.6%,上尿路保护率则有78%(Stein et al,1996b)。

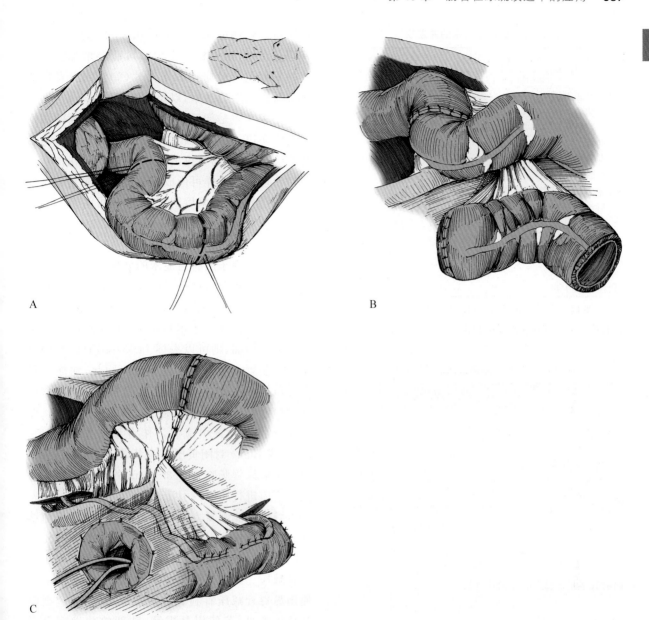

图 19-39　A. 切开乙状结肠的任何腹膜附着处。B. 截取肠段，置于外侧。恢复肠管连续性，关闭系膜窗。C. 输尿管与结肠吻合，放置支架管(From Hinman F Jr. Atlas of urologic surgery. Philadelphia：Saunders；1989.)

有报道显示，行回盲肠通道术的患者中有21%发生并发症(Matsuura et al,1991)。该研究对回肠通道术及回盲肠通道术进行了比较，两者早期和晚期术后并发症发生率无差异。早期并发症包括尿漏、肠梗阻、粪漏、急性肾衰竭、急性重型肝炎、肺炎、胃肠道出血、其他出血、回肠穿孔、心衰和伤口裂开。晚期并发症包括造口脱垂、急性肾盂肾炎、肠梗阻、尿路结石、造口旁疝、切口疝、造口狭窄和粪漏。两种改道方式相比，上尿路功能减退的发病率无差异。其中值得注意的是，高

压情况下大部分回盲肠通道会出现反流，但在低压时，只发生轻微反流或者无反流。不论何时采用结肠段构建通道，都可能导致慢性腹泻。

(五)回肠膀胱造口术

回肠膀胱造口术是采用末端剖开的回肠段和宽大的横向膀胱切口使膀胱减压，并可以在腹部使用集尿器。这种方法特别适用于脊髓损伤患者或者那些明显的神经源性疾病患者。这样设计的理由是神经源性膀胱患者进行腹壁造口后，能够更方便地照顾自己，尤其适用于严重逼尿肌-外括

表 19-7 横结肠通道术的并发症[*]

	早期(%)	晚期(%)
尿漏	8(11/137)	8(2/25)
急性肾盂肾炎		11(8/75)
伤口感染	5(5/92)	
伤口裂开	7(8/109)	
脓肿		5(3/62)
肠麻痹时间延长	6(2/30)	
输尿管狭窄	6(5/84)	17(37/215)
肠梗阻	3(1/30)	2(2/109)
造口旁疝		4(5/114)
结石		11(11/98)
肠皮肤瘘		2(1/62)
造口狭窄		2(1/62)
造口脱垂		11(6/56)
代谢性酸中毒		12(3/26)

[*] 发病率是对文献报道的病例总数的百分比。括号内的数字是计算百分比的病例数

表 19-8 乙状结肠通道术的并发症[*]

	早期(%)	晚期(%)
尿漏	1(1/70)	
伤口感染	1(1/70)	
伤口裂开	1(1/70)	
急性肾盂肾炎		7(5/70)
肠梗阻		6(4/70)
输尿管狭窄		9(6/70)
结石		4(3/70)
造口旁疝		3(2/70)
造口狭窄		3(2/70)

[*] 发病率是对文献报道的病例总数的百分比。括号内的数字是计算百分比的病例数

表 19-9 回盲肠通道术的并发症[*]

	早期(%)	晚期(%)
尿漏	6(9/147)	
肠漏	3(5/147)	
胃肠道出血	1(1/147)	
伤口裂开	7(11/147)	
急性肾盂肾炎		14(20/147)
肠梗阻	3(5/147)	10(14/147)
造口脱垂		16(24/147)
造口旁疝		5(7/147)
造口狭窄		2(3/147)
结石		5(8/147)
粪瘘		2(3/147)

[*] 发病率是对文献报道的病例总数的百分比。括号内的数字是计算百分比的病例数

约肌协同失调的患者。逼尿肌发射亢进的患者,特别是女性,尿失禁的发生率可能会增加。此术式并发症包括经尿道的尿失禁(20%的患者需要闭合尿道)、造口狭窄,以及膀胱和肾结石。

手术步骤是剖开回肠段末端,在膀胱壁做横向宽大切口。用可吸收线将剖开的回肠末端与膀胱壁缝合,远端肠管拉出腹壁,构建玫瑰花蕾状的造口。理论上这样可形成一个低压储尿囊。这种方法的优势是,如果后期有指征,还可将患者的解剖结构恢复到正常(Mutchnik et al,1997;Atan et al,1999)。

(六)适用于所有通道术的处理方法

所有的吻合口都采用硅胶支架管支撑。将支架管穿过通道插入输尿管的简便方法如图 19-36所示。支架管分别于术后第 4~6 天拔除。如果引流液未增加,则可以去掉 Jackson-Pratt 封闭负压引流装置。所有通道重新后腹膜化,输尿管肠吻合口置于腹膜后。可以将后腹膜与在输尿管肠吻合口以上通道的浆膜缝合,完成后腹膜化。然后在腹膜后放置引流管。作者偏好用 Jackson-Pratt 或 Blake 封闭负压引流装置,引流管放在腹膜后距输尿管肠吻合口 3~4cm 处进行吻合口引流。不应进行腹腔内引流。

肠道功能恢复之前不能经口给予患者任何饮食。确定肠蠕动恢复后再循序渐进逐步恢复饮食。作者的做法是对所有肠道吻合患者均采用鼻胃管减压。据报道的手术病例显示,肠道手术后使用鼻胃管减压有利有弊。若不用鼻胃管,则呕吐会更常见;若使用鼻胃管,肺部的并发症会增加。对患有严重呼吸系统疾病的患者,应考虑行胃造口术。为预防肺栓塞所有患者均应穿戴序贯充气加压靴装置,但在这组患者中,作者没有预防性使用肝素或华法林。

八、肠管尿流改道术的代谢性与神经动力性问题

为了便于讨论,可以将肠管尿流改道导致的问题简单地分为代谢性问题、神经动力性问题及外科技术性问题 3 类。代谢性并发症源于肠管对尿液中溶质的异常重吸收,神经功能性问题涉及肠道构型,后者影响储存容量和肠管收缩,继而引

起储尿困难。而外科技术性并发症涉及导致手术并发症的操作；这部分内容已经在涉及肠管尿流改道技术性问题的每节后面进行了讨论。下面讨论代谢性和神经动力性问题。

（一）代谢并发症

代谢并发症包括电解质紊乱、感觉异常、药物代谢异常、骨软化症、生长迟缓、长期反复感染、肾和储尿囊结石形成、从全长消化道切除部分肠道的继发问题，以及发生尿路上皮癌或肠癌，其中许多并发症是经肠管溶质异常重吸收的结果。影响溶质吸收量和吸收类型的因素是所选用的肠管、肠管的表面积、肠管显露于尿液的时间、尿液中溶质的浓度，肾功能和尿液的 pH。

1. 电解质紊乱

根据所使用的肠管不同，发生的血清电解质并发症和电解质紊乱的类型也不同。如果使用胃，可能会发生低氯代谢性碱中毒；如果使用空肠，则可能发生低钠血症、高钾血症和代谢性酸中毒；如果使用回肠或结肠，可能继发高氯性代谢性酸中毒。其他曾经报道的电解质紊乱还包括低钾血症、低镁血症、低钙血症、高血氨症和血尿素氮

和肌酐升高。下文将详细介绍使用不同肠管继发的特殊的电解质紊乱。

使用胃时，可能继发低钾、低氯性代谢性碱中毒。一般情况下不会有明显的问题，但是如果患者伴发肾功能衰竭，碳酸氢根排泄出现严重破坏或者患者出现严重脱水，就会出现严重问题（Kurzrock et al，1998）。代谢性碱中毒有时会非常严重并危及生命（重症代谢性碱中毒综合征）（表 19-10）。已有报道，这种综合征发生于肾功能正常的患者，临床症状严重时可能会出现嗜睡、呼吸功能不全、癫痫发作和室性心律失常（Gosalbez et al，1993）。这些症状多发生于呕吐造成脱水之后。随即可发生严重的低钾、低氯性代谢性碱中毒。患者通常用 H₂ 阻滞药减少胃段的氢离子分泌并补充水分而成功治疗。在危及生命的情况下，可以注射盐酸精氨酸以快速恢复酸碱平衡。有时，在 H₂ 阻滞药无效的情况下，可应用质子泵阻断药奥美拉唑。极少数情况下奥美拉唑无效，此时如果危及生命的代谢性碱中毒持续存在，则必须切除胃段（Gosalbez et al，1993）。

表 19-10　**肠管尿流改道患者的电解质紊乱综合征**

综合征	部位	症状	相关异常
严重代谢性碱中毒综合征	胃	嗜睡、肌无力、呼吸功能不全、癫痫发作、室性心律失常	醛固酮升高、低氯血症、低钾血症
高钾、低氯性代谢性酸中毒综合征	空肠	嗜睡、恶心、呕吐、脱水、肌无力	肾素和血管紧张素水平升高
高氯性代谢性酸中毒综合征	回肠、结肠	疲乏、厌食、嗜睡、虚弱	全身性缺钾、低钙血症

在这种综合征中，血清胃泌素浓度所起的作用至关重要，在已报道的严重病例中，血清胃泌素水平通常是升高的。胃膀胱成形术患者的血清胃泌素水平与血液碳酸氢根浓度显著相关，胃泌素水平越高，代谢性碱中毒就越严重（Tanrikut and McDougal，2004）。对那些已经存在血清胃泌素水平升高伴长期持续性代谢性碱中毒的患者，当因呕吐而造成血容量不足、低氯血症和低钾血症时，这些患者发生严重代谢性碱中毒综合征的风险更大，并表现出前述症状。这样，胃扩大膀胱持续丢失氢离子伴体循环碳酸氢根含量净增，应对酸碱平衡急剧变化的正常内稳态机制发生变化，

面对低氯血症、低钾血症和循环中醛固酮水平升高（由于脱水）即使正常肾排泄碳酸氢根的功能也会受损，所有这些因素形成恶性循环，正常内稳态机制无法发挥作用。实际上已有报道，在这种综合征中血醛固酮水平升高（Gosalbez et al，1993）。低钾血症、低氯血症和升高的醛固酮水平会破坏肾排泄过量碳酸氢根的能力。这些干扰加上经胃段吸收的碳酸氢盐持续增加，最终导致前述患者中描述的电解质极度紊乱。可以观察到，胃段尿流改道患者的血清碳酸氢根与胃泌素水平呈现 S 形曲线相关，发生严重代谢性碱中毒风险最大的是那些血清胃泌素浓度超过 120ng/L 的患者，因

为在曲线的这个部分,胃泌素浓度的小幅增加都会导致血清碳酸氢根的大幅上升(图19-40)。另外,对于血清胃泌素浓度低于100ng/L的患者,血清碳酸氢盐浓度很小的变化也会导致胃泌素浓度显著升高。尿流改道不能及时排空,胃段过度膨胀会使血清胃泌素升高,因为胃段膨胀可以刺激胃泌素释放。对于静息状态胃泌素水平超过120ng/L或肾功能受损的患者,患者和医师都应该意识到脱水及胃段扩张的后果。

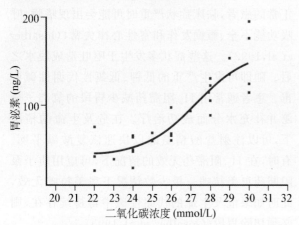

图19-40　**血清胃泌素水平与血清碳酸氢根之间呈S形曲线关系。注意胃泌素水平在正常生理范围10~120ng/L时,血清碳酸氢根浓度变化很小。然而,当血清胃泌素水平超过120ng/L时,其水平的微小变化都会造成血清碳酸氢根浓度很大的变动**

　　使用空肠,特别是近端空肠进行肠管尿流改道术时,发生的电解质紊乱包括低钠血症、低氯血症、高钾血症、氮质血症和酸中毒(见表19-10)。这些异常来源于钠离子与氯离子的分泌增加,以及钾离子与氢离子的重吸收增加。氯化钠的过度丢失伴随水的丧失,因此患者出现脱水。脱水导致血容量不足,促使肾素分泌增加,继而醛固酮的生成增加(Golimbu and Morales,1975)。高钾血症也可以刺激醛固酮产生。高水平的肾素-醛固酮可促进肾脏重吸收钠离子和排泄钾离子,造成尿液中钠含量下降和钾含量增加。在这种情况下,在空肠就形成一个有利于排钠并重吸收钾的浓度梯度,这样就使电解质紊乱持续存在。

　　这些电解质异常导致嗜睡、恶心、呕吐、脱水、肌无力和体温升高。当这些异常情况持续存在时,可危及患者生命并最终导致死亡。给予静脉高营养溶液可加重这一综合征。应用静脉高营养溶液可加剧空肠尿流改道患者这一综合征的机制尚不清楚(Bonnheim et al,1984)。这种综合征的严重程度取决于所使用的空肠段的位置,肠段越是位于近端,越是容易发生这种综合征。其发生率从最低25%(Klein et al,1986)到大多数患者出现有临床意义的异常。但当使用的空肠段较短时,发生严重紊乱的患者很少,只有4%(Fontaine et al,1997)。治疗这种紊乱可以通过给予氯化钠充分补水,并用碳酸氢钠纠正酸中毒。如果肾功能是正常的,高钾血症可通过肾的分泌功能所纠正。有时,利尿药也可能有助于纠正高钾血症。恢复正常的电解质平衡后,长期治疗包括口服氯化钠制剂补充。对某些患者有选择地使用噻嗪类利尿药也有助于高钾血症的长期控制(Hasan et al,1994)。

　　发生在回肠和结肠尿流改道的电解质紊乱是高氯性代谢性酸中毒(见表19-10)。某种程度上,多数回肠或结肠尿流改道的患者会发生这种酸中毒,但一般程度轻微。目前程度较轻的酸中毒,其临床意义不明确。有报道显示,回肠通道术患者中高氯性酸中毒的发生率为68%(19/28,19例酸中毒患者中有10例严重,需要治疗)(Castro and Ram,1970)。而在另一项研究中,对回肠通道术患者观察4年以上,70%出现血清碳酸氢根浓度降低(Malek et al,1971)。最新研究报道发生率约25%(Nieuwenhuijzen et al,2008),约4%的患者需要住院治疗(Studer et al,2006)。严重电解质紊乱的发生率要低得多。据报道,严重的电解质紊乱发生于18%(8/45)的肠道膀胱成形术患者(Whitmore and Gittes,1983),10%(17/178)的回肠通道术患者(Schmidt et al,1973)和80%(112/141)的输尿管乙状结肠吻合术患者(Ferris and Odel,1950)。在采用回盲肠或者盲肠的可控性尿流改道中,大多数患者血清氯离子浓度升高而血清碳酸氢根水平下降(Ashken,1987;McDougal et al,1989)。65%的Mainz储尿囊患者需要应用碱剂治疗以维持正常的酸碱平衡(Thuroff et al,1987)。关于可控性回肠尿流改道患者的早期报道指出,其电解质紊乱的发生率要低得多,在10%~15%(见表19-3)(Allen et al,1985;

Boyd et al,1989)。严重电解质紊乱患者的症状包括易疲劳、厌食、体重减轻、烦渴和嗜睡。行输尿管乙状结肠吻合术的患者还有腹泻加剧。

如果这些电解质异常有临床意义并且持续存在,则会导致严重的代谢异常,这将在随后讨论。然而,电解质异常本身是可能致命的,因为严重的电解质紊乱会导致患者死亡(Heidle et al,1979)。

高氯代谢性酸中毒的机制是由于氨的离子化转运,在 Na^+-H^+ 逆向转运中氨取代了钠。弱酸性的 NH_4^+ 与氢离子交换伴随碳酸氢根与氯离子交换,这样氯化铵与碳酸(即 CO_2 和水)交换,经肠腔吸收入血。此外,氨也可以在肠腔内通过钾离子通道吸收入血(McDougal et al,1995)。

高氯性代谢性酸中毒的治疗包括给予碱化药或氯离子转运阻滞药。口服碳酸氢钠进行碱化可有效恢复正常的酸碱平衡。然而,口服碳酸氢盐会产生大量肠道内气体,所以患者可能不是特别容易耐受。有效地替代治疗是同时使用枸橼酸钠和枸橼酸溶液(Bicitra 或 Shohl 溶液),但很多患者不喜欢其味道。如果有心脏或肾疾病不能过多摄入钠时,以及需要补钾或者至少补钾无害,也可以使用枸橼酸钾、枸橼酸钠和枸橼酸混合溶液(Polycitra)代替。对于顽固性高氯性代谢性酸中毒并且钠负荷不能过重的患者,可以给予氯丙嗪或烟酸,来控制酸中毒的程度。虽然在人体单独使用这些药物并不能纠正酸中毒,但可以限制酸中毒的发展,因而减少碱化药的用量。氯丙嗪和烟酸可抑制环磷腺苷,从而阻碍氯离子转运。氯丙嗪用量为25mg,每日3次。有时可能需要多达50mg,每日3次,但是在这个剂量下,不良反应较多见。成人应慎用氯丙嗪,因为有动作迟缓等较多不良反应。烟酸用量为400mg,每日3或4次,但不能用于消化性溃疡或有临床意义的肝功能不全者,可能观察到的不良反应包括肝功能异常加重、消化性溃疡恶化、头痛和复视;颜面潮红和皮炎也较多见,一般会随着患者对药物逐渐适应而消失。

低钾血症和全身缺钾可见于肠道尿流改道患者。与其他类型的肠道尿流改道患者相比,这种情况更常见于输尿管乙状结肠吻合术患者(Geist and Ansell,1961)。一项研究显示,输尿管结肠改道的患者全身钾含量减少了30%,而回肠通道

术患者这一组全身钾含量无明显变化;但从个体来看,一些患者全身钾含量减少了14%(Williams et al,1967)。同样发现,可控性改道患者也有全身钾含量减少。最容易出现全身钾含量减少的是那些长期存在代谢性酸中毒而未纠正的患者(Stein et al,1998)。缺钾可能是由于肾功能损害、渗透性利尿导致肾失钾以及通过肠道分泌失钾。最后提到的因素(可能是剂量上)起的作用相对较小。实际上暴露于尿液中高浓度钾的回肠段重吸收了一些钾离子,而结肠重吸收的可能性较小(Koch et al,1990)。因此,回肠尿流改道者似乎可以减轻通过肾的失钾,而结肠尿流改道者则不能,这就可以解释为什么输尿管乙状结肠吻合和输尿管结肠改道的患者更可能出现全身缺钾。当缺钾严重时,患者可能发生弛缓性瘫痪。这些患者治疗时必须记住,如果低钾血症伴有严重的高氯性代谢性酸中毒,治疗必须包括补钾和用碳酸氢盐纠正酸中毒。如果仅纠正酸中毒而未注意补钾,则可能会发生严重的低钾血症,出现明显的弛缓性瘫痪,继发严重的并发症(Koff,1975)。

由于肠道可以转运溶质且它的黏膜水密性不强,渗透压一般会跨肠壁再平衡。因为肠道改变了渗透性容量,所以对这些患者禁水后测量渗透压来反映肾功能是不合适的。肠道还会碱化体液,因此对肠道尿流改道患者,也不可能通过测量尿液 pH 来简单地判定肾的酸化能力。最后,由于尿素和肌酐被回肠和结肠重吸收,所以血清尿素和肌酐浓度也无法精确地反映肾功能状况(Koch and McDougal, 1985;McDougal and Koch,1986)。

黏膜长期暴露于尿液时,肠道可以逐渐发生组织学改变,出现绒毛萎缩和假陷凹形成,在回肠尤其是如此。这些变化呈片状分布,有正常的回肠黏膜散布在异常黏膜之间。也可见黏膜下炎性浸润。长期来看,结肠黏膜变化似乎更少。已有描述结肠杯状细胞体积缩小。经过一段时间,一些转运过程可能会出现改变,部分溶质的转运活动下降,而其他溶质的转运依旧保持活跃(Philipson et al,1983)。然而,随着时间的推移,大多数回肠段和结肠段仍保留着导致高氯性代谢性酸中毒的能力。在一项实验研究中,肠道长期暴露于尿液可导致转运蛋白数量减少,但是保留下来的

转运蛋白功能依旧完好（Grocela and McDougal，1999）。

2. 感觉异常

感觉异常可能继发于镁缺乏、药物中毒或氨代谢异常。镁缺乏或者继发于营养不良，或者与肾失镁有关，失镁与失钙的方式大致相同（见后文）。糖尿病性高血糖症时也会出现感觉异常，但这不是肠管尿流改道的后果。在此类患者中，尿液中葡萄糖的重吸收可导致高血糖症，但并无明显的糖尿（Onwubalili，1982）。感觉异常更常见的原因可能是氨代谢异常。已有报道，肠管尿流改道患者的氨昏迷可见于肝硬化者（Silberman，1958）、没有基础慢性肝病的肝功能异常者（McDermott，1957），以及血清酶活性检测显示肝功能正常者（Mounger and Branson，1972；Kaufman，1984；Perez-Fidalgo et al，2007）。这个综合征通常与肝功能下降有关，然而，即使在肝功能正常的患者中也有报道，但是这些报道中检测肝功能的粗略方法使我们不能确认，这些患者确实没有肝功能的轻微改变。氨昏迷最常见于输尿管乙状结肠吻合术，但是在回肠通道术也有报道（McDermott，1957）。

氨昏迷的治疗包括引流肠管尿流改道，输尿管乙状结肠吻合术病例采用肛管引流，可控性改道患者采用 Foley 尿管引流，使肠管不会长时间暴露于尿液。口服新霉素可以减少来自肠道的氨负荷，并减少蛋白质摄入，从而限制了患者的氮负荷直至血氨水平恢复正常。病情严重时，可以给予 50g 谷氨酸精氨酸盐加入 1000ml 的 5% 右旋葡萄糖溶液静脉滴注，通过提供用于形成谷氨酰胺的底物而将氨结合（Silberman，1958）。也可以经口或直肠给予乳果糖（Edwards，1984），以结合肠道内的氨而阻止其吸收。有关这些疗法的剂量和给药方法，请咨询医院药剂师。

3. 药物吸收异常

在肠管尿流改道患者中有药物中毒的报道。更可能出现问题的是那些在胃肠道吸收并以原形从肾排泄的药物。这些被排泄的药物再次暴露于肠管时，肠管可将其重吸收而达到有毒性的血清水平。已有报道，中毒发生于苯妥英钠（Dilantin）（Savarirayan and Dixey，1969）和一些以原形排泄的抗生素药物。虽然通道术患者通常可以很好地

耐受化疗，但是已有报道 1 例回肠通道术患者发生了甲氨蝶呤毒性（Bowyer and Davies，1986）。

一项最近的研究表明，无论是可控性或者非可控性尿流改道患者，只要肾功能正常就可以很好地耐受化疗。作者 23 例可控性改道患者和 19 例回肠通道术患者进行研究，这些患者采用顺铂、甲氨蝶呤和长春碱进行了化疗。作者得出结论，没有改道的患者、回肠通道术患者和可控性改道术患者，在化疗毒性上没有差别。实际上可控性尿流改道术患者在化疗药物输注过程也未放置 Foley 导管进行引流。然而，如果仔细分析这些数据，就能很清楚地发现一个事实，尽管还不具有统计学意义，但在可控性尿流改道患者中化疗毒性增加（Srinivas et al，1998）。应用抗代谢药物的患者，有毒代谢产物可以从尿液排泄又可通过肠道吸收，应进行严密监测，以免其达到致命的血清毒性水平。此外，对于接受化疗的可控性改道术患者，在应用有毒药物期间应考虑引流储尿囊。

4. 骨软化症

当矿化骨减少、类骨质成分过多时，会出现骨软化症或肾性佝偻病。已有报道，骨软化症发生于结肠膀胱成形术（Hassain，1970）、回肠代输尿管（Salahudeen et al，1984）、结肠和回肠通道术，但最常见于输尿管乙状结肠吻合术患者（Harrison，1958；Specht，1967）。骨软化症的原因可能是多因素的，但通常与酸中毒相关。由于长期酸中毒，骨骼通过释放骨钙而缓冲过多的氢离子。释放的钙离子被肾排泄。慢性酸中毒导致骨软化症的原因，纠正酸中毒后骨软化症患者骨骼重新矿化也支持这一理论（Richards et al，1972；Siklos et al，1980）。然而也有报道显示，血清碳酸氢盐的严重变化并非发生骨软化症所必需（Koch and McDougal，1988；McDougal et al，1988）。而且，一些继发于肠管尿流改道的骨软化症患者在恢复正常的酸碱平衡后，骨骼脱钙并未得到纠正。在这些患者中，发现存在与酸中毒无关的维生素 D 抵抗。这种抵抗可能是肾源性的，可以补充一种比维生素 D_2 疗效更强的维生素 D 代谢产物，1α-羟胆固化醇，来克服这种抵抗。大量提供这种物质时就会出现骨骼再矿化（Perry et al，1977）。而且，有报道显示，在肾钙离子排泄增加中，尿液溶质的重吸收可能发挥了作用。肾滤过硫酸盐可以

抑制钙重吸收,导致钙和镁经肾丢失。因此,如果肠管的硫酸盐重吸收增加,就会使肾的硫酸盐排泄增多,进而导致高钙尿症和高镁尿症(McDougal and Koch,1989)。最后,有证据表明,钙离子/甲状旁腺素的比例也会发生改变,提示后期出现甲状旁腺激素抵抗(Tanrikut and McDougal,2004)。肠管尿流改道患者出现骨软化症可能是由于长期酸中毒、维生素 D 抵抗和肾过量钙丢失所致,似乎其中的每种因素对这一综合征的促进作用则因人而异。

显然,如果能够密切注意并预见性地纠正异常情况时,就可以避免许多代谢问题。一些研究者发现,如果纠正了大于 2.5mEq/L 的碱基缺乏,就没有发现证据表明骨骼矿物质密度的异常(Stein et al,1998)。实际上,当考虑到酸中毒且给予纠正后,各种尿流改道类型之间并无差别(Kawakita et al,1996)。其他研究者认为,可控性改道术与回肠通道术之间并无差别(Campanello et al,1996);然而对于这样经过选择的病例,酸中毒在两组之间的分布通常是相同的。很显然,如果病例数足够大并且未预先筛选,那么在可控性尿流改道组可见酸中毒发生率增高。实际上,如果随访时间足够长,一些患者会出现骨骼矿物质密度的异常,尤其是那些长期以来存在慢性酸中毒的患者。需要牢记的一点是,只要注意密切关注及时纠正酸中毒,骨骼矿物质密度异常可能就不会成为一个问题(Incel et al,2006)。

骨软化症患者一般主诉嗜睡,关节痛,尤其是在承重关节,还有近端肌病。血清化学检测显示钙离子浓度偏低或正常,碱性磷酸酶水平升高,磷酸盐水平偏低或正常(Harrison,1958)。治疗方法如前所述,包括纠正酸中毒和膳食补钙。如果这样仍不能使骨骼重新矿化,可给予活性维生素 D。若还不成功,应给予活性更强的维生素 D_3 代谢物 1α-羟胆固化醇。

5. 生长发育

大量证据表明,肠管尿流改道对生长发育有不利影响。一项研究对 93 例脊髓发育不良患者观察了 17～23 年,分析形态学参数时发现严重异常。在肠管尿流改道患者中进行人体测量显示,所有测量的指标中都有线性生长的下降,在统计学上双肩峰宽度和肘手长度明显缩短(Koch et al,1992)。

长期尿流改道的患者更易出现骨折和骨科手术并发症。接受回肠通道术的脊髓发育不良患者和一组相似的但保留膀胱并间歇导尿的患者相比,回肠通道术患者骨折及骨科手术后的畸形愈合和不愈合者增多(Koch et al,1992)。与间歇导尿者相比,有更多肠道尿流改道的患者进入身高和体重最低 10% 的区域内。事实上,两组之间身高和体重并无差异(Koch et al,1992;McDougal,1992)。

还有肠道尿流改道影响线性生长的实验依据。长期观察接受单侧输尿管乙状结肠吻合术的大鼠,发现与非改道组相比,单侧输尿管乙状结肠吻合组大鼠的股骨长度缩短(Koch and McDougal,1988)。因此,可以明确的是虽然没有生长发育的明显变化,但经过仔细研究,发现在儿童期接受肠管尿流改道,并保持改道状态 10 以上的患者,有显著的线性生长方面的改变。

6. 感染

肠管尿流改道患者中菌尿、菌血症和脓毒症发生率增高。很多肠管膀胱成形术的患者发生肾盂肾炎,13% 的患者出现脓毒性和严重感染并发症(Kuss et al,1970)。与回肠膀胱成形术相比,感染更常见于结肠膀胱成形术(Kuss et al,1970)。最近一项研究发现,4% 的患者因脓毒症住院治疗(Studer et al,2006)。10%～17% 的结肠通道术和回肠通道术患者发生急性肾盂肾炎(Schmidt et al,1973;Schwarz and Jeffs,1975;Hagen-Cook and Althausen,1979)。大约 4%(8/178)的回肠通道术患者死于脓毒症(Schmidt et al,1973)。

通道术患者中菌尿发生率高。实际上,大约 3/4 的回肠通道术患者的尿液标本有感染(Guinan et al,1972;Middleton and Hendren,1976;Elder et al,1979)。可以明确的是,有些患者只是在通道远端有细菌繁殖,而采用双导管技术进行近端肠襻尿液培养,可见肠襻近端的细菌培养阳性率明显降低(Smith,1972)。然而,其中许多患者并未产生不良后果,对慢性菌尿耐受良好。当培养结果主要为变形杆菌和假单胞菌时,更可能发生上尿路功能减退。因此,对培养结果相对单一、为变形杆菌和假单胞菌的患者,应该给予治疗；而对那些培养结果混杂的患者，如果没有症状一般可以观察。可控性改道患者也有相当高的菌尿和脓毒症发生率（McDougal，1986）。实际上，2/3 的 Kock 可控性尿流改道患者细菌培养阳性（Kock，1987）。菌尿和脓毒症发病率增高的原因尚不清楚，但可能是由于肠管与尿路上皮不同，不能抑制细菌增殖。因此，当正常情况下肠管可以与细菌共生，但采用肠管进行尿流改道后，这些共生的细菌就成为上行感染和脓毒并发症的来源。此外，肠管可以使尿液的抑菌作用减弱而促进细菌增殖。肠段扩张可能有助于细菌易位，透过肠壁入血。研究证实，肠黏膜的免疫性细菌防御机制发生了一些改变，但大部分防御机制均得以保留（Wullt et al，2004）。

7. 结石

长期感染的后果之一是磷酸镁铵结石形成。实际上，肠道尿流改道患者中形成的结石绝大部分由钙、镁和磷酸铵组成。最容易形成肾结石的患者是有高氯性代谢性酸中毒、患有肾盂肾炎和尿素分解微生物导致的尿路感染患者（Dretler，1973）。结肠通道术患者肾结石发生率为 3% ～ 4%（Althausen et al，1978；Hagen-Cook and Althausen，1979），回肠通道术患者为 10% ～ 12%（Schmidt et al，1973），而可控性盲肠储尿囊患者储尿囊结石的发生率为 20%（Ashken，1987）。结石可能是由于长期尿路感染伴尿液碱化，前述原因导致的长期高钙尿和肠管造成的尿液排泄产物的变化所致。通道和储尿囊结石形成的一个主要原因是异物，如吻合钉和不可吸收线，结石多在其表面凝结形成。在肠管构建的储尿囊中，肠黏膜的改变也可以成为结石形成的原因。最后，肠黏液的改变，特别是存在感染或梗阻时，也可以成为成石核心；更重要的是还会影响排空，进而导致感染加重和结石形成（N' Dow et al，2004）。

8. 肠动力、短肠和营养问题

因为切除相当一部分肠管用于构建肠管尿流改道，肠管吸收面积明显减少，可能会导致很多营养问题出现。已有报道损失较多回肠的患者，会出现维生素 B_{12} 吸收不良，最终导致贫血和神经系统异常。在 41 例术前接受放疗，然后行根治性膀胱切除和回肠通道术的患者中，有 10 例出现维生素 B_{12} 缺乏（Kinn and Lantz，1984），21% 的接受回肠膀胱成形术的患儿血清维生素 B_{12} 水平降低（Rosenbaum et al，2008）。损失较多回肠也会导致胆盐吸收障碍。回肠是胆盐重吸收的主要部位，因此重吸收减少，胆盐进入结肠，导致黏膜刺激和腹泻。此外，损失部分回肠还会引起"回肠暂停"功能丧失。回肠暂停是当脂类接触回肠黏膜时肠蠕动减弱的机制，有利于增加脂类的吸收。损失部分回肠时，脂类不能引起肠蠕动减弱，未经代谢的脂类运送至结肠，可能导致脂肪泻。

很难证明这些患者血清维生素 B_{12} 水平降低的不良反应。在没有经口摄入的情况下，肝脏储存的维生素 B_{12} 可供应身体 3～5 年的需求。因此，这些病理问题多年内不会表现出来，也很少报道。而且，低血清维生素 B_{12} 水平不一定与代谢缺陷相关。为了评估是否存在代谢方面的影响，需测量同型半胱氨酸和（或）甲基丙二酸的血清水平。因为维生素 B_{12} 在同型半胱氨酸和甲基丙二酸的代谢途径中充当辅酶，因此二者水平是评价维生素 B_{12} 水平降低是否具有临床意义的敏感指标。这组患者尚未进行这些检测，因此目前尚不清楚在这组患者中检测维生素 B_{12} 水平的重要性。然而，对那些回肠尿流改道术后已经超过 5～7 年的患者，许多医师经验性地给予肠外维生素 B_{12} 作为预防措施。

回盲瓣缺失有很多不利影响。由于回盲瓣缺失，可能出现大量细菌反流入回肠，导致小肠内细菌过度繁殖。这可能导致营养异常，包括干扰脂肪酸的重吸收和胆盐相互作用。如果脂肪和胆盐吸收不足，会排至结肠而引起腹泻。而且，细菌反流入小肠可以造成胆盐缺乏。同时，脂肪吸收不足会导致脂溶性维生素 A 缺乏、因维生素 D 缺乏而引起的骨软化症，以及钙与脂肪络合成皂类而影响其吸收。回盲瓣还有暂停功能，完好的回盲瓣可延长内容物通过小肠的时间而增强吸收。因此，回盲瓣的缺失可能导致营养异常。有人提倡如果回盲瓣用于尿路重建，可在回肠和结肠间重建瓣样机制。

损失较多空肠会造成脂肪、钙和叶酸吸收障碍，不过通常很少采用大段空肠进行泌尿外科重建手术。结肠部分缺失可能由于水、电解质吸收减少而造成腹泻，由于碳酸氢盐在回肠分泌增加，而在结肠重吸收不足导致碳酸氢盐丢失，还会因失液而导致脱水。

需要关注的是,截取肠段用于尿路重建时,从消化道中截除一段肠管对肠道本身功能造成的影响。实际上,从消化道中去除重要肠段会导致夜间肠蠕动加剧、大便急迫、大便失禁、腹泻和营养缺乏(Riddick et al,2004)。有研究比较了回肠通道术和肠道膀胱扩大成形术的患者,毫不意外地发现膀胱扩大成形术患者中 40% 发生有临床意义的肠道问题。已经证实逼尿肌不稳定和肠易激有关,也许可以用来解释这类病例中肠道功能紊乱的发生率(N'Dow et al,1998)。因此,如果截取逼尿肌不稳定患者的肠管进行手术,有必要对其肠道功能障碍的问题提高认识。有近期报道指出 7% 行回肠膀胱成形术的患者发生明显的腹泻(Blaivas et al,2005)。医师要预先告知患者,重要的肠段用于尿路重建可能继发肠道问题。

9. 癌

输尿管乙状结肠吻合术患者中癌的发生率在 6%~29%,平均为 11%(Schipper and Decter,1981;Stewart et al,1982;Zabbo and Kay,1986)。癌发展到明显可见,一般需要 10~20 年。组织病理学检查显示肿瘤种类包括腺癌、腺瘤性息肉、肉瘤和移行细胞癌。已有病例报道描述在回肠通道术、结肠通道术、膀胱扩大术、直肠膀胱、新膀胱和回肠代输尿管术患者中发生肿瘤(Austen and Kalble,2004)。有报道,回肠通道术患者发生未分化癌和腺瘤性息肉。结肠通道术患者发生腺癌,回肠和结肠膀胱扩大术患者发生腺癌、未分化癌、肉瘤和移行细胞癌的病例均已有报道(Filmer,1986)。

癌发生的病因机制尚不清楚。肿瘤是来源于移行上皮还是结肠上皮也不明确,但因为大多数肿瘤是腺癌,所以推测这些肿瘤来源于肠上皮。动物实验显示,腺癌来源于接触粪便的移行细胞上皮(Aaronson et al,1989)。而且研究表明,输尿管乙状结肠吻合术患者输尿管不典型增生的发病率极高(Aaronson and Sinclair-Smith,1984)。另外,如果将移行上皮从肠道切除,就不会发生腺癌。然而,如果尿路上皮接触肠黏膜,即使尿流改道已经废用而该区域并未暴露于尿液中,腺癌依然可以发生。已有病例报道,输尿管乙状结肠吻合术后 9 个月,因为肿瘤复发废用原输尿管结肠

吻合,改为通道术。该例患者的远端输尿管留存于乙状结肠原吻合处。22 年后,在输尿管肠吻合处发生了癌(Schipper and Decter,1981)。这一病例说明,如果输尿管肠吻合不再应用,则应将其切除而不是单纯结扎后旷置于原位。包括细胞染色技术在内的其他证据提示结肠是原发器官(Mundy,personal communication,1991)。无论原发器官是尿路上皮还是肠管,肿瘤似乎可以来源于两种组织。

当移行上皮和结肠上皮紧邻并且都暴露于粪便时,癌的发生率最高(Shands et al,1989)。在接受了输尿管乙状结肠吻合术的大鼠体内发现,有亚硝胺类诱变剂产生(Cohen et al,1987),但似乎至少在该试验中没有令人信服的证据支持亚硝胺类在肿瘤发生中起了主要作用。已经证实,在输尿管乙状结肠吻合术患者中存在一种异常形式的结肠黏蛋白分泌,但其意义尚不清楚(Iannoni et al,1986)。已证实,有癌症相关的特异性酶的诱导作用存在。鸟氨酸脱羧酶在恶性的结肠黏膜中表达升高,在实施乙状结肠膀胱成形术的实验动物中也有升高(Weber et al,1988)。目前,正在研究表皮生长因子和其他生长因子的作用。有证据表明,即使它们不诱导肿瘤发生,但至少在肿瘤的发展中发挥作用。目前,肠管尿流改道术中癌发生的原因尚不清楚。因为其发病率在输尿管乙状结肠吻合术的患者中较高,所以这类患者应该按计划定期进行常规结肠镜检查。

(二)肠段的神经动力问题

小肠和结肠都可以收缩,将肠腔内容物向远处推进。这种推动内容物的能力是肌肉活动的结果,也是协调的神经活动的结果。小肠和结肠都有外层的纵行肌和内层的环形肌,紧贴黏膜下方还有黏膜肌层,可以延伸至绒毛。然而外层和内层肌肉在肠蠕动中起主要作用。在结肠,外层的纵行肌聚集形成 3 条结肠带。肠管接受来自迷走神经的副交感神经支配,也受交感神经系统的支配。神经位于环行肌和纵行肌之间,肠内神经系统自主运行,所以可以去除肠管神经而不影响其协调收缩。这种收缩被称为蠕动,它可以受进食激发,也可以因肠管暴露于多种物质而受到抑制(例如,回肠中的脂类可抑制回肠运动)。有两方面的神经动力特性与肠管尿流改道尤其相关:容

积-压力关系和动力活性。

1. 容积-压力关系

容积-压力关系取决于肠管的构型。剖开肠管,将其自身反折,如果末端未闭合,容积可以增加1倍(图19-41)。但在肠管尿路重建时必须闭合其末端,因此,永远不能完全达到容积增加1倍

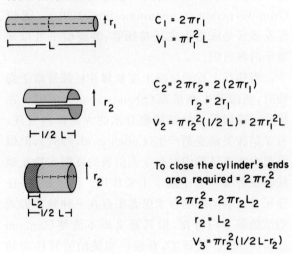

$C_1 = 2\pi r_1$

$V_1 = \pi r_1^2 L$

$C_2 = 2\pi r_2 = 2(2\pi r_1)$

$r_2 = 2r_1$

$V_2 = \pi r_2^2 (1/2\,L) = 2\pi r_1^2 L$

To close the cylinder's ends area required $= 2\pi r_2^2$

$2\pi r_2^2 = 2\pi r_2 L_2$

$r_2 = L_2$

$V_3 = \pi r_2^2 (1/2\,L - r_2)$

图19-41 "去管化"效应。将肠管沿其对侧缘切开并平均分为两段。当两段肠管连接在一起时,周长增加1倍,从而容积也增加了1倍。闭合圆柱体的末端需要缩短的圆柱体长度等于其末端的直径,这样重建时就限制了容积的增加

的上限。实际上,长度与直径的比值越大,末端闭合后容积变化越大。在直径与长度的比值达到1:3.5时闭合肠管末端,剖开肠管就不会使容积增加。剖开大部分肠管实际上可以将容积增加约50%。将肠管重新构型的目的是形成一个球形储尿囊,这个新的构型在最小表面积下可以达到最大容积。通过增加容积可以降低肠管内的压力,其根据是Laplace定律,即对于一个球体,球壁张力与其半径和压力的乘积成正比。因此,在理论上,对于一定的球壁张力,半径越大,所产生的压力越小。而这对于预防上尿路功能受损或尿失禁是非常必要的。但肠段的构型可能并不能准确地反映这种关系(Laplace定律),因为肠段储尿囊的构型不是理想的球体,而且肠壁不遵守Hooke定律,而是显示出黏弹性,倾向于改变施加在肠壁的压力和腔内所产生的张力之间的关系。在任何情况下,如果想要制作储尿囊,应该尽可能将其构建为球形。

随着时间的推移,肠管容积增加。肠管经常充盈,就会产生这种容量的增加。如果储尿囊废用,其容量就会下降(Kock et al,1978)。已经证实,用肠管构建的储尿囊的容积可随时间出现显著的适应性调整。对于回肠储尿囊,有报道显示1年后其容积增加了7倍(Berglund et al,1987)。当储尿囊容积增加时,肠壁的平滑肌厚度也会显著增加(Philipson et al,1983)。

2. 动力活性

已有报道在对系膜缘剖开肠管会使肠管活动丧失协调性,引起腔内压力下降。显然理想的情况是为患者提供一个球形储尿囊,肠壁很少收缩或只有无效收缩。动物实验证实,于对系膜缘剖开肠管并进行重建,当时对肠管的协调性蠕动有明显的破坏,而3个月后又恢复到正常的协调状态(Concepcion et al,1988)。临床经验也证实,在肠管重新构型后(去管化)的初期协调的蠕动波减少,但是随着时间延长,很多蠕动波重新出现而且很容易检测到(图19-42)。

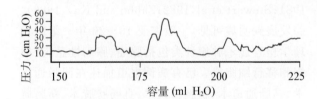

图19-42 患者行回肠及右侧结肠去管化构建可控性尿流改道,术后1年时记录的压力波。可见协调的压力波,其幅度和频率与正常结肠或回肠所见相似

文献关于对用于构建可控性改道储尿囊的回肠或结肠去管化的作用尚有争议。当容量上升或肠壁收缩导致容积缩小时,两端封闭的肠腔内的压力可能是增加。因为肠壁对水自由通透,尿液中高渗透压的成分迫使水向肠腔内移动。大多数可控性改道患者每天向尿囊内排液2~4L(McDougal,1986)。在评估动力活性是否为决定膀胱内压力的主要因素时,必须意识到液体体积的变化。而且如前所述,去管化肠管的早期报道与晚期不同,此时肠管协调蠕动波重新出现。

这些事实经常被忽略,而且由于是通过测量压力推断肠管的动力活性,而不是直接测定由肠壁张力变化反映的动力活性,所以不难理解为什

么文献报道中会出现那么多矛盾之处。有报道显示,与术后早期相比,去管化的回肠在术后 1 年时动力活性减弱(Berglund et al,1987),但另有研究者发现术后 1 年时动力活性增加。25% 的 Kock 储尿囊患者会出现不自主的压力波,这些储尿囊的最大腔内压力平均为 41cmH$_2$O(Chen et al,1989)。有报道显示,在单位时间内,回肠的蠕动波少于盲肠(Berglund et al,1986)。在术后 1 年可观察到,盲肠出现同样数量的蠕动波,但是压力波的幅度随时间而降低(Hedlund et al,1984)。正常盲肠内最大压力在 18～100cmH$_2$O(Jakobsen et al,1987),而去管化盲肠在术后 1 年时的压力为 5～25cmH$_2$O(Hedlund et al,1984)。其他研究者将回肠与盲肠进行比较,发现 1 年后产生的压力无差异(Hedlund et al,1984)。应用回肠和盲肠的 Mainz 储尿囊最大容量时平均压力为 39cmH$_2$O,最大压力为 63cmH$_2$O(Thuroff et al,1987)。因此,重新对肠管进行构型通常会增加容量,但对肠管动力活性和管壁张力的长期影响目前尚不清楚。据作者观察,一些原位膀胱患者在自由排尿几年后,仍需要间歇性导尿。在这些患者中,肠管已变得很松弛无力,患者通过腹部加压(Valsalva 动作)产生腔内压力的能力也是有限的。

要点:肠管尿流改道术

- 虽然距最后一支肠系膜血管 15cm 的小肠可以存活,但认为距终末直动脉 8cm 以上的小肠也能够存活是不明智的。
- 空肠细菌浓度为 10～10^5 个/g 粪便,远端回肠为 10^5～10^7 个/g 粪便,升结肠为 10^6～10^8 个/g 粪便,降结肠为 10^{10}～10^{12} 个/g 粪便。
- 机械性肠道准备可减少细菌总量,但不改变细菌浓度。
- 正确肠吻合术的指导原则包括充分暴露、良好的血供、防止肠内容物溢出、两段肠管的浆膜精确对合、缝线张力适当,以及闭合两段肠管的系膜。
- 输尿管吻合术后,后期上尿路功能减退常常是由于输尿管缺乏蠕动、感染或结石造成的,比较少见的原因是吻合口狭窄。
- 抗反流性输尿管肠吻合比反流性吻合的狭窄率更高。
- 对那些不能将尿液酸化到 pH 5.8 以下,不能将尿液浓缩至 600mOsm/kg 以上,或 GFR 低于 35ml/min 的患者应采用有限长度的肠管。
- 肠管尿流改道术的代谢并发症包括电解质紊乱、感觉异常、药物代谢异常、骨软化症、生长迟缓、持续和反复的尿路感染、结石形成、短肠综合征、尿路上皮癌或肠癌。
- 发生严重代谢性碱中毒综合征风险最大的胃膀胱成形术患者是那些血清胃泌素静息水平高、储尿囊过度扩张并有脱水者。
- 发生于回肠和结肠的电解质紊乱是高氯性代谢性酸中毒。
- 与尿路正常的患者相比,接受化疗的肠管尿流改道患者化疗药物的毒性作用增强。

九、总结

本章阐述了依赖于和非依赖于特殊类型肠管尿流改道术的并发症。每种独特的改道术都会发生一系列自身特有的并发症。而且,肠管尿流改道术之前进行的手术操作也有一系列并发症,必须添加到前面记述的并发症中。很明显,采用目前的肠管尿流改道方法,其远期并发症可以使发病率和死亡率显著增加。然而,许多因为肿瘤行根治术加尿流改道的患者最终死于癌症,而不是这些远期并发症。那些因良性疾病进行尿流改道或者癌症已治愈的尿流改道患者最可能发生远期并发症。如本章所述,了解这些并发症的发病率以及正确进行术前准备、手术操作和术后照护,应该能够帮助肠管尿流改道患者达到最低的发病率和死亡率。

参考文献

完整的参考文献列表可在 www. expertconsult. com 在线获取。

阅读文献

Eisenberg MS，Thomson RH，Frank I，et al. Long-term renal function outcomes after radical cystectomy. J Urol 2014;191(3);619-25.

Gilbert S，Lai J，Saigal CS，et al. Downstream complications following urinary diversion. J Urol 2013; 190; 916-22.

Guenaga K，Matos D，Wille-Jørgenson P. Mechanical bowel preparation for elective colorectal surgery. Cochrane Database Syst Rev 2011;(9);CD001544.

Koch MO，McDougal WS，Hall MC，et al. Long-term effects of urinary diversion:a comparison of myelomeningocele patients managed by clean，intermittent catheterization and urinary diversion. J Urol 1992; 147; 1343-7.

Kristjansson A，Davidsson T，Mansson. Metabolic alterations at different levels of renal function following continent urinary diversion through colonic segments. J Urol 1997;157;2099 － 103.

McDougal WS. Metabolic complications of urinary intestinal diversion. J Urol 1992;147;1199-208.

Nelson R，Edwards S，Tse B. Prophylactic nasogastric decompression after abdominal surgery. Cochrane Database Syst Rev 2007;(3);CD004929.

Nichols R，Condon RE，Gorback SL，et al. Effi cacy of preoperative antimicrobial preparation of the bowel. Ann Surg 197;176;227-32.

Ram E，Sherman Y，Weil R，et al. Is mechanical bowel preparation mandatory for elective colon surgery? A prospective randomized study. Arch Surg 2005; 140; 285-8.

Tanrikut C，McDougal WS. Acid-base and electrolyte disorders after urinary diversion. World J Urol 2004;22; 168-71.

（靳 松 编译 牛亦农 审校）

第20章 经皮可控性尿流改道

G. Joel DeCastro, MD, MPH, James M. McKiernan, MD, and Mitchell C. Benson, MD

一、概述

在全膀胱切除术后，可控性尿流改道是一种被泌尿科医师及患者广泛接受的尿路重建技术。原位尿道吻合及可控性导尿式储尿囊技术经过了时间的检验，可以应用于相应合适的患者。原位可控性尿流改道及可控性尿流改道相关的机体代谢改变将在另外的章节中单独介绍。本章将重点介绍一系列成功率较高的经皮可控性尿流改道技术。在过去的35年中，储尿囊的设计并没有实质性的变化，然而对于抗反流机制及尿流可控性方面的设计有了很大的进步。另外，长期接受经皮可控尿流改道患者的生活质量也值得关注。腹腔镜及机器人辅助腹腔镜技术在储尿囊构建中的应用也会有所提及。

虽然目前泌尿外科对于可控性尿流改道手术的热情很高涨，然而在临床中那些需要外接集尿袋的手术方式仍然应用更为广泛。虽然可控性尿流改道手术可能在某些合适的患者中更值得应用，但相比需要外接集尿装置的手术方式，其对术者有着更高的技术要求，术后也有较高的长短期并发症发生率。随着可吸收性生物材料及金属吻合钉等器械在构建储尿囊及尿路中的应用，可控性尿流改道手术的手术时间有了显著缩短，相关技术将在后面详述。随着可控性尿流改道手术的

经验累积，相关并发症的发生率在逐年下降，因此某些医疗中心正在逐步选择这种手术方式进行尿流改道。

（一）患者选择

由于可控性尿流改道术后需要患者自行控制排尿，因此相关患者必须评估其自我护理的能力。可以通过咨询相关肠造瘘治疗师来协同进行评估，因为通常患者在治疗师面前更为放松并愿意表达自己对于术后生活的顾虑。有一些患者可能会无法理解可控性尿流改道术后需要严格执行的冲洗和导管护理要求，或无法独立执行相关护理操作。对于那些生活中常常会需要家人或探访护士的照顾的患者，比如多发性硬化、四肢瘫痪、非常虚弱或有精神障碍的患者，则不适合作为可控性尿流改道手术的对象。确实这部分患者在使用外接集尿装置的手术方式后也会需要他人护理，但是其护理强度相比可控性尿流改道技术低了很多。后者的护理需要更为密切的关注，在长期护理中会对护理者造成很大负担。

（二）患者准备

所有预期行可控性尿流改道手术的患者都有行传统回肠代膀胱手术的可能性，并应按此进行术前准备。虽然这种情况非常少见，但术中也有因为相关情况而无法行可控性尿流改道的可能。因此在术前应谨慎选在造瘘口部位，造瘘口必须选择在坐位及站位均没有腹壁脂肪皱褶的部位，

同时也不能靠近既往的手术瘢痕,这些会影响集尿袋的贴附。可以咨询肠造口治疗师进行协助。通常来说,造瘘口可以选择在左下(或右下)腹脐与髂前上棘连接处。部位应尽量选择偏离中线的部位,但是应保证构成造瘘口的肠段能穿过腹直肌,不然会增加造口旁疝的发生率。在术前应在前腹壁拟造口位置做一 X 型标记,应避免用墨水标记造口部位,因为在消毒过程中墨水可能会被洗掉。

相关手术医师需要掌握不止一种的可控性尿流改道技术。虽然在术中放弃一段肠段作为储尿囊的情况并不多见,但术中临时修改抗反流机制及尿控方式非常常见。在这种情况下,术者必须熟悉备选的可控性尿流改道手术方式。

可控性尿流改道术前必须检测患者的肝肾功能(Mills and Studer,1999)。患者的肝功能必须能支持术后的尿液再吸收及再循环负荷。肾功能也需要进行评估,必要时进行肌酐清除率检测,术前患者的肌酐清除率最低需保证在 60ml/min 以上。对于有双侧肾积水的患者,如果预计解除输尿管梗阻后肾功能可能得到改善,可以术前先行输尿管支架植入或经皮肾造瘘减压,并复查肾功能后决定是否行可控性尿流改道术。

术中需要用到结肠的手术均需要术前行全结肠镜检查。对于需要应用乙状结肠进行重建手术的患者,仅行乙状结肠镜检查是不够的,因为若存在结肠近端的病变,术后患者可能会发生短肠综合征。若术中决定行小肠重建,则结肠镜检查不是必要的。

行根治性膀胱切除术的健康患者可以在手术当天入院。术前一日行药物肠道准备,同时口服甲硝唑 500mg。然而与这些常规不一致的是,近年来一系列非随机的临床试验质疑了术前肠道准备的必要性(Large et al,2012;Raynor et al,2013)。切皮前 1h 需静滴抗生素(如头孢西汀 1～2g)预防感染。

(三)膀胱切除术

所有术式均选择腹部正中切口,在选定造瘘口对侧绕脐。对于右侧结肠储尿囊手术,常常将切口从耻骨上缘延伸至脐与剑突中点。头侧切口的范围取决于结肠肝曲,必须分离肝曲获得足够多游离的结肠以进行后续折叠。某些情况下切口可延伸至剑突。对于利用回肠的手术,切口常常仅延伸至脐下部。膀胱切除术在本书中有其他部分介绍,这里仅介绍与可控性尿流改道有关的内容。

在探查腹腔后,需要将输尿管游离、切断,并转移至合适的位置以行后续改道。在髂动脉处打开右侧后腹膜以游离右侧输尿管。在经典的术式中,右侧输尿管在髂总动脉下方切断即可,而对于所有可控性尿流改道手术,双侧输尿管均需在尽可能低的位置横断,并在确定最后手术解剖位置后修剪到合适长度。沿 Toldt 线将乙状结肠从侧腹膜上游离。腹侧向主动脉和髂总动脉方向,尾侧向肠系膜下动脉方向,用手指钝性分离形成一个宽阔的通道。这个通道能使左侧输尿管到达之前暴露右侧后腹腔。若患者诊断为输尿管恶性肿瘤,则可通过切取双侧输尿管切缘送冰冻检查确保切缘阴性。若为了保证切缘阴性切除了过长的远端输尿管,则需应用输入端的松解技术来达到输尿管与肠道的无张力吻合。

所有在尿路中应用的缝线都必须是可吸收线。缝合材料的粗细及类型可根据外科医师的习惯进行选择。一般来说,当进行用于尿流改道的肠道手术时,作者选择吻合器切断肠段并进行连续性重建,这样大大缩短了手术时间并能保证吻合的安全和可靠性。除了在吻侧-侧肠吻合的两侧尖端行两个 Lembert 丝线缝合预防器械吻合张力以外,并不需要其他缝合。为避免吻合器闭合的近端肠段内结石形成,可在肠段末端再用可吸收线加盖缝合一层,避免金属钉与尿液接触。

对于构建非阑尾可控尿流改道手术的吻合口,可以先将皮肤表面相应大小的皮肤环形切除,向下分离皮下组织至腹直肌前鞘,并在前鞘上打一个和皮肤直径一样的洞,或者将前鞘十字切开。在进行这个操作时,术者必须保证前鞘与皮肤口垂直对齐不能成角。钝性分离腹直肌纤维,用器械穿过腹直肌后鞘及腹膜到达腹腔。对于阑尾造口,作者可选用 Y 型皮肤切口,使阑尾和皮肤之间能够进行 YV 成型(图 20-1),这样能减少术后发生造瘘口狭窄的可能。阑尾本身也可以做脐部造口(Bissada,1993;Gerharz et al,1997);Bissada 在 1998 年报道了脐部阑尾 YV 成形术的满意结果(Bissada,1998)。

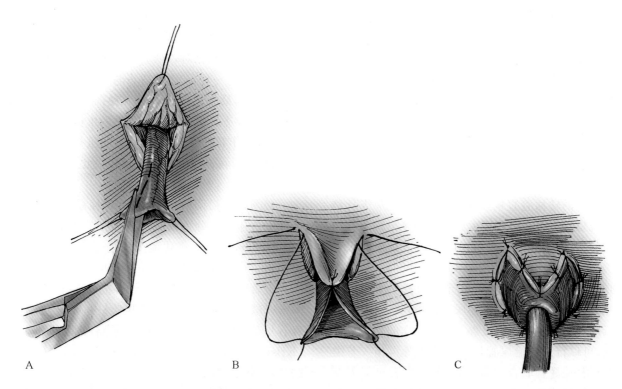

图 20-1　A-C. 在皮肤表面切一 V 型皮瓣，在邻近的阑尾表面做一个长度相似的切口。这个方法与输尿管皮肤造口类似。阑尾造口并不需要外翻处理（From Hinman F Jr：Atlas of urologic surgery. Philadelphia：Saunders；1989.）

在所有的尿流改道手术中标准做法是留置较长、末端开口的单 J 管。这种支架管能将尿液引流至体外，以保证术后早期吻合口的愈合。必要时这些支架管也能方便地调整和更换。在拔管前，可以通过外侧伸直的末端插入导丝，以降低拔管时吻合口损伤的可能。

作者推荐在所有尿流改道手术中使用闭合负压引流管，最好使用 Jackson-Pratt 软硅胶闭合负压引流管，因为这种管造成组织损伤或脱移入储尿囊的可能性较少。

关腹的方式由外科医师的习惯决定。使用 2 号尼龙线、Surgilene 或 Prolene 线单层全层（穿过全部筋膜及肌肉）缝合，在大多数患者中能达到快速及可靠的关腹缝合效果。对于肥胖、组织质量不佳或营养不良的患者，也可采用穿通减张缝合。输尿管支架管需经单独的腹壁切口引出，缝合固定于前腹壁，置于单独的引流袋监控尿量。术后需要确定储尿囊充分引流，以防止因支架管移位导致的储尿囊撑满破裂。因此，对于储尿囊开口较小者，例如阑尾造口，则需要直接将一个 Malecot 管插入储尿囊并固定于皮肤。需要将储尿囊直接缝合于腹壁，以防止拔除导管后尿液渗入腹腔。这种做法也能防止储尿囊移位成角导致的尿失禁及插管困难。

（四）术后处理及评价

麻痹性肠梗阻为尿流改道术后常见的并发症，因此，术后胃肠减压需保持到拔除支架管为止。对于大多数患者，保留鼻胃管就足够了，但有些患者最好进行术中胃造口减压，包括那些有多次腹部手术史、预计术后会长期肠梗阻的患者。**如果患者术前营养状态较差，有报道提示术前开始应用高营养支持对患者有益**（Hensle，1983；Askanazi et al，1985）。然而，近期的随机对照临床研究提示，对于营养状况尚可的患者，术后全肠外营养支持会增加感染并发症的风险（Roth et al，2013）。

输尿管支架通常在术后 1 周拔除。在拔管前需对双侧尿液行尿培养加药敏试验；拔管前需行储尿囊逆行造影以确定其完整性，常规行造影检查以排除输尿管吻合口漏尿。两侧输尿管分别注入造影剂以寻找造影剂外溢，如没有外溢则将导丝插入肾内，沿导丝拔除支架管。如果存在造影剂外溢情况,可将支架管套着导丝在透视下调整位置,原位保留待延期愈合后复查。

报道称,无论肠段中是否混有粪便,只要曾暴露于尿液中的肠段都有今后发生恶性肿瘤的风险(Filmer and Spencer,1990;Shokeir et al,1995)。一项来自 Gitlin(1999)的研究称,这些肿瘤是来源于尿路上皮成分,而不是尿液影响肠黏膜的结果。因此,无论患者是否因尿路上皮癌行可控性尿流改道手术,术前均需要行尿脱落细胞学检查。若患者的输尿管直接接触了粪便,则应常规行结肠镜检查。曾有过改道术后潜伏 5 年出现恶性肿瘤的报道,因此所有出现肉眼或镜下血尿的患者均应进行彻底检查(Golomb et al,1989)。若发现吻合口移行细胞癌,患者在允许的情况下应进行全面的上尿路影像学及输尿管镜检查。必要时可行顺行肾盂输尿管镜检查。对于孤立的吻合口复发,可以行远端输尿管切除和输尿管再植。若需要行肾输尿管联合切除,则一部分患者可能需要将可控性改道一并切除,以免因过量重吸收引起残肾功能不全。

二、可控性尿流改道

非原位可控性尿流改道可分为两个主要类别。第一类是多种输尿管乙状结肠吻合方式,如回盲肠乙状结肠吻合术、直肠代膀胱、乙状结肠半-Kock 术及近端结肠肠套叠术,这些技术是以排便的方式排出尿液;第二类是一大类以间歇清洁自导尿为基础的储尿囊构建尿流改道手术。

目前普遍认为,肠道重建后是作为储尿囊而不是排尿管道。这个概念是基于既往 Goodwin 在膀胱扩大成形术的开拓性研究成果(Goodwin et al,1958)。通过破坏肠蠕动的完整性及重建肠道,多种储尿囊重建方式被应用于临床。一部分技术重于抗反流和避免上尿路感染,另一部分则有助于维持尿控。

因为对世界范围有多种可控尿流改道手术方式进行全面的综合评述,超出了本章的讨论范围,但是其中许多术式都是在原有基础术式上的简单修改。在本章,作者将介绍一系列基础术式及主要改进方法。多种术式的存在,提示了目前尚无公认最好的可控性尿流改道术式这一显而易见的事实。截至目前,还没有统一的观点提出一种方法优于另一种,但明确的是某些术式的早期及晚期并发症发生率相对较低。目前争论的焦点主要集中在:①哪一段肠管最适合进行储尿囊构建;②维持尿控最合适的技术是哪种;③防止反流哪种技术最合适。目前有多种可靠的维持尿控的手术方式,依作者的经验,使用右结肠重建储尿袋并采用基于阑尾的尿控结构是最快也最容易进行的。

必须再次强调的是,所有可控性尿流改道均会使大量尿液成分重吸收而增加肾的负担(Mills and Studer,1999),肾功能受损的患者不应行这类手术。这类手术的远期并发症也很容易理解,便是显著的肾功能损伤。虽然有报道称抗反流技术可以减少术后远期肾损伤风险,然而这类技术有着更高的吻合口狭窄及上尿路梗阻的风险(Kristjansson et al,1995;Hohenfellner et al,2002)。除了梗阻风险外,目前对于抗反流技术是否能保护上尿路功能仍然存疑(Pantuck et al,2000)。

在患者咨询过程中,作者常将回肠膀胱尿流改道术作为金标准与新式、更复杂的手术进行比较。告知患者可控性改道手术在同等条件下住院时间更长、并发症发生率更高、再次手术的可能性更大。Nieuwenhuijzen 等(2008)报道了 281 例尿流改道根治性膀胱切除术应用回肠膀胱术、原位新膀胱术或 Indiana 储尿囊术。这三种技术在早期并发症方面没有显著差异,晚期并发症如代谢紊乱、输尿管回肠吻合口狭窄在两种可控性改道的发生率也相似,但在回肠膀胱术中更为常见。值得注意的是,我们中心的回顾研究显示,在 3 年间由 3 名相同的外科医师进行的可控性和输出道式改道的手术患者之中再次手术、死亡风险或住院时间在统计学上没有显著的差异(Benson et al,1992)。另一方面,两组患者的分析显示,选择做可控性改道的患者要明显年轻,且存在伴发疾病可能性少 4 倍。这表明选择恰当的患者进行可控性改道手术与输出道式改道手术相比是同样安全的。Navon 等(1995)分析了 25 例年龄超过 75 岁、进行改良 Indiana 储尿囊手术患者的临床过程,将其预后与一组随机选择的 25 例年龄在 75 岁以下的患者作比较,前一组平均年龄 78.5

岁,后一组平均年龄 59.3 岁。两组之间并发症的发生率均较低,可令人接受,并且惊人的相似。Navon 等得出结论,单纯年龄不应该是可控性改道手术的禁忌证,Indiana 储尿囊术能够成功地进行,死亡率水平可以接受。

(一)直肠膀胱尿流改道

曾经倡导过多种创新术式用于分隔粪便和尿流,但仍采用输尿管乙状结肠吻合术的原理。这些术式常一起作为直肠膀胱尿流改道术来讨论。在这些手术中,输尿管种植在直肠断端。近端乙状结肠行末端乙状结肠造口,或者更常见的是把乙状结肠拉到会阴,利用肛门括约肌获得对肠道和尿液的控制。尽管这类手术仍然比较受欢迎,但在美国从未得到完全接受。主要原因是该术式存在二便失禁这一灾难性并发症,推测其原因可能是在手术分离过程中肛门括约肌损伤的结果(Culp,1984)。

如果泌尿外科医师选择行其中一种术式,术前检查应该包括输尿管乙状结肠吻合术的所有禁忌。不能有输尿管扩张,有广泛盆腔扩散及肾功能不全的患者也不适合。在选择这类手术之前必须确定肛门括约肌功能正常。**作者常用的方法是400~500ml 稀薄的麦片和水的混合物,让患者在立位保留 1h(Spirnak and Caldamone,1986)。最后在术前必须行结肠镜检查,确保没有结肠和直肠疾病,并且长期随访以防术后可能发生的结肠癌。**通过直肠括约肌的尿粪分流具体步骤本章不进行阐述。希望了解这类手术的读者可以在之前版本的这一章中找到这些内容。在此作者简要阐述较新的、利用完整的肛门括约肌控制二便的术式;但是同样,本版本中也不会讨论这些方法的手术技巧。

1. 折叠式结肠乙状结肠膀胱

埃及 Mansoura 医疗组报道了一种改良的输尿管肠吻合术(Hafez et al,1995;El-Mekresh et al,1997)。这个术式创造了一个折叠式直肠乙状结肠膀胱,输尿管吻合到浆膜槽而不是结肠带。这个术式的优点是有更大的乙状结肠储尿囊,并通过前面提到的浆膜槽吻合来预防反流。这一再植技术首先由 Abol-Enein 和 Ghoneim(1993)所报道,与直接结肠带种植相比并发症发生率较低(Hafez et al,1995)。

术后处理与评价:进行这类手术的患者易发生高氯性酸中毒,需要严密监测。术后即开始就补充碳酸氢盐是明智的。低钾血症也是输尿管乙状结肠吻合术后的常见病症,口服枸橼酸钾可同时补碱和补钾。在患者长期护理中提倡夜晚常规留置肛管。然而,很多患者因不舒服拒绝这种做法。另外,在口服药物不能维持电解质平衡的患者中必须行夜间引流尿液。Bissada 等(1995)报道 61 例患者中有 30 例能在夜晚保持干燥而无须唤醒,其余 31 例需要在夜间唤醒 2 次以上保持夜间干燥;在 61 例不依从的患者中,有 4 例出现高氯性酸中毒。

在 1997 年,El-Mekresh 等报道了 1992—1995 年进行的 64 例直肠乙状结肠膀胱术的患者(女 32 例,男 20 例,12 例儿童),随访时间 6~36个月。57 例患者有功能性预后可评估,1 例死于术后肺栓塞,6 例死于原发病。所有患者白天通过排空 2~4 次能够达到尿控。除了 4 例患者,其余夜间排空 0~2 次而保持干燥。4 例儿童出现遗尿,睡眠时给予 25mg 丙米嗪可缓解。值得注意的是,95% 的患者上尿路功能能够维持或改善。然而,有 6 例(5.3%)由于输尿管结肠吻合口狭窄继发梗阻性肾积水,其中 2 例通过顺行扩张纠正,1 例经开放手术修复,1 例无功能肾被切除,另外2 例肾的结果没有特别说明。这组患者没有出现术后代谢性酸中毒,但是所有患者都坚持预防性口服碱性药物。

很明显,所有患者尿路暴露于粪便菌群。大多数作者提倡所有患者长期使用抗菌药物(Duchett and Gazak,1983;Spirnak and Caldamone,1986)。输尿管狭窄需要再次手术治疗,见于26%~35% 的患者(Williams et al,1969;Duckett and Gazak,1983)。

由于输尿管乙状结肠吻合术后 5~50 年(平均 21 年)可能出现肠癌(Ambrose,1983),建议输尿管结肠吻合术后的患者每年进行肠镜检查(Filmer and Spencer,1990)。钡剂灌肠检查相对禁忌,因为钡剂反流入肾脏(如果抗反流措施失败)会造成不良后果(William,1984)。另一个检测肠癌的建议是检测粪便中的血液,并对尿便混合物进行细胞学检查(Filmer and Spencer,1990)。

2. 活瓣式扩大直肠膀胱

Kock创造了活瓣式扩大直肠技术应对当造口器具难以获得的状况(Kock et al,1988)。这项手术与标准的输尿管乙状结肠术相似,除了有一个近端乙状结肠套叠将尿液局限于更小范围,从而将电解质失衡问题减到最小。此外,用回肠做直肠补片以改善直肠作为储尿囊的尿动力学特性。术前评估与输尿管乙状结肠吻合术相似。术前必须排除大肠疾病、评估肛门括约肌功能完整性。

3. 使用活瓣式直肠的半 Kock 和 T 形储尿囊

在 Kock 报道的活瓣式扩大直肠膀胱术中,描述了当输尿管过于扩张不能拉到套叠的乙状结肠中时,使用简化的半 Kock 储尿囊作为直肠补片(Kock et al,1988)。Skinner 通过使用完整的半 Kock 肠段扩大直肠的方式改良了这个方法(Skinner et al,1989)。

在积累大量的 Kock 回肠储尿囊的经验后,南加州大学的医疗组基于 Kock 尿控结构尝试手术改良,他们提出了 T 形储尿囊作为回肠肛管储尿囊(Stein et al,1999a)。手术技术包括利用双重折叠的回肠袋和一个近端尿控结构构建一个半Kock 或 T 形储尿囊,以防止储尿囊输尿管反流。然后,这个储尿囊作为补片直接与直肠吻合。吻合部位近端的乙状结肠套叠能避免尿液与近端结肠接触(图 20-2)。

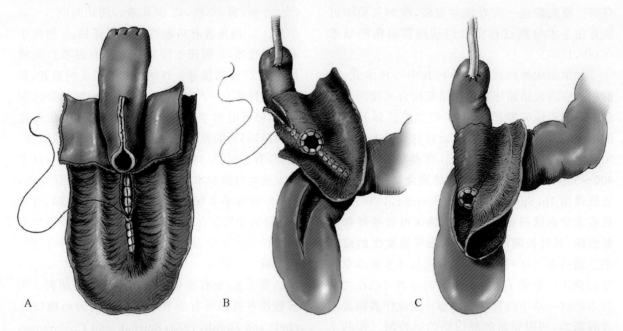

图 20-2 A. 选择 30cm 长的回肠段,近段 10cm 用于 T 型植入,远端 20cm 作为补片。20cm 肠段折叠成 U 型,如图所示切开。用可吸收线连续缝合内侧缘。B. 用剪短的可吸收线将 T 形结构的入口处固定到回肠肠壁上。用可吸收线环绕 T 形结构连续缝合关闭回肠壁。C. 用普通端侧吻合的方法将输尿管吻合到 T 形结构的顶端。然后将 T 形补片通过两层闭合固定到 15cm 长的直肠切口上(From Stein JP, Buscarini M, DeFilippo RE, Skinner DG. Application of the T pouch as an ileo-anal reservoir. J Urol 1999b;162:2052-3.)

术后护理与评价:这项手术的术后处理和并发症与直接把尿流引入直肠的术式非常相似。术后第 7 天进行支架的放射学检查。在进行支架检查之前,通过直肠导管进行泛影葡胺灌肠检查确定输尿管结肠吻合口完好。随访拍片检查确定上尿路可以快速引流到直肠乙状结肠。这时可以拔除肛管,但是一些人相信再插入肛管进行夜间引流 1 周是可取的。指导患者尤其是在术后早期以不超过 2h 的时间间隔排空结肠。

肛管拔除后,像其他将尿路改道进入直肠的情况一样,必须密切监测患者是否发生高氯性酸中毒。由于输尿管乙状结肠吻合术后常发生酸中毒伴低钾血症,所以术后立即使用枸橼酸钾来补充碳酸氢盐。长期护理包括夜间直肠插管,尽管这个过程不舒服且不受欢迎。另外,对于口服药物不能保持电解质平衡的患者,夜间需要引流尿液。

活瓣式直肠半 T 形储尿囊在理论上比活瓣式直肠有一个优点,即因为输尿管移行上皮没有直接接触结肠上皮,发生结肠癌的机会可能较少。与活瓣式扩大直肠膀胱一样,这个方法由于近端结肠套叠的存在,减少了尿液与更大部分的结肠上皮接触,从而减少了发生高氯性酸中毒的可能性。无论如何,在拔除肛管和支架管后一定要注意电解质水平。

Skinner 等报道了 1987—1991 年 15 例患者中进行的半 Kock 手术的结果(Simoneau and Skinner,1995)。4 例膀胱外翻患者,行回肠肛管储尿囊,11 例患者在膀胱全切后用这个方法做了尿流改道。在报道时,10 例患者仍然健在并能进行评估。3 例患者(20%)发生早期术后并发症,包括 2 例结肠皮肤瘘、1 例漏尿和 1 例深静脉血栓形成。晚期并发症包括小肠不全梗阻 4 例(2 例需要手术)、需要手术的尿潴留 2 例、代谢性酸中毒 5 例。11 例尿流改道患者中有 2 例不能达到尿控,均超过 68 岁。总结以上经验得到结论是,这个手术最适合于年轻的膀胱外翻患者,应避免储尿囊远端的结肠过长。在之前的 1 例膀胱外翻患者中,曾经报道过用 T 形储尿囊作为一种回肠肛管储尿囊(Stein et al,1999a),这个患者术后没有并发症。

4. Sigma 直肠储尿囊,Mainz Ⅱ 式

Fisch 和 Hohenfellner 在 1991 年报道了输尿管乙状结肠吻合术的另一种方式,在 1996 年更新(Fisch and Hohenfellner,1991；Fisch et al,1997)。这一手术,他们命名为 Sigma 直肠术或 Mainz Ⅱ 式储尿囊,创造了一个低压高容量的直肠乙状结肠储尿囊。他们认为这个手术的一个主要优点是简便和可重复性。

术后护理与评价:肛管在术后第 3~5 天拔除,输尿管支架在术后第 8 天左右拔除。术后第 15 天,Mainz 进行静脉肾盂造影评估上尿路和 Sigma 直肠储尿囊结构；术后第 17 天行储尿囊的影像学检查。

Fischch 等在 1996 年报道了 Mainz Ⅱ 式储尿囊的预后。在 1990—1993 年,73 例患者(成人 59 例,儿童 14 例)进行了 Mainz Ⅱ 式储尿囊手术。73 例患者中 5 例(6.9%)出现了早期并发症,包括单纯输尿管支架管移位、肺炎、肺栓塞、伤口裂开和需要手术治疗的肠梗阻各 1 例。有 8 例(11%)需要手术治疗的晚期并发症,其中 5 例(6.8%)输尿管狭窄,1 例肾结石行体外震波碎石治疗,1 例前缝合线裂开需要暂时性结肠造瘘,1 例化疗后出现肛周出血,需要内镜电凝。6 例(8.2%)出现肾盂肾炎,用抗生素治疗。白天控尿率为 94.5%,夜间控尿率为 98.6%。73 例患者中 49 例(67.1%)口服碱性药物预防代谢性酸中毒。Mainz 做出结论,这个方法的总并发症发生率低,与其他可控性尿流改道手术相似。

Woodhouse 和 Christofides(1998)报道了他们在 15 例膀胱切除术和 4 例标准的输尿管乙状结肠吻合术后不能控尿的患者中,进行 Mainz Ⅱ 式储尿囊手术的经验。他们控尿良好,15 例患者中 14 例(93.3%)白天和夜间都达到控尿,剩下的 1 例拒绝随访但自诉可控尿。进行补救手术的 4 例效果不太好,只有 2 例能控尿,另外 2 例被发现有慢性尿潴留。他们控尿的失败可能是继发于储尿囊未能完全排空。Venn 和 Mundy(1999)也报道了相似的好结果,14 例患者白天和夜间均能控尿,没有严重术后并发症。

Bastian 等(2004)报道了 83 例进行 Mainz Ⅱ 式尿流改道手术的患者中的生活质量健康状况。他们发现除了腹泻症状之外,生活质量与年龄相当的对照组相似,白天控尿率为 100%。

这个手术中经常需要服用碱性药物,与标准的输尿管乙状结肠吻合术并无不同,因此这个手术没有代谢方面的优点。事实上,这个手术与标准的输尿管乙状结肠吻合术的唯一区别就是直肠乙状结肠连接的部分重建。部分重建降低的结肠内压的确增加了乙状结肠容量,从而获得更好的日夜控尿。增加的容量和较低的压力能否降低上尿路问题的发生率,还有待长期随访确定。

(二)可控性导尿式储尿囊

已经出现大量可控性改道的手术方法,其中包括患者通过间歇清洁自身导尿的方式排空尿液。本章阐述了很多这类手术,但使用完整的肠管的先驱手术,例如 Gilchrist(1950)、Ashken(1987)与 Mansson(1984,1987)、Benchekroun

（1987）等手术方法在本章中没有进行阐明。这并不是质疑这个领域的先驱者们，只是本章着重于运用现代手术原则、尝试获得球形结构、破坏肠蠕动的储尿囊。

可控性尿流改道手术中，最常见的两个造口位置是脐和下腹部，通过腹直肌位于"比基尼线"之下。因为男女患者都能有机会隐藏造口，所以优先选择这个位置。脐部对于坐轮椅的患者是首选位置，曾有报道表明造口狭窄的发生率较低，尤其在阑尾造口盛行时。脐部对于截瘫的患者更容易插管导尿，不需要移动椅子或脱衣服。对于脐部凹陷的患者，在正常的脐窝处很难察觉脐部造口的位置。通常造口部位用纱布或方形绷带包扎以避免黏液弄脏衣物。应建议可控性尿流改道手术的患者佩戴医用警示腕带，以便提示检查者注意脐部造口。

在将原位新膀胱用于女患者之前，对于原位导尿开口曾一度热衷。这个方法在一些女性患者中已经取得了成功。如果插管没有明显困难，在阴道口构建新尿道很吸引人。因为引导导尿管通过套叠乳头瓣的开口很困难，所以那些应用乳头瓣的可控性尿流改道不太适合原位，尽管在少部分患者中曾经获得了成功（Olsson，1987）。相比之下，连接到 Indiana 储尿囊的叠瓦状和缩窄的回肠段相对容易插管，可以用于原位导尿式尿流改道（Rowland et al，1987）。然而，在某些患者中可能难以获得足够长的肠系膜。曾经有过应用阑尾作为新尿道，在这种情况下肠系膜长度应该不太成问题（Hubner and Pfluger，1995）。

目前有四种技术受到广泛采用，可以用来构建可靠、可行导尿的尿控结构。对于右结肠储尿囊，阑尾输出道术是所有方法中最简单易行的，因为其采用了泌尿外科中成熟的手术技术。此术式将原位或移位的阑尾以一种与输尿管结肠吻合相似的方式隧道包埋进结肠带。阑尾尿控结构存在两大问题。首先，既往曾行阑尾切除术的患者无法采用此术式。对于这类患者，已经出现代替技术，使用回肠（Woodhouse and Macneily，1994）或右结肠壁（Lampel et al，1995a）构建类似管状结构的技术。第二，阑尾可能无法在缝合至腹前壁或脐部的情况下保留足够的长度用于隧道包埋。Mitchell 报道了解决该问题的手术，通过加入近端盲肠的管状结构来延长阑尾断端（Burns and Mitchell，1990）（图 20-3）。该方法还带来了额外的优点，较阑尾稍大一些的盲肠造口发生狭窄的概率也较低。阑尾尿控结构的缺点是只能用小管径（14～16Fr）的导尿管间断导尿，因为肠道储尿囊产生的大量黏液更适合用 20～22 号的导管排空或冲洗。作者认为这些质疑过于理论化，阑尾或仿阑尾尿控结构仍然是一种吸引人和可靠的控尿方法。

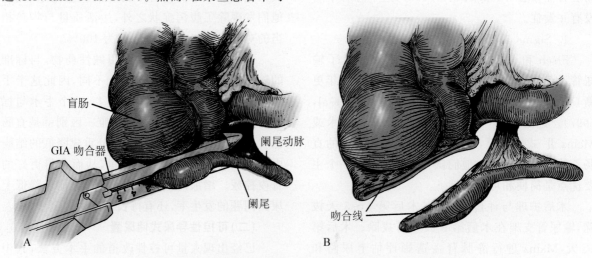

图 20-3　A. 在盲肠末端，使用 GIA 吻合器将近端盲肠制作为管状结构，以延长阑尾。为了避免无意中破坏血供，在阑尾系膜上开窗，使 GIA 吻合器的缝合夹入。B. 显示增加的阑尾长度。旋转阑尾，植入结肠带，盲肠管作为造口来使用（From Burns MW，Mitchell ME. Tips on constructing the Mitrofanoff appendiceal stoma. Contemp Urol 1990；2：10-2.）

第二种的尿控结构为右结肠储尿囊,分别或同时使用缩窄的或折叠的末端回肠和回盲瓣。这种技术也相对简单,应用回盲瓣区域的折叠或皱褶与缩窄的近端回肠构造新尿道(Rowland et al,1985;Lockhart,1987;Bejany and Politano,1988)。这些技术提供了一种可靠的控尿方法。

右结肠储尿囊曾经因为使患者失去了回盲瓣而受到质疑。虽然它的确使一些患者出现短期的肠道蠕动亢进,但大多数患者可以通过肠道适应或用药物治疗恢复肠道节律。但是部分患者在失去回盲瓣后,会出现相当严重的腹泻、脂肪泻,特别是那些患有神经源性肠道功能障碍(脊髓脊膜膨出)的小儿患者。

第三个控尿结构是应用肠套叠的乳头瓣或代替性的补片活瓣。迄今为止,制作乳头瓣是技术难度最高,同时也是并发症和二次手术比例最高的尿控结构。学习曲线也明显较长。因为如此,该术式并不适合只偶尔进行可控性储尿囊构建手术的外科医师。另外应该注意,过去的 20 年里,出现了无数 Kock 稳定乳头瓣的变种术式,这些变种术式的突出问题是部分乳头瓣缺乏长期稳定性。因此南加州大学的医疗团队开发了一种新方法,即采用补片活瓣的 T 形储尿囊(Stein et al,1998)。这个方法相对简单得多,曾被同时用于制作控尿和抗反流的结构。乳头瓣脱垂或消失导致的概率高达 10%～15%,即使由最优秀和最有经验的外科医师来进行手术也是如此。除了脱垂,乳头瓣可能出现缺血性萎缩。一旦出现这些情况,必须进行手术,用一个新肠段构建一个新乳头瓣。

最后,吻合器吻合的乳头瓣的另一个问题,是暴露的吻合钉表面形成结石。Skinner 等(1984)提出了在乳头顶部避免使用吻合钉吻合可以大大减少结石的形成解决方法,但是,近端的吻合钉偶尔腐蚀脱落入储尿囊内会作为成石基质。这些结石通常可以通过在内镜下取出结石和吻合钉来治疗,或者用液电或超声冲击波碎石后取出。虽然暴露的吻合钉可能成为结石基质,但与回肠膀胱术相比,可控性尿流改道术后尿中钙、镁和磷酸增加(Terai et al,1995)。因此,所有接受可控性尿流改道术的患者储尿囊结石形成的风险均增加。

尿控结构的第四个主要术式是构建 Benchek-roun 乳头那样的压力性乳头瓣(Benchekroun,1987)。该术式需要游离一小段肠管进行逆向套叠,使黏膜面相对并列排列。在部分套叠边缘处缝合稳定乳头瓣,同时让尿流在相对的回肠黏膜瓣间顺利流过。当储尿囊充满后,压力闭合活瓣确保了尿控。这项技术的关键是当储尿囊充盈时,活瓣内压力也会随之升高。因为该术式存在造口狭窄的顾虑,尤其在儿童患者,同时乳头缺乏稳定性,所以基本被弃用。因此本章不予讨论(Sanda et al,1996)。

1. 简要手术方法

构建储尿囊时必须要在术中检查储尿囊的完整性。构建完成后还需同时测试控尿结构是否易于插管和尿控。将储尿囊内充满生理盐水,拔出导尿管,轻轻挤压储尿囊寻找潜在漏点,同时检查储尿囊储存尿液能力。随后插入导尿管,确保导尿过程顺畅。这是一个极为重要和关键的步骤,因为不能导尿是严重的并发症,经常导致二次手术。通常,多余的部分应该从控尿结构上切除。为防止移位,可以将储尿囊固定到腹前壁。同时防止形成假道或弯曲,以便于导尿。

术后,应使用较大尺寸的导尿管高频率间断冲洗储尿囊,以防黏液堵塞。例如每 4 小时,用 45～50ml 生理盐水冲洗。如果术中已留置的输尿管长支架管直接从肾内引流尿液,可以增加冲洗间隔。必须尽快指导患者理解治疗步骤并学会冲洗。这不仅可以使患者熟悉插管过程,同时减轻护理工作量,缩短住院时间。

术后第 7 天进行造影,确保储尿囊的完整性。在影像学检查未提示漏尿的情况下,可以拔出输尿管支架。确定输尿管吻合口和储尿囊完好后,拔除负压引流。这个时候也可以拔除耻骨上引流管(术中如有使用),也可以保留至患者有信心完成自行导尿为止。指导患者每 4 小时,或在感到腹胀和不适时进行冲洗导尿管。在熟练掌握这些方法、并恢复正常饮食后,患者即可出院,通常住院周期为 6～8d。

以下为患者常见问题及日常解决方案:
- 使用何种尺寸的导尿管?答:对于乳头瓣,使用 22～24 号直头导管;对于回盲肠折叠术,使用 20～22 号弯头导管;对于阑尾括约肌,使用 14～16 号弯头导管。

- 如何携带导尿管？答：装在一个能放入女士手提包和男士外衣兜里的有拉链的包里。
- 在公共设施里，在插管之前如何清洁造口？答：使用常见的消毒剂消毒，为方便使用，可以购买单个铝箔包装的产品。
- 怎样润滑导尿管？答：撕掉一次性水溶性润滑剂的铝箔包装，将导尿管的尖端插入包装中。
- 导尿后如何处理造口？答：用绷带包扎。
- 在引流完储尿囊后如何清洁导尿管？答：装入拉链包之前用普通自来水冲洗导尿管内腔及外表面。

对于回肠储尿囊，储尿囊容积开始较小（150ml）。右结肠储尿囊的患者，感觉舒适的初始容量可大大超过300ml。因此，这些患者插管频率明显不同。其为了保证患者完整的睡眠时间，小容量储尿囊最好在睡眠时间留置导尿管。

2. 一般护理

导尿式储尿囊的患者均有慢性菌尿，应该注意抗生素管理问题。**大多数作者认为无症状性菌尿不需要抗生素治疗**（Skinner et al,1987）。与不可控性尿流改道的患者相比，储尿囊中有效的抗反流结构可能能够预防临床肾盂肾炎的发生。显而易见，如果一旦出现肾盂肾炎，就应该使用抗生素治疗。反复发作的肾盂肾炎应该进行储尿囊的影像学检查以排除抗反流结构失效或上尿路结石的存在。

"储尿囊炎"是一种表现为储尿囊区疼痛伴有储尿囊收缩亢进的疾病。虽然不常发生，但是由于构建储尿囊的肠段收缩亢进可能导致尿控结构的短暂失效。典型表现为进尿控结构突然排出大量尿液（非尿滴沥），并伴有储尿囊区不适，适当的抗生素治疗常能缓解症状。作者的经验是治疗储尿囊感染时短期的抗生素治疗常不成功。可能是由于与膀胱相比，肠道内存在更多的异物（黏液和沉淀）。肠道腺窝也可能成为细菌的聚集地。因此，治疗储尿囊感染时抗生素治疗的最短疗程是10d。肾盂肾炎需要更长的疗程。

尿潴留在导尿式储尿囊中虽不常见，但却是很严重的并发症。最常见于含有乳头瓣控尿结构的储尿囊。在这种情况下，如果乳头瓣通道不靠近腹壁表面，导尿管可能误入肠管皱褶而非乳头瓣内，导致尿潴留的发生。**储尿囊尿潴留是真正的急症，患者必须得到工作人员迅速、紧急的处理，以便能够及时导尿引流。**在这种情况下，弯头导管常常能够解决问题，很少需要使用膀胱软镜。在紧急导尿成功后，应留置导管3～5d使导尿通道的水肿和创伤得以缓解。出院前，应检查患者在多种场景下自行导尿的能力。因为导尿管插入角度个体间差异较大，所以应教导患者直到他能够轻松使用新导管。事实上，对于非乳头瓣储尿囊，作者常规使用弯头导管。

报道中曾出现导尿式储尿囊腹腔内破裂（Kristiansen et al,1991；Thompson and Kursh,1992；Watanabe et al,1994）。总的来说，这种情况更容易出现在对储尿囊充盈感不灵敏的神经系统疾病的患者（Hensle,personal communication,1993；Mitchell,personal communication,1993）。破裂可能也和轻微的腹部外伤有关，如跌倒。一般来说，这些患者都需要立即对储尿囊减压并行影像学检查。如果有大的破损，则需要手术探查及储尿囊修补。如果尿外渗的量较小，并且无腹膜炎证据，导尿管引流及抗生素可能足以用于治疗腹腔内储尿囊破裂。但采取非手术治疗的患者需要密切监护。如果有任何腹膜炎进行性加重的证据，需要立即手术探查和修补。作者曾经成功对右结肠储尿囊破裂的患者实行非手术治疗。

3. 可控性回肠储尿囊（Kock 储尿囊）

在1982年，Kock等首先报道，将该术式用于尿流改道（Kock,1982）。这个报道在那个年代再次引起了人们对可控性尿流改道手术的兴趣。作为Kock可控性回肠造口术的发展（Kock,1971），Kock储尿囊综合了合理可靠的技术，通过重建的肠道为低压储尿囊，同时保证了尿控和预防了上尿路反流（乳头瓣）。该术式和简单构建的T形储尿囊是仅有的保留了回盲瓣的导尿式可控性尿流改道术式。**Skinner等（1989,1992）经过多年的仔细研究和改进，同时积累了大量该术式极其改进术式的经验。较高的并发症发生率和构建储尿囊的高难度使大部分人放弃了这种术式。**因此，本书对该术式不予进一步讨论。对这个术式的细节感兴趣的读者，可以参考本书之前版本的本章节。不过，Kock导管的构建仍然是一个用于修复失效的控尿和反流结构重要的手术方法,故予以阐述。以下是 Skinner 的手术方法。

手术方法:选择 15~20cm 的回肠制作套叠的乳头瓣。近端 10cm 作为活瓣,远端 5~10cm 作为补片(图 20-4A)。远端的长度由切除失效的控尿结构后所丢失的容量决定。补片只需 5cm,但是有时储尿囊本身需要扩大。10cm 肠段中间的 6~8cm 需要电凝去掉肠系膜。将 Allis 或 Bobcock 钳伸到回肠末端,抓住套叠的全层,将回肠翻转进入储尿囊(图 20-4B)。使用 TA-55 吻合器,套叠的乳头瓣用 3 排 4.8mm 的吻合钉(图 20-4C)。去除每个钉盒中远端的 6 个钉,以保证活瓣尖端无吻合钉。大多数作者认为,吻合器的别针应该保持在原位使吻合钉对准。这样在乳头瓣的底部就会出现一个穿刺孔,用可吸收线将针孔缝合以避免瘘的形成。然后用两种吻合器缝合技术之一种将乳头瓣固定到补片的后壁(Skinner et al,1984)。在回肠片的后壁可以做一个小孔,使吻合器的缝合夹在钉第四排吻合钉前可以通过该孔进入乳头瓣(图 20-4D)。如果术中有此小孔,随后可以用可吸收线将小孔缝合。另外吻合器的缝合夹可以直接放置到套叠鞘部的两叶之间,用第四排吻合钉将乳头瓣内叶固定在储尿囊壁上(图 20-4E)。

一些作者,包括 Skinner 等(1989),建议使用可吸收网领固定乳头瓣的基底部。如果使用网领固定,在乳头瓣的底部通过另外的 Deaver 窗放置 2.5cm 宽的可吸收网条。网条做成衣领状,浆肌层用可吸收缝线将其两侧缝合到补片底部(图 20-4F 和 G)。随后将补片缝合到储尿囊上。

4. 双 T 袋储尿囊

如前所述,由于储尿囊构建的技术困难,尤其是控尿和抗反流结构的困难及其高并发症率,许多人放弃了 Kock 储尿囊术。这不应该被看作是对 Kock 等开拓性工作的否定。没有他们最初的努力,本章中介绍的许多术式将永远不能出现。确切地说,这代表了外科技术的自然演变。

美国南加州大学的研究小组改良了由 Abol-Enein 和 Ghoneim(1993,1994)报道的一种技术,完全用回肠设计了一个新式控尿结构(Bochner et al,1988)。Abol-Enein 和 Ghoneim 报道了一种输尿管可以植入的肠壁外浆膜隧道的制作技术。这个壁外通道形成了一个预防反流的假隧道,但在理论上与 Goodwin(1958)、Leadbetter 和 Lead-better(1961)或 LeDuc 等(1987)提出的透壁输尿管种植相比,有较低的梗阻风险。在 1998 年 Stein 等首次报道了在使用植入浆膜通道的缩窄回肠段作为新膀胱的抗反流结构。1999 年,他们报道了将该技术应用于回肠肛管储尿囊中。在 1999 年的美国泌尿外科协会上,他们报道了其应用双 T 形储尿囊替代 Kock 储尿囊的早期经验(Stenin et al,1999a),并在 2001 年发表(Stein and Skinner,2001)。本节介绍的是他们的术式。

(1)手术方法:在距离回盲瓣 Treves 线 15~20cm 处游离 70cm 长的末端回肠。游离近端同向蠕动的 10~12cm 肠段作为抗反射结构。游离远端 12~15cm 的肠段,逆蠕动方向旋转,制作皮肤控尿结构(图 20-5A 和 B)。做一个 2~3cm 的肠系膜切口分离近端肠段,行 4cm 肠系膜切口分离远端肠段,从而保留主要血管弓。根据输尿管长度和前腹壁的厚度,近端和远端肠管的长度可以变化。中部 44cm 长的回肠折叠成 W 型,每段 11cm。

沿远端 3~4cm 的肠段处血管弓之间的开窗建造输入端抗反流机制。在近端 7~8cm 肠段处的血管弓之间的开窗制作输出端的控尿结构(逆蠕动方向)(图 20-5C)。然后在每一个肠系膜 Deaver 窗中放置一个 1/4 英寸粗的烟卷式引流管以便于连接邻近 11cm 长的 W 形肠段浆膜的 3-0 丝线水平褥式缝合通过(20-5D)。围绕 30Fr 导管紧缩近端肠段中 3~4cm 长的固定部分,围绕 16Fr 导管紧缩输出段中 7~8cm 长的固定部分。这两种情况下紧缩都用胃肠吻合器(GIA)进行(吻合钉不与尿液接触)。在输出段逐渐缩窄的管道过程中必须小心,使导管不能贴在假性凹陷内(图 20-5E)。W 型肠段中未形成隧道的 11cm 肠段用 3-0 聚己醇酸线(PGA)连续缝合在一起。在有浆膜隧道的肠段及超出两段肠管的紧靠内侧 PGA 缝线的近端沿对系膜缘切开肠管(图 20-5F)。切开的黏膜用 3-0 PGA 缝线双层连续缝合封闭。切开的肠瓣(对系膜切开)用 3-0 PGA 线间断缝合到对应开口处,两个回肠片用 3-0 PGA 缝线连续缝合在一起包裹肠段(图 20-5G)。储尿囊用 3-0 PGA 缝线双层侧侧缝合,完成储尿囊的

构建(图 20-5H 和 I)。用支架管支撑,将输尿管端侧吻合到近端肠段,后者已经用可吸收线 Par-

ker-Kerr 法连续内翻缝合关闭。输出段拉到腹壁造口处,切除多余回肠。储尿囊紧贴前腹壁。

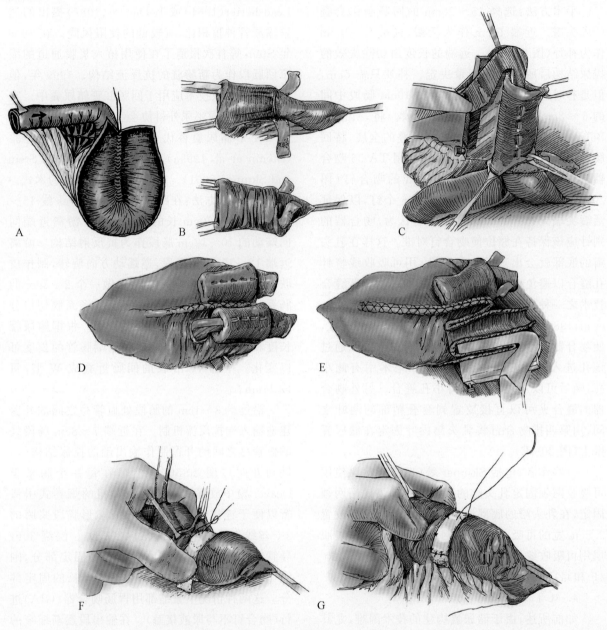

图 20-4 A. 游离 15cm 长的末端回肠,沿对系膜壁打开。近端 10cm 作为控尿套叠。远端 5～10cm 作为补片。根据切除肠段的大小来修改补片的大小。B. 用 Allis 或 Babcock 钳伸入回肠末端,抓住套叠肠壁全层,将其拖入储尿囊。C. 用 TA-55 吻合器在套叠乳头瓣加三排 4.8mm 的吻合钉。D. 在回肠片后壁做一个小孔,使 TA-55 吻合器的缝合夹能够通过并进入乳头瓣。钉第四排吻合钉。如图所示是两个瓣结构,但在这种情况下只有一个。E. 吻合器的缝合夹可以进入套叠的两叶之间,用这种方式加第四排吻合钉。图示为两个瓣管,但这种情况下只有一个。F. 将一个 2.5cm 宽的可吸收网带通过每个乳头瓣基底部额外的 Deaver 窗放置。网带做成衣领状。G. 用浆膜层缝合把这个网带缝合到储尿囊地步和回肠末端(A,From Ghoneim MA,Lock NG,Lycke G,El-Din AB. An appliance-free,sphincter-controlled bladder substitute. J Urol 1987;138:1150-4. B-G,From Hinman F Jr:Atlas of u-rologic surgery. Philadelphia:Saunders;1989.)

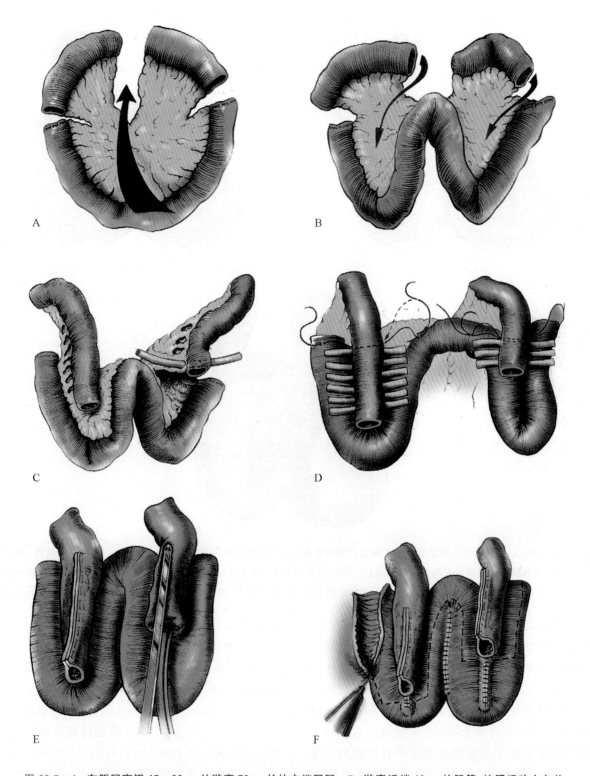

图 20-5 A. 在距回盲瓣 15～20cm 处游离 70cm 长的末端回肠。B. 游离近端 10cm 的肠管,按照蠕动方向旋转,指向储尿囊。远端 12～15cm 以逆蠕动的方向旋转,指向储尿囊。C. Deaver 式肠系膜开窗,使 W 形肠管壁靠在活瓣结构后方。穿过烟卷引流引导缝合。D. 3-0 丝线穿过每一个肠系膜窗进行水平褥式缝合。远端控尿结构比近端抗反流结构长。E. 用金属 GIA 吻合器缩窄近端和远端结构。F. 沿对系膜缘切开肠管,跨过 2 个 T 形结构。在 T 形结构远端,紧靠储尿囊相近的肠段切开肠管

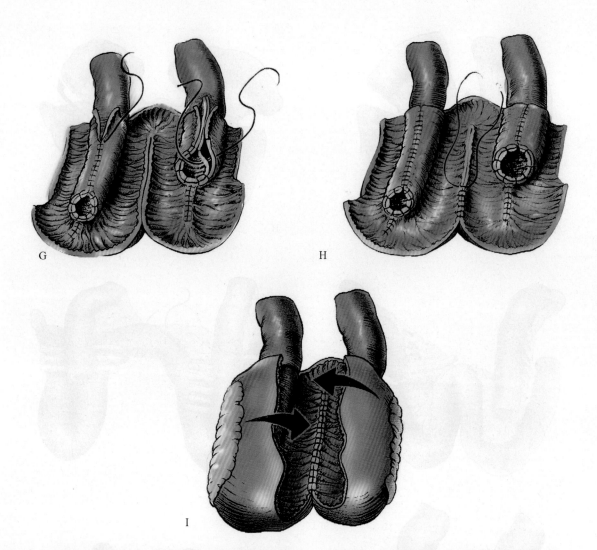

图 20-5   (续)G. 用可吸收线间断缝合把活瓣口固定在肠壁上。两个回肠片用可吸收缝线连续缝合,包绕 T 形结构。H. 用
可吸收线连续缝合关闭储尿囊后壁。I. 侧壁向内侧折叠,用可吸收线连续缝合完成储尿囊构建(From Stein JP,
Buscarini M,DeFilippo RE,Skinner DG. Application of the T pouch as an ileo-anal reservoir. J Urol 1999;162:2052-3.)

（2）术后处理和评价:术后处理与其他可控性储尿囊相似。作者最初报道了 9 例,7 例能够评估控尿效果及长期并发症,2 例在随访过程中死于疾病(Stein et al,1999b)。7 例患者在拔除导管后随即获得控尿,但是 2 例随着时间推移出现尿失禁,其中 1 例手术纠正。9 例均没有出现早期术后并发症,1 例患者术后 9 个月出现储尿囊结石,经内镜取出,没有后遗症。储尿囊容量 400～700ml(平均 500ml),令人满意。所有患者都没有影像学反流证据,没有上尿路功能减退。这个术式比 Kock 储尿囊有很多优点,曾经报道可以长期控尿。Marino 等(2002)报道了 18 例患者,随访 1 年,白天和夜间 100% 控尿,没有晚期

并发症。

5. Mainz Ⅰ式储尿囊

近几年,导尿式 Mainz 储尿囊已经进行了相当大的更进(Thuroff et al,1985,1988;Stein et al,1995;Lampel et al,1996;Gerharz et al,1997;Thuroff et al,2010)。乳头瓣的问题是进行更改的根本原因。手术方法已经利用完整的回盲瓣作为进一步稳定套叠的方法(Thuroff et al,1988)。这里记述这个手术方法,不再提早期的手术原型。

（1）手术方法:导尿式 Mainz 储尿囊与原位排尿式 Mainz 储尿囊有所不同。首先,应用更长的肠段。游离 10～15cm 盲肠、升结肠、两段等长的远端回肠和一段 20cm 长的额外回肠(图 20-6A)。切开

整段结肠和远端回肠,注意保护回盲瓣。这三个肠段折叠成不完整的 W 形,它们的后面相互缝合形成一个宽阔的后板(图 20-6B)。6～8cm 长的完整近段回肠末端与肠系膜分离,肠段做成肠套叠。在套叠处上两排吻合钉(图 20-6C)。然后,引导套叠穿过完整的回盲瓣,加第三排吻合钉将乳头瓣固定在回盲瓣上(图 20-6D)。最后,在下方加第四排吻合钉,将套叠内叶固定到回肠壁上(图 20-6E)。

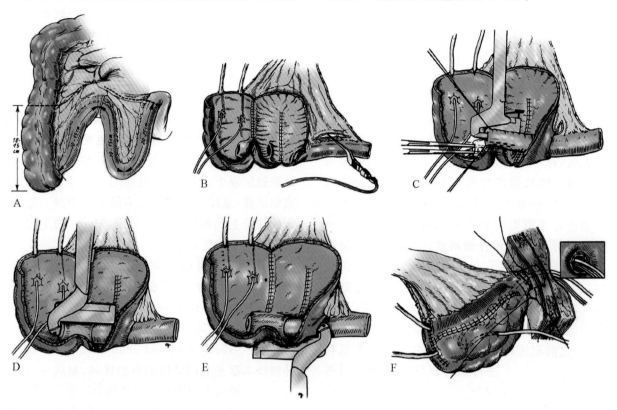

图 20-6　A. 游离 10～15cm 的盲肠、升结肠、两段等长的远端回肠和一段 20cm 长的回肠。B. 6～8cm 完整近端回肠末端与其肠系膜分离。C. 这段完整的回肠进行套叠,在套叠鞘部上两排吻合钉。D. 将套叠鞘部穿过完整的回盲瓣,上第三排吻合钉,将乳头瓣固定在回盲瓣上。E. 在下面上第四排吻合钉,把套叠内叶固定到回肠壁上。F. 从脐漏斗深处切除一小块圆形皮肤,回肠末端穿过这个小孔,切除多余的回肠,把回肠缝合到脐漏斗的深处[A, From Thüroff JW, Alken P, Hohenfellner R. The Mainz pouch(mixed augmentation with ileum 'n' cecum) for bladder augmentation and continent diversion. In:King LR, Stone AR, Webster GD, editors. Bladder reconstruction and continent urinary diversion. Chicago: Year Book; 1987. p. 252; B to F, From Thüroff JW, Alken P, Riedmiller H, et al. 100cases of Mainz pouch:continuing experience and evolution. J Urol 1988;140:283-8.]

在储尿囊的顶端形成输尿管结肠吻合,然后储尿囊自身折叠、侧侧吻合完成储尿囊的构建。整个储尿囊向头侧旋转以便将回肠末端拉至脐部。在脐漏斗深部切除一小块圆形皮肤,引导回肠末端穿过这个圆孔(图 20-6F)。用可吸收线间断缝合,将储尿囊固定到后筋膜,回肠末端以相似方式缝合到前筋膜。切除多余的回肠段,用可吸收线间断缝合,将回肠固定到脐漏斗深处。

(2)术后护理和评价:Mainz 储尿囊的术后处理和并发症中没有需要特别之处的差别。储尿囊的最初容量高于 Kock 储尿囊或 T 形储尿囊。曾经报道平均最大容量超过 600ml。当储尿囊内有一半容量时,其内压为 23cmH₂O,当储尿囊充满时内压为 31cmH₂O。从储尿囊 50％ 充盈时开始能记录到收缩波,幅度为 12cmH₂O。因此,这个囊是一个压力适当的低压储尿囊,尽管压力没有单纯用小肠作储尿囊时那样低。

最近有人报道应用了 Mainz 储尿囊及由其创造者建立的衍生术式的 10～12 年的经验(Stein et al,1995;Lampel et al,1996)。从 1983—1994

年,共 440 例患者在 Mainz 和 Wuppertal 两个泌尿外科中心进行了 Mainz Ⅰ式手术。控尿机制各不相同,146 例采用阑尾作为控尿结构,270 例采用套叠的乳头瓣作为控尿造口,14 例应用了黏膜下浆肌层肠片,10 例进行了黏膜下全层肠片手术。早期并发症发生率为 12%,其中包括 9 例(1.6%)需要开放手术治疗的机械性肠梗阻、5 例(0.9%)需要处理的储尿囊漏尿、4 例(0.7%)伤口裂开、4 例(0.7%)致命的肺栓塞。

晚期并发症发生率为 37%,主要与储尿囊有关。45 例(8%)出现需要开放手术治疗的造口失败,都与控尿结构直接相关。146 例使用阑尾控制控尿机制的患者中只有 2 例(1.4%)发生尿失禁,但是 21% 发生造口狭窄。这个术式的创造者为将失禁率降低到可接受的水平,所付出的努力非常具有创新性。为此,他们尝试了多种技术,取得了不同的成功。异体移植造口(4/4,尿失禁)、缝合的肠套叠(8/8,尿失禁)、吻合器缝合的肠套叠(5/22,23% 尿失禁)和吻合器缝合的回盲部肠套叠(10/204,4.9% 尿失禁)。之前记述的吻合器缝合的回肠套叠是目前的推荐方式,在进行吻合器缝合的乳头瓣患者的中长期失禁率降至 10%。其他晚期并发症包括输尿管再植 28 例(4.9%),另外 29 例(11.7%)回肠乳头患者和 17 例(14.7%)阑尾造口患者出现吻合口狭窄。

38 例患者(6.8%)发生储尿囊结石,进行了 36 次经皮手术。尽管失去了末端回肠,却没有发现血清维生素 B_{12} 水平明显下降,也没有患者出现巨红细胞贫血或神经系统症状。但是,25% 的患者口服碱性药物预防代谢性酸中毒。

起初该手术的总体并发率发生率高(31%)。但是,Stein 等(1995)指出 50% 的并发症可以用经皮技术解决。另外,自 1988 年以来,尿失禁发生率仅为 3.2%,而应用阑尾控尿机制的患者尿失禁比例不到 2%。

德国 Marburg 和 Gerharz(1997)报道了一家医院行 Mainz Ⅰ式回盲肠储尿囊的经验。1990—1996 年,连续 202 例患者接受了可控式改道手术,96 例行原位阑尾黏膜下包埋、106 例行套叠回肠乳头。所有患者均有脐部造口。200 例患者中 172 例(86%)未发生吻合口并发症,96 例阑尾造口患者中有 17 例(18%)造口狭窄,进行了 23 次造口狭窄修复术。相比之下,106 例套叠回肠乳头患者中只有 13 例(12%)出现造口问题。然而,这些患者需要更具侵入性的大手术进行修复,而阑尾造口狭窄的患者通常可以行较小的手术就可以修复。3 例回肠乳头患者(3%)出现储尿囊结石,而行阑尾控尿结构的患者没有出现结石。因此,Gerharz 等(1997)做出结论,如果阑尾可用的话,应该是肠道控尿结构的首选。

作者对使用阑尾作为控尿结构有着极大的兴趣。根据作者的经验,这种术式也是可靠且易于进行的。作者倾向在构建采用阑尾控尿结构的右结肠储尿囊中,利用包括肝曲的整个右半结肠形成储尿囊,这样可以保留更多的末端回肠。这个方法理论上代谢性并发症更少,Mainz 的小组尚未报道明显的代谢问题。

引入更可靠的阑尾尿控结构大大增加了 Mainz Ⅰ型手术的接受度。Mainz 团队同时又开发了两种构建 Mitrofanoff(阑尾)型导管的新技术,用于阑尾不适用或缺失的患者(Lampel et al,1995a,1995b;Lampel and Thüroff,1998)。这两种新技术都是利用结肠的盲肠区域,制成小口径导管。一种技术使用黏膜内衬的全层导管(图 20-7),另一种技术使用的是浆膜覆盖的浆肌层导管(图 20-8)。这两种技术似乎都是成功的,尽管在最初的报道中,使用全层导管与较低的并发症发生率和较高的成功率相关(Lampel et al,1995a,1995b)。随着随访时间的延长,Lampel 等(1995)观察到这两种技术的成功率是相似的:有 93% 的(25/27)使用浆肌层导管的患者和 92% 的(22/24)使用全层导管的患者能够实现昼夜尿控(Lampel and Thüroff,1998)。作者认为,这两种技术都是可靠的,但有各自的优缺点。一般而言,由于能够形成更长的管道,全层导管的适用性更强;然而,这是以牺牲血液供应为代价的。通过建造管道更宽的基底部可以改善远端血供,但也会导致结肠带种植更加困难。浆肌层导管同样可靠,但是由于长度有限,通常仅能与脐部吻合。当阑尾不能用或不能作为其他结肠段建造储尿囊的控尿结构时,这两种导管都可以作为 Mainz Ⅰ式储尿囊的控尿结构;也可以作为其他尿控重建方法失败时的补救措施。

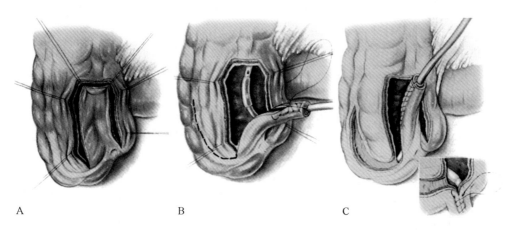

图 20-7　包绕 18 号 Foley 导尿管塑造黏膜覆盖的肠管全层导管用于隧道法再植。用 3-0 可吸收缝线连续缝合闭合导管。对于较长的导管,建议保留较宽的基底以防止远端缺血。将导管置入邻近的结肠带隧道中制作控尿结构 (From Lampel A, Hohenfellner M, Schultz-Lampel D, Thüroff JW. In-situ tunneled bowel flap tubes: 2 new techniques of a continent outlet for Mainz pouch cutaneous diversion. J Urol 1995; 153: 308-15.)

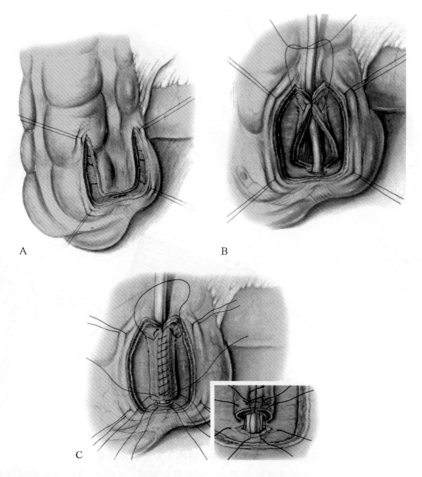

图 20-8　塑造浆膜覆盖的 3～5cm 长的去黏膜浆肌层导管,用于隧道法再植,这个导管包绕 18 号 Foley 导管。在 U 型的底端开黏膜窗,将导管间断缝合到黏膜上 (From Lampel A, Hohenfellner M, Schultz-Lampel D, Thüroff JW. In situ tunneled bowel flap tubes: 2 new techniques of a continent outlet for Mainz pouch cutaneous diversion. J Urol 1995; 153: 308-15.)

另一个新型的 Mitrofanoff 控尿结构是由 Montie(1997)报道的,他设计了一种方法,分离 2～3cm 带血供的末端回肠(图 20-9A)。肠段的宽度的选择要对应于要做的导管的周长,该肠段分离后,在其与肠系膜连接处附近打开肠段,并做纵向重建(图 20-9B 和 C),并使用 3-0 可吸收缝线连续缝合闭合导管(图 20-9D),可用作 Mitrofanoff 控尿结构。当需要较长的导管时,可以游离两个邻近的肠段,重建并连接到一起(图 20-9 E 和 F)。该技术最初是用于犬,但作者已将其应用于患者,且没有发生并发症。根据 Montie(1997)的报道,该术式应用于犬时,造口狭窄率很高,但这可能是插管频率低造成的。在应用该术式的数量有限的患者中,并未观察到造口狭窄。其他研究团队也报道了使用缩窄的回肠构建进入右侧结肠的隧道通路(图 20-10)(Woodhouse and Mac-Neily,1994;Hampel et al,1995)。将缩窄的回肠导管用于这个目的的优点是有独立于储尿囊的血液供应,并且没有长度限制,但也存在进一步限制了肠管吸收面积的缺点。

Wiesner 及其同事(2007)近期比较了 458 例接受 Mainz Ⅰ型手术的患者的长期结果。在这些患者中,有 809 例的肾-输尿管单位使用了黏膜下隧道进行吻合,而 74 个肾-输尿管单位采用了浆膜间隧道技术。术后 17 个月,他们发现黏膜下隧道组吻合口梗阻发生率明显高于浆膜间隧道组(分别为 7.3％和 4.1％)。值得注意的是,他们发现有先前扩张的上段输尿管(14％)或有神经源性膀胱病史(17％)的患者梗阻发生率更高。没有发现上段输尿管的显著退变。

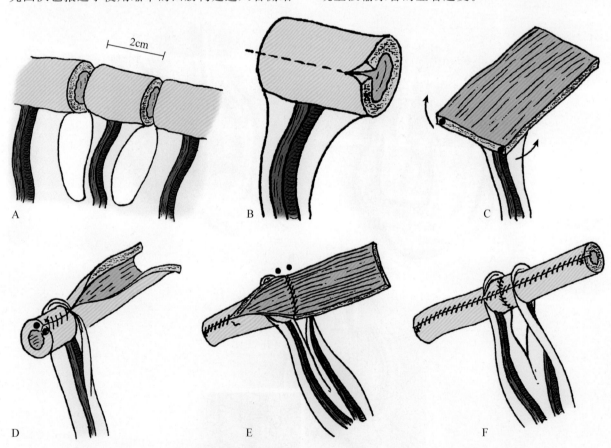

图 20-9 A. 游离 2～3cm 带血供的末端回肠。B 和 C. 距离一侧约 1/4 处切开肠管,这样可获得一个血运良好的长方形肠片。D. 包绕一个导管,用可吸收缝线连续缝合长方形肠片导管。E 和 F. 两个邻近的肠段可以连接在一起形成一个长导管(From Monti PR,Lara RC,Dutra MA,et al. New techniques for construction of efferent conduits based on the Mitrofanoff principle. Urology 1997;49:112-5.)

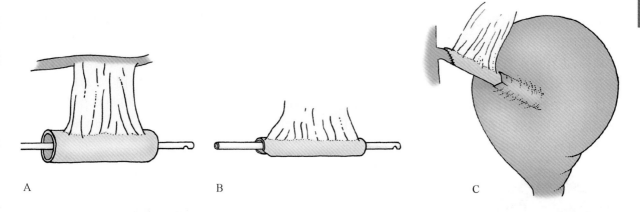

图 20-10　Woodhouse 缩窄的回肠 (From Woodhouse CR, MacNeily AE. The Mitrofanoff principle: expanding upon a versatile technique. Br J Urol 1994; 74: 447-53.)

在另一个关于 Mainz Ⅰ 型手术的报道中，Wiesner 及其同事(2006)对 800 例患者进行了将近 8 年的随访，总体尿控率约为 93%。黏膜下原位阑尾植入的患者中有 23.5% 发生了吻合口狭窄，而回肠乳头瓣的患者中只有 15.3% 发生吻合口狭窄。结石形成率则正好相反，回肠乳头瓣患者的发生率为 10.8%，而阑尾造口患者仅为 5.6%。在阑尾造口组中，尿控机制的缺血性退行性病变发生率是回肠乳头瓣组的将近 3 倍。

6. 带末段回肠套叠的右结肠储尿囊

另外一种将乳头瓣技术用于构建控尿结构的储尿囊包括使用末段回肠套叠和回肠盲肠瓣。这最初是由 Mansson(1987)描述的，当时使用的是一个完整的盲肠段的右结肠储尿囊。这三种袋分别是 UCLA 储尿囊 (Raz, personal communication, 1989)，Duke 储尿囊 (Webster and King, 1987) 和 Le Bag 储尿囊 (Light and Scardino, 1986)。这些手术方法仅有少许不同，主要与所采用的固定乳头瓣的技术有关。在所有情况下，如果阑尾没有被用作控尿结构，就必须行阑尾切除术，因为原位阑尾会成为感染和脓肿形成的细菌来源。

这些操作在本书的先前版本中有详细描述。自该版本发布以来，这些手术方法没有进行新的修改，因此这里不作进一步描述。读者可以参阅本文的先前版本，以深入了解这些术式。

7. Indiana 储尿囊

来自美国印第安纳大学的 Rowland 等 (1987)

首次报道使用加固的回盲瓣作为能承受间歇性导尿损伤的可靠控尿结构。这项手术包括部分切开盲肠，并加入一个回肠补片，代表了 Gilchrist 等 (1950)所描述的原始回盲肠储尿囊手术的主要贡献，后者采用完整的肠管储尿囊并且没有试图加固回盲瓣。最初，加固回盲瓣包括对整个回肠段的双排重叠缝合(Rowland et al, 1985, 1987)。很快就发现，只需要在回盲瓣区域进行这项操作。"新尿道"压力分布图显示，控尿区局限于重建的回盲瓣区域(Bejany and Politano, 1988)。剩余的"新尿道"可以逐渐变细并通过腹部或会阴造口。在印第安纳大学和其他机构已经明确，在一些患者中只用一部分升结肠制成储尿囊的观点使盲肠区保持了蠕动的完整性，得以产生足够高的压力以克服控尿结构。许多研究团队都为应用整个右结肠或更多结肠做成储尿囊并按照 Heineke-Mikulicz 结构重建做出了贡献(Lockhart, 1987; Bejany and Politano, 1988; Benson et al, 1988; Rowland, personal communication, 1989)。这些改进方法被称为 Florida 储尿囊(Lockhart, 1987) 和 Miami 大学储尿囊(Bejany and Politano, 1988)。然而，他们对 Indiana 储尿囊只有较小的改动。

(1)手术方法：目前的 Indiana 储尿囊包括游离末段长约 10cm 的回肠和整个右半结肠，直到结肠右动脉和结肠中动脉血供的连接处(图 20-11A)。在重建结肠连续性后，进行阑尾切除术，并通过电刀烧灼去除遮挡回盲部下缘的阑尾脂肪垫(图 20-11B)。沿对系膜缘切开整个右半结肠，输尿管结肠带吻合(图 20-11C)。按照不同作者的方式加固回盲肠连接处。像 Indiana 大学报道的那样，进行短距离(3~4cm)的双排间断 Lembert 缝合形成回盲瓣的双层重叠缩窄(图 20-11D)。第二排缝线使用不可吸收缝线，应该试图将回肠对系膜缘连接在一起，通常包绕 12~14Fr 的导管进行。这两排缝合线应彼此相距约 8mm，并且每排开始围绕盲肠边缘采用荷包缝合。另一种由 Miami 大学小组建议的方法，是将荷包缝合线放置在同一回肠区(Bejany and Politano, 1988)。最后，Tampa 小组建议在末端回肠的两侧应用并列的 Lembert 缝合(图 20-11E)。剩下的回肠可以沿导管缩窄，并用切割吻合器去除多余肠管(图 20-11F)。

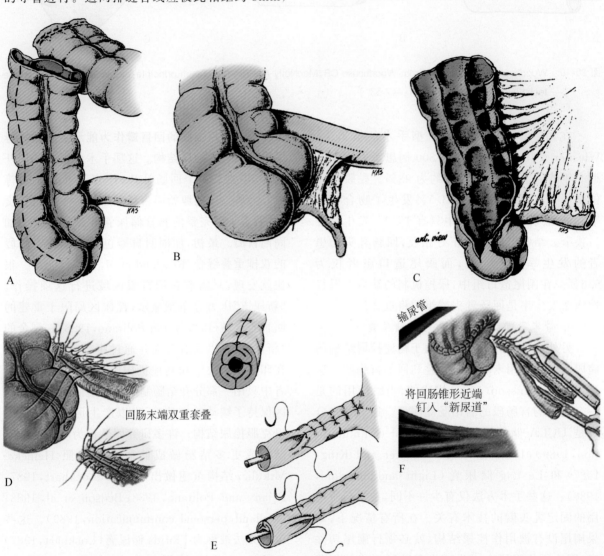

图 20-11 A. 游离约 10cm 的末端回肠和整个右半结肠。B. 切除阑尾，电刀切除遮挡回盲部连接处下缘的阑尾脂肪垫。C. 沿对系膜缘切开整个右半结肠。D. 如 Indiana 描述的方法，短距离(3~4cm)双排剪短 Lembert 缝合形成回盲瓣的双重重叠。E. 在末端回肠两侧相对 Lembert 缝合。F. 多余的回肠用吻合器缝合技术缩窄(A to C, From Benson MC, Sawczuk IS, Hensle TW, et al. Modified Indiana University continent diversion. Curr Surg Tech Urol 1988；1：1-8. D and F, From Olsson CA. Contemp Urol 62-8, September 1989. E, From Lockhart J. Remodeled right colon：an alternative urinary reservoir. J Urol 1987；138：730-4.)

在盲肠储尿囊仍然打开的情况下进行缩窄缝合是非常重要的(Rowland,1996),这样可以很容易观察到回盲瓣的逐渐闭合,然后用可吸收缝线连续缝合,按 Heineke-Mikulicz 结构封闭储尿囊。输尿管支架和耻骨上导管通过储尿囊的一个戳口穿出,引到右下腹。旋转储尿囊,使回肠新尿道尽可能接近选定的造口位置。切除手指宽的皮肤以及相似大小的前后筋膜。回肠新尿道经腹直肌之间拉到造口处,切除多余的回肠。将回肠边缘缝合到皮肤上以形成一个造口。

除了回盲瓣缩窄技术的差异之外,Miami 大学和 Florida 储尿囊在应用结肠的量上也有区别。游离整个升结肠和右 1/3 或 1/2 的横结肠,以及 10～12cm 的回肠。结肠的整个上段向外侧游离形成倒 U 型(图 20-12A)。切开结肠后 U 型肠管的内侧支缝合在一起(图 20-12B),然后侧侧吻合闭合肠片(图 20-12C)。然而,这种倒 U 型闭合确实与 Heineke-Mikulicz 重建完全一样。

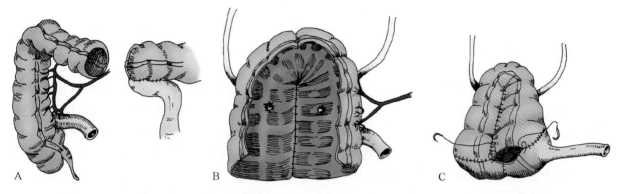

图 20-12　A. 分离整个升结肠和右 1/3 或 1/2 的横结肠,以及 10～12cm 的回肠。B. 结肠的上段向外侧游离,形成倒 U 形。切开肠管后缝合 U 形肠管的内侧缘。C. 然后侧侧缝合关闭肠管(From Lockhart J. Remodeled right colon: an alternative urinary reservoir. J Urol 1987;138:730-4.)

最近对 Indiana 储尿囊有一些改良,可以实现更快速的构建和更低的并发症发生率(Rowland,1996)。这些改进包括使用金属吻合钉来构建输出道,用可吸收吻合钉构建储尿囊。Bejany 和 Politano(1988)首次提出了使用金属 GIA 吻合器构建输出道。Carroll 和 Presti(1992)报道了吻合器缝合的皱褶状末端回肠的尿动力学特征,发现吻合器缝合的通道功能同样好,并且更容易构建。本章后面将介绍可吸收钉来创建这种和其他类型储尿囊中的应用。

(2)术后处理和评价:带 Indiana 及其改进型储尿囊的患者的术后护理与采用其他右结肠导尿式尿流改道术的患者没有实质区别。在早期的报道中,Rowland 建议患者携带耻骨上导管出院,直到 3 周后再次入院以取出导管并指导自我导尿。在目前对门诊患者治疗提供医疗保险的医疗环境下,包括 Indiana 大学(Bihle,1997)在内的大多数机构中,导管拔出和导尿指导已基本在门诊进行。

Indiana 小组报道的平均储尿囊容量为 400～500ml(Rowland et al,1987)。合并部分和全部肠道切开的术式,该组报道的再次手术率为 26%。总体尿控率达到 93%。Carroll 等对改进的 Indiana 储尿囊进行了精细的尿动力学研究(1989),他们发现在一小组患者中有 86% 实现完全控尿,然而,他们的储尿囊容量超过了 650ml,充盈时记录的最大收缩压为 47cmH$_2$O。

Rowland 所做的最后 81 例患者进行了吻合器缝合的输出道构建,在最后 20 例患者中储尿囊是使用可吸收吻合钉制成的(Rowland,1996)。**这组患者的结果非常令人满意。仅 3 例(3.7%)患者出现了早期储尿囊并发症;2 例出现了储尿囊漏尿,接受了非手术治疗;1 例因插管困难开放手术修复输出道。与储尿囊不直接相关的早期并发症发生于 7 例(8.6%)。暂时性小肠梗阻是最常见的并发症,发生 4 例(4.9%);1 例发生浅表伤口感染,1 例发生需要手术的腹腔脓肿(1.2%)。23 例患者(28.4%)发生储尿囊晚期并发症。尿失禁发生 6 例(7.4%),其中 5 例由于储尿囊高压,1 例由于输出道失效,前者之一和后者都接受了再次手术。3 例(3.7%)发生吻合口狭**

窄,3 例有造口旁疝,均接受了手术。3 例患者发生了储尿囊结石,1 例经开放手术取出,2 例经内镜取出。4 例(4.9%)患者出现急性肾盂肾炎。最常见的与储尿囊无关的晚期并发症是小肠梗阻,见于 6 例患者,其中 5 例行非手术治疗。总之,早期再手术率为 2.5%,晚期再手术率为 14.8%。**在术后 1 年时,98%的患者达到昼夜 4h 以上的干燥时间。**84%的患者表示他们在夜间睡眠时无须起床进行导尿。Bihrle(1997)报道,在最近的 150 例患者中同样取得了相似的满意结果,其中 50 例至少随访了 2.5 年。

目前已有超过 190 例患者接受了 Florida 储尿囊(Helal et al,1993)。在 165 例患者和 326 条输尿管中,没有再进行再植入术。由于最初 30 条输尿管在连接到 Florida 袋后有很高的梗阻率,这一方法最终没有被采纳(43 例,13.3%)。在后 165 例患者中,16 例(4.9%)发生了原发性梗阻,通过经皮球囊扩张、肾切除术或观察检测进行治疗。尽管没有进行抗反流吻合,只有 7.1%的输尿管出现了反流。所有的患者都接受了随访,并未出现肾功能的恶化。在最初 100 例患者中有 7.2%的再次手术率(Lockhart,1987)。尽管 70%的患者出现了高氯血症,只有 4 例患者(包括此前就有肾病的患者)需要治疗。储尿囊的容量范围为 400~1200ml,充盈时最大储尿囊压 18~55cmH$_2$O(Lockhart,1987)。为什么这些作者在隧道法和非隧道法储尿管结肠吻合中都遇到这样高的输尿管梗阻发生率,其原因尚不清楚。326 条

端侧吻合的输尿管中只有 23 条出现反流同样令人惊讶。

Miama 大学医疗组报道了其 75 例患者的结果,19 例(25%)出现早期并发症,16 例患者(21%)有晚期并发症,输尿管结肠吻合成功率为 90%,总尿控率为 98.6%,平均储尿囊容量为 750ml 以上,终末充盈压为 20cmH$_2$O。

Indiana 储尿囊仍然是目前最可靠的导尿式储尿囊,它最容易构建,有非常低的近期和中期(<2 年)并发症率(Rowland and Kropp,1994;Navon et al,1995)。**然而,有证据表明,长期并发症在改良版的 Indiana 储尿囊中更高。**

8. Penn 储尿囊

Penn 储尿囊是第一个应用该阑尾作为控尿结构,应用 Mitrofanoff 原理(1980)的可控性尿流改道。如前所述,这个手术的特点是能够应用泌尿外科现有的成熟技术进行导尿式的可控性改道。

(1)手术方法:曾经报道了两种阑尾控尿结构。一种是 Mitrofanoff 报道切掉阑尾和一小块盲肠,在隧道再植之前翻转(Mitrofanoff,1980;Duckett and Snyder,1986);另一种是 Riedmiller 等(1990)把阑尾保留在盲肠上,把它向后翻转包埋到邻近的结肠带内。在结肠袋内做出宽阔的隧道,从阑尾基底部延伸 5~6cm(图 20-13)。从阑尾系膜的血管之间开窗,阑尾向头侧折叠进入隧道,经阑尾系膜窗进行浆肌层缝合,完成隧道。切断阑尾尖端,将其拉到选定的造口处。

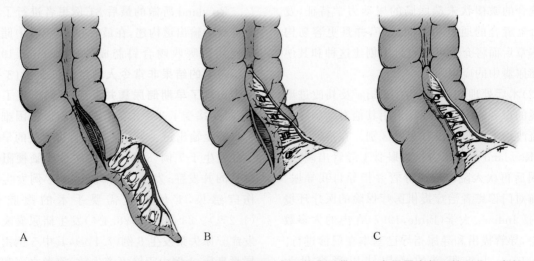

图 20-13 A. 阑尾保持与盲肠连接,向后翻转阑尾,将其埋入邻近的盲肠带。B. 在阑尾底部开始制作一个长 5~6cm 的隧道,在阑尾系膜的血管之间开窗,阑尾头向折叠进入隧道。C. 通过阑尾系膜进行浆肌层缝合

如 Duckett 和 Snyder(1986)所述,通过游离上至回结肠动脉和中结肠动脉血供连接处的一段盲肠及一段长度相似的末端回肠,建造回盲肠储尿囊。这两段结构在对系膜缘切开,以新管状储尿囊形式缝合制成储尿囊。储尿囊的上缘横向缝合(缝合都用可吸收线)。环绕阑尾根部环切一小块盲肠。盲肠孔用可吸收线连续缝合关闭。从盲肠基底部仔细分离阑尾系膜,保护其血供。然后倒转阑尾,使盲肠片能够达到前腹壁,阑尾末端拉向结肠带(图 20-14)。阑尾尖部斜行切断或剖开,进行隧道式阑尾结肠带再植。如果需要更长的阑尾,可以采用 Burns 和 Mitchell(1990)提出的改进方法,用盲肠底部做成一个导管(见图 20-3)在准备用其进行隧道再植前不是简单的切除阑尾及一小块盲肠,而是用 GIA 吻合器将与阑尾连接的盲肠底部连同阑尾一起切除。作者发现,切开阑尾远端直到可以通过 12～14 号导尿管的宽度可能有帮助。

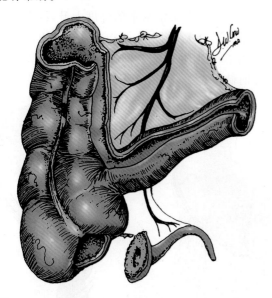

图 20-14 游离盲肠到回结肠和中结肠血供之间的连接部,以及相似长度的末端回肠,对系膜缘切开造袋。环绕阑尾根部切除一小块圆形盲肠,从盲肠底部仔细分离阑尾系膜,保护其血供(From Duckett JW, Snyder HM 3rd. The Mitrofanoff principle in continent urinary reservoirs. Semin Urol 1987;5:55-62.)

(2)术后处理和评价:尽管 Duckett 的手术图中并没有显示,作者建议在术后早期阶段应用大孔径耻骨上导管引流储尿囊。阑尾可以通过导管

的口径不能容许输尿管支架管和 12～14 号导管同时通过。另外,黏膜碎屑的安全冲洗最好用大孔径导管进行。

由于其尿控结构简单可靠,很多医疗组采取 Mitrofanoff 原理(Burger et al,1992;Bissada,1993;Sumfest et al,1993;Woodhouse and MacNeily,1994;Hampel et al,1995)。Woodhouse 和 MacNeily(1994)报道了 1985－1993 年手术的 100 例患者。他们采用 7 种不同的导尿式,连接 6 种不同类型的储尿囊。尽管他们发现 Mitrofanoff 原理是通用的而且成功率高(91% 控尿率),但导管并发症的再手术率达 33%。

Sumfest 等肯定了用阑尾作为首选的 Mitrofanoff 导管,他们报道控尿率为 96%。在他们病例的晚期并发症中,插管困难占 10.6%,造口狭窄占 19%。

尿动力学特点和储尿囊容量是构建储尿囊的功能,最常见的情况是用原位阑尾(Burger et al,1992)、单独用右结肠或加末端胃肠(Mainz)作为储尿囊。作者曾经应用原位阑尾和去管化右结肠作为储尿囊,天然的回盲瓣作为抗反流的结构(反流的输尿管端侧吻合到末端回肠)。在作者的病例中,这个方法有令人满意的成功率,没有上尿路的问题。Alcini 等(1994)也报道了回盲瓣足以作为抗反流结构,但是在他们的病例中,储尿囊不都是去管化的,正如所预期的那样,由于储尿囊高压继发上尿路并发症。因为末端回肠可以留得足够长而达到腹膜后腔,所以这个手术能够独特地为输尿管短的患者提供可控性皮肤造口。

9. 胃储尿囊

早期的动物实验显示了用胃作为膀胱补片或储尿囊的可行性(Sinaiko,1956;Rudick et al,1977;Leong,1978)。**用胃制作储尿囊有理论和实际的优势**(Adams et al,1988),首先是在储尿囊中使用胃段会大大减少电解质重吸收。这使得胃可以作为有代谢性酸中毒或肾功能不全患者的储尿囊。高氯性酸中毒不再是一个预期出现的问题,事实上,除了作为一个抵御氯和铵吸收的屏障,胃黏膜还分泌氯离子(Piser et al,1987)。另外,对于缩短肠道就预计会出现某种成功吸收不良的患者,胃是一个有吸引力的替代方案。尿液的酸性 pH 也能降低细菌繁殖的风险。最后,当

整个肠管曾经进行放疗时,胃可以提供健康的未被照射过的组织进行可控性改道。 由于这些理论上的优势,一些医疗组已经在儿童(Adams et al,1988)和成人中(Lockhart et al,1993;Austin et al,1997)开始进行胃储尿囊或复合式胃储尿囊的尝试。

(1)手术方法:在大弯处取一楔形胃段,最大宽度为7~10cm。一定要注意不能把楔形胃段扩大到胃小弯,以保护迷走神经支配和正常的胃排空功能。一般首选胃网膜左动脉用于游离胃段的血供,从近段动脉分离胃段动脉直到胃底。另外一个选择是,如果胃网膜左动脉有问题,也可以使用胃网膜右动脉,分离胃短动脉到幽门水平(图 20-15A 和 B)。然后按照术者的习惯关闭胃部,如果不使用胃窦就不做胃十二指肠或胃空肠吻合术。游离下来的胃段自身折叠重建成类球形,用可吸收线连续缝合边缘。在储尿囊闭合前,按术者习惯的抗反流技术将一侧输尿管隧道法植入储尿囊。对侧进行近端输尿管输-尿管吻合术;对侧远端输尿管用于制作控尿结构,以阑尾种植相似的方式将远端输尿管隧道法植入储尿囊。然后可以将输尿管的游离部分拉到皮肤或阴道口(男性的尿道残端)作为插管入口(图 20-15C)。或者,楔形胃段可以被组合到去管化回肠构成的储尿囊中(Lockhart et al,1993)。在这个手术中,游离胃网膜右血管供应的 11cm 长的胃段(图 20-16A)。然后游离22cm 长的回肠,沿对系膜缘切开,重建成 U 型(图 20-16B)。用 2-0PGA 可吸收线将胃和回肠边缘连续缝合在一起,完成储尿囊。将输尿管用隧道法植入胃内,根据医师个人喜好制作Mitrofanoff 控尿结构。比如,南佛罗里达州大学的小组采用缩窄的回肠段(图 20-16C)。

(2)术后处理和评价:Adams 等(1988)报道在一个小样本患者中,平均储尿囊容积为 245ml,终末充盈压平均为 35cmH$_2$O。结合他们的胃可控性尿流改道和胃膀胱形成术的经验,他们报道很少有黏液产生。13 例患者中只有 3 人需要冲洗,大多数保持尿液无菌。尿液 pH 范围为 4~7,但没有报道因为酸性尿液造成的阴道溃疡。3 例患者出现血清胃泌素水平的轻度上升,没有可控性改道需要再次手术。Leong(1978)在胃储尿囊中利用了相似的方法,并间接提出胃也可以建造排尿时储尿囊。

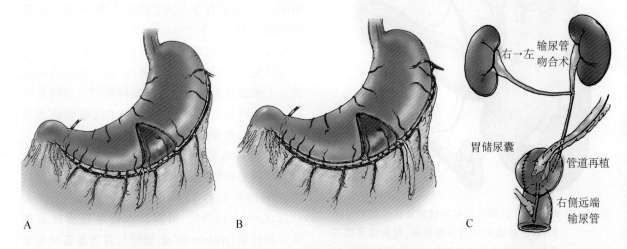

图 20-15 A,B. 从胃大弯处切除一个最大宽度为 7~10cm 的楔形胃段。首选胃网膜左动脉作为游离楔形胃段的血供,分离胃短动脉一直到胃底,或者,如果胃网膜左动脉有问题,可以使用胃网膜右动脉。C. 通过向后自身折叠,楔形胃段重建成功成近似球形,用可吸收线连续缝合边缘,一侧输尿管隧道法植入储尿囊。行近端输尿管-输尿管吻合术,同侧远端输尿管隧道法植入储尿囊,其远侧拉到阴道口作为插管入口。R→L TUU,右→左输尿管吻合术(From Adams MC,Mitchell ME,Rink RC. Gastrocystoplasty:an alternative solution to the problem of urological reconstruction in the severely compromised patient. J Urol 1988;140:1152-6.)

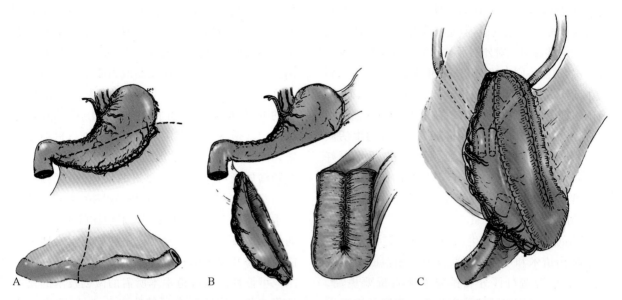

图 20-16　A. 使用 GIA-90 吻合器游离带胃网膜右动脉血供的 11cm 长的胃段。通常需要两个吻合器。B. 然后游离 22cm 的回肠，沿对系膜缘切开，重建成 U 形。C. 用 2-10PGA 可吸收线连续缝合连接胃和回肠的边缘，完成储尿囊。输尿管隧道法植入胃内，用缩窄的回肠制作 Mitrofanoff 式控尿结构（From Lockhart JL，Davies R，Cox C，et al. The gastroileal pouch：an alternative continent urinary reservoir for patients with short bowel，acidosis and/or extensive pelvic radiation. J Urol 1993；150：46-51. ）

　　完全用胃做储尿囊没有被广泛接受。但是，胃段较多用于做膀胱扩大术，单独作为储尿囊的一部分（复合式）或加一个用胃段做成的原位插管通道（Gosalbez et al，1994；Carr and Mitchell，1996）。

　　Gosalbez 等（1994）报道了 15 例患者，他们接受了胃导管作为复合式胃补片的一部分。与胃补片和原位导管相关的并发症包括早期创伤性导管穿孔、远端导管狭窄、黏膜过多。这些患者中有 2 例需要再次手术；酸性分泌物造成的造口周围皮肤炎 2 例，但是不严重。在其他报道中这是更常见的并发症，并在一些情况下导致皮肤破损。

　　自 1985 年 1 月至 1995 年 6 月，在超过 10 年的时间里，Carr 和 Mitchell（1996）报道了 12 例患者中胃的应用。7 例使用完全由胃构建的储尿囊，5 例用复合式储尿囊。他们报道所有患者都获得尿控，但是控尿结构经常需要修复。平均膀胱容量是 309ml，平均顺应性是 12.9ml/cmH₂O。有报道，当胃用于膀胱扩大术作为新膀胱的一部分时，曾经报道过排尿困难和血尿综合征（Nguyen et al，1993）。

　　Austin 等（1997）报道了 9 例成年患者，平均随访 54 个月，进行了可控性复合性储尿囊的构建，7 例是胃回肠储尿囊，2 例是胃结肠储尿囊。9 例患者之前都有代谢性酸中毒或者短肠综合征，患者都获得了电解质平衡，术后血清 pH 明显升高（$P < 0.01$）。3 例患者有短期的血清胃泌素水平升高，在随访期间恢复正常；1 例患者出现造口部位皮肤溃疡。

　　胃储尿囊在儿童中很有吸引力，胃特有的酸碱特性不仅能够适于重建，还有助于纠正儿童尿路重建有关的代谢问题（Carr and Mitchell，1996）。尽管应用胃的经验不多，但是其作为储尿囊的很多独特的内在特点提示在某些临床条件下它的应用还会继续。

三、生活质量评估

　　用来评估可控性皮肤尿流改道术术后生活质量，使用有效手段并关切设计良好的前瞻性实验非常少。多项国际研究表明，实行可控性尿流改道和分粪便改道患者的生活质量要优于需要使用体外集尿装置的患者（Salter，1992a，1992b；Bjerre et al，1995；Filipas et al，1997；Hart et al，1999；McGuire et al，2000）。尽管这自然很可能是正确的,体现在某些使用体外集尿装置的患者希望转向可控性尿流改道,但是许多患者很好地适应了这些体外装置。对外在形象的感知是非常主观和个人的,可能不同人的评价差异很大,事实上手术后的生活质量相当不错(Gerharz et al,2005)。然而,没有随机前瞻性研究比较可控性皮肤改道和其他原位可控性改道或非可控性尿路造口式改道的生活质量,并且没有明确的结论表明哪种改道手术更好(Porter and Penson,2005)。已经进行的比较可控性和非可控性改道手术研究都有一些实验设计和方法学上的问题(Gerharz et al,2005)。

总的来说,大多数生活质量的研究都揭示了回肠输出道术和可控性皮肤改道术相似的总体生活质量,后者造口评分和排尿生活质量要更高。在少有的一个比较可控性皮肤改道和回肠输出道尿流改道术后生活质量的前瞻性研究中,Hardlt 等(2000)从术前开始随访患者一直到术后一年。为了提高可靠性,采用经可靠性检测的有效方法,他们发现了采用可控性皮肤尿流改道手术的患者的生活质量满意度随时间而提高,但是回肠输出道术后的一年内患者的生活满意度下降。通过在成人中应用 Beck 抑郁调查的心理状态图,Boyd 等(1987)发现选择回肠输出道改道术的患者对生活质量的预期最低。有趣的是,他们发现回肠输出道术改为 Kock 皮肤储尿囊改道术的患者有最高的总体满意度。

Mansson 等(2002)发现与原位新膀胱相比,进行可控性皮肤尿流改道的男性,使用 FACT-BL 和医院焦虑和抑郁分级评估的总体生活质量并无差异。在涉及肠道、排尿,以及性功能等特定问题中,进行皮肤储尿囊的患者处理尿失禁的困难小,排空次数少,可能是由于保留了尿道。Large 等(2010)通过改良 FACT 比较 92 例接受了原位新膀胱和 Indiana 储尿囊的女性患者的生活质量,中位随访时间是两年的情况下,身体、情绪、功能或社交方面的生活质量并无显著差异。

四、手术技术的变化

(一)微创可控性皮肤改道手术

随着近年来腹腔镜和机器人辅助腹腔镜技术的进步,在一些中心能够应用这些微创技术进行根治性膀胱切除术。许多开展微创根治性膀胱切除术的中心也有在不转为开放手术情况下开展原位回肠新膀胱手术的报道。然而,很少有关于应用微创技术进行可控性皮肤改道手术的报道。鉴于这一类型手术的复杂性,绝大多数中心采用标准的开放术式进行可控性皮肤改道。Türk 等(2001)报道了一组应用腹腔镜技术进行根治性膀胱切除术、双侧盆腔淋巴结清扫术,以及直肠乙状结肠储尿囊可控性尿流改道的最初的 5 例患者,采用双侧支架的抗反流输尿管再植,没有开腹。手术时间为 7.4h,失血很少,平均住院 10d。没有遇到术中或术后的并发症。中期肿瘤学指标和功能指标与开放手术相似(DeGer et al,2004)。

可控性皮肤改道手术所需的微创技术的复杂性将这些方法限制在了某些中心。另外,由于术后肠道功能恢复时间延长,进行尿流改道手术时没有腹腔镜肾切除术后常规见到的住院时间方面的益处。

(二)输出道改为可控性储尿囊

从有功能的输出道改成可控性储尿囊的主要指征是患者提高生活质量的愿望。Pow-Sang 等(1992)报道了 20 例变更尿流改道方式的患者。更改之前 15 例为回肠输出道术,其余 5 例分别为盲肠输出道术、输尿管乙状结肠吻合术、输尿管皮肤造口术、乙状结肠输出道术和耻骨上导管。这 20 例患者中 14 例的输出道被废弃或只作为结肠储尿囊的一个补片。观察到术前梗阻的肾中 71% 功能衰竭,15 例(75%)出现代谢性酸中毒,但是轻度的。储尿囊有关的并发症一般是所选重建术后的功能,在这种情况下不需要更高。但是,患者的选择在确定合适的变更改道方式的人选上是非常重要的。

任何可能的情况下可能作者更倾向于使用一定形式的通道式尿流改道。Oesterling 和 Gearhart 对 2 例患者的报道支持这个策略(1990)。使用现有的肠段有减轻代谢性后遗症的可能,而且可能并发症发生率较低。所选择的可控性尿路重建的方式取决于术中所见,没有哪一种术式比另一种方法更经得起检验。在进行变更手术之前,应该全面评估患者疾病复发情况、肾功能状态、尿路解剖、肾积水状况、肠道长度及肠道健康状况。

Pahemik 等（2004）报道了 39 例患者从输出道改道改为 Mainz Ⅰ式储尿囊改道术的长期结果，平均随访 102 个月，最常见的并发症是造口狭窄和储尿囊结石。95％的患者获得了长期控尿。

（三）可吸收钉缝合法在可控性尿流改道中的应用

以增加储尿囊容量和降低肠蠕动效应为目的的肠道去管化是所有当代可控性尿流改道手术的基本原则。去管化和剖开肠管的重建过程需要至少 1h 的手术时间，是到目前为止储尿囊构建中最耗时和最单调的步骤。可吸收钉吻合器的应用明显缩短了构建肠管储尿囊所需的时间，在储尿囊的完整性和容量方面显示出短期和长期的可靠性。

Bonney 和 Robinson（1990）首先证明了可吸收钉吻合器替代肠管储尿囊传统缝合技术的应用前景。作者采用了大型可吸收钉吻合器［TA Premium 55 吻合器，Polysorb 吻合钉（U. S. Surgical Corp. Norwalk，CT）］在犬回肠储尿模型中构建 S 型储尿囊。尽管作者在 1992 年、Cummings 在 1995 年在人体上使用同样的吻合器，但是由于大吻合钉结构破坏了相当宽度的肠管，用于小肠时尤其严重，所以它的临床应用没有被广泛接受。需要多达 20 个昂贵的钉盒来完成一个肠管储尿囊闭合的状况进一步减少了可吸收钉储尿囊构建的益处。

在 1992 年制造出一种安装了小得多的可吸收钉的 75mm GIA 吻合器［PolyGIA（U. S. Surgical Corp. Norwalk，CT）］进行临床应用。这种吻合器可释放 4 排聚乳酸和 PGA 混合共聚物（可吸收）吻合钉，在第二排和第三排钉之间切段肠管。因此，储尿囊的每个缝合线都由两层交错的吻合钉闭合。这种吻合器使得能用较少的吻合钉来重建和闭合肠管储尿囊，而且牢固、不漏水。最后，用这种新设备损失的肠管宽度比老式的吻合器少一些。随后几位学者用这种"可吸收"GIA吻合器构建导尿式储尿囊和新膀胱（Olsson et al，1993；Montie et al，1994，1995；Olsson and Kirsch，1995）。但是，极为重要的是，应注意这种可吸收 PolyGIA 吻合钉一定不能重叠，因为重叠会使吻合钉彼此固定失败。这与金属吻合钉明显不同，金属钉被有意重叠产生吻合的完整性。由于可吸收吻合钉的不能重叠，必须改变储尿囊的构建过程，如下面所描述。

（四）外科技术

1. 右结肠储尿囊

在 1993 年，作者报道了应用可吸收钉 GIA 吻合器对大肠完全去管化和重建的技术（Olsson et al，1993）。这里所说的结肠储尿囊构建技术，包括了用可吸收钉吻合器以简单"一步式"的方法将肠道去管化和重建的原则。

沿着 Toldt 白线和肠系膜基底部切开腹膜，分离右结肠和 10cm 的末端回肠，然后用金属钉GIA 吻合器游离（图 20-17A）。在用标准金属钉GIA 和 TA 吻合器恢复肠道连续性后，切除右结肠的远端缝合线，冲洗肠腔去除残余肠内容物。在盲肠的对系膜缘用电刀切开一个小口（2cm）以容纳可吸收钉吻合器。右结肠自身折叠，使结肠的远侧末端开口与盲肠造口排列在一起，如图 20-17B 所示。可吸收钉 GIA 吻合器的缝合口插入结肠远端开口和盲肠造口，沿着并列的折叠肠管的对系膜缘按动吻合器（图 20-17C）。为了随后连续上钉，需要外翻肠管。这可以通过在远端缝合线两侧各放一个 Babcock 钳来实现（图 20-17D）。在每个缝合线连接处做一个小切口预防可吸收吻合钉行列重叠、便于接着上钉。由于这个切口在每次应用吻合器的连接部都会有一小段未缝合区，在每个这样的点用 2-0 可吸收线做 1或 2 个简单的 8 字缝合。最后一次钉合横跨肠管折叠的顶端。在成人中需要用 3～4 次吻合器构建右结肠储尿囊，但在儿童中用 2～3 次吻合器就足够了。接近完成的储尿囊形态如图 20-17E所示。

一旦常规的右结肠储尿囊构建完成，有几种选择进行输尿管吻合和括约结构构建。这些操作可以通过缝合在一起的结肠远端开口和盲肠造口进行，可以到达储尿囊内部（图 20-17E）。这个开口能容许放置支架管或者观察加固的回盲瓣。可以应用任何一个报道的 Mitrofanoff 技术和 Mainz Ⅰ式手术。与此相似，末端回肠也可以吻合器缝合或形成皱褶状构建控尿结构。完成控尿结构和输尿管吻合后，用 2-0 可吸收线连续缝合或应用适当长度的可吸收钉 TA 吻合器闭合开口。

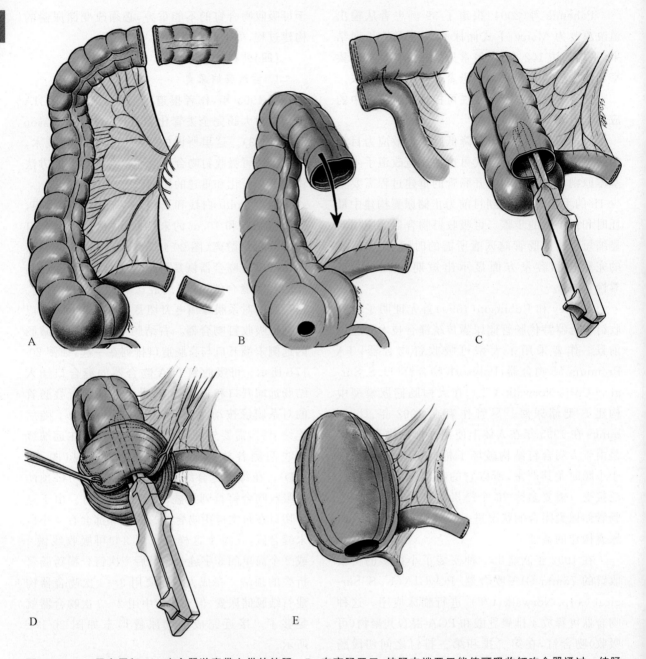

图 20-17 A. 用金属钉 GIA 吻合器游离带血供的结肠。B. 在盲肠开口,结肠末端开口能使可吸收钉吻合器通过。结肠和回肠之间恢复肠道连续性。C. 沿对系膜缘启动吻合器,折叠肠管。D. 倒转需要继续上钉的肠管。E. 倒转储尿囊完成 (From Olsson CA, Kirsch AJ, Whang MIS: Rapid construction of right colon pouch. Curr Surg Tech Urol 1993;6:1-8.)

可控性尿流改道手术通常采用右结肠或盲肠和末端回肠。右结肠储尿以及前面提到的所有储尿囊,都可以通过这种技术而更加容易进行。使用末端回肠和盲肠的储尿囊,如 Penn 储尿囊和 Mainz 储尿囊也可以用这种方式构建。

2. 吻合器缝合的乙状结肠储尿囊

可以使用相同的吻合器缝合方法构建乙状结肠储尿囊(Olsson and Kiesch,1995)。沿着 Toldt 白线切开腹膜,游离长约 35cm 的部分乙状结肠和降结肠。打开系膜窗,用金属钉 GIA 吻合器游离结肠段(图 20-18A)。用 GIA、TA 或 EEA 吻合器恢复肠管连续性。

切除游离结肠的每个金属钉缝合末端,冲洗肠腔。游离的乙状结肠折叠成 U 型,两个开口端并列在一起(图 20-18B)。可吸收性钉 GIA 吻合

器插入开放的肠管末端,沿折叠肠管的对系膜缘缝合(图 20-18C)。然后如前所述外翻肠管,完成储尿囊。通常需要用 2～3 个吻合器完成储尿囊,切除每个缝合线尖端以避免吻合钉重叠。

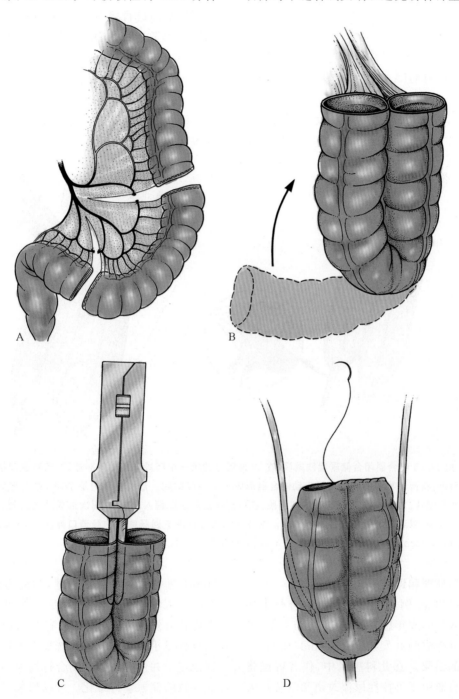

图 20-18　A. 用金属钉 GIA 吻合器游离带血供的结肠。B. 乙状结肠折叠成 U 型。C. 沿折叠的乙状结肠的对系膜缘启动吻合器。D. 缝合开口的上端,完成储尿囊构建(From Olsson CA,Kirsch AJ, Whang MIS:Rapid construction of right colon pouch. Curr Surg Tech Urol 1993:6:1-8.)

肠管再次翻转后,将输尿管种植到结肠带,用结肠残端开口以利于放入支架管。这些支架管和耻骨上引流管从一个单独的储尿囊戳口引出,经下腹壁的一个戳口拉出。然后用 Mitrofanoff 法构建控尿结构。

3. 吻合器缝合的 W 形储尿囊

Montie 等(1994)在膀胱前列腺切除术的患者中使用可吸收钉 GIA 吻合器构建回肠新膀胱。用标准金属钉 GIA 吻合器在距回盲瓣 20cm 处游离 50cm 长的回肠。每段游离回肠段的末端用可吸收钉 TA-55 吻合器关闭,切掉金属缝合线。肠管排成 W 形,距每个末端 10cm 处行肠造口(图 20-19A)。为了便于用 TA 吻合器关闭肠造口(图 20-19,插入部分),回肠造口必须在肠系膜和对系膜缘中间。可吸收钉 GIA 吻合器通过肠造口进入回肠腔内进行缝合,这个操作把两段相邻的肠段连接起来。回肠造口可以使用可吸收钉 TA-55 吻合器或可吸收线连续缝合关闭,再完成 W 形肠管的远段。中间段和近段采用相似的方法构建(图 20-19B)。Montie 强调 W 形肠段必须弯曲以避免缝合线彼此重叠。超过 3～6cm 的重叠可能导致肠缺血。

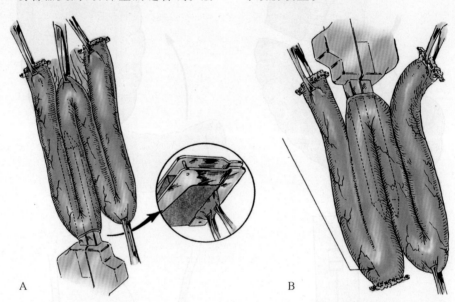

图 20-19　A. 用 TA-55 吻合器闭合储尿囊残端后,在 W 形肠管的第一个肠段连接部做肠造口,经肠造口插入可吸收钉吻合器,在两个相邻的肠段之间启动吻合器形成一个共同的腔。箭头指示的是 TA-55 吻合器闭合肠造口的近距离图片。B. 在 W 形肠管的中间两段,在顶部通过肠造口埋入吻合器,再次形成共同的腔。缝合线不能全程并列,以避免邻近缝合线之间缺血。箭头所示为进行尿道回肠吻合的肠造口处(From Pontes JE. Genitourinary oncologic pelvic surgery. New York:John Wiley;1993.)

(五)术后处理和评价

在作者最初 50 例进行可吸收钉缝合技术构建右结肠储尿囊的成年患者中,至少随访 7 年,没有因可吸收钉造成的并发症。Rowland(1996)也报道了相似的结果。在儿科患者中,作者曾经将可吸收钉吻合器用于可控性尿流改道和膀胱扩大术中(Hensle et al,1995)。在最初的 18 例儿童中随访了 3 年,没有储尿囊穿孔和储尿囊容量不足,到目前为止只有 1 例患者出现储尿囊结石。

Montie 等(1994)使用了可吸收钉吻合器在 25 例患者中制作了 W 形回肠新膀胱。用大约 20min 进行回肠储尿囊构建,功能方面与传统缝合的储尿囊相似。但是,术后 6 个月进行尿动力学检查时发现,25 例患者中有 3 名(12%)因为储尿囊容量小而需行肠道膀胱扩大成形术。Montie 等把这个并发症归因于吻合钉的大小或者异物反应导致的储尿囊纤维化。可以想象,构建 W 形吻合器缝合的 T 形储尿囊时也会出现相似情况。

作者已经应用可吸收钉吻合器构建了大肠和小肠储尿囊。以作者的经验,由于肠腔相对宽大,结肠储尿囊更适合应用可吸收钉构建。采用带有更小吻合钉的吻合器和自动缝合线密闭装置,可能能够预防应用目前技术构建回肠储尿囊时见到的问题。

尿外科常规技术的一部分。可以预见,在不远的将来,微创外科技术的进步将会使腹腔镜(机器人)构建这些储尿囊成为可能。技术进步可能包括自动缝合设备和生物密封剂。作者满怀期望地盼望这些突破的出现。

五、小结

总的来说,可控性尿流改道术现在已成为泌

要点

- 由于自我插管能力对进行可控性尿流改道的患者是必需的,所以必须评估患者自我护理的能力。
- 多发性硬化症、四肢瘫痪的患者,以及非常虚弱或精神障碍的患者在生活中的某些方面需要家庭成员或探访护士的照顾,这样的患者被视为任何可控性尿流改道手术的不适合人选。
- 选择进行尿流改道术的患者必须严格检查肝肾功能。尿液成分和其他代谢产物的再吸收和再循环需要肝功能正常,血清肌酐水平在正常范围,低于 1.8mg/dl。
- 如果输尿管直接引入粪便中,还应常规行结肠镜检查。有早期发生恶性肿瘤的个别报道,所有出现肉眼或镜下血尿的患者应全面检查。
- 许多研究表明,与需要尿道的改道患者相比,行可控性尿流和粪便改道手术的患者社会心理适应能力较好。
- 已经应用四种主要技术构建可靠的插管式控尿区。对于右结肠储尿囊,可以采用阑尾输出道、回肠或右半结肠假性阑尾导管和回盲瓣折叠术。阑尾隧道技术采用泌尿外科现有的成熟技术,是其中最简单易行的方法。
- 用于右结肠储尿囊手术中的第二种主要控尿结构是缩窄的及(或)折叠的末端回肠和回盲瓣。但是,一些患者在失去回盲瓣后会出现严重的腹泻和脂肪泻。这种情况在儿科患者中尤其严重。
- 用于构建控尿结构的第三个手术原则是应用套叠的乳头瓣,或最近出现的不需要肠套叠的补片活瓣。乳头瓣的制作是目前所有控尿结构中对技术要求最高的,并发症发生率最高。
- 构建控尿结构的第四种主要技术是水压瓣,如 Benchekroun 乳头。在这种方法中,游离一小段肠管,采用逆向套叠使小肠表面相对。
- 储尿囊尿潴留是真正的急症,患者必须立刻寻求关注,由有经验的人迅速插管引流。
- 导尿式储尿囊患者都会有慢性菌尿,应该讨论抗生素治疗的问题。大多数作者认为无症状菌尿不需要抗生素治疗。
- 印第安纳大学的 Rowland 和 Mitchell 首先报道了使用加固的回盲瓣作为抵御间歇导尿创伤的可靠控尿结构(1987)。
- 印第安纳储尿囊仍然是所有导尿式储尿囊中最可靠的。它最容易构建,近期和远期并发症非常少。
- 可吸收钉吻合器的应用大大缩短了构建肠管储尿囊所需的时间,在储尿囊的完整性和容量方面显示出短期和长期的可靠性。
- 可以预见,在不远的将来,微创外科技术的进步会使腹腔镜(机器人)构建储尿囊成为现实。技术进步可能包括自动缝合设备和生物密封剂。

参考文献

完整的参考文献列表通过 www. expertconsult. com 在线获取。

推荐阅读

Benson MC,Slawin KM,Wechsler MH,et al. Analysis of continent versus standard urinary diversion. Br J Urol 1992;69:156-62.

Bonney WW, Robinson RA. Absorbable staples in continent ileal urinary pouch. Urology 1990;3:57-62.

Boyd SD, Feinberg SM, Skinner DG, et al. Quality of life survey of urinary diversion patients: comparison of ileal conduits versus continent Kock ileal reservoirs. J Urol 1987;138:1386-9.

Gerharz EW, Kohl U, Weingartner K, et al. Complications related to different continence mechanisms in ileocecal reservoirs. J Urol 1997;158:1709-13.

Goodwin WE, Turner RD, Winter CC. Results of ileocystoplasty. J Urol 1958;80:461-6.

Hardt J, Filipas D, Hohenfellner R, et al. Quality of life in patients with bladder carcinoma after cystectomy: first results of a prospective study. Qual Life Res 2000;9: 1-12.

McGuire MS, Rimaldi G, Grotas J, et al. The type of urinary diversion after radical cystectomy significantly impacts on the patient's quality of life. Ann Surg Oncol 2000;7:4-8.

Olsson CA, Kirsch AJ, Whang M. Rapid construction of right colon pouch. Curr Surg Tech Urol 1993;6:1-8.

Rowland RG, Mitchell ME, Bihrle R, et al. Indiana continent urinary reservoir. J Urol 1987;137:1136-9.

Stein JP, Lieskovsky G, Ginsberg DA, et al. The T pouch: an orthotopic ileal neobladder incorporating a serosal lined ileal antireflux technique. J Urol 1998; 159: 1836-42.

Stein R, Matani Y, Doi Y, et al. Continent urinary diversion using the Mainz Pouch I technique-ten years later. J Urol 1995;153:251A.

Sumfest JM, Burns MW, Mitchell ME. The Mitrofanoff principle in urinary reconstruction. J Urol 1993; 150: 1875-8.

Thüroff JW, Alken P, Riedmiller H, et al. 100cases of Mainz pouch: continuing experience and evolution. J Urol 1988;140:283-8.

（姜　帅　**编译**　郭剑明　**审校**）

第21章　原位尿流改道

Eila C. Skinner, MD, and Siamak Daneshmand, MD

一、原位尿流改道的历史

自 20 世纪 90 年以来，一些具有创造力的外科医师就已经开始探索因良恶性疾病被切除膀胱的替代问题。其目的是使患者可以不通过输尿管皮肤造口或间断性导尿排尿，而是自由地经尿道排尿。

输尿管乙状结肠吻合术是最早的尿流改道术式。 1852 年，Simon 首次报道了经肠管的尿流改道。在 1 例膀胱外翻患者中，他利用针线将输尿管与直肠直接缝合形成瘘管，完成了输尿管乙状结肠吻合术。尽管 12 个月后该患者死于脓毒血症，这是见诸报道的首例尿流改道的尝试（Simon，1852）。在其后的 100 年里，人们对如何更好地重建下尿路的持续探索，使尿流改道技术不断发展。针对输尿管乙状结肠吻合术的技术修正不断出现，尤其集中在输尿管再植相关技术方面（Hinman and Weyrauch，1936）。在使用输尿管与乙状结肠的抗反流隧道吻合技术后，患者术后发生尿路梗阻及逆行性肾盂肾炎的概率显著降低（Leadbetter，1951；Goodwin et al，1953）。

直到 20 世纪 50 年代后期，输尿管乙状结肠吻合术一直是尿流改道的主要选择。但是人们逐渐观察到了这些患者术后发生远期电解质紊乱、上尿路梗阻和感染，以及输尿管再植处继发恶性肿瘤比例的上升（Clarke and Leadbetter，1955；Wear and Barquin，1973）。**1911 年 Zaayer 首次报道了利用回肠膀胱术进行尿流改道的技术，在此基础上，Bricker 于 1950 年改良了这种手术，并使其普及开来**（Zaayer，1911；Bricker，1950）。回肠膀胱术技术上简单可靠，成为被广泛接受的尿流改道方法。与其他尿流改道技术相比，这种技术在 20 世纪 80 年代已成为金标准。直到现在，回肠膀胱术在世界范围内也是膀胱切除术后最常用的尿流改道形式。

Bricker 回肠膀胱术的远期并发症在 20 世纪 70 年代逐渐明确。尽管与输尿管乙状结肠吻合术相比，行回肠膀胱术患者出现高血氯性代谢性酸中毒和肾盂肾炎的比例明显下降，**后者在长期的随访中出现远期并发症的情况越发明了，如造口旁疝、造口狭窄、肾盂肾炎、肾结石、输尿管梗阻、肾损害等**（Butcher et al，1962；Shapiro et al，1975；Middleton and Hendren，1976；Pitts and Muecke，1979；Sullivan et al，1980；Kouba et al，2007；Shimko et al，2011）。这些临床后果被认为与高压力导致的菌尿反流或上尿路梗阻有关。人们猜测在代膀胱尿流改道术中增加抗反流技术可以减少尿液反流和肾损害。实际上，动物实验证实无抗反流操作的结肠代膀胱术优于回肠吻合（Richie et al，1974）。但更长时间的随访发现，无抗反流作用的结肠代膀胱术后也观察到相似的并发症（Morales and Golimbu，1975；Althausen et al，1978；Elder et al，1979）。

1950 年，Gilchrist 及其同事提出的可控性尿流改道皮肤造口术是最早的相关报道之一。这种形式的尿路重建包含一个盲肠储尿袋，并利用回盲瓣作为排尿控制机制，远端回肠行皮肤造口以方便导尿（Gilchrist et al，1950）。但这样的创新当时并未引起太多关注。1982 年，Kock 及其同事再次将可控性尿流改道皮肤造口的理念带入人们的视野。他们使用的技术最初是用于对已经切除结肠的患者因炎性肠病进一步行可控式回肠造口术。他们将腹壁造口的肠管反折形成乳头状阀门达到控制排尿、抗反流的作用。**Kock 在动物和患者层面的实践均表明，通过两次反折尽可能将肠管去管化，制成球形是极为重要的**（Eckman et al，1964；Kock et al，1982）。这些概念是当前皮肤造口及原位新膀胱手术的基础。在 Kock 报道了他们行 12 例可控性尿流改道皮肤造口术的经验后，Skinner 于 1982 年开始在行膀胱切除手术的膀胱癌患者中践行这种尿流改道技术。这种改道技术需要从腹部造口进行导尿，却不需使用尿袋。患者和咨询医师等均偏爱这种可控性尿流改道皮肤造口手术。Skinner 在这方面很快积累了大量的临床经验（Skinner et al，1984，1988）。

可控性尿流改道术最大的挑战在于如何造出可靠、耐用、并易于插管的排尿控制装置。医师们尝试了利用大肠、小肠甚至胃来制造精巧的控制装置，但是，它们均存在结石、导尿困难、造口旁疝和渗漏等问题，并常需开放手术处理（Lieskovsky et al，1987；Rowland，1995）。如今，作者有多种不同但可靠的方法进行可控式皮肤尿流改道，包括 Indiana 储尿袋及各种用升结肠制成的储尿袋。这些改道形式比回肠膀胱术更能使患者受益，但操作起来仍有挑战，因此还没有被广泛使用。

实际上，原位尿流改道的概念在 Kock 的可控性经皮尿流改道之前就已出现。Tizzoni 和 Poggi 首次在犬上进行了试验，他们将输尿管缝植到一段游离的回肠襻上，并将这段回肠与尿道吻合起来。据报道，该犬术后共生存了 30 个月，期间排尿可控，而且还 3 次成功怀孕（Tizzoni and Poggi，1888）。Lemoine 首次在患者身上施行了原位重建术，此患者膀胱切除后最先行的是输尿

管乙状结肠吻合术。后由于反复的肾盂肾炎，又手术解除了尿路朝直肠的尿路分流，具体做法是，离断直肠与尿道吻合，乙状结肠则直接与肛门吻合（Lemoine，1913）。

1979 年，Camey 和 Le Duc 报道了他们在男性膀胱癌患者中进行原位膀胱替代手术，并将新膀胱连接至尿道上的临床经验（Camey and Le Duc，1979）。Camey 最初的方法是直接用一段回肠替代膀胱，但"新膀胱"内压力较高。于是他进一步改进将新膀胱裁剪成球状，而不是原有的管状（Camey，1990）。其他许多不同的原位新膀胱手术也有报道，如 Hautmann W 新膀胱（Hautmann et al，1988）、"半 Kock"新膀胱（Skinner et al，1991）、Studer 新膀胱（Studer et al，1989）、沿浆膜输尿管隧道（Abol-Enein and Ghoneim，1993）、T 形新膀胱（Stein et al，1998b）、胃制成的新膀胱（Hauri，1998）；盲肠和回盲部制成的新膀胱（Light and Engelmann，1986；Mansson and Colleen，1990）、乙状结肠制成的新膀胱（Reddy and Lange，1987）等。外科医师在其中不少手术上积累了丰富的临床经验。长期的随访中，患者肾功能保存良好，排尿控制满意。**这种原位膀胱替代让患者能自然排尿，重建更简便，日后需要手术修正的可能性也更小，因此很快超越可控式经皮尿流改道，成为患者和医师更青睐的术式。**

这些手术最初都是在男性患者中进行的，主要原因是当时医师认为完好的膀胱颈部是女性尿控的关键，同时也考虑到如果保留女性尿道可能导致局部复发率增高。在 20 世纪 90 年代中期，解剖学研究和初步的临床经验表明保留尿道的女性在新膀胱压力较低的情况下，也可以保持良好的尿控（Stein et al，1994b；Borirak-chanyavat et al，1997；Colleselli et al，1998）。**同时，一些研究在术中对女性膀胱切除术的标本进行冰冻切片病理学检查，结果表明保留尿道的切除标本中尿道切缘仍为阴性**（Stein et al，1995；Stenzl et al，1995b；Maralani et al，1997；Stein et al，1998a）。

尽管我们期待更为理想的膀胱替代办法，但**原位新膀胱从位置和功能上均是目前最接近原有膀胱的术式。**这种下尿路重建手术利用尿道外括约肌的括约肌作用控制排尿，因此很少需要间断性导尿，同时还避开了经皮尿流改道中难度较大

的输出道尿控机制的构建。患者通过放松盆底肌肉（与正常排尿过程相同），以及增加腹内压力（Valsalva 呼吸）即可排尿。

在全球很多卓越的医学中心，原位膀胱重建手术已经超越回肠膀胱术成为下尿路重建的标准术式。Hautmann 和 Paiss 研究了这种手术在膀胱癌病例中对医患双方选择膀胱切除手术时机的影响。研究共纳入 213 例男性膀胱恶性肿瘤患者，他们均接受了膀胱切除手术，其中 135 例利用回肠重建了新膀胱，另外 78 例行回肠膀胱术。前组患者从诊断到膀胱切除手术的时间为 11.8 个月，而后组为 16.7 个月。同时，前组患者 5 年生存率显著高于后组。作者因此得出结论新膀胱手术的可用性可能减少了医师的顾虑，使其更早地选择行膀胱切除术（Hautmann and Paiss，1998）。

南加州大学凯克医学中心的数据凸显了尿流改道在此中心的发展历程（图 21-1）。从 1986 年

开始，原位膀胱替代手术数量急剧上升，在所有膀胱切除术病例中的比例超过 75%。而输出道手术及经皮可控尿流改道手术量明显下降。德国乌尔姆及许多其他地方均出现了类似的变化。人们更加青睐可控式改道，而不是回肠膀胱术。近些年在全球范围内，新膀胱重建的比例在 8 个具有大量膀胱切除手术经验的医学中心均发生了巨大的变化，从 6% 上升到 51%（Hautmann et al，2013）。一个基于人群的研究结果表明，2001—2008 年，全美住院患者样本数据库中，只有 8% 的膀胱切除手术患者接受可控式尿流改道，此比例在年龄小于 55 岁的患者中也仅为 20%（Kim et al，2013）。在瑞典，2003—2008 年可控式尿流改道的比例为 14%（Hautmann et al，2013）。但是在美国的一个具有大样本的研究型医学中心，新膀胱手术比例从 2000 年的 47% 急剧下降至 2005 年的 21%（Lowrance et al，2009）。

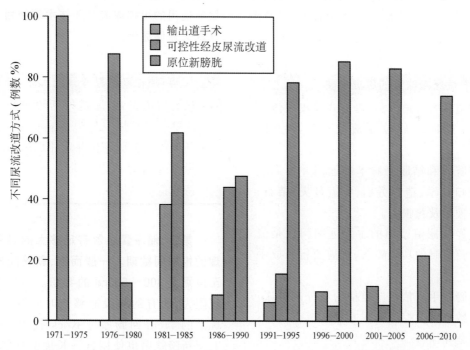

图 21-1　南加州大学 1971—2010 年尿流改道手术的发展历程。1986 年原位膀胱重建手术首次应用于男性患者，1990 年首次应用于女性患者。此后原位膀胱替代手术数量稳步上升，单纯输出道尿流改道逐渐下降。最近若干年，具有并发症的老年患者比例的升高导致回肠膀胱术又轻微上升

这些巨大变化背后的原因是复杂的。尽管外科医师认为不同的患者组成（如年龄的上升、并发症、社会经济压力等）是重要原因，但更可能的原因是，某医师或医院为患者提供的手术方式和

（或）建议很大程度上受制于医师自己的观念、训练，以及对不同手术方式带来后果的理解偏差。Chang 及其同事指出在绝大多数住院医师培训中，受训医师很少接触到这些操作（Chang et al，

2006)。另外在美国,许多膀胱切除术由那些年手术量很少的外科医师完成(Barbieri et al,2007)。美国还缺乏经济刺激,使外科医师没有足够的动力去选择更为复杂的手术(Skinner,2011);单从经济的角度看,一个耗时更长的手术实际只会让外科医师敬而远之。机器人技术的使用可能使这种情况更糟。

单纯从医学角度看,在行膀胱切除术的患者中80%~90%的男性和75%的女性适合行新膀胱重建手术。德国乌尔姆的一组数据中,仅16%的膀胱切除术患者有原位膀胱重建的禁忌证,另有2%的患者自己拒绝行重建手术(Hautmann et al,2010)。另一研究审视了患者对尿流改道手术方式的选择;在一个标准的术前咨询项目中,适合行可控式尿流改道的患者中,只有6%由于个人原因选择了回肠膀胱术(Ashley and Daneshmand,2010)。准备施行原位尿流改道手术的外科医师必须要掌握好手术指征、外科技术,以及围术期的处理原则。

要点:原位尿流改道的历史进展

- 尿流改道朝管式道改道、可控式经皮尿流改道,以及近期的原位尿流改道三个方向发展。
- 回肠膀胱术和结肠膀胱术的远期并发症包括造瘘口狭窄、造口旁疝、肾盂肾炎、结石、输尿管梗阻及肾损害。
- 可控式经皮尿流改道的主要远期问题是流出道尿控机制的功能障碍,常需要行开放手术修复。
- 原位新膀胱手术依赖尿道括约肌控制排尿;绝大多数患者可控制排尿并完全排空,而不需要间断导尿。
- 能保持尿道功能完整的女性也适合行原位尿流改道手术。

二、可控性原位尿流改道的基本原则

目前存在多种使用肠段原位重建新膀胱的方式,但为了获得较好的效果,必须满足三个基本原则。

第一,患者的尿道外括约肌必须有足够的控尿能力,并且尿道无梗阻。这一原则将在患者筛选和尿道外括约肌解剖及保护控尿能力的手术技巧部分进一步详述。

第二,储尿囊必须有足够的顺应性以保证在充盈期能够维持较低的压力。最佳实现办法是将肠段纵行切开,完全去肠管化并将其折叠成球形。这一概念最早由 Goodwin 等描述,并由 Kock 在动物实验中得到完善(Goodwin et al,1959;Eckman et al,1964)。根据拉普拉斯定律,在给定面积下,球形有最大的内容积和最好的容受性。新膀胱壁的顺应性与肠壁本身的物理特性相关,与大肠相比,小肠具有更好的顺应性。双重折叠技术所重建的 Kock 型或 S 型、W 型储尿池都能够有效地减少肠壁收缩造成的高压力,并在储尿期保持较低内压(Kock et al,1982;Hinman,1988)。**目前使用的可控尿流改道技术均使用了去肠管化技术重建储尿池。**

要点:原位新膀胱重建三大基本原则

- 患者尿道正常,尿道外括约肌功能无异常,能够正常控尿。
- 肠段需经去肠管化并重建成球形。
- 最终储尿容积应至少为 300~500ml,并维持较低的储尿压力。

第三,储尿囊必须有足够大的容积以维持合理的排尿间歇期。一般而言,新膀胱成型稳定后至少需要 300~500ml 的容积。如果有足够的外流阻力,所有的肠段能够长时间维持舒展状态。标准的 44cm 回肠通过 Kock 技术(在 Studer 及 T 型新膀胱中也使用这一长度的回肠)双重折叠成型后,储尿池的初始容量略小于 200ml,但经过 1 年的舒展后能够在储尿 500~600ml 的情况下维持低压力(Studer et al,1996)。图 21-2 显示了经过一年稳定成型的球形膀胱在 CT 平扫下的状态。同一技术在使用皮肤造瘘的情况下,较高的外流阻力可以使膀胱舒展至低压力储存 1000ml 尿液。在这里强调,大的初始容积对于最终获得足够的储尿量是没有必要的。结肠的舒展性不如

小肠,因此在使用结肠重建膀胱时,需要预留更大的初始容积。一般来说,小肠较结肠有更好的肠壁顺应性和舒展性,同时能够减少黏液的产生(Khafagy et al,2006)。

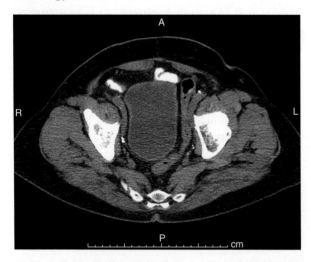

图 21-2　盆腔 CT 平扫显示 Studer 膀胱在术后 1 年呈现为球形

三、患者的选择

所有接受全膀胱切除术的患者均为原位尿流改道的潜在候选者。但是,在对患者进行最佳尿流改道方案讨论时,需考虑到肿瘤及患者相关的多方面因素。

(一)肿瘤相关因素

1. 男性患者中尿道复发的风险

主要的原位尿流改道禁忌证是全膀胱切除术术中冰冻切片发现尿道切缘阳性。在男性患者中,肿瘤累及前列腺部尿道是术后尿道复发的高危因素。Ashworth 最早在 7 例尿道复发患者中有 5 例膀胱切除标本存在前列腺部尿道累及(Ashworth,1956)。随后的一系列报道证实了这一发现(Raz et al,1978;Faysal,1980;Hardeman and Soloway,1990;Levinson et al,1990;Tobisu et al,1991;Nieder et al,2004)。Freeman 等分析了 6 项研究,在 122 例尿道前列腺部受累的患者中有 31 例(25%)术后发生了前尿道肿瘤复发(Freeman et al,1996)。Stenzl 等在一项大型的、合并了 25 个研究的全面分析中(n=3165),报道了 256 例全膀胱切除术后前尿道肿瘤复发(8.1%)(Stenzl et al,1995b)。

南卡罗来纳大学一项有 13 年中位随访期的回顾性研究(n=768)发现,在接受全膀胱切除但未切除尿道的患者中,5 年尿道复发率为 7%,10 年为 9%,中位复发时间为术后 2 年(范围 0.2～13 年)。**未累及前列腺的患者(n=639)5 年复发率为 5%,累及前列腺者(n=129)5 年复发率为 11%**(Stein et al,2005)。肿瘤累及前列腺的范围与尿道复发风险相关,对于前列腺尿道表浅的原位癌或是累及黏膜但未浸润间质者(CIS),5 年尿道复发率为 12%,而累及间质者复发率达 18%。在多因素分析中,任意情况的前列腺累及(表浅或侵袭性)均为尿道复发的独立预测因素。**膀胱原位癌(CIS)或多发肿瘤并不独立与前尿道复发风险相关**(Stein et al,2005)。

前列腺间质累及在无淋巴结转移的情况下相当少见,Djaladat 等在 2013 年一项单中心研究(n=1226)中发现,仅 33 例患者存在前列腺间质侵犯且不伴有淋巴结累及。在这一人群中尿道复发率为 6%,中位复发时间为 2.4 年,所有患者均未出现局部盆腔复发(Djaladat et al,2013)。

许多研究者评估了其他的肿瘤病理学特征是否增加全膀胱术后尿道复发风险,包括乳头状肿瘤、多发肿瘤、膀胱颈部或三角区累及和膀胱或上尿路发现原位癌等在内的多种肿瘤特征已被研究(Freeman et al,1996)。数位研究者评估了膀胱乳头状瘤对尿道复发的风险,结果不一(Hardeman and Soloway,1990;Levinson et al,1990;Tobisu et al,1991;Stein et al,2005)。Boorjian 等对 1500 例患者(1230 例为男性)进行了 13.5 年的随访研究,发现多发肿瘤是除前列腺部尿道累及外的另一尿道复发相关危险因素,而原位癌则并非尿道复发危险因素(Boorjian et al,2011)。

一些证据显示原位尿流改道本身可以为预防尿道复发提供一些保护。Stein 对 397 例行新膀胱术的患者(中位随访时间 10 年)和 371 例未行新膀胱术的患者(中位随访时间 19 年)进行了报道(排除了接受预防性尿道切除术的病例)。在无前列腺部累及的患者中(85% 的新膀胱术患者和 81% 的皮肤尿流改道术患者),5 年尿道复发率分别为 3% 和 8%;在前列腺累及的患者中,5 年尿道复发率分别为 11％和 24％(Stein et al,2005)。Boorjian 在梅奥诊所队列(包含 1200 例有长期随访资料的男性患者)中发现了类似的保护效应。这两项研究均校正了其他的病理因素(Boorjian et al,2011)。这一现象背后的原因还不明确,据推测可能与连续的尿液冲洗和尿液成分的变化有关(Stein et al,2005)。

对于是否能术前判断有无前列腺部尿道累及,以及累及患者的进一步治疗推荐,目前还存在争论。在经尿道膀胱肿瘤电切手术时,术者可尝试在前列腺部 5 点和 7 点方位,即精阜两侧进行深度电切活检,尤其是在后尿道前列腺部黏膜存在可疑病变的情况下。一些专家推荐常规进行这一操作,并提倡在拟行全膀胱术而术前未行该操作的患者进行重复电切活检(Wood et al,1989;Sakamoto et al,1993;Lerner and Shen,2008)。但是,其他研究质疑了术前电切活检的可靠性。在一项纳入 118 例患者的前瞻性研究中,Lebret 等比较了术前电切活检及术中冰冻切片对预测尿道复发的有效性。他们发现术中冰冻切片比任何一种术前参数,包括电切活检,在预测尿道复发上更为精确(Lebret et al,1998)。在另一项纳入 246 例患者的研究中,Donat 等报道术前前列腺电切活检并不能准确评估前列腺的累及情况——假阳性率(33.3％)和假阴性率(43％)均较高(Donat et al,2001)。鉴于此,是否值得用额外的麻醉和延期根治手术来换取重复前列腺电切活检的结果仍需要慎重考虑。作者不推荐常规进行前列腺电切活检以排除前列腺累及;其他中心也使用相似的策略,获得了类似的临床效果(Iselin et al,1997;Hautmann,2003)。

应当告知患者前列腺部累及会增加原位新膀胱术后尿道复发的风险,以供对方考虑是否采用原位改道。一般而言,前列腺部间质侵犯的患者应接受新辅助化疗。对于不适合接受新辅助化疗或是存在前列腺部尿道累及的患者,推荐尿道切除及皮肤造口尿流改道。对于新膀胱术后的患者,需密切监测尿道情况,定期进行尿流细胞学检查及尿道镜检。

2. 女性尿道复发的风险

过去,女性全膀胱切除术常规进行尿道切除。随着男性可控新膀胱被逐渐接受,对女性患者中保留尿道的可能性也开始了研究。首先是在女性非尿路上皮癌中进行的尝试(因为不需考虑肿瘤尿道复发的风险),取得了极好的功能性效果(Stein et al,1994b)。在此之前,人们普遍认为膀胱颈是女性尿控中的主要因素,但是初步的临床经验证明即使分离到膀胱颈远端的尿道,也同样可以获得很好的尿控功能(Tanagho et al,1966;Stein et al,1994b)。

两项重要的病理学研究结果促使保留尿道的全膀胱切除术得以应用于女性尿路上皮细胞癌患者。Stein 等回顾性研究了 67 例女性全膀胱切除+尿道切除标本并重新分析了病理切片,17 例(25％)膀胱颈受累,9 例(13％)尿道受累。所有无膀胱颈累及的患者均无尿道累及(无跳跃式病灶),而有膀胱颈累及的患者中约 50％存在尿道累及。**在这项研究中,尿道累及的危险因素包括较高的肿瘤分级、分期和淋巴结累及,但原位癌并非尿道累及的危险因素。阴道壁累及也是尿道累及的主要危险因素**,尽管阴道壁侵犯是少见事件(1％),在这些患者中均发现肿瘤累及膀胱颈,其中有 50％的累及尿道(Stein et al,1995)。阴道壁侵犯可通过麻醉下膀胱电切或膀胱镜检时的双合诊评估。

Stenzl 等也通过对 356 例各期女性膀胱癌患者长期随访来研究同期发生或继发尿道肿瘤的风险。在仅 2％有尿道累及的患者中,总是发现肿瘤累及膀胱颈。对于 cT2 到 T4 期的局限性膀胱癌,仅 1％存在尿道累及。

并未发现尿道肿瘤原位癌、多发肿瘤等病理因素相关。**研究认为,在女性全膀胱切除术中保留尿道是安全的,前提是患者在术前活检未出现膀胱颈肿瘤,且术中冰冻切片尿道近端未见肿瘤或者不典型增生(Stenzl et al,1995b)。**

类似地,Maralani 等也评估了 43 例女性全膀胱切除标本,报道了 16％的尿道累及,阴道累及是尿道累及的最显著危险因素(Maralani et al,1997)。Chen 等也在 115 例接受全膀胱手术的女性尿路上皮细胞癌患者中回顾性研究了尿道、阴道及宫颈累及的风险,发现 8％的患者有尿道累及,并证实了尿道肿瘤与膀胱颈肿瘤或阴道/宫颈侵犯的关联性。他们还发现 2 例尿道肿瘤患者无膀胱颈累及,但他们对这些标本未行回顾性病理切片分析。这一系列的研究均证实,膀胱颈累及是肿瘤累及尿道的最重要危险因素(De Paepe et al,1990;Coloby et al,1994;Chen et al,1997)。

Stein 等(1998a)在一项前瞻性研究中,确认了之前提出的病理因素能否安全地从女性患者中筛选出适合做原位新尿流改道的人群。他们对膀胱颈与近端尿道的病理切片与术中冰冻切片进行了比较,14 例(19%)和 5 例(7%)全膀胱切除标本中出现了膀胱颈或近端尿道肿瘤累及,所有发现尿道肿瘤的患者均伴有膀胱颈肿瘤,研究再次证实了膀胱颈肿瘤累及是尿道肿瘤累及的最重要风险因素。但是,近半数存在膀胱颈肿瘤的患者近端尿道正常,而膀胱颈正常的患者均无尿道累及。在所有病例中,术中冰冻切片均与术后正式病理切片相符(Stein et al,1998a)。这些结果显示,术中冰冻切片可决定是否行原位尿流改道术。Stenzl 等报道了类似的结果(Stenzl et al,1998)。

南卡罗来纳大学 88 例女性原位尿流改道术随访队列发现,在 30 个月的中位生存期期间,未观察到尿道复发(Stein et al,2002)。Ali-El-Dein 等(2004)前瞻性地评估了 145 例女性原位尿流改道术后患者,两例出现尿道复发,其中一例为鳞状上皮细胞癌,另一例在膀胱三角区存在原位尿路上皮细胞癌(Ali-El-Dein et al,2004)。这一队列更新后有 180 例患者,中位随访期 57 个月,仍然只有两例尿道复发,没有孤立的阴道壁复发。该队列中 1%的患者有子宫或宫颈累及,均在术前影像学检查中便已发现相应表现(Ali-El-Dein,2009)。

3.局部晚期肿瘤阶段

许多泌尿科医师不愿意在局部晚期患者中进行可控性原位改道,这基于两个因素:①新膀胱本身可能局部复发;②从长远看,这些患者注定要复发且预期寿命短,不会从新膀胱获益。

联合根治性膀胱切除术与双侧盆腔或髂骨淋巴结清扫术,为浸润性膀胱癌的治疗提供了良好的局部(盆腔)控制。Stein 及其同事报道了 1054 例膀胱癌根治性膀胱切除术患者,中位随访时间超过 10 年。在这个研究中,这群患者的局部盆腔复发率为 7%。盆腔复发的风险范围在器官局限性淋巴结阴性病例的 6%到突破膀胱或淋巴结阳性病例的 13%。膀胱切除术后 5 年,近 50%的膀胱外肿瘤浸润患者和 30%的淋巴结阳性患者仍可存活,且没有疾病迹象。这些结果表明局部复发对于局部晚期或淋巴结阳性的患者来说都是相对少见的,并且这些患者中的大部分将长期存活且可能从可控性改道中获益(Stein et al,2001a)。在最近更新的一篇来自同一研究机构的对 1817 例患者长达 11.7 年中位随访时间的综述中,只有 81 例(4.5%)患者发生盆腔复发而无远处转移(Mitra et al,未发表的资料)。

如果局部肿瘤复发确实发生在原位改道患者中,只有少数患者会发生与尿流改道本身有关的问题。Hautmann 及其同事在 357 例中选取 43 例接受根治性膀胱切除术和回肠新膀胱并发生局部复发的男性评估了这一问题。他们中的大多数(84%)在膀胱切除术时的最终病理学上处于晚期阶段(pT3a 或更高)。在确诊局部复发时,共有 17 例患者(43%)伴随远处转移。局部复发涉及患者上尿路 24 例,新膀胱 10 例(23%),肠道复发 7 例,只有 1 例患者由于肠瘘而需要切除新膀胱。作者的结论是,即使存在局部复发性疾病,大多数患者仍可以选择新膀胱(Hautmann and Simon,1999)。同样,Tefilli 及其同事发现 11 例原位改道和局部复发患者中只有 1 例因新膀胱受侵而需要转为回肠膀胱术(Tefilli et al,1999)。

最初提出的问题是,计划的新膀胱重建是否会导致外科医师无意中破坏解剖范围,从而影响癌症治愈率。为了评估这一点,Yossepowitch 及其同事回顾性评估了 214 例接受根治性膀胱切除术和原位重建的患者,并将其与 269 例接受了膀胱切除术和回肠膀胱尿流改道术的患者进行了比较。在校正病理分期后,两个分组之间癌症特异性生存没有差异。214 例原位新膀胱患者中有 62 例(29%)复发,包括 11%的局部复发,9%的远处复发,以及 18%的局部复发和远处复发。只有 1 例因输尿管肠管吻合处复发并扩张至囊袋而需要将新膀胱转换为回肠管。这些作者还得出结论,局部复发的低风险表明,在这一队列患者中,手术的肿瘤疗效没有受到影响(Yossepowitch et al,2003)。

要点：患者选择中的肿瘤相关因素

- 在手术中尿道边缘的冷冻切片为阴性的情况下，CIS、多灶性肿瘤或膀胱外疾病的存在不应排除原位改道。
- 原位分流术后男性尿道肿瘤复发的最重要危险因素为最终病理学表明存在前列腺间质侵犯。
- 女性尿道肿瘤侵犯最重要的危险因素是膀胱颈或阴道前壁有癌症受累。后者在麻醉下经尿道膀胱肿瘤或膀胱切除术时双合诊检查评估效果最佳。
- 术中对男性和女性尿道边缘的冷冻切片分析提供了对尿道的准确评估，并以此适当地选择原位改道的候选人。术前活检尿道前列腺部或膀胱颈不是强制性的。
- 接受适当的膀胱切除术和盆腔淋巴结切除术的膀胱癌患者中，只有不到10%发生局部盆腔复发，并且很少干扰新膀胱的功能。在膀胱切除术中仔细保留尿道不会增加复发风险。

（二）患者相关因素

在向患者建议尿流改道的最佳方式时，需要考虑许多患者相关因素。这些包括患者的一般健康状态和社会支持、基础肾功能、有健康的尿道和有功能括约肌、上肢灵活性，以及包括盆腔放射、前列腺手术或肠切除在内的先前治疗。也许同样重要的是患者的个人偏好和对尿流不可控风险、潜在的需要自我导尿，以及体外装置管理的态度。在决定如何建议个别患者时，每一个因素的相对重要性必须根据具体情况而定。在做出决定之前，患者及其家人必须对每种分流方式的利弊有实质性的了解。大多数患者选择原位重建是天然的倾向，因为它是最"自然的"。他们必须理解，每种类型的改道都会出现问题，且不同类型的问题不同。医师应该和患者进行诚实、明智的讨论，仔细解释各种选择以及每种形式的尿流改道的短期和长期风险和益处。让患者与其他经历过不同方式的尿道重建的患者交谈可能也是有帮助的。一般来说，一般健康状况差的患者、体弱的老年人，

以及手术风险高、社会支持困难或认知功能差的患者，最好选择回肠膀胱术。

1. 年龄

许多研究者已经评估了可控性改道在老年患者中的成功率（Lance et al, 2001; Clark et al, 2005; Sogni et al, 2008）。虽然接受原位改道的老年患者可能需要较长时间才能恢复控制能力，并且轻度压力性尿失禁的发生率较高，但老年患者最终可以达到类似于年轻患者的日间和夜间控制率（Elmajian et al, 1996; Steven and Poulsen, 2000）。**明确的共识是单独年龄不是可控性改道的禁忌证，应该根据其他因素考虑每个患者的选择**（Hautmann et al, 2013）。医疗并发症，肾、心脏、肺、认知功能和上肢灵活性，都是老年人应该考虑的重要因素。当然，也包括患者的社会支持情况。对于护理人员来说，回肠管道可能比原位膀胱更容易管理。因为原位膀胱患者有失禁和可能需要导尿的风险。然而，根据自身意愿，一个积极、基本健康的独立老年患者，当然可以选择原位改道。

2. 肾功能

可控新膀胱重建的最重要禁忌之一是肾功能受损。尿素、钾和氯化物在内的尿液电解质可从小肠黏膜重新吸收并排出钠和碳酸氢盐，因此导致的酸负荷增加必须由肾脏处理。在肾功能受损的患者中，高氯性代谢性酸中毒可随着脱水、尿毒症、恶心和骨质流失恶化而发展。用于考虑可控性尿流改道的可接受的肾功能水平仍有争议。在一项观察168例患者（124例可控性改道与44例回肠导管）短期肾功能变化的研究中，在平均随访中位数18.7个月后，两组肾小球滤过率（eGFR）术后平均下降4.1ml/min和10.3ml/min。eGFR在60ml/min或更高的患者与eGFR在40和59的患者之间的降幅差异无显著性（Winters et al, 2013）。另一方面，在一项前瞻性研究中，接受两种类型新膀胱手术的484例患者，术前较低的eGFR与随后3年eGFR下降超过10ml/min的风险高度相关（Skinner et al, 2012）。**通常，血清肌酐水平低于$1.7\sim2.2$mg/dl（$150\sim200\mu$mol/L）或肌酐清除率（eGFR）大于$35\sim40$ml/min的患者，可考虑可控性尿流改道**（Hautmann, 2003; Hautmann et al, 2013）。然而，个别患者的决策

有时可能不那么明确。由肿瘤引起的急性上尿路梗阻通常导致肌酐的短暂升高,在膀胱切除术后可能会改善,这种情况在患者咨询时应予以告知。没有证据表明,原位改道会导致手术前肾功能正常的患者进行性肾功能不全。

3. 体型

虽然尿道缝接及处理肥厚的肠系膜具有一定难度,但肥胖不是原位改道的禁忌证。**事实上,由于肥厚的腹壁致使造口困难,肥胖患者接受原位改道或许是更好的选择。**

4. 上肢灵活性和自我导尿意愿

据报道,10%～50%的男性和30%～60%的女性需要进行偶尔或常规的自我导尿(见后文)。尿潴留可以在初次手术后多年才发生。一般来说,不可能预测哪些患者需要导尿。因此,**所有考虑原位改道的患者都应该愿意并且能够进行自我导尿。**我们试图让每位患者在手术前与护士或造口治疗师见面,以了解这项技术。这对于女性来说尤为重要。因为女性需要导尿的可能性更大,且有时在技术上比男性更难。尽管大多数患者对这种可能的要求犹豫不决,但一旦患者接受了相关教育,就很少拒绝进行原位尿流改道。

5. 尿道狭窄疾病或外括约肌损伤

男性和女性严重的尿道狭窄疾病是原位尿流改道的禁忌证。一个外括约肌功能不佳但有很高意愿接受原位改道的男性患者,可以通过术中或延迟的人造尿道括约肌装置来管理(Simma-Chiang et al,2012)。同样,一个有严重压力性尿失禁的女性可能后续需要进行 Burch 或者耻骨后吊带手术。尽管如果这样做的话,她很可能会依赖间歇性导尿术来排空。

6. 术前盆腔放疗

患者在放疗失败后或放射治疗既往盆腔恶性肿瘤后需要手术治疗浸润性膀胱癌的情况并不罕见。在南加利福尼亚大学的一系列研究中,1471 例患者中有 8.5%的患者曾有过术前骨盆辐射。这种暴露会显著增加手术的难度,影响伤口愈合和术后并发症。许多外科医师不愿意在这种情况下选择原位改道。

即使患者行回肠代膀胱术,既往放疗的患者也会增加多种并发症的风险出现。Kim 和 Steinberg(2001)发现与 23 例匹配的对照组相比,23

例接受膀胱切除术和回肠导管后患者的手术并发症风险增加,特别是那些需要经皮或手术干预的手术并发症。Chang 和他的同事(2004)评估了 36 例既往放疗患者的回肠导管结果,他们发现 5 年内 9%的患者出现了输尿管回肠并发症,并得出结论认为应该使用回肠而不是结肠导管(Chang et al,2004)。

许多研究者已经评估了既往经盆腔放疗患者原位膀胱的并发症和最终功能结果。Bochner 及其同事描述了他们在放射治疗失败后的挽救手术和原位膀胱置换的早期经验。评估总共纳入了 18 例曾接受过放疗(最低剂量,60Gy)治疗膀胱癌或前列腺癌的患者。在受照射和未受照射的患者中,发现手术特征、术后结果和并发症(有关或无关尿流改道)都相似(Bochner et al,1998)。Eisenberg 及其同事最近更新了该系列,共有 48 例患者接受了新膀胱重建(32.4%接受过相同水平照射的患者接受了挽救性膀胱切除术)。年龄和更高的美国麻醉医师协会(ASA)评分与更早期的并发症相关,但与尿流改道的类型无关。然而,这些患者显然是高度选择外括约肌可见损伤最小的患者,因此可能有较好的结果。尽管如此,这些患者尿失禁比非照射患者更常见(Eisenberg et al,2010)。

Nieuwenhuijzen 及其同事报道了 27 例接受挽救性膀胱切除术的患者,其中 9 例患者进行了原位分流术。其中 8 例达到白天完全控制,类似于非照射患者的预期结果(Nieuwenhuijzen et al,2004)。Hautmann 还报道了 25 例患者(18 例男性和 7 例女性)在高剂量照射后接受了新膀胱重建的治疗。这占整个新膀胱患者组的 2.5%,以及在该机构接受挽救性膀胱切除术的患者的四分之一。早期和晚期结局与未接受照射的患者相似。Hautmann 总结道,对于照射后患者选择新膀胱手术应考虑的适应证包括没有术前失禁或狭窄,无瘘管形成,也没有严重的肠道辐射损伤(Hautmann et al,2009)。

很明显,在精心挑选的患者中,原位下尿路重建可以在有限的或全剂量骨盆辐射后进行。甚至选择后的有盆腔放疗史的妇女在原位膀胱重建后会有良好的预后(Stein et al,2002;Lee et al,2004)。然而,这些都是具有挑战性的程序,显然需要技术专业知识和敏锐的术中判断。对于膀胱癌或其他恶性肿瘤外照射，既往高剂量前列腺辐射（外照射或近距离放射治疗）或宫颈癌的阴道植入物，可在尿道横纹括约肌区域引起更多的瘢痕。用于前列腺癌的粒子组织间插植治疗通常最终位于提肛肌和泌尿生殖隔膜，并可能导致外括约肌周围严重瘢痕。

包括膀胱镜检查在内的术前评估是必需的，以评估括约肌周围黏膜的完整性。但是，手术中可能无法准确预测发现的放射损伤程度，因此**必须仔细进行术中组织评估并确定尿道、输尿管和肠的状况，以便对原位改道的可行性做出最终决定**（Abbas et al，2001）。这些患者术前应始终提供咨询，告知原位改道不可行。

7. 既往前列腺手术或肠切除术

既往腹部或盆腔手术对于外科医师进行原位改道也可能带来挑战。**既往经过前列腺根治性切除术的患者可能在既往膀胱尿道吻合部位对近端尿道周围解剖特别困难**。尽管如此，通过仔细解剖通常也是可行的。近端尿道的位置和健康状况可以在术前和手术时进行内镜评估。选定的患者可以获得可接受的尿控能力，假定他们在膀胱切除术前具有良好的尿控（Schuster et al，2003；Huang et al，2012）。Huang 和同事报道了 24 例接受过前列腺癌根治术（20 例）或前列腺切除加辅助放疗（4 例）后行膀胱切除术的回肠新膀胱患者。9 例患者在手术前有勉强及格或很差的尿控，其中 6 例在膀胱切除术中或术后放置了人造括约肌。然而，术前控制良好的 13 例男性中有11 例（包括 1 例曾接受前列腺根治性切除术和放射治疗）在新膀胱建造后恢复了良好的尿控（每天 0 或 1 次）。本系列中没有直肠损伤和吻合口狭窄（Huang et al，2012）。

这些手术中的一个挑战是确定先前的膀胱尿道吻合处，以确保膀胱完全切除。在顶端解剖时进行膀胱软镜检查可以在这方面提供帮助。总之，通过仔细的解剖，既往根治性前列腺切除手术后的尿控良好的患者预计可以有功能良好的新膀胱。

先前多次切除肠道的患者在再次切除 45～60cm 的小肠后可能有发生慢性腹泻甚至短肠综合征的风险。对于这些患者，替代的原位改道如乙状结肠新膀胱可能会更受推崇。一般而言，既往肠切除的患者在进行改道之前可以通过仔细解剖所有的小肠、分离所有粘连来进行管理。**确定旧肠吻合口是至关重要的，并且尽可能将其取下并用作可控膀胱的一端**。这避免了新旧肠吻合术之间肠段血管的潜在断流。

要点：患者相关因素

- 肾功能较好的患者（eGFR 超过 35 或 40ml/min）可选择可控性改道。
- 年龄较大和肥胖不是原位改道的禁忌证。
- 有限或全剂量骨盆放疗和既往前列腺根治性切除术后的患者在精心挑选后可以进行原位下尿路重建。
- 对于既往行肠切除的患者，应该取下先前的吻合口用于原位改道，而不是选择新的位点，以避免肠道断流。

四、原位尿流改道中的排尿控制机制

了解尿道的解剖结构在行膀胱癌根治手术当中对于保留控尿功能是至关重要的。手术当中切除男性前列腺尖部及女性膀胱颈部时必须小心而精确以获得最大的控尿效果而不削弱无瘤原则，以达到最佳的外科治疗肿瘤的效果。

大多已知的关于尿道括约肌复合体的研究来源于女性尿道的神经解剖学研究。Colleselli 及同事等从显微解剖、组织学检查、影像学三维重建三方面进行了广泛的研究，更好地定义了女性尿道括约肌的解剖结构。女性尿道括约肌由自主神经系统支配的平滑肌及躯体神经系统支配的横纹肌组成。这个观点获得广泛认可，且支配尿道平滑肌的神经支配起源于盆神经丛。这些起源于盆神经丛的自主神经纤维沿直肠及阴道两侧逐渐向膀胱颈部及近端尿道延伸。一些粗的纤维分支从阴道侧面下缘逐渐细分移行到膀胱颈部及尿道头端。这些自主神经在支配尿道平滑肌及控尿方面并未展现出至关重要的角色性能，因此在手术中由于并未影响控尿往往被忽视（Colleselli et al，1998）。

对于尿道括约肌的自主支配控制系统目前仍存在争议。**大多数研究者认为,尿道括约肌受阴部神经分支的支配**(Borirakchanyavat et al,1997; Stenzl et al,1997;Colleselli et al,1998)。虽然这些解剖研究都是基于女性尸体的发现,但在男性也观察到同样类似的结果(Strasser and Bartsch, 2000)。总体来说,这些基于解剖学研究发现的控尿机制使得膀胱切除手术和原位膀胱术更加精准。

在同一项研究中,Colleselli 和同事们发现尿道括约肌主要由横纹肌构成,位于尿道的腹侧和两侧(呈 Ω 形)。横纹肌和平滑肌之间没有明显界限,而在尿道中 1/3,两种不同类型的肌纤维构成了一个逐步过渡带(Colleselli et al,1998)。这片区域在经历膀胱切除原位重建的女性患者中已经被尿流动力学研究证实与控尿区域对应(Grossfeld et al,1996)。肛提肌下面的阴部神经一直延续到尿道括约肌。尿生殖膈下的阴部神经逐渐细分最终神经末梢横向进入尿道(Colleselli et al,1998;Hinata et al,2012)。

在男性尸体的神经解剖学研究中,发现了类似的解剖学和神经支配现象。Strasser 和 Bartsch 认为男性尿道括约肌并不直接与肛提肌接触,而是将男性尿道括约肌作为单独的肌肉群进行描述。这些解剖学发现证实男性尿道括约肌并非水平地包绕尿道膜部的环形肌肉丛,而是位于尿道膜部和前列腺部呈套状的,核心是呈 Ω 形包绕尿道膜部。支配男性尿道括约肌也被证实起源于阴部神经的分支,这些研究者认为阴部神经或尿道括约肌的损伤是影响男性控尿的原因机制(Strasser and Bartsch,2000)。

五、根治性膀胱切除术中保留尿控的外科技术

(一)男性患者的前列腺尖部解剖

前列腺癌根治术的双侧扩大淋巴结清扫术已被广泛接受(Stein and Skinner,2004)。关注原位尿流改道手术患者的解剖及手术细节,对于优化术后功能恢复和临床效果是至关重要的。对尿道括约肌、筋膜组织、对应的神经支配进行最微小精细的操作对优化保护尿控是至关重要的(Colleselli et

al,1998;Stenzl et al,1998;Strasser and Bartsch, 2000;Stein et al,2001b)。在原位尿流改道手术中有几个基本关键手术问题需要特别提及。

标准的膀胱切除术中,膀胱和前列腺应该在切除尿道前完整地从直肠游离并后移。后方的切除不应该延伸到前列腺尖部位置。如果做保神经的手术,在切除后面之前尿道应该从膀胱侧蒂分离下来(髂内血管前的束状结构)。将前列腺沿直肠及双侧神经血管束逆性剥离切除,后面的蒂最后分离。

无论何种手术路径,膀胱前壁的筋膜、前列腺与耻骨联合的下面都是分离的。与前列腺相邻的地方切开盆内筋膜,清除前列腺侧面及顶端的盆底肌,分离结扎背深静脉血管束。置于前列腺后方给予一定张力,找到耻骨前列腺韧带并分离背深静脉复合体(DVC)。在此区域应小心以避免过度切除。为保证前列腺尖部的充分游离切除要切除足够的耻骨前列腺韧带。

对 DVC 的处理有多种方法,在第 4 卷第 14章和第 15 章节有详细讨论。我们使用可吸收缝线以避免钉子、夹子侵蚀进入尿道括约肌,DVC缝扎之后就可以对前列腺尖部进行分离操作。DVC 及附近出血可以使用可吸收线进行止血处理。**应小心避免过深缝合 DVC 或盆底肌,以防止损伤尿控功能。**DVC 缝扎后可悬吊于耻骨联合骨膜上以重建 DVC 和耻骨前列腺韧带,有助于术后尿控恢复(Bauer et al,2011)。

然后切开分离尿道直至前列腺尖部前面。6根 2-0 单丝线或聚乙醇酸缝合线直视下环形缝于尿道残端,仅关闭尿道不牵涉盆底肌。此时进行尿道缝线而非移除膀胱之后进行的目的在于防止膀胱切除之后尿道回缩导致后续步骤不能精准定位。夹闭导尿管并后撤,再置入两根缝线,关闭尿道直肠肌后面及狄氏筋膜尾端。至此,后尿道完全分离取出标本。尿道缝线用于标记定位置于肠道下方,后续进行尿道肠吻合术。

膀胱切除标本中冰冻切片检查尿道切缘(前列腺尖部)以排除肿瘤侵犯。若未发现肿瘤则可以进行原位重建手术。若前列腺尖部切缘阳性,需要切除尿道残端甚至整个尿道切除,以保证切缘阴性并进行尿流改道皮肤造口。

（二）女性患者尿道的保留

当女性患者考虑进行原位尿流改道手术时刻考虑保留尿道，多项手术技术可以优化控尿（Stein et al，2001b；Stein and Skinner，2004）。女性标准全膀胱手术包含切除尿道、子宫及卵巢（前面脏器切除）。然而在临床上选择性的低分期女性患者中，很多专家提倡保留尿道和卵巢（Chang et al，2002；Zippe et al，2005；Djaladat et al，2012；Ali-El-Dein et al，2013）。女性重建新膀胱时保留子宫及其支持韧带貌似消除了阴道瘘的风险，改善性功能，降低尿潴留的风险（见下文）。无论子宫是否切除，尽可能将膀胱从阴道前壁分离而并非单纯切除膀胱。然而，膀胱后壁或三角区肿瘤浸润深度导致可能需要切除部分阴道前壁。这的确增加了后续阴道瘘的风险但并非原位重建的禁忌证。**患者若有明显的膀胱颈部肿瘤或明显侵犯阴道壁则并不适合原位新膀胱术，而需要全尿道切除并皮肤造口。**

进行后入路手术时，若进行子宫切除则宫颈后部穹窿处的阴道后壁需要切开。若患者此前经历过子宫切除术，阴道内的海绵棒便于识别阴道顶点，这种情况下就无须进入阴道进行手术操作。切除膀胱之前，从阴道到膀胱的后部血管束需要解剖分离。可以用夹子夹住阴道顶端提供反作用的张力，剪刀沿阴道侧壁进行正确的解剖分离。后入路由直肠、阴道向膀胱逐步分离，控制出血可以使用止血夹、血管吻合器或 LigaSure（Covidien，Mansfield，MA）及类似设备。值得注意的是，沿着阴道侧壁进行解剖，而不是直肠后面或阴道前面。

女性患者膀胱切除手术中对神经的保留仍存在争议。部分学者认为，保留阴道侧壁的交感神经对行原位尿流改道的患者有助于维持尿控（Stenzl et al，1995a；Hautmann，1997；Turner et al，1997；Stenzl et al，1998；Bhatta et al，2007）。另外一部分学者并未特意保留自主神经，他们也成功依靠阴部神经对括约肌的控制恢复了良好的尿控（Stein et al，1997，2004；Ali-El-Dein et al，2002；Ali-El-Dein，2009）。因此，貌似保留阴道周围神经在女性尿控维持中并非必要。

一旦后部入路分离完成，将膀胱从阴道前壁进行分离就可仔细迅速地完成操作。必须在正确

的层面进行分离，以防止进入膀胱后部的富血管区引起出血。**决不能因为无意间切进膀胱导致无瘤原则的受损。**切除膀胱尿道连接处可以拖动膀胱颈部的导尿管气囊以助识别这个区域。

在完成后面的解剖分离之后，覆盖在尿道前部的脂肪组织即可从盆内筋膜扫除，膀胱尿道连接处即可辨出。再次拖动导尿管气囊以使主刀医师识别膀胱尿道连接处。**此时盆内筋膜及尿道周围前部组织不应再干扰操作。女性近端尿道延伸至盆内筋膜上方**（图 21-3）。距离尿道 0.5cm 处仔细锐性分离膀胱颈和阴道，此时标本仅与尿道本身相连。

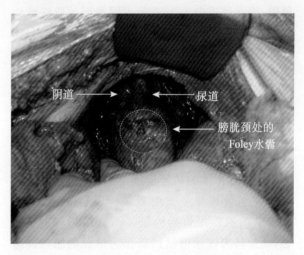

图 21-3　原位新膀胱之前的女性尿道准备。将尿道前方的脂肪组织从盆内筋膜清除，通过膀胱颈部的导尿管气囊仔细寻找定位膀胱尿道连接处。注意前方的盆内筋膜和尿道周围组织不受干扰

膀胱尿道连接部远端进行标记，移除导尿管，夹闭膀胱颈以防止横断尿道时肿瘤从膀胱中漏出。近端尿道即膀胱颈远端进行锐性分离，女性尿道并不像男性尿道一样切除后会回缩，因此可以在膀胱移除之后再置入缝线固定。对膀胱切除标本的尿道切缘进行冰冻切片检查以排除肿瘤存在。一旦决定行原位尿流改道，8～10 根 2-0 可吸收缝线圆周分布与尿道并标记好待用。

膀胱后壁深部浸润的肿瘤中，阴道前壁需沿阴道壁前外侧与膀胱标本一起整块切除。这就使得阴道前壁与膀胱标本紧密附着，再次拖动导尿管气囊以便识别膀胱尿道连接处。阴道前壁缝线必须在尿道近端关闭阴道以使得阴道缝线不直接

与膀胱尿道缝线紧邻从而降低后续瘘的风险。闭合阴道有翻盖和水平方式。其他的增加阴道容积的重建术也是可行的,但是由于骨盆狭小很难进行复杂的阴道重建手术(例如,肌肉皮瓣移植术)。

关闭阴道顶端并用可吸收线悬吊。可悬吊于Cooper韧带或保留的切割掉的圆韧带的断端以防止术后阴道脱垂。然而,我们常规进行骶骨阴道融合,置入一段网状补片以自然角度无张力固定阴道于骶骨角。这对于新膀胱的支撑至关重要并可避免后续的排尿困难。**不管阴道重建的方式,良好的可血管化的网膜移植物应当放在重建的阴道及新膀胱之间并固定于尿道残端的两侧盆内筋膜上,以分离缝合线,防止阴道和尿道吻合处形成瘘,并支持后尿道解剖结构。**

要点:控尿机制和保留尿控的外科手术技巧

- 阴部神经分支发出的对尿道括约肌横纹肌的神经支配是原位新膀胱患者保留控尿功能最重要的因素。
- 尿道括约肌横纹肌纤维集中在近端尿道的前面和侧面。
- 男性患者中,应小心谨慎处理DVC并避免过深结扎至盆底肌肉。
- 女性患者中,盆内筋膜及盆底肌不应涉及。

六、原位膀胱替代技术

(一)肠段选择

已有大量报道不同肠代膀胱的原位重建。虽然生理上来说很多肠段都可以替代膀胱,但是外科医师的偏好更具影响力。**无论何种肠代膀胱,只要按照控尿机制保留括约肌及足够的容量和低压状态,即可获得良好的功能和临床效果**(Parekh et al,2000b;Lee et al,2003)。理想情况下,外科医师进行后续描述的各种技术进行原位尿流改道均可舒适进行,使得他们对于患者进行个体化的技术进行手术。

无管化回肠或回结肠制作的储尿囊具有最佳的顺应性和最低概率的间歇性高压收缩。Ho-henfellner和同事很好地评估了犬模型中回肠和盲肠段平滑肌层(环形和纵行)的性能。发现回肠环形肌层最易扩张,其次是结肠环形和纵行肌层,而结肠段的纵行肌层相对来说不容易扩张(Hohenfellner et al,1993)。人体研究表明,回肠的尿动力学参数明显优于结肠(Berglund et al,1987;Lytton and Green,1989;Davidsson et al,1992;Schrier et al,2005;Chen et al,2009),胃和乙状结肠顺应性最差并具有高压(Santucci et al,1999)。Schrier和同事发现回肠代膀胱具有更大的容量、更低的充盈压、更低的最大容量压和良好的顺应性;远端小肠系膜具有良好的移动性可使回肠无困难与输尿管进行吻合。由于恶性肿瘤或输尿管其他病理性病变导致的尿路长度过短的患者,带尾巴的回肠袋(如 Studer)可直接延伸至肾盂进行吻合。回肠最后的好处是小肠长期暴露于尿液中可导致小肠黏膜萎缩,因此成熟的储尿囊中黏液分泌及尿液中电解质重吸收减少,小肠黏膜的萎缩比大肠储尿囊更可靠(Norlen and Trasti,1978;Mills and Studer,1999)。

远端回肠的主要缺点是缺乏对维生素 B_{12} 的重吸收,此肠段也可能因先前骨盆区域放疗造成不可逆损伤或先前多处肠段切除及炎症性肠病如克罗恩病导致不可使用。只要回肠是可用的,我们优先考虑使用回肠进行原位尿流改道。

胃代膀胱先前也有报道,虽然并未成为流行的术式(Adams et al,1988;Nguyen,1991;Hauri,1998;Lin et al,2000)。胃段的主要优点是胃黏膜分泌氯离子和氢离子,可有效逆转肾功能不全导致的酸中毒。胃段泌酸也可降低细菌定植的风险且减少黏液的分泌。然而,使用胃的缺点是顺应性较回肠差且部分患者因为排酸导致尿痛和血尿的发生(Nguyen,1991;Lin et al,2000),从理想的纯代谢角度出发,联合胃和小肠或大肠段貌似可能会抵消这些不良作用(Lockhart et al,1993)。这种重建方式理论上可以在肾功能受损而尿流改道禁忌的患者中进行,也为那些骨盆区域进行过高剂量放疗及先前进行过多处肠切除的患者提供了另一种选择。很少有泌尿外科医师进行过胃的外科解剖学习,大多数膀胱切除的患者很少进行此类手术。

分离肠段必须小心为储尿囊保留充足血供,

肠吻合时也同样如此。若使用回肠,应该避免在近端肠管肠系膜切入过深导致血供受损影响储尿囊供血。此外,先前进行过肠切除的患者对于去除旧吻合口至关重要,而并非是在附近紧邻位置进行吻合,因为这将导致新旧吻合口肠段之间血供很差。

(二)抗反流的必要性

儿童的膀胱输尿管反流的有害作用已被广泛所认识,尤其是在感染的情况下。在尿流改道的背景下,首先认识到反流的危害性是在那些接受输尿管乙状结肠吻合术后的患者(Clarke and Leadbetter,1955;Wear and Barquin,1973),以及随后的回肠膀胱尿流改道的患者中(Shapiro et al,1975;Middleton and Hendren,1976)。据认为,回肠膀胱尿流改道的患者在术后的 15 年会有高达 50% 的发生肾功能不断恶化及上尿路结构形态不断改变,而这都是感染尿液高压回流的结果(Clark et al,1999;Madersbacher et al,2003)。储尿囊患者从术后到出现肾功能出现障碍的平均时间为 5 年,并且这种并发症的发生率似乎随着时间的推移而稳定增加(Clark et al,1999)。

然而,反流性和非反流性尿流改道的比较研究一般都受到随访的时间、患者的选择偏倚、回顾性设计或相对较小的患者数量的限制。Richie 及其同事在犬模型中显示了无反流吻合的保护作用(Richie et al,1974)。Kristjansson 及其同事发现,无反流吻合的结肠储尿囊与抗反流的回肠储尿囊并没有差异。然而,虽然有不少分歧,但大家似乎在抗反流技术能够导致较少的上尿路瘢痕和菌尿上达成了共识(Kristjansson et al,1995a,1995b)。Elder 和 Hill 在一起进行的研究表明,虽然结肠储尿囊和回肠储尿囊的上尿路输尿管管腔狭窄率都较高(Elder et al,1979;Hill and Ransley,1983),上尿路症状恶化的情况在结肠储尿囊和回肠储尿囊中都很常见。Althausen 尝试无反流的结肠储尿囊获得了更好的结果,但在这项研究中的随访时间较短,仅 3 年(Althausen et al,1978)。在一些非随机回顾性研究中,Song 和 Hautmann 发现,有反流结构或无反流结构的原位新膀胱在肾功能及肾积水方面均不存在差异(Hautmann et al,2006;Song et al,2006)。所有这些研究都是回顾性和非随机性的,纳入的病例数较少。

伴随原位尿流改道,大多数患者排空新膀胱是通过 Valsalva 动作及与尿道外括约肌的松弛。在尿液储存中逐渐升高的压力应平均传导到储尿囊的其他部分,尤其是在没有抗反流结构下不能仅仅只传导到储尿囊的背部(Thoeny et al,2002;Studer et al,2006)。然而,在行膀胱造影时,仅仅只注入 300ml 的生理盐水,就可以看到上尿路的反流,而这远低于患者的正常储尿囊容量。有时这些患者可能会有一些逆行的尿液反流。在需要行间歇性导管排空尿液的患者中,当储尿囊充满尿液、压力相对较高的情况下容易发生这种尿液反流。最后,尽管有症状的感染并不常见(见后文),但这些患者会经常伴随无症状性菌尿,特别是如果他们自己给自己行导尿术。Steven 和 Poulsen 报道了进行过膀胱原位重建的 166 例男性患者中 3 年和 5 年菌尿发生率分别为 34% 和 24%(Steven and Poulsen,2000)。

中长期结果显示,对于大部分那些没有抗反流的储尿囊的患者诸如 Studer 袋来说,正常的肾功能及上尿路的正常解剖结构得到完整的保留是可能的(Thoeny et al,2002;Perimenis et al,2004;Minervini et al,2005;Studer et al,2006)Thoeny 及其同事仔细回溯了 76 例 Studer 囊长达 5 年或更长时间的随访结果,发现 95% 的患者保留有较好的肾功能和解剖结构(Thoeny et al,2002)。

很明显,为防止反流而采用的任何技术手段也会同样导致上尿路的梗阻。对于套叠式 Kock 乳头瓣的最初经验表明,它能够有效地防止反流,并且缺点也较少。然而,随着存活的患者被随访到 10 年甚至更长时间,越来越清楚地认识到其中约 5% 的患者会发生传入乳头瓣膜狭窄的阻塞,另外 5% 的患者会发生结石或者传入乳头瓣膜的脱垂(Stein et al,1996)。传入乳头的阻塞通常临床并不表现出明显的症状。如果患者没有经过仔细的随访就偶尔会发生急性肾功能衰竭和双侧肾积水并伴有明显的肾损害,这表明尿流改道患者需要进行细致的终身随访。同样,据报道,抗反流Camey-Le Duc 输尿管植入技术的输尿管回肠储尿囊周围梗阻的发生率为 7%~29%,而直接输尿管回肠吻合术的发生率低于 3%(Pitts and

Muecke,1979;Le Duc et al,1987;Shaaban et al,1992;Roth,1997;Pantuck et al,2000)。

Abol-Enein 和 Ghoneim 开发了一种带有回肠新膀胱的浆膜内衬输尿管植入技术,并报道了450 例患者的中期随访结果(平均随访 38 个月)。在这个大型的研究中,96% 患者的上尿路保持不变或改善;仅 3% 的患者出现反流。3.8% 的患者发生输尿管吻合口狭窄,这个发生率与大多数反流性输尿管壶腹吻合术相似(Pantuck et al,2000)。T 形储尿囊的设计建立在此技术基础上,在防止回流的同时避免出现 Kock 乳头瓣膜的那些并发症。这是通过保留最佳的血液供应到隧道化的回肠传入肢段,同时能够使输尿管直接植入回肠,使输尿管扩张或高位分开(Stein et al,1998b;Stein and Skinner,2006)。经过中位 33 个月的随访,90% 的患者保留了肾功能和解剖结构,在此期间只有 2% 的患者发生与传入 T 型肢相关的狭窄(Stein et al,2004)。近年来,该技术已被修改,以避免减少传入肢体,试图进一步限制晚期狭窄的发展。

Shaaban 和他的同事(2006)进行了一个小样本前瞻性随机临床试验,评估预防反流是否有益。他们研究了 60 例术前均具有正常肾功能且无肾积水的患者。在每个患者中,一条随机选择的输尿管以抗反流方式植入(使用额外的浆膜隧道),另一条被直接植入标准 W 形回肠新膀胱上的卷管内。在 2 年的中位随访期间,研究人员发现,抗反流技术与直接回流吻合相比导致更多的肾单位破坏,另外还有 5 例有记录的梗阻(Shaaban et al,2006)。

我们最近完成了一项重大规模的前瞻性随机试验,484 例接受根治性膀胱切除术的患者随机接受 Studer 或 T 形储尿囊尿流改道术。第三年时,两组患者的肾功能和尿路感染情况并没有差异。然而,T 形储尿囊患者与 Studer 构建者相比更需要与分流相关的二级手术(Skinner and Skinner,2010;Skinner et al,2012;Fairey et al,2013)。

由于膀胱癌的整体医疗和外科治疗水平的改善,患者在膀胱切除术和尿流改道术后预期寿命更长,患者需要面对未来一个长期风险就是肾脏功能的恶化,预防反流也就成为一个亟须面对的问题。最基本的问题是,抗反流技术对上尿路保护的益处是否超过膀胱癌患者抗反流技术本身所可能导致上尿路梗阻的潜在风险。这个问题的进一步阐述清楚,需要等待前瞻性随机试验的长期结果。

> **要点:肠段的选择以及抗反流的必要性**
> - 由回肠或回肠和结肠组成的储尿囊似乎具有最好的原位膀胱的生理特性。
> - 分离用于分流的肠段必须谨慎行事以保护囊袋和吻合肠的血液供应。
> - 至少在中期结果来看,额外增加抗反流的技术手段对于上尿路的保护和预防感染并不是那么必要。

(三)围术期管理

行膀胱根治术及原位尿流改道的患者与行其他类型的尿流改道在围术期处理方面并没有显著不同。术前病史应该注意询问以往的腹部或盆腔手术史或放疗史、当前排尿情况、一般的医疗问题和社会支持,以及患者的优先事项与偏好。如果是结肠用于尿流改道,建议行肠镜检查排除息肉或肿瘤。

对于那些接受原位尿流改道的患者,对输尿管支架的处理方式还没有一致意见。大多数作者建议术后早期应用输尿管支架(Mattei et al,2008)。我们使用 8Fr 塑料儿科喂养管或 7Fr 单个尿流改道支架,并将其固定在导尿管上,使它们可以在同一时间一起移除和减少患者所需外接的造口袋。他们也使用 24Fr 坚硬的导尿管,这有利于常规灌洗储尿囊,并留置在袋中约 3 周。缺点是需要每天多次冲洗导管以确保导管不会被黏液堵塞。许多外科医师也可以使用通过皮肤的外部输尿管支架并分开引流。后者可以使尿液在愈合过程更少地通过储尿囊并可能减少对护理的依赖。每个患者身上都应该放置一条盆腔引流管。一般来说,如果留置输尿管导管在储尿囊内堵塞的话会导致偶发的囊袋破裂,因此只有当储尿囊完全愈合时,才能把盆腔引流管拔出。

过去的术后住院时间平均在 8~10d,主要是因为延迟术后进食和术后肠梗阻。我们最近采用了术后早期康复(ERAS)模式允许手术后 3~5d 出院(Daneshmand et al,2014)。ERAS 包括避免肠道准备和鼻胃管、减少麻醉疼痛管理(包括硬膜外麻醉药)、开展早期进食、并使用 μ 阿片类拮抗药来阻断肠道的麻醉药效应。最近一项招募 280 例行膀胱癌根治术的患者双盲安慰剂对照随机试验证明,μ 阿片拮抗药 alvimopan 可以减少住院时间(Lee et al,2014)。其他组成部分因方案和个人而异,每个因素对 ERAS 的作用没有很好的研究(Karl et al,2014)。

如果当患者在术后 3 周回来复查时,盆腔引流量排水量很小(24h 内<100ml),则引流管被移除,随后接下来导尿管也拔除。储尿囊成像及放射学检查并不常规地进行,除非观察到引流管的明显流出。患者在整个围术期需要接受关于导管管理、盆腔锻炼和适当排尿技术的教育。

(四)手术技术

接下来介绍大量已经在少数患者身上进行过改进的手术技术,这可能不是一个完整的详细清单。

1. 回肠储尿囊

大多数回肠储尿囊使用 60～75cm 的末端回肠,以多种方式去管化和折叠来尝试创建球形。修改主要包括演变精确的折叠技术和输尿管的多样化处理,有或没有抗反流机制。一般来说,所有储尿囊都是用可吸收缝线连续封闭。**不可吸收的缝线和金属钉因会导致潜在的结石形成需要被避免使用**(Stein et al,1994b;Suriano et al,2013)。目前可吸收钉已经开发出来,一些作者发现它们很有用,尽管它们往往是有些笨重和使用起来较笨拙(Bonney and Robinson,1990;Olsson et al,

1995;Montie et al,1996)。

世界上最流行的两个储尿囊构型是 Hautmann W 型新膀胱(及其各种改进版本)和 Studer 囊状新膀胱。两者都是相对简单的结构并且都可以直接行输尿管回肠吻合术,这已被证明具有最低的后续狭窄风险。T 形和外浆膜隧道技术都提供了一个被认为是有效的抗反流机制。

2. Camey Ⅱ

Camey Ⅱ原位储尿囊(Camey,1990)是一种最初的 Camey 膀胱替代的改良版(Lilien and Camey,1984),这是与输尿管和尿道吻合的一段简单的回肠。改进之处包括去肠管化和折叠以消除蠕动活动。总共 65cm 的回肠被游离出来,选择肠管的部分区域以无张力的方式与尿道相接。恢复肠的连续性之后,闭合肠系膜,沿对系膜缘纵向切开游离回肠的全长,除了预先选好与尿道吻合的部分。这部分回肠切开时靠近系膜缘。然后将回肠置于横行 U 形。U 形的内侧缘用可吸收线缝合。在选定的回肠尿道吻合区做指头大的切开,整个回肠储尿囊下移至盆腔,并进行尿道肠管的吻合。然后通过 Le Duc 法进行输尿管回肠吻合(Le Duc et al,1987)。回肠折叠并以快速可吸收线缝合后完成储尿囊的制作。U 形的边缘固定于骨盆壁上以减少张力(图 21-4)。Barre 和同事描述了一个 Camey Ⅱ的改进版(1996),将回肠调整成 Z 形,其优点是需要的肠管长度较短,可增加储尿囊容积,加强排尿可控性(Barre et al,1996)。

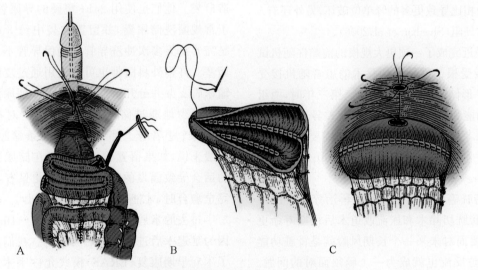

图 21-4 Camey Ⅱ改良法。A. 将回肠襻折叠 3 次(Z 形)并于对系膜缘切开。B. 连续缝合切开的回肠闭合储尿囊。C. 进行尿道吻合,使用 Le Duc 抗反流技术植入输尿管

3. 原位 Kock 回肠储尿囊（Hemi-Kock）

Kock 回肠储尿囊最初用于采用输入道（抗反流）和输出道（可控性）套叠乳头瓣的可控性回肠膀胱术（Kock et al，1982；Skinner et al，1984）。之后被用于原位尿流改道，其输入道套叠法被保留下来用于阻止尿液反流（图 21-5）（Ghoneim et al，1987；Skinner et al，1991）。Skinner 和同事从 1982 年到 1995 年开展了 500 多个这种回肠储尿囊手术，具有优良的控制性和低于 3％的输尿管回肠吻合狭窄率（Skinner et al，1988；Elmajian et al，1996）。Schreiter 描述了原位 Kock 回肠的 S 形改进储尿囊（Schreiter and Noll，1989）。随着

长期的随访，与输入道肠套叠的抗反流乳头有关的晚期并发症逐渐增加，但相对例数不多但绝对例数不少（Stein et al，1994a，1996）。这些并发症包括暴露的吻合钉上形成的结石（5％）、继发于血供不足的输入道乳头口狭窄（4％）和输入道的膨出或脱垂（1％）。这些并发症经常在术后 10 余年后发生，直到患者临床无症状发展为双侧肾积水甚至肾功能衰竭（Stein et al，1996）。伴随更新更有效的抗反流技术的发展，肠套叠乳头瓣的技术难题和相关并发症及开发新的替代技术，使得这种新膀胱技术更有历史意义。

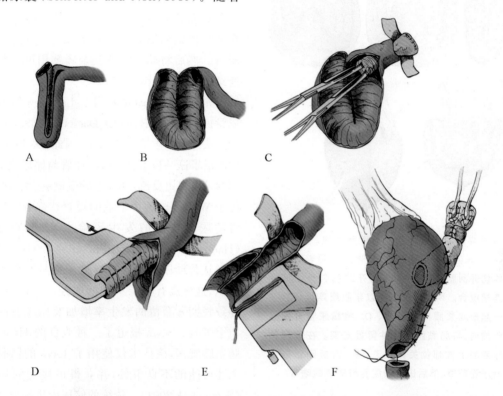

图 21-5 Kock 回肠储尿囊的构建。A. 离端 61cm 长的末端回肠。将远端两个 22cm 的肠断排列成 U 形，并于靠近系膜处切开。近端 17cm 的回肠用于制造输入道套叠乳头瓣。B. 连续缝合 U 形的内侧缘形成储尿囊的后壁。C. 用 Allis 钳将输出道肠管套叠形成 5～7cm 的抗反流瓣。D. 在瓣叶上打两排钉固定输出道。E. 从储尿囊外部将瓣固定于后壁。F. 在完成输出道后，将回肠折叠并闭合，完成储尿囊，并行尿道与肠管的无张力吻合

4. 浆膜间壁外隧道

Abol-Enein 和 Ghoneim 证明可以通过壁外浆膜间隧道将输尿管再植于储尿囊，可建立有效的抗反流机制。这些作者相信这个构造有以下几个优点。不需要金属钉或合成材料；浆膜间隧道可保护输尿管植入部分免于接触尿液，确保愈合良好不伴瘢痕。此外，肠段相对较短，并且在技术

上不困难（Abol-Enein and Ghoneim，1993，1994）。作者在 450 例患者使用这种技术，取得了良好的效果，证实浆膜间壁外隧道法是一种有效且持久的抗反流技术，超过 93％的患者尿流具有单向流动且不伴梗阻（Abol-Enein and Ghoneim，2001）。

截取 40cm 的回肠远端并排列成 W 形，沿对

系膜缘将其切开,并将中间肠襻的边缘用快速可吸收线缝合。将位于每一侧的两个肠襻浆肌层连续缝合(3-0)在一起,这形成两个浆液间肠管槽。每个输尿管都置于相应的槽中,在槽的远端将输尿管和肠管进行黏膜与黏膜吻合,再植的输尿管上方对合每一侧的黏膜缘,侧对侧方式闭合储尿囊前壁。再次切开储尿囊接近尿道残端的最低部分,并做一小洞与尿道进行吻合(图 21-6)。

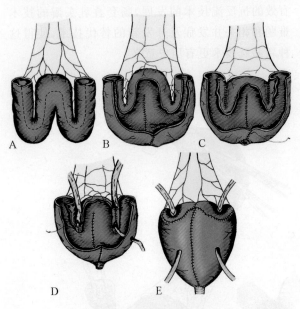

图 21-6　内衬浆膜的间壁外回肠新膀胱构建。A. 切取 40cm 长的回肠并排列为 W 形。B. 沿着对系膜缘切开回肠全肠。C. 将切开的黏膜于中间处连续缝合。两侧的回肠襻以浆肌层连续缝合在一起形成浆膜间肠管槽。D. 将输尿管分别置于槽内,与肠黏膜吻合并留置支架。在埋植输尿管的上方部位关闭隧道。E. 对折回肠形成储尿囊前壁,然后进行储尿囊与尿道的吻合

也有人报道了采用该技术取得的良好结果 (Papadopoulos and Jacobsen,2001)。Kato 及其助手(2001)也报道了这种原位替代物的修改与浆膜内外输尿管再植术技术的结果相似。这种技术的主要缺点是需要较长的输尿管,无法容纳扩张的输尿管,并可能增加输尿管狭窄的风险(Kato et al,2001)。

5. 回肠新膀胱(Hautmann 储尿囊)

Hautmann 形回肠新膀胱由 Hautmann 等设计完成(Hautmann,2010),这是一种特意设计为大容量、球形(内部呈 W 形折叠)的一种回肠储尿囊。其设计初衷是为了获得最佳的初始体积及尽可能地减少夜间尿失禁的次数。手术时,选取大约 70cm 长的末端回肠,同时恢复小肠及肠系膜的完整性。在切下的肠段中,选择最容易与尿道吻合的部分,在对系膜缘做一牵引缝合,以备与尿道吻合。然后将切下的肠段排列成 W 形或 M 形,并沿着对系膜缘切开肠段,注意绕开牵引缝合处约 5cm,形成一个 U 形肠瓣。

将排列成 M 或 W 形的肠段的四段肠管依次与邻近的肠管用可吸收缝线做连续缝合。在与尿道吻合位置处的肠管做一小范围的全层切除以与尿道吻合。与尿道吻合时,应从肠管内部进针。在回肠新膀胱在盆内定位并与尿道吻合确切后,在所切取的回肠合适的位置做一小切口,植入输尿管。然后将储尿囊的其余肠壁用可吸收缝线做连续缝合关闭(图 21-7)。

最初,Hautmann 采用了 LeDuc 等所报道的输尿管抗反流吻合技术(Le Duc et al,1987)。然而,这种方法经常发生输尿管狭窄,因此,从 1997 年开始,他改进了这一技术,目前,输尿管与储尿囊的吻合采用的是可自由反流,开放型的端侧吻合法,吻合位置位于 W 形肠段两个末端的短管状部分。这一改进将输尿管狭窄的发生风险由 9.5% 降低到 1% (Hautmann,2001;Hautmann et al,2006)。

这种储尿囊较 Studer 储尿囊具有更大的初始体积,这可能有利于早期的尿控。然而,这有可能导致晚期尿潴留的发生率增加及储尿囊内的电解质重吸收。Sevin 报道了一种改良的 Hautmann 回肠新膀胱术,该技术仅使用了 40cm 的回肠以减少上述可能的不良事件,并获得可接受的临床预后 (Sevin et al,2004)。传统的储尿囊折叠方法不能适用于储尿管较短的情况,但在改进的方法中,W 形肠段的一端或两端均可保留合适长度以与一条或两条较短的输尿管吻合(Hollowell et al,2000)。

6. Studer 储尿囊

最初由 Studer 等报道的回肠膀胱替代术采用的是一种长的、蠕动方向与输入端同向的管状回肠。普遍认为,长的肠段有助于预防患者用 Valsalva 动作排尿时的膀胱输尿管反流。这是一种简单直接的重建方法,因此,在美国,这种方法已经成为最普遍的原位尿流改道方法之一。这种方法的优点包括重建方法简单易行、无须外科手

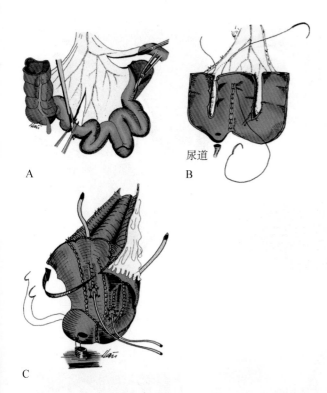

尿道

A

B

C

图21-7　Hautmann回肠新膀胱的构建。A. 切取70cm长的回肠末段,于对系膜缘切开。B. 将该段回肠排列成M形或W形并将四条臂相互吻合。C. 回肠对系膜缘做一纽扣大小的切口,进行尿管肠管吻合。然后应用LeDuc法进行输尿管吻合或直接再植并放置支架。作为替代,可将W形肠管两端的任意一段稍微留长成短烟囱样以备输尿管再植

术钉、并且能够适应输尿管较短的情况。在这种方法中,储尿囊部分采用的是最初由Kock(Kock et al,1989)报道的最佳的双折叠的U形折叠法。Studer团队报道了从1985到2005年采用这种方法治疗的480例患者,结果显示,在尿控和肾功能保存上具有优秀的长期预后,同时输尿管狭窄的发生率仅为3%(Studer et al,2006)。这种方法最初采用了20cm的肠段作为输入段,40cm的肠段作为储尿囊,近年来,Studer提倡使用相对稍短的输入段,原因是其也能达到类似的效果。

从距离回盲瓣15～20cm处分离出一段长54～56cm的回肠末段。沿着回结肠动脉及肠系膜上动脉终末分支之间的无血管区游离远端肠系膜。近端肠系膜仅需稍微游离,以保留丰富的血供供应储尿囊。此外,应舍弃靠近分离出的肠段近端的5cm的

肠段及其部分肠系膜,以保证储尿囊的活动性及小肠的吻合。肠吻合由外科手术钉完成。

Studer储尿囊由40～44cm的远段回肠折叠呈U形构成,U形储尿囊的每一支的长度20～22cm,同时利用一约15cm长短的回肠构成输入支。如果输尿管长度相对较短或受肿瘤累及,则可以使用相对较长的回肠作为输入支。分离出的肠段的近端由可吸收缝线缝合关闭。在肠系膜旁开2cm处切开分离出的肠段,用3-0的聚乙醇酸缝线对邻近的肠黏膜做双层连续缝合(图21-8)。

7. T形储尿囊的改进

为了能够保持抗反流机制及避免Kock乳头瓣技术可能发生的长期并发症,同时也为了在处理输尿管时获得更大的自由度,Stein和Skinner使用了T型储尿囊作为对Ghoneim和Abol-Enein的内衬浆膜的输尿管隧道的改进,同时更新了他们对209例患者的中期随访结果(Stein et al,2004;Stein and Skinner,2006)。该技术改进的主要目的是为了在T形储尿囊构建一个抗反流的输入支。分离出来的回肠在近端输入支和远端的44cm储尿囊之间切断,通过将长为15cm输入支远端的3～4cm肠管锚定于由两段22cm长的肠管构成的内衬浆膜的回肠槽中来实现抗反流机制。在T支的肠系膜血管弓之间切开若干个Deaver窗。用3-0丝线将两段相邻的22cm长的肠管两端的浆膜缝合贴近,注意将丝线穿过Deaver窗以固定输入支(图21-8D,E1,E2)。最初的T型储尿囊技术要求将在输入支的远端固定于隧道后将其逐渐缩尖以减少反流的风险。但是,这些操作似乎与偶发的远期输入瓣狭窄有关。在2004年,作者(E. C. S.)不再选择缩窄远端输入支,同时获得了改进的效果。

当沿肠系膜旁开2cm处切开储尿囊U形支达输入支水平时,切开方向转向外并达到对系膜缘后继续向上切开达肠管的两端。这样的切开方法能够提供两个宽大的回肠瓣以用于覆盖输入支和进行双层缝合以通过瓣-阀门技术实现抗反流机制。随后,使用3-0聚乙醇酸缝线在输入支出口及切开的瓣膜之间做浆膜对浆膜的间断缝合(见图21-8E2)。其余新膀胱的重建步骤与Studer储尿囊一致。

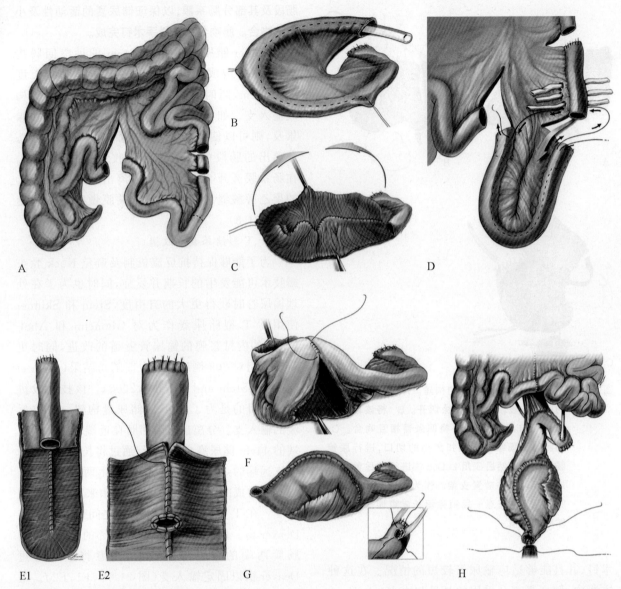

图 21-8　Studer 新膀胱的构建（改进型）。A. 选择要进行原位 Studer 回肠新膀胱构建的末段回肠。应该注意到的是，远端肠系膜游离应在回结肠动脉和肠系膜上动脉终末分支之间的无血管区进行。此外，应舍弃靠近分离出的肠段近端的 5cm 的肠段及其部分肠系膜，以保证储尿囊的活动性及小肠的吻合。B. Studer 储尿囊由一段呈倒 U 形放置的 44cm 长的回肠构成的储尿部及一个由 15cm 长的近端回肠构成的输入支构成。两段 22cm 长的回肠在系膜旁开 2cm 处从顶端切开直达输入支的开口。C. 之前切开的回肠黏膜用 3-0 的聚乙醇酸缝线从顶端到顶端和输入支开口做双层连续缝合。储尿囊经过与切开方向相反方向的对折缝合关闭。D. 在 T 形储尿囊内构建抗反流机制。在肠管近端输入支及远端 44cm 的部分之间切断肠管。虚线表示 U 形肠管的切开方向。在靠近浆膜的血管弓之间做肠系膜 Deaver 窗。在 Deaver 窗中放置烟卷引流管有利于后续缝线的通过。用 3-0 丝线将输入支远端 3～4cm 的肠管锚定于由两段 22cm 长的肠管构成的内衬浆膜的肠管槽。E1. 在对系膜缘，将之前锚定好的输入支远端逐渐缩尖为 30Fr 导尿管大小。上述的远端 44cm 肠管切开方法能够提供两个宽大的回肠瓣以用于覆盖输入支和进行双层缝合以通过瓣-阀门技术实现抗反流机制。E2. 使用 3-0 聚乙醇酸缝线在输入支出口及回肠瓣膜边缘之间做浆膜对浆膜的间断缝合。将回肠瓣的浆膜翻转，覆盖于缩尖的输入支远端，并以 3-0 聚乙醇酸缝线缝合。F. 在储尿囊对折之后，用 3-0 聚乙醇酸缝线对前壁进行双层缝合以避免漏尿。值得注意的是，前壁的缝合应在未达到右侧壁时停止以保证能容纳一示指，这将成为膀胱颈部。相反地，可在储尿囊尾部的部位做一纽扣大小的切口，以备与尿道吻合。G. 对输尿管进行一定修剪，然后用 4-0 聚乙醇酸缝线对输尿管和回肠进行标准双侧的端侧吻合。H. 使用之前留置的尿道缝线对储尿囊和尿道进行吻合

8. 结肠与回结肠储尿囊

对于先前有过多次小肠切除术或小肠疾病的患者而言,完全由结肠构成的原位新膀胱技术是一项理想的选择。相比于回肠,结肠的可扩张性更差,因此有可能导致较高的压力波而引起尿失禁(Khafagy et al,2006)。因此,结肠储尿囊的初始体积应该比回肠储尿囊大。另外,联合使用结肠和回肠作为储尿囊可缓解这一问题。

9. 原位 Mainz 储尿囊(MainzⅢ)

Mainz(扩张的回肠与盲肠联合应用)储尿囊最初是一种需导尿的可控储尿囊,但其随后就被改进为一种原位新膀胱技术(Thuroff et al,1986;Eisenberger et al,1999)。分离出一段长 10～15cm 的盲肠及与之连续的 20～30cm 长的回肠,并行回结肠吻合术。沿着对系膜缘切开所取肠段,去除回盲瓣。将肠段排列为 W 形,W 的第一臂由盲肠构成,其余臂由回肠构成。将相邻的三个臂用可吸收缝线连续缝合作为储尿囊的后壁。

在盲肠的头端,使用黏膜下隧道法进行输尿管结肠吻合。在储尿囊盲肠部的下方做一纽扣大小的切口,以行尿道结肠吻合。然后,应用可吸收缝线侧侧连续缝合关闭储尿囊(图 21-9)。

10. LeBag 储尿囊

LeBag 回结肠代膀胱术由 Light 和 Engelmann 首先报道。手术时,切取 20cm 长的升结肠及相同长度的末段回肠,同时恢复肠管连续性。沿着对系膜缘切开结肠与回肠的全长,形成一大一小的两个肠片。将这两个肠片互相缝合构成储尿囊后壁。在早期的实践中,对于这种新膀胱术采取的方案是从距离回肠切缘 2 英寸处开始切开肠管,以形成一段完整的肠管与输尿管进行端端吻合。但由于这段小肠的蠕动性被认为促进尿失禁的发生,因此对该技术进行了改良。此后,方案变成了切开肠管的全长(Light and Englmann,1986;Light and Marks,1990;Kolettis et al,1996),尿道与盲肠行端侧吻合术。随后将输尿管引入储尿囊的结肠部并将其植入储尿囊内(图 21-10)。最后在前方将新膀胱关闭。

Baniel 及 Tal 报道了 LeBag 回结肠新膀胱术的改良术式,其输入支包含了 Studer 样的回肠烟囱结构(Baniel and Tal,2004)。

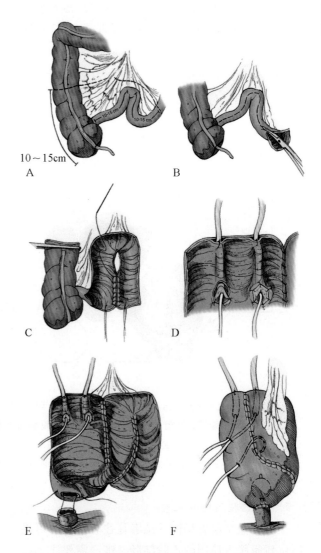

图 21-9　Mainz 回结肠原位新膀胱的构建。A. 切取 10～15cm 长的盲肠及 20～30cm 长的回肠。B. 沿着对系膜缘切开肠管,切除阑尾。C. 用连续缝合的方法缝合相对肠管的三个臂,以形成储尿囊的后壁。D. 输尿管再植时,采用黏膜下隧道法构建抗反流机制,同时留置输尿管支架。E. 于盲肠下部,做一纽扣大小的切口以备尿道吻合。储尿囊关闭前进行输尿管与结肠的吻合。F. 侧侧缝合关闭储尿囊,留置膀胱造瘘管并将支架引出

11. 右结肠储尿囊

单纯应用右侧结肠的原位膀胱替代术早有报道(Glodwasser et al,1986;Mansson and Colleen,1990;Goldwasser,1995;Mansson et al,2003)。手术时,切取整个右半结肠及盲肠,将横结肠与回肠吻合以重建肠管连续性,在回盲瓣处

用可吸收缝线连续缝合关闭回肠断端。沿着前方结肠带切开结肠,但注意保持盲肠近端2~3英寸的完整性。切除阑尾,将输尿管以抗反流方式再植于储尿囊内。Heineke-Mikulicz法折叠结肠,用可吸收缝线连续缝合关闭结肠。然后行尿道结肠吻合术。

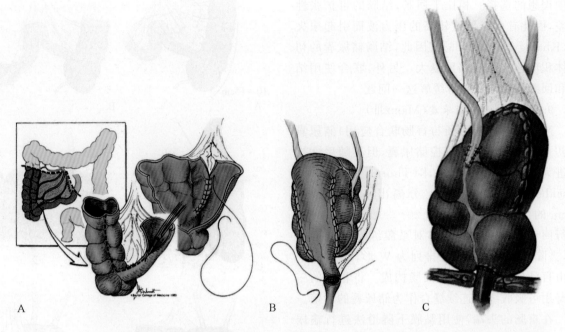

图 21-10 LeBag(回结肠)原位新膀胱术。A. 切取 20cm 长的升结肠及相应长度的末段回肠。沿着对系膜缘切开肠管的全长,再将切开的两段肠管互相缝合,形成储尿囊的后壁。B. 将储尿囊折叠并旋转 180°至盆腔,回肠最近段(2cm 的未做去管化处理的部分)与尿道吻合。C. 将肠管完全去管化并与尿道吻合(Copyright Baylor College of Medicine.)

12. 乙状结肠储尿囊

适合做全膀胱切除的患者往往有较长的可供原位新膀胱术使用的乙状结肠。唯一需要注意的是,由于膀胱切除术中阻断了髂内动脉的分支可能导致远端结肠的血供受影响。因此,尽可能地保留肠管两端的血供就显得非常重要。部分患者在乙状结肠切除术后的一段时间内,可能会有排便频繁或直肠紧迫感的主诉。

乙状结肠新膀胱术最早由 Reddy 及 Lange 报道(图 21-11)。手术时,切取 35cm 长的降结肠及乙状结肠,根据肠系膜下动脉的情况,将切取的肠段排列成 U 形。沿着 U 形肠段中间的结肠带切开肠段直到距尿道吻合口以上较短的区域。切开的 U 形肠段内侧缘用可吸收缝线相互缝合,以隧道抗反流法再植输尿管。在储尿囊最底部最可靠的部位切除纽扣大小的结肠以行尿道结肠吻合术。最后用侧侧吻合的方法关闭储尿囊(Reddy and Lange,1987)。

DaPozzo 等报道了该术式的改良方案。该方案将整个肠管做去管化处理,然后用 Heineke-Mikulicz 法折叠以获得更接近球形的储尿囊(DaPozzo et al,1994)。

(五)应用微创技术行原位尿流改道

在过去的 15 年,许多外科医师使用腹腔镜或机器人辅助技术进行膀胱切除术(Gill et al,2002;Pruthi and Wallen,2008;Stephenson and Gill,2008;Wang et al,2008;Yuh et al,2008)。最初完全在体内进行尿流改道在技术上十分困难,因此这类手术方法逐渐被经正中小切口切除膀胱后进行体外重建的方法所替代(Haber et al,2008)。这使得不论是经皮肤还是原位重建可控尿流改道成为可能。Studer 回肠新膀胱术已经成为最为普遍的手术方式,因为它操作简便,能够通过下腹切口实现更为简单的肠吻合术。对于原位新膀胱术,有些术者会重新建立气腹以通过机器人辅助的手段完成尿道吻合,有些术者则通过

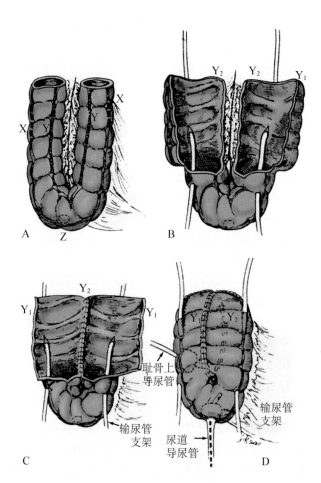

图 21-11　乙状结肠（Reddy）新膀胱术。A. 一段 35cm 的降结肠和乙状结肠段被分离并折叠成 U 形。B. 结肠沿着内侧带向下切到整个结肠几厘米短的一点。在结肠的尾部，后侧与尿道吻合，形成了一个纽扣孔。C. U 形的内侧部分缝合在一起，并进行隧道式输尿管结肠吻合术。D. 结肠囊通过将储物侧折叠到一侧而闭合，并与尿道吻合

开放手术的方式进行尿道吻合（Pruthi and Wallen，2008）。

相比于开放手术，多数微创手术的术后恢复仅有轻度的改善，并且微创手术的手术时间较长但出血量较少。有些队列报道显示，微创手术具有较少的肠梗阻发生率及较短的住院时间（Haber et al，2008；Huang et al，2008；Wang et al，2008；Ng et al，2010；Nix et al，2010），但这些病例来源于经过选择的患者。其他非选择的大队列报道显示，微创手术的术后并发症与开放手术持平甚至高于开放手术（Yuh et al，2012；Messer

and Parekh，2013；Raza et al，2013）。近年来，由于改善术后恢复的需要，体内新膀胱重建的概念重新焕发了生机（Goh et al，2012），但即使是对于有大量机器人手术经验的医师而言，这仍然是一项技术难度很高的手术。关于机器人辅助膀胱切除术和尿流改道术，在第 2 卷第 18 章和第 22 章中有详细介绍。

七、原位尿流改道的效果和并发症

（一）早期和晚期并发症

关于根治性膀胱切除术和分流术早期并发症的充分讨论超出此章的范围。根治性膀胱切除术和分流术的并发症较为常见，并且有很多较为严重并对生命有潜在威胁（Konety et al，2006；Quek et al，2006；Ali-El-Dein et al，2008；Shabsigh et al，2009；Hautmann et al，2010，2011）。**早期并发症包括出血、血栓性事件、感染、心血管和肺部并发症，它们与尿流改道无直接关联并在接受不同尿流改道手术的患者身上没有差异。根治性膀胱切除术后的胃肠道并发症也很常见，并且至少部分与肠吻合术有关，而肠吻合术对不同术式都是必要的。相似地，尿漏和输尿管并发症也可能出现在任一种术式。许多作者证明与回肠代膀胱术相比，可控尿流改道的并发症发生率、住院时间和再次手术率并不会增加**（Benson et al，1992；Gburek et al，1998；Parekh et al，2000a）。

由于缝合范围较广，原位膀胱的尿漏发生率可能比回肠代膀胱更高，但只要尿囊肿不形成，在适当引流和支架管支撑的情况下，这些情况通常能逐步缓解。如果患者有无法引流的尿漏，经皮引流管放置和（或）双侧肾造瘘相比开放手术修补是更优的选择。术后几周内采取再次手术修补难度很大，并且很可能发生肠瘘和瘘管形成而让情况变得更为复杂。根据我们的经验，大约 5% 的患者在术后早期需要某种类型的经皮引流或肾造瘘管放置来处理这些问题。

早期和晚期并发症都有可能受到先前接受过放射治疗、糖尿病和其他并发症等因素的影响。晚期并发症也可能受到肿瘤复发和辅助或挽救性系统放化疗的影响，并且这些因素可能很难与手术因素相区分。与尿流改道不直接相关的晚期并

发症包括肠梗阻、腹部疝、血栓形成事件和该年龄组患者常见的心血管问题。Hautmann 认为，大部分晚期并发症会随着时间推移发生率增加，Kaplan-Meier 曲线相比简单的百分比可以更好地描述它（Hautmann et al,2011）。腹股沟疝是非常常见的，可能部分与需要增加腹部压力以排空新膀胱有关。吸烟和年龄导致的较弱的筋膜强度无疑也会增加这种风险。

原位尿流改道术后与尿流改道直接相关的晚期并发症包括尿失禁、尿路感染、输入襻梗阻、尿道狭窄、上尿路结石和储尿囊结石、阴道瘘、储尿囊破裂等。除了尿失禁以外，这些并发症在原位尿流改道术后相比经皮可控尿流改道术后发生率更低，并且大多数情况下可以通过内镜手术来处理，很少需要开放手术解决（Rowland et al,1995；Hautmann et al,2011）。

尽管有症状的泌尿感染确实会发生，但无症状的细菌定植在新膀胱术后也很常见。当然除非患者是间歇性自我导尿，不然发生率相比经皮可控的尿流转道术还是低的（Suriano et al,2008）。Wood 和同事观察了 66 例接受原位回肠代替膀胱手术的患者，其中有 11 例（17%）进行间歇性自我导尿，尿培养阳性率为 39%（Wood et al,2003）。在最初的 90d 的术后期，有症状的泌尿道感染并不常见。Hautmann 和同事随访 923 例接受回肠新膀胱的患者，中位随访时间为 72 个月，术后出现有发热感染的累计风险仅为 5.7%。感染在术后第一年里最常见，并且在排空功能较差的人中发生率为 13.6%，而在排空功能较好的人当中，发生率仅为 3.4%（Steven and Poulsen,2000；Hautmann et al,2011）。在拔除支架管后的术后初期，针对尿细菌培养药敏应用特异性抗生素往往是有效的。然而，在这个初期之后，对于无症状性菌尿的治疗会导致细菌耐药性的发展。如果局部症状提示感染，应尽可能在该患者群中进行尿细菌培养。若患者在最初的几个月之后出现发热感染，应排除上尿路梗阻及储尿囊排空障碍可能。

一般来说，储尿囊在可控性尿流转道术后是罕见的，特别是在原位转道术后，因为其出口阻力通常较低。有先前放射治疗的患者其风险可能会增加。然而当它发生时，这是一种有生命威胁的并发症。我们已经看到至少两例未及时明确诊断的原位分流储尿囊破裂引起的患者死亡。穿孔患者通常有急性腹痛和腹张，常伴有脓毒症的表现。膀胱 CT 可用于诊断。一般来说，这些患者应通过开腹修补来治疗，虽然非手术治疗和经皮引流也有相关报道（Mansson et al,1997；Singh and Choon,2004；Hautmann et al,2013）。

输尿管狭窄的发生率与回肠代膀胱术基本相同，并受吻合类型的影响。应用直接端侧的 Leadbetter 或组合的 Wallace 吻合技术，同时应用细可吸收缝线间断缝合已被证明具有最低的狭窄风险，为 3%～6%（Pantuck et al,2000；Hautmann et al,2011）。抗反流阀的术后梗阻在 he-mi-Kock 储尿袋和 T 袋的腹膜外隧道输入襻中都可能会发生（Stein et al,1996,2004）。这些情况早期常无症状，患者可能会一直到发展为双侧肾积水，甚至肾功能衰竭才会发现。CT 或超声可以进行评估，但最终确诊需要通过逆行肾盂造影或顺行肾图。CT 诊断常会被不熟悉新膀胱解剖的放射科或泌尿外科医师误诊。抗反流段的狭窄可通过内镜切开来治疗。在某些情况下，寻找输入襻技术上是具有挑战性的，可能需要特殊的技巧来进行插管切开（Dunn et al,2007）。

由于使用手术钉缝合肠管，随着时间的推移，储尿囊结石在 Kock 新膀胱术后非常常见（Stei-net al,1996）。在 Studer 和 Hautmann 新膀胱术后很少有结石，因为它们完全由可吸收缝线缝合（Studer et al,2006；Hautmann et al,2011）。最近有几位作者主张使用金属 GIA 吻合器加速回肠新膀胱的构建。在一项 50 例患者的研究中，中位随访时间 20 个月，有 6% 的患者出现结石（Fontana et al,2004；Barbalat et al,2012）。可以预见的是，这种结石的发生率会随着时间的推移而增加，尽管它们可以在内镜下进行治疗，但这对患者来说既带来金钱上的损耗，又带来不便，并可能导致进一步的并发症（Suriano et al,2013）。

储尿囊-阴道瘘是女性一种很难修复的原位新膀胱术后独特并发症。已有的大宗报道提示其发生率为 5%～10%，如果术中一部分阴道前壁与膀胱一并切除，或患者接受过放疗，则发生风险增加（Ali-El-Dein et al,2008；Granberg et al,2008）。预防方法包括在肿瘤完整切除的情况下保留阴道的完整性,若阴道壁已打开则应密闭缝合,并将网膜组织置于阴道和新膀胱之间,固定到尿道吻合口两侧的阴道周围组织上(Stein and Skinner,2006)。在术后早期,任何怀疑阴道膀胱瘘的情况均应在拔除支架管前用膀胱造影评估。任何术后头几个月恢复期间的女性持续性失禁均应排除阴道瘘。如果有必要的话,可以行盆骨检查或亚甲蓝滴入新膀胱检查渗漏。

在手术最初几周之后,储尿囊-阴道瘘就不太可能单纯依靠局部引流或经皮肾造瘘自发愈合。修复可以通过经阴道进行,其成功率报道各有不同(Rapp et al,2004;Smith,2005;Ali-El-Dein et al,2008;Ali-El-Dein and Ashmallah,2013)。修复可能最终需要经腹探查才能完成,甚至最终转为经皮尿路转流手术。

(二)尿控

在评估各种类型膀胱切除术和原位新膀胱术的尿控结果时,必须考虑几个问题。尿失禁的发生率和严重程度可能受多种因素的影响,包括患者的年龄和性别、先前的治疗方法(例如放疗、前列腺手术)、手术方式和外科医师经验。此外,有关尿控的定义、收集尿控信息的方法(例如图表回顾、电话随访或匿名问卷调查),以及随访的时间和频率,在不同的研究中差异很大(Thuroff et al,1996;Hautmann et al,2013)。虽然目前的共识中研究功能性结果的理想工具是通过患者完成问卷调查,但目前所有可利用的工具都有明显的缺点。广泛使用的膀胱癌指数(BCI)被开发为适用于所有类型的尿流改道,它包括了漏尿的项目,但没有细化,没有具体的尿失禁的严重程度或是尿垫使用的情况(Gilbert et al,2007)。只有很少研究采用问卷调查来评估新膀胱患者术后尿控情况(Stein et al,2009;Jentzmik et al,2012;Ahmadi et al,2013)。总而言之,我们应该谨慎比较不同类型的原位尿流改道手术患者的尿控结果。我们已经在表 21-1 和表 21-2 总结了一系列大宗研究的结果。

原位新膀胱术后常见的恢复情况是前 6～12个月间尿控会逐渐改善,但夜间尿控恢复较慢,即使到术后 2 年有时也难以恢复。一般来说,原位新膀胱患者在日间可能会有更好的尿控。在对2238 例不同方式的原位新膀胱患者的汇总分析

中,平均仅 13% 的患者报告了白天尿失禁。日间尿失禁的危险因素包括患者的高龄(年龄大于 65岁)、结肠段的使用,以及缺乏神经保留技术。其他研究发现,女性子宫切除术史及糖尿病患者预示较差的尿控(Steers,2000;Kessler et al,2004;Anderson et al,2012;Ahmadi et al,2013)。

夜间尿失禁仍然是新膀胱术后最令人讨厌的并发症之一,其发生率为 7%～70%(Steers,2000)。多数报道称 50%～75% 的患者有良好的夜间尿控表现(详见表 21-1 和表 21-2)。原位重建术后夜间尿失禁的部分原因是在夜间缺乏神经反馈和括约肌逼尿肌反射,以及括约肌张力的减弱。最初由于肠黏膜分泌而脱水,随着时间的推移而减少,也有过量的尿液在夜间产生,无法浓缩尿液,逆转夜间正常的抗利尿作用(El Bahnasawy et al,2000)。老年患者的生理性夜间利尿与年龄增加有关。夜间尿漏的频率和数量也取决于患者苏醒排尿的频率。指示患者在睡前立即完全排空膀胱,并在必要时借助闹钟唤醒 2 到 3 次可能会减少夜间失禁。我们与其他研究者都观察到患者在术后 24 个月夜间失禁可明显改善,并且对大多数患者来说,夜间失禁并不是其生活质量最大的影响因素(Elmajian et al,1996;Granberg et al,2008)。

Kessler 和同事评估了 331 例男性膀胱切除术和回肠原位新膀胱术后尿失禁的各种影响因素。在多因素分析中,65 岁以下和应用保留神经的技术的患者达到日间尿控的恢复时间较短,最终成功率较高。老年男性和糖尿病患者的尿控恢复更慢(Kessler et al,2004)。目前没有随机临床试验评估神经保留技术的必要性,所有的回顾性研究均存选择性偏倚。

在女性中,保留子宫能显著影响新膀胱的功能。Anderson 和同事回顾分析了 49 例接受膀胱切除术和新膀胱术的妇女。在这些妇女中,31%既往已行子宫切除术,29% 术中行子宫切除术,40% 保留子宫。保留子宫的妇女白天尿控较好(Anderson et al,2012)。Ali-El-Dein 还报道了一小部分妇女进行子宫保留的膀胱切除术,取得了很好的短期效果(Ali-El-Dein et al,2013)。也有人建议用这种方法更好地保护性功能(Zippe et al,2005;Bhatt et al,2006)。

表 21-1　以男性为主或仅男性患者行原位尿流转道治疗的结果

作者	术式	患者数量	随访(月)	平均年龄(年)	死亡率(%)	并发症* 早期(%)	并发症* 晚期(%)	尿控 白天(%)	尿控 晚上(%)	IC (%)†	抗反流机制
Thuroff et al(1986)	Mainz,回盲部	61	46	NA	NA	5	18	95	86	13	黏膜下隧道
Mansson and Colleen(1990)	右结肠	67	70	61	3	4	29	NA	NA	37	Le Duc
Studer et al(1996)	Studer,回肠	200	30	64	2	NA	NA	90	80	0.5	单向蠕动
Cancrini et al(1996)	Studer,回肠	96	28	60	6	6	24	98	83	NA	单向蠕动
Barre et al(1996)	Camey II,回肠	110	32	62	1	NA	NA	93	74	1	Le Duc
Elmajian et al(1996)	Kock,回肠	295	42	66	1	7	12	87	86	8	Nipple 瓣
Kolettis et al(1996)	回盲部(LeBag)	38	14	61	0	8	8	91	80	3	Le Duc 和 Bricker
Hautmann et al(1999)	W,回肠	363	57	63	3	15	23	96	95	6	Le Duc
Steven and Poulsen(2000)	Kock,回肠	166	32	62	0	12	23	98	80	32	Nipple 瓣
Hollowell et al(2000)	W,回肠	50	20	62	2	10	20	93	86	4	单向蠕动"烟囱"
Abol-Enein and Ghoneim(2001)	浆膜层外壁,回肠	450	38	47	0.8	9	8	93	80	2	浆膜层外壁输尿管
Constantinides et al(2001)	回肠 S 囊	52	30	63	3.8	10	18	95	88	3.8	无
Stein et al(2004)	T袋,回肠	209	33	69	1.4	5	14	87	72	25	T输入侧
Laguna et al(2005)	乙状结肠	49	38	63	0	NA	5	89	10	0	黏膜下隧道
Ahmadi et al(2013)	回肠(Studer or T pouch)	179	54	70	NA	NA	NA	83†	47†	9.5†	T输入侧 54%

* 与尿流改道有关的并发症；不同的报告定义又不同

† 来自问卷的患者尿控结果

IC. 间歇性导管插入术至空新膀胱；NA. 不可从报告中得到

表 21-2 女性原位尿流转道治疗结果

作者	术式	患者数量	平均随访(月)	平均年龄(年)	死亡率(%)	并发症*		尿控		IC(%)	抗反流机制
						早期(%)	晚期(%)	白天(%)	晚上(%)		
Stenzl et al(2001)	回肠	102	26	59	0	5	12	82	72	12	无
Granberg et al(2008)	回肠(Studer)	59	29	62	0	22	5	90	57	35	无
Ali-El-Dein et al(2008)	回肠·浆膜层外壁隧道	192	51	54	2	16	35	92	72	16	浆膜层外壁输尿管
Stein et al(2009)	回肠(Studer or T pouch)	120 (尿控结果 n=56)	103	66	2.5	32	26	77†	66†	61† (39%取决于IC)	T囊45%
Jentzmik et al(2012)	回肠(Hautmann)	131	56	61	1.7	16	NA	82.4†	75.9†	58†	无
Anderson et al(2012)	NA	49	37	60	NA	NA	NA	57	45	31	NA

* 与尿流改道有关的并发症;不同的报告定义又不同

† 来自问卷的患者尿控结果

IC. 间歇性导管插入术至空新膀胱;NA. 不可从报告中得到

尿道敏感度降低已成为膀胱癌根治术及新膀胱术后尿失禁的一个潜在因素。有研究称,膜性尿道中有知觉或无知觉的尿漏通常会引起尿道反射或自发性收缩,并增加外部尿道的张力(Kessler et al,2007)。这一机制可能会影响一些患者的原位膀胱功能,这种反射也可能随着年龄的增长而减少,从而导致一部分新膀胱患者术后尿控逐渐变差(Hugonnet et al,1999;Madersbacher et al,2002)。在一定程度上,随着年龄的增加,这种尿控丧失的可能会被前列腺肥大、逼尿肌肥大和膀胱过度活动等问题所抵消,这些情况在老年患者中都是常见的。

Ahmadi 和同事最近报道了一组 263 例在接受膀胱切除术和新膀胱术后至少 12 个月(Studer/T 储尿袋)男性患者,患者之前未接受过放射治疗。他们通过邮寄问卷进行随访,问卷包括 BCI 与一些额外的问题,旨在阐明尿失禁的程度及类型、尿垫使用情况及尿漏情况。回复率为 68%,并且 179 例回复者中 139 例至少在一天中某一时间使用尿垫,其中一半患者不管白天和黑夜都使用。47% 的尿垫是在白天使用的,其中 1/3 使用小垫子或迷你尿垫,几乎一半的人发现垫子通常是干的或只是轻微潮湿。夜间使用率为 72%,多数使用中厚尿垫。高龄及糖尿病患者尿失禁较严重。BCI 的尿失禁程度和排尿功能评分与这些症状的烦扰程度没有很好的相关性(Ahmadi et al,2013)。Stein 和同事以前用同样的问卷调查了 56 例女性,他们发现 23% 的患者在白天和 34% 的患者在夜间有频繁的尿漏,61% 的患者每天至少需要一次导尿。与图表回顾相比,这些结果可以更准确地反映真实的患者体验。

原位新膀胱术后尿失禁的评估和治疗应等待至新膀胱充分扩张后。这可能需要术后 6 个月到 1 年的时间(Grossfeld et al,1996;Studer et al,2006;Granberg et al,2008)。以盆底肌为基础的生物反馈物理治疗可帮助某些患者达到术后早期尿控(Parekh et al,2003)。尿动力学检查可以判断新膀胱的功能,如测定压力波的情况等,特别是用来检测结肠新膀胱。如果显示最大尿道闭合力低或 Valsalva 呼吸时渗压低,可以考虑尿道注射填充剂,但这在我们的经验中效果有限。或者在男性中,可以考虑人工尿道括约肌或尿道吊带,这

可以提供更可靠的效果(Simma-Chiang et al,2012)。在女性中,虽然注射尿道填充剂提供了微创的方法和一些积极的结果(Tchetgen et al,2000),它还是仅适用于尿失禁症状轻的女性。其总成功率低于 50%,长期效果不佳(Wilson et al,2004)。一些新的不可吸收填充剂可能会改善效果。在女性中耻骨阴道悬吊术治疗失禁的效果可能比原位重建后使用填充剂更有效,然而,大多数患者随后仍需要进行间歇性导尿。重要的是,要注意在这些患者中应避免盲目地穿针或吊带材料进入骨盆,因为其穿过储尿袋或粘连在耻骨上的肠道的风险很高。使用耻骨下骨锚或耻骨前入路可提供最安全的手术选择(Quek et al,2004)。

(三)尿潴留

据报道,行原位重建术的患者 4%~25% 出现排尿障碍或尿潴留(通常也称为过度可控性),在女性患者中更常见(Steers,2000;Nagele et al,2006)。Stein 等的回顾性调查表明,209 例使用原位 T 型储尿囊的患者中,至少有 25% 需要间歇性导尿(20% 的男性和 43% 的女性)(Stein et al,2004)。此外,其中一项使用匿名问卷的研究表明,58 例女性中有 61% 偶尔需要自我导尿,而 39% 的患者需要常规自我导尿才能排空尿液(Stein et al,2009)。在来自同一研究机构的 179 名男性患者的随访研究中,9.5% 有时使用自我导尿,而只有 1 例患者不能在没有导尿的情况下排尿(Ahmadi et al,2013)。虽然这些类型的研究被认为比回顾性调查更能准确地反映患者的情况,但他们确实存在问卷调查固有的反应偏倚。

尿不完全排空的患者可能有急性尿潴留,但更常见的是泌尿系感染或新发的溢出性尿失禁。这可能在患者常规随访时因可触及的耻骨上包块或影像学检查中储尿囊扩张或新发的肾盂积水而发现。尿潴留的发生发展往往更早开始而发现较迟,所以报道的发病率很大程度上受到随访间隔时间的影响。原位膀胱患者尿潴留的危险因素包括所用肠管过长(>60cm 的回肠)和行保留前列腺或保留神经的手术方式(Steers,2000;Steven and Poulsen,2000;Stein et al,2004;Ji et al,2010)。一些作者认为,由于新膀胱的折叠,新膀胱尿道吻合的位置可能造成男性的尿潴留(Thurairaja and Studer,2008),但我们的经验表

明,在回肠新膀胱中使用缝合线末端进行尿道吻合术时,尿潴留的发生率也较低(Stein et al,2004;Ahmadi et al,2013)。**实际上新膀胱-尿道吻合口狭窄的病例很少见**,在一项来自 Ulm 的关于 923 例患者为期 72 个月的随访研究中,仅有 11 例患者(1.2%)在没有肿瘤复发的情况下出现这种狭窄。而更多的是另外 8 例患者发生了远端尿道狭窄(Hautmann et al,2011)。

对于发生尿潴留的患者应进行直肠或阴道检查,以及膀胱镜检查,排除尿道吻合口狭窄或肿瘤复发。尿潴留最好的治疗方式是自我间歇导尿(Steers,2000)。对于发生尿潴留患者而言,药物干预似乎不是改善这种排尿功能障碍的有效措施,而生物反馈训练对于盆底肌肉松弛的患者可能有所帮助。一些作者认为,在这类患者中有许多是因为存在黏膜瓣而引起梗阻,他们进行内镜下切开治疗也许能达到良好的效果(Thurairaja and Studer,2008)。而另一些作者并不认为这是造成这类尿潴留的常见原因(Simon et al,2006)。在随访的前几年里,应该告知患者充分排空尿液的重要性,以及需要在排尿期间有意识地放松外括约肌和增加腹内 Valsalva 压力。

相当一部分原位膀胱术患者术后发生腹壁或切口疝。在来自 Ulm 的一系列研究中,Kaplan-Meier 分析估计发生腹壁或切口疝的风险在 5 年时为 4%,10 年为 6%(Hautmannn et al,2011)。在前瞻性随访的患者中,3 年时即高达 13%(Skinner,未发表的数据)。这些筋膜缺陷将导致腹内压力不能有效地增加,从而影响新膀胱的排空,应该找出这些疝并行手术修补。

在女性中,储尿囊后脱垂可能导致迟发的尿潴留,而大网膜瓣后方支持和骶骨阴道固定术已被提倡(Ali-El-Dein et al,2002;Stenzl and Höltl,2003;Lee et al,2004;Stein and Skinner,2004)。Ali-El-Dein 及其同事认真研究了进行膀胱根治术及原位膀胱替代术的女性术后发生慢性尿潴留的可能原因。共有 136 例女性接受了标准的膀胱根治术及原位膀胱替代术,其中 100 例进行了为期平均 36 个月的随访。总的来说,95% 的患者白天可控制排尿,86% 夜间排尿可控,2% 的患者排尿完全失禁,16% 发生慢性潴留。影像尿流动力学显示,尿潴留是机械性原因导致的;储尿囊在宽

敞的盆腔内后倾,导致储尿囊后部与尿道连接处形成锐角。此外多数病例中可观察到储尿囊壁通过脱垂的阴道残端膨出。盆底肌电描记法发现排尿时盆底呈静止状态,提示尿潴留与神经性原因无关。作者指出,在膀胱切除术中将大网膜包裹于储尿囊后方,将直肠壁浆膜缝合于阴道残端,通过圆韧带残端悬吊阴道残端,于储尿囊近顶部将其悬吊于直肠后壁肌层,将有助于减少慢性尿潴留的发生(Ali-El-Dein et al,2002)。我们经常进行将阴道顶端悬吊于骶骨的骶骨阴道固定术,但单纯依靠这种做法不能消除尿潴留,而保留子宫及其韧带支撑结构可以显著降低女性术后尿潴留的风险,应当在可行时予以考虑(Anderson et al,2012;Ali-El-Dein et al,2013)。

> **要点:排尿控制及尿潴留**
>
> - 大多数患者日间排尿可控性在 3～6 个月内逐渐改善,并且最终在男性和女性患者都可达到 80%～90%。
> - 持续性夜间尿失禁很常见,发生于 20%～50% 的患者中。术后 12 个月以后,夜间尿失禁可能继续改善。
> - 影响尿流控制率的因素包括年龄、肠段的选择,以及保留神经技术的应用。
> - 行原位重建术的患者中有 4%～10% 的男性和 20%～60% 的女性存在排空障碍或尿潴留。

(四)原位尿流改道患者的随访

对于原位尿流改道患者的理想随访方案尚无一致意见。影像学检查包括静脉尿路造影(目前很少采用)、CT 尿路成像、磁共振成像和超声检查。美国的医师倾向于更多地依赖放射学检查,而欧洲的医师往往更多依赖超声评估。无论影像学检查类型如何,随访方案可分为三个时间段。

(1)早期评估(前 4 个月):确定由于手术技术的局限性或远端输尿管血供不佳所引起的早期输尿管吻合口狭窄。

(2)中期(4 个月至 3 年):主要关注于癌症是否复发,最好通过 CT 或其他横断面成像来进行检查,这也可以评估上尿路和储尿囊是否有结石

或梗阻。随访的频率可以根据膀胱切除术时的病理结果和随后复发的风险进行调整。

（3）长期随访（3年以上）：检测尿道或上尿路中可能出现的结石、迟发的上尿路梗阻和尿路上皮癌。

我们目前的随访方案如框图21-1所示，其他未提及的之前已有描述（Thurairaja and Studer,2008;

框图21-1 膀胱癌患者膀胱切除术及原位尿流改道术后建议随访方案

第一年每4个月一次，然后每6个月一次至3年，以后每年1次

检查项目包括：盆腔和直肠检查，血清生化学检测，全血细胞计数

仅限年度随访

尿脱落细胞学

尿道冲洗液脱落细胞学（如病理示原位癌）维生素 B_{12} 水平

前列腺特异性抗原（如病理示前列腺癌）

基于病理学结果的影像学检查

pT3期或N+或更高：每次随访时行腹盆部增强CT、胸部CT或胸片检查

pT2期或更低：在4个月和12个月行CT和胸片检查，然后每年一次至5年，之后每2年一次（3年后可以用超声检查取而代之）

要点：原位膀胱术后的并发症及随访方案

- 与回肠膀胱术相比，膀胱切除术和原位尿流改道的早期发病率和死亡率没有增加。
- 对于无正常排尿的尿漏，必要时使用经皮引流管和双侧肾造瘘管应对最佳。应避免早期开放手术干预。
- 大部分与新膀胱有关的泌尿系统并发症可以使用内镜技术进行处理。
- 由于上尿路梗阻和结石可能不表现出临床症状，患者需要定期随访影像学检查以明确。
- 随访应包括直肠和盆腔的检查及尿细胞学检查，以明确是否存在尿道肿瘤复发，男性患者中约有10%发生尿道肿瘤复发，而女性则少见。

Yafi et al,2012）。对于男性患者，尤其是那些原发病理结果为 CIS 的患者，我们通常进行直肠指检、尿脱落细胞学检查，以及选择性进行尿道冲洗液脱落细胞学检查，这确实需要一位有经验的细胞学家熟练地评估具有新膀胱患者的尿液样本。由于 CT 检测尿道肿瘤复发不敏感，女性则应进行双合诊和尿脱落细胞学检查。任何新发的尿潴留、排尿方式改变或血尿的患者，均应进行膀胱镜检查。

（五）原位尿流改道后患者的生存质量

在过去的二十几年中，人们越来越关注各种尿流改道后的生存质量和效果。发展新的、与健康相关的生存质量测定表，对此很有帮助。健康相关生存质量可定义为由患者评估健康状态及治疗对生活相关方面的影响。生存质量对于尿流改道方式的选择越来越重要，对膀胱切除后下尿路重建的患者后续的治疗产生巨大影响。

最初在20世纪80年代，便有研究者首创了关于膀胱切除术后不同尿流改道方式的患者生活质量的比较评估。研究表明，总的来说，患者对自己尿流改道的方式感到满意，并且在社会，生理和心理方面适应良好。Boyd 及其同事将接受回肠膀胱术和可控性尿流改道皮肤造口的患者进行比较，回肠膀胱术患者对尿流改道方式的期望最低，并且术后自身形象也最差，性欲及所有形式的身体接触（性的和非性的接触）也减少更多（Boyd et al,1987）。Mansson 及其同事证明了所有患者生活的大多数方面均受到尿流改道的影响。虽然可控性尿流改道皮肤造口的患者与不可控性膀胱术患者相比相关并发症较少，但两种尿流改道方式均有一系列社会、性、心理及情感方面的问题。（Mansson et al,1988）。该团队还表明了在获取结果方面，收集生活质量数据方式的重要性（Mansson et al,2004）。

Hobisch 及其同事使用标准化和制度化的问卷调查来比较69例接受原位膀胱患者和33例接受回肠膀胱患者。可控性尿流改道的患者更可能向朋友推荐该手术方式，他们更倾向于形容自己感受到"完全安全"（74.6%:33.3%），并且更可能感觉"完全没有残疾"（92.8%:66.7%）。然而，回肠膀胱患者差异年龄较大，更可能是女性和未婚，

并且不太可能工作（Hobisch et al,2000）。所有这些因素都会影响生活质量。

　　Bjerre 及其同事比较了接受原位新膀胱（38例）的患者和回肠膀胱术（29例）的患者的健康相关生存质量。尽管膀胱替代组患者发生白天及夜间漏尿的情况较多，但漏尿对回肠膀胱术患者的影响更严重，他们对漏尿带来的困扰给出了更高的评分。回肠膀胱术组患者的身体外观也不如膀胱替代组（Bjerre et al,1995）。

　　Hart 及其同事报道了 221 位患者（25 例回肠膀胱术患者，93 例 Kock 膀胱术皮肤造口患者和103 例原位新膀胱患者），他们完成了 4 份调查问卷，包括情绪状态、性生活模式的转变、自身形象不满意程度以及生存质量的调查问卷。该研究调查了情绪压抑、生存质量、性、自身形象不满意、尿流改道的问题，以及社会、身体、功能性活动等方面存在的问题。无论尿流改道方式如何，大多数患者认为整体生存质量较好，较少有不良情绪，社会、身体及功能性活动方面的问题也较少，而与尿流改道及性功能相关的问题最为常见。**控制年龄因素后，尿流改道各组之间，生存质量的各个方面均无显著性差异**（Hart et al,1999）。

　　Weijerman 及其同事调查了进行原位或非原位可控性尿流改道患者的生存质量。该研究生存质量评估揭示原位替代仅略有优势。重要的是，两种类型的尿流改道生存质量评估均较好（Weijerman et al,1998）。McGuire 及其同事在一项研究中采用了有效调查来评估局灶性膀胱癌膀胱切除术后患者不同尿流改道方式对整体生存质量的影响。该研究共评估了 92 例患者，其中 38 例为原位新膀胱，16 例为 Indiana 膀胱，38 例为回肠膀胱。三组的平均生理评分分别为 48.4、48.4 和41.4 分；平均心理评分分别为 51、55.7 和 48.2分。除了回肠膀胱组的心理评分外，这些结果与另一项研究以及已发布的基于年龄和性别的人群标准均无统计学差异（McGuire et al,2000）。类似的，Autorino 使用一项经过验证的工具，36 条简明健康调查表（SF-36），来评估整体生活质量，并发现在大多数项目上，膀胱切除术患者的评分比一般意大利人群差，但在接受原位新膀胱和接受回肠膀胱的患者之间没有差异（Autorino et al,2009）。

　　已经做了许多努力来开发一种新的对于肌层浸润性膀胱癌患者更为适用的工具。这样的经过验证的问卷包括癌症治疗-膀胱功能评估（FACT-BL），欧洲癌症研究和治疗组织用于肌层浸润性膀胱癌患者的 30 项生活质量问卷（EORTC QLQ-BLM30）、BCI 及 Vanderbilt 膀胱切除指数（FACT-VCI）（Cookson et al,2003;Gilbert et al,2007）。每种方法都有其优点和缺点，特别是在应用于特定的一组患者时。Large 及其同事使用 FACT-VCI 比较了 45 例接受 Indiana 膀胱的女性和 47 例接受原位新膀胱的女性，发现两组之间在各项生活质量评估中没有显著差异（Large et al,2010）。Gilbert 及其同事对 BCI 进行了验证和使用，由于接受原位新膀胱患者较接受回肠膀胱患者有更高的尿漏及尿滴沥的发生率，在因此而受到较大影响的指标上，接受原位新膀胱患者的评分相对较差（在这项测量中，接受回肠膀胱患者的评分优于未治疗的具有天然膀胱的膀胱癌患者）（Gilbert et al,2007）。

　　评价并比较进行不同尿流改道患者生存质量的研究，大多数被指责存在方法学上的问题而对结论产生影响（Gerharz et al,2005;Porter et al,2005;Gerharz,2007）。**对当前关于生活质量的文献的批判性分析表明，没有足够的证据可以断定对于接受可控性尿流改道的患者而言，其生活质量有明显的优势。**Porter 和 Penson 进行了系统评价以确定膀胱根治术后不同尿流改道方法之间患者的健康相关生存质量是否存在差异。378 篇原始论文中，仅 15 项研究符合所有的标准。所有研究均不是随机性研究，仅有一项是前瞻性研究。**常见的局限包括未经验证的健康相关生存质量测定量表，仅使用总体健康相关生存质量测定量表，缺乏基线数据、横断面分析和回顾性研究设计。**作者发现，目前发表的文献并不足以说明任何一种尿流改道方法在健康相关生存质量方面优于另一种方法（Porter and Penson,2005）。Gerharz 得出了类似的结论（Gerharz et al,2005;Gerharz,2007）。显然，为了更好地理解和评估接受各种方式的尿流改道的患者的生存质量问题，未来该领域的研究必须进行前瞻性数据搜集、长期随访，并采用得到验证的疾病特异性的健康相关生存质量测定量表。对于目前所有的量表而言,不同尿流改道方式的功能性结果和生存质量仍然很难评估,制作一种单一量表以便在不同尿流改道方式之间进行详细比较是极其困难的。

总之,没有明确的数据显示接受原位膀胱重建的患者的整体生活质量有优势,大多数患者将不得不面对尿流改道对他们提出的任何具体挑战。尽管如此,当面临该选择时,大多数患者会选择原位尿流改道,因为它似乎是最自然的并且避免了永久性造口,并且这种选择可能会鼓励患者更容易地接受膀胱癌的治疗。但是,患者必须理解尿失禁的风险及可能需要自我导尿的现实。

要点:尿流改道术后的存活质量

- 评价并比较进行不同尿流改道患者生存质量的研究大多数被指责存在方法学上的问题而对结论产生影响。
- 目前发表的文献不足以说明任何一种尿流改道方法在健康相关生存质量方面优于另一种方法。

有关本章视频,请访问 www. expertconsult. com.

参考文献

完整的参考文献列表通过 www. expertconsult. com 在线获取。

推荐阅读

Ahmadi H, Skinner EC, Simma-Chiang V, et al. Urinary functional outcome following radical cystoprostatectomy and ileal neobladder reconstruction in male patients. J Urol 2013;189(5):1782-8.

Anderson CB, Cookson MS, Chang SS, et al. Voiding function in women with orthotopic neobladder urinary diversion. J Urol 2012;188(1):200-4.

Ashley MS, Daneshmand S. Factors infl uencing the choice of urinary diversionin patients undergoing radical cystectomy. BJU Int 2010;106(5):654-7.

Boorjian SA, Kim SP, Weight CJ, et al. Risk factors and outcomes of urethral recurrence following radical cystectomy. Eur Urol 2011;60(6):1266-72.

Eisenberg MS, Dorin RP, Bartsch G, et al. Early complica-tions of cystectomy after high dose pelvic radiation. J Urol 2010;184(6):2264-9.

Gerharz EW, Mansson A, Hunt S, et al. Quality of life af-ter cystectomy and urinary diversion:an evidence based analysis. J Urol 2005;174:1729-36.

Goh AC, Gill IS, Lee DJ, et al. Robotic intracorporeal or-thotopic neobladder: replicating open surgical princi-ples. Eur Urol 2012;62(5):891-901.

Granberg CF, Boorjian SA, Crispen PL, et al. Functional and oncological outcomes after orthotopic neobladder reconstruction in women. BJU Int 2008;102:1551-5.

Hautmann RE, Abol−Enein H, Davidsson T, et al. Inter-national Consultation on Urologic Disease-European As-sociation of Urology Consultation on Bladder Cancer 2012. Eur Urol 2013;63(1):67-80.

Hautmann RE, Abol−Enein H, Hafez K, et al. World Health Organization(WHO) Consensus Conference on Bladder Cancer: urinary diversion. Urology 2007; 69 (1Suppl.):17-49.

Hautmann RE, de Petriconi RC, Volkmer BG. 25years of experience with 1000neobladders:long−term complica-tions. J Urol 2011;185:2207-12.

Jentzmik F, Schrader AJ, de Petriconi R, et al. The ileal neobladder in female patients with bladder cancer: long−term clinical, functional, and oncological out-come. World J Urol 2012;30(6):733-9.

Porter MP, Penson DF. Health related quality of life after radical cystectomy and urinary diversion for bladder cancer:a systematic review and critical analysis of the literature. J Urol 2005;173:1318.

Porter MP, Wei JT, Penson DF. Quality of life issues in bladder cancer patients following cystectomy and urina-ry diversion. Urol Clin North Am 2005;32(2):207-16.

Skinner EC. Choosing the right urinary diversion:patient's choice or surgeon's inclination? Urol Oncol 2011;29: 473-5.

Steers WD. Voiding dysfunction in the orthotopic neoblad-der. World J Urol 2000;18:330.

Stein JP, Cote RJ, Freeman JA, et al. Indications for lower urinary tract reconstruction in women after cystectomy for bladder cancer:a pathological review of female cys-tectomy specimens. J Urol 1995;154:1329.

Stein JP, Lieskovsky G, Ginsberg DA, et al. The T pouch: an orthotopic ileal neobladder incorporating a serosal lined ileal antirefl ux technique. J Urol 1998b; 159:1836.

Studer UE，Burckard FC，Schumacher M，et al. Twenty years'experience with an ileal orthotopic low pressure bladder substitute—lessons to be learned. J Urol 2006；176：161-6.

Yuh BE，Nazmy M，Ruel NH，et al. Standardized analysis of frequency and severity of complications after robot—assisted radical cystectomy. Eur Urol 2012；62（5）：806-13.

（姜　帅　**编译**　郭剑明　**审校**）

第22章 微创尿流改道

Khurshid A. Guru, MD

传统腹腔镜尿流改道术始于 1992 年,其运用受到手术时间长、器械可操作性有限,以及学习曲线陡峭等因素限制。这些因素导致的后果就是杂交技术的应运而生(传统腹腔镜下切除膀胱并行淋巴结清扫,而尿流改道采取改良的开放术式)。

机器人辅助腹腔镜技术应用于盆腔泌尿外科肿瘤手术出现于 21 世纪前 10 年,就在那时机器人辅助根治性膀胱切除术及盆腔淋巴结清扫的技术被建立,其早期的瘤控是安全有效的。我们认为,机器人技术在根治性膀胱切除的几项优势包括疼痛减轻、失血量减少和早期肠道功能恢复,这些都有助于患者快速恢复到术前的生活质量。尽管切口更小,有利于肿瘤切除,但患者的恢复主要依赖于肠道功能的恢复。国际机器人膀胱切除术联盟数据库录有超过 1700 例膀胱切除术数据——11 个国家 33 个医学中心的 58 名医师构成了该联合体的质量保证。根据该联合体 2013 年发布的数据,大约 18% 机器人根治性膀胱切除术采用了体内尿流改道。体内尿流改道最常用的术式是回肠膀胱术和改良的 Studer 新膀胱术。

> **要点:简介**
> - 学习曲线陡峭、手术时间长、器械可操作性的限制阻碍了传统腹腔镜下微创尿流改道术的进展。
> - 机器人辅助技术的优势可能包括了疼痛减轻、失血量减少、早期肠道功能恢复。
> - 大约 18% 的机器人辅助根治性膀胱切除术完成了完全体内尿流改道。

一、病患选择

微创手术的一个禁忌证是肺顺应性下降导致不能耐受过度头低足高位,尤其是在体内尿流改道需要较长手术时间的情况下。短肠综合征、数种炎症性肠道疾病,以及放疗带来的改变,是术中使用回肠的禁忌证。原位新膀胱术的绝对和相对禁忌证与开放手术类似。绝对禁忌证包括肿瘤累及前列腺部尿道远端、肾功能不全(血清肌酐值>

2mg/dl),以及肝功能异常。

二、术前准备

术前 12h 进流质饮食是术前准备的标准;然而,术前 6h 内进普食是被允许的。肠道准备配合口服抗生素的方法已经不再使用。肠道准备容易导致电解质失衡,尤其在高龄患者,少数体内尿流改道打开肠道情况下,肠道内的液体会溢出,这种情况令人烦恼且易成为感染源。数项研究证明,术前口服药物肠道准备并无优势;间歇性下肢气压保护和保护袜被推荐使用。为了显著减少心血管并发症(≤5%),术前和最多术后 4 周内,按体重计算的低分子肝素被推荐用于抗凝。广谱抗生素更应该在手术开始前 1h 内静脉使用。

> **要点:病患选择和术前准备**
> - 肺顺应性下降是微创手术的禁忌证。
> - 原位新膀胱术的绝对禁忌证同开放手术。
> - 应避免术前肠道准备。
> - 抗凝药物可以明显减少心血管并发症(≤5%)。
> - 静脉广谱抗生素更应在手术开始 1h 内使用。

三、患者体位和 trocar 位置

全麻诱导完成后,置入胃管和导尿管。患者取截石位,双上肢外展并包充气垫。同样的,双下肢外展并低垂于支具上。患者摆放过度头足脚高位后,以气腹针或切开法建立气腹。运用 6 孔法,镜头置入后,另 5 孔在直视下建立于镜头孔更头端的位置。这样的 trocar 摆放方法是为了在尿流改道利用小肠时,和沿着腹主动脉行扩大淋巴结清扫时,更为便利。在以 6 孔法手术时,通常镜头孔置于脐孔上方(中线或稍偏左)。两个机械臂 trocar 对称分布,位于左右两侧腹直肌鞘外侧,平脐或略低。行新膀胱术时,第 3 孔(右侧辅助孔)和第 4 孔(左侧,12～15mm)分别位于左右髂前上棘内上方。通过第 3 孔和第 4 孔,可以完成机

械臂的切换和新膀胱肠道获取后的钉合。在镜头孔和第 3 孔之间还会置入一个 5mm trocar(新膀胱术为 12mm)。在耻骨上区会额外置入一个短的 12mm trocar,用于行回肠膀胱时的肠道再吻合。这个 trocar 可以帮助肠道再吻合时肠管的排列,并能延长或转换成 Pfannenstiel 切口用于男性患者获取标本。

在根治性膀胱切除时使用 0°镜。偶尔,在女性较深的骨盆内行扩大淋巴结清扫和血管蒂分离时,30°镜比较便利。在切除膀胱和周围脏器时使用"空间技术"尤其重要;将手术步骤分解利于教学并使术者集中精力。手术分离可以分为尿道前区、盆腔外侧区、直肠前区和耻骨后区 4 个区域。扩大淋巴结清扫会来到腹主动脉分叉处,这有助于在尿流改道时将左侧输尿管跨越来到右侧。在膀胱和邻近脏器及淋巴结被放到标本袋内并转移到盆腔后,注意力就要集中到尿流改道上。在着手开始尿流改道前,取出机械臂,患者改为平卧位或头高位 10～15°,为了利于尿道-新膀胱的吻合。表 22-1 和表 22-2 分别概括了机器人体内尿流改道术的步骤和器械。

> **要点:患者体位和 trocar 位置**
> - 体内尿流改道采用 6 孔法。
> - 所有 trocar 尽量靠头端以利于肠道的操作。
> - 行新膀胱术时,可选择置入一个 15mm trocar 作为辅助孔或置入其他机械臂。
> - 体内尿流改道采用 0°镜。
> - "空间技术"被采用,其将手术分解为不同的步骤以利于教学和集中精力。
> - 体内新膀胱建立前,机械臂要撤离,体位恢复平卧以利于尿道-新膀胱吻合。

四、回肠膀胱的建立

(一)左侧输尿管移位及肠段的选择

左输尿管从乙状结肠后方及大血管前方横跨至右侧。反复识别输尿管很重要,这样才能根据其管径决定其单独或一起再植。如果左输尿管较短,乙状结肠需要用第四臂拉开;偶尔 30°镜可以

帮助识别并游离左输尿管近端。识别一段 12cm 长的回肠（距回盲瓣 15～20cm）。回盲瓣末端必须留有合适长度的肠段以避免回肠膀胱获取和移位后引起的扭转。

表 22-1　体内回肠膀胱术步骤及器械

手术步骤	镜头	右侧机械臂	右侧床旁助手	左侧机械臂	第四机械臂	缝合线	备注
选择肠段、放置荷包缝线	0°或30°	无创 Cadiere 钳	置入带有荷包缝线的 Keith 针	无创 Cadiere 钳	眼镜蛇抓钳	60 英寸 1-0 丝线（带 Keith 针）	体外用血管钳夹住荷包缝线
游离肠段，建立回肠通道	0°	无创 Cadiere 钳	置入钉合器	无创 Cadiere 钳	眼镜蛇抓钳		60mm 腔内胃肠吻合器（紫色）
尿道回肠吻合	0°	剪刀持针器		持针器	眼镜蛇抓钳、电钩	5 英寸 4-0 RB-1 薇乔线（J304）	5 英寸 3-0 铬制肠线固定支架
重建肠道	0°或30°↓	抓钳持针器	通过耻骨上 trocar 置入钉合器	眼镜蛇抓钳	眼镜蛇抓钳	减张丝线	耻骨上 trocar 置入 60mm 腔内胃肠吻合器

表 22-2　体内新肠膀胱术步骤及器械

手术步骤	镜头	右侧机械臂	右侧床旁助手	左侧机械臂	第四机械臂	缝合线	备注
新膀胱-尿道吻合	0°	剪刀持针器	置入导尿管、按压会阴	持针器	大抓钳	4-0（快翎）、3-0 RB-1 单乔线（爱惜康）	2 根 Ligaloop 线固定细引流管
游离肠段	0°	无创 Cadiere 钳	置入钉合器	无创 Cadiere 钳	大抓钳		60mm 腔内钉合器（Echelon）腔内胃肠吻合器（爱惜康）
肠管去管化，新膀胱成型	0°	剪刀	操作腹腔镜剪刀和持针器	无创 Cadiere 钳	大抓钳	3-0 和 2-0 V-LOC（科惠）	24F 胸引管（帮助暴露对系膜缘）
输尿管-新膀胱吻合	0°或30°↓	剪刀持针器	操作腹腔镜剪刀和持针器	持针器	大抓钳	4-0 薇乔 4-0 V-LOC 4-0 快翎 3-0Biosyn	2 根 40cm 长单 J 管
新膀胱闭合	0°	持针器	操作腹腔镜剪刀和持针器	持针器	大抓钳	3-0 V-LOC	导尿管、槽式引流管

（二）荷包缝线

从下腹部的腹壁导入 1 根带有 Keith 针 60 英寸长的 1-0 丝线并穿过肠段（将来用于造口的那段）远端，然后从同样位置把针穿出腹壁（图 22-1）。荷包缝线用外科器械夹在一起；2 根荷包缝线不打结以利于在建立回肠膀胱时移动肠段。通过荷包缝线可以操控肠段来适应 trocar 位置固定带来的限制，并且可以移动回肠膀胱的不同部位到手术区域。荷包缝线尤其适合于腹部、骨盆或实际操作空间有限的患者；荷包缝线也可以置入

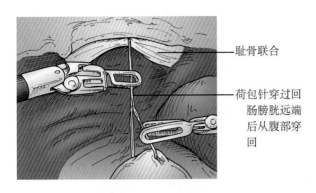

图 22-1 荷包针牵拉回肠膀胱远端并于体外钳夹

- 耻骨联合
- 荷包针穿过回肠膀胱远端后从腹部穿回

盆腔以使其利于机械臂关节的动作。

(三)肠段游离并建立回肠膀胱

第四臂用于反向牵拉肠段的近端(远端受荷包线牵拉);同时电刀切开肠系膜。重点是肠段正确的牵拉方向以避免回肠膀胱的系膜狭窄(会导致肠系膜血供受限)。另一种方法是用血管钉合器穿过肠系膜,这样速度快一些。在形成两个系膜窗后(图 22-2),一个 45mm 的腔内胃肠吻合器被用于离断所选肠段的近端和远端(图 22-3)。两个切端用 0 号丝线缝在一起避免吻合时异常旋转。此时不进行肠段的再吻合。依我们的经验,回肠膀胱的冲洗应被抛弃,这并不会引起感染,也能避免支架操作和输尿管-回肠膀胱吻合时液体的溢出。

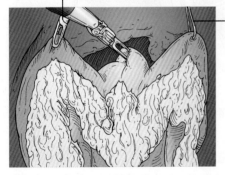

- 第四臂固定并牵拉肠管以辨识血管
- 带荷包线的远端(造口端)

图 22-2 带系膜窗的肠段和荷包线

(四)输尿管回肠膀胱吻合

用剪刀或电刀在回肠膀胱近端开 2 个口(图 22-4)。放下荷包线,输尿管被轻轻牵拉至回肠膀胱近端并吻合在这 2 个口上。看见清亮尿液流出后,将输尿管稍近端纵向切开以利

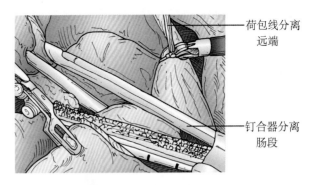

图 22-3 腔内钉合器分离回肠膀胱近端(注意远端为荷包线操控)

- 荷包线分离远端
- 钉合器分离肠段

于吻合口变大。用第四臂牵拉输尿管切端,将输尿管稍近端纵向切开(图 22-5)。我们倾向于先吻合左输尿管。吻合通常用 Bricker 法或 Wallace 法。Bricker 法是双侧输尿管分别做反流式端-侧吻合;Wallace 法则将双侧输尿管远端 Y 形缝合后再一起植入回肠膀胱近端。在做输尿管回肠膀胱吻合时要注意几个要点。吻合口不能做在回肠膀胱最近端,窍门是先缝回肠膀胱开口(由外至内),再缝输尿管的切开口(由内至外);回肠膀胱端的缝线必须垂直于回肠膀胱的钉合线,这有助于输尿管排列和避免输尿管回缩;第一针为之后的吻合制定了方向。之后可以沿着第一针做两侧的间断缝合,当置入支架管后,大约 5cm 长的 4-0 薇乔双头缝针可以用于沿两侧缝合输尿管的纵向切口(图 22-6)。吻合完后壁,置入输尿管支架管。将金属的腹腔镜吸引器通过右侧的 15mm 助手孔置入回肠膀胱远端。将吸引器轻轻推入回肠膀胱并超越输尿管-回肠膀胱吻合口。金属吸引器头靠机械臂持针器持住以使支架管通过而不会损伤吻合口(图 22-7)。这个操作可以帮助 8.5Fr、90cm 长的单 J 管在导丝引导下进入肾盂。导丝要留在支架管内直到支架管被 3-0 铬制肠线缝住,以避免支架管意外脱落。只有支架管被缝住以后才能抽出导丝,这是因为机械臂缺乏力反馈而不能感知支架管的位置。远端输尿管必须切除送病理切片。此时输尿管-回肠膀胱吻合完成了。输尿管支架管远端(体外部分)从 15mm trocar 拉出引流。支架管体外部分不要用夹在手术巾上,这

样可以避免回肠膀胱在体内操作时支架管意外滑脱。左输尿管吻合完成后,牵引荷包线将回肠膀胱翻向另一侧,以同样方式吻合右输尿管。

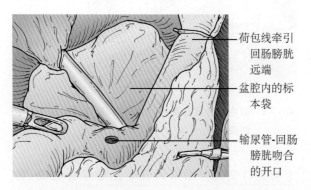

图 22-4 回肠膀胱游离后近端开口进行左输尿管吻合

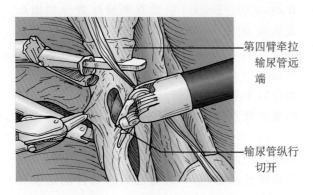

图 22-5 第四臂牵拉左输尿管远端,剪刀纵行切开输尿管(注意放低荷包线使回肠膀胱远离视野)

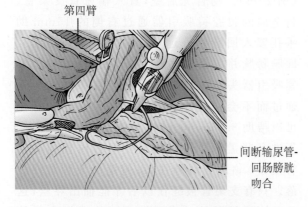

图 22-6 连续缝合做输尿管-回肠膀胱吻合

(五)肠道重建

小肠的 2 个切端用缝线控制。我们倾向于 2 个输尿管吻合口完成后再重建肠道,这有利于回

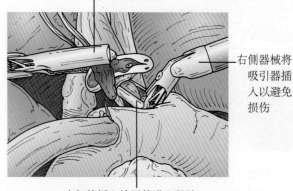

图 22-7 机械臂将金属吸引器头插入输尿管以导引单 J 管穿过吻合口

肠膀胱的操作及操作者以无张力和无扭曲进行肠道吻合。此时在耻骨上置入 1 个新的 trocar 来恢复肠道连续性。通过这个耻骨上的 12mm 短 trocar 置入 1 个 60mm 腔内胃肠吻合器,当 2 个肠段沿对系膜缘排列后进行侧-侧吻合(图 22-8)。右侧辅助孔置入的胃肠吻合器对 2 个肠段进行钉合(图 22-9)。对系膜缘进行加固缝合以减张力,系膜窗以 3-0 丝线关闭。

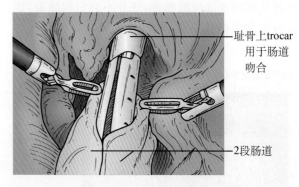

图 22-8 附加 1 个 12mm 短 trocar 进行肠道侧-侧吻合

(六)造口前准备

机械臂撤离但机器人泊位不变。术者洗手,通过十字形切开前鞘来做一个造口,将回肠膀胱牵出体外后 4 针固定。4 针筋膜固定后,再次置入机械臂。检查盆腔是否存在出血,通过耻骨上 trocar 抽出标本袋牵引线。通过造口直视下置入血管钳取出荷包线并游离输尿管支架末端。通过右侧辅助孔置入槽式引流管,机械臂撤离后机器人离位。最后,回

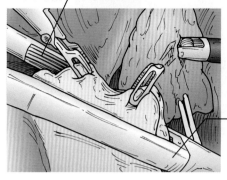

2个机械臂夹持肠管到位

右侧辅助孔对肠管进行横向钉合

图 22-9 肠道吻合通过右侧辅助孔横向关闭

肠膀胱被轻轻拖出造口,降低气腹压力后确定回肠膀胱的正确方向。

要点:回肠膀胱的建立

- 为避免回肠膀胱在拖出体外再定位后发生扭曲,回盲瓣近端必须留有合适长度的肠管。
- 荷包线不要打结以利于回肠膀胱形成过程中可以自由移动肠管。
- 回肠膀胱冲洗既不影响感染,还会导致液体溢出,所以被弃用。
- 由于缺乏力反馈不能识别支架管,所以只有在输尿管支架管标记线缝合好以后才能抽出导丝。
- 输尿管支架管体外部分不要钳夹以避免意外滑脱。

五、改良 Studer 新膀胱的建立

轻轻牵拉小肠评估是否能无张力吻合到尿道残端上。各种新膀胱的明显不同之处在于 Karolinska 团队提倡的早期尿道-新膀胱吻合。另一种方法是用第四臂将小肠要做吻合口的部位,当新膀胱后壁缝合好之后再行尿道-新膀胱吻合。

(一)新膀胱-尿道吻合

回肠足够游离来完成无张力的新膀胱-尿道吻合。用剪刀在回肠对系膜缘无张力处最可靠处做一开口。吻合用 4-0 快翎线行连续单结缝合(图 22-10)。也有人建议不要用 V-Loc 线做吻合口,因为大而锐利的倒齿会损伤新膀胱。在肠道难以靠近尿道时,可以用 2 根订制的引流皮条绕在小肠周围(新膀胱尿道端)将其固定到位。用硅胶导尿识别尿道残端,此法同机器人根治性前列腺切除术时尿道膀胱吻合。

当回肠难以接近尿道时有多种方法。头低位,引流皮条轻轻牵拉,切开并松解肠系膜上方的腹膜,钉合肠系膜近端(注意避免损伤游离肠段血供),还有就是沿着回盲瓣区域解剖回肠。

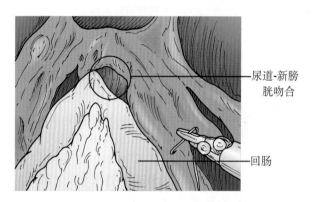

尿道-新膀胱吻合

回肠

图 22-10 体内新膀胱术第一步:无张力回肠尿道吻合

(二)肠道游离

按 Studer 原则,原位新膀胱被裁剪成 40cm 的新膀胱主体,另外 10～15cm 用作输入襻。用 60mm 的钉合器取下肠段。助手可以通过 15mm 的 trocar 置入钉合器助于排列肠管。回肠于尿道-回肠吻合处近端 40cm 处被钉取。小肠连续性也用钉合器恢复。然而,手工缝合的吻合口据报道也是安全可行的。钉合器完成的吻合是侧-侧吻合。

(三)肠道去管化

用冷剪刀沿着对系膜缘将取下回肠的远端 40cm 去管化,或者在肠管内插入 24Fr 胸引管以辨识对系膜缘处。留下近端同向蠕动的 10cm 输入襻来吻合输尿管。

(四)改良 Studer 新膀胱

用可吸收线(2-0 或 3-0 V-Loc)关闭 Studer 新膀胱后壁。可用 0°或 30°镜完成此步骤(图 22-11)。后壁缝合好以后,储尿囊前壁的远端一半也

用相同方式缝合。储尿囊前壁不完全缝合，直到最后才将其关闭。美国癌症协会提倡在此时将储尿囊进行90°逆时针旋转。

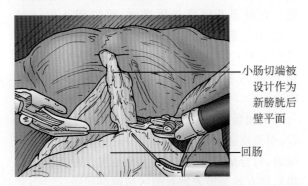

图 22-11　新膀胱后壁成形

右侧标注：
小肠切端被设计作为新膀胱后壁平面
回肠

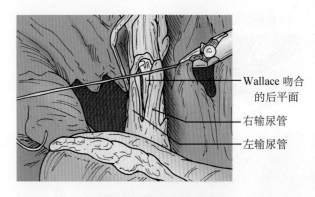

图 22-12　两条输尿管合并

右侧标注：
Wallace 吻合的后平面
右输尿管
左输尿管

(五)输尿管-新膀胱吻合

用 4-0 薇乔或 3-0 Biosyn 将输尿管和输入襻进行 Bricker 吻合。通过在乙状结肠系膜下方建立的隧道将左输尿管引入右侧。如进行 Wallace 吻合，将 2 条输尿管末段纵行切开并在输尿管后壁将其合并，然后用 4-0 薇乔或快翎线将 Wallace 板吻合到 Studer 储尿囊上（图 22-12）。在关闭输尿管前将 2 根单 J 管置入（图 22-13）。单 J 管是通过输入襻进入输尿管的。单 J 管可以从耻骨上中线处拉出，或用双 J 管取代留置体内。

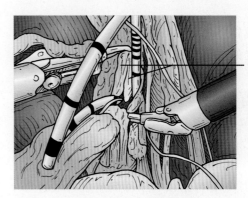

图 22-13　Wallace 吻合法

右侧标注：
2条输尿管以Wallace法排列吻合于Studer新膀胱近端

要点：改良 Studer 新膀胱的建立

- 各种新膀胱最大的区别在于是否先行尿道-回肠吻合。
- 用 2 根引流皮条绕着小肠可以将新膀胱拉至尿道附近。
- 把回肠拉近尿道的方法包括：
  - 取头高足低位；
  - 引流皮条牵拉回肠；
  - 切开并松解肠系膜表面腹膜；
  - 钉合肠系膜近端；
  - 沿回盲瓣区域分解回肠。
- 助手从 15mm trocar 置入钉合器帮助排列肠管。
- 最后关闭储尿囊前壁。

(六)新膀胱关闭

储尿囊剩余部分关闭后完成新膀胱。导尿管气囊注入 10ml 水，检查新膀胱是否渗漏。在远离吻合口的部位留置槽式引流管。

六、术后护理

老年患者，要注意液体平衡和避免过度水化。荟萃分析表明，术后继续留置胃管并无益处，推荐要用盆腔引流管；我们既用盆腔引流，也用导尿管引流（回肠膀胱术后第 1 天拔除）。合适的盆腔引流和输尿管支架管的运用，尤其在吻合时，被证明有助于减少代谢性酸中毒的发生，这可能是因为引流后再吸收的减少。通常在出院时引流管会被拔除。如用单 J 管作为支架管，术后 1 周拔除；如用双 J 管，则在术后 3～4 周用膀胱镜下取出。如新膀胱造影证实无尿漏，导尿管术后 3～4 周可以拔除。推荐每 8 小时进行一次膀胱灌洗，以免黏液堵塞导尿管。

> **要点：术后护理**
> - 老年患者要注意体液平衡，避免过度水化以控制并发症。
> - 盆腔引流管和输尿管支架管，有利于肠功能恢复及减少代谢性酸中毒。
> - 推荐每 8 小时进行一次新膀胱灌洗，以免黏液堵塞导尿管。

七、结果

体内尿流改道通过减少切口牵引和较小切口来尝试最小化肠道操作并减少疼痛。2003 年首先有了机器人辅助体内尿流改道的报道。几个因素有利于体内尿流改道术的开展。首先，机器人根治性膀胱切除术及扩大盆腔淋巴结清扫取得了同开放手术一样的肿瘤学效果。其次，对机器人手术平台的了解提高了主刀医师的技术，这些都有助于外科医师最合理化运用该项技术。同传统腹腔镜手术相比，机械臂的灵活性使医师在缝合和重建时花费更少精力。这一部分将提及各种影响体内尿流改道被接受度的关键因素，如手术时间、学习曲线、住院天数、并发症、功能性结果和体外体内尿流改道的比较。

八、手术技巧

体内尿流改道的一个重要缺陷是手术时间过长。早期的报道显示，这一术式需要 450min，考虑到患者年龄及并发症的关系，这显然是不能接受的。最近的报道显示，总手术时间已经缩短了（几乎同开放手术接近），技术也得到了标准化。中转开放手术很罕见，只有 2 个病例报道，这同手术技巧有关（表 22-3）。在报道过的最大一个系列中，有 100 例机器人辅助的体内回肠膀胱术，其总体平均手术时间是 352min，预期失血量为 300ml，并且没有中转病例。在另一项有着 36 例体内新膀胱术和 9 例回肠膀胱术的报道中，Jonsson 及其同事报道的中位手术时间是回肠膀胱术 460min、新膀胱术 480min，没有中转，这是颇能为人所接受的。Pruthi 和同事在其早期报道中（3 例新膀胱术、9 例回肠膀胱术）有着不错的平均 318min 手术时间。他们这个团队报道的手术时间更短，可能是因为他们采用 U 形新膀胱术，以及术中使用了可吸收钉合器来塑性新膀胱。Rehman 及其同事在他们的 9 例回肠膀胱术报道的平均手术时间是 346min，其中 1 例术后发生医源性回肠膀胱的坏死，这可能是由于早期体内尿流

表 22-3　机器人辅助体内尿流改道术手术参数比较

研究系列（年）	病例数	改道方式	总手术时间（分钟）	改道时间（分钟）	中转开放数	手术困难/并发症
Goh et al(2012)	15	回肠膀胱 7 新膀胱 8	450	未报道	0	0
Azzouni et al(2013)	100	回肠膀胱	352	123	0	0
Canda et al(2012)	25	回肠膀胱 2 新膀胱 23	624	未报道	1	无法吻合
Pruthi et al(2010)	12	回肠膀胱 9 新膀胱 3	318	180	0	0
Tyritzis et al(2013)	70	新膀胱	420	未报道	4	2 例心肺衰竭；2 例技术难题：手术时间长、无法吻合
Ahmed et al(2014)	167	回肠膀胱 106 新膀胱 61	414	未报道	未报道	未报道

改道经验不足,当然最后该患者得到了妥善处理。在开展该术式早期,关键问题是在保证肠管的方向,当尿流改道已经完成,trocar撤离,造口回缩就再无法挽救了。Goh及其同事在他们早期的7例回肠膀胱术报道的中位手术时间是450min,这与其他团队早期体内尿流改道的数据一致。

九、学习曲线

Collins和他的同事在评估了体内尿流改道的学习曲线后发现,只要连续完成10例手术后,总手术时间和中转开放率会下降10%～30%。当手术医师经验丰富后早期并发症比率会从70%降至30%($P<0.05$),晚期并发症会从50%降至0($P=0.011$)。手术指导对减少手术时间有效,并且可以帮助在早期开展该术式时降低中转率,而中转率和住院天数是正相关的。

十、住院天数

在北加州大学的报道之前,文献并未显示住院天数缩短的证据,而北加州大学平均住院天数只有4.5天。在国际机器人膀胱切除术联盟对照研究中,体内尿流改道的中位住院天数要略长(9d:8d,$P=0.086$)。

十一、并发症

由于患者同时行根治性膀胱切除术和盆腔淋巴结清扫,所以并不是所有的并发症同尿流改道相关,根治性膀胱切除术和盆腔淋巴结清扫本身也可能导致一些并发症。减少肠道操作、降低无感丢失和减少麻醉药用量可能对减少并发症有益。据文献报道(仅采纳10例以上报道),早期(30d以内)和晚期(90d以内)总体的并发症比率分别最多为73%和81%(表22-4)。观察到的严重并发症最多为37%,其中败血症是最常见的。30d内再手术率高达17%,再入院率为22%～60%。

十二、功能性结果

同新膀胱术密切相关的功能性结果是尿控和性功能的恢复。Canda及其同事评估了23例体内Studer新膀胱术后的患者,他们发现,61%的患者完全恢复了尿控,22%存在轻微的日间尿失禁。勃起功能是以IIEF问卷进行评估的,由于术后失访和性欲下降的原因,大部分问卷未能收回。Goh及其同事在术后3个月随访中发现6例患者均完全恢复了日间尿控,只有1例患者需要改行皮

表22-4　机器人辅助体内尿流改道术临床结果比较

作者(年)	改道方式(例)	并发症发生率(%)		最常见并发症	严重并发症比率(%)	再手术率(30d内)	再入院率(90d内)	死亡率(90d内)
		30d	90d					
Azzouni et al(2013)	回肠膀胱(100)	未报道	81	感染	19	0	16	1
Goh et al(2012)	回肠膀胱(7)/新膀胱(8)	73	13	感染	13	0	60	0
Pruthi et al(2010)	回肠膀胱(9)/新膀胱(3)	42	17	—	8	17	17	0
Canda et al(2012)	回肠膀胱(2)/新膀胱(25)	52	28	感染	28	0	24	8
Tyritzis et al(2013)	新膀胱(70)	48	51	感染	37	4.5	未报道	1.4
Ahmed et al(2014)	回肠膀胱(106)/新膀胱(61)	35	41	感染	18	8	12	1.6

下储尿囊。Tyritzis 及其同事报道 74％男性和 67％女性恢复尿控（不用或仅用 1 块尿布垫）。81％保留神经的患者术后 1 年时在或不在药物帮助下能够勃起。67％的女性患者术后能够恢复性生活。

要点：结果

- 手术时间过长限制了体内尿流改道的运用。
- 手术的关键是在手术结束时要保持肠道的方向正确，因为 trocar 撤离、造口完成后就无法纠正了。
- 手术指导有助于在开展该术式早期减少总体手术时间和中转开放率。
- 体内尿流改道最常见的并发症是败血症。
- 体内尿流改道最重要的功能性结果是尿控及性功能的恢复。
- 体内尿流改道引起的再入院、输血和胃肠道相关并发症是明显低的。
- 体内尿流改道再手术较高。

十三、体内尿流改道和体外尿流改道的比较

国际机器人膀胱切除术联盟研究对比了 935 例尿流改道患者的结果，其中体内尿流改道 18％（167 例，包括 106 例回肠膀胱和 61 例新膀胱）。18 个单位中只有 8 家开展了尿流改道，这 8 家中的 55％每年机器人辅助体内尿流改道术不足 100 例。手术时间是接近的，这说明都是有经验的术者在做这类高级的重建手术。35％体内尿流改道和 43％体外尿流改道的患者在 30d 内出现了并发症。再入院率在 30d 内为 5％：15％（$P \leqslant 0.001$），在 90d 内为 12％：19％（$P \leqslant 0.011$），体内尿流改道较低。体内尿流改道输血率明显较低（7％：16％，$P = 0.022$）。体内尿流改道胃肠道相关并发症也较低（10％：23％，$P \leqslant 0.001$），这说明减少肠道操作和肠道开放性暴露能减少并发症并有利于早期恢复。体内尿流改道组 90d 的死亡率低于体外尿流改道组（1.6％：4.9％，$P \leqslant$

0.043），这可以用患者选择和医师经验丰富后才开展体内尿流改道术来解释。体内尿流改道再手术率较高（8％：6％，$P \leqslant 0.421$）。

十四、未来展望

自从机器人根治性膀胱切除术及淋巴结清扫被认为是安全的术式，尿流改道被全世界广泛应用。传统腹腔镜下盆腔脏器重建的最大技术挑战是缝合及在狭小空间内操作。三维视野的深度和机械臂的灵活性有助于体内缝合，这使体内尿流改道既安全可行，又耗时少。对照研究对安全性和功能性评估是合适的；对照研究的结果也得到了标准登记结果的补充。体内尿流改道在泌尿外科的地位不仅取决于手术时间，还依赖于并发症减少和生活质量的更快速恢复。这些参数需要适当评估，并需要在同标准的开放性尿路改道的比较中逐渐提升。

参考文献

完整的参考文献列表通过 www.expertconsult.com 在线获取。

推荐阅读

Ahmed K，Khan SA，Hayn MH，et al. Analysis of intracorporeal compared with extracorporeal urinary diversion after robot-assisted radical cystectomy：results from the International Robotic Cystectomy Consortium. Eur Urol 2014；65：340-7.

Azzouni FS，Din R，Rehman S，et al. The first 100consecutive，robot-assisted，intracorporeal ileal conduits：evolution of technique and 90-day outcomes. Eur Urol 2013；63：637-43.

Johar RS，Hayn MH，Stegemann AP，et al. Complications after robot-assisted radical cystectomy：results from the International Robotic Cystectomy Consortium. Eur Urol 2013；64：52-7.

Tyritzis SI，Hosseini A，Collins J，et al. Oncologic，functional，and complications outcomes of robot-assisted radical cystectomy with totally intracorporeal neobladder diversion. Eur Urol 2013；64：734-41.

（王晓晶　何　威　**编译**　徐丹枫　**审校**）

第五篇

感染及炎症

第23章　尿路感染

AnthonyJ. Schaeffer, MD, Richard S. Matulewicz, MS, MD, and David James Klumpp, PhD

尿路感染(UTIs)很常见,在不同的性别和年龄中均可发病,其临床表现和结局变化很大。尿路感染是一种常见的致病因素,并可导致较高的死亡率。虽然正常情况下尿路是无菌的,但肠道来源的细菌常可逆行导致尿路感染。当细菌毒力增强或宿主防御机制功能下降,细菌可通过接种、定植导致尿路感染的发生。大部分的尿路感染问题可通过细致的诊断和治疗来解决。深入了解尿路感染的发病机制及宿主、细菌在发病中的角色,能够提高鉴别高危患者的能力,避免出现后遗症或将其可能性降至最低。尿路感染的临床表现形式多样,从无症状的细菌膀胱定植到细菌感染相关的尿频、尿急等膀胱刺激症状,以及上尿路感染伴随的发热、寒战、腰痛,甚至菌血症相关的脓毒症、死亡等严重不良后果。新的抗生素能够在尿液和组织中达到较高的药物浓度,可以口服且无肾毒性,其已显著减少了因严重感染而住院的需求。同时,短程疗法及预防性抗生素的使用已经

减少了女性复发性膀胱炎的发病率及治疗费用。虽然绝大多数尿路感染患者能够在治疗后迅速改善病情并治愈,但是早期诊断并治疗那些复杂性尿路感染的高危患者仍是泌尿外科医师所面临的挑战。

一、定义

尿路感染是指尿路上皮对细菌入侵的炎症反应,常伴有菌尿和脓尿。菌尿是指正常无菌的尿液中发现细菌的存在,菌尿被认为是尿路有细菌定殖或感染的确切证据。尽管一般情况下这种观点是正确的,但通过对动物(Hultgren et al,1985;Mulvey et al,1998)和人类(Elliott et al,1985)的研究显示,在无菌尿的情况下细菌也可以存在于尿路上皮中,此外,在收集无菌尿液标本时细菌污染也可导致出现菌尿。

收集尿液标本时,耻骨上穿刺、导尿及自行排

尿的可靠性是依次递减的,其对应导致尿液标本污染的可能性也依次升高。"有意义菌尿"具有其临床含义,通常用来描述通过耻骨上穿刺、导尿或自行排尿采集的尿液标本中细菌数量分别超过尿液途经皮肤、尿道、包皮或尿道口所污染的细菌数量。因此,有意义菌尿表示存在尿路感染。

菌尿可分为有症状性菌尿和无症状菌尿。在通过人群研究检测菌尿时,对比无症状菌尿,筛查性菌尿(screening bacteriuria)是一个更为精准和描述性术语,尤其是无症状菌尿在临床上用来描述个体患者是否存在临床症状。

脓尿指尿液中存在白细胞,通常提示尿路感染和(或)尿路上皮对细菌、结石或其他异物所产生的炎症反应。无脓尿的菌尿常表示尿路中有细菌的定植但尚未形成感染。无细菌检出的脓尿常需注意评估是否存在结核、结石或肿瘤。

在临床上,通常根据感染所来源的解剖部位为其命名。膀胱炎是表现为排尿困难、尿频、尿急并偶伴有耻骨上区疼痛的一种临床综合征。虽然这些症状通常代表着细菌性膀胱炎,但也可能是尿道及阴道感染,或与一些非感染性疾病相关,比如间质性膀胱炎、膀胱肿瘤或结石。相反,膀胱感染甚至上尿路感染也可不表现出任何临床症状。

急性肾盂肾炎是表现为寒战、发热、腰痛并伴有菌尿和脓尿的一种临床综合征。上述症候群是肾急性细菌性感染的特异性表现。若无腰痛,则不建议使用急性肾盂肾炎这个诊断。急性肾盂肾炎可能并不伴有常规临床方法所能检测出的形态学或功能上的改变;因此,对于自身不适部位无法明确定位的脊髓损伤或老年患者,急性肾盂肾炎的诊断可能非常困难。

慢性肾盂肾炎表现为萎缩、瘢痕肾,并可通过形态学、放射学或肾功能检查来协助诊断。慢性肾盂肾炎可能是感染后的一种表现,但常不与尿路感染相关。肾的细菌感染可导致肾盏上方的肾皮质形成局灶性的粗糙瘢痕,并且几乎都伴有一些肾盏的变形(图23-1),这些肾盏形态的改变可通过放射影像学或对肾的肉眼观检测出来。少见的是,感染引起的肾瘢痕形成可能导致萎缩性肾盂肾炎或肾皮质的广泛变薄,在影像学上表现为肾变小,与梗阻后肾萎缩较为相似(图23-2)。

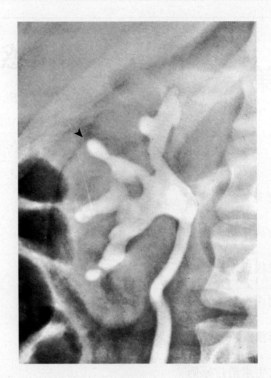

图23-1   排泄性尿路造影照片显示一个在2个月至2岁期间有反复发热病史的18岁女孩的右肾点状粗糙的瘢痕影。膀胱X线照片显示此患者在2岁时左肾萎缩并且伴随明显的左肾反流和轻微的右肾反流。排泄性尿路造影照片显示其在6岁时左肾严重萎缩。在6-15岁期间她从未感染。15岁时发生了严重的再感染并终止预防性治疗。18岁时其血压正常,血清肌酐水平达到0.9mg/dl。在21岁时,停止了预防性治疗达18个月,并未出现感染或阴道前庭肠杆菌定植。所有肾盏变得圆钝,有一个肾盏由于皮质萎缩而伸展至包膜(箭头所示)

尿路感染也可根据尿路的解剖或功能状态,以及宿主的健康状况来描述。

单纯性尿路感染是指发生在尿路结构和功能正常的健康患者的尿路感染。这类患者多数为女性,表现为孤立性或复发性的细菌性膀胱炎或急性肾盂肾炎,病原菌通常对并不昂贵的口服抗生素敏感,并常可通过短程疗法根除。

复杂性尿路感染与许多因素相关,这些因素增加细菌感染的机会,并降低治疗效果(框图23-1)。如尿路常有结构或功能上的异常,宿主抵抗力下降和(或)细菌毒力增强或出现耐药。这类患者大多数是男性。

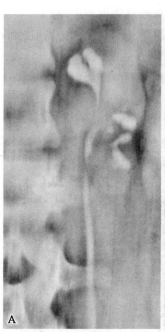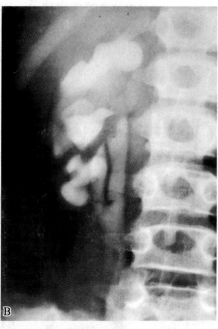

图 23-2　A. 排泄性尿路造影照片显示与图 23-1 同一患者的左肾,严重的肾盂肾炎性肾萎缩,由于婴儿期发热性泌尿系感染所致。在婴儿期,由于逆行感染进入肾的不同区域,使得皮质产生不规则的瘢痕。注意所有的肾盏是如何扩展至不规则肾皮质表面。B. 肾盂肾炎性肾萎缩,同时提示梗阻后肾萎缩,此图显示一例 20 岁女性脊柱裂、神经源性膀胱及在儿童早期多次发热和细菌感染的患者。萎缩的肾皮质提示了细菌逆行至所有肾单位。此类型的萎缩与 A 图相比是比较罕见的,并且具有明显的梗阻伴反复感染的特点

框图 23-1　表现为复杂性尿路感染的相关因素
尿路功能或解剖结构异常
男性
妊娠
老年患者
糖尿病
免疫抑制
儿童期尿路感染
近期使用抗生素
留置导尿管
经尿路行器械操作
医院获得性感染
症状超过 7d

　　From Schaeffer AJ. Urinary tract infections. In:Gillenwater JY,Grayhack JT,Howards SS,et al,editors. Adult and pediatric urology. Philadelphia:Lippincott Williams & Wilkins;2002. p. 212.

　　降低肾浓缩功能的肾病及导致膀胱排空能力下降的神经病变都是临床上常见的功能障碍。

　　解剖异常的例子包括结石或增大的前列腺引起的梗阻,或因肾盏憩室或膀胱憩室引发的先天性或获得性残余尿。复杂性尿路感染常由暴露多种抗菌药物产生耐药的细菌引起。

　　除了慢性肾盂肾炎及细菌性前列腺炎,"慢性"一词在描述尿路感染时应避免使用,因为很多感染的病程是不确定的。

　　尿路感染也可以通过与其他尿路感染的关系来定义:

　　初发或孤立性感染是指以前从未有过尿路感染或很久以前曾有过尿路感染的个体发生的感染。

　　未愈的感染:是指抗生素治疗无效的感染,常见病因为耐药细菌所致的感染。

　　复发性感染:指以前的感染已经治愈而再次发生的感染。其根据情况并分为两个类型:①再感染是指来自外界的细菌再次侵入尿路引发新的感染。②细菌的持续存在是指来源于尿路病灶(例如感染性结石或前列腺)的同一种细菌再次引起的复发性的尿路感染,通常也可称为复发。这些定义需要经过严格的临床和细菌学评估,而且

它们会影响到对患者感染类型及范围的评价和治疗,因此比较重要。

预防性抗生素治疗:是指应用抗生素预防尿路再感染的发生。只有在预防性治疗之前,尿路的细菌已经被完全清除,使用"预防性抗生素治疗"这个定义才是正确的。外科中预防性抗生素治疗是指外科操作前和操作后的一个有限的时间段内使用抗生素来预防局部的和全身的感染。

抑制性抗生素治疗:是指抑制不能被根除的病灶中持续存在的细菌。对于伴有定植细菌的结石及大肠埃希菌所致细菌性前列腺炎患者,在夜间给予低剂量抗生素通常可以抑制尿液中细菌的生长。抑制性抗生素治疗对于防止高危患者急性症状的发生也是有作用的,例如感染性鹿角形结石患者,抗生素可以减少尿液中的细菌数量,但往往并不能将其完全清除。

社区或门诊的尿路感染:是指在非住院期间或不在医疗机构发生的感染。这些感染通常是由普通肠道细菌(例如肠杆菌科细菌或粪肠球菌)导致的,这些细菌对大多数抗生素敏感。

院内或医疗机构相关的尿路感染:是指那些发生在住院期间或医疗机构内的感染,通常由假单胞菌属和其他的耐药菌属引起。

要点:定义

- 尿路感染发生在细菌毒力增强和(或)宿主的抵抗力下降时。
- 短程抗生素治疗对绝大多数尿路感染患者都能迅速起效。
- 早期确诊和治疗复杂性尿路感染对于预防后遗症或死亡的发生是十分必要的。

二、发病率和流行病学

尿路感染被认为是最常见的细菌感染。每年有超过 700 万人因尿路感染就诊,尿路感染导致每年超过 100 万人必须为此就诊或因病情加重而就诊,同时也导致每年 100 万的急诊患者,并有10 万人因此需要住院接受治疗(Patton et al,1991;Hootn and Stamm,1997;Foxman,2002)。

在总的就诊患者中,有 1.2% 的女性和 0.6% 的男性患者是因尿路感染而就诊(Schappert,1997)。

女性菌尿的总患病率估计为 3.5%,而且通常随年龄增加呈线性增高趋势(Evans et al,1978)。通过筛查显示大约 1% 的在校女生(年龄5－14 岁)存在菌尿(Kunin et al,1962),至青年期这一比例升高到约 4%,随后每 10 年增长 1%～2%(图 23-3)。截至 24 岁时,有接近 30% 的女性患过有症状的尿路感染,并需要接受抗生素治疗,而有半数的女性在她们的一生中有患尿路感染的经历。年轻女性菌尿的发生率是男性的 30 多倍。然而,随着年龄的增长,这一比例也逐渐降低。65 岁以上人群中,至少有 20% 的女性和 10% 的男性患有菌尿(Boscia and Kaye,1987;Juthani-Mehta,2007)。

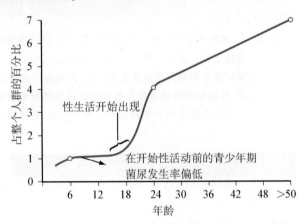

图 23-3　**女性患者在不同的年龄阶段菌尿患病率**(From Stamey TA. The prevention of recurrent urinary infections. New York: Science and Medicine; 1973.)

入住医疗或福利机构及并发其他疾病,都会增加菌尿的发病率(Sourander,1966)。在一项针对 68 岁以上人群的研究中,Boscia 和 Kaye 等(1987)发现,居住疗养院的功能障碍者有 24% 存在菌尿,而正常居家的人群中只有 12% 存在菌尿(Boscia et al,1986)。每年 200 万的院内感染中约 38% 为尿路感染(Sedor and Mulholland,1999;Lo et al,2008)。尿管相关的尿路感染是最常见的院内感染类型,超过 80% 的院内获得性尿路感染都是继发于留置导尿管(Sedor and Mulholl,1999;Foxman,2002)。妊娠、脊髓损伤、糖尿病、多发性硬化,以及人免疫缺陷病毒(HIV)感染、获得性免疫缺陷综合征(AIDS),也可导致尿路感染发病率升高。

仅在美国,每年社区获得性尿路感染就造成约 16 亿美元的财政损失(Foxman,2002);而院内获得性尿路感染造成的财政损失估计在 5.15 亿～5.48 亿美元(Jarvis,1996)。尿管相关尿路感染的人均治疗费用 589～758 美元(Tambyah et al,2002;Anderson et al,2007)。而对于住院需要重症特殊护理的患者,尿管相关尿路感染的平均治疗费用大概 2000 美元(Chen et al,2009)。

由于绝大多数菌尿一经诊断即开始治疗,所以我们对于未经治疗的女性菌尿自然病程知之甚少,但是仍有少数应用安慰剂作为对照的临床研究。这些研究发现 57%～80% 的未接受治疗或服用安慰剂的女性菌尿患者可以自愈(Mabeck,1972;Guttmann,1973)。Mabeck(1972)发现,安慰剂组 53 例女性菌尿患者中有 8 名患者因出现症状而需要抗生素治疗,但是剩余的 45 例患者中有 32 例患者在一个月内未经治疗而菌尿自愈,而且 5 个月内这 45 例患者中有 43 例患者自愈,仅有 2 例患者仍能检出菌尿。

一旦患者发生尿路感染,那么以后就很可能再次发生感染。许多成人在儿童时期就曾患过尿路感染,这就突出了遗传因素在尿路感染中的重要性(Gillenwater et al,1979)。上述 45 例未经治疗而自愈的女性尿路感染患者中有 20 例(46%)一年内再次发生感染(Mabeck,1972)。

对菌尿复发的女性患者在治疗后进行随访,发现大约 1/6(37/219)的患者复发,复发率很高(平均 2.6 次/年),而其余的女性患者的复发率仅为 0.32 次/年(Mabeck,1972)。在一项前瞻性研究中也观察到这样的差异,研究发现 60 例初发的有症状尿路感染的女性患者中,在观察期的前 18 个月中仅有 28.6% 的患者感染复发,而曾有过尿路感染史的 106 例女性患者复发率则为 82.5%(Harrison et al,1974)。其他研究者也发现,以前感染发生的次数越多,感染复发的可能性就越高,而初次感染和第二次感染的间隔时间越长,感染复发的可能性就越低(Mabeck,1972)。在这些复发的感染中,有 71%～73% 是由不同致病菌引起

的,而不是同种细菌引起的复发(Mabeck,1972;Guttmann,1973)。

感染频发的女性患者接受抗生素治疗后每月尿路感染发生率为 0.13～0.25 次(每年为 1.6～3.1)(Mabeck,1972;Guttmann,1973;Kraft and Stamey,1977;Vosti,2002)。

在一项针对 235 例女性患者(共确诊的感染次数超过 1000 次)历时 1～20 年的长期前瞻性研究中发现约半数患者存在感染集中期,每个集中期内发生 2～12 次感染。感染治愈后的康复期间隔时间平均大约为 1 年。大多数再感染发生于 2 周后(Harrison et al,1974)至 5 个月内(Mabeck,1972),而且多数发生在这时间段的早期(Kraft and Stamey,1977;Vosti,2002)(图 23-4)。再感染的发生率与膀胱功能障碍、慢性肾盂肾炎的影像学改变,以及膀胱输尿管反流无关(Guttmann,1973)。再感染的发生时间间隔并不平均。Stanford 系列研究以 23 例感染频繁复发的女性为研究对象,其中无症状者每月做一次尿培养,而有膀胱炎症状者立即做尿培养,平均时间为 3 年。34% 的患者感染后有至少 6 个月的无感染期(平均 12.8 个月),而且 23 例患者中有 22 例有这样的间隔期。但是,即使有这样长的间隔期也还是会发生再感染(Fraft and Samey,1977),这就突出了遗传因素在女性尿路感染发病机制中的重要性(Schaeffer et al,1981)。

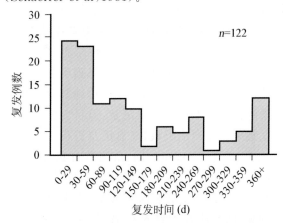

图 23-4　**尿路感染复发时间(以 30 天为以单位时间间隔)**(From Kraft JK, Stamey TA. The natural history of symptomatic recurrent bacteriuria in women. Medicine 1977;56:55-60.)

对 Stanford 研究数据（Kraft and Stamey，1977）中关于尿路感染复发易感性高的女性进行分析，以缓解期超过 6 个月对患者进行分类，结果发现 69% 的患者在 6 个月内仅有一次感染，而其余的患者在接下来的 6 个月中仅有 33% 的感染缓解率，这说明 6 个月内有 2 次或 2 次以上感染的患者在此后 6 个月时间内不发生感染的概率只有 33%。因此，在第二次或任何随后的感染后开始预防性应用抗生素，将有大约 2/3 女性患者受益。

无论患者不接受治疗，还是接受短期治疗、长期治疗或预防性抗生素治疗，他们再次发生菌尿的概率仍然是相同的。预防性应用抗生素治疗虽然可减少再感染，但是并不能从根本上改变感染复发的易感性。Asscher 等（1973）在 3～5 年的随访中，发现接受呋喃妥因 7d 疗程治疗的患者中 17 例（34%）发生再次感染，而安慰剂组 13 例（29%）发生再感染。Mabeck（1972）发现 12 个月内未经治疗的患者复发率为 46%（20/43），而接受治疗的患者复发率为 40%。这两个研究都说明尿路感染无论是应用抗生素治疗还是任其自愈，感染复发的概率仍然是相同的。此外，尿路感染频发患者长期（≥6 个月）预防性应用抗生素可能会降低用药期间的感染率，但是停药后感染率就会恢复到治疗前的水平（Stamm et al，1980a；Vosti，1975）。因此，即使感染复发间隔的时间再长，也不能改变患者自身对感染的易感性。

复杂性尿路感染的后遗症对患者影响较大。目前已经明确当存在梗阻、感染性结石、糖尿病，以及其他危险因素时，成人的尿路感染会导致进行性肾损害（Freedman，1975）。单纯复发性尿路感染的长期影响还不完全清楚，但目前已确定复发性感染与肾瘢痕形成、高血压及进行性肾性氮质血症无关（Asscher et al，1973；Freedman，1975）。实际上，研究者未能在 22 例因慢性肾盂肾炎而导致终末期肾衰竭的患者中找到一个明确无梗阻的慢性肾盂肾炎患者（Schechter et al，1971）。类似的数据也被 Huland 和 Busch 报道过（1982）。

妊娠妇女的患病率和感染复发率是相同的，但她们较非妊娠妇女更易由菌尿发展为临床急性肾盂肾炎。女性这复发性尿路感染自然病程的变化将在后面妊娠期尿路感染一节中讨论。

要点：发病率和流行病学

- 尿路感染是最常见的细菌感染。
- 尿路感染可引起明显的症状，但不会造成肾功能损害，除非有其他疾病共存。
- 抗生素治疗降低了患病率和菌尿复发的次数，但不能降低复发的风险。

三、发病机制

尿路感染是尿路病原体和宿主相互作用的结果。尿路感染在一定程度上是由细菌的毒力、接种量和宿主防御机制不全造成的，这些因素在决定最终细菌定植水平及对尿路损伤的程度也起到一定作用。细菌毒力增强超过宿主的抵抗力是导致尿路感染的必要条件，然而当宿主免疫功能显著受损时即使毒力很小的细菌也可导致感染。

（一）感染途径

1. 上行途径

大多数进入尿路的肠道细菌都是通过尿道上行进入膀胱的。病原菌黏附于阴道前庭和尿路上皮黏膜在上行感染中起重要作用。粪便污染会阴部、女性使用杀精子药物（Hooton et al，1996；Foxman，2002；Handley et al，2002），以及间断导尿或留置尿管会进一步增加上行感染的机会。

尽管膀胱炎通常局限于膀胱，但大约 50% 的感染可蔓延到上尿路（Busch and Huland，1984）。临床和实验室的证据充分证明，大多数的肾盂肾炎是由来自膀胱的细菌逆行向上通过输尿管到达肾盂和肾实质引起的。尽管尿液反流可能并不是上行感染所必需的，但膀胱炎相关的水肿可能引起膀胱输尿管连接部抗反流功能的改变，然后导致反流。一旦细菌被引入输尿管，它们不借助任何帮助就可能上行至肾，而任何干扰正常输尿管蠕动功能的因素都能大大增加细菌上行的可能性。革兰阴性菌和其产生的内毒素、妊娠和输尿管梗阻，都能显著抑制输尿管的蠕动。到达肾盂的细菌能够通过乳头部的集合管上行进入肾实质。输尿管梗阻或膀胱输尿管反流导致的肾盂内压增加,将使上述进程加快并恶化,特别是合并存在肾内反流时。

2. 血源途径

在正常人中,由血源途径造成的肾感染并不多见,但是肾感染偶尔会继发于源自口腔的金黄葡萄球菌血症或念珠菌血症。实验数据表明,当存在肾梗阻时感染机会将会增加(Smellie et al,1975)。

3. 淋巴途径

罕见的情况下,来自邻近器官的细菌可以通过淋巴管直接蔓延引起尿路感染,如严重的肠道感染或腹膜后的脓肿。但是,在绝大部分尿路感染中并没有证据表明淋巴途径起重要作用。

(二)尿路感染的病原体

大多数的尿路感染是由通常源自肠道菌群的兼性厌氧菌造成。尿路病原体如表皮葡萄球菌和白色念珠菌来源于阴道或会阴部皮肤。

大肠埃希菌是最常见的导致尿路感染的病原体,占了社区获得性感染的85%和院内获得性感染的50%。除大肠埃希菌外的革兰阴性杆菌包括变形杆菌、克雷伯杆菌,以及革兰阳性的粪肠球菌和腐生葡萄球菌,则是其余大多数社区获得性感染的病原菌。院内感染主要由大肠埃希菌、克雷伯杆菌、肠杆菌、枸橼酸杆菌、黏质沙雷菌、铜绿假单胞菌、普罗威登斯菌、粪肠球菌和表皮葡萄球菌引起(Kennedy et al,1965)。少见的病原体如阴道加德纳菌、支原体属和解脲支原体,可能导致留置尿管患者的间断或长期感染(Josephson et al,1988;Fairley and Birch,1989)。

通过多重聚合酶链反应对介导肠外感染的大肠埃希菌属可以进行广泛的系统分类(Clermont et al,2000)。其中70%尿路致病大肠埃希菌单独划分至B2家族(Johnson et al,2001)。目前越来越多的研究使用多位点序列基因测序方法,在测序的水平上来进一步定义及概括大肠埃希菌介导的尿路感染及其一些其他方面的感染。大肠埃希菌序列类型ST131(血清型O25b:H4)因迅速产生多重耐药感染(包括尿路感染)而引起关注(Johnson et al,2010;Kudinha et al,2013)。虽然ST131首先因广谱β内酰胺酶被大家熟知,但氟喹诺酮耐药是ST131的标志表型。近期通过对不同区域的ST131研究发现其亚克隆系H30,因

H30导致的大肠埃希菌多重耐药感染已将近十余年,其与复发性尿路感染及败血症高度相关(Johnson et al,2013;Tchesnokova et al,2013)。然而,因为ST131在小鼠败血症模型中并未展现出异常严重的剧毒性,因此考虑ST131的广泛流行性得益于其早期感染或传播的过程中适应性增强(Johnson et al,2012)。

病原体导致感染的患病率受患者年龄影响。例如,目前已知在年轻的性活跃的女性中,大约10%有症状的下尿路感染是由腐生葡萄球菌引起(Latham et al,1983),而男性和老年人很少受到此细菌的感染。有人报道了患病率随季节变化,在夏季末到秋季有个感染的高峰(Hovelius and Mardh,1984)。

(三)特殊的病原体

1. 尿路中的厌氧菌

虽然有文献记载,但是有症状的尿路厌氧菌感染很少见。在正常情况下,尿道末端、会阴和阴道存在厌氧菌的定植。1%~10%排出的尿液标本中厌氧菌培养阳性(Finegold,1977),而耻骨上穿刺的尿液标本中很难发现厌氧菌(Gorbach and Bartlett,1974)。有临床症状的尿路感染患者的尿液中仅培养出厌氧菌是罕见的,但是如果患者有膀胱刺激征,对尿液(导尿、耻骨上穿刺或留取中段尿)高速离心后在显微镜下可以看到球菌或革兰阴性杆菌,同时常规的需氧培养没有细菌生长时,应该怀疑有厌氧菌的感染(Ribot et al,1981)。

通常,在泌尿生殖道的化脓性感染中可以发现厌氧菌。在针对男性泌尿生殖道化脓性感染的一项研究中,发现88%的阴囊、前列腺和肾周脓肿的病原体中存在厌氧菌(Bartlett and Gorbach,1981)。这些病原体通常是类杆菌属,包括脆弱类杆菌、梭形杆菌属、厌氧球菌和产气荚膜梭菌(Finegold,1977)。梭状芽孢杆菌的生长也许和气性膀胱炎相关(Bromberg et al,1982)。

2. 结核分枝杆菌和其他非结核性分枝杆菌

当要求进行抗酸杆菌培养时可能会发现结核分枝杆菌和其他非结核性分枝杆菌;它们在常规有氧的条件下不生长,常在对无菌性脓尿的检查中发现。值得强调的是,仅存在分枝杆菌并不能代表组织有感染。因此在确定治疗方案前应该考

虑诸如症状、内镜检查或放射学上的感染证据、异常的尿沉淀、肉芽肿的存在、反复检查发现分枝杆菌而没有其他的病原体等因素（Brooker and Aufderheide,1980；Thomas et al,1980）（结核分枝杆菌会在第2卷第25章探讨）。

3. 衣原体

衣原体在常规有氧的条件下培养不能生长，但可以出现在泌尿生殖系统感染中（将在第6卷第10章讨论衣原体在尿路感染中的作用）。

（四）细菌毒力因子

细菌毒力因子对致病菌能否侵入尿路，以及随后在尿路中所引起感染的程度具有决定性作用。通常认为定居在肠道的尿路病原体，如致尿路感染的大肠埃希菌（UPEC）感染尿路并非仅是偶然，而是毒力因子的表达使得它们可以在会阴和尿道黏附、定植并迁移至尿路中，从而导致了尿路上皮发生炎症反应（Schaeffer et al, 1981；Yamamoto et al, 1997；Schlager et al, 2002；Moreno et al,2008）。在导致患者尿路感染复发的菌株中可以发现相同的细菌毒力因子（Foxman et al,1995）。其中一些毒力决定因子定位于大约20个UPEC特异致病岛中的一个，大小为30～170kb（Hacker,1999；Oelschlaeger et al,2002）。相对于与人体共生的菌种，这些致病岛增加了病原体基因组约20%的大小。最近对一个UPEC菌株的基因组分析揭示了假定的chaperone-usher系统的基因是存在的，该蛋白和自主转运蛋白一样也可能起到黏附素、毒素、蛋白酶、透明质酸酶、抗血清因子或运动递质等功能（Henderson and Nataro,2001）。一个UPEC特异的自主转运蛋白Sat,似乎对体外培养的尿路细胞存在毒性（Guyer et al,2000），能够导致小鼠肾细胞胞质空泡形成和严重组织损伤（Guyer et al,2002）。另外一种毒素，溶血素HlyA可以在一系列宿主的细胞膜上形成小孔（Uhlen et al,2000）。除了蛋白酶和毒素，UPEC还表达几个铁摄取系统，包括产气菌素（Johnson et al,1988；Johnson,2003），以及最近才发现的IroN系统（Russo et al,1999；Sorsa et al,2003）。最后，大多数的UPEC菌株产生酸性的荚膜多糖，它能保护细菌免受人类多核白细胞的吞噬并抑制补体激活（Johnson,2003）。

（五）UPEC起始期致病机制

细菌黏附：目前已经确定细菌黏附到阴道和尿路上皮细胞是尿路感染起始阶段的一个必需步骤。这种相互作用受到细菌的黏附特性、上皮表面的接受特性和两者表面液体的影响。细菌黏附是一个特异性的相互作用，起到决定病原体、宿主和感染部位的作用。关于细菌黏附的各个部分已经出版（Schaeffer et al,1981）。

（1）细菌黏附素：UPEC表达了许多可以使它黏附于尿路组织的黏附素（Mulvey,2002）。这些黏附素根据其是否作为细菌坚硬毛的一部分,分为菌毛型或非菌毛型两种（图23-5）。细菌在同一细胞上也可能产生抗原性和功能不同的菌毛，有些则产生单一的菌毛，有些则没有菌毛（Klemm,1985）。一个典型的有菌毛的细胞可能包含100～400条菌毛。菌毛的直径通常在5～10nm之间，最长达$2\mu m$，主要是由叫作菌毛蛋白的亚单位组成（Klemm,1985）。菌毛在功能上根据其介导特定类型红细胞凝集的能力来分类。目前了解比较清楚的菌毛是1型，P型和S型。

（2）1型（甘露糖敏感型）菌毛：1型菌毛通常表达在致病性和非致病性大肠埃希菌上。1型菌毛由一个螺旋杆状结构组成，该螺旋杆状结构由重复的FimA亚单位与一个3nm宽含黏附素FimH的远端末梢结构相连接所构成（Jones et al,1995）。这些菌毛能介导豚鼠红细胞的凝集作用（Duguid et al,1979）。当加入甘露糖后这反应被抑制。因此1型菌毛被称为甘露糖敏感型红细胞凝集素（MSHA）（Svenson et al,1984；Reid and Sobel,1987）。

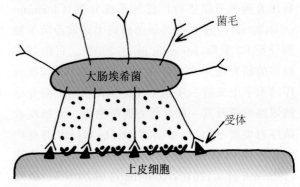

图23-5 细菌黏附。黏附素介导菌毛与特异的上皮细胞受体结合

目前已经明确 1 型菌毛在尿路感染中是一个毒力因子,证据包括:①从尿路感染患者尿液中分离出的细菌表达甘露糖敏感(MS)的黏附素(Ljungh and Wadstrom,1983);②在动物模型中,将表达 1 型菌毛的细菌接种于膀胱,与接种无菌毛的细菌相比,可以明显增加尿路中细菌定植的数量(Fader and Davis,1982;Hagberg et al,1983a,1983b;Iwahi et al,1983b;Hultgren et al,1985);③抗 1 型菌毛抗体和竞争性抑制药,如甲基-α-D-吡喃甘露糖苷,可保护小鼠免于罹患尿路感染(Aronson et al,1979;Hultgren et al,1985)。最近的研究表明,FimH 和膀胱上皮细胞腔面表达的受体之间的相互作用对许多 UPEC 菌株在膀胱定植并致病的能力至关重要(Connell et al,1996;Langermann et al,1997;Thankavel et al,1997;Mulvey et al,1998)。

(3)P 型(甘露糖抵抗型)菌毛:P 型菌毛对肾有趋向性,"P"代表肾盂肾炎(Mulvey,2002)。在大多数致肾盂肾炎的 UPEC 菌株上都存在 P 型菌毛,介导不能被甘露糖改变的人红细胞凝集作用,因此被命名为甘露糖抵抗型红细胞凝集素(MRHA)(Kallenius,1979)。菌毛尖端的黏附素 PapG 能识别 α-D-吡喃半乳糖基(1-4)-β-D-吡喃半乳糖苷,而后者出现在 P 血型类属抗原和尿上皮(Svenson et al,1983)的糖脂中的球系列(Kallenius et al,1980;Leffler and Svarborg-Eden,1980)。

未发现 UPEC 的 MRHA 黏附素具备与双半乳糖苷结合的特异性,因而暂时被命名为 X 黏附素(Vaisanen et al,1981)。在某些 UPEC 菌株中,红细胞的凝集作用是由无菌毛的黏附素或红细胞凝集素介导的(Duguid et al,1979)。

Svanborg-Eden 等(1976)首先报道了细菌黏附与尿路感染严重性是相关的。他们指出,引发少女急性肾盂肾炎的 UPEC 菌株具有高强度的黏附能力,而导致无症状菌尿或从健康少女粪便中分离出的菌株则黏附力较低。70%~80% 的致肾盂肾炎的菌株具备黏附能力,而从肠道分离的菌株仅 10% 有黏附能力。此外,91% 的致肾盂肾炎的尿路菌株、19% 的致膀胱炎菌株和 14% 的致无症状的菌尿的菌株具有 P 型菌毛,但只有 7% 的从健康儿童肠道分离出的菌株具有 P 型菌毛,高度提示细菌的黏附力与尿路感染之间的相关性(Kallenius et al,1981)。

尽管 MRHA 和 P 型菌毛与肾盂肾炎具有很强的相关性,但这些毒力因子和细菌感染所致的肾瘢痕形成和反流并没有相关性(Vaisanen et al,1981)。研究表明,有 P 型菌毛的大肠埃希菌和有严重反流的少女复发性肾盂肾炎之间几乎没有相关性(Lomberg et al,1983)。因而,P 型菌毛可能主要在无反流或仅有轻微反流的儿童急性肾盂肾炎中起重要作用。

(4)其他黏附素:通过 SfaS 黏附素与唾液酸残基连接的 S 型菌毛与膀胱和肾的感染相关(Mulvey,2002)。F1C 菌毛可以与肾上皮细胞的鞘糖脂相结合并诱导白介素-8 相关的炎症反应(Backhed et al,2002)。

UPEC 也表达无菌毛的黏附素(AFA),AFA 和 Dr 黏附素家族依靠它们相似的基因结构和对衰变加速因子的识别成簇状地集合在一起。在很多不同的上皮位点都可以发现衰变加速因子,而 Dr 黏附素可以结合到整个尿路中的许多部位上(Anderson et al,2004b)。

(5)捕获结合:毫无意外,UPEC 黏附素的演变已适应尿路生理动态特点,以 FimH 为例就可很好理解这种现象。利用红细胞凝集试验及细胞流式技术发现,大肠埃希菌表达的特异性 FimH 能够通过剪切应力增强其与红细胞的亲和能力;在静态情况下通过突变消除 FimH 与红细胞间的亲和力后却不影响它们之间的动态亲和能力(Thomas et al,2002)。相反的是,在静态条件下就可能降低 FimH 与红细胞间的亲和力。众所周知的捕获结合,这种类似手指夹的机制是由 FimH 菌毛蛋白与甘露糖结合区域间相互的剪切应力来调节,通过这种机制能够使 FimH 紧密结合到甘露糖结合的口袋样区域(Le Trong et al,2010)。类似的剪切力增强结合效应在生物界普遍存在,其中大肠埃希菌 P 菌毛也具有这个特点(reviewed in Sokurenko et al,2008)。显而易见,UPEC 黏附素的捕获结合特性与尿路感染发病机制关系密切。通过剪切应力增强黏附机制可以增强 UPEC 在排尿过程中滞留尿道的能力,也可以增强 UPEC 滞留在输尿管中的能力。而当缺乏剪切应力时,Fim 亲和力会下降,而这样容易出现感染扩散及尿路上行感染等风险。

(六)体内细菌菌毛的相位变化

早期的证据关于 1 型和 P 型菌毛的黏附作用在人尿路感染中所起的作用是相互矛盾的。通过电镜观察 37 例患者尿液中的大肠埃希菌,在 31 例患者中可以发现菌毛(Ljungh and Wadstrom,1983)。相反,在留置尿管的 24 例患者中有 22 例的尿液中没有发现 MS 黏附素(Ofek et al,1981),在 20 例急性尿路感染患者的标本中有 19 例未发现菌毛和细菌的黏附,直到在肉汤培养基中传代后才开始出现(Harber et al,1982)。在临床上分离出的大肠埃希菌中观察到细菌生长的环境条件能够引起菌毛表达的迅速改变(Duguid et al,1966;Goransson and Uhlin,1984;Hultgren et al,1986),细胞能够在有菌毛和无菌毛的位相之间转变(Eisenstein,1981)。例如,一些生长在肉汤培养基中的细菌表达菌毛,而相同的菌株生长在固态的同种培养基上将停止产生菌毛。这个过程叫作位相变化,可以在体内发生,有显著的生物学和临床意义。例如,1 型菌毛的存在可能有利于细菌黏附和定植于膀胱黏膜,但是也有不利之处,因为菌毛可以增强中性粒细胞的吞噬和杀伤作用(Silverblatt et al,1979)。

通过对上行尿路感染的动物模型和尿路感染患者不同部位分离得到的细菌进行研究,为证明导致尿路感染的大肠埃希菌在体内能够发生位相变化提供了依据。将能够发生位相变化并表达 1 型菌毛的大肠埃希菌在产生菌毛的位相日接种到小鼠的膀胱,在接种 24h 或更长时间后收集膀胱和尿液中的细菌,并检查细菌的菌毛状态。结果显示,在所有小鼠的膀胱中都有细菌定植,同时发现收集的细菌中 78% 有 1 型菌毛。尿液中细菌的状态通常不同位于膀胱的细菌。在膀胱有细菌定植的动物中,59% 的尿液是无菌的,并且从尿液中收集的细菌常没有菌毛。

将有菌毛的细菌接种于膀胱,分别于接种后第 1、3 和 5 天检查膀胱和肾内的细菌,结果发现来自膀胱的细菌仍然有菌毛,然而来自肾的细菌菌毛明显减少(Schaeffer et al,1987)(图 23-6)。

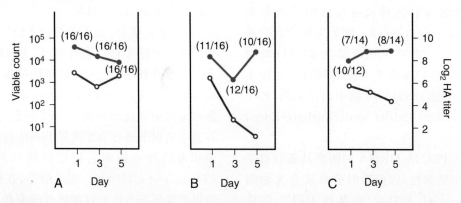

图 23-6 膀胱内培养大肠埃希菌 I-I49 菌株后进行时间点研究分析,比较同一个动物的膀胱(A)、肾(B)和尿标本中有繁殖能力的细菌计数(蓝色线条)和红细胞凝集效价(HA)(红色线条)。每一个时间点代表所有被检测动物的平均值。在括号中的数值表示阳性接种动物的比例。在琼脂上培养 18 个小时后检测红细胞凝集效价。肾内恢复生长细菌的红细胞凝集效价在第 5 天明显降低($P<0.001$)(From Schaeffer AJ,Schwan WR,Hultgren SJ,et al. Relationship of type I pilus expression in Escherichia coli to ascending urinary tract infections in mice. Infect Immun 1987;55;373-380.)

利用间接免疫荧光法对人新鲜尿液中的细菌进行研究,证实了在体内存在菌毛的表达及位相变化。对成人下尿路感染的尿液标本进行分析,在 41 份标本中检测到 31 份存在 1 型菌毛,在 18 份标本中检测到 6 份存在 P 型菌毛(Kisielius et al,1989)。尿液中菌群的菌毛状况是不同的,如从有菌毛占优势的状态到无菌毛和有菌毛细胞混合存在的状态(图 23-7)。从泌尿生殖道不同部位分离的菌株也显示出了菌毛状态的变化。这些结果表明,在急性尿路感染期间体内的细菌可以表达 1 型和 P 型菌毛,并取决于位相变化。

位相变化的过程具有显著的生物学和临床

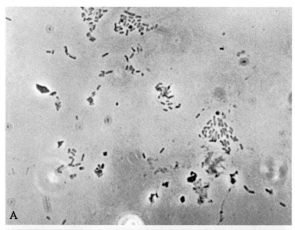

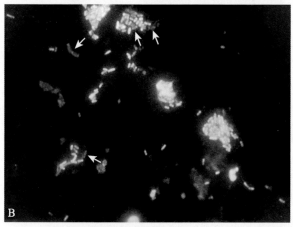

图 23-7　对一急性泌尿系感染尿液标本中的非黏附性大肠埃希菌进行 I-49 菌株的 1 型菌毛抗血清染色（染色时使用异硫氰酸荧光素联合的二抗），然后对相差显微镜图片（A）和免疫荧光图片（B）进行观察，发现在此患者尿液中既含有鞭毛细菌也有无鞭毛（B 图中箭头所示部分）细菌（From Kisielius PV, Schwan WR, Amundsen SK, et al. In vivo expression and variation of Escherichia coli type 1 and P pili in the urine of adults with acute urinary tract infections. Infect Immun 1989; 57: 1656-62.）

意义。例如 1 型菌毛的存在可能有利于细菌开始黏附并定植于膀胱黏膜。随后，1 型菌毛可能不利于菌株在尿液中悬浮，事实上由于它们增强了凋亡、中性粒细胞的吞噬和杀菌作用，而变得对细菌有害（Silverblatt et al，1979；Mulvey et al，1998）。在肾，P 型菌毛占据主要地位，细菌借此与糖脂受体结合从而附着于细胞（Stapleton et al，1995）。

（七）上皮细胞的感受性

1. 阴道上皮细胞

最早通过检测大肠埃希菌对阴道上皮细胞及排尿标本中收集的尿路上皮细胞的黏附作用，对上行尿路感染发病机制中的上皮细胞感受性进行了研究。Fowler 和 Stamey（1977）证实了某些共生的细菌（如乳酸杆菌，表皮葡萄球菌）大量牢固地附着于洗脱的上皮细胞。收集易患再感染患者的阴道上皮细胞，与对尿路感染有抵抗性的对照组进行比较，发现导致膀胱炎的大肠埃希菌株更易黏附到易感性较高女性患者的阴道上皮细胞上。这些研究表明在易患尿路感染的女性中，病原菌对阴道上皮细胞的黏附性增强是首先被证实的生物学差异。

随后，Schaeffer 等（1981）证实了在女性阴道上皮中存在的这种差异，但此外他们还观察到与细菌黏附能力增强也是口腔黏膜上皮细胞的特征。正如在图 23-8 中看到的，两种细胞与相同大肠埃希菌株结合的能力具有惊人的相似性。此外，阴道上皮细胞和口腔黏膜上皮细胞的感受性具有明显的相关性。研究者检测了 77 种大肠埃希菌株与阴道和口腔上皮细胞的结合能力，结果在患者和对照组中，从尿路、阴道和直肠分离的细菌对于阴道和口腔上皮细胞的黏附能力具有直接的非线性相关性。因此，阴道上皮细胞的高感受性和口腔上皮细胞的高感受性是相关联的。

这些结果强调了在尿路感染复发的女性患者中，UPEC 受体位点增加的上皮细胞并不仅限于阴道，这就暗示了上皮细胞感受性的基因型特征可能作为尿路感染的一个主要易感因素。通过检测人类白细胞抗原（HLAs）使得这个概念得到了延伸，而 HLAs 即人类主要组织相容性复合物在统计学上与多种疾病是具有相关性的（Schaeffer et al，1983）。在患者组检测出 12 例（34%）具有 A3 抗原，明显高于健康对照组 8% 的检出率。因此，HLA-A3 抗原可能与尿路感染复发的高危性相关。

感受性的变化：在健康的对照组，可能每天都能检测出阴道和口腔上皮细胞感受性发生微小的变化。每个细胞有 1～17 个细菌黏附，这种黏附呈现出周期性和重复性。当黏附和女性患者月经周期相关时，在早期黏附率高，排卵后（14d）不久黏附逐渐减少。

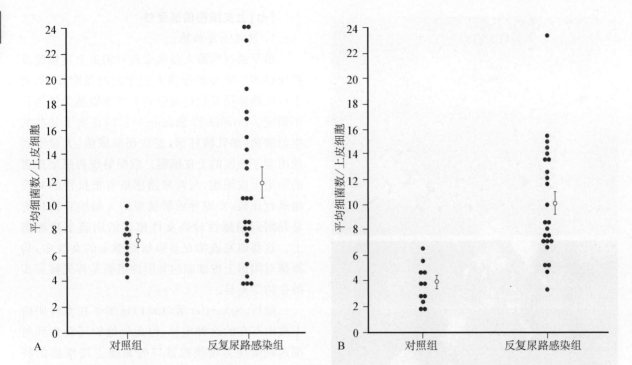

图 23-8 大肠埃希菌体外黏附在来自健康对照和具有反复尿路感染患者的阴道黏膜(A)和颊黏膜(B)细胞上。数值代表在每一个个体中测定的平均值为 14(A) 和 11(B)。空心的圆圈和直线段代表均数＋SEM(From Schaeffer AJ, Jones JM, Dunn JK. Association of in vitro Escherichia coli adherence to vaginal and buccal epithelial cells with susceptibility of women to recurrent urinary tract infections. N Engl J Med 1981;304:1062-6.)

黏附于每个上皮细胞的细菌数量通常和1～2个月前月经周期中同一天的黏附数目有关。绝经前的女性在月经周期的特定时间对致尿路疾病的大肠埃希菌和非致病性乳酸杆菌的黏附特别敏感,而在妊娠早期易黏附大肠埃希菌。这些激素(如雌激素)在尿路感染发病机制中的重要性引起了很大的关注,特别是临床泌尿外科医师发现女性患者复发性膀胱炎存在有规律的时间间隔,这可能是对激素变化的一种反应。

Reid 和 Sobel(1987)发现,尿路病原体黏附于 65 岁以上女性尿路上皮细胞的数量高于 18－40 岁的未绝经女性。Raz 和 Slam(1993)发现,在绝经后的女性中,由于雌激素浓度降低导致复发性尿路感染的易感性增加,而且雌激素替代疗法可以减少尿路病原菌的定植,降低尿路感染的发病率。

与膜脂和膜蛋白相结合的血型抗原及糖类的结构,也是尿路上皮细胞膜的重要组成部分。尿路上皮细胞表面有无血型决定簇可能会影响个体对尿路感染的易感性。Sheinfeld 等(1989)确定

了女性复发性尿路感染患者的血型表型,并且与年龄一致的对照组进行了比较。Lewis 非分泌 Le(a+b-)和隐性 Le(a-b-)表型在复发性尿路感染的女性中出现率较高。ABO 或 P 血型表型的分布之间没有显著性差异。Lewis 抗原调控岩藻糖基化。Le(a-b+)表型对女性的保护效应可能是归功于阴道上皮细胞表面或覆盖在细胞表面黏液层中的岩藻糖基化结构,该结构降低了大肠埃希菌假定受体的有效性(Navas et al,1993)。非分泌型与女性急性单纯性肾盂肾炎相关,尤其是绝经前的女性(Ishitoya et al,2002)。Stapleton 等(1995)在非分泌型而不是分泌型的阴道上皮细胞上发现了与大肠埃希菌专一结合的甘油酯。这些研究从个体和总体上支持了下面的观点,阴道前庭、尿道和口腔黏膜上皮细胞对大肠埃希菌的感受性增强是女性复发性尿路感染易感性的特点,也可能是一个遗传型特征。

Schaeffer 和同事(1994)对阴道黏液可能对细菌感受性具有的影响进行了研究。带 1 型菌毛的大肠埃希菌可以结合所有的阴道黏液标本

（Venegas et al,1995）。在体内,具有大肠埃希菌定植的女性阴道黏液的结合能力要高于没有定植的女性（Schaeffer et al,1999）。Gaffney 等在体外模型中通过观察阴道黏液对细菌与上皮细胞系结合的影响,研究了阴道黏液在细菌/上皮细胞间的相互作用中的重要性（Gaffney et al,1995）。有细菌定植的女性患者的阴道黏液增强了细菌结合到上皮细胞的能力。相反,没有细菌定植的女性患者的阴道黏液则抑制了细菌的黏附。因此,阴道黏液看起来可以影响细菌对细胞的黏附作用,并且可能影响细菌在阴道黏膜的定植。此后的研究证实,分泌型 IgA 是对阴道液体感受性起主要作用的糖蛋白（Rajan et al,1999）。

2. 膀胱细胞

黏附素 FimH 与膀胱表面上皮细胞的尿空斑蛋白分子的甘露糖残基相结合。膀胱上皮的管腔结构表面排列着伞状细胞,伞状细胞顶端呈现出一种准晶体六边形复合物组成的 4 种内源性膜蛋

白,即尿空斑蛋白（Sun,1996）。体外结合试验已表明,两种尿空斑蛋白 UP I a 和 UP I b 能够特异性结合到 UPEC 表达的 1 型菌毛上（Wu et al,1996）。高分辨率冰冻断裂电子显微镜显示这些菌毛的尖端,包括黏附素被包埋在尿空斑蛋白六聚体环的中央腔内（Mulvey et al,2000）（图 23-9A）。因而,由 FimH 介导的与膀胱上皮结合是导致尿路感染复杂级联事件的初始步骤。尿空斑蛋白可能触发了尿路上皮对 UPEC 的即时反应,因为黏附素 FimH 结合到 UP I b 能够导致 UP Ⅲ的磷酸化及 UP Ⅲ接下来介导的细胞内钙离子水平的升高（Thumbikat et al,2009b）。

UPEC 在膀胱中的持续存在:附着到上皮细胞之后,UPEC 很快被膀胱表面细胞内化（Martinez and Hultgren,2002;Anderson et al,2004b）（图 23-9B）。FimH 是 UPEC 侵入所必需的;同源 FimH 突变体不能侵入,并且通过加入甘露糖可以抑制野生型细菌的侵入。此外,表面包被有

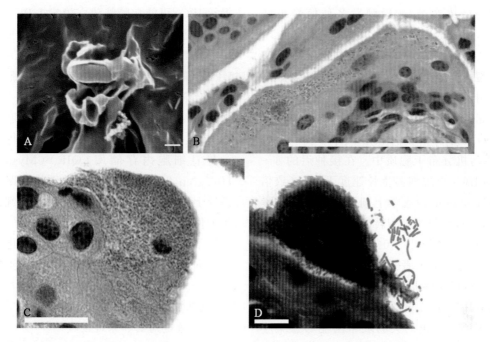

图 23-9　UPEC 与膀胱上皮细胞黏附,然后侵入及繁殖。A. 电子显微照片扫描显示 1 个 UPEC 黏附在膀胱上皮细胞表面。1 型菌毛介导膀胱上皮细胞上的细菌和宿主细胞之间的连接信号级联放大,导致细菌周围的肌动蛋白重排和膜突出。比例尺,0.5μm。B. 一旦进入膀胱上皮细胞内,UPEC 迅速繁殖,使得宿主细胞胞质中的细菌不规则成簇,此种情况称为 IBC 早期。在膀胱病理切片中采用 HE 染色,细菌将被染成黑色柱状。标尺,100μm。C. 膀胱切片中 HE 染色涂片显示处于 IBC 中期,在膀胱细胞内成簇的细菌把自己组装成类似于生物膜样结构。标尺,20μm。D. 晚期 IBC,HE 染色显示,外周的细菌分离并且分离的细菌流入膀胱腔内。标尺,10μm（From Anderson GG,Martin SM,Hultgren SJ. Host subversion by formation of intracellular bacterial communities in the urinary tract. Microbes Infect 2004;6:1094-101. ）

FimH 的聚苯乙烯乳胶微球能迅速被内化,其过程与表达 1 型菌毛的细菌相同。这一过程是局部肌动蛋白的重排以及在微生物周围形成膜拉链式结构对结合的细菌进行吞食的结果(Martinez and Hultgren,2002)。侵入膀胱表面上皮使得 UPEC 可以建立一个新的微环境用来逃避宿主的天然免疫应答(Anderson et al,2004b)。

多种尿路上皮受体参与了 UPEC 的入侵。在体外已证实了 FimH 能够结合到整合蛋白 α3 和 β1,抗整合蛋白抗体能够阻断 UPEC 入侵培养的尿路上皮细胞,这个过程由 Src 激酶家族和整合蛋白的磷酸化来调节(Eto et al,2007)。FimH 能够通过酪蛋白激酶Ⅱ导致 UPⅢ 的磷酸化(Thumbikat et al,2009b)。靶向突变 UPⅢ 磷酸化位点后能够明显减少 UPEC 对人工培养尿路上皮细胞的入侵,干扰酪氨酸蛋白激酶Ⅱ的功能同样可以减少 UPEC 在体外和体内对尿路上皮细胞的入侵。因此 UPEC 入侵尿路上皮细胞是通过不同的受体途径,然后触发多种信号级联反应。

一旦进入细胞内,UPEC 就会在胞质中迅速生长和分裂,形成被命名为早期胞内细菌群落(IBCs)的小细菌集团(Anderson et al,2004b;Justice et al,2004)。随着它们的生长,细菌保持它们典型的大约 3μm 的杆状形状并形成一个松散的群落,随机分布于胞质中。在接种后的 6~8h,早期的 IBCs 出现细菌生长速度下降,以致倍增时间超过 60min,形态学上细菌明显缩短至平均 0.7μm,而且细菌的表型转变为与生物被膜相似的群体(Justice et al,2004)(图 23-9C)。在大肠埃希菌尿路感染患者排出的尿液标本中,有 22%标本中可以发现上述类似的细菌充满在尿路上皮细胞中(Rosen et al,2007)。重要的是,在人类 IBC 样细胞分离出的大肠埃希菌能够感染小鼠并能够产生 IBC 样细胞(Garofalo et al,2007)。

生物膜可以保护细菌免于受到生存环境的影响,例如抗生素和宿主的免疫反应(Donlan and Costerton,2002)。生物膜的特性可以增强保护作用,这其中包括降低细菌的生长速度和相关的生理改变,表达抑制抗生素活性的因子以及使抗生素失去穿过生物膜基质的能力(Anderson et al,2004b)。生物膜也保护细菌免受中性粒细胞

的杀伤,因为它们不能有效地进入 IBC 并吞噬细菌。在动物模型中,IBC 边缘的细菌最终会与 IBC 分离,与经典的杆状形态不同,其变成了活动的状态,脱离宿主细胞进入膀胱腔内,这个过程称为溢出(Mulvey et al,2001)(图 23-9D)。这些细菌变成了极度的细丝状,长度达到 70μm 甚至更长。这个过程发生在接种后的大约 24h(Justice et al,2004)。形成细丝状可能能够帮助细菌逃避免疫反应。

脱离宿主细胞的细菌再次黏附和侵入膀胱表面的细胞导致了二次 IBC 结构的形成。在随后的过程中会有更多的 IBC 形成。数天后,侵入的细菌变成更为静止的状态。在动物模型中,细菌能够在一段时间内持续保持这种静止的休眠状态直到再度出现导致尿路感染复发(Anderson et al,2004a)。确实,在小鼠尿路感染中,尽管膀胱组织中含有大量可培养的 UPEC,但有不少个体仍可出现无菌的尿液(Mulvey et al,2001),这也提示 IBCs 可能在膀胱建立稳定 UPEC 株过程中起着短暂的介导作用。表面的尿路上皮细胞脱落后暴露出下面的移行细胞。对比 IBCs 胞质中 UPEC 聚集特性,UPEC 入侵移行细胞能够导致膜结合细菌受限在每个细胞结合 2~4 个细菌的水平(Justice et al,2004)。这些在细胞内的 UPEC 依然是静止休眠的,因此这些移行细胞被称为静息细胞内存储库(QIR)(Mysorekar and Hultgren,2006)。然而,化学干扰尿路上皮细胞诱导上皮细胞分化过程中,能够通过细菌的大量扩增使得 QIR 中的 UPEC 再度呈现。综合考虑,膀胱细胞内 UPEC 库在移行细胞分化的过程中可能对复发性尿路感染易感患者起着一定的作用。

(八)尿路的天然防御

1. 尿道周围和尿道区域

阴道口、尿道周围和尿道的正常菌群常常包括乳酸杆菌、凝固酶阴性葡萄球菌、棒状(杆)菌和链球菌等微生物,它们形成了抵抗尿路病原体定殖的屏障(Fair et al,1970;Pfau and Sacks,1977;Marrie et al,1978)。与雌激素、子宫颈 IgA(Stamey et al,1978)及阴道内低 pH(Stamey& Timothy,1975)相关的阴道内环境的变化,可能会改变这些细菌的定植能力。然而更为常见的

是,使用抗生素和杀精药能使正常菌群发生改变并增加上皮细胞对尿路病原体的感受性,从而使得细菌的定植能力发生迅速的变化。

目前对于增加患者对尿路病原体定植易感性的因素知之甚少。尿道口接近于阴道和肛周区域,提示细菌沾染的发生非常频繁。除尿液的流动以外,对尿道的天然防御机制了解很少。在正常的尿道中,细菌的繁殖可能受到正常菌群的抑制(Chan et al,1984)。虽然细菌定植于尿道周围和尿道区域是大多数感染的必要条件,但是微生物克服正常尿液和膀胱防御机制的能力显然十分重要。

2. 尿液

通常情况下,在尿道中需要复杂营养的定植微生物不能在尿液中繁殖,并且很少导致尿路感染(Cattell et al,1974)。相反,尿液通常会支持不需要复杂营养的细菌的生长(Asscher et al,1968)。来自正常个体的尿液也许是抑制细菌生长的,特别是当接种物很小的时候(Kaye,1968)。起最大抑制作用的因素是渗透压、尿素浓度、有机酸的浓度和 pH 等。在低 pH 状态下,不管是极低浓度的尿液还是高渗透压的尿液均能抑制细菌的生长。大部分尿液抗微生物的活性与高尿素和有机酸的含量有关(Solomon et al,1983)。但是在一项前瞻性的临床研究中发现,这些状况在对感染敏感或对感染抵抗的患者之间没有呈现出明显的差异。

尿调解素(Tamm-Horsfall 蛋白)是一种肾产生的甘露糖基化蛋白质,在尿液中有极高的浓度(大于 100mg/ml),通过饱和性封闭 1 型菌毛的甘露糖结合位点,从而阻止细菌与尿路上皮细胞上的尿空斑蛋白受体结合,因此可能起到防御感染的作用(Duncan,1988;Kumar and Muchmore,1990)。

近期的研究充分利用二代 DNA 测序技术来量化正常尿液中的细菌并描绘正常女性尿液中的微生物群。通过对健康志愿者耻骨上膀胱穿刺获取尿液,鉴定的菌群区别于自然排尿的尿液标本,且包含一些无法在需氧或厌氧环境下培养的物种(Wolfe et al,2012)。而大多数志愿者中抽吸尿液(或通过导尿管获取的尿液)培养阴性提示了尿液中物种的多样性。尿液培养依然是评估尿路感

染的金标准,但这项工作也提示了膀胱更为复杂的生态:一位尿液细菌培养大肠埃希菌阳性参与者,发现其标本相对 DNA 丰度约相当于 45% 气球菌,21% 放线棒菌,但仅相当于 2% 的大肠埃希菌。作者们提出了疑问,临床症状是否可以反映出尿液中低丰度尿路病原体和(或)高丰度的较难培养的菌种这些特点。因为对大量健康志愿者研究发现尿路中存在菌种,将来的研究应当阐明尿路微生物群在尿路感染治疗抵抗及易感性等方面所扮演的角色。

3. 膀胱

推测起来细菌进入膀胱常常十分频繁。细菌群落是否会存留、繁殖以及感染宿主,在一定程度上取决于宿主膀胱的排空能力(Cox and Hinman,1961)。其他的防御因素包括先天和后天获得的免疫力及膀胱上皮细胞的脱落。

(1)病原体的识别:宿主对病原体的识别是由一系列的病原体相关的分子型受体(PAMPs)介导的,例如 TOLL 样受体(TLRs)(Anderson et al,2004b),它为识别侵入的微生物和先天免疫应答的出现提供了联系。TLRs 能够识别在多种病原体中保守的分子结构,如脂多糖(LPS)和肽聚糖(GP),并激活先天免疫应答和炎症反应的信号通道来杀灭病原体。膀胱表面上皮细胞在膜上表达 TLR4,TLR4 连同 CD14 一起识别细菌的 LPS并激活先天免疫应答(Anderson et al,2004a)。最新发现的 TLR11 可以识别 UPEC 并保护肾免于上行感染,除表达在肾脏细胞外,也表达在尿路上皮细胞(Zhang et al,2004)。

对膀胱或肾感染先天的系统免疫应答反应,在最初阶段表现为局部的炎症。

先天免疫应答比获得性免疫应答出现的更快,并且包括了多种细胞类型,包括多形核白细胞、中性粒细胞、巨噬细胞、嗜酸性粒细胞、自然杀伤细胞、肥大细胞和树突状细胞。此外,由多形核白细胞诱导的氧化氮合酶转录的增加,进而产生了高浓度的一氧化氮及其相关降解产物,这些产物也对细菌具有毒性作用(Poljakovic et al,2001;Poljakovic and Persson,2003)。先天性免疫应答可以帮助建立获得性免疫反应,这主要依靠巨噬细胞、树突状细胞和自然杀伤细胞与 T 淋巴细胞和 B 淋巴细胞之间的相互作用。获得性免疫包

括 T 和 B 淋巴细胞对病原体的特异性识别及产生高亲和力的抗体,这个过程发生在感染后的 7~10d。

关于针对尿路感染免疫反应的补充数据,免疫作用的观点,脂多糖的作用,可以浏览 Eexpert Consult 网址。

(2)脂多糖的多重角色:因为 TRL 信号通路能够触发先天性免疫反应及介导先天性-获得性免疫反应的交互作用,所以多种病原体靶向 TRL 信号通路。同上所述,在 UPEC 中已发现 TRL 具有调节作用。在 UPEC 中发现在核因子-κB(NF-κB)激活和细胞因子抑制的层面上调节尿路炎症反应,这种炎症反应抑制现象在大肠埃希菌株中较为普遍(Klumpp et al,2001;Hunstad et al,2005;Billips et al,2007)。对比细菌通过分泌毒性因子调控炎症反应,UPEC 通过基因筛选鉴定出一些调控 TRL 配体的相关基因(Hunstad et al,2005;Billips et al,2008)。一项筛查提示,UPEC 抑制尿路细胞因子反应的基因分别为 waaL,ampG 和 alr,基因编码脂多糖 O 抗原连接酶、胞壁肽透性酶、丙氨酸消旋酶(Billips et al,2008)。WaaL 参与脂多糖生物合成,而 ampG 和 alr 共同参与肽聚糖代谢和 TLR4 与 TLR2 合成。在小鼠尿路感染模型中,发现靶向敲除大肠埃希菌 waaL 和 ampG 基因可消减其致病能力(Billips et al,2008),这也提示调节 TRL 介导的生物反应对于 UPEC 诱导的尿路感染是十分重要的。已发现,脂多糖生物合成操纵子 rfa、rfb 和膜蛋白异构酶 surA 可介导细胞因子抑制反应(Hunstad et al,2005)。一些 UPEC 菌株甚至直接编码 TRL 信号通路相关的抑制因子(Cirl et al,2008)。综合考虑,这些研究结果表明 UPEC 通过 TLR 识别及调控炎症反应增强了其毒力,进而通过逃避先天性免疫监视扩大了确立感染的"机会窗口"。

对小鼠尿路感染的研究提示,可以研发一种新的疫苗治疗 UPEC,因为已有研究提示对 UPEC 菌株 NU14 的 waaL 突变体进行免疫接种,可以对抗野生型 NU14 的挑战(Billips et al,2009)。一种 B2 型菌株,免疫接种 waaL 突变型 NU14,可以抵抗其他类型的 B2 菌株,同时可抵抗 A 和 D 类菌株,以及阻止肾感染。同 TLR 介

导免疫反应一致,waaL 突变体可以促进膀胱杀灭稳定的 UPEC 菌库,提示其可增强细胞介导的免疫反应。这些研究结果提示,UPEC 突变株可以作为灭活减毒疫苗菌株的代表来治疗复发性尿路感染。

近期在尿路感染小鼠模型研究中,使用触觉疼痛法来检测骨盆区疼痛时发现,脂多糖是决定尿路感染大肠埃希菌后是否有临床症状的关键因素。膀胱炎分离出的 NU14 菌株能够诱发骨盆区疼痛症状,然而对于无症状菌尿中的大肠埃希菌株 83972 却不能诱发该症状,因此该研究在一定程度上概括了能够诱发症状反应的膀胱定植菌谱(Rudick et al,2010)。令人意外的是,从 NU14 和 89372 纯化得到的脂多糖能够和对应完整菌株产生相同的疼痛或非疼痛反应,然而由每种脂多糖所诱导的中性粒细胞汇集情况及细胞因子水平均比较类似。疼痛反应也有脂多糖受体 TLR4 所介导。定义大肠埃希菌血清型的 O 抗原是决定细菌感染疼痛表型的一个重要决定因素,因为根据 O 型抗原的状态,已标明一种大肠埃希菌株的急性疼痛表型可转变为慢性疼痛表型,然后进一步转变为无疼痛表型(Rudick et al,2012)。虽然疼痛反应依赖于 TLR4,引起不同疼痛反应的细菌诱发了类似的病理特征和中性粒细胞汇集。这些研究提示,脂多糖决定大肠埃希菌的疼痛表型、细菌感染疼痛症状与炎症反应无关。此外,由于一些菌株缺乏 O 抗原,它们可以引起持续性疼痛直至细菌被清除,这些研究也表明大肠埃希菌能够引起尿路感染后的慢性疼痛症状。

(3)诱导细胞脱落:Mulvey 等(1998)证实具有 1 型菌毛的细菌可以诱导细胞凋亡,介导感染和受损的表层细胞的脱落和排出。利用小鼠体内实验模型已经证实,小鼠对 UPEC 的渗透有强烈的表层细胞脱落反应,因此不太可能形成 IBCs(Anderson et al,2004b)。然而具有较弱脱落反应的小鼠容易形成生物被膜,这些生物被膜隔离于膀胱,可能导致尿路感染复发。研究还显示,许多尿路致病性细菌能够抑制 NF-κB,促进凋亡,减弱炎症反应(Klumpp et al,2001),这个作用能够导致细菌进一步侵入更深层的组织。因此,在某些情况下细胞凋亡可能是细菌的攻击方式,而不是宿主的防御反应。

同样,由 UPⅢ-酪蛋白激酶Ⅱ信号级联反应介导的 UPEC 入侵同样可以驱动 FimH 诱导凋亡(Thumbikat et al,2009a)。然而,FimH 诱导的尿路上皮细胞凋亡和细胞内 UPEC 的生命周期是相排斥的,UPEC 和(或)宿主因素共同决定单个细胞的命运,是进一步的细菌入侵还是细胞凋亡将是这个细胞结局的分叉点。

(九)宿主防御机制的改变

1. 梗阻

任何解剖位置的尿流梗阻都是增加宿主对尿路感染易感性的重要因素。梗阻抑制正常的尿流,导致尿液淤滞,损害了膀胱和肾的防御机制。尿液淤滞也能够促进细菌在尿液中的生长,增加它们黏附到尿路上皮细胞的能力。在实验性血源肾盂肾炎的动物模型中,除非输尿管被结扎,否则肾对感染是具有一定抵抗力的。在这种情况下,只有梗阻的肾才会发生感染(Beeson and Guze,1956)。临床观察结果支持梗阻在尿路感染发病机制中,以及增加感染严重性方面起着重要作用。轻微的膀胱炎或肾盂肾炎在尿路梗阻存在的情况下,可以发展为致命的疾病。虽然梗阻可以明显增加感染的严重性,但它本身不是感染的易感因素。例如,有大量残余尿的男性可能数年都不发生感染。然而如果他们插尿管的话,即使少量的细菌也可能导致难以根除的严重感染。

2. 膀胱输尿管反流

Hodson 和 Edwards(1960)首先描述了膀胱输尿管反流与尿路感染、肾杵状变,以及肾瘢痕形成的相关性。具有大量反流和尿路感染的儿童,通常发展为以肾瘢痕形成、蛋白尿,以及肾衰竭为特征的进行性肾损害。而具有轻微反流病情的儿童,通常能自发的或在治疗后出现感染的好转或完全治愈。在成人中,反流的存在并不表现为肾功能的下降,除非具有尿液淤滞并伴有尿路感染。

3. 潜在的疾病

若患者伴有导致慢性间质性肾炎的潜在疾病,肾瘢痕形成的发生率较高,事实上所有的患者都会发生原发性肾乳头损害。这些疾病包括糖尿病、镰刀状红细胞、成人肾钙沉着症、高磷血症、低钾血症、镇痛药滥用、磺胺药物肾病、痛风、重金属中毒,以及老龄化(Freedman,1979)。

4. 糖尿病

患有糖尿病的女性患者,在临床上无症状和有症状尿路感染的发病率都是升高的,但是患有糖尿病的男性患者尿路感染发病率没有实质性的升高(Vejlsgaard,1973;Ooi et al,1974;Forland et al,1977;Meiland et al,2002)。糖尿病也导致因急性肾盂肾炎而住院治疗的女性患者数(10.86/10 000)要高于男性患者(3.32/10 000)3 倍(Nicolle et al,1996)。尸体解剖的研究表明,糖尿病患者肾盂肾炎的发病率是非糖尿病患者的 4～5 倍(Robbins and Tucker,1944)。但是这些研究结果也许会被误解,因为很难区分是由肾盂肾炎导致的肾实质改变还是糖尿病肾病导致的肾间质炎性改变。

虽然大多数糖尿病患者的尿路感染是无症状的,但是糖尿病能对患者造成损害并导致更加严重的感染。但并没有证据表明感染频率增加与尿糖相关(Geerlings et al,2000)。一项利用抗体包被细菌技术来确定感染部位的研究显示,接近 80% 糖尿病患者的尿路感染都会涉及上尿路(Forland et al,1977)。在伴有菌尿的糖尿病患者中,免疫反应性增加提示感染已涉及肾实质及潜在增加的患病率。

感染经常是由非典型的细菌引起,如酵母菌,并导致上尿路感染和出现明显的后遗症,例如气性肾盂肾炎、肾乳头坏死、肾周脓肿或迁徙性感染(Wheat,1980;Stapleton,2002)。

5. 肾乳头坏死

感染在肾乳头坏死(RPN)的形成和进展中的作用还存在争议。多种因素和 RPN 的形成相关,特别是糖尿病、镇痛药滥用、镰状红细胞血红蛋白病和尿路梗阻(框图 23-2)。

临床上 RPN 是一个疾病谱。患者可能患有急性暴发性的疾病,进展迅速,或可能患有慢性疾病而被偶然发现。一些患者坏死的乳头组织可缓慢地从尿液排出(Hernandez et al,1975),而有些患者则可能从不排出乳头组织(Lindvall,1978)。未排出的坏死乳头可能发生钙化,特别是与感染相关时。此外,坏死组织可能成为慢性感染的病灶。条件致病性真菌感染已有报道(Madge and Lombardias,1973;Juhasz et al,1980;Vordermark et al,1980;Tomashefski and Abramowsky,1981)。肾脏超声检查可能对诊断 RPN 有作用（Buonocore et al,1980；Hoffman et al,1982）。

框图 23-2 与肾乳头坏死有关的病变

糖尿病

肾盂肾炎

尿路梗阻

滥用镇痛药

镰状细胞血红蛋白病

肾移植排斥

肝硬化

婴儿脱水、缺氧和黄疸

其他：肾静脉血栓形成，冷球蛋白症，肾念珠菌病，注射造影剂，淀粉样变，肾盏动脉炎，坏死性脉管炎，急进性肾小球性肾炎，低血压性休克，急性胰腺炎

From Eknoyan G,Qunibi WY,Grissom RT,et al. Renal papillary necrosis：An update Medicine 1982；61：55.

早期诊断 RPN 对于改善预后和降低患病率很重要。除慢性感染外，因镇痛药滥用引起肾乳头坏死的患者，其尿路上皮细胞肿瘤的发病率增加；常规行尿路细胞学检查对早期诊断这些肿瘤是有帮助的（Jackson et al,1978）。因镇痛药滥用导致 RPN 的患者如果停止摄入镇痛药，病情会趋于稳定（Gower,1976）。此外，使用充足的抗生素治疗来控制感染，早期识别、治疗由于坏死组织脱落造成的输尿管梗阻，能够将肾功能的损害降到最低。因肾乳头坏死脱落造成的急性输尿管梗阻同时并发尿路感染的患者，常成为泌尿外科的急症。在这种情况下，立即使用套石篮移除引起梗阻的乳头（Jameson and Heal,1973）、使用输尿管导管或经皮肾穿刺引流是必要的。

其他情况也可能增加肾对感染的敏感度，包括高血压和血管阻塞（Freedman,1979）。肾感染可与其他肾疾病并存，如肾小球肾炎、肾动脉粥样硬化和肾小管坏死，这些疾病常不伴肾乳头坏死，也并不会导致肾盂肾炎和肾瘢痕形成。

6. 人类免疫缺陷病毒

HIV 阳性的患者尿路感染的发生率是对照组的 5 倍（Schonwald et al,1999）。而且致病菌是引起复杂性尿路感染细菌的可能性更大。此外 HIV 阳性的尿路感染患者复发倾向更高并且需

要更长时间的治疗。

7. 妊娠

妊娠女性菌尿的患病率范围 4%～7%，在未经治疗的女性菌尿患者中，急性肾盂肾炎发病率为 25%～35%（Stamey,1980），这可能是妊娠相关的激素水平改变导致肾盂和输尿管扩张的结果。在整个妊娠期，孕妇的尿液 pH 显示更有利于大肠埃希菌的生长（Asscher et al,1973）。在妊娠的前三个月，未经治疗的菌尿会出现急性肾盂肾炎发病率的增加，这并不令人奇怪，因为其中一半的女性患者具有上尿路菌尿（Fairly et al,1966）。

了解进一步的详细信息，请咨询 Eexpert Consult 网址。

8. 伴有膀胱内高压的脊髓损伤

在所有的菌尿患者中，没有一组患者在严重性和患病率上能与伴有脊髓损伤的患者相比。在患者脊髓损伤的早期由于膀胱过度活动或肌肉松弛，几乎所有的患者都需要留置尿管，大量的患者会发生输尿管扩张、肾积水、尿液反流和肾结石。通过治疗后，在细菌学和尿流动力学方面的改善能够极大地减少上述疾病的发病率和死亡率。与脊髓损伤有关的一些特殊问题将在后面的章节阐述。

要点：发病机制

- 大多数尿路感染是由细菌引起的，这些细菌通常来自于肠道。
- 细菌毒力因子，包括黏附素，在决定细菌侵入和感染范围上起了决定性作用。
- 上皮细胞感受性的增加，使患者易患复发性尿路感染，是一种遗传型特性。
- 尿流梗阻是增加宿主对尿路感染易感性的关键因素。

四、临床表现

（一）症状和体征

膀胱炎通常伴有排尿困难、尿频和（或）尿急，耻骨上疼痛和血尿相对少见。下尿路症状是最常

出现的,并且通常比上尿路症状提前数天出现。肾盂肾炎典型的表现为发热、寒战和腰痛,恶心和呕吐也可能出现。肾或肾周脓肿可能导致无痛的发热、腰部肿块和压痛。在老年人中,这些症状可能轻微(例如上腹部或腹部不适),或不表现出任何症状(Romano and Kaye,1981)。留置尿管的患者通常伴有无症状的菌尿,但是也可能迅速发生与菌血症相关的发热并危及生命。

(二)诊断

推定尿路感染的诊断靠直接或间接的尿液分析,并经尿液培养确诊。尿液和尿路在正常情况下是不存在细菌和炎症的。在患有尿路感染时可能发生尿液分析和培养的假阴性,尤其是在感染的早期,细菌和白细胞的数量较低,或因液体摄入增加以及随后的利尿作用导致的尿液稀释。在偶然的情况下,尽管存在细菌定植和尿路上皮炎症,但尿液中可能检测不到细菌和白细胞(Elliott et al,1985;Hultgren et al,1985)。尿液分析和培养的假阳性是由收集尿液标本时细菌和白细胞污染造成的。自行排尿留取的标本最易发生污染,但是也可以发生在导尿的过程中。耻骨上穿刺留取膀胱中的尿液受污染的可能性最小。因此,这种方式能够提供对膀胱尿液状况最精确的评价。

1. 尿液采集

(1)排尿和导尿的标本:采集尿液时减少细菌污染能够提高诊断的准确性。包皮环切后的男性排尿留取标本前不需要准备。对于未行包皮环切的男性,在收集标本前则应该翻起包皮,并先用肥皂清洗阴茎头再用水冲洗干净。应留取最初的10ml尿液(代表尿道)和中段尿(代表膀胱)。通过前列腺按摩获取前列腺液,并将排出的前列腺液收集到载玻片上。此后留取前列腺按摩后排出的最初10ml尿液,代表混有前列腺液的尿液情况。除非患者不能自行排尿,否则不推荐对男性患者采用导尿的方法进行尿液培养。

女性患者中段尿标本通常会受到阴道前庭的细菌和白细胞污染,特别是当女性患者分开阴唇及维持阴唇分开状态有困难时。因此应指导女性如何分开阴唇,用湿润的纱布清洗干净尿道口周围的区域,然后再收集中段尿标本。不建议使用抗菌剂进行消毒,因为可能会污染排尿标本,并且导致尿液培养的假阴性。如果有证据表明排尿标

本受到了污染,如在尿液分析时发现有阴道上皮细胞和乳酸杆菌,则应该通过尿管导尿并从尿管收集排出的中段尿。

导尿收集中段尿标本比排尿更为精确可靠,但也带来了医源性感染的风险。预防此类感染较简单的方法是给予单剂量的口服抗生素,如复方甲噁唑(TMP-SMX)。但是由于抗生素制剂会促进细菌耐药性的发生,预防性抗生素治疗应限于高危患者。

(2)耻骨上穿刺:耻骨上穿刺准确性非常高,但由于它会带来一些损伤,因此在临床中仅作有限的使用,除非患者不能按要求排尿,如脊柱损伤的患者。它对新生儿(Newman et al,1967)和截瘫患者是极其有用的。穿刺留取的标本反映了膀胱尿液中的细菌学状况,避免了导尿方式将尿道细菌引入膀胱引起新的感染。

在耻骨上穿刺之前,患者应该憋尿直到膀胱充盈。穿刺的部位在腹正中线上、耻骨联合和脐之间,并位于触摸到膀胱的正上方。由于男性膀胱的肌张力较大,充满的膀胱通常可触及。不幸的是女性患者充满的膀胱通常触摸不到,对这类患者,医师在寻找穿刺点时,必须依靠对患者耻骨上施压直接作用于膀胱时患者所产生的明确尿意。在确定了穿刺的大概位置后,剃除局部的体毛并用乙醇海绵清洁皮肤;使用25G的注射器以及任意的局麻药在穿刺部位的皮肤上注射形成皮丘。经过麻醉部位的皮肤插入3.5英寸长尖头的22G穿刺针。在麻醉部位的皮下穿刺针会遇到阻力,通过快速的穿刺动作,类似于肌内注射的动作,穿刺针就被推进了膀胱。大多数患者在开始麻醉时比第二阶段穿刺针进入膀胱时感到更不舒服。在穿刺针进入膀胱后,用一个20ml的注射器抽吸尿液5ml用于培养,15ml尿液用于离心和尿液分析。将闭孔器重新置入穿刺针中,将闭孔器和穿刺针一同撤出,在穿刺部位的皮肤上覆盖小的敷料。如果完全置入穿刺针后仍然抽不到尿液,是因为患者膀胱没有完全充盈而位于在耻骨后较深的区域里。当第一次尝试没有获得尿液时,等到膀胱充满时再取可能是更明智的。

2. 尿液分析

对具有尿路症状的患者,应在显微镜下观察是否存在菌尿、脓尿和血尿。尿液分析能够快速

识别菌尿和白细胞,对尿路感染能够进行初步的诊断。通常将 5～10ml 的尿液标本以 2000rpm 离心 5min 后的沉淀进行分析。当菌落形成单位(CFU)达到 10^5/ml 或更多的时候,超过 90% 的感染可有显微镜下菌尿,并具有高度特异性(Stamm,1982;Jenkins et al,1986)。然而在菌落计数较低的感染中($10^2～10^4$/ml),显微镜下常检测不到细菌。这个重要缺陷(例如一个假阴性结果)的发生是由于显微镜下能够观察的尿液体积受限所决定的。如果能够对放置在标准的 22mm 盖玻片下尿液的容量进行仔细的测量(0.01ml),并且估计在盖玻片下的高度干燥区域的数量(放大 570 倍),令人困扰的是我们发现一个高度干燥的区域所代表的体积大约是 1/30 000ml。已有出色的研究显示,不管是否进行染色或离心,细菌计数必须达到大约 30 000 个/ml 时才能在标本中发现细菌(Sanford et al 1956;Kunin,1961)。正是因为以上的原因,即使尿液分析结果为阴性,也不能排除细菌数量少于或等于 30 000/ml。

尿液分析的另一个缺陷(例如一个假阳性结果)与前一个正好相反,在显微镜下的尿液沉淀中可以看到细菌,但是尿液培养显示没有细菌生长。女性患者排尿标本中可能含有成千上万的乳酸杆菌和棒状杆菌。在显微镜下容易看到这些细菌,虽然它们是革兰阳性菌,但在染色时经常表现为革兰阴性(或革兰染色不定)。严格厌氧菌通常是革兰阴性杆菌,也占据了阴道正常菌群的很大部分(Marrie et al,1978)。

实际上,利用尿液分析所提供的其他信息(如脓尿)能将这些问题的影响降至最低,帮助临床医师确定患者是否具有尿路感染(Stamm et al,1982b)。如果标本中出现了大量的鳞状上皮细胞(提示包皮、阴道或尿道污染),就应该质疑中段尿标本的有效性。

脓尿和血尿是提示尿路有炎症反应的良好指标。尽管尿液标本离心后在每高倍镜视野下白细胞的数量对诊断是有帮助的,但需要注意的是其他因素也能影响所观察到的细胞数量,这些因素包括水化状态、组织反应的强度、尿液收集的方法和离心的尿液体积、速度和时间,以及沉淀物再悬浮的体积。

菌尿的检出对于尿路感染诊断具有 40%～70% 的敏感度,85%～90% 的特异性,但也依赖于细菌的数量(Fihn,2003)。

明显的脓尿能够简单可靠地通过在显微镜下仔细观察尿沉淀或用血细胞计数器计算没有离心的尿液中白细胞的数量来判定。尿沉淀中每高倍镜视野(HPF)有 1～2 个白细胞代表在未离心的尿液中白细胞的数量为 10 个/mm^3。尿沉淀每高倍镜视野白细胞数大于 2 个或未离心尿液中白细胞数量大于 10 个/mm^3 与菌尿有良好的相关性,几乎不会在无菌尿的患者中出现(Stamm et al,1981)。在临床研究中,排尿的标本中发现脓尿对尿路感染诊断的敏感度为 80%～95%,而特异性为 50%～76%(取决于感染的定义,患者的人群以及评估脓尿所用的方法)(Stamm,1982;Schultz et al,1984;Wong et al,1984;Wong et al,1984;Wigton et al,1985)。

在获得尿液培养的结果之前,若没有出现脓尿则应该对尿路感染的诊断持怀疑态度。相反,许多尿路疾病在没有菌尿的情况下也可产生明显的脓尿。结核是目前公认的无菌性脓尿的实例,但鹿角样结石和较小体积的结石在没有尿路感染的情况下也能产生含有大量白细胞的明显的脓尿。几乎所有导致尿路损伤的疾病,从衣原体性尿道炎到肾小球肾炎和间质性膀胱炎,都能引起大量新鲜的多形核白细胞排出(闪光细胞)。即使没有感染的尿路,在受到水合作用、产生白细胞的组织反应的强度和尿液的收集方法等因素的影响,显微镜下尿沉淀中仍能够发现任何数量的白细胞。

40%～60% 的膀胱炎病例可以发现镜下血尿,而在其他具有排尿困难症状疾病中是不常见的(Stamm et al,1980b;Wigton et al,1985)。

快速的筛查方法:目前已经可以使用生化的和酶学的方法来检测菌尿和脓尿(Pezzlo,1988)。Griess 实验(Griess test)可以用于检测尿液中因细菌分解正常情况下出现在尿液中的硝酸盐而形成的亚硝酸盐。目前也可以通过测定白细胞酯酶的活性来检测脓尿(Chernow et al,1984)。在一项比较传统尿液培养与这些间接检验方法的研究中,联合使用尿亚硝酸盐和白细胞酯酶活力测定的方法,当任一个结果为阳性时,与尿液培养菌落 $\geqslant 10^3$CFU/ml 的结果进行比较,其敏感度为

71％,特异性为 83％(Pfaller and Koontz,1985)。但是,一些研究者(Pels et al,1989;Hurlbut and Littenberg,1991)注意到敏感度和特异性结果存在较大的差异,因为其明显会受到用于评价实验结果而选择的患者和感染类型的影响。在一项关于试纸检测的敏感度差异的研究中阐述了疾病谱偏倚的概念,仅仅通过改变患者的分组就可以使敏感度在 56％～92％。尽管假阳性结果相对少见,但由于这些检验方法敏感度的不确定性,特别是对于那些具有较少尿路感染特异性症状的患者,因此还不能用这些价廉的检测方法来取代有症状的患者进行的仔细的显微镜尿液分析(Semeniuk and Church,1999)。它们主要的作用还是用来筛查无症状的患者(Pezzlo,1988)。

　　3. 尿液培养

　　目前用到的有两种尿液培养技术。在一次性的单片琼脂培养板上对已知量的尿液进行直接的平板培养是传统的定量培养技术,应用于绝大多数微生物学实验室。平板的一半是血琼脂,革兰阳性菌和革兰阴性菌均可在其中生长,另一半是去氧胆酸盐或伊红美蓝(EMB),革兰阴性菌在其中生长(其中的一些细菌,如大肠埃希菌,生长方式具有高度的特异性)。使用简单的末梢弯曲的滴管足够将大约 0.1ml 尿液转移到平板的每一半上。孵育过夜以后对菌落的数量进行估计,通常经过鉴定(在具有一定经验以后),然后乘以 10 倍作为每毫升尿液中菌落形成单位的数量。这项技术在其他文献中已有详细的介绍(Stamey,1980)。一种更简单但准确性略低的技术是使用浸片式培养法(图 23-10)。这些廉价的塑料载玻片顶端附有螺旋帽,一面为大豆琼脂(一种提供所有细菌生长的通用的营养琼脂),另一面提供革兰阴性菌生长的伊红美蓝或 Mac Conkey 琼脂。将载玻片浸入尿液中,取出载玻片让多余的尿液沥出,再将载玻片重新放到它的塑料瓶中进行孵育。附着在载玻片上的尿量是 1/100～1/200ml。因此,尿液菌落计数的数量应该是孵育后在载玻片上看到的菌落数量的 100～200 倍。在实际操作中,细菌生长的情况是与视觉标准来比较和记录。使用这项技术较难识别细菌的种类,但这项技术已经完全够用了。

　　需要强调的是尿液在采集后应立即冷藏,并

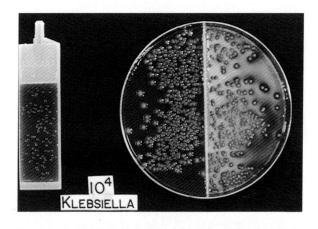

图 23-10　左边的载玻片和右边切开的琼脂培养皿进行对比。每毫升尿液中含有 10 000 个克雷伯杆菌克隆(大约为载玻片上克隆数的 200 倍,约为琼脂培养皿任一侧克隆数量的 10 倍)

应该在冷藏后的 24h 内进行培养。浸片培养的一个优势在于可以在采集尿液后立即进行培养而不需要冷藏。患者可以在家里完成对自己尿液的培养,将载玻片保持在室温下,并在 48h 内带到检验科。

　　虽然大多数细菌在膀胱尿液中培养数小时后菌落形成单位可以达到 10^5 CFU/ml,但是这个统计学的数值具有两个局限性。其一是 20％～40％有症状尿路感染的女性患者尿液中细菌计数为 10^2～10^4 CFU/ml(Stamey et al,1965;Mabeck,1969;Kunz et al,1975;Kraft and Stamey,1977),可能是由于细菌在尿液中的倍增时间较慢(每 30～45 分钟)及伴随着刺激症状导致的膀胱频繁排空引起的(15～30min)。因此在排尿困难的患者中,对于已知的病原体,有意义菌尿合适的阈值是 10^2 CFU/ml(Stamm and Hooton,1993)。幸运的是,大多数这样患者的尿路感染都具有症状并且在尿液分析中可以发现脓尿。

　　其二是以 10^5 为界限导致的过度诊断。易患感染的女性患者在会阴部常会携带大量的致病菌,会污染无菌的膀胱尿液。未行包皮环切术的男性可能在包皮上携带着尿路致病菌。在 Kass(1960)最初的研究中,单次尿液培养达到或超过 10^5 CFU/ml 会有 20％的概率存在污染。对于女性中段尿培养和未行包皮环切的男性患者在未经认真准备的情况下进行的尿培养,目前尚无统计学方法来避免以上两大局限性。

4.定位

(1)发热和腰痛:目前认为发热和腰痛预示着肾盂肾炎,但几乎没有研究验证这种假设。对小儿和成人(Huland and Busch,1982;Busch and Hulan,1984),以及终末期肾病的患者(Huland et al,1983)进行的侵袭性定位研究中,感染局限于膀胱的菌尿患者,发热甚至腰痛的发生率很高(见关于急性肾盂肾炎的章节)。

(2)输尿管导管插入术:使用输尿管导管不仅可以区分细菌来自上尿路或下尿路,也可以区分是哪一侧肾的感染,甚至能定位异位输尿管或无反流的输尿管残端感染(使用盐水溶液冲洗法)(Stamey,1980)。Stamey 在 1959 年开始研究用输尿管导管来定位菌尿的位置,并在 1963 年发表了这种技术(Stamey and Pfau,1963),在 1965 年报道了研究的结果(Stamey et al,1965)。这项技术简单但要求严格,泌尿医师在实际使用这项定位技术前,必须查阅详细的描述(Stamey,1980)。这项技术的可靠性取决于控制输尿管导管经过膀胱进入输尿管口时污染导管的膀胱细菌数量。在向两根输尿管导管中注入少量剩余冲洗液之前必须充分地冲洗膀胱。同时通过两根输尿管导管采集样本,随后将两根导管分别插入两侧的输尿管或肾盂。从每侧肾取得 4 个连续的培养。在离开膀胱镜室前必须对患者使用合适的抗生素。除对每个样本进行细菌计数以外,还需要测定尿比重和尿肌酐水平,这对解释由于利尿所导致的细菌计数的改变是非常有用的。将感染定位到膀胱、一侧肾和两侧肾的例子已有报道(Stamey,1980)。表 23-1 中显示了感染定位的临床实例,并可在 Expert Consult 网站上表 12-1 获取。

当这一技术被应用到大量的菌尿患者时,发现 45% 仅有膀胱感染,27% 为单侧肾菌尿,28% 为双侧肾菌尿(表 23-2 可在 Expert Consult 网站上表 12-2 获取)(Stamey et al,1965)。这些数字已经被来自三个国家(美国、英国和澳大利亚)的至少五个研究者证实,可作为任何成年人总体菌尿发生率的参考。尽管在菌尿存在的情况下肾结石和其他的肾异常可能会增加肾感染的概率,泌尿外科医师不要事先假设感染已涉及肾,除非得到了有临床意义的检查结果。

(3)组织和结石细菌培养:将从尿路取出的结石进行培养,在临床上对确定存在于结石缝隙中的细菌是有用的。组织培养主要用于研究。

在手术台上使用无菌技术,外科医师将结石或组织碎片放进一个含 5ml 盐水溶液的无菌培养管中;将培养管放入冰中,然后送到细菌实验室,搅动在 5ml 盐水溶液中的结石或组织,然后取 0.1ml 同时在血琼脂和 EMB 琼脂表面做划线培养。随后倒出盐水溶液,用无菌镊子把结石或组织转移到第二个含有 5ml 无菌盐水溶液的培养管中。在搅动盐水确认清洗充分后,倒出盐水溶液并将标本转到第三个含 5ml 盐水溶液的无菌培养管中,重复清洗,最后转到第四个相同的培养管中。将最后一个试管中的盐水溶液按照与第一次相同的方法进行定量培养。将第四个培养管 5ml 盐水溶液的剩余部分和结石一起倒进一个无菌的研钵内并研磨成粉末状。

在第四个盐水冲洗液中的结石(或组织)被研碎后,再次取 0.1ml 在血琼脂和 EMB 琼脂上培养。第一个和第四个盐水冲洗液培养后菌落计数的不同代表盐水溶液清洗结石或组织表面细菌的效果。第四个培养管中冲洗液和研碎的结石(或组织)培养后细菌计数的不同代表了样本表面和内部细菌的区别。

(4)前列腺和尿道的定位研究、对前列腺或尿道感染定位技术将在第 4 卷第 2 章中详细阐述。

要点:临床表现

- 尿液和尿路通常是不存在细菌和炎症的。
- 菌尿和白细胞的出现提供了尿路感染的初步诊断依据。
- 在对患者进行诊断时,10^2 CFU/ml 的细菌菌落计数就能明确一个有症状的尿路感染。

五、影像学检查

大多数尿路感染的病例不需要影像学检查,因为根据临床和实验室的检查结果就能做出正确的诊断,并足够确定大多数的患者的治疗方案。但是,大多数男性患者尿路感染、抵抗力差患者的感染、伴有发热的感染、有尿路梗阻的症状或体征、合理治疗无效的感染,以及复发性感染提示细菌在尿路中持续存在都需要用影像学方法来明确潜在的异常病变,这些异常可能需要改变治疗方案或行经皮穿刺或外科手术治疗。

(一)适应证

大多数女性泌尿生殖系统感染没有必要做影像学检查。几个报道显示,对尿路感染复发的女性患者,如果排除了特殊的危险因素,不需要常规做排泄性尿路造影(Fair et al,1979;Engel et al,1980;Fowler and Pulaski,1981;Fairchild et al,1982)。没有研究表明,排泄尿路造影对确定这些患者的治疗方案有作用,而且将排泄性尿路造影排除在常规检查之外会减少患者的费用支出。

但是,对于高危患者,包括伴有发热的女性感染患者和多数男性患者,放射学检查也许能够明确需要进一步处理的急性感染或找到复杂感染的原因。

首先,具有危险因素,在抗生素治疗以外可能需要其他治疗措施的患者,需要进行放射学检查(框图 23-3)。

框图 23-3　急性肾盂肾炎进行放射学检查的适应证

- 潜在输尿管梗阻(例如,结石,输尿管狭窄,肿瘤)
- 结石病史,尤其是感染性(磷酸镁铵)结石
- 潜在肾乳头坏死(例如,镰状细胞性贫血,严重糖尿病,滥用镇痛药)
- 泌尿生殖器外科治疗病史诱发梗阻,例如输尿管再植或者输尿管改道
- 5～6d 适量抗生素治疗后反应不佳
- 糖尿病
- 需透析肾或者严重肾功能不全的多囊肾患者
- 神经源性膀胱
- 少见病原体感染,如结核杆菌、真菌、尿素裂解病原体(如变形杆菌)

伴有尿路梗阻可能性的尿路感染必须进行评估。包括结石,特别是感染结石(磷酸镁铵结石)、输尿管肿瘤、输尿管狭窄、先天性梗阻或先前泌尿生殖系手术病史,如输尿管再植或尿流改道手术,这些都可能导致梗阻。糖尿病患者在尿路感染的基础上发生特殊的并发症,如气性肾盂肾炎或肾乳头坏死。坏死乳头的嵌顿可能导致急性输尿管

梗阻。在进行透析的多囊肾患者特别容易形成肾周脓肿。

在合理应用 5～6d 抗生素后仍有急性肾盂肾炎临床症状的患者有进行泌尿外科影像学检查的指征,他们常有肾周脓肿或肾脓肿。另外,少见微生物感染的患者,包括分解尿素的微生物(例如变形杆菌),应该检查尿路是否存在异常,如梗阻性结石、狭窄或真菌球。

第二,进行影像学检查是为了明确细菌持续存在的原因。在合理的抗生素治疗后菌尿没有消退或感染迅速复发的患者,都应该考虑存在导致细菌持续存在的异常。尽管这些患者并不常见,但识别这些患者非常重要,因为他们可能具有只能通过外科手段去处理的复发性尿路感染的病因。能引起难治性或复发性尿路感染的先天或后天的泌尿系统的异常都列在框图 23-4 中。

框图 23-4　导致持续性菌尿存在,可矫正的泌尿外科疾病

- 感染性结石
- 慢性细菌性前列腺炎
- 单侧感染后的萎缩肾
- 异物
- 尿道憩室和感染的尿道周围腺体
- 单侧髓质海绵肾
- 肾切除后无反流、正常外观但受感染的输尿管残端
- 感染的脐尿管囊肿
- 感染的肾盏交通性囊肿
- 肾乳头坏死
- 瘘管通向膀胱的膀胱周围脓肿

(二)超声检查

肾超声检查是一个重要的肾成像技术,因为它具有无创、易于实施和快速,并且对患者没有放射性损害或造影剂过敏风险等优点。特别适用于识别结石、肾积水、肾积脓和肾周脓肿。单一的结石放射线照片应该同时结合超声检查的结果。超声也用于诊断残余尿。超声的不足之处在于依赖检查者对图像的解释和操作技术。此外,超声对肥胖或着装的患者以及检查部位有引流管或开放性伤口的患者存在技术上的缺点。

(三)CT 和 MRI

能提供最佳解剖细节的放射学检查是 CT 和 MRI。它们在诊断急性局灶性细菌性肾炎、肾和肾周脓肿,以及放射线阴性结石方面,比排泄性尿路造影或超声敏感度更高(Kuhn and Berger, 1981;Mauro et al,1982;Wadsworth et al,1982; Soulen et al,1989;Soler et al,1997)。使用 CT 来定位肾和肾周脓肿时,CT 为外科引流及经皮肾穿刺的通路提供了良好的参考。MRI 在评估肾的炎症方面并没有取代 CT,但在确定肾周炎症的范围方面具有一定的优势。

(四)排泄性膀胱尿道造影

排泄性膀胱尿道造影是确定有无膀胱输尿管反流的一个重要检查。它可能适用于评估神经源性膀胱患者以及极少数因尿道憩室导致持续感染的女性患者。

(五)放射性核素检查

^{131}I 马尿酸钠和 ^{99m}Tc 葡庚糖酸盐扫描用来检测局灶性肾实质损伤、肾功能减退、急性感染引起的肾血流灌注下降(McAfee,1979)。虽然已经有人报道了镓-67 扫描在诊断肾盂肾炎和肾脓肿方面有作用,但并不常用,而且可能在没有感染的患者中出现阳性诊断。铟-111标记的白细胞在确定炎症存在部位时的可靠性有限,特别是患者的临床表现并未提示存在感染的时候。

要点:影像学技术

- 多数尿路感染的女性都不需要影像学检查。
- 男性和免疫力受损的患者或治疗无效的患者需要影像学检查来明确尿路的异常。
- CT 和 MRI 在确定感染的原因、部位和范围等方面提供了最好的解剖学数据。

六、抗生素治疗原则

尿路感染的治疗必须完全清除在尿路中生长的细菌。如抗生素应用得当,细菌可能在数小时内就被消灭(Stamey,1980)。抗生素的疗效取决于抗生素在尿液中的浓度以及维持在高于最小抑菌浓度的时间(Hooton and Stamm,1991)。因此,感染的消退和细菌对尿液中抗生素浓度的敏感度密切相关(McCabe and Jackson,1965;Stamey et al,1965,1974)。表 23-3 列出了在健康成人血清和尿液中抗生素的有效浓度,从表中可知尿路的抗生素浓度常是血清中的几百倍。除大环内酯类药物(如红霉素)外,常用的抗生素在口服后很快在尿液中达到抑菌浓度。血清浓度与尿液浓度的比较是一个现实的问题,因为仅以血清中的浓度作为标准来检验抗生素敏感度的方法限制了医师使用在尿路中有效的药物,例如口服青霉素 G 治疗大肠埃希菌和奇异变形杆菌,以及四环素治疗铜绿假单胞菌感染。

在治疗非复杂性尿路感染中,抗生素在血液中达到的浓度并不重要。抗生素在血液中的浓度对有菌血症的患者和伴有发热的肾和前列腺实质感染的患者是非常关键的。

肾功能不全的患者,如果药物主要是由肾清除而不能被其他机制清除时,则必须调整药物的剂量。在肾衰竭时,肾可能无法将抗生素浓集在尿液中,因此很难根除细菌。尿路的梗阻可能也会减少抗生素在尿液中的浓聚。

在选择抗生素及确定治疗持续的时间时,必须以抗生素抗菌谱范围覆盖已知的病原体或根据感染源所推测的可能性最大的病原体、感染是复杂性还是非复杂性、药物潜在的不良反应,以及治疗的费用为依据。一个经常被忽视但很重要的特性是,药物对肠道和阴道菌群及院内细菌环境的影响。经常使用抗生素的患者、门诊及住院患者中的细菌对抗生素敏感度变化很大。当务之急,每个临床医师都应当在抗生素的选择方面与细菌的敏感度变化保持一致。

(一)细菌的耐药性

在最近几年,院内和社区尿路感染耐药性的频率和范围都有所增加。耐药性的升高归因于细菌特征的合并、使用抗生素后的对细菌选择的压力、社会和技术的变化增强了耐药性的传播(Shepherd and Pottinger,2013)。细菌耐药性的特点已表明存在着地域差异(Manges et al,2001)。

细菌耐药性的发生可能是由遗传性染色体、后天获得性染色体或细菌暴露于抗生素导致的染色体外(质粒)介导的耐药。

表 23-3 成人血清和尿液中抗菌药物水平*

抗菌药物	剂量(mg)	血清峰值水平(mg/L)	与结合蛋白的百分比	血清峰值半衰期(h)	平均(活性)尿中浓度*(g/ml)	尿中排泄量(%)	尿中活性剂量(%)
氨苄西林	250 口服 4/d	3 在 2h	15	1	350	42	—
羧苄西林	764 口服 4/d	11 ～ 17 在 1.5h	60	1.2	1000	40	—
头孢氨苄	250 口服 4/d	9 在 2h	12	0.9	800	98	—
环丙沙星	500 口服 2/d	2.3 在 1.2h	35	3.9	200	50	—
多黏菌素 E	75 肌内注射 2/d	1.8 在 4h	10	2	34	75	50
庆大霉素	1mg/kg 肌内注射 3/d(200mg/d)	4 在 1h	可忽略	2	125	80	—
卡那霉素	500 肌内注射 2/d	18 在 1h	可忽略	2	750	94	—
左氧氟沙星	500 口服 1/d	6.0mg/L	30～50	6	N/A	95	95
萘啶酸	1000 口服 4/d	34 在 2～23h	85	1.5	75	79	5
呋喃妥因	100 口服 4/d	<2		0.3	150	42	—
青霉素 G	500 口服 2/d	1 在 1h	60	0.5	300	60～85	—
磺胺甲噻二唑	250 口服 4/d		98	10	700	95	85
四环素	250 口服 4/d	2～3 在 4h	31	6	500	60	—
氢氯化物增效磺胺甲基异噁唑（TM-SMX）	160/800 口服 2/d	1.7/32 在 2h	45/66	10/9	150/400	55/50	—/37
甲氧苄啶	100 口服 2/d	1.0 在 2～4h	45	10	92	55	—

* 这些平均尿液药物浓度是指 24h 正常肾脏排尿 1200ml 内所含的生物活性的药物与所排尿尿量的比值。

Modified from Stamey TA. The Pathogenesis and treatment of urinary infections. Baltimore: Williams & Wilkins; 1980. p. 59.

遗传性染色体介导的耐药性能存在于一个细菌种群中主要是因为缺乏抗生素起作用的正常机制。如变形菌和假单胞菌属总是对呋喃妥因耐药。

后天获得性染色体耐药是在治疗尿路感染时发生的。在抗生素治疗之前,具有相对耐药性的细菌被称作突变株,可能以非常低的浓度存在于尿液中。突变株高水平耐药性的突变频率要高于正常菌种 1000 倍(Miller et al,2004)。其余对抗生素敏感的细菌在治疗后可被完全清除,但是在 24～48h 内重复对尿液进行培养显示耐药突变体的计数很高。事实上,抗生素治疗已经筛选出了耐药突变株。当尿液中抗生素浓度接近或低于药物的最小抑菌浓度时,最可能发生这种现象。在对先前抗生素敏感的菌尿治疗过程中,选择性耐药克隆发生率为 5%～10%,显然这并不是一个

无关紧要的因素,在治疗菌尿时必须被考虑到。用药剂量不足、患者的依从性不好,以及由于液体摄入量增加导致的多尿都能导致这种现象。因此,临床医师应该选择那些在尿路中超过最低抑菌浓度以及抗菌谱广的药物,应避免药物剂量不足,并注意强调患者配合。

染色体外介导的耐药可能是通过含有耐药性遗传物质的质粒获得和转移的。这种被称作 R 因子的耐药性更多的发生在肠道菌群,比在尿路中先前选择存在的突变体更为常见。所有的抗生素都能导致质粒介导的耐药。但是,对氟喹诺酮类的耐药极少由质粒转移,并且没有出现过由质粒介导的呋喃妥因耐药的报道。因此,之前使用过 β-内酰胺类、氨基糖苷类、磺胺类、TMP 和四环素类抗生素的患者,将会经常对曾经使用过的抗生素或其他种类的抗生素

具有 R 因子耐药性。此外,携带耐药遗传物质的质粒能够在菌属内和不同的菌属间进行转移。因此,举例来说,曾经接受过四环素治疗的患者可能会携带了几种对四环素、氨苄西林、磺胺类药物和 TMP 耐药的肠道菌属。由于肠菌菌群是最终定植于尿路的细菌的主要来源,因此在抗生素治疗后发生感染以及能够导致质粒介导的耐药性的感染通常是由那些具有多药耐药性的细菌引起的。但是,导致尿路感染的肠道菌群中的耐药性大肠埃希菌几乎始终对呋喃妥因或喹诺酮类敏感。

抗生素的剂量和疗程也会影响耐药性。例如,已经证实在院内氟喹诺酮类使用的增加与细菌(特别是假单胞菌属)对氟喹诺酮类耐药的增加直接相关。药物使用时间越长就越容易发生耐药。相反,减少药物的剂量和疗程可能导致更敏感的菌属再度出现。

大多数研究报道的抗生素耐药都是以单独的实验室研究为依据,通常缺乏与临床或流行病学之间的联系(例如症状的出现和症状的本质、年龄、性别以及是否为复杂性感染)。Gupta 等(2011)确定了从大量诊断明确的急性单纯性膀胱炎的女性患者中分离出尿路病原体耐药性的发生率和趋势。在世界范围内很多国家,对 TMP/SMX、氨苄西林的耐药发生率已超过 20%(Gupta et al,2011);头孢菌素耐药的发生率也已显著增加,然而对呋喃妥因和环丙沙星的耐药还是罕见的。在多数北美和欧洲,大肠埃希菌耐受氟喹诺酮的发生率依然低于 10%(Gupta et al,2011)。

氟喹诺酮耐药与频发的多重耐药相关(Karlowsky et al,2006)。较多的单中心医院研究发现,耐药的发生率比以前更为普遍,粗略统计已达到了 26%(Siddiqui,2008)。在常用氟喹诺酮类来预防感染的移植中心,大肠埃希菌耐药能达到 80%。以前使用过氟喹诺酮类以及存在潜在的泌尿系疾病,是耐药菌导致尿路感染最重要的决定性因素(Ena et al,1995)。在一些欧洲国家,氟喹诺酮类耐药是一个逐渐增加的难题。包括氟喹诺酮类耐药的多耐药性表型目前存在于大多数欧洲国家,并且这种表型的选择不仅源于喹诺酮类的使用,也源于氨苄西林、磺胺甲噁唑和 TMP-MX 的使用(Kahlmeter and Menday,2003)。这是一个需要关注的问题,因为由染色体介导而不是由质粒介导耐药性的氟喹诺酮类,是目前因质粒介导产生耐药性的患者可以选择的药物。

许多研究说明了这些体外实验中耐药趋势的临床意义,其意义在于将体外对 TMP-SMX 的耐药和单纯性膀胱炎和肾盂肾炎中的临床预后联系起来(Gupta and Stamm,2002)。如果细菌是耐药的,女性患者的临床治疗的失败率为 40%～50%,而细菌学治疗的失败率为 60%(关于 TMP-SMX 在预防中的作用的更多信息,参见后面关于"膀胱感染"的章节)。

(二)抗生素处方

用于治疗尿路感染的抗生素的作用机制、有效性范围、常见的不良反应、慎用以及禁用的情况分别在表 23-4、表 23-5、表 23-6 中予以说明。

表 23-4　用于治疗尿路感染的常见抗生素的作用机制

药物和药物种类	作用机制	耐药机制
β 内酰胺类(青霉素,头孢菌素,氨曲南)	抑制细胞壁合成	产生 β 内酰胺酶,改变青霉素结合蛋白的结合位点,改变细胞壁孔径大小(减少渗透性)
氨基糖苷类	抑制核糖体蛋白合成	下调细菌摄取药物;细菌产生氨基糖苷修饰酶
喹诺酮类	抑制细菌 DNA 解旋酶	DNA 解旋酶结合位点突变;细胞壁孔径大小改变(减少渗透);主动流出
磷霉素	抑制细菌细胞壁合成	转运精氨酸异常转换或功能缺失
呋喃妥因	抑制一些细菌酶系统	并未充分阐明,随着暴露时间延长缓慢产生耐药
磺胺甲基异噁唑	拮抗细菌叶酸代谢	从外环境(如肠球菌)吸引叶酸
万古霉素	抑制细菌细胞壁合成(同 β 内酰胺类)	肽聚糖在不同位点而非靶点的酶学改变

表 23-5　用于治疗尿路感染常见病原体的抗菌药物的抗菌谱

抗菌药物和种类	革兰阳性病原体	革兰阴性病原体
阿莫西林或者氨苄西林	链球菌、肠球菌	奇异变形杆菌
阿莫西林克拉维酸钾	链球菌、肠球菌	奇异变形杆菌、克雷伯杆菌
阿莫西林舒巴坦	葡萄球菌（非耐甲氧西林金黄色葡萄球菌）、肠球菌	奇异变形杆菌、流感嗜血杆菌、克雷伯杆菌
抗葡萄球菌青霉素	链球菌、葡萄球菌（非耐甲氧西林金黄色葡萄球菌）	无
抗假单胞菌青霉素	链球菌、肠球菌	大部分,包括铜绿假单胞菌
第一代头孢菌素	链球菌、葡萄球菌（非耐甲氧西林金黄色葡萄球菌）	大肠埃希菌、奇异变形杆菌、克雷伯杆菌
第二代头孢（头孢孟多,头孢呋辛,头孢克洛）	链球菌、葡萄球菌（非耐甲氧西林金黄色葡萄球菌）	大肠埃希菌、奇异变形杆菌、流感嗜血杆菌、链球菌、葡萄球菌（非耐甲氧西林金黄色葡萄球菌）
第二代头孢（头孢西丁,头孢替坦）	链球菌	大肠埃希菌、变形杆菌（包括吲哚阳性）、流感嗜血杆菌、克雷伯杆菌
第三代头孢（头孢曲松）	链球菌、葡萄球菌（非耐甲氧西林金黄色葡萄球菌）	大部分,不包括铜绿假单胞菌
第三代头孢（头孢他啶）	链球菌	大部分,包括铜绿假单胞菌
氨曲南	无	大部分,包括铜绿假单胞菌
氨基糖苷类	葡萄球菌（尿）	大部分,包括铜绿假单胞菌
氟喹诺酮类	链球菌*	大部分,包括铜绿假单胞菌
呋喃妥因	葡萄球菌（非耐甲氧西林金黄色葡萄球菌）、肠球菌	许多肠杆菌（不包括普罗维登斯菌、沙雷菌属、不动杆菌属）、克雷伯杆菌
磷霉素	肠球菌	许多肠杆菌（不包括铜绿假单胞菌）
匹美西林	无	大部分,不包括铜绿假单胞菌
磺胺甲基异噁唑	链球菌、葡萄球菌	许多肠杆菌（不包括铜绿假单胞菌）
万古霉素	所有,包括耐甲氧西林金黄色葡萄球菌	无

*取决于使用的抗生素

表 23-6　用于治疗尿路感染抗生素的常见不良反应、注意事项和禁忌证

药物和药物类别	常见不良反应	注意事项和禁忌证
阿莫西林或氨苄西林	超敏反应（立即或者延迟）;腹泻（尤其是氨苄西林）,胃肠道功能失调、抗生素相关性假膜性结肠炎、非超敏性斑丘疹、血小板凝集性降低	增加病毒性皮疹的发病危险性,别嘌醇治疗
阿莫西林-克拉维酸	腹泻,胃肠功能紊乱	
阿莫西林-舒巴坦	同阿莫西林/氨苄西林	
抗葡萄球菌青霉素类	同阿莫西林/氨苄西林 胃肠道功能紊乱（口服制剂）,急性间质性肾炎（尤其是甲氧西林）	

（续　表）

药物和药物类别	常见不良反应	注意事项和禁忌证
抗假单胞菌青霉素类	同阿莫西林/氨苄西林 高钠血症（以钠盐形式给药，尤其是羧苄西林，替卡西林），注射部位局部反应	对钠负荷非常敏感的患者慎用
头孢菌素类	超敏反应（比青霉素类少） 胃肠道功能紊乱（口服制剂） 局部注射部位反应 抗生素相关性假膜性结肠炎，血清抗球蛋白试验阳性，血小板凝集性降低（尤其是头孢替坦，头孢孟多，头孢哌酮）	急性超敏反应的患者禁用；迟发型超敏反应患者慎用
氨曲南	超敏反应（比青霉素少）	不足1%的患者与头孢菌素或青霉素存在交叉过敏反应，这些患者慎用此药
氨基糖苷类	耳毒性：前庭和耳蜗部分受损；肾毒性：非少尿性氮质血症；高水平的神经肌肉阻滞	除了肾盂肾炎，禁止用于孕妇；若患者存在严重肾功能损害、糖尿病、肝衰竭时禁用；重症肌无力的患者慎用（因为存在潜在的神经肌肉阻滞）；与其他有耳毒性和肾毒性的药物联合使用时要谨慎
喹诺酮类	中度的胃肠道功能紊乱，眩晕、头晕、光过敏； 中枢神经系统影响，包括眩晕、震颤、意识错乱、情感障碍、幻觉；肌腱断裂	儿童和妊娠妇女因为关节影响而禁用。 同时应用制酸药、铁、锌、硫糖铝影响口服吸收；改使用其他抗生素或在使用喹诺酮时停用硫糖铝；或者是延长给制酸药、铁、锌停药间隔至2h以上以确保药物吸收 确保患者足够的水化。该类药物会提高茶碱的血浆水平（环丙沙星、依诺沙星比诺氟沙星和氧氟沙星这类副作用更明显）。禁用喹诺酮或严密监测血茶碱水平。降低癫痫发作阈值、癫痫患者、其他降低癫痫发病阈值的疾病或者药物治疗时禁用此药 使用治疗糖尿病药物的患者使用此药需要检测血糖水平 联合使用喹诺酮类和其他治疗糖尿病药物时曾有高血糖和低血糖的报道，故应用此药需监测血糖 这类药物可以增强华法林效应，故应用此类药物应监测凝血情况
磷霉素	头痛、胃肠功能紊乱、阴道炎	对磷霉素或其组分超敏者
匹美西林	皮疹；胃肠道功能紊乱	对青霉素过敏者慎用
呋喃妥因	胃肠道功能紊乱 外周多发神经病变（尤其是肾功能受损、贫血、糖尿病、电解质紊乱、维生素B缺乏和疲劳的病人）；葡萄糖-6-磷酸脱氢酶缺乏症的患者会出现溶血；肺部超敏反应从急性到慢性包括咳嗽、呼吸困难、发热、肺间质性改变	肌酐清除率低（<50ml/min）的患者禁用，因为尿液无法达到足够的药物浓度；检测长期用药的患者；避免合用丙磺舒，因为该药阻滞肾排泄呋喃胺因；避免合用镁和喹诺酮类药物，因为会发生药物拮抗

（续　表）

药物和药物类别	常见不良反应	注意事项和禁忌证
磺胺甲噁唑	高敏反应、皮疹；胃肠功能紊乱、光过敏、血液毒性（艾滋病患者）	在艾滋病患者和老年患者中副作用高发；妊娠患者禁用；因为延长凝血酶原时间，接受华法林治疗者禁用。叶酸或葡萄糖-6-磷酸脱氢酶缺乏症患者禁用此药因为增加血液学副作用；确保充分水化，避免药物在尿路中结晶
万古霉素	"红人综合征"：脸红、发热、寒战、皮疹、低血压（组胺的副作用），联用其他肾毒性或者耳毒性药物时出现肾毒性或耳毒性，注射局部反应	与其他肾毒性耳毒性药物联合应用时应该谨慎

Modified from McEvoy GK，editor．American Hospital Formulary Service Drug Information．Bethesda（MD）；American Society of Health-System Pharmacists；1995．

1. 呋喃妥因

呋喃妥因对常见的尿路病原体有效，但对假单胞菌属和变形杆菌属无效（Iravani，1991）。它可以快速地进入尿液中，但在大多数身体组织达不到治疗浓度，包括胃肠道。因此，它对上尿路感染和复杂性感染是无效的（Wilhelm and Edson，1987）。它对肠道及阴道中的常驻菌有轻微的影响，其作为预防用药已超过40余年。细菌对这种药物产生获得性抵抗非常罕见；对于妊娠患者，呋喃妥因只能在妊娠的早中期使用。长期使用呋喃妥因可以导致胃肠功能紊乱及少见的肺部问题。对于可疑或明确 G-6-PD 缺乏患者应禁用呋喃妥因，因为其可导致溶血。

2. 甲氧苄啶/磺胺甲噁唑

TMP-SMX 复方制剂已经成为治疗急性尿路感染使用最广泛的药物。对于多数单纯性感染单用 TMP 治疗的效果与上述制剂是相同的，而且可能的不良反应更低（Johnson and Stamm，1989）；然而，加用 SMX 可以通过协同的杀菌作用使其对上尿路感染的治疗更加有效，而且可能会减少耐药性的出现（Burman，1986）。单用 TMP 或联合 SMX 对大多数常见的尿路病原体是有效的，值得注意的是肠球菌属和假单胞菌属除外。TMP 和 TMP-SMX 价格低廉而且对肠道菌群的影响极低。缺点是相对常见的不良反应，主要包括皮疹和胃肠道症状（Cockerill and Edson，1991）。妊娠期间应当禁用 TMP-SMX。

3. 磷霉素

磷霉素，一种化学结构同有机磷酸相似的口服抗生素，对大多数尿路病原体有效。它的优点主要在于和其他常用的抗生素有较少的交叉耐药，以及其对多大多数革兰阴性菌及耐万古霉素的肠球菌（VRE）有效。此外，针对单纯性膀胱炎经验性选择使用磷霉素作为单剂量治疗药物，已表明疗效明显。在多个试验中，磷霉素引起的胃肠功能紊乱及头痛的发生率较低，不良事件罕见（Patel et al，1997）。

4. 氟喹诺酮类

氟喹诺酮类具有一个共同的前体物质萘啶酸，可以抑制细菌完整复制所需的 DNA 回旋酶。氟喹诺酮类具有广谱的抗菌活性，这使得它们成为尿路感染经验性治疗的理想药物。它们对肠杆菌科细菌及铜绿假单胞菌具有非常强的作用；对金黄色葡萄球菌和腐生葡萄球菌也有很强的作用，但是通常对链球菌的作用已经处于抗菌谱的边缘了。大多数厌氧菌对氟喹诺酮类药物耐药；因此，正常的肠道和阴道菌丛没有被改变（Wright et al，1993）。最初细菌的耐药很少出现，但是由于不加选择地使用这些药物，细菌的耐药率正在逐年增加（Wright et al，1993；Vromen et al，1999）。

尽管这些药物没有肾毒性，但肾功能不全会延长药物的血浆半衰期，因此肌酐清除率低于30ml/min的患者需要调整用药剂量。药物的不良反应并不常见，胃肠功能紊乱是相对多见的。超敏反应、皮肤反应、轻微的中枢神经系统和周围神经系统反应甚至急性肾衰竭都有报道（Hootkins et al，1989）。据报道，跟腱功能障碍包括跟腱断裂的发生率估计可达 20/10 万，因此在第一次出现跟腱疼痛的症状时就应该停止使用氟喹诺酮（Greene，2002）。跟腱断裂的机制目前尚不清楚，但环丙沙星可以激发来自成纤维细胞的基质降解酶的活性，并且可以抑制成纤维细胞代谢和合成基质物质，这些因素可能导致了肌腱病（Williams et al，2000）。幼年动物服用氟喹诺酮导致对软骨发育的损伤；因此，目前氟喹诺酮类药物对幼儿、青少年和怀孕或哺乳期的女性患者是禁用的（Christ et al，1988）。其他药物与氟喹诺酮存在重要的相互作用，世界卫生组织警告在使用氟喹诺酮类药物时可增强华法林的抗凝血作用，但较罕见。含有镁和铝的抗酸药会干扰氟喹诺酮的吸收（Davies and Maeser，1989）。一些氟喹诺酮类药物（依诺沙星和环丙沙星）可以升高血清中茶碱的水平，延长其半衰期（Wright et al，1993）。对大多数单纯性尿路感染，氟喹诺酮的有效性稍高于 TMP-SMX。但是，由于对 TMP-SMX 耐药的增加，氟喹诺酮在对近期使用过抗生素的患者以及门诊复杂性尿路感染患者的经验性治疗方面具有独特的优势（Dalkin and Schaeffer，1988；Gupta et al，1999）。如果常见的细菌存在对抗生素（如氨苄西林和 TMP-SMX）高水平的耐药时（大于 20%），那么氟喹诺酮可以考虑作为一线药物。

5. 头孢菌素

所有三代的头孢菌素都已经被用来治疗急性尿路感染（Wilhelm and Edson，1987）。总体来说，通常头孢菌素对肠杆菌属活性高，对肠球菌属活性低。第一代头孢菌素对革兰阳性菌以及常见的尿路病原体如大肠埃希菌和肺炎克雷伯杆菌的抗菌活性更强；而第二代头孢菌素具有抗厌氧菌的活性；第三代头孢菌素对社区获得性和院内的革兰阴性菌比其他 β 内酰胺类抗生素的活性更高。由于这些广谱的药物可以引起细菌的选择压力，因此应仅限于在复杂性感染或需要行胃肠外治疗，以及可能对常规的抗生素耐药等情况下的使用。它们在妊娠期使用也是安全的。

6. 氨基青霉素

氨苄西林和阿莫西林在过去经常被用来治疗尿路感染，但是有 40%～60% 常见的尿路病原体出现了耐药，这也降低了这些药的有效性（Hoon and Stamm，1991；Gupta et al，2011）。这些药物对肠道正常菌群和阴道菌群的影响能使患者发生耐药菌导致的再感染，并且经常会导致念珠菌阴道炎（Iravani，1991）。产生 β 内酰胺酶的细菌对阿莫西林耐药，将 β-内酰胺酶抑制物克拉维酸与阿莫西林联用能极大提高抑菌活性，但是较高的费用以及经常出现的胃肠道不良反应限制了它的使用。广谱的青霉素衍生物（例如匹美西林、哌拉西林、美洛西林和阿洛西林）保留了氨苄西林对抗肠球菌的活性，并对耐氨苄西林的革兰阴性杆菌具有抗菌活性。尽管具有相同的疗效且相较于其他药物更加便宜，但是基于以上的特点，使得这些药物倾向被选择应用于治疗院内获得性尿路感染以及院外获得性急性单纯性肾盂肾炎的初始胃肠外治疗。

7. 氨基糖苷类

氨基糖苷类与 TMP-SMX 或氨苄西林联用，是治疗伴有发热的尿路感染的首选。它们具有公认的肾毒性和耳毒性；因此，仔细监测感染患者的肾功能及听力是否损害是有指征的。氨基糖苷类每天一次的给药方式能够优化峰值浓度与最小抑菌浓度的比值，使杀菌作用达到最大并减少潜在的毒性（图 23-11）（Nicolau et al，1995）。氨基糖苷类单次日剂量的给药方式不仅有利于其浓度依赖性杀菌能力，还有利于其他两个重要特性，即时间依赖性毒性作用和更为延长的抗生素后效应（Gilbert，1991；Zhanel et al，1991）。给药剂量包括一个固定的庆大霉素 7mg/kg 的方案或妥布霉素 5～7mg/kg 的方案，此后给药间期的调整要依据血清中单次给药的浓度以及为每天一次疗法所设计的路线图来进行（图 23-12）。给药的间隔时间是由初次注射后所获得的样本的药物浓度来决定的，例如，在初次注射后 10h 血清药物浓度为 7mg/ml，那么随后每 36 小时应该给予 7mg/kg 的剂量。这个方案在临床上是有效的，可以减少肾毒性的发生，并通过减少辅助性服务的次数以及血药物浓度的测定，来提供了一个相对划算的氨基糖苷类药物的给药方法。

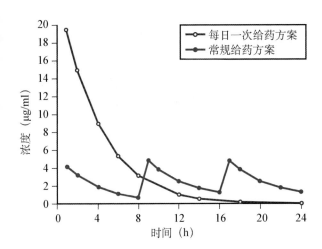

图 23-11　在正常肾功能的患者中，两种不同给药方式在不同时间点药物浓度变化特点。两种给药方式：每日一次[7mg/(kg·24h)]和常规用药法(1.5mg/kg，每 8 小时一次)(From Nicolau DP，Freeman CD，Belliveau PP，et al. Experience with a once-daily aminoglycoside program administered to 2184 adult patients. Antimicrob Agents Chemother 1995；39：650-5.)

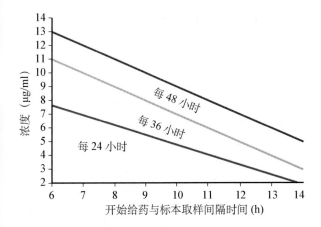

图 23-12　单次每日每千克体重给予 7mg 庆大霉素和妥布霉素相关的药物浓度列线图(From Nicolau DP，Freeman CD，Belliveau PP，et al. Experience with a once-daily aminoglycoside program administered to 2184 adult patients. Antimicrob Agents Chemother 1995；39：650-5.)

8. 氨曲南

氨曲南具有与氨基糖苷类和所有的 β 内酰胺类相似的抗菌谱，且没有肾毒性，但是它的抗菌谱要窄于第三代头孢菌素，主要用于对青霉素过敏的患者。

9. 匹美西林

匹美西林是 β 内酰胺青霉素样抗生素，其是美西林的前体药物。该药对革兰阴性菌具有较强的作用，其主要在北欧国家经验性治疗单纯性膀胱炎时使用。目前美国并未获批使用，但已证实该药物具有较低的耐药率(大约仅有 2% 大肠埃希菌耐药)及较好的安全性、有效性(Graninger，2003)。

(三)抗生素的选择

许多抗生素物对治疗尿路感染有效。一些重要的因素可以帮助选择经验性治疗药物，这其中包括感染是否为复杂性的、针对可能的病原体药物的抗菌谱活性、过敏史、潜在的不良反应(包括肾、肝的毒性)，以及治疗的费用。此外，抗生素对阴道和肠道菌群有利的和不利的影响对复发性尿路感染的女性患者是非常重要的。在全国范围内门诊和住院患者使用的药物对细菌的敏感度以及费用的差别是相当大的。因此，每个临床医师都必须关注细菌药敏和费用变化情况，并以此来选择抗生素使用。

(四)治疗的持续时间

治愈尿路感染所需要的时间与许多变量有关，包括组织受损的程度和持续时间、尿液中细菌的浓度、尿液中能达到的抗生素的浓度，以及损害宿主和天然防御机制的风险因素(见后面)。

要点:抗生素治疗的原则

- 有效的抗生素治疗必须清除在尿路中生长的细菌。
- 由于滥用抗生素，耐药菌正在逐年增加。
- 选择抗生素药根据疗效、安全性、费用及患者的依从性来决定。

七、泌尿外科常见手术抗生素的预防性应用

(一)原则

外科预防性应用抗生素是指在外科操作前和操作后的一个有限的时间内使用抗生素来预防局部和全身的感染。对大多数操作而言，预防性应

用应该在操作前的 30～120min 开始（Bratzler and Houck，2004）。在整个操作的过程中都应该保持有效的药物浓度，在某些特殊情况下还需维持到操作后一段时间内（多数是 24h）（Bratzler and Houck，2004）。虽然存在关于泌尿外科操作预防性应用抗生素的前瞻性研究，但多数研究仅局限于一个狭隘的范围内。但是，运用这些研究得出的原则，并考虑患者的特点以及操作的类型，为我们提供了一个何时开始和使用何种抗生素进行预防性治疗的框架。附加的非传统类型的抗生素预防性应用，是指在围操作期使用抗生素预防由于植入引流物（如输尿管支架或尿管）引发的局部的或全身的并发症。

在泌尿外科领域有许多患者经历过侵袭性的操作。在确定是否需要预防性应用抗生素治疗时，宿主对菌尿或菌血症的反应能力以及可能合并的感染后果是两个重要的考虑因素。影响宿主对感染反应能力的因素包括高龄、解剖异常、营养状况差、吸烟、长期使用皮质激素、同时使用其他药物，以及免疫缺陷（如未治疗的 HIV 感染）（框图 23-5）。此外，长期的引流物植入、导致感染体内物质（如结石）、多个远处感染位点，以及由于住院时间的延长也可通过增加局部细菌浓度和（或）改变菌群的种类来增加感染性并发症的风险。人工心脏瓣膜或关节假体受播散的可能性增加了宿主全身感染后果的严重性，尽管可能其并没有增加感染的风险。因此，详细地了解患者的病史和检查是指导泌尿外科操作前抗生素预防性应用的决定性因素。

框图 23-5　增加感染危险性的宿主因素

- 老年
- 解剖异常
- 营养状况差
- 吸烟
- 长期应用皮质醇药物
- 免疫缺陷
- 长期的留置引流物
- 内源性或外源性感染物质
- 远处共存感染
- 长时间住院治疗

Data from Cruse PJ. Surgical wound infection. In: Wonsiewicz MJ, editor. Infectious disease. Philadelphia: WB Saunders; 1992. P. 758-64; and Mangram AJ, Horan TC, Pearson ML, et al. Guideline for prevention of surgical site infection, 1999. Hospital Infection Control Practices Advisory Committee. Infect Control Hosp Epidemiol 1999;20:250-78;quiz 279-80.

操作类型也有助于确定预防性治疗的开始时间、持续时间，以及预防性抗生素的种类（表 23-7 是推荐的预防性抗生素治疗的总结）。还应该考虑局部组织受损的程度及该部位可能的细菌类型。

表 23-7　常规泌尿外科操作预防性应用抗生素指南

操作	生物体	预防应用抗生素指征	抗生素选择	供选择的抗菌药物	治疗持续时间(h)[a]
下尿路					
尿管的拔除	泌尿生殖系常见病原体[b]	存在风险因素时[c]	氟喹诺酮 TMP-SMX[d]	氨基糖苷类±氨苄西林；第 1/第 2 代头孢菌素[d]	≤24[d]
膀胱造影，尿流动力学检测，或单纯的膀胱尿道镜检	泌尿生殖系常见病原体	存在风险因素时[c]	氟喹诺酮 TMP-SMX	阿莫西林/克拉维酸；氨基糖苷类±氨苄西林；第 1/第 2 代头孢菌素	≤24
膀胱尿道镜检伴操作处理[e]	泌尿生殖系常见病原体	均需使用	氟喹诺酮 TMP-SMX	阿莫西林/克拉维酸	≤24
前列腺短距离放射治疗或冷冻治疗	皮肤常见菌	未确定	第 1 代头孢菌素	氨基糖苷类±氨苄西林；第 1/第 2 代头孢菌素；阿莫西林/克拉维酸；克林霉素	≤24

（续　表）

操作	生物体	预防应用抗生素指征	抗生素选择	供选择的抗菌药物	治疗持续时间(h)[a]
经直肠前列腺穿刺	肠道菌群[g]	均需应用	氟喹诺酮靶向预防治疗[h]	TMP-SMX；氨基糖苷类±甲硝唑或克林霉素[f]	≤24
上尿路					
冲击波碎石	泌尿生殖系常见病原体	均需应用	氟喹诺酮；TMP-SMX	氨基糖苷类±氨苄西林；第1/第2代头孢菌素	≤24
经皮肾手术	泌尿生殖系常见病原体和皮肤菌群[i]	均需应用	第1/第2代头孢菌素；氨基糖苷类＋甲硝唑或克林霉素	阿莫西林/克拉维酸；氨苄西林/舒巴坦；氟喹诺酮	≤24
输尿管镜	泌尿生殖系常见病原体	均需应用	氟喹诺酮；TMP-SMX	氨基糖苷类±氨苄西林；第1/第2代头孢菌素；阿莫西林/克拉维酸	≤24
开放或腹腔镜手术					
阴道手术	泌尿生殖系常见病原体；皮肤菌群和B型链球菌	均需应用	第1/第2代头孢菌素；氨基糖苷类＋甲硝唑或克林霉素	氨苄西林/舒巴坦	≤24
未进入尿路	皮肤菌群	存在风险因素时	第1代头孢菌素	氟喹诺酮	单剂量
涉及并进入尿路	泌尿生殖系常见病原体和皮肤菌群	均需应用	第1/第2代头孢菌素；氨基糖苷类＋甲硝唑或克林霉素	克林霉素	≤24
涉及肠道[j]	泌尿生殖系常见病原体，皮肤及肠道菌群	均需应用	第2/第3代头孢菌素；氨基糖苷类＋甲硝唑或克林霉素	氨苄西林/舒巴坦；氟喹诺酮	≤24
涉及植入假体	泌尿生殖系常见病原体，皮肤菌群	均需应用	氨基糖苷类＋第1/第2代头孢菌素或万古霉素	氨苄西林/舒巴坦；替卡西林/克拉维酸；哌拉西林/他唑巴坦；氟喹诺酮	≤24

每栏所列药物未按优先选择使用排列；药物剂量信息缺失并不妨碍其在特殊情况下合理使用。

[a] 在拔除尿管时可推荐追加抗生素治疗。

[b] 尿路常见病原体包括大肠埃希菌，变形杆菌属，克雷伯菌属，肠球菌属。

[c] 操作前尿培养未发现细菌生长，则预防性抗生素无必要使用。

[d] 或根据已知感染的细菌培养结果为导向来选择使用抗生素（这种情况称为治疗，而非预防）。

[e] 包括经尿道膀胱肿瘤电切/前列腺电切，任何穿刺、切除、电灼、异物去除、尿道扩张或切开，输尿管的操作如插入导管及支架管的插入或拔除。

[f] 即使未特别列出，但对于青霉素过敏的患者而言，克林霉素（或者一种氨基糖苷类＋甲硝唑/克拉霉素）可替代青霉素、头孢菌素。

[g] 肠道常见的菌群包括大肠埃希菌、克雷伯杆菌属、肠杆菌属、沙雷菌属、变形杆菌属、肠球菌属及厌氧菌属。

[h] 根据穿刺前直肠拭子培养及细菌敏感试验，选择合适的抗生素预防感染。

[i] 皮肤常见的菌群包括金黄色葡萄球菌、凝血酶原阴性的葡萄球菌属、A型链球菌属。

[j] 涉及结肠的手术，口服新霉素＋红霉素（或甲硝唑）进行肠道准备可以作为全身用药的辅助或替代性治疗。

药物剂量：氨苄西林，每次25mg/kg；庆大霉素，每次1.5mg/kg；头孢唑林，每次25mg/kg

Modified from Wolf JS Jr, Bennett CJ, Dmochowski RR, et al. Best practice policy statement on urologic surgery antimicrobial prophylaxis. J Urol 2008;179;1379-90.

由于具有过敏反应,因此预防性使用抗生素不是没有并发症的,尽管非常罕见,但仍可以导致皮疹或胃部不适等轻微的反应,或引起相对严重的后果,如早期撤退治疗、过敏性肾炎或过敏反应。

(二)尿管的插入与拔除

在导尿前预防性使用抗生素指征不是一概而论的,其取决于患者的健康状况、性别、患者的居住环境以及导尿的指征(Schaeffer,2006)。居住在家中的健康女性一次留置尿管后感染的风险是1%～2%,但是对于住院患者而言其风险则显著升高(Turck et al,1962;Thiel and Spuhler,1965)。因此,对具有感染危险因素的患者(见框图23-5),口服抗生素如 TMP-SMX 或氟喹诺酮进行预防可以降低操作后感染的风险(见表23-7)。

在住院患者中,长时间留置尿管是较为常见的,这也增加了细菌定植的风险。一项研究表明,尿管每留置一天就伴随着3%～10%的菌尿发生率,长期留置尿管(超过30d)菌尿的发生率为100%(Kass,1956;Nickel et al,1985;Liedl,2001)。在留置尿管期间通常不推荐预防性使用抗生素,因为细菌能够迅速出现耐药性,并使后期的抗生素治疗复杂化(Clarke et al,2005)。上述观点同时得到 Cochrane 数据库系统研究的支持,Cochrane 数据库系统研究还发现留置尿管后,一直使用抗生素直至尿管拔除,或者术后前三天使用抗生素均不能减低菌尿或感染的发生率(Niël-weise and van den Broek,2005)。

拔除尿管后菌尿的自然病史还没有进行充分的研究。Harding 等报道在留置尿管4～6d 的无症状女性菌尿患者中,25%的研究对象在拔除尿管后14d 内发生尿路感染。在这个研究中还发现,TMP-SMX 的 1d 疗程与 10d 疗程相比,在清除感染的效果上是相同的。目前,还没有类似关于男性患者留置尿管后菌尿自然病史的研究。需要注意的是,在拔除尿管前对可疑有菌尿患者使用抗生素治疗不应认定为预防性使用,而应认定为对推测有尿路感染的一种治疗行为。治疗的持续时间通常应该遵循之前总结的单纯性或复杂性尿路感染的治疗原则。

Polastri 等的数据(1990)表明,长期需要留置尿管的患者在更换尿管时预防性使用抗生素是没有指征的。在他们对46例更换尿管的患者进行研究发现,4%发生了菌血症,值得注意的是相关培养中细菌的浓度非常低。同时也没有发现一些全身性的并发症。

(三)尿流动力学检查

尿流动力学检查与膀胱镜检查类似,是一种创伤极小的操作,对尿路上皮造成损伤有限,使其在具有正常解剖和免疫功能的宿主中造成局部感染的风险很低。许多最近的研究都支持这种观点。对患有尿失禁的女性患者随机分配至呋喃妥因 1d 治疗组或安慰剂 1d 治疗组,Cundiff 等(1999)注意到在对她们进行尿流动力学操作后1周内两组患者尿路感染的发生率没有差别(5%:7%)。类似研究,Peschers 等(2001)发现对于无糖尿病的女性患者,在接受多通道尿流动力学检查后给予安慰剂或 TMP-SMX 治疗,在接受检查1周后尿路感染发生率分别为 5%和6%。相反,Kartal 等(2006)在一项具有192例患者的单盲试验中,发现单剂量使用环丙沙星可以使尿路感染发生降低1%～14%。

大多数针对预防性使用抗生素的研究都排除了解剖结构改变(如前列腺增大)或患有其他并存疾病的患者,包括神经源性膀胱、脊髓损伤或糖尿病,这些因素都会增加感染的风险。Payne 等的研究发现,在尿流动力学检查后男性患者菌尿的发生率(36%)要明显高于女性患者(15%)(Payne et al,1988)。总的来说,对于临床病史较为复杂或解剖异常的患者,如具有大量残余尿的男性患者或脊髓损伤患者,都应该考虑给予预防性抗生素治疗。

(四)经直肠超声引导下的前列腺穿刺活检

大多数研究表明,在经直肠超声引导下的前列腺(TRUSP)穿刺活检中预防性使用抗生素可以减少操作后的发热和尿路感染的发生率。但对使用的抗生素级别以及持续时间存在很大的差别和争议。相比安慰剂,氟喹诺酮类抗生素的预防使用可以显著降低穿刺后感染并发症的发生率(使用氟喹诺酮类预防药物及安慰剂后感染发生率分别为 8%和25%)(Sieber et al,1997;Taylor and Bingham,1997a,1997b;Kapoor et al,1998;Shandera et al,1998;Tal et al,2003;Zani et al,

2011)。

然而,目前一些研究指出在行 TRUSP 操作的男性患者中,耐氟喹诺酮类药物的病原体引起的操作后感染已呈现出增长趋势(Binsaleh et al,2004;Han et al,2005;Feliciano et al,2008;Ng and Chan,2008;Lange et al,2009;Young et al,2009;Zaytoun et al,2011)。据报道在这类患者人群中,存在耐氟喹诺酮类病原体定植的发生率高达 22%(Liss et al,2011);尽管如此,仍有超过90%的泌尿外科医师在 TRUSP 操作前继续经验性选择氟喹诺酮类作为预防性抗生素使用。由于耐喹诺酮类细菌引起 TRUSP 操作后感染发病率逐渐升高,因此医师的上述选择用药方式对一些患者是不合理的(Taylor et al,2012)。实际上,在前列腺穿刺前使用直肠拭子获得耐氟喹诺酮类菌种,约 70% 是 ST131(Liss et al,2013)。关于ST131 更深入信息及耐药情况请在本章节前面的尿路病原体部分了解。

近期研究发现,经验性联合使用氨基糖苷类和氟喹诺酮类效果较好(Kehinde et al,2013;Ho et al,2009),然而由于细菌耐药的存在,这一方法最终也是不可避免失败。在 TRUSP 操作前使用直肠拭子细菌培养方法可以在患者自然肠道菌群中分离并鉴定出耐氟喹诺酮类菌种。在一项根据TRUSP 前直肠拭子细菌药敏结果针对性选择预防性抗生素的试验中,发现在 19.6% 的男性患者中存在耐氟喹诺酮类病原体。有研究发现,在接受针对性预防用药的男性患者中,未发现感染并发症,而在采用经验性预防用药的男性患者群中,则有 2.6% 的感染并发症(包括败血症)(Taylor et al,2012)。成本效益分析提示,针对性选择使用预防抗生素每避免 1 例 TRUSP 术后感染相当于节省了 4499 美元。平均计算下来,每 38 例男性患者在 TRUSP 操作前使用直肠拭子检查,能够避免了 1 例感染并发症的出现。因此,TRUSP操作前的筛查及针对性选择预防用药对比经验性预防用药,是一种更为合理及有预见性的方式。

最近的研究表明,使用氟喹诺酮类单剂量 1d与 3d 疗法的效果是相同的(Sabbagh et al,2004)。综合这些数据表明,给予经直肠超声引导下的前列腺活检患者至少 1d 的抗生素治疗是有指征的。

(五)体外冲击波碎石

据报道,在没有抗生素预防的情况下,体外冲击波碎石术后尿路感染的发生率为 0～28%。一个最近关于同期随机对照试验的荟萃分析研究了在体外冲击波碎石术中预防性使用抗生素的实用性和成本效益,结果显示在那些操作前尿培养无细菌生长的患者中,预防性使用抗生素可以将术后尿路感染的发生率从 5.7% 降低到 2.1%(Pearle and Roehrborn,1997)。这个分析也说明了当预防性使用抗生素被用来定义为治疗极少出现但较严重的并发症(例如尿源性脓毒血症和肾盂肾炎)时的成本效益。近期有尿路感染或感染性结石病史,需要确保在体外冲击波碎石前给予足够疗程的抗生素治疗。

(六)内镜操作:下尿路

膀胱镜:膀胱镜检查是一种创伤极小的操作,仅有有限的上皮损伤,适用于包括年轻的健康女性患者和老年男性不同的患者。关于术前尿液培养无菌患者的几个前瞻性研究(Manson,1988;Clark and Higgs,1990;Burke et al,2002)显示,在无抗生素预防下接受膀胱镜检,术后经尿液培养证实的尿路感染发生率在 2.2%～7.8%。Clark 的研究报道,之前有过尿路感染病史的患者发生感染的风险更高。在类似的研究中,Rane等(2001)报道,在无抗生素预防的情况下,膀胱镜术后经尿液培养证实的感染率明显升高到了21%。最近,Johnson 等(2007)报道了一项超过2000 例患者的随机对照研究,结果表明服用单剂量甲氧苄啶或环丙沙星能够降低菌尿的发生率。在这所有的相关研究中,使用单剂量抗生素能够把感染降低至 1%～5% 这个范围。并没有研究报道过膀胱镜操作后出现显著的全身感染。以上这些研究阐述了两个重要的概念:①尽管在围操作期有恰当的准备,但是在膀胱镜检查操作的过程中仍可能将少量细菌接种到膀胱内;②菌尿的严重性取决于宿主的因素,包括对细菌接种启动免疫反应的能力,以及清除所接种的细菌的能力。例如,1 例尿潴留的男性患者,少量接种的细菌能够在残留的尿液中持续存在并分裂繁殖,从而导致有症状的感染。在对感染反应能力下降的宿主身上,菌尿可能变得更加严重。相反,因镜下血尿接受膀胱镜的中年女性患者似乎能够更有效地排空膀胱及清除接种的细菌,但是如果检查准备不当,则可能在检查的过程中引入更多的接种细菌。因此,虽然对于单纯的膀胱镜检查预防性治疗没有绝对的指征,但当宿主的异常因素能够增加感染可能性和严重性时,我们推荐预防性使用抗生素(见表23-7)。单次剂量的氟喹诺酮常被选择使用,但一些其他药物比如 TMP 在临床上也有使用。

(七)经尿道前列腺电切除和膀胱肿瘤切除术

治疗性经尿道的下尿路操作局部发生感染的风险要高于单纯的诊断性膀胱镜检查。虽然没有在任何前瞻性的研究中有过描述,但一些危险因素还是有可能会增加感染性并发症的风险,包括对黏膜的损伤、操作持续时间增加和(或)操作的困难程度、加压冲洗灌注,以及对感染物质的处理或切除。研究最为充分的下尿路操作是经尿道前列腺电切术(TURP)。在基于 32 项研究的荟萃分析中(Berry and Barratt,2002),对那些给予预防性抗生素治疗的患者,在术后 2~5d 进行尿液培养,发现术后菌尿的发生率从 26% 减少到 9%。类似的研究,在给予抗生素预防时败血症[定义为伴有寒战,持续高热(>38.5℃)以及 C-反应蛋白水平增高]的发生率从 4.4% 减少到了 0.9%。最有效的抗生素种类包括氟喹诺酮类、氨基糖苷类、头孢菌素类和 TMP-SMX。当留置尿管时,单剂量的抗生素治疗确实可以降低发生菌尿的相对风险,但不如短疗程抗生素治疗(2~5d)那样效果明显。虽然在留置尿管期间连续的抗生素治疗事实上并不属于预防性用药,但是在预期的一个较短的时间内(有尿管留置)连续使用最初的预防性抗生素,并不会增加细菌发展为耐药菌的风险。最近尚无试验对经尿道膀胱肿瘤切除术的抗生素预防性使用进行研究,但是来自 TURP 手术的研究说明预防性使用抗生素能够减少这些手术引发菌尿的风险。

对于术前已经明确有尿路感染的患者,在操作前应将感染清除。因此,在这些患者中,术前使用抗生素是治疗性的,而不是预防性的。如果未能清除菌尿,将导致术后约 50% 的患者发生菌血症(Morris et al,1976)。

诊断性和治疗性的上尿路操作如果在加压灌注下完成,可能会导致尿路上皮的损伤,因此预防性使用可覆盖尿路病原体抗菌谱的抗生素是有指征的。

(八)内镜操作:上尿路

1. 输尿管镜检查术

诊断性和治疗性的上尿路内镜操作导致局部感染的风险要高于单纯诊断性膀胱镜操作,这是由于包括对黏膜损伤概率增加、大多数输尿管镜操作的持续时间和(或)困难程度的增加、冲洗的压力增加,以及(在适当的情况下)需要切除或处理受感染的物质等因素造成的。Knopf 等(2003)的随机试验也支持预防性使用抗生素,在患有输尿管结石并且术前无尿路感染的健康人群中,预防性使用氟喹诺酮可以显著减少操作后尿路感染的发生率。如果怀疑术前存在感染或感染性物质,推荐在操作前进行尿液培养并使用合适的抗生素进行足够疗程的治疗。另外,还有一些泌尿外科医师建议在操作过程中使用利尿药,如呋塞米。

2. 经皮操作

经皮肾手术通常在存在较大的肾结石、肾盂输尿管连接处梗阻,以及监测移行性细胞癌时实施。发热和菌血症是很常见的,主要是由肾实质的损伤、加压灌注,以及一些病例中需处理感染性结石等因素综合导致的结果。一些研究也证实了术后发生感染性并发症(包括菌尿和脓毒症)的风险与操作持续时间及所使用冲洗液的总量之间的关系(Dogan et al,2002)。如果术前尿液培养呈阳性,那么在术前就应该对感染进行治疗。相反,如果术前培养是阴性的,应该使用可以覆盖常见尿路病原体的抗生素进行预防性治疗(见表 23-7)。

(九)开放手术和腹腔镜手术

开放性的外科操作可以分类为清洁、清洁污染、污染,以及严重污染几类(表 23-8)。对清洁污染和污染的伤口建议进行抗生素预防,而对又严重污染和感染的伤口应使用适当的抗生素进行治疗。到目前为止,尚无大量的研究来评价泌尿外科腹腔镜操作中不同手术部位感染的风险。但是,普通外科研究的数据表明,腹腔镜手术可以减少手术部位感染的风险(Kluytmans,1997)。泌尿外科的清洁手术包括根治性肾切除术(如果没有进入尿路的话)。进入并切开尿路的所有泌尿外科操作都被认为是清洁污染的操作,若进入的尿路合并感染则被认为是有污染的操作,可能给手术部位带来较高的感染风险(Cruse,1992)。应该针对最有可能引起感染的细菌选择有效的抗生素,在操作前的 1h 给药,并在操作结束后的 24h 终止,这是因为多个研究没能证明长疗程的预防性用药能够起到有益作用(Conte et al,1972;Goldmann et al,1977)。在美国,第 1 代头孢菌素通常用作清洁污染操作的预防性用药,因为第 1 代头孢菌素的过敏反应发生率低、半衰期长并且费用低。对 β 内酰胺类抗生素过敏的患者,美国外科感染预防项目(NSIPP)2004 年的指南推荐使用万古霉素或克林霉素。使用肠道进行尿路重建的抗生素预防需要增加对厌氧菌的覆盖,这样就推荐使用第 2 代头孢菌素(Bratzler and Houck,2004)。当考虑使用结肠或阑尾来重建尿路时,NSIPP 2004 推荐术前 18～24h 口服抗生素(新霉素联合红霉素或者新霉素联合甲硝唑)做肠道准备,手术切开前 30～60min 静脉使用头孢替坦或头孢西丁(Bratzler and Houck,2004)。对 β 内酰胺类过敏的患者推荐使用克林霉素联合庆大

表 23-8　外科伤口分级

名称	描述
清洁伤口	没有炎症或未进入生殖道,泌尿道或消化道的非感染伤口
	原发伤口闭合或者闭合引流伤口
清洁污染伤口	可控的进入生殖道、泌尿或者消化道的非感染伤口
	原发伤口闭合或者闭合引流
污染伤口	无菌操作时伴有其他部位有较大破损(如胃肠道或非脓性炎症部位可见分泌物流出)的非感染伤口
	开放的新鲜创伤
感染伤口	临床早已存在污染的伤口,内脏穿孔
	陈旧性创伤有失活组织

Modified from Mangram AJ, Horan TC, Pearson ML, et al. Guideline for prevention of surgical site infection, 1999. Hospital Infection Control Practices Advisory Committee. Infect Control Hosp Epidemiol 1999;20:250-78;quiz 279-80.

霉素、氨曲南或环丙沙星。泌尿外科中严重污染的伤口包括泌尿生殖道所有部位的脓肿和穿透性损伤,对严重污染伤口的治疗,应该在一开始就使用广谱的抗生素覆盖预测引起感染的细菌,在术中进行伤口细菌培养,后续的治疗和治疗持续时间取决于培养出细菌的药物敏感性。

(十)需要特殊考虑的问题

1. 感染性心内膜炎的风险

泌尿外科手术操作后并发感染性心内膜炎(IE)的风险是很低的。先前美国心脏协会(AHA)指南建议常规使用预防性抗生素避免 IE 发生,但协会目前的观点是仅仅为预防 IE 而使用预防性抗生素是不被推荐的(Wilson et al,2007)。然而,指南承认泌尿生殖系的操作有可能引起短暂的肠球菌源性菌血症。但是支持这种观点的证据较少,并无数据可以证明菌血症和 IE 有决定性的联系,以及预防性使用抗生素可以防止 IE 的发生。无论如何,由于泌尿生殖系的一些操作(包括选择性膀胱镜检查)可以诱发一些主动性感染及细菌定植,指南还是指出了对于一些特殊情况的患者(人工心脏瓣膜、具有 IE 病史、先天性心脏病、心脏移植),术前使用抗生素治疗达到尿液无菌还是比较合理的(证据水平 II b)。临床上阿莫西林和氨苄西林推荐为治疗肠球菌的一线用药,万古霉素主要用于对氨苄西林不耐受患者,或者尽可能根据培养结果来选择相应的抗生素(Wilson et al,2007)。

2. 植入矫形外科器材的患者

细菌种植于矫形外科植入物上尽管罕见,但其是一个严重的事件。美国泌尿外科学会(AUA)、美国矫形外科医师学会(AAOS),以及感染性疾病的专家在 2003 年发布了关于全关节置换的泌尿外科患者预防性使用抗生素的建议(AUA 和 AAOS,2003)(表 23-9)。通常,对全关节置换、植入钢钉、钢板,以及螺丝钉的泌尿外科患者不建议预防性使用抗生素。对植入关节假体的高危患者建议预防性使用抗生素,包括那些近期(2 年之内)植入了移植物和(或)具有之前描述的高危因素的宿主。由于细菌具有播散到关节假体的潜在风险,因此应在以下的操作中预防性使用抗生素,包括处理结石、尿路的全层切开、上尿路内镜操作、涉及肠道的操作,以及经直肠的前列

腺活检。此外,对近期植入关节假体或免疫力低下的宿主,以及尿流改道、植入支架或导管、近期有尿液潴留病史或尿路感染的患者,应该在进行尿路操作前预防性使用抗生素。AUA 的建议报道中推荐对这些患者在操作前的30～60min应口

表 23-9 植入矫形外科器材患者的抗生素用法

患者类型	推荐抗生素用法
植入全关节时间大于 2 年,植入钢针、钢板、螺丝钉,宿主无明显危险因素	根据经验不建议用药
植入全关节时间小于 2 年或者宿主存在异常危险因素	口服喹诺酮,或者阿莫西林 2g 静脉滴注加庆大霉素 1.5mg/kg,操作前 30～60min 使用;阿莫西林过敏改用万古霉素 1g 操作前 1～2h 静脉滴注

From American Urological Association and American Academy of Orthopaedic Surgeons. Antibiotic prophylaxis for urological patients with total joint replacements. J Urol 2003;169:1796-7.

要点:常见泌尿外科操作预防性使用抗生素

• 预防性使用抗生素是指为了防止操作后局部或全身感染,在操作前和操作后有限的时间内给予抗生素治疗。

• 操作的类型以及宿主的防御能力决定了是否需要预防性使用抗生素。

• 预防性抗生素治疗特殊需要考虑的情况包括接受 TRUSP 患者、有心内膜炎风险的患者和植入了矫形外科器材的患者。

服喹诺酮或静脉注射 2g 氨苄西林(对氨苄西林过敏的患者,静脉注射 1g 万古霉素,注射时间为 1～2h),以及静脉注射庆大霉素(剂量为 1.5mg/kg)。

八、膀胱感染

(一)单纯性膀胱炎

大多数单纯性膀胱炎发生于女性。每年大约有 10% 的女性患有尿路感染,并且超过 50% 的女

性在她们一生中至少有过一次尿路感染(Foxman et al,2000)。单纯性膀胱炎偶发于青春期前的女性,但在青春期末以及 20-40 岁单纯性膀胱炎的发病率激增。25%～30% 的 20-40 岁的女性有过尿路感染病史(Kunin,1987)。尽管非常少见,但是没有尿路结构或功能异常的年轻男性也可能患急性膀胱炎(Krieger et al,1993)。风险因素(框图 23-6)包括性交和使用杀精药(Hooton et al,1996;Foxman,2002;Handley et al,2002)。在性伴侣肠道和尿路中发现了相同的大肠埃希菌证实了尿路病原体可以通过性传播(Johnson and Stamm,1989)。

框图 23-6 尿路感染的危险因素

尿量减少
流出道梗阻、前列腺增生、前列腺癌、尿道狭窄、异物(结石)
神经源性膀胱
液体摄入不足(脱水)
促进细菌定植
性活动——增加接种
杀精药物——提高结合
雌激素缺乏——提高结合
使用抗生素——减少固有菌群
有利于细菌上行感染
导管插入
尿失禁
大便失禁
膀胱壁局部缺血并残余尿

---

1. 临床表现

膀胱炎表现出的症状是多种多样的,但通常包括排尿困难、尿频和(或)尿急(图 23-13);耻骨上区疼痛、血尿或尿中带有臭味可能发生。女性患者具有其中一种症状或全部症状的可能性分别为 50% 和 90%(Bent et al,2002)。当以前有过膀胱炎的女性出现提示复发的症状时,出现感染的可能性大约是 90%(Gupta et al,2001)。急性膀胱炎定义为膀胱黏膜的浅表性感染,因此发热、寒战,以及其他感染扩散等临床表现并不存在。一些患者可能会感觉耻骨上区压痛,但大多数患者并不存在具有诊断意义的体征。在女性患者中,体格检查时应注意有无阴道炎、疱疹和尿道病变(如憩室)。

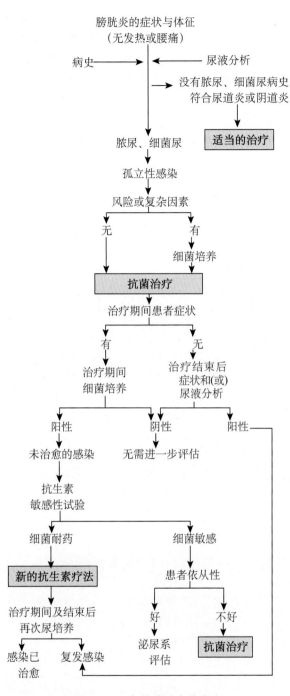

图 23-13 **急性膀胱炎的治疗**

克雷伯杆菌属、变形杆菌属和肠球菌属。在男性中大肠埃希菌和其他肠杆菌属是已确定的最常见的致病菌。

2. 实验室诊断

急性膀胱炎的实验室诊断是根据显微镜下尿液分析做出的,它能发现镜下脓尿、菌尿和少见的血尿。脓尿的敏感度达到 95%,特异性达到 70%。对细菌(亚硝酸盐)或脓尿(白细胞酯酶)的间接浸片试验也能够提供有用的信息并且更加方便,但是敏感度不如尿液的显微镜检查。当出现亚硝酸盐或白细胞酯酶阳性时,浸片检验结果最为准确。尿液培养仍是确定性的检查;对有症状的患者,尿液中的细菌达到 10^2 CFU/ml 或更多时通常表明存在感染(Stamm et al,1982b)。然而正如之前所讨论的,不同检验阈值的设定需要基于不同的临床环境状况。

然而,常规进行尿液培养是没有必要的。通常对那些有症状、尿液分析发现单纯性膀胱炎的特征但未行尿培养的患者来说其成本效益更为划算,因为在获得培养结果之前,常常已经制定了治疗方案并且完成了治疗(Komaroff,1986)。一项关于成本效益的研究支持了这种观点(Carlson and Mulley,1985),这个研究显示对下尿路感染的患者在治疗前常规进行尿液培养增加了 40%的费用,但总体的症状持续时间仅仅降低了 10%。

因此,对于那些近期出现提示急性膀胱炎的症状和体征,并且不具有与上尿路感染或复杂感染相关的危险因素的女性患者,尿液分析提示脓尿、菌尿或血尿或全部阳性,就已足够证明存在尿路感染,因此应避免进行尿液培养(McIsaac et al,2002)。患者的症状和尿液检查结果无法明确膀胱炎的诊断时,应该进行尿液培养。对近期使用过抗生素或尿路感染的患者在治疗前进行尿液培养和药物敏感度试验是十分必要的,因为在这些情况下有可能出现不同的病原体,较难推测病原体敏感的抗生素,必须根据患者尿培养病原体结果实行个体化治疗(Stamp,1986)。

3. 鉴别诊断

膀胱炎必须和其他主要表现为排尿困难的炎症感染情况进行鉴别,包括阴道炎、由性传播的病原体导致的尿道感染,以及各种非炎症性原因引起的尿道不适(Komaroff,1984)。病史、体格检查和尿液或

导致年轻女性单纯性膀胱炎的细菌谱非常窄,容易预测致病菌敏感的抗生素。75%～90%年轻女性急性膀胱炎的致病菌是大肠埃希菌(Latham et al,1983;Ronald,2002)。腐生葡萄球菌是一种皮肤共生微生物,也是年轻女性急性膀胱炎第二位的常见致病菌,占感染病例的 10%～20%(Jordan et al,1980)。其他较少的细菌包括

其他标本的特点,可以把排尿困难的患者归入下列诊断类型之一。阴道炎的特点是具有阴道刺激症状相关的排尿刺激症状并且在初始阶段是亚急性起病。这类患者通常具有阴道分泌物或异味病史,以及拥有多个或新的性伴侣。不出现尿频、尿急、血尿和耻骨上疼痛症状。进行体格检查时可见阴道分泌物,对阴道分泌的液体进行检查可发现炎症细胞。鉴别诊断包括单纯疱疹病毒、淋病、衣原体、滴虫、酵母和细菌性阴道疾病。尿道炎导致的排尿困难在开始阶段通常是亚急性起病,并伴有尿道分泌物以及有多个或新的性伴侣病史。尿道炎患者可能出现尿

频和尿急症状但没有膀胱炎患者明显,而且没有发热和寒战。尿道分泌物伴有炎症细胞或初始脓尿是男性患者尿道炎的特征。尿道炎常见病原体包括淋球菌、衣原体、单纯疱疹病毒和滴虫。恰当的培养和免疫学检查是有指征的。与性交、化学性刺激或过敏反应相关的尿道损伤也能导致排尿困难,但具有创伤或刺激性物质的接触病史,缺乏尿道分泌物或脓尿是这类患者的特点。

4. 治疗

(1)抗生素的选择:表 23-10 列出了治疗急性单纯性膀胱炎的口服类抗生素。

表 23-10　急性膀胱炎治疗方案

详情	给药途径	药物	剂量(mg)	给药频率	持续时间(d)	日均费用
女性						
健康	口服	呋喃妥因	100mg	2/d	5	$ 3.24
		TMP-SMX	1 片(160～800mg)	2/d	3	$ 0.26
		甲氧苄啶	100mg	2/d	3	$ 1.32
		磷霉素氨丁三醇	3g	单剂量	-	$ 47.99
		匹美西林	400mg	2/d	3～7	美国无可利用数据
		环丙沙星	250mg[†]	2/d	3	$ 0.50
		左氧氟沙星	250mg[†]	1/d	3	$ 5.07
出现症状大于 7d;最近尿路感染;年龄大于 65 岁;糖尿病,使用隔膜杀精药		TMP-SMX 或氟喹诺酮	同上	同上	7	同上
妊娠		阿莫西林	同上	同上	3～7	$ 0.68
		头孢氨苄	同上	同上		$ 1.76
		粗晶呋喃妥因	同上	同上		同上
		TMP-SMX[*]	同上	同上		同上
男性						
健康或年龄＜50 岁		TMP-SMX	同上	同上	7	同上
		环丙沙星	500mg	2/d	7	同上
		左氧氟沙星	500mg	1/d	7	同上

[*] 妊娠期前 3 个月慎用 TMP-SMX,因为有早期潜在致畸风险,以及晚期潜在致核黄疸

[†] 氟喹诺酮类药物应该留用于一些重要感染而不是急性膀胱炎这样的疾病(一些特殊情况除外)

Modified from Schaeffer AJ. Urinary tract infections. In: Gillenwater JY, Grayhack JT, Howards SS, et al, editors. Adult and pediatric urology. Philadelphia:Lippincott Williams & Wilkins;2002. p. 211-72;and Gupta K,Hooton TN, Naber KG,et al:International clinical practice guidelines for the treatment of acute uncomplicated cystitis and pyelonephritis in women:a 2010 update by the Infectious Diseases Society of America and the European Society for Microbiology and Infectious Diseases. Clin Infect Dis 2011;52:e103-20.

在过去的 40 年里呋喃妥因保持了极好的抗菌活性并且具有良好的耐受性,但是它比 TMP-SMX 价格更贵,并且被认为对需氧性革兰阴性杆菌的抗菌活性要弱于大肠埃希菌。此外,它通常要使用 5d 并可能导致胃肠不适。呋喃妥因与质粒介导的耐药无关,因此它是近期使用过其他抗生素患者的良好选择。体外氨苄西林和氨苯磺胺的高耐药性,以及阿莫西林/克拉维酸盐和头孢菌素类的高成本限制了这些药物的使用。

经验性治疗使用 TMP 和 TMP-SMX 是有效和便宜的,大约 94% 的女性患者在开始治疗后的 7d 内能够达到细菌学上的治愈(例如根除尿液中的病原体)(Warren et al,1999)。它们被推荐用于导致膀胱炎的大肠埃希菌对这些药物的耐药率低于 20% 的地区(Gupta et al,2011);根据最近是否有抗生素的使用病史在一定程度上可以推测细菌耐药的可能性。最近使用过 TMP-SMX 的女性患者被耐药菌株感染的概率大约是最近没有使用抗生素的女性患者的 16 倍。此外,那些使用了其他类型抗生素的个体被耐药菌株感染的概率是没有使用抗生素个体的 2 倍以上(Brown et al,2002)。当 TMP-SMX 的耐药率达到 30% 时,细菌学上的清除率推测可达 80%,临床治愈率推测可达 85%(Gupta et al,2001)。当单独使用一种药物时,TMP 和 TMP-SMX 是一样有效的、并可能由于缺乏磺胺成分而具有较少的不良反应(Harbord and Gruneberg,1981)。因此 TMP 能用于那些对磺胺过敏的患者。但是,TMP 能导致超敏反应和皮疹,而这些情况容易被错误地认为是磺胺成分所致(Alonso et al,1992)。

磷霉素氨丁三醇(单次剂量 3g)具有较低的耐药率及较小的不良反应,因此是治疗尿路感染的一种合适的选择,但是根据美国食品药监督管理局的数据以及药典中的总结(A-I)提示,磷霉素氨丁三醇疗效逊于标准短程疗法(Fosfomycin for urinary tract infections,1997;Gupta et al,2011)。

匹美西林(400mg,每日 2 次,疗程 3~7d)因具有较低的耐药率及较小的不良反应,在部分区域[局限于部分欧洲国家使用;在北美并未获得许可和(或)批准使用]也是治疗尿路感染的一种合适选择。但其疗效可能逊于其他可以使用的治疗

方案(A-I)(Gupta et al,2011)。

氟喹诺酮具有良好的抗菌活性和耐受性。在大多数地区对氟喹诺酮的耐药仍低于 5%(Fihn et al,1988)。然而在部分区域,其耐药有上升趋势。一天 2 次和一天 1 次的缓释型氟喹诺酮类疗效性是相同的(Henry et al,2002)。由于它们有较高的不良反应(例如:生态学方面不利影响,如耐药),因此喹诺酮类药物应该留作用于一些重要感染而不是急性膀胱炎这样的疾病,对于急性膀胱炎而言氟喹诺酮类应该被认定为可供替代选择的抗菌药物(Gupta et al,2011)。对单纯性膀胱炎,氟喹诺酮类的使用应该局限于对 TMP-SMX 过敏的患者、先前使用抗生素导致细菌耐药的患者,以及 TMP 或 TMP-SMX 的耐药率达到或超过 20% 的地区(Warren et al,1999;Hooton et al,2004)。

抗生素对阴道菌群的影响对菌尿的复发也是非常重要的(Fihn et al,1988)。在阴道分泌物研究中发现,TMP 和氟喹诺酮类浓度较高,可以根除大肠埃希菌,但极少改变正常的厌氧和微需氧的阴道菌群(Hooton and Stamm,1991)。单就一点而言,喹诺酮类药物的单剂量用法比多天的用法效果差(Fihn et al,1988),这也许可以解释为何喹诺酮类药物在单次剂量治疗后感染复发的更早。清除来自阴道的大肠埃希菌,呋喃妥因和 β 内酰胺类通常是无效的。

(2)治疗的持续时间:对女性单纯性膀胱炎首选 3d 疗法(Norrby,1990;Warren et al,1999)。在一项对超过 300 个独立的临床试验的综述研究中发现,使用 TMP、TMP-SMX、氟喹诺酮和 β 内酰胺类抗生素分别采用单次剂量疗法、3d 疗法或 7d 疗法方案,发现无论使用何种抗生素,3d 疗法均比单次剂量疗法更有效。使用 TMP-SMX、TMP、阿莫西林或氯唑西林的 3d 疗法与更长疗程的治愈率是相似的,且不良反应的发生率和单剂量疗法一样低,并且低于更长疗程的治疗(Charlton et al,1976;Kunin,1985;McCue,1986;Warren et al,1999)。因为 7d 疗法常常导致更多的不良反应,所以推荐仅用于症状持续 1 周或更长时间的女性患者、男性患者,以及可能具有复杂因素的患者。其他的选择包括使用呋喃妥因 7d 疗法以及单次剂量的磷霉素,这两个方案都还需要进一步的研究。β 内酰胺类药物在治疗膀胱炎方面要比 TMP、TMP-SMX 和

氟喹诺酮类的疗效差。

7 日疗法是男性单纯性膀胱炎的首选。

(3)治疗费用:治疗尿路感染的费用不仅包括最初的检查费用和药物的费用,也包括处理随后可能发生情况的费用。能否高效地处理最常见尿路病原体大肠埃希菌,是成本效益良好与否的最重要预测因素。对这种细菌的疗效越低,复诊量就越大,进一步发展为肾盂肾炎的病例就越多,后续产生的费用就越高。抗生素费用是一个较差的成本效益预测因素,有人发现,最贵的(氟喹诺酮)和最便宜的药物(TMP-SMX)的成本效益是大致相同的(Rosenberg,1999)。这两个药都比呋喃妥因和阿莫西林的成本效益高。

5. 随访

大约 90% 的女性患者在开始抗生素治疗后的 72h 内症状消失(Fihn et al,1988)。对治疗后症状消失的年轻女性不要求进行随访或尿培养。推荐对老年女性、具有潜在危险因素的患者以及男性进行随访、尿液分析和尿液培养。女性及对治疗有反应的年轻男性无须泌尿专科检查(Lipsky,1989;Abarbanel et al,2003),但是大多数男性的尿路感染在证明是其他的情况之前都应考虑是复杂性的。Andrews 等(2002)发现,大约 50% 有尿路感染的男性存在明显的尿路异常。此外,如果一例患者对治疗没反应,应该进行适当的微生物学检查协助寻找治疗无反应及复杂性尿路感染的原因。

6. 无症状性菌尿

无症状性菌尿是指对于不具有尿路感染相关症状或体征的患者,正确采集其尿液标本进行特殊的细菌计数的一项微生物学诊断。在健康个体中,缺乏症状是很明确的,但是对插入尿管或有神经系统疾病的患者,可能非常困难来鉴别尿路感染是否真的无症状。Kass(1962)最初建议对无症状的女性患者两次连续的排尿标本进行细菌计数,同一菌属的计数达到 10^5 CFU/ml 即为无症状性菌尿。对男性而言,一次清洁收集的尿液标本达到同样的细菌计数就足以明确诊断(Nicolle et al,2005)。无论男女,单次导尿标本细菌定量计数达到 10^2 CFU/ml 就可以定义为菌尿(Nicolle et al,2005)。无症状菌尿患者脓尿的发生率从年轻女性的大约 30%(Hooton et al,2000)到带有尿管患者的 100%。此外许多共存的因素,例如结石,能够在这些患者中引发炎症,因此是否出现脓尿是不足以诊断菌尿的,其亦不能区分有症状和无症状的患者或为抗生素治疗提供指导(Nicolle et al,2005)。

无症状性菌尿的发生率变化非常大,取决于年龄、性别,以及泌尿生殖道出现的异常(表 23-11)。大肠埃希菌是菌尿患者中最常见的细菌,无症状患者中该细菌的毒力特性弱于有症状患者中的该细菌(Svanborg and Godaly,1997)。其他肠杆菌属(例如奇异变形杆菌)和革兰阳性尿路病原体(包括 B 组链球菌和凝固酶阴性的葡萄球菌)感染,随着潜在异常的增加变得更加普遍。在住院的患者和(或)植入了泌尿外科装置的患者中,铜绿假单胞菌、变形杆菌和其他高耐药率的微生物更加常见。

表 23-11　在特殊人群中无症状性菌尿发病率

人群	发病率(%)	参考文献
健康,绝经前女性	1.0~5.0	Nicolle,2003
妊娠女性	1.9~9.5	Nicolle,2003
50—70 岁的绝经后女性	2.8~8.6	Nicolle,2003
糖尿病患者		
女性	9.0~27.0	Zhanel,1991
男性	0.7~11.0	Zhanel,1991
社区老年人		
女性	10.8~16.0	Nicolle,2003

（续　表）

人群	发病率(%)	参考文献
男性	3.6～19.0	Nicolle,2003
长期护理的老年人		
女性	25.0～50.0	Nicolle,1997
男性	14.0～50.0	Nicolle,1997
脊髓损伤患者		
间歇性导尿	23.0～89.0	Bakke and Digranes,1991
括约肌切开术后佩戴阴茎套式尿管	57.0	Waites et al,1993b
血液透析患者	28.0	Chaudhry,1993
留置尿管患者		
短期	9.0～23.0	Stamm,1991
长期	100.0	Warren,1982

From Nicolle LE,Bradley S,Colgan R,et al. Infectious Diseases Society of America guidelines for the diagnosis and treatment of asymptomatic bacteriuria in adults. Clin Infect Dis 2005;40:643-54.

无症状性菌尿的处理方式是依据人群类别和他们出现不良后果的风险,这些因素可能阻止对无症状性菌尿患者进行抗生素治疗(Nicolle et al,2005)(表23-12)。这些建议是根据无症状菌尿不会对成人伤害而做出的。此外,虽然菌尿患者发展为有症状尿路感染的风险增加了,但是对无症状菌尿的治疗却没有降低有症状性感染的发生率或改善其他预后。因此,除了已证实可以从治疗受益的无症状性菌尿患者(例如孕妇和接受泌尿外科介入的患者),对无症状性菌尿的人群进行筛查或治疗是不合适的,并且应予以阻止(Nicolle et al,2005)。

（二）复杂性膀胱炎

复杂性尿路感染是指常发生在尿路抵抗力低下患者的感染或由耐药菌导致的感染(框图23-7)。从现有疾病的严重程度或既往病史可能比较容易地发现这些复杂因素。然而,开始的时候这些因素也许并不明显,只不过在患者对适当治疗后疗效失败时才发现(参见后面关于未愈或复发性尿路感染的讨论)。

复杂性膀胱炎的临床表现变化较大,可以从轻微的膀胱炎到威胁生命的肾感染和尿脓毒症(肾感染和尿脓毒症将在后面讨论)。这些感染可能由对多种抗生素耐药的细菌导致。因此,为了明确致病菌和它对抗生素的敏感性,必须进行尿液培养。

表 23-12　**无症状性菌尿筛查和治疗**

绝经前未妊娠女性	不推荐
妊娠女性	推荐
糖尿病女性	不推荐
社区人群中老年人	不推荐
老年人常规体检者	不推荐
脊髓损伤患者	不推荐
留置尿管患者	不推荐
备注:留置尿管相关的无症状菌尿女性如果在拔除尿管48h后仍存在菌尿应考虑应用抗生素	
泌尿外科介入治疗	推荐
免疫抑制患者和移植患者	不推荐

From Nicolle LE, Bradley S, Colgan R, et al. Infectious Diseases Society of America guidelines for the diagnosis and treatment of asymptomatic bacteriuria in adults. Clin Infect Dis2005;40:643-54.

框图 23-7　**复杂性感染的宿主因素**

- 尿路功能或结构的异常
- 近期行尿路器械操作
- 近期应用过抗生素
- 糖尿病
- 免疫抑制
- 妊娠
- 医院获得性感染

由于宿主状况和病原体的多变以及缺少足够的对照研究,经验性治疗相关指南的实际意义非常有限。对于能在院外口服药物治疗的轻到中度的患者,氟喹诺酮类可以提供广谱的抗菌活性,并在尿液和组织中能够达到较好的药物浓度,且安全性良好。如果知道病原体的药敏类型,TMP-SMX可能有效(表 23-13)。

表 23-13　复杂性尿路感染的治疗

常见病原体	疾病程度	推荐的经验性治疗方案
大肠埃希菌,变形杆菌,克雷伯杆菌,假单胞菌属	轻中度病情,无恶心或呕吐,门诊治疗	口服 * 环丙沙星或氧氟沙星 10～14d
沙雷菌属,肠球菌,葡萄球菌	重症或尿脓毒症可能,需住院治疗	注射用药† 可用氨苄西林、庆大霉素、环丙沙星、左氧氟沙星、头孢曲松、氨曲南、替卡西林克拉维酸或者亚安培南-西司他丁直到体温正常;然后改为口服 TMP-SMX、诺氟沙星、环丙沙星或左氧氟沙星 14～21d

*　对于肾盂肾炎和复杂性尿路感染患者口服抗生素方法:TMP-SMX,160～800mg 每 12 小时 1 次;环丙沙星,500mg 每 12 小时 1 次;左氧氟沙量 500mg 每天 1 次。

†注射用药用法如下:环丙沙星,400mg 每 12 小时 1 次;左氧氟沙星,250mg 每天 1 次;庆大霉素,1mg/kg,每 8 小时 1 次;头孢曲松 1～2g 每天 1 次;氨苄西林,1g 每 6 小时 1 次;亚安培南-西司他丁,250～500mg 每 6～8 小时 1 次;替卡西林克拉维酸,3.1g 每 6 小时 1 次;氨曲南,1g 每 8～12 小时 1 次。

Modified from Stamm WE,Hooton TM. Management of urinary tract infections in adults. N Engl J Med 1993;329: 1328-34. Copyright 1993,Massachusetts Medical Society. All rights reserved.

对于需要住院治疗患者,应该根据已知尿路病原体的药敏情况静脉滴注相应的抗生素。

若没有找到引起复杂性感染的因素,治疗效果将会大打折扣,因此应该尽全力纠正潜在的尿路异常并治疗可使感染加重的宿主因素。

治疗通常持续 10～14d,当患者无发热及病情稳定时,应将静脉用药转为口服给药。当患者治疗无效应当多次重复行尿培养检查。

(三)未治愈的尿路感染

1. 临床表现

未治愈感染表明初始治疗不足以消除症状和(或)尿路中生长的细菌。如果到治疗末期尿路感染的症状仍没有消除或在治疗后短期内复发,那么应该进行尿液分析和附带药敏试验的尿液培养。如果患者的症状明显,在培养和药敏结果未明确期间使用氟喹诺酮进行经验性治疗是一种合理的选择。

在抗生素治疗期间导致菌尿未治愈的原因都列在框图 23-8 中。最常见的原因是细菌对治疗感染的抗生素耐药。典型的是患者在近期接受过抗生素治疗并有耐药菌定植于肠道。众所周知,β内酰胺类、四环素和磺胺类药物可引起质粒介导的同时,携带了对多种抗生素耐药的 R 因子产生。第二位的常见原因是在治疗尿路感染期间,先前对抗生素敏感的细菌出现了耐药。大约 5% 的接受抗生素治疗的患者会发生这个问题。临床上这种耐药是容易识别的,因为在治疗过程中的培养显示,之前敏感的菌群被同种的耐药菌群取代。实际上在开始用抗生素治疗之前确实存在耐药的细菌,但是它们的数量非常低以至于在治疗前的药物敏感试验中无法被检测到。当尿液中抗生素的浓度不足于杀死所有的细菌时,就会有越多的耐药细菌出现。在服药剂量不足的患者(给药剂量不足或依从性较差)中可以看到这个特点。第三个原因是在治疗前就存在对所使用抗生素耐药的未知次要病原体。对主要病原体的治疗可以揭露次要病原体的存在。第四个原因是当患者在接受最初的治疗时体内迅速进入了一种新的耐药菌株。对于酷似未治愈的菌尿的迅速再感染,医师应该警惕存在肠膀胱瘘的可能性。

否存在异常。

3. 治疗

初始经验性治疗选择抗生素应基于假设细菌是耐药菌。因此应该选择一种不同于原来所使用的药物。氟喹诺酮类对大多数病例都显示出良好的有效性,使用时应连续使用 7d。当了解到细菌的敏感度结果后,如果有必要,可以对使用药物进行调整。为了解治疗效果,应该在治疗期间和治疗结束的 7d 后进行尿液培养。

(四)复发性尿路感染

复发性尿路感染常由尿路中的某一部位再度出现的细菌(细菌持续存在)或来自尿路外的细菌引起的新的感染造成的(再感染)。临床鉴别这两种类型的复发是以复发感染的形式为根据(图 23-14)。细菌持续存在一定是由同一种细菌引起的感染,并且感染在很短的间期内复发是其特征。相反,对于再感染而言,复发发生的间期常变化不定,有时间期很长,并且再感染常常是由不同种的细菌导致。区分细菌持续存在和再感染对处理方式很重要,因为细菌持续存在所导致的感染复发通常能用手术的方式去除或解决感染灶。相反,再感染的女性患者通常没有可纠正的尿路异常并需要长期的治疗。再感染在男性中并不常见,也许和潜在的畸形有关,如尿道狭窄等。因此,对于这类男性患者至少应行内镜检查协助诊治。

1. 细菌持续存在

一旦菌尿被清除(例如停用抗生素几天后尿液中没有细菌生长),同种细菌引起的感染复发可能来源于尿路中那些无法浓集抗生素的区域。框图 23-4 列出了 12 个可纠正的泌尿外科畸形,而这些畸形可促进细菌在尿路中持续存在。这些尿路畸形与细菌持续存在的关系,以及关于手术切除菌尿复发来源的感染组织的文献,都有详细的描述(Stamey,1980)。一旦泌尿外科医师意识到患者复发性菌尿的病因是细菌持续存在,框图 23-4 汇集了一些已知可纠正的病因,可供协助排查。一些病因是难以捉摸的,并且多数需要在膀胱镜下通过输尿管导管确定细菌持续存在病灶的准确位置。

虽然细菌持续存在的患者是相对少见的,但对他们的鉴别仍然是重要的,因为他们复发性尿路感染的病因仅能通过外科手段解决。因此必须

| 框图 23-8 | 未治愈性菌尿的原因(按重要性大小依次排序) |

- 细菌对用于治疗的药物具有耐药性
- 耐药性由最初易感细菌发展而来
- 菌尿由易感性不同的两种细菌种类导致
- 原发易感菌治疗后迅速出现新的耐药菌再次感染
- 氮质血症
- 镇痛药滥用导致乳头坏死
- 寄居在巨大鹿角样结石中易感菌数量太大,超过抗菌药的抑制作用
- 自己造成的感染或是患者谎称应用过抗生素(Munchausen 综合征的变异体)

如果在治疗期间获得的培养显示最初的菌属仍然存在,并对用来治疗感染的抗生素敏感,未治愈的感染就应该是由于尿路中的抗生素没有达到足够的浓度或细菌的数量过多,超过了抗生素的抗菌能力所造成的。对氮质血症的患者,尿路抗生素浓度的检查常常显示药物的浓度低于治疗感染细菌所需的最小抑菌浓度。

对肾乳头坏死的患者,髓质浓缩能力的严重缺陷相当于使抗生素浓度稀释。尿路中存在大量的细菌最常见于巨大的鹿角样结石患者,即使抗菌药物在尿路中的浓度是足够的,但这个浓度仍不足以消灭尿液中的细菌。因为只要细菌达到了某一临界密度,即使是敏感菌也不能被抑制,尤其附着在异物上的细菌。

未治愈菌尿的最后一个原因,发生在 Munchausen 综合征(谎言术医癖)变体的患者中。这些患者秘密地将尿路病原体接种到他们的膀胱中或不服用抗生素却坚定地宣称从没有漏吃过任何一种药物。具有 Munchausen 综合征的患者常表现出前后不一的临床病史,尿路造影总是提示尿路正常。仔细的细菌学检查通常能提示他们所述的临床表现是不真实的。

2. 实验室诊断

为了确定未治愈的菌尿的原因,尿液分析和尿液培养起着至关重要的作用。与耐药菌相关的前四个原因不需要进一步的评价。但是,如果再次的培养显示细菌对患者使用的抗生素敏感,则应该进行肾功能和放射学检查来确定肾和尿路是

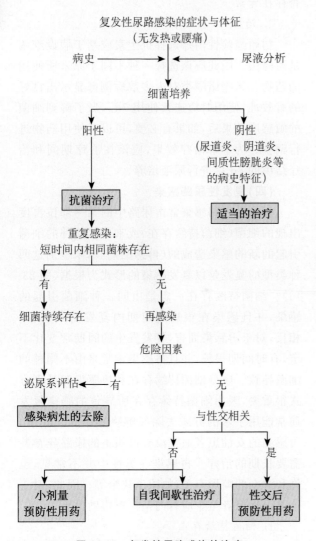

图 23-14 复发性尿路感染的治疗

复发）。感染性结石细菌学特点非常重要，因为即使尿液中没有检测到细菌生长，但细菌也会持续存在于感染性结石中。实际上感染性结石和位于细菌定植第二位的草酸盐结石或磷灰石一起，是构成无氮质血症的女性患者细菌持续存在的主要原因。

潜在的尿路畸形不是这类感染的必备条件。但是留置导管、尿流改道或其他的尿路畸形对这类感染具有易感性。分解尿素的细菌，如奇异变形杆菌导致的感染性结石是相对可透射线的。如果怀疑有这种结石，应拍摄断层平片或 CT 平扫（Greenberg et al，1982）。持续的抑制性抗生素治疗和尿液酸化可以暂时缓解症状和延缓一些患者肾功能的恶化。细菌学的治愈以及防止由于梗阻导致的肾损害一般都要求完全的清除结石（Silverman and Stamey，1983）。经皮肾取石术和体外冲击波碎石术是目前治疗大部分肾和输尿管上段结石的首选方法。

当体外冲击波碎石术击碎感染性结石时，患者应维持适当的抗生素治疗直到结石碎片排出。在偶然的情况下，即使碎石后一些碎片持续存在，长期的抗生素治疗也可以根除菌尿，可能是因为冲击波击碎结石后释放了被包埋的细菌使其对抗生素治疗更加敏感（Michaels et al，1988）。如果实施经皮肾手术或开放手术，在术中必须清除所有感染石的残留颗粒，以防止结石内持续存在的细菌引起菌尿的复发。Rocha 和 Santos（1969）发现，把结石浸泡在碘和乙醇中 6h 也不能杀死结石内部的细菌。认识到这个事实有双重的重要意义：①细菌（感染性结石内部的细菌）不能被抗生素治疗杀灭，即使尿液中可能数月甚至数年都没有细菌生长（Shortliffe et al，1984）；②在手术取石时留下的任何碎片都可以使结石核心内的细菌得以残留，这些细菌能确保鹿角型结石及其伴随疾病的复发。

如果手术后仍有碎石残留，应该留置一根小的、多孔的聚乙烯导管，并用溶肾石酸素（Renacidin）或 Suby G 溶液进行术后冲洗（Silverman and Stamey，1983）。随访应行 X 线片检查来确保是否清除所有结石碎片，也必须通过尿液细菌培养证实分解尿素的细菌已被彻底清除。

在框图 23-4 中列出的大部分其他先天或后

对尿路进行系统性放射学和内镜学检查。CT 和膀胱镜可以用于初步筛查；对部分患者，为了排除尿路畸形如憩室或无反流的输尿管残端，可能需要逆行尿路造影。

尿素分解菌引起的感染性肾结石：感染最终导致感染性结石常在不经意的条件下发生，如治疗不充分的膀胱炎。因在奇异变形杆菌诱发的膀胱炎患者中，大部分未出现感染性结石。但在长期感染奇异变形杆菌的患者中易形成感染性结石，这类患者的感染常为无症状或症状极其轻微。奇异变形杆菌导致尿液重度碱化，伴随钙、镁、铵和磷酸盐的沉淀，以及随后分支状的肾感染结石的形成。在具有感染性结石的患者中，抗生素治疗停止后大部分菌尿立即复发（部分在 5～7d 内天性尿路异常,这些异常需要通过外科方式来处理,以利于清除细菌持续存在的源头。慢性细菌性前列腺炎最初是采用长期的抗生素治疗方案,在特殊的病例里还可采取根治性的经尿道前列腺切除术(Meares,1978)。

感染灶不能被清除的患者,需要应用长期、小剂量的抗生素治疗来预防感染的症状出现。如果持续存在的菌株对抗生素敏感,小剂量抗生素预防性治疗对抑制细菌也是有效的,这些药物包括呋喃妥因、TMP-SMX、头孢氨苄,以及氟喹诺酮类。

2. 再感染

患者由不同种类微生物引起的复发性感染或在长间隔期后再次发生的感染,一般就是再感染。这些再感染通常主要发生在妇女和女孩,与肠道菌群的尿路逆行定植有关。男性的再感染通常与尿路畸形有关。当患者临床上出现气尿、粪尿、憩室炎、顽固性便秘、先前盆腔手术史或放疗史中的任何一项,就应该考虑肠膀胱瘘或膀胱阴道瘘的可能。对怀疑发生再感染患者的评估必须个体化。

不能识别并纠正这些畸形会影响尿路对尿液的形成、输送和排泄作用,将增加易感患者再感染的发生率及降低抗生素治疗效果。这些畸形应该被纠正,并应用内科、药物或手术的方法恢复尿路的功能。所有伴有上尿路感染证据的男性和女性患者(包括发热、寒战、腰痛、出血性膀胱炎或其他危险因素,如不能解释的血尿史、梗阻症状、神经源性膀胱功能障碍、肾结石、瘘、镇痛药滥用或严重疾病如糖尿病等)必须进行一次彻底的泌尿外科检查评估。在女性中,隔膜杀精药的使用与尿路感染风险的增加,以及大肠埃希菌定植于阴道有关(Hooton et al,1991b)。含有效成分壬苯醇醚-9 的杀精药,可能是通过减少阴道乳酸杆菌和增加大肠埃希菌对上皮细胞的黏附作用为细菌定植于阴道提供了选择优势(Hooton et al,1991a;Gupta et al,2000)。因此,对于复发性尿路感染的女性应该停止使用杀精药,并应改用其他的避孕方法。

绝经后的妇女经常会出现尿路再感染(Hooton and Stamm,1991;Raz and Stamm,1993)。这类感染有时归因于排尿后残余尿所致,

残余尿的病因常与膀胱功能或子宫脱垂有关。此外,雌激素缺乏可导致阴道菌群发生明显的改变,包括乳酸杆菌减少和大肠埃希菌定植增加(Raz and Stamm,1993)。雌激素替代疗法通常可以恢复正常的阴道环境,使乳酸杆菌重新定植,乳酸菌可以协助清除尿路致病性细菌的定植。已经有报道使用这种方法可以降低尿路感染的发生率(Raz and Stamm,1993)。

尿路造影可以显示尿路的解剖形态,并能对尿路功能进行合理的评估。在健康的女性中,上尿路畸形相关的再感染非常少见,因此不推荐常规进行尿路造影检查。经常发生再感染或症状提示存在梗阻病变、膀胱功能不全、膀胱瘘的男性或女性患者应该进行膀胱镜检查。如果患者残余尿较多(例如>100ml),且原于尿道狭窄,那么单纯扩张尿道以改善膀胱排空应是合理的选择。然而,很少有证据表明反复的尿道扩张可以作为大部分女性患者常规的处理方法。

出现两种或两种以上症状且病史超过 6 个月或在 12 个月内有三次或三次以上尿路感染发作的女性患者在应用抗生素治疗时,应采取下面三种方案之一:小剂量连续预防性用药,自我间歇性疗法或在性交后预防性用药。

(1)小剂量连续预防性用药,成功预防性用药的生物学基础:对肠道和阴道菌群的抗菌作用。预防性用药的效果很大程度取决于抗生素对阴道前庭和肠道病原菌的作用。能清除这些部位病原菌和(或)不会导致这些部位的细菌出现耐药性的抗生素能够作为对尿路感染有效的预防性用药(表 23-14)。

Winberg 等首先指出口服抗生素治疗可以导致肠道菌群内出现耐药菌株以及随后可出现耐药性尿路感染(Lincoln et al,1970;Winberg et al,1973)。但是已证实短期、足量的口服抗生素如四环素类、氨苄西林、磺胺类药物、阿莫西林和头孢氨苄会增加肠道及阴道内耐药性大肠埃希菌、其他肠杆菌科细菌、白色念珠菌、肠球菌和其他病原菌的生长(Sharp,1954;Daikos et al,1968;Hinton,1970;Lincoln et al,1970;Datta et al,1971;Gruneberg et al,1973;Winberg et al,1973;Toivanen et al,1976;Ronald et al,1977;Preiksaitis et al,1981)。这些生态改变可能会影响尿路预防性

抗生素的疗效,因此选择预防性药物时应考虑此因素。

(2)有效的药物:对肠道和阴道菌群副作用最小的口服抗生素是 TMP-SMX 或 TMP、呋喃妥因、头孢氨苄(最小剂量)和氟喹诺酮类药物。测定患者阴道液中 TMP 和 SMX 的浓度显示 TMP 可以渗透无炎症的阴道壁并且其浓度可超过血清药物浓度(Stamey and Condy,1975)。SMX 无法在阴道液中检出。TMP 及阴道液能够扩散和浓集的现象,以及 TMP-SMX 在清除直肠和阴道菌群中的肠杆菌的作用,都清楚地表明了为什么 TMP-SMX 在预防女性再感染中是一种强效的预防性药物。这些重要的生物学作用还体现在尿液中 TMP-SMX 的浓度在夜间能够处于杀菌水平。

Kasanen 等(1978)在芬兰对志愿者及服用 TMP(每天 100mg,维持 3 周至 36 个月)患者的肠道菌群进行了研究,20 例长期治疗的患者中有 4 例出现了对 TMP($>8\mu g/ml$)耐药的大肠埃希菌类菌群。Svensson 等(1982)给 26 例复发性尿路感染患者服用 TMP(100mg,每天 1 次,持续 6 个月)。在预防性治疗前感染的复发率为每 100 个月有 26 次复发,而在预防性治疗过程中感染的复发率降低至每 100 个月 3.3 次($P=0.001$)。预防性治疗结束之后的感染复发率又升到每 100 个月 23 次复发。需要注意的重点是,在预防性治疗之后所有的大肠埃希菌导致的尿路感染对 TMP 都是敏感的,并且在治疗期间直肠肠杆菌的数量显著降低;此外,尽管预防性治疗少于 1 个月时从直肠拭子发现对 TMP 耐药的细菌占 10%,但是随着时间的推移耐药菌并不会出现明显的累积增加。

研究表明,在预防性治疗复发性尿路感染时单用 TMP 与使用 TMP-SMX 在效果上是相同的。Stamm 等(1980a)研究发现,15 例服用 TMP(100mg)和另外 15 例服用 TMP-SMX(TMP 40mg,夜间服用 SMX 200mg)6 个月的患者,在这些患者的直肠、尿道和阴道分离出的 316 种菌群中仅发现一种大肠埃希菌耐药株。由于采样方法的原因导致 TMP 耐药大肠埃希菌不可思议的低复发率,因为他们没有采用将定植部位的细菌通过划线培养法接种到含 TMP 的培养基。

在这些关于 TMP-SMX 和 TMP 预防性治疗

中,对再感染患者持续性药敏检测通常限制在 6 个月内。有两组研究(Pearson et al,1979;Harding et al,1982)表明,持续性预防使用 TMP-SMX 达 2~5 年,并没有发现任何暴发性感染及耐 TMP 复发性感染的增加。事实上,在 15 例服用 TMP-SMX(1/2 片,每周 3 次)长达 2 年的患者中(Harding et al,1982),116 份尿道周围区域的培养中有 100 份(91%),以及 97 份肛管采样的培养中有 60 份(68%)样品没发现革兰阴性需氧杆菌的生长。

呋喃妥因不会改变肠道的菌群,在尿液中可以短时间内形成较高浓度,并可以重复清除尿液中的细菌,推测其干扰了感染起始阶段的细菌。因为这种药物在上段肠道被完全吸收,并在肠道内降解和失活,所以它对肠道菌群的影响很微弱(Stamey et al,1977)。TMP-SMX 可以清除细菌的定殖,与 TMP-SMX 情况不同的是,预防性使用呋喃妥因在整个治疗过程中都有肠杆菌持续定殖于阴道口。因为肠道菌群中缺乏耐药细菌,所以定殖在阴道的细菌几乎都对呋喃妥因敏感。对于长期服用呋喃妥因治疗的患者,应注意监测该药的不良反应(如肺纤维化)。发生不良反应的风险随着年龄增长而增加,50 岁以上的患者发生率较高。如果患者出现慢性咳嗽症状就应该停药并行胸部 X 线检查。

Fairley 等(1974)首先报道了在长达 6 个月的观察期内每天服用 500mg 头孢氨苄对预防感染复发的效果。22 例患者中有 17 例没有出现感染,但令人关注的是,其中几例患者出现肾乳头坏死、慢性肾盂肾炎甚至肾结石。Gower(1975)采用每晚服用头孢氨苄 125mg 的方式治疗 25 例女性患者,时间持续 6~12 个月,结果发现只有 1 例患者存在感染,而 25 例服用安慰剂的女性患者中有 13 例出现感染。

Martinez 等(1985)研究 23 例尿路再感染患者每晚服用 250mg 头孢氨苄(持续 6 个月)对阴道和直肠菌群的影响。整个预防治疗过程中,23 例患者中有 22 例的尿液中保持无菌,1 例出现两次肠球菌性尿路感染,而且呋喃妥因对两次感染均有效。没有检测到直肠或阴道携带的肠杆菌菌群发生变化。更重要的是,在头孢氨苄治疗期间每月进行的 154 次细菌培养中未发现大肠埃希菌的耐药菌株。这些结果与 Preiksaitis 等(1981)的结果形成鲜明对比,后者发现在连续 14d 每天服用 4 次 500mg 头孢氨苄的患者中,有 38% 的患者直肠中发现了耐药肠杆菌。夜间服用头孢氨苄 250mg 或更低剂量是理想的预防性用药剂量,因为在这中低剂量下肠道菌群不会发生耐药。

已有报道短期应用氟喹诺酮(Hooton et al,1989)根除来自肠道和阴道菌群中的肠杆菌(Nord,1988;Tartaglione et al,1988);也有报道应用这些药物来进行预防性治疗。此后 Nicolle 等(1989)报道了使用诺氟沙星预防女性复发性尿路感染的疗效。完成 1 年预防性用药(200mg,口服)的 11 例女性全部免受感染。相比之下,服用安慰剂的大部分患者出现了尿路感染;这种药物的耐受性良好。除了可以预防有症状的尿路感染之外,诺氟沙星事实上还可以根除尿道周围和肠道内定殖的革兰阴性需氧菌。Raz 和 Boger(1991)的一项更大的研究也证实了这些结果。

由于氟喹诺酮类药物较贵而且只能用于非妊娠的妇女,所以我们推荐只有当出现抗生素耐药或患者不能耐受 TMP-SMX、TMP、呋喃妥因或头孢氨苄时才使用氟喹诺酮类。还需要进一步的研究来明确预防女性复发性尿路感染所需氟喹诺酮的最小有效剂量及其疗效。

(3)预防性用药的效果:当尿液培养显示无细菌生长时(通常当患者完成抗生素治疗时)有指征开始进行小剂量连续性预防治疗。夜间治疗可以选用下列药物之一:①呋喃妥因,50～100mg 半强度(HS)(Stamey et al,1977);②TMP-SMX,40～200mg(Stamm et al,1982a);③TMP,50mg(Stamm et al,1982a),或者④头孢氨苄(Keflex),250mg(Martinez et al,1985)。预防性用药对处理复发性尿路感染的女性患者已取得良好的效果,与安慰剂组或与患者治疗前的情况进行对比,发现感染的复发下降了 95%。预防性用药的结果及所使用的药物和剂量已经被 Nicolle 和 Ronald(1987)总结出来(表 23-14)。这些研究都表明通过使用预防性治疗,再感染的发生率有显著的降低,从平均每例患者每年感染 2.0～3.0 次下降至 0.1～0.4 次。尿路抗菌药,例如孟德立胺或马尿酸盐,可以一定程度地减少复发性感染,但它们并没有抗生素那么有效。

表 23-14　低剂量抗生素预防女性复发性尿路感染

调查者	治疗方案	感染率(每例/年)
Bailey et al(1971)	呋喃妥因,50 或 100mg/d	0.09
	呋喃妥因,50mg/d	0.19
	安慰剂	2.1
Harding and Ronald(1974)	磺胺甲噁唑,500mg/d	2.5
	TMP-SMX,40 和 200mg/d	0.1
	孟德立胺扁桃酸 2g/d,加用维生素 C 2g	1.6
Kasanen et al(1974)	呋喃妥因,50mg/d	0.32
	孟德立胺马尿酸,1g/d	0.39
	TMP,100mg/d	0.13
	TMP-SMX,80 和 400mg/d	0.19
Gower(1975)	头孢氨苄,125mg/d	0.10
Stamey et al(1977)	TMP-SMX,40 和 200mg/d	0.00
	粗晶呋喃妥因,100mg/d	0.74
Harding et al(1979)	TMP-SMX,40 和 200mg 每周 3 次	0.1
Stamm et al(1980)	TMP-SMX,40 和 200mg/d	0.15
	TMP,100mg/d	0.00

（续　表）

调查者	治疗方案	感染率(每例/年)
	粗晶呋喃妥因,100mg/d	0.14
	安慰剂	2.8
Brumfitt et al(1981)	呋喃妥因,50mg,每天2次	0.19
	孟德立胺马尿酸,1g,每天2次	0.57
Harding et al(1982)	TMP-SMX,40和200mg 每周3次	0.14
Brumfitt et al(1983)	TMD,100mg/d	1.53
	孟德立胺马尿酸,1g/d	1.38
	聚维酮碘冲洗,每天2次	1.79
Wong et al(1985)	TMP-SMX,40和200mg/d	0.2
	自我给药 SMX,4×80和400mg	2.2
Martinez et al(1985)	头孢氨苄,250mg/d	0.18
Brumfitt et al(1985)	TMD,100mg/d	1.00
	粗晶呋喃妥因,100mg/d	0.16
Nicolle et al(1989)	呋喃妥因,200mg/d	0.00

TMP-SMX. 甲氧苄啶-磺胺甲噁唑(复方新诺明)

Modified from Nicolle LE, Ronald AR. Recurrent urinary tract infection in adult women: diagnosis and treatment. Infect Dis Clin North Am 1987;1:793-806.

隔夜疗法同样在大部分患者中有效。当突破性感染发生时,患者可能并不伴有任何症状。因此,即使患者无症状,也建议每1～3个月检测一次感染情况。突破性感染通常发生在预防治疗过程中抗生素使用剂量较为充分的情况下。然而,尿培养及药敏试验可能会提示选用其他的抗生素。感染一旦被治愈,预防治疗可能就需要开始了。低剂量药物预防治疗通常在6个月后就停止了,但需要检测患者再感染的发生情况。大约有30%的女性患者有持续6个月以上的自发缓解期(Kraft and Stamey,1977)。不幸的是,大部分缓解患者伴随着再感染的发生,低剂量抗生素预防治疗必须重新开始。因为这个原因,大部分患者可能选择其他治疗方式。

（4）自我间歇疗法:采用自我间歇疗法时给予患者进行尿培养的浸片工具,并指导在尿路感染症状出现时进行尿培养(Schaeffer and Stuppy,1999;Blom et al,2002)。同时给予患者3d的经验性足量抗生素治疗方案,在患者行尿培养后可立即开始用药。自我间歇疗法选择的抗生素应广谱且在尿液中能达到较高浓度,以最大程度地减少耐药突变菌株的产生。此外,该药对肠道菌群也应没有或仅有极小的副作用。氟喹诺酮类药物是自我间歇疗法的理想药物,因为它比其他口服药物更加广谱,甚至优于许多静脉抗生素,包括氨基糖苷类。尽管效果较氟喹诺酮差,呋喃妥因及TMP-SMX也可作为替代。应避免足量使用四环素、氨苄西林、SMX及头孢氨苄等抗生素药物,因为它们可导致耐药菌的出现(Wong et al,1985)。

培养物应尽快送至医院。若培养阳性且患者无症状,应于治疗后7～10d再次进行培养以确定疗效。绝大部分病例仅需两次便宜的浸片培养和短期抗生素治疗即可。若患者有症状且对初始抗生素治疗没有反应,应重新对初始尿标本进行培养及药敏试验,并根据结果调整治疗方案。若感染症状与阳性培养结果不相关,应行泌尿外科评估并排除引起膀胱刺激征的其他原因,如原位癌、间质性膀胱炎和神经源性膀胱功能障碍。就我们的经验而言,这项技术是非常理想的,它对那些感染不那么频繁且愿意主动参与诊疗过程的患者特别有吸引力。

（5）性交后的预防性用药:研究发现,性交是女性急性膀胱炎的重要危险因素,性交后预防性使用抗生素是基于上述研究结果(Nicolle et al,1982)。使用隔膜避孕的女性尿路感染的风险要明显高于使用其他避孕方法的女性(Fihn et al,1985)。性交后应用抗菌药物如呋喃妥因、头孢氨苄、TMP-SMX 或单剂量氟喹诺酮进行治疗可显著降低再感染的发生率(Pfau et al,1983;Melekos et al,1997)。

(6)其他策略:蔓越莓汁含有阻止病原菌黏附在尿路上皮细胞的原花青素(Foo et al,2000)。在低危患者中的随机试验发现,每天使用 200~750ml 的蔓越莓汁、越橘果汁或蔓越莓浓缩片可降低 12% ~ 20% 有症状的复发性尿路感染(Avorn et al,1994;Kontiokari et al,2001;Stothers,2002;McMurdo et al,2009)。然而,果汁和片剂中的实际含有的蔓越莓成分变化很大,因此它们的疗效是不可预测的(Consumer Reports,2001;Klein,2002)。此外,其他关于蔓越莓产品的试验也并未证实其有治疗尿路感染的作用(Jepson et al,2001;Raz et al,2004)。

要点:膀胱感染

- 单纯性膀胱炎应治疗 3d。
- 无症状性菌尿仅应在孕妇治疗,且应优先于泌尿外科介入治疗。
- 细菌持续存在引起的复发尿路感染需要泌尿外科治疗;再感染可通过内科药物治疗。

其他因素,如卫生条件、排尿的次数和时间、擦拭的方法、浴盆的使用和内衣的种类都被证实与女性复发性感染有关,关于这方面的指导无须在此列出。

九、肾感染

(一)细菌性肾炎

尽管肾感染没有膀胱感染那么常见,但对患者及其医师而言它通常更为棘手,体现在其临床表现和过程的多样性及后果的严重性、微生物学和病理学诊断的困难性,以及潜在严重损害肾功能的可能性。虽然典型症状如急性发热、寒战和腰痛通常提示存在肾感染,但一些具有这些症状的患者并无肾感染。相反地,严重肾感染可能表现为隐匿出现的非特异性局部或全身症状,或完全无任何症状。因此临床上应高度警惕,确立肾感染的诊断依赖于适当的影像学和实验室检查。

遗憾的是,实验室检查结果与肾感染存在的相关性通常较弱。尿路感染的标志菌尿和脓尿并不能预示肾感染的存在。相反地,如果患侧肾的输尿管发生梗阻或感染发生在集合系统外,严重的肾感染也可能出现无菌尿。

肾感染病理学和放射学诊断标准也可能有误导性。曾被认为主要由细菌感染引起的间质性肾炎,目前被证实是一种与一系列免疫、遗传或化学损伤有关的非特异性的组织病理改变,通常与细菌感染无关。肾感染性肉芽肿性疾病通常具有类似肾囊性疾病、肿瘤或其他炎症性疾病的放射学或病理学特点。

肾脏感染对肾功能的影响不尽相同。急性或慢性肾盂肾炎可暂时或永久的改变肾功能,但非梗阻性肾盂肾炎已不再被认为是肾衰竭的主要原因(Baldassarre and Kaye,1991;Fraser et al,1995)。但当肾盂肾炎合并尿路梗阻或肉芽肿性肾感染时,有可能迅速导致严重的炎性并发症、肾衰竭,甚至死亡。

1. 病理

对于急性细菌性肾炎来说很少有病理证实的机会。肾有可能水肿。由细菌血源性播散至肾皮质导致的急性局灶化脓性细菌性肾炎以肾表面多发局灶性化脓为特征(图 23-15)。肾皮质组织学检查显示肾小球和肾小管局灶化脓性破坏。炎症反应并无波及邻近的肾皮质和髓质。急性上行性肾盂肾炎特征表现为线型的自髓质延伸至肾被膜的炎性条带(图 23-16)。组织学检查通常提示尖端指向肾髓质的楔形急性间质性炎症区,可见多形核白细胞或以淋巴细胞和浆细胞为主的细胞反应,有时可见细菌。

慢性肾盂肾炎经细致的检查,发现最特征性的改变为与肾乳头收缩相关的肾皮质瘢痕(Hodson,1965;Hodson and Wilson,1965;Heptinstall,1974;Freedman,1979)。多个慢性炎症病灶融合成的瘢片主要局限于皮质,但也可累及肾髓质(图 23-17)。

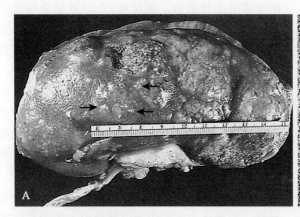
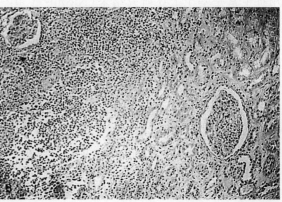

图 23-15 急性局灶化脓性细菌性肾炎。A. 肾脏表面。箭头指示局灶化脓性区域。B. 肾皮质显示肾小区和肾小管的局灶化脓性损害（From Schaeffer AJ. Urinary tract infections. In: Gillenwater JY, Grayhack JT, Howards SS, et al, editors. Adult and pediatric urology. Philadelphia: Lippincott Williams & Wilkins; 2002. p. 211-72.）

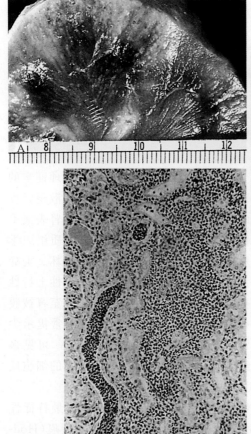
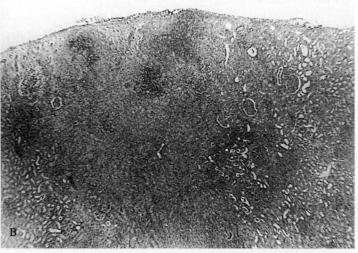

图 23-16 急性上行性肾盂肾炎。A. 皮质、肾小管和集合管中可见炎症细胞广泛浸润。B. 由于上行性炎症细胞浸润肾皮质结构呈现楔形损害。C. 增厚的炎症组织围绕在髓质的集合管周围。分叶核中性粒细胞和白细胞管型明显可见（From Schaeffer AJ. Urinary tract infections. In: Gillenwater JY, Grayhack JT, Howards SS, et al, editors. Adult and pediatric urology. Philadelphia: Lippincott Williams & Wilkins; 2002. p. 211-72.）

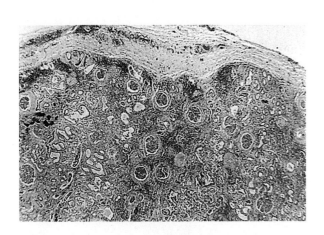

图 23-17　慢性肾盂肾炎。肾皮质显示纤维囊增厚并且在肾表面有局灶型瘢痕挛缩。图片中央可见肾小管局灶性破坏并伴随球旁纤维化和瘢痕变性 (From Schaeffer AJ. Urinary tract infections. In: Gillenwater JY, Grayhack JT, Howards SS, et al, editors, Adult and pediatric urology. Philadelphia: Lippincott Williams & Wilkins; 2002. p. 211-72.)

瘢痕可被正常的肾实质分隔开,形成非常不规整的肾外形。显微镜下表现与大部分慢性间质性疾病一样,包括了淋巴细胞和浆细胞的浸润。尽管瘢痕中的肾小球可能被纤维囊包绕,或者部分或完全发生透明样变,但在这些严重瘢痕区域外的肾小球还是相对正常的。血管受累情况多变,但在高血压患者中可能出现肾小球硬化。肾乳头异常包括畸形和硬化,有时伴有坏死。动物研究明确地表明肾乳头在引发肾盂肾炎中起到关键作用(Freedman and Beeson, 1958)。然而,这些改变并不是细菌感染的特异性表现,其他异常如镇痛药滥用、糖尿病或镰状细胞性贫血虽无感染也可导致上述改变。

2. 急性肾盂肾炎

尽管肾盂肾炎定义为肾实质与肾盂的炎症,但往往仅能通过临床来下诊断。真正的"上尿路"感染可通过本章介绍的导管测验(输尿管导尿或膀胱冲洗)证实,但在大部分急性肾盂肾炎患者中并不实际也无必要,能确认肾和膀胱感染的非侵入性检查没有一种是完全可靠的。

(1)临床表现:临床表现可从革兰阴性菌败血症到伴有轻微腰痛的膀胱炎(Stamm and Hooton, 1993)。典型的表现为突发寒战、发热(37.8℃或更高)以及单侧或双侧腰部、肋脊角出现疼痛或压痛。这些所谓上尿路体征通常伴随着排尿困难、逐渐增加的尿频和尿急。

虽然一些作者认为腰痛和发热伴显著菌尿是诊断急性肾盂肾炎的诊断依据,但通过输尿管导尿(Stamey and Pfau, 1963)或膀胱冲洗技术(Fairley et al, 1967)已经明确临床症状与感染部位的相关性较差(Stamey et al, 1965; Eykyn et al, 1972; Fairley, 1972; Smeets and Gower, 1973)。

在一项包含患复发性尿路感染的 201 例女性及 12 例男性的大型研究中,Busch 和 Huland (1984)发现发热和腰痛对诊断肾盂肾炎的意义并不比诊断膀胱炎高。在腰痛和(或)发热的患者中,有超过 50% 有下尿路菌尿。相反地,有膀胱症状或没有症状的患者通常有上尿路菌尿,大约 75% 的患者提供既往下尿路感染的病史。

体格检查中,肋脊角深触诊常有压痛,此临床体征发现存在个体差异。急性肾盂肾炎也可刺激胃肠道引起腹痛、恶心和腹泻。从急性肾盂肾炎发展为慢性肾盂肾炎,特别是在免疫力低下的患者中,可能是一个无明显症状的过程。急性肾衰竭罕见(Richet and Mayaud, 1978; Olsson et al, 1980)。

(2)实验室诊断:患者常有以中性粒为主的白细胞增多。尿液检查通常可发现大量的白细胞,常呈簇状,也可见杆菌或球菌链。在低渗尿液中,可见白细胞胞质内布朗运动(闪光细胞),但仅凭这一现象并不能诊断肾盂肾炎。尿沉渣中大量颗粒或白细胞管型的出现提示急性肾盂肾炎;管型基质中存在细菌的一种特殊的管型尿已被证实存在于急性肾盂肾炎患者的尿液中(图 23-18)(Lindner et al, 1980)。仅使用亮视野显微镜而不对沉渣进行特殊的染色是不容易识别管型中的细菌,用碱性染料如稀释的苯甲胺蓝或 KOVA 染剂(I. C. L. Scientific, Fountain Valley, CA)对沉渣染色可以清楚地显示管型中的细菌。血液检查可见以中性粒细胞升高为主的白细胞增多、红细胞沉降率加快及 C-反应蛋白升高,若有肾衰竭还会出现肌酐水平的升高。此外,可能出现肌酐清除率的下降,血培养可能为阳性。

(3)细菌学:尿培养阳性,但大约 20% 的患者

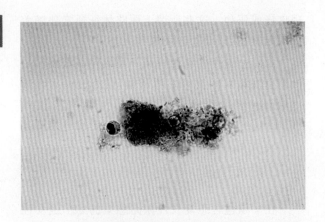

图 23-18　显微镜亮视野下急性肾盂肾炎患者尿液中混有细菌的白细胞管型。仅细菌和白细胞核着色明显，调整焦距后许多细菌清晰可见（亚苯胺蓝 O 染色，×640 倍）(From Lindner LE, Jones RN, Haber MH. A specific urinary cast in acute pyelonephritis. Am J Clin Pathol 1980;73:809-11.)

尿培养菌落数少于 10^5 CFU/ml，因而导致尿液革兰染色阴性（Rubin et al,1992）

　　大肠埃希菌是一种具有特殊毒力因子的独特细菌亚群，约是 80% 病例的致病菌。若无膀胱输尿管反流，P 血型患者对具有可与 P 血型抗原受体结合的 P 菌毛大肠埃希菌引起的复发性肾盂肾炎有特殊的易感性（Lomberg et al,1983）。细菌 K 抗原与内毒素亦有致病性（Kaijser et al,1977）。许多社区获得性肾盂肾炎是数量有限的多重耐药的细菌引起的（Manges et al,2004）。

　　对于住院或留置尿管的患者以及近期接受过尿路操作的患者，应更多怀疑耐药菌感染，例如变形杆菌属、克雷伯杆菌属、假单胞菌属、沙雷菌属、肠杆菌属或枸橼酸杆菌属等的感染。除了粪肠球菌、表皮葡萄球菌及金黄色葡萄球菌，革兰阳性菌很少引起肾盂肾炎。

　　大约 25% 女性单纯性肾盂肾炎病例血培养为阳性，其结果大部分与尿培养的结果一致，并且不会影响治疗策略，因此，血培养不应该作为评估女性单纯性肾盂肾炎的常规检查。但是，对于有全身中毒表现或存在危险因素（如妊娠）的女性或男性患者都应该考虑进行血培养（Velasco et al, 2003）。

　　(4)肾超声和 CT 检查：这些检查最初通常用于评估患者复杂性尿路感染或其起病因素，或用来对经过 72h 治疗后仍无效的患者进行重新评估（见后）。超声（图 23-19）和 CT 显示肾增大、实质出现低回声或低密度区，以及集合系统受压。它们也可以显示局灶性细菌性肾炎和梗阻。当肾实质破坏严重时，就可能出现与复杂性肾和肾周感染有关的更加紊乱的肾实质和脓肿形成（Soulen et al,1989）。

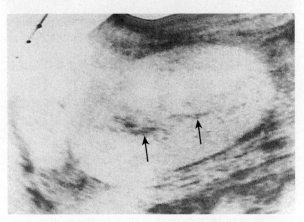

图 23-19　急性肾盂肾炎。右肾超声示肾增大，肾实质回声减低，中央集合系统受压（箭头所指）(From Schaeffer AJ. Urinary tract infections. In: Gillenwater JT, Grayhack JT, Howards SS, et al, editors. Adult and pediatric urology. Philadelphia: Lippincott William & Wilkins;2002. p. 211-72.)

　　(5)鉴别诊断：急性阑尾炎、憩室炎症和胰腺炎可以引起程度相似的疼痛，但疼痛部位常有不同，上述疾病尿液检查结果通常是正常的。带状疱疹可以引起肾区浅表疼痛，但与尿路感染的症状不相关；当带状疱疹出现时诊断就明确了。

　　(6)治疗

　　①初步治疗：急性肾盂肾炎患者的感染可细分为：a. 无须住院治疗的单纯性感染；b. 尿路正常，但是需要住院采用静脉给药治疗的单纯性感染；c. 与住院、导尿、泌尿外科手术或尿路畸形有关的复杂性感染（图 23-20）。

　　明确患者是复杂性还是单纯性的尿路感染很关键，因为有 16% 的急性肾盂肾炎患者存在明显的尿路畸形（Shen and Brown,2004）。对于初步怀疑是单纯性肾盂肾炎并准备在门诊治疗的患者，可以推迟进行初步的影像学评估。然而，如果有任何理由怀疑存在问题或患者无法做到合理的

放射学检查或病情没有改善,应推荐使用肾超声以排除结石或梗阻;已明确诊断或怀疑为复杂性

肾盂肾炎的患者,CT 检查对尿路状况及感染的严重程度和范围可以提供良好的评价。

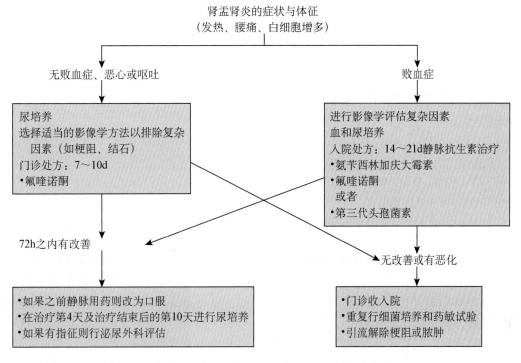

图 23-20　急性肾盂肾炎的治疗

在门诊治疗的患者中,对于在家中感染的患者口服氟哇诺酮单一药物治疗要比 TMP-SMX 有效的多(Talan et al,2000)。很多医师在开始口服治疗之前都会给予单次的静脉抗生素治疗(头孢曲松、庆大霉素或氟哇诺酮)(Israel et al,1991;Pinson et al,1994)。如果怀疑革兰阳性菌感染,推荐使用阿莫西林或阿莫西林/克拉维酸(Warren et al,1999)。

如果患者是单纯性感染但病情较重需要住院治疗(高热、高白细胞计数、呕吐、脱水、败血症证据),或者是复杂性肾盂肾炎,以及在初期的门诊治疗期间没有改善,应给予静脉抗生素治疗。推荐使用氟哇诺酮、单用一种氨基糖苷类药物或加用氨苄西林,单独使用广谱的头孢菌素或加用一种氨基糖苷类药物(Warren et al,1999)(表 23-15)。如果革兰阳性球菌是病因,推荐单独使用氨苄西林/舒巴坦或加用一种氨基糖苷类药物。

表 23-15　急性复杂性和单纯性女性肾盂肾炎的治疗方法

病情	给药途径	药物	剂量	频率	持续时间(d)
门诊患者:轻症,无恶心呕吐	口服	TMP-SMX DS	160～800mg	2/d	10～14
		环丙沙星	500mg	2/d	
		左氧氟沙星	500mg	1/d	3～7
住院患者,病情重,可能存在败血症	肠道外给药	氨苄西林	1g	4/d	14
			1.5mg/kg	3/d	
		环丙沙星	400mg	2/d	

（续　表）

病情	给药途径	药物	剂量	频率	持续时间(d)
		左氧氟沙星	500mg	1/d	10
		头孢曲松	1～2g	1/d	至退热后改口服
		TMX-SMX 或氟喹诺酮	1～2g	1/d	14
		头孢曲松			
妊娠患者	肠道外给药	氨苄西林	1g	4/d	
			1mg/kg	3/d	
		氨曲南	1g	3～4/d	至退热后改口服
		头孢氨苄	500mg	2/d	

DS. 双效；TMP-SMX. 复方甲噁唑

Modified from Stamm WE，Hooton TM. Management of urinary tract infections in adults. N Engl J Med 1993；329：1328-34. Copyright 1993，Massachusetts Medical Society. All rights reserved.

这些患者需要住院观察、静脉补液及退热治疗。

梗阻的肾难以浓缩并排泄抗菌药物，应使用最安全且简便的方法解除任何梗阻。

尿沉渣革兰染色对初始经验性治疗的抗生素选择非常有指导意义。在所有病例中，抗菌治疗都应该对潜在的尿道病原体起效，且在肾组织及尿液中达到抗菌浓度。

②后续治疗：即使经过几个小时的抗生素治疗后尿液常变为无菌，但急性单纯性肾盂肾炎的患者在初期抗生素治疗后还是可能会连续几天出现发热、寒战和腰痛等症状（Behr et al，1996），应该对他们进行密切观察。

非卧床患者应该用氟喹诺酮治疗 7d（Talan et al，2000）。氟喹诺酮治疗在细菌学和临床治愈率方面要优于 14d 的 TMP-SMX 治疗方案（Talan et al，2000）。是否需要更换抗生素应取决于患者的临床反应和细菌培养及药敏试验结果。根据药敏试验也应该将具有潜在毒性的药物（如氨基糖苷类药物）替换为毒性较低的药物，如氟喹诺酮、氨曲南和头孢菌素类药物。

血培养阳性的复杂性肾盂肾炎患者应该静脉用药直至临床情况稳定。如果血培养阴性，2～3d 的静脉治疗就足够了。在这两种情况下都应该继续口服 10～14d 合适的抗生素（氟喹诺酮、TMP、TMP-SMX、阿莫西林或针对革兰阳性菌的阿莫西林/克拉维酸盐）。

③治疗反应欠佳：当患者对治疗的反应缓慢或尿液持续提示感染，必须立即进行重新评估。尿和血培养也应当重复，在药敏结果的基础上对抗生素进行适当的调整。推荐行 CT 以判断有无尿路梗阻、尿石症或潜在的解剖畸形，这些情况可以使患者更容易感染，阻碍治疗快速起效，或导致感染过程出现并发症，如肾或肾周脓肿。对发热持续超过 72h 的患者，CT 对排除梗阻和确定有无肾和肾周感染都是最有帮助的（Soulen et al，1989）。放射性核素显像可能对解释与急性肾盂肾炎相关的功能性改变（肾血流量减少、峰值延迟及放射性核素排泄的延迟）（Fischman and Roberts，1982）及膀胱输尿管反流有关的皮质病变有帮助。

④随访：应在治疗中的第 5～7 天和停用抗生素后的 10～14d 重复进行尿培养，以确定无尿路感染。经过 14d 治疗后的急性肾盂肾炎患者有 10%～30% 会出现复发。复发的患者通常经过第二次 14d 治疗可以治愈，但偶尔也需要 6 周的疗程（Tolkoff-Rubin et al，1984；Johnson and Stamm，1987）。

根据临床表现和反应及最初的泌尿外科评估，部分患者可能需要进行附加的评估（例如排泄性膀胱尿道造影、膀胱镜检查和细菌定位技术）及纠正潜在的尿路畸形。Raz 等（2003）评估了女性急性肾盂肾炎的长期影响。在急性肾盂肾炎后 10～20 年通过 ^{99m}Tc-二巯基丁二酸（^{99m}Tc-DMSA）扫描可以发现大约 50% 的患者存在瘢痕，但肾功能的变化很小，并且跟肾瘢痕无关。

3. 急性局灶性或多灶性细菌性肾炎

急性局灶性或多灶性细菌性肾炎是肾感染的一种少见而严重的形式,表现为大量的白细胞浸润局限于单个肾叶(局灶)或多个肾叶(多灶)。

(1)临床表现:急性细菌性肾炎患者的临床表现与急性肾盂肾炎相似,但通常更严重。大约一半的患者患有糖尿病,败血症也较常见。通常可以发现革兰阴性菌引起的白细胞增多和尿路感染;超过50%的患者有菌血症(Wicks and Thornbury,1979)。越来越多证据显示,急性局灶性细菌性肾炎(AFBN)是肾盂肾炎与肾脓肿的中间过程。

(2)影像学检查:诊断必须依靠影像学检查,肿块比周围正常的肾实质密度稍低。

超声和 CT 可确立诊断。病变超声表现为典型的边界不清的相对透回声的改变,偶尔呈低回声改变并伴皮髓质交界模糊不清(Corriere and Sandler,1982)(图 23-21A)。因为病变在无增强的情况下很难观察到,因此使用增强 CT 扫描是十分必要的(图 23-21B)。增强 CT 可以看到呈楔形的低强化区,没有明确的边界,也不存在明显的液化。相反地,脓肿倾向于形成液性中心,通常呈圆形,且增强前后都可以见到。更多的慢性脓肿也可以表现为病变周围的环状增强区域(Corriere and Sandler,1982)。镓扫描显示摄取镓的区域要大于之前确定的肿物的大小(Rosenfield et al,1979)。多灶性病变的患者表现类似,但有多个肾叶同时受累。

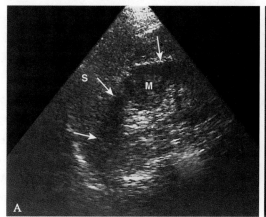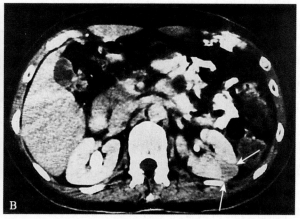

图 23-21　急性局灶性细菌性肾炎。A. 超声影像纵向扫描左侧肾,显示脾(S)及左肾(箭头所示)。注意在肾中极(M)可见不规则的较正常实质轻度增高的回声团块影。B. CT 增强造影扫描显示左侧肾中央段一低密度的楔形区域(箭头所示)。该病例在抗菌治疗之后治愈(From Schaeffer AJ. Urinary tract infections. In:Gillenwater JY,Grayhack JT,Howards SS,et al,editors. Adult and pediatric urology. Philadelphia:Lippincott Williams & Wilkins;2002. p. 211-72.)

(3)治疗:急性细菌性肾炎很可能有一个相对较早的脓肿形成期。在 Lee 等(1980)报道的一系列病例中,急性局灶性细菌性肾炎的患者常会发展成脓肿。McCoy 等在放射影像学上证实了在没有经过合理临床治疗情况下,急性肾炎发展为脓肿的改变(McCoy et al,1985)。Shimizu 等报道了 1 例 16 岁女性患者,其 CT 影像符合 AFBN 改变,且最初并无可引流的液体积聚征象,在入院后第 13 天,先前治疗过程中被视为肾炎的病变部位发展成了低密度的大脓肿(Shimizu et al,2005)。治疗包括补液和至少静滴抗生素 7d,接

着再口服 7d 抗生素。细菌性肾炎的患者一般对药物治疗有良好的反应,之后的随访检查也将会显示楔形的低密度区逐步消退。如果对抗生素治疗无效,提示需要进一步进行适当的检查以排除尿路梗阻、肾或肾周脓肿、肾癌或急性肾静脉血栓形成。少部分多灶性细菌性肾炎患者的长期随访研究证实,会出现肾体积缩小以及提示肾乳头坏死的局部肾盏变形(Davidson and Talner,1978)。

4. 气性肾盂肾炎

气性肾盂肾炎是以产气尿路病原体引起的急性肾实质坏死和肾周感染为特点的泌尿外科急

症,发病机制目前尚不清楚。因为这种疾病经常发生在糖尿病患者身上,因此推测是由于组织的高葡萄糖水平为微生物如大肠埃希菌提供了代谢底物,这些微生物可以通过糖酵解产生二氧化碳(Schainuck et al,1986)。尽管糖酵解可能是一个因素,但这一说法不能解释为何在糖尿病患者中高发的革兰阴菌尿路感染中仅有极少数的气性肾盂肾炎发生,也不能解释为何在非糖尿病患者中也会有为数不多的气性肾盂肾炎发生。

除了糖尿病,很多患者还有与泌尿结石或肾乳头坏死相关的尿路梗阻及严重的肾功能损害。报道称该病总死亡率在 19%(Huang and Tseng,2000)至 43%(Freiha et al,1979)。

(1)临床表现:几乎所有确诊的气性肾盂肾炎病例都发生于成人(Hawes et al,1983);青少年糖尿病患者不具有危险性;女性发病多于男性。

临床表现一般是严重的急性肾盂肾炎,尽管有些病例是急性发作之前存在慢性感染。几乎所有的患者表现为发热、呕吐和腰痛三联征(Schainuck et al,1968)。除非感染涉及集合系统,否则不会出现气尿。尿培养结果无一例外都是阳性,大肠埃希菌是最常见病原菌,克雷伯杆菌和变形杆菌较少见。

(2)影像学检查:影像学检查可以明确诊断。在腹平片中可能出现分布于肾实质中的气体影,也可见患肾上方的斑点状的气体影(图 23-22)。这种表现常被误认为是肠管内气体。肾上极上方新月形的积气阴影是更明显的特征。随着感染的进展,气体扩展到肾周间隙和腹膜后间隙。这种气体分布不应与气性肾盂肾炎相混淆,气性肾盂肾炎的气体位于肾的集合系统。气性肾盂肾炎是继发于产气细菌导致的尿路感染,通常发生于非糖尿病患者,严重性较低,且常常对抗菌治疗敏感。

超声检查通常表现为局部回声增强,提示实质内积气(Brenbridge et al,1979;Conrad et al,1979)。CT 是确定气肿范围及指导治疗的一种影像检查方法(图 23-23 及图 23-24)。CT 影像中无液体存在,或有条纹状、斑片状气体,伴或不伴有泡状或空腔状的气体,这些与肾实质的快速破坏及 50%～60% 的死亡率相关(Wan et al,1996;Best et al,1999)。肾或肾周液体的出现、泡状或空腔状的气体及集合系统中气体的出现,并且不

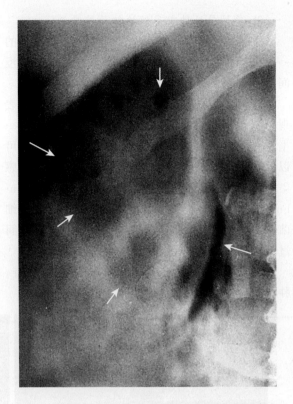

图 23-22 气性肾盂肾炎;普通平片.继发于急性细菌性肾盂肾炎,可见肾周(长箭头)及肾实质(短箭头)广泛存在气体影(From Schaeffer AJ. Urinary tract infections. In: Gillenwater JY, Grayhack JT, Howards SS, et al, editors. Adult and pediatric urology. Philadelphia: Lippincott William & Wilkins;2002. p. 211-72.)

存在条纹状、斑片状气体,这些可能与低于 20% 的死亡率相关。大约有 25% 的病例出现梗阻。应进行肾核素扫描以评估相关肾肾功能损害程度和对侧肾的状态。

(3)治疗:气性肾盂肾炎是一种外科急症。大多数患者有败血症,必须进行液体复苏和广谱抗菌治疗。如果肾有功能,可以考虑内科治疗(Wan et al,1996;Best et al,1999)。对于在治疗几天后无好转的患者,建议实施肾切除术(Malek and Elder,1978)。如果患肾无功能且无梗阻,则应进行肾切除术,因为单独的内科治疗通常是致命的。如果肾存在梗阻,则必须进行导管引流。如果患者的病情好转,在进行全面的泌尿系评估后可以推迟肾切除术。尽管有单独的病例报道指出经过内科联合解除梗阻治疗后肾功能得以保留,但大多数患者还是需要行肾切除术(Hudson et al,1986)。

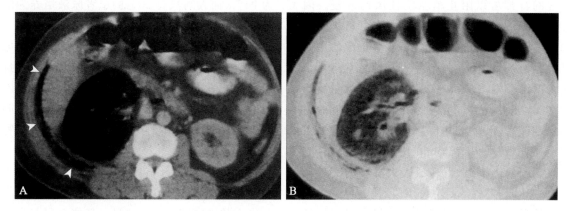

图 23-23　I 型气性肾盂肾炎,为 1 例 49 岁女性患者,肾结构完全破坏。A. 右肾 CT 扫描显示气体(箭头所指)完全破坏结构并延伸至肾筋膜。B. 改良的肺窗 CT 扫描显示条纹气体在完全破坏肾内的影像。此患者死于急诊室(From Wan YL,Lee TY,Bullard MJ,et al. Acute gas-producing bacterial renal infection:correlation between imaging findings and clinical outcome. Radiology 1996;198:433-8.)

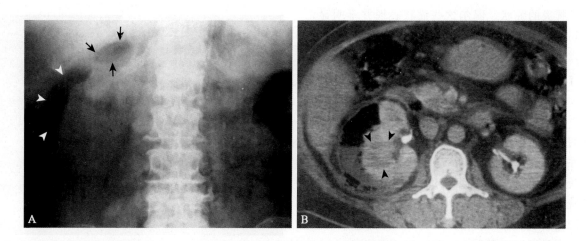

图 23-24　II 型气性肾盂肾炎,为 1 例 57 岁女性患者。A. X 线照片显示在右肾区域新月形(白色箭头)和分为小腔型的气体(黑色箭头)。B. 给予增强造影剂后的 CT 扫描显示右肾有一低密度区域(箭头),为急性肾盂肾炎及被膜下脓肿所致的液体小泡和分腔的气体。该患者最终实施了经皮穿刺引流术而存活(From Wan YL,Lee TY,Bullard MJ,et al. Acute gas-producing bacterial renal infection:correlation between imaging findings and clinical outcome. Radiology 1996;198:433-8.)

5. 肾脓肿

肾脓肿或痈是化脓物质积聚于肾实质形成的。在抗生素时代来临之前,80%的肾脓肿是由葡萄球菌血行播散引起(Campbell,1930)。另外,以往肾脓肿患者常发生在那些没有肾病史的年轻男性。虽然实验和临床数据证实了葡萄球菌血行播散后容易在正常肾形成脓肿,但大约从 1950 年以来,广泛使用抗菌药物似乎使得革兰阳性菌引起的脓肿逐渐减少(DeNavasquez,1950;Cotran,1969)。当前肾脓肿患者通常有肾病或肾梗阻病史,发病并没有性别倾向,通常是革兰阴性菌感染。

自 1970 年左右以来,大部分成人肾脓肿由革兰阴性菌引起。革兰阴性菌血行播散至肾可引起肾脓肿,但这似乎不是革兰阴性菌肾脓肿形成的主要途径。临床上没有证据表明大多数肾脓肿形成之前出现革兰阴性菌败血症。此外,在动物体内引起血性革兰阴性菌肾盂肾炎实际上是不可能的,除非有肾损伤或完全阻塞(Cotran,1969;Timmons and Perlmutter,1976)。部分梗阻的肾和正常的肾都可以阻止革兰阴性菌的入侵。因此,因前驱感染或结石形成的肾小管阻塞从而导致的上行感染似乎是革兰阴性菌脓肿形成的主要途径。2/3的革兰阴性菌脓肿的成人患者与肾结石或肾损伤有关(Salvatierra et al,1967;Siegel et al,1996)。虽然肾盂肾炎与膀胱输尿管反流的关系已经被证实,但肾脓肿与膀胱输尿管反流关系的报道还比较少(Segura and Kelalis,1973)。有儿童患者的病例报道,但在成人人群中的文献报道很少。然而,最近的研究提示,反流与肾脓肿有着密切的联系,并且在尿路灭菌后仍长时间持续存在(Timmons and Perlmutter,1976;Anderson and McAninch 1980)。

(1)临床表现:患者可以表现为发热、寒战、腹部或腰痛,偶尔会出现体重减轻和不适,也可以出现膀胱炎的症状。偶尔这些症状表现并不明显,直到手术探查时才明确诊断,有些严重的病例甚至需要尸解(Anderson and McAninch,1980)。全面的病史采集可以发现在出现泌尿系感染症状前1～8周,或者出现肾盂肾炎症状的前几周,可有革兰阳性菌感染(Hung et al,2007)。这种前期的感染可以发生在身体的任何部位,如多发皮肤性痈和静脉注射药物滥用可把革兰阳性菌带入血液中,其他常见的前期感染部位有口腔、肺部和膀胱(Lyons et al,1972)。与梗阻、结石、妊娠、神经源性膀胱和糖尿病相关的复杂性尿路感染的患者较容易形成肾脓肿(Anderson and McAninch,1980)。

(2)实验室诊断:患者白细胞显著增多。在Siegel等(1996)在一个包含52例患者的队列研究中,发现血培养阳性率为28%,而Yen等(1999)在一个包含78例患者的队列研究中,发现有25例(32%)血培养阳性。在比较三种类型的培养物(脓液,血液,尿液)时,78例患者中只有1名患者在三种培养物中分离出相同的病原体。在尿液和脓液培养物分离出相同病原体有15%的比例,而在血液和脓液中病原体一致的占比为13%(Yen et al,1999)。脓尿和菌尿可能不明显,除非脓肿与集合系统相通。由于革兰阳性菌感染最常见的是通过血行传播,尿培养通常不显示有细菌生长,或者生长的细菌不同于从脓液中分离得到的病原体。另一项研究表明,菌血症发生率

为26%,而大约只有30%的患者尿液培养为阳性(Shu et al,2004)。

超声和CT检查可用于鉴别肾脓肿与其他肾炎症性疾病。超声检查是诊断肾脓肿的最快且最经济的方法。超声表现为肾无回声或低回声的占位性病变,伴声影增强(图23-25)。急性期脓肿边界不清,但组织周围有一些回声,并且周围的肾实质水肿(Fiegler,1983)。随后,占位边界趋于清楚,但内部形态多样,包括实性透亮的光团和大量低回声区域(Schneider et al,1976)。回声的高低取决于脓肿内细胞碎屑的量。气体会引起强回声影。很多病例不能区分脓肿与肿瘤。动脉造影极少被用来证实脓肿。肿块的中心或血管过多或无血管,在皮质边缘血管增多但无血管的移位及新生血管。

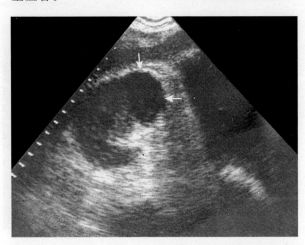

图23-25　急性肾脓肿。右肾横断面的超声图像显示肾脏前端边缘有近圆形的局灶性低回声团块(箭头)

CT应该是肾脓肿首选的诊断性检查,因为它可以提供极好的组织图像。脓肿在CT增强前后都特征性地表现为边界清楚的病变区。这种表现一定程度上取决于脓肿形成的时间和严重程度(Baumgarten,1997)。早期,CT显示肾增大和局部圆形低信号区(图23-26)。感染出现后的几天时间内,脓肿周围形成厚纤维壁,可以看见由坏死碎片引起的无回声或低密度光团。慢性脓肿CT表现为邻近组织封闭、Gerota筋膜增厚、圆形或椭圆形的低密度实质区,以及当使用增强扫描时可见稍微增强的周围炎症壁形成的指环征(图23-27)。指环征是由脓肿壁的血管增多所致(Callen,

1979；Gerzof and Gale，1982）。

应用镓或铟放射性核素成像对于评估肾脓肿有时也是有帮助的（见本章前面部分和第 1 卷第 2 章）。

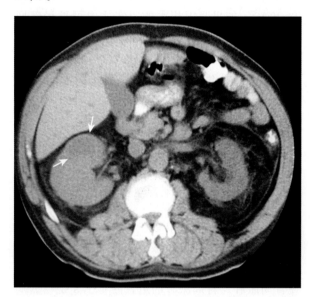

图 23-26　急性肾脓肿。通过右肾中轴的非增强 CT 扫描显示，右肾增大，并有一低密度区（箭头）。经过抗菌治疗后复查 CT 显示上述改变消失

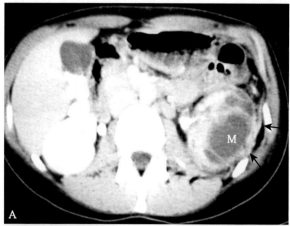

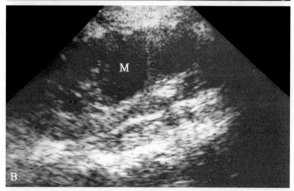

图 23-27　慢性肾脓肿。A. 增强 CT 显示左肾中一不规则、有间隔弥漫低密度团块影（M）。注意，增厚的肾周筋膜（箭头所指）和广泛压缩的肾集合系统。所示为典型的肾脓肿。B. 纵向超声扫描显示具有间隔的低回声团块（M）占据了大部分肾实质

（3）治疗：虽然肾脓肿的经典治疗方法是经皮肾穿刺或手术切开引流，但有充分证据表明，对临床病情稳定、并且脓肿小于 3cm 或甚至小于 5cm 的患者，使用静脉注射抗菌药物并严密观察是合适的。如果在病程早期就开始静脉使用抗生素，就有可能避免外科手术的处理（Hoverman et al，1980；Levin et al，1984；Shu et al，2004）。必要时在 CT 或超声的引导下穿刺针吸以区分脓肿和多血管的肿瘤。针吸出来后可以进行培养及根据培养结果使用恰当的抗生素。

所有患者应立即进行静脉注射抗生素治疗。经验性治疗抗生素的选择取决于感染来源的推测和院内的耐药模式。当怀疑是血源性播散，病原菌最常见是青霉素耐药的葡萄球菌，因此选择含耐青霉素酶的青霉素类抗生素（Schiff et al，1977）。如果患者有青霉素过敏史，推荐使用万古霉素。由于尿路畸形引起的肾皮质脓肿大部分与革兰阴性菌上行感染有关，应该经验性地使用第三代头孢菌素、抗假单胞菌青霉素或氨基糖苷类药物，直到明确细菌后行特异性治疗。患者应该

多次进行超声或 CT 检查，直到脓肿消退。影像学中脓肿的演变或消退将进一步指导临床治疗。临床过程与此相反的病例应该怀疑是否误诊或感染不能控制并发展到肾周脓肿，又或者治疗中病原菌对使用的抗生素耐药。

在患者开始接受静脉注射抗生素治疗并且有诊断脓肿的影像学证据后，脓肿的大小通常决定了其治疗方式。3cm 或更小的脓肿可仅使用抗生素治疗（Shu et al，2004；Lee et al，2010；Siegel et al，1996）。在来自韩国的 49 例尿路情况正常且脓肿小于 5cm 的患者研究中，CT 诊断明确的脓肿，仅使用抗生素能够解决病情的比率达 100%（Lee et al，2010）。

尽管关于梗阻或尿路异常患者的临床数据较少，但在临床检验参数稳定的情况下，对于那些直

径在 3 到 5cm 的脓肿应首先采取非手术治疗。我们建议根据临床病程及影像学监测的脓肿大小来评估病情改善情况。如果病情进展，应考虑行经皮肾穿刺引流。对于免疫缺陷宿主或者对抗生素治疗无反应的患者，无论脓肿大小，都应该行经皮肾穿刺引流（Fernandez et al，1985；Fowler and Perkins，1994；Siegel et al，1996）。经皮肾穿刺引流仍然是大多数直径大于 5cm 肾脓肿的一线治疗选择。通常，这种尺寸的脓肿需要多处引流、多次引流操作，或最终的手术清除、甚至肾切除术（Siegel et al，1996）。

6. 肾盂积水感染和肾盂积脓

肾盂积水感染就是肾盂积水的肾发生细菌感染。肾盂积脓指的是与肾实质化脓性破坏有关的肾盂积水感染，且出现几乎全部或全部肾功能丧失（图 23-28）。肾盂积水感染何时中止及肾盂积脓何时开始在临床上很难界定。肾盂积脓的快速诊治对于避免肾功能的永久性丧失和败血症非常关键。

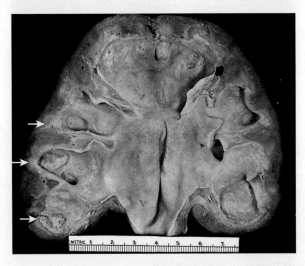

图 23-28　肾盂积脓的大体标本。该肾脏显示皮质和髓质明显变薄，肾实质呈脓性破坏（箭头所示），肾盂和肾盏扩张。之前的切口释放出大量的脓液，远端切面显示输尿管梗阻

（1）临床表现：患者病情通常比较严重，出现高热、寒战、腰痛和腹部压痛。偶尔，有的患者也可以仅表现为体温升高和定位不清的胃肠道不适。患者既往常有尿路结石、感染或手术史。如果输尿管完全梗阻，可不出现菌尿。

（2）影像学检查：肾盂积水感染的超声诊断依

赖部分扩张肾盂肾盏系统的内部回声。CT 检查无特异性，但可见肾盂增厚，肾周脂肪紊乱和肾影呈条纹状。超声显示肾盂积水及在扩张集合系统内的液性分离带（Corriere and Sandler，1982）（图 23-29A）。如果肾盂积水的肾实质内可见局部回声降低区，则提示肾盂积脓的诊断。

（3）治疗：一旦诊断为肾盂积脓，就应该开始使用合适的抗生素治疗并对感染的肾盂进行引流。插入输尿管导管可以引流，如果梗阻不允许导管通过，则应该行经皮肾造瘘进行引流（Camunez et al，1989）（图 23-29B）。当患者在血流动力学上稳定时，通常需要进行其他操作以明确和治疗梗阻的病因。

7. 肾周脓肿

肾周脓肿一般是由急性肾皮质脓肿溃破入肾周间隙或从其他部位的感染经血行播散形成。肾盂积脓的患者，特别是伴有肾结石的患者较易并发肾周脓肿。肾周脓肿的患者约有 1/3 是糖尿病患者（Edelstein and McCabe，1988；Meng et al，2002）。约 1/3 的肾周脓肿病例是血源性播散引起的，通常来源于皮肤的感染（Gardiner et al，2011）。肾周血肿可继发于血源途径的感染或肾感染的直接扩散。当肾周感染通过 Gerota 筋膜破入肾旁间隙时，形成肾旁脓肿。肾旁脓肿也可以由肠道、胰腺或胸膜腔的感染性疾病引起。相反，肾周或腰大肌脓肿也可以是肠穿孔、克罗恩病或胸腰椎骨髓炎播散引起。大部分感染病原菌为大肠埃希菌、变形杆菌和金黄色葡萄球菌。

（1）临床表现：临床表现症状的出现往往较隐匿，大部分肾周脓肿患者超过 5d 才出现症状，而肾盂肾炎患者只有约 10%。临床表现与肾盂肾炎患者相似；但超过 1/3 的患者无发热。大约 1/2 的病例可在腹部或腰部触及肿块；通常有肋脊角压痛的典型表现。如果患者同侧髋关节屈曲外旋和跛行，应该怀疑腰大肌脓肿。超过 75% 病例的实验室检查特征包括白细胞增多、血肌酐升高和脓尿。Edelstein 和 McCabe（1988）的研究发现，只有 37% 病例尿培养能确定肾周脓肿的病原菌；血培养，特别是针对多种病原菌的培养，通常能确定肾周脓肿的病原菌，但只有 42% 的病例能确定所有致病菌。Meng 等（2002）的研究表明，大约 75% 的患者培养阳性。在他们的研究中，尿液培养

明显比血液和脓液更敏感。因此,根据尿培养和血培养的结果选择治疗方案时应保持一定的警惕性,因为有时这些结果并不能完全反映出实际的感染情况。肾盂肾炎一般在恰当的抗生素治疗 4～5d

后有好转,肾周脓肿则不然。因而,如果患者合并有尿路感染和腰腹部肿块,或者抗生素治疗 4d 后仍持续发热,就应该怀疑肾周脓肿。肾周脓肿与肾脓肿同时发生的情况比较常见。

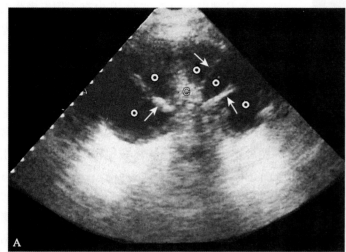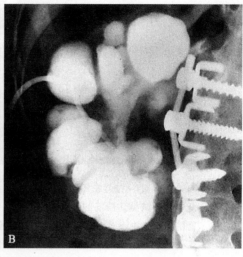

图 23-29 肾盂积脓。A. 右肾长轴超声扫描显示中央集合系统复杂回声(字母 C 处所示),并且有放射状三角区回声(如箭头处所示)和低回声的变薄实质。多个扩张的肾盏(o)显示为弥散的低水平回声。B. 经肾造瘘管行顺行肾盂造影,其影像与超声很相似。充满脓液的扩张肾盏清晰可见。肾盂被慢性瘢痕和结石闭塞。肾不能维持其原有功能(From Schaeffer AJ. Urinary tract infections. In:Gillenwater JY,et al,editors. Adult and pediatric urology. Philadelphia:Lippincott Williams & Wilkins;2002. p. 211-72.)

CT 对于诊断原发性脓肿特别有价值。在一些病例中,脓肿局限于肾周围区域;然而,脓肿也可能会向腰间隙或腰大肌扩散(图 23-30)。CT 能够清楚地显示感染扩散到周围组织路径的解剖细节(图 23-31)。这些信息有助于指导制定外科引流的方法。超声能显示出各种各样的声像,有的表现为整个肾几乎被无回声的团块所替代,有的表现为与 Gerota 筋膜内正常脂肪回声混合的积聚回声(Corrier and Sandler,1982)。有时腹膜后或膈下感染可以扩散到 Gerota 筋膜外的肾旁脂肪,其隐匿发作的临床症状如发热、腰部包块和压痛与肾周脓肿的临床症状很难区分,但其无尿路感染表现。超声和 CT 通常能显示脓肿位于 Gerota 筋膜外。

影像技术的改进使得肾周脓肿的死亡率从 40%～50% 降低至约 12%,但在最近的一项队列研究中表明,影像学诊断时间仍有平均 3.4d 的滞后(Meng et al,2002)。在 Meng 的队列研究中,只有 35% 的患者被确诊,并且该队列研究中几乎

所有死亡患者均存在诊断时间的滞后。探索一个更合适的影像诊断阈值将会进一步提高诊断的准确率。

(2)治疗:肾周脓肿诊断后应立即开始使用抗菌药物。革兰染色可辨别病原菌的类型,并指导抗菌治疗。应该立即使用一种氨基糖苷加上抗葡萄球菌药物,如甲氧西林或苯唑西林。如果患者青霉素过敏,可以使用头孢菌素或万古霉素。

除了控制败血症和预防感染的进一步传播外,Meng 等的一项包含 25 例患者的研究表明,对于小的肾周脓肿(<3cm),单独使用抗生素可治疗免疫能力健全的患者(Meng et al,2002)。在单独使用抗生素治疗后,有 80% 的患者肾周脓肿完全消退,平均住院时间为 10d,脓肿大小平均为 1.8cm。Siegel 等(1996)的研究也表明单独使用抗生素治疗小于 3cm 的肾周脓肿有良好的疗效,在他们的队列研究中 5 例患者都得到了治愈。

对于较大的脓肿或那些对抗生素治疗无反应的患者,应进行下一步的干预治疗。若肾无功能或

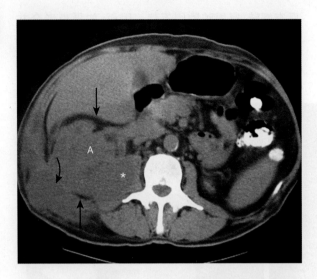

图 23-30 右肾下极 CT 平扫(左侧曾行肾切除术)显示广泛的肾周脓肿。广泛的脓肿(A)扭曲及增大了肾的轮廓,并渗透入肾周脂肪囊(直箭头所示),然后蔓延到腰大肌(星号所示)和腰部软组织(弯箭头所示),并提示正常肾集合系统的脂肪已经破坏

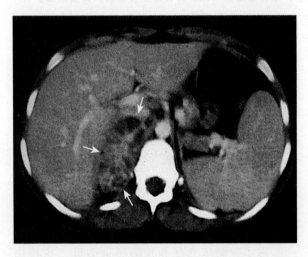

图 23-31 肾周脓肿包围右肾上腺。CT 扫描显示右侧巨大肾周团块(箭头所示),其中可见多个低密度区域。手术中发现巨大肾周脓肿广泛包绕右侧肾上腺(From Schaeffer AJ. Urinary tract infections. In:Gillenwater JY, Grayhack JT, Howards SS,et al,editors. Adult and pediatric urology. Philadelphia:Lippincott Williams & Wilkins; 2002. p. 211-72.)

感染严重,手术切开引流或肾切除术是肾周脓肿的经典治疗方法。然而,随着介入放射学领域的出现

和经皮引流技术的改进,CT 或超声引导下的经皮穿刺引流是目前较理想的一种治疗选择。在 Meng 的研究中,除使用抗生素外,25 例患者中有 11 例行经皮穿刺引流(Meng et al,2002)。脓肿平均为 11cm,平均消退时间为 25d。其中有 4 例患者最终需要行开放手术探查和引流。所有切除的肾都基本无功能。与肾脓肿不同,对于直径大于 3cm 的肾周脓肿推荐尽早引流。

肾周脓肿引流后,一些潜在的问题必须处理。肾皮质脓肿或肠道贯通等一些情况需要立即引起注意。如果患者的病情良好,肾切除术可以与肾周脓肿引流同时进行。在其他情况下,最好先引流肾周脓肿并纠正潜在的问题,或在患者病情好转时进行肾切除术。在 Meng 的队列研究中 11 例脓肿大于 11cm 的患者中,大约有 33% 的患者需要行肾切除术(Meng et al,2002)。肾切除率对于糖尿病患者来说稍高,因为保留肾单位的治疗应该是更理想的,虽然如此,这个数据也显著低于有记录的肾切除率,这可能与经皮穿刺技术发展有关。另外,队列研究中有 3 例合并有肾积水的较小肾周脓肿患者,使用抗生素治疗和引流尿路梗阻的方法均可获得治愈。

(3)肾周脓肿与急性肾盂肾炎:前面强调治疗肾周脓肿的最大障碍在于诊断的滞后。Thorley 等(1974)指出最常见的误诊是急性肾盂肾炎。Meng 的研究也表明确诊会滞后 3 到 4d。Thorley 的研究发现,区分肾周脓肿与急性肾盂肾炎有两个因素:①大部分单纯性肾盂肾炎患者入院之前症状持续少于 5d,而大部分肾周脓肿患者则超过 5d;②一旦使用上合适的抗生素,急性肾盂肾炎的患者持续发热不会超过 4d,而所有肾周脓肿患者都至少 5d,平均 7d。Fowler 和 Perkins 等(1994)记录了类似的结果。

接受血液透析的多囊肾患者特别容易从急性尿路感染发展为肾周脓肿。在美国明尼阿波利其斯市进行的肾脏疾病研究项目中,445 例进行长期血液透析的患者中,5.4% 患有多囊肾,33.3% 出现过症状性尿路感染(Sweet and Keane,1979)。8 例(62.5%)患者发展成为肾周脓肿,其中 3 例死亡。根据这项调查,所有尿路感染甚至发展成为肾周脓肿的患者都在早期快速给予了合适的抗生素治疗,当停用药物时这组所有的患者都无发热也无

症状。但随后，经过不同时间以后，其中的 8 例患者出现由肾周脓肿引起的症状。该过程的机制尚不清楚，但脓肿对一些抗生素的生物利用度是有限的，这个因素可能与肾感染的进展有关。

8. 慢性肾盂肾炎

在无潜在性肾或尿路疾病的患者中，继发于尿路感染的慢性肾盂肾炎很少见，导致慢性肾衰竭更是罕见。但具有潜在的功能性或结构性尿路异常患者，慢性肾感染可以导致显著的肾损害。因此，应用恰当的方法进行诊断、定位和治疗慢性肾感染是很重要的。

终末期肾病进行透析的患者慢性肾盂肾炎的患病率也已得到评估。尽管在女性中菌尿的患病率为 2%～5%，但由于梗阻或尿路畸形引起的单纯性肾盂肾炎不会导致终末期肾病。Schechter 等（1971）分析了 170 例透析患者肾衰竭的原因，慢性肾盂肾炎是导致终末期肾病主要原因的有 22 例（13%），但通常与潜在的尿路结构缺陷有关。尚未发现明确的非梗阻性慢性肾盂肾炎。作者还发现大部分慢性肾盂肾炎患者在出现氮质血症之前一般都会有症状性感染。同样，Huland 和 Busch（1982）评估了 161 例患有终末期肾病的患者，发现 42 例患有慢性肾盂肾炎。但除了有尿路感染的病史外，这 42 例患者还有复杂性尿路缺陷，如膀胱输尿管反流、滥用镇痛药、肾结石或梗阻。单纯的无梗阻尿路感染还没有发现会导致肾功能不全。因此，在尸检或透析室所见到的终末期肾病患者的病因中，单纯性慢性细菌性肾盂肾炎的患病率极低。

另外，细菌感染在慢性肾病中的作用可以在肾间质和肾小管损伤的患者中进行评估，肾间质和肾小管损伤类似于通常所说的慢性肾盂肾炎。Murray 和 Goldberg（1975）在间质性肾炎患者中，评估了导致肾间质受损的各种病因所占的比例。这些研究者不仅总结了在成人中单独尿路感染导致慢性肾病是很罕见的，还发现 89% 的氮质血症患者的间质性肾炎病因容易辨别。这样，当临床上初步诊断为慢性间质性肾炎的时候，很容易把这种疾病与众多因素联系起来，唯独尿路感染不是。

（1）临床表现：慢性肾盂肾炎没什么症状，直至发展到肾功能不全时，才表现出类似于其他慢性肾衰竭的症状。如果考虑到患者慢性肾盂肾炎是多次急性肾盂肾炎发作的最后结果，就可以问出间断发热、腰痛和排尿困难的病史。同样，尿检查结果和肾感染的表现相关性较差。尿路感染的标志性菌尿和脓尿不能提示肾感染。相反，如果患肾的输尿管有梗阻或感染发生在集合系统以外，严重肾感染的患者可以无菌尿。

诊断肾感染的病理学和影像学标准也有一定的误导性。Asscher（1980）从关于尿路感染患者肾的文献中，列表总结了 8 项长期随访研究调查表。基于这些报道中的 901 例患者的数据显示，健康成人长期存在菌尿可能不存在或存在极小的肾损伤。相反，慢性肾盂肾炎患者尿培养可以是阴性的。

（2）影像学检查：肾盂造影可以对慢性肾盂肾炎做出最可靠的诊断。主要特征是肾轮廓的不对称和不规则改变、一个或多个肾盏变钝或扩张、在相应部位出现皮质瘢痕（图 23-32）。排除结石、梗阻和结核，除了一个例外就是镇痛药性肾炎伴肾乳头坏死（病史可以很轻易地将其排除），慢性肾盂肾炎是引起肾盏变形及在其上方产生局限性瘢痕的唯一一种疾病（Stamey，1980）。晚期肾盂肾炎的检查中，肾盏扭曲变形，肾皮质瘢痕完全占据了整个肾。无论慢性肾盂肾炎的病因是什么，CT 都表现为肾萎缩、皮质及实质变薄、肾盏杆状变形，以及残余正常组织肥大及不对称（Craig et al，2008）。D'Souza 及其同事（1990）指出肾实质体积的缩小跟 DMSA 扫描评估的肾功能降低存在着一定的线性关系。Hodson（1965）则指出肾梗死作为一种极为少见的情况，与肾盂肾炎形成的瘢痕很相似，但肾梗死中肾锥体依然存在，而肾盂肾炎则截然相反。

（3）病理：在慢性肾盂肾炎中，整个肾弥散性缩小，表面布满凹凸不平的瘢痕。瘢痕通常呈 Y 字形，扁平，伴有红棕色颗粒的广泛分布。瘢痕常与对应下方的肾盏变钝有关。肾实质变薄，皮质与髓质分界消失。组织形态的变化是不规则的。通常间质有淋巴细胞和浆细胞浸润，有时还有多形核白细胞。部分肾实质被纤维化组织所替代，尽管有些肾小球可能保存下来，但其周围一般也有纤维化的改变。在一些受累区域，肾小球可能会出现完全纤维化及肾小管萎缩。在小管内有时

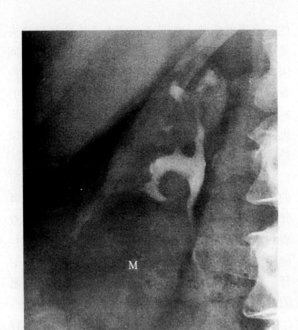

图 23-32　慢性肾盂肾炎。10min 排泄性尿路造影显示肾外形不规则，上极实质萎缩。说明在钝圆的扩张肾盏上方肾皮质明显变薄，下极占位（M）是一个单纯性囊肿（From Schaeffer AJ. Urinary tract infections. In：Gillenwater JY，Grayhack JT，Howards SS，et al，editors. Adult and pediatric urology. Philadelphia：Lippincott Williams & Wilkins；2002. p. 211-72. ）

可见到白细胞管型和透明管型；后者因与甲状腺胶质类似，被描述为肾甲状腺化（Braude，1973）。一般而言，这种改变是非特异的，也可以在其他疾病中见到，如毒物接触、梗阻后肾萎缩、血液病、放射性肾炎、缺血性肾病和肾硬化。

（4）治疗：影像学检查证实是肾盂肾炎的患者应当立即行抗感染治疗，并防止以后的感染出现，且应该对患者的肾功能进行监测及保护。已存在感染必须根据抗生素药敏试验的结果进行治疗，并选择在尿液中能达到杀菌浓度且没有肾毒性的药物。肾盂肾炎患者的肾浓缩功能降低，抗生素的排泄及浓缩受限，所以要在该类患者使用抗生素使尿液里达到杀菌的药物浓度比较困难。通过延长抗生素治疗时间以便能最大程度达到治疗效果。尿路感染存在的情况下，患者的肾损害继续恶化，就应该怀疑患者存在潜在性的肾、肾乳头损

害或潜在的泌尿系疾病如梗阻或结石。应该进行适当的肾内科和泌尿外科检查以明确病因并纠正这些异常。

9. 源自正常肾脏的细菌"复发"

细菌在菌尿发作和尿路感染复发等情况下持续存在于肾实质中，这种观点是基于 Turck 及其同事（1968）的研究，研究提示只要证明在同一机体中两次连续感染的病原菌是一致的，细菌持续存在就可以得到认可。可惜的是，这个研究没有表明在治疗期间是否进行了尿培养以确定细菌感染确实已清除。有可能一些称之为复发的感染实际上是未彻底清除的初次感染，另外导管插入有关的输尿管水肿可以妨碍初次感染菌株的清除。

Stamey（1980）和 Forland 等（1977）随后的研究发现，正常的尿路再发感染不是由肾细菌持续存在的复发引起的。应用输尿管导管插管技术，Cattell 及其同事（1973）对治疗后随访 6 个月的 42 例患者的细菌尿进行了定位。他分析了持续两周抗生素治疗的疗效。其中 26 例患者治愈了初次感染，16 例发生同种细菌的再发感染，8 例出现上尿路感染，8 例出现膀胱细菌尿。

慢性肾盂肾炎的大部分改变似乎发生在婴儿期，很有可能是因为肾在发育的过程中容易瘢痕化。在一篇研究成人尿路感染的长期影响的综述中，提出非梗阻性尿路感染发生肾损害是很罕见的（Stamey，1980），但它在一些文献中确实有肾损害的报道（Bailey et al，1969；Davies et al，1972；Davidson and Talner，1973；Feldberg，1982）。

高血压与肾盂肾炎之间的联系已经由 Pfau 和 Rosenmann（1978）报道过，他们总结说这种联系通常是巧合的。这个结论也跟 Park 和 Kunin（1973）的研究一致，他们调查了 10～20 年前曾因肾盂肾炎住院的 74 例妇女，只有 14.5% 的患者患有高血压，跟同年龄随机妇女人群的患病率相似。

（二）感染性肉芽肿性肾炎

1. 黄色肉芽肿性肾盂肾炎

黄色肉芽肿性肾盂肾炎（Xanthogranulomatous pyelonephritis，XGP）是一种罕见、严重的慢性肾感染，其特征是弥散性的肾损害。大部分是单侧肾受累，并且经常导致无功能肾及尿石症导致的尿路梗阻有关的肾脏体积增大。

黄色肉芽肿性肾盂肾炎的特点是充满脂质的泡沫状巨噬细胞的积聚。它开始于肾盂和肾盏,随后扩张并损害到肾实质和邻近的组织。在影像学检查中,它跟其他各种肾感染性疾病及肾细胞癌很相似(Malek and Elder,1978;Tolia et al,1980)。在显微镜下,黄色肉芽肿性肾盂肾炎的冰冻切片表现容易与肾透明细胞腺癌混淆,而导致根治性肾切除术(Anhalt et al,1971;Malek and Elser,1978;Flynn et al,1979;Lorentzen and Nielsen,1980;Tolia et al,1980)。但这种疾病较少见,在经过了病理评估的肾脏炎症患者中只占大约 0.6%(Malek et al,1972)到 1.4%(Ghosh,1955)。

(1)发病机制:与黄色肉芽肿性肾盂肾炎的发病有关的主要因素有尿石症、梗阻和感染(Gregg et al,1999)。在不同的患者病因分类中,83%的患者合并有尿石症;大概有一半的肾结石是鹿角状结石(Parsons et al,1983;Chuang et al,1992;Nataluk et al,1995)。临床上提出且实验室也进一步证实了原发性梗阻合并大肠埃希菌感染可以导致组织破坏并促进巨噬细胞聚集脂质物质(Povysil and Konickova,1972)。这些巨噬细胞(黄瘤细胞)成片分布在肾实质脓肿和肾盏周围,与淋巴细胞、巨噬细胞和浆细胞混合在一起。菌血症发生率较低提示细菌的毒性较低,其他可能的相关因素包括静脉闭塞和出血、脂质代谢异常、淋巴管阻塞、抗生素治疗尿路感染失败、免疫活性改变和肾缺血(Friedenberg and Spjut,1963;Mering et al,1973;Goodman et al,1979;McDonald,1981;Tolia et al,1981)。黄色肉芽肿性肾盂肾炎与细菌不完全降解和宿主反应的改变相关的观点得到了多方支持(Nielsen and Lorentzen,1981;Khalyl-Mawad et al,1982)。因此,在这个疾病的发病机制中,可能不止一个独立的因素起作用。更确切地说,是由于在梗阻、缺血或坏死的肾内存在不充分的宿主急性炎症反应引起的。

(2)病理:肾通常明显增大,轮廓正常。大概在 80%患者中,黄色肉芽肿性肾盂肾炎的病变是弥散性的,也可以是局灶的。在弥散型病例里,整个肾受累,而在局灶性黄色肉芽肿性肾盂肾炎中只有一个或者多个肾盏及集合系统一端周围的实质受累。在病理切片中,肾通常显示尿石症和肾盂周围纤维化。肾盏扩张充满化脓性物质,但肾盂周围的纤维化通常可以阻止扩张。肾乳头一般因乳头坏死而遭破坏(Goodman et al,1979)。在疾病的晚期,多发性实质脓肿内充满黏稠的脓液,脓肿之间有淡黄色组织粘连(图 23-33A)。皮质通常变薄被黄色肉芽肿性物质替代。肾被膜一般变厚,炎症扩展至肾周和肾旁间隙较常见(Goodman et al,1979;McDonald,1981;Gregg et al,1999)。

显微镜下发现,连接肾盏和包围实质脓肿的淡黄色结节里包含了黑点状及充满脂质的巨噬细胞(泡沫状组织细胞,有小而深黑色的细胞核及透明的细胞质),与淋巴细胞、巨细胞和浆细胞相混合(图 23-33B)。黄色肉芽肿性细胞不是黄色肉芽肿性肾盂肾炎所特有,可以在任何炎症或梗阻部位出现。至于脂肪物质的来源还存在争议,组成脂质一部分的胆固醇酯可能是从出血后红细胞的溶解中获得(Saeed and Fine,1963)。

(3)临床表现:尿路感染患者出现单侧增大的无功能或功能很差的肾,伴有结石或与恶性肿瘤难以鉴别的肿物,就应该怀疑黄色肉芽肿性肾盂肾炎。大部分患者出现腰痛(69%)、发热和寒战(69%)、持续的菌尿(46%)(Malek and Elder,1978)。还可出现一些不明确症状,如身体不适。体格检查发现 62%患者有腰部包块,35%先前患有结石(Malek and Elder,1978)。高血压、血尿或肝大是较少见的症状。既往史通常有尿路感染和尿路器械检查病史(Malek and Elder,1978;Flynn et al,1979;Goodman et al,1979;Grainger et al,1982;Yazaki et al,1982;Petronic et al,1989;Eastham et al,1994;Nataluk et al,1995)。糖尿病似乎也是这种疾病的高危因素(Eastham et al,1994)。虽然黄色肉芽肿性肾盂肾炎可以发生于任何年龄,但最常见于 50—70 岁;女性较男性多见,两侧肾的受累机会均等。

(4)细菌学和实验室诊断:虽然文献综述指出变形杆菌是黄色肉芽肿性肾盂肾炎最常见的致病菌(Anhalt et al,1971;Tolia et al,1981),但大肠埃希菌同样常见。变形杆菌的患病率可以反映它们与结石形成和随后的慢性梗阻及刺激的联系。Malek 和 Elder(1978)在对 26 个病例的分析中发现,23 个病例中有 22 个肾组织培养生长出细菌。厌氧菌也被培养出(Malek and Elder,1978)。

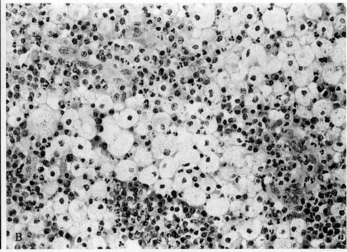

图 23-33   黄色肉芽肿性肾盂肾炎。A. 大体标本,肾整体增大,23cm×12cm,正常的肾结构被位于上极的与黄色肉芽肿性炎症反应有关的黄色粗糙肿块及多个扭曲扩张的肾盏所替代。B. 显微镜下切片,黄色粗糙组织由包含大量脂质的组织细胞夹杂着其他炎性细胞所组成(From Schaeffer AJ. Urinary tract infections. In:Gillenwater JY, Grayhack JT, Howards SS, et al, editors. Adult and pediatric urology. Philadelphia: Lippincott Williams & Wilkins;2002. p. 211-72.)

大概 10% 患者培养结果提示多种细菌感染。大约 1/3 患者的尿液培养无菌生长,可能是因为很多患者在留取尿液时,已经服用过或正在服用抗生素。要弄明白感染菌只有在手术时得到组织培养才可证实。尿常规通常发现脓球和尿蛋白。另外,血化验可发现贫血,高达 50% 的患者还可能有肝功能异常(Malek and Elder,1978)。

黄色肉芽肿性肾盂肾炎几乎都是单侧发病;因此,氮质血症或肾衰竭少见(Goodman et al,1979;Gregg et al,1999)。

CT 可能是评估黄色肉芽肿性肾盂肾炎患者最有帮助的影像学技术(图 23-34)。50%~80%的患者可以出现典型的三种影像学改变,表现为单侧肾增大、该肾无功能或有少许功能、并且在肾盂内有一较大结石(Elder,1984)。CT 通常可以显示一个肾形的巨大包块,紧密地包围着中心的结石但没有肾盂扩张(Solomon et al,1983;Gold-man et al,1984;Hartman,1985)。肾实质被多处水样密度的病变所替代,为扩张的肾盏和充满不同量脓液及碎片的脓腔。在增强扫描中,这些腔的壁由于肉芽组织内有大量血管供应而明显强化。但是,腔本身不被强化,而肿瘤和其他炎症损伤通常会出现强化。CT 扫描对于显示肾的受累范围很有帮助,而且可以提示邻近器官或腹壁是否被黄色肉芽肿性肾盂肾炎所破坏(Eastham et al,1994;Kaplan et al,1997)。

超声检查一般显示整体肾增大(Merenich and Popky,1991)。正常的肾结构被多发的低回声充满液态物质的团块所替代,这些团块为充满碎片、扩张的肾盏或肾实质破坏灶(Fagerholm,1983;Hartman et al,1984)。局灶型病例,可以显示累及部分肾的实性团块,还有与之相关的集合系统或输尿管结石。必须考虑与肾细胞癌和其他肾实性病变的鉴别诊断(Elder,1984)。

应用 99m Tc-DMSA 肾放射性核素扫描可以对患

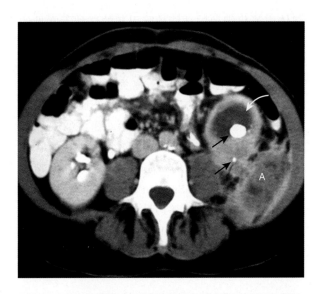

图23-34 黄色肉芽肿性肾盂肾炎。增强CT扫描显示，集合系统和结石（直黑箭头所示）合并下极肾盂积脓（弯白箭头所示）。一个不规则、大部分呈低密度的肾周脓肿（A）扩散到腰部软组织

肾的功能下降进行证实和定量（Gregg et al,1999）。MRI还不能代替CT来评估肾炎症，但在显示炎症的肾外扩散方面有一定优势（Soler et al,1997）。黄色肉芽肿性肾盂肾炎的病变可以在 T_1W 加权像显示中等强度信号的囊性病灶，在 T_2W 加权像显示高强度信号。动脉造影显示血管增多区，但也可以有一些血管减少区（Malek and Elder,1978；Van Kirk et al,1980；Tolia et al,1981）。因此，虽然影像学检查有特殊性，但通常也不能区分黄色肉芽肿性肾盂肾炎与肾细胞癌。

（5）鉴别诊断：没有结石的黄色肉芽肿性肾盂肾炎的诊断比较困难。与肾盂扩张明显相关的黄色肉芽肿性肾盂肾炎不能跟肾盂积脓区分开来。当黄色肉芽肿性肾盂肾炎伴随着肾缩小时，影像学检查没有特异性及诊断效能。肾实质软化斑可以显示肾增大及多发的炎症性团块替代了正常的肾实质，但通常没有结石。肾淋巴瘤可以有多发的低回声肿块包围收缩的非扩张肾盂，但淋巴瘤在临床上通常较易鉴别，肾一般是双侧受累且与结石无关（Hartman,1985）。

（6）治疗：误诊是治疗黄色肉芽肿性肾盂肾炎的主要障碍。随着CT的出现，将近90%的黄色肉芽肿性肾盂肾炎在术前得到诊断（Eastham et al,1994；Nataluk et al,1995）。术前为了稳定患者病情，抗生素的使用是必要的，有时长期的抗生素的治疗可以清除感染并恢复肾功能（Mollier et al,1995）。因为肾的改变在术前可能被误诊为肿瘤扩散，而被实施肾切除术。如果局灶黄色肉芽肿性肾盂肾炎在术前或术中诊断，则可以进行肾部分切除术（Malek and Elder,1978；Tolia et al,1980；Osca et al,1997）。

但是，与黄色肉芽肿性肾盂肾炎相关的载脂巨噬细胞跟肾透明细胞癌很相像，单独依靠冰冻切片很难区别。另外，黄色肉芽肿性肾盂肾炎还要与肾细胞癌、肾盂和膀胱乳头状移行细胞癌，以及肾盂浸润性鳞状上皮细胞癌进行鉴别（Schoborg et al,1980；Pitts et al,1981；Tolia et al,1981）；因此，不能排除恶性肾肿瘤时就应该实施肾切除术。当疾病扩散延伸至腹膜后间隙时，需要摘除患肾及肾周脂肪。在这种情况下，手术比较困难，可能需要切除膈、大血管和肠管处的肉芽肿组织（Malek and Elder,1978；Flynn et al,1979）。切除整个炎症性肿块很重要，因为将近3/4患者的黄色肉芽肿性组织是受感染的。如果只是切开引流而没有切除肾，患者可能要继续受疾病的折磨并发展成为肾皮肤瘘；甚至可能需要进行更为复杂的肾切除术。一项早期病例对照研究发现，应用腹腔镜手术治疗黄色肉芽肿性肾盂肾炎并没有特殊的益处（Bercowsky et al,1999）；然而，一项最新的更大人群的黄色肉芽肿性肾盂肾炎治疗经验综述则表明，腹腔镜手术是治疗这种疾病的一种合理恰当的方法。一些研究建议腹腔镜采用腹膜后途径手术，但如果通过经腹腔途径，则需采用一个助手通道；但不同的研究有着不同的见解（Korkes et al,2008）。

2. 软化斑

软化斑是从意为"柔软的斑块"的希腊文中引用过来，它是一种少见的炎症性疾病，起初的描述是膀胱病变，但后来发现其侵犯泌尿生殖系、胃肠道、皮肤、肺、骨骼和肠系膜淋巴结等。它首先是由Michaelis和Gutmann（1902）报道的一种炎症性疾病；Von Hansemann（1903）描述了这种疾病的特点，其表现为柔软的黄褐色斑块伴有肉芽肿性损害，其内有包含特殊嗜碱性染色的包涵体或Michaelis-Gutmann小体的组织细胞。虽然它确切的发病机制仍不清楚，但软化斑可能是由细菌

感染(一般是大肠埃希菌感染)导致的巨噬细胞的功能异常引起的。

(1)发病机制:发病机制不清,目前有几种学说。在一项93例患者的尿培养、病变组织培养和血培养研究中,89.4%的患者有大肠埃希菌感染(Stanton and Maxted,1981)。另外,在这项研究中40%患者有免疫缺陷综合征、自身免疫性疾病、癌或另一种系统性疾病。这种大肠埃希菌感染和缺乏免疫的身体状态与软化斑的关系已经被充分认识到。

假说认为细菌或细菌碎片形成的病灶为磷酸钙结晶分层形成Michaelis-Gutmann小体提供了场所。大多数对于此种疾病的机制研究均支持吞噬体内消化细菌的功能缺陷引起的这种不常见的免疫反应,导致了软化斑形成。

(2)病理:目前诊断依靠活组织检查。病变的特征是大组织细胞,又称为von Hansemann细胞,其内含有小的嗜碱性、胞质外或胞质内包涵体(Michaelis-Gutmann小体)(图23-35)。电镜下可以发现在泡沫状软化斑组织细胞的吞噬溶酶体内可见完整的大肠埃希菌或细菌碎片(Lewin et al,1976;Stanton and Maxted,1981)。Stanton和Maxted(1981)及Esparza等(1989)的研究提示,虽然Michaelis-Gutmann小体是疾病的病理特征性标记物,但在软化斑早期可不出现,不是诊断所必需。

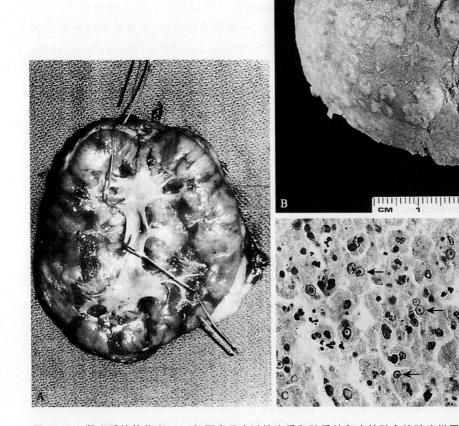

图23-35　肾实质的软化斑。A. 切面表示广泛的皮质和髓质被多病灶融合的肿瘤样团块组织替代。B. 皮质表面多发的坚实的斑片状损害。C. 软化斑的标志是箭头所指的Michaelis-Gutmann小体,该小体代表了未完全破坏的细菌被脂蛋白膜所包围(苏木素-伊红染色)(From Hartman DS. Radiologic pathologic correlation of the infectious granulomatous diseases of the kidney:I and II. Monogr Urol 1985;6:3.)

研究发现肾和膀胱软化斑内的巨噬细胞里包含大量的免疫反应性 α_1 抗胰蛋白酶（Callea et al,1982）。α_1 抗胰蛋白酶的量在病理过程中的形态形成阶段都没发生变化。巨噬细胞在其他病理过程中跟软化斑很相似，但其不含有 α_1 抗胰蛋白酶，不过结核和黄色肉芽肿性肾盂肾炎中的一些巨噬细胞除外。因此，α_1 抗胰蛋白酶的免疫组化染色对早期诊断及准确的鉴别诊断软化斑是一个很有帮助的检验方法。

（3）临床表现：大部分患者年龄大于 50 岁。尿路软化斑的男女发病比例是 1：4，但病变在其他身体组织不存在这种差异（Stanton and Maxted,1981）。患者通常体质较弱，处于免疫抑制状态，且患有其他慢性疾病。膀胱软化斑的症状包括膀胱刺激征和血尿。膀胱镜发现黏膜斑块或结节。随着这些病变继续发展可以变成真菌样生长固定无蒂的肿块，在排泄性尿路造影中引起膀胱、输尿管或肾盂的充盈缺损；远侧输尿管变狭窄并导致肾梗阻或无功能肾（Sexton et al,1982）。伴有肾实质病变的典型患者一般都有一个或多个影像学肿块及大肠埃希菌慢性感染。肾静脉血栓形成和下腔静脉血栓形成可以并发肾实质软化斑（McClure,1983）。当软化斑侵犯睾丸时，可出现附睾睾丸炎。前列腺软化斑较少见，但出现后可与癌在临床上相混淆（Shimizu et al,1981）。死亡率超过 50%，发病率较高（Stanton and Maxted,1981）。

（4）影像学检查：多灶性软化斑在排泄性尿路造影中典型的表现是肾增大伴多处充盈缺损。常无肾钙化、结石和肾盂积水。超声、CT 或动脉造影可以较好地显示多灶性软化斑。超声可以显示肾增大及中心复合物的回声扭曲变形，病灶肿块通常融合，导致肾实质的回声密度总体上增强（Hartman et al,1980）。在 CT 上软化灶病灶密度要比周围增强的实质密度低（Hartman,1985）。动脉造影一般显示血管减少的肿块而没有外周新生血管的形成（Cavins and Goldstein,1977；Trillo et al,1977）。

单病灶软化斑在排泄性尿路造影显示是一个无钙化的团块，与其他炎症或肿瘤的病变难以分辨。超声和 CT 显示一实性或囊性的组织，其性质取决于中间坏死的程度。动脉造影可以显示新生血管形成（Trillo et al,1977）。肾以外发生的软化斑病变，无论是单灶还是多灶性，应用 CT 均可以很好地显示。

（5）鉴别诊断：鉴别诊断包括肾囊性疾病、肿瘤或肾炎症性疾病（Hartman,1985）。当发现一个或多个肾肿块时就应该考虑到软化灶，特别是在大肠埃希菌引起反复尿路感染、免疫反应综合征改变与有软化斑的膀胱镜证据或在集合系统有充盈缺损的女性患者中（Charboneau,1980）。尽管有合适的抗生素治疗但还是出现持续尿路感染的肾移植患者，当有上述影像学改变时也应该考虑软化斑。详尽的超声和 CT 检查一般可以排除囊性疾病。转移瘤或淋巴瘤侵犯肾通常发生在疾病的晚期，因此容易鉴别。如果之前有 Von Hippel-Lindau 病，多灶性肾细胞癌是最常见的疾病，并伴随其他临床表现。黄色肉芽肿性肾盂肾炎一般有尿路感染的症状和体征，患肾增大还常见肾结石和梗阻。多发性肾脓肿经常与心源性血行播散有关。

（6）治疗：软化斑的治疗应该针对控制尿路感染，以稳定疾病进程。Stanton 和 Maxted（1981）对这方面进行了很好的总结。虽然多种长疗程抗生素包括抗结核药已被使用，但磺胺类药物、利福平、多西环素和 TMP 被认为是特别有效的，因为它们有细胞内杀菌效应（Maderazo et al,1979）。氟喹诺酮直接被巨噬细胞吸收，且已证明能有效地治疗软化斑（Vallorosi et al,1999）。其他研究者用抗坏血酸和拟胆碱药如氯贝胆碱与抗生素联合治疗，也取得了良好的效果（Abdou et al,1977；Zornow et al,1979；Stanton et al,1983）。两种药物被认为可以增加细胞内环磷酸鸟苷的水平，可以纠正体内巨噬细胞的功能缺陷。然而，如果使用抗生素治疗疾病仍继续进展，就需要进行外科治疗。肾切除术通常用于症状性单侧肾病变的治疗。

远期预后似乎与疾病的范围程度有关。当实质性肾软化灶是双侧肾受累或发生在移植肾内，患者通常在 6 个月内死亡（Bowers and Cathey,1971；Deridder et al,1977）。单侧受累的患者通常在肾切除术后有较长的生存期。

3. 肾包虫病

包虫病是一种由细粒棘球绦虫的幼虫引起的

寄生虫感染。这种疾病流行于南非、澳大利亚、新西兰、地中海国家（特别是希腊）和苏联一部分地区的犬、羊、牛和人。在美国，这种疾病较少见，但从东欧或其他国外流行地区过来的移民甚至美国西南部及爱斯基摩的印第安人中也发现此病的存在（Plorde，1977）。

（1）发病机制和病理：包虫病是由绦虫的幼虫造成破坏引起，该绦虫的成虫寄生在犬的小肠里，犬是其终宿主。成虫长 3～9mm。虫卵随着犬的粪便排出污染草地和农田，羊、猪或人吞食虫卵后，成为该虫的中间宿主。幼虫孵出后，穿透十二指肠壁的小静脉，随血液流至肝脏。那些从肝里逃脱的幼虫接着被肺所滤过。大概有 3% 的病原体能逃脱肝和肺的拦截然后进入循环系统并感染肾。幼虫发生囊泡化，合成的棘球蚴囊逐渐以大约 1cm/年的速度生长。这样，囊泡可能要 5～10 年才能发展到病理学上所描述的大小。

肾包虫病的囊泡通常为单发，定位在皮质（Nabizadeh et al，1983）。棘球蚴囊壁有三层：外周从宿主组织中获取的成纤维细胞变成外膜并可发生钙化；中间为透明样化的薄片层；内层由该带核的单层上皮细胞组成，称为生发层。生发层生成生发囊并不断增加，形成空泡后依靠蒂继续黏附于胚层上。在生发囊里长出大量从生发层发育来的原头蚴（原头节）（图 23-36）。棘球蚴囊里也充满了液体。当生发囊与生发层分开后，其逐渐增大并在液体中自由地移动，称之为子囊。棘球蚴沙就是由游离的原头蚴和子囊构成。

（2）临床表现：包虫病的症状是由包块缓慢增大引起的。大部分患者无症状或发现腰部包块、钝痛或血尿（Gilsanz et al，1980；Nabizadeh et al，1983）。因为囊发生在局部，所以很少影响到肾功能。少数情况下，囊泡破入集合系统，患者可出现严重的肾绞痛，并可见葡萄皮状的碎片随尿液排出（棘球囊尿）。囊泡也可以破入邻近的器官或腹膜腔。囊泡内液体有很强的抗原性（Hartman，1985）。

（3）实验室诊断：如果囊泡破裂，尿液中出现子囊或囊泡的碎皮就可确诊（Sparks et al，1976）。不到一半的患者嗜酸性粒细胞计数增高。双向扩散法检测部分纯化的棘球蚴 arc-5 抗原（Coltorti and Varela-Diaz，1978）的试验结果最为可靠。补体结合试验、红细胞凝集试验（HA）和皮内过敏试验（Casoni）可靠性相对稍差，但联合应用可使 90% 的该病患者出现阳性诊断结果（Sparks et al，1976）。

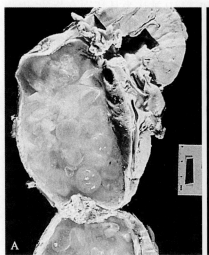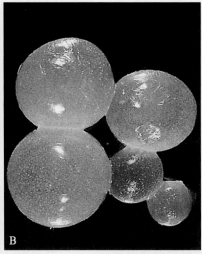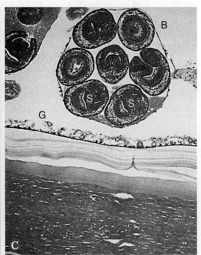

图 23-36　包虫病。A. 大体标本，肾下极一个 7cm×11cm 囊性肿物，其内可见较小的子囊。B. 大体标本，子囊代表生发囊，完全分离，可以自由移动。C. 显微照片，来自生发层（G）的生发囊（B）包含有活力的和退化的头节（S）（From Hartman DS. Radiologic pathologic correlation of the infectious granulomatous diseases of the kidney: III and IV. Monogr Urol 1985;6:26. ）

（4）影像学检查：排泄性尿路造影可显示一厚壁囊性团块，有时有钙化（Buckley et al，1985）。如果囊泡破入集合系统，在肾盂中可以显示子囊的轮廓，可呈现不规则肿块或多个孤立病变（Gilsanz et al，1980）。有时，造影剂可直接漏入囊泡。

超声和 CT 能有效地对囊泡进行定性。超声通常显示多囊或多房囊的团块。体位改变时，可发现棘球蚴沙的明亮回声坠落，也可见于棘球蚴囊的实时超声探查过程中（Saint Martin and Chiesa，1984）。

CT 可显示肾包虫病的一些特点。其特异表现为有散在的圆形子囊及清晰的厚膜的囊性肿块（Martorana et al，1981）。其次为壁厚多房的囊性团块（Gilsanz et al，1980）。包含子囊的母囊这一特点可协助鉴别单个肾囊肿、肾脓肿、感染性囊肿和肿瘤坏死等病变。

CT 和超声对肝评估均效果良好，因此很少用到动脉造影。不应进行诊断性穿刺，因为可发生囊泡破裂和高抗原性囊泡内容物溢出，以及发生致命性过敏反应。但是，Baijal 等（1995）报道了肾棘球蚴病的经皮治疗方法，可作为选择性诊断和微创治疗的方法。

（5）治疗：包虫病的预后较好，但也取决于囊泡的发生部位和大小。苯并咪唑化合物如甲苯达唑或阿苯达唑的内科治疗效果有限，而且有显著的不良反应（Nabizadeh et al，1983）。

外科手术仍然是肾包虫病的主要治疗方法（Poulios，1991）。囊泡应该完整地摘除，不能弄破以减少种植、抗原反应及再发的机会。如囊泡壁已钙化，虽然子囊还可能存活，但里面的幼虫很有可能已死亡，种植的危险也降低。如果囊泡破裂或不能摘除，就需要进行开窗减压术，囊泡的内容物开始应该先抽吸干净，并注入杀疥螨的液体，如 30％氯化钠，0.5％硝酸银，2％甲醛溶液或 1％碘酊，浸泡大约 5min，以杀死胚胎部分（Sparks et al，1976；Nabizadeh et al，1983；Shetty et al，1992）。

要点：肾感染

- 急性肾盂肾炎典型的表现为突发寒战、发热和腰部或肋脊角压痛，但症状轻重不同，轻的如膀胱炎，重的如败血症。
- 气性肾盂肾炎可威胁生命，诊断依据为影像学检查肾实质或集合系统有气体，治疗以外科手术为主。
- 肾脓肿 CT 显像清晰，治疗主要为抗生素静脉滴注和引流。小的脓肿单纯依赖内科治疗可能有效。
- 肾盂积脓为肾积水继发细菌感染。诊断时效性很关键，治疗必须静脉给予抗生素和对梗阻的肾进行引流。
- 黄色肉芽肿性肾盂肾炎为慢性感染性肾病，通常继发于尿石症引起的梗阻的功能很差的肾单位。黄色肉芽肿性肾盂肾炎常被误诊为肾肿瘤。
- 软化斑是一种认为由巨噬细胞功能异常引起的少见炎症性疾病。Michaelis-Gutmann 小体是溶酶体源的包涵体，是这个疾病显微镜下的特征性病变。

十、菌血症、败血症和感染中毒性休克

败血症是感染后出现的以体温、心率、呼吸频率和白细胞计数极度异常为特征的临床综合征。框图 23-9 详细地描述了其特征。败血症可进展至严重的败血症和感染性休克，并导致急性器官功能障碍和对液体复苏无反应及危及生命的低血压。

宿主对感染的典型反应包括局部控制和清除细菌，以及修复受损的组织。这个过程由巨噬细胞和树突状细胞推动，并由 CD4[+] T 辅助细胞通过释放促炎症反应和抗炎症反应的分子（细胞因子、趋化因子、干扰素）进行调解。败血症就是当局部感染过程变成不可控制的系统性血源性炎症反应时，导致远离起初感染或受伤部位的组织或器官受到破坏。在病情较重的情况下，约有 1/4 的患者出现死亡，在美国每年约有 750 000 例患者（每 1000 人口中约有 3 例患者）出现败血症及感染性休克（Rivers et al，2001；Dellinger et al，2008）。像其他急诊一样（如多发伤、急性心肌梗死、中风），及时诊断及恰当的治疗能够影响结局，这个时期常称为"黄金时间"。

框图 23-9　脓毒症的潜在特征

一般情况

发热（深部温度＞38.3℃）

低温（深部温度＜36℃）

心率＞90/min，1 或 2 个 SD（标准差）高于正常年龄值

呼吸急促

精神状态改变

明显水肿或正液体平衡［20ml/（kg·24h）］

排除糖尿病情况下高血糖（血浆葡萄糖＞120mg/dl 或
　7.7mmol/L）

炎性

白细胞增多（WBC 计数＞12 000/μl）

白细胞减少（WBC 计数＜4000/μl）

正常 WBC 计数，未成熟型＞10%

器官功能障碍

动脉低氧血症（PaO_2/FiO_2＞300）

急性少尿［尿量 0.5ml/（kg·1h），持续至少 2h］

肌酐升高 0.5mg/dl

凝血异常（INR 1.5 或 APTT＞60s）

肠梗阻（肠鸣音减少）

血小板减少（血小板计数＜100 000/μl）

高胆红素血症（血浆总胆红素＞4mg/dl 或 70mmol/L）

组织灌注

高乳酸血症（＞1mmol/L）

毛细血管灌注减少或出现瘀斑

INR. 国际标准化比率；APTT. 活化部分凝血酶时间

From Levy MM，Fink MP，Marshall JC，et al. 2001 SCCM/ESICM/ACCP/ATS/SIS International Sepsis Defi-nitions Conference. Crit Care Med 2003；31；1250-6.

（一）定义

菌血症：有活性的细菌出现在血液里。

全身炎症反应综合征（SIRS）：是由 2001 年国际败血症会议（Levy et al，2003）确定的以体温、心率、呼吸和免疫反应极度异常为特征的临床综合征。SIRS 可以发生于对多种损伤的反应过程中，包括全身感染、创伤、烧伤或无菌性炎症。

败血症：证实或高度怀疑的 SIRS 或感染。

重症脓毒症：败血症伴有败血症引起的器官功能障碍或组织低灌注，典型表现为收缩压低于 90mmHg 或平均动脉压低于 70mmHg。

感染性休克：严重的败血症表现，尽管进行了足量的液体复苏仍可表现为持续性低血压。同时可表现有高乳酸血症及少尿。

（二）病理生理学

最初研究感染性休克的病理生理学特点主要集中在研究来自革兰阴性菌细胞壁的脂多糖（LPS）与各种先天性免疫系统的关系。最近的研究则主要集中在掌握先天性和获得性免疫系统的激活与调节，以及在局部和全身炎症反应时释放的一系列细胞因子。

1. 感染性休克中的细菌胞壁成分

一些细菌（例如由铜绿假单胞菌产生外毒素 A）产生的外毒素可以激发感染性休克。然而，细菌本身特别是它们细胞壁的成分是感染性休克发展的主要原因。这些成分激活许多先天性免疫途径包括巨噬细胞、中性粒细胞、树突状细胞和补体系统。革兰阴性菌感染性休克主要的启动因素是内毒素，细菌外膜的脂多糖成分。内毒素可以直接激活凝血、补体和纤溶系统，导致小分子物质的释放，引起血管扩张和内皮通透性增加（Tapper and Herwald，2000）。

2. 细胞因子网络

单核细胞在调节 SIRS 和感染性休克的生物学效应方面起了关键的作用。单核细胞可以清除 LPS 和消除 LPS 的毒性，对宿主有利。但是，LPS 刺激单核细胞产生细胞因子如肿瘤坏死因子（TNF）和白介素 1（IL-1）。与感染性休克有关的血管内炎症系统激活主要是由于这些或其他细胞因子产生过多造成的。这些细胞因子的产生是由 CD4$^+$ T 辅助淋巴细胞调节的。1 型 CD4$^+$ T 辅助淋巴细胞释放促炎症细胞因子包括 TNF-α、干扰素和 IL-2。这些细胞因子同样也可以由巨噬细胞、内皮细胞和其他细胞被细菌产物刺激后产生。全身释放大量的细胞因子 TNF 与人类感染性休克的死亡有关（Waage et al，1987；Calandra et al，1988；Girardin et al，1988）。尽管 TNF 被认为在败血症的病理生理学改变中起到了中心介导作用，但是 TNF 和其他促炎细胞因子衰减的作用还不清楚。例如，在一个腹膜炎的动物模型中，抗体阻断 TNF 后动物具有更差的生存率（Es-kandari et al，1992）。同样，患有类风湿关节炎的患者使用 TNF-α 治疗，其表现对感染性休克具有易感性。最后，利用抗炎药治疗败血症的临床试验荟萃分析表明这些药物基本都是对人体有害

的,一小部分患者除外(Hotchkiss and Karl,2003)。最近的研究表明,由Ⅱ型 CD4$^+$ T 辅助细胞释放的抗炎细胞因子包括 IL-4 和 IL-10 同样在败血症中得到重视,进一步说明了促炎细胞因子和抗炎细胞因子在败血症患者中复杂的调节作用。总结来说,促炎细胞因子和抗炎细胞因子的释放都是早期败血症的基本要素;但是,细胞因子的调节在治疗败血症中的作用尚不清楚。

(三)临床表现和诊断

全身炎症反应综合征的早期体征包括体温变化(>38℃或<36℃)、心动过速(心率$>90/$min)、呼吸急促和精神状态改变。区分感染性休克与其他类型休克的典型体征包括高体温、毛细血管再灌注迟缓、与发热一致的脉搏、周围血管扩张和全身血管阻力下降。其他诊断标准包括器官功能障碍的证据,如低血压、少尿或肠梗阻,以及实验室检查结果异常包括白细胞增多或白细胞减少、高胆红素血症、高乳酸血症、高血糖、凝血异常和 C 反应蛋白及降钙素原升高(见框图 23-9)。发热和寒战之后发生低血压的典型临床表现只出现在大概 30% 的革兰阴性菌血症患者中(McClure,1983)。在体温升高和寒战发作之前,菌血症的患者通常就出现过度呼吸。因此,败血症最早期的代谢性改变是呼吸性碱中毒。在严重的患者中,通气过度突然发作时,应该进行血培养和对患者进行详尽的评估。精神状态的改变同样是一项重要的临床线索。虽然最常见的表现是嗜睡或反应迟钝,有些患者会变得兴奋、焦虑或易激怒。皮肤表现如牛眼样损害应考虑与铜绿假单胞菌有关的感染。

继发于泌尿生殖系的菌血症出现转移性感染已有报道(Siroky et al,1976)。在对 137 例从泌尿生殖系菌血症发展成为转移性感染患者的研究中发现,79% 的患者先前有泌尿系器械检查史,59% 发展为骨骼感染,主要是脊柱;29% 发展成为心内膜炎,主要由粪肠球菌引起。

(四)细菌学

在败血症综合征和感染性休克的经典研究中,革兰阴性菌是主要致病菌,占 30%～80% 的病例,革兰阳性菌占 5%～24%(Ispahani et al,1987;Calandra et al,1988;Bone,1991)。虽然大肠埃希菌是引起革兰阴性菌血症的最常见致病

菌,但许多院内导管相关性感染是由高度耐药性革兰阴性菌引起,如铜绿假单胞菌、变形杆菌、普罗威登斯菌、沙雷菌。不动杆菌和肠杆菌同样成为重要的医院病原菌。在大规模调查中,大概 1/3 的病例是由大肠埃希菌引起;克雷伯杆菌-肠杆菌-沙雷菌家族大概占 20%;假单胞菌、变形杆菌、普罗威登斯菌和厌氧菌大概分别占 10%(Kreger et al,1980)。当感染来源是术后腹腔内脓肿或经直肠前列腺活检时,厌氧菌可以引起菌血症。许多最近的研究表明,由革兰阳性菌和真菌引起的败血症发病率在不断增加(Martin et al,2003),这也增加了早期使用广谱抗生素的需求。

(五)治疗

败血症的治疗原则包括复苏、支持疗法、监测、使用广谱抗生素和引流或清除感染灶(Sessler et al,2004;Dellinger et al,2008)。虽然泌尿外科医师对败血症的鉴定和早期的介入很重要,但也建议专家会诊,因为败血症的治疗和病情危急的患者比较复杂且病情可能进一步进展。自从 Rivers 及其同事在 2001 年进行了一项关于 263 例患者的研究,结果表明早期的目标导向治疗模式能够使患者显著获益,因此现在已将该模式作为一种标准化的治疗方案。

复苏的原则包括气道和呼吸支持,以及在有创血压监测条件下进行最优化的补液(Rivers et al,2001)。反应迟钝及不能保护气道通畅的患者,需要进行气管插管和机械通气。可以补充氧气,但超常的氧输送不再认为是治疗的目标(Dellinger et al,2008)。首先应该应用液体复苏最佳组织灌注以恢复平均循环充盈压,这个过程需要使用到晶体和(或)胶体、血浆制品。如果需要一些措施升高血压,可以使用血管活性物质包括去氧肾上腺素、去甲肾上腺素、血管加压素和多巴胺;但是危重医学专家不再推荐为保护肾而使用低剂量多巴胺。其他复苏和支持治疗原则包括最佳氧的输送、纠正明显的凝血紊乱、使用胰岛素维持血糖水平在 110mg/dl(6.11mmol/L)以下(Van den Berghe et al,2001)。一项大样本的临床研究发现,感染性休克过程中使用皮质醇类药物对患者生存及治疗获益方面没有帮助。

开始抗生素治疗前,应该确定感染的部位及获得的相应体液和血液进行培养,应该对需氧菌

和厌氧菌进行多次血培养。另外,菌血症所有可能的源头都必须进行培养(例如尿液、痰液和伤口)。应该仔细鉴定感染来源,因为抗生素物的选择取决于认为最有可能导致感染的细菌。潜在疾病的严重程度以及可能的协同交互作用也是很重要的注意事项。如果尿路是最有可能的入侵门户,应当一种广谱抗生素单用或者联合一种氨基糖苷类药物进行治疗。三个临床因素可以预示耐药病原菌感染的可能:①在过去一个月使用过抗生素;②高龄;③男性患者(Leibovici et al,1992)。如果感染是医院获得性的,或者患者有多发性感染,或免疫抑制,或病情严重,应该使用一种氨基糖苷类联合抗假单胞菌的β内酰胺类或者第三代头孢菌素进行治疗。当明确了致病菌和药物敏感度时,抗生素治疗应该改用花费最低、毒性最小和抗菌范围最小的抗生素治疗。应持续使用抗生素直至无发热3~4d并且临床上病情稳定。可以引起菌血症的局部感染病灶应该进行合适的个体化治疗。治疗脓毒症时应当在诊断明确的1h内使用广谱抗生素(Dellinger et al,2008)。

> **要点:菌血症、败血症、脓毒性休克**
> - 败血症是感染后出现体温、心率、呼吸频率和 WBC 计数异常变化为特征的临床综合征。
> - 治疗败血症的原则包括复苏、支持疗法、检测、使用广谱抗生素和引流及清除感染灶。
> - 脓毒症的及时拯救治疗及早期目标导向治疗大大改善了危重患者的预后。

十一、妊娠期菌尿

无症状性菌尿是妊娠期最常见的感染问题之一。无症状菌尿的发病率并没有随着妊娠的出现而发生改变,为2%~7%(Hooton et al,2000)。妊娠期患者存在社会经济地位较低、多产和有镰刀形红细胞症等情况时,其菌尿的发生风险相对增加(Patterson and Andriole,1987;Stenqvist et al,1989)。

妊娠患者的菌尿产生部位很可能也反映了受孕前的情况。在两个定位菌尿来源部位的研究中,一个采用 Stamey 输尿管导管技术,另外一个用 Fairley 膀胱冲洗技术,分别发现有 44% 和 24.5% 的怀孕患者伴有上尿路感染(Fairley et al,1966;Heineman and Lee,1973)。在复发性菌尿的非妊娠妇女中,Stamey(1980)报道大约 50% 的感染可能来源于上尿路。采用可以反映组织感染(而不是感染部位)严重程度的方法也得出类似的结果。妊娠期筛查出菌尿的妇女中,有大概 50% 的患者是荧光抗体阳性(Fa+),这也是上尿路感染的证据(Harris et al,1976)。Fairley 等(1973)发现,感染的部位与妊娠期间发生肾盂肾炎的可能性无关。

妊娠期妇女的菌尿不太可能自行消退,除非给予治疗。非妊娠患者常可以清除无症状菌尿(Hooton et al,2000),但妊娠期妇女常有更大的可能出现症状且容易出现持续性菌尿(Elder et al,1971)。

所有妊娠妇女中有 1%~4% 出现肾盂肾炎(Sweet,1977),在未治疗菌尿的妊娠妇女中则有 20%~40% 出现肾盂肾炎(Pedler and Bint,1987;Wright et al,1993)。妊娠期间患肾盂肾炎的患者中,有 60%~75% 是在妊娠最后三个月发生,肾盂积水及尿路梗阻症状相对最常见(Cunningham et al,1973)。患过肾盂肾炎的妊娠妇女有 10%~20% 在分娩前或分娩后不久会再次发病(Cunningham et al,1973;Gilstrap et al,1981)。另外,有 1/3 妊娠期肾盂肾炎的患者有明确的肾盂肾炎既往史(Gilstrap et al,1981)。妊娠期菌尿发展为急性肾盂肾炎的倾向性在数据统计上相等于降低了菌尿的发病率。

妊娠期筛查出菌尿的女性给予其治疗后,可以使妊娠期急性肾盂肾炎的发病率从 13.5%~65% 下降至 0~5.3%(Sweet,1977)。

(一)发病机制

妊娠引起的解剖和生理变化明显地改变了菌尿的自然病史(Patterson and Andriole,1987)。这些改变导致妊娠妇女对肾盂肾炎易感性增加,且需要不同的治疗方案。这些变化特点已在几篇综述中进行了很好的总结(Davidson and Talner,1978;Waltzer,1981)。

(二)妊娠期解剖和生理的变化

1. 肾体积的增加

在正常妊娠期肾长度增加约 1cm。一般认为这不是真正的肾增大,而是肾血管数和间质体积增加的结果。肾活检中没有发现组织学的变化(Waltzer,1981)。

2. 集合系统和膀胱的平滑肌弛缓

集合系统,特别是输尿管在妊娠期蠕动减少,大部分妇女在妊娠最后三个月显示明显的输尿管扩张(Davison and Lindheimer,1978;Kincaid-Smith,1978;Waltzer,1981)(图 23-37)。这种输尿管积水是由于妊娠期体内增加的黄体酮有松弛平滑肌的作用,以及增大的子宫在骨盆入口处压迫输尿管引起的机械性梗阻所导致的。黄体酮诱导的平滑肌松弛同样可以引起膀胱容量增加(Waltzer,1981)。妊娠晚期,输尿管扩张可能主要是增大的子宫导致的梗阻效应(Poole and Thorsen,1999)。

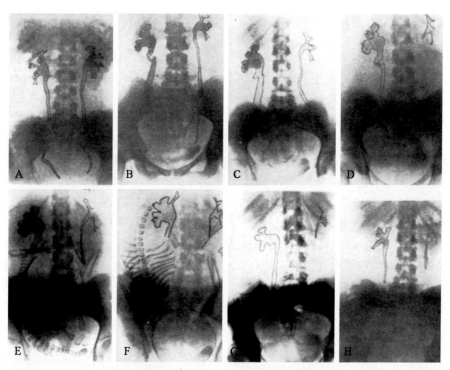

图 23-37 正常妊娠期间通过静脉肾盂造影观察到的渐进性输尿管积水和肾积水。A. 在第 15 周;B. 在第 18 周;C. 在第 22 周;D. 在第 26 周;E. 在第 34 周;F. 在第 39 周;G. 在产后 1 周;H. 在产后 6 周。在第 15 周(A)出现双侧输尿管和肾积水。B 到 H. 对于一个正常妊娠期患者的连续尿路造影。扩张主要发生在右侧,分娩 6 周后双侧尿路形态恢复正常(From Hundley JM,Walton HJ,Hibbits JT,et al. Physiologic changes occurring in the urinary tract during pregnancy. Am J Obstet Gynecol 1935;30:625-49.)

3. 膀胱的改变

增大的子宫超越并位于膀胱的前面。膀胱充血,内镜检查似乎可见膀胱腔内空间较小(Waltzer,1981)。雌激素刺激可能引起膀胱肥大及尿道上皮鳞状改变(Waltzer,1981)。

4. 肾功能增强

妊娠期肾小球滤过率和肾血浆流量短暂的增加这一现象已被几位学者很好地做了总结,这种变化很有可能是继发于心输出量的增加(Zacur and Mitch,1977;Davison and Lindheimer,1978;Kincaid-Smith,1978;Waltzer,1981)。肾小球滤过增加 30%~50%,尿蛋白排泄也增加。检测妊娠妇女正常血清肌酐和尿素氮数据时,可以明显发现这些生理变化(表 23-16)。非妊娠妇女这些指标的正常值,对于妊娠期妇女而言可能就意味着肾功能不全。

Davison 和 Lindheimer(1978)推荐妊娠期血清肌酐水平超过 0.8mg/dl 或尿素氮水平超过

13mg/dl 的患者应该进一步评估肾功能。相类似，尿蛋白在妊娠期不认为是异常的，除非 24h 尿蛋白排泄量超过 300mg。

表 23-16　**血清肌酐及尿素氮平均值(mg/dl)**

	非妊娠女性	妊娠女性
血清肌酐	0.7	0.5
尿素氮	13.0	9.0

Data from Davison JM, Lindheimer MD. Renal disease in pregnant women. Clin Obstet Gynecol 1978; 21:411.

这些明显的生理变化可能在妊娠期前三个月就会出现，然后会引起尿路梗阻及轻度的输尿管肾积水，进而诱发肾盂肾炎。

最近关于大肠埃希菌黏附素和它们各自的特异性组织受体的研究，发现了以黏附素为基础介导的肾盂肾炎能够诱导小鼠早产及低出生体重(Kaul et al,1999)。在妊娠最后三个月患肾盂肾炎的孕妇中，由 Dr 黏附素型大肠埃希菌介导感染的发生率相对较高(Nowicki et al,1994)，同时可见 Dr 黏附素在最后三个月妊娠女性的肾、子宫内膜、胎盘中升高(Martens et al,1993)。小鼠膀胱内感染 Dr 黏附素型大肠埃希菌时，将近 90% 的小鼠对细菌脂多糖反应性下降及对早产的免疫反应不全。而感染不含 Dr 黏附素型大肠埃希菌的小鼠其上述发生率仅为 10%。而且，Dr 黏附素型细菌感染组小鼠胎儿出生体重明显降低。组织细菌培养显示带有 Dr 黏附素型大肠埃希菌播散至胎盘和胎儿。

(三)妊娠期菌尿相关的并发症

1. 早产和产前胎儿死亡

在抗生素来临之前的时代，报道指出患有症状性尿路感染和细菌性肾盂肾炎的妊娠妇女早产、出生胎儿低体重及死亡的发生率较高(Gilstrap et al,1981)。无症状性菌尿与早产的关系不是很明确。Gilstrap 等(1981)发现在妊娠期间，无症状性菌尿患者经过治疗与无菌尿对照组之间没有什么不同。Cunnington 的回顾研究发现，近 50% 的早产可能归因于泌尿生殖系感染，尤其是妊娠期处于 30 周前的早产(Cunnington et al,2013)。但是，因为无症状菌尿的妇女有较高的风险发展为症状性尿路感染，并可导致妊娠期菌尿相关的胎儿有害后遗症、肾盂肾炎及其他相关的并发症如妊娠期败血症，因此所有患者无症状性菌尿的妇女都应该给予治疗(Smaill,2001)。

2. 母体贫血

虽然有几个研究表明未治疗的妊娠期菌尿与母体贫血有关，但不是所有的研究都支持这个观点。菌尿证据不足是造成解释这些研究结果困难的原因。在一项研究中，经耻骨上穿刺获得尿液样品进行培养，数据表明正在接受三种或更多方案治疗菌尿的妊娠患者与对照组相比血浆血红蛋白和叶酸盐水平较低(McFadyen et al,1973)。在另一项英格兰的研究中，研究者指出在 410 例菌尿妊娠妇女和 409 例对照妊娠妇女之间贫血的发生率有显著差异(Williams et al,1973)。在这项研究中，14.6% 菌尿妇女和 10% 的对照组妇女在第一次产前检查时有贫血。这个差距在妊娠最后三个月内(32 周)进一步加大，用安慰剂治疗的妇女有 25% 存在贫血，而用抗生素治疗的妇女只有 16.8% 存在贫血。此外，有 31 例未治疗(安慰剂治疗)的菌尿妇女后来发展为肾盂肾炎，贫血的发生率达 45.2%。这些研究者总结指出，"未治疗的菌尿"增加了妊娠期发生贫血的可能，急性肾盂肾炎的出现(即使及时给予了治疗)进一步增加了贫血的风险。

3. 实验室诊断

如果用尿液分析或试纸试验进行筛查会出现明显的假阴性(McNair et al,2000;Preston et al,1999)。因此，所有妊娠妇女在妊娠前三个月应该进行尿细菌培养初筛(Stenqvist et al,1989)。如果培养无细菌生长，一般不需要重复培养，因为妊娠早期尿培养无细菌生长的妇女不太可能后来出现菌尿(Norden and Kass,1968;McFadyen et al,1973)。有复发性尿路感染病史或膀胱输尿管反流的妊娠妇女应用抗生素预防疗法可以从中获益(Bukowski et al,1998)。

4. 治疗

选择一种抗生素治疗细菌尿是必需的，但是要特别考虑药物对母体和胎儿的毒性作用。妊娠期的生理改变降低了组织和血浆中的药物浓度。母体体液容量扩增、药物分布至胎儿体内、增加的肾血流量和增加的肾小球滤过率等因素降低了血浆药物浓度。如果培养结果是阳性,抗生素的选择要特殊的考虑,应选择在治疗感染同时对胎儿无毒性的药物。病原菌与非妊娠妇女感染的病原菌相类似(MacDonald et al,1983)。表 23-17 列举了用于妊娠期的抗生素及其剂量。氨基青霉素和头孢菌素类药物被认为在整个妊娠期是安全和有效的抗生素。青霉素过敏的患者,呋喃妥因是合适的替代药物,它可以在妊娠前六个月安全地用于无 G-6-PD 缺乏症的患者。考虑到非妊娠妇女短期应用 β 内酰胺类药物疗效较差,在妊娠妇

女中就要谨慎地使用 3～7d 疗程治疗。最近由 Widmer 等完成的一项 Cochrane 回顾研究表明,没有足够的证据来支持单剂量疗法效果不少于标准的 7d 疗法(Widmer et al,2011)。为了证实无感染存在,应该进行细菌培养随访。如果培养阳性,应该明确菌尿的原因是治疗清除度不够、细菌持续存在还是再感染。如果感染未能治愈,适当地选择及使用另外一种药物可能就可以解决问题;如果是细菌持续存在或快速的再感染,则应该考虑在整个妊娠期剩余的时间使用抗生素抑制或预防感染(Pfau and Sacks,1992)。

表 23-17　妊娠患者口服抗生素方法

药物	剂量	注释
可以安全应用的抗生素		
青霉素类		
氨苄西林	500mg 4/d	广泛使用
阿莫西林	250mg 3/d	安全有效
青霉素 V	500mg 4/d	较少使用但是尿中药物浓度较高
头孢菌素类		
头孢氨苄	500mg 4/d	广泛使用
头孢克洛	500mg 4/d	对革兰阴性菌更有效
呋喃妥因	100mg 4/d	6-磷酸葡萄糖脱氢酶缺乏症患者会导致溶血性贫血
应当禁用的抗生素		
氟喹诺酮类		有可能损害未成熟的软骨
氯霉素		与"灰婴综合征"
TMP		因为抗叶酸作用会导致巨幼红细胞贫血
红霉素		与母亲的阻塞性黄疸有关
四环素类		可以导致母体的急性肝功能失代偿,抑制胎儿骨骼发育

Modified from Schaeffer AJ. Urinary tract infections. In: Gillenwater JY, Grayhack JT, Howards SS, et al, editors. Adult and pediatric urology. Philadelphia: Lippincott Williams & Wilkins; 2002. p. 211-72.

急性肾盂肾炎的妊娠妇女应该住院并开始静脉使用抗生素治疗。超过 95% 的患者在使用氨苄西林和一种氨基糖苷类(Cunningham et al,1973)或头孢菌素类(Sanchez-Ramos et al,1995)后在 24h 内有反应。口服药物应该服用至少 14d(Faro et al,1984)。疗程结束后,低剂量使用呋喃妥因、阿莫西林或头孢氨苄已证实能有效防止再感染(Van Dorsten et al,1987;Sandberg and Brorson,1991)。性交后使用头孢氨苄(250mg)

或呋喃妥因(50mg)的预防效果已有报道(Pau and Sacks,1992)。

妊娠期相对禁忌的药物包括氟喹诺酮类、TMP、氯霉素、红霉素、四环素、磺胺类药物,有时也包括呋喃妥因(Nicolle,1987)。氟喹诺酮类药物是禁用的,因为它们对未成熟软骨有影响。TMP 有致畸作用应该避免使用,特别是在妊娠的前三个月。"灰婴综合征"是氯霉素对新生儿的毒性作用结果,由于婴儿没有代谢或排泄这种药物

的能力。红霉素可以引起母亲出现胆汁淤积性黄疸。四环素可以导致胎儿畸形和母体肝代偿失调。磺胺类药物可引起核黄疸以及新生儿高胆红素血症,应该避免在妊娠最后三个月使月。正如上面所讲,当存在 G-6-PD 缺乏症时,呋喃妥因可引起母亲和婴儿出现溶血性贫血(Nicolle,1987)。

5. 妊娠妇女肾功能不全

考虑到目前治疗复发性尿路感染的手段,单独感染不再是妊娠的禁忌证。对于肾功能不全伴或不伴尿路感染的患者,Davison 和 Lindheimer (1978)强调在妇女前来咨询有关怀孕或继续妊娠的问题时,应该仔细通过血浆肌酐和肌酐清除率来评估肾功能。虽然不知道不同程度的肾功能不全会对妊娠带来什么后果,但如果怀孕前血浆肌酐水平超过 3mg/dl(肌酐清除率大约为 30ml/min)时,则能正常妊娠的概率很少。

肾功能的损害程度是决定妊娠结局的关键因素。伴有轻中度肾功能损害(轻度损害血清肌酐<1.4mg/dl,中度损害血清肌酐 1.4~2.8mg/ml)的妊娠女性胎儿存活率仅轻微下降,母体不可逆肾损害并不常见。然而,当还伴有其他严重疾病时,围产期胎儿死亡率可提高 4 倍。因低出生体重或早产导致围产期胎儿死亡率,可因母体轻中度肾病而使胎儿死亡率加倍,而中重度肾病的胎儿死亡率可进一步加倍(Vidaeff et al,2008)。

要点:妊娠期菌尿

- 所有妊娠妇女在妊娠前三个月应该进行细菌培养筛查细菌。
- 菌尿的患病率没有因妊娠而改变;与非妊娠妇女相比,妊娠妇女菌尿自发性消退的可能性不大。
- 所有伴有菌尿的妊娠期妇女都应该治疗。
- 妊娠妇女菌尿发展为急性肾盂肾炎更常见。
- 所有妊娠妇女中有 1%~4% 发生肾盂肾炎(Sweet,1977),在伴有末治疗菌尿的妊娠妇女中其发生率高达 20%~40%。
- 急性肾盂肾炎的妊娠妇女应该住院并在初始阶段就给予静脉抗生素治疗。

十二、老年人菌尿

尿路感染在老年人当中是一个常见且广泛的健康问题(Kaye,1980)。在 2003 年,美国将近有 3400 万年龄超过 65 岁(U. S. Census Bureau, 2003)。随着预期寿命的增加,老年人尿路感染的诊断、治疗、发病率和死亡率将愈显重要。

(一)流行病学

超过 65 岁的人群中至少有 20% 的女性和 10% 的男性患有菌尿(Boscia and Kaye,1987)。青年人中女性菌尿的患病率是男性的 30 倍,与之相比,老年人中该比例逐渐降至 2:1。大部分老年菌尿患者是无症状的;居住在养老院的老年女性中估计患病比例为 17%~55%,同龄男性则为 15%~31%(Nicolle,1994)。老年人菌尿的患病率随着年龄增加(表 23-18)(Sourander,1966; Brocklehurst et al,1968)和并发其他疾病等因素而升高(图 23-38),在特定群体里其患病率可超过 50%(Boscia and Kaye, 1987; Schaeffer,1991)。危险因素较为复杂。在一项年龄超过 68 岁的 373 例女性和 50 例男性研究中,丧失能力的养老院居民有 24% 的出现细菌尿,而居家的健康老年人患病比例则仅有 12%(Boscia et al,1986)。纵向研究老年患者尿培养结果的动态特点,发现培养结果能在阴性或阳性之间频繁、自发的转换(Monane et al,1995)(图 23-39)。只有小部分老年患者有持续性的菌尿(Kaye,1980)。无症状性菌尿的发生率明显高于单项研究显示的结果,表明绝大部分老年人最终会有细菌尿发生(Boscia et al,1986)。

表 23-18 两项人群菌尿发病率调查

年龄(岁)	男性(%)	女性(%)
65—70	2~3	20~21
>80	21~22	23~50

Data from Brocklehurst JC,Dillane JB,Griffiths L,et al. Prevalence and symptomatology of urinary infection in an aged population. Gerontol Clin 1968;10:242-53; Sourander LB. Urinary tract infections in the aged:an epidemiological study. Ann Med Intern Fenn 1966;55:7-55.

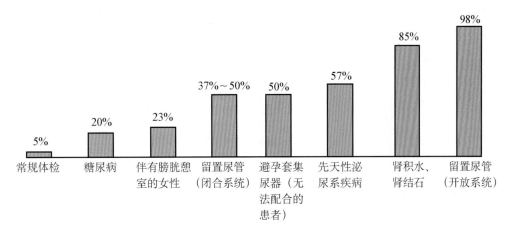

图 23-38　**与潜在疾病相关菌尿发生率**（Modified from Jackson GG, Arana-Sialer JA, Andersen BR, et al. Profiles of pyelonephritis. Arch Intern Med 1962；110：63-75.）

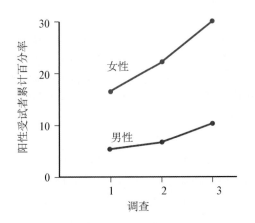

图 23-39　**在 3 次间隔为 6 个月的调查中至少有一次尿培养阳性结果的受试者（年龄为 65 岁）的累计百分率**（From Boscia JA, Kobasa WD, Knight RA, et al. Epidemiology of bacteriuria in an elderly ambulatory population. Am J Med 1986；80：208-14.）

（二）发病机制

易感性增加的病理生理过程机制是多因素的，目前了解甚少。年龄相关性改变包括细胞免疫能力下降、神经源性膀胱功能障碍、尿粪失禁引起的会阴污染增加、留置尿管的可能性增加，以及女性中与雌激素缺乏有关的阴道环境改变（Schaeffer，1991；Raz and Stamm，1993）。尿道上皮细胞感受性升高（Reid et al，1984）以及与pH、锌与激素水平有关的前列腺和阴道抗细菌能力下降都已经得到证实（Boscia et al，1986）。老年人尿路感染的细菌学特点与青年患者不同

（Baldassarre and Kaye，1991）。大肠埃希菌仍然是最常见的尿路致病菌，75%的感染由其引起。变形杆菌、克雷伯杆菌属、肠杆菌属、沙雷菌属和假单胞菌属，以及肠球菌引起感染的发生率也有显著增加。老年患者中由革兰阳性菌引起的菌尿，男性患者比女性患者更为常见（Jackson et al，1962）。腐生葡萄球菌在这个人群中没有发现。多种细菌性菌尿在老年人中比较常见（Nicolle et al，1987）。老年人的尿路感染特点包括尿路病原菌的改变、多细菌性感染概率及耐药性增加，这些特点很大程度是由于这一人群的就医、住院治疗、尿管插入和抗生素使用的频率非常高等因素导致的（图 23-40）。

（三）实验室诊断

老年人菌尿和尿路感染的诊断比较困难。通常该类患者无尿路症状，同时其他疾病的存在可以掩盖尿路感染症状或表现与尿路感染症状类似。即使很严重的上尿路感染也可能不出现发热或白细胞增多（Baldassarre and Kaye，1991），因此，要有高度的警惕性，诊断应该依靠详尽的尿液分析和培养结果。在这些患者中，尿液菌落超过 10^5 CFU/ml 仍是诊断的标准。但是，插入尿管获取的尿样品中，10^2或更多的菌落计数在临床上也是很有意义的（Kunin，1987；Nicolle et al，2005）。

在这一人群中，仅有脓尿症状并不是使用抗生素治疗菌尿的指征（Ouslander et al，1996；Nicolle et al，2005）。Boscia 等（1989）报道指出

有 60％的女性患者尿液分析提示为 10 WBCs/mm³ 或更多白细胞(中段尿计数)的脓尿,但并未伴随菌尿。但没有脓尿一般提示不存在有菌尿。

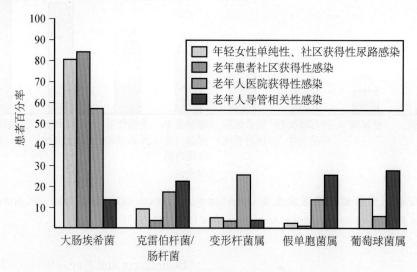

图 23-40 **尿路感染的微生物学特点**(Date from Stark RP,Maki DG. Bacteriuria in the catheterized patient:what quantitative level of bacteriuria is relevant? N Engl J Med 1984;311:560-4;Kunin CM. Detection,prevention,and management of urinary tract infections. 4th ed. Philadelphia: Lea & Febiger, 1978, p xiii;Nicolle LE, Bjornson J, Harding GK, et al. Bacteriuria in elderly institutionalized men. N Engl J Med 1983;309:1420-5;and Krieger JN, Kaiser DL, Wenzel RP. Urinary tract etiology of bloodstream infections in hospitalized patients. J Infect Dis 1983;148:57-62.)

由于老年人尿路异常通常易发及发生复杂性菌尿,因此应该进行全面的泌尿外科评估。肾功能不全、肾盂积水、尿潴留、神经源性膀胱和其他异常应该应用血浆肌酐测定、排泄性尿路造影、CT、超声、尿流动力学和(或)膀胱镜等检查进行明确。这些检查的时间和顺序应该取决于临床情况。

(四)筛查细菌尿的意义

不推荐对社区或需长期护理的老年居民进行筛查无症状菌尿(Nicolle et al,1983;Nordenstam et al,1986;Boscia et al,1987;Abrutyn et al,1994)。在此人群中没有证据表明无症状菌尿与单纯性尿路感染、肾功能恶化之间具有相关性。也不能证明治疗无症状菌尿能够改善尿失禁(Baldassarre and Kaye,1991;Ouslander et al,1995)。虽然已有文献阐述了菌尿患者比无菌尿个体生存期下降,但其中死亡率的增加与菌尿是否有因果关系尚不明确(Baldassarre and Kaye,1991;Abrutyn et al,1994)。

研究发现,人群在年龄及基础疾病方面的异质性,是影响菌尿患者死亡率增加的因素(Dontas et al,1981;Latham et al,1985)。仅 2 年的年龄差异即可增加 20％ 的死亡率(Dontas et al,1968)。故而在上述两个研究中(Dontas et al,1981;Latham et al,1985),由于菌尿组及非菌尿组组间年龄的差异,所观察到的菌尿和死亡率之间的联系究竟有多少是不明确的。对同质的 70 岁人群进行菌尿与死亡率关系的研究发现,二者的关联性比前述的研究更差,并且提示该人群中死亡率与致死性疾病有关而不是菌尿问题(Dontas et al,1968)。Nicolle 等(1987)将患菌尿女性患者随机分为治疗组与观察组并进行了为期超过 1 年的随访,发现治疗组在生存期上并无改善,并且产生了一系列的不良反应。

在老年人群中,导致尿路感染的菌尿在潜在尿路结构异常(例如肾盂积水的梗阻)或全身状况不佳(例如严重的糖尿病)的情况下是有临床意义的,它可导致肾衰竭,应积极地处理。另外,尿素分解杆菌如变形杆菌、克雷伯杆菌可诱导形成感染性结石,也可能导致严重的肾功能损伤。

败血症及其后遗症(脓毒综合征及感染性休克)在老年人群中越来越常见。这种现象一定程度上是由过度使用尿管(Kunin et al,1992)、侵入性器械操作、假体植入、对肿瘤患者使用化疗药物、对器官移植或免疫疾病患者使用皮质类固醇等造成的。此外,现代医疗为老年人群及代谢病、肿瘤或免疫缺陷患者带来更长寿命的同时,随之而增加的也有感染的风险。

(五)治疗

前瞻性随机对照研究在养老机构中的老年男性及女性中同样证实了对无症状菌尿患者使用抗生素治疗相较非治疗组无明显获益。在症状发生以及生存期上二组无明显区别。事实上,抗生素治疗增加了药物不良反应的发生率,造成了耐药菌的再次感染,同时还增加了治疗的费用。因此,对长期护理机构中无症状菌尿老年患者不应该使用抗菌药物。

如果患者有下尿路症状,推荐使用 7d 抗生素疗法。对于有发热或更严重的全身状况的患者推荐 10～14d 的抗生素疗法。对于此人群的治疗目的是消除症状而非清除尿液内的细菌(McMurdo and Gillespie,2000)。

养老机构的患者群体中尿道病原体对 β 内酰胺类药物、磺胺类药物以及喹诺酮类药物的敏感度降低了 10% 到 15%,这很大程度上是由养老机构的经验性用药引起的。相较而言,急性单纯性尿路感染门诊患者对药物的敏感度在 10 年内并无明显改变。这两个人群对药物敏感度的不同是由于养老机构中的患者有额外抗生素抵抗的风险因素,这些因素包括频繁的抗生素使用、过度拥挤、潜在的疾病,以及尿管和其他侵入性器械的使用。抗生素应根据当前病原菌的流行性而有针对性地选择使用(Vromen et al,1999)。

老年人群比青年患者更易受抗生素毒性及其不良反应的影响(Grieco,1980;Carty et al,1981;Boscia et al,1986),这是由于他们对药物的代谢及排泄能力减弱了,导致血药浓度升高进一步损伤肾功能。药物相互作用也可能发生(Stahlmann and Lode,2003)。治疗剂量与中毒剂量间的安全范围显著变窄,因此抗生素的使用必须谨慎,必须细致监控药物剂量与浓度。

在此类人群中氟喹诺酮类非常有效,其不良反应相较于年轻人群也没有更加明显。然而,氟喹诺酮类药物可引起 QT 间期延长,故应避免使用于已知 QT 间期延长的患者、未纠正的低钾血症或低镁血症患者,以及正在使用抗心律失常药物的患者(Stahlmann and Lode,2003)。

氟喹诺酮类药物的软骨毒性限制了其在儿童患者中的使用,但在成年人中并没有证据表明其对关节软骨产生相同的效应。肌腱炎及肌腱断裂鲜有发生,慢性肾脏病、与皮质类固醇类药物联用,以及年龄大于 60 岁被认为是氟喹诺酮类药物导致肌腱疾病的风险因素(Stahlmann and Lode,2003)。

要点:老年人群中的菌尿

- 细菌尿在老年男性及女性中均非常常见。
- 不推荐在老年患者中筛查细菌尿,因为无症状菌尿与单纯性尿路感染及肾功能恶化之间并无关系;无症状细菌尿无须治疗。
- 尿路感染的症状可以很轻微,需要更积极的怀疑思考才能诊断。
- 对有症状的尿路感染患者,其治疗需要根据患者生理及病理状况进行调整。

十三、尿管相关性菌尿

尿管相关性菌尿是最常见的医院获得性感染,占院内感染的 40% 还多,有着每年高于 100 万的发生率(Haley et al,1985;Stamm,1991)。当留置尿管存在时,菌尿的发生发展是不可避免的,在尿管插入后菌尿的发生率大约为每天递增 10%。对于无菌且洁净的间歇性留置尿管,尿管源性菌尿概率为 1%～3%(Warren,1997)。最重要的增加尿管相关性菌尿的影响因素包括留置尿管的时间、女性、无抗生素用药,以及尿管护理不规范(Stamm,1991)。大多数尿管相关性尿路感染是无症状的。在短期置入尿管的患者中,仅有 10% 到 30% 的菌尿发作有急性感染的典型症状(Haley et al,1981;Hartstein et al,1981)。同样地,即使是长期置管的患者,其菌尿相关的发热频率也只有约 1 次/100 天(Warren,1991)。单在美国,社区获得性尿路感染造成的经济负担就接近 16 亿美元(Foxman,2002);而院内尿路感染每年造成 5.15 亿～5.48 亿美元的损失（Jarvis，1996）。每例尿管相关性尿路感染（CAUTI）负担589～758 美元（Tambyah et al 2002；Anderson et al，2007）。对于需要重症监护的患者，每例院内尿路感染患者约支出 2000 美元（Chen et al，2009）。院内感染大肠埃希菌敏感株的患者支出费用比感染革兰阴性耐药菌的患者低许多，后者常需要昂贵的静脉抗生素治疗（Tambyah et al，2002）。近来美国医疗保险服务中心（the Center for Medicare and Medicaid Services，CMS）宣布不再承担医院中尿管相关性尿路感染的额外费用。

(一)发病机制

细菌可通过多种途径进入留置尿管患者的泌尿道。在置入尿管的过程中它们便可经尿管机械侵入或因置管技术不规范被引入。其次，细菌最常侵入的途径是通过尿道周围或尿管腔内途径（Stamm，1991）。在女性中，尿道周围途径最常见。Daifuku 和 Stamm（1984）发现在 18 例发生尿管相关性菌尿的女性患者中，12 例患者在插尿管之前尿道有相同感染性菌株定植。细菌亦可在进入引流袋后通过管腔内途径进入膀胱。这一感染途径，在居住密集的留置尿管患者群中尤为常见（Maizels and Schaeffer，1980；Tambyah et al，1999）。

导尿管系统为两种不同菌群即尿液中生长的菌群及尿管表面生长的菌群提供了特别的环境。生物膜（菌膜，biofilm）意为细菌定植在由细菌产物及宿主蛋白构成的胞外基质的一种微生物环境，可以导致尿管被被膜覆盖（Stamm，1991；Bonadio et al，2001）。特殊的细菌，特别是变形杆菌属及假单胞菌属的细菌非常适于在生物膜上生长，这也许解释了为何它们在临床环境中发生率较高（Mobley and Warren，1987）。从留置尿管患者中分离出的尿路病原体往往不同于非置管非卧床患者。大肠埃希菌属仍是最常见的微生物，而假单胞菌属、变形杆菌属及肠球菌属也很常见（Warren，1991）。在那些长期置管超过 30d 的患者中，菌尿通常为多种细菌所致，常见 4 至 5 种病原体同时存在（Warren et al，1982）。即使某些菌属可能持续存在很长时间，但这些患者中的菌群往往是动态改变的。

(二)临床表现

大部分患者无临床症状。耻骨上不适、发热、寒战或侧腹痛提示存在症状性尿路感染。

(三)实验室诊断

置管患者有临床意义菌尿定义为菌落计数大于 100CFU/ml，因为在绝大部分患者当中即使是这么低水平的菌量也可发展为大于 10^5 CFU/ml（Maizels and Schaeffer，1980；Stark and Maki，1984）。脓尿在此人群中并非感染的标记。

(四)治疗

严格无菌置管操作及维持引流系统的封闭对于最大限度地减少菌尿是必要的。尿管连接处应保持每天用水清洁；但由于抗菌药物可导致耐药病原体如假单胞菌定植，故应避免使用。

有研究报道在尿管中添加氧化银（Schaefer et al，1988）或银合金（Saint et al，1998）及在引流袋中添加过氧化氢可减少菌尿的发生率（Schaefer et al，1988），但另有研究提示这些方法并无效果（Stamm，1991）。银合金主要有益于减少住院短期置管患者中菌尿的发生（Saint et al，2000；Newton et al，2002；Brosnahan et al，2004）。若无症状患者已经置管三天以上并即将拔除尿管，可用试纸条检查法以排除菌尿（Tissot et al，2001）。全身联合使用抗生素可暂时降低短期置管相关性菌尿的发生率，但在 3～4d 后菌尿的发生率与非全身使用抗生素无异，反而有潜在的增加不良反应及出现耐药菌株的风险。膀胱缓慢滴入非毒性菌株以完全阻止病原菌感染与定植的概念在脊髓损伤患者身上得到了验证（Hull et al，2000）。患者体内成功定植了非毒性菌群，同时减少了症状性的尿路感染，并在主观感觉上提升了生活质量。

留置尿管的患者应仅在其出现症状（如发热）时治疗。在开始抗生素治疗前应行尿培养。感染状况消退后抗菌药物使用不应超过 48h。若尿管已留置数周，生物膜可保护细菌免受抗菌药物的影响；因而此时应更换尿管。

在尿管即将拔除且菌尿可能性很高时，或试纸条检查法阳性时，应在尿管移除前 24h 内行尿培养（Tissot et al，2001）。若感染可能性不高或试纸条检查法阴性，则不必行尿培养。患者在拔管前应经验性使用抗菌药物，如 TMP-SMX 或氟

喹诺酮类药物,并维持 2d。治疗后应在 7～10d
后进行尿培养,以确认菌尿的根治。

要点:尿管相关性菌尿

- 严格无菌置管操作以及维持引流系统的封闭对于最大限度地减少菌尿是必要的。
- 尿管相关性菌尿的发生是不可避免的。
- 若怀疑留置尿管患者有感染发生,应行尿培养并于拔管前行抗生素治疗。
- 仅症状性尿管相关性尿路感染需要治疗。
- 抗生素治疗需持续 2～3d,停药 7～10d 后需行尿培养。

十四、脊髓损伤患者尿路感染的治疗

脊髓损伤患者易患尿路感染,其诊断及治疗独特而复杂。

(一)流行病学

尿路感染是脊髓损伤患者最常见的泌尿系并发症之一。据估计,大约 33％的脊髓损伤患者在任何时候都有菌尿(Stover et al,1989),而且几乎所有脊髓损伤患者最终都将发展并出现菌尿,并有显著的发病率与死亡率。一项关于间歇性导尿或安全套型尿管导尿的前瞻性研究显示,每人每年平均有 18 次显著性菌尿发作,而有发热的尿路感染发生率达到平均每人每年 1.8 次(Waites et al,1993)。此外,尿路感染是脊髓损伤患者发热的最常见原因(Beraldo et al,1993)。1992 年美国残疾与康复研究领域研讨学会探讨了在脊髓损伤患者与尿路感染相关的问题(National Institute on Disability and Rehabilitation Research,1993)。明确的风险因素中有膀胱排空能力受损、膀胱过涨、膀胱内压增加、尿路阻塞风险增加、膀胱输尿管反流、器械检查,以及结石发生率的增加。其他牵涉到的因素包括液体摄入量减少、卫生状况不佳、会阴细菌定植、压疮和其他局部组织创伤,以及慢性病导致的宿主抵抗力下降(Gilmore et al,1992;Waites et al,1993a)。

(二)发病机制

膀胱治疗方法的出现对尿路感染有着深远的影响。美国残疾与康复研究领域研讨学会(1993)指出,留置尿管最容易导致尿路感染,且绝大部分留置尿管 30d 以上的患者有菌尿。耻骨上导尿与留置尿管导尿最终有着相同的感染率(Kunin et al,1987;Tambyah and Maki,2000;Biering-Sorensen,2002),然而前者在感染的发生时间上较后者有所推迟。170 例脊髓损伤患者参与了为期 2 年的关于尿液引流方式与感染关系的研究(Warren et al,1982),其中使用留置尿管导尿的全部患者尿培养结果均为阳性,而耻骨上导尿的患者阳性率为 44％。安全套型引流系统菌尿发生率在 63％(Dukes,1928)至将近 100％(Pyrah et al,1955)。

自 Lapides 等(1972)将清洁(但不是无菌)间歇性导尿术(CIC)引进以来,其在脊髓损伤患者的治疗中获得了广泛的认可(National Institute on Disability and Rehabilitation Research,1993)。尽管并未行严谨的对照研究,CIC 较留置导尿维持了更低的膀胱内压且减少了尿路结石的发生,进而减少了下尿路的并发症(Stover et al,1989)。CIC 似乎也减少了留置导尿相关的并发症,例如尿路感染、发热、菌尿,以及局部感染如附睾炎及前列腺炎。Weld 和 Dmochowski(2000)随访了 316 例脊髓损伤患者平均 18.3 年,以观察不同的膀胱管理对所有并发症的影响。CIC 组的患者并发症发生率显著地较留置导尿组的患者低,且较其他治疗方法相比并发症发生率无统计学差异。因而,一般认为 CIC 的应用使脊髓损伤患者长期尿道并发症的风险降至最低水平(Stamm,1975)。

无菌、非无菌或"不接触"CIC 的意义在证据上是有矛盾的。有些研究报道了无菌导尿治疗的患者有着更低的感染发生率(Foley,1929),而其他研究并不支持这一结果(Pyrah et al,1955;Nyren et al,1981)。Bennett 等(1997)报道了一种无菌的 CIC 技术,即用一种牵引套管经过 1.5cm 的远端尿道,这种方法显著地减少了尿路感染的发生。低摩擦力的尿管可能减少对尿道的创伤(Casewell and Phillips,1977;Garibaldi et al,1980),但其对菌尿及尿路感染的影响仍需进一步研究。

(三)临床表现

大部分患菌尿的脊髓损伤患者是无症状的,因为感觉缺失,患者通常无尿频、尿急或排尿困难的感受。更常见的是侧腹、背部或腹部不适,以及导尿期间漏尿、痉挛状态、萎靡、嗜睡、尿液浑浊或恶臭等主诉。尿路感染是脊髓损伤患者发热最常见的原因(Beraldo et al,1993)。

(四)细菌学及实验室诊断

尿液分析提示菌尿及脓尿。脓尿并非感染的诊断指标,因为它可能由尿管刺激引起。美国残疾与康复研究领域研讨学会(1993)建议,使用以下标准来诊断脊髓损伤患者的有意义菌尿。在尿道内留置尿管或耻骨上尿管尿液中检测出有任何细菌均视为有临床意义,因为绝大部分在留置尿管内检测出低水平细菌的患者其菌量都会在短时间内发展至 10^5 CFU/ml 或更多(Cardenas and Hooton,1995)。对于应用 CIC 的患者,菌量大于或等于 10^2 CFU/ml 被认为有意义。而对于未留置尿管的男性,清洁尿液标本中检出大于或等于 10^4 CFU/ml 的细菌被认为有意义。

脊髓损伤患者的菌尿与其他脊髓正常患者的菌尿在病原学、复杂性及病原体耐药谱上有所不同,且受置管类型及时间的影响。大约 20% 的这类患者标本中分离出大肠埃希菌。肠球菌、奇异变形杆菌属和假单胞菌属在脊髓损伤患者中更常见。其他常见的微生物有克雷伯杆菌属、沙雷菌属、葡萄球菌属,以及假丝酵母菌属。大部分短期置管的患者为单一病原体感染,而置管超过一个月的患者多为包含了革兰阴性菌及革兰阳性菌的多病原体感染(Edwards et al,1983)。这些患者标本通常包含 2～4 种菌群,各达到 10^5 CFU/ml 或以上的菌落计数(Monson and Kunin,1974;Nickel et al,1987)。有些标本甚至包含达到上述浓度的 6～8 种菌属(Monson and Kunin,1974)。这种现象是由大概 2 周发作一次的新发菌尿,以及一些菌属在已置管的尿路中能够持续数周或数月联合导致(Edwards et al,1983;Gabriel et al,1996)。两种最持久的菌种分别是大肠埃希菌及斯图普罗威登菌。斯图普罗威登菌除在长期导尿患者外罕见,它可能利用导尿管作为生存环境(Lindberg et al,1975;Hockstra,1999)。

(五)治疗

由于感染菌群多样、抗生素耐药可能性大,必须在开始经验治疗前行尿培养。对于未发热患者,口服氟喹诺酮类药物为可选方案(Cardenas and Hooton,1995)。由于高度耐药,不推荐使用 β 内酰胺类、TMP-SMX 及呋喃妥因。应更换尿管以最大限度保证尿流通畅并清除尿管内细菌灶。对于有发热或寒战的脊髓损伤患者,往往静脉使用氨基糖苷类及青霉素或三代头孢菌素(Cardenas and Hooton,1995)。患者,特别是复发感染的患者有必要咨询有抗生素治疗经验的内科医师。

若治疗 24～48h 后未见临床改善,应再次行尿培养,并根据初次培养结果调整抗菌药物,药敏试验也应当完善。应行影像检查以排除尿路梗阻、结石及脓肿。目前并无公认的治疗持续时间,但推荐对轻症患者治疗 4～5d,对病情较重患者治疗 10～14d(Cardenas and Hooton,1995)。无须行治疗后尿培养,这是因为无症状的细菌再定植是常见的,且没有临床意义。然而,若发现尿素分解细菌感染,应继续行尿培养确保其被根治。复发症状性尿路感染的脊髓损伤患者应行尿路造影及尿流动力学检查,应回顾其膀胱治疗方案,重点关注导尿通畅性、置管手法、间歇导尿频率或排空时间(Cardenas and Hooton,1995)。

对大多数因脊髓损伤导致的神经源性膀胱功能障碍患者,不建议预防性使用抗生素(Morton et al,2002)。预防性使用抗生素并不能显著减少尿路感染的发生率,反而导致抗生素耐药性细菌成倍增加。

复发性的尿路感染可能与储尿期内压过高有关,而采取措施降低储尿期内压可减少症状性尿路感染的发生。对脊髓损伤患者的研究证实膀胱留置尿管超过 10 年能够增加膀胱癌风险。West 等(1999)检查了两个数据库中超过 33 000 例脊髓损伤患者,从中确认了 130 例在 5 年内罹患膀胱癌的患者(占比 0.4%),并提出了一些膀胱癌的风险因素。Vereczky 等(Weyrauch and Bassett,1951)根据 153 例脊髓损伤患者中被诊断出的 7 例膀胱癌患者的结局研究了不同风险因素,在 31 个可能的预测因素中,只有留置尿管的持续时间被认为有临床意义。膀胱黏膜的慢性感染和炎症可能是这些患者的促癌因素（Pyrah et al，1955）；受感染的尿液中产生的亚硝酸盐也可能是致癌刺激物（Najenson et al，1969）。

更进一步关于脊髓损伤与尿路感染的讨论，见第 5 卷第 9 章。

十五、其他感染

（一）弗尼尔坏疽（Fournier 坏疽）

弗尼尔坏疽是一种发生在男性外生殖器的有潜在致死性的坏死性筋膜炎。它还被称为阴囊特发性坏疽、链球菌感染所致阴囊坏疽、会阴蜂窝织炎及自发性暴发性阴囊坏疽（Fournier，1883，1884）。这种疾病首先由 Baurienne 在 1764 年及 Fournier 在 1883 年报道，其特征是健康年轻患者突然发生急性暴发性的特发性生殖器坏疽，并导致外生殖器的坏疽性破坏。目前对于这种疾病的描述与以往有所不同，其发病年龄范围更广，包括老年患者（Bejanga，1979；Wolach et al，1989），多为无痛病程，发作也没那么突然；大约 95% 的病例能明确病因（Macrea，1945；Burpee and Edwards，1972；Kearney and Carling，1983；Jamieson et al，1984；Spirnak et al，1984）。

感染最常来源于皮肤、尿道及直肠区域。已经证实该病与狭窄相关的尿道梗阻、尿外渗和尿路器械操作有关。该病的易感因素包括糖尿病、局部创伤、包皮嵌顿、尿道周围分泌物或尿外渗、直肠或肛门周围感染及手术如包皮环切或疝修补术。感染起源于外生殖器，尤其是因尿道梗阻引发，致病菌可通过阴茎的 Buck 筋膜，沿阴茎和阴囊肉膜、会阴 Colles 筋膜、腹前壁的 Scarpa 筋膜播散。此疾病典型的恶臭可能与厌氧菌感染有关。伤口细菌培养常培养出多种细菌，提示存在厌氧菌-需氧菌的协同作用（Meleney，1933；Miller，1983；Cohen，1986）。病变部位的混合培养包含了兼性微生物（大肠埃希菌、克雷伯杆菌属、肠球菌）和厌氧菌（类杆菌属、梭形杆菌属、梭状芽孢杆菌、微需氧链球菌）。

1. 临床表现

患者常有近期会阴损伤、器械侵入性检查、性传播疾病相关的尿道狭窄或尿道皮肤瘘等病史。疼痛、直肠出血及肛裂病史提示有直肠源性感染。急性和慢性阴囊感染史，以及广泛复发的化脓性汗腺炎或龟头炎病史提示皮肤源性感染。

感染通常以侵入部位旁的蜂窝织炎的形式开始播散。早期，受累部位肿胀、起红斑，当感染累及深筋膜时出现疼痛。疼痛非常剧烈，伴有明显的发热和全身中毒症状（Paty and Smith，1992）。阴囊迅速肿胀且伴有捻发音，深紫色区域迅速发展为广泛性的坏疽。若肥胖的糖尿病患者腹壁受累，病变可迅速扩散。与此相关的特异性泌尿生殖系统症状包括排尿困难、尿道分泌物和尿路梗阻。当患者出现精神状态改变、呼吸急促、心动过速、体温高于 38.3°C 或低于 35.6°C 时，提示出现了革兰阴性菌性败血症。

2. 实验室诊断及影像学结果

由于血栓和瘀斑的形成导致功能性红细胞减少，加之败血症导致红细胞生成减少，患者实验室检查往往可见贫血（Miller，1983）。同样常见血清肌酐水平升高、低钠血症及低钙血症，低钙血症被认为是细菌脂肪酶破坏三酰甘油后释放的游离脂肪酸以离子化形式与钙离子螯合所致。

由于捻发音通常在早期就可以发现，腹部平片和阴囊超声可能对确定是否存在皮下积气有帮助。取溃疡基底部的组织进行活检，其特点是表面有完整的上皮细胞、真皮坏死、血管内血栓形成，以及皮下组织坏死伴多形核白细胞浸润。Stamenkovic 和 Lew（1984）指出，在症状出现21h 内应用冰冻切片可早期诊断并指导恰当的治疗。

3. 治疗

早期诊断非常关键,因为此病发展非常迅速。临床上此病与蜂窝织炎引起的坏死性筋膜炎鉴别较困难,因为它们早期都表现为疼痛、水肿及红斑。然而,当患者除了局部表现外还出现显著的全身中毒的表现,临床医师应警惕弗尼尔坏疽。在外科清创手术术前,应静脉补液、抗生素治疗应作为术前的准备工作。抗生素治疗方案包括广谱抗生素(β-内酰胺类联用β内酰胺酶抑制药)如应用哌拉西林-他唑巴坦,尤其是在怀疑假单胞菌感染时,还可用氨苄西林舒巴坦、万古霉素、碳青霉烯类联用克林霉素或甲硝唑(Morpurgo and Galandiuk,2002)。

即刻行清创术非常重要。根据临床表现(深部疼痛伴斑片状浅感觉迟钝或捻发音,大水疱及皮肤坏死)高度怀疑此疾病的患者,应直接手术治疗。手术应广泛切开皮肤及皮下组织,切开范围应超过受累组织直至发现正常筋膜。切除坏死脂肪和筋膜,并保持创口开放。最初的清创出现任何问题时,可在24～48h后进行二次清创。由于睾丸有独立的血供,而不依赖阴囊筋膜和皮肤的血液循环,所以不需要进行睾丸切除术。怀疑尿道损伤或尿外渗的患者应该进行耻骨上膀胱造瘘。若有结肠或直肠穿孔,应行结肠造瘘术。在清创术和抗生素治疗的基础上联合应用高压氧治疗有希望缩短住院时间、加快伤口愈合、减少坏疽扩散(Paty and Smith,1992)。一旦伤口完全愈合,进行重建(如肌皮瓣)可改善外观。

4. 结果

该病死亡率从7%至75%,平均死亡率约为20%(Cohen,1986;Baskin et al,1990;Clayton et al,1990)。糖尿病患者、酗酒患者,以及临床表现不典型、诊断易延误和扩散范围较广泛的结直肠源性感染的患者,有较高的死亡率。不管其临床表现如何,弗尼尔坏疽是真正需要早期诊断、积极抗菌清创治疗,以降低发病率和死亡率的泌尿外科急症。

(二)尿道周围脓肿

尿道周围脓肿是发生在男性尿道及尿道周围组织的可危及生命的感染。最初,感染受累区域可较小并局限于Buck筋膜。但当感染穿透Buck筋膜后,可有广泛的皮下组织和筋膜坏死。筋膜炎可向后扩散到臀部,向上可扩散到锁骨。迅速诊断和治疗对减少本病患病率和极高的死亡率至关重要。

1. 发病机制

尿道周围脓肿通常是淋病、尿道狭窄性疾病或留置导尿术的后遗症。频繁的经尿道器械操作也与尿道周围脓肿的形成有关。致病菌来自尿液,革兰阴性杆菌,肠球菌和厌氧菌是最常见的致病菌;亦常见多种细菌感染。正常情况下寄生在男性尿道中的厌氧菌,在伤口细菌培养中也比较常见。

2. 临床表现

症状和体征包括94%患者出现阴囊肿胀、70%患者出现发热、19%患者有急性尿潴留、11%患者有自发性脓肿破溃引流,以及5%～8%患者出现排尿困难及尿道分泌物。从早期症状的出现到典型症状的出现平均间隔21d;首杯尿样分析可发现脓尿和菌尿。

3. 治疗

治疗包括立即行耻骨上膀胱造瘘及大范围的清创术。应用氨基糖苷类和头孢类抗菌药物治疗往往有效。在药敏试验结果明确后可选择更有针对性抗生素治疗。经会阴尿道造口术或长期耻骨上膀胱造瘘术可预防疾病复发,也应在弥散性尿道狭窄患者中考虑上述治疗方案。尽管较少出现恶变,但组织活检对疾病诊断和治疗还是很重要的。

要点:其他感染

- 弗尼尔坏疽是起自会阴皮肤、阴囊、尿道或直肠的坏死性筋膜炎。
- 紧急外科清创和广谱抗菌药物使用是治疗弗尼尔坏疽的关键。
- 尿道周围脓肿可继发于尿道狭窄或留置导尿术;治疗包括外科清创、耻骨上膀胱造瘘和抗生素治疗。

参考文献

完整的参考文献列表通过 www.expertconsult.com 在线获取。

推荐阅读

Anderson GG, Dodson KW, Hooton TM, et al. Intracellular bacterial communities of uropathogenic Escherichia coli in urinary tract pathogenesis. Trends Microbiol 2004;12:424-30.

Asscher AW,Chick S,Radford N,et al. Natural history of asymptomatic bacteriuria in nonpregnant women. In: Brumfitt W,Asscher AW, editors. Urinary tract infection. London:University Press;1973. p. 51.

Dajani AS,Taubert KA,Wilson W,et al. Prevention of bacterial endocarditis:recommendations by the American Heart Association. JAMA 1997;277:1794-801.

Eknoyan G,Qunibi WY,Grissom RT,et al. Renal papillary necrosis:an update. Medicine(Baltimore) 1982;61: 55-73.

Elliott TS,Reed L,Slack RC,et al. Bacteriology and ultrastructure of the bladder in patients with urinary tract infections. J Infect 1985;11:191-9.

Foxman B. Epidemiology of urinary tract infections:incidence, morbidity,and economic costs. Am J Med 2002; 113(Suppl. 1A):5S-13S.

Gupta K,Scholes D,Stamm WE. Increasing prevalence of antimicrobial resistance among uropathogens causing acute uncomplicated cystitis in women. JAMA 1999; 281:736-8.

Hooton TM,Stamm WE. Management of acute uncomplicated urinary tract infection in adults. Med Clin North Am 1991;75:339-57.

Hultgren SJ,Porter TN,Schaeffer AJ,et al. Role of type 1pili and effects of phase variation on lower urinary tract infections produced by Escherichia coli. Infect Immun 1985;50:370-7.

Hultgren SJ,Schwan WR,Schaeffer AJ,et al. Regulation of production of type 1pili among urinary tract isolates of Escherichia coli. Infect Immun 1986;54:613-20.

Mabeck CE. Treatment of uncomplicated urinary tract infection in nonpregnant women. Postgrad Med J 1972; 48:69-75.

Martinez JJ,Hultgren SJ. Requirement of Rho－family GTPases in the invasion of type 1－piliated uropathogenic Escherichia coli. Cell Microbiol 2002;4:19-28.

Mulvey MA. Adhesion and entry of uropathogenic Escherichia coli. Cell Microbiol 2002;4:257-71.

Mulvey MA,Lopez－Boado YS,Wilson CL,et al. Induction and evasion of host defenses by type 1－piliated uropathogenic Escherichia coli. Science 1998;282:

1494-7.

Mulvey MA,Schilling JD,Martinez JJ,et al. Bad bugs and beleaguered bladders:interplay between uropathogenic Escherichia coli and innate host defenses. Proc Natl Acad Sci U S A 2000;97:8829-35.

National Institute on Disability and Rehabilitation Research. The prevention and management of urinary tract infections among people with spinal cord injuries. National Institute on Disability and Rehabilitation Research consensus statement. January 27－29, 1992. SCI Nurs 1993;10:49-61.

Nicolle LE,Bradley S,Colgan R,et al. Infectious Diseases Society of America guidelines for the diagnosis and treatment of asymptomatic bacteriuria in adults. Clin Infect Dis 2005;40:643-54.

Schaeffer AJ,Jones JM,Dunn JK. Association of in vitro Escherichia coli adherence to vaginal and buccal epithelial cells with susceptibility of women to recurrent urinary－tract infections. N Engl J Med 1981;304:1062-6.

Stamey TA. Pathogenesis and treatment of urinary tract infections. Baltimore:Williams & Wilkins;1980.

Stamey TA,Govan DE,Palmer JM. The localization and treatment of urinary tract infections:the role of bactericidal urine levels as opposed to serum levels. Medicine (Baltimore) 1965;44:1-36.

Stamm WE. Recent developments in the diagnosis and treatment of urinary tract infections. West J Med 1982; 137:213-20.

Stamm WE. Catheter－associated urinary tract infections: epidemiology,pathogenesis, and prevention. Am J Med 1991;91:65S-71S.

Turck M,Goffe B,Petersdorf RG. The urethral catheter and urinary tract infection. J Urol 1962;88:834-7.

Vromen M,van der Ven AJ,Knols A,et al. Antimicrobial resistance patterns in urinary isolates from nursing home residents:fifteen years of data reviewed. J Antimicrob Chemother 1999;44:113-6.

Warren JW,Abrutyn E,Hebel JR,et al. Guidelines for antimicrobial treatment of uncomplicated acute bacterial cystitis and acute pyelonephritis in women. Infectious Diseases Society of America(IDSA). Clin Infect Dis 1999;29:745-58.

（于　浩　吴少旭　**编译**　林天歆　**审校**）

第24章 膀胱疼痛综合征(间质性膀胱炎)及其相关疾病

Philip M. Hanno, MD, MPH

膀胱疼痛综合征/间质性膀胱炎(bladder pain syndrome or interstitial cystitis,BPS/IC),是一种根据临床表现来诊断的疾病状态,需要引起临床医师的高度重视。当患者出现慢性盆腔疼痛和尿频,且疼痛因膀胱充盈而加重时,就需要在鉴别诊断时考虑 BPS/IC。同时BPS/IC 可以认为是多种症状的集合,需要在开始经验性治疗之前或治疗开始时及时加以鉴别(Blaivas,2007)。当患者症状持续至少 6周,排除其他疾病的情况下要考虑为 BPS/IC 的可能。BPS/IC 是一种综合征,其诊断需排除其他疾病并且大部分 BPS/IC 对各种治疗方法的一种具有好的疗效。目前高达 3% 的女性存在与诊断相符的症状(Berry et al,2011)。以往数据表明,女性与男性的发生率比例约为 5∶1,但新的流行病学数据表明,该病症在美国男性患病率接近女性患病率(Suskind et al,2013a)。

间质性膀胱炎是对该病症最初的一种称呼,它对该临床综合征的描述不够全面,甚至与某些病例的病理表现也没太大关联,这都促使我们需要重新考虑这个病症的名称以及其在医学谱上的位置(Hanno,2008a)。该病症原来被认为是一种膀胱疾病,现在则认为是一种慢性疼痛综合征(Janicki,2003)。大多数情况下,这个综合征可能始于膀胱病变,但并非全部患者都如此(该病变因为在一小部分患者中,膀胱全切术对其治疗无效,最终在一小部分受影响的患者中发展成为膀胱切除术治疗无效的疾病)(Baskin and Tanagho,1992)。它与 3 型慢性盆腔疼痛综合征(chronic pelvic pain syndrome,CPPS)或非细菌性前列腺炎的关系尚不清楚(Chai,2002;Hakenberg and Wirth,2002)。但是这种关联为解决这种具有复杂病因和治疗难题的病症提供了一定价值的线索(Rodriguez et al,2009)。

BPS/IC 涵盖了"疼痛性膀胱"的疾病综合征的主要部分,其包括了一大群伴随有膀胱、尿道与(或)盆腔疼痛,尿路刺激症状(尿急、尿频、夜尿、排尿困难),同时尿细菌培养阴性的患者。许多已被证实的病因可导致膀胱疼痛的状态,包括放射性膀胱炎,还包括目前常规方法不能检测到的微生物所致的膀胱炎、氯胺酮膀胱炎(Winstock et al,2012)和系统性疾病导致的膀胱病变。另外,许多妇科疾病可与 BPS/IC 相混淆(Kohli et al,

1997；Howard 2003a，2003b)。总之，它并没有很容易辨别的病因。

　　最常见的症状是痛觉过敏，一种被放大了的正常感觉。病理检查没有特异性表现，即使麻醉下行膀胱水扩张后，膀胱镜检发现黏膜出血点也不再是诊断 BPS/IC 的必要条件(Erickson，1995；Waxman et al，1998；Erickson et al，2005)。BPS/IC 实际上是个排除性诊断。它可以有多方面的病因，但最终是膀胱对不同类型的损害表现的共同反应。患者常因误诊为心理问题、膀胱过度活动或慢性泌尿系统感染而深受困扰。但部分有特定特征的患者在膀胱内膜中有不连续的炎症病变(Hunner 病变)，这部分患者是可以被成功治疗的(Nordling et al，2012)。

一、定义

　　"它就像是夜空中的星座一样，构成很繁复，但我们却能够看到其整体的表现"(Mäkelä and Heliövaara，1991)。这个对纤维肌痛的生动描述也可以应用到 BPS/IC 上来。的确，曾经有过这样的争论，是不是每个医学疾病都必须至少有一个躯体症状(肠易激综合征，慢性盆腔疼痛，纤维肌痛，紧张性头痛，非心源性胸痛，过度通气综合征)，且该症状最好被定位为整体躯体功能症状的一部分，而不是像我们目前一样以症状为基础来对疾病进行分类，这样更能反映专业的特点，得到专业化的治疗(Wessely and White，2004)。

　　BPS/IC 是一种患者在没有其他确定的病因情况下基于膀胱和(或)盆腔疼痛以及尿急或尿频相关的慢性疼痛症状的临床诊断。它在 20 世纪被不断地尝试去定义，并且有关定义问题最近变得更加突出，许多新的定义涌现并尝试明确诊断(框图 24-1)。国际尿控协会(International Continence Society，ICS)更倾向于用膀胱疼痛综合征(painful bladder syndrome)这个表达方式。他们将其定义为：与膀胱充盈相关的耻骨上部位的疼痛，伴随着其他症状，例如，白天和晚上的尿频症状，但没有尿路感染或其他明显的病变的证据(Abrams et al，2002)。ICS 保留了 IC 这个诊断，并将该诊断应用于有典型膀胱镜表现及病史特征的患者，但没有进一步详细说明。由于这个定义

将疼痛限制在耻骨上位置并且要求疼痛与膀胱充盈有关联，所以可能会漏诊 36% 的患者(Warren et al，2006)。

框图 24-1　膀胱疼痛综合征，疼痛性膀胱综合征和间质性膀胱炎的定义历史

- 1887 年，Skene(1887)：一种炎症，部分或完全破坏了黏膜层并延伸到肌壁层
- 1915 年，Hunner(1915)：一种特殊的膀胱溃疡，有尿频和膀胱症状(痉挛)患者对所有常规治疗无效时考虑此疾病
- 1951 年，Bourque(1951)：患者长期遭受慢性膀胱不适，时刻需要小便，伴有每次排尿时疼痛感
- 1978 年，Messing 和 Stamey(1978)：非特异的和高度主观性的症状，如尿频、尿急和疼痛，排尿时缓解，麻醉下膀胱扩张见小球样出血
- 1990 年，修订的糖尿病和消化和肾疾病研究所(NIDDK)标准(Wein et al，1990)：麻醉下膀胱镜下发现黏膜小球状出血或 Hunner 溃疡，同时有膀胱相关疼痛或尿急症状，症状持续大于 9 个月，每天排尿频次至少 8 次，夜尿至少 1 次，测压时膀胱容量小于 350ml
- 1997 年，NIDDK 间质性膀胱炎数据库研究入选标准(Simon et al，1997)：在没有其他明确的原因的情况下，至少 6 个月不明原因的尿急或尿频(每天排尿至少 7 次)或盆腔疼痛
- 2008 年，欧洲间质性膀胱炎研究协会(ESSIC)(van de Merwe et al，2008)：慢性(超过 6 个月)骨盆疼痛与膀胱相关的不适，伴有至少一个其他泌尿系统症状，如持续的尿急尿频。必须排除可疑疾病
- 2009 年，日本泌尿协会(Homma et al，2009)：满足以下三种情况诊断为该病症：①有尿频、膀胱过敏和(或)膀胱疼痛等下尿路症状；②膀胱扩张后内镜下见 Hunner 溃疡和(或)黏膜出血；③排除可疑的疾病，如感染，恶性肿瘤或尿道结石
- 2009 年，尿动力学和女性泌尿学会(SUFU)非正式国际对话共识会议(Hanno and Dmochowski，2009)：与膀胱相关的不愉快感(疼痛，压迫感，不适)，持续时间超过 6 周的下尿路相关症状，不存在感染或其他明确原因
- 2011 年，美国泌尿协会：在没有感染或其他明确原因的情况下，感觉到与膀胱相关的不愉快感(疼痛，压迫感，不适)，持续超过 6 周的下尿路相关症状

　　由于没有 IC 明确诊断的标准，在这一章里我们将 BPS/IC 和 IC 作为可以互换的概念，因为除了近期的文献外，其他所有的文章都将该综合征

表述为 IC。欧洲间质性膀胱炎研究学会（European Society for the Study of Interstitial Cystitis，ESSIC）的定义在临床上是有价值的，并且长期以来的修正可能使其更加敏感和具有包容性（Mouracade et al，2008）。尿动力学和女性泌尿学会（Society for Urodynamics and Female Urology，SUFU）对这个定义做了微小修改，一些临床医师可能会优先考虑使用它。SUFU 的定义以及术语间质性膀胱炎/膀胱疼痛综合征也被美国泌尿协会（AUA）指南采用（Hanno et al，2011）。也许比大多数疾病更重要的是，我们如何全面地了解 BPS/IC 是至关重要的。这种模式的改变，即从膀胱疾病（恰当地命名为间质性膀胱炎）到慢性疼痛综合征（膀胱疼痛综合征），值得我们讨论。

二、历史回顾

回顾近代医学史，我们可以发现，IC 在 19 世纪被认为是一种病理学概念（Christmas and Sant，1997；Parsons and Parsons，2004）。一个名叫 Joseph Parrish 的费城外科医师于 1836 年的一篇文章中描述了 3 例有严重下尿路症状但没有膀胱结石的病例，并将该病症命名为"膀胱三叉神经痛"（Parrish，1836）。Teichman 认为，这或许是有关 IC 最早的描述（Teichman et al，2000）。50 年后，Skene 用 IC 这个词来形容一种能够部分或全部破坏膀胱黏膜层甚至深达肌层的炎症（Skene，1887）。

20 世纪早期，在一次 AUA 新英格兰分区的会议上，Guy Hunner 报道了 8 例女性患者，其耻骨上疼痛、尿频、夜尿、尿急症状的病史平均持续了 17 年（Hunner，1915，1918）。他将人们的注意力吸引到这个疾病上来，同时，他所描述的在膀胱壁上的红色出血区域就被称为"Hunner 溃疡"。后来，根据 Walsh（1987）的观察，这是一件非常不幸的事。在 20 世纪早期，当时能够得到的最好的膀胱镜只能提供并不十分清晰的、光线微弱的膀胱底部成像。这就难怪当 Hunner 看到膀胱壁上的红色出血区域时就以为那是溃疡了。在接下来的 60 年里，泌尿外科医师都在寻找这种溃疡，但都因为没有找到而不能做出诊断。这个疾病在过去被认为是膀胱局部炎症而不是全膀胱炎。

Hand（1949）最先发表了关于这个疾病的回顾性文章，里面报道了 233 个病例。回过头来看，他的文章是个里程碑，超前于那个时代多年。他的许多流行病学发现至今仍经得起考验，关于临床发现的描述也一直被重复引用。"我经常对比观察在进行第一次膀胱扩张之前以及扩张当时看起来正常的黏膜，在接下来的扩张中如何表现为典型的 IC。"他记录到"小的、个别的黏膜下出血形态各异……圆点状的出血……对膀胱容量影响很小甚至没有影响。"他描述了该病症的 3 个分级，第 3 级的表现符合 Hunner 关于小容量、挛缩膀胱的描述。69% 的患者为 1 级病变，只有 13% 的患者达到 3 级病变。

Walsh（1978）用"小球状出血"这个词来形容 Hand 所描述的出血点。但直到 Messing 和 Stamey（1978）讨论 IC 的"早期诊断"时才将人们的注意力从寻找溃疡转移到以下概念上来：①症状和麻醉下膀胱水扩张时发现的膀胱黏膜小球状出血才是疾病的标志；②这个诊断是一个排除性诊断。

Bourque 对 IC 的描述（很难定义，但是当人们看到它时就知道它）已有 60 多年的历史，值得回忆。"我们都曾遇到过这样的患者，他们的膀胱长期遭受慢性疾病的折磨；我们指的是那些苦恼的人，不仅是周期性的，而且是经常的，他们在白天和夜晚的任何时候，都要经常小便，每次他们都感到痛苦。我们都知道这些可怜的病人是多么的不快乐，以及这些令人沮丧的膀胱症状是如何最终影响他们的健康状况与精神状况"（Bourque，1951）。

虽然让人记忆深刻，但 Bourque 的定义以及其他类似的描述并不适合用来作为这个疾病的定义。作为定义应该能够帮助临床医师做出诊断和设计研究方案对问题进行更深入的探讨。由 Vicki Ratner 医师所带领的一群备受折磨的患者做出的努力，提起了医师的兴趣和政府参与研究的兴致。Vicki Ratner 是纽约市的一位整形医师，她于 1984 年在纽约市的寓所客厅里成立了第一个患者支持团队（Ratner et al，1992，1997），叫作间质性膀胱炎协会。他们工作的第一步就是制定一个对该病有用的定义。所以说，如果想要了解 BPS/IC 的近代史，最好的方法就是通过对其定义形成的历史进行回顾。

(一)定义的演变

有数据表明,妇女真正的尿频症状可以定义为,经常性排尿间隔小于 3 个小时;另外,40 岁以上的妇女,25%的人每晚至少有一次夜尿(Glenning,1985;Fitzgerald and Brubaker,2003)。然而,女性的膀胱容量在 80、90 岁之前一直呈下降趋势,有初始尿意感的膀胱容量随着年龄的增长而增长(Collas and Malone-Lee,1996)。如果将 90%的数值所在的区域作为正常范围的话,在此范围内的 40 多岁人群的排尿次数,男性最大相差 6 次,女性最大相差 9 次(Burgio et al,1991)。人们对不同排尿次数的尿频的苦恼程度存在极大差异(Fitzgerald et al,2002),或许可以根据排尿的绝对次数为基础做出一个 BPS/IC 的症状性状诊断;但排尿次数与摄入液体量的比值,甚至是对"尿频的自我感觉"也许都比绝对的排尿次数更加准确。

为了给 IC 一个定义,让不同地区不同医师诊治的患者能够进行比较,国际糖尿病、消化和肾脏疾病协会(National Institute of Diabetes and Digestive and Kidney Diseases,NIDDK)于 1987 年 8 月举行了一次研讨会,在这次会议上确定了诊断 IC 的统一标准(Gillenwater and Wein,1988)。这些标准并不是为了给这个病症下定义,而是为了确保基础和临床研究中的患者群体具有可比性。在经过试点研究测试后,该标准正式开始使用,并在 1 年后 NIDDK 的另一次研讨会上进行了修正(Wein et al,1990)。详见框图 24-2。

虽然最初只是用来作为一个研究的工具,NIDDK 的"研究定义"后来却始料未及地成了该病实际上的定义。用排除其他疾病的办法来进行诊断,Hald 将这样的做法生动的形容为"悬在空中的洞"(George et al,1986)。其中的某些标准主要是为了对 IC 做出一个严谨的诊断而服务的,但也只能用来进行排除。可是,因为存在某些不确定性,这些患者或许应该从研究中剔除出并单独进行归类。尤其是排除标准 4、5、6、8、9、11、12、17 和 18,只是相对来说的。患有 BPS 的特发性"感觉急迫性"的患者,即不伴膀胱顺应性降低或逼尿肌过度活动的膀胱感觉过敏者,其中 IC 的比例尚不清楚(Frazer et al,1990)。在扩张前后

发现膀胱黏膜小球状出血的特异性值得怀疑(Erickson 1995;Waxman et al,1998;Tomaszewski et al,2001)。同样的,它的灵敏度目前也不清楚,但有些明确有 IC 症状的患者在麻醉下进行膀胱镜检查时却可以没有该表现(Awad et al,1992;Al Hadithi et al,2002)。膀胱溃疡也极其少见(Sant,1991)。但有一个加州的研究却发现 20%的患者有膀胱溃疡(Koziol,1994)。随着越来

框图 24-2　NIDDK 关于 IC 的诊断标准

要诊断为 IC 患者,必须在膀胱镜下发现黏膜小球状出血或经典的 Hunner 溃疡,同时还必须具有膀胱相关疼痛或尿急症状。必须在麻醉下,压力为 80~100cmH$_2$O,持续 1~2min 的膀胱灌注扩张后再进行检查以寻找黏膜小球状出血。在评估前最多可以进行 2 次膀胱扩张。膀胱黏膜的小球状出血必须是弥散性的:超过 3/4 的膀胱黏膜面积,并且每个 1/4 的面积至少有 10 处。以下任何一点的出现可以排除 IC 的诊断。

1. 在清醒状态下以气体或液体为填充介质进行膀胱测压时膀胱容量大于 350ml
2. 用 100ml 的气体或 150ml 的液体充盈膀胱时无急迫的排尿感
3. 用上述方法进行膀胱测压时出现了膀胱非主动的收缩
4. 症状持续小于 9 个月
5. 没有夜尿症状
6. 应用抗生素或解痉药物后症状缓解
7. 每天清醒的状态下排尿频次小于 8 次
8. 3 个月内曾有细菌性膀胱炎或前列腺炎的诊断
9. 膀胱或尿路结石
10. 生殖器疱疹活动期
11. 子宫、宫颈、阴道或尿道肿瘤
12. 尿道憩室
13. 环磷酰胺或其他的化学性膀胱炎
14. 膀胱结核
15. 放射性膀胱炎
16. 良性或恶性的膀胱肿瘤
17. 阴道炎
18. 年龄小于 18 岁

From Wein AJ,Hanno PM,Gillenwater JY. Interstitial cystitis: an introduction to the problem. In: Hanno PM,Staskin DR,Krane RJ,et al,editors. Interstitial cystitis. London:Springer-Verlag;1990. p. 13-5.

越多的泌尿外科医师和妇科医师发现一些微小的病变,并且在斯堪的纳维亚的患者中有 50% 出现了这种情况,Hunner 的发现已经得到了更多的认可(Logadottir et al,2012)。该诊断标准略过了特异性的病理表现,因为关于病理表现,如果真的有的话,临床诊断是否需要病理表现支持或者说单凭病理表现可否做出临床诊断,这个问题目前尚无一致的意见(Hanno et al,1990,2005a;Tomaszewski et al,1999,2001)。

由于医学界意外地将 NIDDK 的研究标准作为 IC 的诊断标准,人们开始意识到或许多遭受这种症状折磨的患者被误诊了。多中心的 IC 数据库(Interstitial Cystitis Data Base,ICDB)研究了 NIDDK 收集的从 1993 年 5 月至 1995 年 12 月 424 例 IC 患者的数据。这次所制定的入选标准比那些为了研究而公布的标准更加贴近临床(Simon et al,1997),详细情况见框图 24-3。在讨论这些定义标准的过程中(Hanno et al,1999a,1999b),NIDDK 的诊断标准完成了它们的使命。90% 的临床专家都表示,根据 ICDB 的标准诊断为 IC 的患者的确患有该病症。然而,60% 由临床经验丰富的医师诊断为 IC 的患者却不符合 NIDDK 的标准。ESSIC 定义为骨盆疼痛超过 6 个月,被认为与膀胱有关的压迫感或不适,伴有至少另一种泌尿系统症状,如尿急、尿频,排除其他引起症状的可疑性疾病(van de Merwe et al,2008)。该定义容许更多的患者纳入到 IC/BPS 综合征中,为许多原本未被诊断的患者提供诊断和治疗(Proaño et al,2013)。尽管 IC 的症状及相关问题的研究已经有一定程度的进展,也得到了验证(O'Leary et al,1997;Goin et al,1998),但这些都不是为了诊断或定义 IC,而是为了从症状学的角度来衡量疾病的严重程度及监测它的进展和恢复(Moldwin and Kushner,2004)。

现在,IC/BPS 不仅是一种与膀胱相关的症状表现出来的慢性疼痛综合征,而且还被认为是一种在许多患者中不一定是单独存在于膀胱疾病的综合征(Hanno,2008b)。一项正在进行且已为期 10 年的由卫生研究院牵头的研究项目——慢性盆腔疼痛研究(Study of Chronic Pelvic Pain,MAPP)研究网络(mappnetwork.org),显示这种模式反映在当前的许多学科中。具有 Hunner 病

变的患者亚群似乎确实患有原发性膀胱疾病,但是在没有内镜检查的帮助下,他们的症状与一般 IC/BPS 人群无法区分(Nordling et al,2012)。平均而言,这些患者的年龄比非 Hunner 患者大 20 岁,并且在麻醉情况下具有较小的膀胱容量(Logadottir et al,2012)。

框图 24-3 间质性膀胱炎数据库(ICDB)研究入选标准

1. 被告知后统一参加研究
2. 在研究过程中被告知后同意接受在全麻或局麻下的膀胱镜检查
3. 至少年满 18 岁
4. 有尿急、尿频或尿痛症状超过 6 个月
5. 每天排尿至少 7 次,或者有一定程度的尿急、尿痛(通过线性的类比尺度来衡量)
6. 现阶段没有泌尿生殖系结核的病史
7. 没有尿道肿瘤病史
8. 没有膀胱恶性病变、高级别分化不良病变或者原位癌病史
9. 男性,没有前列腺癌病史
10. 女性,近 3 年没有患卵巢、阴道或宫颈肿瘤
11. 女性,目前没有阴道炎、线索细胞、阴道毛滴虫、真菌感染
12. 近 3 个月内没有细菌性膀胱炎
13. 过去的 3 个月没有活动性的疱疹
14. 近 3 个月没有应用治疗尿路感染的抗生素
15. 从未用过环磷酰胺进行治疗
16. 从没有放射性膀胱炎
17. 没有神经性的膀胱功能障碍(例如,脊髓损伤、脑卒中、帕金森病、多发性硬化、脊柱裂或糖尿病膀胱病)
18. 没有膀胱出口梗阻(通过尿动力学检查确认)
19. 男性,近 6 个月里没有细菌性前列腺炎
20. 近 3 个月里没有膀胱结石、输尿管结石或尿道结石
21. 近 3 个月没有尿道炎
22. 近 3 个月没有在全麻下进行过尿道扩张、膀胱测压检查、膀胱镜或膀胱活检等检查
23. 从来没有进行过膀胱扩大术、膀胱切除术、膀胱松解术或神经切除术等术式
24. 没有小于 12Fr 的尿道狭窄

From Simon LJ, Landis JR, Erickson DR, et al. The Interstitial Cystitis Data Base study: concepts and preliminary baseline descriptive statistics. Urology 1997; 49: 64-75.

(二)命名与分类

为了与 AUA 指南相一致,本章使用了关于尿失禁国际咨询会上的术语,即膀胱疼痛综合征。但也保留了间质性膀胱炎这个术语,以便于识别和理解。这种变化意味着它是推动治疗的症状,并且间质性膀胱炎是否应该指膀胱疼痛综合征的不同亚组(即,具有 Hunner 病变的那些患者),目前还不清楚(Hanno et al,2011;Fall and Peeker,2013;Hanno et al,2013)。

过去 170 年间的文献已经显示疾病的描述和命名方面有了许多变化。该综合征已被称为三叉神经痛样膀胱、间质性膀胱炎、实质性膀胱炎、Hunner 溃疡、全层溃疡性膀胱炎、尿道综合征和膀胱疼痛综合征(Skene,1887;Hunner,1918;Powell and Powell,1949;Bourque,1951;Christmas and Sant,1997;Teichman et al,2000;Dell and Parsons,2004)。“间质性膀胱炎”其实是一种误称,在许多患者中,不仅没有间质性炎症,而且在组织病理学上可能根本没有炎症(Lynes et al,1990a;Denson et al,2000;Tomaszewski et al,2001;Rosamilia et al,2003)。“间质膀胱炎”只关注于膀胱,并不能显示从医师和患者的角度判断病情。这种文本上的排他性忽略了病症与各种骨盆、骨盆外及非泌尿系统症状和相关疾病(Clauw et al,1997)的高共病性,而这些疾病通常在膀胱病症出现后出现或发展(Wu et al,2006)。

随着 ICS 在 2002 年对膀胱疼痛综合征有了正式的定义,有关术语的讨论成为国际关注的焦点(Abrams et al,2002)。

2003 年 3 月,在京都举行的日本间质性膀胱炎国际咨询会(International Consultation on Interstitial Cystitis,Japan,ICICJ)上,人们一致认为,当盆腔疼痛持续至少 3 个月,且没有明显可治疗的疾病或病理发现时,间质性膀胱炎应扩大为间质性膀胱炎/慢性骨盆疼痛综合征(Ueda et al,2003)。

在京都议定书之后不久,ESSIC 在哥本哈根召开了第一次会议。会上讨论了有关命名问题,但没有做出决定。会议的重点是如何对诊断进行评估(Nordling et al,2004)。

2003 年在 NIDDK 会议上,议题为“对间质性膀胱炎的研究见解”,结论是“间质性膀胱炎”最终将被替换为该综合征的唯一名称。这将是几年来

一个渐进的过程。在会议上,该病症被称为间质性膀胱炎/疼痛性膀胱综合征,与 ICS 命名法一致(Hanno et al,2005b)。

2004 年在罗马举行的多国间质性膀胱炎协会成立大会上,得出的结论是该综合征应称为疼痛性膀胱综合征/间质性膀胱炎或 PBS/IC,以在缩写词中显示出其知识和分类层次结构(Hanno et al,2005b)。

由 ICS 和国际泌尿协会与世界卫生组织共同发起的 2004 年尿失禁问题国际协商会议将该综合征列为其咨询的一部分。报告中的章节题为“疼痛性膀胱综合征(包括间质性膀胱炎)”,表明 IC 在更广泛的综合征概念中形成了可识别的一部分。由于这一区别很难界定,该综合征被称为 PBS/IC(一个包容性概念)(Hanno et al,2005a)。IC 患者可能是一组具有典型组织学和膀胱镜特征的患者亚群(Peeker and Fall,2002a),但这些特征仍然存在争议,并且有些不明确。

2006 年 6 月,Abrams 和他的同事发表了一篇关于命名问题的社论(Abrams et al,2006)。他们指出,“如果医学术语有明确的诊断特征,可以转化为已知的病理生理学过程,从而获得有效的治疗,这是一种优势。不幸的是,在大多数疼痛、妇科和泌尿外科诊所中,患者所遭受的疼痛综合征并不是这样的。在很大程度上,这些‘诊断’描述了那些没有公认标准定义的综合征,但反映了综合征的病理生理学原因。不幸的是,用于描述病症的术语可能会促使医师、外科医师和患者对治疗的错误看法。这些基于器官的诊断是不明确的、误导性的和无益的,并且可能导致错误甚至危险的治疗。”社论继续指出,对一系列症状组合使用单一病理描述性术语(间质性膀胱炎)并不适合患者,并提出了更宽泛的术语疼痛性膀胱综合征,目的是定义和研究在 PBS 范畴内可清楚识别的患者亚群。它将属于 CPPS 的范畴。受影响的患者将根据受影响的主要器官进行区分。与单个器官无关的疼痛会被归入综合征。

人们可以在这里看到一种新模式的开始,这种模式可能会改变临床和基础科学研究的重点,并且消除了终末器官必然是唯一或主要研究靶点的假设,虽然终末器官被纳入疾病命名。

2006 年秋季由 NIDDK 举行的大型双年度

IC 研究会议上（"疼痛性膀胱综合征/间质性膀胱炎前沿"），ESSIC 小组花了大量时间提出的想法和结论。ESSIC 认为，疼痛性膀胱综合征可以重新命名为膀胱疼痛综合征，然后进行类型指定。原因有以下几点：①术语疼痛性膀胱综合征不适合其他骨盆疼痛综合征如尿道或外阴疼痛综合征的分类；②ICS 的定义会漏诊超过 1/3 的患者；③该命名有不同的解释。BPS 有两个特征：第一个是膀胱镜检查与膀胱扩张（CHD）发现（1、2 或 3，表明严重程度增加），第二个是相应活检结果（A、B 和 C，表明病理严重程度等级增加）（表 24-1）。虽然 CHD 和膀胱活检都没有被规定为评估的重要部分，但是可根据是否进行其中任何一种操作对患者进行分类，这样的话，可以随诊具有相似症状的患者并研究每个队列的发病史、预后和对治疗的反应情况等（van de Merwe et al，2008）。

表 24-1 欧洲间质性膀胱炎分类系统研究学会

活检	水扩张膀胱镜检查			
	未做	正常	小球状出血[*]	Huner 病变[†]
未做	××	1×	2×	3×
正常	×A	1A	2A	3A
可疑阳性	×B	1B	2B	3B
阳性[‡]	×C	1C	2C	3C

[*] 膀胱镜检查肉芽等级 Ⅱ 至 Ⅲ 级。[†] 有或没有小球状出血

[‡] 组织学显示炎性浸润和（或）逼尿肌肥大细胞增多和（或）组织肉芽形成和（或）间质纤维化

From van de Merwe JP，Nordling J，Bouchelouche P，et al. Diagnostic criteria，classification，and nomenclature for painful bladder syndrome/interstitial cystitis：an ESSIC proposal. Eur Urol 2008；53：60

正如 Baranowski 及其同事在 2008 年初所设想的那样，BPS 因此被定义为具有一系列症状的疼痛综合征，其中最重要的是被认为存在于膀胱中的疼痛（Baranowski et al，2008）。IC 被认为是涉及终末器官、内脏-神经的疼痛综合征，而 BPS 可以被认为是涉及终末器官（膀胱）和神经内膜（肌病）机制的疼痛综合征。在 IC 中，人们期待终末器官的病理学检查结果，而在更广泛的 BPS 中不一定是这种情况。

绘制靶向目标是一种教学上非常有用的方法来显示一个概念的转变（图 24-1）。慢性骨盆疼痛可能有很多原因，当一个原因不能确定时，这种情况就被描述为盆腔疼痛综合征。在一定程度上，它可以被区分为泌尿外科、妇科、皮肤科疾病等，并通过器官系统进一步分类。有时可以根据感知到疼痛的部位进一步区分泌尿系统疼痛综合征，例如膀胱、前列腺、睾丸和附睾疼痛综合征。最后，BPS 的类型可以进一步定义为 IC 或简单地按 ESSIC 标准分类。由于美国社会保障局和私人保险公司只认可 IC，而不认可膀胱疼痛综合征这一术语，患者对任何可能导致间质性膀胱炎的命名变化感到担忧，并且潜在的利益可能会受到不利影响。间质性膀胱炎这一概念在病因和终末器官受累方面可能具有误导性，是否应该保持间质性膀胱炎这一难以定义的术语，是一个持续存在争议的主题（Hanno and Dmochowski，2009）。

要点：定义

- 疼痛性膀胱疾病综合征包括大量患有膀胱和（或）尿道和（或）骨盆疼痛、刺激性排尿症状和无细菌性尿的患者，其中许多具有特定的明确病因。

- 膀胱疼痛综合征包括上述综合征的一部分，是一个临床诊断，其主要基于患者在没有其他明确的导致症状的原因的情况下，感觉到来自膀胱和（或）骨盆的慢性疼痛，伴有尿急或尿频等症状。

- 对于较早期的间质性膀胱炎是否应该指 BPS 的一个特定亚型（即具有 Hunner 病变的 BPS），目前尚不清楚。

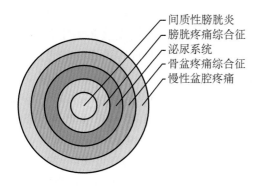

图 24-1　**骨盆疼痛综合征分类的概念化**(From Hanno PM. Interstitial cystitis/painful bladder syndrome/bladder pain syndrome:the evolution of a new paradigm,Proceedings of the International Consultation on Interstitial Cystitis, Japan:Comfortable Urology Network;2008. p. 2-9.)

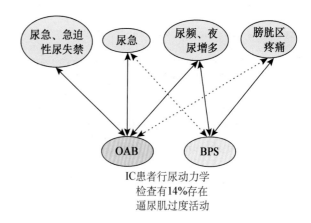

图 24-2　**膀胱过度活动症(OAB)和膀胱疼痛综合征(BPS)两者关系示意图**(From Abrams P,Hanno P, Wein A. Overactive bladder and painful bladder syndrome:there need not be confusion. Neurourol Urodyn 2005;24:149-50.)

　　尿急是这群患者最常见的主诉。ICS对尿急定义为"突然出现的强制性的排尿欲望,而且难以推迟排尿"(Abrams,2002),这种表现可以用来诠释逼尿肌过度活动或BPS/IC。有些人认为,感觉过敏或感觉紧迫感与过度活跃的膀胱和BPS/IC相关(Haylen et al,2007;Yamaguchi et al,2007),而Homma(2008)已经很好地指出了这个问题。BPS/IC的尿频症状中疼痛及压迫的表现更加突出,而膀胱过度活动的尿急的原因更多是因为害怕尿失禁(Abrams,2005)。尽管与膀胱过度活动症患者相比,BPS患者的排尿频率可能更高、排尿量更小、尿量范围更窄(Kim et al,2014),但无法基于排尿情况区分两种综合征。这样尿急并不是定义BPS/IC所必需的,因为它往往模糊了膀胱过度活动症和BPS/IC的界限,因此对于定义来说是不必要的。患者理解的尿急一词并不是一个定义明确且能被充分理解的症状,虽然它用于区分BPS/IC和膀胱过度活动症(Clemens et al,2011)。图24-2(Abrams et al,2005)形象地描述了两者之间的关系,在某些情况下,两者有时容易混淆。BPS/IC中有14%的患者尿流动力学检查存在膀胱过度活动(Nigro et al,1997a),这与正常人群尿动力学检查发现的逼尿肌过度活动的发生率很接近(Salavatore et al,2003)。

　　尽管如此,在尿急方面仍有一些含糊不清的地方,还需要进一步研究(Hanno et al,2009)。由于患者倾向于使用口语来描述下尿路症状,但是与医师和研究人员所理解的这些症状的含义有所不同,这一事实确实阻碍了相关研究进展(Digesu et al,2008)。马里兰大学的一项对尿急的分析报道显示,65%的BPS患者有排尿的冲动以缓解疼痛,46%的患者认为他们有减轻疼痛,而不是预防尿失禁的冲动。尽管如此,仍有21%的受访者表示,由于担心即将发生尿失禁而出现尿急,而且这种感觉在BPS症状出现之前并未出现(Diggs et al,2007)。在一些患者中,该术语意味着排尿欲望的增强,而在另一些患者中,这是一种不同的感觉(Blaivas et al,2009)。

　　目前正在开展对慢性泌尿系统疼痛综合征(BPS和成人慢性非细菌性前列腺炎和CPPS)表型的研究(Shoskes et al,2009)。其中之一是MAPP研究网络,这是美国国立卫生研究院一项为期10年的研究项目,目前正在进行中(mappnetwork. org)。Hunner病变患者似乎更多以膀胱为主要表现,并且不太可能有其他并发症(Peters et al,2011)。我们的希望是通过患者的心理、身体和器官特征情况,关注相关疾病,这将有助于选择合适的对不同症状具有选择特异性的治疗药物,并且还有助于疾病病因学、预后和新的治疗药物的研究。

要点:尿急

- 尿急定义为突然迫切需要排尿的欲望,难以推迟。
- 患者理解的尿急并不是定义的一部分,因为它会导致定义模糊。害怕尿失禁与膀胱过度活动更为一致,而压迫感、疼痛或不适提示 BPS。

三、流行病学

(一)患病率

BPS/IC 的流行病学研究受到许多问题的阻碍(Bernardini et al,1999),例如缺乏被认可的定义、没有有效的诊断标志、病因学及病理学相关的问题让大多数的著作难以进行解释。而流行病学的问题最为突出,因为美国和世界各地的文献报道该病患病率的差异非常巨大。在日本,女性患病率是 1.2～4.5/10 000(Ito et al,2000),然而有一个问卷调查却显示,美国女性的患病率是 20%(Parsons and Tatsis,2004)。瑞典的一项大型双生子研究显示,喝茶和吸烟是该病症的风险因素(Tettamanti et al,2011)。然而,英国的人均茶叶消费量是世界上绝大多数人群的两倍以上,但没有研究报道说该国的 BPS 患病率很高。

据估计,人群中良性病变所致慢性疼痛的患病率至少为 10%(Verhaak et al,1998)。直到最近,通过大量的病例调查研究才形成了关于 BPS/IC 的流行病学信息基础。Farkas 等(1977)讨论了发生在青春期少女的 IC。Hanash 和 Pool(1969)总结了他们对于男性 IC 的经验。Geist 和 Antolak(1970)总结补充了该病在儿童期发病情况的报道。儿童发病极其少见,并且需要与更常见的良性行为,"儿童排尿频率异常综合征"相鉴别,该病为原因不明的自限性疾病(Koff and Byard,1988;Robson and Leung,1993)。但是也有这样一群儿童,他们有长期的膀胱疼痛、尿频、尿急,没有感染表现,而通过尿动力学检查、膀胱镜和膀胱扩张等评估却发现符合 BPS/IC 的诊断

标准。Close 及其同事(1996)对 20 例这样的患儿进行了综述,这些儿童的发病年龄中位数小于 5 岁,并且大多数的患儿行膀胱灌注扩张后得到长时间的缓解。

Scripps 研究所进行了一项包括 374 例患者的研究(Koziol et al,1993),患者来自于 Scripps 研究所和间质性膀胱炎协会的一些成员,该协会是个大型的患者支持组织。近期,一项英国的类似的研究(Tincello and Walker,2005)得出与 Scripps 研究一致的结果,包括绝大部分患者存在的尿频、尿急、疼痛症状、对生活质量的严重影响、尝试各种疗法治疗失败等方面。虽然这些研究提供了一些信息,但是他们的设计方案似乎会导致结果偏差。

文献里也报道了数个基于人口调查的研究(图 24-3),这些研究的结果趋向于支持那些选择患者的和来自个人诊所的综述,以及 Koziol 所进行的广泛随访的病例-对照研究(1994)的观点。第一个基于人口调查的流行病学研究(Oravisto,1975)包含了几乎所有赫尔辛基市的 IC 患者,这个来自芬兰的庞大而简明扼要的报道调查了接近一百万人口里所有确诊的病例。该研究中,女性 IC 的患病率为 18.1/10 万,两性共同的患病率是 10.6/10 万。女性的年新发病率是 1.2/10 万。严重的病例约占总数的 10%,全部患者中仅有 10%是男性。该病通常是亚急性起病而非隐匿起病,并且典型的症状会在一个相对较短的时间内充分表现出来。IC 不是渐进性发展的,而是像在 Koziol 等的研究(1993)中描述的一样,通常在 5 年内迅速达到该病的最后阶段,然后在症状学上就没有显著改变了。而 Oravisto 研究发现接下来疾病的进一步恶化并不常见。在芬兰的这个研究中,诊断之前有症状时期为 3～5 年,而 25 年前一个一流美国杂志上类似的报道却是 7～12 年(Hand,1949)。

美国另外一个早期的人口调查研究,第一次证明了这个以前被认为极为罕见的疾病具有潜在的广度(Held et al,1990)。该研究对以下人群进行了调查:①对 127 名认证的泌尿外科医师的随机调查;②64 例由这些泌尿外科医师所选择的患者,并分为最近就诊的 IC 患者组和最近确诊的 IC 患者组;③904 例属于 IC 协会的女性患者;

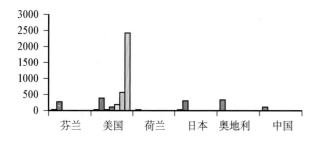

图 24-3　来自世界各地的研究报道中，每 10 万名女性患膀胱疼痛综合征的患病率。有关详细信息，请参见文章内容

④对 119 名美国人的随机电话调查。这个 1987 年的调查研究得出以下结论：

a. 美国有 43 500 例到 90 000 例确诊 IC 的患者(是芬兰人患病率的 2 倍)。

b. 如果对所有符合膀胱疼痛但尿中无细菌的患者都诊断 IC 的话，那么美国 IC 的患病率会增加 5 倍，可能的病例达到 500 000 例。

c. 发病年龄的中位数是 40 岁。

d. 疾病后期症状加重并不常见。

e. 暂时的自发缓解率为 50%，缓解期平均为 8 个月。

f. 在儿童期有膀胱问题的发生率，IC 组是对照组的 10 倍。

g. 以往有泌尿系感染病史的发生率，IC 组是对照组的 2 倍。

h. 犹太人占总人口数的 3%，但在间质性膀胱炎患者中占 14%〔在 Koziol 等的研究中是 15%(Koziol,1994)〕。

i. IC 患者的生活质量比透析患者的更差。

j. 1987 年，包括经济生产在内的损失是 4.27 亿美元。

其他的一些人口调查也随之开展。Jones 和 Nyberg(1997)于 1989 年进行全美家庭访问调查，通过既往诊断 IC 的患者的一份自我报告获得了他们所需要的数据。该调查估计 IC 患者占美国人口总数的 0.5%，也就是说有超过 100 万的人患有 IC。但这是个患者自我报告，没有医学记录来证明。Bade 等(1995)在荷兰进行了一项临床医师问卷调查，以病理学及肥大细胞的出现为主要诊断依据，调查得出女性总体患病率为(8~16)/10 万。相比之下，日本女性的患病率是 4.5/10 万(Ito et al,2000)。Ⅰ期和Ⅱ期护理健康研究(Curhan et al,1999)得出美国的 IC 患病率为(52~67)/10 万，是 Held 等(1990)研究的 2 倍，比 Bade 等的数据高了 3 倍(1995)。相对于以前的研究，该研究的进步在于从整体人口中得到一个大样本，并且对诊断进行谨慎的查证。如果将他们这项研究 6.4% 的确诊率与 Jones 等的全美健康访问调查的数据比较，两项研究估计的患病率基本相符合。

Rand 公司开展了一项复杂的基于人群的患病率研究。通过使用具有 83% 特异性的病例诊断方法，电话联系了 146 231 个家庭的随机样本，并且 12 752 个女性完成了调查问卷，其中 2.7% 符合高特异性定义的 BPS。这些女性中只有不到 10% 的患者临床诊断为 BPS/IC。这个数量相当于美国有 330 万大于 18 岁的症状与诊断相符的女性(Berry et al,2011)。当对男性采用相同的方法时，研究结果表明 1.9% 的美国成年男性有 IC/BPS 症状，高于慢性前列腺炎和 CPPS 的加权患病率(Suskind et al,2013a)。Rand 的患病率数据非常高，但是这种方法对于以人群为基础的流行病学研究来说是非常可靠的(Konkle et al,2012)。

Leppilahti 及其同事用 O'Leary-Sant IC 症状和问题指数表(该指数本身对 IC 诊断的有效性从没被确认)，从登记的芬兰人口中选择伴有 IC 症状的人。在 1331 例受访者中，32 例中度或重度症状者怀疑 BPS/IC(症状评分为 7 分或更高)。在同意临床评估的 21 例中，有 7 例可能有 BPS/IC。经修正的评估数据表明，每 10 万名女性中有 300 人患病(Leppilahti et al,2002,2005)。一些没有临床确认的类似研究表明，奥地利女性的患病率为每 10 万人 306 例(Temml et al,2007)，日本女性为每 10 万人 265 例(Inoue et al,2009)。中国福州女性每 10 万人有 100 例 BPS，该研究使用了布里斯托尔女性下尿路症状调查问卷(Song et al,2009)。

Roberts 及其同事使用医师诊断作为 IC 的标准，发现明尼苏达州 Olmsted 郡的年发病率为女性每 10 万人中 1.6 人，男性中每 10 万人中 0.6 人，这一数字与赫尔辛基的 Oravisto 研究非常相似(Roberts et al,2003)。明尼苏达州研究中年龄超过 80 岁的累计患病率为每 10 万人 114 例,如果将 Curhan 数据中年龄较小的组也计算在内的话,这一数据与护理健康研究中的数字相当。Clemens 及其同事(2005)计算出了接受医疗护理的人群中的 IC 患病率,女性为 197/10 万,男性为 41/10 万。但在排除那些没有经过内镜评估的或那些存在排除条件的人后,患病率下降得非常明显。根据所使用的定义,波士顿地区社区健康(Boston Area Community Health,BACH)调查估计 BPS 症状的患病率为 1%～2%(Clemens et al,2007)。韩国一项基于人群的研究发现,女性患病率为 0.26%(Choe et al,2011)。日本的一项研究估计,与 IC/BPS 相关的年住院率为每 10 万人 1.35 例(Sugihara et al,2012)。

关于针对泌尿系统问题而就诊的患者,在加拿大泌尿外科门诊发现 2.8% 的患者有 BPS/IC(Nickel et al,2005b),并且在密歇根州,0.57% 的初级保健患者中发现了可能的 BPS/IC(Rosenberg and Hazzard,2005)。

在 Rand 研究之前,一个合理的患病率估计(以往流行病学研究中并没有使用该病症的一致定义),在女性中为每 10 万人中约 300 人,在男性中估计为女性的 10%～20%。现在看来真实情况可能要大 10 倍。

美国和世界各地研究中发病率存在的显著差异,这是否与研究方法不同有关,还是实际上就存在这样的差异,是一个尚待回答的重要问题。一个原因可能是患者认为与膀胱相关的疼痛是一个模糊的概念,因为大多数患者有不同的理由来契合该定义(Warren et al,2011b)。很明显,BPS/IC 症状的患病率远高于由医师诊断该疾病的患病率。曾经有过 BPS/IC 家族性发病的报道(Dimitrakov,2001)。Warren 在先期的一个研究中也报道过遗传因素与发病率的关系。他们发现,IC 患者的女性直系亲属,发病率可能是普通人群的 17 倍。以前报道过的一些证据说明,IC 在同卵双生双胞胎发病的一致性大于双卵双生的双胞胎。以上证据提示尚不能证明 IC 的遗传易感性,遗传易感性这一点能够部分解释不同人群发病率不一致(Warren et al,2001b,2004)。

要点:流行病学

- 研究显示发病率差异很大;然而,对每 10 万名女性中 BPS/IC 发病率统计研究凸显出高的价值。

每 10 万女性 BPS/IC 发病率

Oravisto,1975(芬兰)	18
Jones and Nyberg,1997(美国)	500
Held et al,1990(美国)	30
Bade et al,1995(荷兰)	12
Curhan et al,1999(美国)	60
Ito et al,2000(日本)	4.5
Roberts et al,2003(美国)	1.6
Leppilahti et al,2005(芬兰)	300
Clemens et al,2007(美国)	197
Temml et al,2007(奥地利)	306
Song et al,2009(中国)	100
Berry et al,2011(美国)	2700

(二)特征与疾病自然史

在 Rand 研究之前,大多数的研究表明女性的发病率是男性的 5 倍甚至更多(Clemens et al,2005;Hanno et al,2005a)。但因为缺乏有效的特异性指标,要鉴别 BPS/IC 和影响男性的慢性盆腔疼痛综合征(无菌性前列腺炎,前列腺痛)常常相当困难(Forrest and Schmidt,2004),男性患 BPS/IC 的百分率或许实际上也更高(Miller et al,1995,1997;Novicki et al,1998)。男性一般倾向于在较高的年龄才被确诊 IC,在报道过的病例调查中发现其 Hunner 溃疡发生率也更高(Novicki et al,1998;Roberts et al,2003)。这种疾病的花费也并不少,每年可能在 4000 美元到 7000 美元,不包括工资损失、诊断前的费用、替代疗法的费用,以及误诊造成的费用(Clemens et al,2008c,2009b)。

BPS/IC 患者在不同年龄段显示出不同的症状特征。年龄较小的患者常常表现为尿急、尿频、排尿困难、性交困难和外生殖器疼痛。而老年患者的夜尿、尿失禁和 Hunner 病变的发生率较高

(Rais-Bahrami et al,2012)。发病时表现为轻度症状的患者一般会持续稳定 3 年,而在症状出现时伴随慢性疲劳症状的患者往往会有 BPS/IC 症状进展(Warren et al,2013a)。

经过对 ICDB 患者群的细致研究,得到的结果看起来支持其他的那些流行病学调查(Propert et al,2000)。症状随时间改变的模式提示,由于对这些被研究的患者群的随访和关注的增加,这些干预将影响到研究的结果,或者疾病会自然回归到基线水平。虽然症状有起伏波动,但没有证据能说明疾病整体的严重程度存在长期的显著变化。有数据表明,BPS/IC 是一个慢性疾病,目前还没有治疗方法能显著地长时间地缓解多数患者症状。生活质量研究提示,BPS/IC 患者因为健康问题减少工作时间的可能性是普通人的 6 倍,但也只有关节炎患者的一半(Shea-O'Malley and Sant,1999)。同时 IC 患者有很高的患类似疾病的概率,包括抑郁症、慢性疼痛、焦虑症及所有其他的精神卫生问题(Michael et al,2000;Rothrock et al,2002;Hanno et al,2005a)。残疾可能部分是由负面影响和灾难性影响所致(Katz et al,2013)。但似乎 IC 对怀孕的结果没有影响(Onwude and Selo-Ojeme,2003)。

患有 BPS/IC 的女性患者似乎有显著的性交困难和其他性功能障碍表现。女性性功能的所有方面,包括性相关的疼痛、性欲和性高潮频率都可能受到影响(Ottem et al,2007;Peters et al,2007b)。一项关于严重的 BPS/IC 患者的研究表明,性功能是身体生活质量的重要预测指标,也是唯一的精神生活质量的预测指标(Nickel et al,2007)。BACH 调查(Link et al,2008)显示,BPS 的症状总体流行率为 2%,女性患病率是男性的两倍。其在中年受访者中最为常见,其中女性有一个早期发病高峰期。在少数民族和社会经济地位较低的群体中也最常见,社会经济地位似乎在种族或族裔的影响之上。在 BACH 调查中,情绪、性和身体虐待被证明是该病症的危险因素(Link and Lutfey,2007),其他研究也证实了这一点。密歇根州的一项研究比较了 464 名女性对照组和 215 例 BPS/IC 患者组,发现 22% 的对照组有躯体虐待,而患者组为 37%(Peters et al,2007b)。那些有性虐待史的人可能会有更多的疼痛症状和

更少的排尿症状(Seth and Teichman,2008)。这些数据的可靠性尚不清楚,因对个别患者的受虐史而下任何结论,有可能导致错误。然而,医师需要重视所有疼痛患者,特别是 BPS 患者的受虐史。当发现患者有多个诊断时,曾遭受虐待的概率也会增加,这些患者可能需要转诊到创伤性压力中心做进一步咨询(Fenton et al,2008)。

> **要点:疾病自然史**
> - 女性对男性的比率估计为 5:1。较新的数据表明,男性和女性的患病率可能相似。
> - 症状波动大,大多数患者病情不会恶化。
> - 对妊娠结局没有不良影响。
> - 男性发病年龄较大,并且有 Hunner 病变的患病率较高。
> - 几乎所有领域的生活质量都受到严重影响。

(三)相关疾病

IC 相关疾病的认识能提示 IC 的病因学和其治疗的可能途径。众所周知,患有慢性疼痛综合征(包括慢性疲劳综合征,纤维肌痛和颞下颌关节紊乱)的患者和 IC 有类似关键症状,并且经常会出现包括慢性骨盆疼痛在内的重叠病症(Aaron and Buchwald 2001;Aaron et al,2001)。BPS/IC 女性患者出现非疼痛症状和骨盆外疼痛明显多于其他泌尿外科女性患者。与患有 CPPS 和非细菌性前列腺炎的男性相比,患有 BPS/IC 的女性更有可能在多个器官系统中出现多种医学上无法解释的症状(Lai et al,2012)。膀胱症状并不一定完全早于非膀胱症状(Clemens et al,2012)。功能性躯体症状的数量可能是 BPS/IC 群体中其他非膀胱疼痛症状进展的最强危险因素,对于肠易激综合征、纤维肌痛和慢性疲劳综合征尤其如此(Warren et al,2013a)。这些相关症状在生活质量方面和 BPS/IC 具有同等的负面影响(Suskind et al,2013b)。

在一项病例对照研究中,Erickson 发现 IC 患者与对照组相比有更高的盆腔不适、背痛、头晕、胸痛、关节痛、腹痛、恶心、心悸和头痛等症状的发生率(Erickson et al,2001)。Buffington 提出了一个理论,即增加交感神经系统作用的普通应激

反应模式中,缺少了下丘脑-垂体-肾上腺轴的共同反应,这或许可以解释这些相关症状的产生(Buffington,2004)。BPS/IC 患者中抑郁症和惊恐发作的患病率较高(Watkins et al,2011)。有人提出,恐慌症是一种与某些 BPS/IC 患者相关的诊断(Clemens et al,2008a),有时可能是家族性综合征的一部分,包括 IC、甲状腺疾病和其他可能的自主神经或神经肌肉控制障碍(Weissman et al,2004;Subaran et al,2012)。抑郁症与男性和女性的 BPS/IC 相关(Clemens et al,2008a;Hall et al,2008),但这是否与这种疾病有联系或影响尚不确定(Fitz Gerald et al,2007)。

　　新诊断的患者最关心的是,BPS/IC 是膀胱癌先兆的可能性有多大,但从来没有报道表明 IC 是癌前病变。Utz 和 Zincke(1974)发现,Mayo 诊所因 IC 就诊的 53 例患者中的 12 例有膀胱肿瘤。另一个文献中,224 例女性 IC 患者中的 3 例最终诊断为膀胱癌。据报道,4 年后诊断肿瘤的病例数又有所增加(Lamm and Gittes,1977)。Tissot

及其同事(2004)报道了 600 例既往诊断为 IC 的患者中,有 1% 的患者有移行细胞癌,这才是症状的真正原因。不幸的是,这些患者中的 2 例没有血尿症状。所有的患者,在肿瘤得到治疗后刺激症状都有所缓解。从这些经验可以得出一个结论,所有假定为 IC 的患者都应该对任何可疑的病例进行膀胱镜、尿细胞学以及任何可疑病变的膀胱活检,以确定膀胱肿瘤不会被误诊为 BPS/IC。看起来,在没有镜下血尿及细胞学检查阴性时,错过肿瘤的风险可以忽略不计,但这不是绝对的。中国台湾的一项基于台湾健康保险计划的数据研究显示,与对照相比 BPS/IC 患者发生膀胱癌的相对风险比为 2.95(Keller et al,2013b)。这使得该问题仍未解决。

　　Alagiri 等对 6783 例被他们的主治医师诊断为 IC 的患者进行了大型病例调查,以研究人群中患相关疾病的发生率(Alagiri et al,1997)。将2405 例回复调查的 IC 患者的数据拿来与 277 例普通调查者进行比较验证(图 24-4)。结果发现,

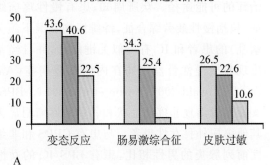

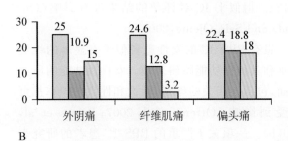

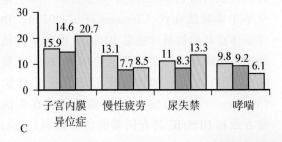

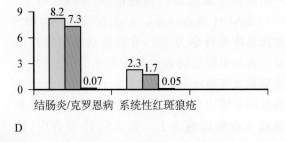

图 24-4　间质性膀胱炎协会(ICA)课题组中有 IC 相关症状的患者、已经诊断为 IC 的患者和普通人群三组之间不同疾病患病率的比较[From Alagiri M,Chottiner S,Ratner V,et al. Interstitial cystitis:unexplained associates with other chronic pain syndromes. Urology 1997;49(Suppl. 5A):52-7.]

变态反应是最常见的相关疾病,有超过 40% 的人受影响。在 Hand 等的研究里,变态反应也是最主要的相关疾病(Hand,1949)。30% 的 IC 患者诊断为肠易激综合征,这个结果证实了 Koziol 的结论(1994)。肠易激综合征时改变了内脏感觉,在低于正常人导致肠道疼痛的肠内气体量时就会感到疼痛(Lynn and Friedman,1993),这与 IC 的膀胱扩张疼痛症状非常相似。

纤维肌痛在 IC 患者中也属于高发疾病,因为该病没有发现特异性的结构或生化病因,常被认为是功能性疾病。这是一种疼痛的、与关节组织无关的、主要涉及肌肉组织的疾病;它是慢性、广泛骨骼肌疼痛最常见的病因。典型的表现为持续性的疲劳、无效睡眠,还有泛发的肢体强直。而在 IC 患者中,受影响的女性至少是男性的 10 倍(Consensus document on fibromyalgia,1993)。两者之间的关系是耐人寻味的,因为它们都有着几乎相同的人口统计学特征、调整因素、相关症状,以及均对三环类药物治疗有反应(Clauw et al,1997;Chelimsky et al,2012)。

IC 患者的外阴疼痛、偏头痛、子宫内膜异位症、慢性疲劳综合征、尿失禁还有哮喘的发病率与普通人群相似。有几篇文献也提到了 IC 和系统性红斑狼疮(systemic lupus erythematosus,SLE)之间有联系(Fister,1938;Boye et al,1979;de la Serna and Alarcon-Segovia,1981;Weisman et al,1981;Meulders et al,1992)。问题在于,膀胱症状反映了两个疾病病程之间的联系,还是只不过是狼疮侵犯膀胱的表现(Yukawa et al,2008),甚至或者只是小部分患者的脊髓疾病侵犯骶髓(Sakakibara et al,2003)。系统性红斑狼疮膀胱炎对皮质激素良好的治疗反应倾向于支持后一个观点(Meulders et al,1992)。IC 与盘状狼疮的关系没有得到证实(Jokinen et al,1972)。虽然实际的例数很少,但是 Alagiri 研究证实,IC 患者群体患系统性红斑狼疮的概率比普通人群高30~50 倍。但总的来说,IC 患者群体患胶原血管病的概率很低。Parsons(1990)发现连续收治的225 例 IC 患者中仅 2 例有自身免疫性疾病史。

中国台湾健康保险计划的健康保险研究数据库已经提供了许多与 BPS 有关的疾患,其中一些还等待进一步的人群研究证实。这些疾患包括抑郁、焦虑、尿路结石、勃起功能障碍、反流性食管炎、冠心病、阻塞性睡眠呼吸暂停、类风湿关节炎和缺血性中风(Chung et al,2013,2014a,2014b,2015;Kang et al,2013;Keller et al,2013a,2013c,2013d;Chen et al,2014b)。一项使用该数据库的研究运用逻辑回归分析研究了许多其他相关疾病,发现只有转移性癌症在 BPS 患者中没有显示出统计学上更高的患病率,这使得该数据难以解释(Keller et al,2012)。

Alagiri 研究的 IC 患者中有超过 7% 被证实有炎症性肠病,这个数值比普通人群高了 100 倍。但是目前难以解释的是,两种疾病都有异常白细胞活跃的表现(Bhone et al,1962;Kontras et al,1971)。

马里兰大学研究组在 313 例 BPS/IC 患者中回顾寻找先前的非膀胱综合征,并将其与 313 例匹配的对照组进行比较(Warren et al,2009)。他们发现在 BPS/IC 患者中更常先诊断出 11 种综合征,并且大多数综合征呈集群出现。最突出的集群(45%)包括纤维肌痛、慢性广泛疼痛、慢性疲劳综合征、干燥综合征和(或)肠易激综合征。其他大多数综合征和症状集群也都与之相关。研究人员发现 20% 的 BPS/IC 患者可能存在慢性疲劳综合征,22% 可能存在纤维肌痛,27% 的 BPS 患者可能存在肠易激综合征。这些相关疾病几乎没有被诊断出来。BPS/IC 与对照组的比值比(ORs)为 2.5 至 2.9。BPS/IC 与女性先前的激素使用史、较少怀孕次数(绝经前女性),以及先前的非膀胱症状显著相关(Warren et al,2011a)。也许并不奇怪,在 BPS/IC 发病前一个月,非膀胱盆腔手术的近似年发病率是前几年的 15 倍,子宫切除术的发生率是前几年的 25 倍,均高于对照组。在 BPS/IC 的前两年,该比率下降到先前的水平(Warren et al,2013b)。虽然可以假设手术是一个起始因素,但是未确诊的 BPS 引起的盆腔疼痛更有可能是首先导致盆腔手术的原因。

对俄勒冈州波特兰市的管理医疗数据库的研究显示,编码为胃炎(OR=12.2),儿童虐待(OR=9.3),纤维肌痛(OR=3.0),焦虑症(OR=2.8),头痛(OR=2.5)或抑郁症(OR=2.0)的患者常常被诊断为 BPS/IC(Clemens et al,2008b)。

患有 BPS 的女性有非常高的性功能障碍发

生率(Bogart et al,2011);另外,一种与 IC 有关联的不可思议的疾病是局部外阴炎(Gardella et al,2011;Reed et al,2012)。外阴前庭炎综合征是一组累及并局限于外阴和前庭的综合征,由以下症状组成:①尝试进入阴道时前庭严重的接触性疼痛;②外阴和前庭的局部压痛;③体检发现严重程度不同的外阴红斑(Marinoff and tunner,1991)。McCormack 报道了 36 例有局部外阴炎的患者中 11 例同时患有 IC(McCormack,1990);Fitzpatrick 等(1993)也发现了另外 3 个类似的病例;外阴痛不仅与 BPS/IC 有关,还与肠易激综合征和纤维肌痛有关(Nguyen et al,2013)。这些非感染性炎症综合征均涉及起源于胚胎期尿生殖窦的组织,并且在人口统计学上有相似的结果,这些共同点证明它们有着共同的病因。

有报道说 IC 与 Sjögren 综合征(SS)之间也有联系,这是一种女性多见的外分泌腺体自身免疫性疾病,表现为眼干、口干和关节炎,但也可包括发热、干燥,还有胃肠道及肺部问题。Van De Merwe 及其合作者(1993)调查了 10 例 IC 患者中的 Sjögren 综合征表现,其中 2 例患者同时具有干燥性角结膜炎和局灶性淋巴细胞性涎腺炎,可以做出 Sjögren 综合征的诊断;仅有两例患者两种表现都没有。他们后来的报道认为,IC 患者中的 28% 可能伴发 Sjögren 综合征(van De Merwe et al,2003),而 Sjögren 综合征患者并发 BPS/IC 症状的概率据估计超过 5%(Leppilahti et al,2003)。患有 SS 的患者可能有 DO 的膀胱症状,并且每个患者在诊断 BPS/IC 之前需要仔细的个体评估(Lee et al,2011a)。

有学者认为,IC 与糖尿病呈负相关的关系(Parsons,1990;Koziol,1994;Warren et al,2009)。尽管具有多个疼痛部位(疼痛表型增加)的患者可能具有较差的社会心理调节力和较差的生活质量(Tripp et al,2012),但是在疼痛区域的数量和疼痛的位置方面,无法区分 Hunner 病变患者和没有 Hunner 病变的患者(Killinger et al,2013)。

有必要进行更深入的流行病学调查,因为这个疾病的流行病学和其他的研究途径一样,或许最后将为病因学和治疗方法提供大量的线索。从 CPPS 的病因和症状的异质性来看,适当的临床分型可以促进针对个体表型的更好治疗,以及对所有受影响的患者更有效的治疗(Baranowski et al,2008;Shoskes et al,2009)。

> **要点:相关疾病**
> - 寻找以下疾病的症状,这些疾病可能与某些 BPS 病例有关:抑郁症、SS、肠易激综合征、变态反应、纤维肌痛、慢性疲劳综合征、炎症性肠病、局灶性外阴炎。
> - BPS 未被视为癌前病变。

四、病因学

BPS/IC 或许有多个病因学因素,主要通过一种或多种途径导致典型的综合症状(Holm-Bentzen et al,1990;Mulholland and Byrne,1994;Erickson,1999;Levander,2003;Keay et al,2004b)(图 24-5)。有许多关于其发病机制的理论,但都缺乏确切的临床证据。在众多的假设当中具有研究前景的是渗漏性上皮理论、肥大细胞激活理论,还有神经性炎症理论,或者是以上理论之间的组合,以及其他一些因素导致慢性膀胱疼痛和排尿不适的自发持续性过程(Elbadawi,1997)。肠易激综合征、纤维肌痛、慢性疲劳综合征和其他各种慢性疼痛疾病可能在某些患者的 BPS/IC 之前或之后发生(Kim and Chang,2012),但相关综合征的发展并非都不可避免,它们与 IC 病因的关系目前尚不清楚(Warren et al,2009)。据推测,背根神经节、脊髓和大脑水平的神经交叉可能通过中枢超敏化在慢性疼痛疾病的发展及其临床相关症状中发挥作用(Furuta et al,2012a)。在大鼠中,向臀部注射盐酸可在注射后长达 2 周诱导足底超敏反应和尿频(Furuta et al,2012b)。

有关动物模型的讨论和感染、自身免疫、炎症、肥大细胞、组胺、上皮通透性、抗增殖因子(APF)、神经源性因子、交叉超敏化、尿液异常、遗传因素、应激和盆底功能障碍的可能作用,可以在 *Expert Consult* 网站上找到。

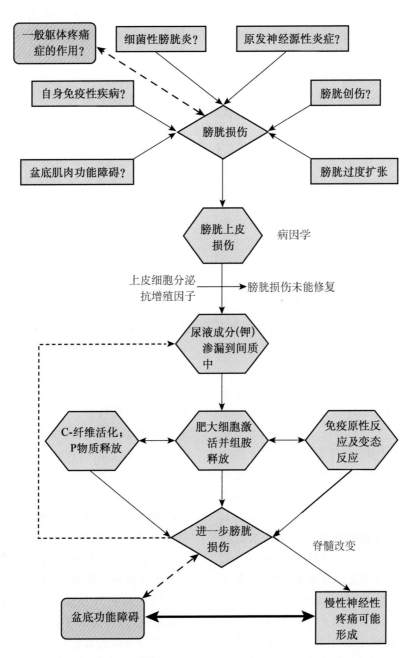

图 24-5　**膀胱疼痛综合征病因学假说结构图**(From Hanno P,Dinis P,Lin A,et al. Bladder pain syndrome. In: Abrams P,Cardozo L,Khoury S,et al,editors. Incontinence. Paris:International Consultation on Urological Diseases/European Association of Urology;2013. p. 1583-649.)

五、病理学

　　BPS 的病理表现可以与其诊断一致,但 BPS 显微镜下病理表现并无特异性。在 BPS 诊断中,进行组织病理检查的作用主要是除外其他可能的诊断。必须除外膀胱癌、原位癌、嗜酸性膀胱炎、

结核性膀胱炎和其他可能的疾病(Hellstrom et al,1979;Johansson and Fall,1990;Tsiriopoulos et al,2006)。

　　尽管早期有研究描述了伴有肥大细胞浸润、黏膜下溃疡、累及膀胱壁和淋巴细胞浸润的慢性水肿性全膀胱炎(Smith and Dehner,1972;Jacobo et al,1974),但这些病例是从严重疾病选出的特

殊病例,并不能代表目前诊断 BPS 的大部分病例。BPS 的病理发现并不总是一致的。BPS 患者活检标本的组织学表现有很大变化,即使是同一患者在不同时间获得的组织标本其表现也有变化(Gillenwater and Wein,1988)。

Lepinard 和其同事(1984)报道了 1 例水肿性膀胱炎,其膀胱壁的 3 层组织受影响。在非溃疡性疾病中,膀胱壁均不正常,其上皮变薄,肌层受影响。Johansson 和 Fall(1990)观察 64 例溃疡性 IC 和 44 例非溃疡性 IC,前一组有黏膜溃疡、出血、肉芽组织形成、明显的炎症浸润、肥大细胞数量增多和神经周围浸润。非溃疡组除了同样严重的症状外,其黏膜改变较轻,伴有较轻的炎症反应,其主要特征是多发的小的黏膜破裂和黏膜下出血,这两个特征在大多数患者中存在。由于这些标本几乎都是在水扩张后立即行活检得到的,非溃疡组的这些小的病变有多少是由于医师操作引起的仍值得斟酌。

在非溃疡组,可以见到完全正常的活检标本(Johansson and Fall,1994)。从非溃疡 BPS 向溃疡性 BPS 的转化很罕见(Fall et al,1987),而且从病理上讲,这两种类型的 IC 可能是完全无关的两个疾病。然而在溃疡性 BPS 的逼尿肌中肥大细胞更多(Holm-Bentzen et al,1987a),它们在特发性膀胱不稳定患者中也很常见(Moore et al,1992)。BPS 的肥大细胞增多用类胰蛋白酶免疫组化染色能得到很好的证明(Theoharides et al,2001)。Larsen 及其同事建议从疑似 BPS 患者的逼尿肌中取活检标本,做成 $3\mu m$ 厚切片,并用类胰蛋白酶染色检查,每 7 个切片用于定量。他们考虑有 27 个肥大细胞/mm^2 提示有肥大细胞增多症(Larsen et al,2008)。尽管有学者尝试用逼尿肌与黏膜中肥大细胞的比值和神经纤维增殖情况来制定一个诊断方案(Hofmeister et al,1997),但肥大细胞计数本身在 IC 鉴别诊断中没有太大价值。

肥大细胞在临床表型中可能是有价值的,但尚未得到证实。肥大细胞引发炎症导致局部部位疼痛,但介导疼痛的具体机制尚不清楚。在神经源性膀胱炎的小鼠模型中,Rudick 及其同事证实肥大细胞通过组胺和 TNF 导致膀胱炎的疼痛和病理生理学表现(Rudick et al,2008)。因此,疼痛是独立于病理学和炎症的表现,组胺受体可能是 BPS 疼痛和其他慢性疼痛病症的直接治疗靶点。

Lynes 及其同事(1990)认为,活检标本在 BPS 确诊时没有价值。尽管在他研究的 BPS 患者中,上皮裸露的程度、溃疡和黏膜下炎症程度更重,发生率更高,但这些发现均不是 BPS 疾病特有的。此外,这些"典型的"发现只发生在那些有脓尿或小膀胱容量的 BPS 患者中。上皮和基底膜增厚、黏膜下水肿、血管扩张、纤维化和逼尿肌炎症和纤维化在 BPS 患者和对照组中无明显差异。

应用电子显微镜对 BPS 进行最后确诊的尝试也非常不成功。Collan 的研究小组(1976)首次进行这类实验,认为对照组和 IC 患者上皮细胞超微结构的相似性使得 IC 起源于上皮的说法变得不可信了。其他研究者发现,IC 患者和对照组的多糖和尿路上皮细胞的外观没有差异(Dixon et al,1986)。Anderstrom 及其同事(1989)认为,IC 无特异的表面特征,但与对照组比,其覆盖尿路上皮细胞的黏蛋白层减少了(Nickel et al,1993)。Elbadawi 和 Light(1996)认为,超微结构的改变在非溃疡性 IC 的诊断中具有重要的鉴别诊断价值。不同组织成分和细胞的明显水肿是许多研究发现的共同的特征性改变。Elbadawi 的论文中关于 IC 病因学的大范围的讨论很吸引人,但其研究标本是在诊断性水扩张后获得的,因此其病理学发现可信度值得怀疑(Elbadawi,1997)。

BPS 的病理检查的价值到底如何? Holm-Bentzen(1989)提出了通过病理解剖标准对膀胱疼痛进行分类的方法,这种尝试的价值令人怀疑。有一群患者被 Holm-Bentzen 及其同事称为"非梗阻性逼尿肌病"(Holm-Bentzen et al,1985)。在这些患者中,那些逼尿肌有退行性改变的患者经常有残余尿,有尿潴留的病史,在膀胱测压试验时当膀胱容量超过 400ml 时感觉性尿急消失,大部分患者临床上不易与 BPS 混淆。在英国进行的一个类似的研究(Christmas et al,1996)包括那些符合 NIDDK 研究标准的患者,以及逼尿肌病变与逼尿肌顺应性降低和最终的膀胱挛缩相关的患者。

ICDB 研究则逆向地从症状到病理进行,发现某些症状能预测特异的病理发现(Tomaszewski et al,1999,2001)。Denson 及其同事(2000)分析 65 例女性和 4 例男性 BPS 患者的活检标本,10% 的标本表现为血管扩张或黏膜下水肿,30% 患者没有炎症,41% 的患者有中度炎症。Hanus 及其同事(2001)研究了从 112 例 BPS 患者中获得的 84 例活检标本,发现麻醉下平均膀胱容量和小球样出血的严重程度存在线性关系;没有发现症状的严重程度与光镜或电镜下的病理学改变之间存在相关性。

Rosamilia 及其同事回顾分析了近期的 2 篇关于 BPS 的病理学文献并报道了他们自己的研究资料(Rosamilia et al, 2003, Hanno et al, 2005)。他们比较了 35 例对照组和 34 例 BPS/IC 患者的活检标本,其中 6 例在麻醉下其膀胱容量低于 400ml。BPS/IC 患者的上皮裸露增多,黏膜下水肿、充血和膨胀及炎症浸润更严重。各组的黏膜下出血情况没有明显差异,但上皮裸露是 BPS 患者特有的,而且严重的病例上皮裸露更广泛。该研究最显著的发现是 55% 的 BPS 患者的组织学参数是正常的,与对照组无区别。活检的方法在解释结果时可能很重要,因为经尿道切除的活检容易造成黏膜的破裂、黏膜下出血和中度炎症(Johansson and Fall,1990),而用冷活检钳活检时约一半其组织学是正常的(Mattila,1982;Lynes et al,1990;Rosamilia et al,2003)。

要点:病理学

- 组织病理学的作用主要是排除其他可能导致症状的诊断。
- BPS 没有特定的组织学特征,不能单独用病理学结果进行诊断。
- 患者有症状却膀胱活检完全正常,这并不少见。

组织病理学最多只对诊断发挥支持作用(Johansson et al,1997)。对于与 Hunner 病变一致的病理学患者,主要的重建手术似乎有更好的预后结果(Rössberger et al,2007)。在没有明显 Hunner 病变的患者中,24% ~ 76% 的患者可见到炎症特征(Erickson et al,2008b)。尽管近来的研究认为病理

严重异常可能与预后较差有关(McDougald,2003;Nordling et al,2003),但这并不是必然的(MacDermott et al,1991a)。IC 是个除外性诊断,在诊断时除外其他病理可证实的其他疾病是膀胱活检在 IC 患者中主要的用途。

六、诊断

BPS/IC 现在被认为是一种慢性内脏疼痛综合征(Mayer and Bushnell,2009),疼痛部位包括泌尿生殖系和直肠区域。虽然描述比较明确,包括外阴痛、睾丸痛、阴茎痛、会阴痛、直肠痛,但对 BPS/IC 的认识仍很局限(Wesselmann et al,1997;Wesselmann,2001)。在男性,许多症状被笼统地定义为慢性盆腔疼痛综合征,它们很难与 BPS/IC 鉴别(Hakenberg and Wirth,2002;Forrest and Schmidt,2004),最终诊断 BPS/IC 主要还是依据其定义。以前 BPS/IC 没有一个标准的定义,只有美国国立糖尿病消化病和肾病研究机构(NIDDK)症状诊断标准(Hanno et al,1999a,1999b)(见框图 24-2)。现在,这些症状如膀胱区胀痛、不适,常伴有尿频,并缺乏明确的病因大都诊断成 BPS/IC(Hanno,2005;Hanno et al,2005)。现在对于 BPS/IC,临床诊断方法很多,尚无广泛接受的统一诊断标准(Chai,2002;Nordling et al,2004)。如果对此综合征缺乏足够的认识或症状没确定之前,诊断非常困难(Porru et al,2004),只要排除其他原因导致的长时间尿频和膀胱区疼痛,就提示诊断 BPS/IC。对患者而言,他们常不易准确区分膀胱疼痛、膀胱胀、不适、尿急等感觉的异常。询问患者是什么原因导致每小时排尿? 通常的回答是感觉到膀胱不适。采用 NIDDK 症状诊断标准会导致超过半数的患者未能做出全面的诊断(Hanno et al,1999b)。与 AUA 的良性前列腺增生症状评分相似,IC 症状评分(O'Leary et al,1997;Goin et al,1998;Moldwin and Kushner,2004)用于评价症状的严重程度并监测治疗或不治疗时的疾病进展情况。这个症状评分尚未被认定为诊断标准。

诊断 BPS/IC 时,首先需要排除泌尿系感染和其他疾病如膀胱癌(Utz and Zincke,1974;Tissot et al,2004)、嗜酸性膀胱炎(Hellstrom et al,

1979；Sidh et al,1980；Littleton et al,1982；Aub-ert et al,1983；Abramov et al,2004)、膀胱软化斑、血吸虫病、硬皮病(Batra and Hanno,1997)和膀胱内子宫内膜异位症(Sircus et al,1988,Price et al,1996)。50 岁以上的老年男性患者需进行尿动力学检查排除膀胱颈梗阻、逼尿肌无力、"假性"逼尿肌-括约肌失调引起的排尿障碍(Kaplan et al,1996)。肌肉和骨骼的疾病可以造成疼痛，也可以加重 BPS/IC 患者的症状，在诊疗时需留意(Prendergast and Weiss,2003)。腹腔镜下行粘连松解术(Chen et al,1997)和尿道憩室切除术(Daneshgari et al,1999)能成功治疗 IC,说明 IC 的诊断实际是一种排除诊断。许多药物如环磷酰胺、阿司匹林、非类固醇类抗炎药物、别嘌醇等所致的非细菌性膀胱炎在停药后症状缓解(Bram-ble and Morley,1997；Gheyi et al,1999)。

通常用于麻醉药的氯胺酮盐酸盐是一种 NMDA 受体拮抗药，它具有快速起效和持续作用时间短的特点，并且可以产生类似僵硬的状态，其通过对皮质和边缘系统的直接作用而使患者与周围环境分离。在世界一些地方，比如中国台湾，它在年轻吸毒者中越来越受欢迎，特别是在舞蹈俱乐部场所。它可引起排尿困难，下尿路症状，骨盆疼痛和膀胱功能受损。在内镜检查中，可见到伴有严重弥散性膀胱出血和膀胱低容量的溃疡(Chen et al,2011；Middela and Pearce,2011)。与 BPS 相比，氯胺酮膀胱炎中 E-钙黏蛋白(E-cadherin)减少和细胞凋亡增加更为严重(Lee et al,2013)。最好的治疗是停止滥用这种药物。

Tarlov 囊肿在 BPS 人群中患病率为 4.6%,当其出现在腰骶部水平时，症状可能包括会阴不适和疼痛，以及 BPS 的排尿症状。已经报道，硬膜外类固醇治疗有效(Freidenstein et al,2012)。

许多妇科疾病所引起盆腔区疼痛与 IC 相同(Kohli et al,1999)。盆腔静脉淤血综合征在生育和未生育女性中都很常见，临床表现为转移性疼痛、性交困难和性交后疼痛、长期站立后症状加重(Stones,2003),症状与 BPS/IC 相似。其他的妇科疾病还包括有盆腔肿瘤、阴道萎缩、外阴疼痛、前庭炎、盆腔松弛、盆腔粘连、肛提肌痛和未明确诊断的慢性盆腔疼痛(Myers and Aguilar,2002)。BPS/IC 女性的盆腔手术史相比对照组更常见

(Ingber et al,2008)。在 Ingber 的研究队列中，BPS/IC 多发生在患者的子宫切除术后 1~5 年内，这表明盆腔手术可能与未确诊的 BPS 有关。

子宫内膜异位症可能引起盆腔疼痛(Evans et al,2007),有两项随机对照研究证实这一结论(Sutton et al,1995,1997；Abbott et al,2004)。因为有盆腔疼痛症状与无症状的女性都发现有相似的损害(Vercellini,1997),所以子宫内膜异位导致盆腔疼痛的结论不能解释这一现象。2%~43% 的无任何症状的女性发现有子宫内膜异位症，且无症状的中度的子宫内膜异位症患者在未来 10 年后都可能不会出现症状(Moen and Stockad,2002)。70%~90% 慢性盆腔疼痛的女性证实有子宫内膜异位症，但这不能说明子宫内膜异位症与盆腔疼痛之间有因果关系(Gambone et al,2002)。因此，子宫内膜异位症患者在实行激素治疗之前不一定都需要进行腹腔镜检查(Howard,2003b)。腹腔镜检查在诊断 BPS/IC 患者时不应作为常规检查，除非妇产科医师认为该检查对患者有益。

尿频、尿急、尿痛患者需要进行完整的病史询问、体格检查、恰当的尿培养、膀胱镜检查，若除外泌尿系感染和其他病理病变，可初步诊断 BPS/IC(框图 24-5)。这适用于青少年和成年人(Yoost et al,2012)。在初次检查时检查到排空膀胱时阴道壁的压痛可疑诊 BPS(Paulson and Paulson,2011)。如果没有镜下血尿，则细胞学检查的价值受到质疑(Duldulao et al,1997)。但患者年龄超过 40 岁或长期吸烟时，我们认为细胞学检查非常重要，因为需要排除膀胱原位癌。最近大样本研究发现，BPS/IC 患者大约有 1% 实际是膀胱移形细胞癌，而 2/3 的膀胱癌患者无镜下血尿，因而膀胱镜检查是必要的(Tissot et al,2004)。

必须认识到，在诊断 BPS/IC 时，需要进行相关检查排除其他疾病，否则诊断的可信度将受到质疑。对于 BPS/IC 这样的长期性疾病，完整的临床资料对于确定诊断和制订治疗方案非常重要(Rovner and Wein,1999)。更彻底的评估包括尿动力学检查和麻醉后膀胱镜检查(Hanno et al,1994；Hanno,1994a)。若怀疑膀胱内其他病变，可考虑膀胱黏膜活检。麻醉下膀胱镜检查可以鉴别典型的 Hunner 溃疡。实验资料表明，检测膀

框图 24-5　2009 年尿失禁国际研讨会:膀胱疼痛综合征的诊断
病史
病史特别注意以下内容:
1. 骨盆手术史
2. 既往尿路感染史
3. 膀胱疾病史和泌尿系疾病史
4. 骨盆疼痛的位置以及其与膀胱充盈和排空的关系
5. 特点,发作时间,疼痛诱因
6. 骨盆射线照射史
7. 自身免疫性疾病
8. 相关综合征(肠易激,纤维肌痛,慢性疲劳)
体检
体格检查关注以下内容:
1. 站立位,脊柱后凸,瘢痕,疝气
2. 仰卧位,臀部外展和内收,感觉过敏区域
3. 女性,阴道检查外阴区疼痛,阴道触诊,检查膀胱、尿道、骨盆底提肌和内收肌压痛
4. 男性,直肠指检,检查阴囊-肛门区域疼痛,触诊膀胱、前列腺、盆底提肌和内收肌、阴囊
实验室检查
1. 尿液分析
2. 尿培养
3. 有风险组行尿细胞学检查
症状评估
1. 排尿日记
2. O'Leary-Sant 症状和问题指数
3. 过去 24h 内疼痛的可视化模拟量表
其他评估
尿动力学(可选)
麻醉下有或没有水扩张的膀胱镜检查(可选)
膀胱活检(可选)

From Hanno P,Lin AT,Nordling J,et al. Bladder pain syndrome. In:Abrams P,Cardozo L,Khoury S,et al,editors. Incontinence. Paris:Health Publication;2009. p. 1459-518.

框图 24-6　日本泌尿外科协会推荐的间质性膀胱炎诊断标准
必做
临床病史
体检
尿液分析
推荐做
尿培养
尿细胞学
症状评分
生活质量评分
频率量表
残余尿测量
前列腺特异性抗原
膀胱镜检查
水扩张
选做
超声
尿动力学研究
X 线检查
氯化钾检测
膀胱活检

From Homma Y,Ueda T,Ito T,et al. Japanese guideline for diagnosis and treatment of interstitial cystitis. Int J Urol 2009;16:4-16. Copyright ©Japanese Urological Association.

膀胱充盈的感知检查报告尽管是主观的,但报告有标准模式,并且对鉴别膀胱其他病变有帮助(Wyndaele,1998)。虽然有人质疑尿动力学检查的必要性(Cameron and Gajewski,2009),但Siroky 和 Kim 认为尿动力学检查不仅可以帮助我们了解膀胱的顺应性和感觉是否存在异常,在膀胱充盈时可重现患者的症状,而且可以排除逼尿肌过度活动(Siroky,1994;Kim et al,2009b)。女性膀胱充盈期疼痛与逼尿肌过度活动的膀胱胀满感不易鉴别(Creighton et al,1991)。对于膀胱不连续无意识地收缩且对抗胆碱药物治疗有效的患者,在诊断 BPS/IC 时要非常小心。15％～19％的患者可同时存在逼尿肌过度活动和 BPS/IC(Gajewski. and Awad,1997;Kirkemo et al,1997),但它们的病理生理机制不同。对抗胆碱治疗有效的患者往往对 BPS 的标准治疗方案效果欠佳(Perez-Marrero et al,1987)。若患者膀胱无

胱的一氧化氮水平是否升高可以准确鉴别溃疡型疾病(Logadottir et al,2004)。与北美相比,欧洲诊断 BPS/IC 需要进行更严格的检查(Fall et al,2008),排除其他疾病才是诊断BPS/IC 的金标准(Nordling,2004;Nordling et al,2004;Hanno et al,2005a)。日本的诊断指南见框图 24-6。

意识收缩明显、应用成功的治疗方案效果不明显、尿频、疼痛等症状仍存在,我们更倾向诊断 BPS/IC。对于复杂病例,我们可考虑行全套影像尿动力学检查(Carlson et al,2001)。

除膀胱容量减小及敏感度增加之外,BPS 患者行膀胱测压时大都提示功能正常。膀胱充盈时疼痛并重现患者的症状强烈提示为 IC。强烈的排空欲望据称是治疗结果的预测因子(Kuo and Kuo,2013)。BPS/IC 患者膀胱顺应性正常,因为膀胱过于敏感使膀胱灌注液体量过少,充盈不够不能达到容量临界点(Siroky,1994;Rovner and Wein,1999)。其他方法包括用利多卡因再次行膀胱灌注测压来判断是否存在膀胱疼痛,这是一个有前景的值得进行深入研究的方法(Teichman,1997)。在 BPS/IC 中发现出口阻塞并不罕见,可能与相关的盆底功能障碍有关(Cameron and Gajewski,2009)。

很早以前,膀胱镜检查加水扩张试验就被用于治疗 BPS(Bumpus,1930)。操作方法是麻醉下膀胱灌注充分扩张膀胱,观察膀胱内小球样点状出血或典型的 Hunner 溃疡(图 24-9 和图 24-10)。灌注至膀胱压力为 $80cmH_2O$,保持 $1\sim2min$,引流冲洗液;终末引流液常为淡红色。重新灌注同时观察膀胱黏膜,可以观察到遍布膀胱的黏膜下点状出血,而在非麻醉条件下膀胱镜检查则没有点状出血点(Nigro et al,1997b)。

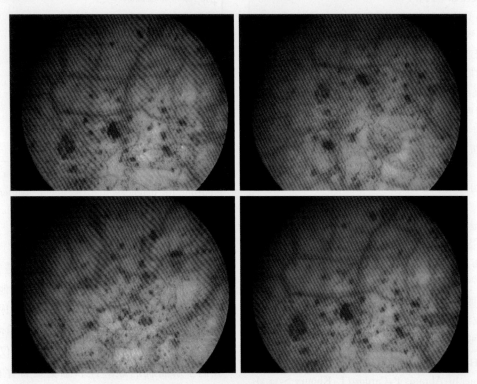

图 24-9　非溃疡性膀胱疼痛综合征患者膀胱扩张后的典型小球样出血表现

小球样点状出血并不是 BPS/IC 的特异性表现(Erickson,1995;Waxman et al,1998),只有合并尿频、尿痛等临床症状才认为小球样点状出血有意义。放疗、接受有毒化学试剂或化疗药物治疗后的肿瘤患者,以及透析患者和接受尿流改道手术后新膀胱长时间充盈的患者的膀胱都可以发现小球样点状出血。Berger 等研究男性前列腺痛,并提出是否大多数男性慢性盆腔疼痛综合征与 IC 密切相关(Berger et al,1998)。在因下尿路症状接受经尿道前列腺切除术治疗的男性中,多达 20% 观察到这种现象(Furuya et al,2007)。我们推测此类患者只是由于尿急导致膀胱慢性充盈不足,而并非原发的病理过程。当患者有 Hunner 溃疡,伴有疼痛和尿急,即使没有出现血性灌注液或小球样点状出血也强烈提示为 ICDB 的特异性症状(Messing et al,1997)。

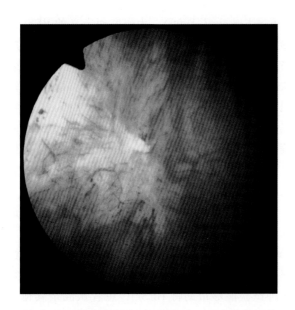

图 24-10　膀胱疼痛综合征患者膀胱扩张前典型的 Hunner 病变表现

若患者有 IC 症状,但麻醉下膀胱镜检查完全正常,此时诊断比较困难。8.7% 的 ICDB 标准患者经膀胱镜水扩张后检查正常(Messing et al,1997)。Award 及其同事在 NIDDK 公布 IC 诊断标准后认识到这一问题,他们报道部分患者临床表现、尿流动力学及组织学检查符合 IC,也对 IC 治疗有效,但麻醉下膀胱镜水扩张试验正常。他们称此为"特发性膀胱容量减少"(Award et al,1992)。临床表现、尿流动力学、膀胱镜检查发现小球样点状出血对 BPS/IC 诊断无特异性(Al Hadithi et al,2002)。麻醉下膀胱镜水扩张试验发现小球样点状出血结合 NIDDK 标准,可以预测部分患者白天尿频更严重,夜尿,麻醉条件下膀胱容量减少。但小球样点状出血出现似乎与活检发现、膀胱疼痛、尿急没有关系(Erickson et al,2005;Boudry et al,2013)。

(一)标志物

对于根据复杂症状来定义的临床综合征来说"诊断试验"的价值是什么呢? 若患者有膀胱慢性疼痛伴有尿频,而且没有明确的病因,我们诊断为 BPS/IC。实际上,一旦已经除外特征性的病理改变,我们常根据症状来诊断疾病,比如勃起功能障碍的诊断。勃起功能障碍的检查可提供诊断线索,但是对有性功能障碍的患者,我们不能仅依据检查来除外勃起功能障碍。

根据我们对 IC 的认识,确定有效的 IC 诊断标志物将是一个重要的进步。标志物的应用广泛,它可以预测治疗效果及预后和(或)鉴别 IC 及其他病因导致的综合征。归根结底,标志物的确立可使我们在诊断此综合征时针对不同的病因来进行分层,针对不同的病因给予不同的治疗。若能找出疾病发生的原因,那么诊断为 IC 的患者会减少。比如过去我们经常诊断"急性尿道综合征"(Stamm et al,1980)。

经过努力,众多研究者发现,肥大细胞可能作为 IC 诊断的一种标志物。目前的标准是用 $3\mu m$ 厚切片的类胰蛋白酶染色检查的逼尿肌活检标本,每 7 个切片用于定量(Larsen et al,2008)。每立方毫米 27 个肥大细胞被认为是肥大细胞增多症的指征。这个结果在过去认为非常矛盾。目前,就肥大细胞标准在诊断中的使用而言,仍然没有实际意义(Kastrup et al,1983;Feltis et al,1987;Holm-Bentzen et al,1987a;Lynes et al,1987;Hanno et al,1990;Christmas and Rode,1991;Moore et al,1992;Dundore et al,1996;Hofmeister et al,1997)。甲基组胺是组胺代谢的产物,在尿中可以检测到,由此认为其反映了肥大细胞被激活。但研究发现,尿甲基组胺含量与 IC 症状学评分、水扩张治疗的效果、膀胱镜下表现、膀胱黏膜下肥大细胞的类胰蛋白酶特征染色结果无关(Erickson et al,2004)。

有很多研究尝试寻找其他标志物(Erickson,2001),包括嗜酸细胞阳离子蛋白(Lose et al,1987)、氨基葡聚糖代谢产物(Hurst et al,1993)、尿组胺和甲基组胺(El Mansoury et al,1994)。有建议,检测患者的膀胱平滑肌肌动蛋白(Rivas et al,1997)、尿中神经营养素-3、神经生长因子、神经胶质细胞衍生神经营养因子、类胰蛋白酶(Okragly et al,1999)。有研究表明,与正常对照组及其他泌尿系统疾病患者相比,一种分子量为 5kDa 的糖蛋白 GP-51,在 IC 患者尿中的含量明显减少(Byrne et al,1999)。此外,细胞培养(El-gavish et al,1997)也被推荐作为筛选方法。

膀胱一氧化氮含量增加测定也被推荐为筛选方法(Lundberg et al,1996;Ehrén et al,1999)。IC 患者中内源性形成的一氧化氮水平的增加与这些患者中 iNOS mRNA 表达和蛋白质水平的增加一致。此外,发现 iNOS 定位于尿路上皮,但也在膀胱黏膜的巨噬细胞中发现(Koskela et al,2008)。这一简单的技术可以应用于区分溃疡与非溃疡疾病(Logadottir et al,2004),并可为治疗反应提供客观的测量(Hosseini et al,2004)。

Keay(见上文)发现的尿中抗增殖因子(APF)经多家中心验证,是 BPS/IC 最精确的标志物。与其他可能的标记物相比,APF 敏感度和特异性高,并能区分病因(Keay et al,2001a,2001b;Erickson et al,2002)。研究发现,尿 APF 检测可以对 BPS/IC 患者与对照组进行鉴别,并且可以鉴别是男性膀胱相关的疼痛和排尿刺激症状,还是单纯的盆腔/会阴痛,以及其他的非特异性表现如男性慢性盆腔疼痛综合征(以前称之为"非细菌性前列腺炎")(Keay et al,2004a)。慢性盆腔疼痛综合征与 BPS/IC 很可能是两种不同的功能紊乱,无疑需要在将来的研究中进一步阐明,这 也 是 NIDDK 希 望 通 过 当 前 研 究(www.mappnetwork.org)回答的一个问题。关于 APF 的产生和实际临床用途的数据仍然缺乏。

有关标志物的大量工作正在进行中。Uroplakin Ⅲ-delta 4 是鉴定非溃疡性 IC 的潜在标志物(Zeng et al,2007)。通过使用红外显微光谱法检测干燥血清膜(DSF)的光谱来诊断人和家猫中的 IC,这一方法的可行性已被报道(Rubio-Diaz et al,2009)。

(二)氯化钾试验

Parson 主张膀胱内灌注 0.4M 氯化钾溶液来比较感觉神经对钠和钾的反应能力,出现疼痛及重现症状表明试验阳性。阳性结果是否表明膀胱黏膜通透性异常,或膀胱感觉神经过敏尚不清楚。正常膀胱黏膜不是绝对密封的,总是有一些漏隙,尽 管 很 小 (Hohlbrugger and Sant,1997)。400mEq/L 氯化钾远远超过正常尿中的氯化钾生理量,20～80mEq/L(根据摄入水平)(Vander,1995)。尽管无明显疼痛,健康对照受试者仍能区分氯化钾和氯化钠溶液(Roberto et al,1997)。该试验的前景在于筛选出对某些治疗有反应的患者(也许是氨基葡聚糖层增厚的患者),但迄今为止仍没有相关实验数据(Teichman and Nielson-Omeis,1999)。

作为 IC 的诊断方法,氯化钾试验尚不可靠

(Chamber et al,1999)。为研究而定义的 BPS/IC 诊断金标准是 NIDDK 标准,尽管该标准过于严格而无法应用于临床实践,但该标准经过大家公认的 BPS/IC 患者的验证(Hanno et al,1999b)。因此,理论上按 NIDDK 标准诊断的 BPS/IC 患者氯化钾试验应该都为阳性。实际上,超过 25% 的符合 NIDDK 标准的 IC 患者氯化钾试验为阴性(Parsons et al,1998)。因此,本组中氯化钾试验缺乏敏感度。

当我们评价氯化钾诊断的特异性时,有报道在男性无症状组氯化钾试验假阳性率为 36%(Yilmaz et al,2004),在土耳其纺织工人组阳性率为 33%(Sahinkanat et al,2008)。我们希望氯化钾试验能够帮助将 BPS/IC 患者从混杂其他功能紊乱的患者中区分出来。25% 的膀胱过度活动症氯化钾试验表现为阳性,所有的有尿路刺激症状的放射性膀胱炎和尿路感染患者氯化钾试验均为阳性(Parsons et al,1994b;1998)。男性慢性前列腺炎/盆腔疼痛综合征患者氯化钾试验阳性率从 50% 到 84%(Parsons and Albo,2002;Yilmaz et al,2004;Parsons et al,2005)。在女性盆腔疼痛患者结果较类似(Parsons et al,2002b)。根据上述研究结果,Parsons 及其同事(Parsons et al,2000a)认为美国女性 BPS/IC 患病率为 20%。换一种说法就是氯化钾试验对于 BPS/IC 诊断特异性差,会漏诊大量 BPS/IC 患者,也会过度诊断正常人群。

前瞻性和回顾性研究发现,氯化钾试验诊断 BPS/IC 与标准诊断方法比较无明显的优势(Chambers et al,1999;Gregoire et al,2002;Kuo,2003)。它对监测治疗结果也没有用(Sairanen et al,2007)。降低膀胱灌注量及氯化钾浓度降至 0.2M 的氯化钾试验(Daha et al,2003),可减轻患者检查时的疼痛,提高患者的接受程度,但氯化钾试验在诊断和治疗 BPS/IC 的价值需进一步论证。

(三)鉴别诊断

BPS 的诊断可以在排除可疑疾病的基础上进行,并通过鉴定特定的 BPS 症状和体征来确认。如果单个诊断无法解释主要的泌尿系统症状,则可以有第二个诊断。必须记住,BPS 可能与可疑疾病一起存在,例如慢性或缓解期

尿路感染及子宫内膜异位症。根据 ESSIC 小组概述的上述诊断建议和程序,表 24-3 总结了与 BPS 相关的可疑疾病及其排除方式(van de Merwe et al,2008)。

表 24-3　易与膀胱疼痛综合征混淆的疾病

鉴别诊断	排除或诊断方法
癌与原位癌	膀胱镜检查或活检
感染:	
常见肠道细菌	尿细菌培养
沙眼衣原体,解脲支原体,人型支原体,生殖器支原体,解脲棒状 　　杆菌,念珠菌,结核分枝杆菌	特殊培养基培养 试纸,如果是"无菌"性脓尿,培养结核分枝杆菌
单纯疱疹和人乳头瘤病毒	体格检查
辐射	病史
化疗,包括用环磷酰胺治疗	病史
噻洛芬酸抗感染治疗	病史
膀胱颈梗阻和神经源性出口梗阻	尿流率测定和超声检查
膀胱结石	影像检查或膀胱镜检查
输尿管下段结石	病史和(或)血尿;上尿路成像(CT 或 IVP)
尿道憩室	病史和体格检查
泌尿生殖器脱垂	病史和体格检查
子宫内膜异位症	病史和体格检查
阴道念珠菌病	病史和体格检查
子宫颈癌,子宫内膜癌和卵巢癌	体格检查
膀胱排空不完全(尿潴留)	通过超声评估残余尿量
膀胱过度活动	病史和尿流动力学
前列腺癌	体格检查和 PSA 检查
良性前列腺梗阻	尿流率测定和压力-流量研究
慢性细菌性前列腺炎	病史,体格检查,尿培养
慢性非细菌性前列腺炎	病史,体格检查,尿培养
阴部神经卡压	病史,体格检查;神经阻滞可能提示诊断
盆底肌肉相关疼痛	病史,体格检查

CT. 计算机断层扫描;IVP. 静脉肾盂造影;PSA. 前列腺特异性抗原

From van de Merwe JP, Nordling J, Bouchelouche P, et al. Diagnostic criteria, classification, and nomenclature for painful bladder syndrome/interstitial cystitis:an ESSIC proposal. Eur Urol 2008;53:60-7.

要点:诊断

- 符合诊断里的症状标准,并排除其他可疑疾病。
- 麻醉下膀胱扩张的膀胱镜检查有助于诊断 Hunner 病变,但不作为开始治疗的必要条件。
- 对于血尿患者,之前尚未对此进行评估,必须进行膀胱镜检查和上尿路影像学检查。
- 尿动力学检查通常用于复杂病例。没有常规的实验室标志物对诊断有实质性帮助。

七、分类

IC 最初被描述为膀胱壁有严重炎症的膀胱疾病，Hunner 将之描述为溃疡。然而，这种病变其实并不是溃疡，而是容易在膀胱扩张时溃烂的伤口（脆弱，易损），因此将这种膀胱病变的名称改为 Hunner 病变（van de Merwe et al，2008）。所以，Hunner 病变最初可被视为 IC 的诊断标准。Messing 和 Stamey 发现小球状出血作为 IC 的另一个典型表现。这一特点已被纳入 NIDDK 标准中（Wein et al，1990）。

Magnus Fall 提出，具有 Hunner 病变（经典IC）和球状出血（非 Hunner 型）的患者代表两种不同的亚型（Fall et al，1987）。它们可能有不同的临床检查结果、不同的预后和不同的治疗反应（Peeker and Fall，2002b）。与没有 Hunner 病变的 BPS 患者相比，Hunner 病变患者的趋化因子CXCL-10 和 CXCL-1、白细胞介素-6 和神经生长因子增加了 5 倍至 20 倍（Tyagi et al，2012）。参与早期炎症反应基因的不同表达模式表明，没有Hunner 病变的 BPS 患者与 Hunner 病变患者具有不同的病理生理学特征（Homma et al，2013）。

因此，满足 NIDDK 标准的患者代表至少两种（并且可能更多）不同的患者群体。此外，由经验丰富的临床医师临床诊断为 BPS 的患者中高达 60% 不符合 NIDDK 标准（Hanno et al，1999b），并且不能确定这些患者与满足 NIDDK标准的患者是否属于不同类型。最后，日本泌尿外科医师认为间质性膀胱炎应该作为疾病的一系列尿路症状，同时满足保留 NIDDK 标准患者名称（Homma，2008）。

为了将这些不同的概念统一到一个连贯的模式中，ESSIC 根据 CHD 期间的发现和膀胱活检标本中的形态学发现，提出了 BPS 的分类（van de Merwe et al，2008）（见表 24-1）。分类包括没有做过 CHD 的组（×组）以及没有膀胱活检标本形态学检查的组（××组）。通过使用这种分类，研究人员将能够确定小球样出血和（或）Hunner 病变，以及膀胱活检标本中的形态学变化是否对疾病预后和（或）治疗结果具有重要意义（Geurts et al，2011）。

八、治疗

(一)非手术疗法

一旦患者确定了 BPS/IC 的诊断，我们就必须决定是立即开始治疗还是观察等待。如果在确诊之前，患者从来都没有针对他们的症状进行过经验性抗生素治疗，那么可以考虑进行试验性的抗生素治疗。瑞士的一项研究已经报道，多西环素治疗 IC 是有效的（Burkhard et al，2004）。但对于尿培养阴性的患者，一般不推荐过多地尝试采用抗生素来缓解症状，通过减少患者精神压力、功能锻炼、温水坐浴、保持正常的生活方式都有助于提高 BPS/IC 患者总体的生活质量（Whitmore，1994）。在一项有大量患者的调查中，超过 80% 的受访者通过饮食变化，热疗或冷疗的应用及减压都具有积极作用（O'Hare et al，2013）。在一项对照研究中，比较了 45 例 BPS/IC 患者和 31 名健康对照者，发现在 IC患者中压力越大，疼痛和尿急越严重；而在健康对照组中未发现此现象（Rothrock et al，2001）。对压力的处理不当可能加重患者的症状（Rothrock et al，2003）。

生物反馈治疗、软组织按摩和其他物理疗法可能对松弛盆底肌肉有帮助（Mendelowitz et al，1997；Meadows，1999；Holzberg et al，2001；Lukban，et al，2001；Markwell，2001）。鉴于盆底功能障碍与 BPS/IC 强烈关联，以上确实是一种合理的干预措施（Peters et al，2007a；Bassaly et al，2011）。初步的 NIDDK 试验表明，与全身按摩治疗相比，物理治疗的疗效更加值得推荐（FitzGerald et al，2009）。这一点在一项随机对照试验中得到证实，该试验比较了 10 种预定治疗方案的肌筋膜物理治疗与 11 个北美临床中心的全身按摩治疗。全身按摩治疗组的总体反应评估（GRA）反应率为 26%，肌筋膜物理治疗组为 59%（$P = 0.0012$）（FitzGerald et al，2012）。

Mendelowitz 和 Moldwin（1997）采用肌电生物反馈治疗 16 例患者，有效率达 69%，但疗效与具体肌电部位无关，提示应考虑到安慰剂效应可能。针灸一直用来治疗 BPS/IC 和其他慢性疼痛症状。目前尚未有明确证据能够说明采用针灸治疗慢性疼痛优于不治疗、安慰剂、虚拟针灸或普通的治疗(Ezzo et al,2000)。采用针灸治疗 BPS/IC 的结果令人失望(Geirsson et al,1993)。

(二)饮食

尽管没有任何文献支持限制饮食对患者有利,但很多患者发现有一些特定的食物会加重他们的症状,因而避免食用这些食物对患者有益(Koziol et al,1993;Koziol,1994)。通常这些食物包括咖啡因、酒精,以及可能使尿液酸化的饮品,如酸果蔓果汁(Shorter et al,2007)。几种酸敏感离子通道亚基在人膀胱中有所表达,在 BPS/IC 患者中部分通道亚基参与疼痛增加和痛觉过敏(Sanchez Freire et al,2011)。间质性膀胱炎协会推荐了多种"IC 饮食",但这很少有客观、科学的依据(框图 24-7)。唯一一项关于饮食的小规模的空白对照研究没有证实饮食与症状之间的关系(Fisher et al,1993)。Bade 和其同事发现,IC 患者较普通大众更倾向于健康的饮食,但他们也讲

不出改变饮食摄入而不是减少咖啡因摄入的道理(Bade et al,1997b)。Nguan 及其同事(2005)进行了一项前瞻性双盲交叉实验研究,他们对两组患者交叉注入生理性 pH5.0 的尿液和 pH7.5 的中性缓冲液,发现两组患者客观的疼痛症状评分无统计学差异,提示利用饮食或糖类物饮食添加剂来调整尿液 pH 对症状并无影响。橙汁、西柚汁等富含钾离子和枸橼酸盐,可以增加尿 pH(Wabner and Pak,1993),但奇怪的是,很多患者却根据"间质性膀胱炎食谱"的推荐而避免饮用橙汁、西柚汁。碱化尿液值得尝试,但缺乏相应的研究依据。甘油磷酸钙(一种非处方食物酸减少剂)对一些患者有益(Hill et al,2008;O'Hare et al,2013),但缺乏对照试验支持。确定饮食敏感度的可控方法,例如消除饮食法,可能在患者管理中发挥重要作用(Friedlander et al,2012)。

框图 24-7　间质性膀胱炎协会建议避免食用的食物

牛奶和奶制品	李子	莎莎酱
陈年奶酪	石榴	辛辣食物(中国菜,墨西哥菜,印度
酸奶油	大黄	菜,泰国菜)
酸奶	草莓	酱油
巧克力	来自上述水果的果汁	味精
蔬菜	糖类和谷物	沙拉酱
蚕豆	黑麦面包	醋
利马豆	酵母面包	防腐剂和添加剂
洋葱	肉类和鱼类	苯甲醇
豆腐	陈年的,罐装的,腌制加工的,熏制	枸橼酸
大豆	的肉类和鱼类	谷氨酸钠
番茄	坚果	人造甜味剂
水果	饮料	防腐剂
苹果	含乙醇饮料,包括啤酒和啤酒	人造佐料
杏	红酒	食用色素
牛油果	碳酸饮料	其他
香蕉	咖啡	烟草
哈密瓜	茶	咖啡因
柑橘类水果	水果汁	减肥药
蔓越莓	调味料	垃圾食品
葡萄	蛋黄酱	休闲药物
油桃	番茄酱	过敏药物与麻黄碱或伪麻黄碱
桃	芥末	某些维生素
菠萝		

Modified from Interstitial Cystitis Association. Understanding the interstitial cystitis/painful bladder syndrome diet,<http://www.ichelp.org/document.doc? id=7>;2009[accessed 29.10.14].

在美国国立卫生研究院的一项大型研究中，对新诊断的 BPS/IC 患者进行治疗，重点关注以下四个方面：①控制症状；②控制液体摄入量；③改变饮食以改善症状；④膀胱训练和抑制尿急冲动。压力和疼痛管理的行为方法也被用来帮助患者学习减少生活压力的技能。在没有额外用药的情况下随机接受这种方法的 135 例患者中，45% 在 12 周时有中度或显著改善（Foster et al，2010）。在另一项试验中，相比于单独行水分注射，水分注射加膀胱训练在术后 24 周有显著改善反应（Hsieh et al，2012）。

不幸的是，仅靠教育和自我调节尚显不够，大多数患者都寻求一种或多种进一步的治疗。

（三）口服药物治疗（表 24-4）

1. 三环类抗抑郁药物

阿米替林是主要的治疗 BPS/IC 口服药物之一。三环类抗抑郁药至少有三个主要的药理学机制：①一定但不完全在中枢和周围神经的抗胆碱能作用；②阻断突触前神经末梢的主动运输作用，这些神经末梢负责再次摄取氨基神经递质 5-羟色胺和去甲肾上腺素；③镇定作用，可能作用在中枢，也可能与抗组胺作用有关。阿米替林是抗 H_1 受体作用最强的三环类抗抑郁药（Baldessarini，1985）。同时也有证据显示，它还可以使中枢型去甲肾上腺素能神经元的 α_2 受体的敏感度减低。同时，它还可以阻断 α 肾上腺素能受体及 5-羟色胺受体。在理论上，三环类药物还有刺激膀胱体部平滑肌的 β 肾上腺素受体的作用。其作用的结果是通过降低膀胱平滑肌的兴奋性达到促进膀胱的贮尿功能（Barrett et al，1987）。

Hanno 和 Wein（1987）在治疗抑郁的患者时"偶然的"发现其合并的间质性膀胱炎也奇迹般地得到了治愈后，首先报道了阿米替林对间质性膀胱炎的治疗作用。其后一年又有一个类似的报道盐酸去甲丙米嗪有治疗间质性膀胱炎作用（Renshow，1988）。一般认为，一种药物在很低的剂量下能够治疗多种类型的慢性疼痛，并且这种药物如果具有抗胆碱能的作用、β 肾上腺素受体的膀胱作用、镇静作用、抗 H_1-组胺受体的作用，那么，它将是治疗间质性膀胱炎的理想药物。第一个相关的三环类抗抑郁药治疗 IC 的临床试验得出人们希望的结果（Hanno et al，1989）。Hanno 在随后的研究中报道（Hanno et al，1994b），43 例 IC 患者中的 28 例完成了一个至少三周的试验治疗。起始剂量睡前口服阿米替林 25mg，逐渐增加到每天 75mg 并持续两周，平均随访 14.4 个月，有 18 例患者症状完全缓解，5 例患者由于有不良反应而退出试验，5 例患者无效。效果在 4 周内最明显。所有这些患者在经过膀胱水扩张和膀胱内灌注二甲亚砜（DMSO）治疗后无效。主要不良反应是镇静作用所致。Kirkemo 及其同事（1990）治疗了 30 例 IC 患者，90% 患者在 8 周时主观反应良好。两项研究都发现患者在麻醉情况下膀胱容量可达到 450～600ml。在另一项非对照试验研究（Panikoff and Constantino，1998）中也发现 11 例尿频、盆腔疼痛的患者中 9 例是治疗成功的，其中 5 例症状完全消失，4 例明显缓解。2 例患者因药物不良反应退出。在一项持续 4 个月的 50 例患者的双盲安慰剂对照试验中发现，阿米替林组睡前口服 25～75mg（可以耐受剂量），其中 63% 的患者有效，而安慰剂组仅有 4% 有效（Van Ophoven et al，2004a）。这些患者随访 19 个月很少发生耐药，并且所有 BPS/IC 患者反应良好（Van Ophoven and Hertle，2005）。

NIDDK 进行的一项大型双盲随机对照试验比较了教育和行为改变联合口服阿米替林和不口服阿米替林的效果，结果显示包含了药物治疗和保守治疗组的反应率为 55%，而只有单独的教育和行为治疗组的反应率为 45%（Foster et al，2010），差异无统计学意义。然而，如果仅包括能够耐受 25mg 及以上药物和安慰剂的患者，在 12 周时药物组有效率 73%，安慰剂组为 53%，疗效良好。单独保守治疗尿频和 O'Leary-Sant 症状和问题评分也有显著改善。因此，在倾向治疗的基础上，阿米替林没有明显的益处，但有 62% 能够耐受这些相对低剂量药物的患者，能够有良好的获益（Yang et al，2014）。患者应注意疲劳、便秘、口干、食欲增加和头晕等不良反应。每周缓慢滴注剂量的基础上，从睡前 10mg 开始，每周增加 10mg 至最大耐受剂量 50mg，这样似乎可使不良反应最小。无论 Hunner 病变是否存在，阿米替林似乎都有效，并且膀胱镜检查对治疗结果没有预测价值（Sun et al，2014）。它也可能对治疗伴随 BPS 的外阴疼痛综合征有效（Ventolini，2013）。

表 24-4　**牛津口服和膀胱内治疗系统的证据等级和水平**

治疗	ICI[*]	EAU[†]	GIANNANTONI[‡]
口服药物			
阿米替林	B:2	A:1	A:1
止痛药	C:4	C:2	
羟嗪	D:1	A:1	
PPS	D:1	A:1	C:1
环孢素	C:3	A:1	A:1
L-精氨酸	—A:1		A:1
抗生素制剂	D:4		A:1
硫唑嘌呤	D:4		
苄达明	D:3		
氯喹衍生物	D:4		
西咪替丁	C:3		
多西环素	D:4		
度洛西汀	—C:4		
加巴喷丁	C:4		
甲氨蝶呤	D:4		
米索前列醇	D:4		
孟鲁司特	D:4		
纳美芬	—A:1		
硝苯地平	D:4		
栎精	D:4		
Tanezumab	D:1		
甲磺司特	D:3		
维生素 E	D:4		
膀胱内治疗			
利多卡因	C:2		
DMSO	B:2	A:1	
肝素	C:3		
透明质酸	D:1	B:2	
硫酸软骨素	D:4	B:2	A:1
PPS	D:4	A:1	
辣椒素/RTX	—A:1		
BCG A:1	—A:1		A:1
奥昔布宁	D:4		
BTX(壁内)	A:1		A:1

BCG. 卡介苗;BTX. 肉毒杆菌毒素;DMSO. 二甲亚砜;EAU. 欧洲泌尿外科协会;ICI. 尿失禁国际研讨会;PPS. 戊聚糖多硫酸盐;RTX. 树酯毒素

[*] Hanno P，Dinis P，Lin A，et al. Bladder pain syndrome. In：Abrams P，Cardozo L，Khoury S，et al，editors. Incontinence. Paris：International Consultation on Urological Diseases/European Association of Urology；2013. p. 1583-649.

[†] Fall M，Baranowski AP，Elneil S，et al. EAU guidelines on chronic pelvic pain. Eur Urol 2010;57;35-48.

[‡] Giannantoni A，Bini V，Dmochowski R，et al. Contemporary management of the painful bladder：a systematic review. Eur Urol 2012;61;29-53.

From Committee on Bladder Pain Syndrome. Fifth International Consultation on Incontinence；2012 Feb；Paris，France.

阿米替星的平均推荐剂量为 75mg，目前已经证明每天服用阿米替星 25～150mg 是有镇痛效果的。这比传统治疗抑郁症的剂量 150～300mg 要小。起效时间（1～7d）较传统治疗抑郁症要快，并且镇痛效果比其他对症状的影响要明显（Mcquay and Moore，1997）。三环类抗抑郁药对伴有以下疾病的患者禁用，包括 QT 间期延长综合征或近期（6 个月）心肌梗死后明显的心脏传导系统疾病（2 支或 3 支的传导阻滞）、不稳定性心绞痛、充血性心力衰竭、多发室性期前收缩，以及有持续性室性心律不齐病史的患者。对直立性低血压患者慎用（Low and Dotson，1998）。剂量超过 100mg 可增加心源性猝死的发生率（Ray et al，2004）。

2. 其他抗抑郁药

其他三环类抗抑郁药已用于治疗 BPS。一项试验采用多塞平和吡罗昔康［一种环氧合酶-2（COX-2）抑制药］的组合。32 例患者中的 26 例（81％）出现症状缓解（Wammack et al，2002）。另一项研究报道地昔帕明有令人满意的结果（Renshaw，1988）。一项观察性研究在 48 例女性中评估了度洛西汀（血清素和去甲肾上腺素再摄取抑制药）的安全性和有效性（van Ophoven and Hertle，2007）。患者在 40mg 度洛西汀的目标剂量下每日两次治疗 2 个月，5 例患者被认为治疗有效，17 例患者因出现恶心等不良反应而退出；未报道严重不良事件。在 5 例有疗效者中，需要每天 2 次 40mg 的剂量。总体而言，度洛西汀治疗没有获得临床上有意义的症状改善。

3. 抗组胺药物

抗组胺药物治疗间质性膀胱炎的方法可以追溯到 20 世纪 50 年代，Simmons（1961）等提出组胺的局部释放可能与 IC 的发生有关或伴随于 IC 的进展。他采用盐酸吡芒明治疗 6 例患者，但结果不甚理想，仅有一半的患者对治疗有些许反应。由于这种治疗在逻辑上被广泛接受，因此该种治疗方法值得特别关注。Theoharides（1994）等在肥大细胞方面作了大量的研究，是当代抗组胺疗法的主要倡导者。他采用哌嗪类 H_1 受体拮抗药羟嗪（Simmons，2004），单一药物治疗间质性膀胱炎，该药是第一代抗组胺药物，可阻断肥大细胞神经源性活动作用（Minogiannis et al，1998）。40

例患者从睡前服用羟嗪 25mg 开始，若无安定作用，剂量在 2 周内逐渐加至睡前服用 50mg，晨起服用 25mg，几乎所有类型症状可缓解 30％，仅有 3 例对治疗无反应。但与其他的 IC 药物治疗研究相比，该研究主要是主观评价，缺乏双盲及安慰剂对照，结果可靠性值得探讨。后来研究证实，该类药物在对有膀胱敏感和（或）肥大细胞活动的 IC 患者中效果较好（Theoharides and Sant，1997a，1997b）。但 NIDDK 一项安慰剂对照研究发现羟嗪类药物对治疗 IC 无效（Sant et al，2003）。

为何 H_2 受体拮抗药对 IC 治疗也同样有效，机制尚不清楚，但一项非对照研究发现每天分两次服用西咪替丁 600mg，2/3 的 IC 患者症状有改善（Seshadri et al，1994；Lewi，1996）。研究发现，IC 治疗过程中膀胱黏膜组织学无明显变化（Thilagarajah et al，2001）。因此，如果随机对照试验证明有效，尚需进一步治疗机制上的研究（Dasgupta et al，2001）。西咪替丁是英国常用的治疗方法，超过 1/3 的患者使用过它（Tincello and Walker，2005）。

4. 戊聚硫钠

Parson 认为，膀胱上皮渗透性屏障 GAG（glycosaminoglycan）层缺损与 IC 的发病机制相关，因此人们尝试采用合成的硫酸化多糖戊聚硫钠（sodium pentosan polysulfate，PPS）来修复缺损的 GAG 层，它是一种肝素类似物的口服药物，其 3％～6％通过尿液排泄（Barrington and Stephenson，1997）；商品名为 Elmiron。关于它的临床研究结果尚有一些相互矛盾的地方。

Fritjofsson 及其同事（1987）在瑞典和芬兰的开放多中心研究中，采用 PPS 治疗了 87 例 IC 患者。患者的膀胱容量在麻醉和非麻醉状态下没有变化。23％的患者疼痛减轻，35％疼痛完全缓解。白天排尿次数从 16.5 次降至 13 次，夜尿从 4.5 次降至 3.5 次。平均排尿量在非溃疡组增加了相当于 1 大汤匙的量。Holm-Bentzen 及其同事（1987b）对 115 例患者进行随机双盲安慰剂对照研究发现，患者的症状、尿动力学参数、膀胱镜下表现，以及肥大细胞计数在治疗 4 个月后没有明显变化。在肥大细胞增生患者组，麻醉下膀胱容量增加，但未能改善症状和增加清醒时的膀胱容积。

Parsons 及其同事(1983)的关于 PPS 治疗 IC 的初步研究取得了令人鼓舞的结果,后续在美国进行的两个多中心安慰剂对照研究结果陆续发表(Mulholland et al,1990;Parsons et al,1993)。初步研究结果显示,28%PPS 组的患者和 13%的安慰剂组患者获得了超过 25%的有效率。后续进行的研究发现,32%的治疗组和 16%的安慰剂组患者有效。PPS 治疗组的膀胱容量(每次排尿量)平均增加 20ml,但其他的客观研究指标无明显变化。美国 NIDDK 进行了一项为期 6 个月的 2×2 析因安慰剂对照试验研究,评价单独接受 PPS 或羟嗪治疗以及二者联合治疗 IC 的疗效(Sant et al,2003)。结果发现,分别接受 PPS、羟嗪治疗的两组之间没有显著的差异。PPS 组有效率为 34%,非 PPS 组为 18%。在 29 例单独使用 PPS 组的患者中,28%有中度或显著的改善,而安慰剂组仅有 13%,这一结果与进行了 3 个月的前期研究结果相似,但到 6 个月试验结束时差距没有统计学意义。随后的一项由企业资助的试验研究发现,将 PPS 剂量从每日 300mg 提高到 900mg 时疗效无明显提高,但不良反应却呈剂量相关性(Nickel et al,2005)。另外一项进行了 6 个月的试验比较了 PPS 和环孢霉素 A 的疗效,PPS 组中有效率为 19%,环孢霉素 A 的有效率为 75%(Sairanen et al,2005)。

在一项非对照试验中,长期服用 PPS 组的疗效与最开始治疗的效果一致,症状缓解率在 30%以下(Jepsen et al,1998)。服用 PPS 所产生的快速耐受性并不常见。美国 FDA 于 2004 年 7 月至 2011 年 1 月实施了一项四期临床试验。它在 24 周 66 个试验地点的 369 位患者中比较了 PPS 100mg 每天 1 次 100mg 每天 3 次、空白对照中评价了 PPS 的安全性和有效性。该试验的中期分析认为,PPS 是无效的并且没有再进行下去的必要 (http://clinicaltrials. gov/ct2/show/results/ NCT00086684? term=elmiron&rank=1)。

服用 PPS 100mg,每天 3 次,不良反应发生率少于 4%(Hanno,1997),其不良反应有脱发、腹泻、恶心、皮疹,但停药后会消失;出血很少发生(Rice et al,1998)。在 MCF-7 乳腺癌细胞系体外培养发现,PPS 有促进细胞增殖作用,因此月经初潮早的高危乳腺癌患者在服用 PPS 时要谨慎(Zaslau et al,2004)。为了观察症状改善情况,通常需要进行 3～6 个月的治疗试验。一项小样本试验研究显示,膀胱内灌注 PPS 有效(Bade et al, 1997a)。PPS 对于放射性膀胱炎(Hampson and Woodhouse,1994;Parsons,1986)或环磷酰胺所致化学性膀胱炎(Toren and Norman,2005)的治疗可能有价值,但在 BPS/IC 患者中的治疗价值似乎有限。

5. 免疫调节类药物

(1)环孢霉素:环孢霉素是一种广泛应用与器官移植的免疫抑制药,它是 BPS 试验的主要新型目标(Forsell et al,1996)。有 11 例患者接受了每天初始剂量为 2.5～5mg/kg 和维持剂量为 1.5～3mg/kg 的治疗,3～6 个月后排尿次数有了明显的下降,平均和最大膀胱容积有了明显的上升。膀胱疼痛在 10 例患者中有所下降或者消失。在停药之后,绝大多数的患者病情出现了复发。

在一个长期随访的研究中,23 例难治性 IC 患者中有 20 例为了缓解膀胱疼痛接受了平均时长为 60.8 个月的环孢霉素治疗,膀胱容积较原来翻倍。11 例患者后来中止了治疗,其中 9 例症状在数月内出现反复,但是在重新接受治疗之后症状得到控制(Sairanen et al,2004)。Sairanen 及其同事接下来发现治疗 6 个月之后环孢霉素 A 的疗效在各方面均远超过 PPS。患者在接受环孢霉素治疗后尿中的转化生长因子水平有明显的下降(Sairanen et al,2008)。在美国 3 个中心进行的试验表明,在存在 Hunner 病变的患者中环孢霉素 A 对 24 例患者中的 23 例有疗效,而在不存在 Hunner 病变的患者中环孢霉素 A 仅对 10 例患者中的 3 例有疗效。另外一项进行了 3～4 个月的试验中,环孢霉素取得了很好的疗效。膀胱内较低的一氧化氮的水平与治疗效果有很大的相关性。一篇病例报道显示,环孢霉素成功治疗 SS 和 PBS(Emmungil et al,2012)。

(2)甲磺司特:甲磺司特(IPD-1151T)是一种选择性抑制 IgE 产生和通过抑制产生 IL-4 和 IL-5 的辅助 T 细胞进而抑制嗜酸性粒细胞的免疫调节药。在日本,甲磺司特被用于治疗变态反应性疾病,如哮喘、过敏性皮炎及鼻炎。Ueda 以及他的同事报道了一个 14 例女性参与的小型临床研究(Ueda,2000)。甲磺司特治疗一年后,患者膀胱容积有了显著的提升,尿急、尿频和下腹痛的症状在 10 例患者中显著减少。相应地,在血液和尿液中分子标记物的改变提示了免疫系统的变化。一项大型多中心的随机对照研究在美国和日本进行,但是目前还没有被美国政府批准适用于 BPS/IC 的治疗。

(3)咪唑硫嘌呤和氯喹衍生物:1976 年报道的一项研究中,Oravisto 及其同事对其他治疗无效的 BPS 患者使用了咪唑硫嘌呤和氯喹衍生物(Oravisto and Alfthan,1976),约 50% 的患者取得了疗效。

(4)霉酚酸酯:NIDDK 一项中途夭折的多中心随机对照试验中,霉酚酸酯每天总量 1～2g 对于治疗难治性 BPS/IC 是无效的。该试验包括了 59 例患者,以 2:1 的比例随机分配。该试验被 FDA 发出黑框警告而被终止(该药可能与流产和先天性畸形有关),并且中期分析显示该药物治疗并无获益(Yang et al,2011)。

(5)阿达木单抗:它是一种抑制 TNF 抗炎药。一项随机双盲对照试验未能显示该药物具有好的疗效。该药物被批准用于治疗类风湿、银屑病和其他类型的关节炎、斑块状银屑病、克罗恩病、溃疡性结肠炎(Bosch,2014)。

6. 其他药物

(1)L-精氨酸:Foster 和 Weiss 最初支持使用 L-精氨酸治疗 IC(Foster et al,1997)。8 例 IC 患者接受了 500mg 每天 3 次的 L-精氨酸治疗。一个月之后,尿中 NOS 的活性增加了 8 倍,在 7 例患者中症状有了明显的改善。在一项开放性试验中,11 例患者中持续服用药物 6 个月以上的 10 例患者,症状得到了改善(Smith et al,1997)。

一项涉及 9 例女性患者的开放性研究,未能发现该药对症状评分及膀胱内一氧化氮含量的改善(Ehrén et al,1998)。一项随机对照研究涉及 53 例 BPS/IC 患者,发现在干预组以及空白对照组疗效并无显著差别(Korting et al,1999)。一个小型的随机对照交叉研究对 16 位患者进行了研究,发现 L-精氨酸并无显著疗效,并不推荐其用于 IC 的治疗(Cartledge et al,2000)。

目前证据并不支持 L-精氨酸适用于 IC 的治疗。

(2)橡黄素:橡黄素是一类生物学黄酮,存在于多种非处方保健品内,这类产品一些具有抗炎的作用,其余的被视为是水果、蔬菜,以及某类辣椒的提取物。Katske 及其同事在 22 例 BPS 患者中进行了为期 1 个月的 500mg 每天 2 次注射给药的试验,除了一位患者之外,其他患者在 O'Leary-Sant 症状评分及总体评估评分上均出现了不同程度的提高(Katske et al,2001)。目前需要更大样本量的随机对照研究来评估该药的真正疗效。

(3)抗生素:Warren 及其同事对 50 例患者进行了为期 18 周的随机对照研究,应用的抗生素包括利福平加上一系列的多西环素、红霉素、甲硝唑、克林霉素、阿莫西林、环丙沙星,每种应用 3 周。意向治疗分析表明,抗生素组的 25 例患者中的 12 例,以及空白对照组的 25 例患者中的 6 例在疼痛和尿急方面有了明显的好转。该研究令人费解的是,25 例抗生素组患者中有 16 例在试验期间接受了新型的 BPS 治疗,而在空白对照组中有 13 例接受了新型的 BPS 治疗。在抗生素组患者中不良事件发生率达到了 80%,而在空白对照组中有 40%,两组间有明显统计学差异。恶心、呕吐、腹泻是主要的不良反应。绝大多数的抗生素组患者正确地猜测到了他们所属的组别,并且该部分的患者在治疗后改善明显。抗生素试验结束后改善持续时间未见报道。

Burkhard 及其同事在 103 例具有尿急、尿频、慢性尿道或盆腔疼痛,伴有性交困难及反复泌尿系感染病史的女性中使用了该药物,71% 的患者治疗成功(Burkhard et al,2004)。这是一个更大的、包容性的患者群体,他们可能除了患者 BPS 外还有其他病症。不过,Burkhard 在这一组中推荐经验性使用多西环素,但绝大多数 BPS 患者在诊断前已经使用过经验性抗生素治疗。

到目前为止,没有证据表明抗生素在治疗尿培养阴性的 BPS 中有明星作用(Maskell,1995)。然而,如果患者在之前没有针对他们的泌尿系症状采用抗生素治疗的话,经验性应用抗生素治疗并不能被认为是不合理的。

(4)甲氨蝶呤:低剂量口服甲氨蝶呤在 9 例 BPS 女性中,其中 4 例患者明显改善了膀胱疼痛症状,但对于排尿频率、最大排尿量或平均排尿量这些指标并无影响(Moran et al,1999)。目前没有针对该药治疗 BPS 的 RCT 试验。

(5)孟鲁司特:肥大细胞触发释放两种类型的促炎介质,包括预先形成颗粒储存型(如肝素和组胺),以及新合成的前列腺素和白三烯 B_4 和 C_4。经典拮抗药,如孟鲁司特、扎鲁司特和普仑司特,可阻断半胱氨酰白三烯-1 受体。在一项初步研究(Bouchelouche,2001b)中,10 例患有 IC 和逼尿肌肥大细胞增多症的女性接受了持续 3 个月每天 10mg 孟鲁司特治疗,其中 8 例的排尿频率、夜尿症状及疼痛明显改善。目前孟鲁司特治疗 IC 还需要进一步的研究,特别是针对逼尿肌肥大细胞增多症患者(Traut,2011)。

(6)硝苯地平:钙通道拮抗药硝苯地平能够抑制平滑肌的收缩和细胞介导的免疫。在一项初步研究(Fleischmann,1994)中,对 10 例女性患者使用了 30mg 硝苯地平缓释剂,在 4 名症状未缓解的患者中增加剂量至每天 60mg。在 4 个月内,有 5 例患者的症状评分至少下降 50%,这 5 例患者中有 3 例症状消失。目前未见进一步的研究报道。

(7)米索前列醇:在 25 例患者中给予口服前列腺素类似物米索前列醇 $600\mu g/d$(Kelly,1998),3 个月后,14 例患者症状得到显著改善。6 个月后,仍有 12 例患者对治疗有反应。该药物的作用机制可能是通过对膀胱中的细胞保护作用而产生。

(8)右旋安非他命:一项包括 6 例患者的病例报道显示,每天使用 30mg 右旋安非他命硫酸盐能够对 BPS 产生疗效,而停止服药后症状复发(Check et al,2013)。

(9)磷酸二酯酶抑制药:长期以来,人们一直在考虑使用磷酸二酯酶(PDE)抑制药治疗 BPS。PDE5 抑制药被认为能够松弛参与传入信号传导的平滑肌或结构并抑制平滑肌自发活动(Truss et al,2001;Hanna-Mitchell and Birder,2011;Chen et al,2014a)。针用它们治疗 BPS 的临床试验正在进行中。

7. 镇痛药

长期、适量地使用镇痛药是治疗因 IC 等而产生的慢性疼痛症状不可或缺的治疗方法。通过使用适用于慢性神经性疼痛综合征的镇痛药,包括抗抑郁药、抗惊厥药和阿片类药物,大多数患者疼痛可以得到明显的改善(Wesselmann et al,1997)。许多非阿片类镇痛药,包括对乙酰氨基酚和非甾体类抗炎药(NSAIDs),甚至是解痉药(Rummans,1994)与专门用于治疗疾病本身的药物合用在疾病治疗中具有一席之地。

对 BPS 患者使用镇痛药的研究很少,大多数的数据都是从非 BPS 类型的疼痛和专家意见推断出来的。卫生专业人员应该特别询问患者疼痛情况,患者的自我报告应该是评估的主要来源。临床医师应该通过易于实行的评定量表来评估疼痛,并且应该在开始或改变治疗后定期记录疼痛缓解的效果。

与阿片类药物不同,随着剂量的增加,对乙酰氨基酚、阿司匹林和其他 NSAIDs 会达到了最大镇痛效果的上限(Drugs for pain,1998)。加巴喷丁于 1994 年作为抗惊厥药引入,被发现对于治疗神经性疼痛具有一定作用,包括对糖尿病性神经病变(Backonja et al,1998)和带状疱疹后神经痛(Rowbotham et al,1998)。它与吗啡在治疗神经性疼痛中具有协同作用(Gilron et al,2005)。它可能会给 CPPS 和 BPS/IC 治疗带来一些好处(Sasaki et al,2001)。据报道,普瑞巴林对于神经性疼痛和纤维性疼痛也有一定效果(Freynhagen et al,2005;Arnold et al,2008)。

由于手术治疗的结果不确定,可以考虑在保守治疗失败的患者中长期使用阿片类药物治疗(框图 24-8)。阿片类药物不应该是慢性疼痛状态下镇痛药的第一选择,但如果在非强效的镇痛药镇痛失败的情况下,可以考虑使用它们(Portenoy et al,1997;Bennett,1999)。这是一个困难的决定,需要患者和泌尿外科医师之间进行大量的思考和讨论,并需要疼痛专家的参与。一个医师必须承担疼痛治疗的责任并开具镇痛药的所有处方(Brookoff and Sant,1997)。阿片类药物对大多数的中度和重度疼痛有效,除了不良反应外,没有上限效应。常见的不良反应包括镇静、恶心、轻度嗜睡和瘙痒。一般来说,这些并发症是暂时的并且易于治疗。如果按规定使用,呼吸抑制极为罕见。便秘很常见,通常需要温和的泻药处理。限制其在非肿瘤患者疼痛治疗中应用的主要障碍是成瘾性,研究表明其发生率较低(Gourlay,1994)。应用数小时后仍维持稳定的血药浓度的长效阿片类药物更受欢迎。

框图 24-8 阿片类药物在慢性或非急性泌尿生殖器疼痛中使用指南

1. 所有其他合理治疗方式均经过尝试,但都失败。
2. 长期使用阿片类药物治疗的决定应由经过适当培训的专家与另一位医师(最好是患者的家庭医师)协商。
3. 当有药物滥用史或怀疑有药物滥用时,疼痛管理和药物成瘾方面的精神科医师或心理学家应该参与进来协商。
4. 所需剂量要通过仔细滴定来计算。
5. 应使患者了解(可能的话签书面同意书)以下内容:
   a. 阿片类药物是强效药物,具有成瘾性和依赖性。
   b. 阿片类药物通常只由指定地点开出。
   c. 药物只在固定的时间段内开出,并且在该期间结束前无法获得新的该药处方。
   d. 患者将接受尿液或血液检查,以确保有按照说明服用药物,并且未服用非处方药物。
   e. 与药物使用相关的不当激进行为是不被接受的。
   f. 通常每年至少进行一次医院专家评审。
   g. 可能要求患者进行精神病学或心理学评估。
   不遵守上述规定可能导致患者被转诊至药物依赖机构并停止使用治疗用阿片类药物。
6. 吗啡是一线药物,除非有吗啡使用的禁忌证或另外一种药物的特殊适应证。药物应以缓释或改良释放形式使用。应尽可能避免短效制剂。应尽可能避免肠外给药。

From Fall M, Baranowski A, Elneil S, et al. Guidelines on chronic pelvic pain. European Association of Urology; 2008. p. 1-99. www. uroweb. org/professional-resources/guidelines/.

慢性疼痛患者通常接受剂量不足的短效镇痛药物,这使得他们常处于短期疼痛缓解-焦虑-再疼痛的循环中。由于药物的成瘾性,导致医师开处方时和患者服用时都感到很为难。成瘾性是一种慢性的心身障碍,表现为强迫性的使用一种物质已经对使用者造成了身体、心理和社会上的伤害,但不顾这些危害继续使用。虽然阿片类药物发生身体上的依赖不可避免,但其成瘾性发生很少。长期使用阿片类药物治疗,应作为对有选择的患者最后采用的方法,并且最好在疼痛门诊使用,需要由医师和患者经常性的共同重新评价是否使用(Portenoy and Foley,1986)。

要点:口服治疗

- 通常用于治疗 BPS 的口服药物几乎没有在大型多中心随机对照临床试验中具有明确的疗效证据。
- 几乎没有证据表明任何这些疗法都会改变疾病的自然病史,尽管许多疗法在个别患者中似乎有效。

(四)膀胱内治疗(见表 24-4)

Expert Consult 网站上介绍了硝酸银和 Clorpactin 的使用。

1. DMSO

治疗 BPS 的主要方法是膀胱内缓慢灌注浓度为 50% 的 DMSO(Sant,1987)。有时在将它溶于碳酸氢钠、肝素和(或)类固醇的溶液中混合给药,但其唯一的 FDA 批准的给药方式是单独给药(Stav et al,2012;Gafni-Kane et al,2013)。DMSO 是木浆工业的副产物和木质素的衍生物,它是好的溶剂,可与水、脂类、有机物自由混溶。共同给药的药物的全身吸收情况需要注意。药理学特性包括胞膜渗透性、较强的药物吸收性、抗炎作用(Kim et al,2011)、镇痛作用、胶原溶解、肌肉松弛和肥大细胞组胺释放等。DMSO 对膀胱功能的体外试验和体内试验结果不一致(Freedman et al,1989),体内 DMSO 灌注后并没有观察到有组胺的释放(Stout et al,1995)。因此,有学者认为,DMSO 可以降低下尿路疼痛通路的敏感度(Birder et al,1997)。采用 DMSO 治疗人类疾病开始于 20 世纪 60 年代,主要是针对骨骼肌肉系统炎症和硬皮病所引起的皮肤病变。

Stewart 及其同事(1967)使用膀胱灌注 DMSO 治疗间质性膀胱炎得到广泛的认可。20 世纪 60 年代中期,他们将 DMSO 局部应用在常规疗法无效的患者的耻骨上区域皮肤,但结果不佳。之后,他们又将浓度为 50% 的 DMSO 溶液 50ml 进行经尿管膀胱灌注,液体保留 15min,每 2~4 周重复一次,8 例患者中的 6 例取得疗效,时间持续达 2~12 个月。这种方法的不良反应较少,除了有患者在呼吸时有大蒜气味;另外,与以前的方法相比需要住院观察是其不足。后来的研究表明,这种方法是有效和安全的,症状缓解率为73%,缓解时间1~3个月(Stewart et al,1971,1972;Stewart and Shirley,1976;Shirley et al,1978)。Ek 和其同事(1978)发现,尽管它们的有效率达70%,但是患者还是需要再次治疗或需要其他方法进一步治疗。Fowler(1981)和 Baker 及其同事(1987)对膀胱内灌注 DMSO 治疗 IC 进行前瞻性分析,显示症状缓解率超过80%,但复发较少见。Fowler 等注意到使用 DMSO 后功能性膀胱容量仅有少量增加,他们将其原因归结为 DMSO 对膀胱感觉神经直接作用所致。Perez-Marrero 及其同事(1988)在一项研究中比较了 DMSO 与生理盐水的效果,使用 DMSO 组93%的患者客观指标改善,生理盐水对照组只有35%;53%的 DMSO 组患者主观症状有改善,对照组只有18%,膀胱逼尿肌不稳定患者对 DMSO治疗无效(Emerson and Feltis,1986)。Stav 和Hung 报道 DMSO 有60%的有效率,并建议将其视为一线治疗(Stav et al,2012;Hung et al,2012)。

由于 DMSO 使用方便(Biggers,1986),不良反应少,缓解症状可靠,奠定了其成为治疗 BPS/IC 的一种有效方法。我们一般使用"鸡尾酒式"膀胱内灌注,即包括50ml 50%DMSO、10mg 曲安西龙、4U 肝素、44mEq 碳酸氢钠。通过研究体内不同浓度 DMSO 对鼠膀胱组织条的影响发现,暴露在不同浓度的 DMSO 中持续7min,DMSO浓度为40%时,膀胱组织对电刺激无反应,浓度30%时,膀胱组织顺应性下降(Melchior et al,2003),浓度25%以下时对该模型影响可忽略。在 IC 患者使用多大浓度的 DMSO,目前尚无定论。但有报道 DMSO 治疗后发生1例罕见的嗜酸性膀胱炎(Abramov et al,2004)。

DMSO 通常作为"膀胱内鸡尾酒疗法"(50ml Rimso-50+10mg Kenalog+44mEq 碳酸氢钠+2万~4万 U 肝素)的一部分,每周使用,持续6周。如果临床反应良好,则采用每月应用鸡尾酒疗法进行为期6个月的维持治疗。关于这种联合治疗的有效性尚无对照试验研究,也没有长期安全性研究的报道。滴注 DMSO 产生的强烈大蒜气味,这是使用 DMSO 进行对照试验无法回避的问题,会很快导致试验盲法失败。

2. 葡糖氨基葡聚糖

外源性的 GAG 对鱼精蛋白导致的膀胱黏膜屏障损伤有保护作用(Nickel et al,1998)。肝素对膀胱黏膜的作用类似于膀胱本身的 GAG 层(Hanno et al,1978b)。它的作用可以模拟膀胱黏多糖层,进而产生抗炎、抑制成纤维细胞增殖、血管生成、平滑肌细胞增殖等作用。由于肝素的多种作用,它用于治疗凝血疾病(Lane and Adams,1993)之外的作用,需要进一步调查和研究。Weaver 等(1963)首先报道了用膀胱内灌注肝素治疗间质性膀胱炎。膀胱灌注一般不会导致全身吸收,即使是在膀胱炎症的状态下也是如此(Gaulfield et al,1995)。虽然非对照试验研究表明肝素皮下注射对治疗 IC 亦有效,但由于抗凝和骨质疏松的作用限制了其皮下应用的进一步研究和使用(Lose et al,1983,1985)。采用1万 U 肝素加入无菌生理盐水,单独或与 DMSO 合用,行膀胱灌注,取得较好的疗效(Perez-Marrero et al,1993,1994a)。Kuo 报道采用肝素治疗(2.5万U,1周两次膀胱灌注,持续3个月)40例女性 IC患者,其中29例国际前列腺症状评分改善超过50%(Kuo,2001)。

Parsons 采用每天20ml 无菌水加4万 U 肝素膀胱灌注,保持30~60min,在治疗开始后的6个月到2年时间内应可观察到"合理的症状改善"(Parsons,2000)。肝素灌注液中加入碱化利多卡因可以更好地缓解疼痛症状(Parsons,2005)。添加8ml 2%利多卡因和4ml 8.4%碳酸氢钠可以增强效果(Welk and Teichman,2008)。事实上,200mg 利多卡因与8.4%碳酸氢钠(总溶液10ml)的不含肝素的混合液连续5d 膀胱内给药,治疗结束3d 后显示出30%的反应率,并且在统计学上优于安慰剂混合物(Nickel,2009b)。日本的一项研究报道显示,每周膀胱内滴注2万 U 肝素加5ml 4%利多卡因和25ml 7%碳酸氢钠的混合液,12周后治疗成功率很高(Nomiya et al,2013)。目前已经提出膀胱内给予利多卡因和肝素溶液用于治疗暴发性症状(Parsons et al,2012)。

另有一小样本研究发现,另一种 GAG 类似物戊聚糖多硫酸,以300mg 溶解在50ml 生理盐水中,每周灌注膀胱2次,对 IC 治疗有一定的效果(Bade et al,1997)。比较口服 PPS 与口服加膀胱内给药的试验显示,单独口服治疗的患者 O'Leary-Sant 评分降低 24％,同时接受膀胱内 PPS 治疗组评分降低 46％(Davis et al,2008)。

非硫化的 GAG-透明质酸,也用于膀胱内灌注治疗 IC,透明质酸钠 40mg 溶解在 40ml 生理盐水中,每周 1 次,灌注 4～6 周,然后每月灌注 1 次,反应率为 30％～71％(Morales et al,1996;Porru et al,1993)。Bioniche Life Science 和 Seikagaku 两家公司分别在 2003 年夏和 2004 年春,对他们的产品(分别为 40mg/ml 或 200mg/ml)进行的双盲多中心安慰剂对照临床研究,都没有证实透明质酸钠与安慰剂相比对 IC 治疗有效,不过,研究结果没有公开发表。两种产品均没有在美国被批准用于治疗 BPS/IC。一项奥地利开放性研究显示,27 例 BPS 和钾试验结果阳性的患者接受了 10 周每周 40mg 膀胱内透明质酸灌注治疗,其中对 13 例有效,尽管前 5 周对初始治疗无反应患者更换为膀胱内 PPS 200mg 每周 3 次治疗剩下的 5 周(Daha et al,2008)。关于透明质酸的最佳临床研究来自 Riedl,他研究了 126 例钾改良试验阳性的患者,他们将膀胱内灌注保持 2h,每周使用 40mg 至少 10 周,有 84％的患者有显著改善(Riedl et al,2008)。治疗无效的患者采用麻醉下连续膀胱扩张和 1～3 个月透明质酸滴注相结合的方式进行治疗,在 23 例患者中取得了 74％的成功率(Ahmad et al,2008)。尽管透明质酸在非对照的试验中似乎很有效(Van Agt et al,2011;Engelhardt et al,2011;Figueiredo et al,2011;Lv et al,2012;Lai et al,2013)。但透明质酸对于治疗 BPS/IC 的疗效在对照试验中仍未得到证实(Iavazzo et al,2007)。它在美国尚未获准用于治疗 BPS。

硫酸软骨素在膀胱屏障功能中起重要作用(Janssen et al,2013)。Hurst 采用免疫组织化学法发现 IC 患者膀胱黏膜表面硫酸软骨素缺失(Hurst,2003)。膀胱内硫酸软骨素可以抑制膀胱炎模型中炎症细胞的募集(Engles et al,2012)。几个小样本非对照研究中,采用硫酸软骨素膀胱内灌注来治疗 IC,有效率在 33％～75％(Steinhoff et al,2002;Sorensen,2003;Tornero et al,2013)。一项多中心开放性研究中,每周使用 2％

的硫酸软骨素溶液持续 6 周,然后每月使用,持续 4 个月,其有效率为 60％,并且没有安全问题(Nickel et al,2009a)。更大的后续研究未能证明该疗法的有效性(Nickel et al,2012;Thakkinstian and Nickel,2013)。一项大型开放性研究使用该疗法对进行各种形式的"慢性膀胱炎"进行试验得出结论,它可有效改善尿急、排尿量和夜尿症,并且每周最多进行 8 次缓慢静脉注射时耐受性良好(Nordling and van Ophoven,2008)。

目前已经将 GAG 与其他药物联合用于膀胱灌注,并且在非对照的研究中取得了良好的效果(Cervigni,2008;Cervigni,2012;Porru,2012;Giberti,2013)。

对用 GAG 行 GAG 层补充治疗进行分析得出结论,尽管 GAG 膀胱内治疗已经使用了 20 多年,但大多数研究属于非对照试验,试验实施较差,并且患者数量较少。目前迫切需要进行大规模随机对照试验,以揭示这种治疗的益处。不同的患者组需要通过明确的诊断结果进行确认(Madersbacher et al,2013)。另一篇评论遗憾地指出:"随机对照试验表明,GAG 类似物效果最多安慰剂一样"(Chintea and Belal,2013)。

3. 其他膀胱内治疗

Expert Consult 网站上介绍了多柔比星、BCG、辣椒素和树脂毒素(RTX)的使用。

要点:膀胱内治疗

- 直接对膀胱黏膜进行治疗获得了良好的效果和高安全性及低不良反应,此特征使研究人员和制药公司优先选择研究新的膀胱内治疗方法。
- 疼痛和其他症状与膀胱病理学无直接关系的患者预计不会对这种器官靶向治疗反应良好。

---

4. 逼尿肌内治疗

肉毒杆菌毒素 A(botulinum toxin type A,BTX-A)的治疗价值部分是由于它能暂时性抑制乙酰胆碱释放、呈剂量依赖方式导致弛缓性瘫痪。将其注射至肌肉内,能纠正局部肌张力失常。逼尿肌内注射 BTX-A 已被美国批准治疗先天性及神经源性 DO。近年来的研究发现了更多的证据表明，BTX-A 还有镇痛作用（Rajkumar and Conn,2004）。最初认为 BTX-A 的镇痛作用应该是由于其缓解了肌肉痉挛,后来研究发现肉毒杆菌毒素是通过抑制几种神经信号递质的释放,如谷氨酸、P-物质,同时减少 *c-fos* 基因的表达,来降低外周神经的敏感度。研究发现,BTX-A 能通过抑制肌梭内纤维 γ-运动神经元释放乙酰胆碱,减轻肌肉组织的兴奋性,来影响中枢神经系统感觉反射弧（Rosales et al,1996）。在大鼠急性损伤和慢性炎症的膀胱模型中,BTX-A 可抑制感觉神经递质的释放（Lucioni et al,2008）。在 BPS 患者中重复注射 BTX-A 后,慢性炎症和细胞凋亡显著被抑制（Shie et al,2013）。BTX-A 一直用来治疗各种不同情况的肌肉过度收缩。逼尿肌内注射 BTX-A 可以阻断鼠膀胱黏膜下传入神经末梢释放乙酸诱导的降钙素基因相关肽（calcitonin gene-related peptide,CGRP）（Chuang et al,2004）。在膀胱壁渗透屏障破坏的动物模型研究中发现,逼尿肌内注射 BTX-A 可大大减少膀胱应激性,恢复传入神经元的反应至基线水平（Vemulakonda et al,2005）。这些基础试验研究结果均支持 BTX-A 用于治疗 BPS/IC 和其他类型内脏疼痛（Chancellor and Yoshimura,2004）。

一项多中心病例研究采用 Botox 或 Dysport 行逼尿肌内注射治疗 13 例顽固性 BPS/IC 患者,其中 9 例治疗后有所改善。症状缓解平均持续 3.72 个月（1～8 个月）,没有发现明显的全身并发症,有 2 例患者尿流变细,需用力排尿（Smith et al,2004）。Rackley 及其同事报道了 Cleveland 临床医学中心采用三角区多点注射 BTX-A 技术治疗 10 例 BPS/IC 患者,结果发现患者主观感觉和客观指标均无明显变化。15 例患者接受 20ml 生理盐水中溶有 200U BTX-A 治疗,并进行为期 1 年的随访,结果显示成功率从 3 个月时的 86.6% 下降到 5 个月时的 26.6%,12 个月时为 0（Giannantoni et al,2008）。BTX-A 腹腔内注射 2 周后进行膀胱活检,显示神经生长因子的水平降至对照组水平（Liu et al,2009）。目前推测是由于难治性患者可能在初始 BTX-A 注射后产生抗体（Schulte-Baukloh et al,2008）。

来自波尔图的葡萄牙团体已经支持在三角区的 10 个注射部位注射 100U 以内的 BTX-A。超过 50% 的患者在 9 个月内有疗效,并且未发现排尿功能障碍（Pinto et al,2010）。与治疗相关的快速耐受似乎很少,并且定期或症状复发时重复注射仍然有效（Kuo,2013；Pinto et al,2013）。针对标准的保守治疗、口服和膀胱内治疗无效的 BPS 患者,Onabotulinum toxin A 似乎是合理的治疗方式（Mangera et al,2011；Yokoyama et al,2012）。当在三角区以 10U 的等份（总共 100U）注射时,膀胱排空受损的风险似乎最小。

30 例有 Hunner 病变的患者接受黏膜下注射 10ml（40mg/ml）曲安奈德,每份 0.5ml（Cox et al,2009）,70% 的患者症状得到了很大改善,并且改善的持续时间为 7 至 12 个月。

(五) 神经调节治疗

BPS/IC 是一种慢性疼痛综合征,采用直接针对神经系统的方法来进行治疗应该是合理的。而盆底肌肉功能失调与盆腔疼痛综合征密切相关,这也进一步证实了神经调节治疗的合理性（Zermann et al,1999）。

经皮神经电刺激（transcutaneous electrical nervestimulation,TENS）常规应用于各种疼痛的治疗。Fall 及其同事（1987）首先将电刺激治疗应用于间质性膀胱炎,他们报道了 14 例 IC 患者通过长期的经阴道内刺激和 TENS 治疗,收到了很好的效果（Fall et al,1980）。随后,McGuire 和其同事（1983）进行了类似的研究,6 例 IC 患者中有 5 例有效。

周围神经电刺激的主要目的是通过刺激脊髓传入神经,激活节段性抑制神经通路,从而缓解疼痛。减轻尿频是这种治疗方法的次要作用。到目前为止,关于这方面最完整的一篇研究（Fall and Lindstrom,1994）,报道了通过耻骨上 TENS 治疗 33 例溃疡型间质性膀胱炎和 27 例非溃疡型间质性膀胱炎的患者。电极置于耻骨联合上 10～15cm 处,采用高频或低频电流（2～50Hz）进行治疗,若高频 TENS 治疗 1 个月后无效,则改用低频 TENS,每天治疗 30～120min,结果对疼痛的改善要比对尿频的改善更明显;非溃疡型患者的有效率为 26%,而令人惊讶的是溃疡型患者的有效率竟达到 54%。作者也提到,这些试验结论都是基于开放式的研究,患者数量相对较少,并且缺少很重要的外周疼痛刺激的试验对照。

针灸已经用来治疗尿频、尿急和排尿困难(Chang,1988),通过针灸足太阴脾经上的 6 点,来治疗的 26 例间质性膀胱炎患者,其中 22 例的症状得到改善。一项针对 TENS 和针灸的研究发现,这两种治疗方法对 IC 治疗作用有限(Geirsson et al,1993)。近年的一项病例报道发现硬膜外腔阻断的方法也可产生一定的效果(Pelaez et al,2004),但早期的研究认为疗效是短暂的,IC 患者疼痛减轻平均为 15d(Irwin et al,1993)。荷兰一项非对照的研究中,胫后神经刺激在 37 例有膀胱过度活动症状的患者中有 60％是成功的(van Balken et al,2001)。澳洲一项双盲对照试验研究表明,经皮下胫后神经激光治疗 56 例 IC 患者,治疗组和对照组效果一样,而安慰剂效应突出,提示这些有创治疗方法需要更多的科学试验研究来评价(O'Reilly et al,2004)。中国一项研究对 BPS/IC 患者每周两次胫后神经刺激 5 周,结果显示疼痛评分未能改善,18 例患者中没有一例认为治疗效果显著(Zhao et al,2008)。

骶神经电刺激已经被用于治疗 BPS 和尿频、尿急,并归为神经调节治疗的一种方法。通过 Tanagho 和 Schmidt 的基础和临床研究,这一技术在泌尿外科领域有着相当的发展潜力。Schmidt 和其他一些学者的研究也发现,对于那些有明确的疼痛并伴有盆底肌肉功能障碍的患者,接受骶神经电刺激治疗效果较好(Everaert et al,2001;Siegel et al,2001;Aboseif et al,2002)。相反,对于那些虽有盆腔疼痛但无明显盆底肌肉功能障碍和肛提肌压痛的患者,治疗效果较差(Schmidt,2001)。与最初应用时相同,经皮安置临时电极,通过 3～4d 的临时电刺激来获得疗效,最常选择的部位是骶₃ 神经。这种临时电极直接插在骶孔内,与体外脉冲发生器(Medtronic Inc.,Minneapolis,MN)相连。若临时试验成功,就可考虑植入永久性神经电刺激器。最近,这种分期的治疗方法代替了传统的经皮电刺激方法,因为比起传统的经皮电刺激,这种方法刺激部位更精确、稳定性更高,也就能更好地评价电刺激的反应(Peters et al,2003)。因此,Peters 的试验中,采用植入电极的比例从 52％上升至 94％。在另外的研究中也有报道,一项研究中 33 例 BPS/IC 患者采用植入式电刺激的比例为 76％(Whitemore et al,2003),而在另一项研究中,211 例难治性急迫性尿失禁、尿频/尿急、尿潴留患者采用植入式电刺激的比例为 40％(Scheepens et al,2002)。

神经调节治疗已经显示出在治疗难治性急迫性尿失禁上是有效的(Schmidt et al,1999;Spinelli et al,2001)。有学者研究将此用于 BPS/IC 的治疗(VanKerrebroeck,1999)。Maryland 大学课题组研究发现,神经电刺激治疗有效的患者中,抗增殖因子活性下降,而 HB-EGF 水平正常(Chai et al,2000a)。Peters 等(2003)报道接受骶神经电刺激治疗的 BPS/IC 患者中 2/3 的病例有效;由患者确定的 GRA 评分与临床客观发现相关(Peters et al,2008)。Comiter(2003)发现 25 例 IC 患者中 17 例经试验性电刺激有效,并进一步植入了永久性 InterStim 装置(Medtronics,St. Paul,MN)。采用分期植入式刺激测试的 15 例患者中有 13 例做了永久性电极植入,而经皮刺激测试的 10 例患者中仅有 4 例要求做永久性植入。平均随访 14 个月后,17 例永久性电极植入的患者中 16 例证实是成功的,意味着治疗成功率达到 64％。虽然骶神经电刺激治疗可明显减少难治性 BPS/IC 患者对麻醉类镇痛药的需求,但大多数长期靠麻醉类镇痛药来治疗疼痛的患者,即使植入了永久性骶神经电刺激装置,依然可能继续服用麻醉类镇痛药(Peters and Konstandt,2004)。一研究中心报道尿急和尿频症状的长期改善率为 45％(Elhilali et al,2005)。治疗的结果似乎不是年龄依赖的(Peters et al,2013b)。女性的性功能也有所改善(Yih et al,2013)。现在也有几项研究证明骶神经调节对治疗 BPS 有益(Ghazwani et al,2011;Marinkovic et al,2011;Vaarala et al,2011;Tirlapur et al,2013b)。

在考虑行双侧骶神经刺激之前应先进行单侧刺激(Oerlemans and van Kerrebroeck,2008)。当单侧刺激失败时,则应进行双侧刺激(Steinberg et al,2007)。唯一一项比较单侧和双侧骶神经刺激的前瞻性随机交叉试验,结果发现没有显著差异(Scheepens et al,2002a)。疼痛预示着不良事件的发生(White et al,2009),尽管骶神经调节对 56％的有尿频和尿急患者有效,但当疼痛是主诉时仍需要注意。然而,对多项大部分非对照的经验性研究的综述显示,此方法对慢性盆腔疼痛的有效率为60%～80%(Marcelissen et al,2011;Srivastava,2012)。手术修正率为0～7%(van Kerrebroeck et al,2007;Gajewski and Al-Zahrani,2011)。当用于治疗BPS症状时,需要经常重新设定程序(Maxwell et al,2008)。存在尿急可能是长期有效的正向预测因素(Gajewski and Al-Zahrani,2011)。

要点:神经调节治疗

- 由于盆底功能障碍与盆腔疼痛症状的联系,神经调节治疗成为一种合理的治疗选择。
- 有盆腔疼痛的患者在没有盆底功能障碍和提肌压痛的情况下,反应可能不如具有与盆底功能障碍相关的尿急尿频症状的患者好。需要针对BPS骶神经刺激的对照试验。

(六)外科治疗

1. 水扩张治疗

麻醉下膀胱水扩张从技术角度上看属于外科治疗法,经常是首选的治疗方法,它同时也是诊断方法之一。由于没有标准的水扩张方法,因此其结果也各有不同(Turner and Stewart,2005)。Frontz在1922年第一个提出膀胱内水扩张治疗IC,8年后Bumpus报道了第一个相关的临床研究。单纯的膀胱镜下扩张就可以缓解一部分IC患者的症状(Hald et al,1986);其他研究人员报道了基于门诊进行膀胱内利多卡因麻醉和电动给药的治疗程序(Rose et al,2005);而Dunn及其同事(1977)报道了25例IC患者在麻醉下行膀胱扩张,压力保持在收缩压水平,持续3h。平均随访14个月后,16例患者症状缓解;2例发生膀胱破裂。IC患者膀胱壁非常菲薄,要时刻小心扩张时发生膀胱穿孔和破裂,在治疗前应做好与患者的沟通(Badenoch,1971;Hamer et al,1992)。比起仅仅几分钟的短时膀胱扩张,延长扩张时间可能并无益处(Taub and Stein,1994;McCahy and Styles,1995)。Glemain及其同事(2002)报道采用硬膜外麻醉下球囊扩张,压力保持在平均动脉压水平,持续3h,结果发现扩张治疗前膀胱容量大于150ml的患者,其疗效较好,但维持时间短

暂。他们前瞻性地研究了30例患者,结果有18例患者随访6个月时仍有效,13例随访1年后仍有效。扩张后普遍有轻度血尿,有5%的患者症状加重,腰部和下腹部疼痛是常见的后遗症。1例患者膀胱破裂、1例出现败血症、1例出现长期的尿潴留。

我们的方法,通常是先进行膀胱镜检查(这一点常容易被忽视),留取尿液做细胞学检查,然后在80cmH$_2$O的压力下持续膀胱扩张1～2min。排空膀胱后,重新充盈膀胱,观察有无小球样点状出血或溃疡。接下来再进行8min治疗性的水扩张。若有需要,可在第二次水扩张后行膀胱活检。麻醉下膀胱容量低于600ml的患者中,疗效较好的占26%,疗效尚可的占29%;膀胱容量较大的患者,疗效较好的仅占12%,疗效尚可的有43%(Hanno and Wein,1991)。多数患者良好的效果维持时间很短,但有的患者能续改善6个月,这样的患者可再次行水扩张治疗。

短暂的水扩张治疗并不会导致长期的膀胱功能障碍(Kang et al,1992,Lasanen et al,1992)。这种方法的效果可能同黏膜传入神经末梢的破坏有关(Dunn et al,1977)。但对于逼尿肌反射过度或不稳定膀胱的患者是无效的(Taub and Stein,1994;McCahy and Style,1995)。超过一半的无菌尿的前列腺痛患者,可能存在膀胱小球样点状出血。据报道这样的患者行水扩张治疗其症状可以得到改善(Berger et al,1998)。很多有尿急症状且清醒状态下膀胱容量小于100ml的IC患者,在麻醉下进行水扩张试验似乎有助于对疾病进行"分期",从而在考虑非手术治疗时给临床医师一个膀胱容量上的参考。若麻醉下膀胱扩张的容量低于200ml时,预示药物治疗效果较差。幸运的是,这部分患者数量相对较少。

2. 手术治疗

只有在其他所有非手术治疗都无效时,才考虑选择手术来治疗BPS/IC,并且手术治疗不应被过分强调。对于间质性膀胱炎,虽然它明显有害于健康,但它不是肿瘤病变,其暂时性自发缓解率高达50%(Held et al,1990),并且疾病本身也不会直接导致死亡。死亡的发生多来自患者自杀或治疗产生的并发症。有时候,凡事不能尽如人意,要注意对于IC的治疗,无害是首要考虑的。各种

治疗不应比疾病本身带来的伤害更大（Siegel et al，1990）。外科手术仅适用于症状极度严重、其他治疗反应不佳、具有手术指征并且能够很好沟通患者，而这样的患者仅占不到 10%（Irwin and Galloway，1994；Parsons，2000）。

3. 历史回顾

有很多种外科手术用于 IC 的治疗，这些方法值得我们去一一回顾。交感神经切除术和椎管内乙醇注射一直被用来治疗盆腔疼痛（Greenhill，1947）。有报道 3 例 IC 患者分别施行了不同的骶神经切断术，效果良好（Meirowsky，1969），但与其他去神经治疗一样，长期效果不可靠。有研究采用苯酚经膀胱浸入盆腔神经丛治疗 5 例 IC 患者，结果均失败（Blackford et al，1984）。这种治疗方法的并发症发生率达 17%，因此很少再被采用（McInerney et al，1991）。Richer 在 1929 年首次报道了膀胱松解术，其后又有几项相关的研究报道（Bourque，1951）。Worth 和 Turner-Warwick 报道膀胱松解术后短期有效，长期疗效不可靠（Worth and Turner-Warwick，1973；Worth，1980）。但 Freiha 和 Stamey（1979）报道采用膀胱松解术治疗 6 例 IC 患者，4 例有效。Albers 和 Geyer（1988）对 11 例行膀胱松解术的 IC 患者长期追踪，仅 1 例有效。因此看来，破坏神经疗法远期失败率很高，不适合用来治疗 IC（Walsh，1985；Stone，1991）。实际上，Rogers（2003）已经得出结论认为，目前尚没有任何一个确切的临床研究推荐通过手术切断神经通路的方法来治疗任何类型的女性慢性内脏疼痛。

4. Hunner 病变手术

Kerr（1971）最早报道经尿道膀胱 Hunner 溃疡切除能缓解患者症状。Fall（1985）报道 30 例患者行 Hunner 溃疡切除，术后早期所有病例的疼痛症状均消失，21 例患者尿频症状减轻。也有多个文献报道，应用钕-YAG 激光切除 Hunner 溃疡可以得到类似的治疗效果（Shanberg et al，1985；Shanberg，1989；Rofeim et al，2001）。在应用激光治疗 IC 患者时，要非常注意前向的激光束能穿透因间质性膀胱炎而变薄的膀胱壁，有损伤肠管的可能，以往曾有相关报道。没有文献报道可以使用激光来治疗 IC 的小球样出血或非溃疡性病变（Shanberg and Mallory，1997）。

5. 主要手术过程

三角区以上的膀胱大部分切除术加肠道膀胱扩大术一直用来治疗难治性 IC。手术要求尽量切除病变的膀胱，仅保留三角区周围 1cm 的范围，与肠道吻合（Worth et al，1972；Irwin and Galloway，1994）。文献中对切除多少膀胱壁的具体数据描述不够确切，而应用这种手术来治疗 IC 的最终效果也各不一样。Badenoch（1971）对 9 例 IC 患者实施此类手术治疗，结果 4 例症状加重，其中 3 例最终行尿流改道。Flood 及其同事（1995）回顾性分析了 122 例膀胱扩大手术，其中 21 例是 IC 患者。与接受该手术的其他各组患者相比，IC 患者接受膀胱扩大术效果最差，仅有 10 例效果良好。Wallack 及其同事（1975）报道了 2 例均治疗成功；Seddon 及其同事（1977）报道膀胱扩大手术 9 例，成功 7 例；Freiha 及其同事（1980）实施 6 例盲结肠膀胱扩大术，结果有 2 例最终行尿流改道。Weiss 及其同事（1984）对 7 例 IC 患者行乙状结肠膀胱扩大术，3 例取得了成功，而 Lunghi 及其同事（1984）对 2 例 IC 患者实施同样的手术，但效果均欠佳。Webster 和 Maggio（1989）总结他们实施的 19 例膀胱扩大术的资料，认为麻醉下膀胱最大容量小于 350ml 的 IC 患者才应考虑行肠替代性膀胱扩大术。Hughes 及其同事（1995）把施行膀胱扩大术的最大膀胱容量标准降低为小于 250ml。

最近的一些文献报道，膀胱次全切加膀胱扩大术的结果好于以前的报道（Costello et al，2000；Chesa et al，2001）。Peeker 及其同事（1998）对 10 例溃疡型 IC 行手术治疗全部效果良好，而 3 例非溃疡型 IC 患者行手术治疗效果差，因此他们对非溃疡型 IC 不再行此类手术治疗。Linn 及其同事（1998）对 23 例 IC 患者实施膀胱次全切除术及原位回盲部肠代膀胱扩大术，其中仅有 2 例为溃疡型 IC，结果 20 例效果良好。他们推荐行膀胱三角区以上的膀胱次全切除术。一项西班牙的研究报道 17 例患者实施该手术并平均随访 94 个月，其中 13 例患者效果较好（Rodriguez Villamil et al，1999）。Alabama 大学研究组对 4 例 IC 患者行原位新膀胱术，1 例长期成功；另外 3 例膀胱扩大术，也有 1 例成功（Lloyd，1999）。德国的一则报道对保留三角区的肠代膀胱扩大术很推崇，18 例 IC 患者，10 例行回盲肠膀胱扩大术、8 例行回肠膀胱扩大术,在平均随访 57 个月后,有 78% 的患者疼痛消失(van Ophoven et al,2002)。该组中 2 例患者手术后疼痛无任何缓解,4 例需长期间歇导尿或耻骨上造瘘来协助新膀胱排尿。

不是所有行肠代膀胱扩大术后的患者都能很好地自主排尿。虽然对于结核性膀胱炎膀胱挛缩的患者,术后行清洁间歇导尿是可行的,但对 IC 患者而言绝对是一个痛苦的灾难。Nurse 及其同事(1991)推荐在行肠代膀胱扩大术前,对膀胱三角区进行活检。如果膀胱三角区为间质性炎症所"累及",建议行尿流改道加膀胱尿道全切除或仅行尿流改道。但组织学上怎么鉴别有间质性炎症尚不明确,因为 IC 在组织学上没有特异性的改变,而且通常也不是一个局限性的病变。Nielsen 及其同事(1990)为 8 例女性 IC 患者施行了肠代膀胱扩大术,结果 6 例术后失败,2 例效果较好。他们把不成功患者与成功的比较,发现术后膀胱三角区活检的组织在纤维化的数量、肌肉退行性的程度、肥大细胞的数量上无明显差别。

是否会在行膀胱扩大术后的肠管(McGuire et al,1973;Kisman et al,1991;Singh and Thomas,1996)或在输尿管(Smith and Christmas,1996)上出现间质性炎症尚有争论。如果出现这样的情况,不但说明 IC 将成为肠代膀胱扩大手术的相对禁忌证,也支持了尿中的某些物质可能参与导致 IC 发生的观点。但对活检的组织病理研究发现,炎症或纤维化仅仅是肠管暴露于尿液中的普通的反应,单从病理上不能证实肠管会发生间质性炎症(MacDermott et al,1990)。

膀胱扩大术有很多潜在的并发症,从发生率较低膀胱肿瘤(Golomb et al,1989)到更常见的上尿路梗阻(Cheng and Whitfield,1990),即使最好的手术医师,并发症仍会有 50%,其中有 25% 需再次手术处理(Khoury et al,1992;Bunyaratavej et al,1993)。而更常见的问题是,患者由于手术而产生的各种不适和紊乱,更胜过 IC 本身,因此由于替代性的膀胱扩大术的风险-获益比欠佳,使得最近几年大家不再热衷膀胱扩大手术。

同时行或不行膀胱尿道全切除术的尿流改道是难治性间质性膀胱炎治疗的最终手段,也就相当于切除了"疾病的根源"。如果仅单纯行尿流改道,必须考虑到留下来的膀胱可能会引起诸如化脓性膀胱炎、出血、严重疼痛、无休止的尿不尽感、膀胱痉挛等问题(Eigner and Freiha,1990;Adeyoju et al,1996)。以往也有尿流改道后保留的膀胱发生膀胱癌的报道,但这类文献并非是针对行手术治疗的 IC 患者的(Hanno and Tomaszewiski,1982)。膀胱尿道全切除仅限于那些症状严重、经其他治疗都无效而且长期不能缓解的 IC 患者。当然,这一部分患者极少。理论上,如果我们认为任何形式重建的可控储尿囊都可能发生间质性炎症变,那么单纯的尿流改道看起来是更加合理的。对于难治性 IC 患者,行扩大的单纯膀胱切除术,可能会由于阴道前壁支持作用的减弱,导致前壁发生肠疝,这一点需要在膀胱切除手术时加以注意(Anderson et al,1998)。

Bejany 和 Politano(1995)报道 5 例 IC 患者行膀胱切除及新膀胱术,效果良好。Keselman 及其同事(1995)采用可控膀胱术治疗 11 例 IC 患者,2 例失败,他们把失败归结为手术并发症。芬兰一组研究人员报道采用膀胱切除加尿流改道治疗 4 例 IC 患者,结果 2 例失败,主要是由于术后持续性的疼痛(Lilius et al,1973)。Baskin 和 Tanagho(1992)也注意到膀胱切除加尿流改道后持续性的盆腔疼痛,他们报道了 3 例这样的情况。另有一则报道的结果与他们相似(Irwin and Galloway,1992)。Webster 及其同事(1992)采用尿流改道及膀胱尿道全切术治疗 14 例 IC 患者,结果 10 例失败。这 10 例失败的患者均存在术后持续性盆腔疼痛,其中 4 例患者还同时主诉有储尿囊部位疼痛,仅有 2 例患者术后症状完全消失。英格兰的一项研究中,27 例 IC 患者接受了膀胱切除及 Kock 回肠膀胱术,所有患者疼痛症状均得到缓解,但他们的随访时间都较短(Christmas et al,1996)。Parsons(2000)认为在术后的 6~36 个月内,40%~50% 的患者会发生储尿囊疼痛。

为了提高手术疗效,有学者认为对于那些无逼尿肌内肥大细胞增多(Trinka et al,1993)和无"神经性盆腔疼痛"(Lotenfoe et al,1995)的 IC 患者,应限制采用手术治疗。根据过去数十年的经验看,很难说上述这些努力是否能够证实可以提高手术的疗效。看起来导致 IC 患者手术失败的风险在于独特的两个因素,一方面,是不管采用何种储尿方式,随着时间的延长都可能再出现疼痛;另一方面,尽管最初刺激疼痛神经元的因素(病变的膀胱)已经被去除,但虚幻的盆腔疼痛仍然持续存在(Cross,1994)。Brookhoff(1997)建议在行膀胱切除手术前,要尝试分节段椎管内麻醉。若患者在胸$_{10}$水平面麻醉后仍存在膀胱疼痛,说明疼痛的信号可能来自脊髓更高的平面,单纯切除膀胱对缓解疼痛没有帮助。一些严重顽固性尿频的患者可以选择仅行单纯的尿流改道手术解决尿频问题,尽管可能还存在疼痛的困扰,但这些患者还是能感到生活质量得到了提高。总之,尽管手术有许多问题,但很多患者还是在手术后感觉好转,生活质量也相应地得到提高(Rupp et al,2000)。有学者认为,如果在次全膀胱切除加肠膀胱扩大术或可控膀胱尿流改道手术后,出现了新膀胱的疼痛,可以将以往使用过的肠段重新做成导管形状,进而改为直接的尿流改道,看起来是安全的,并且也没有明显流出道疼痛的风险(Elza-wahri et al,2004)。

最近回顾哥德堡的一项研究,该研究观察了47例接受膀胱重建或摘除手术的患者的结果(Rössberger et al,2007),包括23例行膀胱替代整形,12例行尿流改道,10例行可控性回肠膀胱。28例有经典Hunner病变的患者在手术后症状完全消退;剩下的6例中有4例需要尿流改道,膀胱切除术或三角形区残余溃疡切除,但最终效果良好。13例非Hunter病变患者中只有3例在重建手术后成功缓解了症状,其中2例需要尿流改道。Peeker小组的结论是,只有难治性Hunner病变患者才会在手术后效果良好。

泰国的研究报道了在非手术治疗失败的女性中使用膀胱切除术和回肠新膀胱,结果表明在所有35例接受治疗的患者中取得了良好的效果(Kochakarn et al,2007)。33例患者有自发性排尿,残余尿量极少,其余2例患者有自发性排尿,但残余尿需要间歇性导尿。

40年前,Pool(1967)就意识到“外科手术对于IC患者未必像很多人期望的那样是一种恩惠”“尿流改道不是解决问题的最终答案。切除膀胱内的病变毫无益处。同样的,手术切除三角区以上几乎全部的膀胱也被证明是一种失败”。Blai-vas及其同事(2005)总结了连续76例患者因膀胱良性疾病而行肠代膀胱扩大术和可控膀胱术的9年随访经验。该组中7例诊断为IC的患者手术后全部失败,而另外69例患者中则有67例术后痊愈或有改善。这正如一位权威的泌尿外科学者所言,“对于IC患者行扩大手术(可控膀胱术及膀胱尿道全切除术)疗效的确有限,在过去的三年中,我看不出有任何理由要施行这样的手术”(Webster,1993)。因此,我们在行手术治疗IC时一定要慎重仔细考虑,施行手术前要与熟知这些情况的患者全面沟通。

> **要点:外科治疗**
> - 对于有严重症状的患者,标准治疗方法失败,并且疾病不太可能自发缓解,手术是一种合理的替代方案。
> - 麻醉下膀胱容量较小的患者可能对非手术治疗反应较小。
> - 有Hunner病变的患者行手术治疗可能获得好的结果。
> - 如果将BPS概念分为两种疾病,一种是疼痛,另一种是尿频,那么患者和医师会更容易做合理的决定。
> - 尿流改道可解决尿频症状,如果患者只考虑这一点,则可以认真考虑这一选择。
> - 尿流改道,甚至是膀胱切除术加尿流改道,都不能完全消除疼痛,并且患者做决定时将这一点考虑其中至关重要。

不行膀胱切除术或尝试进行可控膀胱术的简单回肠膀胱是可接受的治疗选择,具有良好的临床效果和生活质量改善(Norus et al,2014)。膀胱切除术可能会增加并发症且有再次手术的风险(Peters et al,2013a)。膀胱扩大的部分膀胱切除术可能使超过1/3的患者无法缓解疼痛(Anders-en et al,2012)。

(七)评估治疗效果

BPS/IC治疗方法众多本身即意味着没有有效的治疗手段(Rovner et al,2000)。BPS/IC不仅诊断困难,而且评价疗效也非常困难。因为有50%的BPS/IC患者症状无须治疗也有缓解期,平均为8个月(Held et al,1990)。最近对1990—

2010 年发表的关于 BPS/IC 治疗的文章进行荟萃分析,结论显示有关治疗效果的证据有限,缺乏明确的结论,这主要是因为在方法学、症状评估、治疗持续时间和随机对照试验和非随机对照试验的随访上存在极大的异质性(Giannantoni et al,2012)。这并不是意味着所有的治疗都是无效的,只是由于上述所提到的原因,在患者群体中的治疗效果是有问题的。关于该病症如何正确分型仍有待于补充。

令人惊讶的是在 ICDB 患者中尽管因为自发消退和治疗效应,在初期局部症状得到改善(Sech et al,1998),但随访 4 年后发现平均症状严重程度没有改变(Propert et al,2000)。对于慢性的症状较重的主观症状复杂的患者,无法找到病因,也无法治愈,患者情绪失望,但这些患者似乎对任何新的治疗方法都有反应(图 24-11)。他们常常是非正规医疗机构医疗采用未经验证疗法的受害者,如某些药物、顺势疗法,甚至是外科治疗。

1. 安慰剂难题

可能的话,随机对照研究的结果可应用于临床决策。安慰剂对照的双盲研究对这种没有有效的标准疗法的疾病是最佳的选择。

在临床医师和患者认为的有效的任何治疗(包括手术)后,安慰剂效应会影响患者的预后。安慰剂效应加上疾病的自发消退常导致治疗效果较好(Gillespie et al,1991;Gillespie,1994;Turner et al,1994;Propert et al,2000)。不幸的是,很少有关于 BPS 治疗的安慰剂对照试验。这并不是说这些治疗没有效果,而是秉着高度怀疑的态度,即使在对照试验中检验的治疗方法也是如此(Schulz et al,1995)。

许多疾病一旦进行安慰剂对照试验,其结论可能与已被广泛接受的传统疗法相反,从而引起争论(Rothman and Michels,1994)。易于进行安慰剂对照研究的 IC 就是一个很好的例证。IC 患者病情多样、症状不会随时间而加重、对生命没有威胁,这些因素说明 IC 患者可以进行严格的、详细的安慰剂对照试验。实际上,许多 IC 患者一直在接受没有被批准的治疗试验。很早就认识到,用主观标准评估疗效,有超过 35% 的用安慰剂的患者选择症状改善(Benson and Epstein,1976)。因为 IC 患者自发消退率(尽管是暂时的)在 11%

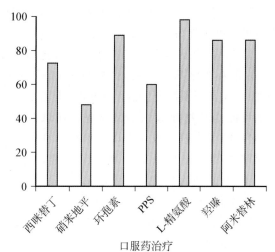

口服药治疗

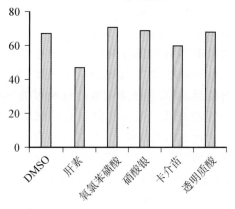

膀胱内治疗

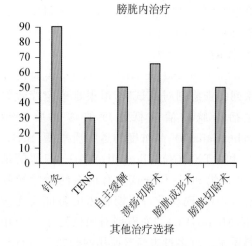

其他治疗选择

图 24-11　有选择的文献中报道的非对照研究膀胱疼痛综合征、间质性膀胱炎的疗效:患者症状初期好转的百分比。DMSO(二甲亚砜)、PPS(戊聚糖多硫酸酯钠)、TENS(经皮电神经刺激)

(Oravisto and Alfthan,1976)至 50%(Held et al,1990),考虑到安慰剂的作用,很难判断疗效。

即使在安慰剂对照试验中,由于实验组不是

"全盲",存在着某种程度的安慰剂效应,减弱了试验结果的可靠性(Dubean et al,2005;Rees et al,2005)。不能认识到非盲很容易导致研究结果偏差,并且未在临床试验中常规测量(Desbiens,2002)。尤其当预期产生治疗效果时,非盲引起的结果可能是药物疗效的不良反应。在试验的早期,它反映了安慰剂或研究设计不佳。在整个试验期间需要确定盲法的程度。应特别注意,在BPS/IC和其他疾病中,研究对象的心理和生理上的因素影响了患者最初疗效的真实性。

安慰剂对照试验的伦理和必要性已经受到质疑,特别是在存在有效治疗的情况下,并且已经表明拖延治疗导致疾病进展(Streiner,1999;Anderson,2006;Polman et al,2008)。然而,对有等效性和非劣效的组分对比试验多存在方法学问题(Streiner,2007),这些包括无法确定治疗是否同等效果,以及连续非劣效性试验可能导致治疗效果逐渐减低。虽然安慰剂对照试验的使用引起了伦理方面的担忧,尤其是已经存在有效的治疗方法情况下,只要满足保护研究对象的严格标准,它们在伦理上是合理的(Miller et al,2004)。

最近的例子可以很好地说明安慰剂对照试验的价值,许多制药公司不再追求美国FDA的批准研究膀胱内给药治疗BPS/IC(Morales et al,1996;Chancellor and de Groat,1999),实验设计了一系列的安慰剂对照试验,但很难确定疗效如何。包括膀胱内灌注低浓度的透明质酸酶(Bioniche,Canada)、高浓度的透明质酸酶(SKK,Tokyo)和RTX(ICOS,Bothell,WA)。口服的纳美芬,20世纪90年代被认为有前途的治疗药物(Stone,1994),现在进行三期临床试验证实无效(IVAX,Miami,FL)。安慰剂对照试验不能应用于外科手术。许多过去经常使用的药物若进行严格的对照试验可能会被认定为无效,当然,这些对照试验需要政府资助,如某卫生研究院(Propert et al,2002;Sant et al,2003;Mayer et al,2005)。

最后,考虑到客观指标的变化,首要的是比较统计学概念与临床意义的关系。研究人员应该指出统计学上有意义的改善与确实有临床疗效提高之间的差别,但是却很少有人这样做(Wein and Broderick,1994)。正如Gertrude Stein所说:"一个差异,要成为一个真正的差异,那它确实要产生变化"。例如,膀胱容量增加30ml在统计学上非常有意义,但在临床上30ml却毫无意义。需要治疗的病例数和发生不良反应所需要治疗的病例数(McQuay,2003)可能对BPS/IC的研究特别重要,但在以往的疗效分析中通常没有包含这些内容。

2. 临床症状量表

已发表的有三种BPS/IC临床症状评分问卷,包括Wisconsin大学IC症状评分、O'Leary Sant IC症状指数和IC问题指数、盆腔疼痛与尿急/尿频(PUF)评分。

Wisconsin大学IC症状评分(表24-5)包括7个BPS/IC症状,但对疾病的诊断没有帮助,而

表 24-5 Wisconsin 大学 IC 症状评分

症状	评分 1～6 分(0 分表示没有,6 分表示严重)
1. 膀胱不适	
2. 膀胱疼痛	
3. 其他盆腔不适	
4. 头痛	
5. 背痛	
6. 头晕	
7. 窒息感	
8. 胸痛	
9. 耳鸣	
10. 夜尿	
11. 关节痛	
12. 踝关节肿	
13. 鼻塞	
14. 流感	
15. 腹部痉挛痛	
16. 手脚麻木或刺痛	
17. 恶心	
18. 白天尿频	
19. 视物模糊	
20. 心悸	
21. 因为膀胱问题难以入睡	
22. 咽喉痛	
23. 尿急	
24. 咳嗽	
25. 膀胱烧灼感	

From Sirinian E,Azevedo K,Payne CK. Correlation between 2 interstitial cystitis symptom instruments. J Urol 2005;173:835-840.

可表示疾病的严重程度(Keller et al,1994;Goin et al,1998)。该问卷较客观,BPS/IC 患者很少会夸大其症状(Porru et al,2005)。与另外两种问卷不同的是,它包含部分生活质量方面的内容,最大的优点在于易于理解,调查容易完成。

O'Leary Sant 症状指数表(表 24-6)最初为部分研究组设计,后来经过 IC 患者和健康人群反复验证(O'Leary et al,1997;Lubeck et al,2001)。该问卷有 3 个问题集中在尿急、尿频,1 个问题关于膀胱相关疼痛。该问卷没有包括其他盆腔疼痛或性活动相关的症状。这并不是因为这些问题在设计此问卷时没有考虑到,最初的调查表共有 73 个问题,包括有排尿症状、疼痛、性功能、月经情况和一般健康状况等,经验证后认为只需要以上 4 个问题就能可靠准确地描述 IC 患者的症状,并准确鉴别非 IC 患者和 IC 患者(O'Leary and Sant,1997)。

最新报道的是 PUF 问卷调查表(Parsons et al,2002a)(表 24-7),它是专门针对 BPS/IC 的广泛的症状表现而设计的。1/3 的问题涉及盆腔疼痛,包括阴道、阴唇、下腹部、尿道、会阴、睾丸、阴茎和阴囊。应用 PUF 问卷在美国进行的大规模调查发现 23% 妇女有 BPS/IC(Parsons et al,2002a)。因此对应用 PUF 问卷应该非常谨慎(Ito et al,2003)。评分 10～14 分的患者有 74% 氯化钾试验(PST)阳性;评分 15～19 分,76% 阳性;超过 20 分,91% 阳性。由于氯化钾试验的非特异性,因此,PUF 问卷的可靠性值得怀疑。PUF 的问题 4 是有问题的。性活跃的患者比不活跃的患者多获得 6 分,而随着时间的推移,那些因感觉良好而开始性行为的患者实际上会因为这种异常而累积一个错误的 PUF 分数。

表 24-6 O'Leary Sant 症状指数

IC 症状指数	IC 问题指数
在过去的 1 个月中	在过去的 1 个月中,以下各项症状在多大程度上成为问题?
问题 1:在毫无预警时,感觉强烈排尿感?	问题 1:白天频繁排尿?
0. ＿＿一点没有	0. ＿＿没问题
1. ＿＿少于 1/5	1. ＿＿小的问题
2. ＿＿少于 1/2	2. ＿＿小问题
3. ＿＿约 1/2	3. ＿＿中等问题
4. ＿＿大于 1/2	4. ＿＿大问题
5. ＿＿几乎总是如此问题	
问题 2:两次排尿时间间隔小于 2 小时?	问题 2:夜间起夜排尿?
0. ＿＿一点没有	0. ＿＿没问题
1. ＿＿少于 1/5	1. ＿＿小的问题
2. ＿＿少于 1/2	2. ＿＿小问题
3. ＿＿约 1/2	3. ＿＿中等问题
4. ＿＿大于 1/2	4. ＿＿大问题
5. ＿＿几乎总是如此问题	
问题 3:是否夜间需要起床排尿?	问题 3:毫无预警排尿?
0. ＿＿没有	0. ＿＿没问题
1. ＿＿1 次	1. ＿＿小的问题
2. ＿＿2 次	2. ＿＿小问题
3. ＿＿3 次	3. ＿＿中等问题
4. ＿＿4 次	4. ＿＿大问题
5. ＿＿5 次	

（续　表）

IC 症状指数	IC 问题指数
问题 4：是否有膀胱灼热或疼痛经历？	问题 4：您是否感觉到膀胱有灼热、疼痛、不适和压迫感？
0.＿＿＿没有	0.＿＿＿没问题
2.＿＿＿很少	1.＿＿＿小的问题
3.＿＿＿相当常见	2.＿＿＿小问题
4.＿＿＿几乎总有	3.＿＿＿中等问题
5.＿＿＿总有	4.＿＿＿大问题
在表格中填入每项得分	在表格中填入每项得分
总分：	总分：

From O'Leary MP，Sant GR，Fowler FJ，et al. The interstitial cystitis symptom index and problem index. Urology 1997；49：58-63.

表 24-7　盆腔痛和尿频/尿急患者症状评分表（PUF）

姓名：＿＿＿＿　日期：＿＿＿＿
请圈出最能恰当描述你的感受的答案

	0	1	2	3	4	症状评分	困扰评分
1. 日间排尿次数？	3～6	7～10	11～14	15～19	20＋		
2.a. 夜间排尿次数	0	1	2	3	4		
b. 如果夜间需要排尿是否困扰你？	从不	偶尔	经常	总是			
3. 目前是否有性生活？ 是＿＿＿＿ 否＿＿＿＿							
4.a. 如果有,是否目前或曾在性活动时感到疼痛或其他症状？	从不	偶尔	经常	总是			
b. 如果感到疼痛,是否会因此避免性活动？	从不	偶尔	经常	总是			
5. 是否感到膀胱或盆腔内（阴道、阴唇、下腹部、尿道、会阴、阴茎、睾丸、阴囊）疼痛？	从不	偶尔	经常	总是			
6.a. 如果感到疼痛,是否总是？		轻度	中度	重度			
b. 疼痛困扰你吗？	从不	偶尔	经常	总是			
7. 排尿后是否仍然尿急？	从不	偶尔	经常	总是			
8.a. 如果你有尿急,是否总是？		轻度	中度	重度			
b. 尿急是否困扰你？	从不	偶尔	经常	总是			

总分：症状评分＋困扰评分
　症状评分（1,2a,4a,5,6a,7,8a）
　困扰评分（2b,4b,6b,8b）
　总分值范围 1～35

From Parsons CL，Dell J，Stanford EL，et al. Increased prevalence of interstitial cystitis：previously unrecognized urologic and gynecologic cases identified using a new symptom questionnaire and intravesical potassium sensitivity. Urology 2000；60：573-8.

没有一份问卷被证实有诊断价值(Moldwin and Kushner,2004),尽管他们可能会建议那些应该进一步筛查这种病症的患者做这一问卷(Kushner and Moldwin,2006)。O'Leary Sant 症状评分和 Wisconsin 大学 IC 症状评分与 BPS/IC 患者有较强的相关性(Sirinian and Payne,2001)。O'Leary-Sant 和 Wisconsin 大学的调查问卷都可以紧随着时间而变化,因此有助于追踪疾病的自然病史和治疗结果。

疗效评估研究也采用了总体反应评估量表(Global Response Assessment,GRA),这种评估量表由 NIDDK 赞助的多中心临床试验而开发,均衡患者自身反应与总体疗效,见框图 24-9。GRA 一个分类变化对应于 O'Leary-Sant 的 1.2 分改变和 Wisconsin 大学量表的 3.1 分变化(Propert et al,2006)。最近,经验证的泌尿生殖疼痛指数(GUPI)已被用于评估患有泌尿生殖系统疾病的男性和女性的症状程度(Clemens et al,2009a)(图 24-12 和图 24-13)。

框图 24-9　总体反应评估

－3:明显变差
－2:中等程度变差
－1:轻微变差
0:没有改变
＋1:略有改善
＋2:中等程度改善
＋3:明显改善

Data from Sant GR,Propert KJ,Hanno PM,et al. A pilot clinical trial of oral pentosan polysulfate and oral hydroxyzine in patients with interstitial cystitis. J Urol 2003;170(3):810-5.

九、处理原则

当前的文献资料并没有告诉大家一个诊断或治疗指南。不同的专家毫无疑问肯定有他们自己认为的最好的方法。由 AUA(Hanno et al,2011)和国际尿失禁咨询会构建的诊断和管理流程如图 24-14 和图 24-15 所示。在巴黎举行的 2012 年尿失禁问题国际咨询会议上,来自世界各地的泌尿外科医师和妇科医师建立的折中方法似乎是合理的,并且在个体实践和患者偏好方面达到平衡(Hanno et al,2013)。它将在以下部分中概述。

(一)膀胱疼痛综合征的定义

(在没有普遍认可的定义的情况下,ESSIC 的定义与 AUA 的定义一起给出。)

ESSIC:慢性盆腔疼痛或不适,或持续超过 6 个月与膀胱有关的不适,并伴有至少一种其他泌尿系统症状,如持续的尿急或尿频。必须排除可引起症状的可疑疾病。

AUA 指南定义:在没有感染或其他明确原因的情况下,感觉到与膀胱相关的不愉快感(疼痛,压迫感,不适),与下尿路症状相关,持续超过 6 周。

(二)命名

国际咨询委员会的科学委员会经过投票决定使用膀胱疼痛综合征这一术语,以往通常被称为间质性膀胱炎。疼痛性膀胱综合征的术语则被从词典中删除。间质性膀胱炎术语表示膀胱壁内的炎症,涉及膀胱组织中的间隙或空隙。这并不能准确描述大多数患有这种病症的患者。而由 ICS 定义的疼痛性膀胱综合征过于限制该病证的范围。

适当定义的术语膀胱疼痛综合征似乎与国际疼痛研究协会(IASP)的分类法(见后文)很吻合,并侧重于强调这是一个综合征,而不是聚焦于长期有误解的潜在的病理学表现上。

膀胱疼痛综合征(ⅩⅩⅢ-2)(根据 IASP):BPS 是发生在膀胱区域的持续的或复发的疼痛,并伴有至少一种其他症状,例如疼痛加重伴膀胱充盈和白天和(或)夜间尿频。该病症没有明确的感染征象或其他明显的局部病理表现。BPS 通常与消极的认知、行为、性或情绪,以及提示下尿道和性功能障碍的症状相关。

(三)病史和初步评估

症状符合 BPS 定义的患者均应被评估。在存在 BPS 的主要症状的情况下,伴有常见的相关病症(包括肠易激综合征、慢性疲劳综合征和纤维肌痛)也提示 BPS 的诊断。必须排除异常妇科疾病和可能解释症状的特征明确的可疑疾病。

女性泌尿生殖系统疼痛指数

1.在上周，您是否在以下方面感到疼痛或不适？

a.阴道入口 　　　　　　　　　　　　　　　　　　□₁ 是　　　□₀ 否
b.阴道 　　　　　　　　　　　　　　　　　　　　□₁ 是　　　□₀ 否
c.尿道 　　　　　　　　　　　　　　　　　　　　□₁ 是　　　□₀ 否
d.腰部以下、耻骨或膀胱区域 　　　　　　　　　　□₁ 是　　　□₀ 否

2.在上周，你有没有过：

a.排尿时疼痛或灼热感？ 　　　　　　　　　　　　□₁ 是　　　□₀ 否
b.性交期间或之间的疼痛或不适？ 　　　　　　　　□₁ 是　　　□₀ 否
c.膀胱充盈时疼痛或不适？ 　　　　　　　　　　　□₁ 是　　　□₀ 否
d.排尿可以缓解疼痛或不适？ 　　　　　　　　　　□₁ 是　　　□₀ 否

3.在过去的一周里，您在这些区域感到疼痛或不适的频率？

□₀ 从不　　　□₁ 很少　　　□₂ 有时　　　□₃ 经常　　　□₄ 常常　　　□₅ 总是

4.在过去的一周中，哪一个数字最能描述您的平均疼痛或不适？

□　　□　　□　　□　　□　　□　　□　　□　　□　　□　　□
0　　1　　2　　3　　4　　5　　6　　7　　8　　9　　10
没有　　　　　　　　　　　　　　　　　　　　　　　超乎想象
疼痛　　　　　　　　　　　　　　　　　　　　　　　的疼痛

5.在过去一周完成排尿后，你多久会有一次感觉没有完全排空膀胱？

□₀ 一点没有　　□₁ 少于五分之一　　□₂ 少于一半　　　□₃ 约一半　　□₄ 大于一半　　　□₅ 几乎总是

6.在过去的一周，排尿结束后不到两小时，您多久需要再次排尿？

□₀ 一点没有　　□₁ 少于五分之一　　□₂ 少于一半　　　□₃ 约一半　　□₄ 大于一半　　　□₅ 几乎总是

7.在过去的一周里，你的症状会多大程度影响你日常做事？

□₀ 没有　　□₁ 一点点　　□₂ 有一些　　□₃ 很大程度

8.在过去的一周里，你会多大程度上关注自己的症状？

□₀ 没有　　□₁ 一点点　　□₂ 有一些　　□₃ 很大程度

9.如果你的余生会一直伴随着这些症状，就像　　　　□₀ 欣喜的
　过去的一周一样，你会对此感觉如何？　　　　　　□₁ 满意
　　　　　　　　　　　　　　　　　　　　　　　　□₂ 非常满意
　　　　　　　　　　　　　　　　　　　　　　　　□₃ 混合（大约同样满意和不满意）
　　　　　　　　　　　　　　　　　　　　　　　　□₄ 非常不满意
　　　　　　　　　　　　　　　　　　　　　　　　□₅ 不快乐
　　　　　　　　　　　　　　　　　　　　　　　　□₆ 可怕的

图 24-12　女性泌尿生殖系统疼痛指数

男性泌尿生殖系统疼痛指数

1.在上周，您是否在以下方面感到疼痛或不适？

a.直肠和睾丸之间的区域（会阴）　　　　　　　☐₁ 是　　　☐₀ 否
b.睾丸　　　　　　　　　　　　　　　　　　　☐₁ 是　　　☐₀ 否
c.阴茎尖（与排尿无关）　　　　　　　　　　　☐₁ 是　　　☐₀ 否
d.腰部以下、耻骨或膀胱区域　　　　　　　　　☐₁ 是　　　☐₀ 否

2.在上周，你有没有过：

a.排尿时疼痛或灼热感？　　　　　　　　　　　☐₁ 是　　　☐₀ 否
b.在性高潮（射精）期间或之后疼痛或不适？　　☐₁ 是　　　☐₀ 否
c.膀胱充盈时疼痛或不适？　　　　　　　　　　☐₁ 是　　　☐₀ 否
d.排尿可以缓解疼痛或不适？　　　　　　　　　☐₁ 是　　　☐₀ 否

3.在过去的一周里，您在这些区域感到疼痛或不适的频率？

☐₀ 从不　　☐₁ 很少　　☐₂ 有时　　☐₃ 经常　　☐₄ 常常　　☐₅ 总是

4.在过去的一周中，哪一个数字最能描述您的平均疼痛或不适？

☐　☐　☐　☐　☐　☐　☐　☐　☐　☐　☐
0　1　2　3　4　5　6　7　8　9　10
没有　　　　　　　　　　　　　　　　　　超乎想象
疼痛　　　　　　　　　　　　　　　　　　的疼痛

5.在过去一周完成排尿后，你多久会有一次感觉没有完全排空膀胱？

☐₀ 一点没有　　☐₁ 少于五分之一　　☐₂ 少于一半　　☐₃ 约一半　　☐₄ 大于一半　　☐₅ 几乎总是

6.在过去的一周，排尿结束后不到两小时，您多久需要再次排尿？

☐₀ 一点没有　　☐₁ 少于五分之一　　☐₂ 少于一半　　☐₃ 约一半　　☐₄ 大于一半　　☐₅ 几乎总是

7.在过去的一周里，你的症状会多大程度影响你日常做事？

☐₀ 没有　　☐₁ 一点点　　☐₂ 有一些　　☐₃ 很大程度

8.在过去的一周里，你会多大程度上关注自己的症状？

☐₀ 没有　　☐₁ 一点点　　☐₂ 有一些　　☐₃ 很大程度

9.如果你的余生会一直伴随着这些症状，就像　　　☐₀ 欣喜的
　过去的一周一样，你会对此感觉如何？　　　　　☐₁ 满意
　　　　　　　　　　　　　　　　　　　　　　　☐₂ 非常满意
　　　　　　　　　　　　　　　　　　　　　　　☐₃ 混合（大约同样满意和不满意）
　　　　　　　　　　　　　　　　　　　　　　　☐₄ 非常不满意
　　　　　　　　　　　　　　　　　　　　　　　☐₅ 不快乐
　　　　　　　　　　　　　　　　　　　　　　　☐₆ 可怕的

图 24-13　男性泌尿生殖系统疼痛指数

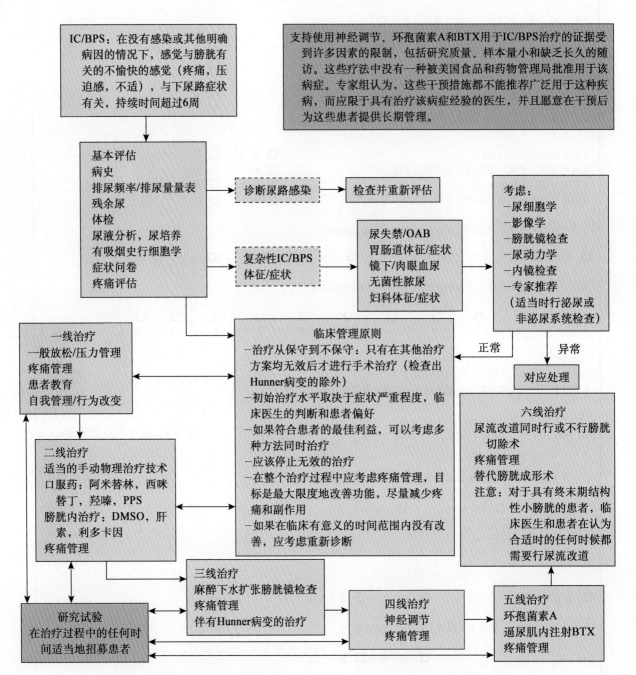

图 24-14　美国泌尿外科协会间质性膀胱炎/膀胱疼痛综合征（IC/BPS）的诊断和治疗流程。BTX. 肉毒杆菌毒素；DM-SO. 二甲亚砜；OAB. 膀胱过度活动症；PPS. 戊聚糖多硫酸盐（From Hanno PM,Burks DA,Clemens JQ,et al；Interstitial Cystitis Guidelines Panel of the American Urological Association Education and Research,Inc. AUA guideline for the diagnosis and treatment of interstitial cystitis/bladder pain syndrome. J Urol 2011;185[6]:2162-70. Copyright ©2010 American Urological Association Education and Research,Inc.）

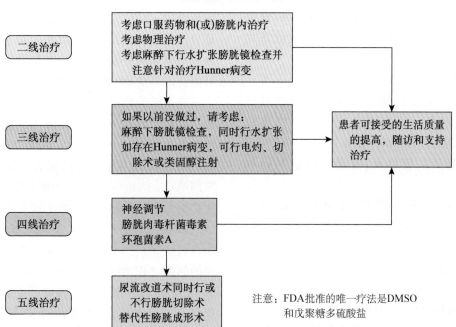

图 24-15 2012 年 2 月在巴黎举行的第五届国际尿失禁咨询委员会膀胱疼痛综合征委员会的诊断和治疗膀胱疼痛综合征(BPS)流程。该会议由国际泌尿科疾病咨询会主持,并由欧洲泌尿外科协会支持。疼痛管理是流程每一步都要首要考虑的因素。在研究试验中,招募患者在任何时候都是合理的选择。支持神经调节、环孢素 A 和肉毒杆菌毒素治疗 BPS 的证据有限。这些干预措施仅适用于有治疗 BPS 经验且愿意在干预后为患者提供长期管理的从业人员。DMSO. 二甲亚砜;FDA. 美国食品和药物管理局(From Hanno P,Dinis P,Lin A, et al. Bladder pain syndrome. In:Abrams P,Cardozo L,Khoury S,et al,editors. Incontinence. Paris:International Consultation on Urological Diseases/European Association of Urology;2013. p. 1583-649.)

初步评估包括:排尿次数和尿量日记,有重点的体格检查,尿液分析,尿培养。若有临床需要可考虑尿细胞学检查和膀胱镜检查。

(四)初步治疗

BPS 的初步治疗包括以下几个方面。

患者宣教;

饮食调节;

非处方类镇痛药;

缓解压力;

盆底肌肉放松。

在有盆底功能障碍的患者中,肌筋膜触发点释放和阴道内 Thiele 按摩等盆底物理治疗是有效的治疗方式。疼痛需要直接解决,并且在某些情况下,在病症治疗早期可转诊到麻醉或疼痛中心进行适当的治疗。

当上述治疗无效或症状加重,保守方法不可能成功,可以考虑以下方法。

口服药物;

膀胱内灌注治疗。

建议起始先采用单一治疗并观察结果,根据反应程度或治疗反应不足增加其他方式或替代方式。

(五)再次评估

口服药物或膀胱内灌注治疗无效,或在进行这些治疗之前,可以再次评估,包括尿动力学检查、盆腔影像学检查、麻醉下膀胱镜扩张和活检。

发现有膀胱过度活动,考虑抗胆碱类药物治疗。

发现 Hunner 病变,考虑经尿道 Hunner 病变电灼或切除术,或将类固醇注射到病变部位。

水扩张虽然疗效很少超过数月,但 30%～50%的患者对此有效。

推荐等级:C。

(六)难治性膀胱疼痛综合征

那些接受口服药物或膀胱内灌注治疗,但症状仍持续、难以忍受的患者属于难治性 BPS/IC。如果可能的话,最好将这些患者纳入临床试验进行管理。试验可能包括以下内容。

1. 神经调节治疗;

2. 膀胱逼尿肌内注射肉毒菌素;

3. 口服环孢素 A;

4. 新的药理学临床试验。

此时,大多数患者将受益于麻醉疼痛专科门诊治疗。

最后的治疗主要是外科手术,旨在增加膀胱容量或尿流改道。

尿流改道同时行或不行膀胱切除术是最后的治疗方式,对有选择的患者疗效尚好。

有报道显示膀胱扩大或替代成形术似乎效果较差,更容易复发。

(七)治疗原则

我认为,根据该疾病自然病程的特点,对 BPS 的治疗要采用多种方法谨慎进行。虽然对新诊断的 BPS 患者采用覆盖式的方法,同时给予多种药物治疗,患者更容易接受,但在每一个阶段只采用一种治疗方法更有利于保持疾病的自然病程从而有利于治疗。我们要鼓励患者尽可能地增加他们的活动和过正常的生活,不要为疾病所困扰。尽管一些行为方式或食物可能会加重症状,但没有任何证据显示会对病情本身有负面影响。因此,患者要放松地去自己尝试和判断怎样调整他们的生活方式,并且当症状出现起伏的时候,不要认为是自己把疾病搞严重了,而产生负罪感。应避免教条地限制和控制饮食,除非是对于那些这样做可能会改善症状的特殊患者。

在不久的将来,对 BPS/IC 患者分型处理可能会提高治疗效果,但这需要未来进一步研究确定这是否属实(Baranowski et al,2008)。NIDDK 的一项为期 11 年的研究已完成了有关 MAPP 研究网络(mappnetwork.org)的手稿,准备在 2014 年提交发表,这项研究有助于解答有关分型问题(Clemens et al,2014a,2014b;Krieger et al,2014;Landis et al,2014)。为了回答这个长期存在的问题,"作为医疗保健提供者,此时我们能否为 BPS/IC 患者制定基于循证医学证据的决策?"但自上一版本以来,答案依然没有改变(Fall et al,2008)。

参考文献

完整的参考文献列表通过 www.expertconsult.com 在线获取。

推荐阅读

Berry SH,Elliott MN,Suttorp M,et al. Prevalence of symptoms of bladder pain syndrome/interstitial cystitis among adult females in the United States. J Urol 2011;

186(2):540-4.

Fall M,Baranowski AP,Elneil S,et al. EAU guidelines on chronic pelvic pain. Eur Urol 2010;57(1):35-48.

FitzGerald MP,Payne CK,Lukacz ES,et al. Randomized multicenter clinical trial of myofascial physical therapy in women with interstitial cystitis/painful bladder syndrome and pelvic floor tenderness. J Urol 2012;187(6): 2113-8.

Giannantoni A,Bini V,Dmochowski R,et al. Contemporary management of the painful bladder:a systematic review. Eur Urol 2012;61(1):29-53.

Hand JR. Interstitial cystitis:report of 223 cases (204 women and 19 men). J Urol 1949;61:291-310.

Hanno P,Dinis P,Lin A,et al. Bladder pain syndrome. In: Abrams P,Cardozo L,Khoury S,et al,editors. Incontinence. Paris: nternational Consultation on Urological Diseases/European Association of Urology; 2013. p. 1583-649.

Hanno PM,Burks DA,Clemens JQ,et al. AUA guideline for the diagnosis and treatment of interstitial cystitis/ bladder pain syndrome. J Urol 2011;185(6):2162-70.

Homma Y. Lower urinary tract symptomatology:its defi-

nition and confusion. Int J Urol 2008;15(1):35-43.

Nordling J,Anjum FH,Bade JJ,et al. Primary evaluation of patients suspected of having interstitial cystitis(IC). Eur Urol 2004;45(5):662-9.

Norus T,Fode M,Nordling J. Ileal conduit without cystectomy may be an appropriate option in the treatment of intractable bladder pain syndrome/interstitial cystitis. Scand J Urol. 2014;48(2):210-5.

Sairanen J,Forsell T,Ruutu M. Long-term outcome of patients with interstitial cystitis treated with low dose cyclosporine A. J Urol 2004;171:2138-41.

Suskind AM,Berry SH,Ewing BA,et al. The prevalence and overlap of interstitial cystitis/bladder pain syndrome and chronic prostatitis/chronic pelvic pain syndrome in men:results of the RAND Interstitial Cystitis Epidemiology male study. J Urol 2013;189(1):141-5.

van de Merwe JP,Nordling J,Bouchelouche P,et al. Diagnostic criteria, classification, and nomenclature for painful bladder syndrome/interstitial cystitis:an ESSIC proposal. Eur Urol 2008;53(1):60-7.

（曹　琪　编译　章小平　审校）

第25章 泌尿生殖系统结核和寄生虫感染

Alicia H. Chang, MD, MS, Brian G. Blackburn, MD, and Michael H. Hsieh, MD, PhD

泌尿生殖系统结核

泌尿生殖系统寄生虫病

一、泌尿生殖系统结核

结核杆菌可以在全身各种系统或器官中引起病变,其中包括泌尿生殖系统。未经有效治疗的结核病可以导致不可逆转的组织损伤并造成严重后果,例如肾衰竭和不育症,这使得临床医师在泌尿生殖系统疾病的诊疗过程中准确做出结核病的诊断变得尤其重要。结核病是继"梅毒"之后,第二个被称为"伟大的模仿者"("great imitator")一种疾病(Sievers,1961),它可以"模仿"多种疾病的临床表现,并且使患者的诊疗过程复杂化。由于结核病在工业化国家中变得不再那么常见,泌尿生殖系统结核的诊断便更加依赖于临床医师对结核病的认知及对结核感染的高度警惕。

(一)历史

基因组分析研究表明,结核分枝杆菌基本与人类共同进化。在初始阶段,原始结核分枝杆菌可能感染了距今 300 万年前的原始人类(Gutierrez et al,2005)。在距今 50 万年前的直立人的骨骼中,发现了与结核感染表现一致的骨质破坏(Kappelman et al,2008)。对在地中海东部的史前遗址中发掘出的距今有 9000 年历史的女性和儿童骨骼进行的 DNA 分离检测研究显示,人类感染结核分枝杆菌最古老的微生物学证据可以追溯到新石器时代(Hershkovitz et al,2008)。研究表示,在公元前 3000 年左右的埃及木乃伊上可以检测到微观水平的结核杆菌(Zimmerman,1979;Nerlich et al,1997)。从古代东亚文明到美洲新世界文明,到西半球国家(如希腊和罗马),乃至延续到现代历史文明中,我们都可以发现结核病相关的书面记载资料(Daniel,2006)。然而,直到 18、19 世纪,结核病才逐渐发展到大范围流行的程度,并且开始在欧洲和北美洲肆虐。这种"消耗性疾病"所导致的死亡人数,约占了工业时代死亡人数的 25%(Chalke,1959)。结核病研究历史的转折点出现在 1882 年 3 月 24 日,罗伯特·科赫(Robert Koch)在科学界发表了著名的论文,宣布其首次成功分离并鉴定了结核杆菌(Sakula,1982)。为了纪念科赫博士,3 月 24 日已经成为世界结核病日。

(二)微生物学

结核病是由一组紧密相关的抗酸细菌(结核分枝杆菌复合群,MTBC)所引起的疾病。结核分枝杆菌复合群主要包括结核分枝杆菌、非洲分枝杆菌、牛分枝杆菌、田鼠分枝杆菌、卡氏分枝杆菌、caprae 分枝杆菌、mungi 分枝杆菌、orygis 分枝杆菌、pinnipedii 分枝杆菌等(Alexander et al,2010;Coscolla et al,2013)。结核分枝杆菌和非洲分枝杆菌只对人类有感染性,而其他的分枝杆菌则可以感染人类和其他哺乳动物。目前为止,从人结核病中分离出的最常见的结核菌为结核分枝杆菌,且结核分枝杆菌已经成为结核菌的同义词,并且常常用来代替整个结核分枝杆菌复合群。结核分枝杆菌复合群中的各种分枝杆菌属在临床上很难区分,且它们的药物敏感度也存在差异。例如,牛分枝杆菌对吡嗪酰胺具有先天抗性,而吡嗪酰胺却是治疗结核分枝杆菌的一线药物之一。

(三)流行病学

世界卫生组织(WHO)估计全世界 1/3 的人均处于结核分枝杆菌复合群潜伏感染的状态。结核病的发病率和病死率自 2000 年以来持续下降。2012 年,全球活动性肺结核新发病例为 860 万,结核病死亡人数为 130 万,相对于 1990 年,2012 年结核病的病死率下降了 45%(WHO,2013)。然而,结核病的控制还是出现了新的困境,例如由于人类免疫缺陷病毒(HIV)在撒哈拉以南非洲地区的流行,世界范围内肥胖病和糖尿病患者数量的快速增加等因素所导致的结核病有卷土重来的发展趋势。同时,多药耐药和广泛耐药问题的出现也使得结核病的控制效果大打折扣。

2012 年,美国有 9945 例活动性结核病病例(3.2 例/10 万人)。自 20 世纪 80 年代结核病在美国卷土重来,且发病率于 1992 年达到顶峰之后,至今为止,结核病在美国的发病率一直在稳步下降。在美国,结核病对出生于国外的人影响更大。2012 年,出生于国外者的结核病发病率是出生于美国本土人群的 11 倍左右[Centers for Disease Control and Prevention(CDC),2013d]。

在结核病患者中,泌尿生殖系统结核的发病率随着研究人群的不同而有显著差异。在发达国家肺结核患者中,有 2%~10% 的患者存在泌尿生殖系统结核。相比之下,这个比例在发展中国家的患者中接近 15%~20%(Figueiredo and Lucon,2008)。在发展中国家,泌尿生殖道是仅次于淋巴结的第二常见的肺外结核发病部位(Wong et al,2013)。在美国,泌尿生殖系统则是肺外结核的第三常见的发病部位,仅次于胸膜和淋巴结,泌尿生殖系统结核在所有肺外结核病例中约占 27%(Daher Ede et al,2013)。泌尿生殖系统结核患者中,约 2/3 都是男性。尽管在 2 岁儿童中也有过泌尿生殖系统结核感染的报道,但是泌尿生殖道结核通常好发于成年人(Merchant et al,2013a)。

(四)传播和宿主免疫反应

尽管有报道称结核分枝杆菌复合群可以直接种植到软组织中,但其入侵宿主仍然主要依赖于吸入结核患者咳嗽产生的带菌气溶胶(Angus et al,2001)。当分枝杆菌进入肺泡时,它们会被肺泡巨噬细胞所吞噬。在部分人体内,结核分枝杆菌会被巨噬细胞杀死,并被有效地从体内清除出去,这些人则不会进展到结核菌感染状态或适应性免疫应答状态(Walzl et al,2011)。而在其他人体内,结核分枝杆菌则不会被巨噬细胞所消灭,反而在巨噬细胞内进行增殖扩增,导致感染。直到感染后 12 周左右,细胞免疫反应才能被检测出来(Dannenberg,1994),在此之前,结核杆菌可以通过淋巴管传播到肺门淋巴结,最终通过血流传播到远处的器官。

宿主试图通过形成肉芽肿来控制结核分枝杆菌的感染。被感染的巨噬细胞会分泌一系列炎症因子如白细胞介素-6(IL-6)、白细胞介素-1β(IL-1β)、肿瘤坏死因子-α(TNF-α)等,同时可以募集各种免疫细胞,聚集在被感染的巨噬细胞周围。泡沫巨噬细胞、上皮样细胞和多核巨细胞(Langhans 细胞)聚集在肉芽肿的中心,而它们则被大量淋巴细胞所包围(Silva Miranda et al,2012)。随后,机体通过抗原处理及呈递来激活 T 细胞,并产生针对结核分枝杆菌的适应性细胞免疫反应(Schluger and Rom,1998)。T 细胞可以通过分泌细胞因子如白介素-2、TNT-α 和最重要的干扰素-γ(IFN-γ)来维持肉芽肿的形成并进一步诱导杀灭结核杆菌及被其感染的巨噬细胞。即便不能杀灭结核分枝杆菌,形成的肉芽肿仍然可以有效地隔离有活性的结核杆菌,使其停止复制增殖并进入休眠状态。在 90%~95% 的人群中,结核病此时已经得到了控制,进入了潜伏状态(Boom et al,2003),隐匿性结核以瘢痕化和肉芽肿钙化为特征。在不到 5% 的感染者中,最初的感染未能得到有效控制,并在一年内发展为活动性结核病(原发性进展)。进入潜伏期后,结核分枝杆菌可能在数年后会被重新激活,进入活动状态。重新激活的具体过程及机制目前仍缺乏了解。老年、肾功能衰竭、糖尿病、营养不良、艾滋病病毒感染等其他免疫抑制因素的发展,使宿主与结核菌病原体之间的免疫平衡向病原体倾斜,随后发生的一系列事件会导致复活的结核杆菌重新增殖并释放出来,从而形成肉芽肿(结核病的病理特征)并再次激活结核杆菌。尽管在先前提到的医学并存病患者中结核的复发风险较高,但其终身复发的风险估计为 5%~10%,并且用异烟肼(INH)治疗结核潜伏状态患者 9 个月后最高以降低结核复发风险 90％左右。

（五）泌尿生殖系结核的感染途径

泌尿生殖系统结核的扩散途径有四种，其中血源性传播途径是最主要的方式。在结核杆菌侵入到泌尿生殖系统之后，机体可能会立刻产生临床疾病或症状，也可能在转为临床活跃状态前进入潜伏期（Figueiredo and Lucon，2008；Patterson et al，2012）。通常情况下，泌尿生殖系统结核的临床表现在经历相当长时间的潜伏期之后才会变得明显，而这个潜伏期可能长达 46 年（Christensen，1974；Narayana，1982）。结核通过血源性传播可能只局限于泌尿生殖道，也可能在多器官系统中广泛传播。泌尿生殖道中，结核分枝杆菌定居繁殖的主要部位是肾和附睾，而泌尿生殖系统其他部位或器官的结核则多是由上述部位的结核菌持续播散所形成的。

通过泌尿系统上行或逆行的播散感染是泌尿生殖系统结核的第二种感染方式，尽管这种方式明显比血源性传播少见。这往往是由于使用卡介苗（BCG）进行膀胱冲洗来治疗膀胱癌所导致的。卡介苗是一种由结核分枝杆菌复合群的一员，减毒牛型结核杆菌制成的活菌苗。虽然罕见，但是0.9％接受 BCG 灌洗的患者可能出现泌尿生殖系统结核病（Lamm et al，1992），其中包括肾盂肾炎、肾囊肿、输尿管梗阻、膀胱炎、前列腺炎和睾丸附睾炎（Squires et al，1999；Demers and Pelsser，2012；Parker and Kommu，2013）。

在少数情况下，结核也会通过其他邻近器官直接扩散或种植至泌尿生殖系统。结核属于少数不受解剖界线限制的感染性疾病之一，其通过脊柱和腰大肌扩散至肾已有前人描述（Kothari et al，2001）。相似地，胃肠部位的结核也可以扩散至泌尿系统形成肠-肾瘘管或者肠-膀胱瘘管（Ney and Friedenberg，1981；Merchant et al，2013a）。结核直接种植的例子非常罕见，主要包括通过外生殖道被含有结核菌的粪便或尿液所自体接种感染和通过被感染的生殖器或口腔病损在个体之间传播（Angus et al，2001）。

（六）临床表现与病理特征

泌尿生殖系统结核的临床症状或体征常常无特异性。在接受泌尿系结核治疗前，患者经常或反复被当作其他的细菌感染治疗，甚至可能被诊断为恶性肿瘤。结核患者的症状与疾病的严重程度和发病部位有关。例如，肾结核可以是进行性的、破坏性的，但症状通常却不明显，直到它扩散至膀胱。在发达国家，结核病患者往往在疾病过程中更早寻求医疗帮助，8.4％的泌尿生殖系统结核患者是无症状的（Figueiredo and Lucon，2008）。结核病的典型症状包括发热、体重减轻、盗汗和不适，而这些症状只在不到 20％的患者中有所表现（Simon et al，1977）。高达 50％的泌尿生殖道结核患者在临床上只有排尿困难的表现，50％的泌尿生殖结核患者有尿潴留症状，而 33％的患者存在血尿和腹部疼痛（Figueiredo and Lucon，2008）。此外，不到10％的患者有肾绞痛的表现，重度肾盂肾炎患者出现对应的坏死乳头状组织、血块、结石和干酪性蜂窝织炎等症状（Simon et al，1977；Eastwood et al，2001）。泌尿生殖系结核患者典型的检验结果包括无菌性脓尿和（或）血尿。在发展中国家，超过 90％的泌尿生殖系结核病患者会出现这种组合检验阳性结果。

1. 肾

肾是泌尿生殖系结核最常见的部位（Wong et al，2013）。随着时间的推移，肾感染是渐进性和高度破坏性的。疾病的严重程度不同，肾的病理结果也有很大差别。

肾结核最隐匿的病变多发生在伴有肺结核和肾功能衰竭的患者中，伴或不伴脓尿，且在泌尿系统的影像学上没有明显的改变。在这些患者中，肾活检显示肾内存在结核诱导的肉芽肿性间质肾炎（Ram et al，2011）。肾组织学检查表现为肉芽肿，有时表现为干酪样肉芽肿。在一些患者中，治疗可以逆转肾功能不全（Eastwood et al，2001）。肾的其他微小病变包括免疫复合物沉积导致的肾小球肾炎或继发于结核病的淀粉样变（Sun et al，2012）。在这些患者中，肾病变是肺结核或全身疾病的附带损害。

当结核菌多器官广泛播散引起肾感染时，大量血源性传播的结核杆菌会在肾中引起无数小病灶（3mm）的肉芽肿病变，在肾病理检查中看起来像分散的谷子。这种传播性结核病被称为粟粒性结核病，具有很高的死亡率。在肾皮质和髓质中存在的"粟粒"通常不会影响肾功能（Eastwood et al,2001）。

在更局限的肾感染中,结核杆菌首先出现在肾小球周围毛细血管中。肉芽肿形成于肾实质并逐渐合并。当它们发生干酪样变时,会产生坏死物质形成的空洞。这些可导致脓肿、慢性肾盂肾炎、肾实质和乳头坏死,甚至在病灶周围形成窦道（Bhatt and Lodha,2012;Patterson et al,2012）。这一阶段患者的体征主要为肋脊角压痛（Gokce et al,2002）。随着病程的进展,肾盏变得红肿,最终钙化,从而导致肾盏扭曲、扩张和狭窄（Merchant et al,2013a）。

在疾病的发展过程中,肾功能逐渐减弱甚至消失,这一过程被称为"肾自截"（Teo and Wee,2011）。这种并发症在泌尿生殖系结核中出现频率可高达33%。通常有两种类型的肾自截,第一种是干酪海绵样肾自截,第二种为纤维化样肾自截。在干酪海绵样肾自截中,肾组织被干酪样肉芽肿及充满炎性渗出物的无效腔所取代,这种类型的肾自截中没有出现钙化病变。而在纤维化样肾自截中,肾中会出现严重的瘢痕组织及钙化灶,最终肾逐渐萎缩（Fischmann,1951）。

约有7%的肾结核患者会出现终末期肾功能衰竭（Figueiredo and Lucon,2008）。此外,肾结核患者在接受治疗后,其肾中可能仍然存在的慢性炎症可以导致肾盂鳞状上皮化生,有进展为鳞状细胞癌的风险（Byrd et al,1976）。

2. 输尿管

输尿管结核一般由肾结核下行扩散而来。当结核杆菌随着尿液进入输尿管时,可沿着输尿管壁形成肉芽肿。结核感染性结石也可以下降并滞留在输尿管中。结核性输尿管炎可导致输尿管瘢痕形成和狭窄,且最常见的受累部位是膀胱输尿管连接部（UVJ）（Patterson et al,2012）。输尿管结核病变可累及整个输尿管,以"泛输尿管"的方式存在,并导致输尿管呈现"串珠螺旋"样外观（Wong et al,2013）。当输尿管因瘢痕而扭曲时,可能出现尿路梗阻或尿反流（Eastwood et al,2001）。输尿管狭窄引起的尿路梗阻往往是泌尿生殖系统结核导致肾功能衰竭的重要原因（Carl and Stark,1997）。

3. 膀胱

肾结核向下扩散至膀胱通常都是始于输尿管口附近,并沿淋巴管扩散到膀胱其他区域。与输尿管结核类似,结核菌种植于膀胱尿路上皮并导致局部膀胱炎,在肉芽肿相互合并的区域可以出现结核性溃疡。在结核炎症进展过程中,膀胱顶最容易受到感染,而膀胱三角和膀胱颈则往往不易被感染。随后,则会出现膀胱黏膜炎症、脆性黏膜及血尿等表现（Wong et al,2013）。在膀胱慢性炎症和黏膜瘢痕等病变逐渐发展一年左右后,则会进展为挛缩膀胱（Wong et al,2013）。当膀胱容量减小至100ml以后,尿频、尿急、尿痛和排尿困难等症状将变得非常明显,严重感染导致的"顶针"样膀胱（thimble bladder）的容量甚至小于20ml。膀胱挛缩是泌尿生殖系结核的一个晚期并发症,并且相对于发达国家（4%）,膀胱挛缩在发展中国家更为常见（12%）。同时,在发展中国家,泌尿生殖系结核在被确诊时,疾病往往已经处于相对晚期的阶段（Figueiredo and Lucon,2008）。

4. 附睾、输精管、睾丸和阴囊

在泌尿生殖系结核患者中,10%～55%的患者的病情会涉及附睾,而附睾也是泌尿生殖系中（仅次于肾）第二个最常见的血源性结核菌的种植部位。在附睾结核患者中,34%的患者存在双侧感染。附睾结核最初影响的多为小血管球。附睾上皮的肉芽肿病变可引起慢性炎症,导致附睾纤维化和管腔堵塞。随着病情的进展,逐渐融合变大的干酪样肉芽肿会导致结节样附睾。在检查中,附睾可能出现肿胀或硬化等症状（Fraietta et al,2003）。此外,肉芽肿可能会侵犯患者皮肤和溃疡处,甚至多达50%的患者可能会出现阴囊结核性窦道（Ferreira et al,2011）。当感染扩散到输精管后,由于出现结节性瘢痕,在检查时输精管可能呈现为串珠样改变（Kulchavenya et al,2012）。

虽然先前有过报道,但是孤立性附睾或睾丸结核仍然非常罕见（Kho and Chan,2012;Shenoy et al,2012）。睾丸结核通常由附睾结核发展而来,并在输精管上皮及睾丸结缔组织内形成肉芽肿。最终,肉芽肿组织和纤维组织取代了正常睾丸组织,形成了一个类似睾丸肿瘤样的质硬的睾丸肿块,且约有5%的患者可能出现睾丸鞘膜积液。

5. 前列腺和精囊

前列腺结核通常是通过血液或结核性尿液传播的。血源性前列腺结核的前列腺病变一般出现在外周,通常不影响尿道,这使得这类患者通常无临床症状,而前列腺却在逐渐钙化,前列腺腺体逐渐硬化。通过尿道传播的前列腺结核常常累及尿道,症状类似于细菌性前列腺炎。体检时往往可以触及前列腺结节样病变。在慢性前列腺炎患者中,若使用了抗生素但炎症却一直存在时,应考虑怀疑前列腺结核的可能。用来治疗常规细菌性前列腺炎的喹诺酮类药物对结核分枝杆菌也有效果,但是用来治疗细菌性前列腺炎的短疗程抗菌治疗方式对于结核性前列腺炎来说往往是不够的,且这些患者的病灶既不会消失,也不会很快复发。前列腺脓肿通常很少见,但是在艾滋病(AIDS)患者中,前列腺脓肿仍然可能发生(Figueiredo and Lucon,2008)。

精囊结核可能会导致不育,这也可能是泌尿生殖系结核的首发症状(Lübbe et al,1996)。结核杆菌可由睾丸或附睾结核患者的输精管扩散到精囊,也可通过肾、膀胱或前列腺结核患者的尿道和射精管扩散到精囊,并在精囊壁上形成肉芽肿,管腔可被干酪样肉芽肿充填,最终钙化。精囊结核患者可能出现射精量减少、少精症、无精症或血精等表现。精囊结核很少导致精囊脓肿(Eastham et al,1999)。体格检查可在早期发现增大的精囊或进展期的硬化结节。

6. 阴茎和尿道

尿道似乎对结核感染有一定的抵抗能力,尿道结核在泌尿生殖系结核中仅占 $1.9\% \sim 4.5\%$。它通常与前列腺感染相关,可表现为尿道阴囊瘘管。孤立性尿道结核虽有报道,但是仍非常罕见(Bouchikhi et al,2013)。同样,原发性阴茎结核也非常罕见。阴茎结核病变始于皮肤,可表现为炎性丘疹或角化斑(也称为寻常狼疮)。随后,病变部位开始溃烂,并扩散至海绵体。在合并肉芽肿的海绵体和尿道中可以找到豌豆大小的结节,这些结节可以是类似于恶性肿瘤样的无痛硬性结节。当阴茎结核发生纤维化病变时,阴茎会发生扭曲(Angus et al,2001;Gupta et al,2008b;Kar and Kar,2012)。

腔口结核,是阴茎结核的一种快速坏死型形式,已经被相关研究所报道(Ramesh and Vasanthi,1989)。它多见于免疫缺陷或严重虚弱的患者中。它一般由被结核菌污染的粪便或尿液接触皮肤而导致结核菌自体接种感染所致,很少起源于血源性传播或淋巴扩散(Wilkinson et al,2010)。病程中可出现包覆假膜的疼痛性溃疡,并可侵蚀到深层组织中(Chen et al,2000)。在泌尿生殖道或消化道结核中,腔口结核是一种晚期且病变严重的结核病,常常提示预后不良。

丘疹坏死性结核疹(PNT)是一种非常罕见的阴茎结核(Dandale et al,2013)。PNT 是龟头结核的皮肤表现,也可以发生在其他皮肤区域。阴茎的丘疹坏死性结核疹在日本、南非和印度都有报道。丘疹坏死性结核疹包括皮肤上的红色丘疹、溃疡,以及各种形态的瘢痕。与原发性阴茎结核不同,这些溃疡可以无痛并且不含结核杆菌。结核疹是机体对结核分枝杆菌抗原的高敏感度的免疫反应,而这些抗原则是从其他感染灶播散到皮肤的。因此,这些患者的细菌培养实验和聚合酶链式反应(PCR)一般都是阴性的。由于成熟肉芽肿并不总是出现,所以组织学检查通常是不确定的。复发性病变容易与梅毒、贝塞特病、复发性单纯疱疹、龟头炎和鳞状细胞癌混淆,而认识到该疾病的实质特征是诊断和进行经验性结核病治疗反应的第一步。

(七)诊断

在发达国家,结核分枝杆菌检测诊断的主要目的是为了进行分离培养和药敏试验。在正确的临床操作中,当细菌培养或 DNA 检测为阴性时,干酪性肉芽肿组织则可以支持结核病的诊断。如果没有这些,对于泌尿生殖系结核的诊断则需要依赖于患者的临床表现和经验性治疗的临床反应。由于 20% 的泌尿生殖系结核患者可能会同时伴有肺结核(Figueiredo and Lucon,2008),所以评估肺部病变对于泌尿生殖系结核的诊断也很有帮助。

1. 细菌培养

目前泌尿生殖系结核诊断的金标准是尿抗酸杆菌(AFB)培养实验。前段尿是最好的尿培养标本,因为前段尿中细菌含量最高,可以通过连续收集 $3 \sim 5$ 次尿液标本以提高检出率。在标本收集完成后应立即进行细菌培养,因为长期暴露在酸性尿液环境中会阻碍结核分枝杆菌的生长（American Thoracic Society，2000a）。在这种方法下，尿抗酸杆菌培养实验敏感度高达 80%。然而在现实环境中，尿培养实验敏感度可能会低至 10%（Abbara and Davidson，2011）。Ziehl-Neelsen 抗酸染色检测法也可以在尿液样本中进行，但是敏感度常常不足 50%。此外，活检及手术标本也可以进行细菌培养实验。

结核分枝杆菌的传统培养方法是在富含蛋白质等营养物质的罗氏固体培养基上进行的。这种培养方法费时费力，通常需要 4～6 周才可能检测到结核分枝杆菌的生长情况。由于罗氏培养基便宜且不需要特殊的培养设备，所以依然是发展中国家进行结核菌培养的主要选择。在发达国家，尿抗酸杆菌培养所用的培养基则是更加昂贵的透明固体琼脂培养基，例如 Middlebrook 7H10 培养基。使用这种培养基时，观察到结核菌菌落的时间比使用罗氏培养基可提前 1 周左右。液态检测系统如 BACTEC 分枝杆菌生长指示管（MGIT）也被用于发达国家。MGIT 是一个完全自动化的系统，它利用荧光淬灭法来检测液态培养基中结核杆菌的生长情况，检测时间可低至 10d 左右。目前指导意见提示使用液态培养体系时需至少联用一种固体培养方法以最大程度提高检测率（American Thoracic Society，2000a）。其他可用的检测方法还有放射性液体半自动培养系统。前面所述的任何培养方式都可以同时用来检测细菌的药物敏感度情况。通常，对一线抗结核药物的敏感度检测是利用"室内"MGIT 系统来进行的，对二线抗结核药物的药物敏感度检测则通常仅在相关实验室进行。

2. 核酸扩增检测法

为了缩短结核杆菌的检出时间，现在已经开发出了数种核酸扩增检测法，通常可在 1～2d 内显示检测结果。在细菌载量较低时，细菌培养方法可能无法有效地分离并培养出结核杆菌，而此时核酸扩增法则可能依然有效。与细菌培养法相比，这种检测方式的敏感度在 87%～96%，然而，在非痰液标本如尿液样本中，可能含有干扰 DNA 或 RNA 扩增的天然抑制药，这可能导致结果的假阴性（Moussa et al，2000；Chawla et al，2012；Mehta et al，2012）。泌尿生殖系结核 PCR 检测

法的灵敏度也取决于所使用的扩增序列的类型，例如使用结核杆菌的重复插入序列 IS6110 的效果则比使用扩增序列 16S-rRNA 要好（Moussa et al，2000）。

一般来说，由于细菌培养是药物敏感试验的必要部分，在发达国家，核酸扩增实验（NAATs）也很少被使用。在发展中国家，该实验的高成本及昂贵的设备需求也一直是其被广泛使用的阻碍。与细菌培养不同的是，由于检测的核酸可来自于死去的结核杆菌，即便治疗足够充分，检测结果仍然可能是阳性的，所以 NAATs 不能用于检测治疗效果（American Thoracic Society，2000a）。

2010 年，世界卫生组织大力推广市场上最新的结核病 PCR 检测方法：GeneXpertMTB/RIF。这个检测系统提供了一个独立的平台，可在不到 2h 内自动完成痰液处理、DNA 提取和扩增等步骤。它可以同时检测出 MTBC 和细菌的利福平抗性。由于超过 90% 的利福平耐药菌株也具有异烟肼耐药性，因此利福平耐药可作为多药耐药结核病（MDR-TB）的替代标志（Ioannidis et al，2011）。该检测方法对痰液样本的研究最多，且对痰液样本中细菌的敏感度与细菌培养检测法相似。该方法在泌尿生殖系结核中的应用仍然在评估当中。在一项小规模的肺外结核研究中纳入了 91 个尿液样本（其中只有 5 个是培养阳性），GeneXpert 敏感度高达 100%，特异性可达 98.6%（Hillemann et al，2011）。

3. 组织病理学

发达国家中 38.3% 的泌尿生殖系结核病例和全球 21.9% 的泌尿生殖道结核病例中的组织病理检测结果与结核病一致。由于结核患者的尿液培养结果可以是阴性的，组织活检可以帮助诊断泌尿生殖系统结核（Kulchavenya et al，2013）。虽然结核分枝杆菌经常不能被发现，但在适当的临床背景下发现干酪样肉芽肿有助于确定泌尿生殖系统结核的诊断。

4. 筛查试验

皮肤结核菌素试验（TST）和干扰素-γ 释放分析（IGRAs）不能区分潜伏和活动性结核病。虽然它们被广泛使用，并已获得美国食品药物管理局（FDA）的批准，但它们在诊断活动性结核病方面的作用仍然有限。测试结果阳性不能确诊为活

动性结核病,而阴性测试结果同样不能排除活动性结核。这些试验的理想用途是筛查存在潜伏结核感染的个体。然而,在没有其他阳性检测结果的情况下,使用这些筛查检测有时可以帮助医师对活动性结核病做出诊断。

(1)皮肤结核菌素实验、纯蛋白衍生物与结核菌素皮内试验:皮肤结核菌素实验(TST)可以评估存在于结核感染人体上针对 MTBC 抗原的细胞免疫应答的存在与否。结核菌素是从结核分枝杆菌培养基中提取出的一种无菌蛋白悬浮液,它可以被皮内注射到前臂侧面的皮肤中。注射后 48~72h,注射部位由于发生的迟发型超敏反应会产生硬结。疾病控制中心对于结核菌素实验阳性结果的解释取决于患者的危险因素,并根据危险因素定义了阳性实验结果的 3 个不同的分界点。对于近期有与结核病患者接触史、胸片存在纤维化改变,并且与既往结核病相符或免疫抑制状态的人群来说,硬结为 5mm 或以上即为实验阳性;对于来自结核高发国家的新移民、高风险区的居民或工作人员、注射药物滥用人员,以及增加感染活动性结核的医学并发症患者来说,硬结为 10mm 或以上为实验阳性;对于普通人群来说,硬结为 15mm 或以上即为实验结果阳性(框图 25-1)(American Thoracic Society,2000b)。

虽然实施结核菌素试验需要进行试验安排并且对结果解释人员进行初始培训,但是它依然有很多优势。TST 实验很便宜,不需要实验室,同时也很容易进行。该实验主要的缺点是它并不是针对 MTBC 的特异性实验。接种卡介苗和感染了非结核分枝杆菌也可引起阳性试验反应。此外,TST 实验需要患者再次来访以便进行实验结果的解释,这有时候也难以保证。在活动性结核患者中,10%~25%的患者会出现假阴性的结果(Huebner et al,1993)。在一项研究中,85%~95%的泌尿生殖系结核患者结核菌素试验结果为阳性(Figueiredo and Lucon,2008)。

(2)干扰素-γ 释放分析:干扰素-γ 释放分析(IGRAs)是一种血液检测法,用来检测血液中针对 MTBC 特异性抗原所产生的 IFN-γ(IFN-γ 可以间接反映细胞免疫反应水平)。该实验相当于一个体外的 MTBC 特异性的 TST 实验。人体在感染 MTBC 后会产生循环免疫 T 细胞,可以在再次感染时快速识别 MTBC 抗原并分泌出 IFN-γ。在 IGRAs 中所使用的抗原在所有卡介苗及大多数非结核分枝杆菌中都不存在,因此暴露于这些有机体后并不会导致 IGRAs 实验结果阳性。这种检测法的结果一般在 24h 后即可获得。

框图 25-1　皮肤结核菌素实验阳性标准

硬结直径≥5mm
- HIV 阳性患者
- 近期有活动性结核接触病史的患者
- 既往有结核病史且胸片呈纤维化改变的患者
- 器官移植受者和处于免疫抑制状态的患者(应用泼尼松≥15mg/d,持续 1 个月以上,或者 TNF-α 拮抗药等其他药物)

硬结直径≥10mm
- 来自结核高发国家的移民(近 5 年内)
- 注射药物滥用者
- 以下高风险区的居民或员工:监狱和拘留所、养老院和其他卫生保健机构、AIDS 患者日常居住医疗机构、流浪者收容所
- 结核杆菌实验室工作人员
- 患有下列疾病的患者视为高危人群:硅沉着病、糖尿病、慢性肾功能不全、血液病(如白血病和淋巴瘤)、其他特异性恶性肿瘤(如头颈部和肺部肿瘤)、其他低于标准体重 10%的患者、胃切除术后患者、空肠回肠旁路术后患者
- 4 岁以下儿童或婴儿,接触高危人群者的儿童和青少年

硬结≥15mm
- 无结核危险因素的人群

AIDS. acquired immunodeficiency syndrome; HIV. human immunodeficiencyvirus;TNF. tumor necrosis factor

上述标准根据成人和儿童结核病的诊断标准和分类进行修订,美国胸科协会和美国疾病控制与预防中心于 1999 年 7 月通过了这份官方声明,1999 年 9 月,美国传染病学会理事会通过了这项声明

Am J Respir Crit Care Med 2000;161(4Pt. 1):1376-95;and Centers for Disease Control and Prevention. Tuberculosis(TB)fact sheets,<http://www.cdc.gov/tb/publications/factsheets/testing/skintesting. htm >;September 1,2012(accessed 09.02.15)

在美国,有全血 γ-干扰素释放试验(QuantiF-ERON-TB Gold In-Tube test,QFT-GIT)和 T-SPOT 结核实验两种 IGRAs 检测法。QFT-GIT 方法相对于 T-SPOT 实验来说,检测方法及流程更加简单。在 QFT-GIT 实验方法中,所有的血液被收集进 3 支专门的试管中,其中一支含有 MTBC 抗原 ESAT-6、CFP-10 和 TB7.7,另外 2 支试管则分别为阳性对照及阴性对照。血液直接在试管中孵育 16～24h 后,进行血浆分离并利用酶联免疫吸附试验(ELISA)进行 IFN-γ 的检测。基于阳性对照和阴性对照组中的 IFN-γ 的水平及样本检测显示的 IFN-γ 的水平,实验结果可分为阳性、阴性及不确定 3 种。在 T-SPOT 试验中,首先从全血中分离出外周血单核细胞,然后将其置于包被着 IFN-γ 抗体的小孔中与 ESAT-6、CFP-10 一起孵育,随后基于阳性和阴性对照组,利用酶联免疫斑点实验(ELISPOT)检测可分泌 IFN-γ 的细胞数(在每个孔中以斑点的形式存在)。手动计数完成后,根据计数将实验结果判定为阳性、阴性或不确定。尽管 T-SPOT 结核实验的操作难度相对于 QFT-GIT 有所增加,但是 T-SPOT 检测法相对来说也更为敏感。研究显示,在被细菌培养实验确认过的结核病例中,QFT-GIT 实验的敏感度为 83%,结核菌素实验的敏感度为 89%,而 T-SPOT 方法的敏感度则为 91%(Mazurek et al,2010)。

5. 放射学检查

泌尿生殖系结核可产生广泛的影像学表现,具体选择的检查方式则主要取决于病变的部位及其他临床症状及表现。影像学检查往往是第一个可以反映出由结核所导致泌尿生殖系病变的检查手段。

(1)普通平片检查:通常 50% 的泌尿生殖系结核患者会出现由结核所导致的钙化灶,而泌尿系放射平片检查(KUB)通常都可以有效显示出这些钙化灶(Merchant et al,2013a)。初始的肾损害可能表现为实质内微弱的点状钙化灶,随着结核病的进展,KUB 可以显示出与团块状结核病灶相对应的球状钙化灶(图 25-1)。集合系统中乳头状坏死往往表现为三角形环状钙化灶。在纤维化肾自截后,泌尿系放射平片检查显示出一个变小萎缩并且钙化样的"水泥"肾,其中钙化的边缘

勾勒出单个肾叶的形态,这种影像学表现是终末期肾结核典型的病理形态学表现。

KUB 也可以显示出肾及输尿管中结核感染性结石。在纤维化、畸形的肾盂中,结石可能表现为各种奇怪的形状。一个形状为箭头向上样的结石可能表示肾盂由于被收缩而"隆起"。

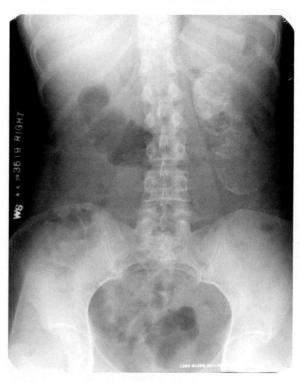

图 25-1　KUB 显示左肾结核伴钙化

泌尿系放射平片检查还可以显示输尿管中由结核所导致的典型的管腔内钙化病变,这种钙化与血吸虫病变导致的管壁钙化明显不同。除了在晚期挛缩膀胱中,由结核导致的膀胱壁钙化并不常见。10% 的泌尿生殖系结核患者可出现前列腺和精囊钙化。KUB 显示的周围组织病变也可以提示泌尿生殖系结核,如椎体的侵蚀样病变或腰肌冷脓肿中的钙化表现(Teo and Wee,2011;Merchant et al,2013a)。

(2)静脉尿路造影:静脉尿路造影(IVU)是诊断早期肾结核的金标准。最初的尿路上皮侵蚀性病变显示为锐度丧失及边缘不规则(Figueiredo and Lucon,2008),肾盏的侵蚀性病变则表现为虫蚀样外观(Patterson et al,2012)。由结核瘤破裂并进入肾盏或肾乳头坏死所导致的充盈缺损也可被 IVU 所显示。IVU 可以显示与集合系统相通

的髓腔。当肾盏或漏斗部狭窄时,肾实质造影剂的排泄可能会失败,导致在肾盏部位可能会出现"幻象肾盏"(phantom calyx)(Eastwood et al,2001)。输尿管结核可导致输尿管呈现为硬的、钙化的、直的管状输尿管,在 IVU 上缺乏正常的蠕动性。由于整个输尿管的结节性纤维化病变,输尿管可呈现出串珠样螺旋性改变。管杆状输尿管和螺旋状输尿管的出现通常高度提示输尿管结核,尤其与肾或膀胱病变同时出现。IVU 也可通过肾自截的表现显示出无功能肾和纤维化挛缩的膀胱(图 25-2)。

　　然而,在 IVU 中最常见的表现为由于集合系统瘢痕和畸形所导致的梗阻性病变,如肾盏闭塞、漏斗狭窄、水肿、部分的或完全肾盂积水、输尿管积水(图 25-3、图 25-4)。肾盏的膨胀和扭曲将会在 IVU 影像中显示为典型的三叶草图案(Carl and Stark,1997)。膀胱输尿管连接部梗阻通常是由结核性膀胱炎或输尿管远端 1/3 处狭窄引起的(图 25-5)。肾盂部位的"隆起"常伴随肾盂输尿管移行部(UPJ)的锐角,被称为"克尔弯曲"(Kerr's kink)(Merchant et al,2013a)。

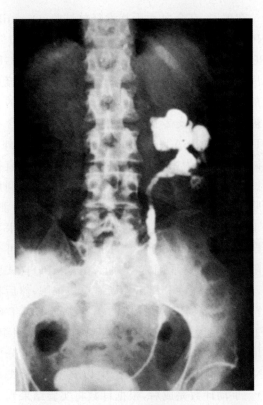

图 25-3　肾盏闭塞

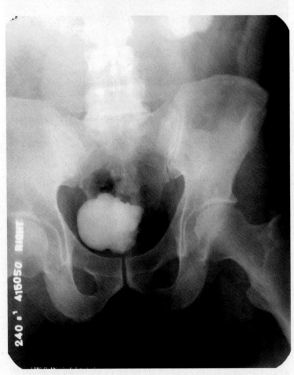

图 25-2　左肾结核患者静脉尿路造影时的膀胱显影。由于结核纤维化导致了膀胱左侧壁挛缩

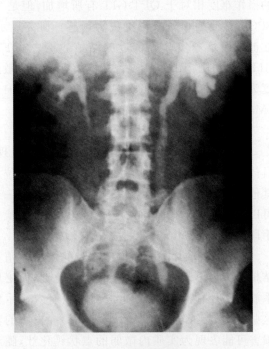

图 25-4　肾盏和肾实质严重破坏

　　(3)泌尿系统 CT 造影检查:在发达国家,泌尿系统 CT 造影检查(CTU)是最常用的泌尿生殖系结核影像学诊断方法,已经基本取代了 IVU

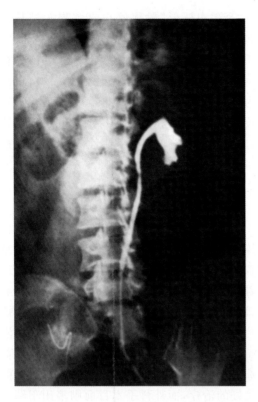

图 25-5　左侧输尿管远端狭窄

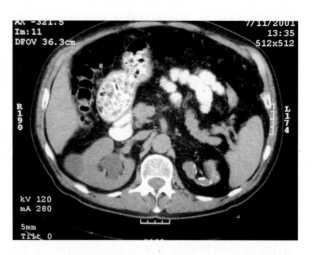

图 25-6　双肾结核患者口服造影剂后的 CT 扫描图像。右肾积水并伴有肾盏漏斗部狭窄，但是肾功能良好。左肾结核终末期，肾萎缩无功能并有钙化

（Merchant et al,2013b）。高档的多探测扫描仪可以检测到 3～4mm 的病变。通过静脉注射造影剂，CT 可以全面评估肾功能情况。与 KUB 和 IVU 相似，CT 也可以显示出钙化、瘢痕，以及梗阻等病变（图 25-6）。CT 在评估集合管的钙化及增厚情况上要比 KUB 更加敏感，并且在评估广泛性和复杂性结核病患者的病情时显得更为有效。此外，CT 可以显示肾周和腰肌脓肿，以及淋巴结、椎骨、脾和肝等部位的病变。同时，前列腺和精囊的病变情况如肿大、坏死、空泡、脓肿和钙化等也可以被 CT 观察到。

　　同样的，CT 检查也有缺点。CT 对于检测尿路上皮微小增厚、微小乳头坏死和早期的肾结核病变不太敏感，此时，IVU 仍然是首选检查。此外，CT 对患者的辐射量也要比 IVU 更大。

　　（3）逆行和顺行肾盂造影：逆行和顺行肾盂造影目前都已基本被 CTU 所取代。然而，当 IVU 或 CTU 因为肾功能不全或造影剂过敏不能进行时，这两种方式可以帮助医师了解泌尿系的畸变情况。此外，这些检查可以与 IVU 联用，以便确定空洞病变是阻塞性还是非阻塞性的，以及它们是否与集合系统相关联（Merchant et al,2013b）。

　　6. 超声检查

　　由于超声检查（US）在泌尿系结核病变中的表现缺乏特异性，且观察的清晰度也不如 CT，所以超声检查在诊断泌尿生殖系结核上的作用往往有限。但是由于超声基本无放射性，所以在儿科或孕妇中也很有用。同时超声检查的价格也比 CT 便宜很多。超声检查可以用来评估睾丸、附睾、前列腺、精囊等器官病变情况，同时，我们也可以通过超声检查来发现肾中的局部脓肿或无效腔等病变。超声检查所显示的伴有隔膜的囊性病变也常常提示慢性感染（Wong et al,2013）。在超声检查中，局部钙化病变一般表现为伴有远侧阴影的高回声区。呼吸时肾运动受限则可以提示肾周或腰肌脓肿。像 CT 一样，超声还可以提供腹部病变信息，如腹水、淋巴结肿大或网膜结节。此外，超声在泌尿系结核中的另一个应用就是追踪治疗结核过程中肾积水的变化情况，因为愈合过程中的纤维化病变可能会加重泌尿道的阻塞。

　　7. MRI

　　由于目前有多种可选择的影像学检查方式，MRI 不常用来检查泌尿生殖系结核。与超声类似，MRI 可以用于儿科或孕妇中，以避免放射的影响。MRI 可以检测到单个肉芽肿，小的结核病灶在 T_1 和 T_2 像上都显示为低信号。由于肉芽肿中心的细胞数目的增加，所以较大的结核病灶

的中心区域在 T_2 像上可呈现为高信号状态。较大的结核病灶的 MRI 影像学表现可能与恶性肿瘤类似，且有时候难以将两者区分开来。

磁共振尿路造影（MRU）在显示尿路上皮增厚和输尿管扩张方面要比 IVU 更加敏感，同时弥散加权成像（DWI）的加入有助于区分肾盂积水和肾盂积脓。目前，已经有数种 MRI 技术被用来研究泌尿系结核，例如电影 MRU（cine MRU）和动态 MRU 可以用来评估输尿管的蠕动情况，MRI 联合 DWI 可以用于肾纤维化的检测。此外，表观弥散系数（ADCs）随着纤维化程度的降低而降低，可用于评估结核病的进展情况，包括治疗效果。其中，肾功能不全的患者应该谨慎使用钆，因为存在肾源性系统性纤维化的风险。

8. 膀胱镜和输尿管镜检查

内镜检查在泌尿系结核病诊断中的作用比较有限。即便通过它可以直接观察到病变，但是内镜检查的许多发现是非特异性的。内镜检查所显示的结果通常包括局部充血、黏膜侵蚀、溃疡形成、肉芽肿形成和输尿管口形态不规则等。其中，结核性溃疡型病变可能与恶性肿瘤的表现相类

似。"高尔夫球形"输尿管口常常提示结核的存在，若发现时应进行上尿路影像学或内镜检查（图25-7）。若发现病变，在情况允许时应该进行活检，尤其是该病变也可能是恶性肿瘤的情况下。因为即便 MTBC 尿培养结核菌阳性时足以诊断结核病，但是尿培养结果等待的时间可能要比较长。此外，在尿培养结核菌阴性的患者中，膀胱活检对结核病的敏感度为 19%～52%（Figueiredo and Lucon，2008）。

（八）治疗

在抗生素诞生之前，结核病的治疗主要依赖于休息和补充营养，而在那些泌尿系病变严重的患者中，进行病灶手术切除是治疗的最佳方式。随着 1944 年链霉素的产生及发展、1952 年异烟肼（INH）的产生及 1957 年利福平的产生，抗结核药物治疗逐渐取代了疗养和外科手术治疗（Daniel，2006）。如今，大多数结核病患者，甚至是那些多药耐药的结核病患者都可以在医院接受良好的治疗，而外科手术目前则多用于辅助诊断或是晚期结核病患者中（Abbara and Davidson，2011）。

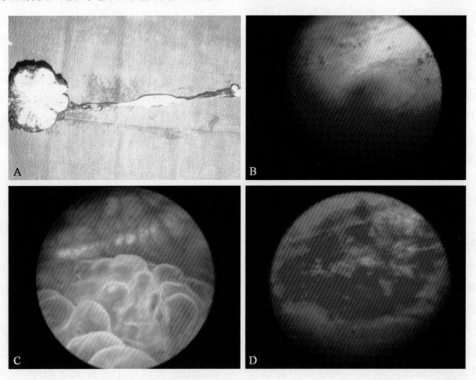

图 25-7　A. 肾和输尿管广泛结核伴钙化、狭窄形成。B. 输尿管开口急性炎症。C. 结核结节性肉芽肿。D. 急性结核性溃疡

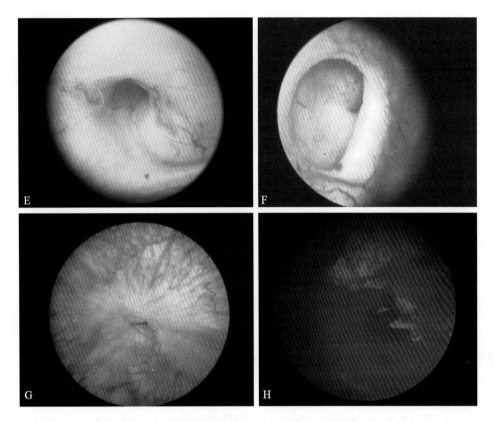

图 25-7 续　E. 输尿管开口呈高尔夫球洞样改变。F. 结核性输尿管开口呈高尔夫球洞样改变,退缩严重。G. 结核愈合。H. 急性结核性膀胱炎伴溃疡

1. 药物治疗

由于多种原因,有效的抗结核药物治疗一般需要多种药物联合使用(CDC,2003)。首先,由于结核杆菌存在于宿主体内不同的微环境中,导致结核菌表现出不同的代谢速率和繁殖速率。这些药物对 MTBC 的作用各不相同,有些可以杀菌,有些则是抑菌的;有些药物对于快速增殖期的细菌效果最好,而另一些药物则对休眠状态的结核菌更有效。同时,这些药物在不同的 pH 环境中也有着不同的药理学特点和生物学作用。此外,联合用药也可以一定程度上防止耐药细菌的出现。

一线抗结核药物的联合用药可以在最短时间内达到最佳治疗效果(表 25-1)。

表 25-1　一线抗结核药物

药物/成分	成人剂量(每天)[1]	成人剂量(间断)[2]	主要不良反应
异烟肼(INH)[3] 100mg,300mg 片剂 50mg/5ml 糖浆 100mg/ml 注射液	5mg/kg(最大剂量 300mg)	15mg/kg(最大剂量 900mg) 每周 3 次	肝毒性,周围神经炎
利福平[4] 150mg,300mg 胶囊 600mg 粉针剂	10mg/kg(最大剂量 600mg)	10mg/kg(最大剂量 600mg) 每周 3 次	肝毒性,瘙痒,流感样综合征,药物间相互作用

（续　表）

药物/成分	成人剂量（每天）[1]	成人剂量（间断）[2]	主要不良反应
利福布汀[5]（利福布丁）150mg 胶囊	5mg/kg（最大剂量 300mg）	5mg/kg（最大剂量 300mg）每周 3 次	肝毒性，流感样综合征，眼葡萄膜炎，白细胞减少
利福喷汀[6]（利福喷丁）150mg 片剂		每周 10mg/kg（最大剂量 600mg）仅用于特殊患者的持续治疗	与利福平类似
吡嗪酰胺 500mg 片剂	40～55kg：1000mg 56～75kg：1500mg 76～90kg：2000mg	每周 3 次 40～55kg：1500mg 56～75：2500mg 76～90kg：3000mg	关节痛，肝毒性，高尿酸血症，胃肠不适
乙胺丁醇（盐酸乙胺丁醇）100mg，400mg 片剂	40～55kg：800mg 56～75kg：1200mg 76～90kg：1600mg	每周 3 次 40～55kg：1200mg 56～75kg：2000mg 76～90kg：2400mg	红绿色弱，视敏度减低，视神经炎

[1] 或直接观察疗法（DOT）下每周 5 次

[2] 间断性给药只用于结核持续治疗阶段，WHO 不建议每周给药次数低于 3 次

[3] 给予吡哆辛 25～50mg，用于预防一些特殊患者出现神经病变，如营养不良患者、孕妇、并发 HIV 感染患者、酒精中毒或糖尿病患者

[4] 通常来说，正在服用某些蛋白酶抑制药或非核苷反转录酶抑制药（NNRTIs）药的 HIV 患者不能使用

[5] 合用依法韦仑时，利福布汀剂量增加到 450～600mg/d，或者 600mg，每周 3 次。联用膦沙那韦（fosamprenavir）、奈非那韦（nelfinavir）或茚地那韦（indinavir）时，利福布汀剂量 150mg/d 或者 300mg 每周 3 次。当与利福那韦、阿扎那韦、利托那韦或其他蛋白酶抑制药联用时，利福布汀的剂量应调整为 150mg 隔日 1 次或每周 3 次，此外一些专家认为这种治疗的剂量应调整为 150mg/d，或 300mg 每周 3 次，但是同时应该密切监测利福布汀药物的毒性作用，尤其是葡萄膜炎

[6] 利福喷汀禁用于 HIV 阳性患者、空洞性肺病变患者，以及肺外结核病变患者。此外，WHO 不提倡利福喷汀每周 1 次的用法

From Drugs for tuberculosis. Treat Guidel Med Lett 2012;10(116);29-36;and modified by Centers for Disease Control and Prevention(CDC). Treatment of tuberculosis,American Thoracic Society,CDC,and Infectious Diseases Society of America. MMWR Recomm Rep 2003;52(RR-11);1-77.

一般情况下，治疗应该从异烟肼、利福平、吡嗪酰胺和乙胺丁醇几种药物开始（表 25-1）。在开始治疗前，应该先完成包括血常规和肝肾功能等一些基本检查。同时，患者还应该进行艾滋病病毒检测，适当时，也应进行乙肝和丙肝检查。治疗时，应该根据药敏结果进行药物调整。同时应采用直接观察疗法（DOT），以确保治疗的依从性，同时降低耐药细菌出现的可能性。

二线药物治疗适用于一线药物失效或一线药物产生较大不良反应的患者，以及产生了耐药性的患者。二线药物在耐受性和治疗管理上各不相同（表 25-2）。最近新添加到二线药物目录中的有氟喹诺酮类和利奈唑胺（Lee et al，2012），这两种药物都是用来治疗其他类型细菌感染的，而贝达奎基胺是近 40 年来专为结核病开发的第一种新药。在完成了临床Ⅱ期 b 阶段的研究后，FDA 很快就批准了它的使用。目前，它也仅被批准作为耐药性肺结核联合治疗的一部分（CDC，2013b）。

泌尿生殖系结核可采用为期 6 个月的一线抗结核药物的标准短期治疗方式（CDC，2003）。治疗从每天联合使用异烟肼、利福平和吡嗪酰胺的强化阶段开始，为期 2 个月。随后口服异烟肼和利福平，每天 1 次或每周 3 次，服用 4 个月。现在已经不再要求后续阶段的每周 2 次口服药物治疗

（WHO,2010）。吡哆醇（维生素 B_6）的使用可以将异烟肼所导致的周围神经病变的风险降到最低。乙胺丁醇是在治疗开始时添加进去的,目的是为了增加药物的敏感度。如果发现该结核杆菌对其他一线药物比较敏感,则可以停止服用乙胺丁醇。一线药物在尿液中浓度较高,且在酸性环境下效果最好。在强化阶段的主要目标是针对快速增殖期的结核菌,而在后续的维持阶段则主要是为了根除增殖缓慢的、散在的、比较顽固的结核菌。

表 25-2　二线抗结核药物

药物/成分	成人剂量（每天）[1]	主要不良反应
链霉素[2]	15mg/kg 肌内或静脉给药（最大剂量 1g）	前庭神经和听神经损害,肾损害
卷曲霉素[2]	15mg/kg 肌内或静脉给药（最大剂量 1g）	前庭神经和听神经损害,肾损害,电解质紊乱
卡那霉素[2]	15mg/kg 肌内或静脉给药（最大剂量 1g）	听神经损害,肾损害
阿米卡星[2]（阿米金）	15mg/kg 肌内或静脉给药（最大剂量 1g）	听神经损害,肾损害
环丝氨酸[3] （丝氨霉素和其他）	10～15mg/kg 分 2 次服 （最大剂量 500mg,3/d）,口服	精神症状,癫痫发作
乙硫异烟胺 （硫异烟胺）	15～20mg/kg 分 2 次服 （最大剂量 500mg,3/d）,口服	胃肠道和肝脏毒性,甲状腺功能减退,视神经炎,神经毒性
左氧氟沙星	500～1000mg 口服或静脉给药	胃肠道毒性,中枢神经系统反应,皮疹,血糖异常,QT 延长,肌腱炎或肌腱断裂
莫西沙星（拜复乐）	400mg 口服或静脉给药	同左氧氟沙星
氨基水杨酸 （对氨基水杨酸）	8～12g 分 2 或 3 次口服	胃肠道功能紊乱,肝炎,甲状腺功能减退
利奈唑胺	600mg 3/d,口服	骨髓抑制,周围神经和视神经病变,肝毒性
贝达喹啉[4]	400mg,口服	头痛,恶心,关节痛,QT 时间延长,肝毒性

[1] 肾损伤患者需要根据情况调整剂量

[2] 一般情况下,起始治疗的 2～4 个月每周用药 5～7 次（15mg/kg 或给予最大剂量 1g）,如果需要继续用药,则每周 3 次（20～30mg/kg 或最大剂量 1.5g）。不建议用药频率低于每周 3 次。59 岁以上的患者,剂量减少至 10mg/kg（最大剂量 750mg/d）。肾功能不全者应减少剂量

[3] 一些权威机构推荐每用 250mg 环丝氨酸,应加用维生素 B_6 50mg,以减少神经不良反应

[4] 贝达喹啉可于进食时同时服用,每天 1 次,每次 400mg,持续 2 周,后改为每周 3 次,每次 200mg

From Drugs for tuberculosis. Treat Guidel Med Lett 2012;10(116):29-36;and modified by Centers for Disease Control and Prevention(CDC). Treatment of tuberculosis,American Thoracic Society,CDC,and Infectious Diseases Society of America. MMWR Recomm Rep 2003;52(RR-11):1-77;Lee M,Lee J,Carroll MW,et al. Linezolid for treatment of chronic extensively drug-resistant tuberculosis. N Engl J Med 2012;367(16):1508-18;and CDC. Provisional CDC guidelines for the use and safety monitoring of bedaquiline fumarate(Sirturo) for the treatment of multidrug-resistant tuberculosis. MMWR Recomm Rep 2013;62(RR-09):1-12.

虽然 6 个月是标准短期治疗的疗程时间,但是临床上经常出现需要延长治疗时间的情况。当前状态下的临床类型以及所使用的抗结核药物都会影响到具体治疗时间（CDC,2003）。例如,对于存在广泛感染、伴有痰培养阳性的肺部病变、中枢神经系统受累或治疗中结核培养阳性转阴延迟等情况,均建议至少治疗 9 个月以上的时间。如果患者因不良反应或药物耐药而不能完成吡嗪酰胺 2 个月的疗程,治疗时间也应为 9 个月或更长。有一些临床医师建议对于泌尿生殖系结核的患者应进行 12 个月的治疗,因为在治疗 6 个月后复发率可高达 22%（Gokalp et al,1990）。由于方案选

择、药物之间相互作用，以及药物不良反应等因素的影响，任何可能偏离短期标准治疗的方案在实施前都需要与有丰富结核病治疗经验的专家进行讨论确定。

在治疗过程中，应该对已有肝病的患者每月进行肝功能的监测。因为除了乙胺丁醇外，所有一线药物都可能引起肝损伤，而药物停用可逆转肝损伤（CDC，2003）。同时应建议患者戒酒并停止服用其他有肝毒性的药物。虽然抗结核治疗总体上是对肝耐受性良好的，但仍有发生了严重肝损伤的案例。服用乙胺丁醇的患者也应注意视力和对红绿颜色感知情况的监测。对患者进行密切的随访是非常有必要的，目的不仅仅是为了监测不良反应，同时也因为抗结核治疗可能导致肾损伤的恶化。在治疗过程中，有时伴有泌尿系新的纤维化病变，这可能加重泌尿道阻塞和膀胱挛缩（Psihramis and Donahoe，1986），而类固醇药物的使用则对这些患者有一定的作用（见下文）。在某些时候，手术干预以减轻病情恶化或泌尿系新发展的阻塞可能是非常必要的。

类固醇激素药物：辅助性类固醇激素药物在治疗活动性结核病中的作用仍需要进一步研究。皮质激素的抗炎作用被认为可以阻止不受抑制的宿主免疫反应所引起的组织破坏和瘢痕形成。它们被强烈推荐用于结核性脑膜炎和结核性心包炎的治疗。在严重的肺结核患者中，当抗生素治疗导致症状的反常恶化时，类固醇激素的使用会改善疗效（Breen et al，2004）。在少数泌尿生殖系结核患者中，类固醇激素的使用可以预防输尿管狭窄和膀胱挛缩，但这些作用目前尚不明确，还没有临床试验证实。最近对一些已发表的将皮质类固醇用于肺、脑膜、胸膜、心包和腹膜等结核病患者的临床试验结果进行了综述和 Meta 分析，结果显示，无论哪个器官系统受到结核菌感染，类固醇激素的使用都使死亡率降低了 17%（Critchley et al，2013）。

2. 手术治疗

大约 55% 的泌尿生殖系结核患者在患病期间需要进行手术治疗（Wong et al，2013）。随着疾病的发展，干预也将变得越来越频繁。外科手术的目的是为了减轻泌尿道梗阻，切除受感染的组织，摘除无功能的受感染肾，改善因肾功能排斥

引起的药物抵抗性高血压，或者重建尿道。目前，超过一半的结核病手术是为了进行重建（Gupta et al，2008b）。手术的最佳时机是在药物治疗开始后的 4～6 周，延期手术是为了等待炎症反应减弱，细菌负荷降低，患者病情变得稳定。

（1）针对泌尿系梗阻的手术：尿毒症或脓毒症患者需要迅速缓解梗阻。双侧梗阻或孤立肾的单侧梗阻是肾功能衰竭的主要原因。早期安放输尿管支架或进行经皮肾造瘘（PCN）来治疗结核性输尿管狭窄，可以缓解肾功能损伤、增加以后进行重建手术的机会（Shin et al，2002）。在出现梗阻时，建议立即进行临时的梗阻引流，最好的方式是逆行放置输尿管支架。在患者的病情得到改善之前，可以留置双 J 管以便进行引流。通常情况下，逆行置入术的成功率在 41% 左右（Ramanathan et al，1998）。当逆行置管在技术上难以实现时，可以通过经皮肾穿刺以便在梗阻肾中放置一个顺行的输尿管支架管。如果这也失败了，PCN 将需要一直保留直到最后。由于泌尿系中可能存在的狭窄和纤维瘢痕，所以可能需要进行多次 PCN 操作（Carl and Stark，1997）。在完成经皮肾造瘘术后，必须纠正泌尿系阻塞的原因。如果仅仅是简单地移除经皮肾造瘘管，那么随后便可能发生结核性皮肤瘘管，尽管这在同时进行有效药物治疗的情况下不太容易发生。如果肾病变到了无法挽救的地步，那么就需要进行肾切除术。值得提醒的是，在放置支架或进行 PCN 操作时，应该避免注射时压力差过高，以免结核感染进一步扩散（Salem，2008）。

（2）针对肾自截的手术：器官保护是进行泌尿系结核相关手术治疗的基本目标之一。有两种情况需要考虑进行肾全切手术。第一个是患者的肾已无功能，尽管有最佳的药物治疗，但仍然存在顽固性或复发性结核病。此时，切除了结核感染的肾并经过短期标准抗结核药物治疗后，结核病的复发率低于 1%（Figueiredo and Lucon，2008）。第二种需要考虑进行肾全切的情况是患者的肾无功能同时伴有药物抵抗性高血压。其中，65% 的患者通过肾切除可以改善高血压的情况（Flechner and Gow，1980）。总的来说，27% 的泌尿生殖系结核的患者进行了肾切除手术，这一比例在发达国家和发展中国家基本没有明显差异

（Figueiredo and Lucon，2008）。

　　由于这些患者经常出现广泛的纤维化病变，所以在肾切除手术时一般选择腹膜后斜切口，必要时可以延长至背侧或腹侧。在少数患者中，肾周脂肪中可能会出现肉芽肿肿块或干酪样空洞，这些也需要与病变标本一起取出。进行肾切除术时，分别结扎肾动脉和肾静脉是避免患者出现动静脉瘘的首选方法。手术时，通常不同时切除输尿管。同时值得提醒的是，手术中要注意尽量减少对淋巴管的破坏，并且避免在手术过程中损伤胸膜或腹膜。

　　近年来，腹腔镜肾切除术也越来越受欢迎（Lee et al，2002；Hemal，2011）。尽管人们担心泌尿系结核伴随的广泛的纤维化病变可能会导致腹腔镜手术的效果不理想，但是目前为止，已经有一些研究表明腹腔镜肾切除术手术效果良好，并建议应该将其作为首选手术方式。主要原因便是腹腔镜手术可以减少出血并缩短患者的恢复时间（Chibber et al，2005；Zhang et al，2005；Gupta et al，2008a）。对于经验丰富的术者来说，肾结核的腹腔镜肾切除术的步骤有时可能会因为一些原因变得稍微繁杂一点，但是研究显示，这种手术通常平均只需要半个小时左右即可完成（Lee et al，2002）。

　　（3）肾盂和输尿管手术：肾盂输尿管连接部或输尿管的狭窄梗阻可以在确定治疗方案前暂时放置支架以改善肾功能。通常，输尿管上段和中段的狭窄情况比较罕见，这种情况可能比较适合进行腔内治疗。输尿管下段的狭窄通常比较常见，一般需要进行开放手术进行治疗。狭窄段的长度及狭窄的程度、是否可以通过导丝、病变部位的血供情况，以及肾功能是在相关治疗中需要主要考虑的因素（Kim et al，1993）。

　　（4）内镜治疗：结核病导致的输尿管狭窄以黏膜缺血和致密纤维化病变为主要特征。因此，内镜治疗其他原因所导致的输尿管狭窄时的成功率并不一定与结核性输尿管狭窄一致。在一般情况下，肾功能良好且狭窄距离较短并伴随残余无效腔患者的治疗效果往往最好。在病程早期放置双J管可以延缓输尿管狭窄的进程，通常都不需要再进一步治疗（Shin et al，2002）。逆行或顺行入路进行输尿管球囊扩张手术在结核导致的输尿

管、肾盂输尿管连接部、输尿管膀胱连接部，以及肾盏漏斗部狭窄中的应用已经有所报道（Murphy et al，1982；Kim et al，1993）。目前，支架通常需要在进行有效扩张后才放置。由于该方法失败率较高，所以常常需要多次重复操作。

　　所有输尿管狭窄的患者在接受治疗后，尤其是内镜治疗，都需要接受影像学（US 或 IVU）随访。这是因为在愈合过程中，由于纤维化和瘢痕的形成，有一些狭窄可能会出现恶化。若发现有狭窄恶化的情况，可增加皮质类固醇治疗。积极治疗 6 周后泌尿系狭窄病情若无改善或进展，则可以考虑进行开放手术治疗。

　　（5）开放性手术的选择：若输尿管狭窄病变段较长且病情比较复杂则需要进行开放性手术修复治疗。由于结核导致的纤维化、输尿管弹性的丧失及血供的减少，使得狭窄部位的治疗变得困难。与先天性 UPJ 狭窄的患者相比，结核所导致的 UPJ 瘢痕的修复更具有挑战性。离断式肾盂成形术对肾盂外短节段的瘢痕形成是可行的，而非离断性肾盂成形术是狭窄段较长时的首选方法，但是在肾盂瘢痕形成过多时，该方法也可能并不可行。当解剖重建不可能时，输尿管肾下盏吻合术便成为一种选择。手术时应该保留肾包膜，以便覆盖肾下极。若没有足够的肾包膜，可以使用网膜来避免输尿管吻合口狭窄（Carl and Stark，1997）。

　　上、中段输尿管狭窄可通过病变段切除来控制，同时可行无张力输尿管端端吻合术。此外，另一种方法是粘连狭窄松解术并进行插管（Davis输尿管切开插管术）。需要手术治疗的输尿管下段狭窄，最好是完全切除所有受累的输尿管段，使输尿管黏膜恢复到正常状态，并恢复良好的血供。由此造成的结合间隙可以通过与正常膀胱的无张力输尿管膀胱吻合术来填补。使膀胱更加接近于输尿管末端的方法一般有多种。将膀胱附着体在相对侧进行简单的移动，同时分离膀胱上动脉可以提供 2~3cm 的长度来弥补小间隙。对于膀胱容量良好的患者，也可以进行输尿管膀胱角吻合。在进行缝合时要特别注意避免损伤到生殖股神经和股神经。一个有效的输尿管膀胱角吻合术可以弥补长达 5cm 左右的间隙。膀胱壁瓣输尿管吻合术是另一种可以桥接 10~15cm 间隙的手术方

式,也可以与输尿管膀胱角吻合术联合使用(Sankari,2007)。值得注意的是,完成不佳的膀胱壁瓣输尿管吻合术可能会降低患者的膀胱容量,而由结核性膀胱炎引起的膀胱挛缩导致没有足够的表面积和弹性来形成皮瓣。最后,当原始输尿管不再适合做导管的情况下,回肠间置术(回肠输尿管置换)可以用于多发的或复发的输尿管狭窄的患者(Goel and Dalela,2008)。

(6)膀胱手术:在结核性膀胱挛缩的治疗中,可以进行膀胱成形术和膀胱替代术。在19世纪首次描述结核性膀胱挛缩时,当膀胱容量小于100ml时,尿频、遗尿、尿急、尿痛和血尿等症状往往变得难以忍受,则可以考虑进行膀胱扩大成形术(Gupta et al,2008b)。对于严重的膀胱挛缩,回盲肠或乙状结肠是最合适的选择。当只有一半的膀胱受累时,通常可使用回肠。其他可被用于膀胱扩大成形术的器官还包括胃和盲肠。在完成肠道与尿道的缝合后,随后一般需要彻底评估肾功能,重构尿液的低压力储存状态,进行患者教育并对其进行长期随访(de Figueiredo et al,2006)。膀胱容量小于20ml时最好的治疗方法是原位膀胱替代术(Hemal and Aron,1999)。膀胱扩张成形术或原位膀胱替代术的并发症通常包括黏液的产生、电解质紊乱和继发性细菌感染。

(7)尿道手术:膀胱颈挛缩最好的治疗方式是进行内镜下经尿道切开。尿道狭窄通常也是通过内镜处理,而且往往需要多次手术。结核所导致的尿道瘘可以通过药物治疗和耻骨上膀胱引流来治疗,后期一般需要进行尿道重建。通过冷刀切开经精囊结核腔引流到膀胱也曾有相关文献报道(Dewani et al,2006)。

(8)生殖器手术:通常切除有结核病变的生殖器只是被用于那些药物治疗失败的患者。当附睾被结核感染而没有累及睾丸时,应该尽最大努力只进行附睾切除术而保留睾丸。在附睾手术中,保持良好的睾丸血供是非常重要的。在输精管结扎后进行附睾尾的分离通常有助于附睾切除术的进行。如果感染累及了睾丸,则需要进行阴囊睾丸切除术。结核若累及输精管时通常位于外环的远端,此时在外环处进行结扎一般是可行且有效的。

(九)泌尿生殖系结核复发的监测

即便现在结核病的治疗方式已经得到优化,但是同其他类型的感染一样,肺结核患者的复发率仍然在2%~6%,尤其是在治疗后的第一年内(CDC,2003)。此时,一般需要进行第二个时间更长或者换用不同药物的新的疗程。即便在经过为期12个月的药物治疗之后,泌尿生殖系结核患者的复发率(6.3%~22%)仍可能高于肺结核患者(Figueiredo and Lucon,2008)。在肾广泛性病变中,肾内可能有数不清的结核杆菌病灶,而抗结核药物难以使所有病灶完全消失可能是复发率较高的原因之一。即使经过9个月的抗结核治疗,我们仍能在肾中发现可存活的结核杆菌(Figueiredo and Lucon,2008)。在所有复发性结核病患者中,应尽量进行药敏试验。肺结核患者在结束治疗后一般需要进行2年时间的随访,而对于泌尿生殖系结核患者来说,一些研究者建议随访时间延长至10年,因为研究结果显示泌尿生殖系结核的平均复发时间为5.3年(Gokce et al,2002)。

(十)特殊情况下泌尿生殖系结核的处理

由于药物的不良反应、相互作用和药物毒性,以下每一种特殊情况都需要对抗结核治疗方案进行特殊处理。此时,建议向具有结核病治疗经验的传染病专家或医师征求意见。

1. 多药耐药和广泛耐药的结核病

体内有对异烟肼和利福平(两种最重要的一线抗结核药物)都有耐药性的结核杆菌患者,通常患有多药耐药性结核病。在世界范围内,大约有3.7%的新确诊患者和20%的既往接受过治疗的患者患有多药耐药结核病(CDC,2013b)。由于他们需要接受超过18个月的抗结核治疗,导致这些患者的治疗变得复杂。对比于那些对抗结核药物敏感患者的高治愈率(94%~97%),多药耐药患者的治愈率一般只有50%~60%(CDC,2009)。在多药耐药的患者中,9%的患者还存在其他药物耐药的情况,这便属于广泛耐药性结核病(XDR-TB)。广泛耐药性结核病患者对INH、利福平、任何氟喹诺酮类药物,以及至少一种可注射的二线氨基糖苷类药物(阿米卡星、卡那霉素或卷曲霉素)都具有耐药性。广泛耐药性结核病非常难以治愈,他们复杂的治疗方案常需要涉及5~6种药物,而治疗时间为2年以上。因此,广泛耐药性结核病患者的治愈率仅为 30% ~ 50%（CDC，2013c）。

2. 怀孕和哺乳期患者

通常建议育龄期女性在治疗活动性结核病期间最好避免怀孕。如果结核病是在怀孕期间发现的，应该立即开始治疗，因为通常结核病对胎儿的影响要远大于抗结核药物对胎儿的影响。治疗药物通常选用 INH、乙胺丁醇、利福平和吡哆辛，疗程为 9 个月。一般避免使用吡嗪酰胺，因为它对胎儿的影响目前还不清楚。产后可进行正常的母乳喂养，因为母乳中的药物浓度很低，一般不会对婴儿造成毒性影响。

3. 艾滋病感染患者

艾滋病病毒的感染可以使活动性结核病的风险增加 30 倍。同时感染艾滋病和结核病后，这两种疾病会互相加速对方的疾病扩散和进程。所有结核病患者都应该接受艾滋病病毒的检测。在全世界艾滋病病毒阳性患者中，近 25% 的患者是死于结核病（WHO，2013），这让人想起了 18 和 19 世纪欧洲的结核病患者死亡率。

肺外结核，尤其泌尿生殖系结核在 HIV 患者中更加常见。印度的一项小型研究中显示，49% 的艾滋病患者死于泌尿生殖系结核病（Lanjewar et al，1999）。在 HIV 感染的患者中，伴有淋巴结肿大和双肾疾病的患者中的泌尿生殖系结核更容易扩散。结核感染后，由于正常免疫系统中的强烈的炎症反应对结核性纤维化和瘢痕形成的过程是非常必要的，所以在 HIV 患者中很少出现结核性干酪样坏死或纤维化病变。因此，伴随 HIV 感染的泌尿生殖系结核患者的集合系统狭窄和膀胱挛缩的发生率均相对较低，均为 12.5% 左右，而 HIV 阴性的泌尿道结核患者中这两项的发生率则分别为 93.8% 和 65.3%。尽管泌尿道梗阻性瘢痕病变的发生率较低，但是伴随 HIV 感染的泌尿生殖系结核患者的死亡率通常很高。

HIV 阳性的结核病患者应立即进行治疗。他们的治疗指南和方案与不伴有 HIV 感染的患者相似。6 个月的短期抗结核药物治疗是有效的，一般也不再建议进行 9 个月疗程的治疗。疗程的长短主要取决于病变的部位和严重性，药物的耐受情况和药物敏感度等因素。在后续治疗阶段，HIV 阳性的结核病患者治疗频率一般为每天 1 次或每周 3 次。此外，抗结核药物和抗反转录病毒类药物之间的相互作用可能比较复杂，联合用药时需要慎重考虑。利福霉素（利福平和利福布汀）会降低抗血清中抗病毒药物的浓度，因此常常需要增加药物剂量（Kaplan et al，2009）。

4. 肾移植患者

移植肾结核通常比较少见。接受肾移植患者中的结核感染一般出现在移植后的 6 个月以内，但也可以发生较晚，甚至在移植术后 7 年左右。从感染到出现症状的间隔时间较短可能是肾移植时所接受的免疫抑制治疗或供体肾中先前就存在结核感染的结果。由于患者一般处于结核感染的病程早期，且免疫抑制药的使用会抑制泌尿生殖系结核的病理表现，所以影像学上很少有明显的表现。由于泌尿生殖系结核许多症状或表现都不明显，所以临床诊断往往比较困难。其中，发热是比较常见的症状。这些患者中，约 20% 会出现尿路症状（el-Agroudy et al，2003）。55% 的患者的 X 线胸片结果会出现异常，但是这些表现缺乏特异性。无论胸片检查结果如何，56% 的患者会出现结核菌痰培养阳性。在一项研究中，所有患者的 AFB 培养均为阳性结果（Dowdy et al，2001）。很多患者是在移植肾切除术后进行病理检查才确诊了结核感染（Lorimer et al，1999）。

治疗方面，利福霉素和免疫抑制药物之间的相互作用，以及需要经常检测血清中药物浓度并进行剂量调整会导致治疗过程变得复杂。利福平治疗方案是可行的，但可能需要将治疗时间延长至 12 ~ 18 个月及以上。在肾移植并发泌尿生殖系结核的患者中，常见的并发症包括移植排斥反应、播散性结核，甚至 36% 的患者会出现死亡（Dowdy et al，2001）。

二、泌尿生殖系统寄生虫病

寄生虫可以在泌尿生殖道中引起感染并致病。尽管在非疫区工作的泌尿外科医师很少遇到患有泌尿生殖系寄生虫病的患者，但是医师对这类疾病的了解对于这些患者的诊疗仍然非常重要。与泌尿外科相关的寄生虫感染疾病主要包括泌尿生殖系统血吸虫病、丝虫病、阿米巴虫病、蛲虫病和棘球蚴虫病。

(一)尿路血吸虫病

全球目前有2亿多人患有血吸虫病。在医学上主要有三种非常重要的血吸虫:曼氏血吸虫(主要见于非洲、阿拉伯半岛和南美洲地区)、日本血吸虫(中国和东南亚地区)和埃及血吸虫(非洲和阿拉伯半岛地区)。其中,曼氏血吸虫和日本血吸虫主要影响肝和消化道,而埃及血吸虫感染则主要影响泌尿生殖道,也是本章的重点。泌尿生殖系统血吸虫病是一种具有复杂的寄生虫生命周期、多方面影响人体疾病,并且与自然环境密切相关的一种疾病。埃及血吸虫病可能与人类、非人灵长类共同进化了数千年之久;因此,甚至在古代文明中便认识到了与泌尿生殖系血吸虫病相关的体征及临床症状等表现。

1.疾病历史

在埃及木乃伊(约公元前3500年)中发现的血吸虫抗原,以及最近在木乃伊中发现的埃及血吸虫虫卵都证明了泌尿生殖系血吸虫病已经有了数千年的历史(Deelder et al,1990)。事实上,埃及人早先就已经认识到了这种感染性疾病,并将其命名为"A-a-a disease",这代表了用象形文字描绘的滴着血尿的阴茎的形象(Hanafy et al,1974;Shokeir and Hussein,1999)。后来,德国病理学家 Theodor Bilharz 于1852年在开罗进行尸检时,在肠系膜静脉中发现了虫体,并将其与人类尿液和粪便中出现的虫卵联系在一起。

2.生物学特性和生活周期

通常,人类是通过皮肤接触被尾蚴污染的淡水而感染血吸虫的(图25-8)。尾蚴的平均寿命一般为1d左右,尾蚴从中间宿主上脱落后的数小时内,它的渗透侵袭能力迅速下降(King,2006)。

血吸虫侵入人体后,在90~120min内尾部会脱落,然后经历一系列的虫体的形态结构变化,从而由尾蚴转变为童虫(Melo and Pereira,1985)。童虫可通过血液系统或淋巴系统迁移到肺部,然后通过静脉循环转移到肝(Wilson,2009)。其中,从皮肤迁移到肺部的过程大约需要数周的时间(Rheinberg et al,1998;Wilson,2009)。

幼年血吸虫通过静脉循环到达肝窦后便在那里开始寄居、吸血。此后不久,成熟的血吸虫可以迁移到膀胱和其他盆腔器官的静脉丛,在那里它们平均生活3~5年时间。从尾蚴到成虫的发育周期为80~110d。血吸虫配对后,雄虫会将雌虫抱在抱雌沟内,并用它们的肌肉帮助雌虫将宿主血液泵入到嘴里,并促进雌虫分泌化学信号从而刺激产卵(Gupta and Basch,1987)。

成年雌性血吸虫在盆腔静脉循环系统中进行产卵。血吸虫的产卵量非常大,每只雌虫每天可以产出成百上千枚虫卵。埃及血吸虫虫卵呈卵圆形,长度约为140μm,卵壳一侧有一个尾刺(Loker,1983;Ratard and Greer,1991)(图25-9)。虫卵需要穿透内皮组织,到达膀胱腔内,通过尿液排出到淡水中,随后孵化成为毛蚴。有一些血吸虫虫卵也会穿过肠壁后混入粪便中从而被排出体外。据估计,大概只有不到一半的虫卵可以通过尿液被排出体外,其余的则留在体内导致相应的免疫反应,并引起明显的病理变化。

虫卵只要保持湿润,就能存活大约20d。一旦它接触到淡水和光,卵就会孵化,释放出毛蚴,这就是血吸虫的幼虫阶段。埃及血吸虫的纤毛蚴虫可以感染钉螺(泡螺属),而这些泡螺喜欢生活在水流缓慢的地方,并且可以承受低氧的环境。

毛蚴的寿命一般为6h左右。如果在这段较短的时间内,毛蚴可以感染到这些泡螺,那么毛蚴就可以进入它们体内,并发育为胞蚴。几天后,每一个胞蚴可以产生20~40个子胞蚴,而每一个子胞蚴又可以进一步产生200~400个尾蚴,最后这些尾蚴可以脱离子胞蚴,进入到水中。从最初毛蚴侵入钉螺体内到第一例尾蚴释放入水之间的时间常常随着水温的改变而改变,若水温低于15℃或高于35℃时,则一般没有尾蚴可以被释放入水(Pflüger et al,1984)。

3.流行病学

泌尿生殖系血吸虫病的地理学分布主要取决于埃及血吸虫及其特异的宿主钉螺生存所需要的热带条件。因此,埃及血吸虫在撒哈拉以南的非洲大部分地区是一种地方病,同时也分布于北非和中东的部分地区。在全世界,大约有1.12亿人患有泌尿生殖系血吸虫病(van der Werf et al,2003),同时每年有多达15万人死于血吸虫引起的梗阻性肾衰竭。在2003年的某两周时间内,经统计,在撒哈拉以南的非洲地区中,分别有7000万和3200万人存在血吸虫所导致的血尿和排尿困难,而患有血吸虫所致的膀胱壁病变和肾积水的患者数量则分别在 180 万和 1000 万左右(van der Werf et al,2003)。

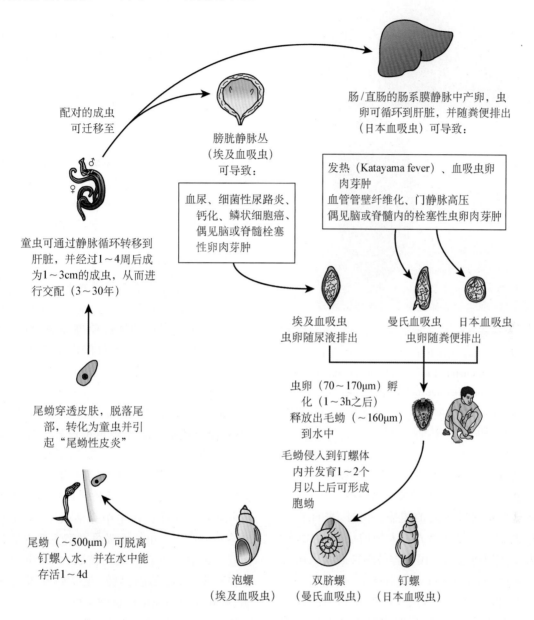

图 25-8　**血吸虫生活周期**(From King CH. Schistosomiasis. In: Guerrant RL, Walker DH, Weller PF, editors. Tropical infectious diseases, principles, pathogens, and Practice. 2nd ed. Philadelphia: Churchill Livingstone;2006. p. 1341-8.)

对个人来说,感染泌尿生殖系统血吸虫病的风险主要取决于疫水的性质和接触疫水的时间。农村妇女和儿童在从事例如洗衣、洗碗等家务劳动时,可能会暴露在血吸虫感染的池塘、河流和湖泊的水中。儿童在疫水中玩耍和游泳时也可能受到感染。成年人在淡水中进行捕鱼、洗车时及在淡水需求旺盛的农业地区如水稻或甘蔗种植区进行工作时也容易暴露在疫水中。在血吸虫病流行地区,血吸虫病的流行通常是高度集中的,因为依赖于水进行传播时往往具有局部传播性的特点。

对于某个地区来说,土地使用模式和生态环境的变化可能会导致某些地区的血吸虫病负担加重,有时甚至会导致血吸虫病的暴发。例如,至少一个世纪以来,人们已经认识到,修建水坝以进行

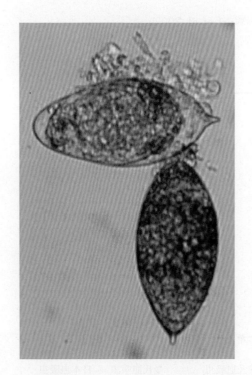

图 25-9　**显微镜下血吸虫卵照片。注意虫卵的尾刺**
[From Ray D,Nelson TA,Fu CL,et al. Transcriptional profiling of the bladder in urogenital schistosomiasis reveals pathways of inflammatory fibrosis and urothelial compromise. PLoS Negl Trop Dis 2012;6(11):e1912.]

灌溉计划可能会为钉螺建立全年的、缓慢流动的淡水栖息地,以及与农业相关的人口密度的增加,都可能会促进血吸虫病的传播。同时,来自非洲的数据也显示了与远离人工大坝的居民相比,居住在人工大坝附近的居民更容易感染血吸虫病类似的结果(Steinmann et al,2006)。

在 20 世纪 30 年代,埃及阿斯旺低坝的修建导致了灌溉方式的改变,同时也使得部分地区的血吸虫病患病率从不到 11% 上升到 75%(Hunter et al,1993)。同样的研究结果也出现在 1960 年修建的埃及阿斯旺高坝(Malek,1975)和 1980 年在西非修建的迪亚马水坝(Malek,1975;Talla et al,1990)中。

在卫生条件差,缺乏清洁的自来水的社区中,通常也非常容易感染血吸虫病(WHO,2014b)。其中,易感染血吸虫的儿童的年龄分布往往是不成比例的,最容易感染的儿童一般是在 5—15 岁(Anderson and May,1992)。目前尚不清楚这种儿童年

龄分布差异是由儿童的暴露程度造成的,还是由先天易感性造成的(Woolhouse et al,1991)。

许多原因造成了血吸虫病与贫困密切相关。首先,血吸虫幼虫的宿主钉螺主要分布在热带和亚热带发展中国家,而在温带的发达国家中却不存在。其次,卫生条件不佳增加了血吸虫病感染的机会,因为血吸虫的生活周期要求人类排泄物中的虫卵能够流入到表层淡水中。此外,由于缺乏安全的清洁水的供应,导致人群与地面淡水的长期接触,也会导致更高的血吸虫病感染风险(Soares Magalhães et al,2011)。最后,感染血吸虫病可能会进一步导致贫困,因为慢性血吸虫的感染对儿童的生长、发育、学习,以及工人的生产力都会产生不利的影响(Bonds et al,2010)。

4. 发病机制和病理学

尾蚴是通过分泌一些诸如蛋白酶等分子来促进自己侵入宿主皮肤,而分泌的这些分子可启动机体对血吸虫感染的体液免疫和细胞免疫(Curwen et al,2006)。然而,可能由于血吸虫首次侵袭皮肤时就诱导宿主产生了相关免疫反应,尾蚴侵入皮肤的短暂过程通常不会引起局部皮肤炎症以外的免疫反应(Jenkins et al,2005)。但是无论如何,反复接触感染血吸虫可以导致过敏反应和斑丘疹的发生。

在随后的尾蚴成熟为成虫的过程中,血吸虫逐渐开始产生双层脂质外被膜使得它们能够逃避免疫病理反应并在宿主中存活数年,从而导致慢性感染的产生。由于血吸虫在宿主体内的存活很大程度上取决于它形成的被膜,数种机制如宿主抗原拟态、持续的膜翻转、免疫调节蛋白和蛋白酶、被膜介导的免疫逃避的生物学特性,以及表面抗原的表达等也都被用于血吸虫的免疫逃避过程(Abath and Werkhauser,1996)。

由于现实中很难直接研究血吸虫虫卵致病的病理过程,所以我们对血吸虫病的认知大多来自于尸检和动物模型研究。相对于对成虫相对微弱的免疫反应,机体对埃及血吸虫的主要免疫病理反应是由在膀胱壁或其他盆腔组织器官中产的虫卵所激发的。由于虫卵主要沉积于盆腔器官内并会导致肉芽肿和纤维化的形成,所以经常引起血流或尿液的梗阻性病变。肉芽肿以各种白细胞(嗜酸性粒细胞、浆细胞和淋巴细胞)混合浸润为

特征。由于血吸虫通常持续性排卵，所以在慢性感染个体中常同时存在各种阶段的肉芽肿。同时，继发于埃及血吸虫虫卵聚集性沉积，复合性肉芽肿在体内也非常常见。此外，肉芽肿性炎症可以形成粗大的充血的息肉样肿块并突出于膀胱腔（图 25-10）。其他可影响宿主免疫反应和疾病严重程度的因素还包括宿主遗传学、机体对寄生虫抗原的敏感度及是否合并有其他微生物或寄生虫感染等（Pearce and MacDonald，2002；Eriksson et al，2007；Grant et al，2011）。埃及血吸虫虫卵的出现会迅速诱导膀胱表达 Ⅱ 型炎症反应相关基因，同时抑制尿路上皮屏障基因的转录（Fu et al，2012；Ray et al，2012）。这些发现表明，血吸虫和人类可能在此时拥有一个共同的目标，即促进虫卵从膀胱壁中排出、穿过尿路上皮屏障、最后排入到尿液当中从而排出体外。

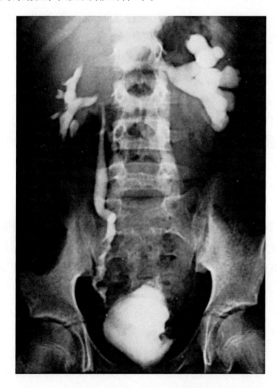

图 25-10　1 例埃及男孩的静脉尿路造影显示，血吸虫息肉样病变使膀胱和右输尿管下段呈贝壳样

尽管埃及血吸虫对盆腔器官有一定的趋化性，但是同时也有部分血吸虫在门静脉进行产卵。当虫卵进入肝时会阻塞血窦前毛细血管，导致肉芽肿的形成，从而阻塞肝的脉管系统，从而导致门静脉高压。另外，栓塞的虫卵可引起肉芽肿和纤维化的形成，导致门静脉和侧支静脉循环血管的扩张，使得这些虫卵在血管中发生倒流从而导致"西蒙纤维化"的形成（Aubry et al，1980）。肝脾肿大是西蒙纤维化的一种临床表现，同时其易感性和临床发展情况很大程度上取决于个体免疫反应的变异性。除了门静脉受累之外，血吸虫还可以迁移至肺血管中导致在肺中产卵。通常情况下，肺血吸虫病只会在感染非常严重的情况下或其他部位（如盆腔）已经发生了血吸虫感染的情况下才会发生（Borgstein，1964）。当肺部出现产卵时，虫卵可能会阻塞肺部血管，导致肺部纤维化、肺动脉高压，甚至肺心病（Bedford et al，1946）。

人体可对泌尿系血吸虫病产生自然获得性免疫。有些患者尽管从未接受过抗血吸虫治疗，但是他们的尿液血吸虫虫卵检查可以在长达 5 年以上的时间保持阴性结果（McManus and Loukas，2008）。这种个体对血吸虫感染产生的抗性主要是由于机体内产生了 Th1 型和 Th2 型细胞因子反应，而在血吸虫慢性感染的个体中则只存在 Th2 型免疫应答（McManus and Loukas，2008）。此外，在某些个体中，潜在的保护性免疫球蛋白 E（IgE）的活性可能会被针对血吸虫及虫卵抗原产生的抗体 IgG4 所阻断，从而阻碍了针对血吸虫病的保护性免疫反应的产生（Hagan et al，1991）。

由于针对血吸虫抗原所产生的 IgE 抗体水平会不断地随着年龄的增加而增加（Roberts et al，1993），一些研究人员提出了可能存在免疫介导的耐受性的发展。然而，这种与年龄相关的变化趋势可能是机体免疫学变化的结果，因为流行病学分析结果显示随着年龄的增加，接触疫水的频率和机会总体上呈下降趋势（Dalton and Pole，1978）。此外，最近的研究还表明，在保持接触疫水的情况不变的条件下，年龄可能在疾病耐受性的形成中发挥了重要作用。

未及时从盆腔器官排出的虫卵可能会导致在输尿管或膀胱部位形成钙化灶。尿道中虫卵的堆积会导致尿道顺应性下降，并增加上尿路的压力，反过来，这些病变又会促进尿梗阻、肾积水和输尿管积水等病情的发生发展（Cheever et al，1975）。组织器官中的钙化程度通常可以通过影像学检查来确定，且与组织中钙化的虫卵数目相关（Cheever et al，1975）。一般来说，血吸虫所导致泌尿系梗阻主要发生在输尿管口（1%）、输尿管壁段（10%~30%）、输尿管近膀胱段（20%~60%）、下1/3段输尿管（15%~50%），或多个邻近部位（30%~60%）（Gelfand，1948；Smith et al，1977b；Al-Shukri and Alwan，1983）。这种梗阻所导致的输尿管积水可分为节段性（圆柱形或纺锤形）、强制性和无张力性三种类型（Smith et al，1977a）。节段性输尿管扩张约占25%，其中80%见于下段输尿管，并伴有纤维化和沙砾样病变所导致的同心圆形输尿管平滑肌缺失；这种节段性输尿管扩张很少引起肾积水。强直性输尿管积水约占血吸虫所致的尿路梗阻的30%，通常表现为输尿管扩张、纡曲、管壁增厚，同时可出现因明显输尿管肌层肥大和蠕动迟缓所形成的小梁。这种类型的输尿管梗阻积水常常可累及整个下段的输尿管，一般是功能性的狭窄，同时可能伴有明显的肾积水，但这种肾积水在梗阻解除后一般都会恢复（Smith et al，1977a）。此外，剩余的患者主要表现为无张力性输尿管积水，在这种病变中，输尿管常常有明显的扩张和纡曲，管壁变薄，缺乏蠕动，同时输尿管的肌层可能出现萎缩和纤维化等病变。

输尿管积水一般在肾积水之前出现（Lehman et al，1973；Cheever et al，1978）。如果不进行有效治疗，血吸虫所致的肾积水会逐步发展恶化至肾盂扩张、肾髓质萎缩，最后髓质和皮质都逐渐萎缩（Smith et al，1974，1977b）。这就解释了为什么肾小管的功能受损（特别是尿的浓缩功能）会发生在肾小球的功能受损之前（Lehman et al，1971，1973）。

一般来说，患有慢性血吸虫感染的患者出现细菌性尿路感染的风险会增加，这可能是因为这些细菌可以附着于血吸虫上，或者受尿路梗阻和血吸虫所导致的免疫调节的影响。此外，感染埃及血吸虫的患者也更容易患膀胱癌，尤其是鳞状细胞癌。血吸虫和膀胱癌之间的关系可能是所有寄生虫感染和癌症之间联系最密切的一对。这种联系已经得到了流行病学研究和实验模型研究的证实（Mostafa et al，1999）。其中，膀胱癌的发病率和寄生虫感染的持续时间和严重程度密切相关。在埃及，每10万名男性中，约有10.8人死于血吸虫相关性膀胱癌（Mustacchi，2003）。

女性生殖器血吸虫病（FGS）目前仍缺乏了解。被隔离于女性生殖道内的血吸虫虫卵可以导致子宫、宫颈部和下生殖道内出现纤维化结节和沙砾样病变（Badawy，1962）（图25-11）。除了虫卵会导致女性生殖器黏膜血管生成增加之外，目前对于血吸虫导致女性生殖器病变的机制还知之甚少（Jourdan et al，2011）。

其余血吸虫长期感染所致的膀胱病变主要还包括尿路上皮增生、鳞状上皮化生、尿路上皮异型增生，最终还可能导致尿路上皮或鳞状细胞癌。埃及血吸虫患者发生膀胱癌的年龄通常较早（40－50岁），一般为鳞癌（60%~90%）或腺癌（5%~15%）（Cheever et al，1978；Lucas，1982；Al-Shukri et al，1987；Thomas et al，1990；Bedwani et al，1998）。40%以上与血吸虫感染相关的膀胱鳞状细胞癌的分化一般较好，或者是疣状癌，总体预后良好。这种膀胱癌大多数发生于膀胱后壁（40%~50%）和膀胱侧壁（30%），其中外生性肿瘤约占血吸虫性膀胱癌的70%，溃疡型内生性肿瘤约占25%。在埃及，大规模集体服药（MDA）管理使得膀胱肿瘤的发生率从28%下降到12%，同时也使得肿瘤的病理类型从鳞状细胞癌转变为移行细胞癌（Gouda et al，2007）。虽然埃及血吸虫感染很少导致膀胱移行性细胞癌（Michaud，2007），但是一些流行病学专家则认为血吸虫病疫区中相对较高的吸烟率可能会进一步增加出现膀胱癌的风险，这可能是因为吸烟与血吸虫感染产生了协同作用（Bedwani et al，1998）。值得注意的是，在同一地区中进行的随机尸检显示，血吸虫病患者与非血吸虫病患者的膀胱癌发生率相似（Smith et al，1977a；Cheever et al，1978）。

膀胱壁上沉积的血吸虫虫卵沉积被认为是一个重要的致癌因素，而埃及血吸虫则已经被WHO中的癌症研究机构列为Ⅰ类致癌物质（International Agency for Research on Cancer，2011）。在血吸虫虫卵暴露于膀胱内后，膀胱组织中的血管内皮生长因子（VEGF）的表达量明显增高（Fu et al，2012；Ray et al，2012；Salem et al，2012）。VEGF可以促进肿瘤血管的生成，促进癌症的发生发展。当乳头瘤和基底移行上皮融合形成良性纤维上皮乳头状增生时，可能就会激活血

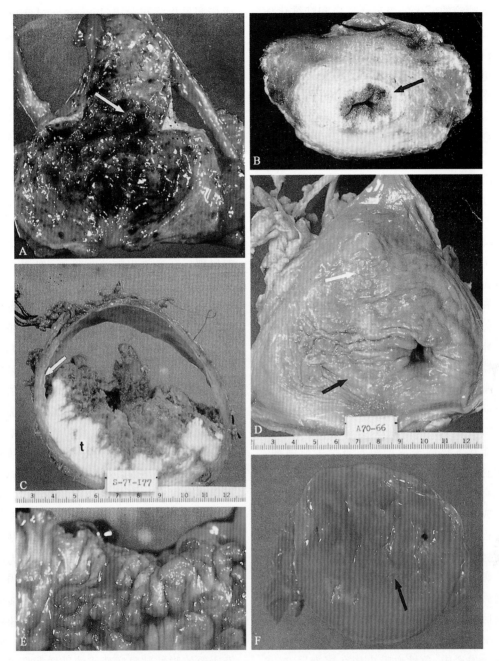

图 25-11　人体泌尿系血吸虫病肉眼观。A. 膀胱前壁 Y 形切开。膀胱后壁和顶壁分布有许多红斑、肉芽、无蒂和有蒂息肉(箭头所示),为早期活动性泌尿系血吸虫病特点。B. 甲醛固定的膀胱底冠状切面。黏膜固有层(箭头所示)扩张,并且被黄褐色细沙状斑块组织所取代(箭头所示),为慢性静止期病灶的特点。斑块样组织遍布纤维化,萎缩的膀胱逼尿肌甚至膀胱周围脂肪。浅层斑块内的虫卵引起的肉芽肿样反应(慢性活动期泌尿系血吸虫病)。C. 甲醛固定的膀胱体部冠状切面。黏膜固有层(箭头所示)被同心圆形沙状斑块所取代,大多突出于外生性中分化鳞状细胞癌边缘。除肿瘤生长部分的膀胱壁外,其余部分明显变薄(t)。目前尚无证据表明虫卵侵犯下尿路系统(慢性静止期尿路血吸虫病,通常伴发膀胱癌)。D. 膀胱前壁 Y 形切开显示严重慢性静止期血吸虫病。固有层基本都被沙砾状斑块所取代,表面病灶见于箭头处。左输尿管开口(右)明显扩张(漏斗形输尿管口),右输尿管口(黑箭头所示)明显狭窄。E. 直肠乙状结肠息肉样病。可见大量无蒂和有蒂的息肉,许多红色斑块提示产卵活跃和肉芽肿形成,一些息肉尖端伴有出血坏死。F. 慢性静止期血吸虫病患者膀胱部分切除后的标本黏膜面(直径 4～5cm)。黏膜表面有卫星状分布的溃疡。病情虽处于静止期,但溃疡仍会明显渗血。溃疡边缘的苍白黏液样斑块组织(箭头所示)为腺性(杯状细胞)化生区

吸虫性膀胱肿瘤的发生。当炎症反应和纤维化病变持续存在时，一些尿路上皮细胞可能会相互聚积，形成潜在的癌前病变，其中包括鳞状上皮化生（Mustacchi，2003）。小鼠研究显示，埃及血吸虫虫卵的暴露可以导致膀胱癌相关信号通路基因表达的改变（Ray et al，2012）。细菌性联合尿路感染可能也会促进血吸虫性膀胱癌的发生，因为埃及血吸虫增加了细菌将硝酸盐转化为亚硝胺的能力，而亚硝胺则可以将蛋白质和核酸烷基化（Grisham and Yamada，1992），从而导致一些致癌基因（如 p53）的突变，促进肿瘤的形成（Mustacchi，2003）。

5. 临床表现

急性血吸虫病包含人体对血吸虫尾蚴侵入的短期反应和血吸虫在组织器官中迁移成熟所导致的长期反应。慢性血吸虫病则主要由血吸虫在体内长期产卵引起的免疫反应所致，往往持续数年并会导致器官损伤。因此，临床上明显的慢性血吸虫病通常只局限于长期生活于疫区的居民，他们往往长期暴露于含有血吸虫虫卵的环境中，并被血吸虫持续感染。与其他大多数寄生虫一样，血吸虫不能在人体内完成增殖及整个生命周期，因此，曾经接触过血吸虫或在疫区有短暂生活史的人群，即便没有接受有效的抗虫治疗，他们体内的血吸虫成虫一般也会在 3～5 年内衰老死亡，这也在一定程度上抑制了疾病的进一步进展。

（1）急性血吸虫病：血吸虫病的首发症状通常是瘙痒性斑丘疹（尾蚴性皮炎），一般发生于尾蚴侵袭皮肤后 1～2d 内，同时这些皮疹往往在患者从疫区返回之前就会消退，这常常会增加诊断的难度（Stuiver，1984）。

在部分患者中，急性血吸虫病在感染后 2～8 周才会出现。众所周知，急性血吸虫病又被称为"钉螺热"，这是来自早期对日本钉螺流域综合征的认识。钉螺热最常见于严重的原发性日本血吸虫感染，而在曼氏血吸虫或埃及血吸虫感染中比较少见。钉螺热的初始临床表现主要包括发热、干咳、疲劳、头痛、腹泻、嗜酸性粒细胞增多、颈部疼痛和荨麻疹等症状（Jauréguiberry et al，2010）。急性血吸虫病在疫区居民中很少见（Meltzer et al，2006）。由于急性血吸虫病的体征和临床症状缺乏特异性，因此常常很难被确诊或将其与疟疾

或伤寒等疾病相混淆（Jensen et al，1995）。

由于急性血吸虫病在临床上可能无明显表现，因此所有接触过疫水的人群都需要警惕感染的可能性，并进一步检查以确诊或进行治疗（Jauréguiberry et al，2010）。

（2）慢性血吸虫病：在感染后 8～12 周，血吸虫成虫可将虫卵排入到膀胱壁中。慢性血吸虫感染的初始症状一般是无痛性复发性血尿、排尿困难或尿频等（Mahmoud，2001）。在某些具有独特文化的地区，男性出现血尿会被视为一种青春期的标志，甚至可能会严重到贫血的状态（Wilkins et al，1985）。泌尿系血吸虫病还可以导致蛋白尿的出现。在血吸虫病流行疫区，血尿可作为血吸虫病诊断的一种明确的体征表现。然而，在血吸虫病患者从疫区返回非疫区之后，考虑到血尿的病因有很多种，所以往往在诊断时容易忽略掉泌尿生殖系血吸虫病的可能（Raglio et al，1995）。

慢性血吸虫感染常常会导致纤维化病变，这可能会导致尿路梗阻，从而引起泌尿系器官功能障碍。沉积在输尿管中的虫卵以及随后形成的肉芽肿、溃疡和息肉等病变会增加因肾盂或输尿管壁蠕动功能障碍所致的肾积水与输尿管积水的风险，从而进一步引起尿路梗阻和膀胱输尿管反流。短期感染可通过有效的驱虫治疗来改善肾功能，但是对于长期感染或严重感染所致的泌尿系病变可能就需要依赖手术治疗来改善病情了（Mahmoud，2001）。

女性生殖系统血吸虫病（FGS）是另一种慢性血吸虫病。有 33%～75% 的女性埃及血吸虫感染患者在输卵管、宫颈、阴道、外阴、卵巢或子宫内发生虫卵沉积（Kjetland et al，2012）。血吸虫感染所致的脆性黏膜病变或沙砾样病变可导致在进行盆腔检查或性交时出现出血（Hotez and Fenwick，2009）。同时，患者也容易出现性交困难、腹痛和盆腔痛、阴道出血和异常分泌物、尿频，甚至是不孕症等表现。但是由于这些症状与其他尿路感染（UTIs）或性传播疾病的临床表现相类似，所以 FGS 常常也容易被误诊或漏诊而延误治疗（Hotez and Fenwick，2009）。

埃及血吸虫虫卵可大量沉积于精囊和射精管中，同时精液和（或）血液中出现虫卵常常早于尿液。这些患者容易出现睾丸肿块或阴囊疼痛等表

现,而子宫、阴道和睾丸内的虫卵数量也要少于附睾、卵巢和输卵管(Cheever et al,1977,1978;Helling-Giese et al,1996a)。

随着病程的进展,患者可能会出现血吸虫性"膀胱挛缩"综合征,此时患者一般处于慢性活动期的晚期,而沉积在组织间的虫卵数量也会达到高峰。这种综合征的临床表现主要包括频发的下腹和盆腔痛、尿频尿急,以及尿失禁(Duvie,1986)。膀胱三角区可能正常或轻度充血水肿,但逼尿肌可能出现硬结并增厚,继而发展到整个膀胱壁,此时膀胱容量可缩小至 50ml 左右。

随着时间的推移,活动性感染会进入静止期,患者尿液中的虫卵数目降低,临床症状也逐渐减弱。在血吸虫病疫区内,超过 30% 的轻度感染患者此时可能会自愈(Rutasitara and Chimbe,1985)。尽管如此,尿路梗阻就是多形成于这个阶段,纤维化病变会取代息肉样病变。此外,膀胱和输尿管会发生不可逆的损伤。同时缓慢而隐匿性的进展常常会导致严重的输尿管积水和肾积水。

血吸虫感染患者最后会进入慢性静止期。此时,尿液或机体组织中不会再出现活动性虫卵,而这时候患者的症状与体征为前期病变所致的后遗症和并发症,而不是因为血吸虫感染所引起的。不幸的是,有 40%~60% 的血吸虫性尿路梗阻患者是在这个时期才进行就诊的(Smith and Christie,1986)。在疾病高发地区,经常会出现看起来正常的患者其肾功能其实已经受损甚至无功能了。大约一半的患者在尿路梗阻期会合并有慢性或急性细菌性尿路感染。血吸虫性尿路梗阻引起的细菌性尿路感染的致病菌和不伴发血吸虫病的泌尿系感染的致病菌相同。有证据表明,由于寄生虫可对宿主进行免疫调节,使得这些共同感染更容易发生(Hsieh et al,2014)。一系列研究指出,沙门菌属引起的慢性或复发性泌尿系感染,与某些泌尿生殖系统血吸虫病患者的间歇性菌血症有关(King,2001)。这种关联表明沙门菌尿实际上可能是菌血症"溢出"到尿道中所导致的。沙门菌常定居于血吸虫外膜凹陷处,在这里可以逃避宿主防御系统以及抗生素的作用。单独使用抗血吸虫药物或联用抗生素一般有效,但是单独使用抗生素往往无效。

泌尿生殖系血吸虫病的另一种表现为膀胱溃疡(Smith et al,1977a)。急性血吸虫性溃疡发生于活动期,一般较为少见。当坏死性息肉脱落入尿液时,常常就会留下尿路上皮溃疡。常见的慢性血吸虫性溃疡是严重感染的晚期并发症,常表现为尿道灼热感和剧烈的耻骨上区及骨盆区疼痛。大多数患者会出现血尿和脓尿。

嗜酸性粒细胞增多症在急性血吸虫病中非常常见,同时也可见于慢性血吸虫感染中。在慢性血吸虫感染中,嗜酸性粒细胞增多的程度通常较低,虽然对血吸虫病既不敏感也不具有特异性,但是它的存在提示血吸虫或其他寄生虫感染的可能。嗜酸性粒细胞增多症除了可见于这种常见的急性和慢性血吸虫感染中,同时还可能见于肺异位血吸虫病,神经系统血吸虫病甚至是女性生殖系统血吸虫病中。

6. 诊断

尽管在初次感染后 8~12 周血吸虫才会在人体内产卵,在尿液或粪便中寻找血吸虫虫卵仍然是急性血吸虫病诊断的金标准。由于中午是埃及血吸虫虫卵排出的高峰时间段,所以最好在上午 9 时到下午 3 时之间进行尿液样本的收集(Doehring et al,1983,1985)。收集时可以通过将尿液样本集中以增加检测的灵敏度。如果在尿液或者粪便标本中没有发现虫卵,但是临床上依然高度怀疑血吸虫病的话,可以考虑血清学检测或组织活检等其他检查方式。在进行膀胱活检前应该考虑先进行直肠组织活检,因为虫卵在直肠黏膜中也比较常见,同时还可以避免发生膀胱活检的并发症(如感染或穿孔等)。使用玻璃载玻片压制活检标本非常适合血吸虫的组织病理学检查,因为这种检测方法的敏感度较高且可以确定虫卵是否具有活性。对于 FGS 患者来说,来自女性生殖系统的活检标本可以通过显微镜检查来辅助诊断(Helling-Giese et al,1996b)。虽然这几种方法的敏感性和特异性不是很高且最好与现有的一些其他诊断方法联合使用,但是它们目前仍然被广泛用于血尿和蛋白尿的诊断中,尤其是在发展中国家中应用的更为广泛(Adesola et al,2012)。

通过联合 FAST-ELISA 和蛋白免疫印迹法(Western blot)的血清学检测是目前在 CDC 中采用的检测方式(Wilson et al,1995;Al-Sherbiny et al,1999)。总体来说,这种检测方式对血吸虫病

的敏感度和特异性都超过了 90%。当无法发现
虫卵但是依然怀疑血吸虫感染时,可以采用血清
学检测方式。但是由于血清抗体滴度在接受治疗
后依然可能是阳性,所以血清学检测难以区分急
性和慢性血吸虫感染。此外,在一些商业性实验
室中还存在其他的血清学检测方法。通常患者在
感染后 4～6 周才会出现血清学抗体阳性反应的
结果(Schwartz et al,2005)。

　　超声检查在泌尿生殖系血吸虫病中也很有价
值,它可以显示局灶性膀胱壁增厚和尿路息肉、输
尿管积水和肾积水,还可以显示钙化斑甚至是膀
胱癌(Kardorff and Döhring,2001)。腹部 X 线片
可以显示尿路中的钙化灶,典型的膀胱钙化好像
盆腔中出现一个胎儿头颅,这也是慢性泌尿系血
吸虫病的一个特征性表现(图 25-12)。精囊、前列
腺、后尿道、下端输尿管中也可以出现钙化灶,甚
至少数病例中,在结肠中也会有钙化。

　　IVU 影像学检查早期的表现通常是肾盂和
输尿管中的条纹状改变(Hugosson,1987)。输尿
管钙化为典型的壁上型钙化,可以导致输尿管扩
张,这与结核病所见的钙化不同,结核患者中的输
尿管钙化一般不引起输尿管扩张。标准静脉尿路
造影检查还可以显示泌尿生殖系血吸虫病中的肾
积水、输尿管积水、无功能肾、输尿管狭窄、膀胱输
尿管充盈缺损等病变。这些病变同样也可以通过
超声检查来显示出来。此外,如果存在严重的尿
路梗阻,则需要进行延迟显影来显示积水扩张的
肾和输尿管。在排空膀胱后进行摄片还可以显示
出膀胱颈梗阻、尿潴留。利用 X 线透视法还可以
鉴别输尿管强直或弛缓,可以发现无狭窄但是不
蠕动的输尿管(Abdel-Halim et al,1985)。

　　CT 检查不仅可以显示尿路梗阻,还可以发
现尿路和结肠钙化病变,这是 CT 相对于 IVU 检
查的潜在优势(Jorulf and Linstedt,1985)。对于
MRI 来说,目前它还没有显示出足够的优势来推
动它在泌尿生殖系血吸虫病中的应用(Kohno et
al,2008)。膀胱尿道造影检查显示 25% 的输尿管
血吸虫病患者中出现了膀胱输尿管反流。尿道膀
胱镜检查可以比较清楚地显示膀胱黏膜的病变
(图 25-13)。此外,膀胱镜联合逆行肾盂造影检查
可以有效地显示输尿管解剖及引流的重要细节。

　　相对来说,抗原学检测或 PCR 检查可能是更

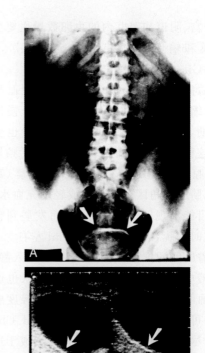

图 25-12　1 例 30 岁埃及农民的膀胱钙化。A. 腹部 X 线
片显示包绕膀胱的钙化灶边缘(箭头所示)。
B. 腹部超声显示,在膀胱内存在一强回声带后
方有明显的低回声区(A and B, Courtesy
G. Thomas Strickland, MD. (From Abdel-Wahab
MF,Ramzy I,Esmat G,et al. Ultrasonography for
detecting Schistosoma haematobium urinary tract
complications:comparison with radiographic pro-
cedures. J Urol 1992;148:346.)

为敏感的检测方式。通过这种检测方式可以显示
患者的血清或尿液标本中是否存在血吸虫循环阳
极抗原(CAAs)或循环阴极抗原(CCAs)。CAAs
和 CCAs 是活动性感染的特异性检查指标,因为
它们均仅能由存活的血吸虫释放,同时具有可定
量检测并能明确感染程度的优点(Kremsner et
al,1994;Agnew et al,1995)。此外,尿液样本的
ELISA 检测技术的发展使得现在已经出现了使
用更加便捷的 CCAs 检测试剂盒(van Dam et al,
2004)。然而,在某些情况下,CCA 检测法可能完
全不能检测出是否有埃及血吸虫感染(相比之下,
曼氏血吸虫感染的检测的敏感度和特异性都超过
了 80%),并且在发展中国家广泛应用这种技术
还面临着昂贵的检测价格的问题。

到目前为止,通过尿液或粪便样本进行泌尿生殖系血吸虫病的检测方法最敏感的依然是PCR 检测法(Obeng et al,2008;ten Hove et al,2008)。对于 FGS 患者的阴道灌洗样本,PCR 检测法同样有很高的敏感度和特异性,尽管检测法可能会因为患者的年龄和感染时间的长短而有所不同(Kjetland et al,2009)。可惜的是,在发展中国家,PCR 检测因为其对专业技术人员和所用试剂仪器的要求,导致其在发展中国家和地区难以被广泛使用。即便如此,在血吸虫病的传播控制和疾病检测方面,尤其是在传播强度不大的情况下,它仍然是一种非常有效的检测方式。

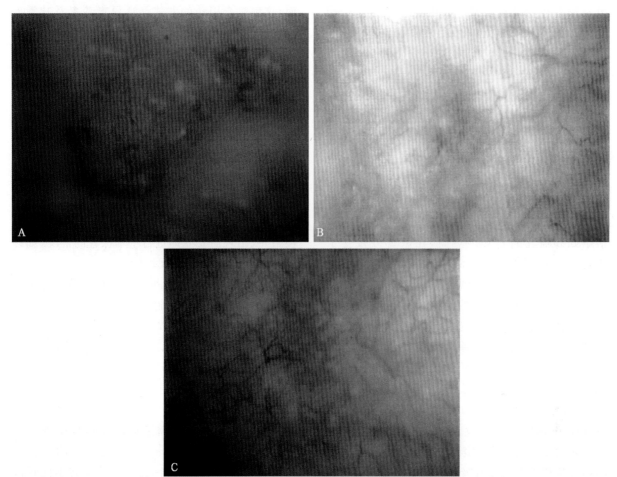

图 25-13　膀胱镜显示膀胱病变。1 例患有间歇性血尿和排尿困难的索马里儿童的膀胱镜检查显示了其膀胱黏膜病变情况(Courtesy Craig Peters,MD.)

在全球范围内,由于许多地区的血吸虫病的诊断依然只依赖于寻找虫卵,并没有联合使用其他更敏感的检测方式,导致很多泌尿生殖系血吸虫病的患者并没有得到诊断以及良好的治疗。因此,对于发展中国家来说,寻求更有效、更简易的血吸虫病诊断工具并制定更有效的血吸虫病控制策略就显得尤为重要。

7. 治疗

(1)药物治疗:吡喹酮(PZQ)是目前世界卫生组织(WHO)唯一推荐用于治疗血吸虫病的药物

(WHO,2014a),并已取代敌百虫和奥沙尼喹成为主要治疗药物。虽然对单一药物的依赖增加了寄生虫耐药的可能性,但吡喹酮的有效性、可用性和低毒性是其明显的优点,使得人们目前对 PZQ 替代药物的研发并没有明显的兴趣。吡喹酮治疗埃及血吸虫病的推荐用法:40～60mg/kg,口服,每天 2 次,每次间隔 6～8h。对于急性血吸虫病,可加用糖皮质激素。

通过对虫卵和临床治愈率的检测,吡喹酮的疗效在 60%～90%(Danso-Appiah et al,2008;

Doenhoff et al,2008)。即便在没有治愈的患者中,其体内血吸虫数目也大大减小,并且明显降低了感染的进一步发展。在对患者进行PZQ药物治疗后,可以通过对尿液和粪便样本中的虫卵数目进行检测,并通过对泌尿生殖系统的超声检查来评估药物治疗的效果。如果担心患者存在持续感染,则可以进行重复给药治疗。人体对吡喹酮的耐受性良好,主要的不良反应包括恶心、呕吐、腹痛、头痛和眩晕,一般在服药后3～4h出现,通常会自行消失。对于大多数人来说,通常较少或基本没有不良反应(N'Goran et al,2003)。然而,由于PZQ药丸的体积较大,且味苦,不便于患者,尤其是儿童进行口服(Meyer et al,2009)。也许是因为FDA将吡喹酮归为B类妊娠用药(仅根据动物研究结果显示,吡喹酮在哺乳期和孕妇中被认为是安全的),许多PZQ抗虫治疗项目并不包括孕妇和哺乳期妇女。然而,在数百万接受了PZQ治疗的孕妇中,有关于PZQ治疗产生不良影响的报道却比较少见(Olds,2003)。

PZQ对血吸虫幼虫的治疗效果不如成虫,这可能也是在血吸虫病传播率和再感率较高的地区,PZQ对患者的治愈率较低的原因之一。此外,这也意味着PZQ治疗不能在患者感染后的短期内就能够有效地终止感染。间隔多次给药基本可以确保根除掉首次给药后没有消除的血吸虫幼虫(Doenhoff et al,2008)。

血吸虫是否正在逐渐对PZQ产生耐药性目前仍有争议。在埃及血吸虫感染的患者中进行的大型研究表明,在血吸虫病流行地区,血吸虫对吡喹酮基本没有耐药性(King et al,2000;Guidi et al,2010)。然而,也有一些报道显示PZQ治疗对一些从疫区返回的受感染的旅行者或工作人员失效(Doenhoff et al,2008)。即便目前还没有出现PZQ耐药的情况,但是它也很可能会在未来发生。我们希望通过替代药物、联合药物治疗以及环境治理相结合的方式来降低血吸虫病的传播,并通过减少PZQ的使用来防止PZQ耐药的发生。

青蒿素及其类似物(蒿甲醚和青蒿琥酯,目前用作抗疟药)是PZQ治疗的一种替代药物,它们可作用于埃及血吸虫的幼虫阶段。蒿甲醚和青蒿琥酯在预防血吸虫病方面有90%～97%的有效率,但对于已确诊的血吸虫病患者来说,它们的疗效通常很差。相对于单独使用PZQ来说,联合使用PZQ和青蒿素类似物可以有效降低血吸虫病的感染率,尤其是在高传播率和再感染率的疫区。这也为MDA项目提供了一个宝贵的经验。然而,这种联合用药的方式会诱导青蒿素及其类似物耐药性的产生,因此在血吸虫-疟疾共同流行地区,并不建议使用这种联合治疗的方式(Liu et al,2011)。

(2)手术治疗:由于PZQ治疗泌尿生殖系血吸虫病具有较高的有效性,并且对早期疾病具有较高的可逆性(Richter et al,1996;Richter,2000),所以对血吸虫病的治疗,应首选药物治疗,而后再评估是否需要手术治疗(Cioli et al,1995)。一般来说,在合理的跟踪观察期内,如果在经历充分的药物治疗后出现了并发症(如尿路梗阻)或出现需要立即进行手术探查的情况(如顽固性膀胱出血),应选择手术治疗。

血吸虫病患者中很少出现严重的前列腺炎和前列腺肥大,而且尸体解剖研究也没有证据显示膀胱出口梗阻和感染埃及血吸虫相关(Smith et al,1974;Cheever et al,1977,1978)。然而,一些临床研究持续报道了膀胱镜(Fam,1964),尿动力学(Sabha and Nilsson,1988)以及残余尿检查可以作为一些需要手术干预的严重的非活动性血吸虫病患者诊断功能性膀胱尿路出口梗阻的依据(Abdel-Halim et al,1985)。血吸虫性附睾炎一般表现为附睾硬结及附睾肿大,并伴有不同程度的阴囊疼痛。当怀疑为睾丸肿瘤时应选择手术治疗。

对于不可逆性膀胱挛缩,可以采用膀胱去神经术、尿道改流、回肠膀胱成形术和膀胱注水扩张等方式进行外科治疗。任何一种外科治疗都必须配合药物治疗。慢性的侵犯较深的膀胱溃疡可能需要行膀胱部分切除术,因为电灼治疗很少能缓解症状或治愈溃疡。尿路上皮增生和严重的泌尿系血吸虫感染有密切的关联,但是尿路上皮化生和发育不良则通常可能伴有血吸虫性膀胱癌(Khafagy et al,1972)。继发于血吸虫病的膀胱癌一般需要采用手术治疗,具体可见第2卷第14～18章。

累及输尿管的泌尿生殖系血吸虫病最常见的后遗症是尿路梗阻(Lehman et al,1973;Smith et al,1974;Cheever et al,1978;Smith and Christie,1986)。肾积水和输尿管积水通常与严重的埃及血吸虫感染相关。活动性血吸虫感染患者的输尿管梗阻常常是因为形成的同心形或半同心形息肉而"束缚"了膀胱壁内段及其邻近的膀胱外输尿管的平滑肌所致,这种病变只对药物治疗敏感。因活动性血吸虫感染所造成的尿路梗阻,在使用抗血吸虫药物(PZQ)治疗 1～2 个月便可完全缓解患者因尿路梗阻所导致的肾功能减退(Lehman et al,1973)。有研究显示,抗血吸虫药物的使用不仅仅可以解决因血吸虫感染所导致的尿路梗阻,还可以预防尿路梗阻的发生,在血吸虫再感染的患者中也能达到相同的疗效(Subramanian et al,1999)。然而,在晚期慢性活动性和静止性尿路血吸虫感染的患者中,化学治疗对其解剖性梗阻往往疗效不佳。

伴有或不伴有结石的解剖性输尿管狭窄在尿路梗阻中所占的比例已经将近 80%(Lehman et al,1973;Smith et al,1977b;Al-Shukri and Al-wan,1983;El-Nahas et al,2003)。当药物治疗后仍出现输尿管狭窄后遗症时一般需要进行手术治疗。选择狭窄段切除还是扩张主要取决于输尿管狭窄的部位及长度。其中,对于解剖性输尿管狭窄,选择球囊扩张术则是非常有效的方式(Jacobsson et al,1987),但是机械扩张则常常容易导致输尿管再狭窄(Wishahi,1987)。若输尿管开口处、壁内段、输尿管膀胱交界处或下段输尿管出现狭窄时,可通过一系列的整形手术来构建一个有功能的活瓣。大多数手术都是从 Politano-Leadbetter 术式演化而来的(Politano and Leadbetter,1958;Leadbetter and Leadbetter,1961)。尽管上述手术方式对出现这些症状的患者非常有效(Smith et al,1977b;Al-Shukri and Alwan,1983),但是还有一些专家认为狭窄仍然会再次出现(Umerah,1981)。

对于长段或存在多处病变的输尿管,在切除严重病变部分之后,可能无法留下足够长的输尿管以进行再植;对于这些患者,目前可以采用 Boari 皮瓣术、回肠膀胱术、耻骨上膀胱内输尿管造口术、输尿管回肠膀胱吻合术(应注意输尿管和回肠吻合时的同向蠕动问题)来进行治疗(Abdel-Halim,1980,1984;Al-Shukri and Alwan,1983;Abu-Aisha et al,1985)。单纯性的输尿管开口狭窄可以用简单的输尿管开口成形术来治疗(Al-Shukri and Alwan,1983)。若输尿管梗阻为不可逆性并无法进行重建时,长期的肾造瘘引流术也是一种治疗方式。

8. 预后

据统计,大约有 1.12 亿的患者存在埃及血吸虫感染,但是大多数人的感染程度很轻,并且预后较好。泌尿生殖系血吸虫感染的发病率和死亡率一般取决于整体的感染强度以及免疫应答相关基因的遗传多态性(Kouriba et al,2005;He et al,2008;Isnard and Chevillard,2008;Isnard et al,2011;Ouf et al,2012)。在那些血吸虫流行率较低的地区,如尼日利亚,基本很少见到因血吸虫病而死亡的现象,同时该地区血吸虫病性尿路梗阻的发病率和严重程度都较低。相比之下,在埃及,当患病率为 50% 左右时,埃及血吸虫病的死亡率可高达 10%(Smith et al,1974;Cheever et al,1978)。那些感染严重的患者,在 2～5 年内的死亡率甚至可以高达 50% 左右(Lehman et al,1970)。

那些死于血吸虫病性尿路梗阻(双侧晚期肾积水或单侧肾积水伴对侧非血吸虫性终末期肾病)的患者通常为二十几岁,且虫卵负荷严重。而那些发生了肾盂肾炎或尿路上皮肿瘤等并发症的患者,往往要超过 40 岁,这与感染时间和强度相关的病理表现一致(Christie et al,1986;Smith and Christie,1986)。

使用吡喹酮等药物可以明显改善合并尿路病变的血吸虫患者的预后。对于合并有梗阻性息肉的儿童,其尿路疾病通常在经过 2～6 周的药物治疗后便可以完全治愈。对于那些由沙砾样斑块和纤维化引起的慢性尿路梗阻的患者,其预后并不明确。有些患者可以忍受严重的尿路梗阻性病变,其肾功能很少发生减退。血吸虫病性尿路梗阻、尿石症、膀胱出口梗阻和细菌性膀胱炎都非常容易诱发肾盂肾炎。细菌性二重感染可能会危及生命,应该尽快积极地治疗。此外,对于发展为膀胱恶性肿瘤的患者,他们的预后通常取决于肿瘤的侵袭性。

9. 预防和控制

前往疫区的游客应该避免接触可能受到血吸虫污染的水源（小溪、河流、池塘、湖泊）。流速较快的水流内仍然可能含有埃及血吸虫。将水加热至52℃,加热5min以上可以杀死血吸虫尾蚴,此外将水氯化处理或除去钉螺后静置2d以上也可以有效地避免感染。自从20世纪70年代末出现PZQ药物,并在80年代开始大规模推广使用后,血吸虫病的治疗相对来说开始变得简单,同时治疗也变得相对低廉,但是目前仍难以有效控制。在过去的30年中,血吸虫病的控制工作主要集中于WHO所倡导的定期使用大规模药物治疗。然而,当人们无法获得安全的使用水时,农村贫困地区往往会进入感染、治疗、再感染的恶性循环中,导致需要频繁地使用PZQ药物治疗。改善卫生条件、进行健康教育以及消除钉螺是阻止血吸虫病传播的有效方法,而它们分别是通过减缓或阻止虫卵进入水生栖息地、减少个体暴露的机会,以及消除中间宿主的方式来发挥作用的。尽管PZQ治疗比较便宜,广泛使用其进行大规模药物治疗(MDA)的成本效益比主要取决于人均PZQ治疗剂量、运输和配送成本,以及对现有的公共卫生项目或设施的利用情况等因素(Brooker et al,2008)。通过控制的人均治疗成本通常在0.5美元以下,即便如此,在进行大规模治疗时,可能依然会超出许多血吸虫流行国家可用的资源范围(Hotez et al,2009)。幸运的是,许多制药公司和基金会正在捐赠吡喹酮来用于MDA活动。

由于在钉螺宿主体内,血吸虫可以进行快速的无性繁殖,所以环境治理和药物治疗必须要将排入到环境中的虫卵数目减少90%左右,才能使疾病传播率得到下降(Woolhouse,1992)。相比之下,降低钉螺的数目在理论上可以有效地降低血吸虫病传播的风险(Woolhouse,1992)。然而,考虑到血吸虫可以在人体内存活数年以上,如果不同时进行大规模药物治疗,仅通过控制钉螺数目则需要维持多年才能消除血吸虫病的传播。因此,通过三个方面的综合管理(治疗患者、减少人类及其排泄物与疫水的接触、消灭钉螺)才最有希望有效地控制血吸虫病。

其他控制措施还包括杀螺药的使用(Zhang and Jiang,2011;Knopp et al,2012,2013)和通过生物链利用钉螺的捕食者或竞争者进行控制(Roberts and Kuris,1990;Mkoji et al,1999;Pointier and Jourdane,2000;Allen and Victory,2003;Coelho et al,2004;Sokolow et al,2014),以及开发疫苗(尽管目前仍无有效的疫苗问世)(Bethony et al,2008;Gray et al,2010)等。水源、卫生设备、卫生保健(WASH)项目再一次成了血吸虫疾病控制的重要环节,而WASH项目的实施除了可能发挥控制血吸虫病的作用之外,还可能会给我们带来一些意外的收获(Soares Magalhães et al,2011;Giné Garriga and Pérez Foguet,2013)。

迄今为止,血吸虫病已经在10余个国家(伊朗、日本、黎巴嫩、马来西亚、马提尼克、蒙特塞拉特、摩洛哥、泰国、突尼斯和土耳其)得到了控制(Amarir et al,2011;Rollinson et al,2013)。在第65届世界卫生组织大会上(2012年5月),通过了WHA 65.21号决定,呼吁国际组织"提供必要和充分的手段及资源……在大多数疾病流行国家和地区加强疾病控制,并积极开展消除血吸虫病的运动"(WHO,2012)。这一决定标志着我们的目标从控制发病率到消灭血吸虫病的重要转折,是全球共同消除血吸虫病的一个令人兴奋并对未来充满希望的重要里程碑事件。

要点:血吸虫病

- 血吸虫可在人体内存活数年到数十年不等。旅行中保持警惕,并且充分了解当地的环境卫生对于识别潜在的感染风险非常重要。将当地的流行病史与泌尿生殖系症状相联系,并且结合特定的辅助检查对于疾病的诊断也非常关键。

- 利用吡喹酮治疗早期的泌尿生殖系血吸虫病,可以逆转宿主对虫卵的免疫反应所引起的泌尿系炎性病变,包括纤维化病变。

- 泌尿生殖系血吸虫病诊断的金标准是在尿液、粪便、膀胱或直肠的活检标本中检出血吸虫虫卵。血清学和以PCR为基础的检测方式敏感度高,但可能无法区分活动性感染和已治愈的感染,在疾病流行地区不适用。

(二)生殖系统丝虫病

丝虫是虫媒组织性线虫。人类丝虫病包括淋巴性丝虫病(LF)、盘尾丝虫病、罗阿丝虫病等。

淋巴性丝虫病是由通过蚊虫传播的班氏丝虫、马来丝虫、帝汶丝虫所引起的。淋巴性丝虫病的症状包括急性淋巴炎、慢性淋巴管扩张伴水肿、淋巴水肿,以及四肢象皮病等。

1. 生物学特性

班氏丝虫、马来丝虫和帝汶丝虫均为线虫。传染性(第三期)幼虫可以通过蚊虫叮咬传播到人体。幼虫在进入人体后,会迁移到中央淋巴管中,经6~9个月发育成熟为雄性或雌性成虫。成虫(20~100)mm×0.2mm)体积要远大于微丝蚴(200μm×10μm)(图25-14)。成虫主要寄生于输入淋巴管内,尤其是下肢(腹股沟、髂部、主动脉周围)淋巴管内。班氏丝虫还可寄生于男性生殖器内,如附睾、精索、睾丸等。成虫一般能存活5~7年。

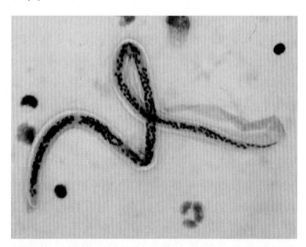

图 25-14 **外周血中的班氏丝虫的微丝蚴**(Courtesy Division of Parasitic Diseases and Malaria, Centers for Disease Control and Prevention.)

雌虫和雄虫在交配后,雌虫会排放出大量的微丝蚴。在大多数流行病区,班氏丝虫和马来丝虫的微丝蚴血症一般在午夜达到高峰,这与当地蚊虫吸血的高峰期一致。而在太平洋的某些地区,班氏丝虫主要于白天活动,而非夜间。微丝蚴在被蚊子吸入后,在蚊子体内发育成熟(10~14d)并成为具有感染性的第三期幼虫。

班氏丝虫和马来丝虫体内含有立克次体样共生体(Wolbachia)。这些共生体可以参与丝虫的发育,同时抗菌药物(如多西环素)可以杀灭这些共生体从而减少微丝蚴的释放,抑制幼虫的脱皮等过程(Hoerauf et al,2001)。

2. 流行病学

据统计,全球有1.2亿人存在淋巴性丝虫病,其中90%以上的患者是由班氏丝虫感染所引起的,且主要分布于撒哈拉以南的非洲、东南亚和南亚、太平洋西部地区等。在美洲,班氏丝虫仅在海地、多米尼加、圭亚那和巴西等地流行。马来丝虫的感染仅局限于亚洲和几个太平洋岛屿地区(如印度尼西亚和菲律宾),而帝汶丝虫感染基本只发生于印度尼西亚东南部地区。在某一个特定地区,淋巴性丝虫病通常不是均匀分布的。有多种蚊子可以传播丝虫病,例如按蚊(非洲和太平洋农村地区)、库蚊(城市地区,特别是印度)、一些太平洋岛屿上的埃及伊蚊等。

尽管丝虫病在流行地区和蚊虫媒介中存在差异,但是淋巴性丝虫病的传播率相对较低,且梗阻性淋巴病通常只在多年反复感染的人群(流行疫区的长期居民)中出现。在流行疫区,从儿童时期到三四十岁,人群的患病率在逐年增加,这是因为随着时间的推移,成虫在人体中逐渐慢慢地积累起来。淋巴水肿与生殖器病变在十岁之前通常都比较罕见,但是随着年龄的增加,这种病变的发病率逐渐增长。总体来说,大约有1/3的丝虫感染者会出现比较明显的临床症状。其中,印度、巴布亚新几内亚和非洲地区的患者的临床表现通常比较明显,而美洲地区的患者出现明显临床表现的可能性则相对较低(Kazura et al,1997)。

3. 病理和临床表现

对感染性幼虫和早期成虫的初始免疫反应主要是免疫促炎反应(包括Th1和Th2型T细胞反应)。体液免疫的作用包括增加丝虫特异性IgE滴度,同时嗜酸性粒细胞介导的对微丝蚴的杀伤作用可能也扮演了重要角色。然而,随着IL-10和IgG4的阻断性抗体以及抗原特异性抑制性T细胞抑制因子的出现,使得T细胞免疫反应减弱。人体中是否可以形成有效的保护性免疫反应目前还难以确定,但是目前的研究显示,即便长期暴露于丝虫感染风险中,人群中依然有部分人不会出现丝虫感染(Steel et al,1996)。

丝虫感染患者的临床表现差异很大,严重程度从亚临床感染状态到四肢和生殖器的严重畸形不等。由于进行性瘢痕形成和淋巴管梗阻的发展,确诊的感染患者的躯体损害往往是累积性的。对这些患者进行药物治疗很难立即逆转这种病变,但是可以防止淋巴性丝虫病患者病情的进一步恶化。尽管淋巴性丝虫病很少威胁生命安全,但是它可以导致严重的残疾,并且在寄生虫感染性疾病中,淋巴性丝虫病是全球第三位严重影响伤残调整生命年(DALYs)的疾病。

目前为止,丝虫病导致淋巴水肿的具体机制还不清楚。然而,寄生虫感染至少导致了初始的淋巴管扩张,继发性的细菌感染以及机体对死亡或濒死寄生虫的炎症反应进一步导致了淋巴管扩张的发展。丝虫内的沃尔巴克共生菌似乎也可以促进炎症反应。丝虫感染性病变从结节性炎症到化脓性病变不等,组织学上可表现为虫体周围有大量的肉芽肿,同时伴随着大量的嗜酸性粒细胞浸润(图25-15)。恶性循环性感染会导致急性恶化性的淋巴水肿,同时容易导致继发性感染,从而又进一步加重了淋巴水肿。断断续续的丝虫感染性炎症会逐渐消失,最后留下被瘢痕组织所包围的淋巴管。在某些患者病情的终末阶段,会出现象皮肿或鞘膜积液等病变。

(1)亚临床感染:大多数淋巴性丝虫病患者,甚至是分级较高的微丝蚴血症患者的临床表现都比较轻微。然而,尽管这些丝虫感染患者没有明显的临床症状,但是几乎所有班氏丝虫或马来丝虫感染的患者都存在至少一种亚临床疾病(如淋巴管扩张、镜下血尿或蛋白尿等)。此外,嗜酸性粒细胞增多症在大多数淋巴性丝虫病患者中也很常见。

(2)急性淋巴管和淋巴结炎:急性淋巴管和淋巴结炎(ADL)通常是淋巴性丝虫病的首发临床表现,包括发热、淋巴结炎、淋巴管炎和水肿,往往会持续几天到一周。丝虫性淋巴管炎为逆行性的外周炎症,与细菌性淋巴管炎有区别。尽管所有四肢的淋巴系统都可能被班氏丝虫和马来丝虫所感染,但是生殖器淋巴系统则几乎只会被班氏丝虫所感染,而这可能导致精索炎、阴囊痛、阴囊压痛和阴囊淋巴肿(阴囊皮肤上的淋巴囊破裂,产生白色分泌物和继发性细菌感染)。

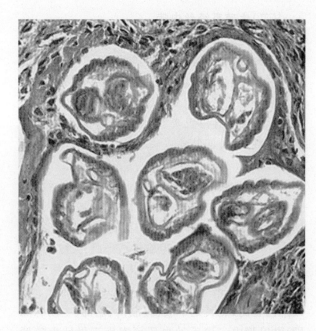

图 25-15   淋巴结内的丝虫切片(Courtesy Division of Parasitic Diseases and Malaria,Centers for Disease Control and Prevention.)

另一种淋巴性丝虫病的急性表现为皮肤淋巴管炎(DLA),其特征为发热、寒战、肌痛和头痛。水肿性炎性斑块、色素沉着、水疱以及溃疡等常常发生在皮肤刺激损伤的部位。最新的研究认为,这种病变主要继发于细菌感染。

(3)淋巴水肿:上下肢水肿是淋巴性丝虫病最常见的慢性临床表现,其中以下肢水肿更为常见。班氏丝虫所导致的水肿常累及整个肢体,而马来丝虫所引起的水肿一般只累及下肢膝盖以下部分。虽然双下肢都容易受累,但是丝虫病所导致的水肿最常见的是不对称性水肿。发生淋巴水肿后,淋巴液也可能渗入到水肿部位的真皮层内。在女性患者中,甚至可能出现乳房受累的情况。

(4)泌尿生殖器病变:男性生殖器病变在班氏丝虫感染患者中比较常见,而在马来丝虫中却很少见。对于丝虫病引起的女性生殖器病变,目前还没有得到很好的证实,尽管有部分证据表明这种病变可能并不常见(Nutman and Kazura,2011)。生殖器病变通常在青少年时期以后才会表现出来。附睾炎或精索炎所导致的急性疼痛(通常为单侧)、发热等不适可持续数天,也是班氏丝虫病最常见的表现之一。

(5)精索附睾炎:精索附睾炎以可触及条索状

肿物和水肿为特点。虽然这种病变为自愈性的，但是非常容易复发或出现慢性淋巴水肿。精索附睾炎很少导致不育或睾丸炎，因为通常病变不会累及精索。这种疾病与恶性肿瘤类似，很多患者最终需要接受手术治疗，甚至是接受睾丸切除术。精索静脉曲张会导致病情复杂化，使得疼痛加剧。双重细菌感染是一种罕见但是非常严重的并发症，可引起剧痛和脓毒性血栓性静脉炎。

（6）睾丸鞘膜积液：男性生殖器的慢性疾病经常导致睾丸鞘膜积液，且积液量可能非常大（图25-16）。在丝虫病流行地区，将丝虫性睾丸鞘膜积液和自发性的睾丸鞘膜积液区分开来是比较困难的。从睾丸鞘膜积液中很难检测到微丝蚴和成虫。出现睾丸鞘膜积液并伴有精索或附睾结节，尤其伴有丝虫病疫区旅游或居住史，常常提示为丝虫性睾丸鞘膜积液。鞘膜增厚且纤维化，特别是伴有胆固醇或钙沉积，也应该考虑到丝虫性睾丸鞘膜积液。

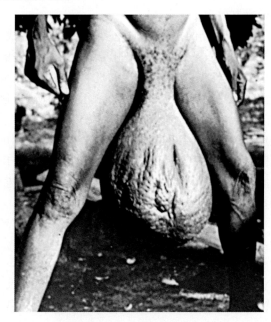

图 25-16　**巨大的睾丸鞘膜积液和阴囊象皮肿**（Courtesy Dr. B. H. Kean. From　Zaiman　H. A　pictorial presentation of parasites, Valley City, ND. ）

睾丸鞘膜积液通常为无痛性的，除非并发了急性附睾炎或精索炎。阴囊部位的皮肤可能会因为鞘膜积液而增厚，甚至可能伴有淋巴渗出。虽然象皮肿和阴囊淋巴肿患者往往存在双重感染，但是丝虫性睾丸鞘膜积液的患者很少并发细菌感染。

（7）阴囊和阴茎象皮肿：感染早期出现轻度的阴囊水肿或睾丸鞘膜积液是很常见的，而阴茎水肿则比较罕见。阴囊或阴茎畸形肿大常发生于病变晚期，且主要出现于得不到有效药物治疗的人群中。生殖器象皮肿很少由淋巴性丝虫病以外的病因引起。

（8）乳糜尿：当泌尿生殖道淋巴管受损时，可能会出现乳糜尿。乳糜尿会导致淋巴进入尿液以及大量的蛋白质、脂质的丢失。虽然丝虫性乳糜尿比较罕见，但是它可以引起非常严重的蛋白质丢失。在丝虫病的自然病程中，乳糜尿的发生要早于生殖器象皮肿。乳糜尿通常是间断性的，并且有可能自愈。

（9）热带肺嗜酸性粒细胞增多症：热带肺嗜酸性粒细胞增多症（TPE）是一种以阵发性咳嗽和喘息（通常在夜间）、发热、淋巴结肿大、高度嗜酸性粒细胞血症和 IgE 水平升高为特点的综合征。它是由机体对微丝蚴抗原发生过敏反应引起的，常见于南亚和东南亚地区。胸部 X 线摄片表现可从正常到肺部弥散性网状结节浸润不等，肺功能检查显示为限制性呼吸困难（有时可为阻塞性呼吸困难），且肺部组织活检结果为嗜酸性间质性肺炎。此外，这些患者一般没有微丝蚴血症。

4.诊断

从流行病学上来说，在丝虫病流行疫区中，出现淋巴水肿或男性生殖器病变的患者更有可能是淋巴性丝虫病，但是在发达国家，类似症状的病因则可能并不是丝虫病（假设没有其他继发性水肿的病因存在）。结核病、泌尿生殖系统血吸虫病和淋病也有可能导致精索附睾炎，也属于丝虫病的鉴别诊断之列。此外，自发性睾丸鞘膜积液在热带和非热带地区都比较常见，而丝虫性睾丸鞘膜积液则多发生于丝虫病流行地区，且发病年龄相对较轻。

由于丝虫成虫主要位于淋巴管内，所以很难直接观察到成虫的存在，通常只能通过对组织学活检或手术标本进行检测才能检出成虫。组织学上检出成虫是确诊标准，但是敏感度较低。在某些情况下，对淋巴管进行超声检查至少有 80% 的敏感度，其部分原因是因为超声检查可以显示虫体活跃运动的现象（"丝虫跳舞征"）（Amaral et al,1994）。该现象可以在 www. youtube. com/watch? v＝ER1BFx4 _ qGc，www. filariajournal. com/content/2/1/3/figure/F1？highres ＝ y，www. youtube. com/watch? v ＝ d3KWh6xqQm0 等网站上查询。X 线片显示钙化的虫体在某些时候也具有辅助诊断的作用。

血液中或其他体液中发现微丝蚴也具有诊断价值，通常情况下推荐采用吉姆萨染色法进行检测。采集血样的时间需要根据具体地区的微丝蚴的活动性来决定，大多数情况下，微丝蚴在午夜时活动最活跃。在所有丝虫感染患者中，只有30%～40%的患者存在微丝蚴血症，而在无微丝蚴血症的感染者中，确诊变得更加困难。通过检测班氏丝虫的循环抗原也是一种检测丝虫感染的方法，具体可以通过 ELISA 实验和免疫层析检测卡(ICT)检测法完成。最近，一种最新的 ICT 检测法(美艾利尔丝虫检测带)显示出了比过去 10 到 20 年一直在使用的 BinaxNOW 丝虫检测 ICT 检测法更为敏感的优点(Weil et al，2013)。目前为止，还没有出现针对马来丝虫循环抗原的检测方法。研究显示，基于 PCR 而研发的针对班氏丝虫和马来丝虫的血液学检测法有很高的敏感度，但是目前还没有得到广泛应用。

传统的基于抗体的淋巴性丝虫病检测法的特异性一般较差。IgG4 抗体对于非丝虫的蠕虫抗原的交叉反应较小，因此特异性较高。对于班氏丝虫和马来丝虫感染而言，由于特异性抗原的存在，其检查的特异性也较高。其中，针对马来丝虫感染者，目前人们已经研发出了一种抗体检测试纸(Weil et al，2011)。

对于那些曾经接受过抗虫治疗或已经离开疫区多年的丝虫病患者，其体内的丝虫往往已经死亡，但是虫体依然会对人体造成持续的损害，导致淋巴水肿、生殖器病变或其他临床病变。对他们而言，微丝蚴检测或丝虫循环抗原检测结果阴性并不能排除淋巴性丝虫病是导致他们病变的病因，但是患者的淋巴性丝虫病相关抗体检测往往是阳性的。

淋巴核素造影成像可以比较清晰地显示淋巴性丝虫病患者的淋巴系统异常。虽然该检查有助于了解丝虫感染引起病变的程度，但是这对于区分淋巴性丝虫病和其他淋巴性病变没有帮助。

5. 治疗

由于大多数丝虫病患者都有亚临床疾病以上的表现，所以建议所有的丝虫病患者均接受治疗。乙胺嗪(DEC)是治疗活性淋巴性丝虫病(微丝蚴血症、抗原检测阳性或超声显示存在活的丝虫)的首选药物，口服，一般每天 3 次，每次 2mg/kg。对于大多数患者而言，疗程为一天似乎和疗程为 12d 具有一样的疗效，但是对于 TPE 患者而言，他们的疗程应为 2～3 周(CDC，2013a)。DEC 可以杀死微丝蚴，但是对于成虫的杀伤作用有限，并且在美国只能通过 CDC 获得(电话：404-718-4745)。对于那些来自于盘尾丝虫或罗阿丝虫共流行地区(非洲中部或西部地区)的患者，除非已经将这种感染排除，否则不能对他们进行 DEC 药物治疗，因为 DEC 药物杀死这些丝虫可能会导致非常严重的不良反应。此时可以使用阿苯达唑或伊维菌素代替。阿苯达唑(每天 2 次，每次 400mg，连续使用 21d)对成虫和微丝蚴均有效，但是伊维菌素(口服 1 次，150～400μg/kg)只对微丝蚴有效。

DEC 治疗的不良反应主要包括发热、寒战、关节痛、头痛、恶心，以及呕吐等。在严重感染的患者中，痛性皮肤结节、淋巴结炎和附睾炎的出现可能是由于濒死的虫体或沃氏共生体所致，通常于开始治疗后的数天到数周内发生。伊维菌素治疗淋巴性丝虫病的不良反应与 DEC 类似，在可能同时感染罗阿丝虫的患者中，伊维菌素的使用应非常谨慎。相对来说，阿苯达唑(单剂量给药)治疗淋巴性丝虫病的不良反应较小。

多西环素(每天 200mg)的使用可以增强抗丝虫药物对丝虫病的抑制作用，同时对丝虫有一定程度的杀灭作用。延长该药物的治疗疗程(4～8 周)可以导致成虫不育(Kappagoda et al，2011)。多西环素的使用可以显著改善患者淋巴水肿和鞘膜积液的情况，这种效果甚至可见于没有活动性丝虫感染的淋巴水肿患者中，提示多西环素可通过抗丝虫和沃氏共生体之外的方式发挥作用(Mand et al，2012)。然而，对于发展中国家来说，延长疗程可能存在一定的困难。同时，应注意多西环素不能用于孕妇和幼儿。在美国，选择适当的人群进行多西环素(6 周)药物治疗的方式是比较合理的。

在慢性淋巴水肿的患者中，预防继发性细菌

感染,保持良好的卫生习惯,使用弹力袜,抬高患肢以及进行物理治疗都可以有效地控制病情。在这些患者中,抗虫治疗一般只用于有活动性感染的患者。在这些患者中进行外科手术具有较高的挑战性,且往往并不需要进行手术治疗。对于象皮肿患者进行淋巴静脉吻合术可以减轻腿部水肿,若同时有生殖器受累可考虑性外科重建手术治疗。然而,这些手术的长期疗效目前还未确定。

生殖器象皮病很少采用手术治疗。另外,淋巴结切除术可能会进一步损伤淋巴管从而加重症状。对于丝虫性精索附睾炎患者,进行外科手术减压或结节切除术可以保护睾丸和精索。当精索附睾炎反复发作、剧烈疼痛、甚至导致畸形并累及周围血管时,应行根治性手术。尽管在缺乏有效的药物或手术治疗的情况下,鞘膜积液容易复发,但是对其行引流术通常可以迅速缓解病情。对于较大有明显症状的睾丸鞘膜积液,应进行鞘膜切除术。完整地切除睾丸鞘膜囊是首选的治疗方式,另一种备选的方式则是部分切除加鞘膜翻转术。淋巴渗漏或淋巴扩张应该进行缝合或切除等相应处理。一些小的睾丸鞘膜积液通常无须治疗。最终大多数手术都需要将多余组织切除掉,并进行阴囊或女性外阴重建术。

6. 预防和控制

个人预防淋巴性丝虫病的主要措施包括防止受感染蚊虫的叮咬和长效杀虫蚊帐(LLINs)的使用等,其中长效杀虫蚊帐最近已被证明是非常有效的控制淋巴性丝虫病的设备之一(Reimer et al,2013)。由于微丝蚴的存在是蚊虫在人群中传播丝虫病的必要条件,所以消除社区内的微丝蚴可以阻断丝虫病的传播。然而,由于药物治疗并不能杀死所有成虫,所以有必要连续多年间歇性服用抗虫药物,直至成虫死于衰老。这种治疗策略对班氏丝虫感染比较有效(Molyneux,2009),但对马来丝虫病的治疗难度较大,这是因为其他动物也是马来丝虫的寄生宿主之一。

大规模集体药物治疗(MDA)计划[每年分发一次对大多数人有持续杀灭丝虫作用的阿苯达唑加枸橼酸乙胺嗪(海群生)或伊维菌素等药物]是非洲(阿苯达唑/伊维菌素)或其他地区(阿苯达唑/DEC)控制丝虫病的主要策略。这些活动已经在许多丝虫病流行的中等收入国家或地区(亚洲、拉丁美洲和太平洋地区等)显示出了显著的控制或消除丝虫病的效果。

盘尾丝虫是导致盘尾丝虫病(即河盲症)的病原体。这种疾病通过蚋属黑蝇传播;99%的盘尾丝虫病发生于非洲,其余少数病例发生于拉丁美洲或阿拉伯半岛。据统计,全球约有3700万人存在盘尾丝虫感染(Taylor et al,2010)。与淋巴性丝虫病类似,盘尾丝虫病传播效率较低且高度集中。盘尾丝虫成虫寄生于机体皮下结节中(平均寿命9～10年),并通过皮肤或眼睛释放微丝蚴。盘尾丝虫体内也存在沃氏共生体,盘尾丝虫感染常导致皮肤炎、角膜炎或脉络膜视网膜炎,多年后可能因角膜瘢痕的出现而导致失明。通过对皮下结节进行显微镜检查或通过裂隙灯检查眼睛前房发现微丝蚴后,一般可以确诊感染。相对于淋巴性丝虫病来说,抗原抗体检测法在盘尾丝虫病中的发展相对比较缓慢。

在病程晚期,盘尾丝虫病感染可导致"悬挂的腹股沟(hanging groin)"或阴囊象皮肿,这通常是由于复发性淋巴结炎和皮肤弹性丧失所导致的。盘尾丝虫病的组织学表现一般为腹股沟淋巴结萎缩和纤维化,并伴有皮下水肿。盘尾丝虫病偶尔也可能伴发巨大的腹股沟淋巴结。

即便伊维菌素只对微丝蚴有杀灭作用,但是它依然是盘尾丝虫病的主要治疗药物。伊维菌素的用法用量为每6～12个月口服1次,每次150μg/kg,直至患者的症状消失。如果患者可能同时感染罗阿丝虫,伊维菌素则需要谨慎使用。伊维菌素的不良反应一般包括发热、皮疹、头晕、瘙痒、肌痛、关节痛和淋巴结肿大,主要由濒死的丝虫和沃尔巴克共生菌所引起。为期6周的多西霉素(每天口服200mg)的疗法可以杀死60%以上的雌性丝虫成虫,并可以导致剩余的雌虫不孕(Hoerauf,2011)。在盘尾丝虫感染患者中,一般禁用DEC治疗,因为该药可以导致眼球和其他系统的严重过敏反应。

罗阿丝虫病是一种由罗阿罗阿线虫引起的发生于非洲某些地区(中非、西非)的寄生虫病,它通常由斑虻传播。罗阿丝虫成虫寄生于人体的皮下组织中,而微丝蚴则在血液循环系统中游走。罗阿丝虫内没有沃氏共生体。大多数罗阿丝虫感染者有无症状性嗜酸性粒细胞增多症,其他感染者可能存在荨麻疹、皮下游走性肿块等表现,甚至可见到在患者结膜下移行的成虫。30％左右的患者会出现血尿和蛋白尿,但是淋巴结炎和睾丸鞘膜积液通常比较罕见。持续口服 DEC(2～3mg/kg,每天 3 次)14～21d,可以比较有效地杀灭罗阿丝虫,必要时可以进行多次多疗程治疗(Klion and Nutman,2011)。药物治疗的不良反应主要包括瘙痒、关节炎、迁移性肿胀、发热、腹泻甚至肾衰竭等。可检测到微丝蚴的患者(尤其是微丝蚴数目在 2500～8000 及以上/ml)存在发生药物相关性脑病的风险,这些患者可能需要通过预处理来降低治疗风险。持续口服阿苯达唑(每天 2 次,每次 200mg)3 周左右也可以有效治疗罗阿丝虫病,同时发生脑病的风险较低,相对来说更加安全(Kappagoda et al,2011)。

(三)其他非丝虫性泌尿生殖系寄生虫病

1. 包虫病

细粒棘球绦虫是一种可以引起囊型包虫病的绦虫。包囊虫病的感染源一般是被细粒棘球绦虫污染的食物或水源,此外与被细粒棘球绦虫感染的狗接触也有可能致病。包囊虫病主要流行于牧区,尤其是在南美洲、地中海沿岸、东欧、中东、东非、中亚、中国、俄罗斯和澳大利亚等地。细粒棘球绦虫感染人体后,可于肝或肺中形成孢囊。尽管比较少见,但是孢囊可以形成于人体任何部位,其中肾(占 2％～3％)是仅次于肝、肺之外的第三大常见的器官(Moscatelli et al,2013)。最初,包囊虫病一般无明显症状,但是随着时间推移,孢囊会按照 1～2cm/年的速度逐渐增大,最终导致患者出现疼痛或可触及的肿块。少数患者可出现棘球囊尿和肾绞痛的症状,但是通常情况下,肾包囊虫病不会影响患者的肾功能。影像学上通常可显示为壁厚、内部充满液体的球形囊肿样病变,孢囊壁上常有钙化灶。通过观察其影像学表现可帮助医师确定疾病的进展情况,进而制定患者的治疗方案。血清学检查也是比较有用的辅助检查手段,通常情况下其敏感度在 60％～90％。虽然对于肝包囊虫病患者来说,经皮穿刺、抽吸、注射,以及再灌注(PAIR)是一种比较好的治疗方式,但是对于肾包囊虫病患者则不是这样。通常肾包囊虫病只能选择手术切除或药物抗虫治疗,其中推荐的疗法是阿苯达唑 40mg/次,每天 2 次,持续服用 1～6 个月(Kappagoda et al,2011)。

某些患者可能需要手术切除孢囊,这主要取决于孢囊的大小以及损伤的部位。孢囊破裂时会导致过敏反应。有研究表明,在术前或术后使用吡喹酮和阿苯达唑进行联合治疗,可以减少内容物泄漏播散的影响,并降低转移性感染的风险(Bygott and Chiodini,2009)。

2. 蛲虫病

蛲虫是全球范围(温带和热带国家)内常见的蛲虫病的病原体。蛲虫主要寄生于近端结肠内,并可以移行到肛周区产卵。蛲虫病主要是在人与人之间进行传播,传播的方式一般为通过手或其他污染物进行的粪-口传染。尽管大多数蛲虫病感染可能无明显症状,但是也可以出现严重的肛周瘙痒等表现。蛲虫有时可从其夜间寄生的肛门处移行到阴道,甚至通过子宫、输卵管到达腹膜腔。死亡的虫体以及虫卵会引起肉芽肿反应和组织粘连,此外还可导致外阴和宫颈肉芽肿、输卵管炎、卵巢炎、输卵管卵巢脓肿、阑尾炎甚至腹膜炎等疾病。男性蛲虫病患者中,很少见到附睾受累或出现腹股沟疝的患者(Moore and McCarthy,2011)。

对于蛲虫病患者,口服阿苯达唑(400mg)或甲苯达唑(100mg)通常都有比较显著的疗效。治疗的备选方案还有单次口服伊维菌素(200μg/kg)治疗。患者的其他家庭成员和有密切接触史的人群都应该接受治疗。此外,由于蛲虫病容易出现再次感染和自身感染,所以治疗后两周左右应该再次重复治疗(Kappagoda et al,2011)。

3. 阿米巴病

阿米巴原虫是一种通过粪口途径传播的原虫,在热带地区最为常见。大多数阿米巴病患者没有明显症状,但是约有 10％患者会出现其他组织器官的临床表现,其中便包括肾表现。此外,也有可能出现皮肤阿米巴虫病,且常伴随肛周或生殖器周围的痛性溃疡(Peterson et al,2011)。阿米巴病的治疗一般选用替硝唑(每天 2g,口服 3d)或甲硝唑(每天 3 次,每次 750mg,口服 10d),此外还可以选用巴龙霉素(每天 3 次,每次 8～12mg/kg,口服 7d)或双碘喹啉(每天 3 次,每次 650mg,口服 20d)等(Kappagoda et al,2011)。

4. 阴道毛滴虫病

阴道毛滴虫病是一种常见的性传播疾病,具

体可见第 6 卷第 10 章。

参考文献

完整的参考文献列表通过 www. expertconsult. com 在线获取。

推荐阅读

TUBERCULOSIS

American Thoracic Society. Diagnostic Standards and Classification of Tuberculosis in Adults and Children. This official statement of the American Thoracic Society and the Centers for Disease Control and Prevention was adopted by the ATS Board of Directors, July 1999. This statement was endorsed by the Council of the Infectious Diseases Society of America, September 1999. Am J Respir Crit Care Med 2000a; 161 (4Pt 1): 1376-95.

Centers for Disease Control and Prevention(CDC). Treatment of tuberculosis, American Thoracic Society, CDC, and Infectious Diseases Society of America. MMWR Recomm Rep 2003;52(RR－11):1-77.

Figueiredo AA, Lucon AM. Urogenital tuberculosis: update and review of 8961 cases from the world literature. Rev Urol 2008;10(3):207-17.

Goel A, Dalela D. Options in the management of tuberculous ureteric stricture. Indian J Urol 2008; 24 (3): 376-81.

Gupta NP, Kumar A, Sharma S. Reconstructive bladder surgery in genitourinary tuberculosis. Indian J Urol 2008b;24(3):382-7.

Hemal AK. Laparoscopic retroperitoneal extirpative and reconstructive renal surgery. J Endourol 2011;25(2): 209-16.

Merchant S, Bharati A, Merchant N. Tuberculosis of the genitourinary system-Urinary tract tuberculosis: Renal tuberculosis-Part I. Indian J Radiol Imaging 2013a; 23 (1):46-63.

Sakula A. Robert Koch: centenary of the discovery of the tubercle bacillus, 1882. Thorax 1982;37(4):246-51.

SCHISTOSOMIASIS

Doenhoff MJ, Cioli D, Utzinger J. Praziquantel: mechanisms of action, resistance and new derivatives for schistosomiasis. Curr Opin Infect Dis 2008;21:659-67.

Drugs for parasitic infections. 3rd ed. New Rochelle(NY): The Medical Letter;2013.

Elliott DE. Schistosomiasis. Pathophysiology, diagnosis, and treatment. Gastroenterol Clin North Am 1996;25: 599-625.

Fu CL, Odegaard JI, Herbert DR, et al. A novel mouse model of Schistosoma haematobium egg-induced immunopathology. PLoS Pathog 2012;8(3):e1002605.

Gryseels B, Polman K, Clerinx J, et al. Human schistosomiasis. Lancet 2006;368:1106-18.

Hsieh YJ, Fu CL, Hsieh MH. Helminth－induced interleukin－4 abrogates invariant natural killer T cell activation－associated clearance of bacterial infection. Infect Immun 2014;82(5):2087-97.

International Agency for Research on Cancer. Schistosoma haematobium. In: A review of human carcinogens: biological agents. Geneva: World Health Organization; 2011. p. 377-90.

King C. Schistosomiasis. In: Guerrant RL, Walker DH, Weller PF, editors. Tropical infectious diseases: principles, pathogens, and practice. 2nd ed. Philadelphia: Saunders;2006. p. 1341-8.

Mahmoud AAF. Schistosomiasis. London: Imperial College Press;2001.

Meltzer E, Artom G, Marva E, et al. Schistosomiasis among travelers: new aspects of an old disease. Emerg Infect Dis 2006;12:1696-700.

Mustacchi P. Schistosomiasis. In: Kufe D, Pollack R, Weichselbaum R, editors. Cancer medicine. 6th ed. Hamilton(Ontario, Canada):BC Decker;2003.

Ray D, Nelson TA, Fu CL, et al. Transcriptional profiling of the bladder in urogenital schistosomiasis reveals pathways of inflammatory fibrosis and urothelial compromise. PLoS Negl Trop Dis 2012;6(11):e1912.

Shokeir AA, Hussein M. The urology of Pharaonic Egypt. BJU Int 1999;84:755-61.

Stuiver PC. Acute schistosomiasis(Katayama fever). Br Med J(Clin Res Ed)1984;288:221-2.

van der Werf MJ, de Vlas SJ, Brooker S, et al. Quantification of clinical morbidity associated with schistosome infection in sub－Saharan Africa. Acta Trop 2003;86(2-3):125-39.

OTHER PARASITIC INFECTIONS

Kappagoda S, Singh U, Blackburn BG. Antiparasitic therapy. Mayo Clin Proc 2011;86:561-83.

Taylor MJ, Hoerauf A, Bockarie M. Lymphatic filariasis and onchocerciasis. Lancet 2010;376:1175-85.

（汪科杉　编译　章小平　审校）